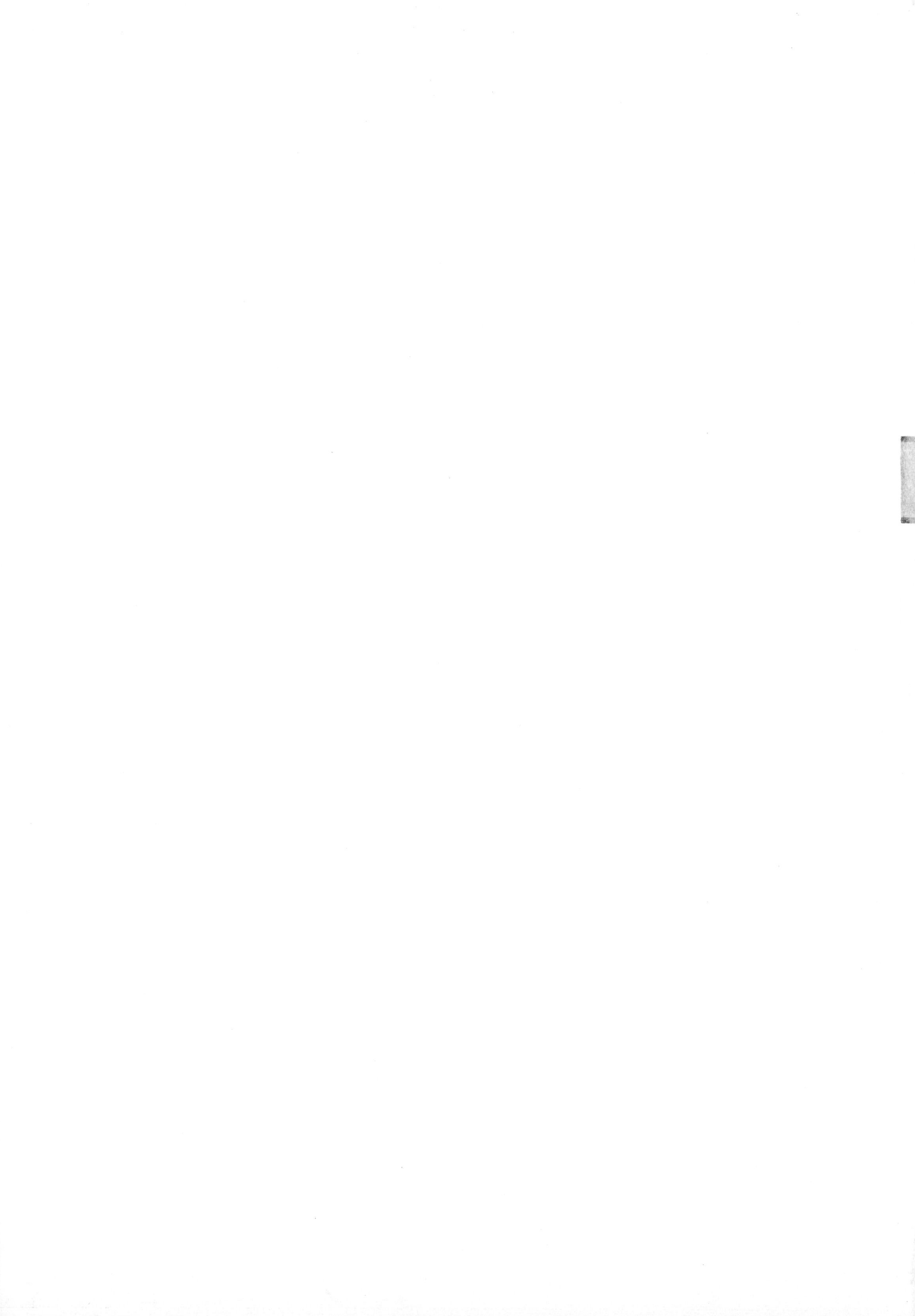

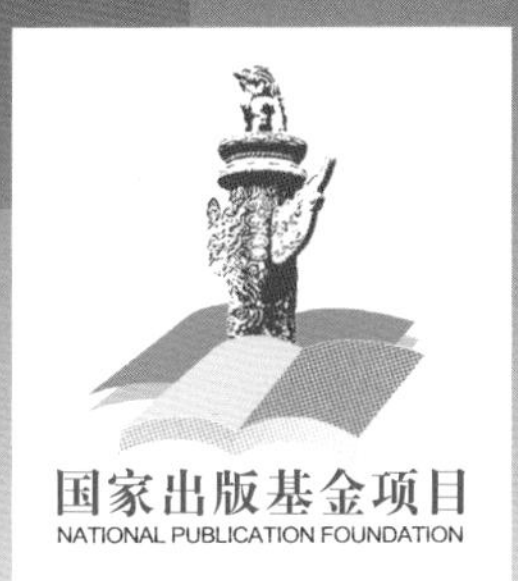

毒理病理学应用研究丛书

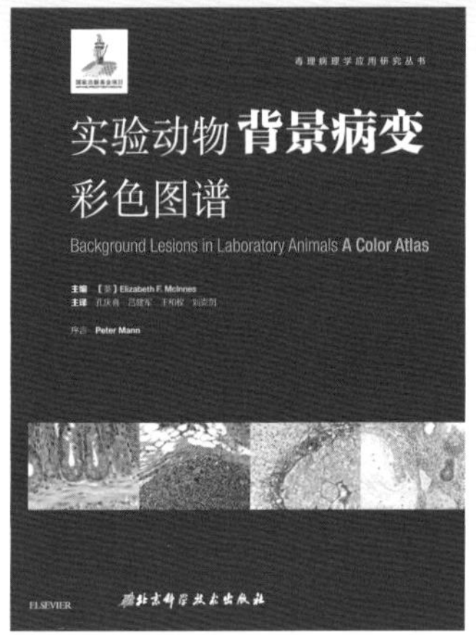

定价：228 元

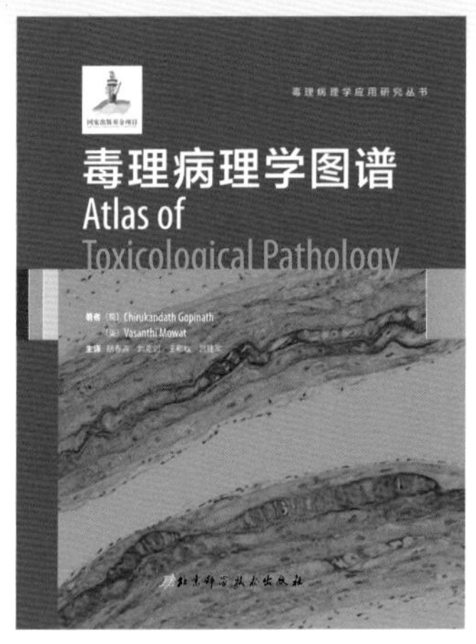

定价：280 元

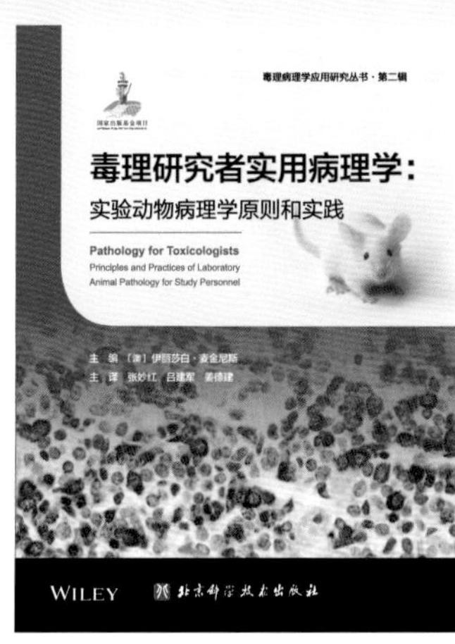

定价：180 元

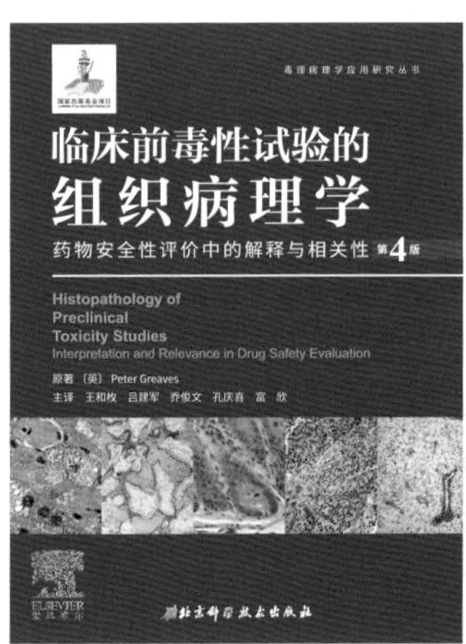

定价：460 元

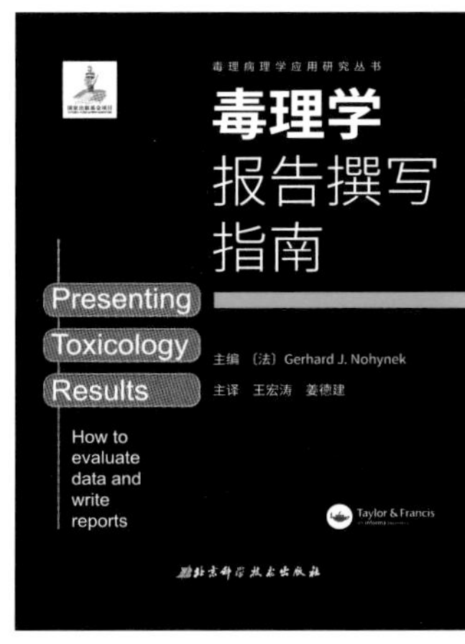

定价：80 元

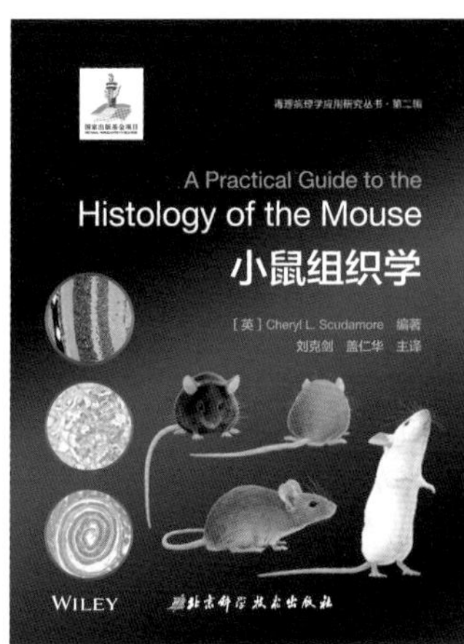

定价：168 元

毒理病理学应用研究丛书

毒理病理学

非临床安全性评价

主　编

［美］Pritam S. Sahota　［美］James A. Popp
［美］Jerry F. Hardisty　［英］Chirukandath Gopinath

主　译

吕建军　王和枚　刘克剑　乔俊文　孔庆喜

副主译

王三龙　张连珊　尹纪业　刘兆华　邱　爽

译　者（按姓氏笔画排序）

王　蕾　兰秀花　吕　艾　乔艺然　刘淑洁　严建燕　杨艳伟　吴晓静
何　杨　张　頔　张思明　张海飞　陆姮磊　陈　珂　陈　涛　陈　梦
苗玉发　林　志　罗　曼　周大鹏　屈　哲　赵　煜　侯敏博　姚　芳
崔庆飞　崔甜甜　盖仁华　淡　墨　董延生　富　欣　谭玉军　谭荣荣
潘东升　霍桂桃

主　审

任　进　张泽安　［日］大平东子　杨秀英　胡春燕

北京科学技术出版社

Toxicologic Pathology: Nonclinical Safety Assessment, by Pritam S. Sahota, James A. Popp, Jerry F. Hardisty, Chirukandath Gopinath
ISBN: 978-1-4398-7210-9

图书在版编目（CIP）数据

毒理病理学：非临床安全性评价 /（美）普里塔姆·沙哈塔（Pritam S.Sahota）等主编；吕建军等主译. —北京：北京科学技术出版社，2018.12
（毒理病理学应用研究丛书）
书名原文：Toxicologic Pathology: Nonclinical Safety Assessment

ISBN 978-7-5304-9845-3

Ⅰ.①毒… Ⅱ.①普… ②吕… Ⅲ.①毒理学-病理学-安全评价 Ⅳ.①R99 ②R36

中国版本图书馆CIP数据核字（2018）第213597号

毒理病理学：非临床安全性评价

主　　编：［美］Pritam S. Sahota　［美］James A. Popp
　　　　　［美］Jerry F. Hardisty　［英］Chirukandath Gopinath
主　　译：吕建军　王和枚　刘克剑　乔俊文　孔庆喜
责任编辑：干庆兰
责任印制：吕　越
图文制作：北京永诚天地艺术设计有限公司
出 版 人：曾庆宇
出版发行：北京科学技术出版社
社　　址：北京西直门南大街16号
邮政编码：100035
电话传真：0086-10-66135495（总编室）
　　　　　0086-10-66113227（发行部）
　　　　　0086-10-66161952（发行部传真）
电子信箱：bjkj@bjkjpress.com
网　　址：www.bkydw.cn
经　　销：新华书店
印　　刷：北京捷迅佳彩印刷有限公司
开　　本：889mm × 1194mm　1/16
字　　数：1380千字
印　　张：58.5
版　　次：2018年12月第1版
印　　次：2018年12月第1次印刷
ISBN 978-7-5304-9845-3/R · 2517

定　　价：520.00元

中文版序言

十多年来，随着我国药物研发行业的快速发展，我国药物非临床安全性评价领域毒理学研究取得了长足进步。然而，作为毒理学研究的一个重要组成部分——毒理病理学的发展却略显滞缓，一个重要的原因是毒理病理学是一门理论性和实践性较强的学科，国内毒理病理学专业实践起步较晚，从业人员教育和培训系统不够完善。另外，权威性中文专业书籍和其他参考资料不够丰富也是原因之一。

《毒理病理学：非临床安全性评价》(*Toxicologic Pathology Nonclinical Safety Assessment*)是一本在全球得到广泛认可和使用的毒理病理学经典参考书，其四位主编以及诸位编者均是国际上具有丰富毒理病理学理论知识与实践经验的知名专家或学者。全书分为两大部分，第一部分是总论，简要介绍了药物开发中的基本概念和毒理病理学的基本原则；第二部分是各论，按照不同器官或系统介绍了药物非临床安全性评价中常见的组织病理学改变，并探讨了其发病机制以及与人类风险的相关性。本书内容详实丰富、图文并茂，涵盖了毒理病理学基础理论知识和机制研究进展，是一本公认的理论丰富、实用性强、全面系统的毒理病理学专业参考书。

《毒理病理学：非临床安全性评价》中文版的译者和主审大都是国内从事药物非临床安全性评价一线工作的资深病理学家，是当代中国药物毒理病理学的积极倡导者和忠实践行者。他们的专业知识渊博，中英文造诣深厚，更兼他们多年的病理诊断和科研经验，将会确保《毒理病理学：非临床安全性评价》中文版完整准确地呈现英文原著的面貌和精髓。本书将是国内又一本不可多得的毒理病理学案头工具书，必将为我国毒理病理从业人员的教育和培训发挥重要作用。

“采得百花成蜜后，为谁辛苦为谁甜”(唐·罗隐《蜂》)。《毒理病理学：非临床安全性评价》中文版的各位译者和主审在繁忙的工作之余，历时3年，克服困难、通力合作、精益求精，力求信、达、雅统一。本书即将付梓，为我国毒理病理学的发展保驾护航。本书不仅可以为我国毒理病理学从业人员提供理论和实践参考，也可以为兽医病理学、实验动物病理学等领域的科研人员以及药物监管部门和药物研发行业的其他科学家提供参考。

李宪堂博士
辉瑞制药公司全球非临床药物安全部
美国兽医病理专家学会认证病理专家
2018年10月

前言

《毒理病理学：非临床安全性评价》是各位主编和编者精心策划和勤奋努力的杰作。在与药物开发相关的毒理病理学领域，尽管毒理病理学家经过最好的基本诊断培训和精心的指导，但是目前毒理病理学家所需参考资料仍有限而且分散。本书的各位主编多年来一直担任药物开发领域毒理病理学从业人员的指导老师并认识到这些不足。因此，本书可作为显微镜旁的备查参考书，主要用于帮助经验欠丰富的学生、住院医师和毒理病理学家。当然，即使是药物开发领域最有经验的病理学家也没有“看过所有病变”，原因是药物开发的重点随着时间而变化，而且诸多已开发的靶向治疗药物出现以前未见过的放大药理学作用或脱靶效应。从一开始编写本书，毒理学家就非常感兴趣，因为本书可帮助他们更好地理解毒理学报告中病理学家所描述的病理变化和过程的严重性，并可促进其与病理学家更卓有成效的对话以达成共识。

为了实现上述目的，各位主编将本书分为两大主要部分，每个部分由多个章节组成。如果毒理病理学家对诊断病理学以外的领域有基本的了解，将使不断增加的、综合性药物开发方法更好地发挥作用，所以本书第一个主要部分包括 8 个概念章节。其中认真选择的主题，旨在帮助病理学家了解重要领域，以便与参与药物开发的其他病理学家及许多非病理学家进行有效的交流。第二个主要部分包括以器官系统为导向的 13 个章节。这种编排是病理教科书通用的方法。要说明的是，多器官的病理改变（如磷脂质沉积）会在多个章节中进行介绍，不同章节的信息从索引可查到。

我们深知书的质量取决于参编作者，因此选择作者是经过深思熟虑的，通常根据作者的知识、专长及对某一主题的兴趣进行选择。虽然多个作者能够基于文献综述对某一主题进行详细的论述，但是我们知道，基于毒理病理工作所获得的广博知识和专长往往不会出现在文献中，这是选择作者的一个关键考虑。因此，本书旨在提供通过个人经验所获得已发表或未发表的重要信息，这些知识可以被其他人用于提高药物安全性评价的质量，并且提高效率。各位主编和读者感谢每位作者组织和总结文献中最新信息并分享个人的经验。

虽然本书作者已经非常慎重地确定最重要的主题并尽可能有效地说明，但不可避免会出现遗漏或讨论不充分，而且肯定会有未预见到的主题需要在将来增补。因此，各位主编征求读者使用本书的意见，目的是在合理的时间间隔不断改进和再版本书，使其对未来的读者更有价值。本书未来修订版的编者们和读者一定会从第 1 版的读者和用户所做的贡献中获益。

第1版《毒理病理学：非临床安全性评价》自2013年出版以来被全世界的毒理病理学家作为案头工具书每天参阅。本书简体中文版的出版是为了满足中国毒理病理学家的工作需要，同时为了回应毒理病理学领域的科学家、学者和其他专家所表现的专业需求、热情鼓励和浓厚兴趣。希望本书简体中文版可作为中国毒理病理学领域从业人员和专家学者不可多得的一本具有实用性和参考价值的教科书。

致谢

作为主编，我们感谢对本书完成做出宝贵贡献的许多人，他们的努力不仅保证了文字和照片的质量，也有助于其及时完成。

我们感谢 Robert H. Spaet 详细检查每一章的一致性、完整性和整体协调性，他的贡献尤其值得赞赏，因为这是从一线毒理病理学家的角度来完成的，这本书主要是为他们而写。Robert 在制药企业有着超过 35 年毒理病理学工作经验，他还曾担任许多成功上市药物的国际项目团队的代表。Robert 在毒理学和监管病理学的经验水平，以及对那些一线毒理病理学家最经常提出问题的理解，使他成为来审阅本书的最佳人选，以保证本书符合预期读者的需求，从而确保本书可以作为显微镜旁一本实用的参考书。

我们要感谢 Gregory Argentieri 和 Diane Gunson 为图片的后期加工、排版、布局，以及审查章节图片和图注所做的贡献。我们赞赏他们心甘情愿地为这个项目投入大量的专业知识和时间。上述工作只有经过长时间的奉献才能圆满完成。我们还要感谢 Gregory Argentieri 和 David Sabio 帮助设计本书的封面。感谢 Cathy Cummins 在提交所有章节的终稿给出版社前统一正文和参考文献的格式，感谢 Robert Stull 在核实参考文献中所做的质量控制检查。

感谢那些为某些章节进行科学审阅的人员：David Beckman、Philip Bentley、Dominique Brees、Kristin Henson、Daher Ibrahim Aibo、William Kluwe、Vito Sasseville 和 Spencer Tripp。我们还要感谢 Page Bouchard 一直以来的支持，帮助我们完成最高质量的文字输入并制订提交终稿给出版社的最佳时间表。

最后，感谢良好合作的 Taylor & Francis 出版集团工作人员，特别是 Jill Jurgensen、Sara Svendsen、Sharlene Glassman、Amor Nanas、Ed Curtis 和 Barbara Norwitz，谢谢他们的专业建议和对许多问题的及时答复。

主编简介

Pritam S. Sahota，任职于新泽西州东汉诺威诺华公司，在药物非临床安全性评价领域拥有丰富的毒理病理学和药物开发经验，是诺华制药公司临床前安全性执行总监。Sahota 博士在印度旁遮普省农业大学获得了兽医学学士（BVSc）、兽医病理学硕士（MSc）和哲学博士学位（PhD）（师从 Balwant Singh 博士）。他是美国毒理学委员会认证专家。

Sahota 博士获得哲学博士学位后，在 1976 年移居到美国，作为毒理病理学家任职于佛罗里达州奥兰多道森研究公司（DRC），一个从事药物和化学品的临床前安全性评价的合同研究组织。在 Thomas E. Murchison 博士的领导下，他承担的责任在 10 年内不断增加，作为科学主管，他负责 DRC 病理学和毒理学的科学问题。在北卡罗来纳州 Dynamac 公司短期工作期间，Sahota 博士完成了二十多个 NTP 啮齿类动物致癌试验的回顾性科学稽查，与 NTP、FDA 和 EPA 的代表进行了讨论，总结了二百多个致癌试验的科学稽查结果。1987 年，Sahota 博士加入了位于新泽西州 Ciba-Geigy 制药公司，作为临床前安全性病理部负责人并负责建立病理学同行评议和质量控制系统。他在 Ciba-Geigy 制药公司这个主要职位上工作承担的责任不断增加，然后在诺华公司（1997 年 Ciba 与 Sandoz 合并）成为病理部主管最终作为执行总监。在此期间他还担任许多成功上市的中枢神经系统药、免疫抑制药、治疗糖尿病和心血管疾病药物，包括缬沙坦（Diovan 一种广泛使用的降压药）国际项目团队的代表。

此外，Sahota 博士还在新泽西州的医学和牙科大学任兼职教授 8 年。最近，他作为诺华公司全球临床前安全性计划负责人，负责以患者为中心（患者在实验室），审核心脏毒性和眼毒性安全性评价最佳操作及基于非致癌性研究评估啮齿类动物的可能致癌性，以避免将来监管申报的延迟。

James A. Popp，任职于宾夕法尼亚州兰卡斯特 Stratoxon 有限责任公司，在毒理病理学和毒理学领域的研究和贡献被广泛认可，特别是药物非临床安全性评价方面，他是 Stratoxon 有限责任公司的独立顾问。Popp 博士获得兽医学博士学位后获得了比较病理学哲学博士学位，并且获得美国兽医病理专家学会资格认证。经过生化病理学和化学致癌博士后培训后，他在佛罗里达大学兽医学院比较病理学系和医学院病理学系任教，然后在化工毒理学研究所（the Chemical Industry Institute of Toxicology，CIIT）成立后不久加入该所。在随后的 15 年中，Popp 博士发起并领导了一个富有成效的肝毒性和肝癌发生研究项目，重点是研究肝肿瘤促长，利用体视学方法评估肿瘤的形态学进展。他在 CIIT 任职期间担任实验病理学和毒物学系的系主任和研究所的副所长。Popp 博士在 Stratoxon 有限责任公司开展安全性评估咨询活动前，曾在制药企业担任过多个副总裁职务并负责安全性评估项目长达 11 年。

Popp 博士曾担任几个专业学会的领导，包括美国毒性病理学会会长、毒理学科学院院长和毒理学学会会长。Popp 博士经常为政府毒理病理学和毒理学项目做出贡献，包括参加美国国家毒理学项目中心（the National Toxicology Program，NTP）众多的病理学工作组。他在 NTP 科学顾问董事会任期 3 年并完成了致癌物分会的报告。Popp 博士还曾担任 NTP 专题研讨会主席，并担任美国 FDA 国家毒理学研究中心科学顾问董事会主席。

Jerry F. Hardisty，任职于弗吉尼亚州斯特林实验病理实验室（Experimental Pathology Laboratories），通过直接组织镜检评价和解决与药物开发有关的毒理病理学问题，在药物非临床安全性评价方面有丰富的专业知识。他是实验病理实验室股份有限公司（EPL）的首席执行官（CEO）和总裁。他毕业于爱荷华州立大学兽医学院，在美国军队实习项目接受了病理培训，1976 年获得美国兽医病理专家学会资格认证。

Hardisty 博士是北卡罗来纳州立大学兽医学院兼职助理教授，他曾与 NCI/ NTP 致癌试验项目密切合作超过 25 年。他曾参与出版和报告 NCI/ NTP 病理质量评估项目和几个特定致癌试验的重要结果。他在实验病理学、病理学质量评估及病理学同行评议方面合著出版了一些论著。

Hardisty 博士是《毒理学科学》《毒理病理学》及《试验和毒理病理学》等杂志的编委。他专门从事亚慢性毒性和致癌性非临床毒理学试验的病理学同行评议。Hardisty 博士还在美国、日本和欧洲组织并主持病理学工作组和科学咨询小组。他是美国毒性病理学会（the Society of Toxicologic Pathologists，STP）的执行委员会、标准系统化术语与诊断标准（SSNDC）委员会成员，美国毒理学院的联络员并曾担任主席（2001~2002 年）。他还担任过 STP 提名和筹款委员会的主席。他是国际毒性病理学院（the International Academy of Toxicologic Pathologists，IATP）院士，并担任 IATP 北美洲主任。

Chirukandath Gopinath，居住在英国剑桥郡奥尔肯伯里，是一位有着杰出职业成就的一线病理学家，曾担任其他毒理病理学家的主管，曾出版药物开发有关的论著，在药物安全性评价领域拥有非常丰富的毒理病理学的专业知识。他是英国毒理病理学独立顾问，曾担任英国剑桥郡亨廷顿研究中心病理部总监。他还担任荷兰欧加农国际公司病理部负责人、英国利物浦大学兽医病理系讲师、英国圭亚那兽医官、印度喀拉拉邦大学兽医病理学讲师和印度喀拉拉邦兽医等职务。

Gopinath 博士在印度喀拉拉邦大学获得兽医学士学位，在英国利物浦大学完成了研究生培训并相继获得了硕士和哲学博士学位。他在 1977 年成为伦敦皇家病理学院成员，并在 2004 年被授予国际毒性病理学院（IATP）的荣誉院士。Gopinath 博士曾在多个专业学会担任多项职务，包括曾任英国毒性病理学会（British Society of Toxicologic Pathologists，BSTP）和国际毒性病理学会联合会（International Federation of Societies of Toxicologic Pathologists，IFSTP）会长。他在科技期刊发表过多篇论文并出版了多部毒理病理学著作。Gopinath 博士在不同的国家，包括印度、中国和巴西组织和主办了多次以毒理病理学为主题的教学活动。

编者

Daher Ibrahim Aibo
Novartis
East Hanover, New Jersey

Richard A. Altschuler
Kresge Hearing Research Institute
Ann Arbor, Michigan

Lydia Andrews-Jones
Allergan
Irvine, California

Graham R. Betton
Betton ToxPath Consulting
Macclesfield, United Kingdom

Page R. Bouchard
Novartis
Cambridge, Massachusetts

Alys Bradley
Charles River Laboratories
Edinburgh, United Kingdom

David Brott
AstraZeneca Pharmaceuticals
Wilmington, Delaware

Jeanine L. Bussiere
Amgen
Thousand Oaks, California

Mark T. Butt
Tox Path Specialists LLC
Frederick, Maryland

Russell C. Cattley
Auburn University
Auburn, Alabama

Sundeep Chandra
GlaxoSmithKline
Research Triangle Park, North Carolina

David D. Christ
SNC Partners LLC
Newark, Delaware

Christopher J. Clarke
Amgen
Thousand Oaks, California

Karyn Colman
Novartis
East Hanover, New Jersey

Dianne M. Creasy
Huntingdon Life Sciences
East Millstone, New Jersey

Robert Dunstan
Biogen Idec
Cambridge, Massachusetts

Glenn Elliott
Charles River Laboratories
Reno, Nevada

Jeffery A. Engelhardt
Experimental Pathology Laboratories
Sterling, Virginia

Heinrich Ernst
Fraunhofer Institute of Toxicology and Experimental Medicine (ITEM)
Hanover, Germany

Kendall S. Frazier
GlaxoSmithKline
King of Prussia, Pennsylvania

Patrick J. Haley
Incyte Corporation
Wilmington, Delaware

D. Greg Hall
Lilly Research Laboratories
Indianapolis, Indiana

Robert L. Hall
Covance
Madison, Wisconsin

Kristin Henson
Novartis
East Hanover, New Jersey

Mark J. Hoenerhoff
National Institute of Environmental Health Sciences
Research Triangle Park, North Carolina

Robert C. Johnson
Novartis
East Hanover, New Jersey

Joel R. Leininger
WIL Research
Hillsborough, North Carolina

David J. Lewis
GlaxoSmithKline
Ware, United Kingdom

Philip H. Long
Vet Path Services, Inc.
Mason, Ohio

Calvert Louden
Drug Safety Sciences
Janssen Pharmaceuticals
Raritan, New Jersey

David E. Malarkey
National Institute of Environmental Health Sciences
Research Triangle Park, North Carolina

Peter C. Mann
Experimental Pathology Laboratories
Seattle, Washington

Judit E. Markovits
Novartis
Cambridge, Massachusetts

Tom P. McKevitt
GlaxoSmithKline
Ware, United Kingdom

Donald N. McMartin
PathTox Consulting LLC
Flemington, New Jersey

Michael L. Mirsky
Pfizer
Groton, Connecticut

Thomas M. Monticello
Amgen
Thousand Oaks, California

Daniel J. Patrick
MPI Research
Mattawan, Michigan

Richard Peterson
GlaxoSmithKline
Research Triangle Park, North Carolina

James A. Popp
Stratoxon LLC
Lancaster, Pennsylvania

Daniel L. Potenta
Novartis
East Hanover, New Jersey

James A. Render
NAMSA
Northwood, Ohio

Kenneth A. Schafer
Vet Path Services, Inc.
Mason, Ohio

John Curtis Seely
Experimental Pathology Laboratories, Inc.
Research Triangle Park, North Carolina

Robert Sills
National Institute of Environmental Health Sciences
Research Triangle Park, North Carolina

Robert H. Spaet
Novartis
East Hanover, New Jersey

Gregory S. Travlos
National Institute of Environmental Health Sciences
Research Triangle Park, North Carolina

Oliver C. Turner
Novartis
East Hanover, New Jersey

John L. Vahle
Lilly Research Laboratories
Indianapolis, Indiana

Justin D. Vidal
GlaxoSmithKline
King of Prussia, Pennsylvania

Steven L. Vonderfecht
Beckman Research Institute
City of Hope National Medical Center
Duarte, California

Katharine M. Whitney
Abbott Laboratories
Abbott Park, Illinois

Zbigniew W. Wojcinski
Drug Development Preclinical Services LLC
Ann Arbor, Michigan

目录

第一部分　药物开发中的概念

第二部分 器官系统

第一部分

药物开发中的概念

第 1 章　药物开发概述

James A. Popp 和 *Jeffery A. Engelhardt*

3 ## 1.1　科学史

1.1.1　现代药物的起源

与人类进步过程的所有其他努力相同，发现和使用药物来治疗疾病、缓解疼痛的过程也随岁月的沧桑发生巨变（Rubin，2007；Scheindlin，2001；Tsinopoulos，McCarthy，2002）。潜在药物使用的起点已经湮没在历史的长河中，但可以追溯到几千年前，古希腊、古埃及和世界其他地区的文字记录中均记载了假定药物的使用。Sneader 于 2005 年出版的专著详细介绍了药物开发的历史（Sneader，2005），本章只做简要概述。

不难预料，最初使用各种药物来治疗疾病必然会经历不断的尝试和错误，但在很大程度上受到了迷信思想的影响，从远古时代直到 19 世纪，
4 有治疗价值的药物主要来源于“植物”（但也并非全都来源于植物），也包括一些金属，某些情况下也使用多种动物成分。几千年来多种植物成分，包括叶和根，是“药物”的主要来源。为了提高治疗的成功率，有时需要制备几十种成分的混合物，即早期的“多重用药”法。虽然某些原料有不同的治疗价值，但毒副作用也伴随着这些药物的使用而出现。如今高度发达的世界各地，相对粗糙的原生、晒干或提取形式的植物性药材大部分已经被以合成方法制备的更纯的产品所取代。虽然一提到植物性药材，我们可能首先就会联想到欠发达的文化，但重要的是要认识到很多上市药物至今仍在使用植物性药材，例如目前市售的来源于番泻叶的轻泻药。的确，在过去的几十年里，我们看到了许多基于天然植物的治疗效果良好的药物又重新兴起，它们被统称为草药产品或“保健品”。需要注意的是，在美国，只要这些产品没有用作治疗目的，就不受食品药品监督管理局（Food and Drug Administration，FDA）的监管，这一点很重要。但是，人们在考察当地药店或“天然产品”店时都能发现大量产品声称具有治疗作用，但这些产品通常没有经过现代毒理学评估，大多数甚至连基本的毒性检测都未做。毒理病理学家很少能见到这些产品的检测结果，除非他们参加了政府项目，例如美国国家毒理学项目（National Toxicology Program, NTP）。

发现基于天然产品的药物作用（例如被涂抹于箭头的箭毒），以及随后在 19 世纪后半叶对氯仿作用的研究，奠定了药理学发展的基础。在 19 世纪后叶以及 20 世纪早期几十年，西方世界的人们健康意识不断增强并对疾病治疗日渐感兴趣，这导致了在“专利药品”相当少的时期，众多制造商生产了各式各样的声称具有广泛疾病预防和疾病治疗作用的上市药物。应该注意的是，根据目前的法律流程，上述时代的专利药品不能被认为是合法的专利。的确，早年的“专利药品”不是合法的专利。这些产品通过使用印刷在媒体上的广告宣传进行大量销售，声称疗效从改善正常的身体功能到治疗癌症。最令人印象深刻或者可能无法想象的是，单一产品声称具有多种疗效。在此时期，对声称的疗效或毒性没有监

管控制，只有少数几个西方国家开展了少量的控制，美国相对滞后。我们完全可以想象，声称的疗效根本无法证实。根据我们对药物成分的了解，如今看来很明显，上述产品很可能没有任何治疗价值。这些产品的使用无疑阻止或延缓了患者对真正疾病的医疗需求，一个或许更重要的问题是许多上述产品具有毒性这一事实。当时由于服用有毒“药物”，或由于食用掺假食品，多个威胁生命的毒性事件发生在成人以及儿童中。在20世纪前10年，通过政府官员（如Harvey Wiley）和新兴的相关出版社的努力，对这些问题的关注致使第一个针对食品和药品安全的法律诞生，这些努力为安全性评价这一新兴活动及后来的药效研究奠定了基础。这方面的进展确实相对缓慢。

药物的科学开发的巨大进步发生在20世纪中叶，有些人称之为抗生素时代（Tsinopoulos，McCarthy，2002）。随着第一个磺胺类药物的发现，1928年青霉素的发现是一个里程碑式的事件，这源自于对意外发现进行认真的科学观察和对科学过程追求的有趣组合。生产工艺发展之后，这些新型抗生素的使用导致了第二次世界大战战场伤员存活率的巨大变化，为战后在普通人
5 群中更广泛地接受和使用抗生素奠定了基础。这些早期抗生素的价值激发了对更多的抗生素药品的科学探索，带来了巨大的成功。应当指出的是，青霉素是一种“天然产物”，即由活的有机体产生，这启发了人们通过收集世界各地的生物群来寻找新的药物。的确，这种努力导致了许多有用药物的发现，特别是在20世纪中后叶。虽然药物可以来自自然资源，但是通过对已鉴定的活性成分的化学合成，很快研制了许多药物，这使得更便宜且纯度更高的药物上市。

幸运的是，药物合成科学化的发展导致了科学知识的增加，药物发现和药物开发进入了现代时期。除了在防治传染病方面的不断进展，科学知识越来越致力于开发非传染性疾病的药品。在药物发现中，随着基础医学研究的进展，与特定疾病相关或被认为与特定的疾病相关的“靶点”，被认为是治疗干预的潜在位点。尝试化学合成直接与特定靶点相互作用的分子（在很多情况下非常成功）被认为是药物的“合理设计”，与药物的筛查和偶然发现形成对比（Scheindlin，2001）。合理药物设计的成功实际开始于20世纪70年代，一个非常好的例子是降压药。在这个案例中，开发的是一种与血管紧张素转换酶活性部位结合的药物分子，它导致血管紧张素的生成受限，从而阻止其升压的作用。合理药物设计的第二领域与针对细胞受体的特定靶向药物有关，其原理为试图阻止特定或相关的一类疾病的致病过程中的关键步骤。受体阻滞剂（受体拮抗剂）的开发早期的进展是肾上腺素能受体活性药物的开发（Rubin，2007）。受体生物学复杂性的部分原因是受体类型过多，这种方法为开发众多受体活性药物提供了机遇，而且目前仍然是大量药物开发工作的基础。在过去的几十年中，越来越多的生物衍生化合物（相对于化学衍生化合物）已被开发为药物，也是基于基础医学研究所提供的对疾病过程的深入理解。尽管对疾病的基础生物学理解有了如此进步，但人们越来越认识到，由于缺乏在细胞和分子水平上对发病机制的足够理解，导致药物开发经常受阻。20世纪90年代被认为是神经科学的10年，美国国会官方指定为“脑的10年（decade of the brain）”。在此期间和其后10年的努力取得了神经生物学令人震惊的进步，同时促进了新型治疗药物的开发。尽管在过去的几年中已经发现了一些新型治疗药物并已上市，但众多制药企业很难利用这些知识来促进神经系统疾病的治疗，尤其是神经退行性疾病。事实上，21世纪的第一个10年结束时，许多制药公司正在通过减少对可怕的神经系统疾病（如阿尔茨海默病）治疗药物

的研发投入来紧缩开支，而随着人口老龄化这种疾病会更加普遍。

尽管过去几十年在药物开发过程中科学依据已经变得尤为重要，但在药物开发中每个人都应认识到意外发现仍然在药品识别和开发中具有重要作用。一个潜在的药物为某个特定的治疗用途而开发，但基于开发过程中的观察结果，它最终上市用于治疗不同的疾病，这种情况并不罕见。例如，米诺地尔最初被开发作为降压药，但上市后用作治疗特定类型男性秃顶的药物；同样，对治疗勃起功能障碍的西地那非的开发也是源于对这种药物另一种疗效开发时的观察结果。将来也可能会发生这种偶然性的观察结果，因此，药物开发中的每个人，包括毒理病理学家，应在毒性试验期间进行仔细观察，并充分考虑与毒性试验
6 中发现的观察结果可能有关的潜在机制都很重要，因为留意这些内容可能会意外发现以前未考虑的潜在治疗用途。

近几十年以来，几乎所有的药物（或潜在的药物）均为化学品，无论它们是通过生物自然合成还是合成化学家的人工合成，众所周知的例外包括用于治疗的胰岛素和几种类固醇。近几十年来，成功开发和生产天然来源的肽和蛋白质作为有效药物（生物制品）已经显著增加。值得毒理病理学家注意的是，评估和开发这些更复杂的药物为潜在药物的安全性评价带来了新的不同的问题。

在药物科学开发过程中，毒理病理学家的作用在逐步缓慢地提高，目前病理学家在药物开发过程中起着核心作用。尽管在 20 世纪早期的初始毒性评价中可能不一定包括病理，但 1938 年出台的强制性安全评估（见下面的讨论）为现代毒理病理学的发展奠定了基础。到 20 世纪中叶，病理偶尔被纳入毒性试验，与今天相比，当时通常评价的组织非常有限。美国国立癌症研究所（National Cancer Institute, NCI）致癌试验项目，以及其非常重要的后继者，美国国家毒理学项目（NTP）的出现推动了毒性试验病理评价标准化的巨大进步，影响了诊断毒理病理学的所有方面，包括药物的安全性评价。同样重要的是，将更多的现代技术应用到药物对机体、组织和细胞的效应评价，继续为毒理病理学家目前和未来的科学贡献奠定了基础。

1.2 监管史

1.2.1 药物开发监管方面的问题

全球各地新药的开发受多个政府机构的高度监管，但三个主要国家及地区，即美国、欧盟（European Union，EU）和日本为世界其他地区定下了大部分所遵循的标准。随着不良反应事件的出现和科学的发展，法规和指导原则陆续形成。要了解全球药物开发和毒理病理学家在新药和生物制品开发中应当起的作用，有必要对不同地区药物监管法律的起源及其药物立法基本框架的历史进行基本的了解。

1.2.2 美国食品和药品法

美国食品药品监督管理局（FDA）在 1906 年最早通过了《纯净食品与药品法案》（也可参见 FDA 网站：http://www.fda.gov）。在此之前，唯一存在的对药物的联邦监控包括始于 1848 年的对进口药品的检查，以及为生产可靠的天花疫苗在 1813 年颁布的《疫苗法案》。1848 年左右，美国专利办公室成立了一个对农产品进行分析的部门，在 1862 年转到农业部并命名为化学局。首席化学家 Harvey Washington Wiley 博士于 1883 年就职于化学局，修改了政府处理食品和药品掺假和错误标注的程序。1927 年，化学局被划分成立了食品、药品和杀虫剂管理局来监

督监管职能，1930 年名称简化为我们今天所知的 FDA。1940 年，FDA 从农业部转到联邦安全局，在 1953 年更名为健康、教育和福利部。虽然该职能多年来在多部门之间轮换，但该机构的公共健康核心使命从未改变。

7 Wiley 博士对食物中掺杂的化学防腐剂的关注促使他制定了备受瞩目的“试毒小组午餐”，让志愿者食用不同数量的怀疑有问题的食品添加剂，以确定任何不良反应。随着 Wiley 博士继续致力于颁布法律以保护消费者，由 Upton Sinclair 出版的《屠场》（*The Jungle*）引起了舆论哗然，并要求政府采取行动。最后，在 1906 年 6 月 30 日 Theodore Roosevelt 总统签署了《纯净食品与药品法案》，简称《Wiley 法案》，该法案禁止非法食品和药品的州间运输并强制执行产品真实标注。Wiley 博士于 1912 年辞职之后，化学局继续实施药品监管。又过了 20 年，产品虚假声明问题才得以解决。

旨在取代 1906 年法案的新法案在国会漫无目的地讨论了 5 年，直到发生了一起重大治疗灾难，结果促进了新法案的颁布。1937 年，一批包含未经检验溶剂（丙二醇）的磺胺酏剂被投放市场，服用该药后超过 100 人死亡，这些人中许多为儿童。这一事件促使国会迅速行动，Franklin Roosevelt 总统于 1938 年 6 月 25 日签署了《食品、药品和化妆品法案》。新法案在监管列表中增加了化妆品和医疗器械，要求药物标注足够的安全使用信息。重要的是，该法案规定上市前审批所有的新药，制造商在药物上市销售前有义务证明该药物的安全性。多年来，随着监管问题的不断出现，法案也在不断地修订，其中最重要的修订案，Kefauver–Harris 修正案，起因于美国在 1962 年引进沙利度胺（反应停）后发生的一起近乎治疗灾难事件。值得注意的是，由于 Frances Kelsey 担心药物的安全性，在 20 世纪 60 年代初 FDA 推迟了对沙利度胺的批准。但是沙利度胺在大约 20 个国家获得批准并上市，导致了新生儿的严重畸形。对危机的反应又改变了对药物开发的监督，新法律规定：药物销售之前，需证明有效性以及安全性，并在所有的临床研究中引入了知情同意这个概念。新法律进一步强制要求临床试验必须基于动物试验结果以确保安全。其他涉及食品、食品添加剂及食用色素中杀虫剂残留现象的各种修订案于 1958 年随着 Delaney 条款的颁布而达到高峰，该条款禁止在食品中添加任何致癌性添加剂，但不适用于药物。但是，Delaney 条款允许在食用动物中使用可能致癌物，只要在可食用组织中没有致癌物的残留。这使得己烯雌酚可以继续在肉牛饲养中被用作生长促进剂。1962 年，药品生产质量管理规范（Good Manufacturing Practice, GMP）开始生效。1978 年，发布了药物非临床研究质量管理规范（Good Laboratory Practice，GLP）。

生物制品的监管遵循类似的路线逐渐完善。在出现来源于马的破伤风污染的白喉疫苗事件后，为了确保预防或治疗人类疾病的疫苗和血清的纯度及安全性，在 1902 年通过了《生物药品法案》（Biologics Control Act）。公共卫生和海军医院服务部的卫生实验室是监管部门所在地，卫生实验室在 1930 年更名为美国国立卫生研究院（National Institute of Health），在 1948 年更名为美国国立卫生研究院（National Institutes of Health，NIH）。在 Cutter 实验室生产了一批有缺陷的脊髓灰质炎疫苗之后，1955 年，美国国立卫生研究院成立了一个独立的监管机构——生物制品控制实验室（Laboratory of Biologics Control）。1972 年，包括血清、疫苗和血液制品在内的生物制品的监督由 NIH 转移到 FDA 的生物制品审评与研究中心（Center for Biologics Evaluation and Research，CBER）。2008 年，CBER 合并入药物审评与研究中心（Center for Drug Evaluation and Research，CDER），但是，仍由相应的审查部门进行独立的生物制品审查。

美国 FDA 的主要组成部分包括 CDER、兽药中心、医疗器械和辐射健康中心、食品安全与应用营养中心和国家毒理学研究中心（National Center for Toxicological Research，NCTR）。设在华盛顿特区都市区的各中心负有监管责任并直接与制药公司就特定的药物开发和药物审批问题进行交流。而位于阿肯色州中部的 NCTR 的主要功能是进行研究，以解决其他中心的决策活动方面的重要毒理学问题。

8 监管药物开发的法律是美国联邦法规第 21 部，新药研究的细则包含在第 312 节研究性新药（Investigational New Drug，IND）中，其中概括了开展临床试验所必需的数据，包括预期药理学作用和毒理学信息。美国 FDA 定期发布指导性文件以帮助阐明法规并为药品开发人员明确预期目标。这里有一个关键的区别：法规明确了法律规定，而指导性文件或指南描述满足法律规定的具体措施。

1.2.3　欧洲药品法

目前欧盟的监管框架来源于各个成员国药品法的协调，在 1995 年建立了欧洲药品管理局（European Medicines Agency，EMA）（参见 EMEA 网站 http://www.ema.europa.eu），许多国家药品法的基础源于食品掺假，后来延伸到药品领域。与美国 FDA 类似，EMA 通过评价和监管人类用药和兽药，负责保护和促进公众和动物健康。EMA 负责人类和兽用治疗性和预防性药物的上市申请的科学评价，分设人用药品委员会（Committee for Human Medicinal Products，CHMP）和兽用药品委员会（Committee for Veterinary Medicinal Products，CVMP）。EMA 有 6 个不同职能的科学委员会：CHMP、CVMP、孤儿药品委员会、植物药品委员会、儿科委员会和高级治疗委员会。所有委员会均由来自所有欧盟成员国和欧洲经济区 – 欧洲自由贸易联盟国家的代表组成。EMA 还与超过 4500 名欧洲专家开展网络合作，这些专家任职于科学委员会、工作组或科学评估团队。

EMA 负责协调成员国提供的用于评估、监管和警戒医药产品的现有科学资源，还按照欧盟监管法律规定，提供与人用或兽用药品的质量、安全性和有效性评价相关的建议。主要的药品法律包括《2309/93 法规》《2001/82/EC 指令》及《2001/83/EC 指令》，规定了上市申请的内容要求和批准标准，并建立了《临床试验指令》，用于管理研究用药物档案（Investigative Medicinal Product Dossier，IMPD）。欧盟的 IMPD 用于在临床试验开始前对原始数据的审核，与美国研究性新药用途相同。与美国 FDA 相同，EMA 也发布指南、意见书并解释法规的考虑要点，或向申请人提供建议。

EMA 另一个重要职责是为药品研发者提供科学建议和方案帮助［EMEA-H-4260-01（Rev. 4）2007；EMEA（382712）2006］，这种集中式的程序可确保为申请者提供一致性的建议，并允许欧洲专家和欧洲外专家的广泛参与。重要的是，申请者应知道只有所问到的问题才会得到答复。建议并没有法律约束力，但是申请者必须对上市申请中的任何偏离做出合理的解释。

1.2.4　日本药品法

《日本药事法》在 1948 年首次颁布，并在 1961~2005 年间多次修订［也可参见药品和医疗器械管理局（Pharmaceutical and Medical Devices Agency，PMDA）网站 http://www.pmda.go.jp/english/index.html］。《日本药事法》为法规和指南提供了基本的构架，并为临床研究和上市批准提供了要求。日本厚生劳动省（The Ministry of

Health，Labor，and Welfare，MHLW）是日本议会内阁级办公室，在日语中被称为“Korosho（厚劳省）”或“Koseirodosho（厚生劳动省）”。PMDA是MHLW的下属机构，类似于FDA和EMA，PMDA的日语名称是“Iyakuhin Iryokiki
9 Sogo Kiko（医药品医疗机器综合机构）”，或
简称为“Kiko（机构）”，该组织在很大程度上依赖于人用药品注册技术要求国际协调会议（International Couference on Harmouization of Technical Requirements for the Registration of Pharmaceuticals for Human Use，ICH）提出的指南，这些指南将在后面章节进行讨论。

与以前的构架不同，现在一个临床申请从最初的临床试验阶段直到批准上市都由一个团队处理。Kiko团队与药品开发商首次沟通是在提交临床试验告知书（clinical trial notification，CTN）[PMDA通知（0307001–0307007）2007；MHLW（No. 0331003）2005]时，CTN与欧盟的IMPD和美国的IND在结构上非常相似，是提供临床研究合理性的解释性文件。从收到CTN到向MHLW推荐，上市申请过程遵循循序渐进的方式。

1.2.5 国际协调

直到20世纪90年代初期，药物开发由多套法规监管，往往在全球不同地区之间的规定差别很大，区域性法规和预期的差异导致需要开展重复的研究或在剂量组中增加动物数量。因此，ICH将三大地区关键利益相关者召集在一起，ICH的6方分别代表了美国、欧盟和日本的制药公司和监管机构。讨论的结果是对这些地区药品的开发和注册可接受的标准和要求达成一致。

达成一致的指南可以在每个中央监管部门的网站或从ICH理事会的网站（www.ich.org）上查到。指南文件涵盖了非临床、生产和临床开发的关键内容，也是毒理病理学家评价试验的基础。非临床部分涵盖了致癌试验、遗传毒性、药物暴露、单次和重复给药毒性试验、发育和生殖毒性试验、生物技术药物的临床前开发、安全药理学试验、免疫毒性试验、抗癌药物临床前评价等广泛领域，以及进行人体临床试验和上市许可所必需的安全性研究的通用指南。随着新问题的不断出现，ICH指导委员会决定是否需要新的指导原则，如果需要，新的指导原则应该遵循与建立现有的指导原则文件和后续修订相同的程序（参见ICH网站每个指导原则的最新版本）。

协调的另一个领域是上市申请的格式和内容，称为通用技术文件（common technical document，CTD），CTD是包含候选药物非临床、生产和临床开发的所有关键和辅助性信息的档案，并以有助于审核卫生当局对数据进行评估的方式来呈现。CTD的全部细节也可在ICH网站上（www.ich.org/products/ctd.html）找到。CTD的非临床部分有3个主要的数据存储和总结单元，简而言之，单元4（安全性）含有个体研究报告，包括所有的个体动物数据；单元2.6含有各个报告的文字和表格摘要；单元2.4含有综合性非临床概述。每个单元构建了一个综合解释性数据集，希望有助于审查、理解和评估体外和体内研究中所包含的数据。

1.2.6 目前地区性监管差异

尽管存在ICH程序和指南，药物开发和上市许可的要求仍存在地区性差异（Wang, et al, 2010）。虽然全球大多数国家都以ICH要求为主要依据，但仍会并确实存在开展非临床研究的时机或需要进行附加试验的差异。毒理病理学家需
要了解这些差异，并确定病理评估如何能帮助避 10
免进行附加动物试验。例如，病理学家可以在一般毒性试验中不但描述注射部位存在哪些病变，

而且也描述不存在哪些病变，从而对母体药物产品的局部刺激进行评估。这种小的附加描述可预先防止监管机构对此的疑问或进行特定局部耐受性试验的要求。病理学家对监管环境和注册期望有意识地应对可减少开展动物试验的次数，缩短药物开发时间。

1.2.7　监管审核程序

即使有统一格式，每个地区仍然有审核数据的特定方法。例如，日本的上市申请比其他地区更注重科学性，在数据审核中呈现出典型的地区性特点（图 1.1）。在日本新药申请（new drug application，NDA）的审核中，最受关注的是候选药物的线性开发。在这种方式中，每项研究的合理性必须由以前的研究结果来证实；剂量的选择要基于以前的结果，而不仅仅基于剂量倍数或最大耐受剂量（maximum tolerated dose，MTD）。因此，药物的临床前开发的整个思维过程以这样的方式呈现给审核人，使得开发的连续性（从早期的药理学研究到致癌试验）在数据中清晰呈现。

另一方面，欧洲的数据审核始于对制药公司给出的非临床综合性概述的严格审查（图 1.2），这个概述也称作“单元 2.4”，在概述中呈现的“专家意见”是报告人和联合报告人评估临床前档案的初步依据。如果需要进行进一步的详细评估，含有每项研究的表格摘要的更详细的试验概述会被审核。最后，单独的试验报告会用来回答与综合概述中的结果有关的更具体的问题。

美国的审核系统往往开始于每项研究的独立数据，从下向上进行评估（图 1.3）。在这种审查方式中，由于各项研究的病理评估或临床观察使用的术语不同会使审核员产生疑惑，使用标准化的诊断标准和术语，有望减少这种疑惑。例如美国毒性病理学会网站（https://www.toxpath.org/ssndc.asp）的术语和诊断标准标准化系统（Standardized System of Nomenclature and Diagnostic Criteria，SSNDC）指南或大小鼠病变术语和诊断标准的国际协调（International Harmonization of Nomenclature and Diagnostic Criteria for Lesions in Rats and Mice，INHAND）。

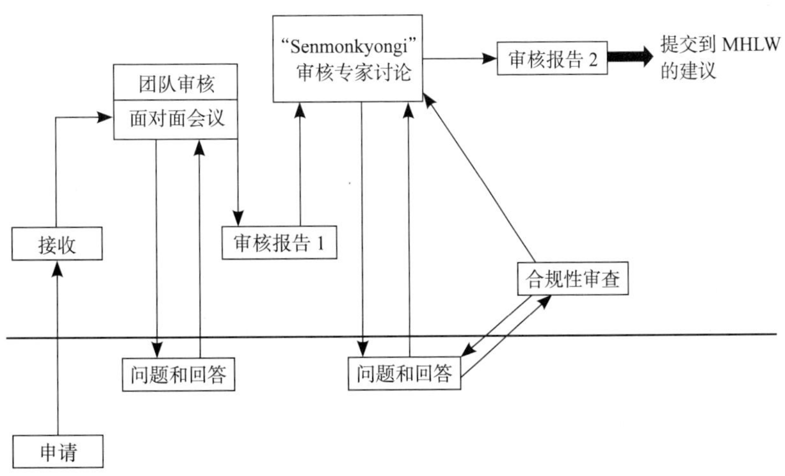

图 1.1　日本 PMDA 在新药申请审评中使用的程式化审核程序

11

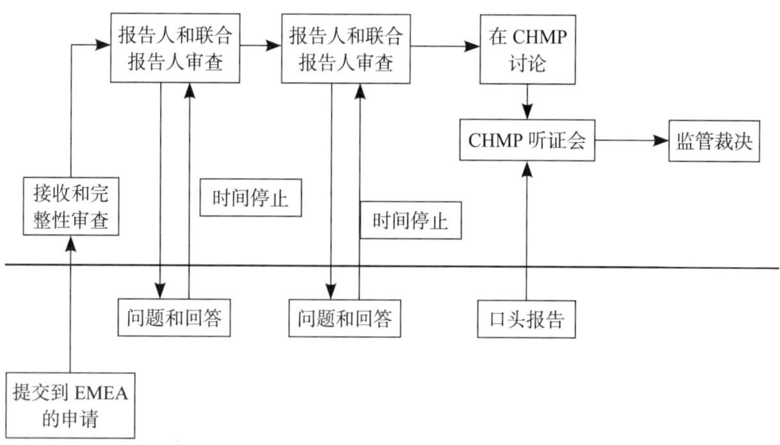

图 1.2　欧洲 CHMP 在新药上市许可申请审评中使用的程式化审核程序

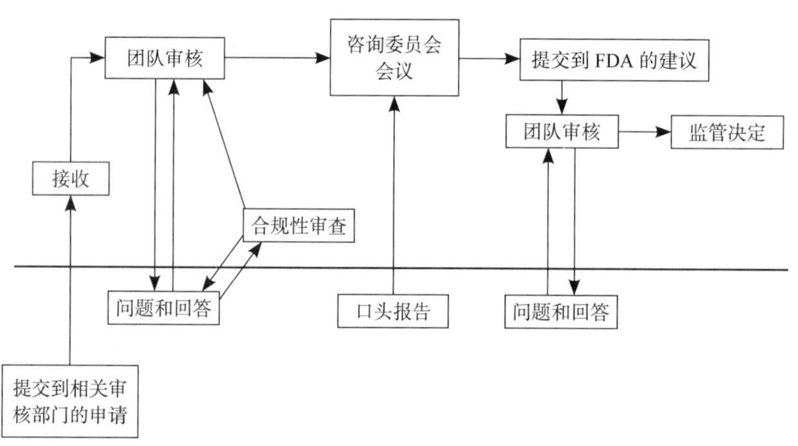

图 1.3　美国 FDA 审核部门在新药申请审评中使用的程式化审核程序

1.3　小分子药物开发的顺序

毒理病理学家有必要对药物开发过程有基本的了解，以理解如何使用病理数据。药物开发过程非常复杂，其中具有专业科学知识和管理能力的多个团队做出了重要的贡献。下文对成功的药物开发所需的活动、职责和合作进行概括性描述。显然，药物开发的方法并不唯一，毒理病理学家的经验也因不同公司感兴趣的治疗领域而异。例如，与长期（也许终身用药）用于治疗慢性疾病（如高血压或糖尿病）的药物相比，抗癌药物的药物开发过程较短且方法有限。由于多种原因，在抗生素的开发过程中有需要特别考虑的
12 因素，包括在多数情况下预期短期使用和药物可能改变毒性评价中动物的正常菌群。虽然药物开发项目的规模影响各个公司药物开发过程和结构，但组织和管理理念的基本差异也是药物开发过程中的重要因素，与公司规模大小无关。较小的机构与非常大的机构相比，不同专业领域之间的交流往往更流畅、更随意。同样，非常小的公司相对于大公司而言，每位员工的职责范围往往更广。

药品研发过程一般分为几个主要步骤，每个主要步骤中又包括最终有助于成功开发的重要中间步骤。主要步骤包括药物发现、非临床开发和临床开发，临床开发又分为Ⅰ期、Ⅱ期和Ⅲ期（Tonkens，2005）。在药物发现和开发中，毒理病理学家即使不参与全部步骤，也参与大多数步骤，但参与的类型在各个阶段可能有很大差异。

1.3.1　药物开发领域的选择

医疗需求过于多样化以至于没有一家公司能够主动开发针对所有疾病过程的药物。因此，必须决定发展哪些方面的专业知识和专业领域，该决定基于广泛的企业投入，且可遵循许多不同的选择方案。然而，在选择潜在药物的治疗领域或疾病过程中一直有几个考虑的基本点。销售潜力一直被认为是开展特定药物开发的决定因素，这需要专业知识来确定多种因素。首先要考虑的是目前或近期存在的具有相同适应证的竞争性药物。如果市场上有一种非常有效而且安全问题少的药物在售，那么一种新药进入该领域的可能性将会减小。但是，如果可以开发出一种更有效或具有更好的安全性，或两者兼备的新药，那么即使有商业上成功药物的存在也不会影响这种新药未来的销售。事实上，许多药物开发的重点是开发更好的药物。针对目前无上市药物治疗的疾病而开发的药物的数量仍然很少，虽然这一领域已在 21 世纪早期迅速扩张，尤其是针对患者群体相对较少的药物。开发一种与目前市场在售药物治疗目的相同的药物可分为两种情况，一种通过与市售药物相同的作用机制，另一种通过新的生物机制以改善疾病或疾病症状，这两种方法对不断开发更有效的药物非常重要。事实上，对于开发安全和有效药物，医学研究一般都是通过对现有知识和经验的不断积累而发展进步，而不是通过建立全新的方法。

市场潜力的确定可明确开发成功产品所需的特征，换言之，如果药物某种特征可以实现，一个公司的商业部门就可确定药物将是有用的并可以成功地上市。这种特征可以是减少一定的症状、减少服用次数，或由具有不可接受的副作用改变为具有可接受的副作用。在某些情况下，相对于市售药物副作用的显著改善可能是决定继续药物开发的一个重要因素。从商业角度确定需要进行药物开发的过程是基于医生处方、患者（包括患者代言组织），以及完成评估的个人或团队的经验和专业知识。虽然销售潜力在确定研究目标时必须始终加以考虑，但有一些同样重要的考虑因素，如下所述。

“未满足医疗需求”是选择当前及未来药物开发领域的一个非常重要的决定因素，应当认识到，有各种不同程度的未满足的医疗需求。显然，如果一种特定的病症没有上市的治疗药物， 13
而且就疾病对患者的影响而言该病症是一个显著医疗实体，那么这就是一种未满足的医疗需求。但是，当目前存在已在使用的治疗药物，而普遍认为这种治疗药物不足以治愈或控制病情或改善症状，也会出现未满足的医疗需求。如上所述，对人类疾病的治疗进展通常是逐步增加的，而不是通过重新开发首次进入市场的完美药物。

科学机遇是现代药物开发的一个重要需求，是在疾病过程或症状的合理干扰或改变的科学基础上确定的。科学机遇一般通过基础生物医学研究的进展来发现，并通过基础科学研究的复杂交互不断发展，随后与拟临床应用假设相联系。科学机遇通常来自于学术界和政府实验室，最引人注目的是美国国立卫生研究院（NIH）、发达国家对应的实验室以及最近来自新兴市场的扩展实验室的研究。因此，至关重要的是药物发现人员及时了解最新的生物医学研究进展，以便不错过可能的科学机遇。同样，支持或从事药物发现工作的病理学家必须熟悉公司关注领域的基础医学的进展，这样他们就可以在毒性的早期评估中完全参与。毒理病理学家了解最新的科学机遇，使用新技术或新方法来评估毒性也同样重要（见第 4 章和第 7 章）。当然，在过去 10 年，毒理基因学和代谢组学的发展和其在发现安全的生物标志物中的作用，是毒理病理学家需要利用新方法评估毒性的一个近期的例子。

员工的专业知识是公司选择药物开发领域的

另一个重要标准。必须保证至少在两个不同领域有专业知识，首先，公司必须拥有科学和技术能力强的员工，其具有所研究领域丰富的知识，对支持开展药物开发的基础科学的理解无可替代。公司在某一领域可能没有具备基础科学知识的员工，但是，员工必须具备再学习的能力以应对新的科学机遇。然而，在一些情况下，如果公司选择进入一个药物发现 / 开发专业领域，员工又缺乏所需的经验和背景，该公司可能需要寻求额外的科学专业知识支持。第二个领域是关于掌握专业基础知识并成功地应用这些知识来解决基本医疗问题或疾病过程的能力。尽管这一点可能是显而易见的，但在实践中也并非总能轻易实现。世界上有许多训练有素、技术精湛的科学家在基础生物学和生物医学领域具备优良的技能，但仍然缺乏应用这些专门知识来解决医疗问题的能力（或在某些情况下缺乏兴趣）。在世界范围内，这些基础生物医学研究人员的专业知识和努力对医疗进步所起的作用非常重要，因为对基本生物过程的理解是整个药物发现和药物开发工作的基础，但是仅有这些专业知识本身并不足以开发挽救生命的治疗药物。

1.3.2 药物开发所需的科学专业知识

高效的药物开发需要多学科的专业知识，毒理学家和毒理病理学家的专业知识是药物开发过程中必不可少的组成部分，也是满足在第 2 章（药物非临床安全性评价）中概括的职责的专业基础。药物代谢和药代动力学（drug metabolism and pharmacokinetics，DMPK）专业知识是满足第 3 章（毒代动力学和药物处置）中概括的职责所必需的。这些知识对毒理学家和毒理病理学家尤为重要，因为对于毒性作用的解释和理解经常依赖于这个科学团队所产生的信息。由于这些领域在单独的章节中介绍，所以本章不做进一步讨论。由于未在其他章节中进行讨论，其他几个领域的科学专业知识的作用将被简要地提及。

合成化学专业知识显而易见为小分子药物开 14
发所必需，但所需要的专业知识的多样性可能不明显。化学专业知识为药物发现过程的早期阶段所必需，此过程产生的大量的小分子，由发现生物学家进行评估。的确，发现生物学家和化学家之间的密切合作是成功的关键。拥有专门知识的化学家合成一个基本化学结构有细微改变的分子，但该分子仍可保持与药理靶点相互作用的能力，可以是一种酶、受体或基因产物。简而言之，在化学家提供评估材料之前，实验室不能开展小分子药物的发现研究，首先由发现生物学家，随后由毒理学家开始早期毒性的评估。随着在药物发现和开发过程中的进展，所需原料的数量显著增加。安全评价要比支持发现需要更多批次的药物，但与人临床试验需要的量相比，安全评价需要的量非常少。在临床试验中，所需药物的量随着接受潜在的药物人数的增加逐步增加，可从Ⅰ期试验的少数人短期接受药物，到Ⅲ期试验的数千人长期接受药物。显然，在药物发现和开发的不同阶段，所需的化学专业知识和该专业知识所使用的设施差别很大。

分析化学专业知识在药物开发中也至关重要。一旦合成了分子，就必须描述这种药物的特征。虽然可以使用早期开发阶段的批次药物（如在早期和所有后续毒性试验中使用的药物）进行纯度测定，但是随着分子开发的逐渐进展，需要对所使用批次的药物进行更详细的评估。开发后期所使用的药物必须进行杂质鉴定，而且必须符合 ICH 指南。

药学专业知识也必不可少，这一团队经常参与选择、开发以及评价一个新分子的多种盐形式的药学特性，这对用于非临床安全性评价的药物有意义。药学专业知识用来确定原料药和成品药的稳定性，尤其是用于支持临床试验，随后，用于支持即将上市的商品形式的药物，该团队开发最终上市产品的配方，这需要将药物与适当的可接受的赋形剂进行仔细混合。

临床医生显然需要在临床开发的各个阶段对潜在药物进行评估和监督，并对临床试验受试者的安全负有最终责任，包括从参与Ⅰ期临床试验的志愿者到Ⅲ期临床试验服用该药物来评估疗效的患者。监督临床试验的临床医生通常具有开发药物所针对疾病的专业知识，常需具有相关领域的专业医疗资格证书。但是，临床医生也必须熟知规则、法规和有关设计、实施和监督临床试验的可行性方法。

项目管理在不同的机构可发挥多种作用，但这个团队通常要确保药物开发项目将按照先前确定的目标和时间表来开展。项目管理引导和支持各项目组成员的交流合作，这些项目组成员通常代表了在开发的各个特定阶段参与到开发过程中的多个学科，包括非临床安全性。

1.3.3　药物开发的阶段

药物开发通常分为三个步骤或领域：发现、非临床开发和临床开发。虽然这种分类仍然对药物开发各个领域的基本理解非常有用，但也会对现代药物开发产生误导，现代药物开发的三个领
15 域是或者应该是相互作用并结合的一个整体，而不应被视为过去常见的独立的步骤。例如，早期的毒性研究的结果可以指导在药物发现领域修饰分子结构。同样，特定不良事件的发现，例如在临床研究中血清 ALT 升高，可以引导在特定设计的毒理试验中评估肝毒性。基于本章讨论的目的，药物开发的三个领域仍分开讨论，但是将会强调它们之间的相互关系。此外，很重要的是，必须认识到这些活动的分工在不同公司管理部门之间有很大的区别。

1.3.4　药物发现

一旦决定探索一种药物的适应证，而且已经确定疾病过程中的靶点，那么就可以在实验室中正式开始药物发现工作。药物发现没有标准化的步骤，具体可依据选择的靶点和特定公司首选的方法，但有以下常用的方法。发现支持化学家和发现生物学家共同确定一个可能与靶点相互作用的分子结构，通常使用一种或几种有时被称为“支架”的化学结构合成大量的分子。可用结合试验来确定分子与靶点的相互作用，用体外功能分析来评估分子对靶点的作用。一旦一个分子结构或少量的分子结构显示了与靶点相互作用的潜力，通常先使用体外细胞分析，随后通过体内动物药效模型对该分子在疾病过程中的功能活性进行评估。因为动物模型的疾病过程可能受限或与人类疾病过程不完全相关，所以这经常是一个严峻的挑战。此外，疾病过程的临床相关作用的标志物可能不明显。尽管有这些不足之处和挑战，在开始下一步资源需求更大的药物开发分子选择之前，分子的这种体内评估是一个非常重要的步骤。

在用体内药效模型评价分子之前，同时或紧随其后是建立该分子的基本药代动力学特征。体外细胞系统可首先用于确定该分子是否可以进入完整的细胞。了解在体内被吸收的药物在药效模型中是否发挥作用非常重要。在这个步骤中，通过化学合成以提供开发下一阶段所需的更大量的原料，或可能需要改进以提供更高纯度的原料。

目前在大多数机构中，早期毒性评价通常在发现阶段进行，这与几十年前的方法形成鲜明对比，那时的毒性评价很少在发现阶段进行。这种旧的方法在很大程度上已经被废弃了，因为充分评价一个分子的药理特性而未评估其潜在毒性，常会由于在初始毒性试验产生严重毒性时导致发

现快速终止，造成资源的大量浪费。在发现阶段对毒性进行有限的评估没有标准方法，各种评估方法的差别很大，根据不同公司的理念、方法、以往的经验来确定，并且与含有的药理学相关分子或化学支架有关。但是，体外细胞毒性试验通常与受体结合特异性评估结合进行，随后开展短期动物研究，也取决于不同机构的首选方法。研究进展到开发阶段后，之前相关分子的毒性评价失败时，更常见这样的研究。

需再次强调的是，在药物发现阶段与早期非临床开发阶段需要开展哪些试验，不同公司之间没有统一的方法。此外，基于一类化学分子或化学上不相关但为与同一靶点相互作用而设计的分子的经验，可以更改发现阶段的试验。这种基于经验的不一致性应被积极看待，因为决定要基于科学的知识和判断来做出，而不是根据标准的“一刀切”的方法。

16 ### 1.3.5 非临床开发

当一个分子被接受或批准进入药物开发项目，则要开始非临床开发阶段。一个分子从发现阶段进展到开发阶段，会导致对资源需求大幅增加，所以这通常是需要正式审核的非常重要的决定。因此，公司必须经常需要根据药物开发资源的使用做出优先级决定，因为可能有多个相互竞争的分子等待进入开发阶段。

因此，毒理学和毒理病理学家在药物开发阶段处于核心的地位。在此阶段获得的毒理学数据以及相关的药代动力学和初始的药物代谢数据是该分子进入人体Ⅰ期临床开发的主要依据，即在药物分子用于人的临床评估之前必须要开展非临床开发工作，以支持下一阶段的临床开发。

与安全评价以及 DMPK 有关的非临床开发工作的更多细节，读者可以参见第 2 章和第 3 章。

1.3.6 临床开发

临床开发开始于首次人体给药，持续至药物提交给管理机构批准，或由于各种原因终止临床开发，但大多数临床开发的终止是由于缺乏疗效或无法接受的副作用。临床开发项目分为相对独立的 3 个时期，但这些时期根据疾病的适应证有所不同，以下假定为长期使用的治疗药物。抗癌药物的临床开发方法与其他药物有很大的不同。同样重要的是，要认识到以下各期一般由多个研究而不是一个研究组成。

美国Ⅰ期临床试验在将 IND 提交给 FDA 后启动，世界其他地区在人体研究开始前也有类似提交。Ⅰ期的初次试验经常被称为首次人体试验，通常，该期在少量的（常为几十个）志愿者中给药，在受控的环境和适当的医疗监督下疗效易于监控。Ⅰ期临床试验的目的是确定安全性（包括发现副作用），获取首个人体药代动力学数据，并在可能的情况下确定药效学作用。志愿者开始仅在几天内接受单次或多次给药，但随访时间较长以确保安全。通常通过逐渐增加药物的剂量来得到药物安全性、药代动力学和药效学等剂量相关数据，为后期临床评价的剂量选择提供关键性信息。在Ⅰ期研究第一阶段给予的最高剂量可以根据毒性数据，包括毒理病理学家产生的数据来预先确定。在仔细评估较低剂量下的人体初始数据的前提下，人体最高剂量可以超过人体研究开始前的毒性最高剂量。对药理活性和毒性公认的敏感生物标志物为确定后续人体试验可接受的、可能有效的剂量提供了重要信息。因此，毒理病理学家在实验动物中发现和验证生物标志物的作用在临床开发的 3 个时期对临床开发项目有着重要、直接的影响。可能需要进行多个Ⅰ期研究才能产生临床下一期研究所需的数据。如前所述，Ⅰ期试验可以因治疗病症不同而有所不同，这取决于治疗适应证，例如抗癌药的Ⅰ期试验用癌症患者代替志愿者服用药物。

Ⅱ期临床试验经常被分为两个步骤，命名为Ⅱa 期和Ⅱb 期。Ⅱa 期试验主要是为了确定后期临床试验最适当的初始剂量范围，研究对象通常
17 为少量患有简单范畴的目标疾病的患者。Ⅱa 期试验产生更多药代动力学、药效学和不良反应数据。与Ⅰ期试验给予有限几次药物相比，Ⅱa 期试验通常多次给予药物。这些数据与Ⅰ期试验中产生的数据可能相似，也可能显著不同，因为药代动力学、药效学以及不良作用可能因疾病过程而改变。Ⅱb 期试验也在患者中进行，是确定剂量 – 范围反应的研究，通常提供疗效的首个确凿证据，尽管疗效的初步证据可能在Ⅱa 期试验中也可观察到。Ⅱ期临床研究受控良好，会为进展到Ⅲ期试验提供关键信息。

Ⅲ期试验具有决定性，将提供患目标疾病的人群是否具有有效性和安全性的证据。Ⅲ期试验患者人群的入选限制比Ⅱb 期试验少，这些试验总体上比以前的试验规模更大，将包括数百到数千名患者，一些研究甚至超过 10000 名受试者。这些试验的规模和复杂性使得它们非常昂贵，每个试验动辄在几亿美元的范围。一般需要进行两个Ⅲ期临床试验，在一定程度上证明结果的可重复性，但在特殊情况下，一个阳性的Ⅲ期试验也可批准上市。

除了上述三期的基础研究，监管审批可能还需要进行额外的特殊人体试验，一般与Ⅱb 期和Ⅲ期临床试验同时进行。所需的特殊试验可以基于多种因素，并且每个开发项目之间也不统一。但是，药物相互作用研究是非常重要的，并且通常都要包括在临床研究中。首先，与食物的相互作用是很重要的，必须在关键试验之前完成。胃肠道中是否存在食物可以显著影响药物的吸收，从而改变血浆药物水平和疗效。对药物代谢干扰的可能（药物间相互作用）是另一个需要解决的重要问题，特别是与常用药物（尤其是可能与正在开发的药物联合用药）的相互作用。近几年要求解决种族和性别敏感性和心脏负担（特别对心电图 QT 间期有影响）的特殊试验已越来越多。其他可能需要开展的特殊人体试验包括在特殊人群的评估，包括那些肾功能或肝功能不全的人群，尤其对于肾、肝是主要排泄途径的药物。其他的特殊试验可能侧重于对临床前或临床试验中发现或怀疑的潜在毒性终点的评价。

1.3.7　上市后

理想情况下，药物在批准上市之前都要成功完成所有相关的试验。但是，药物是否被批准取决于上市后（Ⅳ期）试验的情况并不罕见，Ⅳ期试验通常针对特殊人群，或进一步解决潜在的人体不良反应。在罕见的情况下，上市批准后可能要求开展毒理学试验。然而，上市后最经常要求的是完成提交新药申请（NDA）前未完成的致癌试验。

1.3.8　药物开发过程中继续或终止的决策过程

大多数进入药物发现或任何开发阶段的分子不能成为上市药物的原因有很多，但是毒性（在动物或人类中）和缺乏疗效（无论是在临床前发现模型中还是在随后的人体试验中）是其终止开发的主要原因。继续或终止药物开发的决策过程 18
在不同公司之间有很大的差别，但毒理病理学家应该了解几个基本点。

与药物开发的其他方面一样，这种决定受公司规模的影响。在小公司，最终决定权通常在研发负责人或首席科学家手中。但是在大公司，要决定继续或终止的分子数量众多，需要管理层授权的其他层次人员来评估成功的可能性，但是这些决策可能被高层审核。

项目团队一般有成功开发候选药物的责任，但一般不承担决定某一开发化合物未来命运的全部责任。在实际情况中，项目团队经常成为分子向前开发的支持者。鉴于这种责任，项目团队强烈主张分子开发向前推进的现象不足为奇，因为这可以提高他们未来成功的信心并有所有权意识，但这两者都可能导致评估偏倚。

并非只有项目团队主张分子向前推进。显然，作为有问题分子起源的药物发现团队做了很多工作，在某些情况下会导致对潜在候选药物的情感依恋，该团队已看到允许分子进展到临床开发的非常积极的方面，但一般较少意识到进行进一步开发的缺点。在某些情况下，如果在此之前有其他团队在进行尽职调查工作后才推荐引进授权或购买的分子，那么这个团队也会对该分子具有相同的情感依恋。此外，即使没有充分的依据去支持该分子继续推进，也可能仍然会有内部支持者。无论是项目团队、尽职调查后引进授权的团队，或其他支持团队，当这些团队的成员花了很多时间，并尽自己最大的努力推进一个潜在的候选药物时，通常难以接受失败。然而，一个潜在药物的失败是药物开发行业所固有的，是药物开发过程的一部分，最终必须被接受。一个分子进展的所有支持必须被认真对待和得到尊重，但是根据对一个分子的属性和不足之处充分和全面的评估，基于当时可获得的信息做的最终决定不应该被更改。

不管是个人还是团队负责决定开发分子的未来命运，都必须考虑基本的多个标准。显然，非临床和临床研究的最新数据一定是首要考虑的因素。虽然伴随最小安全窗的严重毒性或缺乏疗效是结束开发的明显标准，但大多数决定并非那么简单。几乎每一个成为成功药物的分子在非临床研究（可能比人类治疗剂量高数倍暴露）中都会发现毒性，或在临床研究中发现不良反应，因此，对每种类型毒性 / 不良反应事件的意义做出决定需要相当慎重的判断。另一方面，缺乏疗效似乎是即将终止开发的一个肯定预测，并且通常确实如此。然而，通过使用更高剂量的或改变临床方案，也可能使一个分子进入到临床开发，这并不罕见。再次强调，判断是至关重要的。有趣的是，在临床试验中对主要适应证缺乏疗效的分子或许可以继续开发用于另一个潜在适应证。

在考虑对某一分子的研究是否可以继续向前推进时，除了评价公司研究获得的最新数据外，考虑其他因素也很重要。科学数据可能会掩盖对一个分子的实际治疗潜能的认知。基础医学研究发现了可以通过药物干预而改变疾病进程的机制，但后来被证明是错误的，这种情况也并不罕见。因此，在决定继续开发前重新评估这些变化是否已经发生非常重要。一个潜在的药物的商业地位和竞争地位也在不断变化，很少见只有一家公司致力于一种新的药物治疗疾病新方法的研究。大多数情况下，多个公司大约在同一时间已经意识到科学机会，并在大致相同的时间开始药物发现工作。这就造成了非常有竞争性的环境， 19
一家公司可能会取得良好的进展，而另一家公司可能会在他们的项目中存在技术问题。如果一个分子的开发落后于竞争者，特别是如果有不只一个竞争者，那么药物未来的经济价值可能会大打折扣。虽然这种竞争看起来是合理的和明显的，但即使知道有竞争也并非那么容易掌握，因为竞争对手不会共享信息。

总之，在开发的特定阶段对一个分子的评价可能会导致产生不同的决策。开发可沿原开发计划进展，也可能会改变，或者完全终止。然而，还可能会出现其他决定，如改变治疗的适应证。重要的是要注意开发终止的药物不一定是永久终止。“终止”的分子在后期有更多可用的信息时有时会重新考虑开发，例如疾病进程的基本生物学信息，包括除了原来适应证的其他疾病。这一点比第一次出现更重要，特别是对那些在制药业外的机构，因为有一个观念认为已经停止开发的任何分子应该提供给想要得到该分子去研究的任何人。然而，这种态度一般是在对临床开发终止的分子在稍后的时间点可能继续开发并带来巨大商业成功的几率不了解的情况下产生的。

1.3.9　药物开发中毒理病理学家的作用和责任

如上所述，虽然需要非常多元化的科学和管理的专业知识来取得药物开发的成功，但显然毒理病理学家在药物开发过程中发挥着显著的核心作用。毒理病理学家必须敏锐地识别动物给药后所引起的组织成分的改变。然而，这种专业知识和贡献并不是毒理病理学家的全部职责，也不是提供给毒理病理学家的全部机遇。对病变的初步解释是必不可少的，包括能够概述导致病变发生的潜在机制，并提出支持假设机制的方法。这种责任可能最初是通过与安全评估团队的同事，特别是专题负责人，以及最终与安全评估团队的领导相互协作而实现。与发现团队的相互协作也非常重要，特别是当毒性可能与药物的药理作用相关时，或者发现团队可能了解药物对一个非靶点的潜在作用可造成所谓的脱靶效应。

毒理病理学家的另一个主要职责是有效的沟通，这是毒理病理学家的一个基本作用，但往往没有得到足够的重视和执行。沟通不应该仅仅依靠病理叙述式报告和汇总表的编写和分发，还应根据与生物学机制和开发化合物的药理特性对病变做出解释。病理学家还可能需要通过使用选择的显微镜照片，在某些情况下，结合使用简化图表来展示病变。只有当药物开发团队的其他成员，不论其科学背景，均能够理解药物引起的作用和潜在影响，这样的病理学家才是合格的病理学家。应结合临床病理观察和病变发生机制的基本概念对病变进行解释。一旦就病理结果进行了有效沟通，毒理病理学家应该主动并能够参与讨论下一步的工作来解决发现的问题。

1.4　生物治疗药物的开发方法

生物治疗药物的开发在过去几十年变得越来越重要。虽然小分子和生物治疗药物的开发之间有许多相似性，但也存在许多明显的差异。应该
了解生物治疗药物与小分子药物在开发方法上的 20
一些一般差异，这些差异在此处讨论并在表 1.1 中列出。尽管小分子的毒性常（但并不总是）与母体分子或代谢物的化学结构有关，或与产生的活性代谢物有关，但与小分子药物相比，生物治疗药的毒性更经常与分子预期的药效动力学有关。小分子的固有毒性使剂量选择遵循一个可预测的模式达到 MTD。由于生物治疗药物很少建立 MTD，剂量选择变得更加困难。通常情况下，使用最大的可能给药剂量，但是这将导致比靶受体饱和或达到最大的药理学应答所需的暴露量高数百倍甚至一千倍。为此，ICH 特别对剂量选择的主题进行阐述，指出可将高于临床暴露量数倍的剂量用作非临床动物试验的最高剂量（参见 ICH S6）。

由于大多数生物治疗药物的蛋白质性质，动物的免疫原性也是要必须解决的一个问题。众所周知，动物的免疫原性不能预测对人体的影响，但它确实限制了动物暴露于候选药物。在这种情况下，为了研究的继续，可用几种方法来增加暴露。

生物治疗药物的蛋白质基础也造成了与小分子开发的另一个区别。小分子通常在肝进行代谢转化并通过胆汁或尿液从体内排出。在另一方面，生物治疗药物以与内源性蛋白质相同的方式进行代谢，在肽酶的分解代谢后，其氨基酸被重新整合为新的蛋白质。因此，检查小分子代谢和代谢产物的途径以及在机体组织内分布的传统放射性分子研究，不要求或预期用于生物治疗药物。

对于单克隆抗体，目前要求在动物和人体组织中进行一项组织交叉反应来评价脱靶结合和毒性的可能性的组织交叉反应。旨在用作治疗药物的单克隆抗体已被优化结合到特定的人类受体，并且其结构的一部分经常有经过修饰的 Fc 区，在本质上为对靶向分布进行的免疫组化筛选中，这些分子的反应性差。因此，当用动物的全部毒性特征来确定人类患者的潜在风险时，组织交叉反应的价值是不可靠的。

除了这些高水平的差异，支持人体临床研究和上市许可所开展的毒性研究的数量和类型在生物治疗药物和小分子之间有差异，这些差异的具体细节将在第 2 章中讨论。

表 1.1 生物分子与小分子开展的典型药物安全性试验对比

生物分子开发	小分子开发
● 剂量爬坡试验	● 安全药理学
● 1、3、6 个月试验	● 急性试验
● 安全药理学	● 剂量爬坡试验
● 发育毒性试验	● 1、3、6 个月试验
● 刺激性 / 耐受性	● 1 年非啮齿类药物
● 其他需要开展的试验	● 遗传毒性试验
● 线性时间：2~2.5 年	● 致癌试验
	● 发育毒性试验
	● 给药途径特异性试验
	● 工业毒理
	● 线性时间：4.5~5 年

21

1.5 药物开发中时间和资源的利用

药物开发是一个高风险、高成本的活动，这个简单的陈述对于选择在制药企业工作的毒理病理学家有广泛的影响。与其他就业机会相比，制药企业员工从事的高风险工作既令人兴奋也相对不稳定。制药企业的性质为更有创业精神的人提供了机会。然而，必须认识到稳定程度及创业申请的机会在不同公司间差别很大。大公司与小公司相比被认为具有较高的就业稳定性，主要是由于收入稳定性更高，但这一事实已经在过去 10 年中发生了改变，许多人被裁员或更换职业。为了更好地理解稳定性（或缺少稳定性），并理解毒理病理学家贡献的机会，必须理解制药企业经济学的一些基本事实。可通过多种来源获得更多详情，但主要是通过药物开发研究塔夫茨中心（Tufts Center for the Study for Drug Development，TCSDD）的工作来了解，其网站（http://csdd.tufts.edu/）上提供了出版物和公开发布的其他信息的完整列表。TCSDD 的《展望 2010》（*Outlook 2010*）报告中提供了多方面具体和最新的信息，包括研发效率、监管环境、生物技术的发展趋势，以及处方药的政策。

对于制药企业以外的机构，通常会认为一个新药的上市虽然要经过长期的努力，但似乎是一种非常直接明确的结果；然而，事实并非如此，在开发的各个阶段，分子的保留率都非常低，一般估计表明，早期药物开发中实际只有万分之一的分子能够上市。尽管分子损耗发生在药物发现阶段，但在分子从发现到开发之前，即使对该分子的成药潜力和成功概率进行了全面分析，仍会有大量的分子损失。在首次人体用药前的非临床开发中，大约有 1/3 的分子可以从首次安全性研究和药代动力学研究进展到人体用药。分子的损失可能源于毒理学研究中意外的安全性问题，但最常见于毒理病理学家发现它们对特定靶器官有重要毒性。然而，显著损失也可源于该分子不能接受的吸收、分布或代谢特征。应该注意到，在做出使用重要资源的决定之前，通过更仔细地检查潜在毒性和更好地描述药代动力学参数，可能会减少分子在非临床阶段的严重损失，这在药物开发中是非常必要的。

尽管在人体给药之前有许多分子的耗损，但在随后的药物开发中分子损失仍然很多。在开始人体用药后，仍可在非临床研究中发现分子不可接受的特征，例如给药较短时间未发现的毒性可在更长期的动物给药后（例如 3 个月或 6 个月）出现，这种迟发毒性可能因为毒性的性质，也可能因为长期试验比短期试验通常使用的动物数量更多而使得毒性在某个后期时间点开始变得明显。生殖毒性和致癌作用（如果有的话）很少在早期发现，因为直到分子已进展到临床开发的中间或后期阶段时，这些试验仍在进行中。

由于分子的毒性和药代动力学特性在物种之间并不总是相似，所以与非临床体外试验和整体动物模型中的作用相比，分子在人体内存在非预期的特点也不足为奇。进入临床开发的分子只有 1/6 能够成为上市药品（*Outlook 2010*）。没有取得成功的原因很多，其中包括未预料到的安全性问题、不能接受的药代动力学特征和缺乏疗效。安全性问题可能只出现在人体内。或者，根据对非临床毒性的了解，分子可以比预期在人体高很
22 多的药物暴露进展到人体临床试验，但这种疗效所需的更大人体暴露导致安全窗消失。药代动力学特性的评价是早期临床试验中非常重要的一点，其中药物血浆分布不可接受存在各种原因，包括血浆半衰期短。然而，虽然在药物发现阶段已经做了最大努力，但在临床开发阶段损耗的最主要原因仍然是缺乏疗效。不幸的是，缺乏疗效直到Ⅱ期临床后期、更经常在Ⅲ期临床后期，在花费了大量资金进行临床评价之后才能确定。

药物开发成本非常昂贵，而且成本与日俱增。据 TCSDD（Outlook 2010）估计，1979 年开发一种新药的成本为 5400 万美元；到了 1991 年，估计成本为 23 100 万美元；而到了 2001 年，估计成本为 80 200 万美元；在 2010 年，每个成功药物的估计成本已增至 10 亿美元。在过去几十年中出现的生物治疗药物也导致每个成功药物的成本相应增长，到 2006 年每个上市药物的估计成本为 12 亿美元。该成本也与不成功分子在开发终止前所花费的资源有关。随着时间的推移而增加的成本是多方面的，并且是引起相当大分歧的基础。据称，随着时间的推移造成成本增加的因素包括解决更加困难的疾病过程、医生的预期增加、监管机构的要求更严格，以及可能对更好疗效的需求增加。

在过去几十年间，药物开发时间也呈增加趋势，直到 20 世纪 90 年代平均时间为 9 年以上（*Outlook 2010*），这不仅包括公司提交上市申请给监管机构之前的实际开发时间，也包括监管机构审核所需要的时间。20 世纪 90 年代早期以后，人们积极努力缩短开发时间，首先是缩短审批阶段卫生部门审查数据考虑批准的时间。这种缩短遵循 1992 年通过的《处方药使用者费用法案》（The Prescription Drug User Fee Act of 1992），该法案规定提交申报的制药企业收取用户使用费，这些费用被指定用于增加 FDA 的工作人员以加快审核，但该法案还建立了完成审查过程的时间目标。在 20 世纪 90 年代，许多制药公司通过“重建”（reengineering）审核过程，试图找出并消除阻碍药物快速开发的不必要的步骤或管理规范。审评机构和制药公司采取的行动将

药物开发时间通常缩短至大约 7 年，但临床试验的复杂性不断增加。

无论导致成功的药物开发所需的巨大成本具体原因如何，目前的成本投入与成功上市药物之比是不可持续的。虽然临床开发的成本从 2001 至 2009 年大约翻了一番（*Outlook 2010*），但在该时期每年批准的药品数量都保持不变甚至减少，不过现在有迹象表明美国批准的药品数量在 2011 年有所反弹。这些基本经济现状正在推动着当前的药物开发领域发生变化，在过去几年里出现兼并、收购、合作和裁员等现象。毒理病理学家应该认识到这些变化并在将来时刻关注这方面的动态，因为在未来几年里这些变化可能对毒理病理学家在药物开发中的作用产生重要的影响。

1.6 药物开发将来的改变

药物开发是一个不断变化和发展的过程，过去已经发生和目前正在发生许多变化，将来还会发生其他的变化。尽管不可能全面预测未来，但今天正在发生的药物开发的某些变化正在影响着药物开发过程，不过这些变化的严重程度可能在该领域的各参与方中不会得到普遍认同。

23 “个体化用药”已成为制药领域的流行语，并已延伸到外界媒体。这个词的字面意思仅仅表示医疗的发展，但更具体的涵义指将来的药物将针对患有某一疾病的个体患者定制，而不是针对所有或至少大部分患有该疾病的患者。一种药物在一类患病的人群中的疗效差异记录表明，一个患病个体在某段时间内明显需要更好控制疾病过程的药物。虽然长期以来人们已经认识到这种差异，但是不同个体间疗效差异的基础在过去一般不明确。随着我们过去一二十年对遗传学理解的广泛进步，现在能更好地理解某些疾病反映的不同分子基础，特别是癌症。癌症的个体疗法目前是在肿瘤的遗传特点和相关受体特性的基础上确定的。这种方法取得了非常积极的成果，因为在很多特定人群中的有效率有所增加。然而，在个体化药物治疗方法成为普遍现象之前，必须克服几个障碍。首先，在多种疾病中，可以指导个体化治疗方法的疾病过程的遗传基础还不清楚，特别是遗传基础可能是多因素的常见慢性疾病；其次，为个体化用药而开发的药物有显著的经济障碍。如果开发的药物仅适用于某种疾病患者中的一部分人，那么市场占有率就会减少，从而导致要从较少数量的治疗患者中回收开发成本，每个治疗患者承担的费用更高。然而，较高的成本必须以疗效为依据，而不是简单地以接受治疗的患者数量来考虑。毒理病理学家必须意识到并关注这种趋势，因为有可能对药物的毒性评价有影响。简单而言，通过个体化用药为特定患病人群开发药物的出现，应该提醒毒理学家和毒理病理学家有潜在“个体化毒性”的出现。虽然该术语还没有被广泛使用，但通过在治疗患者中出现的罕见不良反应（一般被称为“特异质”事件），个体化毒性的概念在医学界和药物开发中也是众所周知的。总之，个体化用药的方法可以使人们更多地了解和避免人体特异质事件，这就给毒理学家和毒理病理学家带来了更大的压力，迫使他们在将来以完善的毒性评估方法来识别和阻止人体中的这种个体化毒性。

业务的全球化扩展（包括研发业务）已经对如何运作以及如何在全球范围内分配职责产生了巨大的影响。虽然业务全球化在未来 10 年的影响是难以预料的，但这种趋势肯定会继续。对毒理病理学家的影响是，职责可能会随着雇主的期望而改变。虽然全球化在过去一直通常是以商业而不是以科学为基础，但在世界各地不断涌现的科学知识很可能会改变这种状况。无论全球化是在商业头脑还是科学技能的基础上继续，不可否认的是全球化肯定会继续下去，并且会改变科学家（包括毒理病理学家）参与科学过程的方式。

技术进步和对疾病过程基本认识的深入，提供了在不太遥远的过去不可能预料到的开发药物的机会。同样，技术和科学的持续进步将为将来药物开发的新方法和新机会奠定基础，尽管具体细节目前还无法预测。

总之，药物开发不是也从来没有停滞不前，由于变化速度持续加快，未来的变化可能会比过去的变化更多。毒理病理学家有很大的机会参与到这种令人振奋的将来的药物开发中，但前提是保持与时俱进的适应性及科学性。

（杨艳伟　吕建军　译；王三龙　张泽安　校）

24 参考文献

EMEA guidance for companies requesting scientific advice or protocol assistance. EMEA-H-4260-01-Rev. 4, 2007.

EMEA guidance on pre-submission meetings for initial marketing authorisation applications for human medicinal products in the centralised procedure. EMEA/382712, 2006.

European Medicines Agency (EMEA) Web site: http://www.ema.europa.eu.

FDA Web site: http://www.fda.gov/.

Improvement in clinical trial consultations regarding new medicinal products. PMDA Notification 0307001–0307007. 30 Mar 2007.

Incorporated Administrative Agency–Pharmaceuticals and Medical Devices Agency (PMDA): Midterm plan. MHLW No. 0331003. 31 Mar 2005.

Outlook 2010, Tufts Center for the Study of Drug Development. Tufts University. http://csdd.tufts.edu/_documents/www/Outlook2010.pdf.

PMDA Web site http://www.pmda.go.jp/english/index.html.

Rubin, R.P. 2007. A brief history of great discoveries in pharmacology: In celebration of the centennial anniversary of the founding of the American Society of Pharmacology and Experimental Therapeutics. *Pharmacological Reviews* 289–359.

Scheindlin, S. 2001. A brief history of pharmacology. *Modern Drug Discovery* 4:87–88.

Sneader, W. 2005. *Drug Discovery: A History*. Chichester, West Sussex, John Wiley & Sons Ltd.

Society of Toxicologic Pathology Web site. https://www.toxpath.org/ssndc.asp.

Tonkens, R. 2005. An overview of the drug development process. *The Physician Executive* May–June: 48–52.

Tsinopoulos, C. and McCarthy, I. P. 2002. An evolutionary classification of the strategy for drug discovery, Tackling industrial complexity: the ideas that make the difference. G. Fizelle and H. Richards. Cambridge, Institute for Manufacturing: 373–386.

Wang, T., Jacobson-Kram, D., Pilaro, A.M., Lapadula, D., Jacobs, A., Brown, P., Lipscomb, J., and McGuinn, W.D. 2010. ICH guidelines: Inception, revision, and implications for drug development. *Toxicological Sciences* 118:356–367.

第 2 章　药物非临床安全性评价

Thomas M. Monticello 和 *Jeanine L. Bussiere*

25 2.1 引言

药物开发通常可分为三个截然不同的阶段：①药物发现及随后的先导化合物优化阶段；②非临床药物开发阶段；③临床试验测试潜在药物阶段（图 2.1）。这三个阶段之间的过渡是连续性的，构成了转化研究和医学的基础。重要的是，新药的开发包括动物模型（非临床）和人（临床）安全性信息的评估。药物开发过程是受到高度监管的过程，必须遵循特定的监管机构标准，包括药物非临床研究质量管理规范（Good Laboratory Practice，GLP）等规范（OECD1998）。GLP 适用于评价化学品（包括药品）对人、动物和环境的安全性或有效性的非临床研究。GLP 有助于监管机构及委托方确信递交的数据是试验结果的真实反映，因此可依赖于这些数据进行安全性 / 风险评估。

药物开发及上市批准监管机构是美国食品药品监督管理局（Food and Drug Administration, FDA）（http://www.fda.gov）；欧盟是欧洲药品管理局（European Medicines Agency, EMA）（http://www.ema.europa.eu）；日本是厚生劳动省 (Ministry of Health, Labor, and Welfare, MHLW)（http://www.mhlw.go.jp/english）。读者可以通过访问这些监管机构及其他监管机构的网站以获取更详细的信息（http://www.ich.org）。

药物开发过程中的一个重要里程碑是由非临床安全评价到首次人体（first-in-human, FIH）临床试验。非临床安全性评价的目的包括描述在动物模型中可能的毒性效应并确定潜在靶器官、作
用机制及临床可监测的器官损伤的生物标志物， 26
确定毒性与全身性暴露之间的关系（即毒代动力学）——药物的安全范围。

解释非临床安全研究结果的一个重要方面是评估风险 / 效益关系，是基于在非临床动物研究中观察到的可预测临床中不良反应的效应。一般而言，毒理学中化合物相关效应的发生率及严重程度预设会遵循剂量 – 反应模式。因此，可以确定一个无作用剂量或无有害作用剂量。为了更有效，还需评价在动物模型中观察到的效应对人

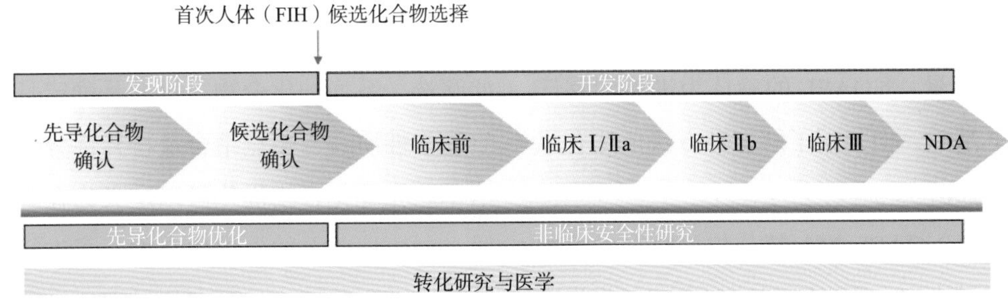

图 2.1　药物开发的阶段以及转化研究与医学的作用

类风险评估是否重要，甚至是否与人类风险评估相关（Dorato 2007）。

毒理病理学家需要发现、评价并解释非临床动物安全评价研究中的组织病理学发现的影响，并且确认给药组与对照组之间是否确实存在差异，所观察到的效应是否为有害作用，以及是否可以转化到人。一般认为不是所有非临床“有害”作用对评价潜在人类风险具有相同的意义。潜在有害作用外推到临床需要考虑的因素包括，是否能使用可评估的生物标志物来监测患者、预期的有害作用是否可逆等。非临床安全研究的目标包括发现潜在的毒性靶器官、毒性潜在可逆性及确定未观察到作用剂量（no-observed-effect level，NOEL）（指不引起动物任何改变的剂量）或未观察到有害作用剂量（no-observed-adverse-effect level, NOAEL）。

NOAEL 被识别为在特定的非临床毒理学研究中动物不产生明显有害作用的剂量。毒理学研究中所评估的参数，如临床症状、体重、临床病理学终点、剖检时的大体观察及组织病理学数据都有助于确定 NOAEL。毒理学研究数据的丰富性、复杂性及科学过程缺乏精确性经常会影响 NOAEL 的确定（Black 2007）。NOAEL 通常被定义为不引起重要生物学或与毒理学相关有害作用的发生频率升高或严重程度加重的最高剂量（或暴露）。在 NOAEL 剂量水平仍可观察到极小的毒性效应，但这些反应通常被认为不会危及人类健康或带来严重后果。在药物开发中，在啮齿类动物及非啮齿类动物重复给药毒理学研究中确定 2 个 NOAEL，其中较低的一个用于计算临床试验的起始剂量。NOAEL 的确认为进展到临床试验提供了基础，但是据了解这种方法依然有风险（Dorato 2007）。

由于建立 NOAEL 的大部分相关数据由组织病理学的结果决定，所以毒理病理学家在非临床药物安全性评价中的数据产生、解释及风险评价中均起着关键作用。具备临床病理学专长的毒理病理学家也参与对动物毒理学研究中发现的器官损伤生物标志物（如肝酶）的解释（Schultze et al. 2008）。器官损伤生物标志物有助于临床监测潜在的不良反应。虽然在药物开发的早期临床阶段（如 I 期临床）获得的毒理学数据有限，但是按照国际协调会议的指导原则 [ICH M3(R2) 2009]， 27
动物的毒理学试验设计必须能充分描述所支持的临床试验条件下潜在的毒性效应的特征。

一般情况下，用于申请上市的药物非临床安全性评价应包括一般毒理学试验、发育与生殖毒理学（development and reproductive toxicology, DART）试验、安全药理学试验及遗传毒性试验等。对于预期长期用药或具有癌症关注的特殊原因的药物，还需要开展潜在致癌性的评价。特殊的非临床试验，例如光毒性试验、免疫毒性试验、儿科用药的幼龄动物毒理学试验、中枢神经系统药物的滥用倾向动物试验，或者研究预期上市联合用药效应的毒理学试验等均应基于特定的需求及监管机构的建议予以实施。

2.2 先导化合物优化安全性评价

过去的 10 年中，发现毒理学可以最少的安全性问题促进选择最优的候选化合物，成为制药行业新药开发的主流。在一个候选化合物进入到开发及临床试验之前数年，研究人员需确定并研究对改变感兴趣疾病状态至关重要的一个可能的生物靶点。然后科学家通过使用不同的试验技术（如计算机分析、高通量筛选及体外模型）开始筛选一系列的化合物，目的是确定具有预期的生物学性质、与靶点结合及特异性分子的一个短清单。先导化合物优化可以定义为在药物发现阶段，对短清单上的先导化合物分子进行优化来提升其一系列特性，如靶点特异性、有效性、药物特性、药代动力学（pharmacokinetic，PK）特征等，并减少安全隐患。先导化合物优化目的还在于对候选化合物分子短清单进行排序，选择具有最佳特性的最佳候选化合物进入正式的非临床药物开发阶段。

药物毒性不仅与用药安全相关，也是药物开发中常见的失败原因。当前，制药行业的新药成功率处于历史最低水平，而时间和研发费用却持续上升（Steven and Baker 2008）。大部分导致药物失败的毒性反应可在临床前阶段被发现，这表明在新药开发早期筛选更有预测价值的毒性可以避免后续因安全性而导致的研发失败（Kramer et al. 2007）。

在先导化合物优化期间开始探索性动物毒理学研究之前，通常首先在计算机和体外对其他安全性因素进行评估和筛选，因为这些方法容易、高通量、化合物用量最少。体外筛选试验包括检测致突变性、染色体畸变及一个特定心律失常生物标志物［如人类果蝇相关基因（human ether-a-go-go-related-gene, hERG）通道结合和抑制］。由于非常少的化合物用量，通常使用不同的“小型 Ames”试验作为早期筛选来检测是诱变剂的化合物（即引起 DNA 损伤），阳性结果表示该化学品也可能是一种致癌物 (Ames et al. 1973) 。这些致突变试验采用组氨酸缺陷（*his*$^{-}$）的多种鼠伤寒沙门菌菌株，这些菌株需要在培养基中添加组氨酸才能生长。在无组氨酸的培养基中，仅发生回复突变成为非组氨酸缺陷（hist）的细菌可以生存，从而表明化合物 Ames 阳性。另一个在先导化合物优化过程中常用的遗传毒性试验是体外染色体畸变试验（Fenech 2000）。阳性染色体断裂剂可引起染色体的结构破坏或非整倍的畸变，最终导致染色体减少或增加。总之，具有遗传毒性的化合物不是可以进入新药开发阶段的优势候选化合物，因为这些化合物分子有可能是人类致癌物的风险较高。

尖端扭转型室性心动过速（Torsades de pointes, TdP）是特异且罕见的室性心动过速，可进展为室颤。在这种严重并且常常威胁生命的心律失常出现之前，可在心电图 28
（electrocardiogram，ECG）上观察到 QT 间期的延长。长 QT 综合征的常见原因是 hERG 钾离子通道的阻断。hERG 钾离子通道是心脏复极化的主要因素。几种市售药物已经被报道可阻断 hERG 通道，引起获得性长 QT 综合征和 TdP（Redfern et al. 2002;Roden 1998）。因此，在先导化合物优化阶段，常规以高通量的检测方法对药物诱导的 hERG 通道结合进行评价和筛选（Bowlby et al. 2008）。

先导化合物优化阶段对化合物其他安全风险的体外筛选技术不断发展。除了检测化合物对线粒体功能影响及损伤试验（Dykens and Will 2007），用于筛选化合物是否可能影响胆盐输出泵功能的试验已经被广泛接受，因为胆盐输出泵功能受到影响可能会导致人类肝损伤（Morgan et al. 2010）。

药物开发中非临床安全性评价较早进行。探索性的病理学方法（非 GLP 试验）现在被用于确定化合物是否具有阻碍其持续开发或进入临床试验的潜在毒性。确定放大的药理学作用（即靶向）及基于化学的毒性（即脱靶）有助于对化合物分子进行更为巧妙的设计及结构修饰。

过表达目的基因或敲除（knocked-out，KO）特定基因的基因工程小鼠模型在药物开发中可用于获取预期研究靶点的信息（Boverhof et al. 2011），这些模型已经常规应用在制药企业中（Bolon et al. 2000; Bolon and Galbreath 2002; Rudman and Durham 1999）。文献中基因敲除小鼠的评价或对模型表型的组织病理学评价可确认需要进一步研究的安全问题。转基因小鼠模型的表型分析可作为一种方法来阐明与特定目的靶点相关的安全性问题，并且有助于进一步理解疾病过程（Cohen 2004a）。

评价遗传修饰小鼠和野生型对照动物之间的表型差异包括一系列的试验终点，例如临床表现、剖检时大体观察、临床病理学及解剖病理学参数等（Kramer et al. 2007）。将遗传修饰动物模型的表型数据与常规毒理学研究中发现的靶器官毒性相结合有助于理解潜在安全性结果的发病机制。此外，新的药物候选物对某一安全终点的作用可以用基因敲除小鼠来评价。例如，某一潜在靶点蛋白存在无效突变的模型动物，若可繁殖成活并可生育下一代，表明该分子的体内药物抑制作用不会引起严重的发育有害作用。但是，基因敲除小鼠模型或其他基因工程小鼠即使存在明显功能异常，身体结构通常也是正常的；也有一些模型小鼠结构及功能均有缺陷。药理学挑战或其他生理学应激有时可发现微弱的表型改变（Bolon and Galbreath 2002; Doetschman 1999）。基因工程小鼠模型已经用于评价药物的特异性、研究毒性的机制、筛选药物候选物的致突变性和致癌性（Boverhof et al. 2011）。

毒理病理学家与发现部门的同事合作，可以提供早期的毒理数据，这些数据可能有利于先导化合物的筛选。在特定人类疾病动物模型上检测化合物的药效试验中，可能会获得额外的有用信息，以判断是否具有潜在毒性（Bass et al. 2009; Fielden and Kolaja 2008; Sasseville et al. 2004）。毒理学试验终点的补充，包括临床病理学、大体观察、光学显微镜评价可以整合到药效试验中。若有足够的受试物，可以在药效学试验中增加更高剂量组（即推荐药效剂量的 10 倍以上），以确认是否有靶器官毒性。早期筛选的目的在于为开发后期阶段选择最高“成功概率”分子的安全性提供毒理学数据。

其他提高候选化合物选择准确性的办法是在化合物备选之前进行探索性的毒理学试验。开展进行此类试验的价值在于发现在短期反复给药后（如 14 天）的明显毒性，以及基于问题的已知原因（如基于化合物类型或者文献报道）发现可能的毒性。在药物开发的先导化合物优化阶段，临床病理学数据和组织病理学评价数据可以提供重要的信息。虽然进行短期探索性毒理学试验的目的是为了降低开发后期的安全问题，但应认识到，在长期暴露后（例如 4 周或更久），仍然可能会出现短期试验中未发现的毒性。制药公司采用不同的策略来设计和进行（如在比格犬中剂量爬坡法、选择单一性别、限定每组动物数量等）探索性的毒理学试验，其试验设计的关键问题经常取决于药物是否可以获得。

进行探索性安全性试验的好处有很多。这些试验的结果可以提供数据支持最佳候选化合物的开发向前推进，可以进一步检测所关心的问题，还可提供数据帮助更好地了解在靶和脱靶毒性（Bass et al. 2009）。毒理病理学家在探索性试验中起到关键作用，他们出具和解释的病理学数据可以决定一个候选化合物向前推进或基于未预期的安全问题而终止开发。

2.3　小分子药物的非临床动物毒理学研究

上世纪 20 年代，J. W. Trevan 提出在小鼠进行试验以确定化学品引起动物 50% 死亡率的剂量，即半数致死剂量（median lethal dose, LD_{50}）。基于观察到对化学品的药效和急毒效应的种属差异，从事毒理学研究的药理学家提议应在几个动物种属分别进行急性毒性研究。上世纪 40 年代早期在制定重复给药毒性试验的指导原则时，顺理成章地纳入了应当使用一种以上动物进行毒性研究的概念。为了响应上世纪 60 年代美国 FDA 及其他国家和国际监管机构的要求，业内形成了正式的毒理学试验方案，要求所有试验均需分别在啮齿类和非啮齿类动物进行（Zbinden 1993）。由于动物毒理学试验的试验设计及试验终点的进展，不再使用 LD_{50} 的方法，因为安全评价不再依赖于对药物致死剂量的粗略估算。

大鼠与小鼠相比体型较大，更易于操作（如灌胃给药及采血）且血量更多，所以啮齿类动物默认使用大鼠。由于比格犬的驯化性质、稳定的健康质量、无可影响毒理学研究结果的背景病理改变，因此目的繁育的比格犬是非啮齿类动物试验的默认动物。目前，有丰富的啮齿类动物（大鼠及小鼠）和目的繁育的比格犬的历史性毒理学及病理学数据。食蟹猴、小型猪及其他非啮齿类动物的历史性数据库不断扩大。

国际公认的指导原则 ICHM3（R2）(2009)，是非临床安全性评价的参考标准，可用以支持新化学实体（new chemical entities，NCEs）的人类临床试验及最终上市批准。全球性的指导原则减少了不同国家和地区间非临床安全性试验要求方面的差异，加速了临床试验的及时开展，降低了整体开发成本，并根据 3R 原则（减少、替代、优化）减少了动物的使用（Goldberg and Locke 2004）。对小分子药物而言，非临床安全性研究需要分别在啮齿类动物及非啮齿类动物进行以确保人类的主要代谢物及母体分子的存在，因此，这两种动物种属的研究应至少一个是合格的。

标准动物毒理学试验应包括药物暴露量的评价，主要是母体药物的血浆浓度。一般而言，非临床研究中的药物血浆浓度有助于明确药物暴露上限及临床试验的安全监测。非临床研究中所使用的至少一个动物种属的药物代谢谱与人相似时，此方法足以解决相关问题。不同动物种属间药物的代谢谱可能在性质和数量上都会有明显差异，但是，有些情况下，临床相关的药物代谢产物在非临床研究中并未被充分评估（CDER 2008）。如果代谢产物具有活性，比如可以与药物作用靶点结合或其他非预期靶点结合，则会导致意外的安全隐患，但这种情况非常罕见。

应当在药物开发的早期了解非临床安全性评价所用动物种属与人类药物代谢物的潜在差异（Baillie et al. 2002）。例如，如果非人灵长类动物（nonhuman primate, NHP）的药物代谢谱与比格犬相比更接近人类，那么 NHP 应作为该候选药物非啮齿类动物试验的动物。如果仅在人体血浆中有代谢产物，或代谢产物在人体的水平远高于任何种属的实验动物，那么此代谢产物应当作为受试物在特定的动物毒理学试验中予以评价。人体的药物代谢产物如果高于总药物相关暴露水平的 10%，或远高于毒理学研究的大暴露水平时，认为代谢产物可能会引起安全问题［ICH M3（R2），2009］。

非临床安全性评价的一个重要内容是确定动物试验中的药物相关毒性与人的相关性。某些毒理学结果在某些动物种属中常见。具有与人相似的药代动力学和药理学特性的动物种属被认为更具相关性，在此动物种属中发现的药物相关结果可能也更有意义。非临床安全性评价研究数据可用于确定药物的安全范围，安全范围定义为从最敏感的非临床动物毒理学研究（啮齿动物与非啮齿类动物）确定的 NOAEL 与人类中预期最大临床有效剂量之间的倍数（剂量或暴露）。

小分子和大分子药物的重复给药毒理学试验都应当遵从 ICH M3（R2）(2009) 关于对应于临床试验的非临床研究的试验持续时间要求。原则上，非临床毒理学试验的试验持续时间应等于或超过所建议的临床试验持续时间（表 2.1）。小分子非肿瘤药物批准及上市许可要求更长的试验持续时间，啮齿类动物开展 6 个月的研究，非啮齿类动物开展 9 个月的研究。标准的毒理学试验的试验设计及每组的动物数量范例见表 2.2。

如果毒理学试验中需对生殖器官进行评价以区别发育未成熟性器官与药物相关的毒性，病理学家知道动物的年龄是非常重要的。例如，为了正确评价对精子发生的影响，动物至少在试验结束的时候应达到性成熟。大鼠在 9 周时性

表 2.1 用以支持开展临床试验的重复给药毒理学试验的推荐时间（非肿瘤药物）

时间	啮齿类动物	非啮齿类动物
最长 2 周	2 周	2 周
2 周至 6 个月	与临床试验一致	与临床试验一致
长于 6 个月	6 个月	9 个月

资料来源：ICH M3(R2), Guidance on Non-Clinical Safely Studies for the Conduct of Human Clinical Trials and Marketing Authorization for Biopharmaceuticals. June 2009. Retrieved June 2011 from http://www.ich.org.With permission.

31 **表 2.2 标准毒理学试验的试验设计范例**

		啮齿类动物		非啮齿类动物	
		主试验动物	恢复期（仅对照组与高剂量组）	主试验动物	恢复期（仅对照组与高剂量组）
试验持续时间	给药组别	动物数 / 性别 / 组		动物数 / 性别 / 组	
4 周或 13 周	对照，低、中、高	10	5	3	2
26 周或更长	对照，低、中、高	20	5	4	2

成熟，小鼠在 7 周时性成熟。比格犬需要达到 9~12 个月以减少性不成熟的影响（Lanning et al. 2002）。雄性食蟹猴一般在 5 岁以上，体重 5kg 以上达到性成熟（Smedley et al. 2002）。

2.4 生物技术药物的非临床动物毒理学研究

生物技术药物的监管评审程序与 NCE（小分子药物）相同。针对生物技术药物的特点而产生的问题与挑战，监管机构已经颁布相应指导原则，以协调用于生物大分子药物开发和全球申报的非临床研究。生物技术药物最主要的非临床研究指导原则是 ICHS6,“生物技术药物的临床前安全性评价”（1997）。此指导原则主要规定了相关动物模型的选择、给药途径和频率、受试物的规格等一般原则。最近的附录进一步明确了动物种属的选择、试验设计、免疫原性、生殖发育毒性及潜在致癌性评价等［ICH S6（R1），2011］。

生物技术药物（或者大分子药物）定义为生物来源产生或提取的活性物质的药物。自 1982 年美国 FDA 首次批准胰岛素上市以来，已经有超过 250 多个生物技术药物获得批准上市，包括重组和基于单克隆抗体（monoclonal antibody, mAb）的药物、重组疫苗（Shankar et al. 2006）。近年来，超过 20% 的上市新药为生物技术药物（Walsh 2006），其中一些生物技术药物上市后收到了监管机构与药物安全相关的监管行动，包括对医疗保健人员的通知、药物说明书的修改，或者对说明书添加“黑框”警告（Giezen et al. 2008）。这些安全警告包括一般疾病、给药副作用、感染、免疫系统疾病和肿瘤风险等。

ICHS6 监管指导原则列出了生物技术药物在毒理学研究中试验设计与实施方面的特殊关注点。由于其复杂的结构及生物学特性，生物技术药物的独特性质给开展非临床安全性评价研究带来各种不同的挑战。生物技术药物进行非临床安全性评价的目标与小分子药物相同，包括发现潜在的有害作用、毒性靶器官并确定可用于临床试验安全性监测的生物标志物。

长期使用的生物技术药物的监管批准和上市申请需提供长达 6 个月的毒理学试验数据［ICH
S6（R1），2011］。基于对已批准的生物技术药物 32
非临床及临床安全性试验数据的分析，认为 6 个月的毒理学试验可以提供足够的数据来预测生物技术药物在人体的安全性（Clarke et al. 2008）。当有两种药理学相关的动物种属（一种是啮齿类动物，另一种是非啮齿类动物）可用于某一生物技术候选药的非临床安全性评价时，两个种属动物均要用于短期（小于 6 个月）一般毒理学研究以支持 FIH 临床试验。如果啮齿类动物与非啮齿类动物的短期毒理学试验的毒性特征相似，或其毒性特征的作用机制明确，则只需要开展一个种属动物的 6 个月毒性试验。考虑动物试验的 3R 原则，长期毒理学试验应首选啮齿类动物。

生物技术药物复杂的性质使其具有鲜明的药物特征，从根本上区别于传统的小分子药物。生物技术药物具有一系列特点，所以相关动物种属的选择、潜在免疫原性等关键问题在非临床试验设计和解释中必须予以充分考虑。另外，因为每种生物技术药物均有自身特点，因此每种生物技术药物均必须单独考虑。

2.5　非临床安全研究中药物引起病理改变的可逆性 / 恢复

指导原则 ICH M3（R2）及 ICH S6（R1）讨论了非临床毒理学试验的可逆性。非临床安全性评价的目标通常包括对靶器官、剂量依赖性、与暴露相关性及（在合适情况下）潜在可逆性等毒性效应进行描述。应充分理解在临床相关暴露水平出现的具有潜在不良临床影响的药理学作用及毒理学作用的恢复性。毒理学试验非给药（恢复）期的目的是用于检测受试物相关效应的可逆性，而不是为了评价迟发毒性。

在非临床研究中当出现严重毒性并具有潜在的不良临床影响时，应评估毒性的潜在可逆性，即毒性能否恢复到最初或正常状态。这种评估可以基于对可逆性的研究（如毒理学研究的恢复期），也可以基于科学评价。所以，标准毒理学试验中用于检测恢复的动物组别并不总是必需的。对可逆性的科学评价包括病理改变的范围及严重程度、受累器官系统的再生能力，以及可引起类似毒性的其他药物的特点。毒理病理学家是基于科学理由解释可逆性的最佳人选，因为他们对疾病过程的发病机制有全面的了解。部分（或不完全）可逆性的证据，比如病变发生率或严重程度降低，以及如果恢复期时间足够长会完全可逆的科学评价，通常就足够了。在一个毒理学试验中，当科学评价不能预测毒性是否可逆，或者临床相关暴露出现严重毒性时，那么这个毒理学试验应该包括恢复期。在毒理学试验中无需提供种属特异性靶器官（如啮齿类动物哈氏腺）的可逆性证据，原因是人类无啮齿类动物特异性器官，所以啮齿类动物的这种毒性效应不能外推至临床。

2.6　生物技术药物与传统小分子药物的比较

比较生物技术药物与传统小分子药物的非临床安全性评价中的某些关键差异非常有用（表 2.3）。与小分子药物的非临床安全性评价相似，生物技术药物也需要在啮齿类与非啮齿类两种动物种属中开展毒理学试验，除非生物技术药物仅 33
在一个动物种属中有药理学活性。药理学相关动物种属是指在非临床试验中表达靶受体或表位（单抗）并具有相应活性的种属。动物种属选择的考虑内容包括受试物的活性或亲和力、受试物与靶点的交叉反应，尤其重要的是受试物在靶点的功能活性。人类蛋白在啮齿类动物中可能不具有药理学活性，因为靶点可能不表达，或者同源性差异较大，导致人类蛋白不识别啮齿类动物靶点或与啮齿类动物靶点无交叉反应。比较不同种属动物的序列同源性，并与人类相比，可帮助建立非临床试验动物与人类的相关性数据。在非相关种属动物中进行的毒理学试验可能有误导性，

表 2.3 小分子药物与大分子药物的一般比较

属性	小分子药物	大分子药物
分子量	小于 1kDa	大于 30kDa
组成	高纯度，均质性	异质性混合物
剂量选择	达到靶器官毒性	最优生物剂量（10 倍）
安全动物模型	啮齿类动物、犬	种属特异性，通常为非人灵长类动物
半衰期	短，通常小于 24 小时	较长，几周
代谢	细胞色素 P450	蛋白降解
非临床免疫原性	罕见	常见
给药途径	常为口服	非肠道途径（静脉注射、皮下注射）
毒性	常脱靶效应	放大的药理学作用
给药间隔	每天给药	每周或每月给药

所以不鼓励进行（ICH S6 1997）。

通常某一生物技术药物仅在一个动物种属具有药理学活性，单克隆抗体（mAbs）尤其常见，所以，其非临床安全性评价仅在一个种属中进行。大部分生物技术药物的非临床安全性评价试验中，非人灵长类动物通常是唯一的相关动物模型（Bussiere 2008a）。其他候选动物模型，如小型猪，目前正在研究中（Bode et al. 2010）。

生物技术药物必须通过非肠道途径（静脉注射、皮下注射、肌内注射）或吸入给药，因为相对于剂型主要为片剂或胶囊并经口服的小分子药物而言，生物技术药物分子量大且不稳定。生物技术药物针对高度特异性靶点而设计并且主要在细胞外结合，故脱靶效应及毒性较少见（Haller et al. 2008）。因此，生物技术药物的有害反应主要来自于放大的药理学作用或非特异的抗药抗体（anti-drug antibody，ADA）介导的反应。相反，小分子药物可直接在细胞内起效，经常会表现出与目标靶点无关的脱靶活性。

小分子药物的药代动力学终末半衰期（$t_{1/2}$）通常较短（数分钟至数小时），而大分子药物中小肽的半衰期通常为几小时，单抗的半衰期可以长达几周。小分子药物可通过毛细血管迅速吸收，分布至许多器官或组织，主要被肝细胞色素 P450 酶系统代谢为活性或非活性代谢产物。单抗的分布与其大小有关，仅分布于血浆及细胞外液中。

大分子药物经与内源蛋白质相同的分解代谢途径代谢降解为氨基酸片断，并经肾脏排泄（Mahmood and Green 2007）。一般认为，大分子药物的代谢产物没有安全风险。对小分子药物影响较大的药物间相互作用对大分子药物影响较小，仅限于与药理活性的累加或协同效应 34
有关的相互作用。小分子药物临床上的药物间相互作用需要在开发阶段就进行相关研究，而大分子药物因其不经细胞色素 P450 系统代谢，故在开发阶段基本不进行药物相互作用的相关研究。但有数据表明，细胞因子类生物技术药物（如干扰素）与小分子药物共用时，可能会影响细胞色素 P450 酶系统的转录，进而影响到联合用药的小分子药物的药代动力学（PK）和药效学（pharmacodynamics, PD）数据（Mahmood and Green 2007）。因临床试验药效学作用通常滞后，且持续较长的时间（Haller et al. 2008），生物药物的药效学效应通常与最大暴露浓度（C_{max}）或最长暴露时间（T_{max}）等药代动力学参数不相关。血浆药－时曲线下面积能较好地预测 PD 反应。相反，小分子药物通常表现浓度依赖性药效和毒性反应。

免疫原性是生物技术药物区别于传统小分子药物的固有特征，也是在动物模型中开展人类蛋白试验的重要影响因素。在动物模型中可能会出现中和生物技术药物活性、降低暴露水平并且可能引发 ADA 相关毒性的 ADAs。生物技术药物引起的免疫应答，确认为一种 ADA 反应，通常出现在动物毒理学试验中，而在临床出现的几率较小（Chamberlain and Mire sluis 2003;Frost 2005; Kessler et al. 2006; Koren et al. 2002; Mire-Sluis et al. 2004; Niebecker and Kloft 2010; Schellekens 2002; Wierda et al. 2001）。大多数生物技术药物是针对某种人特定靶受体的人类蛋白，或是某种人类靶蛋白的特异抗体。所以，给予动物生物技术药物进而产生抗生物技术药物抗体并不意外（Cavagnaro 2002; Dempster 1995; Working 1992）。通常而言，人类蛋白与动物蛋白的序列差异性越大，则动物免疫系统产生相应抗体反应的可能性越大（Bugelski and Treacy 2004; Wierda et al. 2001）。

抗体反应可以通过改变生物技术药物的 PK、组织分布或药理学活性影响非临床毒理学研究的结果，并可能最终导致对毒理学数据的错误解释（Koren et al. 2002; Serabian and Pilaro 1999; Terrell and Green 1994; Wierda et al. 2001; Working 1992）。生物技术药物的非临床安全性评价中，确定并检测 ADAs 的存在并明确其与药理学、药效学（PD）、药代动力学（PK），或免疫介导的毒性反应的相关性是非常重要的（ICH S6 1997; Shankar et al. 2006）。

免疫原性评估有助于对试验结果进行合理解释，并合理设计后续试验。然而，在非临床动物试验中进行免疫原性检测与临床试验中预测人类或人源化蛋白的免疫原性无关［ICHS6（R1），2011］。在非临床试验中，当有 PD 活性发生改变时，或无 PD 标志物的情况下药物暴露水平发生意外变化时，或有明显免疫介导的毒性时，应该对 ADAs 进行检测［ICHS6（R1），2011］。由于在动物体内试验阶段和进行组织病理学检查之前难以预测是否将会有 ADA 产生，所以最好在试验过程中采集动物血样，以备后续分析来帮助解释研究结果（如果有必要）。当检测 ADAs 时，应当评估其对试验结果的影响，包括进行单个动物的 ADAs 与其毒代动力学（TK）和组织病理学数据的相关性分析。

毒理学试验中，动物体内可能会产生多种抗体反应，可能影响试验结果，包括所产生的交联抗体可导致生物技术药物清除加快或延长暴露时间、中和生物技术药物的药理学活性或中和天然的内源性相应蛋白（Dempster 1995; Koren et al. 2002; Wierda et al. 2001）。清除性或中和性抗体最可能影响非临床安全性评价试验。清除性抗体结合于生物技术药物，导致生物技术药物的血浆清除率增加（Gunn 1997; Wang et al. 2001）。增加的血浆清除率最终导致生物技术药物在预期靶器官的分布和暴露水平降低（Working 1992）。中和 35
性抗体结合在生物技术药物的靶点结合位点或其附近，影响生物技术药物与靶受体的结合能力，导致预期药理学活性的降低或消失（Dempster 1995; Gunn 1997）。进行生物技术药物的非临床毒理学试验时，动物中出现清除性和中和性抗体主要关注点是药理学活性药物的暴露可能较低，进而导致对人潜在毒性的低估（ICH S6 1997）。ADA 评估可以帮助明确，生物技术药物的药效学反应降低是由于中和抗体的产生还是由于机体对药效学作用产生耐受而引起。生物技术药物药代动力学的变化可能由于药物从循环系统到靶器官的再分配而引起，或由于清除性 / 中和性抗体的产生而引起。重要的是明确 ADAs 的影响并了解其如何影响非临床毒理学研究的结果。

非临床毒理学试验中 ADAs 的产生带来的另一个问题是抗原与抗体结合后形成全身性循环免疫复合物（circulating immune complexes,

CICs），并在特定器官中沉积。一般而言 CIC 可以被网状内皮系统清除而不引起病理改变。然而，当抗原 – 抗体复合物引发炎症反应或在组织中沉淀继发炎症反应时，可导致毒性（例如免疫复合物疾病、血管炎等）。对 ADAs 的评估可以明确毒性反应是由生物技术药物本身的毒性，还是由于动物体内的人类蛋白所导致的免疫原性（与人类不相关）的结果。

生物药物的免疫原性对于重复给药毒性试验仍然是一种挑战，尤其是如何在整个试验过程中保持药理活性药物稳定的暴露水平。有几种对策可以应对或减弱毒理学试验中清除性和中和性抗体的产生。比如，在毒理学试验中提高剂量到饱和剂量或超过 ADA 反应的剂量，可以确保在整个试验中游离的（非结合的）生物技术药物的暴露。增加给药次数（如由每周 1 次提高到每周 2 次）是另一种克服抗体反应从而保证全身性暴露的办法。每种生物技术药物的开发过程中，均应有针对性的免疫原性检测策略，所获得的数据应与临床和解剖病理学、药代动力学和药效学等数据整合，以正确地解释非临床研究结果（Ponce et al. 2009）。

与小分子药物的安全评价研究相似，生物技术药物的毒理学试验中给药途径也应选择与临床相似的途径，即非肠道途径。毒理学试验受试物的给药频率应该尽量接近临床使用频率。当生物技术药物在动物体内的半衰期明显短于在人体的半衰期，或由于免疫原性而导致药物清除率增加时，更为频繁的给药可能更科学、更合理。

标准的毒理学试验设计包括 3 个给药组：受试物低、中、高剂量组，外加一个溶媒对照组。小分子药物毒理学试验设计的高剂量组应表现明确的毒性证据并明确靶器官。低剂量组应该无明显毒性，以利确定 NOAEL；中剂量则介于低剂量与高剂量之间。此模式不能简单照搬用于仅产生预期药理学作用而没有或仅有少量毒性的生物技术药物。在这些情况下，监管指导原则建议可根据预期的药理学作用和生理学作用、受试物的可获得性及预期临床应用来确定剂量［ICH S6 1997；ICH S6（R1），2011］。

因生物技术药物的药理学作用起效剂量非常低，在重复给药毒理学试验中有时难以确定 NOEL。在低于临床剂量的剂量水平来评价生物技术药物以期得到 NOEL 值，对非临床安全性评价没有意义。所以，生物技术药物的非临床安全性评价目的在于确定 NOAEL 而非 NOEL。PK-PD 建模（非临床 PK 的数据与药理学反应相 36
结合）可帮助确定高剂量（Tibbetts et al. 2010）。监管指导原则指出，高剂量应该在非临床动物模型中表现的最大预期药理学作用，或用临床最大用药剂量的近 10 倍的暴露剂量。二者中较高的剂量用于非临床毒理学试验［ICH S6(R1)，2011］。病理学家难以确定毒理学试验中哪些组织病理学改变是由于放大的药理学作用，以及何时这些作用变成了有害的毒理学作用。

许多生物技术药物对人类靶点具有高度特异性。所以，很多时候唯一相关的非临床动物模型是 NHP，比如食蟹猴（Chapman et al. 2007，2009）。所有非临床试验仅用单一种属动物（比如食蟹猴）来进行并不少见。当生物技术药物的人类特异性强到仅与黑猩猩具有交叉反应时，应以替代方法进行非临床试验，出于伦理因素不鼓励使用黑猩猩来进行非临床研究（Bettauer 2011；IOM 2011）。替代方法包括对替代分子的安全性评价。替代分子（或同源蛋白）是能识别动物模型靶点的蛋白，这个靶点类似于能被临床产品识别的人类靶点。使用替代分子可以明确生物技术药物药理学作用相关的风险，但不能进行临床候选药物本身的安全性测试或定量的风险评估。非临床安全性评价另一种替代方法是用转基因小鼠或基因敲除小鼠模型，这些模型或过表达或缺失靶点蛋白（Bussiere et al. 2009）。

具有互补决定区的抗体或抗体样分子建议进行组织交叉反应（Tissue cross-reactivity, TCR）试验，用以支持 FIH 临床试验。TCR 试验使用标记的受试物针对一系列人体组织进行免疫组化染色（Leach et al. 2010）。TCR 试验的目的在于确定潜在的组织结合部位，但组织结合并不一定代表具有体内生物学活性。TCR 组织结合结果与毒性或药效作用之间的相关性可变，组织交叉反应的结果通常并不影响非临床安全性评价的策略（Bussiere et al. 2011）。任何值得关注的 TCR 结果应该在全部药理学及安全评价研究结果的背景下予以进一步评价和解释。组织交叉反应试验设计、实施及解释应遵循具体问题具体分析（case-by-case）的方法（Leach et al. 2010）。

2.7　免疫毒理学

免疫毒性试验指导原则（ICH S8, 2004）是为小分子药物制定的。这种免疫毒性试验通常使用啮齿类动物种属，而且毒性通常为非预期效应或脱靶效应。小分子药物使用分层的方法，因为追加的免疫毒性试验是基于标准的毒理学试验结果而选择进行的。一般毒理学试验可能出现的免疫毒性指标包括：血液学的改变，如中性粒细胞或淋巴细胞计数下降；免疫器官（如胸腺、脾或淋巴结）的组织病变或重量改变；或感染增加的证据等（Haley et al. 2005）。如果在一般毒理学试验中证据权重法提示药物对免疫系统有影响，则应当追加进行免疫毒性试验，如 T 细胞依赖性抗体反应（T-dependent antibody response, TDAR）或白细胞免疫分型等。目前尚无生物技术药物的免疫毒性试验指导原则，但可以借鉴小分子药物免疫毒性试验指导原则提供的方法来进行生物技术药物的免疫毒性试验（Brennan et al. 2004）。因为免疫系统经常是生物技术药物的预期作用靶点，试验中观察到的免疫调节作用可能是放大的药理学作用。区分免疫药理学、免疫毒性及区分二者与免疫原性之间的差别非常重要，免疫药理学指免疫系统是治疗的靶点；免疫毒性指可观察到对免疫系统的非靶作用（如免疫抑制）；免疫原性则指免疫系统对药物产生的免疫应答（Bussiere and Mounho 2008）。

T 细胞依赖性抗体反应（TDAR）是常用来评价免疫能力的体内试验。针对抗原产生特定抗体的免疫应答过程需要整个免疫系统功能正常，
例如 T 细胞、B 细胞、抗原呈递细胞、细胞因子 37
产生等。TDAR 方法学，动物模型首先用钥孔戚血蓝素或破伤风类毒素进行免疫，随后用酶联免疫吸附试验（enzyme-linked immunosorbent assay, ELISA）或其他方法测定循环中的抗原特异抗体水平（Bussiere 2008b）。虽然在 NHP 中可通过 TDAR 评价免疫调节，但循环中抗原特异抗体试验不如在啮齿类动物中所进行的试验特点明确。另外，NHP 的 TDAR 反应在动物个体间差异较大，而且需要有历史对照数据（Lebrec et al. 2011）。

许多免疫调节性 mAb 药物的开发及早期临床试验中面临的主要难点在于，在人类中由免疫介导的药物不良反应带来的固有风险，比如输液反应、细胞因子风暴、免疫抑制及自身免疫等。研究人员需要彻底了解动物模型和人中 mAb 的免疫药理学，以预测不良免疫毒性作用的临床风险并选择用于 FIH 临床研究的安全起始剂量。选择免疫调节性 mAb 药物临床安全起始剂量的方法之一是基于最小预期生物效应剂量（minimum anticipated biological effect level, MABEL），并考虑选择安全的最大推荐起始剂量（maximum recommended starting dose, MRSD）。MABEL 是在动物体内或体外细胞试验体系产生药理学活性的最低剂量或最低浓度（Muller and Brennan 2009）。MRSD 的选择应根据与产生毒性的剂量相比有足够宽的安全范围，或根据 NOAEL，同时也考虑 MABEL。基于 mAb 药物的作用机制及结构

特点，推荐以分层的方法来评价 mAb 药物对免疫状态、免疫功能、感染风险及致癌风险的影响（Brennan et al. 2010）。一般而言，使用药理学免疫刺激产生的毒性可从机制方面解释为细胞因子信号的不平衡，这种不平衡可能由超生理浓度的细胞因子或继发效应导致内源性细胞因子产生过多所致。细胞因子以级联和网络的方式起效，细胞因子失调会导致一系列显著的临床综合征（Gribble et al. 2007）。评价非临床细胞因子释放的方法包括体外人类或 NHP 血细胞因子释放分析及体内评价试验（ELISA 多重分析）。

2.8　安全药理学

ICH S7A（2000）和 ICH S7B（2005）指导原则提出了安全药理学研究的一般原则及建议。安全药理学研究定义为药物在临床治疗剂量范围及以上暴露对生理功能的潜在不良效应的研究。安全药理学的核心组合试验包括对心血管系统、中枢神经系统及呼吸系统作用的评价。按照 ICH S7A 和 ICH S7B 的要求，核心组合试验应在 FIH 临床试验之前完成。

在小分子先导化合物的优化阶段，应对直接阻断 hERG 通道和 QT 间期延长等潜在的安全风险进行筛选。在开发阶段，可进行额外体外试验评价受试物对动作电位及心脏其他离子通道的影响，根据 ICH S7B，这些试验通常遵照 GLP 标准实施。由于生物技术药物分子非常大，所以直接阻断 hERG 通道而引起 QT 介导的致心律失常风险通常无需关注，通常也不进行特定的 hERG 通道试验（Vargas et al. 2008）。

对小分子及大分子药物，均需进行体内电生理学研究以支持 FIH 试验。ECG 可提供心脏电生理功能及节律的信息，可作为非啮齿动物的一般毒理学研究的一部分，也可以在专门的安全药理学遥测 ECG 试验中单独获取数据。遥测试验其他的试验终点可包括血压、心率、呼吸频率及体温。最近的研究表明：体核温度可以影响 QT
间期，可能需要以体温来矫正 QT 间期（Van der 38
Linde et al. 2008）。检测小分子药物致 QT 间期延长风险的植入式遥测试验通常设计为单一剂量，并在饲养于储备群居设施的动物中进行。经过充分的“洗脱”期，检测不到受试物的全身性暴露后，遥测储备动物可再次用于评估其他小分子药物。由于 mAb 药物的半衰期较长，所以其洗脱期也长，再加上可能引起 ADAs，使得储备动物遥测试验不适用于大分子药物。使用马甲式非侵入遥测方法来获得 ECG 参数更适用于生物技术药物的评价，可以作为一般毒理学研究的一部分（McMahon et al. 2010）。与小分子药物相比，生物技术药物致 QT 延长的整体风险较低（Mascelli et al. 2007；Piccini et al. 2009）。

功能观察组合试验或改良的 Irwin 试验可用于评价小分子药物对中枢神经系统功能的影响，参数包括活动能力、行为改变、协调性、感觉与运动反射及体温。呼吸功能的评价终点包括呼吸频率和潮气量的定量测定。ICH S7A 适用于小分子及生物技术药物的评价，但需要指出的是，对于靶向性很强的生物技术药物，安全药理学参数可包括在一般毒理试验的终点中，而减少或不必进行单独的安全药理学试验。通常，生物技术药物的安全性评价唯一的相关动物模型是 NHP，在 NHP 一般毒理学试验中可同时对心血管和呼吸功能的试验终点进行评价（McMahon et al. 2010）。NHP 的中枢神经系统评价主要通过笼旁观察及兽医的在体检查来进行，在 NHP 中一般不进行比较正式的中枢神经系统评价（如通常不进行在啮齿类动物中进行的改良 Irwin 评价）。

2.9　发育与生殖毒理学

小分子药物安全评价中的发育与生殖毒理

学（DART）试验应该使用与一般毒理学研究中所用的啮齿类动物品系一致。使用大鼠的原因包括大鼠操作方便且积累了大量的生殖背景数据。DART 试验目的在于确定受试物或其代谢物对哺乳动物的特定生殖阶段是否具有有害作用。由 DART 试验获得的数据被认为是对重复给药一般毒理学试验中雌性和雄性动物生殖器官组织病理学数据的补充。DART 试验所涵盖的胚胎 – 胎仔发育具体阶段如图 2.2 所示。

对生育力及早期胚胎发育的研究（图 2.3）评估从雌雄动物交配前、交配过程，直到胚胎着床期间的受试物相关改变，此试验用于检测药物对动物动情周期、输卵管运输、胚胎着床及胚胎着床前发育的作用［ICH S5（R2），2005］。雄性动物评价的试验终点包括性欲、精子成熟等，这些指标在重复给药一般毒理学试验中无法通过雄性性器官的常规组织病理学检查进行评价。

药物对胚胎 – 胎仔发育作用的研究（图 2.4）包括对怀孕雌性动物可能的有害作用以及对胚胎到胎仔发育（直到硬腭闭合）的作用。由于胚胎 – 胎仔毒性研究的特异性，需要用第二个哺乳动物种属，一般首选家兔，因其背景数据较多而广泛［ICH S5（R2），2005］。通常，在进行家兔的胚胎 – 胎仔正式试验前，需首先在家兔中进行预试验以获得受试物的剂量及早期致畸性的数据。大鼠可能无需开展预试验，因为大鼠的一般毒理学研究数据经常可用以帮助剂量选择。

最后，还需要开展评价受试物对出生前和出生后发育（包括母体功能）作用的试验（图 2.5），此试验目的在于检测对妊娠期 / 哺乳期雌性动物的有害作用。此外，从这些试验中获得的数据有助于明确当从着床、断奶到性成熟阶段的雌性动物始终处于受试物暴露之下，对孕体和子代的发 40
育的潜在有害作用［ICH S5（R2），2005］。

ICH M3（R2，2009）列出了分别将男性和女性纳入临床试验的时间安排及对非临床试验的要求［ICH M3（R2），2009］。一般情况下，是否需要进行特定的生殖毒理学试验由临床试验的暴露人群决定。在雄性动物生育力试验完成之前即可将男性可以纳入Ⅰ期和Ⅱ期临床试验中，因为重复给药一般毒理学试验可以提供雄性生殖器官

39

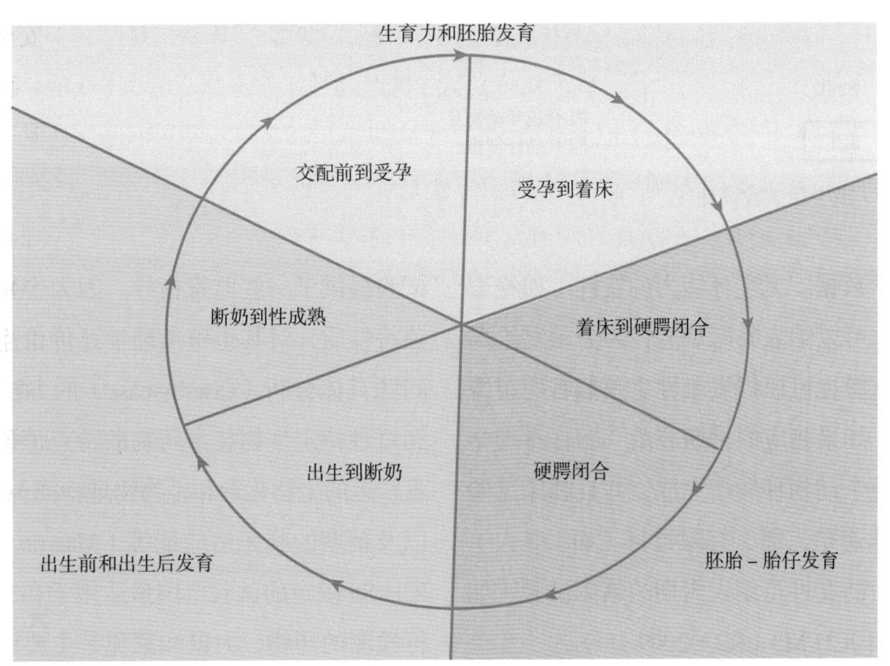

图 2.2　生殖发育阶段和用以支持药物非临床安全性评价的 DART 研究

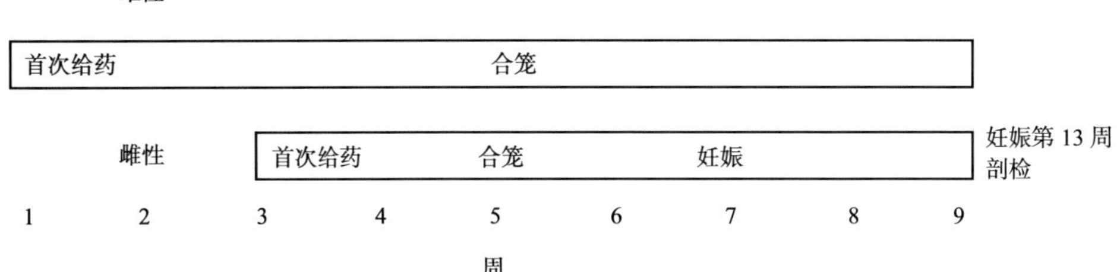

图 2.3　生育力及早期胚胎发育试验的一般设计

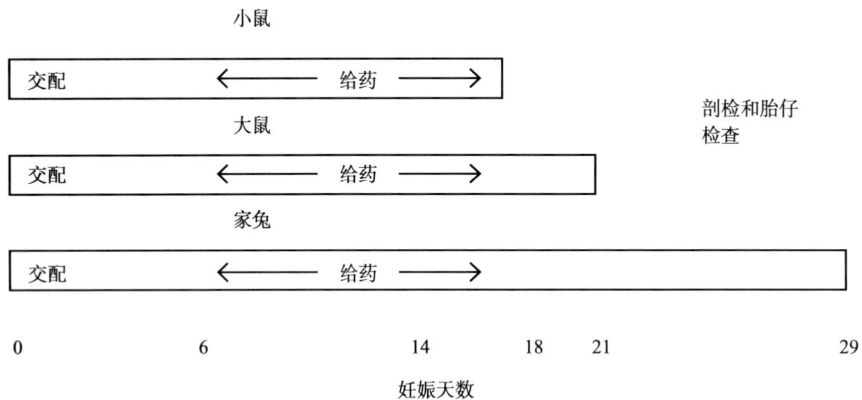

图 2.4　胚胎 – 胎仔毒性 / 致畸性试验的一般设计

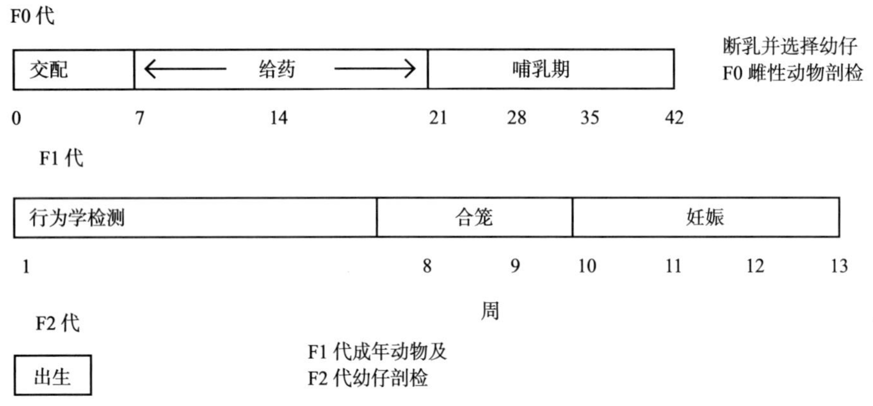

图 2.5　出生前 / 出生后试验设计

的组织病理学数据。无生育能力的女性（如绝育或绝经后）也可以纳入临床试验，因为重复给药一般毒理学试验也可以提供雌性生殖器官的组织病理学数据。如果相应的早期胚胎 – 胎仔毒理学试验已经在两个动物种属中完成，并且临床试验采取预防措施避孕，那么有限数目（如 150 人）的有生育能力的女性可纳入短期的临床试验（如长达 3 个月）[ICH M3（R2）2009]。

ICH S6（R1）（2010）为生物技术药物的生殖试验提供了一些监管指导。因为生物技术药物的独特性质，对其生殖毒理学评价也需要遵循具体问题具体分析（case-by-case）的方法，需要考虑到每种特定生物技术药物的特点（包括可影响胎盘转运的生物化学和生物物理特征）、药理学活性以及预期的临床适应证等（Maartin et al. 2009）。ICH S5 限定的试验范围最适用于在大鼠和家兔进行检测的药物，大鼠和家兔是主要用于 DART 试验的动物种属。若生物技术药物在大鼠和家兔有药理学活性，则可以开展 ICH S5 推荐的试验，除非出现减少全身性暴露的免疫原性，因为这会限制试验的持续时间。但是，在许多情况下，生物技术药物仅与 NHP 有交叉反应，这就对开展生殖毒理学试验提出了许多挑战。因为恒河猴是季节性繁殖动物，可能增加试验设计的复杂性，所以食蟹猴比恒河猴更适用于生殖毒理学试验。

对于那些具备高度特异性并且仅在人体预期靶点有生物活性的生物技术药物，需要开发与传统的啮齿类动物种属有交叉反应的替代分子并用于生殖试验。此外，还可以考虑用遗传修饰的转基因动物。为了减少 NHP 的使用，当生物技术药物仅在 NHP 有生物活性时，可考虑使用替代分子或转基因动物模型用于生殖毒理学试验（Bussiere et al. 2009）。

已有使用猴的试验设计用于发育和生殖毒理学试验终点，例如生育力、胚胎－胎仔发育、出生前出生后发育及增强的出生前 / 出生后发育
41 等（Chellman et al. 2009）。在生物技术药物开发过程中，针对生殖毒性的问题采用了不同的试验设计（Martin et al. 2007, 2010）。为了强化生殖试验的不同方面并减少动物的使用，新的试验设计处于持续的探索评价中。

从科学性方面考虑在 NHP 中开展生物技术药物的生殖毒理学试验确实有其优势。食蟹猴与人在内分泌系统、月经周期的持续时间及早期妊娠等方面（表 2.4）非常相似（Weinbauer et al. 2008）。其他相似点还包括胎盘形态学和生理学、着床时间及随后的胚胎发育速度、精子生成、IgG 的胎盘转运和对已知致畸剂的反应（Elger 2000;Weinbauer 2002）。

与大鼠和家兔相比，使用食蟹猴进行生殖毒性试验也有几个缺点，基于动物福利及 3R 原则，用于生殖毒性试验的食蟹猴较少；食蟹猴的产仔数较少（通常为每胎一只），从而限制了试验中可用于评价的胎仔数；其他缺点还包括试验周期过长（食蟹猴妊娠期为 150 天）、受孕率低而流产率高、历史数据库较少以及缺少可进行此类特殊研究的合同研究组织（contract research organizations, CRO）。

当 NHP 是唯一相关的物种时，可以通过评估性成熟雌雄动物的 3 个月或更长持续时间的重复给药毒性试验的生殖道（器官重量和组织病理学评价）来评估受试物对雌雄动物生育力的作用。如果基于药理学作用或先前的毒理学结果有引起关注的特定原因，可以在重复给药毒理学试验中进行特别评估或开展单独的生育力试验。单独的雄性动物生育力试验可以评估睾丸体积和重量、精子参数（如精子计数、形态学、活动力）、激素分析或睾丸活检进行组织病理学评估以评价精子发生等（Vogel 2000; Weinbauer and Cooper 2000）。单独的雌性动物生育力试验通常包括给药前 3 个月经周期观察，给药期 3 个月经周期观察，恢复期一个以上的月经周期观察。检测月经周期的变化并分析周期相关的激素。由于食蟹猴的受孕率低，所以在其生育力试验中不评价交配率。

表 2.4　不同种属胚胎与胎仔发育对应的妊娠时间（天）

种属	着床前	器官发生	胎仔成熟
小鼠	0~6	6~15	~19
大鼠	0~9	9~17	~21
家兔	0~6	6~18	~29
食蟹猴	0~15	15~50	~155
人	0~18	18~57	~270

2.10 遗传毒理学

小分子候选先导化合物在优化阶段可能会进行致突变性及染色体畸变的遗传毒性筛选试验。临床试验中，应当遵循 GLP 指导原则采取分层的方法进行标准的遗传毒性试验组合［ICH S2A, 1995; ICH S2B, 1997; ICH M3(R2), 2009］。通常，首次临床试验之前需要进行体外的基因突变及染色体畸变试验，在Ⅱ期临床试验开始之前需要使用啮齿类动物的造血细胞进行的体内染色体畸变试验来完成标准的遗传毒性试验组合。小分子药物常规进行的遗传毒性试验的范围及类型不适用于生物技术药物（ICH S6, 1997）。生物
42 技术药物一般不会直接与 DNA 分子或其他染色体物质相互作用，它们会通过蛋白质水解降解为多肽或氨基酸，后者也被认为不具有潜在遗传毒性。除了一些具有细胞毒性作用机制的小分子抗癌药之外，具备明确遗传毒性的小分子候选药物通常会被终止开发。因为，具有遗传毒性的小分子是人类致癌物的风险大大增加，不是良好的候选药物，不适合继续开发。

2.11 致癌试验

新化学实体（NCE）非临床安全性评价的一个重要方面是评价受试物是否增加预期患者人群的致癌风险。致癌试验指南由一系列 ICH 文件所涵盖［ICH M3（R2）, 2009; ICH S1A, 1995; ICH S1B, 1997; ICH S1C, 1994; ICH S2A, 1995; ICH S2B, 1997; ICH S6（R1）, 2011］。长期用药（连续用药达 6 个月或以上，或间歇反复用药累积超过 6 个月）的小分子药物，上市前应当完成在大鼠、小鼠的 2 年致癌试验。因为小分子候选药物不具有遗传毒性（遗传毒性阳性候选物会终止开发），所以啮齿类动物的致癌试验中发现的任何与受试物相关的肿瘤反应一定是通过非遗传毒性机制发生的，如肿瘤促长作用或免疫抑制（Hernandez et al. 2009）。

传统的 2 年啮齿类动物致癌试验需要几百只动物，前后需要 3 年的时间来设计、开展及报告试验结果，成本较高。关于啮齿类动物致癌试验在人类致癌风险评价中的科学局限性已经有广泛的讨论（Alden et al. 1996; Boobis et al. 2009; Cohen 2004b; Monro and MacDonald 1998; Ward 2007）。啮齿类动物致癌试验通常包括 1 个对照组及低、中、高 3 个给药剂量组，每组每性别 50~60 只动物。在啮齿类动物致癌试验的设计中，在试验开始前咨询生物统计学家很重要，以避免在试验设计及结果处理中使用错误的统计学方法（Gad and Rousseaux 2002）。比较组间的组织病理学结果，尤其是增生性病变、肿瘤特点及发生率等，是评价受试物潜在致癌性的基础。因为组织病理学诊断是啮齿类动物致癌性评价的基础，所以毒理病理学家在致癌试验数据产生及解释中必不可少。

美国毒性病理学会（The Society of Toxicologic Pathology, STP）发布了相关指导性文件（Position Papers），指导病理学家进行啮齿类动物致癌试验的试验设计及组织病理数据的解释。这些指导性文件包括推荐进行光学显微镜评价的组织清单（Bregman et al. 2003）、对增生性病变的评价（Boorman et al. 2003），及统计分析的建议(Morton et al. 2002a)。对于解释啮齿类动物致癌试验结果的毒理病理学家们来说，采用全球统一的术语及诊断标准是重中之重，因为这些致癌试验的数据由支持上市的全球监管机构进行审查。大鼠、小鼠病变术语及诊断标准国际协调项目（The International Harmonization of Nomenclature and Diagnostic Criteria for Lesions in Rats and Mice, INHAND）是对全球术语进行标准化的框架。INHAND 由美国毒性病理学会（STP）、英国毒性病理学会（BSTP）、日本毒性病理学会

（JSTP）和欧洲毒性病理学会（ESTP）联合发起（Mann et al. 2012），INHAND 的目的在于统一啮齿类动物各器官系统增生性病变的术语及诊断标准。INHAND 可作为参与啮齿类动物致癌试验的病理学家有用的参考资料（Renne et al. 2009; Thoolen et al. 2010）。

10 多年前，ICH 的指导原则允许用替代方法来代替传统的 2 年小鼠致癌试验，即进行 6 个月的基因工程小鼠短期致癌试验（ICH S1B, 1997）。基于科学的合理性，2 年的小鼠致癌试
43 验可被 6 个月的转基因小鼠致癌试验所替代。rasH2 和 p53 转基因小鼠模型是制药行业应用最为广泛的替代模型。*rasH2* 转基因小鼠是半合子，含有 3 个拷贝的人源 *c-Ha-ras* 癌基因及其自身启动子（Tamaoki 2001）。*ras* 基因在特定的关键位点发生突变后，其表达的 ras 蛋白具有潜在致癌性。正常的 *ras* 基因过表达也可引起细胞转化。*rasH2* 转基因小鼠模型对遗传毒性及非遗传毒性化学品均有反应。以 *rasH2* 转基因小鼠进行的致癌试验的试验设计通常包括几个不同给药剂量组（如 25 只 / 性别 / 组）和 1 个阴性溶媒对照组。有时基于科学需要，为了表明 *rasH2* 转基因可对已知的阳性参考致癌物产生反应，也会增设 1 个阳性对照组（Long et al. 2010）。对此模型的验证过程表明，*rasH2* 转基因小鼠模型 6 个月致癌试验结果等同于或优于传统的 2 年小鼠致癌试验（Morton et al. 2002b; Storer et al. 2011）。

$p53^{def}$ 转基因小鼠模型有 1 个功能性野生型 p53 等位基因和 1 个失活的等位基因。p53 基因是控制细胞周期和 DNA 修复的关键基因，在人和啮齿类动物的肿瘤中常被发现有突变或缺失。有单拷贝野生型等位基因（$p53^{+/-}$ 杂合子）的 p53 转基因小鼠仅需发生单一突变后，其丧失 p53 基因肿瘤抑制功能或增加转化活性的可能性就会增加。p53 转基因小鼠模型主要用于确定致突变致癌物，对于那些体外遗传毒性试验结果不明确或阳性的药物，p53 转基因小鼠模型是研究其致癌性首选转基因动物模型（Jacobson-Kram et al. 2004）。

生物技术药物不产生直接的遗传毒性，一般不会生成活性或遗传毒性代谢物。因为没有直接的遗传毒性作用及对目标靶点的特异性和选择性效应，生物技术药物潜在的致癌风险不是生物技术药物本身的直接致癌作用，而是可能影响表观遗传机制，例如促进细胞增殖、基于机制对特定肿瘤类型的影响或改变免疫系统功能等（Vahle et al. 2010）。对大多数生物技术衍生的生物技术药物而言（如单抗或融合蛋白），2 年的啮齿类动物致癌试验不可行，因为啮齿类动物缺乏相关药理学效应，即没有交叉反应。此外，即使啮齿类动物有交叉反应，也存在免疫原性引起的中和性抗体的产生及受试物清除过快等可行性问题。当生物技术药物仅在 NHP 有交叉反应时，在 NHP 进行终生致癌试验既不可行也不实际，还违背 3R 原则。

当生物技术药物在啮齿类动物模型有生物活性而无免疫原性，其他辅助试验也未表明有进行致癌性评价的必要性，此时可进行基于假设的追加试验，并包括多种试验方法。致癌试验的替代方法一直在不断探索中。总之重要的是，获得的非临床致癌性数据可为药物说明书提供有用的信息（Vahle et al. 2010）。

因为上述种种限制，ICH S6（R1）指导原则提出了评估生物技术药物潜在致癌性的替代方法［ICH S6（R1），2011］。例如可能具有支持或诱发转化细胞增殖和克隆扩增潜能的生物技术药物，有可能引起肿瘤形成，可以在适当的体外系统评价其细胞增殖终点。如果体外试验发现问题，则应当进行适当设计的体内试验。目前为止，免疫抑制生物技术药物因其在啮齿类动物中没有药理学活性，通常不进行啮齿类动物致癌试验。总之，为评价生物技术药物理论上风险的临

床相关性而选择合适的方法比较困难。

对已上市的80种生物技术药物（基于公开的数据）进行的回顾性调查表明：51种生物技
44 术药物未进行任何致癌性或促肿瘤生长的相关评估，另外的29个生物技术药物采用了不同的试验方法评估潜在致癌性（Vahle et al. 2010）。基于特定类型的生物技术药物（如胰岛素类似物、mAb、生长因子、肽类激素、干扰素）的科学性所用的替代试验方法包括促分裂作用体外试验、生长刺激或细胞增殖试验、1~2年的啮齿类动物毒理学试验、利用小鼠进行的啮齿类动物特异性同源蛋白试验等（Vahle et al. 2010）。因此，生物技术药物致癌性风险评价最适合的方法应充分考虑该疗法的生物学特点，采用证据权重法研究其致癌性及促肿瘤生长的潜在风险。证据权重法包括对发表数据的研究（如转基因小鼠、动物疾病模型、人类遗传疾病等）、药物种类效应及靶点生物学信息、长期毒性试验数据以及临床试验数据等。随着药物发现及开发过程的进行，追加的非临床药理学及毒理学数据可以用于支持评价致癌性风险。

致癌性风险评价的关键原则包括考虑药物作用机制来发现理论上的致癌风险，仔细分析现有数据来发现增殖或免疫抑制的倾向，并充分描述非临床安全性评价试验中发现的增殖及免疫抑制的特点。免疫抑制效应可能与癌症发生过程中免疫系统的保护作用有关。虽然免疫抑制与癌症之间的关系尚未完全明确，但是目前认为免疫抑制导致肿瘤形成主要与特定致病原如爱泼斯坦－巴尔病毒（Epstein–Barr virus）有关。

2.12　抗癌药物的安全性评价

非临床毒理学试验的结果有助于设计FIH试验安全起始剂量并确定可能的毒性。美国FDA及欧洲EMA均建议抗癌药物要在啮齿类和非啮齿类两种动物模型中进行评价以支持Ⅰ期临床癌症试验的剂量选择。基于抗癌药物在安评方面的特殊考虑，ICH发布了一个包括涵盖小分子和大分子抗癌药物的指导原则（ICH S9, 2009）。该指导原则用以帮助抗癌药物候选物开发的非临床试验设计，用于治疗晚期或治疗方法有限的癌症患者，这些癌症患者应当是标准的治疗无效或患进展性疾病而且预期生命时间有限的人。ICH S9的目的是提供一个概括的方法，用最少的非临床安全性评价来支持在适当的癌症人群中开展Ⅰ期临床试验，ICH S9还提供了为满足临床后期开发及药物上市批准所需的附加非临床安评试验方法。但ICH S9指导原则中不包括疫苗、基因治疗、症状治疗以及化疗的副作用和癌症预防候选物。与生物技术药物的其他治疗领域中类似，若仅有一种药理学相关种属动物，则仅在该相关种属动物中进行非临床安全性评价。非临床动物毒理学试验持续时间应支持FIH试验。

传统细胞毒性小分子药物的Ⅰ期临床试验目的之一在于确定最大耐受剂量（maximum tolerated dose, MTD）。MTD通常用于Ⅱ期临床药效试验，遵循剂量越高抗肿瘤活性越强的假设。肿瘤学的临床MTD定义为可引起一种特定临床毒性（例如骨髓抑制）的剂量（Kummar et al. 2006）。近年来开发的靶向治疗药物（如选择性雌激素受体调节剂、抗体偶联药物及生长因子受体等）正处在评估进程中，有望以远低于MTD的剂量取得最佳的临床疗效。在晚期癌症人群中进行的临床试验旨在为患者提供新型治疗药物，因此，临床肿瘤学家希望给予的起始剂量
能够达到最高可能暴露量，同时又不危及患者安 45
全。临床上给予足够高的起始剂量的另一个目的是减少达到MTD所需的剂量爬坡步骤。

一般毒理学试验标准的试验终点（如NOEL和NOAEL等）对细胞毒抗癌药物来说通常不足

以作为临床起始剂量的参考。肿瘤学家很少使用 NOAEL 或更低的剂量作为抗癌药的起始剂量。确定抗癌药物临床起始剂量的更常用方法是进行非临床的 FIH 容许剂量组合试验，确认在反复给药毒理学试验中引起 10% 啮齿类动物出现严重毒性反应的剂量（STD10），并确定非啮齿类动物是否对此剂量耐受，如采用体表面积换算（ICH S9 2009）。如果啮齿类动物毒理学试验的 STD10 在非啮齿类动物中不耐受，或者说在犬或猴毒理学试验中表现出明显毒性，则临床起始剂量以非啮齿类动物的最高非严重毒性剂量（highest non-severely toxic dose, HNSTD）来估算。HNSTD 定义为在非啮齿类动物毒理学试验中高于此剂量会出现致死性、危及生命的毒性或不可逆毒性的剂量。回顾性分析表明，采用抗癌药物毒理学试验的 STD10 及 HNSTD 方法来计算 FIH 的起始剂量通常是安全的（Le Tourneau et al. 2010; Tomaszewski 2004）。

ICH S9 的另一个原则是，毒理学试验的剂量范围应当支持预期临床给药剂量方案。在毒理学试验存活期末包括一个恢复组（不给药期）是目前惯例。如果毒理学试验中在相当于预期临床暴露水平的剂量下发现严重的毒性，那么评估这种毒性是否可逆非常重要。非临床试验的设计应当适应初期临床试验可能采用的不同的给药方案（表 2.5）。虽然临床试验不一定与非临床试验的方案完全一致，但非临床试验应当提供足够的数据以支持确定临床试验剂量和时间安排，并确认潜在的毒性。为了支持一种用于晚期癌症患者的抗癌药物的继续开发，3 个月的重复给药毒理学研究按照预期的临床试验时间安排，应在开始Ⅲ期临床试验前完成。3 个月的非临床毒理学试验也被认为可满足抗癌药物的上市批准审批。

评价抗癌药物对重要器官功能（包括心血管系统、呼吸系统及中枢神经系统）影响的安全药理学试验应当在支持 FIH 的安全组合试验中完成。特定的安全药理学试验终点可包括在一般毒理学试验中。通常认为在非啮齿动物试验中给药后详细的临床观察及适当的 ECG 检查已足够。但如果已经发现对患者有潜在风险的特定安全药 46
理学问题，则应当考虑开展适当的附加安全药理学试验（ICH S7A, 2000; ICH S7B, 2005）。

抗癌药物的非临床 DART 可简化。虽然上市申请需要进行胚胎 - 胎仔毒理学试验，但这不是支持治疗晚期癌症患者的临床试验所必需的。胚胎 - 胎仔毒理学试验通常在两个动物种属开展［ICH S5（R2），2005］，但如果在一个或首个种属动物的胚胎 - 胎仔发育毒性试验中发现有致死性或致畸性，那么在此情况下通常不需要进行第二个种属动物的确证试验。抗癌生物

表 2.5　用于支持抗癌药物首次人体临床试验的给药计划举例

临床试验给药计划	非临床试验给药计划
每 3~4 周用药 1 次	单次给药试验
每 3 周连续用药 5 天，每天 1 次	连续 5 天给药，每天 1 次
每隔 1 周连续用药 5~7 天，每天 1 次	每隔 1 周连续给药 5~7 天，每天 1 次，给药 2 个周期
每 3 周间隔 1 周用药，每周 1 次	每周给药 1 次，连续 3 周
每周用药 2~3 次	每周给药 2~3 次，连续 4 周
每天用药 1 次	每天给药 1 次，连续 4 周
每周用药 1 次	每周给药 1 次，共 4~5 次

资料来源：ICH S9, Nonclinical Evaluation for Anticancer Biopharmaceuticals. October 2009. Retrieved June 2011 from http://www.ich.org. With permission.

技术药物只在一个药理学相关种属中进行生殖毒性试验已足够。具有遗传毒性且靶点为快速分裂细胞（如肠隐窝细胞、骨髓）的细胞毒性药物，或明确具有发育毒性的一类药物均不需要进行胚胎－胎仔毒理学试验。如果在一般毒理学试验中已经评价了雌雄动物生殖器官的毒理学损伤，则无需进行单独的生育力试验。此外，因为这类药物旨在治疗晚期癌症患者，所以临床试验及上市审批通常均不需要开展出生前和出生后毒理学研究。

遗传毒性试验不是支持治疗晚期癌症患者药物的临床试验所必需的，但上市批准一般需要完成此类试验（ICH S2A 1995; ICH S2B 1997）。生物技术药物应遵循 ICH S6（1997）中规定的原则。

2.13 非人灵长类动物开展非临床安全性评价面临的挑战

NHP 是药物非临床安全性评价中的重要动物模型。近年来，随着生物技术药物的开发及在特定疾病状态评价的增加，非人灵长类动物模型的使用也在逐年增加。例如，非人灵长类动物被用于老年疾病及骨质疏松症的研究（Jerome 2002），此外还被用于包括黄斑变性和视网膜病变等许多眼部疾病的研究（Dayhaw-Barker 2000; Goralczyk 2000）。非人灵长类动物模型也用于评价生物技术药物对生殖系统及免疫系统的毒性，以便更好地理解其转化到人的潜在作用。

食蟹猴 (*Macaca fascicularis*) 是非临床安全性评价试验中评价生物技术药物潜在毒性最常用的非人灵长类动物，但有时也用到恒河猴 *(Macaca mulatta)*。食蟹猴除了具有临床病理学和解剖病理学的数据库以外，在重复给药毒理学试验中还可以检测专门的终点指标，例如，流式细胞术分析淋巴细胞亚型。

食蟹猴可以携带多种病原体和潜在机会性感染微生物，从而导致在毒理学试验过程中可能会罹患明显的传染病（Olivier et al. 2010）。有些病毒、细菌及寄生虫病原体存在于某些特定地区的食蟹猴种群中，这在免疫系统正常的食蟹猴中可能无明显的临床症状或表现为轻微的自限性疾病。然而，用于免疫调节的小分子和大分子药物候选物可能会使上述自发性亚临床感染不再具有自限性，从而导致疾病的猛烈爆发，使得毒理学试验结果的解释复杂化。毒理学试验中一个或多个动物出现一种临床疾病，可能是受试物对机体抵抗力的潜在影响，也可能是一种自发性感染疾病，后者可能会被误认为是一种受试物效应 (Evans and Kawabata 2010)。

在食蟹猴进行的毒理学试验中评价受试物相关的效应，毒理病理学家必须充分了解常见的自发感染、机会性感染及背景病变（Sasseville and
Mansfield 2010）。病毒感染包括麻疹、甲型肝 47
炎、D 型猴逆转录病毒等。经常干扰毒理学试验结果解释的主要细菌性感染包括志贺菌、弯曲杆菌、幽门螺杆菌及卡他莫拉菌感染等（Sasseville and Mansfield 2010）。恒河猴由于感染免疫抑制逆转录病毒或由于靶向性生物技术药物的免疫调节作用可能发生机会性感染，例如腺病毒、巨细胞病毒、卡氏肺囊虫感染等。

NHP 毒理学试验中发生的几种类型的机会性感染疾病可影响对试验结果的解释。比如，有报道称在受试物为一种 T 淋巴细胞清除融合蛋白的一项毒理学试验中，动物出现了 γ 疱疹病毒介导的 B 淋巴细胞增殖；另一个受试物为抑制 T 淋巴细胞转运和吞噬功能的 mAb，在试验中出现了疟原虫感染增加（Hutto 2010）。亚临床感染和无法检测到的逆转录病毒感染可影响毒理学试验终点，包括 NHP 的死亡率、病毒引起的临床病理学异常、组织病理学病变、生理参数的改变以及干扰体外试验（Lerche 2010; Lerche and Osborn 2003）。一类小分子免疫调节化合物引起的皮肤、上呼吸道及胃肠道感染可进展为菌血症甚至导致死亡（Price 2010）。非人灵长类动物还可能感染多种疱疹病毒，引起持续的潜伏性终生感染。这种潜伏终生的病毒可以引起周期性和频繁的无症状感染复发。但是，免疫调节或免疫抑制导致动物丧失对疱疹病毒的免疫控制，进而引起感染动物明显的疾病症状，甚至导致死亡（Simmons 2010）。这些例子均表明，在毒理学试验中了解非人灵长类动物的健康状况并能够准确区别动物的自发性感染与真正受试物相关的毒性非常重要。NHP 的原产国也同样重要，因为不同国家或地区（例如中国和东南亚）来源的猴的疾病状况和背景病变的发生率存在差异（Taylor 2010）。

在 NHP 毒理学试验中还要考虑动物的年龄和体重。一般来讲，试验开始时食蟹猴体重应该大于 2kg，因为较小的动物限制了试验期间的采血量。较小的动物也更容易受到与试验过程中各种操作有关应激的影响，还可能更容易发生腹泻。因为体型较小，所以这些动物可能对腹泻引起的继发效应（如脱水）更敏感，导致与受试物无关的总体健康状况不良。

评价生物技术药物对雌雄动物生育力的潜在作用可以通过利用性成熟的 NHP 开展 3 个月或更长时间的重复给药毒性试验对生殖器官的光学显微镜评价来进行。据报道雌性性成熟食蟹猴的年龄为 4~5 岁，体重 2.5~5kg（Smedley et al. 2002; Weinbauer et al. 2008）。雄性食蟹猴性成熟年龄要大于 5 岁，体重超过 5kg（Smedley et al. 2002）。

2.14　向监管科学家及临床医生报告病理学数据

非临床毒理学试验中的病理学数据包括临床病理学终点及显微镜检查结果，是支持临床开发及之后的新药申请和上市审批的非临床安全性数据集的重要组成部分。毒理病理学包括对组织形态学改变的研究，有助于确定药物对人体的潜在安全风险（Wolf and Mann 2005）。对病理学数据的解释加上其他非临床数据，构成了评价药物安全性的基础。所以，病理学数据的产生及结果的解释必须是可靠的（Dua and Jackson 1988）。

组织病理学是在光学显微镜下研究疾病的结 48
构表现，主要是描述性和解释性的学科。经过培训且富有经验的毒理病理学家必须能够将组织的正常形态变异和自发性疾病过程与受试物引起的改变区分开（Crissman et al. 2004）。组织病理学结果是非临床安全性评价最重要的结果之一。毒理病理学的目的是通过比较给药组与对照组动物（同期对照和历史对照）的数据确定受试物是否引起病理改变。因此，显微镜检查结果以一致性、客观的方式记录很重要，这有利于制表及组间作用的比较，显微镜检查结果应当使用描述性而不是诊断性的术语（Mann et al. 2012）。对疾病或病因的诊断意味着在已知疾病过程的基础上确定了一种特定的发病机制或对器官功能的影响，这会导致对毒性试验中实验数据的误解。解剖病理学数据列表统一使用描述性而非诊断性术语可减少混淆和误解（Mann et al. 2012）。

病理报告必须完整、准确且必须表明研究中各种结果的相对重要性。病理报告的质量取决于 3 个主要标准，即完整、准确和一致（Shackelford et al. 2002）。应当记录所有病变，包括常见的自发性、偶发性、背景病变。毒理病理学家重要的是要认识到所谓“正常”实际上是在可接受的参考范围内一系列个体差异。呈现给读者的病理报告中，定性和定量（即描述语的表格化格式）数据的严谨性和一致性均要执行最高标准。适当的时候，病理报告和讨论应当与其他试验终点（例如 TK、PD 及 ADAs 的影响）整合到一起。

病理学同行评议可以确保诊断术语的一致性和准确性，确认靶组织，从而提高病理数据集的质量（Gosselin et al. 2011）。虽然正式病理学同行评议不是监管要求，但委托方及监管机构均认为由一个以上病理学家进行合作评议可以提高描述的准确性和结果解释的质量。正式的组织病理学同行评议的目的包括确认术语的准确性和一致性，确认数据的完整性并确认 NOEL 或 NOAEL 是否恰当。病理学同行评议还可以确保对病理数据的文本解释的正确性。总的来说，同行评议的目的是确保受试物相关病变得以正确和一致地诊断和正确地解释（Crissman et al. 2004; Morton et al. 2010）。

监管机构审查病理数据时常遇到的一个问题是对改变的形态学描述不充分。对形态特征仅进行最少的描述难以解释受试物相关病变的影响。当病变的术语定义不明确或有争议时是一个特别的问题，在一个试验中所用的诊断术语不一致时该问题可能更严重（Dua and Jackson 1988）。使用多个不同的术语而不加以解释也会影响监管审查。形态学诊断应当采用当前公认的标准。INHAND 的建立旨在作为全球术语标准化的框架（Mann et al. 2012; Thoolen et al. 2010）。

病理数据的质量与说服力需要足够的信息支撑（Dua and Jackson 1988）。如果病理结果作为独立的报告附于整个毒理学报告后，那么在病理报告中提供试验设计和方法学等背景信息很重要的。原始试验方案的变更需要标明并详细解释，比如何时对低剂量组的全套组织进行评价，或何时使用特殊染色来更好地描述光学显微镜检查结果。

报告中在病理结果章节之后，病理学家应当提供一个摘要，从专题病理学家的角度概括试验结果。基于科学文献支持对发病机制进行讨论非常关键，因为这可以为试验中可能发生的重大事
49 件提供信息，例如可影响试验解释的偶发性疾病。不建议严格使用发生率表来呈现结果。如果认为发生率或严重程度差异与受试物不相关，则应当提供得出该结论的理由（Zbinden 1976）。最终病理报告代表了病理学家对相关组织病变以及在试验背景下对病变解释的最佳专业判断（Crissman et al. 2004）。

如果病理数据的撰写、组织及呈现均非常清晰，则监管审查会更可靠，误解的几率会更小。语言表述不清，使用不合适、误导性、未予解释的术语，结论无数据支持，文本与表格内容不一致等均可造成不必要的问题（Mann et al. 2012）。明确区分处理组与对照组之间的差异，以大部分非病理学家的读者（如监管人员、临床药理学家、临床医生）容易理解的方式有效地描述这些差异及其对人类安全风险的影响，是毒理病理学家的根本责任。对递交到监管机构的病理数据进行安全评价需要工业界及监管科学家们尽最大的努力，以确保患者的安全并加快临床疾病亟需新药的开发进程。

（王三龙　张海飞　译；吕建军　校）

参考文献

Alden, C.L., Smith, P.F., Piper, C.E. et al. 1996. A critical appraisal of the value of the mouse cancer bioassay in safety assessment. *Toxicol Pathol* 24:722–25.

Ames, B.N., Lee, D.F., and W.E. Durston. 1973. An improved bacterial test system for the detection and classification of mutagens and carcinogens. *Proc Natl Acad Sci USA* 70:782–86.

Baillie, T.A., Cayen, M.N., Fouda, H. et al. 2002. Drug metabolites in safety testing. *Toxicol Appl Pharmacol* 182:188–96.

Bass, A.S., Cartwright, M.E., Mahon, C. et al. 2009. Exploratory drug safety: A discovery strategy to reduce attrition in development. *J Pharm Toxicol Methods* 60:69–78.

Bettauer, R.H. 2011. Systemic review of chimpanzee use in monoclonal antibody research and drug development: 1981–2010. *ALTEX* 28(2):103–16.

Black, H.E. 2007. Establishing the NOAEL in repeat dose

toxicity studies for a new medicine: Issues that may arise. *Foods Food Ingredients J Jpn* 212(6):460–64.

Bode, G., Clausing P., Gervals, F. et al. 2010. The utility of the minipig as an animal model in regulatory toxicology. *J Pharmacol Toxicol Methods* 62:196–220.

Bolon, B., Galbreath, E., Sargent, L. et al. 2000. Genetic engineering and molecular technology. In: *The Laboratory Rat* (G. Krinke, ed.). Academic Press, London, pp. 603–34.

Bolon, B. and E.J. Galbreath. 2002. Use of genetically engineered mice in drug discovery and development: Wielding Occam's razor to prune the product portfolio. *Int J Toxicol* 21:55–64.

Boobis, A.R., Cohen, S.M., Doerrer, N.G. et al. 2009. A data-based assessment of alternative strategies for identification of potential human cancer hazards. *Toxicol Pathol* 37:714–32.

Boorman, G., Dixon, D., Elwell, M. et al. 2003. Assessment of hyperplastic lesions in rodent carcinogenicity studies. *Toxicol Pathol* 31:709–10.

Boverhof, D.R., Chamberlain, M.P., Elcombeet, C.R. et al. 2011. Transgenic animal models in toxicology: Historical perspectives and future outlook. *Toxicol Sci* 121(2):207–33.

Bowlby, M.R., Peri, R., Zheng, H. et al. 2008. hERG (KCNH2 of Kv11.1) K+ channels: Screening for cardiac arrhythmia risk. *Curr Drug Metab* 9:965–70.

Bregman, C.L., Adler, R.R., Moron, D.G. et al. 2003. Recommended tissue list for histopathological examination in repeat-dose toxicity and carcinogenicity studies: A proposal of the Society of Toxicologic Pathologists (STP). *Toxicol Pathol* 31:252–53.

Brennan, F.R., Morton, L.D., Spindeldreher, S. et al. 2010. Safety and immunotoxicity assessment of immunomodulatory monoclonal antibodies. *mAbs* 2(3):233–55.

Brennan F.R., Shaw, L., Wing, M.G. et al. 2004. Preclinical safety testing of biotechnology-derived biopharmaceuticals. *Mol Biotechnol* 27:59–74.

Bugelski, P.J. and G. Treacy. 2004. Predictive power of preclinical studies in animals for the immunogenicity of recombinant therapeutic proteins in humans. *Curr Opin Mol Ther* 6:10–6.

50 Bussiere, J.L. 2008a. Species selection considerations for preclinical toxicology studies for biopharmaceuticals. *Expert Opin Drug Metab Toxicol* 4(7):871–7.

Bussiere, J.L. 2008b. General toxicity testing and immunotoxicity testing for biopharmaceuticals. In: *Preclinical Safety Testing of Biopharmaceuticals: A Science Based Approach to Facilitating Clinical Trials* (J.A. Cavagnaro, ed.). John Wiley & Sons, Inc., New Jersey, pp. 343–56.

Bussiere, J.L., Martin, P., Horner, M. et al. 2009. Alternative strategies for toxicity testing of species-specific biopharmaceuticals. *Int J Toxicol* 28(3):230–53.

Bussiere, J.L. and B. Mounho. 2008. Differentiating between desired immunomodulation and potential immunotoxicity. In: *Immunotoxicology Strategies for Biopharmaceutical Safety Assessment* (D. Herzyk and J.L. Bussiere, eds.). John Wiley & Sons, Inc., New Jersey, pp. 191–8.

Bussiere, J.L., Leach, M.W., Price, K.D. et al. 2011. Survey results on the use of the tissue cross-reactivity immunohistochemistry assay. *Reg Toxicol Pharmacol* 59:493–502.

Cavagnaro, J.A. 2002. Preclinical safety evaluation of biotechnology-derived biopharmaceuticals. *Nat Rev Drug Discov* 1:469–75.

Center for Drug Evaluation and Research (CDER). 2008. Guidance for industry: Safety testing of drug metabolites. http://www.fda.gov/cder/guidance/index.htm.

Chamberlain, P. and A.R. Mire-Sluis. 2003. An overview of scientific and regulatory issues for the immunogenicity of biological products. In: *Immunogenicity of Therapeutic Biological Products* (F. Brown and A. Mire-Sluis, eds.). Karger AG, Basil, Switzerland, pp. 3–11.

Chapman, K., Pullen, N., Coney, L. et al. 2009. Preclinical development of monoclonal antibodies: Considerations for the use of non-human primates. *mAbs* 1(5):505–16.

Chapman, K., Pullen, N., Graham, M. et al. 2007. Preclinical safety testing of monoclonal antibodies: The significance of species relevance. *Nature Rev* 6:120–126.

Chellman, G.J., Bussiere, J.L., Makori, N. et al. 2009. Developmental and reproductive toxicology studies in nonhuman primates. *Birth Defects Res (Part B)* 86:446–62.

Clarke, J., Hurst, C., Martin, P. et al. 2008. Duration of chronic toxicity studies for biotechnology-derived biopharmaceuticals: Is 6 months still appropriate? *Reg Toxicol Pharmacol* 50:2–22.

Cohen, S.M. 2004a. Risk assessment in the genomic era. *Toxicol Pathol* 32(Suppl 1):3–8.

Cohen, S.M. 2004b. Human carcinogenic risk evaluation: An alternative approach to the two-year rodent bioassay. *Toxicol Sci* 80:225–29.

Crissman, J.W., Goodman, D.G., Hildebrandt, P.K. et al. 2004. Best practices guideline: Toxicologic histopathology. *Toxicol Pathol* 32:126–31.

Dayhaw-Barker, P., 2000. The eye as a unique target for toxic and phototoxic effects. In: *Towards New Horizons in Primate Toxicology* (R. Korte and G.F. Weinbauer, eds.). Waxmann, Munster, pp. 145–58.

Dempster, A.M. 1995. Pharmacological testing of recombinant human erythropoietin: Implications for other biotechnology products. *Drug Dev Res*. 35:173–8.

Doetschman, T. 1999. Interpretation of phenotype in genetically engineered mice. *Lab Anim Sci* 49:137–43.

Dorato, M.A. 2007. The No-Observed-Adverse-Effect-Level (NOAEL) in drug safety evaluations. *Foods Food Ingredients J Jpn* 212(6):436–47.

Dua, P.N. and B.J. Jackson. 1988. Review of pathology data for regulatory purposes. *Toxicol Pathol* 16: 443–50.

Dykens, J.A. and Y. Will. 2007. The significance of mitochondrial toxicity testing in drug development. *Drug Discovery Today* 12(17/18):777–85.

Elger, W. 2000. The role of primate models for reproductive pharmacology. In: *Towards New Horizons in Primate Toxicology* (R. Korte and G. F. Weinbauer, eds.). Waxmann, Munster, 65–82.

Evans, E.W. and T.T. Kawabata. 2010. Workshop on naturally occurring infections in non-human primates and immunotoxicity implications: Introduction. *J Immunotoxicol* 7(2):77–8.

Fenech, M. 2000. The in vitro micronucleus technique. *Mutat Res* 455:81–95.

Fielden, M.R. and K.L. Kolaja. 2008. The role of early in vivo toxicity testing in drug discovery toxicology. *Expert Opin Drug Saf* 7(2):107–10.

Frost, H. 2005. Antibody-mediated side effects of recombinant proteins. *Toxicol* 209:155–60.

Gad, S.C. and C.G. Rousseaux. 2002. Use and misuse of statistics in the design and interpretation of studies. In: *Handbook of Toxicologic Pathology*, 2nd Edition (W.M. Haschek, C.G. Rousseaux, and M.A. Wallig, eds.). Elsevier Inc., Oxford, UK, pp. 327–417.

Giezen, T.J., Mantel-Teeuwisse, A.K., Straus, S.M. et al. 2008. Safety-related regulatory actions for biologicals approved in the United States and the European Union. *JAMA* 300:1887–96.

Goldberg, A.M and P.A. Locke. 2004. To 3R is humane. *Environ Forum* July/August.

51 Goralczyk, R. 2000. Histological aspects of primate ocular toxicity with special emphasis on canthaxanthininduced retinopathy in the cynomolgus monkey model. In: *Towards New Horizons in Primate Toxicology* (R. Korte and G.F. Weinbauer, eds.). Waxmann, Munster, pp. 159–74.

Gosselin, S.J., Palate, D., Parker, G.A. et al. 2011. Industry–contract research organization pathology interactions: A perspective of contract research organizations in producing the best quality pathology report. *Toxicol Pathol* 39:422–8.

Gribble, E.J., Sivakumar, P.V., Ponce, R.A. et al. 2007. Toxicity as a result of immunostimulation by biologics. *Expert Opin Drug Metab Toxicol* 3(2):209–34.

Gunn, H. 1997. Immunogenicity of recombinant human interleukin-3. *Clin Immunol Immunopathol* 83:5–7.

Haley, P., Perry, R., Ennulat, D. et al. 2005. STP position paper: Best practice guideline for the routine pathology evaluation of the immune system. *Toxicol Pathol* 33:404–7.

Haller, C.A., Cosenza, M.E., and J.T. Sullivan. 2008. Safety issues specific to clinical development of protein therapeutics. *Clin Pharmacol Therapeutics* 84(5):624–7.

Hernandez, L.G., van Steeg, H., Luijten, M. et al. 2009. Mechanisms of non-genotoxic carcinogens and importance of a weight of evidence approach. *Mutat Res* 682:94–109.

Hutto, D.L. 2010. Opportunistic infections in non-human primates exposed to immunomodulatory biotherapeutics: Considerations and case studies. *J Immunotoxicol* 7(2):120–7.

ICH M3 (R2), Guidance on Non-Clinical Safety Studies for the Conduct of Human Clinical Trials and Marketing Authorization for Biopharmaceuticals. June 2009. Retrieved June 2011 from http://www.ich.org.

ICH S1A, Guideline on the Need for Carcinogenicity Studies of Biopharmaceuticals, November 1995. Retrieved June 2011 from http://www.ich.org.

ICH S1B, Testing for Carcinogenicity of Biopharmaceuticals. July 1997. Retrieved June 2011 from http:// www.ich.org.

ICH S1C, Dose Selection for Carcinogenicity Studies of Biopharmaceuticals. October, 1994. Retrieved June 2011 from http://www.ich.org.

ICH S2A, Specific Aspects of Regulatory Genotoxicity Tests for Biopharmaceuticals. July 1995. Retrieved June 2011 from http://www.ich.org.

ICH S2B, Genotoxicity: A Standard Battery for Genotoxicity Testing of Biopharmaceuticals, July 1997. Retrieved June 2011 from http://www.ich.org.

ICH S5 (R2), Detection of toxicity to reproduction for medicinal products & toxicity to male fertility. November 2005. Retrieved June 2011 from http://www.ich.org.

ICH S6, Preclinical Safety Evaluation of Biotechnology-Derived Biopharmaceuticals. July 1997. Retrieved June 2011 from http://www.ich.org.

ICH S6 (R1), Addendum to ICH S6 guideline: Preclinical Safety Evaluation of Biotechnology-Derived Biopharmaceuticals. Guideline May 19, 2011. Retrieved June 2011 from http://www.ich.org.

ICH S7A, Safety Pharmacology Studies for Human Biopharmaceuticals, November 2000. Retrieved June 2011 from http://www.ich.org.

ICH S7B, The Nonclinical Evaluation of the Potential for Delayed Ventricular Repolarization (QT interval prolongation) by Human Biopharmaceuticals. May 2005. Retrieved June 2011 from http://www.ich.org.

ICH S8, Immunotoxicology Studies for Human Biopharmaceuticals. November 2004. Retrieved June 2011 from http://www.ich.org.

ICH S9, Nonclinical Evaluation for Anticancer Biopharmaceuticals. October 2009. Retrieved June 2011 from http://www.ich.org.

IOM, Institute of Medicine December 2011. Report Brief. www.iom.edu/chimpstudy.

Jacobson-Kram, D., Sistare, F.D. and A.C. Jacobs. 2004. Use of transgenic mice in carcinogenicity hazard assessment. *Toxicol Pathol* 32:1:49–52.

Jerome, C. 2002. Osteoporosis and aging: the nonhuman primate model. In: *Primate Models in Biopharmaceutical Drug Development* (R. Korte, F. Vogel and G.F. Weinbauer, eds.). Waxmann, Munster, pp. 85–92.

Kessler, M., Goldsmith D., and H. Schellekens. 2006. Immunogenicity of biopharmaceuticals. *Nephrol Dial Transplant* 21(5):9–12.

Koren, E., Zuckerman L.A., and A.R. Mire-Sluis. 2002. Immune responses to therapeutic proteins in humans—clinical significance, assessment and prediction. *Curr Pharm Biotechnol* 3:349–60.

Kramer, J.A., Sagartz, J.E., and D.L. Morris. 2007. *Nature Rev Drug Discov* 6:636–49.

Kummar, S., Gutierrez, M., Doroshow, J.H. et al. 2006. Drug development in oncology: Classic cytotoxics and molecularly targeted agents. *Br J Clin Pharmacol* 62:15–26.

Lanning, L.L., Creasy, D.M., Chapin, R.E. et al. 2002. Recommended approaches for the evaluation of testicular and epididymal toxicity. *Toxicol Pathol* 30:507–20.

52 Le Tourneau, C., Stathis, A., Vidal, L. et al. 2010. Choice of starting dose for molecularly targeted agents evaluated in first-in-human phase I cancer clinical trials. *J Clin Oncol* 28:1401–7.

Leach, M.W., Halpern, W.G., Johnson, C.W. et al. 2010. Use of tissue cross-reactivity studies in the development of antibody-based biopharmaceuticals: History, experience, methodology, and future directions. *Toxicol Pathol* 38:1138–66.

Lebrec, H., Cowan, L., Lagrou, M. et al. 2011. An inter-laboratory retrospective analysis of immunotoxicological endpoints in non-human primates: T-cell-dependent antibody responses. *J Immunotoxicol* 8(3):238–50.

Lerche, N.W. and K.G. Osborne. 2003. Simian retrovirus infections: Potential confounding variables in primate toxicology studies. *Toxicol Pathol* 31:103–10.

Lerche, N.W. 2010. Simian retroviruses: Infections and disease—implications for immunotoxicology research in primates. *J Immunotoxicol* 7(2):93–101.

Long, G.G., Morton, D., Peters, T. et al. 2010. Alternative mouse models for carcinogenicity assessment: Industry use and issues with pathology interpretation. *Toxicol Pathol* 38:43–50.

Mahmood, I. and M.D. Green. 2007. Drug interaction studies of therapeutic proteins or monoclonal antibodies. *J Clin Pharmacol* 47:1540–54.

Mann, P.C., Kennan, C., and J. Vahle. 2012. International harmonization of toxicologic pathology nomenclature: An overview and review of basic principles. *Toxicol Pathol* (in press).

Martin, P.L., Breslin, W., Rocca, M. et al. 2009. Considerations in assessing the developmental and reproductive toxicity potential of biopharmaceuticals. *Birth Defects Res (Part B)* 86:176–203.

Martin, P.L., Oneda S., and G. Treacy. 2007. Effects of an anti-TNF-α monoclonal antibody, administered throughout pregnancy and lactation, on the development of the macaque immune system. *Am J Reprod Immunol* 58:138–49.

Martin, P.L., Sachs, C., Imai, N. et al. 2010. Development in the cynomolgus macaque following administration of ustekinumab, a human anti-il-12/23p40 monoclonal antibody, during pregnancy and lactation. *Birth Defects Res (Part B)* 89(5):351–63.

Mascelli, M.A., Zhou, H., and R. Sweet. 2007. Molecular, biologic, and pharmacokinetic properties of monoclonal antibodies: Impact of these parameters on early clinical development. *J Clin Pharmacol* 47: 553–65.

McMahon, C., Mitchell, A.Z., Klein, J.L. et al. 2010. Evaluation of blood pressure measurement using a miniature blood pressure transmitter with jacketed external telemetry in cynomolgus monkeys. *J Pharmacol Toxicol Methods* 62:127–35.

Mire-Sluis, A.R., Barrett, Y.C., Devanarayanet, V. et al. 2004. Recommendations for the design and optimization of immunoassays used in the detection of host antibodies against biotechnology products. *J Immunol Methods* 289:1–16.

Monro, A.M. and J.S. MacDonald. 1998. Evaluation of the carcinogenic potential of biopharmaceuticals: Opportunities arising from the International Conference on Harmonization. *Drug Saf* 18(5):309–19.

Morgan, R.E., Trauner, M., van Staden, T. et al. 2010. Interference with bile salt export pump function is a susceptibility factor for human liver injury in drug development. *Toxicol Sci* 118(2):485–500.

Morton, D., Alden, C.L., Roth, A.J. et al. 2002b. The Tg rasH2 mouse in cancer hazard identification. *Toxicol*

Pathol 30:139–146.

Morton, D., Elwell, M., Fairweather, W. et al. 2002a. The STP's recommendations on statistical analysis of rodent carcinogenicity studies. *Toxicol Pathol* 30:415–8.

Morton, D., Seller, R.W., Barale-Thomas, E. et al. 2010. Recommendations for pathology peer review. *Toxicol Pathol* 38(7):1118–27.

Muller, P.Y. and F.R. Brennan. 2009. Election for first-in-human clinical trials with immunomodulatory monoclonal antibodies. *Clin Pharmacol Therapeutics* 85:247–58.

Niebecker, R. and C. Kloft. 2010. Safety of therapeutic monoclonal antibodies. *Curr Drug Saf* 5:275–86.

OECD Principles of Good Laboratory Practice. 1998. OECD Environmental Health and Safety Publications (OECD) 1.

Olivier, K.J., Price, K.D., Hutto, D.L. et al. 2010. Naturally occurring infections in non-human primates (NHP) and immunotoxicity implications: Discussion sessions. *J Immunotoxicol* 7(2):138–46.

Piccini, J.P., Whellan, D.J., Berridge, B.R. et al. 2009. Current challenges in the evaluation of cardiac safety during drug development: Translational medicine meets the Critical Path Initiative. *Am Heart J* 158:317–26.

Ponce, R., Abad, L., Amaravadi, L. et al. 2009. Immunogenicity of biologically-derived therapeutics: Assessment and interpretation of nonclinical safety studies. *Reg Toxicol Pharmacol* 54:164–82.

Price, K.D. 2010. Bacterial infections in cynomolgus monkeys given small molecule immunomodulatory antagonists. *J Immunotoxicol* 7(2):128–37.

53 Redfern, W.S., Carlson, L., Davis A.S. et al. 2002. Relationships between preclinical cardiac electrophysiology, clinical QT interval prolongation and torsade de pointes for a broad range of drugs: evidence for a provisional safety margin in drug development. *Cardiovasc Res* 58:32–45.

Renne, R., Brix, A., Harkema, J. et al. 2009. Proliferative and nonproliferative lesions of the rat and mouse respiratory tract. *Toxicol Pathol* 37:5S.

Roden, D.M. 1998. Mechanisms and management of proarrhythmia. *Am J Cardiol* 82:491–571.

Rudman, D.R. and S.K. Durham. 1999. Utilization of genetically altered animals in the biopharmaceutical industry. *Toxicol Pathol* 27:111–4.

Sasseville, V.G., Lane, J.H., Kadambi, V.J. et al. 2004. Testing paradigm for prediction of development-limiting barriers and human drug toxicity. *Chem-Biol Interact* 50:9–25.

Sasseville, V.G. and K.G. Mansfield. 2010. Overview of known non-human primate pathogens with potential to affect colonies used for toxicity testing. *J Immunotoxicol* 7(2):79–92.

Schellekens, H. 2002. Immunogenicity of therapeutic proteins: Clinical implications and future prospects. *Clin Ther* 24:1720–40.

Schultze, A.E., Bounous, D.I., and A.P. Bolliger. 2008. Veterinary clinical pathology in the biopharmaceutical industry. *Vet Clin Pathol* 37/2:146–58.

Serabian, M.A. and A.M. Pilaro. 1999. Safety assessment of biotechnology-derived biopharmaceuticals: ICH and beyond. *Toxicol Pathol* 27:27–31.

Shackelford, C., Long, G., Wolf. J. et al. 2002. Qualitative and quantitative analysis of nonneoplastic lesions in toxicology studies. *Toxicol Pathol* 30:93–6.

Shankar, G., Shores, E., Wagner, C. et al. 2006. Scientific and regulatory considerations on the immunogenicity of biologics. *Trends Biotechnol* 24:274–80.

Simmons, J.H. 2010. Herpesvirus infections of laboratory macaques. *J Immunotoxicol* 7(2):102–13.

Smedley, J.V., Bailey, S.A., Perry, R.W. et al. 2002. Methods for predicting sexual maturity in male cynomolgus macaques on the basis of age, body weight, and histologic evaluation of the testes. *Contemp Top Lab Anim Sci* 14(5):18–20.

Stevens, J.L and T.K. Baker. 2008. The future of drug safety testing: Expanding the view and narrowing the focus. *Drug Discov Today* 14:162–7.

Storer, R.D., Sistare, F.D., Reddy, V. et al. 2011. An industry perspective on the utility of short-term carcinogenicity testing in transgenic mice in pharmaceutical development. *Toxicol Pathol* 38:51–61.

Tamaoki, N. 2001. The rasH2 transgenic mouse: Nature of the model and mechanistic studies on tumorigenesis. *Toxicol Pathol* 29(1):81–9.

Taylor, K. 2010. Clinical veterinarian's perspective of non-human primate (NHP) use in drug safety studies. *J Immunotoxicol* 7(2):114–9.

Terrell, T.G. and J.D. Green. 1994. Issues with biotechnology products in toxicologic pathology. *Toxicol Pathol* 22:187–93.

Thoolen, B., Maronpot, R.R., Harada, T. et al. 2010. Proliferative and nonproliferative lesions of the rat and mouse hepatobiliary system. *Toxicol Pathol* 38:5S–81S.

Tibbetts, J., Cavagnaro, J.A., Haller, A. et al. 2010. Practical approaches to dose selection for first-in-human clinical trials with novel biopharmaceuticals. *Reg Toxicol Pharmacol* 58:243–251.

Tomaszewski, J.E. 2004. Multi-specie approaches for oncology drugs: The US perspective. *Eur J Cancer* 40:907–13.

Vahle, J.L., Finch, G.L., Heidel, S.M. et al. 2010. Carcinogenicity assessments of biotechnology-derived biopharmaceuticals: A review of approved molecules and best practice recommendations. *Toxicol Pathol*

38:522–53.

Van der Linde, H.J., Van Deuren, B., Teisman, A. et al. 2008. The effect of changes in core body temperature on the QT interval in beagle dogs: a previously ignored phenomenon, with a method for correction. *Br J Pharmacol* 154(7):1474–81.

Vargas, H.M., Bass, A.S., Breidenbach, A. et al. 2008. Scientific review and recommendations on preclinical cardiovascular safety evaluation of biologics. *J Pharmacol Toxicol Methods* 58:72–6.

Vogel, F. 2000. How to design male fertility investigations in the cynomolgus monkey. In: *Towards New Horizons in Primate Toxicology* (R. Korte and G.F. Weinbauer, eds.). Waxmann, Munster, pp. 43–52.

Walsh, G. 2006. Biopharmaceutical benchmarks. 2006. *Nat Biotechnol* 24(7):769–76.

Wang, D.S., Ohdo, S., Koyanagi, S. et al. 2001. Effect of dosing schedule on pharmacokinetics on alpha interferon and anti-alpha interferon neutralizing antibody in mice. *Antimicrob Agents Chemother* 45:176–80.

Ward, J.M. 2007. The two-year rodent carcinogenesis bioassay—will it survive? *Toxicol Pathol* 20:13–9.

54 Weinbauer, G.F. 2002. The nonhuman primate as a model in developmental and reproductive toxicology. In: *Primate Models in Biopharmaceutical Drug Development* (R. Korte and G.F. Weinbauer, eds.). Waxmann, Munster, pp. 49–66.

Weinbauer, G.F. and T.G. Cooper. 2000. Assessment of male fertility impairment in the macaque model. In: *Primate Models in Biopharmaceutical Drug Development* (R. Korte and G.F. Weinbauer, eds.). Waxmann, Munster, pp. 13–42.

Weinbauer, G.F., Niehoff, M., Niehaus, M. et al. 2008. Physiology and endocrinology of the ovarian cycle in macaques. *Toxicol Pathol* 36:7–23.

Wierda, D., Smith, H.W., and Zwickl, C.M. 2001. Immunogenicity of biopharmaceuticals in laboratory animals. *Toxicol* 158:71–4.

Wolf, D.C. and P.C. Mann. 2005. Confounders in interpreting pathology data for safety and risk assessment. *Toxicol Appl Pharmacol* 202:302–8.

Working, P.K. 1992. Potential effects of antibody induction by protein drugs. In: *Protein Pharmacokinetics and Metabolism* (B.L. Ferraiolo, M.A. Mohler, and C.A. Gloff, eds.). Plenum Press, New York, pp. 73–92.

Zbinden, G. 1976. Formal toxicology: The role of pathology in toxicity testing. In: *Progress in Toxicology—Special Topics. Vol. 2*. Springer-Verlag, Berlin, pp. 8–18.

Zbinden, G. 1993. The concept of multispecies testing in industrial toxicology. *Reg Toxicol Pharmacol* 17:85–94.

第 3 章　毒代动力学和药物处置

David D. Christ

55 ## 3.1　引言和目的

药物代谢和药代动力学（pharmacokinetics, PK）应用于毒理学（尤其是病理学）的目标非常简单，即将生物学观察结果（毒性、组织损伤和种属差异）与化学的、生理的和定量的数据关联起来。虽然许多药物开发和监管的结论仍基于剂量（例如 NOAEL），但母体药物或者代谢物在毒性部位的浓度（或其血浆或血清浓度）和药物在体内出现和清除的时间过程，有助于科学严谨地解读观察结果并形成假说。本章的目的是为读者提供对关键毒代动力学（toxicokinetics,TK）参数的一种实际理解，包括它们如何计算、应用及其具体意义。虽然药代动力学（PK）和毒代动力学（TK）这两个参数的使用存在差异，但是无论分子是毒物还是潜在药物，使用这两种参数用于描述分子在生物体内随时间变化时，其概念和计算方法是相同的。本章将讨论毒理学研究中高剂量给药后所计算的分子或代谢物的 TK 参数，而不对其生物学活性进行描述。在毒理学研究中，大部分 TK 数据都是与其他毒理学参数一起总结和讨论，因此了解研究的设计、局限性以
56 及 TK 和代谢数据的现实解读非常重要，这样病理学家就能够参与毒代数据的关键评估。除此之外，本章还简要回顾了吸收、分布、代谢和排泄等与 TK 有关的生物化学和生理学重要概念。虽然本章将重点讨论小分子有机化合物而不是源自生物技术的多肽、抗体、siRNA 等大分子，但是概念和假设也通用于上述大分子的研究。这些生物大分子，特别是人源化的大分子常常会通过与人体内不同的处置方式从动物的循环中快速清除。需要强调的是，本章没有涵盖所有重要的代谢反应，也不关注重要动力学参数的数学推导过程，因为推导过程已经有高水平的综述文章发表（Benet 1984; Wilkinson 1987）。

3.2　根据暴露进行解释的重要性

目前普遍认为，与剂量相比，化学品的全身暴露的测量是评价化学品与分子靶点直接和可逆的相互作用的生物效应更相关的参数。最早的描述血药浓度或组织浓度、剂量和反应的重要性的一个实例发生在 20 世纪 40 年代，Shannon 等人发现奎宁的抗疟效果与给药量（dose）不相关，但与血药浓度相关（Shannon et al. 1948）。目前普遍认为，相同剂量下毒性的种属或性别差异除了种属和性别特异性生物反应，还可用 TK 的差异来解释。

内源或者外源化学品给药后，解释生物反应的基本假设之一就是生物反应直接或者间接与作用位点的化学品浓度相关。这与引入系统中的化学品总量，即通常称为给药量（dose）的相关作用截然不同。其他需要解释的定义如下，虽然许多科学家将给药量一词等同于实际给药的量（绝对给药量或根据体重或者体表面积归一化的给药量），但是剂量（dosage）可更精确地描述给药

的“多少”，而给药量更适合描述给药的行为或“次数”。这种区别通常并不重要，除非考虑暴露量，即化学品的全身（血液、血浆或者血清）浓度，相同种属不同剂量变化不大；而相同剂量变化较大（如雌雄动物之间），或者相同剂量不同给药次数之间变化较大（例如经过多次给药后，化学品诱导自身代谢和消除）。虽然许多监管决策仍然基于剂量，如美国 FDA 的指导原则（2005）中描述选择 NOAEL 作为临床试验最大起始剂量，但是对复杂反应的解释大都基于浓度。

化学品生物反应的原理之一是所产生的效应直接或者间接与效应分子的结合相关。虽然采样技术和成像技术的进步为准确测量作用部位的浓度提供了更好的方法，但是大部分情况下外周血或其他体液内化学品浓度的测量被认为与效应部位的浓度有关。一个基本的假设是化学品在血液中的分布快速而且广泛，因而测定其在血浆中的浓度能够代表作用部位的浓度，除非存在扩散屏障或者主动转运过程使该假设偏离（下面会详细讨论）。该假设在多次给药达到稳态后最适用，但在急性毒性试验中也经常使用。从概念上来讲，最简单的关系是药物和靶点的直接结合产生与游离或未结合药物的浓度成正比的梯度反应。然后通过与由浓度和反应之间的 S 形曲线关系计算得出的有效浓度或抑制浓度相关联来量化反应，类似于受体结合或酶动力学。非直接效应通
57 常都是通过分子与细胞靶点相互作用引起，然而最终的反应还是取决于随后产生的级联生物反应，因此，浓度和效应之间的关系更复杂。与靶点结合仍然是需要的，但是因为与调节因子或蛋白合成的迁移、刺激或者抑制等后续细胞内相互作用有关的特定时间阶段，反应的相关浓度，尤其是时间相关的浓度可能会表现出延迟的现象（Mager et al. 2003）。皮质类固醇或者维生素 K 依赖性抗凝剂（如华法林）的生物学作用都是这种间接反应模型的良好实例，将血浆浓度与生物作用相关联应考虑受体和下游调节因子间多种特定的相互作用（Jusko and Ko 1994）。因此，了解生物靶点和化学机制对解释观察到的浓度效应及将 TK 与生物学相关联是至关重要的，特别是生物反应的时间进程与血浆浓度不呈对应关系时。

母体药物及其代谢产物的测定是所有 TK 计算及其后续结论的基础，使用全血或更常用的血浆或血清建立和应用稳定、灵敏和选择性高的分析方法很关键。通常情况下，这些方法结合了 HPLC 的分离能力和质谱的高灵敏性及选择性，并建立在非常低剂量下 PK 的分析方法的基础上。针对准确度（即测量浓度和理论浓度的一致性）和精密度（即相同浓度重复测量的可变性）确定分析方法的适当浓度范围是关键，因为分析方法一定要能够测量整个药物作用时间和给药间隔之间的浓度。因为所用剂量都相对较高，所以 ng/ml 或者低于 ng 的高灵敏度通常不是必需的，但是样品稀释后依然保持较高的准确度和精密度是必需的。对于那些由于氧化或水解作用而造成固有化学不稳定性或代谢不稳定性的分子，建立适当的收集和储存条件是确保准确测量的关键。还必须评估由血浆中内源性组分产生的潜在基质效应（抑制或增强质谱反应）的种属差异。必须消除给药溶媒中的赋形剂或者溶血样品造成的严重基体效应。ICH 及美国 FDA 指导性文件和 FDA 工业界研讨会报告中有根据国际监管标准成功验证化学分析方法的详细要求（Viswanathan et al. 2007）。

3.3 TK 或 PK 参数：定义、计算方法及意义

血液或者组织中药物分布的两个最关键的问题是“多少”和“多快”。本小节将重点介绍通常来自于血浆或者血清中的药物或者代谢物测定

的原始数据和转换数据，用于回答这两个问题。本小节的目的不是介绍这些参数的数学推导或如何计算，而是理解它们的定义、应用和局限性。表 3.1 定义了最常用的 TK 参数并随后详细讨论。

药物处置在毒理学和病理学解释方面的关键应用基于以下两点：（1）原始数据，来自于试验设计、采样方案和随后测定的血浆或血清浓度；（2）转换数据，使用浓度和时间的关系来表示 TK 参数。本章主要讲的是血浆浓度，但是血清或者偶尔的全血浓度也是可以被测定并用于计算 TK 参数，我们假设用非房室模型分析来计算 TK 参数。“房室（compartments）”仅仅是以动力学（数学上）来划分的阶段，它不一定与真正的生物学空间和过程有关，但是
58 通常用于构建描述血浆浓度－时间关系和药物转运的方程。通常使用市售计算机程序（例如 WinNonlin）首选非房室模型分析方法对浓度－时间数据进行分析，因为这种方法不需要对房室或阶段的数量进行假设，也不需要确定采样方案能否提供足够的试验数据来准确描述每个房室。需要再次进行强调的是（将随后面更详细地讨论），适当的试验设计（在正确的时间收集足够的样本）是可靠 TK 的基础。

不同给药途径的药－时曲线外观上差异很大，非胃肠道给药（通常为静脉注射）、经口或具有吸收因素的其他给药途径获取的原始数据和转换后的浓度数据的含义有根本的差别。尽管得出的 TK 参数都是用于定量这些过程并用于解释种属、剂量、性别和反应之间的差异［如曲线下面积（AUC）或半衰期（$T_{1/2}$）］，但是对这些参数的解释必须考虑给药途径的重要差异以及数字背后的生理或生化过程。

3.3.1　血浆药－时曲线：数据来源

下文介绍了典型的药－时曲线和不同部分的曲线代表的过程。

药－时曲线描绘了浓度（纵坐标）和时间（横坐标）的直线线性图和对数线性图。作图的原因和每种表达的优势需要有一个简单的说明，包括速率和级数。当定义为某个变量（如浓度）随时间变化的速率恒定时，该反应被称为相对于药物浓度为零级，此时线性图是一条直线。消除速率也有与药物浓度无关的情况，例如体内消除

表 3.1　TK 参数及其定义

1. 峰浓度（C_{max}）：观察到的最高（全身性，例如血浆）浓度
2. 达峰时间（T_{max}）：观察到的峰浓度 C_{max} 的时间（报告为中位数）
3. 药－时曲线下面积（Area under the concentration-time curve, AUC）：通常通过梯形近似法整合从 0 点到最后一个测定样品的曲线下面积（$AUC_{0\text{-}last}$），或者特定时间段内的曲线下面积（即 $AUC_{0\text{-}24h}$），或者推测从 0 点到无限的曲线下面积（$AUC_{0\text{-}inf}$）
4. 一阶矩曲线下面积（area under the first moment curve, AUMC）：AUMC 最常用 AUC 和时间进行计算，用于计算体内平均滞留时间（mean residence time, MRT）
5. 平均滞留时间（MRT）：描述化合物消除的另一个参数，描述化合物在体内滞留的平均时间（MRT 越大，化合物在体内的滞留时间就越长，同时清除就越慢）
6. 消除速率常数（k_{el}）：通常为表观末端消除相的一级消除速率常数（又称为 β）
7. 半衰期（$T_{1/2}$）：表观末端消除的半衰期。末端消除首先反映药物清除；然而它通常很容易与最后、最慢的血浆药物消失期（通常不能反映药物体内清除情况，后面详细讨论）相混淆
8. CP_0：单次静脉推注后时间零点的推测浓度（注意与 C_{max} 不同，C_{max} 取决于采样方案）
9. CL_s：系统清除率或全身清除率，是把药物从体内不可逆清除的所有过程的总和
10. V_d：表观分布容积，适用于稳态（V_{dss}）或者使用末端消除相（V_z 或 $V_{d\beta}$）
11. F：生物利用度或肠道给药后完整进入体循环的部分
12. R：多次给药后计算得出的蓄积因子，通常用于表示 C_{max} 和 AUC

在一定的阈值浓度以上就呈现饱和状态。毒理学
59 研究中通常剂量较高，容易使清除机制达到饱和，因此这种现象在毒理学研究中意义重大。与零级反应不同，大部分生物学过程的速率都随浓度而变化，即速率与浓度呈一级反应（first order），每单位时间的消除量呈恒定比率。一级反应的线性图为曲线，消除速率随浓度减少而降低，但是一级反应在对数线性图中呈一条直线。药－时曲线数据的对数线性图的优势是容易估算消除相的半衰期（图 3.1）。

经口给药后，药－时曲线通常会有三个不同的时相，分别代表吸收过程、分布过程和消除过程（图 3.1）。在浓度上升的早期时相，吸收过程的速率比分布过程和消除过程快。最简单的情况下，当消除速率与吸收速率相等时，浓度既不上升也不下降，此时出现峰浓度（C_{max}）。当吸收速率降低而消除速率逐渐占据主导地位，血药浓度随时间而降低。其他发生吸收的给药方式，例如腹腔注射、肌内注射或皮下注射，也会观察到类似时相。如果在上次给予药物完全消除前重复给药，血药浓度会累积并最终达到稳态，稳态时吸收速率和消除速率相同。

当药物匀速静脉滴注时，药物输入的速率（与吸收类似）高于药物排出的速率（即消除），血浆浓度也上升，当输入速率（静脉滴注速率）等于消除速率（清除率），血浆浓度达到峰值。药物滴注结束后，血浆浓度随药物消除而降低。从定义来说，峰浓度就是稳态浓度，而且只要清除保持恒定，滴注速率的变化与稳态浓度变化成比例。在稳态下开展毒理学研究的一个关键优势在于能够达到并维持在所需的浓度，且如果没有任何转运蛋白调节的浓度不平衡，游离药物或者未结合药物的浓度与血浆中和作用部位靶点的浓度相同。

静脉推注剂量经常会呈现具有不同斜率的多时相血浆药－时曲线。因为没有吸收相，分布比消除快，这些时相通常代表浓度下降，分布与消除过渡和药物终末消除。如果分析方法非常灵敏，血浆药－时曲线有时可见额外的时相，尤其是给药后很长一段时间仍然能够检测到很低的药物浓度。这种时相通常认为是深层组织（即脂肪）中的药物重新分布和消除，不应与药物体内清除相混淆。

3.3.2　来源于原始数据的 TK 参数 60

药物暴露的一个关键参数是某一剂量的最大血浆药物浓度，即 C_{max}。这个参数直接从每只动

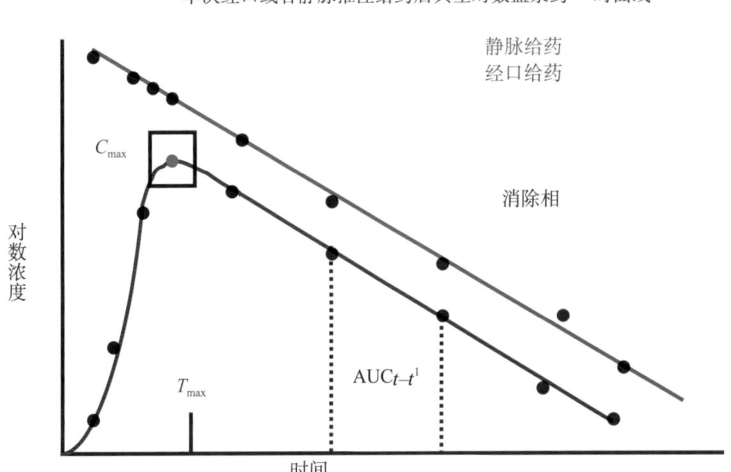

图 3.1　单次经口给药和单次静脉推注给药后的经典血浆药－时曲线

物的血浆药物浓度测定值中得出，因此试验设计对该参数影响很大。如前所述，C_{max} 出现在药物吸收速率和消除速率相等时，因此给定剂量下的 C_{max} 绝对值能够反映两个过程的变化。通过提高吸收速率（例如在不改变药物分布和消除速率的情况下，通过配方提高溶解度）可以产生更高的 C_{max}；如果提高消除速率，例如通过酶诱导和更快的代谢，C_{max} 会降低。C_{max} 与剂量、生物利用度和分布体积都呈函数关系。通常情况下，单次静脉推注给药试验中报道的“C_{max}”是第一个采血时间点的浓度而非该剂量下可以产生的最大血浆浓度。对那些有广泛分布时相的药物来说，采血不频繁和采血时间点延迟的试验设计可能会导致单次静脉推注产生的最大血浆药物浓度显著低于实际值。单次静脉推注后推测的最大血药浓度（CP_0）只能通过外推和曲线拟合得到。

T_{max} 是另外一个可以直接从原始数据中获得的重要参数。尽管 T_{max} 通常用来判断吸收速率，但这个参数除了可以反映前文提及的吸收速率和消除速率之间的平衡，还可以反映生物技术药的性质，例如固体剂型的崩解、溶出度及胃排空。例如，胃排空延迟会使血浆药－时曲线出现一段滞后期（使得整个药－时曲线延后），但是最终也可以在较晚时间（T_{max}）产生相同的 C_{max}。通过影响药物吸收速率和程度从而影响 C_{max} 和 T_{max} 的重要生理因素将在下面的小节中讨论。

3.3.3　来源于转换数据的 TK 参数

血浆药－时原始数据最简单的转换是计算药－时曲线下面积（AUC）。AUC 是一个关键值，因为 AUC 本身是一个重要的暴露参数，同时也是计算其他 TK 参数的基础，比如清除率（clearance，CL）、分布容积（volume of distribution，V_d）、生物利用度（bioavailability，F）和平均滞留时间（mean residence time，MRT）。AUC 通常通过计算浓度随时间变化各阶段曲线下梯形面积的总和或者用计算机算法对描述药－时曲线的函数进行积分得出。对 AUC 的准确计算密切依赖于采血方案，如果采血次数太少、间隔时间太长会导致出现大梯形，可能会显著高估或者低估 AUC，或者没有足够多的点来建立描述曲线的数学公式。重要的是需要认识到，虽然 AUC 为化合物的单位时间平均暴露量提供了量化数值，但是不同形状的药－时曲线可以产生相同的 AUC，因此，在比较具有相同 AUC 的两个药物时，一定要比较它们的药－时曲线图。这种观念的重要性经常在治疗领域（如感染性疾病治疗领域）得到了广泛认可，例如抗病毒药和抗生素的疗效取决于药物浓度在阈值以上并维持一段时间，这个概念显然同样适用于毒性研究。采血间隔的 AUC 可以直接根据原始数据计算，但是将 AUC 推算到无限大需要末端消除相的清除速率常数（k_{el}）和最后一次可测量的血药浓度（C_{last}），有了这两个数据就可以根据公式 3.1 计算从最后一个采血点到无限的 AUC：

$$AUC_{last-inf} = C_{last}/k_{el} \qquad (3.1)$$

单次给药和多次给药 AUC 之间有两个重要的关系：（1）AUC_{0-inf} 与稳态给药间隔的 AUC 相同；（2）稳态给药间隔的 AUC 除以首次给药间隔的 AUC 定义为药物的蓄积因子（R）。 61

因为以上描述的关系成立的前提是在重复给药期间决定 AUC 的因素维持不变，所以如果上述关系出现偏离说明决定 AUC 的因素发生了改变，即清除率发生了改变，或者分布发生了改变，或者两者均发生了改变。

清除率通常表示为时间单位内的体积单位变化，是将药物从采样部位清除所有过程的总和（假设采样部位可以代表体内情况），与其他因素无关。清除率是一个独立的参数，是药物消除的关键指标。清除率是给药剂量和所产生 AUC 的比值（静脉给药计算公式为 Dose/AUC_{0-inf}，经口给药计算公式为 Dose · F/AUC_{0-inf}，F 为生物利用度），清除率是对所有体内过程的一个补充参数（公式 3.2）。

CL total = CL metabolism + CL renal + CL biliary + CL other. （3.2）

静脉给药后的全身清除率（或称系统清除率）可以准确确定，因为静脉给药不需要对所给剂量进入循环系统的部分从而可以消除的量进行假设。对于血管外给药，清除率也可以确定，但前提是生物利用度（F）为 100% 或者已知，清除率必须被定义为“表观（apparent）清除率”，而且因为 F 有可能变化，因此这种清除率在解释生理学变量时的用处不大。许多药物通过饱和肝机制（如酶代谢或者主动转运到胆汁）而被清除，并且清除机制的效率决定了它们在血液中被肝高摄取还是低摄取。例如当内源性肝代谢高从而摄取效率高时，静脉给药后的清除率取决于药物运输到肝的时间（即肝血流量），而摄取效率低但是仍然完全代谢的药物，清除率取决于肝酶活性（Wilkinson and Shand 1975）。这两类药物的清除率需要重点考虑，因为肝摄取的变化，例如酶诱导的肝摄取改变会对表观半衰期和清除率产生不同的影响。清除率在高浓度时通常会出现饱和现象，导致 AUC 不成比例增加以及剂量和 AUC 之间呈现非线性关系。单次给药后也可观察到饱和现象，通常表现为曲线斜率的明显变化，消除从一级反应变成了零级反应。清除率也可随多次给药而增加，通常是因为酶诱导。对于高摄取的化合物，酶活性的改变对静脉给药后 AUC 影响不大，因为清除率已经很高而且清除率取决于药物转运到清除器官；然而经口给药后 AUC 会变化（降低），与酶活性的变化成比例。高摄取化合物经口给药的摄取改变对 AUC 的影响和静脉给药不同，因为经口给药后有一小部分剂量没有被摄取，而这一小部分未被摄取的药物对清除效率的任何额外变化异常敏感。读者可以参考 Wilkinson 和 Shand（1975）的原创性论文中关于公式、公式的推导以及清除率的生化和生理解释的详细讨论。

人们通常测定药物的血浆或者血清浓度，但体内的灌注液是全血。因此，在对 PK 或 TK 参数生理解读时一个基本假设是血清或者血浆浓度和血液浓度相当，或者说利用血液 / 血浆（blood plasma, B/P）分配比来校正血浆浓度以反映血液浓度。血液 / 血浆分配比非常容易测定，并且当药物可以选择性分配到红细胞中并结合细胞内靶标（如碳酸酐酶）时引入分配比尤为重要。

另外一个重要的 PK 或 TK 参数是分布容积（V_d）。和清除率一样，在静脉给药药物中 V_d 最常用并可以精确计算。V_d 并不是一种生理学上的容积，而是将体内药物的量和血浆浓度相关联 62
的一个比例常数。V_d 可以从不同的数据通过几种方法计算，理解不同计算方法得到的差异很重要，因为这些差异能够反映试验设计和差异的来源，以及假定和解释中的根本差异。最简单但是最不准确地计算表观 V_d 的方法是静脉给药量（mg）除以试验测定的首次血浆浓度 CP_0（mg/ml），该方法关键取决于首次采样时间的选择和推算得到的 CP_0 值。表观 $V_{d\beta}$ 利用末端消除速率常数（k_{el} 或 β）计算得到，因此高度依赖于准确确定“末端”消除相，并受分布速率的影响。这两种计算方法都假设药物可以在血浆和组织之间快速达到平衡，并且消除发生在体循环。对分布容积最准确的估算是当静脉滴注达到稳态或单次静脉推注给药后，使用统计矩分析从 AUC 和 AUMC 计算 V_{dss}。一般情况下，药物的分布容积（V_d）通常可以理解为一种生理容积，例如全身液体、细胞外液体或全血体积，这样就可以使该参数与生物学特征和化学特征正确相关联。药物分布是由化学因素（如亲脂性、极性、大小和电离）和生物因素（如通透性、血浆和组织蛋白的结合）决定的。对于未电离、中等亲脂性、自由通过生物膜并且可忽略与血浆蛋白结合的药物，V_d 值会较高，而且通常会超过全身体液。V_d 超过生理容积的药物或者毒物包括氯喹（132~261 L/kg）和氯丙嗪（21 L/g），而甜菊糖（0.16 L/kg）或者尿素（0.67 L/kg）等化合物分别局限于细胞外液（0.26 L/kg）或全身体液（0.6 L/kg）。需要强调的是，尽管 V_d 经常用生理或者理化术语来解释，而且对一些分子 V_d 是特定解剖部位的标志，但是这样的解读需要非常谨慎。此外，生化转运蛋白，例如 P- 糖蛋白转运蛋白（P-glycoprotein transporter, P-gp）的组织表达，尤其是在肝和肾中的表达，对分子的实际分布和计算 V_d 都有影响（Grover and Benet 2009）。

对数血浆药 – 时曲线通常显示多相性，尤其是在静脉给药后，不同的线性时相分别代表表观分布和清除。虽然半衰期是与药物末端消除有关的最直观的参数，但半衰期经常是最多被误解的 PK 或 TK 参数。与清除率或容积两个独立的参数不同，半衰期完全取决于清除率和容积，只有当清除率和 /（或）容积这两个基本参数改变时，半衰期才会改变。清除率、容积和半衰期之间的关系参见公式 3.3：

$$T_{1/2} = 0.693 \cdot V/CL_s \qquad (3.3)$$

对于清除率相对较低并且依赖于酶代谢的固有速率的化合物，当清除率降低时（例如高浓度时代谢饱和）其半衰期可延长，反之，当清除率增高时（如通过酶诱导）半衰期可缩短（Wilkinson and Shand 1975）。分布的改变也会影响表观半衰期，半衰期随 V_d 的增大而延长，随 V_d 的减小而缩短。尽管静脉给药后（特别是在静脉滴注到稳态后）测定的半衰期最准确，但是大部分 TK 试验不是为测定准确的半衰期而设计，特别是重复经口给药试验，因此半衰期的解读需要谨慎。

如前所述，经口给药（或肌内注射或者皮肤给药后）的药 – 时曲线有吸收时相和清除时相（图 3.1）。在某些情况下，吸收会增加或者延长，特别是当给予高剂量可自由渗透的化合物后或者使用助溶剂或者长效制剂时。当吸收速率超过消除速率时，C_{max} 之后化合物的消除时间就会延长，表观清除半衰期就会延长（特别是采血间隔短的情况下）。这种延长的快速吸收现象影响
了后期时间点浓度的表观消除，被称作“翻转药 63
代动力学（flip-flop pharmacokinetics）”（因为控制药 – 时曲线外观速率的一般解释被翻转，即药物的消除实际上反映的是吸收速率而不是消除速率）。这种现象除了出现宽泛的 C_{max}，对表观消除相和估算的半衰期也有深远的影响（Yanez et al. 2011）。这种效应的强弱和表观清除半衰期被高估的程度取决于吸收速率常数（k_a）和消除速率常数（k_{el}）之间的相对偏差和生理因素，例如参与药物吸收的胃肠道（gastrointestinal, GI）节段和胃肠道转运时间。不要将这种现象和药物肝肠循环混淆（Roberts et al. 2002）。肝肠循环中，药物或药物结合物高效分泌进入胆汁，然后进入小肠，然后在小肠中被完整地重吸收或者被肠道菌群的酶解离后重新吸收，从而延长表观吸收过程。在改变经口吸收速率（如不同剂型）或者比较静脉给药确定半衰期的试验中通常会体现出翻转动力学。肝肠循环最常见于胆管插管的大鼠或犬模型进行演示，胆汁分流可以防止胆汁释放到肠腔中，避免随后水解结合物和重新吸收完整的药物。

3.4　试验设计和数据呈现的重要性

基于准确完整的血浆药物浓度计算得出的 TK 参数是得出准确结论的根本基础。但用于分

析的血液样本的采集需要在获取准确数据的愿望和实际限制及技术人员时间安排、允许采血量、分析方法灵敏度和成本等内容之间进行权衡。TK 或者 PK 预试验对确定关键 GLP 试验的采血计划、剂量和暴露之间的关系和在受限的采血方案中选择最佳的采血方案至关重要，尤其是在啮齿类动物试验。虽然在犬和非人灵长类动物试验中血量通常不是限制因素，但是在这些种属动物的试验设计时必须考虑潜在的束缚，比如化学束缚（镇静剂或者麻醉剂）或者物理束缚（固定椅或者可伸缩的笼具）等。

啮齿类动物 TK 设计取决于分析方法所需的血浆体积、剂量探索试验信息和药物的潜在差异度。通常采用交叉重叠集成采血样方案，不同组的动物在不同时间点采血，然后根据每个时间点的平均数据建立一条复合药 - 时曲线。表 3.2 列出了一种典型试验设计。

64 如果每次可采 1 ml 全血（大约含 0.4 ml 血浆），那么通常情况下一只动物 24 小时内最多只能采血 3 次。小鼠通常采用终点采血，每个采样时间对应的每组采血动物数量应做相应调整。

分析每只动物的血浆药物浓度，然后计算每个时间点的血药浓度平均值和标准差。利用每个时间点的平均血药浓度计算该组 C_{max} 和 AUC 值，建立复合血浆药 - 时曲线。利用这些复合参数来确定暴露与剂量的线性关系、每个剂量暴露的性别差异，以及重复给药后与给药第一天 C_{max} 和 AUC 的差异（即非预期蓄积或者暴露降低）。通常情况下，不同性别或者重复给药之间差别小于 2 倍便不认为有生物学意义，这是因为复合试验设计样品量少，存在内在差异及药物的体内分布也存在生物学差异，这些都会影响更准确地描述 TK 特征。如果怀疑有显著性的生物学差异，那就需要更为精准的 TK 试验进行评价，比如更为严格的试验设计（即对更多的动物采样和更高的采样频率）或者不同的给药途径（即静脉滴注到稳态，从而消除经口吸收的差异）。

对于毒代来说，列表数据通常容易有误导作用，因此必须提供个体和平均药 - 时曲线以备复核。如果采血点太少，通常是毒代卫星组给药后 24 小时内采血点仅为 4~6 个，T_{max} 和 C_{max} 的值经常不够准确，特别是当高剂量产生饱和代谢或者吸收延长时。准确估算半衰期也需要足够的采血点（最少 3 个）来定义消除相，然而当药 - 时曲线较宽且给药后 8~24 小时之间采血点较少，甚至没有采血点时，很难满足上述要求。另一个重要的暴露参数 AUC 同样取决于试验设计和采血计划。采血点之间的间隔越大在计算 AUC 时的梯形就越大，当血浆浓度改变时（如高剂量组），梯形形状会明显偏斜。将不同的采样时间点采集的不同体积的样品合并可以得到合并血浆样品，这样通过分析单个合并血浆样品

表 3.2　重复经口给药大鼠 TK 试验的经典交叉采血方案

	动物号											
时间（h）	**1**	**2**	**3**	**4**	**5**	**6**	**7**	**8**	**9**	**10**	**11**	**12**
给药前	×	×	×									
1				×	×	×						
2							×	×	×			
4										×	×	×
8	×	×	×									
24[a]				×	×	×						

注：[a] 次日给药前。

也能够确定 AUC（Hamilton et al. 1981）。这个方法的前提是样品浓度（如 mg/ml）乘以样品采集总时间间隔（以小时计）等于 AUC［（mg · h）/ml］。虽然这个方法理论上是合理的并且在技术上非常有吸引力，特别是在确定有多个样本的不同研究中代谢产物 AUC 的时候，但显然这个方法不能检查药 – 时曲线的形状。

3.5　对 TK 起决定作用的化学和生物因素：吸收、分布、代谢、排泄及转运

3.5.1　经口药物吸收的决定因素

药物在体循环的出现是许多生物学过程和理化过程（包括吸收和代谢）的最终结果。一个分子被吸收前，该分子必须在溶液中，虽然许多研究中的给药形式都为溶液，然而高剂量组本身经常为混悬液，或者在体内不同 pH 值环境下药物可能会从溶液中析出。个别情况下，药物会以胶囊中纯药的形式给药，这样就引入了更多的额外步骤（即胶囊的湿润和分解，而后是药物粉末的湿润和分散），这些都会影响吸收速率和程度。胃肠道在进食和禁食时的生物学调节也会影响吸收，从而进一步影响 TK 结果。整体而言，吸收取决于药物分解、在特定 pH 值下的溶解度、胃肠道转运时间、固有膜渗透性、体腔溶液中游离药物和吸收部位血流中药物之间的浓度梯度等一系列因素。在不考虑渗透屏障的情况下，在溶液中可以产生高浓度的药物分子对药物最大程度吸
65 收至关重要。以下的讨论侧重于经口药物吸收，大部分物理化学和生物学概念也适用于药物蓄积部位的吸收。

药物的吸收速率和吸收程度取决于分子的基本化学性质（即 pH 依赖性离子化、极性表面积、极性和亲脂性）、药物特性和生物学环境。对于高渗透的药物，溶解速率或者溶出速率通常是吸收的限速步骤（Sugano et al. 2007）。尽管溶解和溶解度是相关的，了解两者的差异是理解可增强或者限制吸收的药物特性的关键。溶解是一个时间依赖的过程，并且是破坏固体化合物之间的分子作用力，从而产生可以被溶剂包围的分子，以便形成溶液。溶解度是化学结构的一种基本特性，被定义为在特定条件下（如与未溶解粉末处于平衡状态）及特定溶剂（如水或特定 pH 值下的胃液或者肠液）中的分子浓度。理解溶解和溶解度的差异非常重要，因为毒理研究中经常给予大剂量相对难溶解化合物，在这种情况下使全身暴露最大化至关重要，增加吸收和暴露的不同方法的成功取决于确定限速步骤。

溶解是一种表面现象，通常可以通过减小药物颗粒从而增加与溶剂相互作用的表面积来试验性增加溶解，或者通过加入赋形剂（如清洁剂）或者缓冲液改变溶剂环境来增加溶解度。在体外模拟生理环境的不同液体（如模拟胃液或者肠液）中，溶解速率可能不同（Klein 2010）。对于迅速充分溶解的药物，增加药量（剂量）就可以增加吸收的速度和总量，这样 C_{max} 和 AUC 就与剂量成比例。对溶解度受限药物，减小颗粒大小和增加药量（剂量）就对经口吸收几乎没有影响，因为吸收的驱动力是溶液里面的药物分子的浓度，该过程取决于药物固有的化学特性（亲脂性、极性、离子化）和化学形式（如晶体性药物对非晶体药物，盐对游离碱或游离酸）。一旦药物在溶液中达到最大溶解度（饱和），增加药量（剂量）也不能提高药物浓度，所以对于溶解度受限的药物，C_{max} 和 AUC 与剂量的增加不成比例。在分子水平，固体药物周围有未搅动溶剂层包围着，药物分子必须穿过该溶剂层，才能溶解在体液（即肠液或者胃液）中，这种未搅动溶剂层（和围绕小肠上皮细胞的未搅动溶剂层）的

作用并不在本章讨论范畴之内。其他可能引起吸收、渗透性差的原因将会在下文影响吸收的生物学因素中讨论。

pH 值对可离子化药物的溶解度、经口吸收及 TK 都起着关键作用，无论是游离酸或游离碱形式，还是盐形式。由于盐与游离酸或游离碱的溶解度可能存在着显著差异，因此必需确定两种形式的溶解度来理解体外和体内表现之间的潜在差异。下面的小节中将讨论胃和肠 pH 的种属差异及其对口服药物吸收的影响。

图 3.2 展示了在细胞水平小肠吸收的基本过程。在溶液中的药物通常都是被动吸收，或是穿过上皮细胞脂质膜跨细胞扩散，或是通过细胞间连接在细胞旁流动。主动转运的转运蛋白也可通过结构和种属依赖性的方式促进药物吸收（International Transporter Consortium 2010; Shugarts and Benet 2009）。主动转运可以发生在顶端膜或基底外侧膜上，可以促进或者限制药物吸收或者把药物从循环系统转运到小肠腔内（最终以肠道分泌物的形式出现）。

从概念上来说，调节跨细胞被动吸收的这些因子可以用菲克定律（Fick's law）来描述，即：

$$\text{Rate} = P \cdot A \cdot (C_{\text{lumen}} - C_{\text{blood}})/t$$

66 其中 P 是渗透系数（包括与化学结构相关的扩散项和分配项）；A 表示吸收部位的表面积；（$C_{\text{lumen}} - C_{\text{blood}}$）为胃肠腔和血液中溶液的药物浓度差；t 为药物分子需要通过的厚度或者路径长度。这个公式清楚地表明，被动扩散的速率与浓度差、吸收面积和分子的固有渗透性成正比，与屏障厚度成反比。改变溶解和溶解度对形成最大浓度差的意义，前面已经讨论过。

某一分子穿过脂质膜的固有渗透性用通量（flux）代表，该特性是该分子的一个基本特性，能够反映水溶性和亲脂性之间的平衡。该参数通常在体外用人造膜来进行测量，比如平行人造膜渗透试验（parallel artificial membrane permeation assay, PAMPA）（Avdeef 2005）或者基于细胞的分析，例如 Caco-2 或者 MDCK 系统（Volpe 2011）。总体来说，渗透性差的分子被动吸收少，暴露量不确定，与剂量增加不成比例。渗透性和溶解性差的药物通常最难获得高全身暴露和可靠的毒代数据，因为即使增加了药物的溶解度，也很难利用试验手段来增加跨细胞渗透性。

虽然大部分亲脂性、低分子量药物是通过跨细胞吸收的，但是也能通过上皮细胞之间的紧密连接发生细胞旁吸收。这个吸收通路对极性、亲水性化学品非常重要，且受分子大小和电荷的限制（Knipp et al. 1997）。对毒理学家来说，细胞旁吸收需要重点关注，因为犬对该通路有明显的

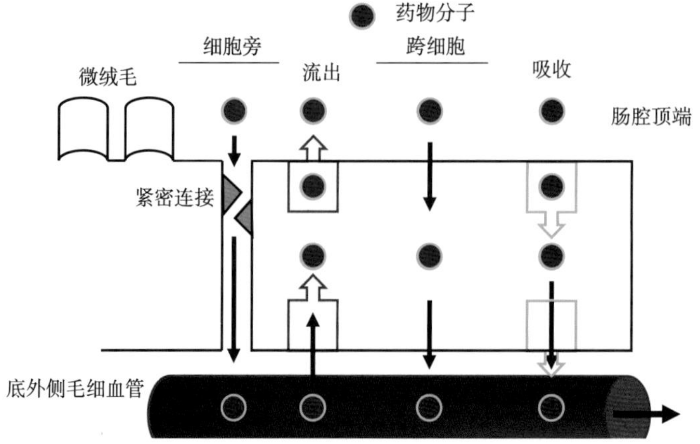

图 3.2　经口药物吸收机制示意图

种属依赖性。例如，作为细胞旁通路标志物的聚乙二醇混合物，其经口吸收在犬明显高于大鼠，显然是因为犬的细胞间孔径大，而且有更高的细胞旁通透性（He et al. 1998）。因此，犬与其他种属（包括人类）相比，对于细胞旁通路吸收的药物会有更高的全身暴露。下面会进一步讨论，大鼠和猕猴的胃肠道生理与人类有其他相似之处，提示这些种属的经口吸收比犬更能反映人类的吸收。

体内吸收还必须考虑时间因素，因为给药剂量和溶液中的药物要穿过几个解剖区域，穿过每个区域的时间都与其长度、转运时间、pH 和有效表面积等特征有关。总体来说，在动物（例如犬或猴）体内，液体的胃排空比固体快（Camilleri 2006），小颗粒的排空更快（Ikegami et al. 2003; Kaniwa et al. 1988）。改变胃排空时间可影响吸收（如在药物进入小肠之前增加滞后期）、延长 T_{max}，并可能降低 C_{max}。

3.5.2　胃肠道生理学的种属差异 67

胃肠 pH 的种属差异对酸性或者碱性药物的溶解度有显著影响，同时胃排空和小肠转运时间的差异可影响药物到达具有最大表面积并最可能发生吸收的肠段的时间。除此之外，胆盐作为清洁剂可能有助于增强低水溶性分子的溶解度。如前所述，因为犬的细胞旁通透性高，犬的吸收可能比啮齿类动物和猴高。表 3.3 总结了胃肠道生理学的重要种属差异，下面将进一步讨论 pH 依赖性吸收和胃排空过程。

禁食的大鼠和犬给予相同剂量通过跨细胞吸收的渗透性化合物，暴露（AUC 或者 C_{max}）

表 3.3　影响 TK 的胃肠道生理学的重要种属差异

参数	单位	SD 大鼠	比格犬	食蟹猴	人
胆囊		无	有	有	有
胆汁流量	ml/d	12~23	190~360	95~160	350
胃排空时间	h, 禁食	1	1.5 ± 0.5	2.6	~1
	h, 进食	>6	9-20	7.3（流食）	3~4
			6-11	11.6（饼干）	
小肠转运时间	h	ND	1.9（可变）	2.2~4.2（禁食）	5~7（禁食）
				2.2~3.2（进食）	
口腔－盲肠转运时间	h	4（禁食）	ND	ND	ND
		>6（进食）			
胃 pH	禁食	2.3	1.8~6.8	1.9（固定椅）	1.8
				2.0~2.2（笼具）	2.9 ± 2.0
	进食	2.3	1.1~1.3	4.8（流食）	6.4 → 2.7
				4.9（饼干）	
十二指肠 pH		ND	7.3 ± 0.1	ND	6.2
					6.6 → 5.2
空肠 pH		ND		ND	7.1 ± 0.6
					7.2

资料来源：数据的平均值、中位数或者数值范围从以下文献中汇总而来：Davies and Morris (1993), DeSesso and Jacobsen (2001), Karali (1995), Rudholm et al. (2008), Kimura and Higaki (2002), Boillat et al. (2010), Sagawa et al. (2009), Akimoto et al. (2000), Lui et al. (1986), Chen et al. (2008), Dressman (1986), Willmann et al. (2007), Ikegami et al. (2003), Kalantzi et al. (Pharm Res, 23:165–176, 2006), Lindahl et al. (1997), and Russell et al. (1993)。

注：SD 表示 Sprague–Dawley 大鼠；ND 表示无数据。

差异显著。大鼠具有良好的基础胃酸分泌，禁食后全天 pH 低而且稳定，包括晚间喂食的阶段（Rudholm et al. 2008）。与大鼠不同，犬在禁食后胃内 pH 较低，但是通过胃内容物检测或者一种体内遥测胶囊（*in vivo* telemeterized capsule）技术显示胃内 pH 值变化范围较大，在 2.05 或 2.7~8.3 之间（Akimoto et al. 2000; Sagawa et al. 2009）。因为弱碱最易溶于酸性溶液，所以在给予碱性药物时，经常可以观察到这种复杂的种属差异和犬胃内 pH 的变化。HIV 蛋白酶抑制剂茚地那韦（佳息患）的 pH 依赖性吸收是 pH 对弱碱性药物吸收重要性，以及犬和大鼠之间种属潜在差异吸收度大小非常好的实例。Lin 等人发现，犬灌胃给予茚地那韦，以柠檬酸为溶媒比以甲基纤维素为溶媒的平均 AUC 增加 4.2 倍，
68 有统计学显著性；但大鼠的 AUC 没有显著性差异（Lin et al. 1995）；犬平均 C_{max} 同样也增加了 3 倍，但对大鼠没有影响。除了给予缓冲溶媒，胃的 pH 值也可以在体内进行试验性调节，例如用酸性促分泌素五肽胃泌素可以降低 pH，而法莫替丁等 H_2 拮抗剂可以升高胃内 pH。与对照组或者给予法莫替丁比，犬给予五肽胃泌素后弱碱性酮康唑的 AUC 增加了 30 倍，再次强调了最大化溶解度和浓度梯度对吸收的重要性（Zhou et al. 2005）。

与大鼠和人相似，食蟹猴在禁食情况下胃内可维持一个较低且较稳定的酸性 pH，这种 pH 与被束缚在固定椅或者在笼具里的猴的 pH 相同，大概在 1.9~2.2 之间（表 3.2；Chen et al. 2008）。进食使得食蟹猴胃内 pH 的峰值高达 6.1~6.6，且升高的 pH 值（平均 4.8~4.9）在进食后可以维持 60 分钟（Chen et al. 2008）。猴与人的反应相似，可能是由于食物在胃内的缓冲作用；但猴与犬的反应不同，犬进食后胃内 pH 不改变甚至降低，可能是因为食物促进了胃酸的分泌。食物和进食对 TK 的影响很复杂，并且不同溶解度和渗透性的分子可能有所不同，因为进食可以改变胃 pH 值和胃排空时间、胆汁分泌和肠道 pH（通过刺激胰腺和碳酸氢盐的分泌）。

所有种属进食都会减慢胃排空（表 3.3），从而推迟药物进入对弱碱具有最大吸收表面积且有利 pH 的部位。禁食大鼠对不能吸收的标志物的胃排空非常迅速，基本在 1 小时内完成，但是一些动物会延长到 6 小时（Haruta et al. 2001）。Kimura 和 Higaki（2002）总结了不同文献来源的数据，建立了一个大鼠胃肠道转运和吸收综合模型，该模型还可以反映小肠不同部位的节段性转运速率。禁食犬（*n*=16）对于固态 B_{RAVO} pH 传感胶囊（Bravo pH-sensing capsule）的平均胃排空时间为 1.4 小时，然而进食 10g 或 200g 固体食物之后，平均胃排空时间分别增加到 9.4 小时和 20 小时（Sagawa et al. 2009）。犬除了用于毒理学研究，还经常被用于预测食物对人体药物处置的潜在影响，但是需要认识到人和犬之间的生理学和解剖学重要差异（Lentz 2008）。禁食或者进食食蟹猴的胃滞留时间高度可变（禁食情况下胃滞留时间在 31~294 分钟，进食流食后胃滞留时间在 192~950 分钟，进食饼干后胃滞留时间在 406~932 分钟），而且无论何种进食后胃滞留时间都显著延长（$P < 0.05$）（Chen et al. 2008）。进食同样延长食蟹猴对对乙酰氨基酚的口服溶液、肠溶包衣颗粒或者肠溶包衣片剂的平均吸收时间约 2 倍。无论是进食还是禁食，胃排空这一 PK 相关参数（平均吸收时间）高度可变（Ikegami et al. 2003）。虽然进食后平均 T_{max} 也延长了约 2 倍，但是对 C_{max} 和 AUC 的影响是混合性的，进食溶液和颗粒后 C_{max} 降低了 2 倍而 AUC 的变化可忽略不计。这些数据强调了猕猴的胃排空有很大差异，而进食可延长胃排空，对 TK 参数的影响非常复杂。

3.5.3　药物分布、蛋白结合，以及游离（未结合）药物和调节特殊部位浓度的重要性

药物分子在血液中循环和组织中分布，游离（未结合）形式的药物和与蛋白质（最常见白蛋白和 α-1- 酸性蛋白）可逆性结合的药物处于平衡状态。游离药物的浓度最重要，因为游离药物能够跨过生物膜与受体、酶、通道和转运蛋白相互作用，从而产生预期或者非预期的作用。需要强调的关键概念是游离分数（通常以百分比表示），它是不同的药物分子在不同动物种属中以不同剂量和血浆浓度暴露时，计算和比较活性药物的暴露量所用的值，并与体外效价和亲和力数据相比较。许多体外研究除了靶受体外几乎没有其他蛋白质，以浓度单位表达的与配体结合
69 的效能通常都反映了所有加入的药物都是未结合（游离）的这种假设。游离分数的关键作用可以被描述为，两种药物对关键受体或通道具有相同的效能及具有相同的总血浆浓度，但是具有不同的蛋白结合。如果药物 A 有 96% 与血浆蛋白结合，而药物 B 有 99% 与血浆蛋白结合，两个药物活性分子的全身暴露可能相似，但实际上药物 A 的暴露比药物 B 大 4 倍，因为游离部分的药物 A 比药物 B 大 4 倍（4% 对 1%）。如 Trainor（2007）的综述中表明，血浆蛋白结合就像缓冲液，除非在结合饱和时，否则游离药物的浓度占总药物浓度的百分比保持不变。为了保证游离部分的已知和恒定，所有毒理学种属无论是高血浆浓度还是低血浆浓度都要进行蛋白结合分析。

在没有扩散屏障或者载体介导转运的情况下，稳态时血浆游离药物的浓度与组织细胞外液的浓度相同。然而许多组织具有限制药物的分布或促进药物清除及改变游离药物平衡的机制。Grover 和 Benet（2009）的综述全面深入阐述了转运蛋白的活性可以改变计算的分布容积（特别是那些被肾或者肝主动排泄的化合物）和组织分布。V_d 的改变并不一定会改变清除率或者半衰期，这取决于改变的程度和药物清除的机制，静脉给药可以最准确地确定该参数。

当毒性发生在特殊部位时，例如中枢神经系统、睾丸、眼或胚胎，因为转运蛋白的潜在作用，构建血浆和组织中的游离药物浓度之间的关系通常较复杂。P- 糖蛋白转运蛋白（P-gp）缺乏动物对抗寄生虫药阿维菌素的神经毒性异常敏感是转运蛋白效应重要性和脑内药物分布种属或品系差异的典型例子。缺失 P-gp 编码基因 *mdr1* 的小鼠和柯利牧羊犬的一个亚群在全身暴露无差别的情况下对伊佛霉素产生的中枢神经毒性较敏感（Kwei et al. 1999; Mealey et al. 2001; Umbenhauer et al. 1997）。转运蛋白和其对脑中药物分布的影响已经被广泛阐述（Lee et al. 2001）。与在脑中相似，在睾丸、视网膜和胚胎（通过胎盘）中也有解剖屏障（紧密连接）和转运蛋白把血液中的游离药物隔离开。在重复给药毒性研究或者生殖毒性研究中发现的雄性生育力损害或睾丸毒性，通常是药物开发中一个重要和灾难性的发现。药物转运蛋白可改变睾丸对药物和环境毒物（如重金属）的暴露量，所以睾丸毒性具有种属或品系依赖性（Augustine et al. 2005; Melaine et al. 2002）。镉导致的睾丸坏死机制非常复杂，某些品系小鼠对镉有显著敏感性的一个主要因素是 *Slc39a8* 基因的表达，该基因编码镉敏感品系小鼠睾丸血管内皮细胞上表达的 ZN^{2+}/HCO^{-}_{3} 转运蛋白，而该转运蛋白调节镉的摄取并参与毒性的发生（Dalton et al. 2005; He et al. 2009）。与此类似，在血 – 视网膜屏障上表达的药物转运蛋白也可以调节视网膜内的药物浓度（Hosoya et al. 2011; Tomi and Hosoya 2010）。转运蛋白能够调节动物和人类发育中胚胎的药物暴露，其对药物分布的影响对发育和生殖研究也非常重要（Eshkoli et al. 2011; Myllynen et al. 2010; Ni and Mao 2011）。

3.5.4 确定组织分布：定量全身放射自显影术和显微放射自显影术

病理学家非常关心组织或细胞特异性病变和化学品处置之间的关系。上述讨论的相关概念和参数都假设未结合浓度或者总血浆或者血清浓度
70 能够直接反映组织浓度。虽然这个假设的出发点是合理的，但可能经常还需要在组织和细胞水平直接测定药物的分布。定量全身放射自显影术（Quantitative Whole-Body Autoradiography, QWBA）和显微放射自显影术（Micro auto radio graphy, MARG）的成像技术使得在给予放射性标记的化合物后可定位和定量药物和代谢物在不同组织和组织内细胞中的分布。使用 MARG 进行细胞定位为药物的亚结构定位提供了一个强有力的工具，但是与 QWBA 不同，MARG 受目前技术水平限制，还不能进行定量（详见 Solon et al. 2010 综述）。此外，这些技术能够和质谱分析联用来鉴定局部放射性的化学结构，这样就提供了一个强有力的工具将组织病理学、细胞分布和化学特性相联系（Solon et al. 2010）。

QWBA 或者 MARG 研究的一个重要先决条件是合成放射性标记药物，即在一个化学和代谢稳定的位置掺入一个具有最大比活性的 β 粒子发射器，比如 ^{14}C、^{3}H、^{125}I 或 ^{35}S。如果将放射性标记掺入在一个不稳定的位置或者掺入的放射性标记比活性低会降低药物相关物质的定位能力并且降低检测灵敏度。在一项典型的 QWBA 研究中，动物在不同的时间点给药和安乐死，然后动物尸体立即冷冻。进一步将冻存的动物尸体包埋在基质中，然后用冷冻切片机切成 30~50μm 厚的切片并收集在胶带上。将风干后的切片放置在荧光成像板或 X 线胶片上（连同一组定量标准品）曝光不同时间（比如 3~4 天）。利用收集到的数字图像构建标准曲线用于量化和图像描述药物在组织中的分布。组织中放射性物质的浓度通常用放射性单位来表示（即微居里 /g）或者使用比活性将其转换为浓度单位，并且需要了解该浓度反映了母体药物和代谢产物的浓度（即纳克当量 /g）。虽然 QWBA 研究最常使用啮齿类动物（通常为有色大鼠），但大型动物（包括犬和猕猴）也可用合适的仪器进行切片和成像。2012 年 Solon 的综述里详细总结了 QWBA 研究的监管要求及在药物研发中的应用案例，包括 QWBA 在母体 – 胚胎（胎盘）转运研究和母乳转运研究中的应用。

与 QWBA 相似，MARG 研究也要求给予放射性标记药物和进行组织冰冻切片，但是不同之处是用于显影的组织切片较薄（4~10μm），可以直接使用感光乳剂，然后曝光、显影、染色和最后显微镜下观察（Solon et al. 2010）。鉴于对切片厚度控制困难并且感光乳剂的均一性问题，MARG 研究获取的数据通常认为是半定量数据。考虑到这种方法能够与传统组织学和免疫组化检查结合将药物相关物质定位在每种细胞，其半定量的缺陷就显得无关紧要。然而这个技术很难通过试验进行控制，高度取决于研究者的经验和技术。虽然技术创新也许可以克服一些缺陷，但 MARG 研究仍是一个复杂的研究工具，而不是一种常规成像筛选工具。

3.5.5 药物代谢的性别和种属差异实例

小分子有机化合物的血浆浓度和 TK 通常受代谢调控，主要是肝代谢，另外还包括消化道上皮代谢和某些时候的肺代谢。最重要的药物代谢反应通常为氧化 / 还原反应，主要通过细胞色素酶 P450（cytochromes P450, CYP）超家族，血液或者组织酯酶的水解，以及葡萄糖醛酸化、硫酸盐化和谷胱甘肽的结合。许多这些酶的表达和调控具有性别和种属依赖性。此外，组织中许多这些酶的含量可以通过外源化学品作用于细胞内

特定转录因子而增加（诱导），且呈现种属选择性。酶或者转运蛋白的诱导通常是在重复给药中观察到的时间依赖性 TK 改变的一个主要机制。

71 #### 3.5.5.1　啮齿类动物 CYP 代谢的性别差异

由于大鼠和小鼠 CYP 同工酶的表达和调节具有性别依赖性，所以在这些种属中由 CYP 介导的氧化而导致药物清除相关的 TK 参数出现性别差异并不罕见（Waxman and Holloway 2009）。肝表达的性别特异性 CYP 同工酶对激素因子反应性表达可产生代谢的差异，激素因子主要是啮齿类动物垂体脉冲式分泌的生长激素（Waxman et al. 1991; Yamazoe et al. 1986）。在大鼠中，CYP2C11 是雄性特异的，CYP2C12 在正常情况下被认为是雌性特异的，但在持续性（非生理性）生长激素暴露的条件下在雄性大鼠中也可被诱导（Waxman and O'Connor 2006）。体外 CYP2C11 比 CYP2C12 更高效地代谢单萜柠檬烯和香芹酮（高达 38 倍）（Miyazawa et al. 2002; Shimada et al. 2002）并且也能更活跃地将沙利度胺（反应停）代谢成 5′- 羟基和 5,6- 二羟基代谢产物（Ando et al. 2002）。生长激素也同样以性别依赖性方式调控某些小鼠的肝 CYP 酶（Waxman and Holloway 2009）。虽然其他种属动物酶表达和活性的性别差异已有报道（具体请参见 Waxman and Holloway 在 2009 年发表的文章和其参考文献），但这些差异大都不如啮齿类动物明显，并且在 TK 中不太可能表现出重大（即 >2 倍）的差异。

3.5.5.2　代谢酶及其诱导的种属差异

CYP 混合功能氧化酶负责一系列体内、体外物质的代谢（Guengerich and Cheng 2011），并与 UDP- 葡萄糖醛酸转移酶一起通常是全身暴露和 TK 的生物学决定因素，特别是经口给药后。尽管 CYP 代谢和葡萄糖醛酸化的种属差异是 TK 差异的常见原因，但其他代谢反应（如皮肤酯酶）的差异（Prusakiewicz et al. 2006）在环境暴露或者皮肤给药后对调节全身浓度也起着重要作用。代谢的种属差异并不罕见，可以表现为既有程度（即更广泛的代谢）也有选择性（即同一代谢通路产生不同的代谢产物，或者不同通路的代谢），并可引起 TK 或者毒性的改变。非核苷逆转录酶抑制剂依法韦仑产生的大鼠特异性肾毒性就是一个种属特异性代谢产生的种属特异性组织损伤的典型例子。经口给予高剂量依法韦仑后，在大鼠中观察到近端肾小管细胞坏死，而在食蟹猴中未见，这种坏死似乎是由大鼠特异性谷胱甘肽偶联物的形成和随后的肾处理所引起的（Mutlib et al. 2000）。

有许多种属依赖性代谢反应的报道，虽然有一篇关于这方面的全面综述已经超出了本章讨论的范围，但是其中一些例子依然值得参考。Sharer 等人（1995）报道了人类、比格犬、恒河猴和食蟹猴肝亚细胞成分标记底物体外代谢的主要差异，包括犬肝细胞液缺少异烟肼乙酰化作用。CYP 及其他酶的表达除了具有种属差异以外，可能还存在品系差异，例如雌性 Dark Agouti 大鼠比 Sprague-Dawley 大鼠更缺少 CYP2D2 的表达（Schulz-Utermoehl et al. 1999），从 Wistar 品系衍生出的缺乏 Ugt1a 酶的 Gunn 大鼠明确缺乏胆红素、甲状腺素和其他底物的葡萄糖醛酸化作用（Coughtrie et al. 1987; Richardson and Klaassen 2010）。总体而言，在所有种属动物中，包括比格犬（Shou et al. 2003）和食蟹猴（Uno et al. 2011），均有负责外源性物质代谢的 7 个主要 CYP 亚家族（1A、2A、2B、2C、2D、2E 和 3A）。虽然许多这些酶都是直系同源，但也可存在其他具有重要底物选择性的种属选择性同工酶，例如，食蟹猴中表达的负责代谢匹伐他汀（Uno et al. 2007）的 CYP2C76（Uno et al. 2010）。在比格犬中观察到了一些 CYP 同

工酶，CYP1A2 和 2C41 的多态性表达，这可
72 能会引起种属内和种属间的所见差异（Blaisdell et al. 1998; Kamimura 2006）。虽然目的繁育的比格犬几乎专用于毒理学研究，Fleischer 等人 (2008) 发表的综述总结了不同品种犬额外的生理和生化差异。这些例子说明了在解释不同种属动物的 TK 参数时，必须考虑其他方面的复杂性。

关键毒理学研究通常需要多次给药，重复给药后由于诱导可发生全身暴露和 TK 的变化，即蛋白含量的增加引起重要的药物代谢酶和转运蛋白（例如 P-gp）活性增加（Graham and Lake 2008; Lin 2006）。TK 的这些变化可以非常明显，比如认知增强剂利诺吡啶在膳食给药 28 天后，血浆 $AUC_{0\text{-}24h}$ 从 20.6 μg · h/ml（第 1 天）降低到 1.8 μg · h/ml，伴随 CYP2B 和 3A 酶诱导的肝代谢增强（Diamond et al. 1994）。诱导最常由基因转录增加引起，首先外源性物质与细胞内的核调节因子芳香烃受体（aryl hydrocarbon receptor, AhR）、孕烷 X 受体（pregnane X receptor, PXR）、组成型雄烷受体（constitutive androstane receptor, CAR）结合，然后与芳香烃受体核转运蛋白（Ahr nuclear translocator, Arnt）或类视黄醇 X 受体（retinoid X receptor, RXR）进行异源二聚化。与 PXR 结合和激活 PXR 非常重要，因为 PXR 调节关键的 CYP 2B、2C 和 3A 亚家族，葡萄糖醛酸转移酶 1A、磺基转移酶、P-gp 和 MRP2 转运蛋白的诱导（Gao and Xie 2010）。通常这些受体都有不同的种属选择性配体结合域，对外源性化合物的结合和诱导也常见种属选择性，特别是 PXR（Ekins et al. 2008; LeCluyse 2001）。因为化学结构中的关键因素，多次给药试验的 TK 难免会出现酶的诱导和改变，但这种可能性很容易在体外用报告基因的转录激活或者肝细胞培养试验进行确定（Sinz et al. 2008）。

3.6 小结

将病理和毒性与外源性物质全身暴露相联系对数据解释、评估风险和形成假设都至关重要。虽然 TK 参数的量值非常重要，但是必需考虑获取 TK 参数的试验局限性和推导过程中的假设因素。必须用可靠的浓度数据来支持计算获得的 TK 参数，一个稳定可靠的生物学分析方法是至关重要的第一步。通常分析血浆或者血清中的药物浓度就已足够，但如果要将 TK 参数与生理血流体积或者组织体积相关联，就需要使用血液 / 血浆分配比来计算全血近似浓度。给药后，C_{max} 和 AUC 是描述暴露程度的最重要参数。非肠外给药后化合物转运到系统的速率或者药物完全吸收后在组织或体内的清除也是非常重要的 TK 参数，是反映不同过程贡献度的综合值。清除和分布是两个独立的参数，反映了药物基本的生物学和化学特性；而终末半衰期是个依赖性的参数，是一个广泛用于药物清除的指标，反映清除和分布之间的平衡。这些 TK 参数反映了胃肠道生理学和解剖学的性别依赖性差异和种属依赖性差异、与血浆和组织蛋白的结合以及酶和转运蛋白的表达和活性。TK 参数的重要性在于可描述重要的潜在生化和生理决定因素的变化或者一致性，并可进行全身暴露和毒性之间关系的定量测量。

（淡 墨 译；刘淑洁 吕建军 校）

参考文献

Akimoto, M., Nagahata, N., Furaya, A., Fukushima, K. et al. (2000) Gastric pH profiles of beagle dogs and their use as an alternative to human testing. *Eur J Pharm Biopharm* 49:99–102.

Ando, Y, Fuse, E., and Figg, W.D. (2002) Thalidomide metabolism by the CYP2C subfamily. *Clin Cancer Res* 8:1964–1973.

Augustine, L.M., Markelewicz, R.J., Boekelheide, K., and 73
Cherrington, N.J. (2005) Xenobiotic and endobiotic

transporter mRNA expression in the blood–testis barrier. *Drug Metab Dispos* 33:182–189.

Avdeef, A. (2005) The rise of PAMPA. *Expert Opin Drug Metab Toxicol* 1:325–342.

Benet, L.Z. (1984) Pharmacokinetic parameters: which are necessary to define a drug substance? *Eur J Resp Dis* 65:45–61.

Blaisdell, J., Goldstein, J.A., and Bai, S.A. (1998) Isolation of a new canine cytochrome P450 cDNA from the cytochrome P450 2C subfamily (CYP2C41) and evidence for polymorphic differences in its expression. *Drug Metab Dispos* 26:278–283.

Boillat, C.S., Gaschen, F.P., Gaschen, L., Stout, R.W., and Hosgood, G.L. (2010) Variability associated with repeated measurements of gastrointestinal tract motility in dogs obtained by use of wireless motility capsule system and scintigraphy. *Am J Vet Res* 71:903–908.

Camilleri, M. (2006) Integrated upper gastrointestinal response to food intake. *Gastroenterology* 131:640–658.

Chen, E.P., Mahar Doan, K.M., Portelli, S., Coatney, R. et al. (2008) Gastric pH and gastric residence time in fasted and fed conscious cynomolgus monkeys using he Bravo pH system. *Pharm Res* 25:123–134.

Coughtrie, M.W., Burchell, B., Shepherd, I.M., and Bend, J.R. (1987) Defective induction of phenol glucuronidation by 3-methylcholanthrene in Gunn rats is due to the absence of a specific UDPglucuronosyltransferase isoenzyme. *Mol Pharmacol* 31:585–591.

Dalton, T.P., He, L., Wang, B., Miller, M.L. et al. (2005) Identification of mouse SLC39A8 as the transporter responsible for cadmium-induced toxicity in the testis. *Proc Natl Acad Sci USA* 102:3401–3406.

Davies, B. and Morris, T. (1993) Physiological parameters in laboratory animals and humans. *Pharm Res* 10:1093–1095.

DeSesso, J.M. and Jacobsen, C.F. (2001) Anatomical and physiological parameters affecting gastrointestinal absorption in humans and rats. *Food Chem Toxicol* 39:209–228.

Diamond, S., Rakestraw, D., O'Neil, J., Lam, G.N., and Christ, D.D. (1994) Induction of cytochromes P-450 2B and 3A in mice following the dietary administration of the novel cognitive enhancer linopiridine. *Drug Metab Dispos* 22:65–73.

Dressman, J.B. (1986) Comparison of canine and human gastrointestinal physiology. *Pharm Res* 3:123–131.

Ekins, S., Reschly, E.J., Hagey, L.R., and Krasowski, M.D. (2008) Evolution of pharmacologic specificity in the pregnane X receptor. *BMC Evol Biol* 8:103.

Eshkoli, T., Sheiner, E., Ben-Zvi, Z., and Holcberg, G. (2011) Drug transport across the placenta. *Curr Pharm Biotechnol* 12:707–714.

Fleischer, S., Sharkey, M., Mealy, K., Ostrander, E.A., and Martinez, M. (2008) Pharmacogenetic and metabolic differences between dog breeds; their impact on canine medicine and the use of the dog as a preclinical anima model. *AAPS J* 10:110–119.

Gao, J. and Xie, W. (2010) Pregnane X receptor and constitutive androstane receptor at the crossroads of drug metabolism and energy metabolism. *Drug Metab Dispos* 38:2091–2095.

Graham, M.J. and Lake, B.G. (2008) Induction of drug metabolism: species differences and toxicological relevance. *Toxicology* 254:184–191.

Grover, A. and Benet, L.Z. (2009) Effects of drug transporters on volume of distribution. *AAPS J* 11:250–261.

Guengerich, F.P. and Cheng, Q. (2011) Orphans in the human cytochrome P450 superfamily: approaches to discovering functions and relevance to pharmacology. *Pharmacol Rev* 63:684–699.

Hamilton, R.A., Garnett, W.R., and Kline, B.J. (1981) Determination of mean valproic acid serum level by assay of a single pooled sample. *Clin Pharmacol Ther* 29:408–413.

Haruta, S., Kawai, K., Jinnochi, S., Ogawara, K.I. et al. (2001) Evaluation of absorption kinetics of orally administered theophylline in rats based on gastrointestinal transit monitoring by gamma scintigraphy. *J Pharm Sci* 90:464–473.

He, L., Wang, B., Hay, E.B., and Nebert, D.W. (2009) Discovery of ZIP transporters that participate in cadmium damage to testis and kidney. *Toxicol Appl Pharmacol* 238:250–257.

He, Y.L., Murby, S., Warhurst, G., Gifford, L. et al. (1998) Species differences in size discrimination in the paracellular pathway reflected in oral bioavailability of poly(ethylene glycol) and d-peptides. *J Pharm Sci* 87:626–633.

Hosoya, K., Tomi, M., and Tachikawa, M. (2011) Strategies for therapy of retinal diseases using systemic drug delivery: relevance of transporters at the blood:retinal barrier. *Expert Opin Drug Deliv* 8:1571–1587.

Ikegami, K., Tagawa, K., Narisawa, S., and Osawa, T. (2003) Suitability of the cynomolgus monkey as an animal model for drug absorption studies of oral dosage forms from the viewpoint of gastrointestinal physiology. *Biol Pharm Bull* 26:1442–1447.

International Transporter Consortium. (2010) Membrane transporters in drug development. *Nat Rev Drug Discov* 9:215–236.

Jusko, W.J. and Ko, H.C. (1994) Physiologic indirect 74
response models characterize diverse types of pharmacodynamics effects. *Clin Pharmacol Ther* 56:406–419.

Kalantzi, L., Goumas, K., Kalioras, V., Abrahamsson, B. et al. (2006) Characterization of the human upper gastrointestinal contents under conditions simulating bioavailability/bioequivalence studies. *Pharm Res* 23:165–176.

Kamimura, H. (2006) Genetic polymorphism of cytochrome P450s in beagles: possible influence of CYP1A2 deficiency on toxicological evaluations. *Arch Toxicol* 80:732–738.

Kaniwa, N., Aoyagi, N., Ogata, H., and Ejima, A. (1988) Gastric emptying rates of drug preparations. I. Effects of size of dosage forms, food and species on gastric emptying rates. *J Pharmacobiodyn* 11: 563–570.

Karali, T.T. (1995) Comparison of the gastrointestinal anatomy, physiology, and biochemistry of humans and commonly used laboratory animals. *Biopharm Drug Dispos* 16:351–380.

Kimura, T. and Higaki, K. (2002) Gastrointestinal transit and drug absorption. *Biol Pharm Bull* 25:149–164.

Klein, S. (2010) The use of biorelevant dissolution media to forecast in vivo performance of a drug. *AAPS J* 12:397–406.

Knipp, G.T., Ho, N.F., Barsuhn, C.L., and Borchardt, R.T. (1997) Paracellular diffusion in Caco-2 cell monolayers: effect of perturbation on the transport of hydrophilic compounds that vary in change and size. *J Pharm Sci* 86:1105–1110.

Kwei, G.Y., Alvaro, R.F., Chen, Q., Jenkins, H.J. et al. (1999) Disposition of ivermectin and cyclosporine A in CF-1 mice deficient in MDR1A P-glycoprotein. *Drug Metab Dispos* 27:581–587.

LeCluyse, E.L. (2001) Pregnane X receptor: molecular basis for species differences in CYP3A induction by xenobiotics. *Chem Biol Interact* 16:283–289.

Lee, G., Dallas, S., Hong, M., and Bendayan, R. (2001) Drug transporters in the central nervous system: brain barriers and brain parenchyma considerations. *Pharmacol Rev* 53:569–596.

Lentz, K.L. (2008) Current methods for predicting human food effect. *AAPS J* 10:282–288.

Lin, J.H. (2006) CYP induction-mediated drug interactions: in vitro assessment and clinical implications. *Pharm Res* 23:1089–1116.

Lin, J.H., Chen, I.-W., Vastag, K.J., and Ostovic, D. (1995) pH-dependent oral absorption of l-753,524, a potent HIV protease inhibitor, in rats and dogs. *Drug Metab Dispos* 23:730–735.

Lindahl, A., Ungell, A-L, Knutson, L, and Lennarnas, H. (1997) Characterization of fluids from the stomach and proximal jejunum in men and women. *Pharm Res* 14:497–502.

Lui, C.Y., Amidon, G.L., Berardi, R.R., Fleisher, D. et al. (1986) Comparison of gastrointestinal pH in dogs and humans: implications on the use of the beagle dog as a model for oral absorption in humans. *J Pharm Sci* 75:271–274.

Mager, D.E., Wyska, E., and Jusko W.J. (2003) Diversity of mechanism-based pharmacodynamics models. *Drug Metab Dispos* 31:510–519.

Mealey, K.L., Bentjen, S.A., Gay, J.M., and Cantor, G.H. (2001) Ivermectin sensitivity in collies is associated with a deletion mutation of the mdr1 gene. *Pharmacogenetics* 11:727–733.

Melaine, N., Lienard, M.O., Dorval, I., Le Goascogne, C. et al. (2002) Multidrug resistance genes and *p*-glycoprotein in the testis of the rat, mouse, guinea pig, and human. *Biol Reprod* 67:1699–1707.

Miyazawa, M., Shindo, M., and Shimada, T. (2002) Sex differences in the metabolism of (+) and (–)-limonene enantiomers to carveol and perillyl alcohol derivatives by cytochrome P450 enzymes in rat liver microsomes. *Chem Res Toxicol* 15:15–20.

Mutlib, A.E., Gerson, R.J., Meunier, P.C., Haley, P.J. et al. (2000) The species-dependent metabolism of efavirenz produces a nephrotoxic glutathione conjugate in rats. *Toxicol Appl Pharmacol* 169:102–113.

Myllynen, P., Kummu, M., and Sieppi, E. (2010) ABCB1 and ABCB2 expression in the placenta and fetus; an interspecies comparison. *Expert Opin Drug Metab Toxicol* 6:1385–1398.

Ni, Z. and Mao, Q. (2011) ATP-binding cassette efflux transporters in human placenta. *Curr Pharm Biotechnol* 12:674–685.

Prusakiewicz, J.J., Ackermann, C. and Voorman, R. (2006) Comparison of skin esterase activities from different species. *Pharm Res* 23:1517–1524.

Richardson, T.A. and Klaassen, C.D. (2010) Disruption of thyroid hormone homeostasis in Ugt1a-deficient Gunn rats by microsomal enzyme inducers is not due to enhanced thyroxine glucuronidation. *Toxicol Appl Pharmacol* 248:38–44.

Roberts, M.S., Magnusson, B.M., Burczynski, F.J., and Weiss, M. (2002) Enterohepatic circulation. Physiological, pharmacokinetic and clinical implications. *Clin Pharmacokinet* 41:751–790.

Rudholm, T., Hellstrom, M.H., Theodorsson, E., Campbell, C.A. et al. (2008) Bravo capsule system optimizes intragastric pH monitoring over prolonged time: effects of ghrelin on gastric acid and hormone secretion in the rat. *World J Gastroenterol* 14:6180–6187.

Russell, T.L., Berardi, R.R., Barnett, J.L., Dermentoglou, 75
L.S. et al. (1993) Upper gastrointestinal pH in seventy nine healthy, elderly, North American men and women. *Pharm Res* 10:187–196.

Sagawa, K., Li, F., Liese, R., and Sutton, S.C. (2009) Fed and fasted gastric pH and gastric residence time in conscious beagle dogs. *J Pharm Sci* 98:2494–2500.

Schulz-Utermoehl, T., Bennet, A.J., Ellis, S.W., Tucker, G.T. et al. (1999) Polymorphic debrisoquine 4-hydroxylase activity in the rat is due to differences in CYP2D2 expression. *Pharmacogenetics* 9:357–366.

Shannon, J.A., Earle, D.P. Jr., Berliner, R.W., and Taggart, J.V. (1948) Studies on the chemotherapy of the human malarias. I. Method for the quantitative assay of suppressive antimalarial action in vivax malaria. *J Clin Invest* 27:66–74.

Sharer, J.E., Shipley, L.A., Vandenbranden, M.R., Binkley, S.N. and Wrighton, S.A. (1995) Comparison of phase I and phase II in vitro hepatic enzyme activities of human, dog, rhesus monkey, and cynomolgus monkey. *Drug Metab Dispos* 23:1231–1241.

Shimada, T., Shindo, M., and Miyazawa, M. (2002) Species differences in the metabolism of (+) and (–)-limonenes and their metabolites, carveols and carvones, by cytochrome P450 enzymes in liver microsomes of mice, rats, guinea pigs, rabbits, dogs, monkeys and humans. *Drug Metab Pharmacokinet* 17:507–515.

Shou, M., Norcross, R., Sandig, G., Lu, P. et al. (2003) Substrate specificity and kinetic properties of seven heterologously expressed dog cytochromes P450. *Drug Metab Dispos* 31:1161–1169.

Shugarts, S. and Benet, L.Z. (2009) The role of transporters in the pharmacokinetics of orally administered drugs. *Pharm Res* 26:2039–2054.

Sinz, M., Wallace, G., and Sahi, J. (2008) Current industrial practices in assessing CYP enzyme induction: preclinical and clinical. *AAPS J* 10:391–400.

Solon, E.G. (2012) Use of radioactive compounds and autoradiography to determine drug tissue distribution. *Chem Res Toxicol* 25:543–555.

Solon, E.G., Schweitzer, A., Stoeckli, M., and Prideaux, B. (2010) Autoradiography, MALDI-MS, and SIMS-MS imaging in pharmaceutical discovery and development. *AAPS J* 12:11–26.

Sugano, K., Okazaki, A., Sugimoto, S., Tavornvipas, S. et al. (2007) Solubility and dissolution profile assessment in drug discovery. *Drug Metab Pharmacokinet* 22:225–254.

Tomi, M. and Hosoya, K. (2010) The role of blood:ocular barrier transporters in retinal drug disposition. *Expert Opin Drug Metab Toxicol* 6:1111–1124.

Trainor, G.L. (2007) The importance of plasma protein binding in drug discovery. *Expert Opin Drug Discov* 2:51–64.

Umbenhauer, D.M., Lankas, G.R., Pippert, T.R., Wise, L.D. et al. (1997) Identification of a P-glycoproteindeficient subpopulation in the CF-1 mouse strain using a restriction fragment length polymorphism. *Toxicol Appl Pharmacol* 146:88–94.

Uno, Y., Fujino, H., Iwasaki, K., and Utoh, M. (2010) Macaque CYP2C76 encodes cytochrome P450 enzyme not orthologous to any human isoenzymes. *Curr Drug Metab* 11:142–152.

Uno, Y., Iwasaki, K., Yamazaki, H., and Nelson, D.R. (2011) Macaque cytochromes P450: nomenclature, transcript, gene, genomic structure, and function. *Drug Metab Rev* 43:346–361.

Uno, Y., Kumano, T., Kito, G., Nagata, R. et al. (2007) CYP2C76-mediated species difference in drug metabolism: a comparison of pitavastatin metabolism between monkeys and humans. *Xenobiotica* 37: 30–43.

Viswanathan, C.T., Bansal, S., Booth, B., DeStefano, A.J. et al. (2007) Quantitative bioanalytical methods validation and implementation: best practices for chromatographic and ligand binding assays. *Pharm Res* 24:1962–1973.

Volpe, D.A. (2011) Drug-permeability and transporter assays in Caco-2 and MDCK cell lines. *Future Med Chem* 3:2063–2077.

Waxman, D.J. and Holloway, M.G. (2009) Sex differences in the expression of hepatic drug metabolizing enzymes. *Mol Pharmacol* 76:215–228.

Waxman, D.J., and O'Connor, C. (2006) Growth hormone regulation of sex-dependent liver gene expression. *Mol Endocrinol* 20:2613–2629.

Waxman, D.J., Pampori, N.A., Ram, P.A., Agrawal, A.K. and Shapiro, B.H. (1991) Interpulse interval in circulating growth hormone patterns regulates sexually dimorphic expression of hepatic cytochrome P450. *Proc Natl Acad Sci USA* 88:6868–6872.

Wilkinson, G.R. (1987) Clearance approaches in pharmacology. *Pharmacol Rev* 39:1–47.

Wilkinson, G.R. and Shand, D.G. (1975) A physiological approach to drug clearance. *Clin Pharmacol Ther* 18:377–390.

Willmann, S., Edginton, A.N., and Dressman, J.B. (2007) Development and validation of a physiology-based model for the prediction of oral absorption in monkeys. *Pharm Res* 24:1275–1282.

Yamazoe, Y., Shimada, M., Murayama, N., Kawano, S., and 76
Kato, R. (1986) The regulation by growth hormone of microsomal testosterone 6 beta-hydroxylase in male rat livers. *J Biochem* 100:1095–1097.

Yanez, J.A., Remsberg, C.M., Sayre, C.L., Forrest, M.L., and Davies, N.M. (2011) Flip-flop pharmacokinetics—delivering a reversal of disposition: challenges and opportunities in drug development. *Ther Deliv* 2:643–672.

Zhou, R., Moench, P., Heran, C., Lu, X. et al. (2005) pH-dependent dissolution in vitro and absorption in vivo of weakly basic drugs: development of a canine model. *Pharm Res* 22:188–192.

第 4 章　毒理病理学概论

Judit E. Markovits、*Page R. Bouchard*、
Christopher J. Clarke 和 *Donald N. McMartin*

77 ## 4.1　引言

病理学是一门医学学科，它研究疾病的性质，尤其是研究机体组织和器官中发生的变化，以确定其发病机制与后果。临床病理学是病理学的一个分支，它采用实验室技术通过分析体液来反映疾病的特征。病理学家通常具有医学或兽医学背景，理解基础生物化学与生理学过程，熟悉疾病及其对个体的影响。病理学家研究自然发生的疾病或在疾病的实验模型上产生的变化。而毒理病理学家（本文中）是描述当机体有意识地（如用于医学目的的药物）或无意识地（如通过环境暴露）暴露于化学品和生物制品时的毒性特征。本综述将针对在受控实验室条件下有意识暴露情形的毒理病理学实践。在这种情况下，毒理病理学家需要能准确描述受试物所产生的影响，理解所见病变的发病机制，并懂得非临床试验中受试物引起的生物学意义。此外，病理学家还需要对非临床发现与人类的相关性作出解释，多数情况下还需要对受试物在临床受控性应用中相关的潜在风险作出结论。

毒理病理学科标准化中的一个重大事件（至少在美国）是美国国家癌症研究所的建立及其随后在 20 世纪 70 年代早期启动的致癌试验（Squire 1997）。在美国，从事病理学术研究工作并对毒性感兴趣的人医与兽医，以及主要就职于制药行业的兽医，于 20 世纪中叶组建了一个学会，该学会在 1971 年更名为毒性病理学会（Society of Toxicologic Pathology, STP）（Iatropoulos and Williams 2011）。随后的几十年里随着病理 78
学家以及对等组织间非正式与正式的全球合作的增加，很多国家成立了 STP 的姊妹组织。这种全球化也受制药行业的变化、跨国公司的建立以及世界不同地区监管部门的国际合作所驱动。毒理病理学作为一门新兴的学科最初仅限于那些常被称为开发性试验或监管性试验的研究中。然而随着时间的推移，这一学科从最初诊断小分子量候选药物所引起的病变扩展到包括生物制品、医疗器械以及来自再生医学和组织工程的非临床样品。这些新领域导致了新法规以及专业化研究的形成，需要病理学家具备更多的专业知识。大多数毒理病理学家都是先具备兽医学或医学学位，随后再进行病理学专业训练，并且多数具备病理学家资格证书而不是毒理病理学家资格证书，但日本和英国例外（Ettlin et al. 2008）。而且，由于世界不同地区存在文化差异与传统，毒理病理学从业者可能具有其他的教育背景，例如接受传统医学或兽医学培训，因此不具备普通病理学家的资格证书。然而近年来，随着制药行业和市场的日益全球化以及毒理病理学实践国际协调的增加，国际毒性病理学会（International Societies of Toxicologic Pathologists）就科学课程和病理学专业的正式或在职培训提出了很多建议，并为会员所接受（Bolon 2011；Bolon et al. 2010）。

病理学从业者，包括毒理病理学从业者，早期常被看作是坐在显微镜旁的孤独的科学家。然而，最近这种场景发生了变化，尤其对就职于制药行业的毒理病理学家而言。为了适应医学上对以创新途径开发更安全药物的新需求，以及缩短药物开发过程、降低药物因安全原因而淘汰的愿景，非临床研究变得更加复杂，日益需要集结具有不同专业知识的团队。本章将在多学科背景下对现代毒理病理学作一概述。

4.2　一般考虑

本章介绍毒理病理学这一学科，并强调病理学家在药物开发中的作用。前面的章节（第 1 章和第 2 章）概述了药物的开发过程以及药物的非临床安全性评价。此外，第 5 章对毒理病理学的技术方面进行了详细的介绍。

WHO 科学小组将药物定义为用于或旨在用于改变或探索生理系统或病理状态以使接受者获益的任何物质或产品（Dorato et al. 2008）。因此，药物开发的主要焦点是患者，而基于动物模型的非临床安全性试验用来预测患者可能对候选药物如何反应，这一过程被称为风险评估。作为毒理病理学家，为了有效地发挥作用，他需要对药物研发与监管环境有更广泛的了解。对美国 FDA 近 60 年批准的新分子实体（new molecular entities, NME）或生物制品的一项调查表明，尽管制药工业的情况在不断变化，新药推出的速度基本上是稳定的。在这 60 年中，就批准药物的总数来看，通过大公司的合并或收购小型或大型公司而形成的国际企业集团（Munos 2009）对创新没有明显影响。在最近的另一篇综述中（Swinney and Anthony 2011），通过检查 1999 年至 2008 年间批准药物中 NME 的分子作用模式（molecular mode of action, MMOA），对过去 20 年基因组学时代的影响进行了调查。在这个数据库中，虽然在表型筛选阶段有一些偶然发现，但绝大多数 NME 是有意识筛选后，通过对靶向特定分子靶标的分子进行优化的结果。作者在对从“首创”（“first in class”）到“最优”（“best in class”）的转变进行评估后，强调了 MMOA 的重要性。当毒性与药理作用机制无关时，通过 79
改变化学行为，如用抗组胺药物及血管紧张素受体阻断剂降低与靶标的解离速率，来提高药效。同样，当毒性是基于 MMOA 时，可提高治疗指数，如选择性雌激素受体调节剂（selective estrogen receptor modulators, SERM；如雷洛昔芬）所示。基于以上认识，熟悉靶标并理解作用模式是今天制药行业的研发团队成员（包括病理学家）必须具备的素质。毒理病理学家最常见最重要的贡献之一是确定所观察到的毒性是在靶效应还是脱靶效应（即是否由于药物的药理作用所致）。2010 年可获取的资料证实获批的真正创新药物很少，并且生物制品的数目也低于预期（Mullard 2011）。人们常说，大多数生物医学研究是一个漫长的过程，一种新的治疗方法逐渐成熟需要经过数十年的细致研究。酪氨酸激酶抑制剂格列卫就是如此，格列卫作为靶向明确的癌症发生通路上的特定突变分子靶标的第一个癌症治疗药物，也是历时数十年多学科研究的结晶，它似乎彻底改变了肿瘤学。从 FDA 2010 年批准药物的综述中发现的最大趋势是开始重视专业医学（包括孤儿药物），而不是初级保健（Mullard 2011）。

不管生物制药行业中的研发重点如何，在新药的发现和开发过程中，来自多学科的科学家和医生间的合作在不断增多。在这个过程中，来自不同学科的科学家相互“交接”已显得不够，而是处于紧密协作当中，即科学家和医生在一个跨学科的团队环境中相互补充。基于这种协作的新方法，科学家团队使用各种各样的分子和遗传工具来探测整个分子通路，可能为过去没有明显关联的疾病提供新靶标，摒弃了聚焦于单个的可能药物靶标的传统方法（Fishman and Porter 2005）。在这种模式下，一个特定分子通路内的独特缺陷可能导致不同的疾病。例如，猬因子信号通路（hedgehog signaling pathway）的特定缺陷可引起不同的疾病，如碎片蛋白（Patched，Ptc1）存在缺陷时引起基底细胞癌、髓母细胞瘤以及一种被称为戈林综合征（Gorlin's syndrome）的增生性皮肤病，当 Gli1 存在缺陷时引起胶质母细胞瘤。此外，更多常见的疾病可能是相同的分子通路受到扰动所致，因此可能从为某些特定疾病而开发的药物中获益，例如，前列腺肿瘤与胃肠道肿瘤中都有平滑蛋白（smootheded, Smo）的参与。为了识别潜在的下游事件并将其与脱靶性变化相区分，病理学家需要对任何特定候选药物所调节的分子通路都要有深入的了解。病理学家也可以参与选择或开发适当的疾病模型，并对它们的标准化做出解释（Ward 2010）。

大多数毒理病理学家在处于某个开发高级阶段的候选药物的测试试验中发挥作用。在药物非临床研究质量管理规范（Good Laboratory Practice, GLP）下实施的试验构成了申请候选药物开展临床试验的基础。非临床试验中典型的试验设计包括作为对照（给予溶媒）的健康、幼龄动物以及暴露于不同剂量候选药物的动物。替代试验设计，特别是在欧洲要遵循动物使用 3R 原则［优化（refine）、减少（reduce）、替代（replace）］，在某些试验中或试验的某些阶段（尤其是大动物恢复期组）可能减少甚至不设同期对照。对监管性试验而言病理学家的主要作用是在试验的各组间识别由受试物产生的差异，并将这些病变与可能为自发、与给药无关的背景病变进行区别。就这一点而言，这种病理实践与大多数诊断病理的情形明显不同，和大多数病理学家通常受训的方式也不同。诊断病理详细描述个体动物的改变，做出的诊断或是为了帮助治疗（如活检或取自临
床病例的临床病理学样本），或是为了解决对将 80
来有提示意义的临床问题（如尸检）。以上情形同样适用于一段时间后对一系列诊断病例的回顾性研究。相比之下，毒理病理学家审查来自多个动物的材料，以识别与受试物相关的变化趋势。在这种情形下，尽管单个动物是重要的，但要根据一组动物的改变做出决定。根据试验设计不同，每组可以有几只动物，也可以如啮齿类动物致癌性研究时每组 50 只或更多动物。因此，对样本进行一致性处理，包括意识到某些参数的昼夜节律性变化并予以补偿是必要的。为实现这一目标，病理学家应该参与试验设计，需要了解使用的实验系统，包括动物种属和品系、药物的一般毒代动力学特征以及其他因素。

4.3　试验设计

关于支持人体试验所需的非临床试验的时限，一般指导原则要求动物试验至少应和预期的临床试验一样长，但肿瘤学适应证有一些例外情况。第 2 章描述了为支持小分子药物和生物制品首次人体（first-in-human, FIH）临床试验及上市而进行试验的时长和一般设计。在开始人体单次给药试验之前，典型的试验计划包括在啮齿类动物（通常是大鼠）和大型动物（通常是狗）中进行 2 周或 4 周的动物试验。根据候选药物的开发阶段，1 个月的人体试验需要 1~ 3 个月的啮齿类和非啮齿类动物试验来支持，6 个月或更长时间患者给药临床试验需要 6 个月的啮齿类动物试验和 6~12 个月的非啮齿类动物试验来支持。在非肿瘤性适应证的情况下，最初的短期啮齿类动物和非啮齿类动物试验的目的是为 I 期临床试验中可能在人类志愿者身上测试初步安全性的产品获取足够的一般安全性信息。Ⅱ期临床试验需要在大量患者中评估其有效性，而Ⅲ期临床试验则

在更大的患者群体中确认其有效性和安全性。相比之下，抗肿瘤药物通常不在健康志愿者中测试，而是在患者中进行测试，有着不同的安全性要求。一般来说，3 个月的试验足以支持任何时长的肿瘤学临床试验，并设有适当的恢复期以证明毒理学变化的可逆性。当患者人群的预期寿命仅为 3 年或更少时，抗肿瘤药物通常不需要进行致癌性研究。

早期的药物开发，其非临床试验及活动需历时数年，试验设计可以预知并且一致。最近几十年里，由于技术与科学的进步以及监管环境的变化，情形已大不相同。例如，科学界（制药企业和监管机构）得出的结论是啮齿类动物的长期试验的时长应该为 6 个月，而不是 20 世纪 90 年代初期标准要求的 12 个月。在过去，大多数 GLP 试验包括恢复期组。然而，目前所用的方法要求适合临床方案的试验设计，并遵循动物使用 3R 原则（Pandher et al. 2012）。在这种新模式下，无需证明抗癌候选药物可完全恢复，但非临床试验应该指出严重毒性在临床试验中是否可逆。除抗癌药物外，小分子药物的恢复期（或非给药期）设置取决于研发项目的具体情况，并且至少在一项非临床试验中设置恢复期，但也有在多项非临床试验中设置恢复期（recovery arm）的情况（事实上，无论大分子还是小分子，抗癌药物还是非抗癌药物，毒性试验恢复期设置是由受试物的毒性特征决定的，目的是确认毒性是否可以恢复，不是所有受试物或研发项目都要设置恢复期——译者注）。设置非给药期（即恢复期）的主要目的是证明毒性的可逆性。对于抗体药物而言，对迟发性毒性的评估常常被错误解读，因为在循环半衰期和作用持续时间长的候选药物中观察到的毒性可能是由于暴露时间延长所致，而不是真正的延迟效应。非给药“恢复”期的长度，对于半衰期短、作用持续时间有限的小分子而言通常为 2~4 周，而对于半衰期和作用持续时间长的生物制品而言，可能长达数月。生物治
疗药物恢复期的时长通常取决于血浆药物浓度降 81
至药理学活性浓度以下所需的时间。

虽然人们已经认识到终生性（即致癌性研究）啮齿类动物试验不是最佳的，因为人类和啮齿类动物之间存在差异，并且这些试验缺乏机制信息，但是迄今为止尚未发现或认可一种可靠的替代方法。致癌性研究通常是非临床安全性项目中耗时最长、规模最大因而也是成本最高的试验。此外，从开始到完成大约需要 3 年时间，它们经常成为提交产品批准文件过程的关键节点。由于需要耗费大量资源（包括使用数百只动物以及完成最终报告花费的时间），致癌性研究仅限于在研发后期有希望的产品，通常接近新药申请（new drug application, NDA）提交的时间。病理学家是致癌性研究中数据产生与解释的关键人员，因为致癌性研究的主要目的就是专题病理学家诊断增生性改变并描述其形态特征。在对致癌性研究重新评估时，病理学家的意见长期并持续占主导地位。出于上述目的，基于 1994 版的《医师案头参考书》（*Physician Desk Reference*）对已上市的 200 多种药物的啮齿类动物致癌性研究进行了调查（Davies and Monro 1995）。调查发现大约一半的药物在啮齿类动物 2 年致癌性研究中显示出产生肿瘤的一些证据，表明研究者认为这些药物对人类的益处超过了风险。这项调查确定了啮齿类动物致癌性研究中出现阳性结果的某些因素，包括遗传毒性、免疫抑制和导致细胞更新增加或引起激素紊乱的慢性刺激。对近 200 项大鼠的试验结果的两项调查探讨了根据长达 12 个月的大鼠长期试验对致癌潜能的预测性。结果表明，如果一个化合物在 6 个月或 12 个月的大鼠试验中引起某些组织学变化，包括增生、细胞肥大或非典型细胞灶，那么该化合物将可能在大鼠致癌性研究中引起肿瘤，但不一定与较短期试验中所显示的组织类型相同。反过来，如果 6 个月或 12

个月试验的增生性变化为阴性，那么很大可能（但不是 100%）该化合物在大鼠致癌试验中不会产生肿瘤（Reddy et al. 2010; Sistare et al. 2011）。

目前，人们对在插入或敲除人类癌症相关基因的基因工程小鼠（genetically engineered mouse, GEM）品系中进行的短期替代性致癌试验积累了丰富的经验。基于这些经验，人们已接受采用 *p53* 肿瘤抑制基因杂合小鼠品系（适用于遗传毒性化合物）6 个月试验，以及采用除了鼠 *Ha-ras* 原癌基因外还携带有人类 *c-Ha-ras* 原癌基因的 Tg.rasH2 小鼠品系（适用于非遗传毒性化合物及遗传毒性化合物）6 个月试验，作为传统的 2 年小鼠致癌试验的替代试验。为确认基因型和潜在的肿瘤发生机制，这些基因工程小鼠的试验设计通常包括一个适当的阳性对照化合物和野生型动物。在过去的 10 年中，使用这些转基因小鼠模型获得了丰富的经验，它们现在通常被用作传统 2 年小鼠致癌试验的替代试验。

4.4　大体改变和脏器重量

虽然安全性评价试验要对一系列组织进行常规显微镜检查，但识别大体异常及其与存活期（临床）观察的相关性仍然非常重要。病理学家依靠训练有素的技术员来识别大体病变并由病理学家对这些病变进行确认。这对于需要同时剖检数只动物的啮齿类动物试验尤其如此。训练有素的技术员需要了解解剖学并了解特定种属、品系、年龄和性别动物的组织和器官的正常外观。新鲜组织，尤其是内分泌器官的组织，必须小心处理，以防因产生人工假象而可能干扰对组织的详细显微镜检查。总之，病理学家在识别和命名大体病变方面起主导作用。计算机化系统和标准操作规程（standard operating procedures, SOP）有助于确
82 保相似的大体变化用同一术语来记录，从而使用有限的词汇形成一致的诊断（Frame and Mann 2008）。关于剖检程序将在本书第 5 章详述。

在长达 6 个月的重复给药啮齿类动物试验以及大动物的亚慢性和慢性试验中可能会出现脏器重量的改变，无论是否伴有相应的镜下改变，这都可能是受试物相关改变有意义的指标。本章仅进行了简短的讨论，读者可参考 STP 的系列监管论坛（Michael et al. 2007; Sellers et al. 2007）以及本书的下一章内容。常规毒性试验中通常要采集脏器重量，但在新药发现试验中较少采集。STP 的建议与美国制药行业的通行做法一致，在持续时间从 7 天到 1 年不等的所有种属的多次给药试验中采集的脏器重量至少包括肝、肾、心脏、脑、肾上腺和睾丸。相比之下，在致癌试验（包括 2 年期终生性致癌试验的替代试验）中不推荐采集脏器重量。这些建议还包括对公认的可能给解释结果带来挑战的相关组织（主要是大动物的淋巴组织和生殖组织）的特别建议。在吸入试验可自定义采集重量的脏器包括肺或任何可能受受试物影响的组织。然而，只有组织可以进行一致性称重，并且其重量变化对结果解释有帮助时才对非常规组织进行称重。

4.5　显微评价

毒理组织病理学评价的成功实施是一个复杂的过程，需要一个合格的病理学家，他能获得详细的试验信息，熟悉受试物以及之前的试验结果（Crissman et al. 2004）。毒理病理学研究是在与其他研究人员密切合作的情况下进行的，这些研究人员具有广泛的专业知识，作为一个团队遵照适当的 SOP 开展工作，并运用制衡来确保高质量的数据采集和解释。试验设计的详细信息（包括试验方案及其变更），毒理学同事提供的存活期观察数据以及临床病理学参数的获得，乃至对药物的代谢和药代动力学（PK）特征的总体了解，所有这些都可为病理学家提供背景信息，这

些信息对显微镜检查和解释试验结果是必不可少的。在病理部门内部，必须要注意样品处理和质量控制，以确保无偏、一致地呈现每只动物的样本。欧洲药品管理局（EMEA 2000）相关委员会推荐了 28 天试验以及致癌试验的标准化组织列表。STP 还就组织学评价的最佳实践和其他考虑进行了更深入的评论（Bregman et al. 2003）。这份列表包括了重复给药 GLP 试验的核心组织列表，而不考虑给药途径，并为吸入性试验的其他组织取材提供了进一步的指导。然而，由不同监管机构推荐的一些组织，如三种不同的唾液腺、Zymbal 腺和输卵管（以及其他组织）未包含在 STP 的建议中，因为这些组织很少具有提示毒性或致癌性的形态学改变。在 RENI 网站（RENI 2012）有一份对啮齿类动物组织取材和比较性监管考虑有价值的指南，上述指南也已经发表（Kittel et al. 2004；Morawietz et al. 2004；Ruehl-Fehlert et al. 2003）。

显微镜检查是一种对改变进行定性评价的传统方法，通过明场显微镜对常规的苏木素和伊红（hematoxylin and eosin, HE）染色切片进行检查。许多非病理学家惊讶于训练有素的眼睛能识别出多少苏木素所染的紫蓝色核和伊红所染的粉红色胞质及其他组织成分的组合。就像 Finch 在毒理病理学最新进展的综述中描述的那样，病理学实践与美洲的历史密切相关，通过苏木素（目前以铁盐或明矾盐的形式使用）可追溯到 16 世纪。苏木素是坎佩切和尤卡坦半岛地区的一种本土洋苏木树（墨水树）的提取物（Finch 2005）。
83 即使在 1970 年前后森林砍伐期间发生苏木素短缺的时候，也没有找到更好的替代物。其次，红色染料伊红（来自于希腊语 Eos，意思是黎明）的发现，以及 19 世纪的早期组织学家将样品包埋于石蜡后制作出相对较薄的切片（以及样品的再水化，从而染上亲水性染料）的能力，进行组织学切片制备，至今仍是病理学家的阅片工作基础。组织学简史还包括早期封固剂的发现，使切片归档保存多年成为可能。非水性封固剂最初是从一种加拿大冷杉（香脂冷杉）中提取的，多年后已被合成封固剂取代。

在机会性感染或致癌试验中，为帮助识别受试物相关病变的特征或协助诊断过程，病理学家可能会要求 HE 染色以外的染色方法。可能需要进行组织化学染色来对组织进行详细评价，如过碘酸－希夫（periodic acid–Schiff，PAS）染色评价睾丸。PAS 是一种用途广泛的染色方法，可用于评价细胞内糖原，诊断肾小球病变或机会性真菌感染。本章不对特殊染色方法进行详细描述，更多细节读者可以参阅第 5 章。除组织化学染色外，免疫组织化学（immunohistochemical, IHC）方法目前也被常规用于进一步表征组织改变。与组织化学反应相比，IHC 的基础是抗体对抗原表位的识别以及使形成的复合物可视化。最常用的抗体中有些针对细胞内的中间丝从而识别出它们，有些是抗细胞表面抗原的抗体（尤其是用于单形核细胞分型的抗体）以及抗细胞内产物（如胰岛素）的抗体，还有些是可识别特定细胞周期的抗体（Hall and Rojko 1996; Painter et al. 2010; Ward et al. 2006）。原位杂交在毒理病理学中不常使用，这种方法通过与不同长度的核酸序列杂交而主要用于检测特定的 RNA 分子，在无法检测蛋白时用于诊断机会性感染（例如灵长类动物的 LCV），或者最常见的情况是将形态学结果与基因表达谱相关联。

某些情况下可能会用到电子显微镜，以识别光学显微镜下所见病变涉及的亚细胞结构。但是，电子显微镜检查采用的样品太小，且处理起来太费时费力，以至于大多数试验不能常规使用。当剖检时基于前期的光学显微镜检查结果知道取什么样品时，可获得最佳结果。例如，利用电子显微镜可证实过氧化物酶体增殖为药物引起肝细胞肥大的原因（Maronpot et al. 2010）。在对组织学切片进行光学显微镜检查后如果认为电子显微镜会有帮助，有时可从福尔马林固定的剩余组织中取材进行电子显微镜检查，虽不尽理想但对解释结果仍有帮助。

为确保受试物相关病变的发生率可在不同试验间进行比较，毒理病理学的显微评价需具可重复性。诊断病理学家通常在他们的正规教育期间接受对病变详细描述并做出特定诊断的培训，以指导治疗或控制疾病。相比之下，毒理病理学家需要使用标准化的术语和可重复性的诊断标准（SSNDC 指南），用简明的描述术语来描述镜下改变（而不是形态学诊断）。为此目的，包括欧洲、亚洲和美国的毒性病理学会在内的国际组织以及欧洲工业毒理学动物数据注册（Registry of Industrial Toxicology Animal data, RITA）数据库小组发布了啮齿类动物的标准化术语，最初用于针对大鼠的增生性改变，目前正在为非增生性改变制定类似的标准化术语。一项由欧洲毒性病理学会（European Society of Toxicologic Pathology, ESTP）与 RITA、美国 STP 和日本毒性病理学会（Japanese Society of Toxicologic Pathology, JSTP）新的全球合作倡议，制定的大鼠和小鼠病变的联合诊断标准正处于印刷和网上发布过程中（Kaufmann et al. 2005）。这项工作被称为 INHAND 术语项目，即大小鼠病变和诊断标准的国际协调（International Harmonization of Nomenclature and Diagnostic Criteria for Lesions in Rats and Mice），并可在 www.goreni.com 网站上查阅。新的诊断标准将比以前的命名法所覆盖的器官系统更全面。目前正在为病变程度分
84 级提供指南，并为使新命名法便于计算机使用而给出了诊断的一般诊断建构和特殊考虑。器官工作组按照非增生性变化的一般概念为增生性病变制定了标准。此外，新命名法将提出广义病变的例子，而不针对特定的组织或器官，还将允许使用组合术语（例如变性 / 再生），并可将某些病变记录为存在而无需分级。该命名法还将建议使用修饰语以阐明病变的分布或特征。需要着重强调的是要仔细考虑看似细微的病变，因为这些变化可能反映受试物导致的代谢活性差异（例如肝酶诱导引起肝细胞空泡变减少）（Shackelford et al. 2002）。此外，在确定未观察到作用剂量（no-observed-effect level, NOEL）时，一项试验内以及跨试验间病变分级的可重复性非常重要，为保持结果的一致性，推荐仅使用少数几个类别进行简单分级即可。对病变分级并不是监管机构严格要求的，但却常常至关重要，而且是监管机构不时提出的问题（Ward and Thoolen 2011）。在多项试验间评价药物有效性的发现病理学中，对病变分级常常是重要的。一个好的分级方案应该是明确的、可重复的并有意义的。

毒性试验中组织评价的具体方法（或按动物或按组织）主要根据个人偏好。按组织进行评价可以对病变程度的一致性分级有更好地控制，而按动物进行组织评价可确保把每只动物作为一个整体进行评价（对确定死亡原因或濒死原因有帮助，并且在致癌试验阅片时必须如此）。所谓的无偏差盲检（是指病理学家不知道动物的分组情况）通常不作为初始评价方法，但在病变细微的情况下常能派上用场，例如，肝细胞肥大或甲状腺滤泡上皮的改变。最近，有文献支持更广泛地使用无偏差组织病理学评价，以与通常使用盲检进行的其他探索性试验（绝大部分为定量评价）相一致（Holland and Holland 2011a, b），然而这种方法并没有被广泛接受或推荐。病理学家常会遇到确定细微的镜下病变是否与给药相关的问题，针对这些问题他们采取何种检查策略（例如排序法和配对对比法），读者可参考 Holland 和 Holland 的文章（2011a）。

除标准化命名法外，IHC 联合计算机辅助的形态计量评价越来越多被用于增生程度的定量评价。原研论文［以溴脱氧尿苷（bromodeoxyuridine, BrdU）标记为金标准］就 BrdU 的给药、特定组

织的取材理念以及以生成标记指数作为增生指标的图像分析策略的考虑作了详细说明（Nolte et al. 2005）。该法及其他常用方法依赖于基于最佳组织切片的标准化组织取材。有篇引人深思的文章认为这种基于假设的方法可能会导致错误的结论，并且提供了一些关于基于设计（无偏差）体视学方法的细节（Boyce JT et al. 2010）。作为一个反面（错误的）结论，对文章采用基于假设的设计和基于设计的方法来评价睾丸的病变进行了说明。在这个例子中，变性的睾丸与同期正常对照相比，其组织收缩程度更重，因此这种差异不应通过传统的细胞密度二维（2D）评价来测量，这会导致对间质细胞数不准确的解读。关于取材方法的更多细节、选择基于二维或三维（3D）定量评价的一些实用方法以及相关的统计方法不在本章的讨论范围内，读者可以参考 R. W. Boyce 等人的综述（2010）。

监管毒理学试验的病理学数据作为毒理学综合报告的一部分或作为一份独立的报告。在形成病理学最终数据过程中，大多数机构依赖于另一位病理学家的同行评议。同行评议过程不是一种对立性检查，它是在采用的诊断标准下确
85 保数据的质量和准确性，确认靶组织，并确认产生不良反应的剂量。所形成的数据以及对数据的解释是一致意见的反映，而不是某一个贡献者的意见。同行评议病理学家通常要签署一份声明，以描述同行评议的过程并确认试验报告反映了病理数据（Morton et al. 2010）。美国或欧洲对同行评议没有监管要求（只有 ICH 对致癌试验的同行评议提出了一些建议）。按照美国 FDA 和 EPA 的定义，由于病理结果可通过对存档的组织学切片复阅来重建，因此病理学原始数据是指签署的病理学报告。在日本，开始同行评议前需要锁定数据，而且与美国和欧洲不同的是，在同行评议过程中修改的结果必须在最终报告中列出（McKay et al. 2010）。JSTP 正在修订这些指南，以便与美国和欧洲保持一致。美国的同行评议相关问题目前正在 FDA 的合规办公室进行审议，关于如何处理这一过程存在许多意见和讨论。预计 FDA 不久将对那些所提交的试验数据发布明确指示，大多数实验室将修改其规程以符合监管机构的要求。当形态学改变的诊断与解释出现问题时，将由病理工作组（pathology working groups, PWG）开展一种特殊类型的同行评议。最近发表的例子包括应美国健康与环境科学研究所（Health and Environmental Science Institute, HESI）过氧化物酶体增殖物激活受体（Peroxisome Proliferator-activated receptor, PPAR）激动剂项目委员会的请求，对 PPAR 受体激动剂给药后小鼠与仓鼠的血管肉瘤、大鼠的脂肪肉瘤与纤维肉瘤，以及食蟹猴的膀胱病理改变进行的评议（Hardisty et al. 2007）。PWG 由在某方面具有特殊经验的病理学家组成（如对非人灵长类动物具有丰富经验或具有比较病理学经验的 MD 病理学家）。同行评议时给药组的切片是随机的而且是盲检（或 PPAR 病理工作组的情况，不知道切片的来源），每位参与者或评议靶器官的所有切片，或评议所见病变范围的代表性切片，并就病理工作组提出的问题进行说明。然后讨论每张切片，并按照所采用标准确认具体特征而形成一致诊断。

4.6 药物暴露、药物代谢和组织病理学发现的整合

必须将毒理病理发现与药物和代谢物的血浆水平联系起来，因此，病理学家需要对毒代动力学数据如何应用于非临床安全评价有基本的了解（Ploemen et al. 2007）。本章不就这一内容进行详细讨论，读者可参考本书第 3 章。在实际应用中，病理学家可以关注主要的 PK 参数（AUC、C_{max}、T_{max}、半衰期），主要代谢产物和组织分

布。当形态学改变与所给剂量水平对应不明确时，了解毒代动力学数据会有帮助。例如，有时可观察到药物血浆水平的超比例或低比例变化，这两种情况常分别被解释为消除或吸收饱和。长期给药后，毒效动力学反应可能发生变化，病理学家必须考虑到这些变化，以便对药物清除器官进行仔细评价。另一个常见的发现是生物转化相关酶表达的性别差异，一个众所周知的例子是 P450 在雄性大鼠体内的表达量高于雌性大鼠。大动物试验中的个体反应与血浆暴露的差异尤其常见，这是因为相对于啮齿类动物试验而言，大动物试验中的动物数量较少，群体的均一性较差。事实上，犬的顽固性呕吐导致药物的暴露量受限，常常是使用其他非啮齿类种属动物（如小型猪或猴）进行试验的原因。最后，不同试验间毒代动力学数据的差异可能是由受试物的批次不同、剂型改变以及实验动物有关的差异（如供应商的变化）引起的。

86 将毒代动力学数据与毒理病理学改变相结合，比仅仅基于给药剂量来看待这些变化可以更好地解释受试物相关发现。最终对综合风险评价而言，安全窗或治疗指数是基于相对暴露量而不是给药剂量来确定的（以肿瘤为适应证的药物除外）。对于小分子而言，可能存在血清蛋白结合以及不同种属间蛋白结合度的差异，研究者始终要考虑非蛋白结合或"游离部分"的药物比例。原则上，只有游离部分才能与靶标发生药理学作用，因此，计算游离部分的暴露量可能是表示治疗指数的重要方式。对大分子（单克隆抗体）而言，病理学家应该清楚分子的血浆半衰期和作用持续时间可长达数月，因此在给药结束后仍持续暴露很长时间。另外，如果产生的抗药抗体反应加速受试物的清除，那么生物制品的暴露量会大大降低。鉴于对生物制品上述独特考虑，专题病理学家在评价组织病理学发现时必须考虑动物的个体暴露和免疫原性数据。

4.7　报告与风险评估

毒理病理学报告为广大潜在读者 / 审查者提供了一份重要的总结，他们将用它在科学性、战略性和医疗风险方面做出关键性的决定。临床病理学发现和解剖病理学发现通常是健康机构审查过程中用到的核心发现。因此，报告必须撰写清楚，不能模棱两可，要采用恰当并且一致性术语，且要给出准确和透明的解释（Black 1994, 1997；Wolf and Mann 2005）。报告的结构必须要有逻辑性，全文要保持一致，要能反映试验方案（及其变更）和所完成的工作。因此，材料和方法部分需要适当地详细描述，结果部分需要明确所有与给药相关的靶组织、剂量、发生率和病变的严重程度，以及病变的可逆性（当进行了相关研究时）。使用的术语要符合当前的标准（反映公认的命名法），并且必须在用这种指定外源性物质进行的试验内以及试验间保持一致。最后，在讨论和结论部分应综合所有的病理发现，将这些发现与临床观察、体重变化、剂量反应、暴露水平等关联起来。试验的解释也应说明这些改变如何与受试物任何已知的作用机制相关联。

每一份试验报告的结论应该包含对未观察到作用剂量（NOEL）或未观察到有害作用的剂量（NOAEL）二者其一，以及最大耐受剂量或给药动物与对照动物比较时展现出的其他有关该特定试验的毒理学剂量反应恰当结论的陈述。NOEL 是指给药动物与对照动物没有差异的剂量水平。对不危及生命的临床适应证而言，NOAEL 通常是结论的核心，该剂量以及相关的受试物暴露量将用于确定临床试验的安全起始剂量，通常不能超过潜在暴露量（Lewis et al. 2002; Ochoa and Rousseaux 2009），但是也有例外，尤其是肿瘤学与神经病学的适应证。虽然确定 NOAEL 看起来可能只是一个简单的定义，但在这个定义中需要相当多的判断。这个剂量被认为不会危害人类健康或成为严重事件的前兆。与非肿瘤性治疗药物相比，用于晚期癌症患者的小分子抗肿瘤药物，其临床起始剂量的建立所采用的标准不同。因为这些药物通常有细胞毒性，预期会对人类产生严重毒性。FIH 剂量选择的目标是确定一个临床可管理、在人体中可耐受的毒性谱，但仍有可能带给患者药理学益处的剂量。剂量选择的目的是确定一个无严重毒性的药理学活性剂量，通过选择 10% 啮齿类动物中严重毒性剂量（severely toxic dose in 10% of rodents, STD10）的 1/10，或者在大型动物不能耐受这一剂量的情况下，对啮齿类动物和大型动物基于体表面积计算，选择非啮齿类动物中最高非严重毒性剂量（hlighest non-severely toxic dose, HNSTD） 的 1/6（Maziasz et al. 2010; Ponce 2011）。鉴于生物制品的效力在不同种属动
87 物间存在很大差异，有时可能具有很强的激动剂特性，并且即使单次给药后作用持续时间也会很长，所以对生物制品的 FIH 剂量选择还增补了一些附加原则。因此，引入了最小预期生物学效应水平的概念，作为确定临床试验安全起始剂量的方法。这一概念包括对体外药理学和体内药理学与毒性数据进行综合评价来预测一个起始剂量，这个剂量是在人体给药时产生最小药理学作用的剂量（Muller et al. 2009）。

虽然人们就 2 年啮齿类动物致癌试验是否适合预测人类的癌症风险还存在争议，但对于何时、如何开展这些试验，以及对试验中产生数据的评价，已有一般性指南。总体而言，毒理病理学的一个重要方面是不仅要识别同期对照动物与给药动物之间的差异，而且要确定这些变化是否与受试物相关。熟悉背景病变谱和历史数据对所有类型的试验都很重要，但对致癌试验尤其重要。历史数据有多个来源，包括试验机构、共享几个委托机构数据的同行机构（RITA 2012）和发表的文献（Keenan et al. 2009）。在某一特定试验机构完成试验数量有限的情况下，比如未被同行机构收录的灵长类动物试验（如 RITA 只收录了啮齿类动物的数据），发表的文献特别有用（Chamanza et al. 2010）。当考虑观察到的肿瘤发生率是否与给药相关时，最合适的比较是与同期对照比较。然而经常需要与历史数据进行比较，最理想的是来自同一个试验机构并且通常是最近 5 年的数据。对于罕见肿瘤或发生率有变化的肿瘤可能需要进行这种比较。FDA 指南（2001）指出，对肿瘤发生率的统计学解释，罕见肿瘤比常见肿瘤所用的 *P* 值更低。证据权重法评估致癌性的另一个重要工具是将来自同一细胞谱系的适当肿瘤（如来自不同部位的血管瘤和血管肉瘤）合并，并可能使用相同组织的增生作为致瘤性的支持证据（McConnell et al. 1986）。人们建立了致癌试验的统计学检验来处理对照组与给药组之间的生存率差异对肿瘤发生率产生的影响。本章不讨论采用哪种检验，也不讨论 Peto 等人（1980）统计分析方法中使用的死亡原因确定有关的争议。Elmore 和 Peddada（2009）对分析致癌性数据时使用历史对照进行了讨论。

目前市场上的大多数生物制品都没有进行过致癌试验，或是因为其临床使用和适应证不需要进行致癌试验，或是因为其缺乏与啮齿类动物的交叉反应或其免疫原性导致其在啮齿类动物体内被快速清除，使得药物暴露无法维持。常用的方法是根据对靶标生物学、人和动物基因敲除（knock-out, KO）或靶标过表达以及一般毒性试验发现的认知，对特定生物制品相关的癌症风险进行综合评估，从而估计其潜在致癌性风险。在科学原理的基础上，潜在风险可以通过生物制品的作用机制来识别，例如免疫抑制或促有丝分裂活性（生长因子）可能意味着致癌性风险。比如一些生长因子进行过细胞增殖试验，而另一些生长因子在没有进行非临床试验的情况下收到了警示标签（Vahle et al. 2010）。一些免疫抑制剂的临床经验表明，在特定患者人群用药后发生爱

泼斯坦－巴尔病毒（Epstein–Barr virus）引起的移植术后淋巴细胞增生性疾病的风险增加。生物制品的致癌试验策略以及理论风险建模相关的决定，需要与卫生监管部门讨论并在具体问题具体分析的基础上作出决定。

4.8　药物发现

非临床安全性试验的目的是预测对人体的毒性。一项全行业的结果调查表明，数十年前 88 建立的传统非临床试验策略，在具体器官具体分析的基础上预测了 70% 对人体的毒性（Olson et al. 2000）。这个数字可能具有误导性，因为一些在动物中具有明显毒性的候选药物通常从未在人体上试验过。由于发现药物限制剂量的毒性或限制药物进一步开发的毒性需要的时间与成本的增加，所以全行业越来越重视通过改变传统的非临床开发模式来更早地识别毒性（Kramer et al. 2007）。缩短药物开发的非临床阶段并提高其成功率有几点需要考虑。这些方法包括（不一定按可行性顺序排序）通过提高疗效并减少已知的副作用来改善药物对已知靶标的安全性，识别并降低人体特有的毒性，以及缩短确定上述的限制剂量的毒性（该毒性限制了药物剂量）所花费的时间。近年来，为了避免药物开发过程中与毒性有关的失败，研发活动和安全性评价之间的明显界限变得模糊起来。在此背景下，多个活动并行开展，包括对小分子的计算机和体外表征的综合研究，以优化其 ADMET［吸收（absorption）、分布（distribution）、代谢（metabolish）、排泄（excretion）和毒性（toxicity）］特征。这些特征除了可以在实验室测试外，还可以通过使用广泛的生物信息学工具（C2-ADME、TOPKAT、CLOGP 和 Gastroplus 等）来预测。用计算机进行的计算测试包括药物与靶标之间相互作用的构建、关键特征的虚拟筛选与预测，以及蛋白－配体结合的测定。体外高通量检测只需要少量化合物（Wang et al. 2007）。这些测试包括动态溶解度、在多个相关种属间渗透代谢稳定性的估算以及评估药物间相互作用的可能性。其他采用体外系统的早期试验包括过去导致候选药物失败的一些靶标或机制，例如遗传毒性、心脏毒性（hERG）、肝毒性、骨髓毒性以及与典型靶标（5HT2B）相关的不良事件。采用荧光显微镜的细胞成像技术可能在药物开发早期阶段对特定的应用有帮助，这种技术通过对迁移或血管生成（心脏病学或肿瘤学指标）或神经突外生的整个细胞群成像来实现（Lang et al. 2006）。多种激光技术，包括流式细胞术、激光扫描细胞术和共聚焦扫描显微术，可用于免疫表型分析、细胞凋亡评价与细胞周期分析，或对脑内多巴胺能纤维的定量分析和样本的三维重建（Roman et al. 2002）。在药物的早期分析中提示药物毒性和药理学复杂性对于制定决策和提高候选药物的质量是有用的。在药物开发的早期阶段，药物化学家修饰化合物的结构，以减少或消除早期发现的安全性风险。早期的药效试验也主要使用人体和其他关键种属来源的体外系统，需要的化合物量也较少。在早期的体内药效学试验中，发现病理学家通过识别在高剂量下（最高有效剂量的 10 倍）在动物模型或卫星组中的潜在安全性风险，而对先导化合物的优化作出贡献（Sasseville et al. 2004）。甚至在更早期的药物发现阶段，病理学家和毒理学家（safety scientists）可以根据过去的经验和对药物靶标有关的文献进行细致复习，来了解通过刺激或抑制特定通路而干扰靶标的后果，从而识别药物的潜在安全性风险。在早期阶段识别出潜在的安全问题可以重点研究系统或组织，可在早期收集决策数据或者制定适当的策略以降低风险。了解靶标在各组织的表达特征是有助于理解靶标生物学的关键因素。采用适当的方法（ISH、qPCR 和 IHC）进行重点分析可以确定各种组织和细胞中 mRNA 和蛋白表达的详细模式，并且可能有助于确定靶标的适用性以及潜在的安全性风险。

开发模式中的另一项并行活动是使用条件或非条件系统的基因敲除或转基因模型，常常可提供在靶毒性方面的大量信息。基因工程小鼠（GEM）的表型分析包括通过行为、临床和解剖病理学评价，与野生型品系进行比较。GEM 试验的结果由于代谢、旁路信号传导（发育冗余，developmental redundancy）、表达水平差异或其他原因，可能与化合物相关病变不完全同步。如
89 果非条件性 GEM 品系存在致命的发育缺陷，条件性 GEM 品系尤其有用。初级药理学作用引起的在靶毒性的经典例子之一是血管紧张素转换酶（angiotensin-converting enzyme, ACE）抑制剂在产前发育过程中表现的效应，也存在于 ACE 基因敲除小鼠中（Kramer et al. 2007）。由于这一发现，特定的患者人群不再使用 ACE 抑制剂。然而，更多的时候在靶毒性可以通过仔细监测患者的暴露量来控制。目前全行业越来越意识到非预期的次级药理学导致的毒性的重要性。次级药理学的经典例子是减肥药芬 - 芬（指芬氟拉明和芬特明，译者注）及其相关的心瓣膜病，后者导致了芬 - 芬在上市后撤市。本例中的不良事件被认为是由于其与 5HT2B 受体的相互作用，而主要及预期的药理学（药效）作用最有可能是由于 5HT2C 受体的活性。使用与结构无关的化合物或非活性对映体可能有助于将化学介导的毒性与在靶毒性识别开来。化学介导的毒性可能是由于特定骨架或特定官能团的特性所致。大多数情况下，化学介导的毒性可以在先导化合物优化过程中从候选药物中被消除掉。一个经常发生的化学介导（并且是可预测的）毒性的例子是与细胞膜和溶酶体相互作用的阳离子两亲性外源性物质（其中许多是上市产品）导致的磷脂质沉积。除了药效模型的早期体内试验外，大鼠的短期非 GLP 重复给药试验常常可以预测 4 周 GLP 试验中限制药物剂量的毒性。这些短期试验也可用于寻找非啮齿类动物长期试验的剂量范围，并可能进一步促进先导化合物的优化。在药物开发的发现阶段，病理学家的角色和工作重点不同于监管毒理病理学，因为这个阶段需要与药理学和药物化学的密切互动，而且常常是实验性的。早期“发现”阶段当药效学试验中有形态学终点时，需要病理学家来评价有效性。这些评价可能包括对不同细胞类型（例如糖尿病模型中的胰岛细胞定量分析）的图像分析、增生或凋亡（例如肿瘤学模型的异种移植），或炎症模型中病变的半定量评分。病理学家可以通过经组织学验证新成像方法而与成像团队合作，这些方法通常是基于抗体或代谢活性的，或者通过成像实现的进一步描述测量（如计算机断层扫描的组织学描述）。这些成像技术包括显示组织灌注、葡萄糖或氧代谢的微正电子发射断层成像技术和单光子发射计算机断层成像技术（Ying and Monticello 2006）。病理学家在抗体类治疗药物的发现阶段以及后续开发阶段中的另一个作用是利用人体和动物组织切片进行组织交叉反应试验（Leach et al. 2010）。治疗靶标的工具抗体可用于了解靶标在正常或患病的人体和动物组织中的分布，以达到靶标验证的目的。人体组织的组织交叉反应试验是支持临床试验的安全性评价资料的必要组成部分，但人们已认识到这类试验存在一定的局限性。组织交叉反应试验也常常在临床前种属的组织上进行，然而它们通常被认为对解释体内毒理学试验的结果有帮助，而不作为种属选择的依据（Bussiere et al. 2011）。与所有的 IHC 验证试验一样，应选择最敏感和最实用的检测系统并且对所有组织不修饰或仅有轻微修饰（对于具有高水平内源性检测系统成分的组织，这些方法可能需要优化）。然而，即使抗体在体内是有效的和特异性的，它也可能不是一种进行 IHC 的良好

试剂。因此，对组织交叉反应试验结果的评估要仔细。

病理学家也深入参与机制研究，以探索潜在毒性的发病机制，并发现在非临床和临床试验中都可使用的生物标志物。在这些研究中，使用生物信息学工具进行基因表达谱分析和数据挖掘是常用的分子病理学工具。对以组织为基础的基因表达数据的解释必须建立在组织中明确的形态学
90 变化基础上（Boorman et al. 2002）。基因表达谱是目前常用的一种工具，可以更深入地了解毒性的分子机制。收集不同类型的组织学和分子数据以及常规和特殊的临床病理学参数和相关的药物暴露数据，可以得到一个完整的信息。可以通过这个信息在关乎该项目的命运方面提出合理的建议。这种对整合的各种数据集进行具体分析，从而对变化模式形成一个全面与平衡的解释，是人们所期望的生物制药行业病理学家作出高质量风险评估的基础。

总之，在早期发现阶段，发现病理学对安全性评价的主要贡献是识别重要的靶器官，识别在靶和脱靶毒性及其潜在的可逆性，基于化学结构（骨架）协助做出决策，并为长达 4 周的短期试验提高安全范围（治疗指数）（Stevens and Baker 2009）。发现病理学的其他方面包括使用分子病理学工具来识别跨种属的靶标，通过研究人体和动物样本，并通过这些活动为转化医学提供桥梁，从而有助于理解疾病模型和过程。

4.9　临床病理学与生物标志物

一般指南规定毒性试验中动物的临床病理学检验包括血液学、凝血、临床生化学和尿液分析。谁来解释这些常规测试（并监督进行这些分析的实验室）在很大程度上取决于该地区的传统和机构的类型。根据来自约 10 个全球科学机构（这些机构的成员具有广泛背景并参与全球事务）的协调文件中的建议，理想的方法是由临床病理学家解释这些数据（Weingand et al. 1996）。该协调文件为在亚慢性和慢性试验中开展的大多数临床病理学检测提供指导。最近的最佳实践建议致癌试验的临床病理学检查仅采集血液涂片（Young et al. 2011）。制药行业中兽医临床病理学家的数量仍然很少，尽管近年这个行业总体上已成为一个比过去更有吸引力的职业选择（Schultze et al. 2008）。引起更大兴趣的原因之一可能是临床病理学正在探索的一些新方向，特别是在识别和验证新的生物标志物方面，这是临床病理学作用的一个延伸（Dieterle et al. 2010; Ennulat et al. 2010 b; Harpur et al. 2011; Sistare et al. 2010）。临床病理学家在验证生物标志物在非临床和临床试验中的应用方面独具领导资格，但与解剖病理学家、毒理学家和其他科学家合作解释常规试验中的发现仍然是毒理临床病理学家的工作重点。识别与验证肾安全性尿生物标志物的首次国际性努力汇集了来自工业界、学术界和监管机构的专家（Dieterle et al. 2010; Sistare et al. 2010）。这一努力的结果是从 23 个识别的潜在生物标志物中确定了 7 个生物标志物，可用来以无创性方法对肾单位内的肾损伤进行特异性定位。后续采用与之前研究相同的方法在雄性大鼠中测试了其他的尿液标志物，尽管只测试了较少的几种，但也获得了另外一个提示集合管损伤的标志物（Harpur et al. 2011）。另一个感兴趣的领域是识别毒性试验中提示各种肝脏变化的生物标志物，包括药物代谢酶的诱导（通常导致肝细胞肥大）和脂肪沉积，仅举几个例子。到目前为止，上述这些改变还没有证实传统生物标志物的作用（Ennulat et al. 2010a,b）。药物诱导的血管损伤是制药行业和监管机构另一个感兴趣的领域，因为动物通常不会显示临床症状，而传统的生物标志物并不能预测血管损伤。药物诱导的血管损伤专家工作组的一篇综述概述了一个整体方

案，建议采用多种技术，包括基因表达谱、蛋白质组学和代谢组学，来了解血管损伤的潜在机制
91（Kerns et al. 2004）。后续发表的文章证实，基于复杂的作用机制，在每种特定情况下需要对一组标志物进行评价（Brott et al. 2005a, b; Louden et al. 2006; Tesfamariam and DeFelice 2007）。特别是凝血通路的各种成分、分泌因子、内皮细胞和平滑肌细胞的成分以及炎症细胞因子是人们感兴趣的潜在生物标志物。

寻找生物标志物的一个新兴领域是识别组织特异性的小 RNAs（miRNAs），其在血液中的水平与从癌症到肝损伤等多种病理状态相关（Chen 2009; Laterza et al. 2009; Wang et al. 2009）。MiRNA 是一种小型非编码 RNA，它在转录后水平调控基因表达，由于推测其具有调节各方面细胞活动的功能，因此同时被作为临床和非临床生物标志物进行研究。毒理病理学家将通过表征组织特异性 miRNA 的转基因或基因敲除模型，以及鉴定作为毒性生物标志物的特异性 miRNA，有助于我们更深入地了解 miRNA 的功能。人们已确定 miRNA122 与大鼠肝损伤有关，而 miRNA133 最近被认为是肌肉损伤的标志物，miRNA124 则与诱导后 8 小时缺血性脑损伤有关（Laterza et al. 2009）。

代谢组学（Metabonomics）是另一项有前景的技术，但也存在技术难点，因此它的应用范围有限。代谢组学是一种主要基于核磁共振（nuclear magnetic resonance NMR）的方法，用于分析体液（最常见的是尿液）中内源性代谢物谱。由于收集尿液需要将动物置于代谢笼中，使得这项技术使用起来很麻烦。此外，数据的解释需要复杂模式的识别方法，例如主成分分析（Liebler and Guengerich 2005）。代谢组学的优点是识别的信号模式可提示毒性的时间发展过程（可与形态变化相关联）和器官特异性。通过基于 NMR 的代谢谱分析萘普生诱导性损伤后大鼠的尿液表明，该方法可用于通过无创性方法评价胃肠道损伤，这是一项尚未满足的诊断需求（Jung et al. 2011）。

毒理病理学家必须意识到的另一项新兴技术是使用多种技术平台的蛋白质组学技术。最广为人知的方法是使用二维凝胶电泳质谱技术（2D gel electrophoresis mass spectroscopy, 2D-MS），这种方法灵活性高，可分析任何类型的样品，且样品需要量相对较少。相比之下，基于抗体或核酸适配体的阵列分析至今仍未广泛使用（并且需要的样本量更大），但是这些类型的技术与 2D-MS 相比，在超灵敏度和直接识别蛋白质的能力方面具有更巨大的前景。预计对低丰度血清蛋白的筛查将会发现组织特异性的毒性标志物（Wetmore and Merrick 2004）。在不久的将来采用蛋白质组学评价毒性将会遇到的一个问题是，没有一个蛋白质组平台能够区分多种形式的蛋白质，包括翻译后修饰和不同的磷酸化状态。这些技术的未来发展将使其可常规用于对组织样本的分析，并且与补充技术如激光捕获显微切割相结合，有可能在高度选择的组织或细胞类型中明确特定的分子变化。

安全性生物标志物的验证有赖于毒理病理学家以可重复的方式描述特定变化的形态学特征，以确定与感兴趣的生物标志物相关的病理过程。为回应联盟和工作组在验证特定疾病过程相关的新型生物标志物过程中提出的问题，STP 为这一目的提供了建议（Burkhardt et al. 2011）。在仔细考虑生物标志物验证中遇到的一些特殊挑战的过程中，人们认识到这与实施毒理组织病理学评价的最佳实践具有很大的相似性（Crissman et al. 2004）。强调了分层方法的重要性，这种方法允许病理学家可以对病变进行开放式阅片或盲检，并且呼吁病理学家参与数据的元分析（meta-analysis）过程。最近美国 FDA 就其发布的生物标志物的组织病理学验证建议草案征求了意见

（FDA 2011）。

92 到目前为止，关注的重点是识别非临床或临床风险的安全性生物标志物。然而，在过去的 20 年里，生物标志物被引入作为衡量疗效的手段，并且在个性化医疗的时代里，作为一种将患者群体分层的方法。普通大众所熟悉的生物标志物基于组织的表达，包括在乳腺癌的 Her2/neu 阳性时使用曲妥珠单抗（赫赛汀）治疗，以及乳腺癌的雌激素受体或孕激素受体阳性是使用他莫昔芬或芳香化酶抑制剂如来曲唑（弗隆）治疗的先决条件。在这个理性假说驱动药物开发的时代，人们越来越要求包括毒理病理学家在内的科学家，对可以在非临床用于先导化合物优化并最终用于临床来表明疗效的药代动力学（PK）和药效学（PD）标志物提出建议和进行评价。PD 标志物的测定通常涉及非形态学方法，如基因表达微阵列分析或质谱分析（Rojas et al. 2011; Ross and Ginsburg 2003; Sarker et al. 2007）。PD 生物标志物的数据将与 PK 参数进行关联，作为决策的辅助手段。总体上生物标志物的验证考虑到了不同的技术层面，从绝对定量、相对定量、半定量到定性分析。最高水平的定量分析包括采用明确标准的连续数字单位表达的方法（质谱分析），而采用低、中、高分级方法的 IHC 被认为是定性分析（Sarker et al. 2007）。由于定量分析不能提供与 IHC 一样的信息，所以引入基于数值的 IHC 将有助于提高目前所用方法的生物精确度（Dunstan et al. 2011）。在这一背景下，复杂的 IHC 标准化问题为数字时代的毒理病理学开辟了新的机遇。

4.10　新模型

前面我们讨论了用 GEM 品系作为致癌试验的替代试验越来越为人们所接受。除了这些使用相当广泛的模型外，其他品系的动物可通过探测对通路的干扰用于潜在安全性机制的评价。这些品系大致可分为如下类型：细胞因子（TNF）和酶（SOD、MMP）或死亡因子（APP）引起细胞损伤的评价类；代谢类（P450）；信号转导类（PPAR、细胞周期蛋白）或诱变类（lacZ）（Bolon and Galbreath 2002; Boverhof et al. 2011）。《兽医病理学》刊载了一篇基因工程小鼠得到越来越广泛应用的文章，该文着重讨论了基因工程小鼠表型各个方面的问题（Vet Pathol 2012）。此外，国际小鼠表型分析项目在高通量表型分析的国际研讨会上作出了一些折衷和协调的努力，包括生理性筛选伴简化病理表型分析，验证单个基因突变时每性别仅采用 2 只动物（Schofield et al. 2011）。

斑马鱼是目前被学术界和制药行业的多个实验室使用的另一种动物模型，被用于研究基因和信号通路，模拟人类的发育和疾病以及毒性。通过对斑马鱼的遗传操作建立了多种人类疾病模型，包括帕金森病、阿尔茨海默病、心脏病以及药物诱导的肝损伤（Cheng et al. 2011; Hill et al. 2012; Menke et al. 2011）。在生物医学研究中使用斑马鱼的一个难点在于很少有病理学家熟悉其正常组织学。为此，Menke 的文章填补了空白，该文对正常斑马鱼的组织学进行了详细的配有插图的描述。

因为认识到大约有 95% 的抗肿瘤药物在临床试验中失败，所以人们在寻找可预测非临床模型中涌现了许多新的方向，这为毒理病理学家提供了贡献的机会（Caponigro and Sellers 2011; Zhou et al. 2010）。传统上，最常用的策略是将肿瘤细胞系异种移植到免疫缺陷小鼠体内，这可能会带来两个困难。首先，实验室细胞系可能不能代表临床人群，这可能是某些Ⅲ期临床试验失败的原因之一，特别是对于那些对细胞株有效而临床无效的药物。当对这些新的候选药物和特定癌症之间相互作用缺乏深层生物学认识时会导致
Ⅲ期临床试验失败。其次，由于通常很少在小鼠 93

中进行非临床试验，因此确定治疗指数很困难。在药效学试验中策略性采用免疫缺陷裸大鼠，将毒理学终点与在免疫健全大鼠中进行的毒性试验进行交叉比较，将有助于决策的制定。另一个新出现的趋势是，在建立新的异种移植模型时使用原发性人类肿瘤碎片，这可能会带来新的机会，但也可能是陷阱。模型建立之初，这些肿瘤可能具有肿瘤的异质性，并且除原发肿瘤外还含有人类的间质成分。然而，在这些细胞传代后，为了产生足够的肿瘤来进行药效学试验，常常会丢失人类的间质成分。但是，这种丢失同时也开启了一扇机会之窗，用以测试鼠和人类来源的通路成分的变化。这些新方法为毒理病理学家评价鼠和人类肿瘤成分以及药物治疗导致的分子事件提供了机会。最后，利用携带特定遗传改变、可预测肿瘤的组织分布的干细胞建立基因工程模型，构建的嵌合小鼠模型可用于研究鼠肿瘤和鼠间质成分之间的相互作用。

（王和枚　译；大平东子　校）

参考文献

Black, H. E. 1994. Design and writing of the preclinical safety report. *Toxicol Pathol* 22:202–5.

Black, H. E. 1997. The pebble in the pond. *Toxicol Pathol* 25:80–1.

Bolon, B. 2011. The world weighs in on optimal toxicologic pathology training practices: it's unanimous! *Toxicol Pathol* 39:294.

Bolon, B., Barale-Thomas, E., Bradley, A. et al. 2010. International recommendations for future toxicologic pathologists participating in regulatory-type, non-clinical toxicity studies. *Toxicol Pathol* 38:984–92.

Bolon, B. and Galbreath, E. 2002. Use of genetically engineered mice in drug discovery and development: wielding Occam's razor to prune the product portfolio. *Intern J Toxicol* 21:55–64.

Boorman, G. A., Anderson, S. P., Casey, W. M. et al. 2002. Toxicogenomics, drug discovery and the pathologist. *Toxicol Pathol* 30:15–27.

Boverhof, D. R., Chamberlain, M. P., Elcombe, C. R. et al. 2011. Transgenic animal models in toxicology: historical perspectives and future outlook. *Toxicol Sci* 121:207–33.

Boyce, J. T., Boyce, R. W., and Gundersen, J. 2010. Choice of morphometric methods and consequences in the regulatory environment. *Toxicol Pathol* 38:1128–33.

Boyce, R. W., Dorph-Petersen, K. A., Lyck, L. et al. 2010. Design-based stereology: introduction to basic concepts and practical approaches for estimation of cell number. *Toxicol Pathol* 38:1011–25.

Bregman, C. L., Adler, R. R., Morton, D. G. et al. 2003. Recommended tissue list for histopathological examination in repeat-dose toxicity and carcinogenicity studies: a proposal of the Society of Toxicologic Pathology (STP). *Toxicol Pathol* 31:252–3.

Brott, D. A., Gold, S., Jones, H. 2005a. Biomarkers of drug-induced vascular injury. *Toxicol Appl Pharmacol* 207:S441–5.

Brott, D. A., Jones H. B., and Gould, S. 2005b. Current status and future directions for diagnostic markers of drug-induced vascular injury. *Cancer Biomarkers* 1:15–28.

Burkhardt, J. E., Pandher, K., Solter, P. F. et al. 2011. Recommendations for the evaluation of pathology data in nonclinical safety biomarker qualification studies. *Toxicol Pathol* 39:1129–37.

Bussiere, J., Leach, M. W., Price, K. D. et al. 2011. Survey results on the use of the tissue cross-reactivity immunohistochemistry assay. *Reg Toxicol Pharmacol* 59:493–502.

Caponigro, G. and Sellers, W. R. 2011. Advances in the preclinical testing of cancer therapeutic hypothesis. *Nature Rev Drug Discov* 10:179–87.

Chamanza, R., Marxfeld, H. A., Blanco, A. I. et al. 2010. Incidences and range of spontaneous findings in control cynomolgus monkeys (*Macaca fascicularis*) used in toxicity studies. *Toxicol Pathol* 38:642–57.

Chen, X. M. 2009. MicroRNA signatures in liver disease. *World J Gastroenterol* 15:1665–72.

Cheng, H., Kari, G., Dicker, A. P. et al. 2011. A novel preclinical strategy for identifying cardiotoxic kinase inhibitors and mechanisms of cardiotoxicity. *Circ Res* 109:1401–9.

Crissman, J. W., Goodman, D. G., Hildebrandt, P. K. et al. 2004. Best practices guideline: toxicologic histopathology. *Toxicol Pathol* 32:126–31.

Davies, T. S. and Monro, A. 1995. Marketed human 94
pharmaceuticals reported to be tumorigenic in rodents. *Toxicol Pathol* 14:90–107.

Dieterle, F., Sistare, F., Goodsaid, F. et al. 2010. Renal biomarker qualification submission: a dialog between the FDA-EMEA and Predictive Safety Testing Consortium. *Nat Biotechnol* 28:455–62.

Dorato, M. A., McMillan, C. L., and Vodicnik, M. J. 2008. The toxicologic assessment of pharmaceuticals and biotechnology products. In: *Principles and Methods in Toxicology* (A. Wallace Hayes, editor). Fifth Edition. CRC Press, Boca Raton, FL, pp. 325–68.

Dunstan, R. W., Wharton, K. A., Quigley, C. et al. 2011. The use of immunohistochemistry for biomarker assessment—can it compete with other technologies? *Toxicol Pathol* 39:988–1002.

Elmore, S. A. and Peddada, S. D. 2009. Points to consider on the statistical analysis of rodent cancer bioassay data when incorporating historical control data. *Toxicol Pathol* 37:672–6.

EMEA. 2000. The European Agency for the Evaluation of Medicinal Products Committee for Proprietary Medicinal Products. Note for guidance on repeated dose toxicity. http://www.eu/docs/en_GB/document_library/Scientific_guideline/2009/09/WC500003102.pdf. (accessed March 2012).

Ennulat, D., Magid-Slav, M., and Rehm, S. 2010a. Diagnostic performance of traditional hepatobiliary biomarkers of drug-induced liver injury in the rat. *Toxicol Sci* 116:397–412.

Ennulat, D., Walker, D., Cierno, F. et al. 2010b. Effects of hepatic drug-metabolizing enzyme induction on clinical pathology parameters in animals and man. *Toxicol Pathol* 38:810–28.

Ettlin, R. A., Bolon, B., Pyrah, I. et al. 2008. Global recognition of qualified toxicologic pathologists: where we are now and where we need to go. *Toxicol Pathol* 36:753–9.

FDA. 2011. Draft guidance. Guidance for industry: Use of histology in biomarker qualification studies. Washington, DC. USDHEW.

Finch, J. M. 2005. Recent developments in preclinical toxicological pathology. *Toxicol Appl Pharmacol* 207:S209–13.

Fishman, M. C. and Porter, J. A. 2005. A new grammar for drug discovery. *Nature* 437:491–3.

Frame, S. and Mann, P. 2008. Principles of pathology for toxicology studies In: *Principles and Methods in Toxicology* (A. Wallace Hayes, editor). Fifth Edition. CRC Press, Boca Raton, FL, pp. 591–610.

Hall, W. C. and Rojko, J. L. 1996. The use of immunohistochemistry for the evaluation the liver. *Toxicol Pathol* 24:4–12.

Hardisty, J. F., Anderson, D. C., Brodie, S. et al. 2008. Histopathology of the urinary bladders of cynomolgus monkeys treated with PPAR agonists. *Toxicol Pathol* 36:769–76.

Hardisty, J. F., Elwell, M. R., Ernst, H. et al. 2007. Histopathology of hemangiosarcomas in mice and hamsters and liposarcomas/fibrosarcomas in rats associated with PPAR agonists. *Toxicol Pathol* 35:928–41.

Harpur, E., Ennulat, D., Hoffman, D. et al. 2011. Biological qualification of biomarkers of chemical-induced renal toxicity in two strains of male rat. *Toxicol Sci* 122:235–52.

Hill, A., Mesens, N., Steeemans, M. et al. 2012. Comparisons between in vitro whole cell imaging and in vivo zebrafish-based approaches for identifying potential human hepatotoxicants earlier in pharmaceutical development. *Drug Metab Rev* 44:127–40.

Holland, T. and Holland, C. 2011a. Analysis of unbiased histopathology data from rodent toxicity studies (or, are these groups different enough to ascribe it to treatment?). *Toxicol Pathol* 39:569–75.

Holland, T. and Holland, C. 2011b. Unbiased histological examinations in toxicological experiments (or, the informed leading the blinded examination). *Toxicol Pathol* 39:711–4.

Iatropoulos, M. J. and Williams, G. M. 2011. Toxicologic pathology. Society of Toxicology Historical perspective. 11-2. http://www.toxicology.org/AI/MEET/AM2011/FAST_HistoricalPerspectives.pdf (accessed March 2012).

Jung, J., Park, M., Park, H. J. et al. 2011. 1H NMR-based metabolic profiling of naproxen-induced toxicity in rats. *Toxicol Lett* 200:1–7.

Kaufmann, W., Nolte, T., Rittinghausen, S. et al. 2005. INHAND International Harmonization of nomenclature and diagnostic criteria for lesions in rats and mice. http://www.toxpath.org/inhand_112105.pdf (accessed March 2012).

Keenan, C., Elmore, S., Francke-Carroll, S. et al. 2009. Best practices for use of historical control data of proliferative rodent lesions. *Toxicol Pathol* 37:679–93.

Kerns, W., Schwartz, L., Blanchard, K. et al. 2004. Drug-induced vascular injury—a quest for biomarkers. *Toxicol Appl Pharmacol* 203:62–87.

Kittel, B., Ruehl-Fehlert, C., Morawietz, G. et al. 2004. Revised guides for organ sampling and trimming in rats and mice—part 2. A joint publication of the RITA and NACAD groups. *Exp Toxicol Pathol* 55:413–31.

Kramer, J. A., Sagartz, J. E., and Morris, D. L. 2007. The application of discovery toxicology and pathology towards the design of safer pharmaceutical lead candidates. *Nat Rev Drug Discov* 6:636–49.

Lang, P., Yeow, K., and Nichols, A. 2006. Cellular imaging 95
in drug discovery. *Nat Rev Drug Discov* 5:343–56.

Laterza, O. F., Lim, L., Garrett-Engele, P. W. et al. 2009. Plasma microRNAs as diagnostically sensitive and specific biomarkers of tissue injury. *Clin Chem*

55:1977–83.

Leach, M. W., Halpern, W. G., Johnson, C. W. et al. 2010. Use of tissue cross-reactivity studies in the development of antibody-based biopharmaceuticals: history, experience, methodology and future directions. *Toxicol Pathol* 38: 1138–66.

Lewis, R. W., Billington, R., Debryune, E. et al. 2002. Recognition of adverse and nonadverse effects in toxicity studies. *Toxicol Pathol* 30:66–74.

Liebler, D. C. and Guengerich, F. P. 2005. Elucidating mechanisms of drug-induced toxicity. *Nat Rev Drug Discov* 4:410–20.

Louden, C., Brott, D., Katein, A. et al. 2006. Biomarkers and mechanisms of drug-induced vascular injury in non-rodents. *Toxicol Pathol* 34:19–26.

Maronpot, R. R., Yoshizawa, K., Nyska, A. et al. 2010. Hepatic enzyme induction: histopathology. *Toxicol Pathol* 38: 776–795.

Maziasz, T., Kadambi, V. J., Silverman, L. et al. 2010. Predictive toxicology approaches for small molecule oncology drugs. *Toxicol Pathol* 38:148–64.

McConnell, E. E., Solleveld, H. A., Swenberg, J. A. et al. 1986. Guidelines for combining neoplasms for evaluation of rodent carcinogenesis studies. *J Natl Cancer Inst* 76:283–9.

McKay, J. S., Barale-Thomas. E., Bolon, B. et al. 2010. A commentary on the process of peer review and pathology data locking. *Toxicol Pathol* 38:508–10.

Menke, A. L., Spitsbergen, J. M., Wolterbeek, A. P. M. et al. 2011. Normal anatomy and histology of the adult zebrafish. *Toxicol Pathol* 39:759–775.

Michael, B., Yano, B., Sellers, R. S. et al. 2007. Evaluation of organ weights for rodent and non-rodent toxicity studies: a review of regulatory guidelines and survey of current practices. *Toxicol Pathol* 35:742–50.

Morawietz, G., Ruehl-Fehlert, C., Kittel, B. et al. 2004. Revised guides for organ sampling and trimming in rats and mice—part 2. A joint publication of the RITA and NACAD groups. *Exp Toxicol Pathol* 55:433–49.

Morton, D., Elwell, M., Fairweather, W. et al. 2002. The Society of Toxicologic Pathology's recommendations on statistical analysis of rodent carcinogenicity studies. *Toxicol Pathol* 30:415–8.

Morton, D., Sellers, R. S., Barale-Thomas, E. et al. 2010. Recommendations for pathology peer review. *Toxicol Pathol* 38:1118–27.

Mullard, A. 2011. 2010 FDA drug approvals. *Nat Rev Drug Discov*. 10:82–5.

Muller, P. Y., Milton, M., Lloyd, P. et al. 2009. The minimum anticipated biological effect level (MABEL) for selection of first in human dose in clinical trials with monoclonal antibodies. *Curr Opin Biotechnol* 20:1–8.

Munos, B. 2009. Lessons from 60 years of pharmaceutical innovation. *Nat Rev Drug Discov* 8:965–8.

Nolte, T., Kaufman, W., Schorsh, F. et al. 2005. Standardized assessment of cell proliferation: the approach of RITA-CEPA working group. *Exp Toxicol Pathol* 57:91–103.

Ochoa, R. and Rousseaux, C. 2009. The role of toxicologic pathologist in risk management. *Toxicol Pathol* 37:705–6.

Olson, H., Betton, G., Robinson, D. et al. 2000. Concordance of the toxicity of pharmaceuticals in humans and in animals. *Regul Toxicol Pharmacol* 32:56–67.

Painter, J. T., Clayton, N. P., and Herbert, R. A. 2010. Useful immunohistochemistry markers of tumor differentiation. *Toxicol Pathol* 38:131–41.

Pandher, K., Leach, M. W., Burns-Naas, L. A. 2012. Appropriate use of recovery groups in nonclinical toxicity studies: value in a science-driven case-by-case approach. *Vet Pathol* 49:357–61.

Peto, R., Pike, M. C., Day, N. E. et al. 1980. Guidelines for simple sensitive significance tests for carcinogenic effects in long-term animal experiments. In: IARC Monographs on the Evaluation of the Carcinogenic Risk of Chemicals to Humans, upplement 2: Long-term and Short-term Screening Assays for Carcinogens: A Critical Appraisal. Lyon: International Agency for Research on Cancer, pp. 311–346

Ploemen, J. P. H. T. M., Kramer, H., Krajnc, E. I. et al. 2007. The use of toxicokinetic data in preclinical safety assessment: a toxicologic pathologist perspective. *Toxicol Pathol* 35:834–7.

Ponce, R. 2011. ICH S9: developing anticancer drugs, one year later. *Toxicol Pathol* 39:913–5.

Reddy, M. V., Sistare, F. D., Christensen, J. S. et al. 2010. An evaluation of chronic 6- and 12-month rat toxicology studies as predictors of 2-year tumor outcome. *Toxicol Pathol* 47:614–29.

Revised guides for organ sampling and trimming in rats and mice. http://reni.item.fraunhofer.de/reni/trimming/index.php (accessed January 2012).

RITA. http://reni.item.fraunhofer.de/reni/public/rita/ (accessed January 2012).

Rojas, C., Stathis, M., Polydefkis, M. et al. 2011. Glutamate carboxypeptidase activity in human skin biopsies as a pharmacodynamic marker for clinical studies. *J Transl Med* 9:27–34.

Roman, D., Greiner, B., Ibrahim, M. et al. 2002. Laser 96
technologies in toxicopathology. *Toxicol Pathol* 30:11–14.

Ross, J. S. and Ginsburg, G. S. 2003. The integration of molecular diagnostics with therapeutics. Implication for drug development and pathology practice. *Am J Clin Pathol* 119:26–36.

Ruehl-Fehlert, C., Kittel, B., Morawietz, G. et al. 2003. Revised guides for organ sampling and trimming in rats and mice—part 1. *Exp Toxicol Pathol* 55:91–106.

Sarker, D., Pacey, S., and Workman, P. 2007. Use of pharmacokinetic/pharmacodynamic biomarkers to support rational cancer drug development. *Biomarkers Med* 1:399–417.

Sasseville, V. G., Lane, J. H., Kadambi, V. J. et al. 2004. Testing paradigm for prediction of developmentlimiting barriers and human drug toxicity. *Chem Biol Interact* 150:9–25.

Schofield, P. N., Dubus, P., Klein, L. et al. 2011. Pathology of the laboratory mouse: an international workshop on challenges for high throughput phenotyping. *Toxicol Pathol* 39:559–62.

Schultze, A. E., Bounous, D. I., and Provencher Bollinger, A. 2008. Veterinary clinical pathologists in the biopharmaceutical industry. *Vet Clin Pathol* 37:146–58.

Sellers, R. S., Morton, D., Michael, B. et al. 2007. Society of Toxicologic Pathology position paper: organ weight recommendations for toxicology studies. *Toxicol Pathol* 35:751–5.

Shackelford, C., Long, G., Wolf, J. et al. 2002. Qualitative and quantitative analysis of nonneoplastic lesions in toxicology studies. *Toxicol Pathol* 30:93–6.

Sistare, F., Dieterle, F., Troth, S. et al. 2010. Toward consensus practices to qualify safety biomarkers for use in early drug development. *Nat Biotechnol* 28:446–454.

Sistare, F. D., Morton, D., Alden, C. et al. 2011. An analysis of pharmaceutical experience with decades of rat carcinogenicity testing: support for a proposal to modify current regulatory guidelines.

Squire, R. A. 1997. A quarter century of toxicologic pathology: a personal perspective. *Toxicol Pathol* 25:423–5.

Standardized system of nomenclature and diagnostic criteria (SSNDC) guides. http://www.toxpath.org/ssndc .asp (accessed January 2012).

Stevens, J. L. and Baker, T. K. 2009. The future of drug safety testing: expanding the view and narrowing the focus. *Drug Discov Today* 14:162–7.

Swinney, D. C. and Anthony, J. 2011. How were new medicines discovered? *Nat Rev Drug Discov* 10:507–19.

Tesfamariam, B. and DeFelice, A. F. 2007. Endothelial injury in the initiation and progression of vascular disorders. *Vasc Pharmacol* 46:229–37.

Vahle, J. L., Finch, G. L., Heidel, S. M. et al. 2010. Carcinogenicity assessments of biotechnology-derived pharmaceuticals: a review of approved molecules and best practice recommendations. *Toxicol Pathol* 38:522–53.

Vet Pathol 2012. Special focus: phenotyping of genetically engineered mice. 49(1):4–235.

Wang, J., Urban, L., and Bojanic, D. 2007. Maximising use of in vitro ADMET tools to predict in vivo bioavailability and safety. *Expert Opin Drug Metab Toxicol* 3:641–65.

Wang, K., Zhang, S., Marzolf, B. et al. 2009. Circulating microRNAs, potential biomarkers for drug-induced liver injury. *Proc Natl Acad Sci USA* 106:4402–7.

Ward, J. M. 2010. The roles of the toxicologic pathologist in cancer research. *Toxicol Pathol* 38:39–42.

Ward, J. M., Erexson, C. R., Faucette, L. J. et al. 2006. Immunohistochemical markers for the rodent immune system. *Toxicol Pathol* 34:616–30.

Ward, J. M. and Thoolen, B. 2011. Grading of lesions. *Toxicol Pathol* 39:745–6.

Weingand, K., Brown, G., Hall, R. et al. 1996. Harmonization of animal clinical pathology testing in toxicity and safety studies. *Fundam Appl Toxicol* 29:198–201

Wetmore, B. A. and Merrick, B. A. 2004. Invited review: toxicoproteomics: proteomics applied to toxicology and pathology. *Toxicol Pathol* 32:619–42.

Wolf, D. C. and Mann, P. 2005. Confounders in interpreting pathology for safety and risk assessment. *Toxicol Appl Pharmacol* 202:302–8.

Ying, X. and Monticello, T. 2006. Modern imaging technologies in toxicologic pathology: an overview. *Toxicol Pathol* 34:815–26.

Young, J., Hall, R. L., O'Brien, P. et al. 2011. Best practices for clinical pathology testing in carcinogenicity studies. *Toxicol Pathol* 39:429–34.

Zhou, Y., Rideout, W. M., Zi, T. et al. 2010. Chimeric mouse tumor models reveal differences in pathway activation between ERBB family- and KRAS-dependent lung adenocarcinomas. *Nat Biotechnol* 28:71–8.

第 5 章　毒理病理学常规和特殊技术

Daniel J. Patrick 和 *Peter C. Mann*

98 5.1 引言

两个多世纪以来，病理学家一直都在参与毒理学试验中标本的评价。在非临床安全性评价中，病理学家的主要或“常规”职责是在研究结束时剖检实验动物和显微观察苏木素－伊红（HE）染色的组织切片。今天的数字技术和分子技术提供了无限可能的新技术（许多技术将在本章进行讨论），从而可以对化合物诱导的改变进行更敏感的评价。但尽管如此，标准的组织病理学仍然是评价化合物诱导毒性最常用的方法。这种评价在很大程度上依赖于病理学家良好的解剖病理学培训和识别显微镜下微细变化，与自发性（背景）病变进行区分，并将这些信息准确地传达给非病理学家的能力。作为交流的一部分，病理学家需要在发病机制、生物学和毒理学意义以及不利影响的背景下去描述这些变化，这是很重要的。除组织切片之外，在剖检时获取的准确大体检查以及脏器重量结果也必须一并提供给病理学家，以便将任何可能与化合物相关的大体改变或脏器重量改变与镜检结果相关联。因此解剖病理学是一门主观性学科，而且极难掌握。

本章将概述一些常用的常规和特殊程序，重点介绍毒理病理学家进行非临床安全性评价时最常用的程序。本章第一部分重点介绍诸如剖检、脏器重量和组织学等常规技术。本章第二部分重点介绍一些偶尔使用的特殊技术，例如原位蛋白、RNA 和 DNA 评价技术以及明场显微镜检查之外的成像技术。关于每一程序的技术细节已经有大量论著出版，读者可参考本章最后所列的参考文献。需要强调的是，至少在将来一段时间内，体内重复给药试验中常规光学显微镜检查将继续作为非临床安全性评价的基础，以及安全范围或剂量限制性毒性确定的主要决定性因素，特殊技术也将继续作为一种辅助检查，以进一步了解和评价的镜检结果的人类风险。

5.2 常规技术

5.2.1 剖检程序

剖检是毒理学研究的最关键点之一。因为剖检跨越研究中动物的存活与死后阶段，所以必须格外重视并准确完成尸检程序的每一个步骤（Frame and Mann 2008; Mann et al. 2002）。任何丢失、漏记或者错放的信息或样本都无法补救。因此，必须在剖检日之前认真计划剖检过程。技术人员必须经过待剖检具体种属动物的解剖培训（并记录培训）。必须充分阅读和理解涉及剖检各方面的实验室标准操作规程（standard operating procedures, SOP）。最后，必须阅读、理解和遵守特定的研究方案。对于合同研究组织（contract research organizations, CRO）更是如此，委托方可能有其特定的研究或项目需求。

有人建议采用一种重复或“循环”的方式进行动物的安乐死和剖检，例如按照对照组 1 只动物，然后是高剂量组 1 只动物，然后是中剂量组 1 只动物，接着是低剂量组 1 只动物，之后是对照组 1 只动物的顺序，以此循环。这种方式比按照所有对照组动物然后是所有高剂量组动物的顺序进行剖检的方式具有下述优点：首先，减少了组间明显的人工假象造成差异的可能性，例如由于禁食时间不同而造成的肝糖原含量的差异，或
99 者由于从血液采集到分析间隔时间的延长而造成
钠值升高。其次，不同组别的动物同一时间进行剖检，使得病理学家可通过比较对照组与给药组动物来确定潜在靶组织的轻微大体变化。

技术人员的任务是完成动物解剖、脏器称重、组织固定于合适的固定液中，以及完成特定研究的任何特殊要求。根据解剖人员的数量和动物种属及研究类型，每只动物可有一位或几位解剖人员。当有几位解剖人员时，其中一位应该负责切口并摘除主要器官系统，其他解剖人员则负责不同器官系统的最终解剖及组织准备。采用这种方式可快速高效地处理假定的靶器官和自溶速度最快的组织。当进行大动物（例如犬、非人灵长类动物）的剖检或需要执行一些复杂的特殊程序，例如组织冻存进行核酸分析时，通常需要多位解剖人员。

病理学家在解剖室具有双重角色。首先，病理学家负责这一研究阶段并确保整个剖检程序均按 SOPs 和方案进行。如果发生偏差，解剖病理学家必须和项目负责人一起决定试验如何继续，并立即做出决定以便尽可能按照方案规定进行剖检。

病理学家在解剖室还负责确保大体变化的准确描述。有经验的解剖人员通常擅长解剖，并且（由于观察了成百上千例正常组织）当组织出现异常时通常能够很好辨别；然而，解剖病理学家负责描述大体病变，是基于他或她的专业培训以及在以前的研究中相同化合物或类似化合物所见的改变。因此，只要有明显的组织异常时，解剖人员需咨询解剖病理学家，并且病理学家应决定如何描述组织异常改变并进行记录。

按照 SOP 的要求，剖检观察结果可手写记录于剖检表格中，或与脏器重量、组织清单等一起录入电脑。观察结果应使用标准术语。一位病理学家能同时观察多个动物的剖检，即便是有众多大体改变的研究。解剖病理学家可同时是进行组织切片镜检的病理学家，但在某些机构，尤其是业务繁忙的 CRO，由一位病理学家负责剖检并把大体病理发现输入到数据库，然后将这些信息传递给专题病理学家。

试验方案要求对一些组织进行脏器称重。对所有动物以一致的方式摘取组织并剔除周围的脂肪非常重要。可以在每个解剖位配备一台电子天平，或者设置专门的技术人员同时收集几个解剖位的脏器重量数据。在后一种情况下，解剖人员将组织（喷淋生理盐水以防止组织脱水）交给称重人员进行称重。当摘除方案所要求的所有组织样本后，应将其及时置于固定液中。剖检表中包含要求摘除的动物组织的清单，技术员应在将每个组织置于固定液时进行核对。一位技术员在将每个组织置于固定液时报出组织名称，另一位技术员则在表格上进行核对。在剖检过程中偶尔会丢失组织，这些信息也应该记录在剖检表中。

当所有要求的组织被置于适当标记的容器中固定而且已经处理动物尸体后，可对解剖台面进行清洁，随后下一只动物被麻醉并放到解剖台上，任何时候解剖台上都不要有一只以上的动物存在。

动物安乐死和组织放入固定液之间的间隔时间对于防止组织自溶、提供高质量的组织进行镜检是至关重要的。例如，肝组织固定不及时重量
会增加并出现死后人工假象（空泡形成），难以 100
与给药相关的病变进行区分。已摘除但还未放入固定液的组织可先置于托盘中并喷洒生理盐水以防止其过度干燥。一名培训良好的技术员应大约

在 20 分钟之内完成一只啮齿类动物的解剖，解剖犬和非人灵长类动物所需时间较长。解剖时间超过 30 分钟，组织可能会发生自溶使镜检变得困难。

5.2.1.1　终末程序

5.2.1.1.1　*动物安乐死*

实验室中有很多种不同的动物安乐死方法。安乐死方法的选择取决于当地法规要求、可用的麻醉剂；以及技术员的培训，确保安乐死快速，并为动物提供最高程度的麻醉以减轻动物不必要的痛苦（AVMA guidelines on euthanasia 2007; Frame and Mann 2008）。

5.2.1.1.1.1　戊巴比妥钠麻醉及随后放血　注射过量的此类麻醉剂可引起快速安乐死。当动物对外界刺激不再有反应后（可通过捏压足趾的方法进行判断），应快速打开胸腔和腹腔，切断横膈膜以阻止呼吸继续，通过腹主动脉 / 腔静脉或者股动脉 / 腋下静脉对动物进行放血。如需要，在放血之前可通过心脏和主动脉采集大量血液。

5.2.1.1.1.2　甲氧氟烷或异氟烷　甲氧氟烷和异氟烷都是吸入性麻醉剂，过量吸入会引起动物安乐死。与戊巴比妥钠麻醉一样，麻醉后进行动物放血。甲氧氟烷或者异氟烷可通过使用鼻锥或在具有滑动罩防止气体外流的安乐死箱内对动物进行麻醉。

5.2.1.1.1.3　二氧化碳窒息法　暴露于高浓度的二氧化碳，随后对动物进行放血是啮齿类动物常用的安乐死方法，这种方法成本低并且易于操作，具有快速镇静、镇痛和麻醉的效果。使用较低浓度（<80%）的二氧化碳来使动物意识丧失可能会造成肺和上呼吸道的病变。除非需要引起意识丧失之后再通过其他方法（例如放血）处死，否则对 16 周龄以下的动物不应单独使用二氧化碳。现在有许多更人性化的动物安乐死方法可用，二氧化碳窒息法应不再是安乐死的首选方法。

5.2.1.1.4　*其他安乐死方法*

特殊的研究可能需要其他安乐死方法。一些研究中使用颈椎脱臼和断头法，这两种方法都需要进行大量的培训以保证快速人道地对动物实施安乐死。

5.2.1.1.5　*血液和尿液采集*

如前所述，如果方案要求末次血液采集，那么在动物麻醉后进行剖检之前很容易采集血液。同样，末次尿液采集可在剖检开始之前用注射器针头从膀胱抽取。

5.2.1.2　解剖和大体检查

在整个研究过程中，动物解剖和大体检查是一个重要的环节。仔细关注每个细节是至关重要的。再次强调，在剖检时丢失的数据将会永远丢失。需采用系统的方法保证方案所要求的所有 101
组织和大体检查结果被记录和保存。剖检质量决定了组织切片的质量，也将影响整个研究的质量（Bono and Elwell 2000; Bucci 2002; Frame and Mann 2008; Mann et al. 2002）。

5.2.1.2.1　*外观检查*

在解剖开始前，必须确定麻醉的状态，可通过捏压足趾或触碰眼睛时动物对这些刺激不再有反应来确定。应该检查动物的背部和腹部表面有无肿块或其他改变（溃疡、结痂等）。检查所有的身体孔窍是否有血液、黏液或其他异常。检查耳朵和眼睛是否有分泌物，角膜或晶状体是否混浊。鼻腔和口腔是否有过多黏液，牙齿是否排列整齐或者是否有软组织改变。应与动物存活期所记录肿块的出现或消失相关联。

5.2.1.2.2　*内脏检查*

有几种不同的方法用于检查试验用动物的内脏器官，只要研究中每只动物以同样的方式检查和收集所有要求器官，不一定必须使用一成不变的常规方法。下述检查顺序和流程是根据我们的经验使用较好的检查方法。

5.2.1.2.3 眼球、视神经、哈氏腺 / 泪腺

这些脏器位于动物的表面，通常比较脆弱，所以在剖检大脑之前应先摘除。对于啮齿类动物，这些器官可进行整体摘除，如需要，哈氏腺和泪腺可原位与眼球一起进行固定。

5.2.1.2.4 脑

在摘取脑之前，首先用骨钳或骨锯去掉颅盖骨。当脑暴露后，用小压舌板将脑组织与颈段脊髓和嗅球分离并抬起置于固定液中。当分离脑时，需注意不要触碰位于脑下面的垂体。

5.2.1.2.5 垂体

摘除脑后，可看见位于颅骨基底部蝶鞍（sella turcica，这个术语原指土耳其马鞍，因该组织与马鞍类似故而得名）内的垂体。垂体很容易破碎，通常与颅骨一起原位进行固定。因为福尔马林和水的密度相差很小，所以垂体的重量不受固定的影响，并且固定后垂体较容易处理。

5.2.1.2.6 鼻甲和 Zymbal 腺

从颈段脊柱切下头骨，为了确保鼻腔内表面固定良好，固定液应该从口腔后部的鼻咽开口处注入，直到固定液从鼻孔流出。Zymbal 腺位于耳道下方的耳底部，和头骨一起固定。

5.2.1.2.7 皮肤和乳腺

在打开体腔之前，需先剥离腹侧皮肤，摘取所有外观观察所见肿块。常规从腹中线区域切取皮肤和乳腺。由于啮齿类动物的乳腺从腹股沟延伸到颈部都有分布，所以如需大块取材可从胸部或腹股沟皮肤切取啮齿类动物的皮肤及乳腺组织。常用皮肤 / 乳腺组织的固定技术是将含有腺体的一面向下放在纸板上（可用订书钉固定），这样能防止切片时因皮肤折叠所造成的切片人工假象。

102 5.2.1.2.8 胸腔

在打开胸腔之前，摘取位于腹侧颈部皮下的唾液腺和颌下淋巴结。剪断胸骨两侧相连接的肋骨，以便一并摘下肋骨与胸骨。肋骨去除之后，胸腔脏器可一起取出。

5.2.1.2.9 胸腔内脏

胸腔内脏包括心脏、胸腺、肺、主动脉、甲状腺、甲状旁腺、舌、喉、气管和食管。肺和气管应与其他器官分离并从气管注入福尔马林对肺进行固定。其他组织根据方案可完整固定或摘取进行称重。

5.2.1.2.10 腹腔

腹腔组织常按一定的标准顺序进行检查及摘除。首先摘除脾和胰腺，然后是肾和肾上腺，如果有必要，在摘除肾之前需注意输尿管的位置。随后一起摘取肝和横膈膜。

一起摘除整个胃肠道。从幽门以下将胃与小肠进行分离，通常沿着胃大弯剪开并检查黏膜表面是否有异常。轻轻地用生理盐水冲洗胃黏膜以帮助发现病变。然后可以将胃固定在软木板或钉在卡片上以防固定时卷曲变形。在某些情况下，可以将胃灌注固定液固定后再打开进行检查。

应采集以下部位肠道：十二指肠、空肠、回肠、盲肠、结肠和（经常）直肠。在啮齿类动物，收集盲肠前先将其剪开并冲洗。有些实验室在收集肠道前将福尔马林注入整个肠管进行固定。对于大动物，收集样本前将整个肠道打开通常是很有益处的。肠系膜淋巴结及相关血管与盲肠、结肠和回肠（含派氏结 / 肠道相关淋巴组织）一起采集。

5.2.1.2.11 泌尿生殖道

雌性动物的阴道、子宫、膀胱和卵巢一起摘除。雄性动物从阴囊内取出睾丸和附睾，然后将前列腺、精囊和膀胱一起摘除。

5.2.1.2.12 骨骼肌和坐骨神经

部分股二头肌及附带坐骨神经一起摘取。

5.2.1.2.13 脊髓

脊髓可以与脊柱一起固定后再用骨钳取出（通常仅用于大动物），或者也可以用注射器注

入空气将其从脊柱中吹出。固定后可取颈、胸、腰三段脊髓进行处理。

5.2.1.3　大体病变描述

在剖检期间发现的所有病变均应该用简单、明确、简洁的术语进行描述（Frame and Mann 2008）。病变描述应该在剖检时进行记录。不要使用如肿瘤或萎缩这样的诊断术语，因为这些诊断术语表示特定的病理改变，仅靠大体检查进行评价不能做出这样完整的诊断。用于大体改变的术语应该是描述性的，可使用一般性标准，例如部位、数量、大小、分布、颜色、特征和质地。

103 **部位**：广义的部位指的是病变在脏器、体腔或身体的位置。狭义的部位则指的是如皮下，右或左，或者特定的小叶（尾叶）或者器官区域（皮质或髓质）等更局限的位置。

数量：数量通常用于找出肿块并与动物在存活期所记录的肿块相对应。剖检过程中观察到的所有肿块和异常均应记录和取样。当一个脏器（如肝或肺）发生多个肿块时，每个肿块应分别进行单独编号以便病变识别及跟踪。

大小：正常结构的减小或增大可进行实际测量或通常用定性术语如极轻度、轻度、中度或重度进行描述。例如，测量适用于易于进行量化的病变，如肝包膜上的白色灶（直径 2mm）。组织肿块应当用三个度量参数（长、高、宽）分别进行描述。然而，在一些病例中，首选一般性描述性术语，如胃黏膜针尖状红色灶。

分布：常用病变分布的术语包括双侧性、单侧性、局灶性和弥漫性的。

颜色：颜色的描述是一目了然的，应使用褐色、红色、黑色、白色等简单明了的术语。

特征：病变特征描述包括改变的性质和结构。另外，正常和异常之间可能界限不清或界限分明。有蒂、脐形或增厚（例如胃黏膜弥漫性增厚）等修饰语可用来描述病变特征。

质地：结节和肿块可以是柔软的或坚实的，液体可以呈凝胶状或水样。正常组织结构质地的变化应被记录，如皮肤的鳞屑或脏器表面的不规则、粗糙。

正确并一致性地使用上述术语，可以比较不同动物或不同试验的改变。另外，将来的读者或评议人员也能够据此“想象出”剖检时发现的大体改变的外观表现并明白其潜在意义。

5.2.1.4　脏器重量

脏器重量是一个对药物作用非常敏感的指标，重量增加常在镜下观察到任何改变之前出现。肝在细胞色素 P450 诱导时，在显微镜下可明确地观察到小叶中心性肝细胞肥大的任何组织学证据之前，肝重量可增加达 20%。脏器在称重之前应当一致性剔除多余的组织（结缔组织、脂肪）以保证组间的准确比较。需要特别注意一些组织（例如胸腺）往往并不总能与周围的胸部组织相区分。为了减少个体差异，可将脏器重量相对于体重或脑重进行比较，原因是随着体重的增加或降低，脏器重量也发生相应变化。脑的重量则相对恒定，除非动物极其营养不良。有人认为脏器重量 / 体重比可提示肝和甲状腺的改变，而脏器重量 / 脑重比可提示卵巢和肾上腺的改变（Bailey et al. 2004）。当评价脏器重量改变时，计算处理组比对照组增加的百分比是非常有用的。一般来说，与对照组相比，处理组脏器重量的绝对和相对百分比至少增加（或降低）10%，而且两者具有相同的变化趋势并显示出剂量关系时，脏器重量才被认为具有生物学意义。

5.2.1.5　组织固定

动物死亡的时候，心脏停止跳动，组织内氧合作用停止，所有的生物活动过程终止，组织开始自溶过程。为了保存组织样本以便进行处理和
镜检，应尽可能快地将组织置于固定液中固定以 104

阻止组织自溶过程（Bono and Elwell 2000; Frame and Mann 2008; Mann et al. 2002）。有很多固定剂用于常规和特殊组织固定。组织固定的常用方法包括：浸泡固定法、充盈固定法和灌流固定法。

5.2.1.5.1　中性缓冲福尔马林

10% 的中性缓冲福尔马林（neutral buffered formalin, NBF）是常规研究中最常用的浸泡固定剂，含有 10% 的福尔马林（37%~40% 的甲醛原液），最终甲醛约为 4%。NBF 易于使用、价格低廉、组织穿透力强。尽管实验室可配制 NBF，但最经济和一致的方法是购买成品缓冲福尔马林。磷酸盐缓冲液使得福尔马林溶液 pH 值大约为 7.0，此 pH 值条件下避免了保存的组织中形成福尔马林色素（酸性血红素）。NBF 保存组织效果良好，组织在福尔马林中可保存很长时间且没有不良影响，但抗原位点过度交联会影响免疫组织化学（immunohistochemisty, IHC）（在 5.3 小节中介绍）。为了彻底固定组织，应将组织在福尔马林中固定 24~48 小时再修块。所有剩余组织应在 NBF 中作为“湿标本”长期保存。

NBF 的缺点主要是高毒性，它是一种已知诱变剂，也是啮齿类动物的一种吸入性致癌物，所以需要特殊的处理和充分的通风。美国职业安全与健康管理局法规要求对接触福尔马林的工作人员定期监测暴露情况。

NBF 的其他缺点还有：可导致组织过度收缩、细胞细微结构显示不良（尤其是眼球和睾丸），视网膜脱离以及某些染色特性丧失。此外，长期使用 NBF 还能造成图钉、大头针和金属标识牌生锈和降解。在一定程度上，这些缺点可通过苦味酸固定液进行后固定或者其他不同处理方法来解决。如果这些缺点可能导致重大问题，则应该选择福尔马林以外的其他主要固定剂。

5.2.1.5.2　Bouin 固定液

有许多固定液是用苦味酸和主要固定剂（如甲醛）等混合而成。Bouin 固定液是这种固定液中最广泛使用的一种，对眼球、胰腺、卵巢、睾丸、甲状腺、肾上腺、胚胎和鱼（有助于脱钙）的固定效果良好。Bouin 固定液与 10%NBF 比较，引起的组织收缩较小。

另一方面，Bouin 固定液也有许多明显的缺点，包括苦味酸在干燥状态下容易爆炸。Bouin 固定液可将组织染成黄色并且污染后续的组织处理液。在 Bouin 固定液中固定超过 24 小时会引起组织过度收缩以及组织干燥，不过在 Bouin 固定液固定 24 小时后将组织转移至 NBF 可避免这种情况发生。Bouin 固定液固定的组织 HE 染色后整体嗜酸性增加。最后，Bouin 固定液必须按危险物质来进行妥善处理。

尽管 Bouin 固定液在过去用于组织固定，尤其是眼球和睾丸的固定，但由于其缺点大于其优点，近年来有更好的替代固定剂使得 Bouin 固定液使用较少。

5.2.1.5.3　改良 Davidson 固定液

使用 NBF 或 Bouin 固定液有如上所述缺点（例如细胞细微结构显示不良，组织过度收缩），尤其是在固定眼球和睾丸时问题更为突出。由于眼球含有硬度明显不同的组织（晶状体和视网膜），所以在切片中这些组织很难都制备完美。固定液（NBF 或 Bouin 固定液）会造成睾丸生精小管不同程度收缩并与间质组织分离，使得辨别睾丸病变变得困难。改良 Davidson 固定液可以很好地显示眼球和睾丸细胞细微结构，并且没有 NBF 或 Bouin 固定液的处理或安全风险 105
（Latendresse et al. 2002）。目前许多实验室常规用改良的 Davidson 固定液固定眼球和睾丸。

5.2.1.5.4　McDowell 和 Trump 4F:1G 固定液

上面列出的固定液适用于光学显微镜检查。进行透射电子显微镜（transmission electron microscopy, TEM）检查的组织需用戊二醛而不用甲醛进行固定。McDowell 和 Trump 4F:1G 固定液为甲醛和戊二醛（以 4∶1 比例）混合而成。这种固定液处理的组织可进行光学显微镜或 TEM 检查。另外，有研究表明用 McDowell 和 Trump 固定液固定的组织可在 4℃下保存多年而没有超微结构完整性的明显缺失（Dykstra et al. 2002）。

5.2.1.5.5　乙醇固定

福尔马林和其他醛类固定液是通过蛋白交联来保存组织。蛋白的这种交联导致利用许多新的技术（免疫组织化学，RNA 分析等）进行分子分析变得非常困难。尽管对醛类固定液固定的组织进行固定后处理后可提高蛋白的可用性（在本章 5.3 小节详述），但使用含乙醇的固定液不会导致蛋白交联，可推荐用于上述新技术的研究。不同的作者推荐的固定方法略有不同，如 70% 乙醇或改良的 methacarn 固定液，后者是甲醇和冰醋酸按照 8:1 的比例混合。另外一个方法是在福尔马林中固定不超过 24 小时然后在 70% 的乙醇中固定。这种方法可使组织被一种醛固定剂快速固定并且避免了蛋白过度交联，适用于多种免疫组织化学的染色（Cox et al. 2006; Gillespie et al. 2002）。

5.2.1.5.6　固定方法

不管选择哪种固定液对特定组织进行固定，都用以下 3 种固定方法——浸泡固定法、充盈固定法和灌流固定法（Frame and Mann 2008）。

5.2.1.5.7　浸泡固定法

浸泡固定法是常规毒理学研究中最常用的方法。要使固定液能够穿透组织表面并浸入内部，组织块必须厚度适当。细长的组织要比短粗的组织固定效果好。组织块的厚度应被修切成不超过 5mm，超过这个厚度的器官（肝和肾）在浸泡固定液进行固定前可对组织做一些“条状”切口（一些平行但不贯通器官的切口，以便在修块前保持器官的完整性）。固定液的体积很重要：大多数文献建议固定液和组织体积比为 10∶1，但在实际情况下，固定液和组织体积比低至 5∶1 时也不会丧失组织的完整性。如果做切口使固定液从组织多个表面浸入时，可用较低的固定液和组织体积比。组织应该固定 24~48 小时。如果组织在处理之前固定时长不确定，或者容器里有过多的血液或其他液体，则初次固定之后应更换固定液重新固定。

5.2.1.5.8　充盈固定法

有些组织在动物活体期通常会因液体（如膀胱）或气体（如肺）而膨胀。如果这些组织只是简单的浸泡到固定液中，将不会维持其活体期的形态，并且给显微观察带来不确定性。在将组织浸泡固定液之前充盈固定剂可减少上述问题。在充盈过程中压力应非常缓和，以保证组织膨起不超过其正常活体期的直径。这对于肺来说尤其重要，过度充盈会造成类似血管周围水肿的人工假
象。当肺组织充盈固定剂后应将气管结扎以防止 106
固定液与表面活性剂一起流出。

5.2.1.5.9　灌流固定法

对于某些研究，动物死后使固定液尽可能快速到达关键组织中是非常重要的。例如，在一些中枢神经系统为靶器官的研究中，正常剖检程序的延时可能导致靶组织产生人工假象。在这种情况下，通过灌流固定可解决问题。动物静脉注射麻醉剂实施安乐死，然后打开体腔，保障灌入（动脉）和外流（静脉）灌流固定液的血管畅通。随后用等渗的盐水将麻醉剂冲洗掉，用来清除血管系统的血液。当血液从体内清除（液体变透明）时，则可应用固定液进行灌流操作。根据选择的血管，可对全身、特定器官或某个系统器官进行灌流固定。

5.2.2　组织学程序

动物在剖检之后，收集的组织需要经过一系列的处理步骤制成病理学家镜检的切片。首要目

的是制作出高质量的无人工假象组织切片。通过遵循一整套实验室特定的标准操作规程，每个程序的每一步骤每次都会用同样的方式进行操作，并且每个步骤均有人负责。这种方法消除了实验室使用随机的、非标准化的方法所带来的大部分差异。

5.2.2.1 修块

组织经过适当的固定之后，切片制作的第一步是修块（Bono and Elwell 2000）。修块的主要目的是为了将组织修成适合包埋盒大小的组织块以便进行下一步的处理，使组织的最大切面可用于镜检。为了标准化镜检切片，研究中所有动物的同一块组织必须采用同样的方式进行修块。例如，如果要处理两个肝叶，必须要对每只动物相同的两个肝叶进行修块。进行显微观察的组织面应面朝下进行包埋。如果有必要，切面可用切口来识别，或者用组织标记墨水标记对面的切面。不管是用自动打号机、铅笔还是难以擦除的其他标记，对包埋盒进行永久性标记是非常必要的。在常规组织处理过程中，如果用墨水标记包埋盒，许多标记的墨水会消失，导致包埋盒无标记、无法识别。为了确保安全，可将纸质识别标签置于包埋盒内组织上，最后放在组织上方一起包埋进蜡块。较大的或形状不规则的组织块应多修取几块。除此之外，尽可能包括病变周围部分正常组织。修取的组织厚度最好不要超过0.3cm，以便处理，厚度小于0.3cm的组织无需修块，整体进行处理。小组织应置于具有细网孔和海绵的包埋盒内以保证在组织处理过程中不丢失。组织修块必须由接受过大体解剖培训、熟悉医学术语和懂得剖检大体检查意义的技术人员进行操作。所有组织的具体修块说明应该包含在修块的标准操作规程里面。除了研究方案所要求的组织外，剖检过程中发现的所有大体病变也需要进行修块。除了剖检过程中发现的大体病变，修块人员在修块时还可能会发现其他大体改变。这些在修块过程中发现的病变应该被记录下来并增加到该动物方案要求的组织中。对于大多数常规毒理学试验，一个蜡块可同时包埋多个组织。应尽可能以器官－系统分类为基础选择同时包埋的组织，还应了解某些组织不能同时包埋，因为其硬度有差异可导致在切片时出现问题。特别要注意的是，与剖检一样，如果在修块过程中组织丢失或损坏可能会导致组织永远无法找回。

5.2.2.2 处理 107

当组织完成修块并置于包埋盒中之后，将进行一系列的步骤，包括脱水和浸蜡制成蜡块。由于石蜡与水不能混溶，所以在浸蜡之前组织必须进行脱水并且在能与石蜡混溶的溶液中透明。石蜡能使组织坚硬并保持适当的方向，以便使用切片机切出厚薄均匀的组织切片。

5.2.2.2.1 脱水

脱水是从组织样本中除去所有可提取出的水分。最常用的脱水方法是利用一系列梯度乙醇，从70%~80%乙醇开始至无水乙醇（100%）。每一步骤需要足够的时间以使乙醇完全浸入组织。一般情况下，脱水时间长短取决于动物种属，也就是说，大动物标本脱水时间较长。

5.2.2.2.2 透明

透明是脱水之后的步骤，是清除脱水步骤残留的乙醇，使组织呈透明状。透明剂必须与脱水剂（乙醇）和石蜡混溶。二甲苯是最广泛使用的透明剂。其他的透明剂有甲苯和右旋柠檬烯。透明时间必须严格控制，以免组织过硬给后面的组织处理过程带来困难。

5.2.2.2.3 浸蜡

组织透明之后，将组织浸入石蜡。浸蜡是用石蜡完全将组织中的透明剂置换出来。将组织置于蜡缸内使液体石蜡浸入组织。蜡缸的温度非常关键。大多数石蜡的熔点为56~58℃，温度超过熔点 5℃时会引起组织标本的过度收缩和硬化。浸蜡后，包埋盒暴露于没有任何气体和任何残留透明剂的真空中，这同时有助于石蜡浸入组织的所有区域。

5.2.2.3　包埋

虽然大多数上述组织处理过程通常都是自动化的，但包埋则是手工操作的过程。包埋是指将已浸蜡的组织标本与熔化的石蜡一起置于包埋模具中。技术人员需确保在石蜡熔化状态下将组织适当地置于包埋模具中，包埋模具里的石蜡冷却后形成组织蜡块。当切片时，固态石蜡提供了一种固体介质，使得组织的所有部分保持正确的方向。将组织从脱水机盒中转移到包埋模具中并且使正确的表面朝下进行包埋。依照实验室标准操作规程，每只动物的组织在蜡块中的方向和位置必须一致。必须确保所有处理的组织均被包入蜡块之中。如果使用标签纸，应将包埋盒中的标签纸包埋在蜡块的上表面（组织标本之上）。当石蜡冷却硬化之后，将蜡块从包埋模具上取下以便进行切片。

5.2.2.4　切片（切片术）

切片是指从蜡块制备组织切片并黏附在载玻片上。通常采用轮转式切片机进行切片，它是一种能将蜡块切出一致厚度切片的仪器。蜡块放在切片机的卡槽中，当切片机的轮子转动时，蜡块与每转动一圈以 4~6μm 速度前进的刀片接触，并切出石蜡包埋组织的蜡片带。大多数组织蜡块通常切成 4~6μm 的切片。有些组织需要更薄的
108 切片（2~4μm），尤其是肺和肾。脑和脊髓切片通常较厚一些（8~12μm）。在切片前，将蜡块表面置于冰上以硬化石蜡并湿润组织。蜡块（表面）前几张切片应丢弃以避免切片中的“虫蚀样”人工假象。应小心地从刀片边缘挑取蜡片带并漂浮于温水浴表面，温水浴可增加黏性并防止组织在后续染色程序时脱片。将载玻片浸入到组织切片以下的水浴中轻轻抬起使组织切片置于载玻片上。必须避免切片之间相互混淆。含有未染色组织的载玻片必须用以下方法之一进行识别：自动载玻片打号机、铅笔、不褪色墨水或金刚石笔手工蚀刻。

组织切片置于载玻片上后，将载玻片置于温箱或室温中过夜干燥，以便石蜡熔化且仅余留组织切片黏附于载玻片，此时就可进行染色。

5.2.2.5　染色

经过上述步骤制作的是含有半透明组织切片的玻片，器官、组织或细胞的各个部位之间没有对比，因此，无法对这些组织切片进行显微观察。随着时间的推移，出现了大量的染色方法使得病理学家能够对组织病变做出准确的解释（Bancroft and Gamble 2007; Kiernan 2008; Prophet et al. 1992）。应该说所有的染色都是人工假象，因为正常组织里不具有这些颜色。但是，染色是可控制的人工假象，可使病理学家从细胞水平诊断病变。

5.2.2.5.1　常规 HE 染色

常规研究中最常用的染色方法是 HE 染色。苏木素是一种碱性染料，由于它和细胞核内的核酸有亲和力，所以将细胞核染成蓝色（嗜碱性）。伊红是一种酸性染料，能将细胞质染成粉色至红色（嗜酸性）。数十年来 HE 染色一直是最常用的组织染色方法，经过该方法染色的切片可明确区分细胞核和细胞质，并且能够清楚地观察两者的病变。

5.2.2.5.2　特殊染色

在某些情况下，需要某种染色以理解细胞或脏器的特定病理改变，因此建立了许多特殊染色方法，每种组织化学染色方法显示组织或细胞的一种特殊性质、细胞内结构或微生物。因此，这些染色方法不用于常规评价，仅当需要帮助阐明

研究中的特定改变是否存在时使用。一些常用的特殊染色方法如下所述。

5.2.2.5.2.1　过碘酸 - 希夫染色　过碘酸－希夫染色（Periodic acid-Schiff，PAS）是一种经常用来确定组织切片中是否存在糖原的染色方法。过碘酸可以氧化组织中残余的葡萄糖，使之产生醛基，醛基与希夫试剂反应而产生紫红色，通常进行蓝色复染使结果判定更容易。PAS 染色通常用于鉴定在结缔组织、黏液和基底膜中所含有高比例碳水化合物大分子（糖原、糖蛋白和蛋白多糖）的结构。PAS 染色经常用于显示基底膜的病变，同时也选择性染色大多数原生生物和许多真菌生物。可使用淀粉酶去除糖原来确定糖原是否存在。用淀粉酶处理（糖原被消化）后的组织切片 PAS 染色不会显示紫红色，而未用淀粉酶处理的组织切片 PAS 染色则会显示紫红色。由于组织经常规固定液固定后糖原会部分丢失，所以糖原染色主要取决于器官中糖原的保存状况。

109 *5.2.2.5.2.2　甲苯胺蓝染色*　甲苯胺蓝（Toluidine blue, T-blue）是一种阳离子（碱性）染色剂，可将肥大细胞颗粒染成紫红色。甲苯胺蓝与肥大细胞颗粒中的酸性肝素相互作用而产生特征性的紫红色。

5.2.2.5.2.3　油红 O 染色　油红 O 常用来鉴定组织切片中的中性脂类。该技术仅用于未经处理的组织样本（不固定直接冷冻或福尔马林固定）。如果组织经过处理，脱水过程中会使组织中的脂类丢失从而使该染色失效。油红 O 可将中性脂类染成红色。

5.2.2.5.2.4　三色染色　许多种三色染色可用于组织的鉴别染色，Masson 三色染色是其中最常用的一种三色染色方法。Masson 三色染色将胶原染成蓝色，肌肉染成红色，红细胞染成橘黄色。三色染色对于评价组织样本中的胶原含量非常有用。

5.2.2.5.2.5　Perls 铁染色 / Perls 普鲁士蓝染色　Perls 铁染色是一种鉴定组织中含铁血黄素（三价铁）的经典染色方法。含铁血黄素中的铁颗粒以及其他铁沉积（例如，血色素沉着）可反应形成亮蓝色不溶性化合物，即普鲁士蓝，在组织切片中非常容易辨认。

5.2.2.5.2.6　Von Kossa 染色法　Von Kossa 染色法常用于显示组织切片中钙盐沉积，该染色法使钙盐呈现棕色到黑色。

5.2.2.5.2.7　罗克沙尔监牢蓝（Luxol Fast Blue）染色法　有许多种特殊的染色方法已应用到神经病理学中，罗克沙尔监牢蓝染色是显示髓鞘最常用的染色方法之一。染色剂和髓鞘中的脂蛋白发生反应，该染色法使有髓神经纤维呈蓝色，中性粒细胞呈粉红色，神经元呈紫色。

5.2.2.6　封片

在制片最后阶段，将玻璃盖玻片盖于载玻片组织上，用封片剂固定盖玻片并将组织密封起来使得组织切片与周围环境（空气等）隔绝，以免染色质量下降。可手工封片或使用自动封片机封片，首选后一种方法，因为可节省时间使技术人员进行其他更适合的工作。

5.2.2.7　组织技术质量评价

当切片、染色和封片完成后，在交由病理学家进行检查之前应该进行组织技术质量评价（Histotechnique Quality Assessment）。这个过程也称为切片检查或切片审核，通常包括以下内容：确保所有大体检查异常病变和所有试验方案要求的组织都存在，保证所有蜡块和切片均正确标记，保证每个组织均有足够的切片，以及确保整体染色质量能够满足阅片要求。在切片制作和染色过程中会产生许多人工假象，这将会使组织变得模糊不清或无法进行评价。这些人工假象包括：封片剂过多或不足、气泡、刀痕、组织折叠、组织空洞、切片过厚和切片破碎、组织吸附、黏合剂残留和处理过程中的人工假象。

如果出现组织缺失以及对组织检查和评价造成影响的人工假象，均应重新进行切片。最后，组织切片应按照实验室标准的顺序进行整理以便病理学家进行镜检。这种后期检查将会使病理学家能够高效地检查所有组织并减少重切。

110
5.3　特殊技术

5.3.1　引言

毒理病理学家镜检发现一种特殊的病变后必须要回答 4 个最关键的问题：①最好的描述性术语是什么？②是化合物引起的吗（还是医源性的、自发性的、应激相关的）？③化合物效应的程度如何，尤其是剂量相关性？④病变意味着什么？回答问题①和②时在很大程度上取决于病理学家的兽医培训、解剖病理学培训以及经验，并且还需要病理学家对化合物作用机制的了解。组织化学染色、免疫组化染色和电镜观察也大大有助于毒理病理学家为病变选择和记录最准确的诊断。回答问题③关于病变的程度时，病理学家可提供对病变的半定量评价，但是，如果需要进一步量化，则需要例如组织形态计量学或立体测量学这些特殊技术。回答第 4 个问题（发现的病变意味着什么？），特别是涉及人类风险时，往往需要诸如免疫组织化学（IHC）、电子显微镜、原位杂交（*in situ* hybridization, ISH）、共聚焦显微镜、体内成像等特殊技术等，并应对病变的机制进行风险评估。

在非临床安全性评价研究中确定光学显微镜下病变的机制（如可能）是至关重要的，因为这有助于防止临床试验中对人类受试者造成伤害，有助于选择首次人用剂量，也有助于避免对人类有益潜在药物研发的不必要终止。研究非临床研究中一种特殊病变的机制还可能有助于研究者对化合物进行优化并使其更加安全。毒理病理学家需要了解最新的技术并熟悉常用于非临床病理学评估的特殊技术。病理学家对这些技术的基本了解可以使他们判断在特定情况下何时可以（或更重要的是何时不可以）使用这些特殊技术，也有助于他们与其他科学家更好地交流，从而作为非临床研究团队的重要成员之一做出贡献。通常，许多这些技术必须与光学显微镜下结果一起使用以回答特定问题或更深入地了解发病机制。

5.3.2　成像技术

解剖病理学实践的基础是对图像的解释。传统上，这种图像是指坐在显微镜前的病理学家，通过光学（明场）显微镜的目镜观看到的透射的光学图像。然而，随着技术的迅速发展，病理学家要了解除明场显微镜之外的其他显微成像技术也是很重要的，包括荧光显微镜（现在有许多新的和改进的荧光染料）或那些使用非可见光的成像技术，例如电子（电子显微镜）、射频［磁共振成像（magnetic resonance imaging, MRI）］、X 射线［计算机断层扫描（computed tomography, CT）］、γ 射线［正电子发射断层扫描（positron emission tomography, PET）］和单光子发射计算机断层扫描（single-photon emission computed tomography, SPECT）。本节将简要概述除传统明场显微镜之外的其他成像技术。这些方法可以提供额外的信息，并回答超出传统明场显微镜范围的问题，可有助于更深入理解病理过程和风险评价。

5.3.2.1　电子显微镜

电镜有两种主要类型：透射电镜（TEM）和扫描电镜（scanning electron microscopy, SEM）。
TEM 可提供组织薄切片的二维显微图像，SEM 111
则可提供组织表面形貌的三维显微图像。利用

TEM 可观察细胞外的物质，如胶原和淀粉样蛋白；也可观察细胞膜和细胞器，包括细胞核、线粒体、滑面内质网、粗面内质网、溶酶体和过氧化物酶体。SEM 则更多地用于植入装置的研究而不是药物研究，可利用 SEM 观察组织表面形貌并评价病变，例如对植入的冠状动脉支架内皮化程度的观察。

利用 TEM 可观察有助于阐明毒性机制的亚细胞结构，评价各种细胞器的形态变化，并可检测光镜无法检测到的信号。因为分辨率与波长成反比，所以 TEM 可以使用比光子的波长短得多的加速电子束来显著提高分辨率。TEM 的缺点包括：需要使用特殊的固定剂以获得最佳结果；需要树脂包埋而非石蜡包埋；步骤繁多，时间较长。这些缺点以及新型技术的进展和应用，例如 IHC、共聚焦显微镜和逆转录聚合酶链反应（reverse transcriptase polymerase chain reaction, RT-PCR），限制了非临床研究中电子显微镜的使用。此外，虽然 TEM 可提供详细的超微结构信息，但依然依赖于病理学家的识别和解释形态变化的技能和经验。

在非临床安全性评价中，当受试物属于一类具有已知可致超微结构改变作用的某类化合物或者进一步明确与光镜下发现相关的问题时，需进一步使用 TEM。需要使用 TEM 进行超微结构观察的两种最常见光镜下改变是细胞内包涵物或空泡。因为电子显微镜费力、耗时，并且在光镜下未观察到组织病变时，细胞中罕有明显的超微结构变化，所以电子显微镜不是（而且不应该）在非临床研究中常规使用。监管要求也可规定非临床研究中对特定组织的 TEM 评价。在进行符合药物非临床研究质量管理规范（Good Laboratory Practices, GLPs）要求研究的非临床安全性评价中必须注意遵循 GLP。TEM 可进一步用于以下情况：与光镜下病变相关的超微结构改变（例如，细胞肥大、磷脂诱导的空泡形成、包涵物、肾小球增厚、角膜改变及精子改变），未见光镜改变但有生物标志物变化相关的超微结构改变（例如，足细胞损伤导致的蛋白尿）以及动物疾病模型（例如在脊髓病模型中显示髓鞘的出现及其特征）。

通常，TEM 的主要步骤包括含有目标细胞或结构的样品收集、戊二醛固定、缓冲液洗涤、脂类 / 磷脂保存的四氧化锇后固定、缓冲液洗涤（± 乙酸双氧铀染色）、乙醇或丙酮脱水、环氧树脂或丙烯酸树脂包埋、甲苯胺蓝染色的半薄（0.5~1.0μm）切片制备和检查、制备放置在样品网上的超薄（约 80nm）切片、重金属原子染色、通过胶片或电荷耦合元件（charge-coupled device，CCD）传感器成像。组织标本使用电镜标本专用基于戊二醛的固定液，如 McDowell 和 Trump 4F:1G 固定液时效果最佳（Dykstra et al. 2002）；然而常规福尔马林固定也可以满足电镜标本要求，而且常是光镜检查后需要增加 TEM 检查时仅有福尔马林固定的标本。自溶性改变，尤其是线粒体和内质网改变在动物死后数分钟内即可通过 TEM 观察到，所以重要的是将组织样本尽可能快地浸泡到冷却的固定液内，然后用手术刀或刀片修整为约 $1mm^3$ 大小。灌流固定有助于某些目标组织的固定。非临床安全性评价通常关注与对照组比较的处理效果，所以重要的是从相同的解剖位置采集和检查样本，包括在剖检时和使用半薄塑料包埋切片时，目的是在超薄切片中检查相同目标区域。

5.3.2.2 荧光显微镜 112

术语“荧光”，是指某些物质（荧光团）吸收一定波长的光（称为激发光），并同时发射出更长波长的光（称为发射光）的特性。激发光和发射光之间的波长差异称为斯托克斯位移（Stokes'shift），是进行荧光标记的基础（Lichtman and Conchello 2005）。某些物质（例如维生素 A 和卟啉）在紫外线激发下自发荧光，即原发性或自发性荧光。组织内的结构用荧光染料标记而发射荧光，称为继发性荧光。每种荧光染料的激发光都有一定的波长范围，但是在特定波长的激发光（称为激发峰）处发生最佳荧光。由于极少量的荧光分子即可被肉眼或数字传感器识别，所以荧光染料标记可敏感性高和特异性强地鉴定细胞、亚细胞成分和其他物质。

常用的传统荧光染料包括异硫氰酸荧光素（fluorescein isothiocyanate, FITC，绿色），4′，6- 二脒基 -2- 苯基吲哚（4′，6′-diamidino-2-phenylindole, DAPI，蓝色，结合于细胞核内 DNA）和德克萨斯红（红色）。现今，有数以百计的具有多种激发峰和发射波长的荧光染料。荧光染料的理想特征包括：大消光系数（吸收激发光的可能性）、高量子产率（发射光与吸收光的比率，比率越高荧光越亮）、窄发射光谱（以尽量减少在一个样本中使用多种荧光染料时发射光的重叠）以及良好的耐光褪色性（由光激发引起荧光染料的不可逆性分解）。具有较多上述理想特征的新的荧光染料包括青色素染料、Alexa Fluor 染料、DyLight 荧光染料和 Oyster 荧光染料。

量子点是一种新型的由无机纳米晶体构成的荧光染料（Resch-Genger et al. 2008）。其发光类似于发光二极管，但并非由电刺激激活，而是因吸收一个光子而被激活。优点包括耐光性卓越、荧光强度强、激发光的波长范围宽、发射光波长范围很窄以及根据纳米晶体的成分和大小可以产生特定波段的光。这使得可以在单一激发波长下对同一标本激发出多种大小（和颜色）的量子点，在多重标记研究中尤其有用。

天然的荧光蛋白（如绿色荧光蛋白）及其突变衍生物除了用于体外研究，还可标记生物体内广泛的细胞内过程（Lang et al. 2006）。运用重组互补 DNA 克隆技术，这些荧光蛋白在活体细胞内几乎可以与任何蛋白质相融合。与上述传统的有机和无机荧光染料相比，荧光蛋白的优点包括：对多种生物学事件和信号有反应；在亚细胞区能特异性靶向荧光探针；几乎没有光动力毒性；对组织和完整的生物体具有广泛的兼容性。

荧光显微镜主要有两种类型：普通宽场显微镜和共聚焦显微镜。宽场荧光显微镜将激发光传递到标本激发荧光，所有被激发的荧光团发射出的荧光被采集处理成为图像。共聚焦荧光显微镜与宽视场荧光显微镜的不同之处在于激发光只聚焦到标本中焦点平面上的一个点，而收集的发射光也仅来自于另一个聚焦点。通过消除离焦光线大大降低了背景并增强了对比度，通过扫描整个样本，能够生成极其精细的二维和三维荧光图像（Conchello and Lichtman 2005）。

5.3.2.2.1　普通宽场荧光显微镜

普通宽场荧光显微镜也称作反射光荧光显微镜、入射光荧光显微镜、反射荧光显微镜或简称为荧光显微镜。荧光显微镜与传统（明场）显微 113
镜的成像方式区别很大，明场显微镜的光线从标本下方向上通过样品和物镜送至目镜。相反，落射荧光显微镜将激发光从上向下通过物镜到达样品，物镜放大并将图像返送至目镜。典型的荧光显微镜组件包括两个照明光源（钨 – 卤素透射光源和汞弧放电反射光源）、激发光滤光片、分色镜和发射光（或吸收）滤光片（Conchello and Lichtman 2005）。这样设计的显微镜可将反射光荧光显微镜与透射光显微镜相结合，或者说相互切换。这种装置可用选择性过滤的照射光源激发标本的荧光，随后用第二个滤光片分离较弱的荧光。不同分色镜（为特定的荧光染料设计）能够选择性将一定范围内波长的激发光反射至样本，同时将特定荧光染料发出的较长波长的光传输给观察者。荧光显微镜旋转装置上的特殊滤光模块（或荧光滤光装置）由激发光滤光片、分色镜和发射光滤光片组成，这些滤光分光装置都针对特定荧光染料（例如，FITC）进行优化。多重荧光滤光片允许同时激发并观察一个以上的荧光染料。多重荧光滤光片的缺点是价格昂贵和背景较多，后者会降低图像的对比度。因此，有些人更愿意使用优化的滤光装置分别对每种荧光染料进行成像，然后合并这些图像形成多种荧光染料的合成图像。不含任何滤光片的虚拟滤块能阻止所有激发发射，从而可使光直接通过物镜传递到观察者，可用作明场显微镜。

在非临床安全性评价中荧光显微镜的用途较多，包括免疫荧光抗原标记、荧光原位杂交（fluorescent *in situ* hybridization, FISH）、骨骼生长的四环素标记、坏死细胞的碘化丙啶染色和变性神经元的 Fluoro-Jade（FJ）染色等。除了检查常规 HE 染色脑切片以外，检查 FJ 染色的脑切片可能具有以下优点，例如可以突出显示神经元变性过程、更快识别变性神经元、与暗神经元人工假象相鉴别。然而，这些优点并不代表所有的研究均要增加 FJ 染色，原因是常规 HE 染色切片检查通常也可识别变性神经元（Houle 2011）。

5.3.2.2.2　共聚焦显微镜

共聚焦显微镜也称共聚焦激光扫描显微镜，是一种能提供高分辨率图像的光学切片显微镜。共聚焦显微镜与普通宽场荧光显微镜的许多原理相同，不同之处在于共聚焦显微镜的激发和检测都是在焦点上的点光源。为达成此目的，激发光为一束激光并聚焦在标本的一个点（照射光聚焦点，或称艾里斑）上，从标本的该点处反射出的反射光也聚焦，在检测器前有一个小孔，可以滤掉几乎所有聚焦平面以外的光线。将这两个聚焦点用于照射（激发光）和检测（发射光）几乎完全消除了背景荧光，从而显著提高了对比度（Conchello and Lichtman 2005）。通常，照射光聚焦点在标本的一薄层聚焦平面上以光栅方式移动（如读书状），获取的所有信息汇集在一起生成二维图像。利用计算机可将二维图像的图像数据的堆叠组合生成三维图像。利用共聚焦显微镜可观察接近或低于分辨率极限的荧光标记结构的极微细节，例如细胞骨架的微管、细胞器、无机金属离子和受体。

5.3.2.3　数码显微镜

数码显微镜通过使用 CCD 或一种互补金属
氧化物半导体图像传感器把光学图像（光子）转
换为电子信号。病理学中使用的数码相机需要有 114
较大色彩动态范围、较高空间分辨率、较高图像采集及数据传输速率。其他关键部件包括将数码相机和显微镜相连接的光学连接器，装有成像软件的计算机及观看数字化图像的高清晰度彩色显示器（Ying and Monticello 2006）。通过手动拍摄特定像场的数字图像（数字显微照片），或者通过自动切片扫描技术获取整张切片的数字图像（虚拟切片）。

数码媒介已经用于放射学很多年，病理学对数码媒介的兴趣日益增加。病理数字化的优势包括：易于存档和检索，多张图片同时观看、远程观看及图像分析。数字图像可以用不同的图像文件格式存储，目前还没有统一标准。有两种类型的图像文件压缩算法，分别为无损型和有损型（Tengowski，2004）。无损方法画面质量好但图片文件较大；有损方法放弃了一些人眼无法察觉的信息，仍可满足特定使用需求。JPEG2000 是一种用于数码显微镜的有损压缩图像格式，它使用小波编码，生成的图像压缩率通常比 JPEG 格式更高，但图像质量与之类似甚至更好。病理图像存储的另一种文件格式是医学数字成像和通信（digital imaging and communications in medicine, DICOM）格式，目前用于放射学图像（X 射线检查、MRI 和 CT）的存储。

数码病理学大大提高了“远程病理学”当前和潜在的地位，“远程病理学”的广义概念是远距离的病理学实践。远程病理学使得病理学家不必坐在显微镜前观察玻璃切片也能够评价显微图像。这对于多场所研究机构，尤其是跨国研究机构非常有用，也有助于增强机构间的沟通、合作、咨询和一致性。远程病理学系统有三种主要类型：静态、动态（或实时）和虚拟切片系统（McCullough et al. 2004）。静态系统主要手段为数码采集显微图像（显微照片），存储并转发（通常是通过电子邮件）进行异地访问。动态远程病理学系统允许在线实时进行数码图像交流。异地病理学家可以主动操作机器人控制的电动显微镜或观察由本地病理学家控制的实时数字视频资料。静态和动态远程病理学系统正在迅速被虚拟切片取代，虚拟切片可以呈现整张玻璃切片的所有信息。

5.3.2.3.1　虚拟切片

全切片成像（whole-slide imaging, WSI）或“虚拟”显微镜需要扫描整张切片以产生“数码切片”或“虚拟切片”。病理学家可以观察虚拟切片的不同放大倍数，向任何方向移动切片，可以保存截图为图像文件，也可根据需要注释感兴趣的区域。虚拟显微镜利用数码切片扫描仪和拼接软件制作出整张切片的数码图像文件。数字切片扫描器的两个最重要的标准是扫描速度和分辨率。虚拟切片可存储于大容量的大型服务器，可以使用浏览器来查看。

对虚拟切片和玻璃切片的解释结果对比表明二者相符度非常好（Furness 2007）。目前，通过互联网对虚拟切片进行检索和评价比评价玻璃切片要慢很多，但可以预料，随着技术进步，在不久的将来这种差距将会消失。

5.3.2.3.2　定量图像分析

解剖病理学家习惯以描述的形式对组织形态进行评价，以半定量分级（例如极轻度、轻度、中度及重度）的形式记录定性所见。尽管这种方法是主观的，但是人的视觉系统具有强大的模式识别能力，因此它仍是评价组织形态改变的较好方法。然而，人的视觉系统对于空间变化或密度变化识别能力较差，尤其是变化轻微或相距较远时。组织学定量评价是用于发现组织形态、病变 115
强度及百分率轻微变化的一种客观的方法。由于许多功能数据（例如生物标志物）已经是数字格式，所以对组织变化进行量化还可进行统计分析，并极大地促进了对结构与功能关系的研究。量化分析还可以提高病理学数据的敏感度、精确度和可重复性。数码成像和分析软件的最新进展大大提高了非临床安全性评价研究中组织测定的速度、可操作性和实用性。量化分析几乎可应用于所有类型的图像（明场显微镜组织化学或免疫组织化学染色图像、宽场荧光显微镜图像、共焦显微镜图像、电子显微镜图像、体内成像图像等）。图像分析有多种商品化、免费或共享软件。

图像分析一般可以对细胞大小、细胞数目、组织浸润程度或其他的形态学变化进行定量，也可以通过测量面积和强度用于定量组织化学、免疫组织化学、免疫荧光（Hashiguchi et al. 2010）或原位杂交（ISH）标记。关于 IHC，一些病理学家希望提供的不仅仅是阳性或阴性结果判断，他们提出“H– 评分（H-score）”法，即计算不同染色强度的细胞百分比，乘以染色的加权强度（H 值 = 3 × 深染细胞核的百分比 + 2 × 中等染色细胞核的百分比 + 弱染色细胞核的百分比，给定范围为 0~300）。可以由病理学家进行这种计算，然而，对染色强度进行分类及计算每种染色强度的细胞百分比主观性非常强，同一观察者自身的差异以及不同观察者之间的差异都非常大。自动化图像分析技术不仅能显著降低病理学家主观评分的差异，还可以增加对 IHC 定量的灵敏度和动态范围（Cregger et al. 2006;Taylor and Levenson 2006; Walker 2006）。

当使用图像分析技术对特定的病变进行定量时，对目标组织标本剖检采集、标本固定、修块及染色均需尽可能保持一致。组织切片中的图像采集部位和面积大小在不同动物间也要尽量保持一致（包括图像像素值）。

组织形态计量学可以简单地定义为对组织切片的数字图像进行的任何定量测量或形态结构计数。以二维组织切片的测定数据（通常也是数码图像）为基础进行三维定量测量数据（数量、长度、表面积或体积）统计推导被称为体视学。

5.3.2.3.2.1　组织形态计量学　组织形态计量学的第一步是将需测定部分从样本中分离出来，测定的指标通常包括长度、周长、面积、强度和数量。组织形态计量学的例子包括免疫组织化学标记的细胞计数［Ki67、Caspase-3、增殖细胞核抗原（proliferating cellnuclear antigen, PCNA）、溴脱氧尿苷（bromodeoxyuridine, BrdU）］、冠状动脉支架（管腔面积、支架面积、支架内表面至管腔边缘的距离）、肝（肝细胞肥大、胆管增生、脂肪沉积、纤维化、坏死、糖原蓄积）、小肠（绒毛长度、隐窝高度、绒毛 / 隐窝比例）、脾（淋巴细胞增生或耗减）、心脏（梗死、纤维化）、胰腺（胰岛大小及数量）、甲状腺（滤泡大小、滤泡上皮高度及数量）、肾上腺（皮质肥大）、皮肤（血管生成、表皮增生）以及对植入物和肿瘤的微血管分析。

5.3.2.3.2.2　体视学　体视学是指基于二维组织切片的测定数据进行三维数据的统计推导（Weibel et al. 1966）。由于体视学评价需要对整个器官进行取样，所以在剖检前就要进行体视学评价的设计。传统的体视学测量方法需要假设被测定颗粒的大小和形态，这通常被认为是一种有主观偏差的方法。现代体视学测量方法具有无偏差随机取样、统计准确性、敏感性以及精确度（可重复性）高等优点。目前的各种体视学测量方法仅依靠取样设计即可对粒子进行数量和大小计数进行测量，从而避免了对大小和形状进行假设而
116 产生偏差。这些方法经常被称作“基于设计”或“无偏差”的体视学测量方法（R. W. Boyce et al. 2010）。基于设计的体视学测量方法是获得组织定量数据最敏感和最准确的方法，在药物开发或风险评估过程中需要做出关键决定时，这种方法比二维形态学测定方法更有优势。今天，由于体视学理论、应用软件、取样技术及成像设备（包括自动化的全切片成像）的发展，体视学测量方法变得更加有效和实用。在非临床安全性评价中体视学测量技术最常应用于神经毒性的评价工作。

在非临床病理学研究中，体视学通过体视框（disector）技术经常应用于计数细胞或结构。体视框技术是一种体视学测试探针，它对组织中两个平行切面进行计数和目标选择。这两个平行面可以是两个独立的薄切面（物理体视框），也可以来自于在一个厚切片中将焦平面移动一定距离而产生的一组光学切面（光学体视框）。组织的体积可以通过切面的面积乘以体视框的高度计算得来。目标结构仅在一个切面上出现时才被计数，这样目标仅被计数一次并且其高度和大小偏差被消除了。另一个重要的体视学计量工具是二维矩形计数框，其特点是应用红色和绿色进行显示，当计数目标触及到绿线并认为在计数框范围之内时被计数，当触及到红色排除线时则超出了计数范围而不被计数。该计数规则避免了单个细胞或结构被重复计数，同时也保证了所有细胞或结构无论其形状、大小、方向或分布如何均有相同的概率被计数。三维体视框技术和筛分器相联合，是一种系统随机（无偏差）取样方法，用于选择目标区域。体视学测量软件利用一对薄切片数字图像对标本进行对齐和自动筛分取样，大大增加了体视学评价在非临床病理学中应用的可行性。采用均合法取样（proportionator sampling）可进一步提高取样效率。考虑到项目审查时数据重现的需要及满足数据验证的目的，在 GLP 实验室中需要对数字体视学评估进行记录并归档。

体视学原理类似于其他统计学原理，是通过数学证明进行验证的，它不是试验数据（R. W. Boyce et al. 2010）。体视学软件系统的验证需要

遵循机构内部计算机化系统的 SOP（具有供应商提供的系统安装和功能验证记录并产生安装确认、操作确认或性能确认文档）。需要归档一对三维体视框切片、切片的扫描图像、对切片中细胞的取样过程，连同取样方案的几次重复产生的数据一起进行归档（J. T. Boyce et al. 2010）。

5.3.2.4 无创（体内）成像技术

体内无创评价是通过物理现象（如 X 射线、γ 射线、射频波及高频声波）透过机体而无需通过手术刀或骨锯就能提供组织相关信息。由于这些评价方法无需处死动物，所以可在一段时间内对同一动物重复进行评价。本节内容将对一些常用于非临床研究的体内成像技术做简单的概述，包括磁共振成像（MRI）、磁共振波谱分析（magnetic resonance spectroscopy, MRS）、光学成像、计算机断层扫描（CT）、超声波（ultrasound, US）、正电子发射断层扫描（PET）、单光子发射计算机断层扫描（SPECT）（图 5.1a 和 b）。更多关于药物开发中分子成像技术的应用，读者可参考 Peterson et al.（2011）, Willmann et al.（2008）以及 Ying and Monticello（2006）等相关文献资料。与血清生物标志物（例如心肌肌钙蛋白或丙氨酸转氨酶）类似，许多由无创成像技术获得的非临床数据可作为有价值的转化生物标志物（translational biomarkers），在药物开发临床阶段可外推至人。应用无创成像技术可提供生物学活性的证据、证实在靶活性以及确定疗效可能更好的患者。在药物研发的非临床阶段搜集这些信息对选择候选药物有重要意义，从总体上节约 117
了时间和资源，并可能在临床试验的初始阶段减少化合物的耗损率。

MRI、CT、SPECT 和 PET 均生成被称作断层照片的截面图像，部分断层照片可被重建为三维图像。对于非临床评价，成像技术必须要有适合小动物的空间分辨率和检测生化指标及随时间出现的轻微临床相关改变的敏感性。无创成像技术可大致分为主要提供形态学信息的技术（MRI、CT 和 US）和主要提供生物过程的功能性信息的技术（PET、SPECT、MRS 和光学成像）。每种成像技术都有其优缺点，使用时应依据哪些技术可以提供最大的补充信息来回答特定

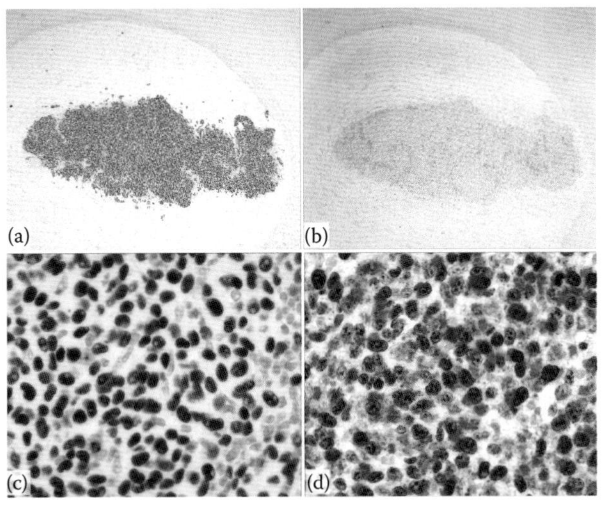

图 5.1 （a~c）图片显示的是注射了人胶质母细胞瘤细胞的福尔马林固定石蜡包埋大鼠脑组织切片，组织用抗人细胞核基质抗体染色，苏木素复染。另一张用作对照的连续切片使用同样的染色程序，但不使用一抗。（d）图片显示的是注射了人胶质母细胞瘤细胞的福尔马林固定石蜡包埋大鼠脑组织切片，免疫组织化学双染。含有颗粒状红色胞质的细胞表示对人线粒体抗体染色呈阳性；蓝色细胞核为苏木素复染的正常大鼠脑细胞。棕色细胞核是对增殖标志物 Ki-67 呈阳性反应（图片 a~d 由 MPI 研发中心核心实验室的 Kristi Bailey 提供）

的非临床问题。将形态学/解剖学和功能性成像技术的优势相结合（如PET和CT结合或PET和MRI结合），能检测并提供疾病早期过程的病理生理学变化信息。随着时间推移重复使用这些技术，可以获得诸如结构变化的发生、进展和分辨率等时间信息。无创成像数据也可与组织病理学和临床病理学结果相关联成为一个综合数据集。同时，无创成像技术还能纵向监测同一只动物在给药前、给药期和停药期与化合物相关的改
118 变，从这层意义上来看，该动物可作为其自身对照。随着时间推移对同一只动物进行多次评价也可能增加每只动物的数据采集量并减少所用动物的总数（Willmann et al. 2008）。

5.3.2.4.1 *形态学/解剖学成像技术*（MRI、CT *和* US）

主要提供形态学信息的无创成像技术包括MRI、CT和US，这些技术可提供组织结构和形态学变化的详细图像；但是，这些技术不能提供引起变化的各种生化改变的特定信息。而且这些技术只能在结构变化足够大时才能检测到组织变化。对每一种形态学/解剖学成像技术的概述如下。

5.3.2.4.1.1 磁共振成像（MRI） MRI利用的是核磁共振，其信号主要来自水分子的氢核（质子）。该技术利用强磁场排列机体内磁化原子并用射频脉冲来更改这种磁化排列，扫描仪检测磁场并对扫描区域成像。不同于射线照相术或CT，该技术不使用电离辐射。利用静脉造影剂来增强信号并有助于显示血管或肿瘤（Pathak et al. 2010）。磁共振成像常用于软组织成像，尤其是密度差很小的组织（如肝或脑），并且常用于提供解剖图像和显示病变，如肿瘤或坏死区。磁共振显微镜是分辨率优于100μm^{3}的MRI，磁共振显微镜的优点包括分辨率高（10~100μm，无深度限制）和可以分析密度差大的软组织；磁共振显微镜的缺点为分子应用限制和扫描时间长（Ying and Monticello 2006）。功能性信息可通过被称为MRS的相关技术来获得，该技术可提供特定的内源性生化物质（代谢物）的信息，特定类型的代谢物可能与某些疾病和肿瘤或者与组织中磁核同位素标记的药物的浓度和分布有关（Willmann et al. 2008）。

5.3.2.4.1.2 计算机断层扫描（CT） CT的X射线由围绕中心物体旋转的射线源发出。X射线对面的检测器检测未被组织吸收的X射线量，组织对X射线的吸收与组织结构的密度呈负相关。随后X射线吸收谱用于构建高分辨率（6~50μm，无深度限制）的断层解剖图像。CT可用于骨研究（关节炎、骨质疏松症、骨愈合）、在发育和生殖毒性研究中评价胚胎骨骼的变化（代替茜素红S染色后的大体观察）、肿瘤研究（肿瘤体积、原位模型和抗肿瘤治疗反应）、血管以及肺的研究。CT技术的缺点包括软组织对比度低、使用电离辐射以及分子应用受限（Ying and Monticello 2006）。CT可为功能性成像技术（尤其是PET）提供高质量的解剖结构图像。

5.3.2.4.1.3 超声波（US） US利用传感器发出高频声波，对从组织返回的回声进行分析，从而获得扫描平面的图像。声波频率越高分辨率越高，但穿透力减弱。在非临床研究中，高频率声波可用于小动物且能达到40~80μm的分辨率（Ying and Monticello 2006）。造影剂（如微泡）可提高图像质量。超声波技术被广泛应用于临床研究，当造影剂（如微泡）与特定的分子（如单克隆抗体、多肽或蛋白质分子）结合时，利用超声波技术可对心血管系统、肿瘤血管分布、抗血管生成治疗的反应以及实时功能性血管内信息进行评价。超声波的缺点包括高度依赖操作者的技能，不能对血管内部靶向成像，仅能对机体局部而非全身进行评估，不能对骨性结构和含有气体的器官（如肺）进行成像。

5.3.2.4.2　功能性 / 生化 / 分子成像技术（光学成像、PET 和 SPECT）

可在细胞或亚细胞水平对生物学过程或功能变化进行特征描述和量化的无创成像技术，包括光学成像、SPECT 和 PET。MRS 是与 MRI 相关的成像技术，同样可提供功能性信息。这些成
119 像技术通常利用特定的分子探针和组织固有特性作为图像对比源，为活体动物的生物学过程研究提供足够的时空分辨率。

5.3.2.4.2.1　光学成像　体内光学成像包括荧光成像和生物发光成像。这两种技术在几毫米的有限深度下具有很高的敏感性（皮摩尔），成像快速并易于操作（高通量），并且通常不需要昂贵的仪器设备，这些优点使得上述技术特别适合用于药物开发和验证过程。荧光成像是利用传统的或量子点荧光染料（Papagiannaros et al. 2010）可吸收外来特定波长的激发光而发射出更长波长的发射光的能力，并且发射光可被检测（前文有论述）。生物发光成像是指将一种在底物（即 D- 荧光素或腔肠素）存在的情况下可以发出光线的酶（即北美萤火虫或海参中的荧光素酶）作为报告基因，来评估在目标启动子控制下用含有酶基因的遗传载体转染的细胞中的转录活性。这种酶也可用于检测细胞 ATP 水平（细胞活力或激酶活性分析）、肿瘤生长（Hawes and Reilly 2010）或其他酶活性（例如半胱天冬酶、细胞色素 P450）。因此，外部检测到的光线是对生物学 / 分子过程的指示。成像过程包括麻醉动物，注入相应的底物以及将动物置于配有热电制冷 CCD 照相机（对很微弱的冷光非常敏感）的暗室，然后对发射光进行半定量分析。光学成像的缺点包括穿透深度低以及有限的临床外推（Ying and Monticello 2006）。

5.3.2.4.2.2　正电子发射断层扫描（PET）　PET 成像使用一般不会影响化合物的物理或生化性质的正电子放射性同位素标记的化合物（天然生物分子或药物），将这种化合物以无药理作用的微量注射到动物体内，放射性核素释放的正电子和邻近组织的电子结合，因正电子 – 电子对的湮灭而发出一对光子。PET 扫描仪利用湮灭符合探测技术通过对活体动物中放射性同位素标记的化合物定位和定量来获得投影图像。PET 可用于药物分布（体内吸收、分布、代谢和排泄研究）、器官灌流（脑血流量）、细胞标记（细菌、T 细胞、干细胞）、放射性同位素标记（抗体、多肽、核苷酸和纳米颗粒）、肿瘤模型（异种移植、原位及转移肿瘤）、肿瘤代谢、肿瘤增殖、肿瘤血管生成、肿瘤缺氧、肿瘤凋亡、疾病模型（中枢神经系统、自体免疫）以及骨生长 / 愈合的研究。PET 技术的优点包括分子敏感性高（纳摩尔）以及无穿透深度的限制。PET 技术的缺点包括空间分辨率低（1~2.5mm）、辐射和成本高（Ying and Monticello 2006）。PET 功能性成像技术经常与 CT 或动物 MRI 联合应用。

5.3.2.4.2.3　单光子发射计算机断层扫描（SPECT）　SPECT 技术主要用于检测活体动物放射性核素发出的 γ 射线，和 PET 成像技术具有相同的特点，如具有定位和定量放射性同位素标记化合物的能力、分子敏感性高以及无穿透深度限制（Ying and Monticello 2006）。在临床前 SPECT 成像技术中，应用于小动物的多针孔准直器技术已拥有亚毫米的高分辨率。与 PET 成像相比，SPECT 成像技术在同一研究中可对两个或更多用不同 SPECT 放射性同位素标记的化合物进行区分。然而，SPECT 同位素需要螯合基团（碘除外），因此可能会改变小分子的物理和生化特性并可能会限制小分子化合物与其靶标的特异性结合。尽管 SPECT 技术的分子敏感性通常比 PET 低 1~2 个数量级，但与 PET 相比，SPECT 具有成本低、化合物双重标记、以及放射性核素半衰期相对较长（从而使其监测体内生物学过程的时间比 PET 更长）等优点，因此，

SPECT 成像技术仍然被广泛用于临床实践和临床前研究中。

无创成像技术提供的活体评价使其与死后评价（如明场显微镜、IHC 等）之间的差距在迅速缩小。通过了解每种无创成像技术各自的优缺点，将其联合应用（多模式成像）可最大限度地同时了解由化合物引起的形态学和功能性改变。

5.3.2.5　数字图像数据及遵循 GLP 规范

2007 年，美国毒性病理学会在《毒性病理学杂志》（*Journal of Toxicologic Pathology*）中发表了使用病理学图像要遵循美国联邦法规（Code of Federal Regulations, CFR）第 21 篇　第 58 部（GLP）以及第 11 部（电子记录 / 电子签名）的建议（Tuomari et al. 2007），包括以下内容。

1. 在现有技术和实践的基础上，用于产生数据（如进行诊断或形态学分析）的病理图像（打印、电子或数字）为原始数据，必须经过认证且需要存档。
2. 图像的认证方式可以在打印的图像上签名并填写日期或遵循 CFR 第 11 部的要求对电子图像文件做特别注释。
3. 为了确保数据的完整性，作为原始数据的图像须遵循 GLP 规范和控制程序，包括书面 SOP、设备的检测 / 验证，以及人员的培训。
4. 用于支持 GLP 试验的图像采集系统的验证或性能确认必须要有记录，任何有悖验证或确认完整性的情况都必须在试验的 GLP 遵从性声明中进行描述。
5. 不用于生成数据的图像是说明性图像，不是原始数据，通常不必存档。
6. 说明性图像不应用于再评价或取代病理学家的诊断。

5.3.3　蛋白质、DNA 和 RNA 原位分析

在非临床安全性评价研究中，细胞形态学变化常伴随 DNA、RNA 或蛋白质分子的改变。对这些分子改变的进一步理解将特别有助于阐明毒性或致癌性的发病机制，也有助于进行风险评价。众多的分子生物学技术中一些技术涉及组织匀浆（体外技术或基于溶液的技术），其他技术则保持了组织结构（原位技术或基于切片的技术）。原位技术的优势包括：保留了细胞的形态结构并可提供组织内 DNA、RNA 或蛋白质的空间定位 / 分布的信息。原位技术是受训的病理学家评估组织形态和形态变化最常用和必需的技术。抗体（免疫标记）可用来检测靶蛋白，互补核酸序列（探针）可用来检测特定核酸（DNA 和 RNA）序列。探针与目标核酸序列杂交（结合）。应用显色或荧光标记可实现可视化。下面的小节将对免疫标记和核酸杂交标记技术进行讨论。

5.3.3.1　免疫标记（免疫组织化学和免疫荧光）

免疫标记是病理学家在非临床研究中最有用也最常用的特殊技术之一。因为该技术使用抗体对细胞表面或细胞内的特定抗原进行免疫标记， 121
所以它是识别特定细胞、细胞成分或目标分子的高度特异性方法，优于常规 HE 染色或组织化学（特殊）染色（图 5.1c 和 d，图 5.2a~c）。虽然抗体通常靶向结构蛋白，但也可以针对可溶性蛋白，例如酶、激素和神经递质。在非临床安全性评价中，这种极其敏感和特异的识别方法可以提供受试物效应和致病机制的重要信息。免疫组织化学（IHC）也可以用来对低分化肿瘤及不明来源的转移瘤进行分类。最好在需要进一步对 HE 染色形态学诊断进行确认时使用 IHC。IHC 试验应该尽可能设置适当的对照组，使用一系列浓度

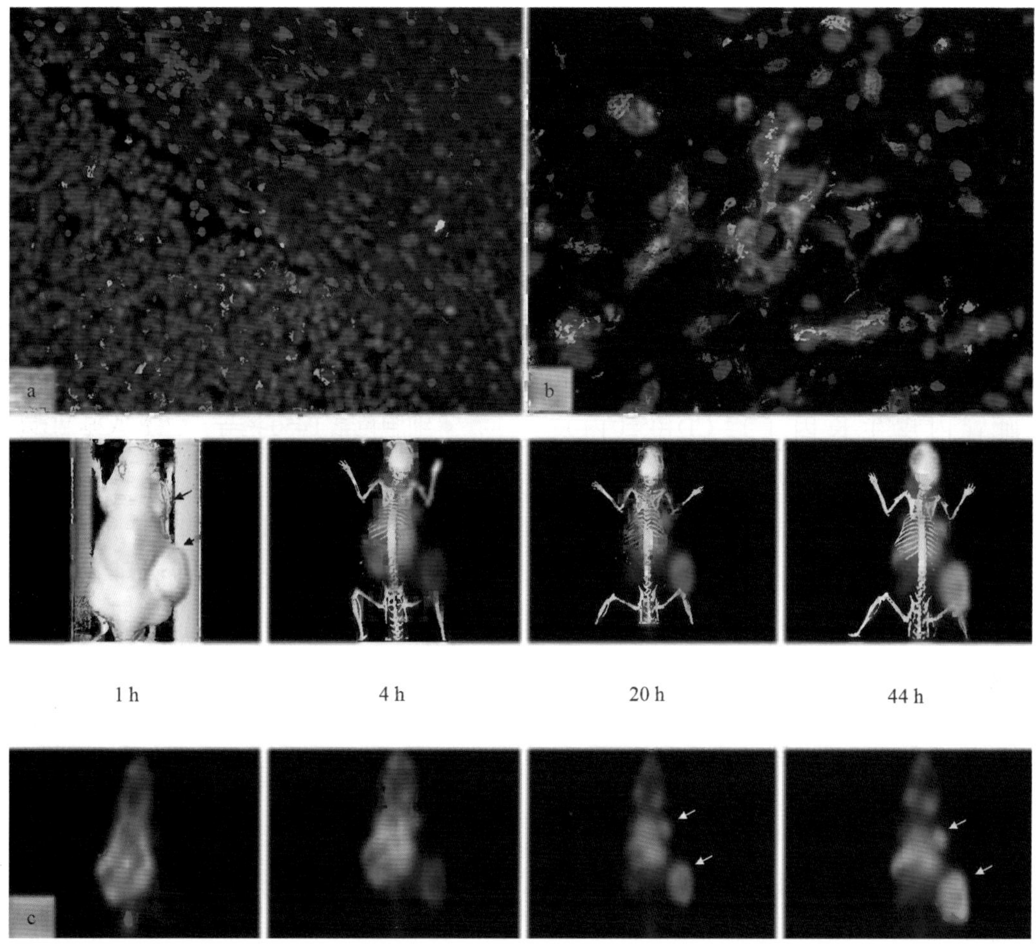

图 5.2　（a）所示的荧光图像来自于福尔马林固定石蜡包埋的注射人胶质母细胞瘤细胞的大鼠脑。在细胞注射区域可见含有绿色颗粒状胞质的细胞，表示对 Alexa Fluor 488 标记的人线粒体抗体呈阳性。染色为红色的细胞代表对 Alexa Fluor 594 标记的胶质细胞原纤维酸性蛋白（GFAP）呈阳性。GFAP 是一种星形胶质细胞标志物，在周围的正常大鼠脑组织中可以看到。蓝色细胞核为 DAPI 复染。（b）所示的荧光图像来自于福尔马林固定石蜡包埋的已注射人干细胞的大鼠心脏。绿色颗粒状胞质的细胞代表对 Alexa Fluor 488 标记的人线粒体抗体呈阳性。染色为红色的细胞表示对 Alexa Fluor 594 标记的 CD31 呈阳性，CD31 是一种内皮细胞标志物。蓝色细胞核为 DAPI 复染（图片 a 和 b 由 MPI 研发中心核心实验室 Kristi Bailey 提供）。（c）本图为 MIAPaCa-2 胰腺异种移植瘤模型分别于注射 200μCi/40μg ^{64}Cu- 贝伐单抗后 1 小时、4 小时、20 小时和 44 小时采集 microPET /CT 的融合图像。动态成像数据显示 ^{64}Cu- 贝伐单抗在肿瘤动物模型的全身分布，箭头所示为肿瘤部位（图片 c 由 MPI 研究放射化学和分子成像室 Zheng Wang 提供）

122 的抗体而不是单一浓度的抗体。

一抗与特定目标抗原结合，二抗与一抗结合，然后通过显色组织化学反应（IHC）或使用特定波长光的荧光染料（免疫荧光法）进行结果观察。IHC 常用的两种显色颜色为棕色或红色，而免疫荧光则有 5 种或 5 种以上不同颜色，更适合进行定量研究及多重标记（特别是针对相同的结构）。其他免疫标记技术（如胶体金 – 偶联抗体）可用于电子显微镜抗原识别。

非临床病理中免疫标记技术的其他用途包括：鉴别特定细胞（如胰岛的 β 细胞、混合炎症反应中的巨噬细胞、内皮细胞和增殖细胞），定位受试物，确定某蛋白质是否为药物的好靶标（即在患病组织中的表达情况），确定靶标部位（亚细胞定位或细胞外的部位），评价动物模型（肿瘤异种移植模型）中任何受试物相关的靶标表达改变，以及解释或预测在不同的实验动物种属间不同的毒性特征（不同种属动物肾脏 COX2

的表达和可诱导性有差异）。下面简单列出了一些在非临床毒理病理研究中常用的抗体（Galluzzi et al. 2009；Kepp et al. 2011；Kunder et al. 2007；Mikaelian et al. 2004；Obert et al. 2007；Painter et al. 2010；Ward et al. 2006；Weber et al. 2011）。此列表仅为部分抗体，需要注意的是所列出的抗体可能不适用于所有种属和固定方法。

- 血管生成：CD31（PECAM-1）、VEGF（血管内皮生长因子）、CD105（内皮联蛋白）、CD106（VCAM-1）、因子Ⅷ（vWf）、CD141（凝血调节蛋白）。
- 细胞增殖：PCNA、Ki-67（MIB-1）、BrdU*、其他细胞周期蛋白（cyclin D1、P15、P19、P21）。
- 凋亡：caspase-3、caspase-7、TUNEL†。
- 白细胞
  - 全部白细胞（Pan leukocyte）：CD45。
  - T 细胞：CD3（全部 T 细胞）、CD4（辅助 T 细胞）、CD8［胸腺细胞和自然杀伤（nature killer, NK）细胞］。
  - B 细胞：CD79a、CD20、PAX5。
  - 巨噬细胞：F4 / 80、CD163（ED2）、CD68（ED1）。
- 神经内分泌：突触小泡蛋白、嗜铬粒蛋白 A、神经元特异性烯醇化酶（NSE）。
- 未分化肿瘤的鉴别：α-平滑肌肌动蛋白（α-SMA）（平滑肌）、结蛋白（骨骼肌、心肌、平滑肌）、波形蛋白（间叶细胞）、细胞角蛋白（上皮）、S100（黑色素瘤、施万细胞瘤、星形细胞瘤、室管膜瘤）
- 神经系统：胶质细胞原纤维酸性蛋白（GFAP）（神经胶质细胞如中枢神经系统的星形胶质细胞和室管膜细胞、周围神经系统的施万细胞）、MAP2（神经元）、NeuN（神经元）、神经丝（神经元、神经节、神经内分泌）、O4（少突胶质细胞）、S100（施万细胞瘤、室管膜瘤、星形细胞瘤、黑色素瘤）、NSE（神经内分泌）。
- 人类细胞检测：人类线粒体、人类免疫球蛋白 G（IgG）、人类核抗原、人类核基质。
- 免疫复合物：内源性 IgA、IgM、IgG。
- 细胞色素 P450 诱导：CYP1A2、2B1、2D1、 123
  2E1 和 3A1。
- 补体：C3、C1q、C5b-C9。
- 肝磷脂质沉积：LAMP-2（+）、脂肪分化相关蛋白（–）。
- 淀粉样物质：淀粉样物质 P（全部淀粉样物质）、淀粉样物质 A、β 淀粉样物质。
- 激素：雌激素受体（α 和 β）、催乳素、胰岛素、胰高血糖素、LH。

Buchwalow 和 Bocker（2010）、Kumar 和 Rudbeck（2009）及 Ramos-Vara（2005）发表了 3 篇非常好的有关 IHC 的参考文献，其中对 IHC 的原理和技术进行了总结归纳。

5.3.3.1.1 抗体

对抗体结构的基本理解对于理解 IHC 的基本技术十分重要。抗体是二价的 Y 字型蛋白，属于 Ig 家族，“Y”的“尾巴”是 FC 段（结晶片段），结构相同的两条“胳膊”是 Fab 段（抗原结合片段）。一抗 Fab 段的高度可变区与抗原的特定表位结合，二抗与一抗的 FC 段结合。IgG 是 IHC 最常使用的抗体类型。

在非临床安全性研究中，涉及不同试验系统种属的免疫组化试验可能具有挑战性，特别是当用于特定抗体和操作（针对特定种属或组织）的 SOP 尚未建立时。此外，许多市售的抗体是

* 检测细胞周期的 S 期，需要动物生前外源性给药。

† 末端脱氧核苷酸转移酶介导的 dUTP 缺口末端标记。利用偶联生物素的 dUTP 对游离的 3′-OH 末端进行一标，用链霉亲和素 -HRP 或亲和素 -FITC 进行二标。

用人的抗原制备的（“抗人抗体”）。幸运的是，针对啮齿类动物抗原的商品化抗体（“抗小鼠”和“抗大鼠”抗体）越来越多，另外，大量的抗人抗体与实验动物的抗原存在交叉反应（“跨种属交叉反应”）。进化差异越少的种属之间越可能发生跨种属交叉反应。人类抗原含有非人灵长类动物同源表位的可能性较大，而含有啮齿类动物同源表位的可能性较小。这一原则也适用于蛋白质水平。GFAP 和 S100 等进化上保守的蛋白质比差异较大的分化群（CDs）蛋白质更容易发生跨种属交叉反应。每当需要对新型抗体或种属进行 IHC 检测时，需要有足够的时间去建立方法，包括文献检索、试错实验（尤其是各种预处理和抗体浓度），如果是 GLP 试验则还需在预期种属的实验动物中进行抗体验证。在选择抗体时应考虑抗体的宿主种属及相关跨种属交叉反应。如果标本组织的种属与抗体宿主种属相同，二抗将与内源性 Ig 及其他组织成分都发生反应导致背景染色发生。在用小鼠单克隆一抗对小鼠的特定抗原进行标记时，这种情况尤其容易出现。有多种方法，包括市售的“mouse on mouse”试剂盒可以减少这种背景染色，使单克隆抗体仍然可以在小鼠组织中使用。尽可能选择与研究种属不同的宿主种属来源的一抗。

抗体分为多克隆抗体或单克隆抗体，各有其优缺点。对于特定的目标抗原而言，多克隆抗体与抗原的多种不同表位结合，而单克隆抗体仅结合一个抗原表位。抗原表位是抗体与抗原结合的区域，长 5~21 个氨基酸。主要基因转录后的可变剪接及翻译后修饰使得抗原具有不同的结构（亚型）。因为多克隆抗体能够结合不同的表位，所以它们通常具有较高的抗原灵敏度，可以识别不同的抗原亚型，通常可与多个种属的同一抗原相结合，并且通常对于固定和处理具有较高的耐受性。然而，高灵敏度往往伴随低抗原特异性（抗体交叉反应）以及较高不相关 Ig 可导致假阳性结果。多克隆抗体由一只动物的不同 B 124
细胞克隆（“多克隆”）产生，最经常的方法是用纯化抗原对兔进行免疫生产抗体。但是，其他种属（如山羊、猪、豚鼠和牛）也可用作宿主。在免疫期结束时，宿主血清被收集用作抗体异源混合物或进行进一步纯化。单克隆抗体最常通过用纯化的抗原免疫小鼠（少数情况下也可用兔或大鼠），分离出宿主产生特异性 Ig 的脾单一 B 淋巴细胞克隆（“单克隆”），之后与永生化骨髓瘤细胞融合，产生一个杂交瘤细胞系。这些杂交瘤细胞系或进行组织培养（抗体位于培养上清液中），或注射到动物（通常为小鼠）的腹腔内（抗体位于腹水中）。腹水中含有非常高浓度的目标抗体，但它还含有少量的无关抗体及其他蛋白质，组织培养的上清液中则没有这些物质。单克隆抗体的主要优点是抗原特异性高。因为单克隆抗体只结合特异性抗原表位，所以与其他抗原的交叉反应机会大大降低。单克隆抗体的缺点是多数为小鼠源抗体，这限制了它在小鼠研究中的使用，并且抗原的灵敏度较低，对于固定和处理的耐受性也较差。

抗体滴度和稀释液、孵育时间和温度都是在优化目标抗原 – 抗体结合反应条件及减少交叉反应时重要的考虑因素。对多种免疫组化技术有丰富经验并擅长解决问题的实验室技术人员是非常宝贵的。

使用组织芯片（一种抗体作用于同一切片上许多不同组织），或多重免疫染色芯片（许多不同抗体被施加到单一组织样品的不同区域）均能增加 IHC 的通量（Furuya et al. 2004）。

5.3.3.1.2　固定和抗原修复（解蔽）

免疫组化评价可以是计划开展，也可以在常规 HE 染色镜检发现问题之后增补进行。即使是计划开展，组织一般也是用 10% 中性缓冲福尔马林溶液固定及石蜡包埋。固定对于保存组织形态并防止抗原降解或扩散是必要的。在石蜡或塑料包埋前，组织在福尔马林液中长期保存会降低 IHC 的成功率。在非临床安全性评价快节奏的今天，这通常不是问题，如果计划开展 IHC，组织样本在福尔马林液中固定 24 小时后即可进行。固定时间过长（超过 24 小时）会导致过多的蛋白交联和抗原掩蔽，这可能会导致假阴性结果出现。这是由于阻断了一抗与抗原表位的结合或改变了该表位的三级结构（折叠），会极大地阻碍一抗识别抗原。如果需要对组织进行长期保存，并有可能开展 IHC，最好在组织固定 24 小时后，从福尔马林液中转移至 4℃的 70% 乙醇中进行保存。

通过使用热诱导抗原修复（heat-induced epitope retrieval，HIER）可以很大程度上去除由福尔马林蛋白交联造成的表位掩蔽。HIER 是 IHC 技术发展中最具革命性的技术进步之一，因为该技术大大提升了在福尔马林固定的组织中检测抗原的能力。HIER 减少了对冷冻切片或凝固性（非交联）固定剂（如乙醇）的需求。微波炉、高压锅和蒸汽是最常用的加热方法，高压灭菌器和水浴锅也常用。通过改变缓冲液的种类和缓冲液的 pH 值可以对 HIER 进行改良。还可以通过酶（例如蛋白酶 K、胰蛋白酶、胃蛋白酶）来实现抗原修复，酶可单独使用，也可作为 HIER 之前的预处理措施。某些方法可比其他方法更简单，但总体而言不存在通用的抗原修复最佳方法。背景染色程度与抗原修复的强度成正比。由于在非临床研究中往往是短期固定，有时不必
125 进行 HIER。HIER 也可以用于甲基丙烯酸甲酯（MMA）包埋组织半薄切片完全脱塑料之后抗原修复，从而能够对 MMA 塑料包埋的组织进行各种免疫组织化学评估（Hand and Church 1998）。

5.3.3.1.3　抗体标记方法（检测系统）

免疫组织化学使用辣根过氧化物酶（horseradish peroxidase, HRP）或牛小肠碱性磷酸酶（alkaline phoshhatase, AP）等组织化学酶标记，与显色底物［如二氨基联苯胺（diaminobenzidine, DAB）］结合进行显色，随后进行苏木素复染。免疫荧光法主要使用荧光染料（如 FITC）进行标记，FITC 经一定波长的光照射可发出绿色荧光。由于石蜡切片和塑料包埋切片常可见自发荧光，所以免疫荧光标记通常选用冰冻切片。微粒标记（如电子不透明胶体金）可用于电子显微镜。

抗体标记可分为直接法和间接法两种方法。直接法采用一步法，标记的一抗直接用于检测目标组织。直接标记最常用于免疫荧光，特别适用于双重或三重标记程序，标记同一个种属来源的多个抗体。免疫组织化学直接法标记的信号通常较弱，不能通过显微镜观察，基本上已经被可放大抗原敏感性的间接法所替代。间接法检测灵敏度的提高是由于其一抗活性不因标记而受影响，而且每个一抗的标记增多可放大可视化信号。间接法采用两步法，二抗多为多个（常为聚合的）标记，与一抗的 Fc 段结合。目前有多种间接法，其中之一是亲和素 - 生物素复合物法（avidin-biotin complex, ABC）。ABC 法主要利用亲和素对生物素的强亲和力。ABC 法中，生物素化二抗的 Fab 段与一抗的 Fc 段结合，二抗中的生物素作为亲和素 - 生物素标记复合物上未结合的生物素结合位点。标记的链霉亲和素 - 生物素法（labeled streptavidin-biotin, LSAB）是利用链霉亲和素代替亲和素的一种间接法，比 ABC 法灵敏度更高，背景染色更低。市售的无生物素聚合物标记，由聚合物主链、多个二抗和酶组成，因其更高的检测灵敏度和更低的背景染色目前很常用，尤其是对于富含内源性生物素或亲和素的组织，例如肝和肾。酰胺信号放大方法也可提高灵敏度，通过 ABC 或 LSAB 法，将生物素 - 酰胺用于过氧化物酶间接标记的一抗，可使大量生物素信号沉积在一抗附近，进一步通过结合 HRP 的亲和素可直接观察结果。该方法的缺点是可能出现明显的非特异性染色。滚环扩

增可进一步提高检测的灵敏度和降低背景染色，将寡核苷酸引物偶联于一抗或二抗，通过聚合酶添加 DNA 来实现放大，可通过标记的互补寡核苷酸探针杂交来显示结果。

在同一组织切片中标记一种以上的抗原是非常有用的技术，可提供各种细胞、细胞组分或分子的空间及相关信息。多重标记使用与不同的色素原或荧光标记结合的多种一抗。一定要采取一定的步骤以避免假阳性染色结果，特别是当一抗来源于同一种属的宿主时。

5.3.3.1.4　对照

阳性对照和阴性对照有助于准确判断免疫组织化学染色结果。阳性组织对照是之前已明确有靶表位的组织切片，理想的阳性组织对照应该含有从弱到强表达的区域。阴性对照应包括阴性试
126 剂对照和阴性组织对照切片。阴性试剂对照采用完全相同的步骤对受试组织染色，但不加一抗或用以下试剂替代一抗：①与靶表位无结合的同类抗体（单克隆抗体）；②正常 / 非免疫血清（多克隆抗体）。阴性组织对照是无靶抗原包含在染色程序中的额外切片。阳性对照和阴性对照可在同一组织切片上，被称为自身对照。阳性对照和阴性对照可用于评估标记的特异性，同时在分析试验失败的原因以及避免假阳性或假阴性结果方面起到非常重要的作用。

5.3.3.1.5　组织交叉反应研究

组织交叉反应（tissue cross-reactivity, TCR）研究是建议用于含有互补决定区的单克隆抗体和抗体类似分子的筛选试验（Leach et al. 2010）。该试验主要用于鉴定非靶抗原结合（交叉反应），其次用于评估非预期组织 / 细胞中的靶抗原结合。TCR 研究包括将候选抗体作为一抗对一组人和动物冰冻组织进行免疫标记。在非临床研究的动物和临床试验的人体中，组织标记都可帮助评价潜在的靶器官。某一特定实验动物出现与人类似的组织反应，不用于非临床安全性评价研究相关种属的选择，但常用于确定或进一步支持种属选择。此外，特定实验动物种属与人之间组织反应性的差异，可用于解释动物和人类的体内组织效应的差异或为什么某一特定实验动物种属未能预测出人类的作用或毒性。TCR 还可用于确定人类的非靶抗原结合效应，并帮助预测可能的非预期疗效或毒性（Bussiere et al. 2011）。与所有特殊程序一样，TCR 研究尚不完美，并不总是能够预测人的非靶抗原结合效应、最佳的试验种属或人类或实验动物的体内毒性。

5.3.3.2　探针杂交标记（显色原位杂交和荧光原位杂交）

IHC 和免疫荧光技术利用抗体来检测特定蛋白，原位杂交（ISH）技术则是利用探针来检测特定的 DNA 或 RNA 序列。探针是与目标 DNA 或 RNA 序列互补的、且经过标记的核酸序列。探针的类型包括双链 DNA、单链 DNA、RNA（核糖核酸探针）或合成的寡核苷酸。核糖核酸探针和寡核苷酸探针最为常见。核糖核酸探针较长（100~500 个碱基对）并含有更多的标记，比较短的寡核苷酸探针（20~50 个碱基对）灵敏度更高。与蛋白质的免疫标记类似，探针的检测可通过荧光染料标记，称为荧光原位杂交（FISH），也可通过色素原标记，称为显色原位杂交（chromogenic in situ hybridization, CISH）。色素原标记由含有生物素或地高辛偶联核酸的探针组成，可与酶（HRP/AP）偶联的抗体结合，并与显色底物（例如 DAB）反应产生明场显微镜可观察到的颜色。CISH 是比 FISH 更新的技术，其优点是可利用明场显微镜进行观察并用苏木素复染，使目标细胞和周围组织结构更易观察。因此，显色反应较荧光标记更为稳定，并且很容易在其余组织样本切片中进行 IHC，从而与 CISH 标记进行比较，这样可以将基因表达和蛋白质联合起来更好地理解（Halling and Wendel 2009）。

市售试剂盒可实现FISH向CISH的转换。与CISH相比，FISH的优点包括可直接标记特定的核酸序列以及可进行更多种颜色的标记。

127 在进行显色和荧光可视化之前，探针需要与靶核酸序列杂交。通常，这些杂交的步骤包括甲醛固定、石蜡包埋、切片、脱蜡、蛋白水解消化、预杂交（使用除了探针外的所有试剂，以减少非特异性结合），以及将探针和靶核酸序列一起加热后冷却进行杂交。蛋白水解消化步骤可消除核酸序列的屏蔽，增加细胞通透性以便探针穿透。术语“严格性（stringency）”是指影响探针特异性结合的反应条件。高严格度可实现更多的靶序列互补结合，低严格度则可导致探针与非靶序列结合（Sterchi 2010）。

当目标蛋白产物快速降解或从靶细胞中转运出时，不能应用蛋白质免疫标记（IHC）技术，此时可体现出ISH的特定用途。ISH也是一项进行蛋白质免疫标记的有价值的辅助技术，因其可以提供基因（DNA）或基因表达（mRNA）的线索，并提供关于毒性或致癌性的上游信息。在应用蛋白免疫标记时，种属间抗体可能没有交叉反应，与此相比，ISH探针则可用于多种动物以及人，因为mRNA的小片段在种属间经常是保守的（Gillett et al. 2002）。ISH这一特点在研究人类疾病过程的动物模型和确定机制风险中特别有用。ISH在评估基因治疗的有效性和安全性方面具有巨大潜力。ISH可明确插入的治疗性DNA是否出现在宿主的靶细胞，预期的mRNA是否被转录，是否有与DNA转录位点相关的组织损伤，或是否有DNA转至非靶细胞内。ISH也是鉴定和评价反义寡核苷酸在组织中的分布和累积的灵敏方法（Goebl et al. 2007）。

ISH法有时无法检测微量的DNA或mRNA。在这些情况下，需先采用原位PCR或原位RT-PCR方法扩增相应的DNA或mRNA（Malarkey and Maronpot 1996）。

5.3.4 激光显微切割

激光显微切割可从组织切片中分离并收集某类细胞，甚至是单个细胞，用于后续各类DNA、RNA或蛋白分析中，该技术也可用于细胞学或血涂片样本。冰冻组织和福尔马林液固定石蜡包埋的组织均可使用，冰冻切片效果更好。组织切片可以是未经染色的、染色的（例如经T-blue染色），或用荧光染料或显色剂进行免疫染色的，因为该技术是通过表型而非仅通过细胞形态学特征来更好地区分特定的细胞类型。该方法包括用激光显微切割显微镜观察组织切片以发现目标细胞，使用激光分离（捕获或切割）目标细胞，并通过各种方法进行收集。随后，检查收集的细胞或移除了细胞的组织以确认收集了正确的细胞。捕获分离法是指将组织切片与放置在微量离心管帽内的一层热塑性薄膜接触，针对目标细胞发射激光束使薄膜熔化，当帽被提起时将这些细胞与周围未结合的细胞分离开。切割分离法是指使用小直径的激光束追踪和切割目标细胞，而非依靠热塑性薄膜接触细胞，并利用多种技术将切割的细胞由玻片转移至收集器内（Murray 2008）。由于激光显微切割技术可在细胞种类较多的组织切片中收集某一特定种类的细胞，因此它提供了一种获取目标细胞纯样本的方法，可避免传统纯化技术中其他细胞污染。该技术在非临床安全性评价中特别有用，可重点评估与化合物 128
相关改变的特定细胞的基因或蛋白表达，从而更好地理解改变的发病机制（Dalmas et al. 2008）。

5.3.5 流式细胞术和荧光激活细胞分类术

流式细胞术可对悬浮在液体流中的异质性细胞群进行快速计数、鉴定谱系和表型以及分选，可以进行评估的参数包括物理参数（大小、粒度或DNA量）、抗原性参数（细胞膜、细胞质或细胞核的抗原表达）和功能性参数（NK 细胞活性、中性粒细胞氧化爆发）等。荧光激活细胞分选术是流式细胞术的扩展，允许从异质性样品中分离和收集细胞亚群。带电偏转板将符合选择标准的细胞转移到单独管中，可用于进一步评估，包括评估体外细胞因子产生，进行基于细胞的分析或作为其他分析方案的试剂。目前，流式细胞仪能够同时测量多个参数。非临床研究中流式细胞术更普遍的应用包括外周血白细胞的免疫分型、细胞膜完整性（活力）评估、基于细胞的药效学、DNA/ RNA 含量检测（细胞周期分析）、造血 / 淋巴疾病和肿瘤的诊断、细胞凋亡以及细胞增殖评估。也可以通过检测活化状态、细胞内信号传导事件、细胞因子产生和其他细胞活性等试验来实现功能性评估。流式细胞术在研究过程中可进行多项特定细胞评估，这一点特别有价值，并且它还可以在人体临床试验期间用于评估和监测化合物相关的特定细胞改变 (Hedley et al. 2008)。相比 IHC，流式细胞术的优点包括对单个细胞同时分析多个参数、解释主观性较少、量化改进、所需样本量小、试验周期短和结果数字化。影响流式细胞术预测能力的关键因素包括样本类型和状况、样本采集时间、评估的参数、粒度以及被测量群体的多少。

流式细胞术需要悬浮的细胞，如全血、骨髓或来自于实体组织穿刺或活检（如淋巴结、脾或胸腺）的细胞，这些细胞通过机械或酶促方法分离。这些细胞通过一个流体鞘套形成层流，并通过液体动力聚集，形成通过激光束的单列细胞流。在细胞与激光束相交处（称作检测点，interrogation point），检测器收集每个细胞前向和侧向的散射光。侧向散射光也可通过一系列带有荧光检测器的分色镜，可同时检测发出的不同波长的荧光。必须注意确保选择与荧光探针相符合的波长进行激发，以避免光谱重叠并减少潜在的补偿问题。检测到的光可通过电脑进行数字化、分析并以图形的方式显示。数据可以绘制一维的直方图或二维的散点图。图中的分布区域代表在这些点处的细胞群，可通过电子“门”来分离目标细胞，从而简化统计分析并提高统计分析的相关性。一旦确定细胞群分类，可以通过各种统计方法来完成统计分析以确定受试物相关的效应。关键对照包括未染色细胞、匹配的同型对照、补偿对照及生物对照，包括已知的阳性对照（如果有）。

流式细胞术在非临床安全性评价最常见的用途之一是免疫分型，通过利用每种细胞亚型的抗原表达差异来定量形态相似但功能不同的细胞亚型。进行外周血白细胞免疫表型分析时，该技术可量化免疫系统中细胞成分的相对和绝对变化（即 B 细胞、成熟 T 细胞、CD4^{+} T 细胞、CD8^{+} T 细胞、NK 细胞），这可以帮助确定免疫 129
系统的可能改变。值得注意的是免疫细胞的相对数量的变化不一定总与免疫系统的功能变化和解剖结构变化相关。流式细胞术与标准的免疫毒理学检测联用可更好地评估潜在的免疫调节作用。Lappin 和 Black 于 2003 年发表了一篇关于流式细胞术和 IHC 用于检测和描述免疫毒性非常好的综述。

虽然流式细胞术可提供大量的细胞相关信息，但不能评价细胞的形态细节和变化，不能对细胞或组织成像，以便可定位并进一步研究目标区域，但样本无法进行再检测（仅数据可以再分析）。一种可提供形态学细节的流式细胞术对细胞流（Amnis Image Stream）中的每个细胞成像，因此可以后续进一步选择和检查单个细胞。流式细胞术相关原理和技术方面的更多细节，读者可以请参阅以下文献：Dimmick(2009), Gossett et al. (1999), Hannon- Fletcher and Maxwell(2009), Mach et al.(2010), Narayanan et al.(2008), Petrausch et al.(2006), Zu et al.(2009)。

5.3.6 激光扫描细胞术

激光扫描细胞术（Laser scanning cytometry，LSC）是一种较新的技术，可以对石蜡包埋或冰冻组织切片中的细胞进行定性和定量分析。由于LSC具有许多流式细胞术的特点，所以被称为基于显微镜的流式细胞术，它还具有其他优点，如允许重复进行样品分析、允许进行详细形态学评价和图像分析（Peterson et al.2008）。激光扫描细胞术采用自动切片扫描技术，配备了许多与流式细胞术类似的组件（即激光器、光学部件、检测器及计算机），用来对切片上每个细胞进行高度精确的测量。可以根据细胞的免疫标记（荧光或显色）或细胞的常规组织化学染色进行分析，产生的数据可以不同的形式显示，包括散点图、直方图、分布图或统计分析表。因为LSC可以保存组织切片的形态特征，所以它还能将细胞表型（生化或形态）与组织病变类型相关联（Pruimboom-Brees et al. 2005）。此外，当只有少数细胞表达某一标志物时，LSC比蛋白质或基因表达谱更敏感，原因是整个组织中许多细胞不表现出改变。每个细胞的位置都被记录，从而可以对细胞进行重定位/视觉确认，将生物化学和形态测量相关联，以及对目标细胞进行数字成像。定量测定可包括细胞或细胞核计数、细胞面积计算、间质成分和标记强弱，与传统的量化方法有很好的相关性（Peterson et al. 2008）。

（周大鹏　盖仁华　刘克剑　译；
孔庆喜　吕建军　大平东子　校）

参考文献

常规技术

AVMA guidelines on euthanasia June 2007. Available from http://www.avma.org/issues/animal_welfare/euthanasia.pdf (accessed 9-15-11).

Bailey, S. A., R. H. Zidell, and R. W. Perry. 2004. Relationships between organ weight and body/brain weight in the rat: What is the best analytical endpoint? *Toxicol Pathol* 32: 448–466.

Bancroft, J. D. and M. Gamble, eds. 2007. *Theory and Practice of Histologic Techniques*, 6th edition. Edinburgh: Churchill and Livingston.

Bono, C. D. and M. R. Elwell. 2000. Necropsy techniques with standard collection and trimming of tissues. In *The Handbook of Experimental Animals (The Laboratory Rat)*. ed. G. Krinke, 569–600. San Diego: Academic Press.

Bucci, T. J. 2002. Basic techniques. In *Handbook of* 130
Toxicologic Pathology, 2nd edition. ed. W. M. Haschek, C. G. Rousseaux, and M. A. Wallig, 171–85. San Diego: Academic Press.

Cox, M. L., C. L. Schray, C. N. Luster et al. 2006. Assessment of fixatives, fixation, and tissue processing on morphology and RNA integrity. *Exp Mol Pathol* 80: 183–91.

Dykstra, M. J., P. C. Mann, M. R. Elwell, and S. V. Ching. 2002. Suggested standard operating procedures (SOPs) for the preparation of electron microscopy samples for toxicology/pathology studies in a GLP environment. *Toxicol Pathol* 30: 735–43.

Frame, S. R. and P. C. Mann. 2008. Principles of pathology for toxicology studies. In *Principles and Methods of Toxicology*, 5th edition. ed. A. W. Hayes, 591–609. Boca Raton: CRC Press.

Gillespie, J. W., C. J. M. Best, V. E. Bischel et al. 2002. Evaluation of non-formalin tissue fixation for molecular profiling studies. *Am J Pathol* 160: 449–57.

Kiernan J. 2008. *Histological and Histochemical Methods: Theory and Practice*, 4th edition. Cold Spring Harbor: Cold Spring Harbor Laboratory Press.

Latendresse, J. R., A. R. Warbrittion, H. Jonassen, and D. M. Creasy. 2002. Fixation of testes and eyes using a modified Davidson's fluid: Comparison with Bouin's fluid and conventional Davidson's fluid. *Toxicol Pathol* 30: 524–33.

Mann, P. C., J. F. Hardisty, and M. D. Parker. 2002. Managing pitfalls in toxicologic pathology. In *Handbook of Toxicologic Pathology*, 2nd edition. ed. W. M. Haschek, C. G. Rousseaux, and M. A. Wallig, 187–206. San Diego: Academic Press.

Prophet, E. B., B. Mills, J. B. Arrington, and L. H. Sobin, eds. 1992. *Laboratory Methods in Histotechnology*. Washington, DC: American Registry of Pathology.

特殊技术

Boyce, J. T., R. W. Boyce, and H. J. Gundersen. 2010. Choice of morphometric methods and consequences in the regulatory environment. *Toxicol Pathol* 38 (7): 1128–33.

Boyce, R. W., K. A. Dorph-Petersen, L. Lyck, and H. J. Gundersen. 2010. Design-based stereology: Introduction to basic concepts and practical approaches for estimation of cell number. *Toxicol Pathol* 38 (7): 1011–25.

Buchwalow, I. B., and W. Bocker. 2010. Immunohistochemistry: Basics and methods. Berlin Heidelberg: Springer-Verlag.

Bussiere, J. L., M. W. Leach, K. D. Price, B. J. Mounho, and R. Lightfoot-Dunn. 2011. Survey results on the use of the tissue cross-reactivity immunohistochemistry assay. *Regul Toxicol Pharmacol* 59 (3) (Apr): 493–502.

Conchello, J. A. and J. W. Lichtman. 2005. Optical sectioning microscopy. *Nature Methods* 2 (12) (Dec): 920–31.

Cregger, M., A. J. Berger, and D. L. Rimm. 2006. Immunohistochemistry and quantitative analysis of protein expression. *Arch Pathol Lab Med* 130 (7) (Jul): 1026–30.

Dalmas, D. A., M. S. Scicchitano, Y. Chen et al. 2008. Transcriptional profiling of laser capture microdissected rat arterial elements: Fenoldopam-induced vascular toxicity as a model system. *Toxicol Pathol* 36 (3): 496–519.

Dimmick, I. 2009. Flow cytometry. In *Advanced Techniques in Diagnostic Cellular Pathology*, eds. M. Hannon-Fletcher and P. Maxwell. Hoboken: John Wiley & Sons, Ltd.

Dykstra, M. J., P. C. Mann, M. R. Elwell, and S. V. Ching. 2002. Suggested standard operating procedures (SOPs) for the preparation of electron microscopy samples for toxicology/pathology studies in a GLP environment. *Toxicol Pathol* 30: 735–43.

Furness, P. 2007. A randomized controlled trial of the diagnostic accuracy of Internet-based telepathology compared with conventional microscopy. *Histopathology* 50 (2) (Jan): 266–73.

Furuya, T., K. Ikemoto, S. Kawauchi et al. 2004. A novel technology allowing immunohistochemical staining of a tissue section with 50 different antibodies in a single experiment. *J Histochem Cytochem* 52 (2) (Feb): 205–10.

Galluzzi, L., S. A. Aaronson, J. Abrams et al. 2009. Guidelines for the use and interpretation of assays for monitoring cell death in higher eukaryotes. *Cell Death Differ* 16 (8) (Aug): 1093–107.

Gillett, N. A., C. Chan, C. Farman, and P. Lappin. 2002. Special techniques in toxicologic pathology. In *Handbook of Toxicologic Pathology*, 2nd edition. ed. W. M. Haschek, C. G. Rousseaux, and M. A. Wallig, 207–42. San Diego: Academic Press.

Goebl, N., B. Berridge, V. J. Wroblewski, and P. L. Brown-Augsburger. 2007. Development of a sensitive and specific in situ hybridization technique for the cellular localization of antisense oligodeoxynucleotide drugs in tissue sections. *Toxicol Pathol* 35 (4): 541–8.

Gossett, K. A., P. K. Narayanan, D. M. Williams et al. 1999. 131
Flow cytometry in the preclinical development of biopharmaceuticals. *Toxicol Pathol* 27 (1) (Jan–Feb): 32–7.

Halling, K. C. and A. J. Wendel. 2009. In situ hybridization: Principles and applications. In *Basic Concepts of Molecular Pathology*. eds. P. T. Cagle and T. C. Allen. New York: Springer.

Hand, N. M. and R. J. Church. 1998. Superheating using pressure cooking: its use and application in unmasking antigens embedded in methyl methacrylate. *J Histotechnol* 21 (3) (Sept): 231–6.

Hannon-Fletcher, M. and P. Maxwell. 2009. Advanced techniques in diagnostic cellular pathology. In *Flow Cytometry*. ed. I. Dimmick. Hoboken: John Wiley & Sons.

Hashiguchi, A., Y. Hashimoto, H. Suzuki, and M. Sakamoto. 2010. Using immunofluorescent digital slide technology to quantify protein expression in archival paraffin-embedded tissue sections. *Pathol Int* 60 (11) (Nov): 720–5.

Hawes, J. J. and K. M. Reilly. 2010. Bioluminescent approaches for measuring tumor growth in a mouse model of neurofibromatosis. *Toxicol Pathol* 38 (1): 123–30.

Hedley, D. W., S. Chow, C. Goolsby, and T. V. Shankey. 2008. Pharmacodynamic monitoring of moleculartargeted agents in the peripheral blood of leukemia patients using flow cytometry. *Toxicol Pathol* 36 (1): 133–9.

Houle, C. D. 2011. Neuropathology standards: What constitutes an optimal histomorphologic evaluation of the nervous system in general toxicity studies. *Toxicol Pathol* 39 (6): 1010–12.

Kepp, O., L. Galluzzi, M. Lipinski, J. Yuan, and G. Kroemer. 2011. Cell death assays for drug discovery. *Nature Rev Drug Discov* 10 (3) (Mar): 221–37.

Kumar, G. L. and L. Rudbeck, eds. 2009. *Immunohistochemical (IHC) Staining Methods*. 5th edition. Carpinteria: Dako North America.

Kunder, S., J. Calzada-Wack, G. Holzlwimmer et al. 2007. A comprehensive antibody panel for immunohistochemical analysis of formalin-fixed, paraffin-embedded hematopoietic neoplasms of mice: Analysis of mouse specific and human antibodies cross-reactive with murine tissue. *Toxicol Pathol* 35 (3): 366–75.

Lang, P., K. Yeow, A. Nichols, and A. Scheer. 2006. Cellular imaging in drug discovery. *Nature Rev Drug Discov* 5 (4) (Apr): 343–56.

Lappin, P. B. and L. E. Black. 2003. Immune modulator studies in primates: The utility of flow cytometry and immunohistochemistry in the identification and characterization of immunotoxicity. *Toxicol Pathol* 31 Suppl (Jan–Feb): 111–8.

Leach, M. W., W. G. Halpern, C. W. Johnson et al. 2010. Use of tissue cross-reactivity studies in the development of antibody-based biopharmaceuticals: History, experience, methodology, and future directions. *Toxicol Pathol* 38 (7): 1138–66.

Lichtman, J. W. and J. A. Conchello. 2005. Fluorescence microscopy. *Nature Methods* 2 (12) (Dec): 910–9.

Liebler, D. C. and F. P. Guengerich. 2005. Elucidating mechanisms of drug-induced toxicity. *Nature Rev Drug Discov* 4 (5) (May): 410–20.

Mach, W. J., A. R. Thimmesch, J. A. Orr, J. G. Slusser, and J. D. Pierce. 2010. Flow cytometry and laser scanning cytometry, a comparison of techniques. *J Clin Monit Comput* 24 (4) (Aug): 251–9.

Malarkey, D. E. and R. R. Maronpot. 1996. Polymerase chain reaction and in situ hybridization: Applications in toxicological pathology. *Toxicol Pathol* 24 (1) (Jan–Feb): 13–23.

McCullough, B., X. Ying, T. Monticello, and M. Bonnefoi. 2004. Digital microscopy imaging and new approaches in toxicologic pathology. *Toxicol Pathol* 32 Suppl 2 (Jul–Aug): 49–58.

Mikaelian, I., L. B. Nanney, K. S. Parman et al. 2004. Antibodies that label paraffin-embedded mouse tissues: A collaborative endeavor. *Toxicol Pathol* 32 (2) (Mar–Apr): 181–91.

Murray, G. I. 2008. Laser microdissection. In *Molecular Biomethods Handbook*. eds. J. M. Walker and R. Rapley. 2nd edition. Totowa: Humana Press.

Narayanan, P., R. J. Capocasale, N. Li, and P. J. Bugelski. 2008. Application of flow cytometry in drug development. In *Immunotoxicology Strategies for Pharmaceutical Safety Assessment*. eds. D. J. Hersyk and J. L. Bussiere. 1st ed. pp. 141–61. Hoboken: John Wiley & Sons Inc.

Obert, L. A., G. P. Sobocinski, W. F. Bobrowski et al. 2007. An immunohistochemical approach to differentiate hepatic lipidosis from hepatic phospholipidosis in rats. *Toxicol Pathol* 35 (5): 728–34.

Painter, J. T., N. P. Clayton, and R. A. Herbert. 2010. Useful immunohistochemical markers of tumor differentiation. *Toxicol Pathol* 38 (1): 131–41.

Papagiannaros, A., J. Upponi, W. Hartner, D. Mongayt, T. Levchenko, and V. Torchilin. 2010. Quantum dot loaded immunomicelles for tumor imaging. *BMC Med Imaging* 10 (Oct 18): 22.

Pathak, A. P., M. F. Penet, and Z. M. Bhujwalla. 2010. MR molecular imaging of tumor vasculature and vascular targets. *Adv Genet* 69: 1–30.

Peterson, R. A., K. L. Gabrielson, G. Allan Johnson, M. G. Pomper, R. W. Coatney, and C. T. Winkelmann. 2011. Continuing education course #1: Non-invasive imaging as a problem-solving tool and translational biomarker strategy in toxicologic pathology. *Toxicol Pathol* 39 (1) (Jan): 267–72.

Peterson, R. A., D. L. Krull, and L. Butler. 2008. Applications 132
of laser scanning cytometry in immunohistochemistry and routine histopathology. *Toxicol Pathol* 36 (1): 117–32.

Petrausch, U., D. Haley, W. Miller, K. Floyd, W. J. Urba, and E. Walker. 2006. Polychromatic flow cytometry: A rapid method for the reduction and analysis of complex multiparameter data. Cytometry. Part A: *J Int Soc Anal Cytol* 69 (12) (Dec 1): 1162–73.

Pruimboom-Brees, I. M., D. J. Brees, A. C. Shen et al. 2005. Using laser scanning cytometry to measure PPARmediated peroxisome proliferation and beta oxidation. *Toxicol Pathol* 33 (1): 86–91.

Ramos-Vara, J. A. 2005. Technical aspects of immunohistochemistry. *Vet Pathol* 42 (4) (Jul): 405–26.

Resch-Genger, U., M. Grabolle, S. Cavaliere-Jaricot, R. Nitschke, and T. Nann. 2008. Quantum dots versus organic dyes as fluorescent labels. *Nature Methods* 5 (9) (Sep): 763–75.

Sterchi, D. L. 2010. Molecular pathology—in situ hybridization. In *Theory and Practice of Histological Techniques*. eds. J. D. Bancroft and M. Gamble. 6th ed. pp. 537–58. China: Churchill Livingstone.

Taylor, C. R. and R. M. Levenson. 2006. Quantification of immunohistochemistry—issues concerning methods, utility and semiquantitative assessment II. *Histopathology* 49 (4) (Oct): 411–24.

Tengowski, M. W. 2004. Image compression in morphometry studies requiring 21 CFR part 11 compliance: Procedure is key with TIFFs and various JPEG compression strengths. *Toxicol Pathol* 32 (2) (Mar–Apr): 258–63.

Tuomari, D. L., R. K. Kemp, R. Sellers, J. T. Yarrington, F. J. Geoly, X. L. Fouillet, N. Dybdal, R. Perry, and Society of Toxicologic Pathology. 2007. Society of toxicologic pathology position paper on pathology image data: Compliance with 21 CFR parts 58 and 11. *Toxicol Pathol* 35 (3): 450–5.

Walker, R. A. 2006. Quantification of immunohistochemistry—issues concerning methods, utility and semiquantitative assessment I. *Histopathology* 49 (4) (Oct): 406–10.

Ward, J. M., C. R. Erexson, L. J. Faucette, J. F. Foley, C. Dijkstra, and G. Cattoretti. 2006. Immunohistochemical markers for the rodent immune system. *Toxicol Pathol* 34 (5): 616–30.

Weber, K., R. H. Garman, P. G. Germann et al. 2011. Classification of neural tumors in laboratory rodents, emphasizing the rat. *Toxicol Pathol* 39 (1) (Jan): 129–51.

Weibel, E. R., G. S. Kistler, and W. F. Scherle. 1966. Practical stereological methods for morphometric cytology. *J Cell Biol* 30 (1) (Jul): 23–38.

Willmann, J. K., N. van Bruggen, L. M. Dinkelborg, and S. S. Gambhir. 2008. Molecular imaging in drug development. *Nature Rev Drug Discov* 7 (7) (Jul): 591–607.

Ying, X. and T. M. Monticello. 2006. Modern imaging technologies in toxicologic pathology: An overview. *Toxicol Pathol* 34 (7): 815–26.

Zu, Y., M. Shahjahan, and C. Chung-Che. 2009. Basic principles of flow cytometry. In *Basic Concepts of Molecular Pathology*. eds. P. T. Cagle and T. C. Allen. New York: Springer.

第 6 章　临床病理学原则

Robert L. Hall

134 ## 6.1　引言

临床病理学是非临床安全性评价试验的标准要素，通常包括常规血液学、凝血、临床生化学和尿液分析检测。检测结果可提供重要组织和器官系统、代谢功能和病理生理学反应方面的大量信息。受试物相关的检测结果有助于识别靶器官，建立剂量 - 反应关系，证实其他试验结果，评价毒性作用的严重程度以及量化某些药效学作用。临床病理学试验结果也可用于满足监管需要，更重要的是在临床试验开始前为临床医生提供重要的监测信息。

检测项目、频率和时间点的选择取决于很多因素，包括试验目的和试验期限、给药方案、受试物特性、监管要求以及实验动物种属。结果解释需要理解每项检测的目的和局限性、影响检测的诸多因素、独特的种属差异，以及其他毒性终点的相关试验结果。虽然非临床试验的基本设计通常相似，但试验日程表、操作程序和实施中的细小差别可显著影响数据解释。相对于解释单只患病动物的临床病理学数据，解释一个非临床试验的整体数据有以下优点：剂量递增各组有多只动物数据，有一个同期对照组数据，有大动物的基线数据，有详细的临床观察数据，有全面的解剖病理学评估，以及至少有一些基于药理学活性或药物分类获得的受试物潜在作用知识。然而，这些优点可能是一把双刃剑，通常仍需鉴别一些细微的临床病理学改变。对这些细微临床病理学改变进行恰当的解释，不但是一个挑战，而且对受试物未来的开发非常重要。

本章主要描述影响选择临床病理检测项目、时间点和频率的试验设计因素；影响数据解释的可变因素；数据解释的一般原则；标准血液学、凝血、临床生化学、尿液分析和尿生化学检测的一般方法和相关发现。

6.2　试验设计因素

6.2.1　检测项目选择

检测项目选择最终取决于试验目的，但受动物模型和监管要求的影响。早期的探索性试验主要关注与类似受试物有关的特殊毒性问题，如肝毒性或溶血；或评估某一受试物的预期疗效，如葡萄糖代谢或红细胞（red blood cell, RBC）生成。在这些试验中，临床病理学检测项目的选择受到限制，并且针对特定的需求或目的。另一方面，如果一项试验是支持监管部门批准的非临床试验的一部分，那么在各监管机构发布的指导原则中会要求或建议检测一些项目。遗憾的是，各指导原则的要求不统一，而且有时不明确；甚至在少数情况下，指导原则建议或要求进行的检测项目是不妥当的（Hall 1992）。1996 年，由具有动物临床病理学专业知识的几家专业机构代表组成的国际委员会发表了用于规范安全性评价及毒性试验的“核心”推荐检测项目，旨在提供更多的标准化建议（Weingand et al. 1996）。最近，针对推荐用于评估肝毒性（Boone et al. 2005）
135 和用于致癌试验（Young et al. 2011）的临床病理学检测项目已有文章发表。以下内容列出了标准非临床试验中最常评估的临床病理学检测项目。

常规测定的血液学参数包括红细胞计数、血红蛋白浓度、血细胞比容、平均红细胞容积（mean cell or corpuscular volume, MCV）、平均红细胞血红蛋白量（mean cell or corpuscular hemoglobin, MCH）、平均红细胞血红蛋白浓度（mean cell or corpuscular hemoglobin concentration, MCHC）、红细胞分布宽度（red cell distribution width, RDW）、网织红细胞计数、血小板计数、平均血小板容积（mean platelet volume, MPV）、总白细胞（white blood cell，WBC）计数、白细胞分类计数（至少包括中性粒细胞、淋巴细胞、单核细胞、嗜酸性粒细胞及嗜碱性粒细胞）。目前，在企业中所有这些检测都可以由安装有种属特异性软件的血液分析仪来完成。通常还需要做血涂片，有些公司常规显微镜下检查全部或部分血涂片（如对照组和高剂量组动物）来评估细胞形态学特点；有些公司则通过评估血液分析仪生成的数据来确定是否需要进行血涂片的显微镜检查。最新型的血液分析仪可以产生不同细胞群的大量额外测量值，有利于满足特定的需求和试验目的，但是，由于对不同条件下各种实验动物的解释缺乏经验，目前这些额外测量值对标准毒性筛查的价值有限。

不推荐或不必要进行骨髓涂片常规评价［如骨髓粒系和红系（M：E）比、细胞学检查或细胞分类计数］。虽然推荐在剖检时制备骨髓涂片以便可能将来所用，但在标准毒性试验中骨髓涂片显微镜检查的指示意义有限（Reagan et al. 2011）。与患有不明原因的非再生性贫血、白细胞减少、血小板减少或全血细胞减少的患者相比，给予某一受试物的动物出现上述的结果的原因是明确的。反映骨髓功能的一系列外周血检查结果和骨髓切片（如胸骨和股骨）的显微镜观察结果相结合通常足以了解受试物对骨髓的影响。实际的M：E比几乎没有意义，而且通常可以根据外周血检查结果进行预测，或通过骨髓切片检查结果进行估计。骨髓涂片的详细检查只用于解答有关骨髓影响的特殊问题，并需要专门为此目的而设计一项试验。例如，在受到急性毒性损伤后，从一日到下一日的骨髓变化可以很大，表现为外周血细胞计数急剧下降以及随后反弹升高。单一时间点的骨髓涂片检查可能会导致对毒性作用做出不正确判断。采用流式细胞术评价不同骨髓细胞群可提供比手工涂片更好的定量信息，但技术上的难度和可操作性限制了流式细胞术在特定探索性试验中的应用。

常规凝血检测包括凝血酶原时间（prothrombin time, PT）、活化部分凝血激酶时间（activated partial thromboplastin time, APTT）和纤维蛋白原。影响凝血功能的重要毒理学作用比较罕见，由于动物太小或其他评估（如毒代动力学、药效学和抗药物抗体检测）需要采集血液样本而导致血量不足，凝血检测有时会被省略或延迟到给药结束解剖时进行。纤维蛋白原虽然是凝血检测的一部分，但它是一种急性期蛋白，是一种有用的炎症标志物。

常规测定或计算的临床生化学参数主要包括葡萄糖、尿素氮（或尿素）、肌酐、总蛋白、白蛋白、球蛋白（总蛋白减去白蛋白的计算值）、白蛋白与球蛋白比（计算值）、胆固醇、甘油三酯、总胆红素、丙氨酸氨基转移酶（alanine aminotransferace, ALT）、天冬氨酸氨基转氨酶（aspartate aminotransferase, AST）、谷氨酸脱氢酶（glutamate dehydrogenase, GLDH）、碱性磷酸酶（alkaline phosphatase, ALP）、γ-谷氨酰转肽酶（gamma glutamyltransferase, GGT）、肌酸激酶（creatine kinase, CK）、钙、磷、钠、钾、氯。这些检测通常采用血清，但小鼠偶尔会采用血浆，这样样本量可以略多些。如果用血浆分析，建议使用肝素锂作为抗凝剂。尽管 GLDH 在欧洲被广泛使用，但其在美国的使用不多，部分原因是试剂的来源问题。用于人血测试的大多数常规临
136 床血液生化学分析检测不需要修改即可用于动物。一个值得注意的例外是，使用染料结合法［例如，溴甲酚绿（bromocresol green, BCG）］测定的家兔白蛋白浓度过高。使用 BCG 测定的家兔血清白蛋白浓度有时会超过总蛋白浓度。使用家兔白蛋白标准进行校正可提高准确性。

常规评估的尿液分析参数包括尿容量［如果在一段时间内收集得到（如夜尿）］、颜色和浊度、pH 值、尿比重或渗透压、试纸检测和尿沉渣镜检。

还有许多其他可用的临床病理学检测，而且可以专门用于评估某些特定的受试物。血液学检测，例如高铁血红蛋白或海因茨小体计数，可以专门用于引起氧化损伤的受试物。血小板功能检测可能适用于靶向血小板的受试物。如果考虑有胰腺外分泌部损伤，有必要测定淀粉酶和脂肪酶的活性。测量各种激素水平可以评估可能的内分泌功能紊乱。尿生化学检测（如电解质、酶和新的生物标志物）可帮助评估肾的功能和完整性。心脏肌钙蛋白 I 或 T 可以专门用于有可能引起心脏毒性的受试物。检测骨形成及骨吸收的生物标志物可用于靶向骨组织的受试物。随着更特异和更敏感的检测方法不断出现，可选用的检测方法会有很多并将不断增加。了解何时以及如何使用这些新的检测方法需要时间和经验。

动物种属影响检测项目的选择，通常是因为采样量的限制。一只成年小鼠的血容量只有 2ml 左右，即使收集小鼠一半的血容量都是不太可能的，因此小鼠试验的检测项目选择必须仔细考虑。然而，通常一只小鼠可获得的血液足够用于标准血液学和小部分临床生化学的检测，以提供主要器官和整体健康状况的广泛信息（如尿素氮、ALT、总蛋白、白蛋白和球蛋白）。另一个办法是每个组指定一部分动物进行血液学检测，另一部分动物进行临床生化学检测。小鼠试验通常不进行凝血检测，除非受试物和试验目的指定需要进行，此时需要留取一部分动物专门用来采集凝血检测样本。大鼠试验也会出现与采样体积和检测选择有关的类似问题，特别是在试验中期需要进行临床病理检查的情况下。有时可能要求这些检测须在试验中期完成，或是在处死及剖检前麻醉状态下采集末梢血。由于猴体积相对较小（尤其是年轻雌猴），以及使用每只动物采血进行其他检测（如药代动力学分析、抗药物抗体的筛选和药效学指标），因此血容量不足也影响猴（非人灵长类动物；一般指食蟹猴，除非另有说明）试验的检测项目选择和频率。除了明显影响检测项目选择和频率外，多次采血能够显著影响许多临床病理学检测的结果。因为犬的体积较大和易于捉持，所以多次采血对犬的影响要小得多。犬的非临床试验中，临床病理学检测和数据解释很少受到影响。

一些临床病理学检测，如乳酸脱氢酶（lactate dehydrogenase, LDH）、尿酸、血清蛋白电泳和 M：E 比，由于不同原因（如一些不太明确的监管指南和在人类医学中的应用）在过去被广泛使用，但几乎不提供任何价值，而且不建议在非临床安全性评价中常规使用。

6.2.2　检测频率和时间点

临床病理学检测的频率和时间点取决于几个因素。小鼠血液采集进行临床病理学检测通常是一个终末步骤，只能在解剖时（如给药期结束或恢复期结束）进行。在大动物（即家兔、犬和猴）试验中，给药前数据或基线数据对临床病理
学结果的解释很关键，但是在大鼠试验中，给药 137
前数据或基线数据不仅没有帮助，而且给药前采

血对大鼠有害并使数据解释复杂化。大动物的基线数据有两个用途。首先，基线数据可以用于筛选和剔除有潜在健康问题的动物，或筛选和剔除使将来数据解释复杂化的异常值。潜在健康问题的证据包括血细胞容积或白蛋白浓度降低，中性粒细胞计数、纤维蛋白原浓度或肝酶活性升高。使将来数据解释变得复杂化的异常值的例子包括在治疗高胆固醇血症的药物试验中出现的高胆固醇浓度，或在化疗药物试验中出现的低中性粒细胞计数。其次，基线数据对于解释给药后结果至关重要。因为在犬或猴试验中动物数少，个体差异相对比较大，尤其是猴，基线数据能提供给药后试验组和对照组间显著差异的基本信息。很多采用大动物进行的剂量探索试验没有对照组，因此每一只动物都作为自身对照。理想的给药前数据或基线数据采集时间和次数取决于几个因素，包括动物种属、实验动物的数量和试验期限。家兔试验通常收集一份基线数据就足够了。猴试验推荐分别收集至少间隔 5 天的两份基线数据。收集两份基线数据不仅提供更多的关于动物自身差异、动物间个体差异及组间差异的信息，还帮助动物习惯采血操作程序，这有助于减少由兴奋或恐惧引起的差异。犬试验也倾向于收集两份基线数据，尤其是在动物数比较少的试验中（如 1 ~ 3 只犬 / 性别 / 组）。然而，如果每组有几只动物而且试验期限相对较长（如≥ 13 周），收集一份基线数据就足够了。

一般情况下，单次给药试验中临床病理学检测最好在给药后 48~72 小时内完成，目的是有充分的时间使重要的毒性作用显示出来但尚未恢复。在给药后 24 小时检测，通常时间太短以至于毒性损伤反应尚未发生或尚未达到峰值。肝、肾及骨髓在单次显著毒性损伤一天后，血清肝酶活性、肾功能检测以及外周血细胞计数通常无明显影响。避免仅在给药后 24 小时进行检测的另一个原因是给药当天进行的试验操作所引起的差异，如用于毒代动力学的多次采血及各种操作的捉持。这些操作的影响与受试物相关的一过性作用（如呕吐、腹泻和厌食）相结合，会导致数据发生变化从而更难以解释，同时也增加了获得一过性改变（如呕吐导致血氯下降）的可能性，而这些一过性改变并不代表明显的靶器官毒性。相反，某些检测或试验目的偶尔需要收集早期数据。有些检测在组织损伤后迅速达到峰值（如尿酶和心脏肌钙蛋白），因此给药后 48 或 72 小时进行检测则时间太长。如果检测目的是要追踪一个特定的药效学标志物（如胰岛素治疗后的血糖），那么检测该标志物的最佳时间将取决于系统暴露量和受试物的活性，可能在给药后几分钟或几小时内就进行检测。在一段时间内连续采血偶尔也有价值。化疗药物对外周血的作用不会都同时发生。为了评估细胞计数的最低值及不同类型血细胞的恢复情况，有必要多次收集给药后（如给药后第 3、5、7、10 和 14 天）的血液学检测样本。

对于时间为 2 周或 4 周的重复给药毒性试验，中期（如在第 1 周末）临床病理学检测通常没有意义，尤其是大鼠试验。对于更长时间的重复给药毒性试验（如 13、26、39 和 52 周），进行 1 个或 2 个中期临床病理学检测对数据解释是有价值的，尤其是对犬和猴的试验。在大鼠更长期试验中，中期临床病理学检测在很大程度上取决于受试物先前试验的结果。如果先前试验提供了与更长期试验有关的相对明确的剂量水平信息，那么可能无需进行中期临床病理学检测。超过 52 周的啮齿类动物毒性试验不建议进行临床病理学检测，因为自发性疾病会导致结果的过多变化（Weingand et al. 1996）。啮齿类动物致癌
试验很少进行临床病理学检测。基于一项对许多 138
公司和企业的临床病理学家的调查表明：最新检测指南仅限于制备所有剖检（计划或非计划）动物的血涂片。如果有必要，血涂片检查可作为确

定潜在的造血系统肿瘤的一种辅助手段（Young et al. 2011）。

当给药方式是间歇性（如每周 1 次）或周期性（如每月 1 次，每次连续 5 天给药）时，样本采集的时间最好与给药一致。如果每周给药 1 次，连续给药 13 周，只要给药间隔时间和样本采集间隔时间相同，可以在第 6 次和第 13 次给药后第 1 天或第 3 天收集中期和末期的临床病理学样本。同样，如果每月连续给药 5 天，连续 3 个月，只要间隔相同，临床病理学样本可以在第一个和最后一个给药周期的第 1 天、第 3 天或第 5 天采集。如果样本采集时间间隔不相同（如中期样本在给药后第 1 天收集，末期样本在给药后第 5 天收集），那么数据解释就失去了一致性，而且在数据评估时还必须考虑采集时间的差异。

恢复期临床病理学样本收集的时间和频率取决于试验的需要。如果试验目的仅是确定这些作用是否可逆，那么采集恢复期结束的样本就足够了。如果试验目的是确定恢复速度，那么就需要多次采集恢复期样本，而且采集时间点将取决于受试物的性质（如半衰期的长短）和预期作用。有些作用，如对红细胞指数（如 MCV 和 RDW）的影响，通常比其他作用（如肝酶活性升高）恢复时间长。

6.2.3　差异的来源

非临床试验的设计和实施通常是严格控制的，目的是减少检测终点的差异和更可靠地确定给予受试物后的作用。了解差异的来源有助于更好地对试验进行设计和实施。由于所有试验都存在与受试物无关的差异，所以了解差异的影响可以更好地进行数据解释。差异可来源于分析前（即在检测终点前）或分析中（即分析特征的函数）。显著差异的最常见来源是在分析前，大致可以分为三类：人工假象差异、生理性差异和程序性差异。

人工假象差异通常是由于样本质量差引起的。含有小凝块的血液学样本会导致细胞计数低，尤其是血小板计数。溶血的临床生化学样本以及由于延迟分离得到的凝固血液的血清样本，会导致正常存在于红细胞内物质（如 AST）的检测值升高。有些试验中溶血可能会造成干扰误差，而且由于红细胞不断代谢，血清分离延迟会导致血糖浓度降低。凝血检测样本中抗凝剂过量会导致 PT 和 APTT 延长。血清检测用血样被抗凝剂意外污染可导致结果发生变化，并取决于所污染的抗凝剂种类（如柠檬酸钠或乙二胺四乙酸钾会造成钙浓度降低）。小体积的血清样本（如小鼠血清样本）长时间暴露在空气中，会由于蒸发而导致分析物浓度升高。钠离子和氯离子浓度的变化最明显。不稳定的分析物在分析前长期或不适当的储存其浓度或活性会降低。样本的质量问题经常是由于血液采集或处理人员的经验不足，但也可由于尝试新操作程序但没有经过充分培训而发生。样本质量差的另一个比较常见的原因是由于动物健康状况差导致的采血困难。由于濒死动物的脱水和低血压导致采血通常较困难。濒死的小鼠和大鼠采血特别困难，而且从这些动物种属中获得的检测结果往往受样本质量的影响。当濒死啮齿类动物（尤其是小鼠）中同时出现由动物的不良状况引起的继发性改变（如肾前 139
性氮质血症、应激引起的淋巴细胞减少和濒死高血糖）时，其临床病理学检测结果通常不能帮助了解受试物的直接毒性作用。

生理性差异的来源包括年龄、性别、品系、饮食、禁食情况、样本收集时间、兴奋 / 恐惧和应激因素。

有几种血液学和临床生化学参数的检测结果在啮齿类动物和犬试验的早期阶段会发生显著变化，这是因为开始给药时动物通常处于快速生长和变化期。动物成熟过程中常见的变化包括红细胞总量（即红细胞计数、血红蛋白浓度和血细胞比容）、中性粒细胞计数、总蛋白和球蛋白浓度增加；网织红细胞计数、MCV、MCH、淋巴细胞计数、ALP 活性和无机磷浓度降低。在缺少同年龄对照组的情况下，很容易曲解这些变化，即使是 2 ~ 4 周的短期试验。由于自发性疾病，老年动物许多临床病理学参数的个体间差异增加。在长期毒性试验（如 26 ~ 52 周）的末期或使用不同年龄（如 2 ~ 7 岁）猴的试验中，数据解释更加困难。雄性和雌性动物之间相对明显的差异包括，雌性大鼠的中性粒细胞计数较低以及白蛋白浓度较高，而大多数种属雄性动物的 ALP 较高。上述差异以及其他差异说明应避免将雌雄数据进行合并。不同品系的小鼠和大鼠，不同供应商提供的比格犬以及来自不同国家的食蟹猴，均表现出临床病理学检测结果以及其他毒性终点的差异。除非考虑到这些差异，否则这些差异可影响一个药物开发项目中对各项试验结果的理解。虽然大多数非临床试验使用普通标准实验动物饲料，偶尔使用特殊或补充饲料可导致异常状况（如使用致动脉粥样硬化饲料）或阻止异常状况（如在可螯合铁受试物的试验中使用补铁的饲料）的发生。除了设置给予相同的特殊或补充饲料的对照组，通常还设置给予正常饲料的另一个对照组，以便充分了解由饮食引起的可能变化。

大多数实验室动物在采集样本之前禁食是惯例。禁食的目的常被认为是避免餐后分析指标（比如血糖）发生突增。但更重要的是，样本采集前禁食可使所有动物的状况标准化。如果与同期对照组相比，受试物影响动物的摄食量或改变给药组动物的进食方式，那么没有禁食动物的临床病理学检测得出的差异可能只是由进食方式引起的，如禁食的大鼠（乃至于厌食的动物）往往其白细胞计数、血清尿素氮、胆固醇、甘油三酯、钙、胆红素以及 ALT 和 ALP 的活性较低（Kimball et al. 1995; Matsuzawa and Sakazume 1994）。小鼠禁食会有问题，因为小鼠不进食便会很快脱水，脱水会改变一些检测结果，还会增加采血的难度。但是，因为小鼠的血液收集通常是在解剖前完成的一个终末程序，所以常需要禁食来减少肝细胞内的糖原，并改善细微肝细胞病变的显微镜检查效果。有时采用将小鼠禁食一段有限时间（如 4 小时）的方法作为解决以上这些矛盾的折中办法。如果这样做，一定要注意根据小鼠预定的剖检时间来调整或安排禁食开始的时间。动物数多的小鼠试验，终末剖检可能需要几个小时，最后被剖检的动物的禁食时间不要比最初被剖检的动物的禁食时间长很多。剖检程序的持续时间是差异的另一种来源，即昼夜节律的影响。虽然在这种情况下，昼夜节律的影响是难以避免的，但整个试验中的多次血样采集时间点应尽可能一致（如都在清晨或在早上晚些时候），以减少差异并便于数据解释。

与试验相关的操作程序（包括采血操作）可能会由于引起动物兴奋或恐惧（战或逃反应）导致内源性儿茶酚胺释放，从而增大差异。猴和易 140
兴奋的犬尤其如此。这种反应发生迅速，但很快消失。除了物理变化，如心率增加和血压升高，常见的临床病理学变化包括由脾收缩引起的红细胞总量增加，从边缘池到循环池的转移引起的白细胞计数增加，以及糖原分解引起的葡萄糖浓度增加。当猴和犬的试验中只包括一个临床病理学基线数据时，对基线数据结果的变化进行错误解释的可能性会更大，因为在试验早期动物尚未适应捉持和采血操作，更常出现上述这种反应。应激或内源性皮质类固醇释放的影响也可以增加差异，但这些变化需要更长的时间来产生，而且持续时间更长。除了与显著毒性相关的应激外，试验相关的活动，如运输、手术、反复麻醉，也可以引起应激反应。与应激相关的最常见的变化是淋巴细胞计数和嗜酸性粒细胞计数降低。如果淋巴细胞计数降低但嗜酸性粒细胞计数不降低，那么淋巴细胞计数的降低可能与应激不相关，因为嗜酸性粒细胞对皮质类固醇极为敏感。

操作程序性差异的来源包括采血技术 / 部位，样本采集和分析的顺序，试验设计的因素和发生事件（如溶媒特性、给药途径、手术操作和其他需要麻醉的操作程序）以及毒代动力学的样本采集。

采血技术 / 部位最重要的方面是熟练度和一致性。比较不同采血技术 / 部位检测结果的几个试验已经完成，特别是啮齿类动物（Bennett et al. 1992; Dameron et al. 1992; Khan et al. 1996; Kimball et al. 1995; Matsuzawa et al. 1993, 1994; Millis et al. 1995; Nemzek et al. 2001; Neptun et al. 1985; Roncaglioni et al. 1982; Schnell et al. 2002; Smith et al. 1986; Stringer and Seligmann 1996; Suber and Kodell 1985; Upton and Morgan 1975）。虽然基于采血技术 / 部位不同，一些检测结果存在明显差异（如从眼眶后静脉丛采血得到的白细胞计数结果高于从腹部大血管得到的结果），但只要采血人员熟练掌握，而且整个试验使用一致的采血技术，那么上述差异应该不会影响数据的解释。例如，有些检测期间在猴麻醉后采血，而其他检测期间却是在猴清醒时采血，或者在试验中期从大鼠的颈静脉采血，而在试验末期却从大鼠腔静脉采血，那么这些情况都会不必要地使数据解释复杂化。不管出于何种理由，在没有经过适当培训和充分实践证明的情况下要求采血人员使用他们不习惯的采血技术 / 部位，结果只会增加差异的可能性，从而掩盖受试物相关作用。

样本采集和分析的顺序应该是计划好的，以避免时间偏差造成的影响。从对照组开始到高剂量组结束按照组别顺序来采集和分析样本是不科学的，因为它可能会导致对照组和给药组之间出现与受试物无关的差异。按照随机顺序或循环顺序（即，每轮采集每个组的一只动物）采集样本可以减少或消除这些差异，然后按照样本采集的顺序进行分析。这样可最大限度地减少因样本采集时间（如血清与血细胞接触的时间）导致的分析前差异和分析时产生的分析漂移。如果不能避免按照组别顺序采集样本（如由于给药后定时采集样本），那么可以改变给药顺序使对照组和高剂量组的给药和采血连续进行（如按照中剂量、对照组、高剂量和低剂量组的顺序），同时样本处理要迅速。如果一项试验的规模或复杂性要求间隔 2 天以上的交错开始和交错操作程序，那么采用第一天雄性第二天雌性的检测方法能够最大限度地减少天与天之间的检测差异。

某些溶媒或溶媒成分，如玉米油或聚乙二醇，会增加一些特定检测的差异，尤其是当采用留置针静脉给药时，炎症标志物更容易发生变化。采用其他方式进行动物手术操作（如遥测仪器或胆管插管）也会产生可变的数据。猴的许多活体操作程序采用肌内注射氯胺酮麻醉，这对肌 141 肉的刺激性很强，能导致明显的血清肌酶（如 CK）活性急性增加，也会增加检测结果（如急性期蛋白浓度）的差异。

操作程序性差异增加的一个主要原因是毒代动力学分析中血液样本的多次采集，抗药抗体分析和药效学标志物分析偶尔也会引起操作程序性差异增加，特别是在猴试验中。虽然采血的确切体积可以计算，但动物回到笼里可能发生的再出血却未予以考虑。动物在试验第一天的 24 小时内采血 6~8 次，往往会失去比计算体积（如 6~8ml）更多的血。最终，一些动物红细胞总量和血清蛋白量相对于其他动物下降更多，一些动物会发生强大的再生反应，而其他动物则不会。由于每一组的实验动物数相对较少，这些差异容易导致对数据的错误解释。如果在重复给药试验给药的最后一天（如 4 周试验的第 28 天）收集多个毒代动力学样本，那么终末临床病理学样本采集最好与给药前毒代动力学样本收集同步，即在给药的最后一天而不是在第二天剖检前。

虽然我们都认为对照组和给药组的所有试验相关的操作程序应该相同，但因为经济压力和减少动物使用的意愿，实际最终会导致发现受试物相关作用的能力减弱，还会导致对检测结果的错误解释。这些操作包括：对照组动物采集的血样少于给药组动物；毒性终点大鼠采集多个毒代动力学样本；同一试验中采用不同的给药途径或给药方案，每种给药途径或给药方案没有合适的对照组；同一试验中采用不同的溶媒配方，每个溶媒配方没有合适的对照组；以及将经过手术操作（如遥测植入子埋置术后）的动物和没有经过手术操作的动物进行对比。只要上述一些操作和其他操作持续存在时，那么在进行数据解释时就必须了解和考虑这些操作对数据解释的影响。

6.3 数据解释

非临床试验临床病理学资料的解释通常与其他任何毒性终点的解释没有差别。如果对照组和给药组动物的检测结果存在变化，那么这些变化是否真实地反映了受试物的效应？如果这些变化反映了受试物的真实效应，那么这些效应是否是重要的毒理学效应或不良反应？这些判断需要考虑许多因素，并且使用证据权重法。需要考虑的因素包括上述所有差异的来源、检测动物的种属和数量、存活期观察结果、解剖病理学结果、每项临床病理学检测的特点以及受试物本身。

第一步是确定大动物对照组与给药组在试验中期检测结果的变化，以及基线数据与给药后数据的变化。这可以通过主观地检查每组数据以及组内的个体数据或是借助于统计学分析来完成。无论是否使用统计学，组间结果和个体间结果必须进行检查。统计学是一种工具，但不是唯一的解释工具（Carakostas and Banerjee 1990; Chanter et al. 1987）。当对多个组以及有时对多个测试间隔进行的 40 项以上的临床病理学检测结果进行统计学比较时，几乎可以确定的是，对照组和给药组之间的显著统计学差异并不能代表真正的效应。而且，一些真正的效应也常常没有显著统计学差异。

一旦对照组和给药组动物之间的变化被确定，判断这种变化与受试物之间的关系（即，是否是真正作用）取决于多种因素。对于大动物而言，开始给药前的基线数据是否有类似的变化呢？如果有，这种变化不太可能是真正效应。受影响的参数变化幅度有多大？20% 的变化，对于中性粒细胞绝对计数或 ALT 活性而言毫无意义；对于血细胞比容和钙离子浓度而言变化就很 142
大；对于钠离子和氯离子浓度而言也变化巨大。这种变化是否有剂量依赖性？是否伴随时间具有一致性？是否有性别差异？剂量依赖性和一致性并不是真正变化的必要条件，尤其是生物制品，但二者能增加证据的权重。与给药有关的参数变化何时出现？对绝大多数受试物而言，给药后 2 天出现的变化较给药后 14 天出现的变化可能更真实。临床病理学变化与存活期观察结果或解剖病理学结果是否相关？这些相关的变化显然可增加证据的权重。对受试物或药物种类了解多少？换言之，基于先前试验结果，可疑变化有多大程度与药物的预期作用一致？需要考虑的试验设计因素包括实验动物种属、实验动物年龄、每组动物数及独特的试验条件，例如给药途径、溶媒、多次或过量的血液采集以及其他试验相关的操作程序。如果每组 15 只动物的试验和每组 5 只动物的试验在某一特定的检测项目中出现相同的变化，前者中的变化可能更真实。ALT 活性的轻微变化，在大鼠或犬的试验中比在小鼠或猴的试验中可能更真实。通常小鼠和猴的临床病理学数据比大鼠和犬的临床病理学数据变化更大。对小鼠而言，至少部分原因是与样本采集困难有关。对猴而言，部分原因是由于猴与犬相比体积相对较小，以及在年龄、饲养方式和对捉持的反应方面存在差异。由于老年动物差异增加，大鼠或犬 2 周试验中出现的 ALT 细微变化比 52 周试验中出现的 ALT 细微变化可能更真实；然而，由于老年动物骨 ALP 亚型受影响较小，所以 52 周的试验中 ALP 的细微变化可能更真实。对于中性粒细胞计数或纤维蛋白原的细微变化，出现在经口灌胃的试验比出现在长期静脉滴注试验可能更真实。如果溶媒是反渗透水而不是玉米油，那么胆固醇的细微变化可能更真实。单次给药试验第 4 天，红细胞总量和网织红细胞计数的细微变化，在犬的试验中比在猴的试验中可能更真实，因为多个毒代动力学样本的采集对犬的影响较小。AST 和 CK 的轻微变化，在最近未接受肌内注射氯胺酮麻醉的猴中可能更真实。

一旦某种参数变化被确定与受试物相关，其与毒理学之间的相关性的判断也是基于多种因素，但如果该变化不伴随相关的存活期观察结果或反映明显意义的解剖病理学结果，那么通常不会考虑临床病理学变化有重要毒理学意义或是不良反应。临床病理学参数可以分为两类，一类对健康至关重要，另一类仅是器官功能、组织完整性或生理过程的标志物。有些参数两者兼备。血红蛋白、葡萄糖、钙和钾是对健康至关重要的分析物。这些物质在血液中太少将会造成严重的负面影响，并被认为是不良反应。它们的减少会伴随着临床症状的出现，如嗜睡、无力、肌肉震颤或心律失常。与此相反，肌酐、肝酶、心脏肌钙蛋白是血液中对健康没有本质影响的分析物，但肯定可以是不良反应的标志物。高浓度血浆心脏肌钙蛋白 I 与高活性血浆 ALT 对健康不产生负面影响，但分别作为心肌和肝细胞坏死的标志物，在多数情况下这两种病变可以在显微镜下证实，并且被认为是不良反应。中性粒细胞和纤维蛋白原对健康至关重要，也是某一病变过程的标志物。中性粒细胞太少增加了感染的易感性，纤维蛋白原太少增加了出血的可能性。另一方面，中性粒细胞绝对计数和纤维蛋白原浓度增加通常对健康没有负面影响，但它们显然可以作为不良炎症过程的标志物。

遗憾的是，临床病理学参数没有明确的临界值或“神奇数字”（magic number），高于或低于该临界值一定提示重要的毒理学效应或不良反应。临床病理学结果解释也需要使用证据权重法。是否有相关试验结果表明临床病理学变化伴随与器官功能、组织完整性、整体健康和生存相关的有害影响？这种影响是否可逆？其作用机制是什么？尿素氮浓度的轻微增加能够反映由受试物相关的短暂性呕吐引起的轻度脱水（即肾前性氮质血症），或与受试物相关的近端肾小管坏死 143
导致的早期肾功能衰竭。受试物相关的红细胞总量的轻微减少（如血细胞比容降低 10%）不大可能影响动物的整体健康和表现。但如果在单次给药后出现，伴骨髓切片中红细胞减少的显微证据，那么此时的红细胞总量轻微减少是不良反应的一个标志物。如果受试物是一种化疗药物，并且当给药停止后其不良反应可逆，那么相应的剂量水平通常会被描述为“非严重毒性”，即使明显影响了骨髓的完整性和功能。确定一种临床病理学变化是否为不良反应，或是否为不良反应的一个标志物并不是一个简单的过程，与许多不良反应的判断一样，通常是主观的，需要在各有其优点的解释之间进行开放式讨论。

6.3.1　可逆性

可逆性通常是对受试物相关作用重要性的考虑因素。评估可逆性的最佳方法是在给药结束后和恢复期结束后获取和检查每只恢复期动物的数据。在小鼠试验中通常不可能进行该评估，但建议在大鼠试验中进行，在大动物试验中常规进行。如果只检查各组均值，因为进行评估的恢复期动物数量有限，在恢复期结束后相对较小的临床病理学变化往往不能显示出来。然而，期望在恢复期结束后受影响组的均值与对照组的均值完全匹配或非常相近也是不现实的。有必要评估对照组和给药组单只动物的数据从给药结束到恢复期结束是如何变化的。受影响组单只恢复期动物是否表现出给药相关变化处于恢复过程的证据？受影响组单只恢复期动物是否仍然表现出在给药结束时观察到的给药相关变化？基于受影响的检测项目的特性，期望获得可恢复性的确切证据，恢复期时间的设计是否现实？再次强调，可逆性的判断需要证据权重法。恢复期动物在给药结束时的结果，不大可能完全代表对整组动物的变化；受影响组中一只或多只恢复期动物不表现出与大多数恢复期动物相同的可逆性的情况并不少见。“完全可逆”一词往往不适合用于临床病理学变化应当避免使用。在大多数试验中，最好是能展示出可逆性的证据，而不是完全可逆或恢复。

6.3.2 参考范围

临床病理学检测的参考范围（过去也称为参考区间或正常范围），通常为由特定标准（如种属、品系、性别、年龄）限定的参考群体中，某一特定实验室和检测方法中间 95% 预期结果。与统计学一样，参考范围可作为数据解释的一种工具，但不能用来确定对照组和给药组之间的不同是否为真实的效应，或这种效应是否为不良反应。参考范围可以提供参考，但有很大的局限性。参考范围可能最适合评估没有对照动物或基线数据的早期探索性或发现性试验中可能出现的作用。然而，在这些情况下，用于建立参考范围的动物和条件要与试验的动物和条件相匹配是至关重要的。参考范围提供了不同分析项目中动物间预期差异的有关知识。如与小鼠和猴相比，年轻大鼠和犬的尿素氮浓度和 ALT 活性的参考范围很窄。参考范围也可作为质量控制的非特异性措施。与既定的参考范围相差较大的结果可能是检测中的信号变化，也可能是饲养管理或其他分析前因素的变化，甚至是动物的遗传漂变。

对于大多数非临床试验的数据解释，参考 144
范围的价值有限（(Hall 1997; Waner et al. 1991; Weil and Carpenter 1969)，在很大程度上是因为用来建立参考值范围的动物（参考样本组）很少能合适地代表指定试验中使用的动物。参考范围由在构建它们时所使用的标准或分配因素所限定。通常的分配因素包括种属、品系、年龄、性别、供应商、采血部位、饮食、禁食状态、样本采集时间（如上午或下午）、样本基质（如血清或血浆）和样本处理方法（如新鲜或冷冻）。参考范围对产生数据的仪器、试剂和实验室具有特异性。如果用不同试验的对照动物来构建参考范围，那么分配因素还包括给药途径、溶媒对照、先前的采血、麻醉和手术操作。考虑到这些不同的因素，基本无法用足够多的动物（理想数量为 120 只，Horowitz et al. 2008）建立参考范围来合适地匹配多个试验的条件。对于大动物而言，同期对照组和基线数据提供的结果比在不同条件下用动物建立的参考范围更接近预期结果。更重要的是，即使给定的试验有适当的参考范围，它们仍不足以确定对照组和给药组之间的明显差异是否为真正效应，或者这些真正效应是否为不良反应。未受影响的动物的结果可能容易落在参考值范围外（在大多数建立的参考范围中，20 个正常个体的结果中会有 1 个结果位于参考值范围外），而受影响的动物（甚至是有不良反应的动物）的结果可能容易地落在参考范围内。虽然参考范围经常被应用，但只是因为给药组的值落在参考范围内就得出对照组和给药组之间的差异不是真正效应或不良反应的结论，这种推断是错误和危险的。同样地，当给药组的值落在参考范围外，就得出结论说对照组和给药组之间的差异是真正效应或不良反应，这也是不合适的。

6.4　血液学数据解释

与所有的临床病理学数据一样，血液学数据也不能单独解释。虽然本小节的重点是血液学，但进行模式识别和相关性判断会用到所有类型的数据，以帮助确定造成这些结果的原因、这些结果是否与受试物相关以及是否具有毒理学重要性。

6.4.1　红细胞、白细胞和血小板

红细胞计数、血红蛋白浓度和血细胞比容都是衡量红细胞总量的指标，而且通常是一致性增加或减少，除非红细胞大小和血红蛋白含量有显著变化。红细胞总量代表红细胞的产生与丢失或破坏之间的平衡，但也受血浆量的影响。在非临床试验中经常可以观察到红细胞总量的变化，网织红细胞计数、红细胞指标（即 MCV、MCH、MCHC、RDW 和其他不常用的指标）以及其他检测结果有助于确定原因。红细胞总量受影响的毒理学意义与其变化的程度和机制有关。伴有临床症状或缺氧相关组织损伤的红细胞总量大量减少显然是不良反应。红细胞总量的少量减少，不影响临床组织供氧，仍然可以是不良反应（如骨髓毒性）的标志物。

总白细胞（WBC）计数、白细胞分类计数代表不同类型白细胞的生成和外周分布之间的平衡。细胞生成过少显然会对健康产生不良影响。但细胞生成增多通常仅是一个可能影响或不影响健康过程的一种标志物。中性粒细胞和淋巴细胞是数量最多的外周血白细胞，而且是毒性导致白细胞计数发生变化时通常受累的细胞。对白细胞计数的间接影响常见于对试验相关操作程序的反应或受试物对其他组织的作用。直接影响较不常 145
见（Weiss 1993）。然而，随着靶向细胞转运的免疫调节药物的开发，细胞（尤其是淋巴细胞）在外周分布的变化越来越常见。细胞分类计数只需报告和解释细胞绝对计数（即细胞数 / 单位体积）。细胞相对计数（即总数的百分比）的价值不大，而且容易被误解。

血小板计数反映了血小板生成和消耗之间的平衡。血小板指标，如 MPV，有时有助于判断血小板生成是否增强。血小板过少则明显影响止血，但大多数与受试物相关的血小板计数减少达不到导致自发性出血（如瘀斑、鼻出血、黑便或便血）的程度。轻度至中度的血小板计数增多常见，并不代表有血栓栓塞的威胁。

除非对血液学的作用严重或者作用机制明确，否则应当避免使用诊断性术语，如贫血症、中性粒细胞增多症和血小板减少症。与受试物相关的作用常是相对微弱的，使用这些术语会夸大实际作用。

6.4.2　红细胞总量增多

除非受试物的预期作用是促进红细胞生成（如促红细胞生成素或缺氧诱导因子），否则与受试物相关的红细胞总量的增多通常是由于给药组相对于对照组脱水（血浆容量减少）造成的。能够检测到的对红细胞总量的影响通常较小，以至于受影响组不表现出脱水症状，但确凿的数据，如血清尿素氮和蛋白质浓度增多、尿量减少、尿比重增大，是提示红细胞总量变化的良好额外证据。濒死动物经常发现红细胞总量增多，这通常是由于脱水，特别是临床症状缓慢出现时。急性发病的动物红细胞总量的增多也可能与休克和由儿茶酚胺释放引起的血管通透性增多或脾收缩有关。红细胞总量增多的毒理学相关性与

其发生原因有关。除非由于受试物的药理活性产生明显的红细胞增多（如血细胞容积>65%），红细胞总量的增多不大可能是有害的。然而，作为引起脱水的原因（如呕吐、腹泻或过度利尿）的标志，红细胞总量的增多增加了这些症状的毒理学意义。

6.4.3 红细胞总量减少

红细胞总量减少首先表现为动物对其的反应。简而言之，如果网织红细胞计数增加，这种反应是再生性的。如果网织红细胞计数保持不变或下降，这种反应是非再生性的。适当的再生性反应应该是与红细胞总量的下降幅度相一致的。换句话说，如果红细胞总量减少了50%并且骨髓能够做出适当的反应，那么网织红细胞计数应该表现出大量地增加。如果红细胞总量的减少伴随着适当的再生性反应，那么减少的原因是出血或溶血。在急性失血或红细胞破坏后，通常需要3或4天网织红细胞计数才明显增加。大多数种属动物网织红细胞计数的增加伴随有MCV和RDW增加；MCHC可能降低也可能不降低。如果检查血涂片，常见多染性细胞和大小不等的红细胞，有核红细胞和Howell–Jolly小体可增加。与犬和猴不同，啮齿类动物在网织红细胞计数增加的情况下，偶尔会出现MCV下降。剧烈的再生性红细胞反应常伴有血小板增多，这是骨髓刺激的非特异性反应。如果红细胞总量减少超过3或4天，且没有适当的再生性反应，那么至少部
146 分原因是某种因素直接或间接地对红细胞的生成产生负面影响。非再生状态下的红细胞在显微镜下通常看起来大小和颜色正常。

6.4.3.1 失血

动物失血后，除了红细胞总量减少和网织红细胞计数增加以外，通常还会表现出血清总蛋白浓度降低。继发于炎症的脱水或球蛋白生成增加，可以抵消对血清蛋白的相关影响，但单纯性失血时白蛋白和球蛋白会成比例减少。非临床试验中猴最常见的单纯性失血是在采集血液学样本前大量采血用于毒代动力学和其他分析。在试验的第一周，由于处理引起失血而使红细胞总量减少多达20%（如血细胞比容从45%下降到36%）并不罕见。失血的其他来源或原因可以通过临床症状（如皮肤溃疡、鼻出血、黑便、静脉穿刺部位长时间出血或血肿），或通过其他实验室检测（如粪便潜血或尿潜血），或在剖检时（如胃肠道溃疡或尿路结石）来确定。与抗凝剂类受试物相关的出血在给药组动物中往往不确定，并不总是有明确的剂量反应。失血的一些原因，特别是那些慢性的有炎症成分的失血，可能会间接影响红细胞生成并降低预期的网织红细胞反应。虽然慢性失血最终能够导致缺铁和生成小型、低色素红细胞，但在非临床试验中罕见缺铁现象。

6.4.3.2 溶血

溶血分为血管内溶血和血管外溶血。当红细胞直接在循环中裂解时，发生血管内溶血。当以某种方式受损的红细胞被巨噬细胞过早地吞噬时，发生血管外溶血。血管外溶血较常见，伴脾重量增加、骨髓细胞数量增多和髓外造血（特别是啮齿类动物）。可能会出现血红蛋白分解产生的色素，尤其是在脾巨噬细胞中。比较广泛的溶血可能会导致血清和尿胆红素浓度增加。广泛性血管内溶血的特征是血浆或尿中出现游离的血红蛋白。大多数溶血情况会导致轻微的炎症反应，伴中性粒细胞或单核细胞绝对计数增加。

每当红细胞发生结构或表面膜改变，被单核吞噬细胞系统识别为异常时，就会发生血管外溶血。红细胞膜脂质和蛋白质的改变，受试物插入到细胞膜双层结构中，以及红细胞代谢过程受到影响都可能会引起这些变化。海因茨体和免疫介

导的溶血是血管外溶血的两种比较常见的作用机制。

红细胞内海因茨体的形成是由具有氧化功能的受试物引起的。海因茨体是不可逆的血红蛋白变性团块，附着于红细胞膜的内表面。巨噬细胞完全吞噬受影响的红细胞，或选择性地去除海因茨体产生不同形态的红细胞（如影细胞和泡状细胞）。如果海因茨体足够大可以在标准的罗氏染色（Romanowsky-type stain）血涂片中观察到，但即使很小的海因茨体也能被体外活体染色（如亚甲蓝、结晶紫或亮甲酚蓝）显著染色。海因茨体的大小和数量取决于病因、剂量和暴露时间。高剂量的强氧化剂能够导致急性贫血，特征为许多红细胞都含有一个大的海因茨体（较少情况下为多个小的海因茨体）以及出现影细胞、泡状细胞和其他形态异常。长期暴露于较弱的氧化剂可能会显著提高网织红细胞计数，但只轻微降低红细胞总量，因为再生过程能够匹配加快的红细胞更新速度。

造成海因茨体溶血的受试物也可能会导致高铁血红蛋白血症，反之亦然（McGrath et al. 1993）。高铁血红蛋白是含有可逆氧化铁的血红
147 蛋白，不能运输氧。高浓度的高铁血红蛋白导致血液呈褐色以及出现缺氧的临床症状（Mansouri and Luri 1993）。高铁血红蛋白的浓度采用血氧分析仪或血气分析仪检测，但由于高铁血红蛋白可在红细胞酶（高铁血红蛋白还原酶）的作用下迅速还原为血红蛋白，所以血液样本必须快速分析。高铁血红蛋白血症最不可能在小鼠中观察到，因其红细胞内的高铁血红蛋白还原酶活性很强（Stolk and Smith 1966）。

许多药物都与免疫介导的溶血有关（Packman and Leddy 1995），但药物引起的免疫介导的溶血通常是一种特殊现象，而且难以预测。非临床试验中观察到的免疫介导的溶血通常仅限于一两只动物，而且没有剂量依赖性。除非多次给予受试物，并且有足够长的时间来产生抗体，否则免疫介导的溶血通常是观察不到的。受试物可以作为半抗原与红细胞膜结合，或受试物本身引起抗体反应，产生抗原 – 抗体复合物与红细胞膜结合。受试物也可改变免疫系统的自我识别能力，导致真正的自身抗体产生。可能发生补体介导的血管内溶血，但是免疫介导的溶血通常是血管外溶血。巨噬细胞可以吞噬整个受影响的红细胞，或只是去除抗体包被的部分细胞膜，产生可在血涂片中容易识别的形态独特的球形红细胞。免疫介导溶血的主要形态特征是球形红细胞和不常见的自身凝集反应。虽然直接抗球蛋白试验（Coombs 试验）可用来尝试确认红细胞上存在抗体或补体，但必须使用种属特异性试剂（Wardrop 2005），而且常见假阴性结果。重复给予受试物，免疫介导的溶血性贫血通常会导致严重的贫血。然而，再生性反应很强大，停止给药时贫血几乎都会恢复。恢复后再次激发动物，是一种确定免疫介导机制的简单方法。溶血和球形红细胞增多症应该在 1 或 2 天内很明显，伴或不伴自身凝集反应。对于老龄化 Fischer344 大鼠，免疫介导的溶血性贫血通常与大颗粒淋巴细胞白血病有关（Stromberg 1985）。

由红细胞肿胀或红细胞膜直接损伤引起的血管内溶血通常与静脉注射给予受试物有关。低渗溶液和具有洗涤剂样性质的受试物在快速或大量给药时，可立即引起细胞裂解。如果释放的血红蛋白超过循环中结合珠蛋白的承载能力，可以观察到血红蛋白尿。在肾小管上皮细胞内可能会观察到血红蛋白色素，严重的血管内溶血可引起血红蛋白尿性肾病。静脉注射给予能引起广泛血管内溶血的受试物几乎也都会引起局部血管内皮损伤。

许多猴隐性感染亲血性寄生虫（疟原虫属）（Ameri 2010; Donovan et al. 1983; Riley 2005），只要在猴的试验中出现再生性贫血，就应当考虑

继发于疟原虫属的溶血。虽然在没有溶血证据的健康动物的血涂片中经常观察到这些细胞内生物体，但是寄生虫血症不一致，试验前血涂片检查结果也不能排除隐性感染。少数情况下，运输应激、试验相关操作程序或受试物毒性可引起寄生虫性溶血危象，这种情况在血涂片检查中容易被发现。根据作者的经验，给予免疫调节药物不常引起隐性感染的复发以及明显的溶血。

在非临床试验中，机械性破碎或微血管病性溶血是明显溶血的罕见原因，但引起血管炎或影响内皮完整性的受试物会发生这种情况。破碎的红细胞（裂片细胞或盔形细胞）可以在显微镜下识别。众所周知，弥散性血管内凝血可能是造成明显微血管性溶血，但是在非临床试验中很少遇到。血管丰富组织的广泛性损伤可能出现红细胞
148 碎裂，但在这些情况下，红细胞总量的减少可能是多因素的，而且不会出现再生性反应。

6.4.3.3　骨髓毒性

药物诱导的大多数骨髓毒性（如细胞毒化疗药物）对骨髓中三种细胞系的生成都有负面影响。外周血细胞计数的减少首先表现为网织红细胞和中性粒细胞绝对计数减少，随后是血小板计数减少，因为前两者的循环寿命短。如果毒性损伤是短暂的，这些细胞通常会迅速发生反弹增加，并且按照相同的顺序，而且红细胞总量受影响很小或不受影响。如果动物不能耐受骨髓毒性的继发作用（如机会性感染）或其他并发的毒性作用（如胃肠道损伤），那么对造血的长期抑制作用最终导致严重的贫血。啮齿类动物因为红细胞循环寿命较短比犬或猴更快出现贫血。中性粒细胞绝对计数减少是犬和猴直接骨髓毒性的最佳早期证据。网织红细胞计数明显减少是啮齿类动物直接骨髓毒性的最佳早期证据，因为啮齿类动物通常有相对较高的网织红细胞计数和相对较低的中性粒细胞绝对计数。同样，骨髓毒性的恢复对于犬和猴最显著表现为中性粒细胞绝对计数增加；而对于啮齿类动物最显著表现为网织红细胞计数增加。对血小板计数的负面影响往往被忽略，因为血液样本收集的时间设计往往有利于识别其他细胞系的变化，但是在骨髓毒物试验的恢复期有时会观察到血小板计数的反弹增加。其他白细胞类型中，就细胞绝对计数的减少幅度而言，淋巴细胞往往受到的影响最小，但通常至少表现为中度减少。由于造血组织是动态的，骨髓的显微镜检查结果高度依赖于负面影响至剖检的时间。细胞数量减少是在预料之中的，但在恢复早期骨髓细胞可能会增多，早期前体细胞在数量上占优势，可能会被误认为是成熟停滞甚至白血病。样本采集时间点是至关重要的，其原因之一是因为骨髓功能的恢复也是最好根据一系列连续的血液样本采集而不是单一时间点进行骨髓切片或涂片来评估。在非临床试验中很少观察到严重影响单个细胞系生成的毒性，如纯红细胞再生障碍，但会出现外周血中单个细胞系细胞减少（如非再生性贫血），组织切片中也会出现单一细胞系耗减（如仅红细胞前体不存在）。这些药物诱导的毒性至少有一部分在人类是特异性的、免疫介导的反应（Erslev 1995c），在非临床安全性评价中难以预测或证明。

6.4.3.4　非再生性红细胞总量减少的间接原因

无再生性反应及无明显原因的轻度红细胞总量减少是非临床试验中一种比较常见的结果。相对于对照组红细胞总量的差异通常≤10%，有时出现 MCV 稍低，尤其是啮齿类动物。受影响的动物经常表现出一些健康不佳或萎靡不振的迹象，如毛发不整、活动减少、体重降低或体重增加的减少、摄食量减少，但并非都是如此。常见的并发临床生化学变化包括血清总蛋白和白蛋白浓度轻度降低。这些轻度非特异性的临床病理学

变化在大鼠试验中最常见，因为受试动物的数量相对较多、个体间差异小、红细胞循环寿命短（45~65 天），并且与其他种属相比其白蛋白循环半衰期较短（Kaneko 1997）。虽然具体作用机制通常不明，但所有结果提示合成代谢过程普遍降低。活动减少以及相应的组织氧需求减少也可能导致红细胞生成减少。

149 红细胞生成和红细胞存活受许多其他情况的负面影响，包括慢性炎症疾病（Erslev 1995a; Feldman et al. 1981）和严重的肾功能障碍（Caro and Erslev 1995）、肝功能障碍（Palek 1995）和内分泌功能障碍（如甲状腺功能减退和肾上腺皮质功能减退）（Erslev 1995b）。所有这些情况都可引起不伴有适当再生性反应的轻度至中度红细胞总量减少。非临床试验中，这些对红细胞的生成及存活的间接负面影响比较常见，是由于对其他组织或器官系统毒性作用的结果。对红细胞总量的间接影响，有时被称为慢性病性贫血（即使动物不贫血），毒理学意义上不作为主要毒性效应。

在罕见的情况下，不伴有适当再生性反应的红细胞总量降低的特点是生成非常小的红细胞（小红细胞症，MCV 非常低）或非常大的红细胞（大红细胞症，MCV 非常高）。比较明显的小红细胞症通常提示血红蛋白合成受损（如缺铁），而明显的大红细胞症通常提示 DNA 合成受损（如叶酸或维生素 B_{12} 缺乏）。大多数情况下，基于受试物的药理活性，这些结果是可预测的，并且对红细胞大小和总量的影响程度通常与给药持续时间相关。

由于多种因素，不伴有适当的再生性反应的红细胞总量降低也是癌症的一个特点，特别是造血系统癌症（Cazzola 2000）。动物因自发性白血病造成偶发性严重贫血在致癌试验中比较常见。

6.4.4　生理性白细胞增多

生理性白细胞增多是由于动物异常兴奋或恐惧（战或逃现象）时内源性儿茶酚胺释放所引起。由于心率、血压和肌肉活动增加，白细胞急剧地从边缘池（即附着于内皮的细胞或被隔离在血管组织床，如脾的细胞）转移到循环池，白细胞总数可能加倍。由于正常分布的不同，主要增加的细胞类型在不同种属间有所差异。犬主要增加的细胞类型是中性粒细胞，而大鼠则是淋巴细胞。猴的生理性白细胞增多可表现为中性粒细胞和淋巴细胞的相对均等增加，但淋巴细胞往往占主导地位。生理性白细胞增多常见于不习惯于被捉持或血液采集的动物，通常仅见于少数几只动物，这也是大动物（尤其是猴）进行两次临床病理学基线数据采集的关键原因，且有利于数据的解释。单一基线数据采集获得的白细胞计数减少很容易被误解为对骨髓细胞生成的负面影响。儿茶酚胺释放还会引起红细胞总量增加（部分原因是由于脾收缩）和血糖浓度增加（由于糖原分解）。

6.4.5　应激诱导的白细胞反应

当应激条件引起内源性皮质激素的释放增加时，会发生应激诱导的白细胞反应，这与给予外源性皮质类固醇后所见类似。该模式的特点是中性粒细胞绝对计数增加、淋巴细胞和嗜酸性粒细胞绝对计数减少。不存在未成熟的中性粒细胞（如杆状核中性粒细胞），单核细胞绝对计数可能增加也可能不增加。濒死状态的动物经常表现出这种模式。通常不会整个剂量组全都受影响，但在严重毒性时可以发生。嗜酸性粒细胞对皮质类固醇特别敏感，在应激情况下，不伴随嗜酸性粒细胞绝对计数减少的淋巴细胞绝对计数减少的情况非常少见。

150 6.4.6 炎症

轻度至中度的中性粒细胞绝对计数增加，是所有常见实验动物对毒性或伴有炎症成分的试验相关操作程序（如长期导管插管）的一种常见反应。因为啮齿类动物的正常计数非常低，啮齿类动物的中性粒细胞对炎症的反应程度较犬和猴轻，但当其为同期对照组的数倍时，啮齿类动物的中性粒细胞反应还是显而易见的。单核细胞绝对计数的轻微同步增加，是炎症的常见反应。淋巴细胞绝对计数的同时增加不太常见，多见于啮齿类动物和发生慢性炎性病变时。引起明显的免疫反应的免疫原性受试物也可能伴随淋巴细胞绝对计数增加。血小板计数的轻度增加常与中性粒细胞绝对计数增加有关，类似于显著红细胞再生性反应中观察到的增加。除了炎症的显微证据，其他常见的相关试验结果包括纤维蛋白原、C-反应蛋白（大型动物中最常见）和球蛋白浓度的增加，白蛋白浓度和白蛋白球蛋白比的降低。大幅度左移和退行性左移在非临床试验中不常见，通常只发生在个别存在显著继发性细菌感染的动物中（如与灌胃意外或吸入有关的肺炎，与插管感染有关的败血症，继发于穿孔性溃疡病变的腹膜炎）。另一方面，给予治疗性刺激粒细胞生成的受试物时常观察到中性粒细胞核左移和毒性变化。

6.4.7 影响白细胞的多种作用

虽然在非临床试验中，大多数对白细胞的作用是由间接机制所致（如对炎症的反应），但是更多的直接修饰细胞生成和运送以减少化疗药物负面作用（如粒细胞集落刺激因子）或调节免疫系统以减轻免疫介导或过敏性疾病的药物正在开发中。这些药物的作用，如增加中性粒细胞绝对计数或减少淋巴细胞或嗜酸性粒细胞绝对计数，通常可预测，而且能够根据药理活性来解释。

对于数量较少的白细胞类型（即单核细胞、嗜酸性粒细胞和嗜碱性粒细胞），使用全自动血液分析仪检测与受试物相关的变化很普遍。尽管这些细胞类型在外周血中的数量通常较低，但其减少往往明显地伴随着严重的骨髓毒性。这些细胞类型的小幅增加也很容易检测。单核细胞绝对计数的增加可见于任何涉及严重的组织破坏的情况，如广泛性炎症、肝坏死或溶血性贫血。与受试物相关的超敏反应可检测到嗜酸性粒细胞绝对计数增加。与给予受试物无关的、寄生虫感染所引起的嗜酸性粒细胞绝对计数增加偶见于个别猴。嗜碱性粒细胞绝对计数的增加极为罕见，但嗜碱性粒细胞也可能在超敏反应中发挥作用。大的未染色细胞是仅可用西门子公司制造的ADVIA 血液分析仪进行计数的一类细胞。这些细胞的大小和染色特征不符合 5 种主要细胞类型的任何一种细胞，但它们通常被认为代表大的淋巴细胞或单核细胞。受试物相关的大未染色细胞绝对计数的变化通常很小，且最常与淋巴细胞绝对计数的变化一起出现。

药物诱发的免疫介导性中性粒细胞减少罕见（Bloom et al. 1988; Lorenz et al. 1999），通常具有特异性而且在非临床试验中很难判定。与免疫介导的溶血性贫血相同，免疫介导的中性粒细胞减少通常只发生在试验中的一两只动物，而且可以发生在任何剂量水平。恢复后再次用受试物激发动物，可能是得出初步诊断的最简单方法。中性粒细胞抗体检测很困难。

在大多数啮齿动物的致癌试验中，一些动物 151
会发生伴随或不伴随白血病的造血系统肿瘤。对造血系统肿瘤的判定，标准组织病理学检查优于定期或末期血液学评估。虽然有些受影响的动物白细胞计数和循环肿瘤细胞［如原始母细胞（blast）］显著升高，但很多动物并没有该现象。淋巴细胞性白血病是实验大鼠最常见的白血病，偶见于亚慢性毒性试验，属于偶发性病变（Frith et al. 1993）。大颗粒淋巴细胞白血病（也被称为单核细胞白血病）是老龄化 Fischer 344 大鼠中较常见的肿瘤（Stromberg 1985），受影响的大鼠经常发生免疫介导的溶血性贫血，伴总胆红素和肝酶活性升高。在外周血中，肿瘤细胞表现为大的不成熟淋巴细胞，通常含有明显的嗜天青颗粒。

对于确定白细胞计数各种变化的毒理学或生物学意义而言，确定淋巴细胞绝对计数轻微减少最具挑战性，原因是它们有多种不同的亚群以及在许多情况下存在复杂的应激因素。某一特定的淋巴细胞亚群的选择性减少可能很重要，但是对总淋巴细胞计数的影响相对较小（如人免疫缺陷病毒引起的 $CD4^+$ 淋巴细胞减少）。考虑所有可用的数据（如疾病的临床症状、淋巴组织的显微观察及免疫表型分析结果）对作出最合理的解释是必要的。

6.4.8　血小板

在非临床试验中经常观察到受试物相关的相对轻微的血小板计数增加或减少（如相对于对照组或相应基线数据 ±20%），通常是由于间接性血小板的生成或消耗增加所致。这些轻微的变化对于血栓栓塞或止血不充分的可能性几乎没有生物学意义，但可以作为毒理学重要变化（如药物介导的血管病变）的标志物。在没有并发性血管 / 内皮损伤或血小板功能障碍的情况下，血小板计数降低的临床症状不会自然发生，除非血小板计数非常低（如 <20 000/μl）（Boon 1993）。这些临床症状包括，瘀点和瘀斑性出血、鼻出血、黑便、月经过多以及静脉穿刺部位出血时间延长。

反应性或继发性血小板增多是用于描述继发于全身性骨髓刺激引起的血小板计数增加的术语，可发生在溶血、失血和炎症时。在这些情况下，造血生长因子和细胞因子（如促红细胞生成素、白细胞介素 -6 和白细胞介素 -11）有助于增加血小板的生成（Beguin 1999; Williams 1995）。与红细胞总量增加类似，儿茶酚胺介导的脾收缩可能会导致血小板计数短暂增加，而且在可逆性骨髓毒性的恢复期经常会发生血小板计数的反弹增加。除非受试物特异靶向血小板生成（如血小板生成素），否则不大可能发生血小板计数的明显增加（如对照组或相应基线数据的 3~4 倍）。这些受试物导致血栓栓塞后遗症的风险显然较大，但是正常动物往往能耐受非常高的血小板计数而不受影响。

由于采血技术较差、动物健康状况较差或是两者并存而导致的样本采集困难，使血小板计数降低的假阳性结果常见于单个动物（特别是啮齿类动物）。用自动化血液分析仪可能会检测到这些动物中出现血小板聚集团块，但用血涂片检查可证实其存在。血小板计数的假性减少偶尔可能会表现为整组受到影响，因为该组中大多数或所有动物的采血要比对照组动物的采血更加困难，其原因通常与受试物有关（如动物生长速度降低导致的体型较小或健康状况不佳导致的脱水或低血压）。

血小板消耗增加引起的轻度血小板计数减少偶尔继发于血管丰富组织（如肺、肝或胃肠道）的明显毒性损伤中。直接激活凝血级联反应或直接靶向血管 / 内皮的受试物可导致更严重的血小板计数减少，尽管罕见，但可能会导致弥散性血 152
管内凝血的后遗症，伴随重度血小板减少、凝血时间延长以及纤维蛋白原减少。与免疫介导的血细胞减少一样，免疫介导的血小板减少与许多药物有关（George et al. 1995），而且很大程度上表现为与剂量水平无关的特殊现象，在非临床试验中很少观察到。虽然可以采用流式细胞术检测抗血小板抗体，但在受影响动物恢复后对其再次激发是进行初步诊断的相对简单的方法。用受试物再次激发后血小板计数会迅速下降。在因血小板消耗引起血小板计数减少的所有情况下，MPV可能增加，这反映了循环血小板总量减少引起的血小板生成增加。另外，网织血小板（即有RNA残留的新生成的血小板，可采用与网织红细胞类似的方式用流式细胞术进行计数）的数量通常会增加。

最近有报道表明，给予食蟹猴治疗性人单克隆抗体后可继发产生非靶向性血小板活化引起的急性严重性血小板减少（Everds et al. 2011a,b）。

如上所述，骨髓毒性引起的血小板计数减少通常晚于网织红细胞和白细胞绝对计数减少，因为血小板的循环寿命为5~10天。在恢复期血小板的生成增加之前，MPV通常不增加。

血小板功能的专项检测通常在较小规模的探索性试验中进行（Kurata and Horii 2004），最常用于评估特异性靶向血小板功能的受试物（如抗血栓形成药物）。出血时间（如犬或麻醉的非人灵长类动物的颊黏膜出血时间）是相对标准化但工作强度大的初级止血体内检测项目。血小板聚集可由血小板凝集仪进行评估，但这些都是低通量的仪器，不宜用于大型的非临床安全性评价试验。血小板分泌功能通常采用流式细胞术进行评估。

6.4.9 骨髓涂片评价

剖检时制备骨髓涂片是大多数非临床试验的普遍做法，但很少需要进行骨髓涂片检查。常规血液学检测反映骨髓功能，如果这些检测结果无异常或只有轻微异常，那么骨髓涂片检查几乎没有帮助。此外，如果从外周血数据和其他结果中，可明确引起更显著的血液学改变的机制，那么骨髓涂片检查就没有价值。当出现没有明显病因的一种或多种外周血细胞相对明显减少（如受试物不是细胞毒性化疗药）或特殊的外周血细胞形态异常，那么骨髓涂片检查可以评估前体细胞的相对数量、成熟度和外观形态，以帮助解释外周血中的变化（见第13章，造血系统）。骨髓切片的组织学评估对充分了解细胞的变化是必要的。

无论进行何种类型的检查，骨髓涂片检查结果总是与外周血检测结果一起进行解释。骨髓评价最没有价值的检查类型是确定M：E比。最消耗时间和工作强度最大的骨髓评价是手工计数骨髓细胞分类。这种彻底的评估能产生定量信息，但成本高。在动物数量相对较少的大动物试验中，必须有比较明显的变化才能确信对照组和给药组之间的变化是真实的。采用流式细胞术进行骨髓细胞分类计数，有可能增加相对较小变化的可信水平（Martin et al. 1992; Reagan et al. 2011）。另一方面，如果变化很小，其毒理学相关性可能没有实际意义。由经验丰富的兽医病理学家进行骨髓涂片细胞学检查，是最经济和
有意义的骨髓评价手段。显微镜下检查骨髓涂 153
片，结果记录方法类似于其他组织切片的评估方法。首先评估骨髓涂片的质量和适用性，然后评估每种细胞系的相对数量、成熟度和形态。其他细胞类型，如浆细胞、巨噬细胞、肥大细胞的异常发现也需要记录。诊断和解释需要综合骨髓涂片检查、同期外周血检测结果和组织病理学检查结果来确定。进行骨髓涂片的主要的目的是评估受试物对造血前体细胞的数量和成熟度的影响（Bollinger 2004; Rebar 1993; Reagan et al. 2011）。

6.4.10 凝血

在血管损伤部位发生血小板聚集和血小板栓塞形成（初级止血）的同时，不溶性纤维蛋白产生并沉积在有血小板的网状物，形成稳定的血凝块（次级止血）。次级止血通常被看作是一种

基于血浆蛋白水解的级联反应，分为外源性途径（起始于凝血因子Ⅶ暴露于血管壁上组织凝血活酶被激活）和内源性途径（起始于凝血因子Ⅻ暴露于内皮下物质被激活，如胶原蛋白，并激活凝血因子Ⅺ、Ⅸ和Ⅷ）（Boon 1993; Jesty and Nemerson 1995）。这种模式下，这两种途径的后期过程相同，包括因子Ⅹ的激活、凝血酶原转化为凝血酶，以及纤维蛋白原转化为纤维蛋白。虽然已出现一种新的基于细胞的凝血模型可以更好地描述次级止血事件（Baker and Brassard 2011; Gale 2011），但在非临床试验中，标准凝血检测并没有改变。外源性和内源性凝血途径通常分别通过 PT 和 APTT 来评估（Kurata and Horii 2004）。常使用相同的血浆样本和凝血检测仪器同时测量血纤维蛋白原。活化凝血时间是内源性途径的一项简单检测，不需要自动分析仪（Byars et al. 1976; Schiffer et al. 1984）。与大多数检测一样，通常实验动物的检测结果存在差异。值得注意的是，豚鼠的 PT 相对较长，家兔的 APTT 高度依赖于试剂系统所使用的活化剂。鞣花酸是较好的家兔 APTT 的活化剂，但二氧化硅则不是。

由于采血技术差、动物状况不佳或两者并存导致样本采集困难，偶尔会出现凝血时间假性延长和纤维蛋白原假性减少。结合低血小板计数，如果这些结果出现在健康动物则表明样本质量差。当枸橼酸钠抗凝剂与血浆的比例过高时，也会出现凝血时间假性延长，例如采血管中没有收集够适当体积的血液（Kurata et al. 1998）。由明显脱水或受试物引起的红血球增多导致的血液浓缩，也会影响抗凝剂与血浆的比例并延长凝血时间（O'Brien et al. 1995）。在少数比格犬中能观察到由于遗传性凝血因子Ⅶ缺乏导致的 PT 轻度延长（如 2~3 秒）（Dodds 1997）。这些动物临床表现正常，但不适用于已知或可能影响凝血的受试物的试验。

在凝血功能检测中，虽然不同种属动物形成血凝块的速度不同，但从某一特定种属动物质量良好的样本中得到的凝血结果范围通常很小，而且大群体间差异通常非常小（如 <2 秒）。尽管在体外试验结果中出现这种变化可能代表了一种真实的作用，但这种变化几乎不能反映体内对止血的作用，如果有其他相关的结果提示明确的作用机制（如血管内皮损伤、肝毒性或血栓栓塞性病变），那么仅认为这种变化是与毒理学相关的一个标志物。

因为在非临床试验中动物反复暴露于高浓度的受试物，所以任何直接影响凝血因子生成或抑制凝血因子活性的显著作用都可能会导致临床上明显的出血倾向，以及明显的 PT 或 APTT 延长（如≥1.5 倍的对照或基线数据）。受影响的动物可能会出现静脉穿刺部位或小伤口（如趾甲撕裂）的长时间出血，而且可能因自发性出血导致
死亡。维生素 K 拮抗剂和吸收不良的脂肪替代 154
品是与出血相关的受试物实例，因为脂溶性维生素 K 是几种凝血因子生成所必需的。从理论上讲，PT 可能会早于 APTT 受到影响，因为在维生素 K 依赖性凝血因子中，凝血因子Ⅶ的半衰期最短。

尽管大多数凝血因子都是由肝产生，但 PT 和 APTT 作为肝功能指标相对不敏感。如果因肝损伤导致凝血时间延长，那么对肝的这种作用明显是不良反应。

凝血检测可作为特异性靶向凝血作用受试物的药效学标志物，如预防 / 治疗血栓栓塞的抗凝剂和治疗遗传性凝血因子缺乏症的凝血因子。使用抗凝剂往往能够展现出一种剂量依赖性的阶梯作用，因此检测结果可以用来确定一个亚致死高剂量。对于凝血因子而言，不容易出现凝血时间加快和剂量依赖性，并且给予活化的凝血因子或特异性激活凝血的受试物可能会由于凝血因子过度消耗反而会导致凝血时间延长。在后一种情况

下，通过显微镜可能会观察到相关的血栓或栓子的证据。

有多种更专业的凝血检测项目（如特异性凝血因子、抗凝血酶Ⅲ、D- 二聚体和血栓弹力图）可用于解决特定的问题，尤其是在影响血液凝固某些方面受试物的探索性试验中最常使用。

6.5　临床生化学检测和解释

标准临床生化学检测可用于评估肝的完整性和功能、肾功能、碳水化合物、脂质和蛋白质的代谢以及矿物质和电解质的平衡。

6.5.1　肝的完整性和肝功能检测

由于肝具有多种不同的代谢、合成及排泄功能以及执行这些功能所需的酶系统，所以肝毒性对许多临床病理学检测项目都有影响（Sherwin and Sobenes 1996; Sturgill and Lambert 1997）。临床病理学检测项目变化的特征有助于描述受试物相关肝作用的部位、严重程度以及毒理学相关性（Boone et al. 2005; Carakostas et al. 1986）。虽然近年来已显著加快了对受试物引起的肝毒性更敏感和特异性转化的生物标志物的寻找（Adler et al. 2010; Ozer et al. 2008; Ramaiah 2011），但没有一个潜在的候选标志物可普遍用于替代或补充下列传统检测。

6.5.1.1　酶

血清肝酶活性通常被临床医生称为肝功能检测（liver function tests, *LFTs*），但这种检测提供的关于肝功能方面的信息很少，所以应避免使用肝功能检测这个术语。一些肝酶被用于评估肝细胞的完整性（如 ALT、AST 和 GLDH），因为其在血清中的活性通常由变性或坏死的肝细胞释放而增加。另一些肝酶用于评估肝胆的完整性及胆汁淤积（如 ALP 和 GGT），因为其在血清中的活性会因肝胆细胞受刺激（如胆管压力增高或出现胆盐）后生成增加（即诱导）而增加。一种酶能否反映肝效应的决定因素包括肝特异性、肝内定位、细胞内定位、肝细胞和血清中的浓度梯度、在血清中的半衰期、体外稳定性以及检测的经济成本等（Boyd 1988）。

在使用小鼠、大鼠、犬和猴的非临床试验中，ALT 是最常见而且通常是最有用的检测肝细胞损伤的酶（Boone et al. 2005）。虽然这种酶
存在于许多组织，但血清 ALT 活性的升高通常 155
表明肝细胞中 ALT 的释放方式被改变。肝细胞内 ALT 浓度相对较低的少数实验动物种属 ALT 意义较小，尤其是豚鼠和小型猪（Clampitt and Hart 1978; Kramer and Hoffman 1997）。ALT 主要位于肝细胞胞质内，由于肝细胞内 ALT 浓度比血浆内 ALT 浓度高达 10 000 倍，因此当细胞膜受损严重时，ALT 就很容易进入血浆。在肝发生急性、可逆性毒性损伤后，血清 ALT 活性增加较快，2~3 天内达到峰值，随后几天逐渐下降。在重复给药时，血清 ALT 活性会持续增加，除非发生可以减少损伤的适应性过程（如药物代谢）（Davies 1992; O'Brien et al. 2000）。肝细胞损伤引起的血清 ALT 活性升高的幅度取决于受影响组织的多少，不一定表明有可逆性。作为一般准则，当肝细胞损伤引起血清 ALT 活性增加时，如果个体动物的血清 ALT 活性大于 200 U/L 或某组动物的血清 ALT 活性为对照组动物的 3 倍以上（对于犬和猴，为基线数据的 3 倍以上），通常会存在相关的组织病理学改变。ALT 活性轻微增加有时与单个肝细胞坏死 / 凋亡或小叶中心性肥大有关，但这些组织病理学改变往往没有明确对应的临床病理学变化。

遗憾的是，在非临床试验中血清 ALT 活性增加不是受试物诱导的肝细胞损伤的特异性改变，其他可引起血清 ALT 活性增加的因素包括：

通过完整细胞膜的酶转运增加（Solter 2005）、诱导引起的肝细胞内酶浓度增加（Fuentealba et al. 2011; Hagopian et al. 2003）、循环中酶的清除降低（Radi et al. 2011）、其他组织如骨骼肌的严重损伤（Swenson and Graves 1997; Watkins et al. 1989）、亚临床感染如猴的流行性甲型肝炎（Hall and Everds 2003; Slighter et al. 1988）、小鼠抓取技术造成的物理损伤（Swaim et al. 1985）。受试物相关的血清 ALT 活性增加时，如果缺乏明确的、相关的组织病理学改变，所有上述情况均需考虑。ALT 同工酶（ALT1 和 ALT2）是目前试验的重点，试验目的在于确定其能否更好地描述血清 ALT 活性增加的特征（Ramaiah 2011; Yang et al. 2009）。大鼠的 ALT1 是一种细胞质蛋白，而 ALT2 是一种线粒体蛋白。这两种同工酶都存在于多种组织中，但 ALT1 的分布更广泛。

血清谷氨酸脱氢酶（GLDH）和山梨醇脱氢酶（sorbitol dehydrogenase, SDH）的活性也被作为肝细胞损伤的标志物，因为与 ALT 一样，它们被认为是肝脏比较特异和敏感的指标（Boone et al. 2005; O’Brien et al. 2002; Travlos et al. 1996）。GLDH 位于线粒体基质，SDH 则存在于细胞质中。在急性肝损伤引起的反应中，血清 GLDH 活性的增加较 ALT 活性增加持续时间更长，而血清 SDH 因为半衰期较短，所以其活性的增加比 ALT 恢复得更快。尽管对于某些模式的肝损伤而言，GLDH 可能较 ALT 更有优势（O’ Brien et al. 2002），但它在美国较少使用，主要是由于试剂或自动化应用的限制。

作为肝细胞损伤的标志物，血清 AST 活性的敏感性和特异性不如血清 ALT、GLDH 和 SDH 活性。血清 AST 活性升高的幅度较小，而且往往迅速恢复。在肌肉、红细胞和其他组织中 AST 活性高，而且血清 AST 活性在动物间的个体差异通常更突出，尤其是采血较困难的啮齿类动物。作为肝细胞损伤的标志物，LDH 与 AST 相似，缺乏特异性。因为 LDH 个体间差异更大，因此 LDH 较 AST 更加不敏感。虽然 LDH 曾经在非临床试验中经常检测，但其意义尚存疑问。

偶尔会观察到血清肝酶活性降低，但很少与肝的毒理学重要作用相关。导致这些肝酶的血清活性降低的潜在原因包括：肝细胞合成或释放酶减少，酶活性受抑制以及检测干扰。最广泛认可的血清 ALT 和 AST 活性降低的原因是对血浆 5′- 磷酸吡哆醛（维生素 B_6，转氨酶的一种辅因子）的负面影响（Cornish 1969; Dhami et al. 1979; Waner and Nyska 1991）。如果这个辅因子直接或间接受到影响，血清转氨酶活性可能会降低，除非检测试剂中包含 5′- 磷酸吡哆醛。有时在慢性水样腹泻的猴中观察到转氨酶活性降低， 156
就是由于这种水溶性辅因子的丢失。

血清 ALP 活性增加是由于诱导肝细胞和胆管上皮细胞的合成与释放，继发于受试物相关的肝胆作用，包括胆汁淤积或胆管增生。在人类至少发现了 4 种 ALP 同工酶，分别为组织非特异性 ALP（在肝、骨骼和肾中发现）、肠道 ALP、胎盘 ALP 和生殖细胞 ALP。大多数实验动物只有 2 种 ALP 同工酶：组织非特异性 ALP 以及肠道 ALP。来源于肝、骨骼和肾的组织非特异性 ALP 是同一基因的产物，因此它们是亚型而不是同工酶。ALP 亚型是根据翻译后糖基化程度和来源组织不同来区分的（Hoffmann et al. 1994; Hoffmann and Solter 1994; Kramer and Hoffmann 1997）。每种同工酶 / 亚型对血清总 ALP 活性的贡献取决于其组织生成和血浆半衰期。骨骼 ALP 来源于成骨细胞，这种 ALP 亚型的血清活性在年轻、生长阶段的动物中最高，随着年龄的增长而降低。成熟动物中以肝 ALP 亚型为主。大鼠肠道 ALP 同工酶的血清活性在进食后显著增加（Waner and Nyska 1994）。如果在采集大鼠样本前没有禁食，且给药组大鼠有与受试物相关的摄食量降低，那么对照组和给药组动物的血清 ALP 活性出现的变化可能仅仅是因为摄食量的不同。肾 ALP 亚型和其他种属动物的肠道 ALP 对血清 ALP 活性几乎没有贡献，原因是其血浆半衰期短以及细胞定位使得两者分别易于释放到肾小管管腔和肠道管腔中。在外源性或内源性皮质类固醇作用下，犬能够产生一种独特的皮质类固醇诱导的 ALP 同工酶。大多数犬的血清中没有这种同工酶，但在长期给予皮质类固醇或慢性应激的情况下，这种同工酶能够导致犬血清总 ALP 活性轻度至中度增加（Hoffmann and Solter 1994; Kidney and Jackson 1988; Solter et al. 1993）。

尽管 ALP 同工酶及其亚型有多种，但作为肝内或肝外胆汁淤积以及肝胆毒性的一个标志物，血清 ALP 活性仍有意义。ALP 对犬的胆汁淤积特别敏感，在其他标志物（如血清 GGT 活性和总胆红素浓度）增加之前或不增加时就可增加。引起细胞肿胀或炎性浸润的犬原发性肝细胞毒性通常会导致血清 ALP 活性轻度增加，这是由于小胆管和胆管的压力性阻塞。汇管区损伤较小叶中心性损伤引起的血清 ALP 活性增加更高，肝外胆汁淤积（如胆结石或胆管插管并发症）较肝内胆汁淤积引起血清 ALP 活性增加更高。在常见的实验动物种属中，猴用血清 ALP 活性作为肝胆毒性标志物的意义最小，因为正常猴 ALP 活性的个体间差异就比较明显。某些药物（如抗惊厥药和皮质类固醇）可诱导肝 ALP 的合成，伴或不伴随出现肝胆疾病的组织病理学改变。

血清总 ALP 活性的增加能够作为受试物影响骨形成导致的成骨细胞活性增加的一个标志物，但并不常见。成骨细胞活性引起的 ALP 活性增加通常较小（如小于对照或基线数据的 3 倍），但可能与骨的组织病理学改变相关。更常见的是，当给予受试物严重影响年轻动物的生长时，成骨细胞活性降低引起的血清总 ALP 活性降低。虽然在这种情况下通常不出现骨的相关组织病理学改变，但如果试验持续时间足够长，体重和体重增加几乎总会受到影响。

血清 GGT 活性比血清 ALP 活性对肝胆系统的特异性更强，而且在大鼠的某些胆毒性模型中已被证明是有效的标志物（Leonard et al. 1984）。虽然这种膜定位的酶在肾和胰腺中组织浓度最高，但其血清活性增加通常只与肝胆病变有关。刺激微粒体酶生成的受试物偶尔可诱导血清 GGT 活性增加（Goldberg 1980; Sherwin and Sobenes 1996）。骨生长或骨毒性对血清 GGT 活性没有影响。因为啮齿类动物和犬的血清 GGT 活性在正常情况下非常低，甚至可能检测不到，因此其看起来不太明显的少量增加也具有较大意义。猴通常较啮齿类动物和犬具有更高的血清 GGT 活性，而且其血清 GGT 活性比血清 ALP 活性变异性小。因此，猴肝胆损伤引起的血清 157
GGT 活性的变化比 ALP 更容易检测。值得注意的是，对于表现出全身健康状况不佳（如摄食量和体重降低、粪便异常或嗜睡）的猴，比较常见其血清 ALP 和 GGT 活性同时降低。

6.5.1.2 胆红素

与血清肝酶活性不同，血清总胆红素浓度能够作为肝功能的测量指标。在没有明显溶血过程的情况下，血清胆红素浓度增加提示肝细胞损伤引起的常规肝功能障碍、胆汁淤积导致的胆汁滞留或干扰胆红素的摄取、结合、分泌和排泄正常过程导致的胆红素代谢改变。由于结合胆红素跨胆小管膜分泌是一个限速步骤，所以正常情况下只有少量的结合胆红素或直接胆红素进入血浆中。与非结合胆红素相反，结合胆红素不与白蛋白结合，由肾小球自由滤过，有时会在没有毒性或疾病影响的浓缩尿液中检测到，尤其是犬。

与血清 ALT、ALP 或 GGT 活性相比，实验动物的血清总胆红素浓度对受试物引起的肝细胞损伤和胆汁淤积相对不敏感。由上述原因引起的总胆红素浓度增加往往只发生在作用特别明显时，并伴有肝细胞变性 / 坏死和胆汁瘀积的组织病理学改变。与血清 ALP 或 GGT 活性增加类似，汇管区病变更有可能增加总胆红素浓度。

如果在一项非临床试验中所有信息都可正常获取，那么通常就没有必要测定直接 / 结合胆红素和间接 / 非结合胆红素来了解受试物引起总胆红素浓度增加的原因。足够造成正常肝过载和血清间接 / 非结合胆红素浓度增加的溶血会产生其他的溶血证据（如再生性贫血、红细胞形态异常或巨噬细胞内含铁血黄素聚集）。足以造成直接 / 结合胆红素浓度增加的肝损伤或胆汁淤积也会产生其他相关证据，例如血清酶活性增加和组织病理学改变。此外，直接和间接胆红素的标准测试很不敏感，通常在检测到总胆红素浓度轻微升高时（如 <0.5mg/dl）不能够准确区分两者。然而，当总胆红素浓度升高而没有其他发现时，区分这两种胆红素可能有价值。例如，受试物相关的胆红素结合酶（尿苷二磷酸葡萄糖醛酸转移酶）抑制可能会导致间接 / 非结合胆红素显著增加（Boone et al. 2005; Zucker et al. 2001）。

诱导微粒体酶生成的药物（如苯巴比妥）由于加快胆红素的代谢和排泄有时会导致血清总胆红素浓度的降低（Goldberg 1980; Robinson et al. 1971）。接受苯巴比妥治疗的患者血清胆红素水平低于普通人群（Jaynes 1984）。然而值得注意的是，引起肝重量增加和小叶中心肝细胞肥大的肝药物代谢酶的诱导，不引起一致性的临床病理学检测结果改变（Ennulat et al. 2010）。当肝药代谢酶引起临床病理学结果改变（特别是血清肝酶活性增加）时，可能反映伴发肝胆损伤。

6.5.1.3　其他肝相关分析物

尽管血清总胆汁酸浓度可作为肝毒性的标志物，而且已被证明在临床兽医学中鉴别肝胆疾病是有用的（Center et al. 1985; Schlesinger and Rubin 1993），但尚未证实它比在非临床试验中常规开展的标准测试在鉴别肝毒性方面更有优势，而且它不能区分不同类型的肝病变。另一方 158
面，在特殊情况下，测定空腹和餐后总胆汁酸浓度可能有助于量化肝功能障碍的严重程度。

肝至少部分负责许多临床生化学分析物的合成，包括葡萄糖、胆固醇、尿素以及各种蛋白质。因此，肝细胞功能障碍可造成或促进血清葡萄糖、胆固醇、尿素氮和白蛋白浓度降低，以及引起凝血因子合成减少，继而导致凝血时间延长。由于肝有强大的功能储备，所以肝损伤必须非常严重才表现出肝功能障碍。肝功能障碍也可伴随通过改变脂质代谢引起的血清胆固醇和甘油三酯浓度的增加。

许多新的潜在的肝毒性血清生物标志物已被研究，但目前在非临床试验中没有一项检测或一组检测显示可明确有效提高对药物引起的肝胆损伤特征的早期识别（Adler et al. 2010; Ozer et al. 2008; Ramaiah 2011）。

6.5.2　肾功能检测

血清尿素氮（通常被称为血尿素氮）和肌酐浓度是非临床试验中评估肾功能的标准检测（Bovee 1986; Loeb 1998; Stonard 1990）。许多国家都检测尿素（而不是尿素氮），但是对结果的解释是相同的。虽然血清尿素氮和肌酐浓度的检测简便且便宜，但会受非肾性因素的影响，而且对轻微的肾变化相对不敏感。尿分析和尿生化学检测能提供有关肾完整性和功能的更多信息。

血清尿素氮浓度取决于尿素生成率、肾小球滤过率（glomerular filtration rate, GFR）以及通过肾小管的尿流率（尿素在近端肾小管与水一起被动重吸收）。血清尿素氮浓度升高（即氮质血症）的原因可分为肾前性、肾性和肾后性。肾前性原因包括那些增加尿素合成的原因（如高蛋白饮食或蛋白质分解代谢状态，如饥饿、发热、组织坏死和消化道大出血）和那些减少肾血流量的原因（如脱水、休克和心血管疾病）。尿素合成增加通常会导致血清尿素氮浓度轻微增加。肾血流量减少对血清尿素氮浓度的影响往往比较小，但如果肾小球滤过率严重受到影响，那么血清尿素氮浓度的增加与严重肾毒性观察到的增加类似。当血清尿素氮浓度的增加是由于肾前性原因时，肾仍保持着浓缩能力。脱水反应是非临床试验中肾前性氮质血症最常见的原因，通常会导致尿量减少以及尿液浓度增加。红细胞总量和血清蛋白浓度增加是动物脱水的额外佐证，但如果动物的生长和一般健康状况受到影响，这两者可能表现正常。给药组动物出现血清尿素氮浓度少量增加，可能是因为相对于对照组水合状态发生轻微变化，不如临床脱水明显。

肾性氮质血症是肾实质损伤的结果。肾有强大的功能储备能力，通常认为约 75% 以上的肾单位失去功能时，血清尿素氮浓度才会显著增加。然而，对照组和给药组动物之间的血清尿素氮浓度的不同在上述受损程度之前就可以检测到，至少也会有肾损伤的组织病理学证据。当血清尿素氮浓度增加是由肾毒性引起时，往往会观察到尿浓缩能力的相应降低，表现为尿量增加、尿比重或尿渗透压降低，而且几乎总是出现相关的肾损伤组织病理学改变（如近端肾小管变性 / 再生、肾乳头坏死或慢性进行性肾病的严重程度增加）。肾功能障碍的其他临床生化学证据包括血清肌酐和无机磷浓度增加（由于 GFR 下降）以及血清钠离子和氯离子浓度降低（由于重吸收
159 减少）。肾损伤或肾功能障碍的其他尿分析证据包括尿蛋白、尿潜血、尿葡萄糖、尿红细胞、尿白细胞或管型的发生率和严重程度增加。受影响的动物往往表现出健康状况不佳的临床症状，例如摄食量减少、体重下降或活动减少。

肾后性氮质血症发生在尿路阻塞引起肾小球滤过率降低时。老龄化大鼠自发性尿路结石引起的梗阻性肾病是一个偶发性病变，但促使或形成晶体 / 结石的受试物也可引起梗阻性肾病。当尿沉渣检查中出现非典型尿晶体并伴有受试物相关的肾功能障碍或损伤的证据时，在肾切片中常可观察到管腔内晶体、肾小管变性 / 再生及肾小管扩张。

血清肌酐浓度不受饮食或蛋白质分解代谢的影响，但受肌肉总量和健身训练的影响，因为它是肌肉磷酸肌酐的一个分解产物。像尿素氮一样，肌酐可自由通过肾小球过滤，但不被肾小管重吸收。肾血流量、肾功能或尿流出量改变引起的血清肌酐浓度和血清尿素氮浓度的变化往往一致。血清肌酐浓度变化的时间和幅度往往落后于血清尿素氮浓度变化的时间和幅度。然而，血清肌酐浓度通常是反映 GFR 的一个更好的标志物，因为其受影响因素较少。由于非肌酐色原对测量肌酐常用的 Jaffe 法有干扰，所以在没有血清尿素氮浓度或肾脏组织病理学相关改变的情况下，血清肌酐浓度偶尔也会出现增加。其他分析方法（如酶促分析法）可避免干扰物质造成的影响，若受试物或代谢产物是一种非肌酐色原，可能有必要采用这些方法。内源性肌酐清除率虽然偶尔作为肾小球滤过率的一种无创性衡量指标（Bovee 1986），但与临床上个体患者的检查结果相比，其结果通常具有多变性，而且可靠性低，因为在一项典型的非临床试验中，在尿液收集期前后保证每只动物完全排空膀胱是不现实的。

最近，采用血清半胱氨酸蛋白酶抑制剂 C 的浓度作为肾功能的一个生物标志物引起了关注，它可能是比血清尿素氮或肌酐浓度更好的 GFR 指标，因为影响它的肾外因素较少（Ozer et al. 2010）。血清半胱氨酸蛋白酶抑制剂 C 浓

度在临床中的应用越来越多，使其成为潜在应用于非临床试验中的一个备受青睐的候选标志物。

6.5.3　蛋白、碳水化合物和脂类

6.5.3.1　血清蛋白

血清总蛋白浓度较血浆总蛋白浓度低 0.3 ~ 0.5g/dl，因为它不包括血凝块形成过程中消耗的纤维蛋白原和其他凝血因子。白蛋白是血浆中含量最高的蛋白质，是氨基酸的一个不稳定储存库，同时也是缺乏特定转运蛋白的血浆成分（包括许多与之结合的药物）的转运蛋白。球蛋白是一组异质性蛋白群，包括凝血因子、转运蛋白（如铁运铁蛋白和血红蛋白触珠蛋白）、炎症介质（如补体）、急性期蛋白、酶以及免疫球蛋白。根据其电泳迁移模式，球蛋白可大致分为 α、β 和 γ 球蛋白，在电泳图上每个区域分别有几种不同的蛋白质（Kaneko 1997）。白蛋白和大多数球蛋白由肝合成。淋巴细胞和浆细胞合成免疫球蛋白。血清总蛋白和白蛋白浓度可直接测定，血清球蛋白浓度只是总蛋白和白蛋白的计算差值。

非临床试验中，与对照组动物相比，给药组动物血清总蛋白浓度增加的常见原因是脱水。脱水状态变化的临床表现可能明显也可能不明显。单纯性脱水时白蛋白和球蛋白成比例增加，但其他因素引起脱水常常会影响白蛋白和球蛋白的比例。最常见的相关变化是红细胞总量和血清尿素氮浓度增加，以及一些临床症状，例如呕吐、腹泻、流涎过多和摄水量 / 摄食量降低。啮齿类动物（特别是小鼠）的摄水量与摄食量密切相关，摄食量突然减少可能会导致水的摄入量不足，从而使血清蛋白浓度增加。相反，较长时间的摄食量减少可导致体重增加下降，常伴随被脱水掩盖的血清白蛋白浓度降低。

受试物诱导的可刺激急性期蛋白（如 C 反应蛋白、触珠蛋白和 α-2 巨球蛋白）和免疫球蛋白合成的任何炎症状态都可能会因为球蛋白的生成增加而增加血清总蛋白浓度。但是，白蛋白是一种负急性期蛋白，血清白蛋白的减少抵消了血清球蛋白的增加，所以血清总蛋白浓度往往相对不受炎症的继发影响。当这种情况发生时，白蛋白与球蛋白的比明显下降。就急性期蛋白和种属差异而言，C 反应蛋白是犬和猴的一个良好炎症标志物，但大鼠不适用，而 α-2 巨球蛋白是大鼠的主要急性期蛋白（Watterson et al. 2009）。炎症反应可导致上述全部三个种属实验动物的纤维蛋白原增加，但增加的幅度（即倍数变化）通常不显著。如果在蛋白质代谢前收集血液样本，那么静脉注射治疗性蛋白（如单克隆抗体）就可以引起血清总蛋白和球蛋白的浓度与剂量成比例地增加，而不会出现白蛋白的负向影响。

血清蛋白浓度降低是由于合成减少或丢失增加，但在一项特定的试验中，血清蛋白浓度降低的确切机制往往不能确定。例如，在耐受性差的受试物的非临床试验中，经常发现血清白蛋白浓度轻微下降，该受试物也会导致诸如红细胞总量和胆固醇浓度降低，以及体重下降或体重增加下降。尽管白蛋白合成减少似乎可对血清白蛋白造成上述影响，但合成减少的具体原因（如摄食量减少、消化不良、吸收不良或肝功能障碍）常常不明显。由于啮齿类动物的白蛋白血浆半衰期比其他实验动物短（Kaneko 1997），因此，啮齿类动物血清白蛋白水平可能下降更快。

出血和某些渗出性病变（如伴随重度皮肤或肠毒性出现）会伴随出现白蛋白和球蛋白同时丢失，但急性期蛋白的合成经常可以抵消任何因渗出性炎症损伤导致的球蛋白丢失。白蛋白由于体积小而成为蛋白丢失性肾小球肾病所导致丢失的主要蛋白。给予免疫源性蛋白可导致免疫复合物

性肾小球肾炎，伴血清白蛋白浓度重度降低，这种情况比较罕见。如果在特定的试验中观察到这种情况，通常只影响一两只动物，大概是因为不是每只动物都存在必需的抗原抗体比例。如果血清球蛋白浓度降低不伴随血清白蛋白浓度同时或成比例降低，那么这可能表明免疫球蛋白的合成减少。血清球蛋白浓度降低可能伴或不伴淋巴组织变化的组织病理学证据（如生发中心减少）。给予年轻动物抗生素可能会导致其血清球蛋白浓度低于对照动物，这是因为对正常菌群的抑制降低了正常的抗原刺激。

6.5.3.2　血糖

血糖浓度反映了肠道吸收、肝生成（通过糖异生和糖原分解）和组织摄取，并受许多激素的影响，包括胰岛素、胰高血糖素、胰高血糖素样肽 -1、糖皮质激素、生长激素和儿茶酚胺。对于个体动物而言，禁食意外失败和继发于恐惧或兴奋引起的儿茶酚胺释放，是血糖浓度升高的最常见原因。濒死动物偶尔会观察到明显的高血糖，可能是由于儿茶酚胺和糖皮质激素释放等多种因素的综合作用。濒死动物偶尔也会观察到明显的低血糖症，常常是与灌胃意外或静脉留置针
161 污染有关的败血症引起的。样本处理延迟会导致假性血糖浓度低，因为红细胞消耗葡萄糖来供能。如果样本的收集和处理方式不能消除时间偏差，会造成受试物相关变化的假象。能刺激红细胞生成的受试物（如促红细胞生成素）引起的红细胞增多症会造成与受试物相关的血糖浓度降低的假象，这是由于血液样本中葡萄糖消耗较快。相对于其他种属实验动物而言，小鼠的血糖浓度最高，猴的血糖浓度最低。这些种属（特别是小鼠）也有相对大的参考范围，可掩盖针对葡萄糖代谢的受试物的预期作用。大量正在试验的特别针对糖尿病、肥胖症和代谢综合征的受试物，往往预期可以改变血糖浓度，而且控制好分析前变量的影响很关键。

在非临床试验中，最常见的对血糖浓度的非靶向性受试物相关群体影响是在生长发育不良、体重增加较少的动物中出现血糖浓度轻度降低（如<15mg/dl），伴或不伴摄食量减少。与同期经常观察到的红细胞总量和血清蛋白浓度轻度降低类似，这种对血糖浓度的轻度影响似乎反映了对动物整体健康的负面影响。在非临床试验中，很少观察到引起高血糖症（如糖尿病、肾上腺皮质功能亢进、胰腺炎和皮质类固醇治疗）和低血糖（如肾上腺皮质功能减退、吸收不良综合征及胰岛素瘤）的许多临床疾病。但是，受试物对血糖浓度的影响与相同靶组织（即胰腺、肾上腺、垂体、肝和肠道）的变化有关。

6.5.3.3　血脂

胆固醇和甘油三酯是非临床试验中两个经常检测的主要血脂指标。血清胆固醇和甘油三酯的浓度受饮食摄入、内源性合成（主要是肝）和组织摄取的影响（Bruss 1997）。胆固醇和甘油三酯作为乳糜微粒和脂蛋白颗粒［如高密度脂蛋白（high-density lipoprotein, HDL）、低密度脂蛋白（low-density lipoprotein, LDL）和极低密度脂蛋白（very-low-density lipoprotein, VLDL）的组分参与循环。脂质代谢很复杂，胆固醇的运输在不同种属之间差异很大（Bauer 1996; Johnson 2005）。人血液循环中约 2/3 的胆固醇由 LDL 运输，而大多数种属实验动物的大部分胆固醇则由 HDL 运输。脂质代谢的差异使得对血脂的影响从非临床试验外推到临床试验存在问题。此外，脂蛋白成分的种属差异使 HDL、LDL 和 VLDL 中胆固醇的准确测量变得复杂。

在非临床试验中，常见血清胆固醇和甘油三酯浓度的小幅增加或减少。虽然这些变化可能反映了脂质代谢的轻微改变，但通常不会对健康产生不良影响。这种小幅改变的具体机制通常不确

定，但经常同时出现摄食量和体重或体重增加的改变。受试物对肝、胃肠道和内分泌腺的作用都可能改变脂质代谢。

禁食意外失败会导致血清甘油三酯浓度升高，但血清胆固醇浓度保持相对稳定。明显的厌食、饥饿、吸收不良 / 消化不良以及糖尿病会导致血清甘油三酯浓度升高，这是由于脂肪动员以提供能量。这些情况下的血清胆固醇浓度可预测性差。濒死动物比较常见血清甘油三酯浓度明显升高。甲状腺功能减退和肝损伤（常并发胆汁淤积），是非临床试验中血清胆固醇浓度升高的两种常见原因。然而，肝毒性也可能伴有血清胆固醇浓度降低。在罕见的情况下，蛋白丢失性肾小球肾病也可导致血清胆固醇浓度的增加，这是肾病综合征的一个特征。血清胆固醇浓度轻微改变
162 在大鼠的短期试验中最常见，因为相对于其他种属，年轻大鼠的个体差异较小，而且检测的动物数相对较多。对于老龄化大鼠（如 >1 岁龄），由于自发性疾病，动物间血清胆固醇和甘油三酯浓度的差异很大。

6.5.4　矿物质和电解质

6.5.4.1　血清钙和无机磷

甲状旁腺激素、降钙素和维生素 D 协同作用，通过影响肠道钙吸收、骨形成 / 重吸收以及肾排泄 / 重吸收来维持血清钙和无机磷浓度的稳定（Rosol and Capen 1997）。血清钙和无机磷的浓度可能受多种组织（如甲状旁腺和甲状腺、肾、骨和肠）变化的影响，但除非受试物特异性靶向钙 / 磷的代谢作用（如治疗骨质疏松症的药物），否则这些物质的变化最常受血清白蛋白浓度、食物摄入及肾功能的影响。

大约 40% 的血清钙与白蛋白结合，血清总钙浓度的变化通常与血清白蛋白浓度的变化一致，同时增加或减少。因为血清钙浓度的个体间差异相对较小，所以对白蛋白的轻微影响即可在对照组和给药组之间检测到非常小的血清钙浓度变化。影响血清总钙浓度的这些影响通常不具有毒理学或生理学重要性，因为生物活性钙离子仍保持在适当水平，而且不存在提示低血钙症状的神经或神经肌肉异常。在非临床试验中，摄食量减少和 GFR 下降分别是血清无机磷浓度降低和增加最常见的原因。GFR 下降导致的血清无机磷浓度增加通常伴有血清尿素氮和肌酐浓度的变化。

6.5.4.2　血清钠、血清钾、血清氯

与非临床试验中经常观察到的血清电解质浓度范围相比，临床检验中血清电解质浓度的参考范围相对较宽，而且对照组和给药组之间非常小，但具有统计学意义的变化相对常见。其中一些细微变化（如血清钠或血清氯的浓度有 1~3mmol/L 的变化）是偶发性的，但其他变化可能反映了微妙的体内平衡影响，这种平衡影响与食物摄入量或体液平衡的细微变化有关，并不代表有明显毒性。对血清钠和血清氯浓度的影响通常是一致的，两者同时降低最常见于胃肠道损失（即呕吐或腹泻）和肾损失（即毒性作用导致的肾小管功能障碍或利尿作用）时。呕吐可能会导致血清氯离子浓度明显降低，这是由于胃中盐酸损失。分泌性腹泻和碳酸氢盐丢失导致的代谢性酸中毒偶尔会引起血清氯浓度轻微增加；碳酸氢盐减少会导致肾小管重吸收氯离子增加。

血清钾浓度对摄食量比较敏感，其浓度降低偶尔与摄食量显著降低有关。但是，类似于钠和氯，在非临床试验中胃肠道损失和肾损失是血清钾浓度降低最常见的原因。引起酸中毒的情况（如伴随休克的乳酸酸中毒）会导致血清钾浓度的增加，这是因为细胞内钾离子与细胞外氢离子发生交换。这种离子交换与引起代

谢性碱中毒情况（如持续性呕吐）时发生的离子交换相反。在体外形成血凝块时，由于血小板会释放钾离子到血清中，所以血清钾浓度会高于血浆钾浓度。因此，与受试物相关的血小板计数的大量增加和减少分别能够升高和降低
163 血清钾浓度，这不反映（体内）血浆中的实际钾浓度，而且没有毒理学相关性。红细胞内钾浓度高的动物种属（如非人灵长类动物）可出现血清钾浓度假性升高，这与样本采集或抓取技术差造成的溶血有关。在非临床试验中，与受试物相关的严重的多组织坏死偶尔会因细胞内钾离子释放而使血清钾浓度升高。

6.5.4.3 多种血清生化学检测

血清肌酸激酶（CK）和醛缩酶活性是横纹肌损伤的标志物，最常用来评估骨骼肌损伤。与给予受试物无关的因素，例如非人灵长类动物肌内注射氯胺酮、采血技术差（特别是心脏穿刺）以及混合性损伤，比受试物引起的肌肉毒性更频繁地影响这些血清酶活性。如果骨骼肌毒性是一个重点关注的问题，那么在非人灵长类动物使用氯胺酮后至少 4 天内应当避免采血，而且需使用合适的采血技术以避免肌肉样本的污染。

血清心肌肌钙蛋白（I 或 T）浓度已成为非临床试验中评估心肌损伤的首选检测（Berridge et al. 2009; Engle et al. 2009; O'Brien 2008; Reagan 2010; Schultze et al. 2009; Walker 2006），取代了如 CK-MB 和 LDH 同工酶分析检测。由于检测的实用性，心肌肌钙蛋白 I 最常使用，但是有必要表明该检测方法适用于试验所用的动物种属（Apple et al. 2008）。在特定的试验中不需要同时测量心肌肌钙蛋白 I 和心肌肌钙蛋白 T。尽管应用早期的检测方法检出血清心肌肌钙蛋白浓度升高时（正常动物的肌钙蛋白水平通常低于这些检测方法的检测极限），通常也出现了组织病理学相关性改变（即心肌变性 / 坏死），但高度敏感的新一代检测方法能够检测到伴或不伴相关组织病理学改变的血清心肌肌钙蛋白浓度更轻微的增加（Schultze et al. 2009, 2008）。这些轻微增加的毒理学意义不确定，但有些可能反映了可逆性损伤。

血清淀粉酶和脂肪酶活性临床上用于诊断急性胰腺坏死。这些血清酶活性在非临床试验中的价值有限，是因为受试物诱导的胰腺外分泌部损伤罕见，而且如果发生在重复给药试验中，它很可能会导致明显的疾病临床症状和严重的组织病理学损伤。此外，这些酶作为检测受试物诱导的胰腺内分泌部损伤的标志物尚不够敏感。

由于微粒体酶诱导剂对大鼠甲状腺激素代谢的影响，甲状腺激素可能是非临床试验最常评估的激素。肝 UDP- 葡萄糖醛酸转移酶活性增加导致的甲状腺素（thyroxine, T_4）或三碘甲状腺原氨酸（triiodothyronine, T_3）代谢加快，会促进促甲状腺激素（thyroid-stimulating hormone, TSH）释放增加和甲状腺滤泡细胞增殖（Klaassen and Hood 2001）。对甲状腺的慢性刺激最终会导致滤泡腺瘤和滤泡癌（Botts et al. 1991; McClain 1989）。与可引起大鼠滤泡细胞增殖的微粒体酶诱导相关的最一致的激素变化是血清 TSH 浓度的增加。对血清总 T_3、T_4 和游离 T_3、T_4 浓度的影响是多种多样的，但血清 T_4 浓度似乎比血清 T_3 浓度更易降低。

在非临床试验中，通常只有先前已证明会导致肾上腺发生组织病理学变化的受试物才会进行肾上腺激素评估。皮质酮是小鼠、大鼠和家兔主要的糖皮质激素，皮质醇则是犬和非人灵长类动物主要的糖皮质激素（Rosol et al. 2001）。促肾上腺皮质激素刺激试验可用于评估伴有形态改变的肾上腺的功能状态，但通常仅用于犬中，因为目前对犬的预期反应了解的更多（Hill et al. 2004）。

对实验动物其他激素的评估，包括生殖激 164

素，专业性太强，超出了本章的范围（Capen 2010; Evans 2009; Woodman 1997）。

6.6 尿液分析、尿生化学检测和解释

标准的尿液分析和常用的尿生化学检测主要用于评估肾的功能（包括浓缩能力以及重吸收 / 保留葡萄糖和蛋白质等分析物的能力）和完整性。少数尿液检测是检测其他组织变化的标志物。

6.6.1 尿液分析

虽然尿液分析是大多数大鼠、犬和非人灵长类动物非临床试验的标准组成部分，但其成本 / 效益比相对较高，因为样本的收集和分析工作强度较大、样本的质量受多种因素的负面影响、个体间差异通常很大，并且即使光学显微镜观察到明显肾毒性，但尿液分析结果也可能不会出现可识别的异常。另一方面，尿液分析结果能够提供其他检测不能提供的有关尿液功能的信息。

6.6.1.1 尿液的理化性质

尿液的理化性质包括尿量（指定时收集的尿量）、颜色、浊度、比重或渗透压，以及试纸条检测项目（即 pH、蛋白质、葡萄糖、酮体、胆红素、尿胆素原和血）。表明产生亚硝酸盐细菌存在的亚硝酸盐检测和白细胞酯酶试验可用某些试纸检测，但这些都是临床上用于人类医学的筛查试验，用来确定是否需要进行尿沉渣检查或细菌培养，在非临床试验中没有意义。

定时尿量检测（如隔夜或 16 小时）和尿浓度测定（尿比重或渗透压）是两种最具价值的尿液分析参数，因为它们可以表明肾的浓缩能力和帮助正确解释其他发现。例如，如果肾功能正常，提示存在脱水的结果（如红细胞总量、血清蛋白浓度和尿素氮浓度增加）的动物不应该出现尿量增加或尿比重下降。尿比重是尿液溶质浓度的近似值，最常用折光法测定。尿渗透压是对尿液溶质浓度更准确的估计，但因其检测费用增加，极少被采用。试纸测定的尿比重不够准确，不应该用于非临床试验。当评估尿量和尿比重数据时，应当考虑自动供水系统问题造成虚假结果的可能性。劣质吸管或动物玩水会导致水污染，而且供水意外中断会导致动物脱水。

当受试物影响尿液浓缩能力时，动物尿量增加，尿比重降低。除非利尿作用非常强以致于受影响的动物无法维持自身的水合状态，药理性利尿不伴随血清尿素氮或肌酐浓度的增加。肾毒性引起的利尿作用几乎总是伴随着血清尿素氮和肌酐浓度的增加以及相关的组织病理学改变（如肾小管再生 / 变性或坏死）。在罕见的情况下，在毒性开始发生时采集样本的时间和其他因素（如摄食量和蛋白质消耗减少）可能会导致肾功能障碍的血清测定项目相对不受影响。

尿浓度通常与尿量呈负相关。然而，最近开发的通过抑制肾小管重吸收葡萄糖来治疗糖尿病的受试物是一个例外，给药组动物的尿液由于葡萄糖的存在导致尿比重增高，同时由于渗透性利尿导致尿量增多。

6.6.1.2 试纸检测 165

试纸检测仅是半定量测定，必须注意避免对结果的过度解释。与因尿液浓缩而进行尿液稀释的动物相比，尿液高度浓缩的动物往往会有较高的阳性结果发生率或更大量的分析物。期待更加标准化的浓度定量测定法用于某些检测结果（如尿蛋白增加）的合理解释。由使用灰度系统的自动试纸阅读器得到的结果也会受尿液颜色的干扰，如果受试物或其代谢物会产生异常颜色，可能有必要进行手工试纸检测。

长时间（如隔夜）收集的尿液样本，由于样本中细菌生长产生氨以及二氧化碳的损失，往往会出现假性高尿液 pH 值。采用防止或减缓细菌生长的方法收集尿液（如在收集容器周围环绕湿冰）有助于减少这种变化。受试物对尿液 pH 值的影响往往很小，而且通常代表相对微小的稳态变化而不是肾小管功能障碍。如果给药量足够大且受试物与溶媒对照物的 pH 值明显不同，那么尿液 pH 值偶尔会受受试物 pH 值的影响。

在大多数动物的尿液中，有少量的蛋白质（如微量或 1+）是正常的，尤其当尿液浓缩时。尿中较高浓度的蛋白质可能是不正常的，尤其是当尿液被稀释时。尿液蛋白增加的潜在原因包括肾小球和肾小管功能障碍、出血或泌尿生殖道任何部位的炎症。如果是受试物引起尿液蛋白增加，那么相关组织病理学改变通常很明显。由于慢性进行性肾病，中度至重度蛋白尿在老年大鼠是常见现象，尤其是雄性大鼠。当受试物加重慢性进行性肾病时，偶尔会检测到尿蛋白增加。采用试纸检测时，高度碱性尿可以出现尿蛋白增加的假阳性结果。

正常情况下，虽然肾小球滤过的葡萄糖会被肾小管完全重吸收，但有时试纸阅读器会在正常动物的尿液中发现少量（如微量）葡萄糖，特别是尿液高度浓缩时。给予受试物引起的尿液葡萄糖增加通常是通过以下三个机制之一：受试物引起血浆葡萄糖明显增加，以致于肾小球滤过的葡萄糖量超出肾小管正常的重吸收能力（通常是药理作用）；受试物直接抑制肾小管重吸收葡萄糖（通常是药理作用）；或受试物引起肾小管损伤和功能障碍。如果尿液葡萄糖增加是由受试物引起的肾小管损伤导致的，那么相关的组织病理学改变应该很明显。

正常情况下，大多数种属动物的尿液中不会出现酮体，但禁食的雄性大鼠和猴偶尔会出现酮体阳性。厌食的动物和长时间禁食的动物可能由于能量代谢过程中脂肪酸不完全氧化而出现尿液酮体增加。给予受试物引起的尿液酮体增加往往伴摄食量减少和体重降低。

正常情况下，大多数实验动物的尿液中不会出现胆红素，但试纸阅读器偶尔会发现少量（如微量或 1 +）的胆红素，尤其是浓缩尿液或雄性犬的尿液。引起尿胆红素增加的条件与引起血清胆红素增加的条件相同，并且尿胆红素增加可能先于血清胆红素增加。

正常情况下，尿液中存在少量尿胆素原。实际上，尿胆素原检测在非临床试验中没有价值，因为其理论目的是检测胆管通畅度（没有尿胆素原表明胆管通畅）。虽然没有必要，但仅仅是因为它存在于标准试纸上，大多数公司的报告会包括尿胆素原的检测结果。

虽然试纸检测不能将血尿中的红细胞与血红蛋白或肌红蛋白相区分，但相关试验结果通常会提供必要的信息来说明受试物引起尿血增加的结果。血红蛋白尿和肌红蛋白尿分别会带有明显血管内溶血和肌肉损伤的其他证据。血尿会伴有泌 166
尿生殖道某部位出血性倾向或严重损伤的其他证据。正常动物偶尔出现尿血阳性结果。动情期阴道出血是雌性犬和猴血尿的常见来源，但其来源往往不确定。

6.6.1.3 尿沉渣显微镜检

尿沉渣是检查尿液中出现的细胞（即上皮细胞、白细胞和红细胞）、管型、晶体、细菌及其他有形成分；结果只是半定量（如 1+~3+）。除了少数例外情况，受试物引起的对尿沉渣的显著性影响（如管型发生率增加）与组织病理学结果相关联，后者能够更好地描述这种影响的性质和严重程度。虽然尿沉渣检查是大多数非临床试验中尿液分析的标准组成部分，但其成本 / 收益比值高。如果根据早期试验和药物分类，不考虑受试物有肾毒性，那么在尿分析中除去尿沉渣检查几乎没有风险。但是，如果认为尿沉渣的详细成分很重要（如怀疑是一种特殊的晶体），那么尿液样本的收集方法是至关重要的，标准的定时收集（如过夜收集）方法可能不合适。为了避免样本中有形成分的退变，剖检时膀胱穿刺、自由收集或在限定时间内收集（如 2 小时）可能是必要的。

正常动物的尿沉渣往往会存在少量的红细胞、白细胞和上皮细胞。尿沉渣中与受试物相关的细胞数增加比较罕见，但如果是在受影响的给药动物数量及受影响动物的细胞数量的基础上检测出这种结果，那么相关组织病理学结果应该很明显，而且有必要确定其原因。

除了少数透明管型，正常动物的尿沉渣中罕见管型。透明管型数量的增加偶尔与引起蛋白质过多损失的肾病变相关（如肾小球病）。与受试物相关的细胞管型、颗粒管型或蜡样管型的发生率增加表明明显肾小管损伤，并且应该有明显的组织病理学相关改变。少数几种类型的晶体在正常动物尿液中常见。在碱性尿中经常观察到三磷酸盐、非晶型磷酸盐和碳酸钙，而在酸性尿中通常观察到草酸盐晶体。与毒性相关的异常晶体很少见，但在严重肝毒性时可能会出现，例如重尿酸铵晶体。更重要的是，可能还会出现受试物或其代谢产物晶体。受试物特异性晶体有时与结石形成或梗阻性肾病有关。结晶尿可能还在啮齿类动物特异性膀胱癌的发生机制中发挥作用（Cohen 2002; Cohen et al. 2002, 2007）。

除非采用膀胱穿刺收集尿液样本，否则在正常动物的尿沉渣中常可见细菌。如果受试物（或代谢产物）在尿液排泄且具有抑制细菌生长的特性，那可能会出现与受试物相关的细菌数量减少。

6.6.2　尿生化学检测

几种尿生化学检测方法已被用于或被建议用于更好地识别早期肾损伤（即在血清尿素氮和肌酐浓度改变之前），以及更好地确定肾单位中毒性损伤的部位。目前，这些检测在非临床试验中的标准筛选过程中尚不具备可行性或必要性。但是，如果根据早期试验结果或已知这类药物的作用，新的受试物预期或有可能引起肾毒性，那么很多这些检测是有价值的。为了避免尿液浓缩及可能发生的水污染的影响，所有的尿生化学检查应以某种方式进行标准化。通常是通过计算尿液分析物浓度与尿肌酐浓度的比来进行标准化。浓度的另一种标准化方法通过将尿液分析物浓度乘以尿量来计算在一段时间内（如 16 或 24 小时）分析物的总排泄量。

尿钠、尿钾、尿氯的浓度和一定时间段总排 167
泄量（如 mmol / 16 h）的价值有限，但因为它们被列入日本厚生劳动省的非临床试验指导原则中，所以经常进行检测。尿液电解质浓度本身通常仅提供尿浓度的信息，类似于尿比重。尿液电解质一定时间段的总排泄量有可能提供更多的信息，但很容易被错误理解。尿液电解质总排泄量增加可以反映出利尿作用的结果或伴重吸收减少的肾小管损伤 / 功能障碍。尿液电解质总排泄量减少是最常见的正常稳态机制调整的结果，是针对诸如食物或水的摄入减少或胃肠损失（即呕吐或腹泻）等影响作出的反应，以维持体液和电解质平衡。由于尿电解质的量在动物个体间差异通常很大，所以难以辨认微小的影响。样本的收集时间也会影响解释。有利尿作用的短效受试物在上午给药后几小时内引起尿量和电解质排泄增加，但在隔夜尿中测定这些参数可能有相反的结果，这是因为动物会补偿早期体液和电解质损失。

尿总蛋白及最近尿白蛋白的测定通常被用来评估肾小球和肾小管的完整性，两者通常以与尿肌酐比值的形式报告，但也可计算一段时间的总排泄量。肾小球损伤 / 功能障碍引起的尿蛋白丢失往往大于肾小管损伤引起的尿蛋白丢失，但无论何种来源，当受试物引起尿总蛋白或尿白蛋白含量增加时，通常会出现相关的组织病理学改变。十二烷基硫酸钠－聚丙烯酰胺凝胶电泳已被建议作为一种区分蛋白损失来源的方法，该方法的依据是排泄的蛋白质的分子量（Kolaja et al. 1992; Stonard et al. 1987）。肾小球损伤伴有大分子量蛋白损失，而肾小管损伤通常伴有存在于肾小球滤液中的低分子量蛋白损失。β_2-微球蛋白是低分子量血浆蛋白的一个例子，经肾小球自由滤过，几乎完全被近端肾小管上皮细胞重吸收。β_2-微球蛋白已被建议作为肾小管损伤的一个敏感的生物标志物，但稳定性问题可能影响了其应用价值（Bonventre et al. 2010; Schardijn and van Eps 1987）。

作为肾损伤的早期标志物尿液中几种酶的活性需进行评估（Clemo 1998; Price 1982）。GGT 和 N-乙酰－p－葡萄糖苷酶（N-acetyl-p-glucosaminidase, NAG）是最常测量的两种酶，因为它们相对稳定，而且来源于不同部位的细胞。GGT 是一种刷状缘酶，主要位于近端肾小管上皮细胞；NAG 是一种溶酶体酶，被认为存在于肾单位的大多数细胞中。这些酶以及其他尿酶是评估短期试验中急性肾损伤（如一两天的损伤）的最好指标。但它们不是肾功能的指标。

近年来，由于技术的进步以及许多不同医药行业利益相关者之间的浓厚兴趣和合作，已经鉴定了几种尿液生物标志物。这些生物标志物或许可以显著改善受试物诱导的肾损伤的早期检测和定位（Bonventre et al. 2010）。这些尿液生物标志物包括但不限于：簇集素、半胱氨酸蛋白酶抑制剂 C，α-谷胱甘肽-S-转移酶（α-glutathione-s-transferase, α-GST）、肾损伤分子-1（kidney injury molecule-1, KIM-1）、中性粒细胞明胶酶－相关脂质运载蛋白（neutrophil gelatinase-associated lipocalin, NGAL）、骨桥蛋白、肾乳头抗原-1（renal papillary antigen-1, RPA-1）和三叶因子 3（trefoil factor 3, TFF3）（Chiusolo et al. 2010; Dieterle et al. 2010; Gautier et al. 2010; Harpur et al. 2011; Ozer et al. 2010; Price et al. 2010; Rouse et al. 2011; Tonomura et al. 2010; Vaidya et al. 2010; Yu et al. 2010）。虽然对于它们在各种形式肾毒性中的用途仍需了解，但很明确的是，在这些标志物或其他生物标志物中选出的一小组指标将最终成为有价值的工具，在研发早期阶段用于评估已知或可能引起肾损伤的受试物。现在概括如下：无论在肾单位的任何部位，尿簇集素的增加都与肾小管损伤有关，也和肾小管再生有关（Harpur et al. 2011; Rouse et al. 2011）。尿 α-GST 和 KIM-1 的增加似乎与近端肾小管损伤密切相关（Chiusolo et al. 2010; Gautier et al. 2010; Harpur et al. 2011; Rouse et al. 2011; Tonomura et al. 2010; Vaidya et al. 2010）。尿 NGAL 的增加与肾小球和肾小管损伤有关（Bonventre et al. 2010; Tonomura 168
et al. 2010），尿 RPA-1 似乎是远端小管/集合管损伤和再生很好的一个标志物（Harpur et al. 2011; Price et al. 2010; Rouse et al. 2011）。不同于其他尿液生物标志物，尿 TFF3 减少是急性肾小管损伤的结果（Yu et al. 2010）。

（苗玉发 陈 梦 译；
潘东升 吕建军 杨秀英 校）

参考文献

Adler, M., Hoffmann, D., Ellinger-Ziegelbauer, H., Hewitt, P. et al. 2010. Assessment of candidate biomarkers of drug-induced hepatobiliary injury in preclinical toxicity studies. *Toxicol Lett* 196:1–11.

Ameri, M. 2010. Laboratory diagnosis of malaria in nonhuman primates. *Vet Clin Pathol* 39:5–19.

Apple, F.S., Murakami, M.M., Ler, R., Walker, D., and M. York. 2008. Analytical characteristics of commercial cardiac troponin I and T immunoassays in serum from rats, dogs, and monkeys with induced acute myo-cardial injury. *Clin Chem* 54:1982–1989.

Baker, D.C. and J. Brassard. 2011. Review of continuing education course on hemostasis. *Toxicol Pathol* 39:281–288.

Bauer, J.E. 1996. Comparative lipid and lipoprotein metabolism. *Vet Clin Pathol* 25:49–56. Beguin, Y. 1999. Erythropoietin and platelet production. *Haematologica* 84:541–547.

Bennett, J.S., Gossett, K.A., McCarthy, M.P., and E.D. Simpson. 1992. Effects of ketamine hydrochloride on serum biochemical and hematological variables in rhesus monkeys (*Macaca mulatto*). *Vet Clin Pathol* 21:15–18.

Berridge, B.R., Pettit, S., Walker, D.B., Jaffe, A.S. et al. 2009. A translational approach to detecting drug-induced cardiac injury with cardiac troponins: Consensus and recommendations from the Cardiac Troponins Biomarker Working Group of the Health and Environmental Sciences Institute. *Am Heart J* 158:21–29.

Bloom, J.C., Thiem, P.A., Sellers, T.S., Deldar, A. and H.B. Lewis. 1988. Cephalosporin-induced immune cytopenia in the dog: Demonstration of erythrocyte-, neutrophil-, and platelet-associated IgG following treatment with cefazedone. *Am J Hematol* 28:71–78.

Bollinger, A.P. 2004. Cytologic evaluation of bone marrow in rats: Indications, methods, and normal morphol-ogy. *Vet Clin Pathol* 33:58–67.

Bonventre, J.V., Vaidya, V.S., Schmouder, R., Feig, P., and F. Dieterle. 2010. Next-generation biomarkers for detecting kidney toxicity. *Nat Biotechnol* 28:436–440.

Boon, G.D. 1993. An overview of hemostasis. *Toxicol Pathol* 21:170–179.

Boone, L., Meyer, D., Cusick, P., Ennulat, D. et al. 2005. Selection and interpretation of clinical pathology indicators of hepatic injury in preclinical studies. *Vet Clin Pathol* 34:182–188.

Botts, S., Jokinen, M.P., Isaacs, K.R., Meuten, D.J., and N. Tanaka. 1991. Proliferative lesions of the thy-roid and parathyroid glands. In: *Guides for Toxicologic Pathology*. STP/ARP/AFIP, Washington, DC, pp. 1–12.

Bovee, K.C. 1986. Renal function and laboratory evaluation. *Toxicol Pathol* 14:26–36.

Boyd, J.W. 1988. Serum enzymes in the diagnosis of diseases in man and animals. *J Comp Pathol* 98:381–404. Bruss, M.L. 1997. Lipids and Ketones. In: *Clinical Biochemistry of Domestic Animals*, 5th ed. (J.J. Kaneko, J.W. Harvey, M.L. Bruss, eds) Academic Press, San Diego, pp. 83–115.

Byars, T.D., Ling, G.V., Ferris, N.A., and K.S. Keeton. 1976. Activated coagulation time (ACT) of whole blood in normal dogs. *Am J Vet Res* 37:1359–1361.

Capen, C.C. 2010. Toxic responses of the endocrine system. In: *Casarett and Doull's Essentials of Toxicology*, 2nd ed. (C.D. Klaasen, J.B. Watkins III, eds) McGraw-Hill, pp. 293–308.

Carakostas, M.C. and A.K. Banerjee. 1990. Interpreting rodent clinical laboratory data in safety assessment studies: Biological and analytical components of variation. *Fundam Appl Toxicol* 15:744–753.

Carakostas, M.C., Gossett, K.A., Church, G.E., and B.L. Cleghorn. 1986. Evaluating toxin-induced hepatic injury in rats by laboratory results and discriminant analysis. *Vet Pathol* 23:264–269.

Caro, J. and J.A. Erslev. 1995. Anemia of chronic renal failure. In: *Williams Hematology*, 5th ed. (E. Beutler, M.A. Lichtman, B.S. Coller, T.J. Kipps, eds) McGraw-Hill, New York, pp. 456–462.

Cazzola, M. 2000. Mechanisms of anaemia in patients with malignancy: Implications for the clinical use of recombinant human erythropoietin. *Med Oncol* 17:S11–16.

Center, S.A., Baldwin, B.H., Erb, H.N., and B.C. Tenant. 1985. Bile acid concentrations in the diagnosis of hepatobiliary disease in the dog. *J Am Vet Med Assoc* 187:935–940.

Chanter, D.O., Tuck, M.G., and D.W. Coombs. 1987. The chances of false negative results in conventional toxicology studies with rats. *Toxicology* 43:65–74.

Chiusolo, A., Defazio R., Zanetti, E., Mongillo, M. et al. 169
2010. Kidney injury molecule-1 expression in rat proximal tubule after treatment with segment-specific nephrotoxicants: A tool for early screening of potential kidney toxicity. *Toxicol Pathol* 38:338–445.

Clampitt, R.B. and R.J. Hart. 1978. The tissue activities of some diagnostic enzymes in ten mammalian species. *J Comp Pathol* 88:607–621.

Clemo, F.A.S. 1998. Urinary enzyme evaluation of nephrotoxicity in the dog. *Toxicol Pathol* 26:29–32. Cohen, S.M. 2002. Comparative pathology of proliferative lesions of the urinary bladder. *Toxicol Pathol*30:663–671.

Cohen, S.M., Johansson, S.L., Arnold, L.L., and T.A. Lawson. 2002. Urinary tract calculi and thresholds in carcinogenesis. *Food Chem Toxicol* 40:793–799.

Cohen, S.M., Ohnishi, T., Clark, N.M., He, J., and L.L. Arnold. 2007. Investigations of rodent urinary bladder carcinogens: Collection, processing, and evaluation of urine and bladders. *Toxicol Pathol* 35:337–347.

Cornish, H.H. 1969. The role of vitamin B_6 in the toxicity of hydrazines. *Ann NY Acad Sci* 166:136–145.

Dameron, G.W., Weingand, K.W., Duderstadt, J.M., Odioso, L.W. et al. 1992. Effect of bleeding site on clinical laboratory testing of rats: Orbital venous plexus versus posterior vena cava. *Lab Anim Sci* 42:299–301. Davies, D.T. 1992. Enzymology in preclinical safety evaluation. *Toxicol Pathol* 20:501–505.

Dhami, M.S.I., Drangova, R., Farkas, R., Balazs, T., and G. Feuer. 1979. Decreases in aminotransferase activity of serum and various tissues in the rat after cefazolin treatment. *Clin Chem* 25:1263–1266.

Dieterle, F., Perentes, E., Cordier, A., Roth, D.R. et al. 2010. Urinary clusterin, cystatin C, β2-microglobulin and total protein as markers to detect drug-induced kidney injury. *Nat Biotechnol* 28:463–469.

Dodds, W.J. 1997. Hemostasis. In: *Clinical Biochemistry of Domestic Animals*, 5th ed. (J.J. Kaneko, J.W. Harvey, M.L. Bruss, eds) Academic Press, San Diego, pp. 241–283.

Donovan, J.C., Stokes, W.S., Montrey, R.D., and H. Rozmiarek. 1983. Hematologic characterization of natu-rally occurring malaria (*Plasmodium inui*) in cynomolgus monkeys (*Macaca fascicularis*). *Lab Anim Sci* 33:86–89.

Engle, S.K., Jordan, W.H., Pritt, M.L., Chiang, A.Y. et al. 2009. Qualification of cardiac troponin I concentration in mouse serum using isoproterenol and implementation in pharmacology studies to accelerate drug development. *Toxicol Pathol* 37:617–628.

Ennulat, D., Walker, D., Clemo, F., Magid-Slav, M. et al. 2010. Effects of hepatic drug-metabolizing enzyme induction on clinical pathology parameters in animals and man. *Toxicol Pathol* 38:810–828.

Erslev, A.J. 1995a. Anemia of chronic disease. In: *Williams Hematology*, 5th ed. (E. Beutler, M.A. Lichtman, B.S. Coller, T.J. Kipps, eds) McGraw-Hill, New York, pp. 518–524.

Erslev, A J. 1995b. Anemia of endocrine disorders. In: *Williams Hematology*, 5th ed. (E. Beutler, M.A. Lichtman, B.S. Coller, T.J. Kipps, eds) McGraw-Hill, New York, pp. 462–466.

Erslev, A.J. 1995c. Pure red cell aplasia. In: *Williams Hematology*, 5th ed. (E. Beutler, M.A. Lichtman, B.S. Coller, T.J. Kipps, eds) McGraw-Hill, New York, pp. 448–456.

Evans, G.O. 2009. Assessment of endocrine toxicity. In: *Animal Clinical Chemistry: A Practical Handbook for Toxicologists and Biomedical Researchers*, 2nd ed. (G.O. Evans, ed) Taylor & Francis, Boca Raton, pp. 201–242.

Everds, N., Santostefano, M.J., Vargas, H.M., Kirchner, J. et al. 2011a. Off-target platelet activation in macaques by a therapeutic monoclonal antibody. Society of Toxicologic Pathology Annual Symposium, Poster Abstracts, p. 10.

Everds, N., Sprugel, K., Bailey, K., Li, N. et al. 2011b. Thrombocytopenia and anemia caused by off-target species-specific activation of cynomolgus monocytes/macrophages by a human monoclonal therapeutic antibody. Society of Toxicologic Pathology Annual Symposium, Poster Abstracts, p. 11.

Feldman, B.F., Kaneko, J.J., and T.B. Farver. 1981. Anemia of inflammatory disease in the dog: Clinical characterization. *Am J Vet Res* 42:1109–1113.

Frith, C.H., Ward, J.M., and M. Chandra. 1993. The morphology, immunohistochemistry, and incidence of hematopoietic neoplasms in mice and rats. *Toxicol Pathol* 21:206–218.

Fuentealba, C., Bera, M., Jessen, B., Sace, F. et al. 2011. Evaluation of the effects of a VEGFR-2 inhibitor compound on alanine aminotransferase gene expression and enzymatic activity in the rat liver. *Comp Hepatol* 10:8.

Gale, A. 2011. Continuing education course #2: Current understanding of hemostasis. *Toxicol Pathol* 39:273–280.

Gautier, J.C., Riefke, B., Walter, J., Kurth, P. et al. 2010. Evaluation of novel biomarkers of nephrotoxicity in two strains of rat treated with Cisplatin. *Toxicol Pathol* 38:943–956.

George, J.N., El-Harake, M., and R.H. Aster. 1995. Thrombocytopenia due to enhanced platelet destruction by immunologic mechanisms. In: *Williams Hematology*, 5th ed. (E. Beutler, M.A. Lichtman, B.S. Coller, T.J. Kipps, eds) McGraw-Hill, New York, pp. 1315–1355.

Goldberg, D.M. 1980. The expanding role of microsomal 170
enzyme induction, and its implications for clinical chemistry. *Clin Chem* 26:691–699.

Hagopian, K., Ramsey, J.J., and R. Weindruch. 2003. Caloric restriction increases gluconeogenic and transami-nase enzyme activities in mouse liver. *Exp Gerontol* 38:267–278.

Hall, R.L. 1992. Clinical pathology for preclinical safety assessment: Current global guidelines. *Toxicol Pathol* 20:472–476.

Hall, R.L. 1997. Lies, damn lies, and reference intervals (or hysterical control values) for clinical pathology data. *Toxicol Pathol* 25:647–649.

Hall, R.L. and N.E. Everds. 2003. Factors affecting the interpretation of canine and nonhuman primate clinical pathology. *Toxicol Pathol* 31:6–10.

Harpur, E., Ennulat, D., Hoffman, D., Betton, G. et al. 2011. Biological qualification of biomarkers of chemi-cal-induced renal toxicity in two strains of male rat. *Toxicol Sci* 122:235–252.

Hill, K., Scott-Moncrieff, J., and G. Moore. 2004. ACTH stimulation testing: A review and a study comparing synthetic and compounded ACTH products. *Vet Med*

99:134–147.

Hoffmann, W.E., Everds, N., Pignatello, M., and P.F. Solter. 1994. Automated and semiautomated analysis of rat alkaline phosphatase isoenzymes. *Toxicol Pathol* 22:633–638.

Hoffmann, W.E. and P.F. Solter. 1994. Alkaline phosphatase isoenzymes: Biochemistry and clinical evaluation in domestic and laboratory animals. *Curr Top Vet Res* 1:171–178.

Horowitz, G.L., Altaie, S., Boyd, J.C., Ceriotti, F. et al. Clinical and Laboratory Standards Institute (CLSI). 2008. *Defining, Establishing, and Verifying Reference Intervals in the Clinical Laboratory; Approved Guideline*, 3rd ed. CLSI document C28-A3.

Jaynes, P.K. 1984. Antiepileptic drug therapy: The laboratory effects on enzyme induction. *Lab Manage* March:40–46.

Jesty, J. and Y. Nemerson. 1995. The pathways of blood coagulation. In: *Williams Hematology*, 5th ed. (E. Beutler, M.A. Lichtman, B.S. Coller, T.J. Kipps, eds) McGraw-Hill, New York, pp. 1227–1238.

Johnson, M.C. 2005. Hyperlipidemia disorders in dogs. *Compend Contin Educ Pract Vet* 27:361–370.

Kaneko, J.J. 1997. Serum proteins and the dysproteinemias. In: *Clinical Biochemistry of Domestic Animals*, 5th ed. (J.J. Kaneko, J.W. Harvey, M.L. Bruss, eds) Academic Press, San Diego, pp. 117–138.

Khan, K.N.M., Komocsar, W.J., Das, I., Lazzaro, N.C. et al. 1996. Effect of bleeding site on clinical pathologic parameters in Sprague–Dawley rats: Retro-orbital venous plexus versus abdominal aorta. *Contemp Top* 35:63–66.

Kidney, B.A. and M.L. Jackson. 1988. Diagnostic value of alkaline phosphatase isoenzyme separation by affin-ity electrophoresis in the dog. *Can J Vet Res* 52:106–110.

Kimball, J.P., Eitzen, B.H., Lewandowski, A.D., Kirk, J.F.E. et al. 1995. Short-term carbon dioxide/oxygen anesthesia for laboratory rats and mice. *Clin Chem* 41:S163.

Klaassen, C.D. and A.M. Hood. 2001. Effects of microsomal enzyme inducers on thyroid follicular cell prolif-eration and thyroid hormone metabolism. *Toxicol Pathol* 29:34–40.

Kolaja, G.J., VanderMeer, D.A., Packwood, W.H., and P.S. Satch. 1992. The use of sodium dodecyl sulfate-polyacrylamide gel electrophoresis to detect renal damage in Sprague–Dawley rats treated with gentamicin sulfate. *Toxicol Pathol* 20:603–607.

Kramer, J.W. and W.E. Hoffmann. 1997. Clinical enzymology. In: *Clinical Biochemistry of Domestic Animals*, 5th ed. (J.J. Kaneko, J.W. Harvey, M.L. Bruss, eds) Academic Press, San Diego, pp. 303–325.

Kurata, M. and I. Horii. 2004. Blood coagulation tests in toxicological studies—review of methods and their significance for drug safety assessment. *J Toxicol Sci* 29:13–32.

Kurata, M., Noguchi, N., Kasuga, Y., Sugimoto, T. et al. 1998. Prolongation of PT and APTT under excessive anticoagulant in plasma from rats and dogs. *J Toxicol Sci* 23:149–153.

Leonard, T.B., Neptun, D.A., and J.A. Popp. 1984. Serum gamma glutamyl transferase as a specific indicator of bile duct lesions in the rat liver. *Am J Pathol* 116:262–269.

Loeb, W.F. 1998. The measurement of renal injury. *Toxicol Pathol* 26:26–28.

Lorenz, M., Evering, W.E., Provencher, A., Blue, J.T. et al. 1999. Atypical antipsychotic-induced neutropenia in dogs. *Toxicol Appl Pharmacol* 155:227–236.

Mansouri, A. and A.A. Luri. 1993. Concise review: Methemoglobinemia. *Am J Hematol* 42:7–12.

Martin, R.A., Brott, D.A., Zandee, J.C., and M.J. McKeel. 1992. Differential analysis of animal bone marrow by flow cytometry, *Cytometry* 13:638–643.

Matsuzawa, T., Nomura, M., and T. Unno. 1993. Clinical 171
pathology reference ranges of laboratory animals. *J Vet Med Sci* 55:351–362.

Matsuzawa, T. and M. Sakazume. 1994. Effects of fasting on haematology and clinical chemistry values in the rat and dog. *Comp Haematol Int* 4:152–156.

Matsuzawa, T., Tabata, H., Sakazume, S., Yoshida, S. et al. 1994. A comparison of the effect of bleeding site on haematological and plasma chemistry values of F344 rats: The inferior vena cava, abdominal aorta, and orbital venous plexus. Comp Haematol Int 4:207-211.

McClain, R.M. 1989. The significance of hepatic microsomal enzyme induction and altered thyroid function in rats: Implications for thyroid gland neoplasia. Toxicol Pathol 17:294-306.

McGrath, J.P., Meador, V.P., Swain, R.R., and C.B. Jensen. 1993. Oxidative erythrocytic injury in preclinical toxicity testing. Vet Pathol 30:429.

Millis, D.L., Hawkins, E., Jager, M. and C.R. Boyle. 1995. Comparison of coagulation test results for blood samples obtained by means of direct venipuncture and through a jugular vein catheter in clinically normal dogs. J Am Vet Med Assoc 207:1311-1314.

Nemzek, J.A., Bolgos, G.L., Williams, B.A., and D.G. Remick. 2001. Differences in normal values for murine white blood cell counts and other hematological parameters based on sampling site. Inflamm Res 50: 523-527.

Neptun, D.A., Smith, C.N., and R.D. Irons. 1985. Effect of sampling site and collection methods on variations in baseline clinical pathology parameters in Fischer-344 rats. I. Clinical chemistry. Fundam Appl Toxicol 5:1180-1185.

O'Brien, P.J. 2008. Cardiac troponin is the most effective translational safety biomarker for myocardial injury in cardiotoxicity. Toxicology 245:206–218.

O'Brien, P.J., Slaughter, M.R., Polley, S.R., and K. Kramer. 2002. Advantages of glutamate dehydrogenase as a blood biomarker of acute hepatic injury in rats. Lab Anim 36:313-321.

O'Brien, P.J., Slaughter, M.R., Swain, A. et al. 2000. Repeated acetaminophen dosing in rats: Adaptation of hepatic antioxidant system. Hum Exp Toxicol 19:277-283.

O'Brien, S.R., Sellers, T.S., and D.J. Meyer. 1995. Artifactual prolongation of the activated partial thromboplastin time associated with hemoconcentration in dogs. J Vet Intern Med 9:169-170.

Ozer, J., Ratner, M., Shaw, M., Bailey, W., and S. Schomaker. 2008. The current state of serum biomarkers of hepatotoxicity. Toxicology 245:194–205.

Ozer, J.S., Dieterle, F., Troth, S., Perentes, E. et al. 2010. A panel of urinary biomarkers to monitor reversibility of renal injury and a serum marker with improved potential to assess renal function. Nat Biotechnol 28:486-494.

Packman, C.H. and J.P. Leddy. 1995. Drug-related immune hemolytic anemia. In: Williams Hematology, 5th ed. (E. Beutler, M.A. Lichtman, B.S. Coller, T.J. Kipps, eds) McGraw-Hill, New York, pp. 691-697.

Palek, J. 1995. Acanthocytosis, stomatocytosis, and related disorders. In: Williams Hematology, 5th ed. (E. Beutler, M.A. Lichtman, B.S. Coller, T.J. Kipps, eds) McGraw-Hill, New York, pp. 557-563.

Price, R.G. 1982. Urinary enzymes, nephrotoxicity, and renal disease. Toxicology 23:99-134.

Price, S.A., Davies, D., Rowlinson, R., Copley, C.G. et al. 2010. Characterization of renal papillary antigen 1(RPA-1), a biomarker of renal papillary necrosis. Toxicol Pathol 38:346-358.

Radi, Z.A., Koza-Taylor, P.H., Bell, R.R., Obert, L.A. et al. 2011. Increased serum enzyme levels associated with Kupffer cell reduction with no signs of hepatic or skeletal muscle injury. Am J Pathol 179:240-247.

Ramaiah, S.K. 2011. Preclinical safety assessment: Current gaps, challenges, and approaches in identifying translatable biomarkers of drug-induced liver injury. Clin Lab Med 31:161-172.

Reagan, W.J. 2010. Troponin as a biomarker of cardiac toxicity: Past, present, and future. Toxicol Pathol 38:1134-1137.

Reagan, W.J., Irizarry-Rovira, A., Poitout-Belissent, F., Provencher Bolliger, A. et al. 2011. Best practices for evaluation of bone marrow in nonclinical toxicity studies. Toxicol Pathol 39:435–448.

Rebar, A.H. 1993. General responses of the bone marrow to injury. Toxicol Pathol 21:118-129.

Riley, J.H. 2005. Safety testing of immunomodulatory drugs in primates. Difficulties in differentiating test article effects from occult diseases—malaria. Toxicol Pathol 33:802.

Robinson, S.H., Yannoni, C., and S. Nagasawa. 1971. Bilirubin excretion in rats with normal and impaired bilirubin conjugation: Effect of phenobarbital. J Clin Invest 50:2606-2613.

Roncaglioni, M.C., de Gaetano, G., and M.B. Donati. 1982. Some aspects of hematological toxicity in animals. In: Animals in Toxicological Research (I. Bartosek, ed) Raven Press, New York, pp. 77-89.

Rosol, T.J. and C.C. Capen. 1997. Calcium-regulating hormones and diseases of abnormal mineral (calcium, phosphorus, magnesium) metabolism. In: Clinical Biochemistry of Domestic Animals, 5th ed. (J.J. Kaneko, J.W. Harvey, M.L. Bruss, eds) Academic Press, San Diego, pp. 619-702.

Rosol, T.J., Yarrington, J.T., Latendresse, J., and C.C. Capen. 2001. Adrenal gland: Structure, function, and mechanisms of toxicity. Toxicol Pathol 29:41-48.

Rouse, R.L., Zhang, J., Stewart, S.R., Rosenzweig, B.A. et 172
al. 2011. Comparative profile of commercially available urinary biomarkers in preclinical drug-induced kidney injury and recovery in rats. Kidney Int 79:1186-1197.

Schardijn, G.H.C. and L.W.S. van Eps. 1987. β2-Microglobulin: Its significance in the evaluation of renal function. Kidney Int 32:635-641.

Schiffer, S.P., Gillett, C.S., and D.H. Ringler. 1984. Activated coagulation time for rhesus monkeys (Macaca mulatta). Lab Anim Sci 34:191-193.

Schlesinger, D.P. and S.I. Rubin. 1993. Serum bile acids and the assessment of hepatic function in dogs and cats. Can Vet J 34:215-220.

Schnell, M.A., Hardy, C., Hawley, M., Propert, K.J., and J.M. Wilson. 2002. Effect of blood collection technique in mice on clinical pathology parameters. Hum Gene Ther 13:155-162.

Schultze, A.E., Carpenter, K.H., Wians, F.H., Agee, S.J. et al. 2009. Longitudinal studies of cardiac troponin-I concentrations in serum from male Sprague Dawley rats: Baseline reference ranges and effects of handling and placebo dosing on biological variability. Toxicol Pathol 37:754-760.

Schultze, A.E., Konrad, R.J., Credille, K.M., Lu, Q.A., and J. Todd. 2008. Ultrasensitive cross-species measurement of cardiac troponin-I using the Erenna immunoassay system. Toxicol Pathol 36:777-782.

Sherwin, J.E. and J.R. Sobenes. 1996. Liver function. In: Clinical Chemistry: Theory, Analysis, Correlation, 3rd ed. (L.A. Kaplan, A.J. Pesce, eds) Mosby, St. Louis, pp. 505-527.

Slighter, R.G., Kimball, J.P., Barbolt, T.A., Sherer, A.D., and H.P. Drobeck. 1988. Enzootic hepatitis A infection in cynomolgus monkeys (Macaca fascicularis). Am J Primatol 14:73-81.

Smith, C.N., Neptun, D.A., and R.D. Irons. 1986. Effect of sampling site and collection methods on variations in baseline clinical pathology parameters in Fischer-344 rats. II. Clinical hematology. Fundam Appl Toxicol 7:658-663.

Solter, P.F. 2005. Clinical pathology approaches to hepatic injury. Toxicol Pathol 33:9-16.

Solter, P.F., Hoffmann, W.E., Hungerford, L.L., Peterson, M.E., and J.L. Dorner. 1993. Assessment of corticosteroidinduced alkaline phosphatase isoenzyme as a screening test for hyperadrenocorticism in dogs. J Am Vet Med Assoc 203:534-538.

Stolk, J.M. and R.P. Smith. 1966. Species differences in methemoglobin reductase activity. Biochem Pharmacol 15:343-351.

Stonard, M.D. 1990. Assessment of renal function and damage in animal species. J Appl Toxicol 10:267-274.

Stonard, M.D., Gore, C.W., Oliver, G.J.A., and I.K. Smith. 1987. Urinary enzymes and protein patterns as indicators of injury to different regions of the kidney. Fundam Appl Toxicol 9:339-351.

Stringer, S.K. and B.E. Seligmann. 1996. Effects of two injectable anesthetic agents on coagulation assays in the rat. Lab Anim Sci 46:430-433.

Stromberg, P.C. 1985. Large granular lymphocyte leukemia in F344 rats. Am J Pathol 119:517-519.

Sturgill, M.G. and G.H. Lambert. 1997. Xenobiotic-induced hepatotoxicity: Mechanisms of liver injury and methods of monitoring liver function. Clin Chem 43:1512-1526.

Suber, R.L. and R.L. Kodell. 1985. The effect of three phlebotomy techniques on hematological and clinical chemical evaluation in Sprague–Dawley rats. Vet Clin Pathol 14:23-30.

Swaim, L.D., Taylor, H.W., and G.C. Jersey. 1985. The effect of handling techniques on serum ALT activity in mice. J Appl Toxicol 5:160-162.

Swenson, C.L. and T.K. Graves. 1997. Absence of liver specificity for canine alanine aminotransferase. Vet Clin Pathol 26:26-28.

Tonomura, Y., Tsuchiya, N., Torii, M., and T. Uehara. 2010. Evaluation of the usefulness of urinary biomarkers for nephrotoxicity in rats. Toxicology 273:53-59.

Travlos, G.S., Morris, R.W., Elwell, M.R., Duke, A. et al. 1996. Frequency and relationships of clinical chemistry and liver and kidney histopathology findings in 13-week toxicity studies in rats. Toxicology 107:17-29.

Upton, P.K. and D.J. Morgan. 1975. The effect of sampling technique on some blood parameters in the rat. Lab Anim 9:85-91.

Vaidya, V.S., Ozer, J.S., Dieterle, F., Collings, F.B. et al. 2010. Kidney injury molecule-1 outperforms traditional biomarkers of kidney injury in preclinical biomarker qualification studies. Nat Biotechnol 28:478-485.

Walker, D.B. 2006. Serum chemical biomarkers of cardiac injury for nonclinical safety testing. Toxicol Pathol 34:94-104.

Waner, T. and A. Nyska. 1991. The toxicological significance of decreased activities of blood alanine and aspartate aminotransferase. Vet Res Commun 15:73-78.

Waner, T. and A. Nyska. 1994. The influence of fasting on 173
blood glucose, triglycerides, cholesterol, and alkaline phosphatase in rats. Vet Clin Pathol 23:78-80.

Waner, T., Nyska, A., and R. Chen. 1991. Population distribution profiles of the activities of blood alanine and aspartate aminotransferase in the normal F344 inbred rat by age and sex. Lab Anim Sci 25:263-271.

Wardrop, K.J. 2005. The Coombs' test in veterinary medicine: Past, present, future. Vet Clin Pathol 34:325-334.

Watkins, J.R., Gough, A.W., and E.J. McGuire. 1989. Drug-induced myopathy in beagle dogs. Toxicol Pathol 17:545-548.

Watterson, C., Lanevschi, A., Horner, J., and C. Louden. 2009. A comparative analysis of acute-phase proteins as inflammatory biomarkers in preclinical toxicology studies: Implications for preclinical and clinical translation. Toxicol Pathol 37:28-33.

Weil, C.S. and C.P. Carpenter. 1969. Abnormal values in control groups during repeated-dose toxicologic studies Toxicol Appl Pharmacol 14:335-339.

Weingand, K., Brown, G., Hall, R., Davies, D. et al. 1996. Harmonization of animal clinical pathology testing in toxicity and safety studies. Fundam Appl Toxicol 29:198-201.

Weiss, D.J. 1993. Leukocyte response to toxic injury. Toxicol Pathol 21:135-140.

Williams, W.J. 1995. Secondary thrombocytosis. In: Williams Hematology, 5th ed. (E. Beutler, M.A. Lichtman, B.S. Coller, T.J. Kipps, eds) McGraw-Hill, New York, pp. 1361-1363.

Woodman, D.D. 1997. Laboratory Animal Endocrinology: Hormonal Action, Control Mechanisms, and Interactions with Drugs (D.D. Woodman, ed) John Wiley and Sons Ltd, West Sussex, England.

Yang, R-Z., Park, S., Reagan, W.J., Goldstein, R. et al. 2009. Alanine aminotransferase isoenzymes: Molecular cloning and quantitative analysis of tissue expression in rats and serum elevation in liver toxicity. Hepatology 49:598-607.

Young, J.K., Hall, R.L., O'Brien, P., Strauss, V., and J.L. Vahle. 2011. Best practices for clinical pathology testing in carcinogenicity studies. Toxicol Pathol 39:429-434.

Yu, Y., Jin, H., Holder, D., Ozer, J.S. et al. 2010. Urinary biomarkers trefoil factor 3 and albumin enable early detection of kidney tubular injury. Nat Biotechnol 28:470-477.

Zucker, S.D., Qin, X., Rouster, S.D., Yu, F. et al. 2001. Mechanism of indinavir-induced hyperbilirubinemia. Proc Natl Acad Sci 98:12671-12676.

第 7 章　毒理病理学中的毒理基因组学

Mark J. Hoenerhoff 和 David E. Malarkey

175 7.1　引言

7.1.1　组学：基础知识

根据最新的计算结果，哺乳动物的基因组大约包含 20 000 个基因（Carninci and Hayashizaki 2007; Claverie 2005），笼统地讲，正常组织的基础水平多达 40% 的基因（约 8000 个）可能处于转录活化状态（通过产生基因特异性信使或 mRNA 而表达）（Malarkey et al. 2005），这个数量要远低于之前估计的基因组中 100 000 个基因，同时也反映了基因组的复杂效能，单个基因可形成多种蛋白质（Carninci and Hayashizaki 2007）。在环境刺激或疾病状态下，除了不活跃的基因发生表达外，基线基因的表达也可能增强或受抑制。研究不同条件或疾病状态下上调或下调基因的阵列是基因组学领域的基础。基因组学也称为转录组学，因为它指的是转录的过程，即编码 DNA 产生 mRNA 拷贝的过程。mRNA 通常经过剪切最终翻译为特定的蛋白质，但也有例外的情况。蛋白质组学研究 mRNA 翻译和蛋白质修饰。基因表达可受表观遗传事件的影响，或者是通过像甲基化、小 RNA 或组蛋白去乙酰化作用等过程改变基因表达，但是基因序列没有改变，由此基因表达被抑制或停止（Holliday
176 1994）。例如，高甲基化（hypermethylation）是指通过使 DNA 编码序列的 CpG 岛甲基化进而抑制基因表达。全基因组甲基化的大规模研究也被称为甲基化组学（methylomics）。最近研究发现小 RNA 对基因表达有调控作用（Wang et al. 2009）。对体液中代谢产物的研究被称为代谢组学（metabolomics），所有组学之间的相互作用研究被称为相互作用物组学（interactomics）。众多的以及不断增加的“组学”领域不在本章节讨论，本章重点讨论毒理基因组学的应用。

毒理基因组学是基因组学的功能性应用，或研究毒理学暴露对生物体或组织中所有基因表达的改变（Boorman et al. 2002a,b; Morgan et al.2004）。这项技术涉及收集和解释基因组数据，从而确定毒性作用机制并通过使用微阵列技术预测潜在的毒理学终点。毒理基因组学在临床前研究中有多种用途，包括预测毒性、阐明毒性机制及发现生物标志物（Decristofaro and Daniels 2008）。毒理基因组学是毒理学与基因组学的结合，是一个交叉学科，要求多学科（包括毒理学、分子生物学、生物信息学以及更重要的病理学）共同参与进行合理的研究设计、实施以及结果的解释（Boorman et al. 2002a,b; Irwin et al. 2004; Morgan et al. 2004）。毒理基因组学作为一个影响毒理学反应、药物发现和治疗研究的新兴的多学科科学，毒理病理学家也越来越多地参与到大数据集的设计、实施和解释中，以回答与高通量差异基因表达分析有关的重要问题。鉴于病理学家在系统生物学方面的多元化教育背景，病理学家尤特别适合在毒理基因组学领域做出重要贡献（Boorman et al. 2002a）。系统生物学包括生物学、解剖学、疾病过程、组织学和生物化学等多学科的培训，这使得兽医病理学家成为毒理基因组学队伍的重要成员。大数据集从“整体动物”进行解释，对阐明大基因组数据集的生物相关性和生物学意义至关重要。随着毒理基因组学的进步，作为提出假设、研究设计、样本获取以及对非常复杂而庞大的基因组数据集进行解释的重要成员，毒理病理学家的角色毋庸置疑会发生改变。因此，为了在毒理病理学领域充分利用分子生物学，很重要的一点是理解毒理基因组学的工作原理。此外，毒理基因组学经常检测与“表型锚定”（即组织学改变）相关的基因表达改变，病理学家可根据作用机制和形态学表现（改变）来帮助解释基因表达改变的生物学意义。本章节重点阐述毒理病理学中与毒性和致癌试验结果描述相关的毒理基因组学研究的基本设计、结果解释和应用。

7.1.2 组学革命

在过去的15年中，人们付出巨大的努力致力于开发高通量试验来评价疾病状态下细胞和组织大规模基因表达改变。为了理解对正常细胞功能各种影响的作用机制，通常使用传统的基于假设的方法，根据这些基因的基本知识以及其在疾病发病过程中的作用，一次研究数量有限的靶基因。微阵列技术的出现，实现了对单个mRNA样品一次评估成千上万个基因的表达，彻底改变了毒理学领域，极大推动了对人类健康相关的毒性机制的理解（Hamadeh et al. 2002a; Zidek et al. 2007）。

迄今为止，“组学”技术提供了大量的生物学信息，然而其在毒理病理学和人类医学预测分析方面的应用却低于预期。在过去10年中，对 177
转录组数据的分析和报告也有很大进步，从主要报告正常和异常状态下差异表达基因列表的观察性科学，到更深入的基于假设的方法，该方法利用先进的生物信息学，如主成分分析（principal component analysis, PCA）、生物网络分析和通路分析等方法对转录组数据进行分析。在过去的10年中，研究人员将转录组学研究纳入到各种研究中，基因组学研究引导着新的进展和应用。这些新的进展和应用揭示了生物学规律，进行基因谱预测，以及发现与毒性和致癌性相关的关键基因和生物标志物。虽然预测毒性或疾病的结果尚不可靠，但仍然有应用前景，研究暴露和肿瘤生长之间的关系正在形成一种理解疾病的新方法。基因组学研究对肝病学的贡献巨大，研究表明基因组学可以分类并识别肝毒性物质（Gerrish and Malarkey 2007）（表7.1）、致癌物和肿瘤；发现生物学意义和生物学通路；发现新基因；评价种属间的相似性；验证动物模型以及发现新的生物标志物和治疗靶点。毒理基因组学对药物的发现和开发有重要的影响，包括研究毒性机制、发现新的药物靶点或药效或毒性的诊断标志物。

7.2 基本阵列技术

几个阵列平台可以用来评价基因表达的大范围改变，Pandiri等人对不同的平台进行了更详细的技术描述（Pandiri et al. 2011）。基本阵列技术涉及这样一个概念，对于每一个目的基因，其表达的mRNA代表了该基因DNA编码区的互补性拷贝，当mRNA转录为cDNA，cDNA与各自基因的编码区DNA互补序列结合（Boorman et al. 2002a）。微阵列平台是通过将数百个到数千个基因的DNA序列（探针）连接到诸如塑料、尼龙或玻璃等固体基质上而形成。获取样本后，必须进行RNA纯化。RNA样本

表 7.1　大鼠肝毒物引起的基因反应的功能分类

氧化应激
DNA 损伤
急性期反应
细胞骨架
DNA 修复
组织修复 / 再生
细胞增殖
细胞周期
凋亡
炎症
生物转化 / 药物代谢
代谢（葡萄糖、蛋白质、碳水化合物、类固醇）
谷胱甘肽合成
信号转导
能量损失（ATP）

资料来源：改编自 Gerrish, K., Malarkey, D. E.: Hepatotoxicity: From Genomics to In-Vitro and In-Vivo Models. pp. 265–488. 2007. Copyright Wiley-VCH Verlag GmbH & Co. KGaA.，经许可转载。

质量对微阵列研究的结果有影响，数据的可靠性与 RNA 的质量成正比（Pandiri et al. 2011）。因此，应特别注意合适和最佳的样本收集，确
178 保正确处理和储存样本以得到最佳的 RNA 纯化样品（Foley et al. 2006）。RNA 提取后，来自研究每一组（例如处理组和对照组）的 RNA 样本应先逆转录为 cDNA，用荧光标志物对 cDNA 进行标记，然后将标记后的 cDNA 与固体基质上的 DNA 序列进行竞争性杂交（结合）。杂交后，对样本进行扫描，然后利用图像分析软件对荧光信号进行定量。荧光信号的强度与转录物（transcript）的相对表达量相关。虽然有许多平台可评估基因表达的改变，但迄今为止，最常见的是使用高密度合成寡核苷酸微阵列（图 7.1）。不管使用什么技术，必须认识到微阵列平台的结果同样存在技术问题，可受样本选择、RNA 纯化和处理、数据分析以及阵列中基因注释或基因定位等问题的影响。

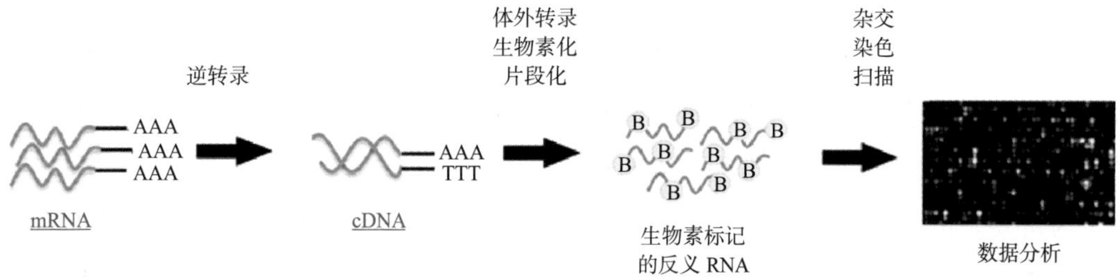

图 7.1　处理组和对照组的 RNA 样本逆转录为 cDNA，经生物素化、片段化后与芯片杂交。杂交后芯片冲洗，然后用链霉亲和素 – 藻红蛋白标记后进行扫描。计算处理组和对照组样本荧光值的比例来确定基因表达的差异程度（摘自 Pandiri, A. R. et al. Fundamental Neuropathology for Pathologists and Toxicologists. pp. 285–318. Copyright Wiley-VCH Verlag GmbH & Co. KGaA. 经许可转载）

7.3 毒理病理学家在毒理基因组学中的作用

在毒理基因组学研究中，毒理病理学家在研究设计、样本选择和获取、数据分析和解释以及结果验证等方面均发挥重要作用。病理学家有适当的系统生物学和各种不同科学学科的背景知识和教育经历，对涉及动物和生物材料的试验设计至关重要。因为实验动物不是静态的生物系统，会受到年龄、性别、饮食、环境和其他因素的影响，而这些因素会影响基因的表达，所以对于这些因素复杂变化的理解在毒理基因组学研究设计时很重要。此外，样本的选择至关重要，因为样本的质量及适用性都会直接影响基因表达的分析结果（即“无用输入－无用输出理论”）。此外，当从动物组织中提取 RNA 时，病理学家关键的作用在于理解整个机体的生物学特征，因为喂养方式、饮食、性别、昼夜节律的改变以及其他具有潜在影响的应激因素都可以影响基因表达（Boorman et al. 2002a; Irwin et al. 2004）。这些因素对研究设计和样本获取至关重要，病理学家不仅具有了解影响系统生物学基础知识的独特资质，同时也具有了解每个组织的不同组分，以及一个器官（如肝）中基因表达部位差异的能力。

在设计毒理基因组学研究时，为了减少误差，生物学重复和技术重复也很重要。生物学重复是指每个组别中样本的数量，这对于确定各组样本间基因表达的固有差异很重要（Boorman et al. 2002a）。当比较暴露于不同剂量化合物的动物样本的全基因表达的改变，或是比较与化学物质暴露引起的特定病变相关的基因改变时，生物学重复尤为重要。由于样本和 mRNA 表达的异
179 质性，所以同组内的不同样本间也可能会有显著的生物学差异；个体间 mRNA 表达的生物学差异是微阵列分析中最主要的误差来源（Hatfield et al. 2003）。考虑到组间和动物间，甚至在未经处理的对照组动物间存在生物学差异，并且基因表达的改变受化学暴露以外若干因素的影响，因此应采集足够数量的样本来保证进行尽可能可靠的统计分析，这一点非常重要。这就产生了一个问题，是应该将同组别每只动物的样本混合到一起进行评价，还是应该每只动物单独进行评价。尽管在大规模的基因组学研究中样本混合可减少成本，但可能存在问题，如果其中一只动物出现显著不同的反应或没有反应，样本混合就可能造成数据误解（Hamadeh et al. 2002a）。当样本间差异较小时，统计分析得出的组间差异表达基因的显著统计学差异的可信度高，同时要使用严谨的分析方法来尽量减少错误发现率。另一方面，技术重复是指每个样本测定的重复次数。建议对样本进行多次技术重复以保证正确地操作和处理样本，尽量减少同一研究中的内部差异。例如，微阵列分析的样本理想情况下是样本一式三份进行分析，但是有时为了节省成本会做成一式两份。这样做是为了尽量减少技术偏差，例如在样本操作时加样失误引起的技术偏差，处理失误时样本蒸发或样本损耗引起的技术偏差。通过上述方法，对样本的重复测量结果取平均值，可最大程度减少人为因素导致的明显差异，否则会显著改变基因表达分析的结果。

基于统计学的方法来发现处理因素或疾病引起的显著差异调节基因表达对于理解这些庞大数据集非常重要。所有的转录物（约 20 000 个）可能会同时进行分析，而每个基因有多个探针，如此庞大数量的数据单独由人脑无法进行有效的处理。因此，有必要采用基于统计学方法来选择有显著改变的基因。如果没有一个可靠的方法来获得基因表达改变的统计学显著性，就不可能判定观察到的基因表达改变是真实的还是仅为偶然性改变。有很多统计方法可用于分析这些数据集，统计分析的结果常常取决于所用统计方法的类型（Irwin et al. 2004）。因为 mRNA 数据不总

是与蛋白的生成相关，所以由微阵列分析得出的一些差异调节目的基因（靶基因）应该再用其他方法进行验证，包括定量实时聚合酶链式反应（quantitative real-time polymerase chain reaction, QRT-PCR）、免疫组织化学或原位杂交等方法（Decristofaro and Daniels 2008; Guerreiro et al. 2003）。通常使用 QRT-PCR 来验证微阵列分析的结果。此外，统计分析只是理解这些基因组学数据所含信息的第一步，如何从毒理基因组学全基因表达谱中整理出有生物学意义的信息是最具挑战性和耗时的工作。我们将首先讨论通常使用的数据整理方法，以便更清楚地理解观察到的基因变化的相关性，这些方法通常包括 PCA 和分层聚类分析（hierarchical cluster analysis, HCA）。

PCA 是一种比较以空间方式测定的组内和组间全基因表达差异的方法，其目的在于将全基因表达的显著性差异可视化或者在全基因组范围内识别基因表达改变的重叠或一致性。PCA 是一种模式识别方法，代表了一种多元统计方法，将高密度基因表达数据进行三维显示，从而更容易阐明组间基因表达的总体差异（Hamadeh et al. 2002b）。PCA 能够描述数据的变异性，并且基于分析中样本间的相互作用可提供生物学意义的线索。图 7.2a 所示的 PCA 图展示了美国

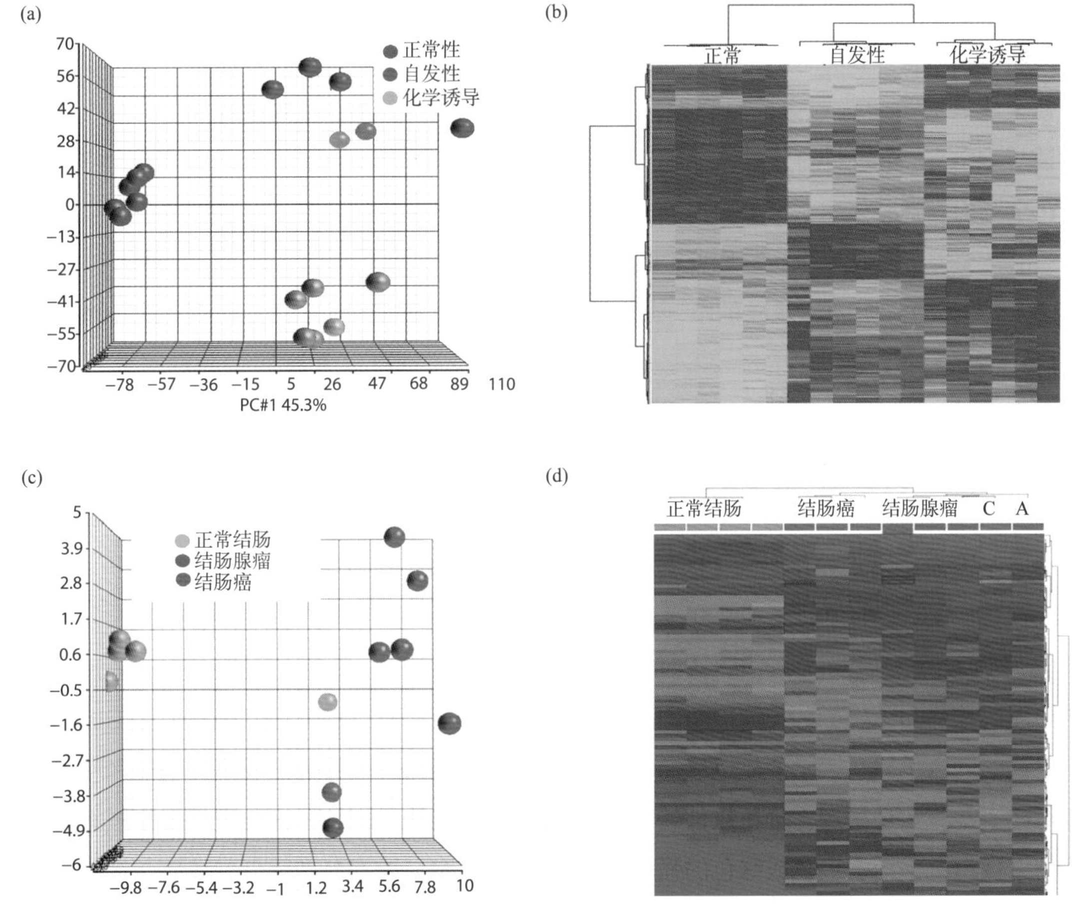

图 7.2　PCA（a 和 c）和 HCA 在微阵列数据分析中的应用。（a）PCA 图显示正常肝样本（红色）、自发性 HCC（蓝色）和化学诱导 HCC（绿色）全基因表达的显著差异。（b）HCA 热图显示 a 图的样本中差异基因表达（绿色代表下调，红色代表上调）。这些分析提供了化学暴露和癌症风险相关的重要机制信息。（c）PCA 图显示正常结肠（绿色）、结肠腺瘤（红色）和结肠腺癌（蓝色）的全基因表达的差异。腺瘤和腺癌全基因表达的显著差异有助于确认结肠癌连续性病变的组织学诊断，并可能影响该疾病患者的治疗效果。（d）HCA 热图显示，在一个案例中，癌与腺瘤的差异基因有聚集，提示这类肿瘤在全基因表达方面具有生物学相似性（蓝色代表下调；红色代表上调；C 代表癌；A 代表腺瘤）

国家毒理学项目（National Toxicology Program, NTP）最近一项研究中的全基因表达，比较了3个组别中的6个生物学重复：①红圈代表正常肝；②蓝圈代表自发性肝细胞癌（hepatocellular
180 carcinoma, HCC）；③绿圈代表化学诱导HCC。由此图我们可以看到同一个组别的样本都紧密聚在一起，提示组内数据的生物学差异很小，即各组每个样本的全基因表达整体水平十分相似。这提供了一种内部验证方法来保证每个组内的生物学重复是相似的。此外，不同的组别在空间上有明显的分离，红圈（正常肝）与蓝圈（自发性HCC）和绿圈（化学诱导HCC）样本之间有明显的一段距离。正常肝与HCC样本之间有明显的分离是意料之中的，因为理论上正常组织和肿瘤组织的基因表达就存在着天然的显著差异；但是在本研究中，差异更为显著的是自发性HCC和化学诱导HCC之间的明确分离，提示这两个肿瘤组在全基因表达整体水平有显著差异，生物学上唯一的主要差异是化学处理。因此，这两个HCC组之间显著的基因表达差异的唯一原因是化学暴露。

181 与PCA相似，HCA是用图形描述组间基因表达的整体改变的另一种方法。这是一种没有偏倚的、非监督式的分类方法，目的是检测多个表达谱间基因表达模式的相似性（Hamadeh et al. 2002a）。图7.2b是一张描述正常肝、自发性HCC和化学诱导HCC之间全基因表达的显著性差异的热图。在热图结果中，上调的基因用红色表示，下调的基因用绿色表示。红色或绿色的信号强度对应于杂交后经过图像分析软件处理量化的荧光信号数据，因此，红色或绿色的强度分别对应于与基因表达的相对增加或降低。从图7.2b我们可以看出比较的每组样本间基因表达整体水平存在显著的差异。这些基因依据表达的相似性和差异性被进一步聚类。从聚集图上，我们可以获得组间基因分类信息和与疾病或研究结果相关的基因功能相关信息。同时使用PCA和HCA可以快速高效地显示全基因表达的显著差异。此外，HCA在指示肿瘤样本间全基因表达显著改变方面有重要意义（如上例所示），因为它可以在这些研究中用于发现化学效应对全基因组的影响，甚至可用于组织学表现相同的肿瘤样本，如上述HCC案例。基因表达谱和PCA也被成功用于区分正常组织和良性肿瘤或恶性肿瘤，它们不仅支持已发表的组织病理学诊断标准，同时也可在肿瘤发生和进展过程中提示关键的分子通路（图7.2c和7.2d）。然而，这些分析仅仅是评价这些大数据集的第一步，如果没有系统生物学的背景知识，研究人员面对成千上万的基因，就无法真正分辨哪些改变是相关的，哪些是无关紧要的波动（“背景干扰”）。这是病理学家在微阵列研究中发挥的另一个重要作用。

7.4　通路分析和网络分析

一旦确定了一组有统计学意义的上调或下调基因，就可以开展通路和网络分析。全基因表达分析结果，通常会得出一个与对照组比较差异表达有统计学意义的成千上万个基因列表（即HCC与正常肝比较）。这些基因随后被上传到不同的软件程序中［创新通路分析（Ingenuity Pathway Analysis, IPA），NextBio元分析（NextBio meta-analysis）软件、GeneGO、基因本体分析（Gene Ontology Analysis）、GeneSpring］进行数据处理，目的是发现与功能和生物学相关的基因表达。例如，在比较正常组织和肿瘤的基因表达时，数据处理软件可按照与细胞周期、细胞凋亡、肿瘤发生或细胞生长和增殖等有关的通路将基因进行分类（图7.3）。同样，在比较处理组和对照组时，基于通路的基因分析可以发现与毒性或细胞损伤相关的重要通路。通过基于通路的基因表达分析方法，可以获得与作用机制以

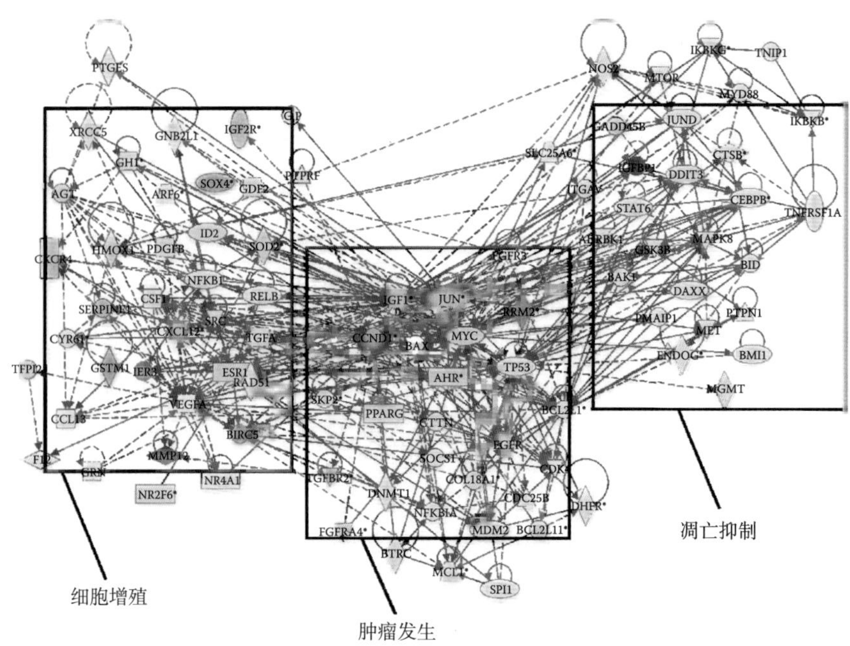

图 7.3　与癌症中细胞增殖、肿瘤发生和凋亡抑制有关的基因网络的 IPA 评价。IPA 可用于显示基因网络，帮助理解全基因表达异常导致的生物学功能的改变（绿色代表下调；红色代表上调）

及组织对损伤或化学物质暴露的反应相关的生物过程的重要信息。

通路分析和网络分析有助于将过程进行组合以更好地理解毒性机制。例如，研究发现大多数肝毒性物质都会显著引起与细胞损伤和变性、代谢、DNA 修复以及肝愈合过程开始时的再生有关的基因表达的改变（表 7.1）。我们面临的挑战是找出在慢性消耗性疾病（如癌症）中起作用的重要特异性基因改变及分子事件。网络分析有助于研究者发现在生物学相关过程（包括癌症）中可能起作用的基因网络。

一旦使用通路分析方法来评价基因表达和识别基因网络中与毒性或致癌性机制相关的重要改
182 变，通常需要进一步发掘这些大数据集，目的是找出新的基因靶点。例如，使用通路分析的方法可能发现不了高度上调或高度下调和在特定病变的发病机制中起重要作用的新基因靶点。这些靶点需要进行逐个研究并验证，需要进一步深入研究以确定每个靶点是否为疾病的适当生物标志物。此外，多种毒性靶点或致癌性靶点可能在一个处理组出现高度异常表达，但在依据参考文献选择的通路分析中表却达较弱，因此必须依照具体基因具体分析（gene-by-gene）的原则进行评估。许多靶点特征不明确，需要根据文献综述和功能性体外研究，进一步研究其在靶器官或其他相关器官的毒性或致癌性中发挥的作用。

7.5　毒理基因组学的应用

7.5.1　表型锚定

将毒理基因组学研究与大体病理学和组织病理学相结合优势凸显。病理学终点可以为微阵列研究中发现的基因改变提供相关的生物学解释。将临床病理学数据或组织病理学数据与基因表达数据相结合，可以更好地理解基因表达谱与病变或疾病发生之间生物学关联的意义（Bushel et al. 2007b）。将阵列数据与毒性引起的典型组织形态学改变或临床化学指标改变相关联，是建立化合物暴露和处理因素引起的有害作用之间的因果关系所必需的，临床生化学指标包括肝指标［丙氨酸氨基转移酶（ALT），天冬氨酸氨基转移酶（AST）和碱性磷酸酶（ALP）］或肾指标［血尿素氮（BUN）和肌酐］。“表型锚定”是指将基因表达的特定改变与化合物暴露引起的不良反应相关联的方法（Paules 2003）。因为最常见的组织损伤和修复相关的生理过程在不同种属间是相似的（高度保守的），包括变性过程（如坏死和凋亡）和再生过程（如 DNA 修复和增生），化学物质对啮齿类动物的作用通常可以外推到人
183 类。然而，必须考虑到化学作用受剂量和暴露时间的影响，不同种属的化学作用可受到种属 / 品系特异性基因表达或代谢差异的影响（Paules 2003）。通过将基因表达改变与一个表型改变相锚定，可以去除一些与毒性无关的非化学作用引起的基因表达的主观性差异。将基因表达改变与表型相锚定可以增加将啮齿类动物模型外推到人类的可信度，并且可以减少动物使用数量，同时可以获得更多有关化学作用的潜在作用机制或病变发生机制方面的信息（Paules 2003）。将基因表达数据的表型锚定与组织学改变相结合可以把生物学数据和特定的基因调控相关联，提高了对样本的细胞异质性和基因组学结果的生物合理性的认识。组织病理学可提供形态学锚定，可用于确证基因表达的改变并且可以对差异基因表达的解释提供额外的信息。或者，提示可能存在毒性的基因表达分析数据也可以通过形态学进行验证；组织损伤、坏死、炎症或增生等组织病理学改变都代表着某些特定基因表达的改变。此外，病理学家知道每个具有不同功能的器官都有细胞群亚型。因此，根据研究目的或所提出的问题，收集器官的哪个特定部位进行分析可能会至关重要。病理学家拥有丰富的知识，并能使用相应的工具，可以通过大体观察或使用显微技术（如光学显微镜和激光捕获显微切割技术）来识别不同器官的亚区。例如，乙酰氨基酚引起肝毒性时，肝小叶中心区域与门管周围的差异基因表达显著不同（Irwin et al. 2004），当暴露于靶向作用于肾皮质的肾毒素后，肾皮质基因表达与非靶点区域（如髓质）差异基因表达也存在很大不同。在这方面，病理学家在选择合适的组织样本方面发挥重要作用，这将决定整个项目的成败。因此，病理学家可以通过对整个动物、系统生物学以及多器官病理和毒性的相互作用的理解，帮助将基因表达的改变融入到整个分析过程中。

结合病理学终点，一些研究者建立了与多种化学品和化合物暴露有关的毒性特征和预测基因组学标记（signature）。这些标记提供的基因组学信息可以在许多研究中用于预测毒性，也可以在药物开发早期用来筛选大量的化合物，从而可简化许多化合物的生产和开发过程。预测模型和机制模型的建立和验证已经做了大量工作，包括：肾、肝和心脏毒性特征；致癌性的早期指标；遗传毒性 / 非遗传毒性机制；以及疾病的其他早期生物标志物。

7.5.2　预测毒理基因组学与机制毒理基因组学

一般来说，毒理基因组学研究中全基因表达分析有两种主要方法，根据研究目的和所要解决的问题，分为机制研究和预测研究（Ge and He 2009; Lord et al. 2006; Waters et al. 2010）。机制毒理基因组学通过评价与毒性或致癌作用相关的生物学通路基因表达的改变，来研究生物学通路和分子机制。通过发掘全基因表达数据，从一个数据集中成千上万个发生改变的转录物中明确哪些基因与毒性暴露相关，并提供潜在作用机制相关信息（Afshari et al. 1999）。毒理基因组学对理解毒性和疾病的分子机制有很大帮助，在这方面，毒理病理学家的专业知识和参与尤其重要。这种方法试图确定和理解特定化学品暴露引起的潜在

生物学反应，以及这些反应如何影响不良毒理学病变的发展（Ge and He 2009）。例如，Yoon 等人
184 于 2003 年利用 cDNA 微阵列研究苯诱导的小鼠骨髓毒性和白血病发病机制（Yoon et al. 2003）。在大规模的基因表达研究中，通过比较 p53 基因敲除小鼠与野生型 C57BL/6 小鼠的基因表达差异，发现苯暴露的重复遗传学和表观遗传学效应引起了 DNA 损伤和 p53 基因功能障碍，并伴有细胞周期、凋亡和 DNA 修复紊乱，最终导致白血病发生。该研究是机制毒理基因组学研究的一个范例，此研究中关注的问题是特定化学物质引起毒性和致癌性的分子机制。这些研究常常提供了重要的分子相关信息，如在啮齿类模型和人类疾病间与致癌作用密切相关的保守的生物学通路的改变，增加了将啮齿类动物中发现的毒性和致癌性结果外推到人类疾病的可信度。

另一方面，预测毒理基因组学使用从基因组轻微扰动得到的全分子表达数据来预测毒理学结果（Waters et al. 2010）。预测毒理基因组学的目的是暴露于化学品后，在出现临床病理学或组织病理学改变之前，通过引起全基因表达改变可对毒性进行早期预警（Ulrich and Friend 2002）。毒性导致的基因表达改变可以通过一个数据库进行预测，该数据库是将经过验证的基因表达改变与特定毒理学类别相应的已知毒理学改变或病理学改变相结合；人们试图发现化合物的潜在毒性或者寻找特征性改变或生物标志物来预测毒性或致癌性结果。对毒性或致癌性结果的预测要求使用分类预测方法来建立一个全基因表达改变的数据库，数据库基于不同毒理学种类的化合物可诱导已知的毒理学反应。较好的例子是肝毒性和肾毒性，分别以肝细胞坏死和肾小管坏死作为病理学指标（Ellinger-Ziegelbauer et al. 2008; Maggioli et al. 2006）。然后利用这些数据库来鉴别明确的毒理学基因谱特征。一旦建立了这些明确的毒理学基因谱特征并经过验证，可以根据预测毒性反应基因表达谱的相似性来筛选未知毒理学特征的候选化合物。利用这种方法，在药物研发的早期，毒性未知的候选化合物可以根据其基因组特征进行筛选，那些有潜在有害毒理学反应的化合物可以尽早停止研发。这使得预测毒理基因组学在临床前药物研发过程中很受重视，制药公司可根据基因表达谱特征来筛选大量的化合物，从而在药物研发阶段提供有关潜在有害相互作用的额外信息。与潜在有害作用有关的毒理基因组学数据在早期的药理学和安全性评价中很有价值，在分析潜在毒性时作为其他毒性试验的补充。但是，必须要注意的是毒理基因组学数据不能单独用来评估毒性风险，而是与其他补充毒性试验相结合，以避免因潜在假阳性结果而导致终止关键先导分子的开发。除了药物开发，人们也在动物模型中使用这种方法进行了许多研究来预测在毒理学研究和致癌性研究中的致癌性（致癌物 / 非致癌物，遗传毒性致癌物 / 非遗传性致癌物）或毒性（肝毒性、肾毒性、心脏毒性等）反应，从而成功预测未知毒性化合物的毒性。正确的组织采集和严谨的试验设计对开展预测毒理基因组学和机制毒理基因组学研究至关重要，并且因研究问题的不同而异。例如，如果要预测终点，毒理基因组学的组织要在组织病理学改变出现之前尽早采集，并且要设置多个时间点。根据化合物类型、剂量、暴露持续时间的差异，样本采集的时间间隔可能从几小时到几天不等。另一方面，如果是要研究机制毒理基因组学的终点，最好是在病变发展的整个过程中采集靶器官的组织，以便更好地在分子层面理解病变是如何发生的，从而更好地理解发病机制。

7.5.3　应用毒理基因组学预测致癌物 185

2 年的啮齿类动物致癌试验是评价化合物和化学品与人类相关致癌风险的“金标准”。但

是，目前认为致癌试验耗时、费力、昂贵，需要使用数百只动物。因此，最近对短期致癌试验的预测价值比较关注（Thomas et al. 2007a,b; Tsujimura et al.2006）。几项使用全基因表达分析和预测毒理基因组学的研究尝试根据多种化学品的短期体内研究来预测长期致癌效应，确定病理（肿瘤）反应。研究人员根据早期时间点基因表达标记，发现与2年的长期致癌试验的致癌终点相比，毒理基因组学对区分致癌物和非致癌物有很高的预测准确度（77.5%~93.9%）。例如，在多项小鼠90天试验中，给予已知肺或肝致癌物（Thomas et al. 2007a,b），通过基因表达谱分析，研究人员能够在较早时间点发现每个组织的多个生物标志物，可用来区分致癌物和非致癌物（Thomas et al. 2007b）。他们（在同一个数据集中）进一步发现了一个由6个基因组成的分类器（classifier），包括内源性和外源性物质代谢、生长因子信号传送相关的差异表达基因，这些信号通路通常在瘤形成过程中出现失调，预测2年后肺肿瘤的发生的准确率为93.9%。Nakayama等人于2006年开展了28天暴露试验，在各种化合物的致癌性和非致癌性异构体之间，发现了与p53 DNA损伤通路相关的基因表达谱差异，以此建立了一种有效预测具有类似化学结构的化合物肝致癌性的方法，研究表明即使在更早的暴露时间点也可能用于预测肿瘤结果。Ellinger-Ziegelbauer等人于2004年在给予肝遗传毒性化合物暴露14天后，发现了差异表达基因和通路（Ellinger-Ziegelbauer et al. 2004）；Kramer等人于2004年通过非遗传毒性化学品苯巴比妥暴露5天后，建立了可区分致癌物和非致癌物的生物标志物基因（Kramer et al. 2004a)。此外，Tsujimura等人于2006年利用一个已知的肝致癌物、非肝致癌物和非致癌物训练集（training set），使用体外大鼠肝癌细胞模型可以准确区分致癌物和非致癌物、肝致癌物和非致癌物，准确率达88.9%（Tsujimura et al. 2006）。这些研究表明，使用早期暴露和亚慢性暴露的生物标志物（体外和体内）的基因表达分析可以潜在地预测肝和肺的肿瘤发生。

7.6 遗传毒性致癌物和非遗传毒性致癌物

致癌物通常分为遗传毒性化合物和非遗传毒性化合物（图7.4）。两者均可诱导啮齿类动物发生肿瘤，最常出现在肺、肝、乳腺、胃、血管和造血系统、肾和膀胱（Gold et al. 1993; Waters et al. 2010）。将化合物本质上分为遗传毒性和非遗传毒性对肿瘤风险评估和药物研发非常重要，预测各种遗传毒性和非遗传毒性致癌物的 186
致癌反应的方法方兴未艾（Ellinger-Ziegelbauer et al. 2008, 2009）。遗传毒性和癌症之间的关系已经是众所周知的；遗传毒性致癌物，在靶组织细胞内主要是通过点突变、插入或缺失直接改变DNA，或改变染色体的结构或数量并形成DNA加合物，进而引发致瘤性转化（Butterworth 1990; Ellinger-Ziegelbauer et al. 2008, 2009; Waters et al. 2010）。非遗传毒性致癌物不直接作用于DNA，但是以一种表观遗传学方式发挥作用，或者通过间接影响细胞转化或者促进已引发的细胞向致瘤性转化方向发展来间接对靶细胞产生诱导效应（Ellinger-Ziegelbauer et al. 2005, 2008）。

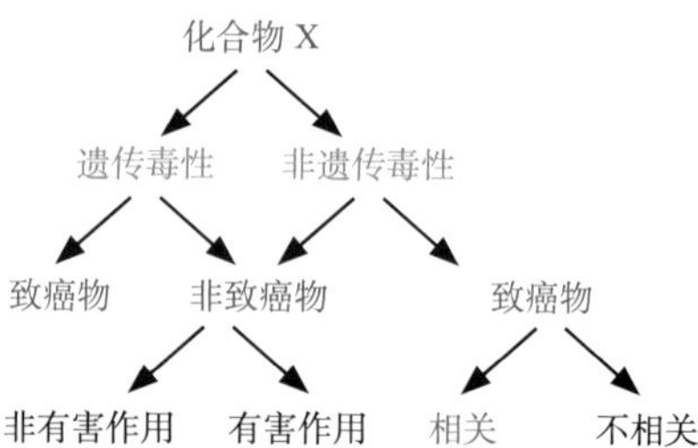

图7.4 该算法显示的是利用预测基因表达谱来分类化合物的可能策略，用来区分遗传毒性致癌物和非遗传毒性致癌物以及揭示与人类相关的毒性机制，最终确定与人类风险相关的化合物

非遗传毒性化合物通过多种机制促进这些癌症通路，包括细胞周期失调、有丝分裂增加、凋亡减少、或者是干扰细胞间信号传送、内分泌或免疫功能（Combes 2000; Ellinger-Ziegelbauer et al. 2008, 2009;Waters et al. 2010; Williams 2001）。此外，这些化合物可通过诱导细胞对毒性发生反应而出现毒性的次级效应，进而导致产生遗传毒性，诱导细胞对毒性发生反应包括显著的细胞再生和增殖，或活性氧和活性氮的过度增加导致损伤 DNA 和其他细胞成分的氧化应激反应增加，进而促进致瘤性转化（Butterworth 1990; Cohen 1995; Cunningham 1996; Ellinger-Ziegelbauer et al. 2005, 2008; Klaunig et al. 1998; Waters et al. 2010; Williams 2001）。

DNA 直接损伤的遗传毒性机制是致癌作用的一个特征。应用标准的遗传毒性试验在体外预测化合物的致癌性是目前遗传毒性研究标准，并可预测遗传毒性的作用机制。但是，目前的遗传毒性试验准确性差、特异性低，且通常不足以模拟复杂的癌症疾病，并且经常会高估致癌作用，导致假阳性结果（Ellinger-Ziegelbauer et al. 2008, 2009; Kirkland et al. 2005, 2006; Ward 2007）。此外，超过一半的化学诱导的肿瘤是由非遗传毒性化合物引起的，这很难用短期试验来预测（Nie et al. 2006）。而且，非遗传毒性化合物使用目前的遗传毒性试验检测，可能会因为上述 DNA 损伤的次级机制而出现体外遗传毒性反应。解释非遗传毒性化合物的遗传毒性数据使得人类风险的评估变得混乱和困难。事实上，这些遗传毒性试验预测人类致癌性的可靠性已经被质疑（Ellinger-Ziegelbauer et al. 2009; Kirkland et al. 2006; Waters et al. 2010）。此外，因为非遗传毒性机制可能受剂量反应的影响，而且与未观察到有害作用剂量（no-observable-adverse-affect level, NOAEL）有关，基于剂量反应来评估致癌性机制和预测致癌性对非遗传毒性化合物的风险评估很重要。

肿瘤的发病机制很复杂并且是多因素的，如此的复杂性只能用啮齿类动物模型体内致癌试验来进行研究，以提供生物靶器官的生物学相关信息、关键事件以及作用机制（Ellinger-Ziegelbauer et al. 2009;Holsapple et al. 2006）。一些研究人员在啮齿类动物模型的早期时间点使用预测毒理基因组学已经检测到遗传毒性化合物和非遗传毒性化合物与致癌终点相关的全基因表达差异，目的是在暴露过程中建立区分遗传毒性和非遗传毒性机制的早期关键基因组事件（Waters et al. 2010）。遗传毒性致癌物已被证明可引起基因表达改变，这说明发生了强烈的 DNA 损伤，提示 DNA 结构发生改变；非遗传毒性致癌物则与诱导细胞周期基因和氧化应激反应相关（Ellinger-Ziegelbauer et al. 2005）。其他研究人员表明，非遗传毒性化合物可显著诱导代谢相关基因，例如外源性受体激动剂、过氧化物酶增殖物激活受体（peroxisome proliferator–activated receptors, PPARs）或激素反应（Fielden et al. 2007）。例如，Ellinger-Ziegelbauer 等人于 2005 年选取在大鼠 2 年试验中可以诱导肝肿瘤的许多遗传毒性和非遗传毒性化合物，研究其给药 14 天对基因表达的影响，目的是为了确定
遗传毒性和非遗传毒性化合物差异表达的基因 187
集是否不同，以及这些基因集是否代表了相关及合理的生物学通路（Ellinger-Ziegelbauer et al. 2005）。遗传毒性化合物引起的基因表达特征涉及诱导 p53 反应，包括上调 *Bax*、*p21*、*Btg2*、*Cccng1* 和 *Mdm2* 的表达，提示直接的 DNA 损伤和细胞存活及增殖通路受到影响；而非遗传毒性化合物诱导的基因表达特征与细胞周期进程相关，有较弱的 p53 反应，这些改变与组织学观察到的有丝分裂增加一致。后者提示存在很强的氧化应激反应，常可引起 DNA 次级损伤和基因突

变，或者增强细胞存活及增殖，其原因是机体对脂质过氧化或细胞损伤以及细胞毒性的再生反应（Ellinger-Ziegelbauer et al. 2005, 2008）。就预测非遗传毒性致癌物而言，Kramer 等人于 2004 年在大鼠中发现了几个潜在非遗传毒性致癌性分子标志物，早在暴露 5 天后应用基因转录谱就可以区分致癌物和非致癌物（灵敏度和特异度分别为 86% 和 81%）（Kramer et al. 2004a）。Nie 等人于 2006 年确定了一个包含 6 个基因的标记，可以在暴露 24 小时后预测已知的非遗传毒性致癌物，交叉验证预测准确率为 88.5%，但将样本与市售的寡核苷酸芯片杂交时，其预测准确率为 84%（Nie et al. 2006）。Fielden 等人于 2007 年建立了一个与临床前特征（如肝重量、肝细胞肥大和坏死、血清 ALT 和细胞色素 p450 水平）相关联的预测基因标记，来预测大鼠暴露于非遗传毒性化合物 5 天后肝癌的发生。结合生物学和病理学锚定可以增加预测非遗传毒性致癌物的准确性，非遗传毒性致癌物引起的基因表达改变与再生、外源性代谢、过氧化物酶体增殖以及类固醇激素诱导的致癌作用引起的增殖相吻合（Fielden et al. 2007）。在一项后续研究中，药物安全性预测联盟（predictive safety testing consortium, PSTC）的致癌性工作组在一项跨实验室元分析（meta-analysis）验证研究中，评价了 Nie 等人于 2006 年和 Fielden 等人于 2007 年建立的数据集在实验室间预测的准确性，该小组共评价了 150 多个化合物，结果表明，虽然实验室间的变异降低了原始数据集的预测准确性（Fielden 等人 63%~69%; Nie 等人 55%~64%），但这种预测在药物研发早期评价中仍被认为很有价值（Fielden et al. 2008）。

Auerbach 等人于 2010 年在 F344 大鼠给药 2 天、14 天或 90 天后，应用毒理基因组学和机器学习法，利用一组已知的肝致癌物和非肝致癌物训练集对一系列链烯调味剂进行分类（Auerbach et al. 2010a），结果表明，该模型可以准确预测曾在动物致癌试验中评价过的非肝致癌物（茴香脑、丁香酚、异丁子香酚）和肝致癌物（黄樟素）。此外，该模型还将之前两个未评价的化合物归类为弱的致癌物，提示这些方法适用于在致癌试验中进行深入评价（Auerbach et al. 2010a）。这些研究表明，通过使用毒理基因组学方法，基于与机制明确的化合物种类进行比较，可以阐明与作用机制未知化合物的致癌作用相关的基因表达的改变（Fielden et al. 2007）。应用毒理基因组学在早期预测非遗传毒性化合物与最终的 2 年致癌试验的致癌性反应相联系，对危害识别和风险评估极具价值（Ellinger-Ziegelbauer et al. 2009; Nie et al. 2006）。具有高度预测性的短期体内筛选试验可提供更高效的方法来发现潜在的啮齿类动物致癌物，同时提供的机制信息或许可以用来确定化合物的暴露是否与人类健康相关（Fielden et al. 2007）。然而，需要考虑的是仅仅根据这个早期时间点以及大量的化合物早期基因表达改变与最终致癌性的关系，是否可得出明确结论，以及早期预测毒理基因组学的可靠性如何。例如，尽管毒理基因组学在确定与早期遗传毒性或非遗传毒性机制相关的基因表达改变方面具有潜在价值，但这只能建立在化合物是否是最终致癌物的假说的基础上。因此，重要的是需要意识到并非单个基因或某个特定的基因标记就足以区分遗传毒性和非遗传毒性致癌物，
也不能区分致癌物和非致癌物，还需要进行一系 188
列系统的毒理学或生物学研究，来充分评价复杂的数据集和与靶器官病理和分子机制相关的通路（Ellinger-Ziegelbauer et al. 2009）。病理学家最终将早期时间点基因表达的改变与最终会发展为肿瘤的癌前病变联系起来。如果没有病理学特征来验证这些预测毒理基因组学的致癌性表达谱，那么这些数据可能被认为是主观的和薄弱的，不足以得出有关风险评估的重要结论。验证这些标

记必须进行 90 天和 2 年试验的病理评估，结合 QRT-PCR 方法验证基因表达，并且在理想情况下，使用蛋白质印迹（Western blotting）或免疫组织化学进行蛋白质水平的评价，来证明早期时间点的基因表达改变是肿瘤转化这一连续过程机制的一部分，而且基因表达改变可导致与肿瘤发生和形态学改变（表型分析）相关的生物学相关蛋白信号的改变（Waters et al. 2010）。

7.7　肝毒性毒理基因组分析

数 10 年来，全球众多研究人员研究了啮齿类动物肝转录组。肝转录组提供了对肝损伤、修复和肝癌发生相关的复杂生物学过程的深入理解。到目前为止已经研究了数百种肝毒物，其中许多已知可引起啮齿类动物发生癌症，还有一些是人类致癌物。基因表达数据可作为肝毒性的早期指标，因为在临床生化学、组织病理学、临床，甚至是超微结构改变之前，外源性物质介导的基因表达改变通常就可以检测到（Gerrish and Malarkey 2007）。肝损伤也可引起血液中出现可检测到的转录组和小 RNA 的改变（Bushel et al. 2007a; Lobenhofer et al. 2008）。

肝接受心脏总输出量 25% 的血液，是药物和外源性物质的主要代谢场所，也是最常见的毒性靶器官之一。因此，肝也是药物相关的副作用及药物撤市最常涉及到的器官之一（Huang et al. 2004; Zidek et al. 2007）。肝是个复杂的器官，由执行不同肝功能的多个细胞群组成，具有多种代谢和生理功能。肝在有效摄取氨基酸、碳水化合物、脂肪和维生素进行贮存和代谢，以及释放入血这一系列过程中发挥重要作用。肝在外源性物质的生物转化、疏水性分子转化为水溶性形式、抵御外来大分子和调节血液流量等方面发挥着核心作用（Malarkey et al. 2005）。

虽然肝细胞数量占整个肝细胞群的 75%（占肝体积的 80%），但在研究过程中我们必须考虑肝中各种其他细胞来更好地解释基因组学数据。其他细胞包括胆管上皮细胞、内皮细胞（血窦、小动脉、小静脉、淋巴管的内皮细胞）、库普弗细胞、肝星状（伊东）贮脂细胞、定居淋巴细胞（陷窝细胞）、祖细胞（卵圆细胞）、神经内分泌细胞群、造血细胞簇和血细胞，以及各种细胞外基质成分。细胞外基质成分包括间叶细胞群（成纤维细胞、平滑肌细胞、神经、间皮细胞）和细胞外基质（肝的 5%~10% 是胶原）。正常肝大约表达 40% 的基因组（约 8000 个基因）（Malarkey et al. 2005），大部分的 RNA 来源于肝细胞，小部分是来源于较少的细胞群，例如胆管上皮细胞、卵圆细胞、库普弗细胞和间叶细胞成分（Auerbach, 未公开的数据，表 7.2）。例如，据估计整个肝样本中，肝细胞中包含了整个肝 75% 的总 RNA，而库普弗细胞、胆管上皮细胞、肝星状细胞和血窦内皮细胞分别包含肝总 RNA 的 5%。在设计和实施毒理基因组学研究时，不仅要考虑肝中各种细胞类型，还必须了解在疾病状态下基因表达复杂性的增加，疾病状态下基因表达数目可加倍（约 16 000 个基因），参与基因表达的各种细胞的比例也会变化（如在肝硬化
中）。与肝叶间差异、禁食、一天中的时间和性 189
别等相关的差异也需要加以考虑（Boorman et al. 2005a,b; Irwin et al. 2004; Morgan et al. 2005）。各肝叶间基因表达谱的差异可能与血流、肝小叶不同区域代谢的差异、不同细胞类型的基因表达差异等有关。例如，Irwin 等人于 2005 年证明了大鼠给予对乙酰氨基酚处理后，肝中间叶和肝左叶的基因表达存在显著差异（Irwin et al. 2005）。此外，还应考虑其他试验变量，例如年龄、品系、给药途径、溶媒和应激等。

肝中各种类别的细胞参与不同的功能，因此在正常条件下和毒性条件下都具有不同的基因表达谱。例如，肝细胞含有大量的滑面内质网和

表 7.2　大鼠肝中表达的前 20 个基因

排名	基因描述
1	白蛋白
2	血清类黏蛋白 1
3	载脂蛋白 A- Ⅱ
4	载脂蛋白 C- Ⅲ
5	纤维蛋白原 γ 链
6	醛缩酶 B, 果糖二磷酸
7	维生素 D 结合蛋白
8	a_1 微球蛋白
9	细胞色素 P450，家族 2，亚家族 E，多肽 1
10	整合膜蛋白 2B
11	CCR4-NOT 转录复合体，亚单位 2
12	载脂蛋白 A- Ⅰ
13	细胞色素 P450，家族 2，亚家族 C，多肽 8
14	纤维蛋白原 β 链
15	载脂蛋白 B
16	触珠蛋白
17	载脂蛋白 H
18	丝氨酸蛋白酶抑制蛋白肽酶抑制剂，C 分支（抗凝血酶），成员 1
19	丝氨酸蛋白酶抑制蛋白肽酶抑制剂，A 分支（a_1 抗蛋白酶、抗胰蛋白酶），成员 1
20	乙醇脱氢酶 4（Ⅱ类），π 多肽

资料来源：Auerbach，个人交流。

粗面内质网（占细胞体积的 15%），大量的核糖体、高尔基体、线粒体（每个细胞约 1000 个）、溶酶体和糖原，是肝代谢的主要场所，因此其基因表达谱体现了肝细胞的这些细胞特异性功能。在正常肝中也可见到编码各种不同生长因子（*Tgfα*、*Fgf*、*Igf1*）、代谢酶类（羧激酶、葡糖激酶、谷氨酰胺合成酶、氨基转移酶）、基质酶类和蛋白质（纤连蛋白、胶原蛋白、层黏连蛋白、α1 抗胰蛋白酶）基因的上调。参与调节胆小管胆汁，并在生长和损伤反应期间与其他类型细胞进行沟通的胆管上皮细胞，表达与细胞生长和分化相关的基因（Egfr）、胰腺肽受体（促胰液素受体、生长抑素受体），以及细胞信息交流和炎症［MHC Ⅰ / Ⅱ类、细胞基质黏附分子、谷氨酰转肽酶、癌胚抗原（carcinoembryonic antigen, CEA）和上皮细胞膜抗原（epithelial membrance antigen, Ema）］。肝星状细胞在肝细胞再生和肝纤维化过程中发挥重要作用，表达编码细胞外基质蛋白（纤连蛋白等）、细胞增殖和纤维化基因（*Tgfβ*、*Hgf*、*Igf2*），以及结构蛋白（波形蛋 190
白、结蛋白、平滑肌肌动蛋白）的基因，结构蛋白是损伤后肝实质重构所必需的蛋白。血窦内皮细胞因为其孔状结构且缺乏基板，所以在滤过流体溶质和颗粒中起作用。此外，血窦内皮细胞在内吞作用和多种疾病状态，例如动脉粥样硬化、肝硬化及肿瘤转移中也起着关键作用，因此，血窦内皮细胞表达多种与血管和细胞黏附有关的基因（*Icm1*、*F8ra*、*Icam1*）、白细胞表面标志物

（Cd34、Cd4、Cd14、Cd16），以及免疫调节基因（*Il1*、*Il6*、*Nos1*）。最后，被认为是肝第一道防线的库普弗细胞是血窦内的定居吞噬细胞（占血窦细胞的 30%），来源于循环中的单核细胞。这些细胞是炎症的介质，也是细胞因子的主要来源，因此，它们的基因表达特征反映了其抗原识别、吞噬作用（*MhcII*）及炎症（*Tnfα*、*Tgfβ*、*Il1*、*Il6*、*Il10*、*Infγ*）等功能。虽然肝中不同细胞群对基因表达的贡献很复杂，但是毒理病理学家作为系统生物学专家，他们在理解不同细胞群之间的相互作用以及不同细胞群对毒性的反应中起关键作用，因此可以将肝毒性的转录组数据与有生物学意义的终点相关联。

除了肝不同细胞群组分的基因表达有差异外，小叶间的基因表达也存在差异。具体而言，随着血液从门静脉沿着血窦循环到肝小叶的中央静脉，小叶内的基因表达存在血管梯度。例如，葡萄糖 -6- 磷酸酶在门管区的表达比小叶中心区高 8 倍，而葡萄糖激酶在小叶中心区的表达比门管区高 3.4 倍（Teutsch et al. 1999）。由于血液从肝动脉渗透到小叶中央静脉时氧张力减小，所以门管区的氧饱和度是小叶中心区的 2 倍。门管区过氧化物酶增殖物的表达增加，谷胱甘肽含量增加，胆汁酸摄取增加，而且糖原合成首先发生在此区域。谷氨酰胺合成酶仅在小叶中心区表达，其他参与代谢和生物转化的重要酶，例如乙醇诱导的 cyp2E1 和羧酸酯酶也主要在小叶中心区表达。离中央静脉越近，血窦内皮细胞的窗孔越大，数量越多，而门管区的库普弗细胞较大、吞噬能力更强。门管区的肝星状细胞含有少量的脂质，而中间带的肝星状细胞含有大量的脂质，小叶中心区的肝星状细胞维生素 A 和结蛋白的含量减少。细胞外基质成分也受小叶结构的影响，门管区狄氏间隙中的细胞外基质主要为层黏连蛋白、Ⅳ型胶原蛋白和硫酸乙酰肝素，而小叶中心区的细胞外基质主要为纤连蛋白、Ⅲ型胶原蛋白和硫酸皮肤素。考虑到肝小叶内（小叶中心区与门管区）细胞群的差异和对各种化合物反应的基因表达有差别，使用激光捕获纤维切割（laser capture microdissection, LCM)）技术可减少取材差异。LCM 能够观察每张切片的成分并分离肝小叶的特定区域，这样因肝小叶不同部位或不同的细胞群基因表达不同导致的毒理基因组学数据的差异就会降至最低。此外，LCM 也可用于解决全组织裂解液不能解决的特定问题，例如化学暴露导致的特定肝小叶组分（肝细胞、胆管上皮、血管成分）的基因表达。LCM 在使用机制毒理基因组学方法研究肝毒性作用模式和胆管增生中尤其重要。

影响肝基因表达的其他试验变量包括禁食、昼夜节律、年龄、性别、品系、给药途径、溶媒和应激。禁食影响肝细胞的生理状态，包括糖原存贮。当动物被禁食后，糖原被代谢为葡萄糖进而被利用，因此糖原存贮减少，HE 染色肝组织切片表现为肝细胞体积变小，肝细胞胞质失去“虫蚀状”外观。这些组织学改变反映了基因表达的变化，除非所有的动物同时禁食且在一天的同一时间进行解剖，否则组织学观察到的肝细 191
胞外观的差异在基因表达谱上会非常明显，这会影响毒理基因组学数据的正确解释（Boorman et al. 2005a）。年龄增加也会影响肝的基因表达，随着年龄增加，肝细胞总数减少，但是肥大及多倍体肝细胞数量增多。肝基因表达的性别差异主要由雌性动物的雌激素和雄性动物的雄激素所引起，主要与青春期生长激素的作用有关（Rogers et al. 2007）。鉴于这些变化对毒理基因组学数据分析和解释有潜在影响，所以每项毒理基因组学研究所用动物的年龄和性别都应该匹配。因为给药途径影响化合物代谢的毒代动力学，不同的溶媒也可能影响肝的代谢状态（如甲基纤维素与玉米油），所以给药途径和溶媒也可改变基因表达结果。运输或化学暴露的应激也会改变肝的基因表达。Chida 等人于 2006 年报道了与束缚相关的应激反应可导致 ALT 增加，应激反应导致的肝功能改变可能的机制包括自然杀伤细胞群的增多，炎症改变导致肝细胞损伤以及大脑中调控正常肝细胞功能区域的血流障碍（Chida et al. 2006）。最后，品系差异可导致肝对各种化合物反应存在显著差异，这将显著影响基因表达。Bradford 等人于 2011 年发现 15 个不同品系的小鼠对三氯乙烯（trichloroethylene, TCE）的氧化和接合作用存在很大差异，TCE 是一种广为人知的啮齿类动物致癌物及可能的人类致癌物（Bradford et al. 2011）。Bradford 等人还发现 TCE 对肝转录组的特异性作用（尤其是 PPAR 作用）高度依赖于不同品系小鼠间抵抗力和敏感性的差异。以上数据强调了一个事实，即由于取材、品系、性别和年龄差异，溶媒，暴露途径以及昼夜节律导致的差异均可显著影响毒理基因组学数据的分析和解释，必须尽量减少所有的变量以避免对结果的误解。

对新化合物肝毒性的早期检测和预测方兴未艾，毒理基因组学方法已被广泛用于评价化合物的潜在毒性，尤其是预测引起急性肝毒性如坏死或脂肪变性的化合物，是预测毒理基因组学研究的重点（Ellinger-Ziegelbauer et al. 2008）。此外，就阐明毒性的分子机制而言，当各种不同的化合物通过不同的机制产生一种相同的毒理学表型，例如肝细胞肥大、胆管增生、脂肪变性或坏死时，机制毒理基因组学非常有帮助（Buck et al. 2008）。更为重要的是，肝毒物暴露导致的基因表达的改变可能会比传统的毒理学评价方法更为敏感，传统毒理学评价方法，例如组织病理学和临床生化学评价的预测能力及肝毒性分子机制研究能力通常较差（Heinloth et al. 2004; Huang et al. 2004）。通常情况下，一种肝毒素在低剂量或亚临床剂量下诱导的基因表达可提示轻微损伤，而在较高剂量下组织病理学改变就会变得明显，这使得基因表达改变成为比传统的毒性终点更敏感的预测肝毒性指标（Heinloth et al. 2004; Ulrich and Friend 2002; Zidek et al. 2007）。例如，Heinloth 等人于 2004 年报道亚临床剂量的对乙酰氨基酚可引起提示出现肝细胞有害作用的肝基因表达的改变，而这种有害作用采用组织病理学或临床生化学方法检测不到（Heinloth et al. 2004）。事实上，只有在透射电镜下才可以观察到一些改变，包括偶尔可见线粒体损伤。基因表达结果表明，所涉及的作用机制是因 ATP 耗竭、氧化应激、DNA 损伤导致的细胞能量缺失，并且随着剂量的增加这些基因表达的改变变得更为显著。采用这种方式，预测毒理基因组学可以检测到使用常规的毒理学终点检测不到的细微的毒性改变。在另一项研究中，Foster 等人回顾性评价了非临床毒性研究中 33 个化合物，建立了可预测毒性的可靠的全基因表达改变，并且在传统研究终点（包括组织病理学）之前观 192
察到的毒性转录变化在 60% 的案例中得到了验证（Foster et al. 2007）。重要的是，要时刻牢记并非所有的与毒性相关转录组的改变都确实表明毒性，它们也可能是对暴露的一种适应性反应。认识到毒理基因组学分析在某些毒性反应存在局限性也很重要，因为在某些情况下，靶组织暴露后的反应有差别。例如，一个器官中仅有少数亚类细胞出现显著的组织病理学改变（单个肝细胞坏死、散在的单个肌纤维变性、库普弗细胞毒性），这可能很难从基因组的角度来解释，更适合通过组织病理学来更快地检测（Foster et al. 2007）。通过将毒理基因组学评价与表型锚定相结合，对于作用机制未明的化合物，转录谱表明或提示的毒性反应可通过病变发展或临床生化学指标的改变来确认。

因为毒理基因组学方法可以检测到代表有害作用的早期或亚临床改变，所以该方法被用来填补暴露和传统毒理学终点之间的数据空白。通过预测和机制毒理基因组学方法，研究人员应用啮齿类动物毒性模型的全基因表达谱来预测结果并阐明肝毒性的机制（Zidek et al. 2007）。如上所述，对致癌物和非致癌物以及对遗传毒性和非遗传毒性肝致癌物的预测，基于由不同机制的已知肝毒物的基因表达谱组成的训练集可用于预测毒性未知的化合物的肝毒性，因此肝毒性的毒理基因组学预测依赖于类别预测（Maggioli et al. 2006; Schena et al. 1995; Zidek et al. 2007）。全基因表达谱分析对于了解肝毒性和建立一种预测肝毒性的方法非常重要。是否可以使用这种方法取决于肝毒物是否可以根据其在靶器官的基因表达谱来进行区分，以此实现对毒性终点和作用机制分类（Hamadeh et al. 2002a）。因为对化合物的分类可能是基于其引发的毒理学终点的相似性，Hamadeh 等人与 2002 年使用 DNA 微阵列技术比较了多种过氧化物酶增殖物和苯巴比妥，阐明了化学种类相同但结构不同的化合物（过氧化物酶增殖物）可以诱导相似的基因表达谱，但每个化合物的表达谱仍是唯一的且可分辨的（Hamadeh et al. 2002a）。此外，他们还发现不同化学种类的化合物（苯巴比妥）在肝产生了显著不同的基因表达谱，证实了同一类化合物较不同类的化合物的基因表达谱更为相似。特别重要的是要考虑到不同的化学类别的化合物可能会产生相同的组织病理学终点，比如过氧化物酶增殖物和苯巴比妥，虽然这两种化合物的作用机制不同，但两者均可诱导大鼠、小鼠出现小叶中心性肝细胞肥大，并与肿瘤诱导相关（Davies et al. 2008; Maronpot et al. 2010; Peters et al. 1997）。与已知的苯巴比妥和 PPAR 的致肝细胞肥大和致癌作用机制一致，过氧化物酶增殖物诱导基因表达改变与甘油三酯的代谢、脂肪酸摄取以及 β-氧化途径刺激相关，而苯巴比妥诱导多种细胞色素 p450 基因（*Cyp2b2*、*2c6*、*3a9*）和几种谷胱甘肽 S 转移酶。此研究表明，可根据大鼠肝基因表达谱对化合物进行分类，而且即便毒理学终点相似也可以进行分类。此外，可使用较小基因集而非全基因组分析更有针对性的方法来预测肝损伤，以帮助更快速地筛选肝毒性化学物。例如，Zidek 等人于 2007 年通过分析大鼠中已知肝毒物和非肝毒物分别暴露 6 小时、24 小时和 72 小时后的基因表达谱，使用含有 550 个基因的基因微阵列，建立了一个急性肝毒性预测筛选系统（Zidek et al. 2007）。对 64 个化合物在暴露 24 小时后进行检测，基因表达分析可准确地预测每一个化合物的肝毒性，表明将相对较少的基因集中成一组进行基因表达分析可区分可引起急性肝毒性的化合物和不引起急性肝毒性的化合物。此外，受试的 64 个化合物中仅有 3 个（四氯化碳、1-萘基异硫氰酸盐、对乙酰氨基酚）在暴 193
露 72 小时有组织病理学改变。

肝机制毒性基因组学促进了多种肝毒物毒性机制的研究，包括四氯化碳（Holden et al. 2000）、砷（Lu et al. 2001）、对乙酰氨基酚（Heinloth et al. 2004; Reilly et al. 2001）、噻吡二胺（Hamadeh et al. 2002b）、呋喃（Hamadeh et al. 2004）、甲氨蝶呤和苯妥英（Huang et al. 2004）、酶诱导剂（Bulera et al. 2001; Burczynski et al. 2000; Hamadeh et al. 2002a; Waring et al. 2001b）、2,3,7,8-四氯二苯并二噁英［2,3,7,8-tetrachlorodibenzo-*p*-dioxin, TCDD］和二噁英样化合物（Boverhof et al. 2006;Kopec et al. 2008）、苯（Heijne et al. 2005）、溴苯（Heijne et al. 2003, 2004）、芳香烃、消炎痛、卡马西平（Waring et al. 2001a,b）和氧化应激 / 亲电反应性化合物（McMillian et al. 2004）等。此外，许多研究人员证明了基因表达改变与某一特定肝毒素的一种作用机制下特定的组织病理学终点是相关联的，例如，为了阐明噻吡二胺（methapyrilene, MP）的毒性机制，Hamadeh 等人于 2002 年进行了研究，大鼠分别在 MP 暴露 1 天、3 天和 7

天后评价肝的全基因组表达，将基因表达改变与组织病理学损伤表型相锚定（Hamadeh et al. 2002b）。研究发现大鼠 MP 暴露后导致给药组动物肝细胞坏死、胆管增生、门管区周围炎症细胞浸润和小泡性肝细胞空泡形成。分层聚类分析结果表明，样本根据组织病理损伤的严重程度和基因表达的改变进行聚类，反映了基因改变与肝细胞坏死、胆管增生、脂肪酸代谢的改变和炎症相关，且随着剂量的增加严重程度也增加。通过将基因表达与病理学终点的表型相关联，作者能够将由肝毒性引起的形态学变化与基因表达的特定变化相关联，并确定组织病理学检测不到的低剂量效应。

Huang 等人于 2004 年使用基因表达谱来确定与使用各种肝毒物引起的组织病理病变相关的多个毒性终点（Huang et al. 2004）。对乙酰氨基酚、甲氨蝶呤、噻吡二胺、呋喃和苯妥英，每个化合物代表了引起特定类型肝损伤的一种肝毒物。他们的研究表明基因表达与特定的肝病理改变相符，且基因表达改变与剂量和时间明显相关。此外，基因表达改变发生在组织形态学改变之前。主成分分析法对每一种化合物进行了明确的聚类，结果显示基因表达差异与特定的肝组织病理学病变相对应，包括小叶中心性坏死（对乙酰氨基酚）、萎缩、脂肪变性和坏死（甲氨蝶呤）、门管区周围性坏死和胆管增生（噻吡二胺）、胆管纤维化、胆管增生、HCC 和胆管癌（呋喃）和小叶中心性肝细胞肥大（苯妥英）。此研究表明，毒理基因组学方法可以根据基因表达将组织病理学的终点进行分类，基因表达的改变通常发生在组织病理病变之前，这些基因标记可帮助理解其他肝毒物的作用机制。

Waring 等人进行了类似的机制毒理基因组学研究，研究选用 15 种已知的可诱导特定肝组织病理学病变（坏死、肥大、纤维化、肝细胞癌）的肝毒物，进行体外大鼠肝细胞（Waring et al. 2001a）和体内大鼠肝（Waring et al. 2001b）的基因表达分析可用来阐明肝毒性的作用机制并且将组织病理学和临床生化学终点相关联。体外研究表明，每个化合物可以形成一个独特的基因表达谱，相似的表达谱说明有相似的作用模式。体内研究采用同样的试验设计，大鼠暴露于相同的 15 种肝毒物，研究人员表明，每个化合物的基因表达谱结果与所观察到的组织病理学及临床化学终点相关联（Waring et al. 2001b）。体内研究结果证实了体外研究的结果，不同的化学物质根据肝毒性分子机制的基因表达进行聚类。光面内质网诱导和酶诱导相关的化合物（芳香烃），以及那些引起中间带和小叶中心性坏死（四氯化碳）或门管区周围坏死（烯丙醇）、引起 DNA 194
损伤（依托泊苷、野百合碱）的化合物在聚类分析中很明显，且分层聚类结果与组织病理学和临床生化学结果有很好的相关性。这些研究表明，毒理基因组学方法可用来阐明肝毒性机制，同时提供了一种筛选未知毒性化合物的敏感方法。

7.8　肾毒性毒理基因组分析

肾是毒理学损伤最常见的靶器官之一，药物诱导的肾毒性是临床前药物开发和安全性评价的主要关注点之一（Jiang et al. 2007; Kondo et al. 2009; Wang et al. 2008）。肾是药物和化学品过滤、代谢和排泄的主要器官，因为肾的血流量很大（接近心脏总输出量的 1/4），水、电解质和营养物质交换率高，并且具有浓缩尿中化合物的功能导致其暴露于高浓度的化学物，所以肾比其他器官暴露的药物或其他化学物的浓度高很多（Khan and Alden 2001; Kondo et al. 2009; Thukral et al. 2005; Wang et al. 2008; Werner et al. 1995）。此外，肾还能够分离其他器官原本不会接触到的与蛋白结合的毒素，改变尿溶质的 pH 值，从而有助于化合物向活性形式的生物转化。肾也直接参与外源性物质的代谢。因为肾在毒理学暴露中非常重要，所以需要更好的模型来预测人类肾毒性。无论是暴露于化合物导致的直接损伤还是继发于其他损伤，肾毒素暴露导致肾损伤的机制都有很多。Khan 和 Alden 于 2001 年将肾毒性化合物分为以下几类：①直接改变细胞器功能的化合物；②活性中间产物或氧化应激导致损伤的化合物；③引起底物（细胞、间质或管腔）改变的化合物；④引起肾血流动力学异常（肾小球滤过率增加或降低）的化合物；⑤引起免疫介导疾病的化合物。因此，在所有组织水平上充分理解化学物的分子和生化效应并了解组织对各种类型损伤的反应，对于确定毒理学风险很重要，这使得毒理病理学家成为解释任何毒理基因组研究中肾毒素暴露引起基因表达变化至关重要的组成部分。

传统肾功能生物标志物（如 BUN 和肌酐）在发现早期肾毒性中相对不敏感，因为只有当 3/4 的肾单位受损时，这些酶才可检测到显著升高（Amin et al. 2004; Decristofaro and Daniels 2008; Price 1992; Wang et al. 2008）。此外，BUN 和肌酐的改变仅对肾毒性作出一般性提示，不能提供肾脏受累部位的信息（Thukral et al. 2005）。因此，安全性评价中一个主要关注点是在形态学明显改变之前将肾功能障碍早期检测作为肾毒性的一个指标来有效地筛选感兴趣的化合物（Jiang et al. 2007; Kondo et al. 2009; Thukral et al. 2005）。与肾单位损伤相关的基因表达改变更为敏感，基因表达改变是伴随肾损伤发生的最早事件，甚至出现于明显的组织学损伤之前（Amin et al. 2004; Fielden et al. 2005; Kondo et al. 2009）。为此，已开展预测和诊断肾小管毒性的微阵列研究来发现肾脏早期临床前疾病状态和区域特异性损伤（Fielden et al. 2005; Kondo et al. 2009; Thukral et al. 2005）。肾细胞损伤首先引起特定靶点的 mRNA 表达发生改变，随后发生与肾单位再生或修复相关的一般改变，或纤维化及进一步肾损伤。

毒理基因组学正逐渐成为一种鉴定有潜在毒性化合物令人瞩目的方法（Kondo et al. 2009），并且已经使用毒理基因组学方法研究了几种肾毒性药物。大多数肾毒性物质选择性损伤近端小管，因为此区段是肾单位最敏感的部位，最易受损伤（Jiang et al. 2007; Khan and Alden 2001; Thukral et al. 2005）。例如，顺铂是具有肾毒性不良反应的化疗药，顺铂在近端小管上皮细胞中代谢为有毒性的中间产物，可损伤近端小管和肾 195
小球，进而抑制 DNA 的合成，并通过耗竭谷胱甘肽而诱导氧化应激（Amin et al. 2004; Huang et al. 2001; Kramer et al. 2004b）。庆大霉素是氨基糖苷类抗生素，具有肾毒性，其机制是抑制近端小管上皮细胞的脂质体功能，导致磷脂质沉积和肾小管变性（Amin et al. 2004; Kramer et al. 2004b）。顺铂和庆大霉素主要损伤近端小管，而嘌呤霉素（氨基糖苷类抗生素）选择性地引起肾小球足细胞坏死（Amin et al. 2004），进而导致严重的肾小球损伤和蛋白质丢失，伴近端小管中蛋白管型形成导致的继发性肾小管损伤（Kramer et al. 2004b）。考虑到这些肾毒性物质的作用机制不同，研究人员做了大量的工作，尝试利用这些化合物作为模型来预测肾毒性和确定肾毒性的分子机制。因为肾不是一个均质的器官，肾单位的不同部位执行着特定的和关键的生物学功能，所以肾单位不同区段（如近端小管、远端小管、集合管、髓襻、肾小球）的损伤可能出现与特定区段的损伤或毒性相对应的特定基因改变（Amin et al. 2004）。这为作用机制未知的各种肾毒性物质的毒性机制研究提供了重要的数据。

几个研究团队已经应用经典的肾毒性物质顺铂、庆大霉素和嘌呤霉素（Amin et al. 2004; Huang et al. 2001; Thompson et al. 2004; Thukral et al. 2005; Wang et al. 2008）及其他肾毒素（Kharasch et al. 2006; Luhe et al. 2003; Thukral et al. 2005）在体内和体外分析了与不同区段肾单位损伤的毒性机制相关的基因表达改变。对暴露于这些药物的大鼠肾中的基因标记应用微阵列分析，显示出了与特定部位的肾单位损伤有关的新变化，反映了部位特异性作用机制。Wang 等人于 2008 年利用文献报道与肾毒性有关一组 48 个基因，建立了大鼠暴露于肾毒素庆大霉素、杆菌肽、万古霉素或顺铂后急性肾小管坏死的一种基因表达标记（Wang et al. 2008）。基因表达的改变与急性期反应、炎症和组织修复 / 再生 / 重构基因（*Kim1*、*Spp1*、*Lnc2*、*Clu* 和 *A2M*）的上调一致，与凋亡、坏死或能量转运相关基因（*Egf*、*Rgn*、*Ngfg*、*G6pc*、*Oat*、*Slc21a1*、*Bmp4* 和 *Calb1*）的下调一致。他们根据以上研究的基因表达特征确定了一组肾毒性生物标志物：脂质运载蛋白 2（lipocalin2, Lcn2）、肾损伤分子 1（kidney injury molecule 1, Kim 1）和骨桥蛋白（osteopontin, Spp1）。同样，Amin 等人于 2004 年对暴露于顺铂、庆大霉素和嘌呤霉素的大鼠肾进行了微阵列分析（Amin et al. 2004）。研究结果表明，PCA 和分层聚类分析可发现基因表达的特征，并且可根据暴露于顺铂、庆大霉素和嘌呤霉素的剂量、时间和肾毒性的严重程度来区分样本。使用微阵列方法，顺铂导致的基因表达改变反映了生物学通路的过表达，包括细胞周期调节、肾损伤和再生、药物代谢和解毒作用、肌酐合成和渗透调节。Amin 等人发现的基因改变部分基因与 Wang 的研究中的基因，以及以前在其他肾毒性模型中报道的基因一致，包括血红素加氧酶 1、簇集素、胸腺肽 β 4 以及其他生长因子（Amin et al. 2004）。相反地，庆大霉素诱导激肽释放酶的表达降低。激肽释放酶是远端肾单位生成的一种蛋白，控制水和钠体内平衡，与肾损伤有关。嘌呤霉素处理可引起肾小球损伤相关基因或已知的肾小球疾病生物标志物（如血清淀粉样蛋白 P、组织蛋白酶 H 和 B、乙醇脱氢酶、溶质载体 4、MIP1-alpha、干扰素 α 诱导蛋白、视黄醇结合蛋白）的增加。

Huang 等人于 2001 年报道，大鼠给予顺铂后，肾基因表达的改变与凋亡机制及细胞内钙平衡紊乱相符，同时发现与组织重构、细胞增生、氧化应激和多药耐药相关的基因上调（Huang et al. 2001）。为了建立一个更快速、更省力的高通量方法，Huang 等人使用大鼠肾上皮细胞和肝细胞暴露于顺铂来验证体内观察到的基因表达变化。细胞系的基因表达改变的微阵列分析结果表明，相比较肾上皮细胞，肝细胞对顺铂的毒性更为敏感，体外研究得到的结果与体内研究结果正好相反。因此，虽然细胞系可有效快速地评价毒性暴露后的基因改变，但体外细胞试验可能不是 196
检测体内毒性反应的最好方法，因此将体外研究结果外推到体内是不可靠的，它们不能替代体内模型（Huang et al. 2001）。病理学家在评估和关联体内变化方面起着重要作用，因为病理学家可将组织形态和毒性作用相联系，所以完全依赖体外细胞培养研究的基因表达改变不是最佳的毒性预测指标。在风险评估和药物开发过程中，通过将病理学终点与肾毒性的基因表达模式关联起来，毒理基因组学有助于增加我们对部位特异性肾毒性机制的理解。

由于肾毒性是决定一个药物能否继续开发的关键因素，所以早期发现化合物的肾毒性可极大降低劳动力和成本并提高药物开发的效率（Kondo et al. 2009）。因此，除了上述肾毒性物质的机制研究，其他研究人员还开展了预测性研究来识别潜在肾毒性化合物。Fielden 等人于 2005 年研究了雄性大鼠给予 64 种肾毒性或非肾毒性物质，在组织病理学病变出现前几周，建立了一个训练集来预测早期时间点肾小管变性的基因表达（Fielden et al. 2005）。由于临床生化学和组织病理学评价不能预测未来的病变发展，所以他们从 76% 的训练集中筛选出由 35 个基因组成的标记，准确地预测了 64 个化合物中结构不同的肾毒性物质，这种方法提高了预测能力。但如果将毒理基因组学和病理学终点结合，将大大提高毒理基因组学方法预测能力的敏感性。例如，Thukral 等人于 2005 年使用毒理基因组学方法鉴定生物标志物并评估与使用各种肾毒性物质（包括氯化汞、2- 溴乙胺氢溴酸盐、六氯丁二烯、丝裂霉素、两性霉素和嘌呤霉素）导致的肾小管变性、再生和坏死等病理学终点相关的肾毒性机制（Thukral et al. 2005）。研究结果表明，基因表达谱基于肾病变的类型和严重程度聚类，而不是根据化学物的类型进行聚类。重要的是，利用这些数据作为一个训练集，他们能够根据基因表达谱预测各种肾毒物暴露引起的病理学改变的严重程度和类型，准确率达到 82%。这些数据表明，肾毒性引起的基因表达改变可与病理学终点结合起来增加预测的准确性。Jiang 等人于 2007 年研究表明，大鼠给予 10 种不同的肾毒性物质后，将具体的病理学终点（例如近曲小管损伤）与基因表达谱相关联，预测灵敏度可提高到 91% (Jiang et al. 2007)。Kondo 等人于 2009 年在大鼠进行了 33 种肾毒性物质与组织病理学结果相关联的全基因表达分析，得到了一个由 92 个基因组成的标记，其中既包括已知的肾毒性生物标志物，也包括反映了组织重构、炎症、细胞增殖和迁移以及氧化应激等通路激活的新靶点（Kondo et al. 2009）。更为重要的是，将基因表达的改变与肾小管损伤的组织病理学终点相关联可以提高预测能力，比单独的组织病理学评价或基因表达分析的预测能力要强。然而，虽然使用这 92 个基因组成的标记可准确鉴定将来可引起肾小管损伤的肾毒物，但是一些毒理基因组学分析结果为阴性的化合物也可引起肾小管损伤。鉴于毒理基因组学研究中会出现此类假阴性结果，所以要将基因组学改变与病理学终点相关联。如果不能将基因表达与病理学结果相关联，那么对肾毒性的预测性研究与其他终点研究一样是有问题的。虽然毒理基因组学方法是识别潜在肾毒物的强有力工具，但是这些研究也显示出将基因表达与病理学终点相关联的重要性，这种将已知的和新的生物标志物以及发生改变基因的功能组与特定的组织病理学病变相关联的方法，可以提供关于作用机制方面和增加毒理基因组学预测能力的重要信息。当与传统的临床终点和病理学终点分析相结合时，肾的基因表达谱就是一个强有力的工具，可以发现肾毒性的作用机制和肾 197
疾病潜在的生物标志物，并且可能用于预测未知毒性化学物质的肾毒性，包括肾单位内区段特异性病变。

7.9　心脏毒性毒理基因组分析

心脏是天然毒素、工业化合物和几乎每一类药物的一个重要的毒性靶器官（Buck et al. 2008; Decristofaro and Daniels 2008）。这些种类的药物包括非甾体抗炎药（Brophy 2007; Caporali and Montecucco 2005）、化疗药物（Albini et al. 2010; Broder et al. 2008; Keefe 2002; Krischer et al. 1997）、抗糖尿病、免疫调节剂、糖皮质激素和抗真菌药（Slordal and Spigset 2006）。理解小鼠对心脏病理的敏感性存在显著的品系差异也很重要，这种差异可以反映在基因表达分析中（Auerbach et al. 2010b）。药物引起的心脏毒性可以根据以下几点进行分类：①结构损伤；②伴或不伴有形态学改变的功能改变；③不伴有明显的结构或功能改变的组织或细胞内稳态改变（Decristofaro and Daniels 2008; Wallaceet al. 2004）。心脏的组学研究大部分集中在心肌梗死生物标志物的研究。心肌梗死时因缺血导致肌纤维损伤后细胞蛋白释放，随后在血清中可以检测到释放的蛋白，包括肌酸激酶、乳酸脱氢酶、肌红蛋白、心脏脂肪酸结合蛋白以及肌钙蛋白T和I（Decristofaro and Daniels 2008; Mori et al. 2010）。然而，这些细胞损伤的标志物在药物诱导的心律失常、心脏瓣膜病变或心脏收缩异常时并不一定增加，因为在这些情况下肌纤维膜的渗透性并没有发生改变，也没有心肌细胞损伤（Decristofaro and Daniels 2008）。有些基因改变与心肌损伤（包括肥大）有关，包括胚胎癌基因（*myc*、*fos*、*jun*）和胚胎结构基因（β肌球蛋白重链、α骨骼肌动蛋白）的上调或再表达，但是这些改变往往与组织病理学改变一起发生（Decristofaro and Daniels 2008; Mikaelian et al. 2008）。心脏对肌细胞毒性的反应方式相对较少；心脏毒性的组织病理学改变包括肌纤维变性、凋亡或坏死，由不同程度间质纤维化所代替。通常情况下，在化合物安全性研究的后期观察到这些形态学改变，此时病变已经完全形成。在疾病过程的早期对化合物诱导的心脏毒性进行毒理基因组学分析可更好地理解心脏毒性的机制。此外，认识药物诱导心脏病变的早期事件可以帮助在药物开发早期识别具有潜在心脏副作用的化合物（Buck et al. 2008）。

虽然对心脏毒素的毒理基因组学研究比肝毒素和肾毒素少，但是一些研究人员使用毒理基因组学的方法构建了模型，来预测或确定各种化疗药物（多柔比星）（Buck et al. 2008; Mori et al. 2010; Yi et al. 2006）、其他药物（异丙肾上腺素）（Mikaelian et al. 2008; Mori et al. 2010）、环境及职业化合物（卡巴呋喃、邻苯二甲酸盐）（Mori et al. 2010; Singh and Li 2011）以及其他毒素（吸烟）（Halappanavar et al. 2009）的心脏毒性的分子机制。就具有心脏毒性副作用的化疗药物而言，阿霉素已被广泛研究。阿霉素是一种蒽环类抗生素，是针对多种癌症的化疗药物，包括乳腺癌、骨肉瘤及淋巴瘤（Singal and Iliskovic 1998），但是因为可导致心肌病和心衰等急性或慢性心脏毒性副作用使其应用受限。阿霉素通过直接损伤DNA杀灭高增殖的肿瘤细胞，在杀伤肿瘤细胞的过程中产生大量的自由基，对心肌细胞造成损害，包括细胞器损伤，随后导致细胞死亡（Kalivendi et al. 2005; Yi et al.2006）。大鼠、小鼠和家兔给予阿霉素后，可以产生与给予该药
物治疗的人相似的心脏毒效应，因此上述动物被 198
用于研究阿霉素诱导心脏毒性机制的模型（Buck et al. 2008; Kalivendi et al. 2005; Robert 2007; Yi et al. 2006）。虽然单次给药或是暴露早期的组织病理学检查和临床生化学检查无显著改变，但一些团队利用毒理基因组学的方法证明阿霉素暴露可引起基因表达显著改变，与预期的毒性机制一致（Buck et al. 2008; Mori et al. 2010; Yi et al. 2006）。Yi等人于2006年使用小鼠阿霉素急性和慢性心脏毒性模型研究表明，急性、单次、大剂量给药比低剂量慢性暴露引起更多的转录组改变，慢性模型可以更好地反映人类患者阿霉素治疗诱导的临床疾病：进行性肌纤维变性和缺失，进而纤维化代替，心肌舒张受损，收缩能力不足，最终形成扩张型心肌病（Yi et al. 2006）。然而，在这两个模型中，显著的基因表达改变均涉及氧化应激和代谢、信号传导、凋亡机制和结构肌纤维基因表达改变，表明了这两个模型中存在相同功能类别的基因失调，提供了心脏毒性导致心肌病早期和晚期分子机制的决定因素。

Buck等人于2008年利用阿霉素诱导心脏毒性大鼠模型研究表明，在给药后极短时间内即可以检测到显著的基因表达的改变。这些基因表达的改变主要与线粒体功能障碍及钙调节改变相关，且在可以检测到ATP生成减少之前即可检测到，表明暴露于心脏毒性药物后，在生理学和功能性改变之前，极早期的基因改变可以在亚细胞细胞器的水平被检测到（Buck et al. 2008），说明在药物开发过程中可使用毒理基因组学方法来早期发现化合物潜在的心脏副作用。在一个将阿霉素作为阳性对照数据集后续的研究中，研究

人员评估了在临床前研究中以不明机制产生心脏毒性的不同化合物在大鼠给药 3 天后引起的基因表达改变（Buck et al. 2008）。这些化合物的转录谱与阿霉素极为相似，提示其毒性机制与阿霉素相似。

Mori 等人于 2010 年通过阿霉素以及其他两种不同毒性作用机制的典型心脏毒性药物，异丙肾上腺素和卡巴呋喃单次给药，结合组织病理学来评价大鼠心脏的转录反应，发现潜在的心脏毒性基因组生物标志物（Mori et al. 2010）。异丙肾上腺素是一种儿茶酚胺类药物，可引起急性心动过速和心肌梗死（Mikaelian et al. 2008; Mori et al. 2010），卡巴呋喃是一种抗胆碱酯酶杀虫剂（Gupta 1994）。应用毒理基因组学的方法评价这些不同的心脏毒性化合物，研究人员确定了三种化合物共同的与细胞增殖、趋化、再生和形态发生功能相关的特征性基因。这些特征性基因与组织病理学结果（肌纤维变性、水肿、炎症细胞浸润和坏死）有很好的相关性。与其他研究结果一致，基因表达模式与组织病理学发现相对应，而不是与化合物类型相对应，这提示尽管不同的化合物的作用机制不同，但心脏毒性的形态学终点是一致的，说明心脏对损伤的适应性反应有限。在整个暴露过程中，持续上调的基因包括与心脏毒性、心肌梗死、炎症、扩张型或肥厚型心肌病、心肌细胞骨架蛋白、心肌炎和纤维化等相关的基因（*Spp1*、*Fhl1*、*Timp1*、*Ccl7*、*Reg3b*），这些基因的共同上调为它们可用于预测心脏效应未明化合物的心脏毒性提供了证据（Mori et al. 2010）。

虽然多年来一直使用异丙肾上腺素来建立心肌梗死模型，但是其导致心脏毒性的机制尚未完全明确（Mikaelian et al. 2008）。一些研究人员评价了单个或少数几个基因的改变来建立假说，认为心肌坏死的机制是异丙肾上腺素暴露后的毒性终点，包括心动过速导致的心肌耗氧量增加、电解质紊乱、冠状动脉血管收缩以及凋亡机制等（Dhalla et al. 1992; Mikaelian et al. 2008）。Mikaelian 等人于 2008 年建立了一个急 199
性心肌坏死模型，来研究异丙肾上腺素给药后与组织病理学心肌病变相对应的暂时性全基因表达变化（Mikaelian et al. 2008）。在疾病过程早期并与组织病理学病变同时发生的是细胞死亡、心肌损伤相关基因的上调和胚胎基因、生长因子和原癌基因的再表达，随后出现适应性反应，包括脂肪酸代谢的下调和胚胎基因、炎症和修复的上调（Mikaelian et al. 2008）。一个非常早期的标记是白介素 6（IL-6）的激活，与心肌缺血以及 JAK/STAT 和 MAPK 通路的激活有关，并与心肌坏死有关。这种 IL-6 反应与血清肌钙蛋白的改变和收缩带及横纹消失的组织学改变相符。此研究将基因表达改变与早期的临床生化终点和组织病理学终点相关联，阐明了与异丙肾上腺素诱导的心脏毒性机制相关的暂时性基因组改变；早期 IL-6 诱导 MAPK 信号反应与心肌坏死和凋亡相关，随后出现心肌对损伤的适应性反应（Mikaelian et al. 2008）。这些研究均强调了早期时间点转录谱在确定各种化合物毒性机制，以及基因表达改变与临床生化学和组织病理学终点相关联的重要性，尤其是那些具有时间依赖性或暂时性的基因表达改变，通过与临床生化学和组织病理学结果相关联来揭示毒理学病变发生的生物学相关机制。

7.10　毒理基因组学数据库

预测毒理基因组学研究依赖于已知药理和毒理作用机制的化合物的基因表达数据库训练集的建立。各种各样的化学品产生的基因表达谱，通过先进的生物信息学方法进行分析建立数据库，可用来分析作用机制未知的化合物的潜在毒性或致癌性（Ge and He 2009）。可以提供组织病理学终点信息的数据库预测效力更强，因为它可以将基因表达与病变的进展关联起来，同时也可以为机制毒理基因组学提供依据，因为不同的组织病理学病变对应着不同的基因表达改变，甚至是特定的基因标记。已经建立了许多毒理基因组学数据库，其中许多数据库对公众开放。此类大型数据库显示了各种化合物对不同种属动物、不同时间点及不同剂量下多个器官基因表达的影响，对解释毒性机制很有帮助，同时也有助于毒性或致癌性终点的预测。

生物系统化学效应（chemical effects in biologic systems, CEBS）数据库（http://www.niehs.nih.gov/research/resources/databases/cebs/index.cfm）是由美国国家环境卫生研究所（National Institute of Environmental Health Sciences）设计和维护的毒理基因组学数据综合数据库，对公众开放，内容包括微阵列数据、蛋白质组学、并发的组织病理学病变以及生物学背景下的临床生化学数据，目的是促进多个研究间的数据整合（Waters et al. 2008）。目前这个数据库有4000多个微阵列研究，包含来自学术界、工业界以及政府实验室的环境科学家感兴趣的毒理基因组学研究的海量信息。此数据库要求提交表型锚定数据，这对将各种化合物暴露后引起的基因表达与形态学终点相关联意义重大。与之相似，比较毒理基因组学数据库（Comparative Toxicogenomics Database, CTD）是一个建立作用机制和化学品对疾病易感性影响的跨种属参考数据库（http://ctd.mdibl.org）（Mattingly et al. 2006）。该数据库可提供毒理学化合物作用信息、基因表达数据和蛋白质组学数据、不同种属动物的一般毒理学信息，促进毒理基因组学数据的整合，从而更好地理解化学品 - 基因以及化学品 - 蛋白质相互作用。

200 建立环境、药物和基因表达数据库（Environment, Drugs, and Gene Expression Database, EDGE）是为了解决在分析和生成毒理基因组学数据时使用多种不同微阵列平台、方案和信息学方法的问题，以及变量的效应可对实验室间解释这些结果有何影响（Hayes et al. 2005; Vollrath et al. 2009）。从事毒理基因组学研究的科学家可以利用EDGE的资源分享在通用平台生成的数据，从而可以比较数据集。EDGE数据库收录了117个基因组分析的训练集，并链接生物信息学分析软件，作为对有毒化合物进行分类和预测的合作资源。DrugMatrix（http://ntp.niehs.nih.gov/drugmatrix/index.html）是另一个毒理基因组学数据共享数据库，有超过600个化合物（包括工业化学品、环境化学品和药物）的短期（1天、3天和5天）研究的微阵列分析。为了促进毒理基因组学与毒性评价的整合，NTP收购了DrugMatrix数据库及其相关资产（ToxFX和大鼠组织大数据库）。DrugMatrix数据库是一个庞大的关系数据库，将传统的毒性终点（如组织病理学）与多个大鼠组织的基因表达模式（来自于约12 000个Codelink和5000个Affymetrix微阵列数据）相关联（Ganter et al. 2005）。用户可以上传标准化的微阵列数据，然后针对500多个作用方式和病理特征进行评分，评价通路的扰动，使用一系列毒理学相关的本体（如人毒性）进行超几何分析。DrugMatrix数据库界面允许用户对数据进行广泛的挖掘并确定他们自己的基因表达标记。

ToxFX是一种基于DrugMatrix数据和标记的自动化毒理基因组学分析工具。用户上传数据后在几分钟内生成报告，其中包含研究结果的摘要、分析数据、数据中存在的毒性作用机制特征列表、通路分析和差异表达基因列表。除了分析和数据资源，DrugMatrix数据库还收购了一个精心策划的冰冻组织库，可用来评价未来技术在毒性评价中的价值。

NTP收购DrugMatrix数据库有很多目标：①将数据库免费提供给毒理学界，使其可以更高效地解释毒理基因组学数据；②研究人员可免费使用该数据库中的基础数据进行数据挖掘，并利用它来寻找研究毒性和疾病过程的新方法；③有助于桥接传统毒性指标（组织病理学）和分子通路，用于体外建模并为体外毒性评价提供依据；④可以提供新鲜的冰冻组织资源，用于评价毒性评价中的新技术。

7.11　总结与结论

随着毒理基因组学研究在毒理学研究、危害识别、风险评估和药物开发等领域的应用越来越普遍，毒理病理学家凭借其独特的技能也将会越来越多地被要求以一种整体系统的方法参与到大型微阵列试验的设计、实施和分析中。作为一门学科，毒理病理学一定是毒理基因组学研究的重要组成部分，因为如果没有表型锚定，基因表达改变很容易被误解。毒理病理学家拥有独特的涵盖众多学科的教育经历和知识体系，包括生物学、解剖学、疾病过程、组织学和生物化学，其中，系统生物学方法是所有毒理基因组学项目成功的关键。这些能力让毒理病理学家有责任确保在研究的设计中适当地考虑到了病理学终点，使得从这些高通量、大规模的基因组试验得到的数据可以用毒理病理学进行解释，可以更好地理解毒理学反应，从而开发有用的疾病生物标志物，并为检测潜在有害物质建立更有效的方法。

201 术语

生物集（bioset）：微阵列数据集中从给定的一组样品中得到的一组差异表达基因。

经典通路（canonical pathway）：经典的或特征明确的生物学通路。

系统树图（dendrogram）：基于相似程度或共同特征数目进行层次分类的分支图。

差异基因表达（differential gene expression）：由基因调控反应引起的生物集间基因表达差异。

基因组学（genomics）：研究整个基因组基因表达、序列或结构改变的学科。

热图（heat map）：一种代表数据的图形化表，在一个二维表上以不同的颜色来代表基因表达值。

分层聚类（hierarchical clustering）：将不同表达模式进行分组的过程，每一组的基因有相似的表达模式。

甲基化组学（methylomics）：研究基因组甲基化改变和组蛋白编码的学科。

微阵列（microarray）：附着于固体表面的微小 DNA 斑点集合，用来同时检测大量基因的表达。

网络（networks）：根据生物化学关系、物理关系或转录关系来确定基因关系的一个综合集合。

NOAEL：未观察到有害作用剂量。

NOTEL：未观察到转录组作用剂量。

过表达基因（overrepresented genes）：一个生物集中的基因在不同的研究组别之间存在高度的表达差异。

通路分析（pathway analysis）：通过富集分析来确定转录谱中某些预定义信号通路中的基因是否存在过度表达。

表型锚定（phenotypic anchoring）：将化合物暴露引起的生物学终点（包括组织病理学或临床生化学）与特定的基因表达改变相关联。

主成分分析（principal component analysis, PCA）：一种在各因素之间进行协方差分析降低数据维数的方法，目的是可视化全基因表达的显著性差异。

蛋白质组学（proteomics）：对一个生物学样品中的蛋白质在结构、功能或相互作用方面的改变进行大规模研究的学科。

分子标记（signature, molecular）：与生物学结果相符或可以预测生物学结果的一组差异表达的基因。

毒理基因组学（toxicogenomics）：基因组学在毒理学暴露中的功能性应用。

训练集（training set）：暴露引起的已知的和可预测的全基因表达改变，用来识别对基因表达有相似作用的化合物，目的是预测或分类毒理学结果。

转录组学（transcriptomics）：编码DNA的mRNA表达变化的全基因组研究（也称为基因组学）。

（潘东升 译；淡 墨 吕建军 杨秀英 校）

参考文献

Afshari, C. A., Nuwaysir, E. F., and Barrett, J. C. (1999). Application of complementary DNA microarray technology to carcinogen identification, toxicology, and drug safety evaluation. *Cancer Res* 59, 4759–60.

Albini, A., Pennesi, G., Donatelli, F., Cammarota, R., De Flora, S., and Noonan, D. M. (2010). Cardiotoxicity of anticancer drugs: the need for cardio-oncology and cardio-oncological prevention. *J Natl Cancer Inst* 102, 14–25.

Amin, R. P., Vickers, A. E., Sistare, F., Thompson, K. L., Roman, R. J., Lawton, M., Kramer, J., Hamadeh, H. K., Collins, J., Grissom, S., Bennett, L., Tucker, C. J., Wild, S., Kind, C., Oreffo, V., Davis, J. W., 2nd, Curtiss, S., Naciff, J. M., Cunningham, M., Tennant, R., Stevens, J., Car, B., Bertram, T. A., and Afshari, C. A. (2004). Identification of putative gene based markers of renal toxicity. *Environ Health Perspect* 112, 465–79.

202 Auerbach, S. S., Shah, R. R., Mav, D., Smith, C. S., Walker, N. J., Vallant, M. K., Boorman, G. A., and Irwin, R. D. (2010a). Predicting the hepatocarcinogenic potential of alkenylbenzene flavoring agents using toxicogenomics and machine learning. *Toxicol Appl Pharmacol* 243, 300–14.

Auerbach, S. S., Thomas, R., Shah, R., Xu, H., Vallant, M. K., Nyska, A., and Dunnick, J. K. (2010b). Comparative phenotypic assessment of cardiac pathology, physiology, and gene expression in C3H/HeJ, C57BL/6J, and B6C3F1/J mice. *Toxicol Pathol* 38, 923–42.

Boorman, G. A., Anderson, S. P., Casey, W. M., Brown, R. H., Crosby, L. M., Gottschalk, K., Easton, M., Ni, H., and Morgan, K. T. (2002a). Toxicogenomics, drug discovery, and the pathologist. *Toxicol Pathol* 30, 15–27.

Boorman, G. A., Blackshear, P. E., Parker, J. S., Lobenhofer, E. K., Malarkey, D. E., Vallant, M. K., Gerken, D. K., and Irwin, R. D. (2005a). Hepatic gene expression changes throughout the day in the Fischer rat: implications for toxicogenomic experiments. *Toxicol Sci* 86, 185–93.

Boorman, G. A., Haseman, J. K., Waters, M. D., Hardisty, J. F., and Sills, R. C. (2002b). Quality review procedures necessary for rodent pathology databases and toxicogenomic studies: the National Toxicology Program experience. *Toxicol Pathol* 30, 88–92.

Boorman, G. A., Irwin, R. D., Vallant, M. K., Gerken, D. K., Lobenhofer, E. K., Hejtmancik, M. R., Hurban, P., Brys, A. M., Travlos, G. S., Parker, J. S., and Portier, C. J. (2005b). Variation in the hepatic gene expression in individual male Fischer rats. *Toxicol Pathol* 33, 102–10.

Boverhof, D. R., Burgoon, L. D., Tashiro, C., Sharratt, B., Chittim, B., Harkema, J. R., Mendrick, D. L., and Zacharewski, T. R. (2006). Comparative toxicogenomic analysis of the hepatotoxic effects of TCDD in Sprague Dawley rats and C57BL/6 mice. *Toxicol Sci* 94, 398–416.

Bradford, B. U., Lock, E. F., Kosyk, O., Kim, S., Uehara, T., Harbourt, D., DeSimone, M., Threadgill, D. W., Tryndyak, V., Pogribny, I. P., Bleyle, L., Koop, D. R., and Rusyn, I. (2011). Interstrain differences in the liver effects of trichloroethylene in a multistrain panel of inbred mice. *Toxicol Sci* 120, 206–17.

Broder, H., Gottlieb, R. A., and Lepor, N. E. (2008). Chemotherapy and cardiotoxicity. *Rev Cardiovasc Med* 9, 75–83.

Brophy, J. M. (2007). Cardiovascular effects of cyclooxygenase-2 inhibitors. *Curr Opin Gastroenterol* 23, 617–24.

Buck, W. R., Waring, J. F., and Blomme, E. A. (2008). Use of traditional end points and gene dysregulation to understand mechanisms of toxicity: toxicogenomics in mechanistic toxicology. *Methods Mol Biol* 460, 23–44.

Bulera, S. J., Eddy, S. M., Ferguson, E., Jatkoe, T. A., Reindel, J. F., Bleavins, M. R., and De La Iglesia, F. A. (2001). RNA expression in the early characterization of hepatotoxicants in Wistar rats by high-density DNA microarrays. *Hepatology* 33, 1239–58.

Burczynski, M. E., McMillian, M., Ciervo, J., Li, L., Parker, J. B., Dunn, R. T., 2nd, Hicken, S., Farr, S., and Johnson, M. D. (2000). Toxicogenomics-based discrimination of toxic mechanism in HepG2 human hepatoma cells.

Toxicol Sci 58, 399–415.

Bushel, P. R., Heinloth, A. N., Li, J., Huang, L., Chou, J. W., Boorman, G. A., Malarkey, D. E., Houle, C. D., Ward, S. M., Wilson, R. E., Fannin, R. D., Russo, M. W., Watkins, P. B., Tennant, R. W., and Paules, R. S. (2007a). Blood gene expression signatures predict exposure levels. *Proc Natl Acad Sci U S A* 104, 18211–6.

Bushel, P. R., Wolfinger, R. D., and Gibson, G. (2007b). Simultaneous clustering of gene expression data with clinical chemistry and pathological evaluations reveals phenotypic prototypes. *BMC Syst Biol* 1, 15.

Butterworth, B. E. (1990). Consideration of both genotoxic and nongenotoxic mechanisms in predicting carcinogenic potential. *Mutat Res* 239, 117–32.

Caporali, R., and Montecucco, C. (2005). Cardiovascular effects of coxibs. *Lupus* 14, 785–8.

Carninci, P., and Hayashizaki, Y. (2007). Noncoding RNA transcription beyond annotated genes. *Curr Opin Genet Dev* 17, 139–44.

Chida, Y., Sudo, N., and Kubo, C. (2006). Does stress exacerbate liver diseases? *J Gastroenterol Hepatol* 21, 202–8.

Claverie, J. M. (2005). Fewer genes, more noncoding RNA. *Science* 309, 1529–30.

Cohen, S. M. (1995). Role of cell proliferation in regenerative and neoplastic disease. *Toxicol Lett* 82–83, 15–21.

Combes, R. D. (2000). The use of structure–activity relationships and markers of cell toxicity to detect nongenotoxic carcinogens. *Toxicol In Vitro* 14, 387–99.

Cunningham, M. L. (1996). Role of increased DNA replication in the carcinogenic risk of nonmutagenic chemical carcinogens. *Mutat Res* 365, 59–69.

203 Davies, R., Clothier, B., Robinson, S. W., Edwards, R. E., Greaves, P., Luo, J., Gant, T. W., Chernova, T., and Smith, A. G. (2008). Essential role of the AH receptor in the dysfunction of heme metabolism induced by 2,3,7,8-tetrachlorodibenzo-*p*-dioxin. *Chem Res Toxicol* 21, 330–40.

Decristofaro, M. F., and Daniels, K. K. (2008). Toxicogenomics in biomarker discovery. *Methods Mol Biol* 460, 185–94.

Dhalla, N. S., Yates, J. C., Naimark, B., Dhalla, K. S., Beamish, R. E., and Ostadal, B. (1992). Cardiotoxicity of catecholamines and related agents. In *Cardiovascular Toxicology* (D. Acosta, ed.), pp. 239–282. Raven Press, New York.

Ellinger-Ziegelbauer, H., Aubrecht, J., Kleinjans, J. C., and Ahr, H. J. (2009). Application of toxicogenomics to study mechanisms of genotoxicity and carcinogenicity. *Toxicol Lett* 186, 36–44.

Ellinger-Ziegelbauer, H., Gmuender, H., Bandenburg, A., and Ahr, H. J. (2008). Prediction of a carcinogenic potential of rat hepatocarcinogens using toxicogenomics analysis of short-term in vivo studies. *Mutat Res* 637, 23–39.

Ellinger-Ziegelbauer, H., Stuart, B., Wahle, B., Bomann, W., and Ahr, H. J. (2004). Characteristic expression profiles induced by genotoxic carcinogens in rat liver. *Toxicol Sci* 77, 19–34.

Ellinger-Ziegelbauer, H., Stuart, B., Wahle, B., Bomann, W., and Ahr, H. J. (2005). Comparison of the expression profiles induced by genotoxic and nongenotoxic carcinogens in rat liver. *Mutat Res* 575, 61–84.

Fielden, M. R., Brennan, R., and Gollub, J. (2007). A gene expression biomarker provides early prediction and mechanistic assessment of hepatic tumor induction by nongenotoxic chemicals. *Toxicol Sci* 99, 90–100.

Fielden, M. R., Eynon, B. P., Natsoulis, G., Jarnagin, K., Banas, D., and Kolaja, K. L. (2005). A gene expression signature that predicts the future onset of drug-induced renal tubular toxicity. *Toxicol Pathol* 33, 675–83.

Fielden, M. R., Nie, A., McMillian, M., Elangbam, C. S., Trela, B. A., Yang, Y., Dunn, R. T., 2nd, Dragan, Y., Fransson-Stehen, R., Bogdanffy, M., Adams, S. P., Foster, W. R., Chen, S. J., Rossi, P., Kasper, P., Jacobson-Kram, D., Tatsuoka, K. S., Wier, P. J., Gollub, J., Halbert, D. N., Roter, A., Young, J. K., Sina, J. F., Marlowe, J., Martus, H. J., Aubrecht, J., Olaharski, A. J., Roome, N., Nioi, P., Pardo, I., Snyder, R., Perry, R., Lord, P., Mattes, W., and Car, B. D. (2008). Interlaboratory evaluation of genomic signatures for predicting carcinogenicity in the rat. *Toxicol Sci* 103, 28–34.

Foley, J. F., Collins, J. B., Umbach, D. M., Grissom, S., Boorman, G. A., and Heinloth, A. N. (2006). Optimal sampling of rat liver tissue for toxicogenomic studies. *Toxicol Pathol* 34, 795–801.

Foster, W. R., Chen, S. J., He, A., Truong, A., Bhaskaran, V., Nelson, D. M., Dambach, D. M., Lehman-McKeeman, L. D., and Car, B. D. (2007). A retrospective analysis of toxicogenomics in the safety assessment of drug candidates. *Toxicol Pathol* 35, 621–35.

Ganter, B., Tugendreich, S., Pearson, C. I., Ayanoglu, E., Baumhueter, S., Bostian, K. A., Brady, L., Browne, L. J., Calvin, J. T., Day, G. J., Breckenridge, N., Dunlea, S., Eynon, B. P., Furness, L. M., Ferng, J., Fielden, M. R., Fujimoto, S. Y., Gong, L., Hu, C., Idury, R., Judo, M. S., Kolaja, K. L., Lee, M. D., McSorley, C., Minor, J. M., Nair, R. V., Natsoulis, G., Nguyen, P., Nicholson, S. M., Pham, H., Roter, A. H., Sun, D., Tan, S., Thode, S., Tolley, A. M., Vladimirova, A., Yang, J., Zhou, Z., and Jarnagin, K. (2005). Development of a large-scale chemogenomics database to improve drug candidate selection and to understand mechanisms of chemical toxicity and action. *J Biotechnol* 119, 219–44.

Ge, F., and He, Q. Y. (2009). Genomic and proteomic approaches for predicting toxicity and adverse drug reactions. *Expert Opin Drug Metab Toxicol* 5, 29–37.

Gerrish, K., and Malarkey, D. E. (2007). Genomic profiling of liver injury. In *Hepatotoxicity: From Genomics to In-Vitro and In-Vivo Models*, pp. 465–488. Wiley and Sons, Hoboken.

Gold, L. S., Slone, T. H., Stern, B. R., and Bernstein, L. (1993). Comparison of target organs of carcinogenicity for mutagenic and non-mutagenic chemicals. *Mutat Res* 286, 75–100.

Guerreiro, N., Staedtler, F., Grenet, O., Kehren, J., and Chibout, S. D. (2003). Toxicogenomics in drug development. *Toxicol Pathol* 31, 471–9.

Gupta, R. C. (1994). Carbofuran toxicity. *J Toxicol Environ Health* 43, 383–418.

Halappanavar, S., Stampfli, M. R., Berndt-Weis, L., Williams, A., Douglas, G. R., and Yauk, C. L. (2009). Toxicogenomic analysis of mainstream tobacco smoke-exposed mice reveals repression of plasminogen activator inhibitor-1 gene in heart. *Inhal Toxicol* 21, 78–85.

204 Hamadeh, H. K., Bushel, P. R., Jayadev, S., Martin, K., DiSorbo, O., Sieber, S., Bennett, L., Tennant, R., Stoll, R., Barrett, J. C., Blanchard, K., Paules, R. S., and Afshari, C. A. (2002a). Gene expression analysis reveals chemical-specific profiles. *Toxicol Sci* 67, 219–31.

Hamadeh, H. K., Jayadev, S., Gaillard, E. T., Huang, Q., Stoll, R., Blanchard, K., Chou, J., Tucker, C. J., Collins, J., Maronpot, R., Bushel, P., and Afshari, C. A. (2004). Integration of clinical and gene expression endpoints to explore furan-mediated hepatotoxicity. *Mutat Res* 549, 169–83.

Hamadeh, H. K., Knight, B. L., Haugen, A. C., Sieber, S., Amin, R. P., Bushel, P. R., Stoll, R., Blanchard, K., Jayadev, S., Tennant, R. W., Cunningham, M. L., Afshari, C. A., and Paules, R. S. (2002b). Methapyrilene toxicity: anchorage of pathologic observations to gene expression alterations. *Toxicol Pathol* 30, 470–82.

Hatfield, G. W., Hung, S. P., and Baldi, P. (2003). Differential analysis of DNA microarray gene expression data. *Mol Microbiol* 47, 871–7.

Hayes, K. R., Vollrath, A. L., Zastrow, G. M., McMillan, B. J., Craven, M., Jovanovich, S., Rank, D. R., Penn, S., Walisser, J. A., Reddy, J. K., Thomas, R. S., and Bradfield, C. A. (2005). EDGE: a centralized resource for the comparison, analysis, and distribution of toxicogenomic information. *Mol Pharmacol* 67, 1360–8.

Heijne, W. H., Jonker, D., Stierum, R. H., van Ommen, B., and Groten, J. P. (2005). Toxicogenomic analysis of gene expression changes in rat liver after a 28-day oral benzene exposure. *Mutat Res* 575, 85–101.

Heijne, W. H., Slitt, A. L., van Bladeren, P. J., Groten, J. P., Klaassen, C. D., Stierum, R. H., and van Ommen, B. (2004). Bromobenzene-induced hepatotoxicity at the transcriptome level. *Toxicol Sci* 79, 411–22.

Heijne, W. H., Stierum, R. H., Slijper, M., van Bladeren, P. J., and van Ommen, B. (2003). Toxicogenomics of bromobenzene hepatotoxicity: a combined transcriptomics and proteomics approach. *Biochem Pharmacol* 65, 857–75.

Heinloth, A. N., Irwin, R. D., Boorman, G. A., Nettesheim, P., Fannin, R. D., Sieber, S. O., Snell, M. L., Tucker, C. J., Li, L., Travlos, G. S., Vansant, G., Blackshear, P. E., Tennant, R. W., Cunningham, M. L., and Paules, R. S. (2004). Gene expression profiling of rat livers reveals indicators of potential adverse effects. *Toxicol Sci* 80, 193–202.

Holden, P. R., James, N. H., Brooks, A. N., Roberts, R. A., Kimber, I., and Pennie, W. D. (2000). Identification of a possible association between carbon tetrachloride-induced hepatotoxicity and interleukin-8 expression. *J Biochem Mol Toxicol* 14, 283–90.

Holliday, R. (1994). Epigenetics: an overview. *Dev Genet* 15, 453–7.

Holsapple, M. P., Pitot, H. C., Cohen, S. M., Boobis, A. R., Klaunig, J. E., Pastoor, T., Dellarco, V. L., and Dragan, Y. P. (2006). Mode of action in relevance of rodent liver tumors to human cancer risk. *Toxicol Sci* 89, 51–6.

Huang, Q., Dunn, R. T., 2nd, Jayadev, S., DiSorbo, O., Pack, F. D., Farr, S. B., Stoll, R. E., and Blanchard, K. T. (2001). Assessment of cisplatin-induced nephrotoxicity by microarray technology. *Toxicol Sci* 63, 196–207.

Huang, Q., Jin, X., Gaillard, E. T., Knight, B. L., Pack, F. D., Stoltz, J. H., Jayadev, S., and Blanchard, K. T. (2004). Gene expression profiling reveals multiple toxicity endpoints induced by hepatotoxicants. *Mutat Res* 549, 147–67.

Irwin, R. D., Boorman, G. A., Cunningham, M. L., Heinloth, A. N., Malarkey, D. E., and Paules, R. S. (2004). Application of toxicogenomics to toxicology: basic concepts in the analysis of microarray data. *Toxicol Pathol* 32 Suppl 1, 72–83.

Irwin, R. D., Parker, J. S., Lobenhofer, E. K., Burka, L. T., Blackshear, P. E., Vallant, M. K., Lebetkin, E. H., Gerken, D. F., and Boorman, G. A. (2005). Transcriptional profiling of the left and median liver lobes of male f344/n rats following exposure to acetaminophen. *Toxicol Pathol* 33, 111–7.

Jiang, Y., Gerhold, D. L., Holder, D. J., Figueroa, D. J., Bailey, W. J., Guan, P., Skopek, T. R., Sistare, F. D., and Sina, J. F. (2007). Diagnosis of drug-induced renal tubular toxicity using global gene expression profiles. *J Transl Med* 5, 47.

Kalivendi, S. V., Konorev, E. A., Cunningham, S., Vanamala, S. K., Kaji, E. H., Joseph, J., and Kalyanaraman, B. (2005). Doxorubicin activates nuclear factor of activated T-lymphocytes and Fas ligand transcription: role of mitochondrial reactive oxygen species and calcium. *Biochem J* 389, 527–39.

Keefe, D. L. (2002). Trastuzumab-associated cardiotoxicity. *Cancer* 95, 1592–600.

Khan, N. M. K., and Alden, C. L. (2001). Kidney. In *Handbook of Toxicologic Pathology* (W. M. Haschek, C. G. Rousseaux, and M. A. Wallig, eds.), Vol. 2, pp. 255–335. Academic Press, San Diego.

Kharasch, E. D., Schroeder, J. L., Bammler, T., Beyer, R., and Srinouanprachanh, S. (2006). Gene expression profiling of nephrotoxicity from the sevoflurane degradation product fluoromethyl-2,2-difluoro-1-(trifluoromethyl)vinyl ether ("compound A") in rats. *Toxicol Sci* 90, 419–31.

Kirkland, D., Aardema, M., Henderson, L., and Muller, L. (2005). Evaluation of the ability of a battery of three in vitro genotoxicity tests to discriminate rodent carcinogens and non-carcinogens. I. Sensitivity, specificity and relative predictivity. *Mutat Res* 584, 1–256.

Kirkland, D., Aardema, M., Muller, L., and Makoto, H. (2006). Evaluation of the ability of a battery of three in vitro genotoxicity tests to discriminate rodent carcinogens and non-carcinogens II. Further analysis of mammalian cell results, relative predictivity and tumour profiles. *Mutat Res* 608, 29–42.

Klaunig, J. E., Xu, Y., Isenberg, J. S., Bachowski, S., Kolaja, K. L., Jiang, J., Stevenson, D. E., and Walborg, E. F., Jr. (1998). The role of oxidative stress in chemical carcinogenesis. *Environ Health Perspect* 106 Suppl 1, 289–95.

205 Kondo, C., Minowa, Y., Uehara, T., Okuno, Y., Nakatsu, N., Ono, A., Maruyama, T., Kato, I., Yamate, J., Yamada, H., Ohno, Y., and Urushidani, T. (2009). Identification of genomic biomarkers for concurrent diagnosis of drug-induced renal tubular injury using a large-scale toxicogenomics database. *Toxicology* 265, 15–26.

Kopec, A. K., Boverhof, D. R., Burgoon, L. D., Ibrahim-Aibo, D., Harkema, J. R., Tashiro, C., Chittim, B., and Zacharewski, T. R. (2008). Comparative toxicogenomic examination of the hepatic effects of PCB126 and TCDD in immature, ovariectomized C57BL/6 mice. *Toxicol Sci* 102, 61–75.

Kramer, J. A., Curtiss, S. W., Kolaja, K. L., Alden, C. L., Blomme, E. A., Curtiss, W. C., Davila, J. C., Jackson, C. J., and Bunch, R. T. (2004a). Acute molecular markers of rodent hepatic carcinogenesis identified by transcription profiling. *Chem Res Toxicol* 17, 463–70.

Kramer, J. A., Pettit, S. D., Amin, R. P., Bertram, T. A., Car, B., Cunningham, M., Curtiss, S. W., Davis, J. W., Kind, C., Lawton, M., Naciff, J. M., Oreffo, V., Roman, R. J., Sistare, F. D., Stevens, J., Thompson, K., Vickers, A. E., Wild, S., and Afshari, C. A. (2004b). Overview on the application of transcription profiling using selected nephrotoxicants for toxicology assessment. *Environ Health Perspect* 112, 460–4.

Krischer, J. P., Epstein, S., Cuthbertson, D. D., Goorin, A. M., Epstein, M. L., and Lipshultz, S. E. (1997). Clinical cardiotoxicity following anthracycline treatment for childhood cancer: the Pediatric Oncology Group experience. *J Clin Oncol* 15, 1544–52.

Lobenhofer, E. K., Auman, J. T., Blackshear, P. E., Boorman, G. A., Bushel, P. R., Cunningham, M. L., Fostel, J. M., Gerrish, K., Heinloth, A. N., Irwin, R. D., Malarkey, D. E., Merrick, B. A., Sieber, S. O., Tucker, C. J., Ward, S. M., Wilson, R. E., Hurban, P., Tennant, R. W., and Paules, R. S. (2008). Gene expression response in target organ and whole blood varies as a function of target organ injury phenotype. *Genome Biol* 9, R100.

Lord, P. G., Nie, A., and McMillian, M. (2006). Application of genomics in preclinical drug safety evaluation. *Basic Clin Pharmacol Toxicol* 98, 537–46.

Lu, T., Liu, J., LeCluyse, E. L., Zhou, Y. S., Cheng, M. L., and Waalkes, M. P. (2001). Application of cDNA microarray to the study of arsenic-induced liver diseases in the population of Guizhou, China. *Toxicol Sci* 59, 185–92.

Luhe, A., Hildebrand, H., Bach, U., Dingermann, T., and Ahr, H. J. (2003). A new approach to studying ochratoxin A (OTA)-induced nephrotoxicity: expression profiling in vivo and in vitro employing cDNA microarrays. *Toxicol Sci* 73, 315–28.

Maggioli, J., Hoover, A., and Weng, L. (2006). Toxicogenomic analysis methods for predictive toxicology. *J Pharmacol Toxicol Methods* 53, 31–7.

Malarkey, D. E., Johnson, K., Ryan, L., Boorman, G., and Maronpot, R. R. (2005). New insights into functional aspects of liver morphology. *Toxicol Pathol* 33, 27–34.

Maronpot, R. R., Yoshizawa, K., Nyska, A., Harada, T., Flake, G., Mueller, G., Singh, B., and Ward, J. M. (2010). Hepatic enzyme induction: histopathology. *Toxicol Pathol* 38, 776–95.

Mattingly, C. J., Rosenstein, M. C., Davis, A. P., Colby, G. T., Forrest, J. N., Jr., and Boyer, J. L. (2006). The Comparative Toxicogenomics Database: a cross-species resource for building chemical–gene interaction networks. *Toxicol Sci* 92, 587–95.

McMillian, M., Nie, A. Y., Parker, J. B., Leone, A., Bryant, S., Kemmerer, M., Herlich, J., Liu, Y., Yieh, L., Bittner, A., Liu, X., Wan, J., and Johnson, M. D. (2004). A gene expression signature for oxidant stress/ reactive metabolites in rat liver. *Biochem Pharmacol* 68, 2249–61.

Mikaelian, I., Coluccio, D., Morgan, K. T., Johnson, T., Ryan, A. L., Rasmussen, E., Nicklaus, R., Kanwal, C., Hilton, H., Frank, K., Fritzky, L., and Wheeldon, E. B. (2008). Temporal gene expression profiling indicates early up-regulation of interleukin-6 in isoproterenol-induced myocardial necrosis in rat. *Toxicol Pathol* 36, 256–64.

Morgan, K. T., Jayyosi, Z., Hower, M. A., Pino, M. V., Connolly, T. M., Kotlenga, K., Lin, J., Wang, M., Schmidts, H. L., Bonnefoi, M. S., Elston, T. C., and Boorman, G. A. (2005). The hepatic transcriptome as a window on whole-body physiology and pathophysiology. *Toxicol Pathol* 33, 136–45.

Morgan, K. T., Pino, M., Crosby, L. M., Wang, M., Elston, T. C., Jayyosi, Z., Bonnefoi, M., and Boorman, G. (2004). Complementary roles for toxicologic pathology and mathematics in toxicogenomics, with special reference to data interpretation and oscillatory dynamics. *Toxicol Pathol* 32 Suppl 1, 13–25.

Mori, Y., Kondo, C., Tonomura, Y., Torii, M., and Uehara, T. (2010). Identification of potential genomic biomarkers for early detection of chemically induced cardiotoxicity in rats. *Toxicology* 271, 36–44.

Nakayama, K., Kawano, Y., Kawakami, Y., Moriwaki, N., Sekijima, M., Otsuka, M., Yakabe, Y., Miyaura, H., Saito, K., Sumida, K., and Shirai, T. (2006). Differences in gene expression profiles in the liver between carcinogenic and non-carcinogenic isomers of compounds given to rats in a 28-day repeat-dose toxicity study. *Toxicol Appl Pharmacol* 217, 299–307.

206 Nie, A. Y., McMillian, M., Parker, J. B., Leone, A., Bryant, S., Yieh, L., Bittner, A., Nelson, J., Carmen, A., Wan, J., and Lord, P. G. (2006). Predictive toxicogenomics approaches reveal underlying molecular mechanisms of nongenotoxic carcinogenicity. *Mol Carcinog* 45, 914–33.

Pandiri, A. R., Lahousse, S. A., and Sills, R. C. (2011). Molecular techniques in toxicological neuropathology. In *Fundamental Neuropathology for Pathologists and Toxicologists* (B. Bolon and M. T. Butt, eds.), pp. 285–318. Wiley, Hoboken.

Paules, R. (2003). Phenotypic anchoring: linking cause and effect. *Environ Health Perspect* 111, A338–9.

Peters, J. M., Cattley, R. C., and Gonzalez, F. J. (1997). Role of PPAR alpha in the mechanism of action of the nongenotoxic carcinogen and peroxisome proliferator Wy-14,643. *Carcinogenesis* 18, 2029–33.

Price, R. G. (1992). The role of NAG (*N*-acetyl-beta-d-glucosaminidase) in the diagnosis of kidney disease including the monitoring of nephrotoxicity. *Clin Nephrol* 38 Suppl 1, S14–9.

Reilly, T. P., Bourdi, M., Brady, J. N., Pise-Masison, C. A., Radonovich, M. F., George, J. W., and Pohl, L. R. (2001). Expression profiling of acetaminophen liver toxicity in mice using microarray technology. *Biochem Biophys Res Commun* 282, 321–8.

Robert, J. (2007). Preclinical assessment of anthracycline cardiotoxicity in laboratory animals: predictiveness and pitfalls. *Cell Biol Toxicol* 23, 27–37.

Rogers, A. B., Theve, E. J., Feng, Y., Fry, R. C., Taghizadeh, K., Clapp, K. M., Boussahmain, C., Cormier, K. S., and Fox, J. G. (2007). Hepatocellular carcinoma associated with liver-gender disruption in male mice. *Cancer Res* 67, 11536–46.

Schena, M., Shalon, D., Davis, R. W., and Brown, P. O. (1995). Quantitative monitoring of gene expression patterns with a complementary DNA microarray. *Science* 270, 467–70.

Singal, P. K., and Iliskovic, N. (1998). Doxorubicin-induced cardiomyopathy. *N Engl J Med* 339, 900–5.

Singh, S., and Li, S. S. (2011). Phthalates: toxicogenomics and inferred human diseases. *Genomics* 97, 148–57.

Slordal, L., and Spigset, O. (2006). Heart failure induced by non-cardiac drugs. *Drug Saf* 29, 567–86.

Teutsch, H. F., Schuerfeld, D., and Groezinger, E. (1999). Three-dimensional reconstruction of parenchymal units in the liver of the rat. *Hepatology* 29, 494–505.

Thomas, R. S., O'Connell, T. M., Pluta, L., Wolfinger, R. D., Yang, L., and Page, T. J. (2007a). A comparison of transcriptomic and metabonomic technologies for identifying biomarkers predictive of two-year rodent cancer bioassays. *Toxicol Sci* 96, 40–6.

Thomas, R. S., Pluta, L., Yang, L., and Halsey, T. A. (2007b). Application of genomic biomarkers to predict increased lung tumor incidence in 2-year rodent cancer bioassays. *Toxicol Sci* 97, 55–64.

Thompson, K. L., Afshari, C. A., Amin, R. P., Bertram, T. A., Car, B., Cunningham, M., Kind, C., Kramer, J. A., Lawton, M., Mirsky, M., Naciff, J. M., Oreffo, V., Pine, P. S., and Sistare, F. D. (2004). Identification of platform-independent gene expression markers of cisplatin nephrotoxicity. *Environ Health Perspect* 112, 488–94.

Thukral, S. K., Nordone, P. J., Hu, R., Sullivan, L., Galambos, E., Fitzpatrick, V. D., Healy, L., Bass, M. B., Cosenza, M. E., and Afshari, C. A. (2005). Prediction of nephrotoxicant action and identification of candidate toxicity-related biomarkers. *Toxicol Pathol* 33, 343–55.

Tsujimura, K., Asamoto, M., Suzuki, S., Hokaiwado, N., Ogawa, K., and Shirai, T. (2006). Prediction of carcinogenic potential by a toxicogenomic approach using rat hepatoma cells. *Cancer Sci* 97, 1002–10.

Ulrich, R., and Friend, S. H. (2002). Toxicogenomics and drug discovery: will new technologies help us produce better drugs? *Nat Rev Drug Discov* 1, 84–8.

Vollrath, A. L., Smith, A. A., Craven, M., and Bradfield, C. A. (2009). EDGE(3): a web-based solution for management and analysis of Agilent two color microarray experiments. BMC Bioinformatics 10, 280.

Wallace, K. B., Hausner, E., Herman, E., Holt, G. D., MacGregor, J. T., Metz, A. L., Murphy, E., Rosenblum, I. Y., Sistare, F. D., and York, M. J. (2004). Serum troponins as biomarkers of drug-induced cardiac toxicity. *Toxicol Pathol* 32, 106–21.

Wang, E. J., Snyder, R. D., Fielden, M. R., Smith, R. J., and Gu, Y. Z. (2008). Validation of putative genomic biomarkers of nephrotoxicity in rats. *Toxicology* 246, 91–100.

Wang, K., Zhang, S., Marzolf, B., Troisch, P., Brightman, A., Hu, Z., Hood, L. E., and Galas, D. J. (2009). Circulating microRNAs, potential biomarkers for drug-induced liver injury. *Proc Natl Acad Sci U S A* 106, 4402–7.

Ward, J. A. (2007). The two-year rodent carcinogenesis bioassay—will it survive? *J Toxicol Pathol* 20, 13–19.

207 Waring, J. F., Ciurlionis, R., Jolly, R. A., Heindel, M., and Ulrich, R. G. (2001a). Microarray analysis of hepatotoxins in vitro reveals a correlation between gene expression profiles and mechanisms of toxicity. *Toxicol Lett* 120, 359–68.

Waring, J. F., Jolly, R. A., Ciurlionis, R., Lum, P. Y., Praestgaard, J. T., Morfitt, D. C., Buratto, B., Roberts, C., Schadt, E., and Ulrich, R. G. (2001b). Clustering of hepatotoxins based on mechanism of toxicity using gene expression profiles. *Toxicol Appl Pharmacol* 175, 28–42.

Waters, M., Stasiewicz, S., Merrick, B. A., Tomer, K., Bushel, P., Paules, R., Stegman, N., Nehls, G., Yost, K. J., Johnson, C. H., Gustafson, S. F., Xirasagar, S., Xiao, N., Huang, C. C., Boyer, P., Chan, D. D., Pan, Q., Gong, H., Taylor, J., Choi, D., Rashid, A., Ahmed, A., Howle, R., Selkirk, J., Tennant, R., and Fostel, J. (2008). CEBS—Chemical Effects in Biological Systems: a public data repository integrating study design and toxicity data with microarray and proteomics data. *Nucleic Acids Res* 36, D892–900.

Waters, M. D., Jackson, M., and Lea, I. (2010). Characterizing and predicting carcinogenicity and mode of action using conventional and toxicogenomics methods. *Mutat Res* 705, 184–200.

Werner, M., Costa, M. J., Mitchell, L. G., and Nayar, R. (1995). Nephrotoxicity of xenobiotics. *Clin Chim Acta* 237, 107–54.

Williams, G. M. (2001). Mechanisms of chemical carcinogenesis and application to human cancer risk assessment. *Toxicology* 166, 3–10.

Yi, X., Bekeredjian, R., DeFilippis, N. J., Siddiquee, Z., Fernandez, E., and Shohet, R. V. (2006). Transcriptional analysis of doxorubicin-induced cardiotoxicity. *Am J Physiol Heart Circ Physiol* 290, H1098–102.

Yoon, B. I., Li, G. X., Kitada, K., Kawasaki, Y., Igarashi, K., Kodama, Y., Inoue, T., Kobayashi, K., Kanno, J., Kim, D. Y., and Hirabayashi, Y. (2003). Mechanisms of benzene-induced hematotoxicity and leukemogenicity: cDNA microarray analyses using mouse bone marrow tissue. *Environ Health Perspect* 111, 1411–20.

Zidek, N., Hellmann, J., Kramer, P. J., and Hewitt, P. G. (2007). Acute hepatotoxicity: a predictive model based on focused illumina microarrays. *Toxicol Sci* 99, 289–302.

第 8 章　毒性研究中对照组动物的自发性病变

Robert C. Johnson、Robert H. Spaet 和 Daniel L. Potenta

209 ## 8.1　引言

一个潜在药物的开发需要在临床试验之前建立一个包含动物试验的风险预测。病理学家负责在长期综合毒理学筛选过程中评估受试动物的代表性组织。在评估过程中，病理学家常常面临无法确定所见与受试物是否相关的情况。为了评估与受试物的可能关系，比较给药组与同期对照组动物的所见可提供最初（也是最重要）的信息。但是，在某些情况下，同期对照组的动物数不足以来进行明确的评估。尤其是在犬和非人灵长类动物的毒性试验中，每组动物数较少，典型的设计经常是每组每性别 3 只动物。病理学家常遇到这样的情况，即高剂量组的所见代表了一种偶发性组织改变，也可以在对照组动物中出现。由于生物变异性，在这种情况下，高剂量组发生率可能升高而对照组发生率较低或为零，提示与受试物相关。有限的动物数量（尤其是在犬和非人灵长类动物的研究中）使得排除某一所见与受试物不相关很困难，除非拥有可靠的本机构历史对照数据库来进行比较。最后，对于一些轻微的变化，使用可靠的历史对照数据来适当地评估化合物相关潜在的效应非常重要（Dixon et al. 1995）。

历史对照数据的一个主要困难是一致性。不同的机构拥有不同的动物饲养条件和实验动物管理措施。而且，每位病理学家诊断所见的阈值有所不同，以及使用相似但不同的描述性术语来描述镜下所见。饲料和动物房的环境条件等因素（如饮水和光照周期）必须标准化以消除对动物生理学的影响，并尽量减少由于外围的非受试物因素引起的任何变化。除了这些因素外，一个机构的动物来源 / 供应商（Engelhardt et al.
1993）、体重、年龄、性别和组织处理程序，以 210
及组织病理学诊断标准也应该是标准化的，以确保历史对照数据库最大程度的一致性及可靠性。

本章列表讨论了以下持续时间 4~52 周不等毒性研究中对照组动物的组织病理学所见：

1．4 周研究：Wistar 大鼠（300 只动物 / 性别）

2．26 周研究：Wistar 大鼠（200 只雄性动物，201 只雌性动物）

3．13 周研究：CD-1 小鼠（100 只动物 / 性别）

4．4 周研究：比格犬（53 只动物 / 性别）

5．26 周和 39 周研究：比格犬（32 只动物 / 性别）

6．4 周研究：食蟹猴（64 只雄性动物，63 只雌性动物）

7．26 周和 52 周研究：食蟹猴（32 只动物 / 性别）

为了保证一致性，每个种属和持续时间的数据来自运行超过 4~6 年的同一个机构。动物按实验动物要求饲养且来自经过认证的供应商。所有动物给予溶媒，通常是经口灌胃（大多数研究）或静脉途径，并讨论了数据中观察到的一般趋势。

8.2 大鼠

大鼠是毒理学试验中最常用的动物种属。下表中包含的对照数据选自毒性试验最常用持续时间为 4 周（表 8.1）和 26 周（表 8.2）的毒理学研究所用的国际遗传标准 Wistar Hannover［Crl:WI(Han)］大鼠。这些动物在开始给药时的年龄通常是 8~9 周龄。一般而言，自发性病变的发生率与已发表的数据一致（Stefanski et al. 1990; Tucker 1997）。

对照数据来自包括 300 只大鼠 / 性别的 4 周毒理学研究。雌雄对照组动物肝自发性病变发生率最高，其次是肾和肺。肝和肺自发性病变本质上一般是炎症，其特征为混合细胞或单形核细胞浸润（雄性动物高达 40%，雌性动物高达 60%）；然而，肝的髓外造血（extramedullary hematopoiesis, EMH）通常也高发，在一些研究中雌雄动物均高达 100%。也有低发生率的肺泡沫细胞聚集（雄性动物达 10%，雌性动物达 30%）。肾自发性病变本质常是退行性病变，包括肾小管上皮嗜碱性变（雄性动物达 40%，雌性动物达 20%）和肾小管透明小滴（雄性达 80%），以及局灶性肾小管矿化（雄性动物达 60%，雌性动物达 80%）。肾盂扩张发生率雄性动物达 10%，雌性动物达 20%。在淋巴器官中，淋巴结背景病变发生率高，最典型是淋巴细胞增生（雄性动物达 70%，雌性动物达 50%）和浆细胞增多（雄性动物达 50%，雌性动物达 20%），以及窦组织细胞增多症（雄性动物达 40%，雌性动物达 50%）和噬红细胞作用（雄性动物达 70%，雌性动物达 80%）。脾髓外造血通常发生率较高（雄性动物达 60%，雌性动物达 90%）。胃肠道自发性病变数量中等，通常胃最高，包括嗜酸性粒细胞聚集（雄性动物达 90%，雌性动物达 60%）、混合细胞性炎症（雄性动物达 80%，雌性动物达 10%）和累及界限嵴的上皮细胞空泡形成（雄性动物达 80%，雌性动物达 40%）。胃的病变可能与灌胃操作时局部损伤有关。主要和附属性器官、腺体组织、骨髓和感觉器官通常很少发生自发性病变。值得注意的是，在这份 4 周的数据集中心肌病的发生率较低。

虽然雄性动物肾小管嗜碱性变的发生率较雌性动物高，但雌性动物肾小管矿化的发生率较雄性动物高。这两种病变与文献报道的数据一致（McInnes 2011）。4 周研究中雄性动物炎症性背景病变的发生率通常比雌性动物高。脾髓外造血在雌性动物中更高，也与报道的对照数据一致（McInnes 2011）。因舌下静脉出血引起舌中度背 211
景病变发生率，食管的背景病变发生率略低，这些病变很可能与灌胃操作有关。胸腺出血相对常见，如果不伴坏死、炎症或含铁血黄素聚集，胸腺出血常与安乐死相关（Dixon et al. 1995; Stefanski et al. 1990）。

26 周大鼠研究对照组动物（200 只雄性动物，201 只雌性动物）的病变类型与 4 周研究的病变类型基本一致。但是，不出所料更长持续时间的研究（老龄化动物）的退行性病变的发生率通常更高。例如，在一项研究中雄性动物肾小管嗜碱性变（雄性动物达 30%，雌性动物达 19%）和慢性进行性肾病（雄性动物达 25%，雌性动物达 15%）的发病率最高，但是 26 周研究与 4 周研究相比雌雄动物上述两种病变的发生率均较高。肾单形核细胞浸润（雄性动物达 55%，雌性动物达 20%）和肾小管管型（雄性动物达 10%，雌性动物达 14%）的发生率在较长持续时间研究中也更高。26 周研究雌雄动物的胃发生率最高的病变包括上皮细胞增生（雄性动物达 25%，雌性动物达 20%）、混合细胞性炎症（雄性动物达 20%，雌性动物达 5%）、出血（雄性

表 8.1　4 周毒性研究中对照组 Wistar 大鼠自发性病变

大鼠		雄性						雌性					
		4 周											
器官	病变	最小值	最小值范围（%）	最大值	最大值范围（%）	总发生率	总发生率（%）	最小值	最小值范围（%）	最大值	最大值范围（%）	总发生率	总发生率（%）
						300						300	
肾上腺	副皮质组织	0	0.0	5	50.0	6	2.0	0	0.0	4	40.0	9	3.0
肾上腺	皮质束状带肥大	0	0.0	2	20.0	2	0.7	0	0.0	0	0.0	0	0.0
肾上腺	皮质束状带空泡形成	0	0.0	2	20.0	4	1.3	0	0.0	1	10.0	1	0.3
肾上腺	囊肿	0	0.0	1	10.0	1	0.3	0	0.0	0	0.0	0	0.0
肾上腺	造血	0	0.0	0	0.0	0	0.0	0	0.0	1	10.0	3	1.0
肾上腺	淋巴细胞浸润	0	0.0	1	10.0	1	0.3	0	0.0	1	10.0	3	1.0
肾上腺	束状带坏死 / 凋亡	0	0.0	0	0.0	0	0.0	0	0.0	1	10.0	1	0.3
骨髓	细胞数量增多	0	0.0	2	20.0	2	0.7	0	0.0	2	20.0	2	0.7
脑	囊肿	0	0.0	1	10.0	1	0.3	0	0.0	0	0.0	0	0.0
脑	出血	0	0.0	1	10.0	1	0.3	0	0.0	0	0.0	0	0.0
脑	脑膜炎症	0	0.0	0	0.0	0	0.0	0	0.0	1	10.0	1	0.3
脑	局灶性毛细血管扩张	0	0.0	1	10.0	1	0.3	0	0.0	0	0.0	0	0.0
盲肠	黏膜增生	0	0.0	2	20.0	6	2.0	0	0.0	2	20.0	4	1.3
盲肠	混合细胞性炎症	0	0.0	3	30.0	12	4.0	0	0.0	5	50.0	10	3.3
宫颈	中性粒细胞性炎症	0	0.0	0	0.0	0	0.0	0	0.0	1	10.0	1	0.3
结肠	淤血	0	0.0	1	10.0	1	0.3	0	0.0	1	10.0	1	0.3
结肠	淋巴细胞增生	0	0.0	1	10.0	1	0.3	0	0.0	0	0.0	0	0.0
结肠	黏膜增生	0	0.0	2	20.0	2	0.7	0	0.0	1	10.0	1	0.3
结肠	混合细胞性炎症	0	0.0	1	10.0	2	0.7	0	0.0	1	10.0	1	0.3
十二指肠	异位胰腺	0	0.0	1	10.0	1	0.3	0	0.0	0	0.0	0	0.0
附睾	精子肉芽肿	0	0.0	6	60.0	6	2.0	0	0.0	0	0.0	0	0.0
附睾	淋巴细胞浸润	0	0.0	1	10.0	4	1.3	0	0.0	0	0.0	0	0.0
附睾	精子减少	0	0.0	1	10.0	1	0.3	0	0.0	0	0.0	0	0.0
食管	淋巴细胞浸润	0	0.0	1	10.0	1	0.3	0	0.0	0	0.0	0	0.0
食管	混合细胞性炎症	0	0.0	1	10.0	3	1.0	0	0.0	1	10.0	4	1.3
食管	肌层变性 / 再生	0	0.0	2	20.0	4	1.3	0	0.0	2	20.0	6	2.0
食管	纤维化	0	0.0	0	0.0	0	0.0	0	0.0	1	10.0	1	0.3
食管	肉芽组织	0	0.0	0	0.0	0	0.0	0	0.0	1	10.0	1	0.3
食管	出血	0	0.0	0	0.0	0	0.0	0	0.0	1	10.0	2	0.7

续表

大鼠		雄性						雌性					
		4周											
器官	病变	最小值	最小值范围（%）	最大值	最大值范围（%）	总发生率	总发生率（%）	最小值	最小值范围（%）	最大值	最大值范围（%）	总发生率	总发生率（%）
						300						300	
眼	视网膜菊形团	0	0.0	1	10.0	3	1.0	0	0.0	0	0.0	0	0.0
眼	角膜空泡形成	0	0.0	1	10.0	1	0.3	0	0.0	0	0.0	0	0.0
股骨	纤维化	0	0.0	1	10.0	2	0.7	0	0.0	1	10.0	1	0.3
股骨	骨折	0	0.0	0	0.0	0	0.0	0	0.0	1	10.0	1	0.3
股骨	骨小梁增加	0	0.0	0	0.0	0	0.0	0	0.0	2	20.0	3	1.0
哈氏腺	萎缩	0	0.0	1	10.0	1	0.3	0	0.0	0	0.0	0	0.0
哈氏腺	出血	0	0.0	0	0.0	0	0.0	0	0.0	1	10.0	1	0.3
哈氏腺	单形核细胞浸润	0	0.0	1	10.0	1	0.3	0	0.0	1	10.0	3	1.0
哈氏腺	混合细胞性炎症	0	0.0	1	10.0	1	0.3	0	0.0	1	10.0	2	0.7
哈氏腺	淋巴细胞性炎症	0	0.0	3	30.0	10	3.3	0	0.0	1	10.0	6	2.0
哈氏腺	矿化	0	0.0	1	10.0	1	0.3	0	0.0	0	0.0	0	0.0
哈氏腺	淋巴细胞浸润	0	0.0	0	0.0	0	0.0	0	0.0	1	10.0	1	0.3
心脏	心肌病	0	0.0	1	10.0	1	0.3	0	0.0	0	0.0	0	0.0
心脏	瓣膜黏液性变	0	0.0	0	0.0	0	0.0	0	0.0	1	10.0	1	0.3
心脏	纤维化	0	0.0	0	0.0	0	0.0	0	0.0	1	10.0	2	0.7
心脏	出血	0	0.0	0	0.0	0	0.0	0	0.0	1	10.0	1	0.3
心脏	单形核细胞浸润	0	0.0	1	10.0	3	1.0	0	0.0	1	10.0	3	1.0
心脏	混合细胞性炎症	0	0.0	1	10.0	5	1.7	0	0.0	1	10.0	1	0.3
心脏	心肌变性	0	0.0	1	10.0	1	0.3	0	0.0	0	0.0	0	0.0
心脏	瓣膜黏液性变	0	0.0	1	10.0	1	0.3	0	0.0	0	0.0	0	0.0
回肠	淤血	0	0.0	2	20.0	2	0.7	0	0.0	1	10.0	1	0.3
空肠	淤血	0	0.0	1	10.0	1	0.3	0	0.0	0	0.0	0	0.0
肾	肾小管嗜碱性变	0	0.0	4	40.0	45	15.0	0	0.0	2	20.0	26	8.7
肾	肾小管管型	0	0.0	1	10.0	6	2.0	0	0.0	1	10.0	4	1.3
肾	囊肿	0	0.0	2	20.0	6	2.0	0	0.0	1	10.0	3	1.0
肾	肾盂扩张	0	0.0	2	20.0	9	3.0	0	0.0	1	10.0	4	1.3
肾	纤维化	0	0.0	1	10.0	2	0.7	0	0.0	1	10.0	2	0.7
肾	肾小管玻透明小滴	0	0.0	8	80.0	16	5.3	0	0.0	0	0.0	0	0.0
肾	肾盂扩张	0	0.0	2	20.0	7	2.3	0	0.0	3	30.0	5	1.7
肾	淋巴细胞性炎症	0	0.0	4	40.0	24	8.0	0	0.0	3	30.0	11	3.7
肾	脂肪瘤	0	0.0	1	10.0	1	0.3	0	0.0	0	0.0	0	0.0

续表

大鼠		雄性						雌性					
		4 周											
器官	病变	最小值	最小值范围（%）	最大值	最大值范围（%）	总发生率	总发生率（%）	最小值	最小值范围（%）	最大值	最大值范围（%）	总发生率	总发生率（%）
						300						**300**	
肾	肾小管矿化	0	0.0	6	60.0	8	2.7	0	0.0	8	80.0	77	25.7
肾	肾盂肾炎	0	0.0	0	0.0	0	0.0	0	0.0	1	10.0	1	0.3
泪腺	萎缩	0	0.0	0	0.0	0	0.0	0	0.0	1	10.0	1	0.3
泪腺	淋巴细胞浸润	0	0.0	2	20.0	8	2.7	0	0.0	0	0.0	0	0.0
泪腺	混合细胞性炎症	0	0.0	1	10.0	1	0.3	0	0.0	0	0.0	0	0.0
泪腺	化生	0	0.0	3	30.0	5	1.7	0	0.0	1	10.0	1	0.3
泪腺	坏死 / 空泡形成	0	0.0	1	10.0	1	0.3	0	0.0	0	0.0	0	0.0
喉	水肿	0	0.0	2	20.0	3	1.0	0	0.0	1	10.0	1	0.3
喉	出血	0	0.0	1	10.0	1	0.3	0	0.0	0	0.0	0	0.0
喉	上皮细胞增生	0	0.0	1	10.0	1	0.3	0	0.0	0	0.0	0	0.0
喉	淋巴细胞浸润	0	0.0	1	10.0	1	0.3	0	0.0	0	0.0	0	0.0
喉	混合细胞性炎症	0	0.0	1	10.0	2	0.7	0	0.0	1	10.0	1	0.3
肝	血管扩张	0	0.0	0	0.0	0	0.0	0	0.0	1	10.0	1	0.3
肝	凋亡	0	0.0	1	10.0	1	0.3	0	0.0	0	0.0	0	0.0
肝	胆管增生	0	0.0	0	0.0	0	0.0	0	0.0	1	10.0	1	0.3
肝	囊肿	0	0.0	0	0.0	0	0.0	0	0.0	1	10.0	1	0.3
肝	囊性变性	0	0.0	0	0.0	0	0.0	0	0.0	1	10.0	1	0.3
肝	色素沉着	0	0.0	1	10.0	2	0.7	0	0.0	2	20.0	6	2.0
肝	纤维化	0	0.0	3	30.0	3	1.0	0	0.0	1	10.0	3	1.0
肝	透明灶	0	0.0	1	10.0	1	0.3	0	0.0	0	0.0	0	0.0
肝	肝细胞糖原增多	0	0.0	2	20.0	2	0.7	0	0.0	0	0.0	0	0.0
肝	肉芽肿	0	0.0	0	0.0	0	0.0	0	0.0	1	10.0	1	0.3
肝	造血	0	0.0	10	100.0	99	33.0	0	0.0	10	100.0	93	31.0
肝	出血	0	0.0	1	10.0	1	0.3	0	0.0	1	10.0	1	0.3
肝	混合细胞浸润	0	0.0	9	90.0	17	5.7	0	0.0	10	100.0	17	5.7
肝	混合细胞性炎症	0	0.0	9	90.0	32	10.7	0	0.0	6	60.0	37	12.3
肝	淋巴细胞性炎症	0	0.0	9	90.0	18	6.0	0	0.0	7	70.0	9	3.0
肝	矿化	0	0.0	1	10.0	1	0.3	0	0.0	0	0.0	0	0.0
肝	有丝分裂增多	0	0.0	0	0.0	0	0.0	0	0.0	1	10.0	1	0.3
肝	单形核细胞浸润	0	0.0	8	80.0	24	8.0	0	0.0	7	70.0	33	11.0
肝	肝细胞单个细胞坏死	0	0.0	7	70.0	24	8.0	0	0.0	7	70.0	24	8.0

续表

大鼠		雄性						雌性					
		4 周											
器官	病变	最小值	最小值范围（%）	最大值	最大值范围（%）	总发生率	总发生率（%）	最小值	最小值范围（%）	最大值	最大值范围（%）	总发生率	总发生率（%）
						300						300	
肝	肝细胞胞质空泡形成	0	0.0	1	10.0	2	0.7	0	0.0	2	20.0	5	1.7
肺	肺泡炎	0	0.0	1	10.0	1	0.3	0	0.0	2	20.0	3	1.0
肺	肺不张	0	0.0	1	10.0	2	0.7	0	0.0	1	10.0	1	0.3
肺	上皮瘤	0	0.0	0	0.0	0	0.0	0	0.0	1	10.0	1	0.3
肺	纤维化	0	0.0	0	0.0	0	0.0	0	0.0	2	20.0	3	1.0
肺	肺泡泡沫细胞聚集	0	0.0	1	10.0	11	3.7	0	0.0	3	30.0	13	4.3
肺	出血	0	0.0	3	30.0	16	5.3	0	0.0	2	20.0	9	3.0
肺	血管周围炎症细胞浸润	0	0.0	6	60.0	17	5.7	0	0.0	4	40.0	12	4.0
肺	混合细胞性炎症	0	0.0	4	40.0	34	11.3	0	0.0	2	20.0	13	4.3
肺	嗜酸性细胞性炎症	0	0.0	4	40.0	5	1.7	0	0.0	1	10.0	1	0.3
肺	淋巴细胞性炎症	0	0.0	3	30.0	4	1.3	0	0.0	1	10.0	3	1.0
肺	中性粒细胞性炎症	0	0.0	1	10.0	1	0.3	0	0.0	1	10.0	1	0.3
肺	骨化生	0	0.0	2	20.0	4	1.3	0	0.0	1	10.0	1	0.3
肺	矿化	0	0.0	6	60.0	12	4.0	0	0.0	2	20.0	5	1.7
肺	色素沉着巨噬细胞	0	0.0	0	0.0	0	0.0	0	0.0	1	10.0	1	0.3
乳腺	畸形	0	0.0	1	10.0	1	0.3	0	0.0	0	0.0	0	0.0
乳腺	纤维化	0	0.0	0	0.0	0	0.0	0	0.0	1	10.0	1	0.3
乳腺	积乳囊肿	0	0.0	0	0.0	0	0.0	0	0.0	1	10.0	1	0.3
乳腺	小叶增生	0	0.0	0	0.0	0	0.0	0	0.0	1	10.0	1	0.3
颌下淋巴结	淤血	0	0.0	4	40.0	6	2.0	0	0.0	5	50.0	5	1.7
颌下淋巴结	淋巴窦扩张	0	0.0	2	20.0	2	0.7	0	0.0	0	0.0	0	0.0
颌下淋巴结	噬红细胞作用	0	0.0	7	70.0	45	15.0	0	0.0	8	80.0	44	14.7
颌下淋巴结	窦组织细胞增多	0	0.0	4	40.0	8	2.7	0	0.0	4	40.0	9	3.0
颌下淋巴结	浆细胞增生	0	0.0	5	50.0	14	4.7	0	0.0	2	20.0	10	3.3
颌下淋巴结	淋巴细胞增生	0	0.0	7	70.0	11	3.7	0	0.0	5	50.0	9	3.0
肠系膜淋巴结	淤血	0	0.0	0	0.0	0	0.0	0	0.0	1	10.0	1	0.3
肠系膜淋巴结	囊肿	0	0.0	0	0.0	0	0.0	0	0.0	1	10.0	1	0.3
肠系膜淋巴结	淋巴细胞耗减	0	0.0	1	10.0	1	0.3	0	0.0	0	0.0	0	0.0
肠系膜淋巴结	淋巴窦扩张	0	0.0	2	20.0	2	0.7	0	0.0	0	0.0	0	0.0
肠系膜淋巴结	噬红细胞作用	0	0.0	2	20.0	6	2.0	0	0.0	4	40.0	6	2.0
肠系膜淋巴结	窦组织细胞增多	0	0.0	1	10.0	5	1.7	0	0.0	3	30.0	11	3.7

续表

大鼠		雄性						雌性					
		4 周											
器官	病变	最小值	最小值范围（%）	最大值	最大值范围（%）	总发生率	总发生率（%）	最小值	最小值范围（%）	最大值	最大值范围（%）	总发生率	总发生率（%）
						300						300	
肠系膜淋巴结	淋巴细胞增生	0	0.0	2	20.0	3	1.0	0	0.0	0	0.0	0	0.0
肠系膜淋巴结	淋巴管扩张	0	0.0	1	10.0	1	0.3	0	0.0	0	0.0	0	0.0
肠系膜淋巴结	巨噬细胞聚集	0	0.0	1	10.0	2	0.7	0	0.0	3	30.0	11	3.7
肌肉	变性	0	0.0	1	10.0	1	0.3	0	0.0	1	10.0	3	1.0
肌肉	单形核细胞浸润	0	0.0	1	10.0	1	0.3	0	0.0	0	0.0	0	0.0
肌肉	混合细胞性炎症	0	0.0	1	10.0	1	0.3	0	0.0	0	0.0	0	0.0
肌肉	矿化	0	0.0	0	0.0	0	0.0	0	0.0	1	10.0	1	0.3
鼻腔	淋巴细胞性炎症	0	0.0	1	10.0	1	0.3	0	0.0	0	0.0	0	0.0
卵巢	囊肿	0	0.0	0	0.0	0	0.0	0	0.0	2	20.0	3	1.0
卵巢	黄体变性	0	0.0	0	0.0	0	0.0	0	0.0	6	60.0	6	2.0
卵巢	出血	0	0.0	0	0.0	0	0.0	0	0.0	2	20.0	6	2.0
卵巢	混合细胞性炎症	0	0.0	0	0.0	0	0.0	0	0.0	1	10.0	1	0.3
输卵管	囊肿	0	0.0	0	0.0	0	0.0	0	0.0	1	10.0	1	0.3
输卵管	混合细胞性炎症	0	0.0	0	0.0	0	0.0	0	0.0	1	10.0	1	0.3
胰腺	脂肪浸润	0	0.0	1	10.0	1	0.3	0	0.0	0	0.0	0	0.0
胰腺	腺泡细胞萎缩	0	0.0	1	10.0	3	1.0	0	0.0	1	10.0	2	0.7
胰腺	酶原减少	0	0.0	0	0.0	0	0.0	0	0.0	4	40.0	9	3.0
胰腺	纤维化	0	0.0	1	10.0	1	0.3	0	0.0	0	0.0	0	0.0
胰腺	导管增生	0	0.0	1	10.0	1	0.3	0	0.0	0	0.0	0	0.0
胰腺	胰岛细胞增生	0	0.0	1	10.0	1	0.3	0	0.0	0	0.0	0	0.0
胰腺	腺泡细胞肥大	0	0.0	0	0.0	0	0.0	0	0.0	1	10.0	1	0.3
胰腺	混合细胞性炎症	0	0.0	1	10.0	3	1.0	0	0.0	0	0.0	0	0.0
胰腺	淋巴细胞性炎症	0	0.0	1	10.0	3	1.0	0	0.0	1	10.0	1	0.3
垂体	远侧部囊肿	0	0.0	2	20.0	5	1.7	0	0.0	2	20.0	6	2.0
垂体	中间部囊肿	0	0.0	1	10.0	2	0.7	0	0.0	1	10.0	2	0.7
垂体	远侧部嗜碱性灶	0	0.0	1	10.0	1	0.3	0	0.0	0	0.0	0	0.0
前列腺	出血	0	0.0	1	10.0	1	0.3	0	0.0	0	0.0	0	0.0
前列腺	上皮细胞增生	0	0.0	1	10.0	1	0.3	0	0.0	0	0.0	0	0.0
前列腺	淋巴细胞浸润	0	0.0	4	40.0	16	5.3	0	0.0	0	0.0	0	0.0
前列腺	单形核细胞浸润	0	0.0	2	20.0	2	0.7	0	0.0	0	0.0	0	0.0
前列腺	混合细胞性炎症	0	0.0	4	40.0	26	8.7	0	0.0	0	0.0	0	0.0

续表

大鼠		雄性						雌性					
		4 周											
器官	病变	最小值	最小值范围（%）	最大值	最大值范围（%）	总发生率	总发生率（%）	最小值	最小值范围（%）	最大值	最大值范围（%）	总发生率	总发生率（%）
						300						300	
前列腺	坏死	0	0.0	1	10.0	1	0.3	0	0.0	0	0.0	0	0.0
前列腺	上皮细胞空泡形成	0	0.0	2	20.0	2	0.7	0	0.0	0	0.0	0	0.0
直肠	水肿	0	0.0	0	0.0	0	0.0	0	0.0	1	10.0	1	0.3
直肠	糜烂	0	0.0	0	0.0	0	0.0	0	0.0	1	10.0	1	0.3
唾液腺	腺泡萎缩	0	0.0	1	10.0	1	0.3	0	0.0	0	0.0	0	0.0
唾液腺	淋巴细胞性炎症	0	0.0	1	10.0	1	0.3	0	0.0	1	10.0	1	0.3
唾液腺	腺体化生	0	0.0	1	10.0	1	0.3	0	0.0	0	0.0	0	0.0
皮肤	棘皮病	0	0.0	1	10.0	1	0.3	0	0.0	0	0.0	0	0.0
皮肤	囊肿	0	0.0	0	0.0	0	0.0	0	0.0	1	10.0	1	0.3
皮肤	毛囊萎缩	0	0.0	1	10.0	1	0.3	0	0.0	0	0.0	0	0.0
皮肤	出血	0	0.0	1	10.0	1	0.3	0	0.0	0	0.0	0	0.0
皮肤	角化过度	0	0.0	2	20.0	2	0.7	0	0.0	2	20.0	3	1.0
皮肤	混合细胞性炎症	0	0.0	1	10.0	2	0.7	0	0.0	0	0.0	0	0.0
皮肤	浆液纤维蛋白性碎片（痂）	0	0.0	1	10.0	1	0.3	0	0.0	1	10.0	1	0.3
脾	淋巴细胞耗减	0	0.0	2	20.0	2	0.7	0	0.0	1	10.0	1	0.3
脾	囊肿	0	0.0	0	0.0	0	0.0	0	0.0	1	10.0	1	0.3
脾	色素沉着	0	0.0	0	0.0	0	0.0	0	0.0	1	10.0	1	0.3
脾	造血增加	0	0.0	6	60.0	25	8.3	0	0.0	9	90.0	45	15.0
脾	巨噬细胞聚集	0	0.0	1	10.0	1	0.3	0	0.0	1	10.0	1	0.3
胸骨	软骨黏液变性	0	0.0	1	10.0	1	0.3	0	0.0	0	0.0	0	0.0
胃	淤血	0	0.0	2	20.0	2	0.7	0	0.0	0	0.0	0	0.0
胃	囊肿	0	0.0	1	10.0	4	1.3	0	0.0	2	20.0	4	1.3
胃	腺体扩张	0	0.0	2	20.0	9	3.0	0	0.0	2	20.0	4	1.3
胃	水肿	0	0.0	1	10.0	1	0.3	0	0.0	0	0.0	0	0.0
胃	球形白细胞	0	0.0	4	40.0	4	1.3	0	0.0	2	20.0	2	0.7
胃	界限嵴鳞状细胞增生	0	0.0	1	10.0	2	0.7	0	0.0	0	0.0	0	0.0
胃	非腺胃上皮细胞增生	0	0.0	0	0.0	0	0.0	0	0.0	1	10.0	1	0.3
胃	非腺胃鳞状细胞增生	0	0.0	3	30.0	5	1.7	0	0.0	1	10.0	1	0.3
胃	混合细胞性炎症	0	0.0	8	80.0	22	7.3	0	0.0	1	10.0	4	1.3
胃	中性粒细胞性炎症	0	0.0	2	20.0	2	0.7	0	0.0	0	0.0	0	0.0
胃	淋巴细胞性炎症	0	0.0	0	0.0	0	0.0	0	0.0	1	10.0	1	0.3

续表

大鼠		雄性						雌性					
		4 周											
器官	病变	最小值	最小值范围（%）	最大值	最大值范围（%）	总发生率	总发生率（%）	最小值	最小值范围（%）	最大值	最大值范围（%）	总发生率	总发生率（%）
						300						300	
胃	界限嵴上皮空泡形成	0	0.0	8	80.0	49	16.3	0	0.0	4	40.0	21	7.0
胃	嗜酸性粒细胞聚集	0	0.0	9	90.0	10	3.3	0	0.0	6	60.0	6	2.0
睾丸	生精小管萎缩	0	0.0	1	10.0	2	0.7	0	0.0	0	0.0	0	0.0
睾丸	生精小管变性	0	0.0	2	20.0	2	0.7	0	0.0	0	0.0	0	0.0
胸腺	淋巴细胞裂解	0	0.0	2	20.0	3	1.0	0	0.0	0	0.0	0	0.0
胸腺	淤血	0	0.0	1	10.0	1	0.3	0	0.0	0	0.0	0	0.0
胸腺	囊肿	0	0.0	0	0.0	0	0.0	0	0.0	1	10.0	2	0.7
胸腺	淋巴细胞耗减	0	0.0	1	10.0	1	0.3	0	0.0	1	10.0	1	0.3
胸腺	水肿	0	0.0	0	0.0	0	0.0	0	0.0	1	10.0	1	0.3
胸腺	球形白细胞	0	0.0	0	0.0	0	0.0	0	0.0	2	20.0	2	0.7
胸腺	出血	0	0.0	3	30.0	21	7.0	0	0.0	5	50.0	21	7.0
胸腺	淋巴细胞性炎症	0	0.0	1	10.0	1	0.3	0	0.0	0	0.0	0	0.0
胸腺	混合细胞性炎症	0	0.0	0	0.0	0	0.0	0	0.0	1	10.0	1	0.3
胸腺	淋巴细胞裂解	0	0.0	5	50.0	5	1.7	0	0.0	2	20.0	5	1.7
胸腺	巨噬细胞聚集	0	0.0	0	0.0	0	0.0	0	0.0	1	10.0	1	0.3
胸腺	上皮化生	0	0.0	1	10.0	1	0.3	0	0.0	0	0.0	0	0.0
甲状腺	发育性囊肿	0	0.0	3	30.0	3	1.0	0	0.0	2	20.0	3	1.0
甲状腺	滤泡囊肿	0	0.0	2	20.0	3	1.0	0	0.0	0	0.0	0	0.0
甲状腺	异位胸腺	0	0.0	2	20.0	10	3.3	0	0.0	2	20.0	8	2.7
甲状腺	滤泡肥大	0	0.0	4	40.0	4	1.3	0	0.0	1	10.0	1	0.3
舌	血管扩张	0	0.0	1	10.0	1	0.3	0	0.0	0	0.0	0	0.0
舌	肌纤维变性 / 再生	0	0.0	3	30.0	4	1.3	0	0.0	0	0.0	0	0.0
舌	水肿	0	0.0	1	10.0	1	0.3	0	0.0	0	0.0	0	0.0
舌	纤维化	0	0.0	3	30.0	4	1.3	0	0.0	4	40.0	8	2.7
舌	出血	0	0.0	7	70.0	47	15.7	0	0.0	5	50.0	20	6.7
舌	中性粒细胞性炎症	0	0.0	1	10.0	2	0.7	0	0.0	0	0.0	0	0.0
舌	混合细胞性炎症	0	0.0	3	30.0	28	9.3	0	0.0	5	50.0	17	5.7
舌	肌纤维变性 / 再生	0	0.0	4	40.0	12	4.0	0	0.0	4	40.0	13	4.3
舌	血栓	0	0.0	0	0.0	0	0.0	0	0.0	1	10.0	1	0.3
舌	溃疡	0	0.0	1	10.0	3	1.0	0	0.0	0	0.0	0	0.0
气管	淤血	0	0.0	2	20.0	2	0.7	0	0.0	0	0.0	0	0.0

续表

大鼠		雄性						雌性					
		4周											
器官	病变	最小值	最小值范围（%）	最大值	最大值范围（%）	总发生率	总发生率（%）	最小值	最小值范围（%）	最大值	最大值范围（%）	总发生率	总发生率（%）
						300						300	
气管支气管淋巴结	淤血	0	0.0	0	0.0	0	0.0	0	0.0	2	20.0	2	0.7
气管支气管淋巴结	色素沉着	0	0.0	3	30.0	5	1.7	0	0.0	3	30.0	5	1.7
气管支气管淋巴结	噬红细胞作用	0	0.0	5	50.0	14	4.7	0	0.0	6	60.0	25	8.3
气管支气管淋巴结	窦组织细胞增多	0	0.0	2	20.0	6	2.0	0	0.0	5	50.0	6	2.0
气管支气管淋巴结	淋巴细胞增生	0	0.0	0	0.0	0	0.0	0	0.0	1	10.0	1	0.3
膀胱	移行细胞增生	0	0.0	0	0.0	0	0.0	0	0.0	1	10.0	1	0.3
膀胱	淋巴细胞浸润	0	0.0	1	10.0	3	1.0	0	0.0	2	20.0	4	1.3
膀胱	混合细胞性炎症	0	0.0	0	0.0	0	0.0	0	0.0	1	10.0	1	0.3
膀胱	蛋白栓	0	0.0	1	10.0	1	0.3	0	0.0	0	0.0	0	0.0
子宫	宫腔扩张	0	0.0	0	0.0	0	0.0	0	0.0	3	30.0	8	2.7
子宫	腺体扩张	0	0.0	0	0.0	0	0.0	0	0.0	2	20.0	6	2.0
子宫	中性粒细胞浸润	0	0.0	0	0.0	0	0.0	0	0.0	1	10.0	2	0.7

表 8.2　26 周毒性研究中对照组 Wistar 大鼠的自发性病变

大鼠		雄性						雌性					
		26 周											
器官	病变	最小值	最小值范围（%）	最大值	最大值范围（%）	总发生率	总发生率（%）	最小值	最小值范围（%）	最大值	最大值范围（%）	总发生率	总发生率（%）
						200						201	
肾上腺	血管扩张	0	0.0	0	0.0	0	0.0	0	0.0	1	5.0	1	0.5
肾上腺	色素沉着	0	0.0	0	0.0	0	0.0	0	0.0	1	5.0	1	0.5
肾上腺	皮质束状带增生	0	0.0	2	10.0	4	2.0	0	0.0	1	5.0	5	2.5
肾上腺	淤血	0	0.0	1	5.0	1	0.5	0	0.0	2	10.0	4	2.0
肾上腺	单形核细胞浸润	0	0.0	0	0.0	0	0.0	0	0.0	4	20.0	4	2.0
肾上腺	皮质束状带肥大	0	0.0	1	5.0	1	0.5	0	0.0	1	5.0	2	1.0
肾上腺	髓外造血	0	0.0	0	0.0	0	0.0	0	0.0	1	4.8	1	0.5
肾上腺	皮质坏死	0	0.0	0	0.0	0	0.0	0	0.0	1	5.0	1	0.5
肾上腺	皮质束状带空泡形成	0	0.0	2	10.0	3	1.5	0	0.0	0	0.0	0	0.0
骨髓	细胞数量减少	0	0.0	1	5.0	1	0.5	0	0.0	3	14.3	3	1.5
骨髓	细胞数量增多	0	0.0	1	5.0	2	1.0	0	0.0	1	4.8	1	0.5
脑	良性室管膜瘤	0	0.0	0	0.0	0	0.0	0	0.0	1	5.0	1	0.5
脑	胶质瘤	0	0.0	1	5.0	1	0.5	0	0.0	0	0.0	0	0.0
脑	恶性室管膜瘤	0	0.0	0	0.0	0	0.0	0	0.0	1	4.8	1	0.5
脑	恶性少突胶质细胞瘤	0	0.0	0	0.0	0	0.0	0	0.0	1	5.0	1	0.5
盲肠	黏膜增生	0	0.0	0	0.0	0	0.0	0	0.0	1	5.0	1	0.5
结肠	寄生虫	0	0.0	1	5.0	5	2.5	0	0.0	3	15.0	3	1.5
十二指肠	混合细胞性炎症	0	0.0	1	5.0	1	0.5	0	0.0	0	0.0	0	0.0
附睾	附睾管内细胞碎片	0	0.0	1	5.0	1	0.5	0	0.0	0	0.0	0	0.0
附睾	精子肉芽肿	0	0.0	1	5.0	1	0.5	0	0.0	0	0.0	0	0.0
附睾	精子减少	0	0.0	1	5.0	2	1.0	0	0.0	0	0.0	0	0.0
附睾	精子囊肿	0	0.0	1	5.0	2	1.0	0	0.0	0	0.0	0	0.0
眼	视网膜变性 / 萎缩	0	0.0	3	15.0	4	2.0	0	0.0	1	5.0	2	1.0
眼	结膜炎症	0	0.0	1	5.0	1	0.5	0	0.0	0	0.0	0	0.0
哈氏腺	萎缩	0	0.0	0	0.0	0	0.0	0	0.0	2	10.0	2	1.0
哈氏腺	单形核细胞浸润	0	0.0	3	15.0	3	1.5	0	0.0	3	15.0	3	1.5
哈氏腺	混合细胞性炎症	0	0.0	4	20.0	5	2.5	0	0.0	0	0.0	0	0.0
哈氏腺	单个细胞坏死	0	0.0	1	5.0	1	0.5	0	0.0	2	10.0	2	1.0
心脏	混合细胞浸润	0	0.0	3	15.0	3	1.5	0	0.0	1	5.0	1	0.5
心脏	单形核细胞浸润	0	0.0	2	10.0	4	2.0	0	0.0	0	0.0	0	0.0

续表

大鼠		雄性						雌性					
		26 周											
器官	病变	最小值	最小值范围（%）	最大值	最大值范围（%）	总发生率	总发生率（%）	最小值	最小值范围（%）	最大值	最大值范围（%）	总发生率	总发生率（%）
						200						201	
心脏	心肌病	0	0.0	4	20.0	6	3.0	0	0.0	2	9.5	2	1.0
股胫关节	滑膜增生	0	0.0	1	5.0	1	0.5	0	0.0	2	9.5	2	1.0
肾	肾小管嗜碱性变	0	0.0	6	30.0	18	9.0	0	0.0	4	19.0	8	4.0
肾	肾小管细胞癌	0	0.0	1	5.0	1	0.5	0	0.0	0	0.0	0	0.0
肾	透明管型	0	0.0	2	10.0	3	1.5	0	0.0	3	14.3	3	1.5
肾	慢性进行性肾病	0	0.0	5	25.0	5	2.5	0	0.0	3	15.0	3	1.5
肾	淤血	0	0.0	0	0.0	0	0.0	0	0.0	1	5.0	1	0.5
肾	囊肿	0	0.0	1	5.0	2	1.0	0	0.0	2	10.0	2	1.0
肾	肾盂扩张	0	0.0	1	5.0	8	4.0	0	0.0	2	10.0	5	2.5
肾	移行细胞增生	0	0.0	0	0.0	0	0.0	0	0.0	2	10.0	2	1.0
肾	单形核细胞浸润	0	0.0	11	55.0	20	10.0	0	0.0	4	20.0	6	3.0
肾	混合细胞性炎症	0	0.0	1	5.0	2	1.0	0	0.0	0	0.0	0	0.0
肾	肾盂肾炎	0	0.0	1	5.0	1	0.5	0	0.0	1	5.0	2	1.0
泪腺	哈氏腺化生	0	0.0	1	5.0	2	1.0	0	0.0	0	0.0	0	0.0
泪腺	扩张	0	0.0	1	5.0	1	0.5	0	0.0	0	0.0	0	0.0
泪腺	异位组织	0	0.0	1	5.0	1	0.5	0	0.0	0	0.0	0	0.0
泪腺	哈氏腺化生	0	0.0	1	5.0	1	0.5	0	0.0	0	0.0	0	0.0
泪腺	混合细胞性炎症	0	0.0	3	15.0	4	2.0	0	0.0	0	0.0	0	0.0
喉	囊肿	0	0.0	0	0.0	0	0.0	0	0.0	1	5.0	1	0.5
喉	水肿	0	0.0	1	5.0	1	0.5	0	0.0	0	0.0	0	0.0
喉	肉芽肿	0	0.0	2	10.0	3	1.5	0	0.0	0	0.0	0	0.0
喉	出血	0	0.0	1	5.0	1	0.5	0	0.0	0	0.0	0	0.0
喉	混合细胞性炎症	0	0.0	4	20.0	11	5.5	0	0.0	5	25.0	5	2.5
肝	肝细胞萎缩	0	0.0	0	0.0	0	0.0	0	0.0	3	15.0	4	2.0
肝	嗜碱性细胞灶	0	0.0	1	5.0	1	0.5	0	0.0	3	15.0	7	3.5
肝	透明细胞灶	0	0.0	6	30.0	6	3.0	0	0.0	1	5.0	2	1.0
肝	囊性变性	0	0.0	0	0.0	0	0.0	0	0.0	1	5.0	1	0.5
肝	小叶中央性变性 / 坏死	0	0.0	0	0.0	0	0.0	0	0.0	1	4.8	1	0.5
肝	色素沉着	0	0.0	1	5.0	2	1.0	0	0.0	3	15.0	3	1.5
肝	肝窦扩张	0	0.0	0	0.0	0	0.0	0	0.0	1	5.0	1	0.5
肝	纤维化	0	0.0	1	5.0	1	0.5	0	0.0	1	5.0	1	0.5
肝	造血	0	0.0	0	0.0	0	0.0	0	0.0	1	4.8	1	0.5

续表

大鼠		雄性						雌性					
		26 周											
器官	病变	最小值	最小值范围（%）	最大值	最大值范围（%）	总发生率	总发生率（%）	最小值	最小值范围（%）	最大值	最大值范围（%）	总发生率	总发生率（%）
						200						201	
肝	混合细胞浸润	0	0.0	1	5.0	1	0.5	0	0.0	2	10.0	3	1.5
肝	胆管炎症	0	0.0	0	0.0	0	0.0	0	0.0	1	5.0	2	1.0
肝	肉芽肿性炎症	0	0.0	0	0.0	0	0.0	0	0.0	1	5.0	1	0.5
肝	单形核细胞浸润	0	0.0	1	5.0	1	0.5	0	0.0	0	0.0	0	0.0
肝	坏死	0	0.0	0	0.0	0	0.0	0	0.0	2	10.0	2	1.0
肝	反应性窦内皮细胞	0	0.0	0	0.0	0	0.0	0	0.0	2	10.0	2	1.0
肝	张力性脂肪沉积	0	0.0	1	5.0	3	1.5	0	0.0	2	10.0	2	1.0
肝	肝细胞空泡形成	0	0.0	3	15.0	6	3.0	0	0.0	0	0.0	0	0.0
肺	淤血	0	0.0	1	5.0	2	1.0	0	0.0	0	0.0	0	0.0
肺	出血	0	0.0	2	10.0	4	2.0	0	0.0	1	5.0	1	0.5
肺	肺泡泡沫细胞聚集	0	0.0	4	20.0	4	2.0	0	0.0	2	9.5	2	1.0
肺	细支气管肺泡增生	0	0.0	1	5.0	1	0.5	0	0.0	0	0.0	0	0.0
肺	混合细胞性炎症	0	0.0	3	15.0	4	2.0	0	0.0	2	10.0	2	1.0
肺	胸膜炎症	0	0.0	0	0.0	0	0.0	0	0.0	1	4.8	1	0.5
肺	肺泡泡沫细胞聚集	0	0.0	5	25.0	12	6.0	0	0.0	4	20.0	13	6.5
淋巴结	色素沉着	0	0.0	1	5.0	1	0.5	0	0.0	0	0.0	0	0.0
淋巴结	噬红细胞作用	0	0.0	5	25.0	20	10.0	0	0.0	4	20.0	20	10.0
淋巴结	血管瘤	0	0.0	1	5.0	1	0.5	0	0.0	0	0.0	0	0.0
淋巴结	淋巴细胞增生	0	0.0	1	5.0	1	0.5	0	0.0	0	0.0	0	0.0
淋巴结	窦组织细胞增多	0	0.0	1	5.0	1	0.5	0	0.0	1	5.0	1	0.5
乳腺	腺泡细胞空泡形成增多	0	0.0	0	0.0	0	0.0	0	0.0	2	9.5	2	1.0
颌下淋巴结	脓肿	0	0.0	0	0.0	0	0.0	0	0.0	1	5.0	1	0.5
颌下淋巴结	淋巴细胞耗减	0	0.0	6	30.0	6	3.0	0	0.0	3	15.0	3	1.5
颌下淋巴结	噬红细胞作用	0	0.0	6	30.0	21	10.5	0	0.0	6	30.0	21	10.4
颌下淋巴结	淋巴细胞增生	0	0.0	1	5.0	1	0.5	0	0.0	2	10.0	4	2.0
颌下淋巴结	浆细胞增生	0	0.0	1	5.0	1	0.5	0	0.0	2	10.0	6	3.0
肠系膜淋巴结	噬红细胞作用	0	0.0	7	35.0	16	8.0	0	0.0	2	10.0	9	4.5
肠系膜淋巴结	肉芽肿	0	0.0	1	5.0	1	0.5	0	0.0	1	5.0	1	0.5
肠系膜淋巴结	淋巴细胞增生	0	0.0	2	10.0	2	1.0	0	0.0	2	10.0	3	1.5
肌肉	肌纤维变性	0	0.0	0	0.0	0	0.0	0	0.0	1	4.8	1	0.5
肌肉	出血	0	0.0	0	0.0	0	0.0	0	0.0	1	5.0	1	0.5

续表

大鼠		雄性						雌性					
		26周											
器官	病变	最小值	最小值范围（%）	最大值	最大值范围（%）	总发生率	总发生率（%）	最小值	最小值范围（%）	最大值	最大值范围（%）	总发生率	总发生率（%）
						200						201	
卵巢	萎缩	0	0.0	0	0.0	0	0.0	0	0.0	1	5.0	1	0.5
卵巢	淤血	0	0.0	0	0.0	0	0.0	0	0.0	1	5.0	1	0.5
卵巢	囊肿	0	0.0	0	0.0	0	0.0	0	0.0	2	10.0	7	3.5
卵巢	囊腺癌	0	0.0	0	0.0	0	0.0	0	0.0	1	4.8	1	0.5
胰腺	腺泡细胞萎缩	0	0.0	1	5.0	3	1.5	0	0.0	1	5.0	1	0.5
胰腺	混合细胞性炎症	0	0.0	3	15.0	3	1.5	0	0.0	1	5.0	2	1.0
垂体	远侧部腺瘤	0	0.0	1	5.0	1	0.5	0	0.0	1	5.0	2	1.0
垂体	远侧部囊肿	0	0.0	2	10.0	7	3.5	0	0.0	1	5.0	1	0.5
垂体	远侧部增生	0	0.0	1	5.0	1	0.5	0	0.0	0	0.0	0	0.0
垂体	远侧部空泡形成	0	0.0	3	15.0	3	1.5	0	0.0	0	0.0	0	0.0
前列腺	单形核细胞浸润	0	0.0	6	30.0	10	5.0	0	0.0	0	0.0	0	0.0
前列腺	混合细胞性炎症	0	0.0	2	10.0	4	2.0	0	0.0	0	0.0	0	0.0
前列腺	上皮细胞空泡形成	0	0.0	1	5.0	1	0.5	0	0.0	0	0.0	0	0.0
直肠	淤血	0	0.0	1	5.0	1	0.5	0	0.0	0	0.0	0	0.0
直肠	淋巴细胞增生	0	0.0	3	15.0	3	1.5	0	0.0	0	0.0	0	0.0
直肠	寄生虫	0	0.0	2	10.0	2	1.0	0	0.0	0	0.0	0	0.0
唾液腺	腺泡萎缩	0	0.0	0	0.0	0	0.0	0	0.0	1	5.0	1	0.5
唾液腺	出血	0	0.0	0	0.0	0	0.0	0	0.0	1	5.0	1	0.5
精囊	扩张	0	0.0	1	5.0	1	0.5	0	0.0	0	0.0	0	0.0
精囊	单形核细胞浸润	0	0.0	1	5.0	1	0.5	0	0.0	0	0.0	0	0.0
精囊	胶质减少	0	0.0	1	5.0	1	0.5	0	0.0	0	0.0	0	0.0
皮肤	囊肿	0	0.0	0	0.0	0	0.0	0	0.0	1	5.0	1	0.5
皮肤	糜烂	0	0.0	1	5.0	1	0.5	0	0.0	0	0.0	0	0.0
皮肤	肌层坏死	0	0.0	1	5.0	1	0.5	0	0.0	0	0.0	0	0.0
皮肤	痂	0	0.0	1	5.0	1	0.5	0	0.0	0	0.0	0	0.0
脾	淋巴细胞耗减	0	0.0	1	5.0	1	0.5	0	0.0	3	15.0	5	2.5
脾	色素沉着	0	0.0	4	20.0	4	2.0	0	0.0	0	0.0	0	0.0
脾	被膜纤维化	0	0.0	0	0.0	0	0.0	0	0.0	1	5.0	1	0.5
脾	造血增加	0	0.0	0	0.0	0	0.0	0	0.0	3	14.3	4	2.0
胸骨	纤维化	0	0.0	0	0.0	0	0.0	0	0.0	1	5.0	1	0.5
胃	淤血	0	0.0	2	10.0	2	1.0	0	0.0	0	0.0	0	0.0

续表

大鼠		雄性						雌性					
		26 周											
器官	病变	最小值	最小值范围（%）	最大值	最大值范围（%）	总发生率	总发生率（%）	最小值	最小值范围（%）	最大值	最大值范围（%）	总发生率	总发生率（%）
						200						201	
胃	黏膜出血	0	0.0	7	35.0	13	6.5	0	0.0	8	38.1	9	4.5
胃	鳞状上皮囊肿	0	0.0	0	0.0	0	0.0	0	0.0	1	5.0	3	1.5
胃	黏膜糜烂	0	0.0	1	5.0	3	1.5	0	0.0	1	5.0	1	0.5
胃	非腺胃上皮细胞增生	0	0.0	5	25.0	14	7.0	0	0.0	4	20.0	8	4.0
胃	混合细胞性炎症	0	0.0	4	20.0	4	2.0	0	0.0	1	4.8	1	0.5
胃	腺体坏死	0	0.0	0	0.0	0	0.0	0	0.0	1	4.8	1	0.5
胃	非腺胃上皮空泡形成	0	0.0	6	30.0	6	3.0	0	0.0	2	9.5	2	1.0
睾丸	混合细胞性炎症	0	0.0	1	5.0	1	0.5	0	0.0	0	0.0	0	0.0
睾丸	生精小管上皮变性 / 萎缩	0	0.0	2	10.0	3	1.5	0	0.0	0	0.0	0	0.0
睾丸	间质细胞增生	0	0.0	1	5.0	1	0.5	0	0.0	0	0.0	0	0.0
胸腺	囊肿	0	0.0	0	0.0	0	0.0	0	0.0	1	5.0	1	0.5
胸腺	淋巴细胞耗减	0	0.0	5	25.0	7	3.5	0	0.0	1	4.8	1	0.5
胸腺	出血	2	10.0	9	45.0	51	25.5	0	0.0	11	52.4	44	21.9
胸腺	上皮细胞增生	0	0.0	1	5.0	1	0.5	0	0.0	0	0.0	0	0.0
甲状腺	C 细胞增生	0	0.0	1	5.0	2	1.0	0	0.0	0	0.0	0	0.0
气管支气管淋巴结	噬红细胞作用	0	0.0	0	0.0	0	0.0	0	0.0	2	10.0	3	1.5
子宫	囊肿	0	0.0	0	0.0	0	0.0	0	0.0	1	5.0	1	0.5
子宫	蜕膜反应	0	0.0	0	0.0	0	0.0	0	0.0	1	5.0	1	0.5
子宫	宫腔扩张	0	0.0	0	0.0	0	0.0	0	0.0	4	20.0	6	3.0
子宫	出血	0	0.0	0	0.0	0	0.0	0	0.0	1	5.0	1	0.5
子宫	子宫内膜间质息肉	0	0.0	0	0.0	0	0.0	0	0.0	1	5.0	2	1.0
阴道	异常黏液化 / 角化	0	0.0	0	0.0	0	0.0	0	0.0	1	5.0	1	0.5

动物达 35%，雌性动物达 38%）和累及界限嵴的上皮空泡形成（雄性达 30%，雌性达 10%）。雄性动物这些病变的发生率通常更高。这些胃部病变通常与灌胃操作造成的机械性损伤相关。

在 26 周研究中，雄性动物心肌病的发生率高达 20%。而且雄性大鼠肝可观察到肝细胞空泡形成（达 15%）、透明细胞灶（达 30%），雌性大鼠肝可观察到嗜碱性细胞灶（达 15%）。26 周研究中，雌性和雄性大鼠肺混合细胞性炎症的发生率与 4 周研究大致相同（雄性动物 10%，雌性动物 15%）。但是，肺泡泡沫细胞聚集 / 积聚的最高发生率（雄性动物达 25%，雌性动物达 20%）在长期研究中更高。

在 26 周研究中，眼可观察到视网膜萎缩 / 变性（雄性动物达 15%，雌性动物达 5%）。另外，26 周研究中还可观察到前列腺单形核细胞浸润（达 30%）和混合细胞性炎症（达 10%），伴睾丸生精小管变性 / 萎缩（达 10%）。胸腺出血在长期毒性研究中雌雄动物发生率明显升高，同时长期毒性研究中雄性大鼠淋巴细胞耗减（达 25%）比短期研究中对照组雄性动物的发生率（达 10%）显著增高。

227　8.3　小鼠

小鼠是毒理学试验常用的一种实验动物。表 8.3 显示了 CD-1 小鼠（源自 Charles River 实验室）的对照数据，来自于 200 只（每性别 100 只）对照组动物，为 104 周致癌试验选择剂量最常用研究的持续时间一致。动物开始给药时大约 8 周龄。

按自发性病变发生率递减的顺序从高到低的器官依次是肾上腺（雌性动物）、雌性生殖道、肾和泪腺（雄性动物）、气管支气管淋巴结和肝（雌雄动物）。肾上腺最常见的病变为梭形细胞增生（雄性动物达 20%，雌性动物达 80%）和确定为脂褐素 / 蜡样质的皮质网状带色素（雄性动物达 20%，雌性动物达 80%）。雌性生殖道中，最常见的病变是囊肿：卵巢（达 30%）、卵巢囊（达 50%）和子宫（达 50%）。肾常见的病变是肾小管嗜碱性变（雌雄动物均达 40%）和透明管型（雄性动物达 30%，雌性动物达 40%），而泪腺最常见的病变是单形核细胞浸润（雄性动物达 50%，雌性动物 0%）。另外，气管支气管淋巴结的噬红细胞作用的发生率雄性动物达 70%，雌性动物达 80%。肝混合细胞浸润或混合细胞性炎症和肝细胞胞质空泡形成也有报道。

小鼠自发性非肿瘤性病变发生率数据的报道很少。Frith 等人于 2007 年描述了 CD-1 小鼠的一些常见病变，但未给出发生率（Frith et al. 2007）。

8.4　犬 232

目的繁育比格犬是非临床安全性研究中最常用的大型动物种属。本文中的历史对照数据来自于美国纽约北罗斯（North Rose, New York）马歇尔农场（Marshall Farms）的比格犬，用于 4 周（表 8.4）、26 周和 39 周（表 8.5）的研究的对照组，与使用该种属动物开展毒理学评价最常用研究的持续时间一致。这些动物开始试验时的年龄通常为 9~12 月龄。

4 周研究的对照组数据（53 只动物 / 性别）中，发生率最高的自发性病变发生在肾、肺、甲状旁腺、垂体、肠系膜淋巴结、前列腺和胸腺。到目前为止，肾中最常见的自发性病变包括局灶性皮质肾小管矿化（大部分发生在肾乳头），雄性动物发生率达 80%，雌性动物发生率达 100%。雄性动物前列腺炎性灶发生率达 100%，同时腺泡扩张发生率达 100%。其他较为常见的病变包括肺局灶性 / 多灶性混合细胞性炎症（雄性动物达 67%，雌性动物达 100%），来源于腮后管的甲状旁腺囊肿（雌雄动物均达 67%），以及来源于颅咽管的垂体囊肿，主要发生于垂体远

表 8.3　13 周毒性研究中对照组 CD-1 小鼠的自发性病变

小鼠		雄性						雌性					
		13 周											
器官	病变	最小值	最小值范围（%）	最大值	最大值范围（%）	总发生率	总发生率（%）	最小值	最小值范围（%）	最大值	最大值范围（%）	总发生率	总发生率（%）
						100						100	
肾上腺	网状带蜡样质 / 脂褐素	0	0.0	2	20.0	2	2.0	0	0.0	8	80.0	14	14.0
肾上腺	梭形细胞增生	0	0.0	2	20.0	2	2.0	0	0.0	8	80.0	23	23.0
骨髓	间质增生	0	0.0	1	10.0	1	1.0	0	0.0	1	10.0	1	1.0
盲肠	混合细胞性炎症	0	0.0	0	0.0	0	0.0	0	0.0	1	10.0	1	1.0
附睾	混合细胞性炎症	0	0.0	1	10.0	1	1.0	0	0.0	0	0.0	0	0.0
附睾	精子减少	0	0.0	1	10.0	1	1.0	0	0.0	0	0.0	0	0.0
食管	混合细胞性炎症	0	0.0	0	0.0	0	0.0	0	0.0	1	10.0	1	1.0
食管	混合细胞性炎症	0	0.0	1	10.0	1	1.0	0	0.0	1	10.0	1	1.0
眼	单形核细胞浸润	0	0.0	0	0.0	0	0.0	0	0.0	1	10.0	1	1.0
眼	视网膜菊形团	0	0.0	1	10.0	1	1.0	0	0.0	1	10.0	1	1.0
胆囊	胆石症	0	0.0	0	0.0	0	0.0	0	0.0	1	10.0	1	1.0
哈氏腺	单形核细胞浸润	0	0.0	0	0.0	0	0.0	0	0.0	1	10.0	1	1.0
心脏	单形核细胞浸润	0	0.0	1	10.0	1	1.0	0	0.0	0	0.0	0	0.0
关节	动脉炎	0	0.0	0	0.0	0	0.0	0	0.0	1	10.0	1	1.0
关节	软骨变性	0	0.0	1	10.0	1	1.0	0	0.0	0	0.0	0	0.0
关节	滑膜增生	0	0.0	1	10.0	1	1.0	0	0.0	0	0.0	0	0.0
关节	混合细胞浸润	0	0.0	1	10.0	1	1.0	0	0.0	0	0.0	0	0.0
肾	肾小管萎缩	0	0.0	0	0.0	0	0.0	0	0.0	1	10.0	2	2.0
肾	透明管型	0	0.0	3	30.0	5	5.0	0	0.0	4	40.0	9	9.0
肾	囊肿	0	0.0	2	20.0	3	3.0	0	0.0	2	20.0	3	3.0
肾	肾小管扩张	0	0.0	1	10.0	2	2.0	0	0.0	1	10.0	1	1.0
肾	肾小管增生	0	0.0	1	10.0	1	1.0	0	0.0	0	0.0	0	0.0
肾	单形核细胞浸润	0	0.0	3	30.0	4	4.0	0	0.0	3	30.0	6	6.0
肾	混合细胞浸润	0	0.0	5	50.0	5	5.0	0	0.0	4	40.0	4	4.0
肾	混合细胞性炎症	0	0.0	1	10.0	1	1.0	0	0.0	1	10.0	1	1.0
肾	肾小管坏死	0	0.0	1	10.0	1	1.0	0	0.0	0	0.0	0	0.0
肾	肾病	0	0.0	0	0.0	0	0.0	0	0.0	1	10.0	1	1.0
肾	肾小管嗜碱性变	0	0.0	4	40.0	15	15.0	0	0.0	4	40.0	15	15.0
肾	肾小管空泡形成	0	0.0	1	10.0	2	2.0	0	0.0	0	0.0	0	0.0
泪腺	萎缩	0	0.0	1	10.0	2	2.0	0	0.0	1	10.0	1	1.0
泪腺	单形核细胞浸润	0	0.0	5	50.0	14	14.0	0	0.0	0	0.0	0	0.0

续表

小鼠		雄性						雌性					
		13 周											
器官	病变	最小值	最小值范围（%）	最大值	最大值范围（%）	总发生率	总发生率（%）	最小值	最小值范围（%）	最大值	最大值范围（%）	总发生率	总发生率（%）
						100						**100**	
喉	囊肿	0	0.0	0	0.0	0	0.0	0	0.0	1	10.0	1	1.0
喉	黏膜变性	0	0.0	0	0.0	0	0.0	0	0.0	3	30.0	4	4.0
喉	混合细胞浸润	0	0.0	1	10.0	1	1.0	0	0.0	3	30.0	3	3.0
喉	单形核细胞浸润	0	0.0	1	10.0	1	1.0	0	0.0	0	0.0	0	0.0
喉	混合细胞性炎症	0	0.0	2	20.0	2	2.0	0	0.0	1	10.0	1	1.0
肝	肝细胞胞质透明	0	0.0	8	80.0	8	8.0	0	0.0	9	90.0	9	9.0
肝	肝细胞胞质嗜酸性	0	0.0	1	10.0	1	1.0	0	0.0	0	0.0	0	0.0
肝	混合细胞浸润	0	0.0	4	40.0	8	8.0	0	0.0	6	60.0	9	9.0
肝	单形核细胞浸润	0	0.0	1	10.0	1	1.0	0	0.0	0	0.0	0	0.0
肝	混合细胞性炎症	0	0.0	3	30.0	6	6.0	0	0.0	2	20.0	4	4.0
肝	肝细胞坏死	0	0.0	2	20.0	4	4.0	0	0.0	1	10.0	2	2.0
肝	肝细胞色素沉着	0	0.0	1	10.0	1	1.0	0	0.0	0	0.0	0	0.0
肝	张力性脂肪沉积	0	0.0	1	10.0	1	1.0	0	0.0	0	0.0	0	0.0
肝	小叶中央性肝细胞空泡形成	0	0.0	1	10.0	2	2.0	0	0.0	0	0.0	0	0.0
肝	门管区周围肝细胞空泡形成	0	0.0	1	10.0	1	1.0	0	0.0	0	0.0	0	0.0
肺	腺瘤	0	0.0	1	10.0	1	1.0	0	0.0	0	0.0	0	0.0
肺	出血	0	0.0	0	0.0	0	0.0	0	0.0	3	30.0	5	5.0
肺	巨噬细胞聚集	0	0.0	1	10.0	2	2.0	0	0.0	0	0.0	0	0.0
肺	单形核细胞浸润	0	0.0	1	10.0	1	1.0	0	0.0	0	0.0	0	0.0
肠系膜淋巴结	噬红细胞作用	0	0.0	1	10.0	1	1.0	0	0.0	1	10.0	1	1.0
肠系膜淋巴结	淋巴细胞增生	0	0.0	0	0.0	0	0.0	0	0.0	1	10.0	1	1.0
气管支气管淋巴结	噬红细胞作用	0	0.0	7	70.0	11	11.0	0	0.0	8	80.0	9	9.0
颌下淋巴结	造血	0	0.0	1	10.0	1	1.0	0	0.0	0	0.0	0	0.0
颌下淋巴结	窦组织细胞增多	0	0.0	1	10.0	1	1.0	0	0.0	4	40.0	5	5.0
颌下淋巴结	淋巴细胞增生	0	0.0	1	10.0	1	1.0	0	0.0	1	10.0	1	1.0
肌肉	肌纤维变性	0	0.0	1	10.0	1	1.0	0	0.0	0	0.0	0	0.0
卵巢	囊肿	0	0.0	0	0.0	0	0.0	0	0.0	3	30.0	8	8.0
卵巢	卵巢囊囊肿	0	0.0	0	0.0	0	0.0	0	0.0	5	50.0	16	16.0
卵巢	出血	0	0.0	0	0.0	0	0.0	0	0.0	1	10.0	1	1.0
卵巢	间质增生	0	0.0	0	0.0	0	0.0	0	0.0	1	10.0	1	1.0

续表

小鼠		雄性						雌性					
		13 周											
器官	病变	最小值	最小值范围（%）	最大值	最大值范围（%）	总发生率	总发生率（%）	最小值	最小值范围（%）	最大值	最大值范围（%）	总发生率	总发生率（%）
						100						100	
胰腺	腺泡细胞萎缩	0	0.0	0	0.0	0	0.0	0	0.0	1	10.0	1	1.0
胰腺	单形核细胞浸润	0	0.0	1	10.0	1	1.0	0	0.0	1	10.0	1	1.0
甲状旁腺	囊肿	0	0.0	1	10.0	1	1.0	0	0.0	0	0.0	0	0.0
前列腺	单形核细胞浸润	0	0.0	2	20.0	4	4.0	0	0.0	0	0.0	0	0.0
前列腺	混合细胞性炎症	0	0.0	2	20.0	3	3.0	0	0.0	0	0.0	0	0.0
唾液腺	单形核细胞浸润	0	0.0	1	10.0	1	1.0	0	0.0	0	0.0	0	0.0
精囊	单形核细胞浸润	0	0.0	1	10.0	1	1.0	0	0.0	0	0.0	0	0.0
皮肤	混合细胞性炎症	0	0.0	2	20.0	2	2.0	0	0.0	0	0.0	0	0.0
皮肤	溃疡	0	0.0	1	10.0	1	1.0	0	0.0	1	10.0	3	3.0
脊髓	囊肿	0	0.0	1	10.0	1	1.0	0	0.0	1	10.0	1	1.0
脾	造血增加	0	0.0	2	20.0	2	2.0	0	0.0	0	0.0	0	0.0
脾	淋巴细胞增生	0	0.0	2	20.0	3	3.0	0	0.0	1	10.0	1	1.0
胸骨	软骨增生	0	0.0	1	10.0	1	1.0	0	0.0	0	0.0	0	0.0
胃	囊肿	0	0.0	1	10.0	1	1.0	0	0.0	1	10.0	1	1.0
胃	糜烂	0	0.0	1	10.0	1	1.0	0	0.0	1	10.0	1	1.0
胃	单形核细胞浸润	0	0.0	1	10.0	1	1.0	0	0.0	0	0.0	0	0.0
睾丸	生精小管变性	0	0.0	1	10.0	1	1.0	0	0.0	0	0.0	0	0.0
睾丸	生精小管扩张	0	0.0	1	10.0	1	1.0	0	0.0	0	0.0	0	0.0
睾丸	单形核细胞浸润	0	0.0	1	10.0	1	1.0	0	0.0	0	0.0	0	0.0
睾丸	单个生殖细胞坏死	0	0.0	1	10.0	1	1.0	0	0.0	0	0.0	0	0.0
胸腺	淋巴细胞萎缩	0	0.0	0	0.0	0	0.0	0	0.0	1	10.0	1	1.0
胸腺	淋巴细胞耗减	0	0.0	0	0.0	0	0.0	0	0.0	1	10.0	2	2.0
胸腺	出血	0	0.0	1	10.0	4	4.0	0	0.0	2	20.0	5	5.0
胸腺	淋巴细胞增生	0	0.0	0	0.0	0	0.0	0	0.0	1	10.0	3	3.0
胸腺	淋巴细胞裂解	0	0.0	0	0.0	0	0.0	0	0.0	1	10.0	2	2.0
甲状腺	异位胸腺	0	0.0	0	0.0	0	0.0	0	0.0	1	10.0	1	1.0
舌	混合细胞浸润	0	0.0	1	10.0	1	1.0	0	0.0	0	0.0	0	0.0
气管	混合细胞浸润	0	0.0	0	0.0	0	0.0	0	0.0	1	10.0	1	1.0
膀胱	血管周围炎	0	0.0	1	10.0	1	1.0	0	0.0	0	0.0	0	0.0
子宫	囊肿	0	0.0	0	0.0	0	0.0	0	0.0	5	50.0	13	13.0

表 8.4 4 周毒性研究中对照组比格犬的自发性病变

犬		雄性						雌性					
		4 周											
器官	病变	最小值	最小值范围（%）	最大值	最大值范围（%）	总发生率	总发生率（%）	最小值	最小值范围（%）	最大值	最大值范围（%）	总发生率	总发生率（%）
						53						53	
肾上腺	副皮质组织	0	0.0	0	0.0	0	0.0	0	0.0	1	33.3	1	1.9
肾上腺	皮质束状带空泡形成	0	0.0	1	33.3	3	5.7	0	0.0	3	100.0	7	13.2
脑	脑室扩张	0	0.0	1	33.3	1	1.9	0	0.0	0	0.0	0	0.0
脑	胶质细胞增生	0	0.0	0	0.0	0	0.0	0	0.0	1	33.3	1	1.9
脑	出血	0	0.0	1	33.3	1	1.9	0	0.0	0	0.0	0	0.0
脑	淋巴细胞浸润	0	0.0	1	33.3	1	1.9	0	0.0	0	0.0	0	0.0
脑	淋巴细胞性炎症	0	0.0	0	0.0	0	0.0	0	0.0	1	33.3	1	1.9
盲肠	淤血	0	0.0	2	66.7	2	3.8	0	0.0	1	33.3	1	1.9
盲肠	隐窝塞	0	0.0	1	33.3	1	1.9	0	0.0	0	0.0	0	0.0
盲肠	腺体扩张	0	0.0	0	0.0	0	0.0	0	0.0	1	33.3	1	1.9
盲肠	出血	0	0.0	1	33.3	2	3.8	0	0.0	1	33.3	1	1.9
盲肠	混合细胞浸润	0	0.0	0	0.0	0	0.0	0	0.0	1	33.3	1	1.9
盲肠	矿化	0	0.0	1	33.3	1	1.9	0	0.0	0	0.0	0	0.0
结肠	淤血	0	0.0	2	66.7	2	3.8	0	0.0	0	0.0	0	0.0
结肠	混合细胞浸润	0	0.0	0	0.0	0	0.0	0	0.0	1	33.3	1	1.9
十二指肠	淤血	0	0.0	2	66.7	3	5.7	0	0.0	1	33.3	1	1.9
十二指肠	隐窝塞	0	0.0	0	0.0	0	0.0	0	0.0	1	33.3	3	5.7
十二指肠	腺体扩张	0	0.0	1	33.3	4	7.5	0	0.0	2	66.7	3	5.7
十二指肠	出血	0	0.0	1	33.3	1	1.9	0	0.0	0	0.0	0	0.0
十二指肠	淋巴细胞浸润	0	0.0	0	0.0	0	0.0	0	0.0	1	33.3	1	1.9
附睾	无精症	0	0.0	2	66.7	3	5.7	0	0.0	0	0.0	0	0.0
附睾	细胞碎片	0	0.0	2	66.7	2	3.8	0	0.0	0	0.0	0	0.0
附睾	上皮空泡形成	0	0.0	1	33.3	1	1.9	0	0.0	0	0.0	0	0.0
食管	混合细胞性炎症	0	0.0	1	33.3	1	1.9	0	0.0	0	0.0	0	0.0
胆囊	淋巴细胞性炎症	0	0.0	0	0.0	0	0.0	0	0.0	1	33.3	1	1.9
胆囊	上皮空泡形成	0	0.0	1	33.3	1	1.9	0	0.0	1	33.3	1	1.9
心脏	肌纤维变性	0	0.0	1	33.3	1	1.9	0	0.0	0	0.0	0	0.0
心脏	淋巴细胞浸润	0	0.0	1	33.3	2	3.8	0	0.0	0	0.0	0	0.0
心脏	冠状动脉中层肥大	0	0.0	0	0.0	0	0.0	0	0.0	1	33.3	1	1.9
回肠	淤血	0	0.0	1	33.3	1	1.9	0	0.0	0	0.0	0	0.0
回肠	出血	0	0.0	1	33.3	1	1.9	0	0.0	0	0.0	0	0.0

续表

犬		雄性						雌性					
		4 周											
器官	病变	最小值	最小值范围（%）	最大值	最大值范围（%）	总发生率	总发生率（%）	最小值	最小值范围（%）	最大值	最大值范围（%）	总发生率	总发生率（%）
						53						53	
空肠	淤血	0	0.0	2	66.7	3	5.7	0	0.0	0	0.0	0	0.0
空肠	腺体扩张	0	0.0	1	33.3	1	1.9	0	0.0	0	0.0	0	0.0
空肠	出血	0	0.0	1	33.3	1	1.9	0	0.0	0	0.0	0	0.0
肾	肾小管嗜碱性变	0	0.0	1	33.3	1	1.9	0	0.0	1	33.3	1	1.9
肾	透明管型	0	0.0	1	33.3	1	1.9	0	0.0	0	0.0	0	0.0
肾	囊肿	0	0.0	1	33.3	1	1.9	0	0.0	0	0.0	0	0.0
肾	肾小管上皮色素沉着	0	0.0	4	80.0	4	7.5	0	0.0	0	0.0	0	0.0
肾	小管扩张	0	0.0	0	0.0	0	0.0	0	0.0	2	66.7	2	3.8
肾	纤维化	0	0.0	0	0.0	0	0.0	0	0.0	1	33.3	1	1.9
肾	肾小球脂肪沉积	0	0.0	1	33.3	1	1.9	0	0.0	1	33.3	1	1.9
肾	淋巴细胞浸润	0	0.0	1	33.3	1	1.9	0	0.0	1	33.3	1	1.9
肾	淋巴细胞性炎症	0	0.0	1	33.3	2	3.8	0	0.0	1	33.3	2	3.8
肾	混合细胞性炎症	0	0.0	1	33.3	1	1.9	0	0.0	1	33.3	1	1.9
肾	肾小管矿化	0	0.0	4	80.0	25	47.2	0	0.0	5	100.0	26	49.1
肾	肾小管空泡形成	0	0.0	0	0.0	0	0.0	0	0.0	1	33.3	1	1.9
泪腺	淋巴细胞浸润	0	0.0	1	33.3	2	3.8	0	0.0	1	33.3	2	3.8
喉	淋巴细胞增生	0	0.0	2	66.7	2	3.8	0	0.0	1	33.3	4	7.5
喉	淋巴细胞浸润	0	0.0	1	33.3	1	1.9	0	0.0	1	33.3	2	3.8
肝	肝细胞萎缩	0	0.0	1	33.3	1	1.9	0	0.0	0	0.0	0	0.0
肝	色素沉着	0	0.0	0	0.0	0	0.0	0	0.0	1	33.3	1	1.9
肝	纤维化	0	0.0	1	33.3	1	1.9	0	0.0	1	33.3	1	1.9
肝	肉芽肿	0	0.0	1	33.3	1	1.9	0	0.0	0	0.0	0	0.0
肝	造血	0	0.0	2	66.7	4	7.5	0	0.0	2	66.7	5	9.4
肝	淋巴细胞浸润	0	0.0	1	33.3	1	1.9	0	0.0	1	33.3	1	1.9
肝	混合细胞浸润	0	0.0	2	66.7	3	5.7	0	0.0	0	0.0	0	0.0
肝	单形核细胞浸润	0	0.0	0	0.0	0	0.0	0	0.0	1	33.3	1	1.9
肝	淋巴细胞性炎症	0	0.0	1	33.3	1	1.9	0	0.0	0	0.0	0	0.0
肝	混合细胞性炎症	0	0.0	3	100.0	6	11.3	0	0.0	3	100.0	5	9.4
肺	肺泡炎	0	0.0	0	0.0	0	0.0	0	0.0	1	33.3	1	1.9
肺	淤血	0	0.0	1	33.3	1	1.9	0	0.0	1	33.3	2	3.8
肺	水肿	0	0.0	0	0.0	0	0.0	0	0.0	1	33.3	1	1.9

续表

犬		雄性						雌性					
		4 周											
器官	病变	最小值	最小值范围（%）	最大值	最大值范围（%）	总发生率	总发生率（%）	最小值	最小值范围（%）	最大值	最大值范围（%）	总发生率	总发生率（%）
						53						**53**	
肺	纤维化	0	0.0	0	0.0	0	0.0	0	0.0	1	33.3	1	1.9
肺	肉芽肿	0	0.0	1	33.3	1	1.9	0	0.0	1	33.3	2	3.8
肺	混合细胞浸润	0	0.0	2	66.7	2	3.8	0	0.0	2	66.7	4	7.5
肺	中性粒细胞浸润	0	0.0	0	0.0	0	0.0	0	0.0	1	33.3	1	1.9
肺	血管周围淋巴细胞浸润	0	0.0	1	33.3	1	1.9	0	0.0	0	0.0	0	0.0
肺	混合细胞性炎症	0	0.0	2	66.7	10	18.9	0	0.0	3	100.0	13	24.5
肺	肉芽肿性炎症	0	0.0	0	0.0	0	0.0	0	0.0	2	66.7	3	5.7
肺	淋巴细胞性炎症	0	0.0	1	33.3	2	3.8	0	0.0	0	0.0	0	0.0
肺	血管周围 / 支气管周围炎症	0	0.0	2	66.7	2	3.8	0	0.0	1	33.3	1	1.9
肺	中性粒细胞性炎症	0	0.0	0	0.0	0	0.0	0	0.0	1	33.3	1	1.9
肺	肺泡泡沫样巨噬细胞聚集	0	0.0	2	66.7	4	7.5	0	0.0	2	66.7	2	3.8
乳腺	上皮细胞增生	0	0.0	0	0.0	0	0.0	0	0.0	1	33.3	1	1.9
乳腺	分泌活性增强	0	0.0	0	0.0	0	0.0	0	0.0	2	66.7	2	3.8
乳腺	功能性肥大	0	0.0	0	0.0	0	0.0	0	0.0	1	33.3	1	1.9
颌下淋巴结	窦组织细胞增多	0	0.0	1	33.3	1	1.9	0	0.0	0	0.0	0	0.0
颌下淋巴结	混合细胞浸润	0	0.0	1	33.3	2	3.8	0	0.0	0	0.0	0	0.0
颌下淋巴结	混合细胞性炎症	0	0.0	1	33.3	1	1.9	0	0.0	0	0.0	0	0.0
肠系膜淋巴结	淤血	0	0.0	0	0.0	0	0.0	0	0.0	1	33.3	1	1.9
肠系膜淋巴结	噬红细胞作用	0	0.0	2	66.7	8	15.1	0	0.0	2	66.7	5	9.4
胰腺	淋巴细胞浸润	0	0.0	1	33.3	1	1.9	0	0.0	0	0.0	0	0.0
甲状旁腺	囊肿	0	0.0	2	66.7	8	15.1	0	0.0	2	66.7	10	18.9
垂体	远侧部囊肿	0	0.0	2	66.7	15	28.3	0	0.0	2	66.7	13	24.5
垂体	中间部囊肿	0	0.0	2	66.7	3	5.7	0	0.0	0	0.0	0	0.0
垂体	拉特克囊扩张	0	0.0	1	33.3	1	1.9	0	0.0	0	0.0	0	0.0
前列腺	腺体扩张	0	0.0	5	100.0	16	30.2	0	0.0	0	0.0	0	0.0
前列腺	未成熟	0	0.0	2	66.7	2	3.8	0	0.0	0	0.0	0	0.0
前列腺	混合细胞浸润	0	0.0	2	66.7	3	5.7	0	0.0	0	0.0	0	0.0
前列腺	淋巴细胞浸润	0	0.0	2	66.7	5	9.4	0	0.0	0	0.0	0	0.0
前列腺	淋巴细胞性炎症	0	0.0	1	33.3	1	1.9	0	0.0	0	0.0	0	0.0
前列腺	混合细胞性炎症	0	0.0	5	100.0	19	35.8	0	0.0	0	0.0	0	0.0

续表

犬		雄性						雌性					
		4 周											
器官	病变	最小值	最小值范围（%）	最大值	最大值范围（%）	总发生率	总发生率（%）	最小值	最小值范围（%）	最大值	最大值范围（%）	总发生率	总发生率（%）
						53						53	
前列腺	上皮空泡形成	0	0.0	2	66.7	2	3.8	0	0.0	0	0.0	0	0.0
直肠	腺体扩张	0	0.0	1	33.3	1	1.9	0	0.0	0	0.0	0	0.0
咽后淋巴结	色素沉着	0	0.0	0	0.0	0	0.0	0	0.0	1	33.3	1	1.9
咽后淋巴结	噬红细胞作用	0	0.0	0	0.0	0	0.0	0	0.0	1	33.3	1	1.9
咽后淋巴结	出血	0	0.0	2	66.7	2	3.8	0	0.0	1	33.3	1	1.9
咽后淋巴结	窦组织细胞增多	0	0.0	0	0.0	0	0.0	0	0.0	1	33.3	1	1.9
咽后淋巴结	淋巴细胞增生	0	0.0	2	66.7	2	3.8	0	0.0	0	0.0	0	0.0
咽后淋巴结	淋巴细胞裂解	0	0.0	0	0.0	0	0.0	0	0.0	1	33.3	2	3.8
唾液腺	淋巴细胞浸润	0	0.0	3	100.0	6	11.3	0	0.0	3	100.0	4	7.5
皮肤	毛囊炎	0	0.0	1	33.3	1	1.9	0	0.0	0	0.0	0	0.0
皮肤	混合细胞浸润	0	0.0	1	33.3	1	1.9	0	0.0	0	0.0	0	0.0
皮肤	肉芽肿性炎症	0	0.0	1	33.3	1	1.9	0	0.0	0	0.0	0	0.0
皮肤	混合细胞性炎症	0	0.0	2	66.7	3	5.7	0	0.0	1	33.3	1	1.9
皮肤	溃疡	0	0.0	1	33.3	1	1.9	0	0.0	0	0.0	0	0.0
脾	色素沉着	0	0.0	1	33.3	1	1.9	0	0.0	0	0.0	0	0.0
脾	纤维化	0	0.0	1	33.3	1	1.9	0	0.0	1	33.3	1	1.9
脾	含铁斑块	0	0.0	1	33.3	2	3.8	0	0.0	0	0.0	0	0.0
胃	腔内细菌	0	0.0	0	0.0	0	0.0	0	0.0	1	33.3	1	1.9
胃	淤血	0	0.0	1	33.3	1	1.9	0	0.0	0	0.0	0	0.0
胃	腺体扩张	0	0.0	0	0.0	0	0.0	0	0.0	1	33.3	3	5.7
胃	淋巴细胞增生	0	0.0	1	33.3	1	1.9	0	0.0	1	33.3	1	1.9
胃	混合细胞浸润	0	0.0	0	0.0	0	0.0	0	0.0	1	33.3	1	1.9
胃	中性粒细胞性炎症	0	0.0	1	33.3	1	1.9	0	0.0	0	0.0	0	0.0
胃	混合细胞性炎症	0	0.0	1	33.3	1	1.9	0	0.0	0	0.0	0	0.0
睾丸	生精小管萎缩	0	0.0	1	33.3	1	1.9	0	0.0	0	0.0	0	0.0
睾丸	生精小管变性	0	0.0	1	33.3	3	5.7	0	0.0	0	0.0	0	0.0
睾丸	生殖细胞耗减	0	0.0	1	33.3	2	3.8	0	0.0	0	0.0	0	0.0
睾丸	巨细胞	0	0.0	1	33.3	1	1.9	0	0.0	0	0.0	0	0.0
睾丸	精子发生低下	0	0.0	1	33.3	1	1.9	0	0.0	0	0.0	0	0.0
睾丸	未成熟	0	0.0	2	66.7	2	3.8	0	0.0	0	0.0	0	0.0
睾丸	混合细胞浸润	0	0.0	1	33.3	1	1.9	0	0.0	0	0.0	0	0.0
睾丸	精子淤滞	0	0.0	2	66.7	3	5.7	0	0.0	0	0.0	0	0.0

续表

犬		雄性						雌性					
		4周											
器官	病变	最小值	最小值范围（%）	最大值	最大值范围（%）	总发生率	总发生率（%）	最小值	最小值范围（%）	最大值	最大值范围（%）	总发生率	总发生率（%）
						53						**53**	
睾丸	生精小管空泡形成	0	0.0	2	66.7	4	7.5	0	0.0	0	0.0	0	0.0
胸腺	囊肿	0	0.0	2	66.7	2	3.8	0	0.0	1	33.3	1	1.9
胸腺	淋巴细胞耗减	0	0.0	3	100.0	7	13.2	0	0.0	1	33.3	2	3.8
胸腺	造血	0	0.0	1	33.3	1	1.9	0	0.0	2	66.7	2	3.8
胸腺	出血	0	0.0	1	33.3	1	1.9	0	0.0	1	33.3	1	1.9
胸腺	淋巴细胞增生	0	0.0	0	0.0	0	0.0	0	0.0	1	33.3	2	3.8
胸腺	退化	0	0.0	2	66.7	2	3.8	0	0.0	1	33.3	2	3.8
胸腺	淋巴细胞裂解	0	0.0	1	33.3	1	1.9	0	0.0	2	66.7	3	5.7
甲状腺	滤泡囊肿	0	0.0	1	33.3	1	1.9	0	0.0	1	33.3	1	1.9
甲状腺	滤泡扩张	0	0.0	1	33.3	1	1.9	0	0.0	0	0.0	0	0.0
甲状腺	淋巴细胞浸润	0	0.0	0	0.0	0	0.0	0	0.0	1	33.3	1	1.9
甲状腺	混合细胞性炎症	0	0.0	1	33.3	1	1.9	0	0.0	0	0.0	0	0.0
气管支气管淋巴结	微静脉血栓	0	0.0	1	33.3	1	1.9	0	0.0	0	0.0	0	0.0
输尿管	中性粒细胞性炎症	0	0.0	1	33.3	1	1.9	0	0.0	0	0.0	0	0.0
膀胱	黏膜变性	0	0.0	0	0.0	0	0.0	0	0.0	1	33.3	1	1.9
膀胱	水肿	0	0.0	1	33.3	1	1.9	0	0.0	0	0.0	0	0.0
膀胱	糜烂	0	0.0	1	33.3	1	1.9	0	0.0	0	0.0	0	0.0
膀胱	出血	0	0.0	1	33.3	3	5.7	0	0.0	1	33.3	2	3.8
膀胱	移行细胞增生	0	0.0	1	33.3	1	1.9	0	0.0	1	33.3	1	1.9
膀胱	混合细胞性炎症	0	0.0	1	33.3	1	1.9	0	0.0	1	33.3	1	1.9
膀胱	溃疡	0	0.0	0	0.0	0	0.0	0	0.0	1	33.3	1	1.9
膀胱	上皮空泡形成	0	0.0	0	0.0	0	0.0	0	0.0	1	33.3	1	1.9
子宫	淋巴细胞浸润	0	0.0	0	0.0	0	0.0	0	0.0	1	33.3	1	1.9
阴道	混合细胞浸润	0	0.0	0	0.0	0	0.0	0	0.0	1	33.3	1	1.9
阴道	淋巴细胞浸润	0	0.0	0	0.0	0	0.0	0	0.0	1	33.3	1	1.9

表 8.5　26 周和 39 周毒性研究中对照组比格犬的自发性病变

犬		雄性						雌性					
		26 周和 39 周											
器官	病变	最小值	最小值范围（%）	最大值	最大值范围（%）	总发生率	总发生率（%）	最小值	最小值范围（%）	最大值	最大值范围（%）	总发生率	总发生率（%）
						32						32	
肾上腺	球状带空泡形成	0	0.0	0	0.0	0	0.0	0	0.0	1	25.0	1	3.1
脑	单形核细胞浸润	0	0.0	0	0.0	0	0.0	0	0.0	1	25.0	1	3.1
盲肠	出血	0	0.0	1	25.0	1	3.1	0	0.0	0	0.0	0	0.0
结肠	出血	0	0.0	1	25.0	1	3.1	0	0.0	0	0.0	0	0.0
十二指肠	出血	0	0.0	1	25.0	1	3.1	0	0.0	0	0.0	0	0.0
附睾	细胞碎片	0	0.0	1	25.0	1	3.1	0	0.0	0	0.0	0	0.0
食管	纤维化	0	0.0	0	0.0	0	0.0	0	0.0	1	25.0	1	3.1
食管	单形核细胞浸润	0	0.0	0	0.0	0	0.0	0	0.0	1	25.0	1	3.1
胆囊	上皮空泡形成	0	0.0	0	0.0	0	0.0	0	0.0	1	25.0	1	3.1
心脏	出血	0	0.0	1	25.0	1	3.1	0	0.0	0	0.0	0	0.0
心脏	单形核细胞浸润	0	0.0	1	25.0	1	3.1	0	0.0	0	0.0	0	0.0
回肠	淋巴细胞耗减 / 坏死	0	0.0	1	25.0	1	3.1	0	0.0	0	0.0	0	0.0
肾	肾小管嗜碱性变	0	0.0	1	25.0	4	12.5	0	0.0	1	25.0	1	3.1
肾	透明管型	0	0.0	0	0.0	0	0.0	0	0.0	2	50.0	2	6.3
肾	肾盂扩张	0	0.0	1	25.0	1	3.1	0	0.0	0	0.0	0	0.0
肾	单形核细胞浸润	0	0.0	2	50.0	3	9.4	0	0.0	1	25.0	1	3.1
肾	混合细胞性炎症	0	0.0	1	25.0	1	3.1	0	0.0	0	0.0	0	0.0
肾	中性粒细胞性炎症	0	0.0	1	25.0	1	3.1	0	0.0	0	0.0	0	0.0
肾	肾小球空泡形成	0	0.0	1	25.0	1	3.1	0	0.0	0	0.0	0	0.0
肾	肾小管空泡形成	0	0.0	0	0.0	0	0.0	0	0.0	1	25.0	2	6.3
泪腺	淋巴细胞浸润	0	0.0	0	0.0	0	0.0	0	0.0	1	25.0	1	3.1
肝	肝细胞色素沉着	0	0.0	3	75.0	3	9.4	0	0.0	1	25.0	1	3.1
肝	纤维化	0	0.0	1	25.0	1	3.1	0	0.0	0	0.0	0	0.0
肝	单形核细胞浸润	0	0.0	1	25.0	1	3.1	0	0.0	0	0.0	0	0.0
肝	肝细胞坏死	0	0.0	1	25.0	1	3.1	0	0.0	0	0.0	0	0.0
肺	胸膜纤维化	0	0.0	1	25.0	1	3.1	0	0.0	2	50.0	5	15.6
肺	异源性物质 / 小体	0	0.0	1	25.0	1	3.1	0	0.0	0	0.0	0	0.0
肺	肉芽肿	0	0.0	2	50.0	2	6.3	0	0.0	1	25.0	1	3.1
肺	窦组织细胞增多	0	0.0	1	25.0	1	3.1	0	0.0	0	0.0	0	0.0
肺	混合细胞浸润	0	0.0	0	0.0	0	0.0	0	0.0	1	25.0	1	3.1
肺	混合细胞性炎症	0	0.0	4	100.0	11	34.4	0	0.0	2	50.0	7	21.9
肺	泡沫细胞聚集	0	0.0	0	0.0	0	0.0	0	0.0	2	50.0	2	6.3

续表

犬		雄性						雌性					
		26 周和 39 周											
器官	病变	最小值	最小值范围（%）	最大值	最大值范围（%）	总发生率	总发生率（%）	最小值	最小值范围（%）	最大值	最大值范围（%）	总发生率	总发生率（%）
						32						32	
颌下淋巴结	淋巴细胞耗减	0	0.0	1	25.0	1	3.1	0	0.0	0	0.0	0	0.0
颌下淋巴结	色素沉着	0	0.0	1	25.0	1	3.1	0	0.0	0	0.0	0	0.0
颌下淋巴结	噬红细胞作用	0	0.0	1	25.0	1	3.1	0	0.0	1	25.0	1	3.1
肠系膜淋巴结	噬红细胞作用	0	0.0	4	100.0	13	40.6	0	0.0	4	100.0	19	59.4
甲状旁腺	囊肿	0	0.0	0	0.0	0	0.0	0	0.0	1	25.0	2	6.3
垂体	囊肿	0	0.0	3	75.0	11	34.4	0	0.0	3	75.0	8	25.0
前列腺	腺体扩张	0	0.0	1	25.0	1	3.1	0	0.0	0	0.0	0	0.0
前列腺	单形核细胞浸润	0	0.0	2	50.0	2	6.3	0	0.0	0	0.0	0	0.0
直肠	出血	0	0.0	1	25.0	1	3.1	0	0.0	0	0.0	0	0.0
咽后淋巴结	淋巴细胞耗减	0	0.0	0	0.0	0	0.0	0	0.0	1	25.0	1	3.1
咽后淋巴结	噬红细胞作用	0	0.0	1	25.0	3	9.4	0	0.0	2	50.0	4	12.5
咽后淋巴结	淋巴细胞增生	0	0.0	0	0.0	0	0.0	0	0.0	1	25.0	1	3.1
皮肤	肉芽肿	0	0.0	1	25.0	1	3.1	0	0.0	1	25.0	1	3.1
皮肤	单形核细胞浸润	0	0.0	0	0.0	0	0.0	0	0.0	1	25.0	1	3.1
皮肤	混合细胞性炎症	0	0.0	0	0.0	0	0.0	0	0.0	1	25.0	1	3.1
脊髓	胶质细胞增生	0	0.0	0	0.0	0	0.0	0	0.0	1	25.0	1	3.1
脾	淋巴细胞耗减	0	0.0	0	0.0	0	0.0	0	0.0	1	25.0	1	3.1
脾	色素沉着	0	0.0	0	0.0	0	0.0	0	0.0	1	25.0	1	3.1
脾	纤维化	0	0.0	1	25.0	1	3.1	0	0.0	1	25.0	2	6.3
脾	含铁斑块	0	0.0	0	0.0	0	0.0	0	0.0	1	25.0	2	6.3
胃	出血	0	0.0	0	0.0	0	0.0	0	0.0	2	50.0	2	6.3
睾丸	生精小管变性	0	0.0	2	50.0	4	12.5	0	0.0	0	0.0	0	0.0
睾丸	精子发生低下	0	0.0	2	50.0	3	9.4	0	0.0	0	0.0	0	0.0
睾丸	精子淤滞	0	0.0	1	25.0	1	3.1	0	0.0	0	0.0	0	0.0
睾丸	支持细胞空泡形成	0	0.0	1	25.0	1	3.1	0	0.0	0	0.0	0	0.0
胸腺	淋巴细胞耗减	0	0.0	4	100.0	9	28.1	0	0.0	3	75.0	12	37.5
胸腺	出血	0	0.0	3	75.0	5	15.6	0	0.0	2	50.0	4	12.5
甲状腺	囊肿	0	0.0	1	25.0	1	3.1	0	0.0	0	0.0	0	0.0
甲状腺	单形核细胞浸润	0	0.0	0	0.0	0	0.0	0	0.0	1	25.0	1	3.1
气管	发育畸形	0	0.0	0	0.0	0	0.0	0	0.0	1	25.0	1	3.1
气管	混合细胞性炎症	0	0.0	0	0.0	0	0.0	0	0.0	1	25.0	1	3.1
气管支气管淋巴结	淋巴细胞增生	0	0.0	1	25.0	1	3.1	0	0.0	0	0.0	0	0.0
膀胱	异位脾	0	0.0	0	0.0	0	0.0	0	0.0	1	25.0	1	3.1

侧部（雌雄动物均达 67%）和中间部（雄性动物达 67%）。其他病变包括肾上腺皮质空泡形成（球状带或网状带 / 束状带，雄性动物达 33%，雌性动物达 100%）、胸腺淋巴细胞耗减（雄性动物达 100%）、唾液腺淋巴细胞浸润（雄性动物达 100%）、肠系膜淋巴结噬红细胞作用（雌雄动物均达 67%）、肝局灶性 / 多灶性混合细胞性炎症（雄性动物达 67%，雌性动物达 100%）及髓外造血灶（雌雄动物均达 67%）、雄性动物肾小管上皮（棕色）色素沉着（达 67%）、雄性动物肺泡沫样巨噬细胞（达 67%）、睾丸生精小管上皮空泡形成（达 33%）及雄性动物十二指肠局灶性腺体扩张（达 33%）。

26 周和 39 周研究的对照组数据（32 只动物 / 性别）数据库中，发生率最高的自发性病变依次发生于肠系膜淋巴结、肺、垂体和胸腺。雌雄动物上述自发性病变的发生率相当。最常见的病变是肠系膜淋巴结中的噬红细胞作用（雌雄动物均达 100%），其次是胸腺淋巴细胞耗减（雄性动物达 100%，雌性动物达 75%）、垂体囊肿（主要发生在远侧部，雌雄动物均达 75%）、肺混合细胞性炎症（雄性动物达 25%，雌性动物达 50%）。其他较为常见自发性病变包括胸腺出血、雌性动物肺局灶性纤维化（主要发生在胸膜 / 被膜下）、雄性动物肾小管嗜碱性变和单形核细胞浸润、雄性动物睾丸生精小管上皮变性和精子发生低下及肝细胞胞质（棕色）色素沉着。

通过比较 4 周与 26 周或 39 周数据的发生率，结果发现肺炎症灶和垂体囊肿的发生率相当，而胸腺淋巴细胞耗减的发生率在持续时间更长的研究中有所增加，最可能的原因是与年龄增长有关的生理性退化。与 4 周研究相比，持续时间更长的研究中雄、雌性动物肠系膜淋巴结噬红细胞作用的发生率分别增加近 3 倍和 6 倍，这表明胃肠道微量出血可能存在增加趋势与年龄有关。在所有研究中，较常见不同器官或组织中炎细胞灶或炎细胞浸润，尤其是肝、肺、前列腺和唾液腺。上述器官或组织是毒性研究中比格犬通常发生局灶性极轻度炎症的常见部位（Chamanza et al. 2007; Maiti et al. 1977）。对照组比格犬也常见垂体和甲状旁腺囊肿（Capen 2007）。肾上腺皮质空泡形成是另一种偶发性病变，主要发生于雌性动物，雌雄动物随年龄增长而出现的胸腺萎缩（细胞耗减）也是一种偶发性病变（Morishima et al. 1990）。局灶性胸膜下纤维化（也称为纤维性肺泡炎）也被认为是比格犬肺的一种背景病变（Hahn and Dagle 2001），睾丸生精小管上皮空泡形成和精子发生低下也是实验用比格犬常见的自发性病变（Rehm 2000）。

8.5　猴 242

本小节描述的历史对照组数据来自非临床安全性研究中最常用的非人灵长类动物：食蟹猴（macaca fascicularis）。这些数据收集自与最常用的标准毒性试验持续时间一致的 4 周（表 8.6）、26 周和 52 周（表 8.7）毒理学研究。开始给药时动物的年龄为 2~4 岁。

4 周毒性试验数据库的对照数据中含有 64 只雄性动物、63 只雌性动物，自发性病变最常发生的部位依次是肾、肺和消化道。这些病变本质上通常是炎症，有时在某些研究中的发生率高达 100%，在所有研究中动物的发生率约为 40%，主要发生在肾。在几项研究中，所有的对照组动物中均可见心脏和肾的混合细胞性炎症或混合细胞浸润。在某些研究中，心脏和肾也偶见淋巴和单形核细胞浸润，发生率为 100%。雌雄动物心脏和肾中这些炎症细胞灶的发生率大体相当。盲肠和结肠淋巴细胞增生可能是寄生虫在消化道内迁移的结果（Chamanza et al. 2010）。

在持续时间为 26 周或 52 周的慢性研究中，自发性病变的发生率数据收集于 64 只动物（32

表 8.6　4 周毒性研究中对照组食蟹猴的自发性病变

猴		雄性						雌性					
		4 周											
器官	病变	最小值	最小值范围（%）	最大值	最大值范围（%）	总发生率	总发生率（%）	最小值	最小值范围（%）	最大值	最大值范围（%）	总发生率	总发生率（%）
						64						3	
肾上腺	副皮质组织	0	0.0	1	33.3	1	1.6	0	0.0	1	33.3	2	3.2
肾上腺	畸形	0	0.0	1	33.3	1	1.6	0	0.0	0	0.0	0	0.0
肾上腺	皮质束状带肥大	0	0.0	0	0.0	0	0.0	0	0.0	1	33.3	2	3.2
肾上腺	皮质束状带空泡形成	0	0.0	1	33.3	1	1.6	0	0.0	1	33.3	1	1.6
肾上腺	囊肿	0	0.0	0	0.0	0	0.0	0	0.0	1	33.3	1	1.6
肾上腺	造血	0	0.0	0	0.0	0	0.0	0	0.0	1	33.3	1	1.6
肾上腺	出血	0	0.0	1	33.3	1	1.6	0	0.0	0	0.0	0	0.0
肾上腺	束状带增生	0	0.0	0	0.0	0	0.0	0	0.0	1	33.3	2	3.2
肾上腺	淋巴细胞浸润	0	0.0	1	33.3	1	1.6	0	0.0	1	33.3	1	1.6
肾上腺	束状带矿化	0	0.0	1	33.3	2	3.1	0	0.0	2	66.7	4	6.3
肾上腺	束状带坏死 / 凋亡	0	0.0	0	0.0	0	0.0	0	0.0	1	33.3	1	1.6
肾上腺	血栓	0	0.0	0	0.0	0	0.0	0	0.0	1	33.3	1	1.6
主动脉	混合细胞性炎症	0	0.0	0	0.0	0	0.0	0	0.0	1	33.3	1	1.6
骨髓	含铁血黄素沉着	0	0.0	1	33.3	1	1.6	0	0.0	0	0.0	0	0.0
骨髓	淋巴细胞浸润	0	0.0	1	33.3	1	1.6	0	0.0	0	0.0	0	0.0
骨髓	淋巴滤泡	0	0.0	1	33.3	1	1.6	0	0.0	0	0.0	0	0.0
脑	囊肿	0	0.0	1	33.3	1	1.6	0	0.0	0	0.0	0	0.0
脑	脑室扩张	0	0.0	1	33.3	1	1.6	0	0.0	0	0.0	0	0.0
脑	淋巴细胞浸润	0	0.0	1	33.3	1	1.6	0	0.0	0	0.0	0	0.0
盲肠	淤血	0	0.0	1	33.3	1	1.6	0	0.0	0	0.0	0	0.0
盲肠	水肿	0	0.0	1	33.3	1	1.6	0	0.0	0	0.0	0	0.0
盲肠	肉芽肿	0	0	0	0.0	0	0.0	0	0.0	1	33.3	2	3.2
盲肠	出血	0	0.0	1	33.3	1	1.6	0	0.0	1	33.3	1	1.6
盲肠	淋巴细胞增生	0	0.0	2	66.7	2	3.1	0	0.0	1	33.3	1	1.6
盲肠	淋巴细胞浸润	0	0.0	0	0.0	0	0.0	0	0.0	1	33.3	1	1.6
盲肠	淋巴细胞性炎症	0	0.0	1	33.3	1	1.6	0	0.0	0	0.0	0	0.0
盲肠	中性粒细胞性炎症	0	0.0	1	33.3	1	1.6	0	0.0	1	33.3	1	1.6
盲肠	寄生虫	0	0.0	2	66.7	2	3.1	0	0.0	0	0.0	0	0.0
宫颈	淋巴细胞性炎症	0	0.0	0	0.0	0	0.0	0	0.0	3	100.0	3	4.8
宫颈	中性粒细胞性炎症	0	0.0	0	0.0	0	0.0	0	0.0	1	33.3	2	3.2
结肠	肉芽肿	0	0.0	0	0.0	0	0.0	0	0.0	1	33.3	1	1.6

续表

猴		雄性						雌性					
		4 周											
器官	病变	最小值	最小值范围（%）	最大值	最大值范围（%）	总发生率	总发生率（%）	最小值	最小值范围（%）	最大值	最大值范围（%）	总发生率	总发生率（%）
						64						**3**	
结肠	淋巴细胞增生	0	0.0	2	66.7	2	3.1	0	0.0	1	33.3	2	3.2
结肠	混合细胞浸润	0	0.0	1	33.3	1	1.6	0	0.0	0	0.0	0	0.0
结肠	寄生虫	0	0.0	1	33.3	1	1.6	0	0.0	0	0.0	0	0.0
十二指肠	绒毛萎缩	0	0.0	1	33.3	1	1.6	0	0.0	0	0.0	0	0.0
十二指肠	色素沉着	0	0.0	1	33.3	1	1.6	0	0.0	0	0.0	0	0.0
十二指肠	憩室	0	0.0	1	33.3	1	1.6	0	0.0	0	0.0	0	0.0
十二指肠	糜烂	0	0.0	1	33.3	1	1.6	0	0.0	0	0.0	0	0.0
十二指肠	含铁血黄素沉着	0	0.0	1	33.3	1	1.6	0	0.0	0	0.0	0	0.0
十二指肠	淋巴细胞性炎症	0	0.0	2	66.7	2	3.1	0	0.0	1	33.3	1	1.6
十二指肠	混合细胞性炎症	0	0.0	1	33.3	1	1.6	0	0.0	0	0.0	0	0.0
十二指肠	黏膜坏死	0	0.0	2	66.7	2	3.1	0	0.0	0	0.0	0	0.0
附睾	未成熟	0	0.0	4	100.0	39	60.9	0	0.0	0	0.0	0	0.0
食管	淋巴细胞浸润	0	0.0	1	33.3	3	4.7	0	0.0	1	33.3	1	1.6
食管	淋巴细胞性炎症	0	0.0	1	33.3	1	1.6	0	0.0	0	0.0	0	0.0
食管	黏膜坏死	0	0.0	1	33.3	1	1.6	0	0.0	0	0.0	0	0.0
食管	上皮细胞增生	0	0.0	1	33.3	1	1.6	0	0.0	0	0.0	0	0.0
眼	角膜糜烂	0	0.0	0	0.0	0	0.0	0	0.0	1	33.3	1	1.6
眼	微囊样变性	0	0.0	1	33.3	1	1.6	0	0.0	1	33.3	1	1.6
眼	胶质细胞增生	0	0.0	2	66.7	2	3.1	0	0.0	0	0.0	0	0.0
眼	淋巴细胞浸润	0	0.0	1	33.3	1	1.6	0	0.0	0	0.0	0	0.0
股骨	纤维化	0	0.0	2	66.7	4	6.3	0	0.0	1	33.3	1	1.6
股骨	骨折	0	0.0	1	33.3	1	1.6	0	0.0	0	0.0	0	0.0
股骨	坏死	0	0.0	1	33.3	1	1.6	0	0.0	1	33.3	1	1.6
胆囊	囊性扩张	0	0.0	1	33.3	1	1.6	0	0.0	0	0.0	0	0.0
胆囊	淋巴细胞浸润	0	0.0	2	66.7	2	3.1	0	0.0	1	33.3	1	1.6
胆囊	淋巴细胞性炎症	0	0.0	0	0.0	0	0.0	0	0.0	2	66.7	2	3.2
心脏	心肌变性 / 坏死	0	0.0	0	0.0	0	0.0	0	0.0	1	33.3	1	1.6
心脏	混合细胞性炎症	0	0.0	1	33.3	1	1.6	0	0.0	2	66.7	4	6.3
心脏	淋巴细胞浸润	0	0.0	3	100.0	14	21.9	0	0.0	3	100.0	18	28.6
心脏	单形核细胞浸润	0	0.0	2	66.7	4	6.3	0	0.0	3	100.0	7	11.1
心脏	混合细胞浸润	0	0.0	3	100.0	4	6.3	0	0.0	1	33.3	2	3.2

续表

猴		雄性						雌性					
		4周											
器官	病变	最小值	最小值范围（%）	最大值	最大值范围（%）	总发生率	总发生率（%）	最小值	最小值范围（%）	最大值	最大值范围（%）	总发生率	总发生率（%）
						64						3	
回肠	腺体扩张	0	0.0	1	33.3	1	1.6	0	0.0	1	33.3	2	3.2
回肠	出血	0	0.0	1	33.3	1	1.6	0	0.0	0	0.0	0	0.0
空肠	腺体扩张	0	0.0	1	33.3	2	3.1	0	0.0	0	0.0	0	0.0
空肠	淋巴细胞性炎症	0	0.0	1	33.3	1	1.6	0	0.0	0	0.0	0	0.0
肾	肾小管嗜碱性变	0	0.0	0	0.0	0	0.0	0	0.0	2	66.7	3	4.8
肾	透明管型	0	0.0	1	33.3	1	1.6	0	0.0	1	33.3	1	1.6
肾	肾小管扩张	0	0.0	1	33.3	1	1.6	0	0.0	0	0.0	0	0.0
肾	异位肾上腺	0	0.0	0	0.0	0	0.0	0	0.0	1	33.3	1	1.6
肾	纤维化	0	0.0	1	33.3	1	1.6	0	0.0	1	33.3	2	3.2
肾	肾小球硬化	0	0.0	1	33.3	1	1.6	0	0.0	0	0.0	0	0.0
肾	混合细胞浸润	0	0.0	3	100.0	4	6.3	0	0.0	1	33.3	1	1.6
肾	单形核细胞浸润	0	0.0	2	66.7	19	29.7	0	0.0	3	100.0	25	39.7
肾	淋巴细胞性炎症	0	0.0	2	66.7	3	4.7	0	0.0	2	66.7	5	7.9
肾	混合细胞性炎症	0	0.0	2	66.7	4	6.3	0	0.0	2	66.7	3	4.8
肾	肾小管矿化	0	0.0	1	33.3	2	3.1	0	0.0	0	0.0	0	0.0
肾	浆细胞浸润	0	0.0	2	66.7	2	3.1	0	0.0	1	33.3	1	1.6
泪腺	淋巴细胞浸润	0	0.0	3	100.0	22	34.4	0	0.0	3	100.0	20	31.7
泪腺	淋巴细胞性炎症	0	0.0	1	33.3	1	1.6	0	0.0	0	0.0	0	0.0
喉	肌层变性	0	0.0	0	0.0	0	0.0	0	0.0	1	33.3	1	1.6
喉	淋巴细胞浸润	0	0.0	2	66.7	3	4.7	0	0.0	1	33.3	3	4.8
喉	混合细胞性炎症	0	0.0	1	33.3	1	1.6	0	0.0	0	0.0	0	0.0
肝	纤维性粘连	0	0.0	0	0.0	0	0.0	0	0.0	1	33.3	1	1.6
肝	肝细胞萎缩	0	0.0	1	33.3	1	1.6	0	0.0	0	0.0	0	0.0
肝	淤血	0	0.0	1	33.3	1	1.6	0	0.0	0	0.0	0	0.0
肝	色素沉着	0	0.0	2	66.7	3	4.7	0	0.0	0	0.0	0	0.0
肝	纤维化	0	0.0	1	33.3	1	1.6	0	0.0	0	0.0	0	0.0
肝	造血	0	0.0	2	66.7	2	3.1	0	0.0	2	66.7	2	3.2
肝	伊东细胞增生	0	0.0	0	0.0	0	0.0	0	0.0	1	33.3	1	1.6
肝	混合细胞浸润	0	0.0	3	100.0	5	7.8	0	0.0	2	66.7	6	9.5
肝	淋巴细胞浸润	0	0.0	3	100.0	4	6.3	0	0.0	3	100.0	7	11.1
肝	单形核细胞浸润	0	0.0	2	66.7	4	6.3	0	0.0	3	100.0	6	9.5
肝	混合细胞性炎症	0	0.0	0	0.0	0	0.0	0	0.0	1	33.3	4	6.3

续表

猴		雄性						雌性					
		4 周											
器官	病变	最小值	最小值范围（%）	最大值	最大值范围（%）	总发生率	总发生率（%）	最小值	最小值范围（%）	最大值	最大值范围（%）	总发生率	总发生率（%）
						64						**3**	
肝	肝细胞坏死	0	0.0	1	33.3	1	1.6	0	0.0	0	0.0	0	0.0
肝	肝细胞空泡形成	0	0.0	1	33.3	1	1.6	0	0.0	1	33.3	1	1.6
肺	纤维性粘连	0	0.0	0	0.0	0	0.0	0	0.0	1	33.3	2	3.2
肺	肺泡炎	0	0.0	1	33.3	1	1.6	0	0.0	2	66.7	2	3.2
肺	细支气管炎	0	0.0	1	33.3	1	1.6	0	0.0	0	0.0	0	0.0
肺	胶原蛋白增多	0	0.0	0	0.0	0	0.0	0	0.0	1	33.3	1	1.6
肺	淤血	0	0.0	0	0.0	0	0.0	0	0.0	2	66.7	2	3.2
肺	色素沉着	0	0.0	3	100.0	6	9.4	0	0.0	3	100.0	7	11.1
肺	水肿	0	0.0	1	33.3	1	1.6	0	0.0	0	0.0	0	0.0
肺	纤维化	0	0.0	0	0.0	0	0.0	0	0.0	1	33.3	2	3.2
肺	肉芽肿	0	0.0	0	0.0	0	0.0	0	0.0	1	33.3	1	1.6
肺	出血	0	0.0	1	33.3	2	3.1	0	0.0	1	33.3	2	3.2
肺	淋巴细胞浸润	0	0.0	2	66.7	2	3.1	0	0.0	1	33.3	4	6.3
肺	混合细胞性炎症	0	0.0	3	100.0	7	10.9	0	0.0	3	100.0	10	15.9
肺	淋巴细胞性炎症	0	0.0	1	33.3	1	1.6	0	0.0	0	0.0	0	0.0
肺	肺泡巨噬细胞	0	0.0	1	33.3	2	3.1	0	0.0	0	0.0	0	0.0
肺	矿化	0	0.0	0	0.0	0	0.0	0	0.0	1	33.3	1	1.6
乳腺	纤维化	0	0.0	0	0.0	0	0.0	0	0.0	1	33.3	1	1.6
颌下淋巴结	淋巴细胞增生	0	0.0	2	66.7	3	4.7	0	0.0	2	66.7	4	6.3
肠系膜淋巴结	色素沉着	0	0.0	1	33.3	1	1.6	0	0.0	2	66.7	3	4.8
肠系膜淋巴结	淋巴窦扩张	0	0.0	0	0.0	0	0.0	0	0.0	2	66.7	2	3.2
肠系膜淋巴结	窦组织细胞增多	0	0.0	0	0.0	0	0.0	0	0.0	2	66.7	3	4.8
肠系膜淋巴结	淋巴细胞增生	0	0.0	2	66.7	5	7.8	0	0.0	1	33.3	3	4.8
肠系膜淋巴结	窦组织细胞增多	0	0.0	1	33.3	1	1.6	0	0.0	1	33.3	1	1.6
肠系膜淋巴结	巨噬细胞聚集	0	0.0	1	33.3	1	1.6	0	0.0	0	0.0	0	0.0
肌肉	变性	0	0.0	1	33.3	1	1.6	0	0.0	0	0.0	0	0.0
肌肉	色素沉着	0	0.0	1	33.3	1	1.6	0	0.0	0	0.0	0	0.0
肌肉	淋巴细胞浸润	0	0.0	0	0.0	0	0.0	0	0.0	1	33.3	1	1.6
肌肉	单形核细胞浸润	0	0.0	1	33.3	1	1.6	0	0.0	0	0.0	0	0.0
肌肉	淋巴细胞性炎症	0	0.0	0	0.0	0	0.0	0	0.0	1	33.3	1	1.6
肌肉	混合细胞性炎症	0	0.0	2	66.7	3	4.7	0	0.0	0	0.0	0	0.0
肌肉	原虫性囊肿	0	0.0	0	0.0	0	0.0	0	0.0	1	33.3	1	1.6

续表

猴		雄性						雌性					
		4 周											
器官	病变	最小值	最小值范围（%）	最大值	最大值范围（%）	总发生率	总发生率（%）	最小值	最小值范围（%）	最大值	最大值范围（%）	总发生率	总发生率（%）
						64						**3**	
卵巢	黄体囊肿	0	0.0	0	0.0	0	0.0	0	0.0	1	33.3	2	3.2
卵巢	卵巢囊扩张	0	0.0	0	0.0	0	0.0	0	0.0	1	33.3	1	1.6
卵巢	出血	0	0.0	0	0.0	0	0.0	0	0.0	1	33.3	1	1.6
卵巢	未成熟	0	0.0	0	0.0	0	0.0	0	0.0	1	33.3	2	3.2
卵巢	矿化	0	0.0	0	0.0	0	0.0	0	0.0	2	66.7	6	9.5
输卵管	上皮细胞增生	0	0.0	0	0.0	0	0.0	0	0.0	1	33.3	1	1.6
胰腺	酶原减少	0	0.0	1	33.3	1	1.6	0	0.0	0	0.0	0	0.0
胰腺	异位脾	0	0.0	1	33.3	1	1.6	0	0.0	1	33.3	1	1.6
胰腺	纤维化	0	0.0	1	33.3	2	3.1	0	0.0	0	0.0	0	0.0
胰腺	导管增生	0	0.0	0	0.0	0	0.0	0	0.0	1	33.3	1	1.6
胰腺	淋巴细胞浸润	0	0.0	1	33.3	2	3.1	0	0.0	1	33.3	2	3.2
胰腺	淋巴细胞性炎症	0	0.0	0	0.0	0	0.0	0	0.0	1	33.3	2	3.2
胰腺	混合细胞性炎症	0	0.0	1	33.3	1	1.6	0	0.0	0	0.0	0	0.0
甲状旁腺	囊肿	0	0.0	1	33.3	1	1.6	0	0.0	0	0.0	0	0.0
甲状旁腺	异位胸腺	0	0.0	0	0.0	0	0.0	0	0.0	1	33.3	1	1.6
垂体	囊肿	0	0.0	1	33.3	1	1.6	0	0.0	1	33.3	4	6.3
垂体	淋巴细胞浸润	0	0.0	1	33.3	1	1.6	0	0.0	1	33.3	1	1.6
前列腺	未成熟	0	0.0	4	100.0	39	60.9	0	0.0	0	0.0	0	0.0
前列腺	混合细胞浸润	0	0.0	1	33.3	1	1.6	0	0.0	0	0.0	0	0.0
前列腺	淋巴细胞浸润	0	0.0	1	33.3	3	4.7	0	0.0	0	0.0	0	0.0
前列腺	淋巴细胞性炎症	0	0.0	1	33.3	1	1.6	0	0.0	0	0.0	0	0.0
直肠	淋巴细胞增生	0	0.0	2	66.7	2	3.1	0	0.0	1	33.3	1	1.6
直肠	淋巴细胞性炎症	0	0.0	1	33.3	1	1.6	0	0.0	0	0.0	0	0.0
咽后淋巴结	淋巴细胞耗减	0	0.0	1	33.1	1	1.6	0	0.0	1	33.3	2	3.2
咽后淋巴结	淋巴细胞增生	0	0.0	1	33.1	1	1.6	0	0.0	0	0.0	0	0.0
唾液腺	导管扩张	0	0.0	1	33.3	1	1.6	0	0.0	0	0.0	0	0.0
唾液腺	淋巴细胞浸润	0	0.0	3	100.0	25	39.1	0	0.0	3	100.0	14	22.2
唾液腺	单形核细胞浸润	0	0.0	1	33.3	1	1.6	0	0.0	1	33.3	1	1.6
唾液腺	混合细胞性炎症	0	0.0	0	0.0	0	0.0	0	0.0	2	66.7	2	3.2
唾液腺	淋巴细胞性炎症	0	0.0	1	33.3	1	1.6	0	0.0	2	66.7	3	4.8
唾液腺	矿化	0	0.0	1	33.3	1	1.6	0	0.0	0	0.0	0	0.0
坐骨神经	淋巴细胞浸润	0	0.0	1	33.3	1	1.6	0	0.0	0	0.0	0	0.0

续表

猴		雄性						雌性					
		4 周											
器官	病变	最小值	最小值范围（%）	最大值	最大值范围（%）	总发生率	总发生率（%）	最小值	最小值范围（%）	最大值	最大值范围（%）	总发生率	总发生率（%）
						64						**3**	
精囊	未成熟	0	0.0	4	100.0	43	67.2	0	0.0	0	0.0	0	0.0
皮肤	棘皮病	0	0.0	0	0.0	0	0.0	0	0.0	1	33.3	2	3.2
皮肤	角化过度	0	0.0	1	33.3	1	1.6	0	0.0	0	0.0	0	0.0
皮肤	鳞状细胞增生	0	0.0	1	33.3	1	1.6	0	0.0	0	0.0	0	0.0
皮肤	淋巴细胞浸润	0	0.0	0	0.0	0	0.0	0	0.0	1	33.3	2	3.2
皮肤	中性粒细胞性炎症	0	0.0	0	0.0	0	0.0	0	0.0	1	33.3	2	3.2
皮肤	混合细胞性炎症	0	0.0	0	0.0	0	0.0	0	0.0	1	33.3	2	3.2
皮肤	浆液纤维蛋白性碎片（痂）	0	0.0	1	33.3	2	3.1	0	0.0	1	33.3	1	1.6
皮肤	溃疡	0	0.0	1	33.3	1	1.6	0	0.0	1	33.3	3	4.8
脾	淋巴细胞耗减	0	0.0	0	0.0	0	0.0	0	0.0	1	33.3	1	1.6
脾	色素沉着	0	0.0	2	66.7	2	3.1	0	0.0	0	0.0	0	0.0
脾	异位脾	0	0.0	0	0.0	0	0.0	0	0.0	1	33.3	1	1.6
脾	纤维化	0	0.0	1	33.3	1	1.6	0	0.0	0	0.0	0	0.0
脾	淋巴滤泡透明样变	0	0.0	1	33.3	2	3.1	0	0.0	1	33.3	3	4.8
脾	淋巴细胞增生	0	0.0	2	66.7	7	10.9	0	0.0	2	66.7	5	7.9
胸骨	淋巴细胞浸润	0	0.0	1	33.3	1	1.6	0	0.0	1	33.3	1	1.6
胃	囊肿	0	0.0	0	0.0	0	0.0	0	0.0	2	66.7	2	3.2
胃	糜烂	0	0.0	1	33.3	1	1.6	0	0.0	0	0.0	0	0.0
胃	出血	0	0.0	1	33.3	2	3.1	0	0.0	0	0.0	0	0.0
胃	淋巴细胞增生	0	0.0	1	33.3	1	1.6	0	0.0	2	66.7	4	6.3
胃	上皮细胞增生	0	0.0	1	33.3	2	3.1	0	0.0	1	33.3	3	4.8
胃	混合细胞浸润	0	0.0	1	33.3	1	1.6	0	0.0	0	0.0	0	0.0
胃	淋巴细胞浸润	0	0.0	3	100.0	6	9.4	0	0.0	2	66.7	4	6.3
胃	混合细胞性炎症	0	0.0	3	100.0	8	12.5	0	0.0	3	100.0	6	9.5
胃	淋巴细胞性炎症	0	0.0	1	33.3	1	1.6	0	0.0	1	33.3	1	1.6
胃	单个细胞坏死	0	0.0	2	66.7	2	3.1	0	0.0	1	33.3	1	1.6
胃	壁细胞减少	0	0.0	1	33.3	1	1.6	0	0.0	1	33.3	1	1.6
睾丸	纤维化	0	0.0	1	33.3	1	1.6	0	0.0	0	0.0	0	0.0
睾丸	未成熟	0	0.0	4	100.0	44	68.8	0	0.0	0	0.0	0	0.0
胸腺	囊肿	0	0.0	1	33.3	2	3.1	0	0.0	1	33.3	2	3.2
胸腺	淋巴细胞耗减	0	0.0	2	66.7	3	4.7	0	0.0	1	33.3	4	6.3

续表

猴		雄性						雌性					
		4周											
器官	病变	最小值	最小值范围（%）	最大值	最大值范围（%）	总发生率	总发生率（%）	最小值	最小值范围（%）	最大值	最大值范围（%）	总发生率	总发生率（%）
						64						**3**	
甲状腺	囊肿	0	0.0	1	33.3	4	6.3	0	0.0	1	33.3	3	4.8
甲状腺	滤泡囊肿	0	0.0	2	66.7	2	3.1	0	0.0	1	33.3	1	1.6
甲状腺	滤泡扩张	0	0.0	2	66.7	2	3.1	0	0.0	0	0.0	0	0.0
甲状腺	异位胸腺	0	0.0	1	33.3	4	6.3	0	0.0	2	66.7	18	28.6
甲状腺	滤泡细胞肥大	0	0.0	0	0.0	0	0.0	0	0.0	1	33.3	1	1.6
甲状腺	混合细胞浸润	0	0.0	1	33.3	3	4.7	0	0.0	0	0.0	0	0.0
甲状腺	混合细胞性炎症	0	0.0	1	33.3	1	1.6	0	0.0	0	0.0	0	0.0
舌	肌纤维变性 / 再生	0	0.0	1	33.3	2	3.1	0	0.0	1	33.3	1	1.6
舌	淋巴细胞浸润	0	0.0	1	33.3	4	6.3	0	0.0	2	66.7	3	4.8
舌	中性粒细胞性炎症	0	0.0	0	0.0	0	0.0	0	0.0	1	33.3	1	1.6
舌	混合细胞性炎症	0	0.0	2	66.7	6	9.4	0	0.0	1	33.3	2	3.2
气管	淋巴细胞浸润	0	0.0	1	33.3	1	1.6	0	0.0	0	0.0	0	0.0
气管	混合细胞性炎症	0	0.0	1	33.3	1	1.6	0	0.0	1	33.3	1	1.6
气管	淋巴细胞性炎症	0	0.0	1	33.3	1	1.6	0	0.0	0	0.0	0	0.0
气管支气管淋巴结	淋巴细胞耗减	0	0.0	1	33.3	1	1.6	0	0.0	0	0.0	0	0.0
气管支气管淋巴结	色素沉着	0	0.0	1	33.3	2	3.1	0	0.0	1	33.3	3	4.8
气管支气管淋巴结	淋巴细胞增生	0	0.0	1	33.3	1	1.6	0	0.0	0	0.0	0	0.0
膀胱	上皮全层嗜酸性小滴	0	0.0	1	33.3	1	1.6	0	0.0	0	0.0	0	0.0
膀胱	淋巴细胞增生	0	0.0	1	33.3	1	1.6	0	0.0	0	0.0	0	0.0
膀胱	混合细胞浸润	0	0.0	0	0.0	0	0.0	0	0.0	1	33.3	1	1.6
膀胱	淋巴细胞浸润	0	0.0	1	33.3	3	4.7	0	0.0	1	33.3	2	3.2
膀胱	混合细胞性炎症	0	0.0	1	33.3	1	1.6	0	0.0	0	0.0	0	0.0
膀胱	淋巴细胞性炎症	0	0.0	0	0.0	0	0.0	0	0.0	1	33.3	2	3.2
膀胱	上皮合胞体	0	0.0	1	33.3	1	1.6	0	0.0	0	0.0	0	0.0
膀胱	上皮空泡形成	0	0.0	0	0.0	0	0.0	0	0.0	1	33.3	1	1.6
子宫	未成熟	0	0.0	0	0.0	0	0.0	0	0.0	1	33.3	1	1.6
子宫	淋巴细胞浸润	0	0.0	0	0.0	0	0.0	0	0.0	1	33.3	2	3.2
阴道	混合细胞浸润	0	0.0	0	0.0	0	0.0	0	0.0	1	33.3	1	1.6
阴道	淋巴细胞浸润	0	0.0	0	0.0	0	0.0	0	0.0	1	33.3	1	1.6
阴道	淋巴细胞性炎症	0	0.0	0	0.0	0	0.0	0	0.0	3	100.0	4	6.3

表 8.7 26 周和 52 周毒性研究中对照组食蟹猴的自发性病变

猴		雄性						雌性					
		26 周和 52 周											
器官	病变	最小值	最小值范围（%）	最大值	最大值范围（%）	总发生率	总发生率（%）	最小值	最小值范围（%）	最大值	最大值范围（%）	总发生率	总发生率（%）
						32						32	
肾上腺	皮质束状带肥大	0	0.0	0	0.0	0	0.0	0	0.0	1	25.0	1	3.1
肾上腺	异位肝	0	0.0	1	25.0	1	3.1	0	0.0	0	0.0	0	0.0
脑	单形核细胞浸润	0	0.0	1	25.0	1	3.1	0	0.0	1	25.0	2	6.3
盲肠	混合细胞浸润	0	0.0	0	0.0	0	0.0	0	0.0	1	25.0	1	3.1
盲肠	混合细胞性炎症	0	0.0	2	50.0	2	6.3	0	0.0	1	25.0	1	3.1
盲肠	肉芽肿性炎症	0	0.0	1	25.0	1	3.1	0	0.0	0	0.0	0	0.0
盲肠	寄生虫	0	0.0	1	25.0	1	3.1	0	0.0	0	0.0	0	0.0
结肠	肉芽肿性炎症	0	0.0	1	25.0	2	6.3	0	0.0	0	0.0	0	0.0
结肠	出血	0	0.0	1	25.0	2	6.3	0	0.0	2	50.0	3	9.4
结肠	混合细胞性炎症	0	0.0	2	50.0	2	6.3	0	0.0	1	25.0	1	3.1
十二指肠	出血	0	0.0	1	25.0	2	6.3	0	0.0	0	0.0	0	0.0
附睾	精子减少 / 无精症	0	0.0	4	100.0	20	62.5	0	0.0	0	0.0	0	0.0
眼	视网膜萎缩	0	0.0	1	25.0	1	3.1	0	0.0	1	25.0	1	3.1
眼	视网膜发育不良	0	0.0	1	25.0	1	3.1	0	0.0	0	0.0	0	0.0
心脏	混合细胞性炎症	0	0.0	0	0.0	0	0.0	0	0.0	1	25.0	1	3.1
心脏	单形核细胞浸润	0	0.0	2	50.0	3	9.4	0	0.0	2	50.0	3	9.4
回肠	淋巴细胞增生（肠道相关淋巴组织）	0	0.0	0	0.0	0	0.0	0	0.0	1	25.0	1	3.1
空肠	淋巴细胞增生	0	0.0	0	0.0	0	0.0	0	0.0	1	25.0	1	3.1
肾	单形核细胞浸润	0	0.0	1	25.0	1	3.1	0	0.0	1	25.0	3	9.4
泪腺	单形核细胞浸润	0	0.0	0	0.0	0	0.0	0	0.0	1	25.0	1	3.1
肝	色素沉着	0	0.0	0	0.0	0	0.0	0	0.0	1	25.0	1	3.1
肝	纤维化	0	0.0	1	25.0	1	3.1	0	0.0	1	25.0	1	3.1
肝	出血	0	0.0	1	25.0	1	3.1	0	0.0	0	0.0	0	0.0
肝	肝细胞肥大	0	0.0	1	25.0	1	3.1	0	0.0	1	25.0	1	3.1
肝	混合细胞性炎症	0	0.0	1	25.0	1	3.1	0	0.0	0	0.0	0	0.0
肺	色素沉着	0	0.0	1	25.0	1	3.1	0	0.0	0	0.0	0	0.0
肺	纤维化	0	0.0	1	25.0	1	3.1	0	0.0	2	50.0	6	18.8
肺	肉芽肿	0	0.0	0	0.0	0	0.0	0	0.0	1	25.0	1	3.1
肺	出血	0	0.0	0	0.0	0	0.0	0	0.0	1	25.0	1	3.1
肺	单形核细胞浸润	0	0.0	0	0.0	0	0.0	0	0.0	1	25.0	1	3.1

续表

猴		雄性						雌性					
		26 周和 52 周											
器官	病变	最小值	最小值范围（%）	最大值	最大值范围（%）	总发生率	总发生率（%）	最小值	最小值范围（%）	最大值	最大值范围（%）	总发生率	总发生率（%）
						32						32	
肺	混合细胞炎症	0	0.0	0	0.0	0	0.0	0	0.0	1	25.0	1	3.1
肺	间质炎症	0	0.0	1	25.0	1	3.1	0	0.0	2	50.0	2	6.3
肺	胸膜炎症	0	0.0	0	0.0	0	0.0	0	0.0	1	25.0	1	3.1
肺	矿化	0	0.0	0	0.0	0	0.0	0	0.0	1	25.0	1	3.1
淋巴结	噬红细胞作用	0	0.0	1	25.0	1	3.1	0	0.0	1	25.0	1	3.1
乳腺	囊肿	0	0.0	1	25.0	1	3.1	0	0.0	0	0.0	0	0.0
颌下淋巴结	造血	0	0.0	0	0.0	0	0.0	0	0.0	1	25.0	1	3.1
肠系膜淋巴结	淋巴细胞增生	0	0.0	0	0.0	0	0.0	0	0.0	1	25.0	1	3.1
肌肉	肌纤维变性	0	0.0	4	100.0	5	15.6	0	0.0	4	100.0	5	15.6
卵巢	囊肿	0	0.0	0	0.0	0	0.0	0	0.0	1	25.0	2	6.3
卵巢	出血	0	0.0	0	0.0	0	0.0	0	0.0	1	25.0	1	3.1
卵巢	矿化	0	0.0	0	0.0	0	0.0	0	0.0	1	25.0	1	3.1
垂体	囊肿	0	0.0	1	25.0	1	3.1	0	0.0	1	25.0	1	3.1
前列腺	未成熟	0	0.0	4	100.0	15	46.9	0	0.0	0	0.0	0	0.0
咽后淋巴结	噬红细胞作用	0	0.0	0	0.0	0	0.0	0	0.0	1	25.0	2	6.3
咽后淋巴结	淋巴细胞增生	0	0.0	1	25.0	1	3.1	0	0.0	1	25.0	1	3.1
唾液腺	囊肿	0	0.0	0	0.0	0	0.0	0	0.0	1	25.0	1	3.1
坐骨神经	出血	0	0.0	1	25.0	2	6.3	0	0.0	0	0.0	0	0.0
坐骨神经	单形核细胞浸润	0	0.0	1	25.0	1	3.1	0	0.0	1	25.0	1	3.1
精囊	未成熟	0	0.0	4	100.0	16	50.0	0	0.0	0	0.0	0	0.0
活检皮肤	真皮炎症	0	0.0	1	25.0	1	3.1	0	0.0	0	0.0	0	0.0
活检皮肤	出血	0	0.0	3	75.0	3	9.4	0	0.0	4	100.0	4	12.5
脊髓	出血	0	0.0	0	0.0	0	0.0	0	0.0	1	25.0	1	3.1
脾	纤维化	0	0.0	1	25.0	3	9.4	0	0.0	2	50.0	2	6.3
脾	淋巴细胞增生	0	0.0	2	50.0	3	9.4	0	0.0	1	25.0	1	3.1
胃	腺体扩张	0	0.0	0	0.0	0	0.0	0	0.0	1	25.0	1	3.1
胃	腺胃黏膜糜烂	0	0.0	1	25.0	1	3.1	0	0.0	0	0.0	0	0.0
胃	出血	0	0.0	1	25.0	1	3.1	0	0.0	1	25.0	1	3.1
胃	混合细胞性炎症	0	0.0	4	100.0	6	18.8	0	0.0	3	75.0	4	12.5
睾丸	生精小管扩张	0	0.0	1	25.0	1	3.1	0	0.0	0	0.0	0	0.0
睾丸	精子发生减少 / 无精子发生	0	0.0	4	100.0	16	50.0	0	0.0	0	0.0	0	0.0

续表

猴		雄性						雌性					
		26 周和 52 周											
器官	病变	最小值	最小值范围（%）	最大值	最大值范围（%）	总发生率	总发生率（%）	最小值	最小值范围（%）	最大值	最大值范围（%）	总发生率	总发生率（%）
						32						**32**	
睾丸	单形核细胞浸润	0	0.0	2	50.0	2	6.3	0	0.0	0	0.0	0	0.0
胸腺	淋巴细胞耗减	0	0.0	2	50.0	2	6.3	0	0.0	2	50.0	2	6.3
胸腺	出血	0	0.0	2	50.0	3	9.4	0	0.0	2	50.0	3	9.4
甲状腺	混合细胞性炎症	0	0.0	0	0.0	0	0.0	0	0.0	1	25.0	1	3.1
舌	上皮细胞增生	0	0.0	0	0.0	0	0.0	0	0.0	1	25.0	1	3.1
舌	混合细胞性炎症	0	0.0	0	0.0	0	0.0	0	0.0	1	25.0	1	3.1
气管支气管淋巴结	噬红细胞作用	0	0.0	0	0.0	0	0.0	0	0.0	1	25.0	1	3.1

只雄性动物和32只雌性动物）。与4周研究报道的数据相似，最常见的病变本质上是消化道炎症，尤其是盲肠和结肠。在所有研究中肾和心脏单形核（炎症）细胞浸润的发生率分别达25%和50%，低于4周研究的数据。肺间质炎症和纤维化的发生率在雄性动物和雌性动物分别达25%及50%。在某些研究中胃混合细胞性炎症的发生率在雄性动物和雌性动物分别达100%及75%。色素沉着和纤维化在对照组雄性猴和雌性猴的肝中不常见。在某些试验中，胸腺出血的发生率高达50%，而所有动物（包括雄性动物和雌性动物）的平均发生率为9.4%。对照组猴的退行性或炎症性病变发生率无明显性别差异。读者可参考2010年Chamanza等人发表的一篇关于对照组食蟹猴自发性病变的优秀综述。

254 8.6 小结

在毒理学评价的过程中，病理学家常常面临一些与受试物关系不确定的病变。将处理组动物与同期对照组动物的病变进行比较是最初和最重要的工作，可以评估与受试物的可能关系。在某些情况下，同期对照组的动物数量不足以进行有效的评价。另外，拥有一个可靠的历史对照数据库在确保对化合物相关的细微改变进行适当评价十分重要。使用历史对照数据的一个主要困难是一致性问题，恰当的使用十分关键。常用种属和品系动物的自发性病变的发生率差异非常大。Wistar大鼠发生率最高的偶发性病变器官是肝（炎症性），其次是肾（退行性）和肺（肺泡泡沫细胞聚集）。小鼠发生率最高的自发性病变器官是肾上腺（梭形细胞增生和皮质网状带皮质色素）、雌性生殖道（卵巢和子宫囊肿）、肾（肾小管嗜碱性变和透明管型）、泪腺（单形核细胞浸润）、气管支气管淋巴结（噬红细胞作用）和肝（混合细胞性炎症或混合细胞浸润和肝细胞质空泡形成）。犬发生率最高的自发性病变器官是肾（局灶性肾小管矿化，主要发生在肾乳头）、肺（局灶性混合细胞性炎症）、甲状旁腺（腮后管囊肿）、垂体（囊肿），肠系膜淋巴结（噬红细胞作用）、前列腺（炎症灶）和胸腺（淋巴细胞耗减）。最后，食蟹猴中最常见自发性病变器官是肾（炎症性）、肺（间质炎症、纤维化）和消化道（盲肠和结肠的淋巴细胞增生）。

（董延生 译；尹纪业 吕建军 胡春燕 校）

参考文献

Capen, C.C. 2007. Endocrine glands. In: Grant Maxie, M. (Ed.), *Jubb, Kennedy and Palmer's Pathology of Domestic Animals*. Vol. 2, 5th ed. Saunders, Philadelphia, p. 360.

Chamanza, R., Marxfeld, H., Blanco, A., Garcia, B., Kubiliene, J. and Bradley, A. 2007. STP Annual Symposium, Puerto Rico: Incidences and Range of Spontaneous Lesions in Control Laboratory Beagle Dogs Used in Toxicity Studies. Charles River Laboratories Preclinical Services, Edinburgh.

Chamanza, R., Marxfeld, H.A., Blanco, A.I., Naylor, S.W., and Bradley, A.E. 2010. Incidences and range of spontaneous findings in control cynomolgus monkeys (*Macaca fascicularis*) used in toxicity studies. *Toxicol Pathol* 38(4): 642–57. Epub May 6, 2010.

Dixon, D., Heider, K., and Elwell, M. 1995. Incidence of non-neoplastic lesions in historical control male and female Fischer-344 rats from 90-day toxicity studies. *Toxicol Pathol* 23(3): 338–48.

Engelhardt, J.A., Gries, C.L., and Long, G.G. 1993. Incidence of spontaneous neoplastic and non-neoplastic lesions in Charles River CD-1 mice varies with breeding origin. *Toxicol Pathol* 21(6): 538–41.

Frith, C.H., Goodman, D.G., and Boysen, G.G. 2007. Mouse, pathology. In: Gad, S.C. (Ed.), *Animal Models in Toxicology*, 2nd ed. CRC Press (Taylor and Francis Group), Boca Raton, FL.

Hahn, F.F. and Dagle, G.E. 2001. Non-neoplastic pulmonary lesions. In: Mohr, U., Carlton, W.W., Dungworth, D.L. et al. (Eds.), *Pathobiology of the Aging Dog*. International Life Sciences Institute, Iowa State University Press, Ames.

Maita, K., Masuda, H., Suzuki, Y. 1977. Spontaneous lesions detected in Beagles used in toxicity studies. *Jikken*

Dobutsu 26: 161–167.

McInnes, E.F. 2011. Background lesions in laboratory animals: A color atlas. Saunders/Elsevier, Philadelphia.

Morishima, H., Nonoyama, T., Sasaki, S., and Miyajima, H. 1990. Spontaneous lesions in beagle dogs used in toxicity studies. *Jikken Dobutsu* 39: 239–48.

Rehm, S. 2000. Spontaneous testicular lesions in purpose-bred beagle dogs. *Toxicol Pathol* 28(6): 782–87.

Stefanski, A.S., Elwell, M.R., and Stromberg, P.C. 1990. Spleen, lymph nodes and thymus. In: Boorman, G.A., Eustis, S.L., Elwell, M.R., Montgomery, C.A. Jr., and MacKenzie, W.F. (Eds.), *Pathology of the Fischer Rat.* San Diego, CA: Academic Press, pp. 369–93.

Tucker, M.J. 1997. *Diseases of the Wistar Rat*. 18th Ed., Taylor and Francis, Bristol, PA.

第二部分

器官系统

第 9 章　消化道

Judit E. Markovits、*Graham R. Betton*、*Donald N. McMartin* 和 *Oliver C. Turner*

258 ## 9.1　引言

消化道的组成部分是生物体接触经口进入的外源性物质的第一个门户。消化道不仅可能受初次暴露的影响，而且也可能会受到脉管系统或肝肠循环引起的全身性暴露的影响。此外，从为机体提供营养物质的角度来看，消化道对维持生物体的总体健康至关重要。再者，肠道自身具有重要的代谢活动（类似于肝），而且肠腔内容物中含有可以对外源性物质（如细菌和胆盐）和包括纤维在内的膳食成分的修饰因子。消化道的大体结构因种属而异，主要受饮食和酶活性等生化特性的影响；除了受遗传因素的影响，包括黏液成分在内的细胞产物，也受包括细菌和饮食等环境因素的影响。可能是由于消化道容易受到许多外部影响，所以其大部分组分具有快速更新率。高代谢活动使得消化道整体和其许多细胞（尤其是表面上皮细胞）对缺氧敏感，这在活体动物中体现为组织功能 / 形态的变化，死后体现为组织迅速自溶，这给病理学家带来了挑战。本章内容将介绍从啮齿类动物（大鼠和小鼠）到大型动物（犬和非人类灵长类动物）等毒理学研究最常用动物种属的复杂器官系统的综合评价信息。毒理病理学家进行详细评估需要熟悉各种组织的解剖学及生理学差异、分子事件及常规形态学特征，包括其病理学反应。

9.2　胚胎学

所有种属哺乳动物发育的一般阶段都是相同的，唯一不同的是具体事件发生的时间。上消化道（口腔、咽、唾液腺、食管、胃和十二指肠近端）由前肠内折发育而来，而小肠其余部分和近端大肠则起源于中肠。包括直肠和肛管在内的远端大肠起源于后肠。大多数消化道上皮层起源于内胚层，但不包括口凹（口腔和唾液腺）上皮和窦管尾部对应的肛凹上皮。另外，消化道的支撑组织和肌肉起源于脏壁中胚层。通常，胚胎发育涉及由节段的闭锁 / 融合等形成的连续的结构修饰，例如分隔胚咽的隔膜在动物发育成熟后消失。其他修饰包括延长、旋转（胃 90°、肠 360°）和暂时性闭锁（由于食管和肠上皮增殖引起的闭锁在后期会出现细胞空泡形成，进而形成管腔）等（Fletcher and Weber 2011）。基于以上简述不难理解消化道的胚胎发育是多轴模式，且左右轴发育早于前后轴。在种系发生学上驱动形态发生信号通路的分子事件呈现很好的保守性，并且涉及猬因子信号（hedgehog signaling）通路，van den Brink 于 2007 年对这一信号通路曾有详细综述（van den Brink 2007）。猬因子信号通路对消化道不同部位内衬的细胞群的发育和分化也很重要。其中很多过程都很复杂，包括胃黏膜成分的区域性分化（非腺胃区和含有不同细胞类型的胃底部和胃窦部）和小肠绒毛的形成。缺失音猬因子（sonic hedgehog, Shh）或印度猬因子（indian hedgehog, Ihh）的小鼠显示猬因子信号对肠道环行肌层的发育、肠神经元的恰当迁移和神经分布都很重要（Parkin and Ingham 2007）。除了猬因子信号通路，经典 Wnt（无翅相关整合位点）通路对消化道的器官发生也很重要。这种发育中的外观无翅模式受 Wnt 信号的
259 影响并产生肠分化。胃间质局部产生 Barx1，进而刺激 sFRPs，反过来局部抑制 Wnt 信号，引起胃特异上皮的发育（Kim et al. 2005）。有人认为胃黏膜慢性损伤后的肠化生是正常发育的逆转。毒理病理学家很少涉及发育异常的问题，因为大多数研究使用的年轻成年动物都是经临床评价健康的动物。毒理学研究中最常见的成年动物偶发性消化道异常是梅克尔憩室——卵黄蒂上阑尾样残迹，位于肠系膜游离端，其黏膜类似于正常回肠黏膜。其他罕见的先天异常包括肠管通过膈疝进入胸腔和内脏镜像转位。

9.3　功能解剖学

9.3.1　口腔

在毒理学研究中，多数的口腔评估作为机体一般检查的一部分仅进行大体检查，包括检查口唇、上腭、咽和颊黏膜（猕猴包括颊囊）和舌。大多数药物的毒理学研究只对舌进行常规组织学评估。另外，对鼻腔进行显微镜检查的研究中，组织切片中也包括上腭。啮齿类动物的口腔功能仅限于接受、处理和运送食物，而大型动物的口腔还用于发声和热量调控。啮齿类动物和犬的硬腭上有几个嵴（皱褶），而猕猴的腭褶则不像其他种属动物那么明显。切牙乳头（衬覆角化鳞状上皮）是硬腭上位于切牙和第一腭嵴之间的软骨突起。口腔黏膜的镜下形态类似于皮肤，但通常增殖更旺盛。大鼠口腔黏膜细胞的更新率为3.2~5.8 天（Brown and Hardisty 1990）。有些奇怪的是大多数种属动物的口腔黏膜（无毛发）中存在皮脂腺（在人类被称为福代斯颗粒），具有预测性分布而且其数量和发生率会随年龄增长而增加。大鼠口腔的这种皮脂腺最常位于第一和第三上臼齿之间的齿龈上（Imaokaet et al. 2003）。

9.3.2　舌

舌具有咀嚼、味觉及梳理和发声等重要功能。另外，犬的舌在需要时可作为额外的散热器官。舌的结构分三层：①肌层；②固有层；③上皮层。舌的中央由成束排列的横纹肌组成，有丰富的血供和大量的肥大细胞。固有层由富含胶原的疏松结缔组织组成，连接肌层和黏膜。固有层含有舌唾液腺（舌根部的浆液性和黏液性腺体）、淋巴管和支配味蕾的神经。舌表面衬覆复层鳞状上皮。味蕾由特化成味觉感受细胞的上皮细胞构成，排列成丝状、圆锥状、蕈状、分叶状和轮廓乳头状（Boughter et al. 1997；Abayomi et al. 2009）。

9.3.3　唾液腺

啮齿类动物的唾液腺包括混合性颌下腺、浆液性腮腺和黏液性舌下腺。舌内除与颌下腺毗邻的舌下腺外，还有一些小唾液腺。小鼠腮腺的分布覆盖了从颌下腺到耳和锁骨的大面积区域。犬 260
的腮腺和颧腺排泌到背侧前庭，而颌下腺和舌下腺则开口于舌系带的喙侧。大型动物的唾液腺特征不像啮齿类动物那么详细。犬的腮腺是一种混合型唾液腺，其分泌物含有酸性和中性黏液，而啮齿类动物的腮腺主要分泌中性分泌物。灵长类动物的腮腺是浆液性或混合性，颌下腺是混合性，舌下腺主要为黏液性。

大鼠和小鼠唾液腺具有很多详细特征。显微镜下所示，颌下腺包括腺泡、闰管、（颗粒）曲

管、小叶内（纹状）导管、小叶间导管，还有一个分泌导管将分泌物排入口腔。（颗粒）曲管是颌下腺独有的，可产生多肽，并呈现两性异型（雄性颗粒更大；图 9.1a 和图 9.1b）（Barka 1980）。雄性的导管呈高柱状，含有明显的胞质颗粒，而雌性的导管则由低柱状细胞组成，含有较少的胞质颗粒（Botts et al. 1999）。这种两性异型在出生时并不明显，在性成熟出现，可见于约 7 周龄的大鼠（Neuenschwanderand Elwell 1990）。组织学显示，鼠科动物腮腺的腺泡由类似胰腺外分泌部的小嗜碱性细胞组成。

啮齿类动物的闰腺（intercalated glands）含有大颗粒，颗粒中含有上皮生长因子（epidermal growth factor, EGF）。小鼠的唾液腺还具有复杂的内分泌功能，其依据是在小鼠的唾液和血液中含有促红细胞生成素、肾素、胃泌素和神经生长因子等多肽。其中，小鼠的 EGF 的作用范围可能最明确，其既可通过再生作用作为消化道黏膜修复的促分泌素和营养因子，还对乳腺肿瘤发展具有潜在的作用。据推测，其他种属动物唾液腺中的 EGF 也有类似作用（Lantini et al. 2006）。据估计，大鼠唾液腺各种细胞寿命从 261
41（腮腺腺泡）~95 天（颌下腺分泌小管）不等（Neuenschwander and Elwell 1990）。

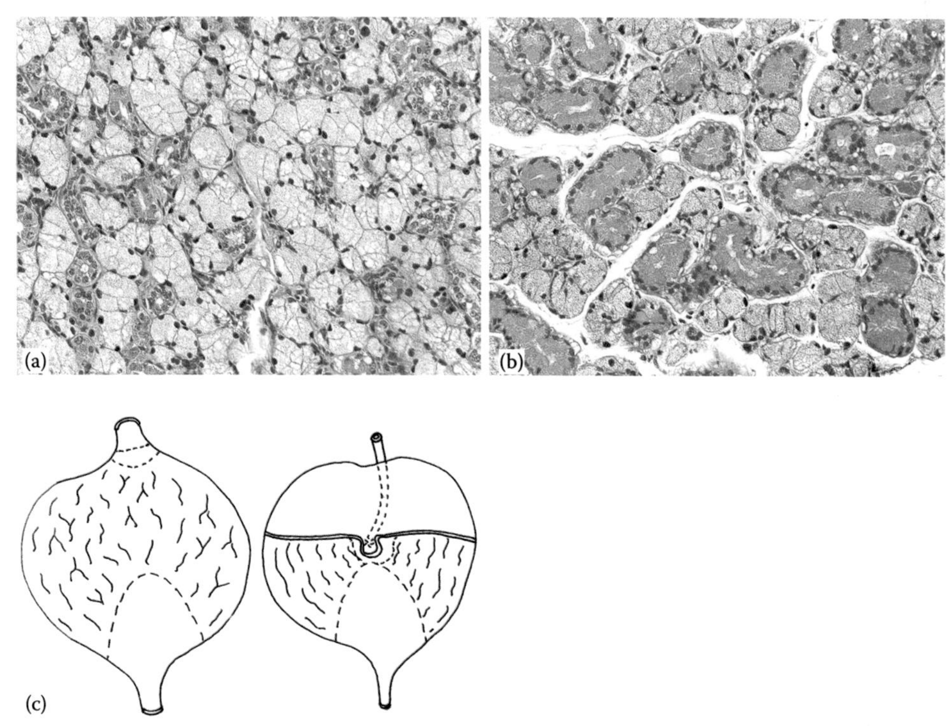

图 9.1　（a）雌性小鼠，下颌腺，HE 染色。（颗粒）曲管内衬低柱状上皮细胞，胞质内颗粒不明显。（b）雄性小鼠，下颌腺，HE 染色。与雌性小鼠不同，（颗粒）曲管为高柱状上皮细胞，胞质内有明显的嗜酸性颗粒。（c）胃示意图，左为犬和灵长类动物，右为啮齿类动物

唾液腺的功能包括分泌唾液润滑食物以辅助吞咽、控制口腔内 pH，以及通过淀粉酶启动消化过程。唾液腺的分泌活动受交感和副交感神经调节。唾液腺的多重神经调控包括延髓的分泌核团，下丘脑的食欲中枢和上消化道的反射通路。

唾液的主要成分是水，还含有淀粉酶、黏蛋白、电解质、免疫球蛋白和其他成分。

9.3.4 食管

从食管开始，消化道主要呈管状结构，其表面/结构有一些修饰。消化道所有区域的一般结构相似，包括环绕管腔的黏膜层、黏膜下层和肌层。食管是管状消化道的第一部分，其本质为连接口腔和胃的一个导管。食管黏膜类似于口腔黏膜，由复层鳞状上皮沿纵行皱襞排列而成。血供不佳的食管会有创伤愈合延迟。黏膜下层的不同区域分布有浆液腺（尤其是犬）。值得注意的是食管肌层。食管肌层的成分决定了食管内容物是单向输送还是双向输送。肌层只有平滑肌的动物种属（例如小鼠和大鼠）不能呕吐。与之相反，犬的食管肌层只有横纹肌，而灵长类动物既有平滑肌又有横纹肌，因此这些种属的动物可以呕吐。呕吐既可由黏膜刺激引起，也可由直接的中枢神经刺激引起。在犬的毒理学研究中，偶尔需要将大型动物由犬更换为非人灵长类动物，这是由于黏膜刺激更易引起犬的呕吐，从而降低生物利用度，而非人灵长类动物对呕吐刺激则不像犬那样敏感。

9.3.5 胃

啮齿类动物的非腺胃（前胃）衬覆鳞状上皮，与犬、非人灵长类动物及人的胃不同，后者食管的鳞状上皮终止于贲门括约肌（图 9.1c）。这和啮齿类动物及其他食草动物的饮食中营养成分含量较低有关，因此它们需要更大的摄食量。为保证黑夜期间的摄食安全，非腺胃起到食物储库的作用，使消化持续进行。

在啮齿类动物非腺胃与腺胃的交界处有一个厚的隆起的界限嵴（图 9.2a），环绕于食管在贲门的入口处。腺胃在成为胃底和胃体部为较厚的泌酸黏膜之前，有一较短区域含有分泌黏液的贲门腺。这一区域的泌酸腺含有混合型细胞（图

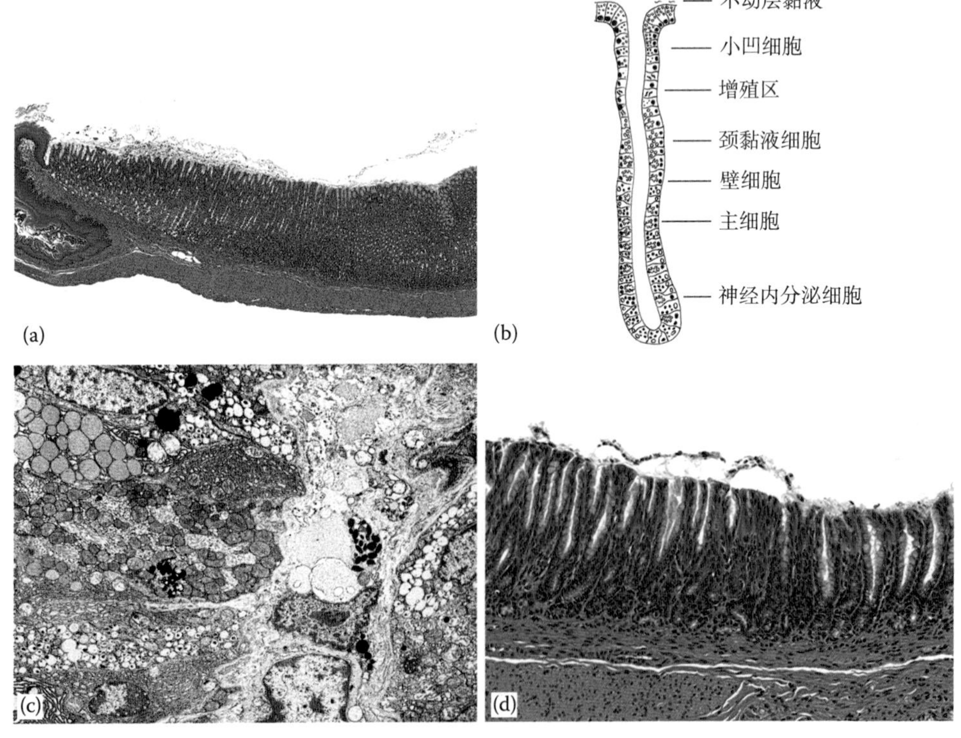

图 9.2 （a）大鼠胃，HE 染色，左侧是非腺胃和界限嵴，中间是贲门腺，右侧是泌酸腺。泌酸黏膜的厚度大约为 720μm。（b）泌酸腺主要细胞类型的分布示意图。（c）大鼠泌酸腺的透射电镜图。主细胞含有大量酶原颗粒，富含线粒体的壁细胞具有微管系统，肠嗜铬样（enterochromaffin-like, ECL）神经内分泌细胞具有小的致密核心及开放的神经分泌囊泡。（d）大鼠胃窦黏膜，HE 染色，这部分的胃由分泌基底黏蛋白的单纯腺体构成。注意胃窦比胃底要薄，厚度大约为 225μm

9.2b）。腺体深部是含有酶原颗粒的主细胞，富含线粒体的壁细胞具有泌酸微管系统，神经内分泌细胞的分泌囊泡中含有胺和肽类激素颗粒（图 9.2c）。通向幽门的下端胃窦黏膜更薄、更光滑，分布的腺体也更简单（图 9.2d）。非啮齿类动物的食管开口直接进入贲门部、胃底、胃体和胃窦。在剖检时沿着胃大弯打开胃部就可肉眼分辨上述各区（Vidal et al. 2008）。

262 组织学显示食管入口处贲门括约肌周围的贲门腺是一窄带短的主要分泌黏液的腺体。胃底和胃体部衬覆泌酸黏膜，其功能是分泌含有胃蛋白酶原、酸和各种生长因子的胃液。灵长类动物的壁细胞只位于胃体部。胃体部的胃腺包含一个相对表浅的增殖区，其中分泌黏液的小凹细胞构成上方的胃小凹，其更新周期为 6 天，胃腺位于其下方。增殖区正常腺体的峡部含有祖细胞，表达双皮质素和钙 / 钙调蛋白激酶样 -1（doublecortin and calcium/calmodulin protein kinase-like-1, DCAMKL1）的标志物，在病理条件下，该标志物的表达则不仅限于峡部（Kikuchi et al. 2010）。胃泌酸腺的寿命约为 100 天，其细胞类型可用免疫组化标志物来确认，例如 H^+-K^+-ATP 酶确认壁细胞；*Mist1* 和胃蛋白酶原 Ⅱ 确认主细胞；三叶因子 2（trefoil factor 2, TFF2）和 muc-6 确认颈黏液细胞；嗜铬粒蛋白 A、神经元特性异烯醇化酶（neuron-specific enolase, NSE）、突触小泡蛋白（Gould et al. 1987；Hanby et al. 1999）和抗蛋白基因产物（PGP9.5；UCHL1）确认神经内分泌细胞。幽门窦内衬更简单的胃窦腺，腺体基部为黏液细胞。幽门窦延伸至十二指肠开口处的幽门括约肌，该处可见 Brunner 腺，其碳酸氢盐分泌物可提高 pH。

胃内容物每天随时间和饲养方式而变化。在毒理学研究中，pH 也可随缓冲液或抗分泌药物的药理学作用模式而改变，抗分泌药物可减少壁细胞小管 – 微管系统质子泵所分泌的盐酸。一些外源性物质的 pKa 值低意味着它们在胃中以 263
非电离形式存在，这导致它们会被胃黏膜直接摄取。药物配方中的赋形剂会影响局部摄入，影响胃排空时间，或引起其他改变，例如聚乙二醇（polyethylene glycol, PEG）的渗透效应。药物的局部刺激性可随给药时间、进食 / 禁食、给药而改变。饮食中粗糙的高纤维成分、寄生蠕虫和长灌胃针都可能损伤胃黏膜。

胃生理学较复杂，胃底黏膜泌酸腺的各种细胞受自主神经、肽类激素、胺、局部旁分泌和自分泌信号调节（Håkanson et al. 1994）。黏液、解痉性多肽 /TFF2 和碳酸氢盐由表面小凹细胞、颈黏液细胞及贲门与胃窦腺分泌。黏液和碳酸氢盐对黏膜的细胞保护至关重要，可防止胃液中胃酸对黏膜的侵蚀。

胃蛋白酶原、内因子（啮齿类动物，Shao et al. 2000）和瘦蛋白由主细胞分泌。壁细胞分泌盐酸、内因子（人）和音猬因子配体。神经内分泌（肠内分泌）细胞分泌胃泌素、生长抑素、胃饥饿素（Woods and D'Alessio，2008）和其他由分泌小泡排泌的肽类激素。这些分泌小泡来自消化道的胺前体摄取和脱羧酶（amine precursor uptake and decarboxylase, APUD）神经内分泌系统，内含肽核心和胺类（组胺、血清素 /5- 羟色胺）（Håkanson et al. 1986）。

壁细胞是为泌酸而特化的细胞，位于（胃底和胃体部的）泌酸黏膜。壁细胞来源于祖细胞，起初为前壁细胞，然后向下迁移进入腺体形成成熟壁细胞（Karam 2010）。壁细胞上有组胺、ACTH、乙酰胆碱和胃泌素的受体（CCK2 受体），这些受体能升高 cAMP 进而激活质子泵 H^+-K^+-ATP 酶。受刺激后囊泡形成微管系统，分泌 H^+ 进入泌酸腺和胃腔。随着壁细胞的泌酸活动，从泌酸黏膜流出的静脉血 pH 有一个平衡性的增高，被称作"碱潮"。深部胃窦腺细胞的免疫染色全部呈三叶因子 2（TFF2）和黏蛋白

muc-6 阳性，且阿尔新蓝染色呈强阳性。

9.3.6 小肠和大肠

任何特定种属动物的饲料和摄食行为（成分、频率、储备需求和饮水可用性），以及体型大小对肠道大体解剖学特点影响最大。本章所讨论的大多数种属动物是 Stevens 于 1980 年所指的杂食动物，其根据是这些动物饲料的成分是植物和动物材料的某种类型的混合物（Stevens 1980）。啮齿类动物饲料中富含植物纤维成分，因此其大肠相对更长，盲肠腔更大而且其肠壁更复杂，上有肠袋和纵行肠带。与此相反，犬的饲料中动物蛋白成分更高，其盲肠相对小而且简单。就大肠的复杂性而言，猕猴介于以上两者之间。病理学家辨认肠道每一部分并了解其一般功能非常有用。在这方面读者可直接查阅 Kararli 于 1995 年发表的一篇优秀文章，其中比较了几种实验室动物种属的肠道功能和长度（Kararli 1995）。简单地说，十二指肠是小肠的第一部分，其近端含有特殊的黏膜下 Brunner 腺。大鼠
264 的 Brunner 腺仅存在于毗邻胃幽门部的十二指肠最近端，产生黏蛋白和含碳酸氢盐的分泌物，以提高流入十二指肠内的酸性胃内容物的 pH。但大鼠 Brunner 腺分泌碳酸氢盐的作用并不显著（Ainsworth et al. 1995）。十二指肠近端还有乳头，是胆管和胰管排空之处，其分布具有种属特异性。犬和人一样，胆总管在十二指肠乳头处进入十二指肠内。这些种属的胰管在奥迪（Oddi）括约肌处与胆管汇合。与之不同，大鼠的胰管则是直接汇入胆总管（Kararli 1995）。动物的十二指肠远端在体内原位很容易肉眼辨认，因为有特赖茨（Treitz）韧带作为标记，该韧带将小肠的十二指肠 - 空肠连接部连于横膈膜上。在我们关注的种属动物中，由肠系膜所支撑的空肠是小肠中最长的部分。大鼠的回肠也由肠系膜支撑，是小肠中第三短的部分，约 3cm 长。有一个鲜为人知但值得注意的种属差异：人的空肠和回肠的长度很相似，均约为 300cm，而小鼠的空肠则比回肠长 10 倍（Kararli 1995）。小肠是营养物质和外源性物质的主要吸收场所，而结肠的主要作用是吸收水分和离子，包括 Na^+。药物的溶解性、分散和吸收依赖于其是否可电离，电离是一个 pH 依赖性过程。从口部至尾部，肠腔内容物的 pH 是逐渐升高的。含有胆酸的胆汁对药物的助溶很重要，而且还是药物排泄的一个主要途径。胆汁分泌依赖于昼夜节律和消化活动，受肠促胰液素及 CCK 的调控，另外，也依赖于动物是否有胆囊。

肠的显微镜下结构和消化道一般形态一致，包括黏膜层、黏膜肌层、黏膜下层、肌层和浆膜层。肌层由两层平滑肌组成，两层平滑肌间有神经组织。Cajal 间质细胞位于肌层内，通过传播电活动和调制神经递质发挥肠道起搏器的作用。在小肠里，所有黏膜由绒毛和隐窝组成，小肠各部分仅在细胞成分和隐窝与绒毛的比例上有细微差别。成年小鼠的小肠绒毛间散布有数量不等的隐窝。十二指肠的隐窝与绒毛比例是 14 : 1，而空、回肠则为 6 : 1。小肠远段的绒毛长度变短。小鼠十二指肠中的每个绒毛约含 7800 个细胞，而回肠中的每个绒毛约含 2100 个细胞。

大肠黏膜含有直的肠腺管 / 隐窝，其基底部偶有分支。其表面上皮含有肠上皮细胞，而大部分隐窝被产生黏液的杯状细胞所占据。结肠黏膜含有黏膜皱襞，在啮齿类动物尤为显著。

成年动物的小肠由隐窝组成，内有增殖区域，散布有潘氏细胞（其位置和胞质颗粒在 19 世纪由 Joseph Paneth 首次描述）和绒毛，绒毛由分化的分泌细胞与肠上皮细胞系构成（图 9.3a）。小鼠胎鼠和乳鼠的绒毛间上皮的功能类似于成年小鼠隐窝。具有潘氏细胞的动物种属（毒理病理学家最常遇到的是啮齿类和灵长类动

物）中，其隐窝的较深区域（位置 1–3）由潘氏细胞所占据，隐窝较高区域（位置 +4）可见干细胞，单个分布于潘氏细胞间。用 CD24 对小鼠空肠细胞进行分类，结果显示空肠细胞包括富含溶菌酶的潘氏细胞和那些既富含亮氨酸重复序列的 G 蛋白偶联受体 5（G protein-coupled receptor5, Lgr5）的细胞（von Furstenbery et al. 2011）。结肠中的 Lgr5 细胞附近也存在 $CD24^+$ 细胞，表明 $CD24^+$ 细胞与潘氏细胞有关（这点还需其他研究者确认）(Sato et al. 2011)。在体外培养体系中，潘氏细胞表达一些细胞因子，包括 EGF、TGF α、Wnt3 和 Notch 配体 DII4，当潘氏细胞与干细胞共培养时，这些因子对维持培养体系和促进类器官的形成很重要。在体外试验中，外源性 Wnt 可以替代潘氏细胞，但在体内试验中，取出潘氏细胞则伴 Lgr5 细胞同

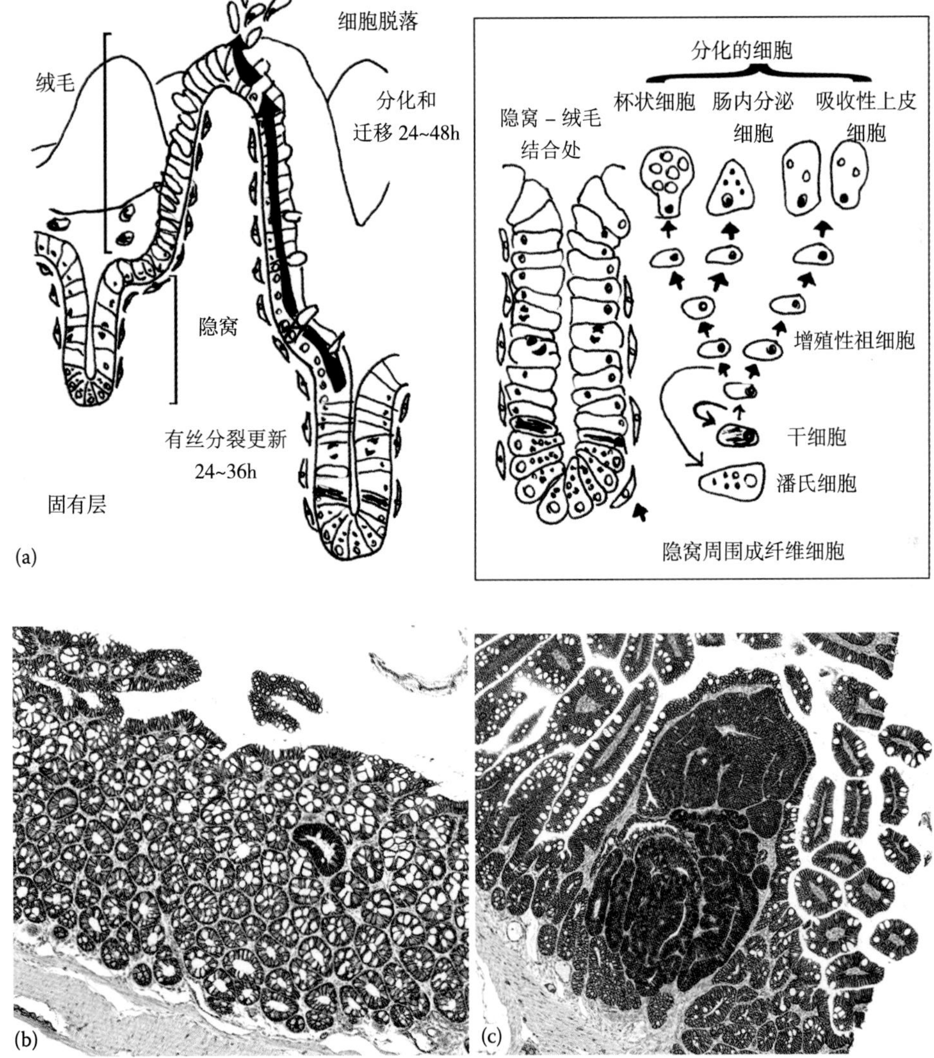

图 9.3　(a) 肠增殖和自我更新示意图。成年动物小肠含有衬覆克隆性上皮细胞的隐窝和绒毛。干细胞生成的过渡扩增细胞在经过 3~4 个自我更新周期（小鼠需要 24~36 小时）后，(在 24~48 小时内）形成分化的杯状细胞、肠内分泌细胞和吸收上皮细胞（见插图）。细胞沿着绒毛向上迁移，最终通过凋亡脱落。肌上皮成纤维细胞（即隐窝周围成纤维细胞）紧邻隐窝基板，对隐窝的形成十分重要（参照 Radtke F., Clevers H., Science 307, 1904 -1909, 2005）。(b) ApcMin/+ 小鼠，结肠的 β 连环蛋白的免疫组化染色。由于 β 连环蛋白的胞质易位，β 连环蛋白强阳免疫反应使得异常隐窝灶（aberrant crypt foci, ACF）很容易辨认（与周围的正常隐窝中膜免疫反应比较）(图片由 Dr. C. Ibebunjo and Dr. M. McLaughlin, NIBRI, Cambridge, MA. 提供）。(c) ApcMin/+ 小鼠小肠的 β 连环蛋白的免疫组化染色。图中腺瘤的特征是压迫周围组织，胞质和核易位的 β 连环蛋白与周围正常区域的膜免疫反应不同（图片由 Dr. C. Ibebunjo and Dr. M. McLaughlin, NIBRI, Cambridge, MA. 提供）

时消失。在一个试验体系中，加入小分子 Wnt 分泌抑制剂（porcupine 抑制剂）可导致类器官消失，增殖停止。正常体内条件下，Wnt 信号通路通过分泌信号蛋白，成为调控隐窝 – 绒毛轴的主要通路。该通路的一个主要成分是胞质 β 连环蛋白，该蛋白受破坏复合体调节。如果 Wnt 受体不参与，破坏复合体由腺瘤性结肠息肉病（adenomatous polyposis coli, APC）抑癌基因和轴素结合 β 连环蛋白组成。如果 APC 抑癌基因功能缺失，胞质和胞核内 β 连环蛋白就会积聚。胞核内 β 连环蛋白与 Tcf 蛋白结合，激活 Wnt 靶基因，最终影响细胞周期。总之，Wnt 信号通路被认为是肠肿瘤发生的一个关键
265 因素。除 Wnt 信号外，骨形态发生蛋白（bone morphogenic protein, BMP）通路对维持正常肠结构也起作用；BMP 表达于绒毛基质中（Radtke and Clevers 2005）。干细胞进行自我更新，并生成过渡扩增细胞（transit-amplifying cells），这些细胞经过 3~4 个分裂周期后生成分化细胞（杯状细胞、肠内分泌细胞和吸收细胞）（Radtke and Clevers 2005）。绒毛内向上迁移的细胞经过凋亡而脱落，每个绒毛脱落的细胞数在 24 小时内达
266 到 1400 个。在大肠内，起源于结肠隐窝的细胞形成隐窝间平台。细胞更新周期从小肠内的 2~3 天增至大肠内的 8 天左右（Johnson 2006）。随着年龄增长，小肠的增殖和凋亡都增加，但在结肠，虽然增殖也随年龄增加，但凋亡则随年龄减少；这一明显变化可能在肠道的致癌作用中起作用（Majumdar and Basson 2006）。

正常增殖和分化的紊乱可导致过度增殖，表现为单个或成簇的隐窝变大，开口通常呈裂隙状（图 9.3b 和 c）（Fenoglio-Preiser and Noffsinger 1999）。临床内镜检查时可发现异常隐窝灶（aberrant crypt foci, ACF），或非临床研究样本也可见 ACF，正面观成簇的隐窝呈亚甲蓝深染。这些隐窝具有异常黏液和微卫星不稳定性（短 DNA 序列重复），且经常有 *ras* 基因突变。基于形态学和遗传学证据，且由于在实际情况中（致癌物处理的动物或结肠癌高危患者）也发现大量上述病变，因此 ACF 被视作一种癌前病变（Alrawi et al. 2006）。

作为先天免疫系统功能的一部分，潘氏细胞可保护小肠隐窝中干细胞，抵御摄入的病原体，并且控制共生菌的数量和组成（Bevins 2004）。另外，基于小鼠的研究发现，潘氏细胞和细菌之间的相互作用是绒毛内适当的血管生成所必需的，从而使绒毛在小鼠离乳过程中发育成血供完善的成熟绒毛。潘氏细胞通过分泌溶菌酶、锌和抗菌分子（防御素）等物质来行使一些重要的宿主防御功能。未折叠蛋白反应基因和自噬在潘氏细胞的功能中发挥关键作用。X 盒结合蛋白 1（X-Box binding protein 1, XBP1）影响抗菌活性和潘氏细胞的数量，并减少对炎症刺激的反应。此外，XBP1 敲除的小鼠会患肠炎（Garrett et al. 2010）。现已确认一些人类疾病与潜在的潘氏细胞功能异常相关，如克罗恩病、新生儿坏死性小肠结肠炎和囊性纤维化（Bevins 2004）。

肠道的间质细胞影响再生、创伤修复和上皮与免疫细胞（主要是巨噬细胞）间的相互作用（Stappenbeck and Miyoshi 2009）。肠上皮下的肌成纤维细胞靠近上皮细胞层时，与血管周围细胞融合形成一个有孔细胞网（Vidrich et al. 2006）。间充质干细胞衍生细胞的关键作用是协调巨噬细胞驱动反应，清除微生物并进行上皮修复。衬覆上皮的不同器官（如肺和肠）的创伤修复非常相似，均有上皮干细胞的参与，上皮干细胞可生成分化的细胞（远离创面）和与之相关的分化稍差的细胞。在组织修复中，两种干细胞类型（间充质干细胞和上皮干细胞）中任何一种的确切特性还不甚明了。如前所述，Lgr5 上皮干细胞对损伤敏感。因此，有人认为寿命长的“标记保留”细胞（特征是长期保留溴脱氧尿苷标记

的能力）可能是受损上皮的补充来源（Cordero and Sampson 2011）。

9.3.7　肠的吸收与分泌

肠道对营养物质和药物的吸收涉及多种机制，包括被动吸收、主动吸收和胞饮吸收，并且这些过程受到肠上皮细胞膜脂质成分等因素的影响。大多数营养物质被位于小肠上皮顶部的刷状缘所吸收。刷状缘含有一些生物转化和代谢酶类，并且由微绒毛的细胞骨架成分所支撑，小肠上皮顶部的这种结构被称作终网（terminal web）。饲料组分（如碳水化合物）通过 cAMP 作为信使被特异转运蛋白所吸收（Stumpel et al.
267 2000）。现已经确定了一种独特的转运机制，即肠上皮表面内陷，随后形成胞质囊泡，继而形成胞内结构，将微量蛋白或肽从肠腔转运至血液中。数分钟内肽类物质由基底外侧膜释放入细胞间隙，进入血液循环完成物质转运（Ziv and Bendayan 2000）。胃肠道内外源性物质的吸收受黏膜不动水层、肠腔内 pH、肠道各部分相对长度及肠道菌群等因素的影响。虽然犬经常被看作是药物吸收的良好模型，但犬和人有一些差异。与人相比，犬的胃排空较缓、小肠传输时间更短和肠腔 pH 个体差异更大（Dressman 1986）。许多肠道转运都是 ATP 酶参与的能量依赖过程。

机体肠道内细菌数比细胞数还多，但并不引起炎症反应。肠腔内的其他成分还包括适应性和先天性免疫系统的成分（如分泌型 IgA、溶菌酶和抗菌肽）。最近对结肠黏液的研究进展使我们对结肠黏液层的生成、结构及其与肠道内细菌间的相互作用有了更深入的理解（图 9.4a）。杯状细胞和黏蛋白的更新机制较复杂。杯状细胞
268 在 Wnt 信号影响下，由干细胞分化而来；当杯状细胞成熟，并向上移至隐窝，此时具有了产生 muc-2 的功能。当黏液由杯状细胞释放出（通常在隐窝开口处），遇水后会膨胀高达 1000 倍。新释放的黏液形成内黏液层可防止细菌渗透。外层黏液较不黏稠，可被细菌分解，为共生菌提供微环境。稀薄的外层黏液最终通过粪便排出体外（Johansson et al. 2011）。muc2$^{-/-}$ 敲除（knockout, KO）小鼠进一步证实了上述结论，在此小鼠体内，胃肠道裸露的上皮附着有细菌并发生炎症。

9.3.8　生物转化

肝被认为是口服化合物的首过代谢（由于肝中细胞色素 P450 酶的含量）和调控全身药物水平的主要部位。但是，某些给药途径中的门户组织（如呼吸道和消化道）内也有与肝类似的酶活性（Ding and Kaminsky 2003）。一项有关苯巴比妥对酶诱导的研究显示，大鼠肠道的 P450 酶水平通常是肝的 10% 左右（Bonkovsky et al. 1985）。和肝中的 P450 酶一样，肠道中的 P450 酶也可由苯巴比妥或某些饲料成分（如花椰菜）所诱导（Kaminsky and Fasco 1992）。人们曾对小肠中细胞色素 P450 的分布进行了最详细的研究，确定了与这些酶水平相关的两个轴（肠的长轴和肠绒毛长轴）。近端小肠内酶的水平比远端更高，而从绒毛中部区域到绒毛顶部，P450 水平逐渐增加（Bonkovsky et al. 1985）。这些发现表明，口服外源性物质可能从胃进入十二指肠时就开始代谢。此外，作为一种保护机制，当细胞向上移动到绒毛顶部（细胞脱落的部位）时，细胞具有较高的活性以产生潜在的活性代谢物。除了上述一般方面，在消化道不同区域中出现的 CYP 亚家族的动物种属差异的一些细节尚存争议。据文献报道，小鼠和犬的小肠与人一样表达 CYP3A，而大鼠小肠似乎 CYP2C 的表达则更为显著（Greaves 2012）。另有与上述结果相悖的报道，在评估的大鼠种群中发现了明显的个体差异。Han-Wistar 大鼠的十二指肠和空肠

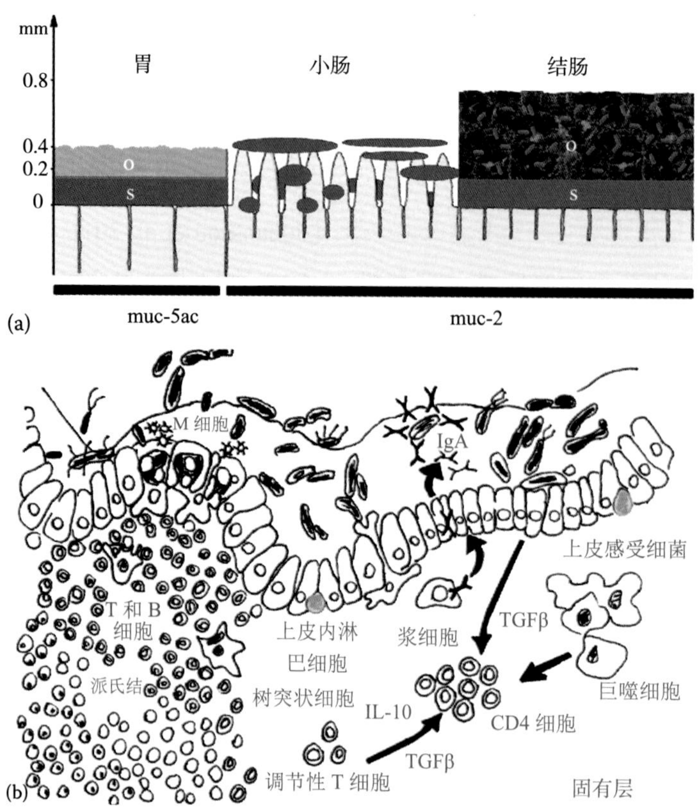

图 9.4 （a）胃肠道黏液生成示意图。图示为大鼠黏液层的大致厚度。胃内主要黏蛋白类型是 muc5ac，小肠和大肠的主要黏蛋白类型是 muc2。胃和结肠黏液层的结构都有两个弥散层：与上皮紧密附着的分层的内层（s）和较为疏松的外层（o），结肠的外黏液层中含有共生细菌（红色杆状）。小肠的黏蛋白层是不连续的，在隐窝顶部的为单层，并向上延伸到绒毛，但有些绒毛可能没有黏液覆盖（引自 Johansson M. E. V. et al., PNAS 108, 4659–4665, 2011.）。（b）派氏结示意图。派氏结表面被覆上皮中有抗原呈递的 M 细胞，可以把抗原呈递给含有初始 T 细胞和 B 细胞的上皮下区域的树突状细胞（dendritic cell, DC）。肠腔中的抗原也可由固有层的树突状细胞所识别。活化的 T 细胞或带有抗原的树突状细胞可以通过淋巴管迁移到局部的肠系膜淋巴结与初始 T 细胞相互作用。$CD8^+$ T 淋巴细胞位于上皮内，而 CD4 T 淋巴细胞、巨噬细胞和产生 IgA 的浆细胞位于固有层。调节性 T 淋巴细胞与免疫抑制性细胞因子相互作用可以防止 T 细胞对组织的损伤（引自 MacDonald T. T., Monteleone G., Science 307, 1920–1925, 2005.）

中 CYP3A 和 CYP2B1 表达丰富，而 CYP2D1、CYP2C6 和 CYP2C11 的表达较低（Mitschke et al. 2008）。当比较大鼠肝与肠的 CYP3A 水平时，发现了明显的与年龄相关的区域性差异。离乳后，肝酶水平保持不变，而肠酶的水平升高，这可能是对摄入毒素的一种保护性机制（Johnson et al. 2000）。肠黏膜内还富含过氧化物酶体。目前对消化道的肠外区域中 CYP 水平知之甚少，即使在人也是如此。为了研究吸烟是否代谢活化致癌物，对美国和中国食管癌高发地区的人的食管酶活性进行了比较，结果发现来自中国食管癌高发地区的样本中微粒体制剂具有更高的生物活化水平（Ding and Kaminsky，2003）。一般而言，目前未见人胃中有显著 P450 活性的报道，但是有人认为幽门窦的肠化生区域以 CYP1A 活性为主。鉴于癌症，至少人结肠癌的高发病率，尤其从流行病学的角度所进行的一个有趣的观察，大多数研究者报道称人和动物的结肠中细胞色素 P450 的水平低于小肠（Ding and Kaminsky，2003）。

肠道中谷胱甘肽相关活性也沿着之前确定的 2 个轴而变化。口腔比非口腔的谷胱甘肽相关酶活性高，而且沿着绒毛会有不同的表达。绒毛顶部的谷胱甘肽含量要比隐窝深处更低，而 γ-谷
胺酰转肽酶和谷胱甘肽 S 转移酶等相关酶类从隐 269
窝向绒毛顶端逐渐升高（Ogasawara et al. 1985）。

9.3.9　肝肠循环

胆汁的形成对于肠道脂质的消化吸收和脂溶性外源性物质的排泄非常重要。肝肠循环使得胆汁酸（以及代谢化合物或非代谢化合物）可以再循环，并且涉及通过包括肝细胞、胆管细胞、回肠上皮细胞和肾近曲小管上皮细胞等不同上皮的许多转运蛋白（Dawson et al. 2006）。肝肠循环的速率与饲料摄入相关，也和（有胆囊动物的）胆囊收缩或（无胆囊动物的）近端小肠（无胆囊动物的胆汁储存处）的胆汁推进有关。回肠末端是胆汁酸重吸收的主要部位，涉及通过回肠刷状缘膜的主动转运。葡糖苷酸的代谢产物可由肠道菌群去结合后被重吸收。胆汁酸通过上调或下调不同成分来调节脂质代谢组分的基因转录。在不同的炎症疾病中，胆汁酸的重吸收会下调，这些疾病包括兔的艾美尔球虫感染（*Eimaeria magna*）和人的炎症性肠病（inflammatory bowel disease, IBD）。如果胆汁酸的生成跟不上胆汁酸的重吸收，就会导致脂溶性维生素和水溶性脂肪酸的吸收不良。外源性皮质类固醇激素（用于 IBD 的长期治疗）通过直接作用于转运蛋白的基因表达而上调胆汁酸的重吸收。在肝肠循环期间，外源性物质可能与肠内容物相互作用。据称膳食纤维增加对健康的积极作用，至少部分原因是由于减少了胆汁酸的重吸收。吲哚美辛的毒性是影响肝肠循环的一个典型例子，其毒性表现可能具有种属特异性。犬中大多数的吲哚美辛是以结合形式排泄，并不被重吸收。相反，该药物在非人灵长类动物多以易于被重吸收的母体化合物的形式排泄。种属差异在吲哚美辛对犬的致溃疡效应中起重要作用（Rozman 1988）。

9.3.10　细菌

从 Louis Pasteur 到 Ilya Mechnikov，这些微生物学家都认识到肠道微生物群的多样性及其对健康和疾病的重要性。肠道微生物群的功能包括：产生能量（通过利用难以消化的膳食成分从而可能有益于宿主）、化学转化和自我更新（复制）。微生物群有助于宿主上皮细胞摄取葡萄糖，升高血糖和血胰岛素，还有助于脂肪生成。对于小鼠和人群的研究表明，特定的肠道微生物群可增加能量的获取（被称为“肥胖相关肠道微生物群”）（Turnbaugh et al. 2006）。人类肠道微生物多样性有限，仅含有 55 种已知的细菌分类中的 8 种（相比之下，土壤中含有 55 种分类中的 22 种）（Backed et al. 2005）。在人肠道中有个有趣的发现，即在任意指定个体中，肠道的细菌种群非常稳定，这意味着肠道中存在着促进或抑制某些亚菌群的机制。但是，需要注意的是，小鼠饲料的改变（从以植物为主的饲料变为西式饲料）会在一天内导致菌群组分的转换，并改变代表性的代谢途径（Turnbaugh et al. 2009）。

肠道微生物群另一方面需要进一步探讨的是，肠道内微生物群的明显空间分布（Nava et al. 2011）。靠近结肠横褶处可见形态明显不同的微生物学独特的生物体，它们不同于食糜中的微生物。这种分布差异可能提示特定的生理学作用或屏障功能。

可以改变细菌成分的化合物可通过改变肠刷状缘的酶类引起吸收不良。相比哺乳动物的氧化代谢途径，肠道细菌的代谢途径是厌氧的，并且包括还原与水解作用。肠内细菌的 β 葡糖醛酸 270
糖苷酶可产生毒素和致癌性糖苷配基（Tamura et al. 1996）。另一个例子是苏铁素在链杆菌糖苷酶的作用下生成甲基氧化偶氮基甲醇。

9.3.11　淋巴组织

淋巴系统（包括功能性解剖）在第 14 章有详细介绍，因此这里只对消化道的免疫系统进行简要概述。消化道的淋巴组织包括不同部位的组分，其功能是抵御外界病原体（尤其是在富含微生物的肠道中）和耐受膳食成分。除啮齿类动物外的大多数动物种属，口咽被扁桃体所环绕（Casteleyn et al. 2011）。大鼠的鼻相关淋巴组织（nasal-associated lymphoid tissue, NALT）位于鼻道腹侧，这可以在第三段鼻甲切片上观察到（Elmore 2006）。在靠近食管括约肌的胃贲门处有一簇结构松散的淋巴组织，被称为黏膜相关淋巴组织（mucosa-associated lymphoid tissue, MALT），与之类似的还有在幽门窦处的集合淋巴结。类似于 MALT，与小唾液腺相关的淋巴小结被称作导管相关淋巴组织（duct-associated lymphoid tissue，DALT）（Nair and Schroeder et al. 1986）。新生动物在出生时没有或仅有很少的 DALT，但是与 MALT 一样，DALT 是随着动物的成熟和暴露于环境因素及细菌而逐渐增多。小唾液腺的分泌导管周围有淋巴滤泡或淋巴小结，而浆细胞则位于腺泡间。成年动物的 DALT 是整个消化道免疫系统的一部分，有助于分泌型免疫球蛋白介导的口腔免疫。肠内含有肠道相关淋巴组织（gut-associated lymphoid tissue, GALT），在小肠系膜游离面形成派氏结，在盲肠和结肠形成淋巴小结。大型动物的 GALT 的成分大体不易辨认，但 GALT 在小鼠呈现为浅灰色浆膜结节。另外，仔细检查肠黏膜，黏膜表面可能会见到沿着肠长轴排列的椭圆形结构，尤其是犬。派氏结分布于小肠全段，但远段较近段的数量更多。派氏结形成于黏膜固有层，延伸至黏膜下层，呈多个突起，略突入肠腔，被覆滤泡相关上皮，上皮内的 M 细胞具有抗原呈递作用（图 9.4b）。抗原呈递树突状细胞在上皮细胞间伸出突起，从而也可获取肠腔内容物的信息。淋巴系统的其他成分包括上皮内淋巴细胞，大多是黏膜固有层内的 CD8 和 CD4 细胞。黏膜固有层内还含有巨噬细胞、浆细胞、肥大细胞、嗜酸性粒细胞和调节性 T 细胞及其他 T 淋巴细胞。此外，肠道防御机制包括由细胞膜相关 toll 样受体（toll-like receptor, TLR）和胞质核苷酸结合寡聚化结构域分子（nucleotide binding oligomerization domain molecules, Nod）构成的促炎成分。不同的 TLR 和 Nod 识别细菌和病毒的不同成分，并且在某种程度上能从共生的生物体中识别病原体。在一个有趣的共生中，正常肠道菌群通过诱导上皮细胞产生某些类型的热休克蛋白来保证细胞保护作用（MacDonald and Monteleone 2005）。该抗炎功能已被缺乏 TLR 信号的小鼠所证实，这种小鼠的结肠上皮不能表达 Hsp25 和 Hsp72，并对硫酸葡聚糖诱导的结肠炎比野生型小鼠更敏感，由此提示肠道正常菌群可能是通过宿主完整的 TLR 信号来保护宿主免受非特异性损伤。许多派氏结的圆顶区以形成滤泡的 B 淋巴细胞为主，而滤泡间的部分以 T 细胞为主。派氏结中的 T、B 细胞被激活后就会进入血液。免疫细胞通过内衬高内皮的毛细血管后微静脉（high endothelial cell-lined postcapillary venules, HEVs）的归巢作用进入黏膜固有层。肠道免疫的独特之处在于肠内成熟的循环淋巴细胞也可进入其他（如呼吸道或生殖道的）黏膜内。因此，只要宿主暴露于环境刺激之下就会有一个统一的黏膜免疫系统。结肠 GALT
的结构与小肠相似，不同之处在于结肠的 GALT 271
具有由表面上皮凹陷形成淋巴腺结构。MALT 和 GALT 的主要作用是提供伴或不伴分泌成分的 IgA 同型体液免疫。

肠道相关免疫还包括通过调节性 T 细胞抑制免疫反应来控制肠道炎症。调节性 T 细胞的这些功能是通过 IL10 和转化生长因子 1B 信号传导来完成的。在 Erdman 和 Poutahidis 2010 年发表的一篇综述中，一个小鼠模型的研究显示了破坏免疫稳态是如何引起促炎过程并提高 IL-6 和一种 Th-17 宿主反应（Erdman and Poutahidis 2010）。有证据表明，小鼠和人的 IL-10 和调节性 T 细胞功能减弱会增加炎症和相关癌症风险（Erdman and Poutahidis 2010）。

9.3.12　肠道神经系统

尽管肠道神经系统广泛分散于全身，肠道神经系统却是高度有序的复杂系统。大约 100 年前，丹麦儿科医生 Hirschprung 报道了第一例巨结肠病例，并认识到至少部分肠道神经系统的一般结构。从食管到直肠的肠道神经系统由肌层神经丛（Auerbach）、黏膜下层（Meissner 和 Schabadasch）内外神经丛和黏膜神经丛（腺下 / 腺周、血管和绒毛上皮下的神经丛）构成，各神经丛间相互联系而且有神经节。肠道感觉感受器持续监控肠腔内容物的各种特性，包括质地、温度、流动性、体积和化学成分（Cooke 1986；Hansen 2003a）。黏膜下层神经节内的神经元似乎向黏膜投射，协调和控制吸收和分泌功能、沿血流分布，并且能控制黏膜肌层。相反，肌层神经元则参与产生肠道运动。现已确认 30 多种神经递质，包括从小分子［5- 羟色胺（5-hydroxytryptophen, 5-HT）］到肽类（P 物质）和气体（NO）。肠道神经元从功能上可分为感觉神经元、口腔和非口腔的支配中间神经元、短和长兴奋性肌运动神经元、抑制性肌神经元和刺激分泌神经元。刺激分泌神经元通过一种 cAMP 或 Ca^{+} 依赖机制刺激上皮分泌 Cl^{-}，该功能依赖其神经递质［血管活性肠肽（vasoactive intestinal peptide, VIP）或乙酰胆碱］。种属间和不同年龄的个体间肠道神经系统的基本结构类似，但也存在种属特异性差异和年龄相关差异。此外，肠道神经系统的复杂性在于神经系统和肠内分泌细胞的相互作用，后者通过介质提供肠内容物的相关信息。除了产生胃泌素的 G 细胞、含生长抑素的 D 细胞和肠嗜铬细胞外，对神经元控制的肠内分泌细胞知之甚少。胃肠道内的肠内分泌细胞代表了体内最大的内分泌器官，但是在这一弥散性神经内分泌系统中，有 15 种特异性细胞类型广泛散布于胃肠道，其中大多数细胞合成单一肽类激素且沿着胃肠道分布（Solcia et al. 1988），因此，除非是免疫染色或形成肿瘤，否则很容易被忽视。例如，分泌胃泌素的 G 细胞位于胃窦黏膜，通过刺激胃泌酸黏膜的胃酸分泌来调节胃液的 pH 值。相邻的分泌生长抑素的 D 细胞通过旁分泌模式下调胃泌素的分泌。另外，自主神经通过胆碱能信号来调节胃泌素分泌。胃肠道内弥漫性神经内分泌系统的其他类型细胞参与胰液和胆汁的分泌、葡萄糖稳态和饱食信号等功能。肠嗜铬细胞含有包括 5HT 在内的几种神经活性物质，可在多种黏膜刺激后释放，并有助于感觉、蠕动和分泌反射。当代胃肠道疾病观点认为，5HT 在肠易激综合征，对霍乱、艰难梭状芽孢杆菌和大肠杆菌毒素的反应等方面具有核心作用，更多细节读者可参考所附文献（Goyal and Hirano 1996；Hansen 2003b）。神经与肥大细胞间的相互作用可调节血流和黏膜功能，且对局部炎症反应（通过直接效应或与神经 272
相互作用）很重要。由于肠道神经系统参与胃肠道的许多过程，因此靶向介质有可能影响肠道运动性疾病（腹泻、便秘）、炎症和非闭塞性缺血（Hansen 2003c）。肠道神经系统组织中，除了局部影响，还包括远端区域反射。在肠运动性方面，这种相互作用相对较好理解：麻痹性肠梗阻影响某一部分肠道伸展，导致远端一段肠道的运动性下降。肠道基部平滑肌活动由 Cajal 间质细胞维持。肠道神经能够改变平滑肌细胞膜的极化，使得肌细胞的收缩变得更多或更少。虽然大部分肠道神经系统独立于中枢神经系统（central nervous system, CNS），但仍可通过迷走神经纤维双向传送，进一步调控肠道功能（Hansen 2003b）。

许多种属动物都有呕吐反射，犬的呕吐反射

在毒理病理学中最为重要。局部刺激和中枢反射都可引起呕吐。对化疗相关的呕吐研究较详细，在此进行简要讨论。有人认为来源于肠嗜铬细胞的 5HT 是呕吐反射中最重要的介质。5HT 与肠壁中的迷走神经末梢相互作用，对脑干中的迷走神经背核复合体产生刺激。在呕吐反射中，这些重要神经递质的受体位于迷走神经背核复合体中。已确认的重要神经递质包括 P 物质、5HT 和多巴胺。另一种机制可能涉及第四脑室周围的区域，阿片类药物和多巴胺可能在此区域结合。此外，杏仁核被认为在刺激呕吐反射中起作用。在过去 20 年中，已开发出一些关键神经递质的选择性拮抗剂，用于预防化疗相关的恶心和呕吐（Hesketh 2008）。

9.4　非增生性和增生性形态反应

国际监管指南（Reni 修块指南）要求检查消化道（食管、胃、3 段小肠、3 段大肠）；除美国食品药品监督管理局（US Food and Drug Administration, FDA）外，大多数卫生当局还要求对舌进行镜检。另外，FDA 只要求检查一种唾液腺（通常是颌下腺），而欧洲药品管理局（European Medicines Agency, EMA）还要求检查腮腺和舌下腺。除非剖检时发现口腔黏膜病变，否则除了舌之外，很少常规检查口腔黏膜。上腭检查是个例外，上腭包含在鼻腔的切片中，美国国家毒理学项目（National Toxicology Program, NTP）常规进行检查，其他机构要求所有吸入性研究常规进行检查。猕猴的颊囊不属常规检查范围，但是至少要进行大体检查，因为颊囊经常是念珠菌病等机会性感染的部位。

9.4.1　口腔和舌

口腔内任何部位的炎症和坏死性病变可能都是毒理学研究中口腔最常见的病变。大小型动物都可见这种自发性的病变，包括机械损伤或并发猕猴罕见的肠道志贺菌病（Lowenstein 2003）。据报道，舒尼替尼（一种广谱酪氨酸激酶抑制剂）可引起非人灵长类动物的牙龈坏死和糜烂，同时伴有食管和舌上皮萎缩，而该药在大鼠无上述病变（Patyna et al. 2008）。犬给予一种血小板聚集抑制剂后可引起色素改变（包括口唇和上腭），提示异常黑色素小体形成，或称黑化作用（Walsh and Gough 1989）。皮肤和口腔黏膜色素沉着增加更常见报道于人类患者（因为大多数的毒理学研究是在白化大鼠中进行），但也可见于用抗疟药亚急性处理的有色素大鼠（Savage et al. 1986）。大鼠和犬（还有人类）的牙龈增生与应用钙通道阻滞剂和苯妥英有关（图 9.5a）（Nyska et al.
1990）。人和动物的牙龈增生由上皮增殖形成的 273
钉突组成，由增生的纤维血管间质支持。一些物种（包括人）在给予环孢素 A 后也可发生纤维上皮性的牙龈增生（Cetinkaya et al. 2006）。

感染犬口腔乳头瘤病毒的犬可发生口腔黏膜上皮的有序增殖，内有稀疏的纤维血管蒂支撑。全身皮肤受累是口腔受累的延伸，可见于免疫抑制的动物（Sundberg et al. 1998）。

除上述口腔黏膜的一般病变外，还有舌的一系列特异性改变。舌肌的矿化发生在具有高心肌矿化发生率的小鼠品系中，例如 DBA 品系。涉及舌脉管系统的淀粉样变是全身性疾病的一种局部表现。舌是免疫低下的非人灵长类动物念珠菌病的常见发生部位。给予免疫抑制剂后一种不太常见的所见是引起淋巴滤泡病毒（lymphocryptoviral, LCV）裂解性感染，导致与猴获得性免疫缺陷综合征（simian acquired immunodeficiency syndrome, SAIDS）模型和人类毛细胞黏膜白斑病患者类似的病变（Baskin et al. 1995；Kutok et al. 2004；Kutok and Wang 2006）。大体检查不易发现这些病变，只有显微镜下检查方可确认。舌上皮增厚、过度角化，与病毒感染一致，细胞呈气球样变性并含有核内包涵物（图 9.5b 和 c）。超微结构显示上皮细胞内出现病毒工厂（viral factories），细胞间有包裹的病毒颗粒。啮齿类动物和猴给予 EGF 后，舌的鳞状上皮及消化道其他组织与其他器官发生增生（Reindel et al. 1996）。给予蓖麻毒素 A- 链免疫毒素后，会引起舌腹侧上皮下部位出现炎症和肌炎。病变的特异性分布据认为是由于局部巨噬细胞或甘露醇受体的分布（Westwood et al. 1996）。某种外源性物质可引起非人灵长类动物的舌和食管的正常上皮角化破坏和单个细胞坏死（图 9.6a 和 b）。

9.4.1.1　口腔和舌的增生性改变

9.4.1.1.1　鳞状细胞增生

鳞状细胞增生由局灶性或多灶性分化良好的鳞状细胞组成，细胞成熟恰当有序，伴或不伴角化。病变边界清楚，呈指状突起，内有无分支的纤维脉间基质支撑。

9.4.1.1.2　鳞状细胞乳头状瘤 275

鳞状细胞乳头状瘤是界限清楚的单个或多个指状突起，由分支的纤维脉管间质支撑，含有因内陷而形成的上皮细胞巢，但无真正侵袭。上皮分化稍差，可有损伤和炎症细胞浸润。

9.4.1.1.3　鳞状细胞癌

多形性的上皮细胞形成不规则的索状、巢状或簇样，侵袭下方间质（图 9.6c）。可见角化不良和角化珠。

9.4.1.1.4　肉瘤

有报道称一只幼龄 Wistar 大鼠的舌发生自发性血管肉瘤伴肺转移。形状不规则的血管腔衬覆多形性内皮细胞，FVIIIRA 和波形蛋白呈阳性（Pace et al. 2010）。

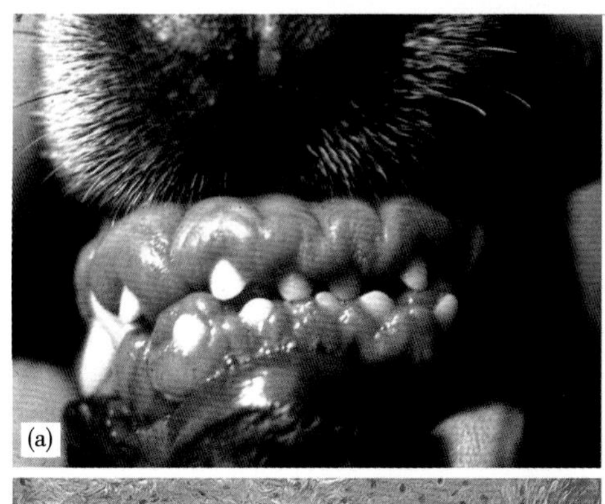

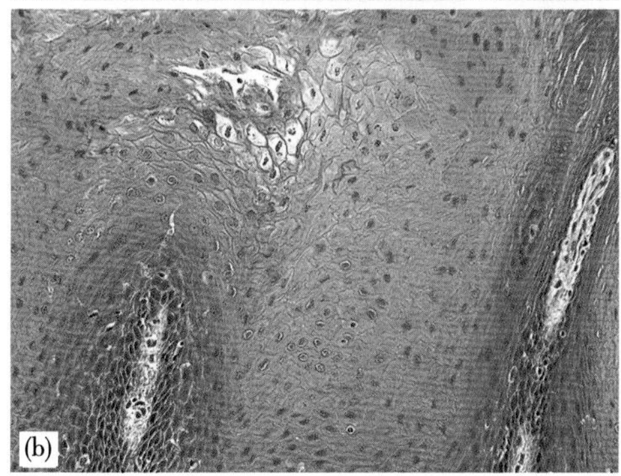

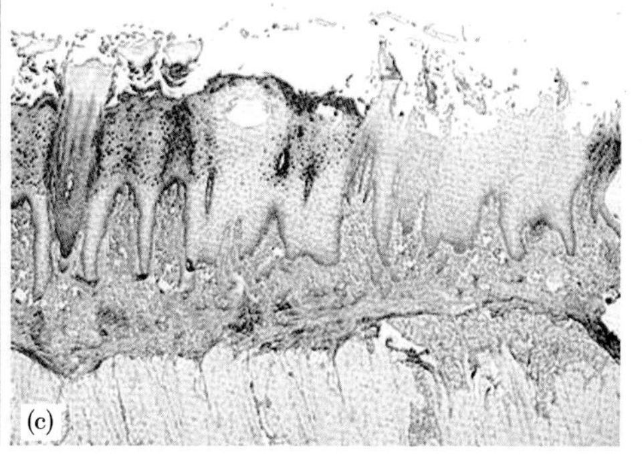

图 9.5 （a）犬，牙龈，大体照片。增生的牙龈呈结节状融合覆盖了牙齿。（b）食蟹猴，舌，HE 染色。一只免疫抑制食蟹猴的白斑样病变，形态学特征是上皮细胞气球样变性和核内包涵物。（c）食蟹猴，舌，EB 病毒 sVCA 的免疫组化染色，显示可与猴淋巴滤泡病毒发生交叉反应。该图与（b）图来自同一例标本。上皮的免疫反应阳性区域提示为病毒感染的区域

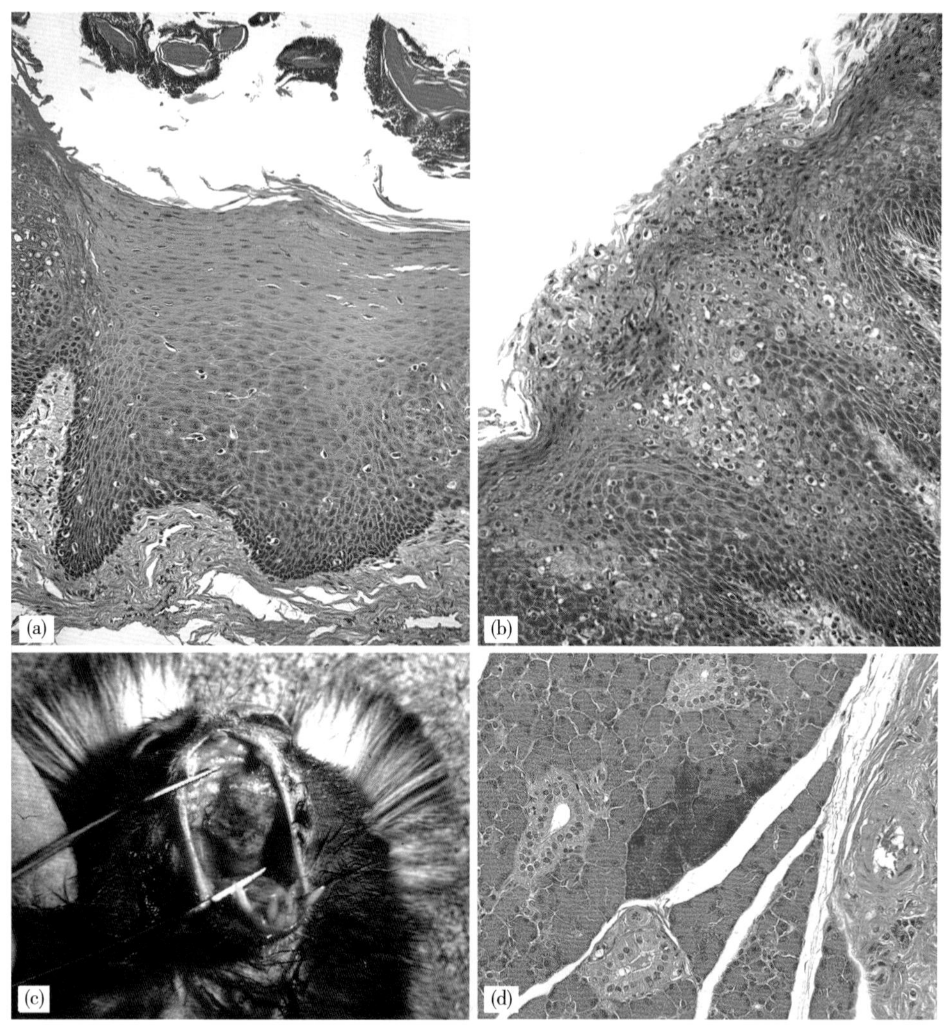

图 9.6 （a）猕猴，舌，HE 染色。对照动物中角化复层上皮有序地成熟。（b）猕猴，舌，HE 染色。给予外源性物质 2 周可见多灶性上皮变性和坏死。（c）狨猴，上腭，大体。可见一个斑驳的、非对称性、占位性肿块，组织学诊断为鳞状细胞癌。（d）大鼠，腮腺，HE 染色。可见一个嗜碱性肥大病灶，由比正常细胞大而深染的嗜碱性细胞组成，顶部胞质内有细小空泡

9.4.2 唾液腺

先天性唾液腺病变较罕见，但舌下腺内有时可见异位腮腺，特征是舌下腺内可见小的黏液性腺泡（Neuenschwander and Elwell 1990）。虽然用于毒理学试验的啮齿类动物是在高度控制的环境中进行繁殖和饲养，并且经过严格的健康筛选以符合无特定病原体（specific pathogen free, SPF）要求，但是偶有供应商报告啮齿类动物出现典型感染性疾病，这可能会危及机构内动物种群。在这些感染性疾病中，可能出现在唾液腺的一种感染是涎泪腺炎病毒（一种冠状病毒）的高度传染性感染，这会导致动物不再适于毒性研究。在急性感染中，唾液腺（尤其是腮腺）、泪腺和哈氏腺会出现水肿、坏死和中性粒细胞浸润（Jones et al. 1997；Percy et al. 1989）。在疾病进展的研究中，发现早期病变主要见于腮腺和颌下腺，而亚慢性疾病更常累及哈氏腺和眶外唾液腺（Percy et al. 1989）。在一次地方性兽疫暴发中发现自发性高血压大鼠比 Sprague-Dawley 大鼠患病更严重，而对病毒的血清学反应则更低（Carthew and Slinger 1981）。在小鼠

长期研究中，包括脓肿形成在内的细菌感染是常见的偶发性病变。啮齿类动物和大型动物都可散发涎石病，通常是偶发性病变。唾液腺结石可能继发黏液囊肿。细菌感染和（或）上皮剥脱形成结石病灶。扩张的导管周围可见纤维化和腺泡萎缩。有自身免疫性疾病倾向的小鼠品系，如 NZB 或 BDF1 小鼠，可自发年龄相关的涎腺炎，类似于干燥综合征（Hayashi et al. 1988）。唾液腺中淋巴细胞浸润，腺体结构消失。受累动物中含有针对唾液腺导管的循环抗体，大多数的浸润细胞为 T 淋巴细胞。在唾液腺的毒理学改变中，由于摄食量显著减少引起的腺体萎缩比较常见。相比之下，用于哮喘和肺气肿的磷酸二酯酶（phosphodie sterase, PDE）抑制剂——茶碱可使腺泡细胞基底部嗜碱性增强，细胞核增大。这些形态学改变与分泌蛋白、PDE3A 和环磷腺苷的基因表达改变有关。据推测，抑制 PDE 会导致环磷腺苷的增加，继而调节分泌蛋白基因的表达（Greaves 2012）。全身暴露于 β 肾上腺素能激动剂——异丙肾上腺素也会引起腺体增大、DNA 和蛋白合成增加（Ten Hagen et al. 2002）。相反，β 肾上腺素能拮抗剂会导致腺体萎缩，特征是分泌颗粒减少、细胞变矮及腺泡细胞空泡形成（Gopinath et al. 1987）。人们对所有三
276 种唾液腺都进行了电离辐射效应的研究，腮腺最为敏感，即便是轻度损伤后其再生能力也较低（Denny et al. 1997）。对雄性小鼠去势会导致颌下腺导管颗粒消失，而给予雌性小鼠睾酮则导致其导管形态类似雄性导管（Gopinath et al. 1987）。

小鼠和大鼠的唾液腺中嗜碱性肥大灶由增大的腺泡细胞组成，腺泡细胞呈典型的强嗜碱性，胞质颗粒减少（图 9.6d）（Chiu and Chen 1986）。该自发性病变的发生率随着年龄的增长而增加。

9.4.2.1　唾液腺增生性改变

自发性增生性改变（除了嗜碱性病灶）在啮齿类动物中很罕见。唾液腺肿瘤是新生小鼠感染多瘤病毒所诱导出现。最常见的形态学表现是混合型肿瘤，肿瘤中既有间叶细胞，也有上皮细胞。另外，也有低分化的上皮型和硬癌型肿瘤的报道（Botts et al. 1999）。

9.4.2.1.1　增生

一种新型的类固醇处理可引起 Wistar 大鼠唾液腺闰管的多灶性增生（de Rijk et al. 2003）。该改变表现为微囊性导管周围围绕大量肌上皮细胞。上皮细胞呈黄体酮受体阳性和雌激素受体阴性。这些增生性改变的某些特征（包括主要细胞类型、形态学和黄体酮受体阳性）类似于人类的腺样囊性唾液腺肿瘤。

9.4.2.1.2　腺瘤

从颜色的改变可肉眼辨认腺瘤。显微镜下，腺瘤界限清楚，有或没有压迫和包膜；通常由比正常细胞大或小的细胞构成，排列成腺泡或乳头状，细胞内含有分泌颗粒。细胞核浓染，位于细胞底部；核分裂象罕见。需与再生性增生进行鉴别诊断，再生性增生以慢性炎症 / 纤维素增生、胞质嗜碱性和腺泡及导管增生为特征。

9.4.2.1.3　腺癌

腺癌（图 9.7a）在大体检查时比较明显，因为腺癌或者在颜色上与正常腺体组织不同，或者引起腺体增大或呈结节状。大鼠唾液腺的自发性肿瘤罕见，据报道，大多是上皮来源，形态学呈腺癌、乳头状囊腺癌或多形性腺瘤。最近的报道中，一例分化差的癌免疫反应波形蛋白呈阳性，而平滑肌特异肌动蛋白呈阴性，并且大多数细胞还呈角蛋白阳性。超微结构显示肿瘤细胞含有桥粒样结构，提示其源于腺泡或导管（Nishikawa et al. 2010）。

起源于导管上皮和腺泡上皮的腺癌有不同的

生长方式，从旋涡状和梭形到实性、乳头状或混合型等。这些肿瘤细胞较大，多面形上皮细胞的核质比高，或者肿瘤细胞也可比正常细胞小，表现出细胞异型性，核分裂象多。它们可局部侵袭或远处转移。

9.4.2.1.4 鳞状细胞癌

鳞状细胞癌在唾液腺的起源尚存争议：它们可能反而起源于 Zymbal 腺。Zymbal 腺是啮齿类动物耳道内的皮脂腺，靠近唾液腺。并且，Zymbal 腺肿瘤比唾液腺肿瘤更常见。因此，鳞状细胞癌被诊断为原发性唾液腺肿瘤必须非常慎重。这种鳞状细胞癌的成分与其他部位鳞癌相同。显微镜下鳞癌的形态从分化良好的鳞状上皮到间变的梭形细胞不等。

277 9.4.2.1.5 肌上皮瘤

无包膜的肌上皮瘤起源于唾液腺的肌上皮细胞，可延伸至邻近组织，由梭形细胞构成，无腺泡和导管形态。多形性细胞类似梭形或上皮细胞，可有多个坏死灶。肌上皮瘤可局部侵袭，也可远处转移至肺。与多瘤病毒诱导的肿瘤相比，肌上皮瘤没有单形核细胞浸润的证据。肌上皮瘤的肌动蛋白和细胞角蛋白的免疫组化染色呈阳性。

9.4.2.1.6 混合型良性肿瘤

混合型良性肿瘤起源于唾液腺的腺上皮和肌上皮的间叶细胞成分，没有多形性。

9.4.2.1.7 混合型恶性肿瘤

混合型恶性肿瘤起源于腺上皮和肌上皮细胞，细胞呈现多形性，具有肉瘤和癌的双重特征。

9.4.2.1.8 良性和恶性的间叶细胞肿瘤

虽然大鼠和小鼠的间叶细胞肿瘤都很罕见（图 9.7b），但是在美国国家毒理学项目（National Toxicology program, NTP）中心数据库中，B6C3F1 小鼠的间充质肿瘤比上皮性肿瘤要常见。这些间叶细胞肿瘤包括血管瘤和血管肉瘤、纤维肉瘤、平滑肌瘤和恶性施万细胞瘤（Botts et al. 1999）。

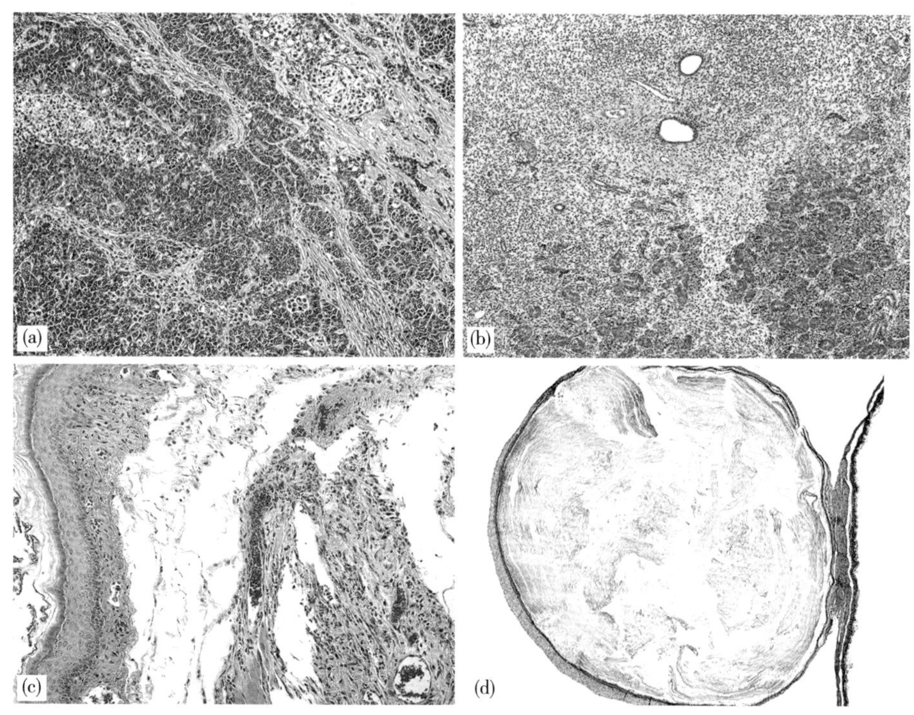

图 9.7 （a）大鼠唾液腺，HE 染色，腺癌。低分化细胞被纤维血管间质分隔为形状不规则的小叶。（b）大鼠唾液腺，HE 染色。施万细胞瘤。正常组织被苍白梭形细胞所组成的致密旋涡状网状结构所取代，中心有两个囊性区。（c）大鼠，食管，HE 染色，继发于灌胃损伤的食管透壁肌层变性、炎症细胞浸润和出血。（d）小鼠，非腺胃，HE 染色。黏膜下一个充满角蛋白的囊肿

278 9.4.3 食管

近年来，由于引进软灌胃针和对动物正确操作的意识不断提高，由灌胃失误引起的食管黏膜病变和（或）肌损伤已逐渐减少。当上述病变存在时，检查食管会发现局灶性平滑肌变性 / 再生，或是沿横断面大部分管周延伸。如果黏膜缺损较浅表，那么上皮病变是糜烂，如果缺损延伸到固有层或肌层，那么病变是溃疡 / 穿孔（图 9.7c）。这些病变通常会伴混合类型细胞的浸润，其中包括数量不等的中性粒细胞。一些未被发现的食管黏膜的损伤可能在研究结束时被发现，表现为由于纤维素增生和瘢痕形成造成的管腔狭窄和梗阻。虽然大鼠灌胃相关的反流与食管形态学改变无关，而与鼻腔和肺的形态学改变有关，但是毒理病理学家应该意识到这种反流（Damsch et al. 2011）。反流发病机制的重要因素包括受试物黏稠和（或）刺激性、胃体积 / 内容物增加、胃酸分泌增加和各种原因引起的胃排空延迟。

食管运动紊乱可引起巨食管，其病因可以是神经支配的先天缺陷或是继发于丙烯酰胺或有机磷酸酯中毒引起的获得性神经病（Betton 1998）。免疫抑制动物的念珠菌病也可发生于食管。锌和维生素 A 对维持食管鳞状上皮各层的适当厚度非常重要。缺锌和缺维生素 A 都会导致角化过度，缺锌还会引起食管上皮增厚。当锌处于临界水平时，大鼠会对食管致癌物更敏感，并且乙醇会进一步加强致癌物的作用（Brown and Hardisty 1990）。

9.4.3.1 食管的增生性改变

最近发现，啮齿类动物和犬在给予 RAF 抑制剂后，食管和其他由鳞状上皮细胞构成的组织出现上皮增生和过度角化，且此作用不依赖于药物构型，因为该药的不同化学型均有此作用（Carnahan et al. 2010；John-Baptiste et al. 2010；Wisler et al. 2011）。分子研究显示单次给予 B-RAF 抑制剂可改变非突变 B-RAF 细胞中 MAPK 通路的内稳态，从而导致细胞增殖。

在制药领域的毒性研究中，食管的肿瘤性改变并不常见。大鼠暴露于亚硝基苯胺或亚硝基脲化合物后，其食管上皮可发生的增生性改变包括从增生和过度角化、乳头状瘤到癌。在一项比较不同组织微粒体代谢的比较性研究中，应用大鼠食管致癌物 N- 亚硝基甲基苄胺（N-nitrosomethylbenzylamine, NBZA）后发现，NBZA 在经过微粒体活化代谢后方具毒性。虽然大鼠的肝细胞和食管上皮都能够代谢 NBZA，但给予 NBZA 后，只有食管受到损伤，提示病变的发生还涉及其他因素（Mehta et al. 1984）。

9.4.3.1.1 鳞状上皮增生

食管的复层鳞状上皮可局灶性或弥漫性增厚。盘曲的黏膜固有层上可有乳头瘤样突起，但其内部无纤维血管轴心。这种突起的生长方式是外生性或内生性生长，如果是内生性生长，其肌层会被一种角化棘皮瘤样类型所替代。上皮细胞可见角化不全或角化过度。

9.4.3.1.2 鳞状细胞乳头状瘤

食管最常见的鳞状细胞乳头状瘤是带蒂的肿块，有分支蒂（外生性），或比较少见的内生性生长。支撑性纤维血管间质被覆分化良好的上皮细胞，可发生细胞成熟正常的棘皮症。核分裂象罕见，可见炎症反应。乳头状瘤与增生的鉴别在于前者有更复杂的分支形态。

9.4.3.1.3 鳞状细胞癌 279

鳞状细胞癌可呈外生性或内生性生长，如果在一个乳头状瘤内发生癌，那么蒂被侵袭。大多数癌由分化相对良好的大细胞组成；然而，间变性癌可有基底细胞形态。核分裂象常见，可局部侵袭。

9.4.4 胃

非腺胃和腺胃被当作 2 个器官，因为二者结构不同，常有不同的病变发生机制。

9.4.4.1 非腺胃

非腺胃黏膜下常见角蛋白囊肿（图 9.7d）。非腺胃的糜烂指的是复层鳞状上皮的部分坏死或缺损，通常与经口给予刺激性混悬液或溶液有关。糜烂也可伴有上皮内囊泡形成，但在界限嵴较厚的上皮内也可见囊泡。上皮全层的坏死和缺损（穿透黏膜肌层）导致局灶性或多灶性溃疡。大体检查，溃疡周围上皮的再生性增生形成火山样外观（图 9.8a）。

280 炎症可以是急性、慢性或肉芽肿性。对照组动物的胃黏膜固有层和黏膜下层中有轻度炎症细胞浸润。在啮齿类动物，炎症主要沿界限嵴分布。刺激物或致溃疡化合物对非腺胃的单纯复层鳞状上皮造成的典型损伤是水肿、充血和炎症细胞浸润等炎症反应。长灌胃针也可引起创伤。抗炎药可抑制炎症反应。

伴有角化鳞状上皮细胞层厚度增加的角化过度和角化不全被视作是对刺激物的反应，或是一种直接反应，或是溃疡周围的一种反应性增生（图 9.8b）。基部的生发上皮通常外观呈褶状，可侵入黏膜肌层，但是仍有良好极性，可分化成角化鳞屑（图 9.8c）。生发层的细胞增殖增多，Ki67 染色阳性细胞增多（图 9.8d）。当由于全身毒性或配方饲料不适口引起摄食量减少时，鳞屑也可聚集于表面。一些化合物可导致出现增生性鳞状上皮灶或斑，该处的鳞状上皮细胞成熟不充分，细胞核滞留，形成角化不全（图 9.9a 和 b）（Betton and Salmon 1984）。一些他汀类药物可导致 HMGCoa 聚集于增生的角化细胞内（Singer

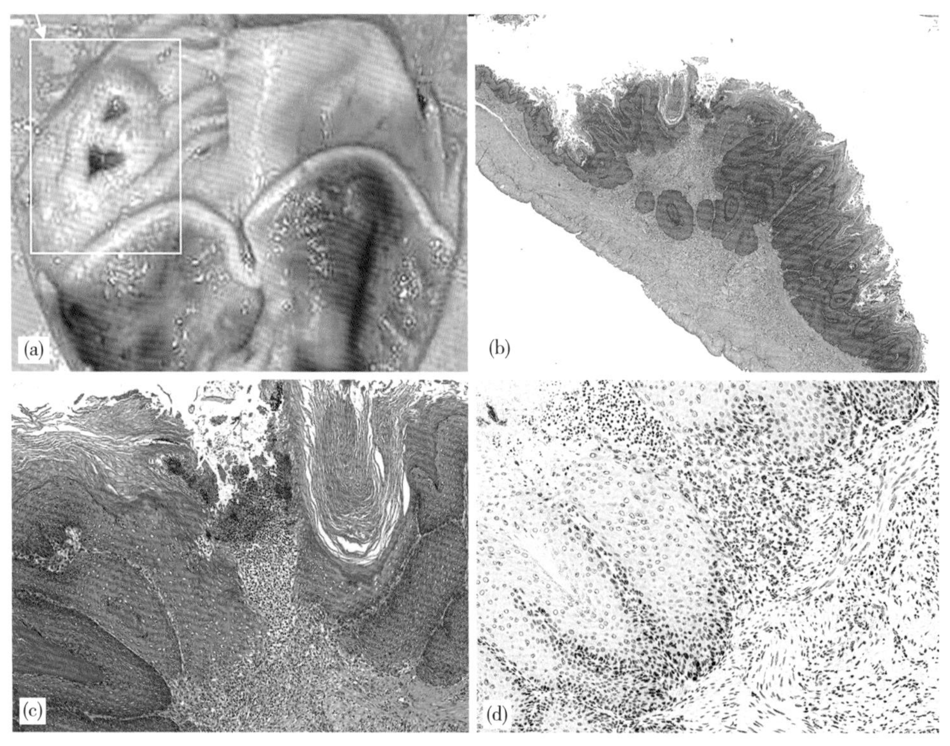

图 9.8 （a）大鼠，非腺胃，大体。非腺胃溃疡的周围有增厚的反应性增生上皮围绕。（b）大鼠，非腺胃，HE 染色。图（a）中长方形标记部分的组织学表现。溃疡周围有反应性增生、角化过度、弯曲的生发上皮侵入黏膜下层，中心有炎症细胞浸润。（c）大鼠，非腺胃，HE 染色。（b）图的高倍图，图中可见生发层的有丝分裂和黏膜肌层的破坏。（d）大鼠非腺胃的 Ki67 免疫组化染色。（a）图到（c）图的同一病变。溃疡周围反应性增生区的许多细胞可见 Ki67 阳性表达

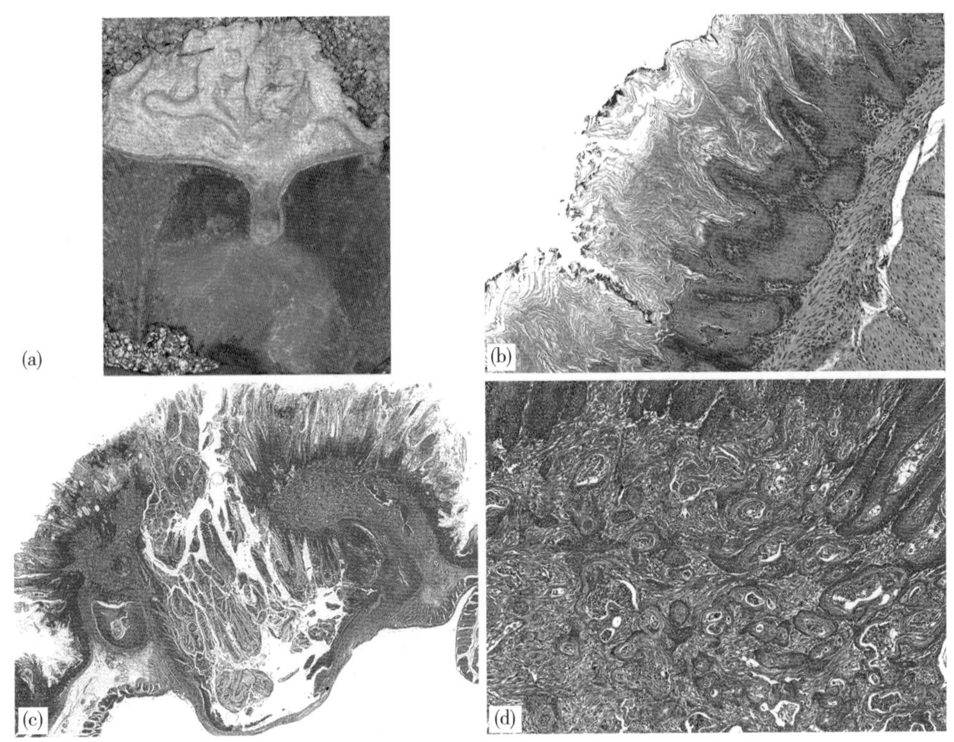

图 9.9 （a）大鼠，非腺胃，大体。鳞状上皮增生伴角化过度上皮形成的界限分明斑块的大体外观，与图 9.8（a）中含火山样区域的溃疡对比。（b）大鼠，非腺胃，HE 染色。（a）图的鳞状上皮增生和角化不全的镜下所见。（c）大鼠，非腺胃，HE 染色。鳞状细胞增生的区域发生鳞状细胞癌。癌细胞侵袭穿透黏膜肌层，排列紊乱，无角化，极性消失。（d）大鼠，非腺胃，HE 染色。（c）图中鳞状细胞癌的放大图，多个恶性角化上皮巢和"角化珠"取代了正常的黏膜下层

281 et al. 1991）。角化不全时，可见核滞留，类似于锌缺乏时或鳞状上皮增生时所见（图 9.9b）。

9.4.4.1.1　非腺胃的增生性改变

9.4.4.1.1.1　单纯性增生、弥漫性增生、局灶性增生　位于非腺胃（前胃）和腺胃交界处（界限嵴）的增生是正常的。单纯角化过度或角化不全应与增生相鉴别。棘皮症是皮肤鳞状细胞上皮增生的同义词，不适用于本器官（胃）。局灶性增生可由灌胃操作引起。生发层的增生区常是卷曲的，并可"侵袭"黏膜肌层，但是可逆的（Betton and Salmon 1984；Masui et al. 1987）。与反应性增生不同，在这些增生中不出现糜烂、溃疡或炎症。

9.4.4.1.1.2　反应性增生　这种增生通常围绕于针尖样糜烂和溃疡病灶的边缘。病变中心可见坏死和急性炎症细胞浸润［除给予非甾体抗炎药（NSAID）抗炎后］。可出现黏膜固有层水肿和（或）淤血以及上皮内囊泡形成。如果切片只见增生未见溃疡，但有炎症反应，进一步切片通常会发现这种增生是由刺激物引起的糜烂或溃疡所引起的。

9.4.4.1.1.3　外生性、内生性乳头状瘤　非腺胃良性肿瘤通常是外生性鳞状细胞乳头状瘤，含有单个或分支状结缔组织蒂或多个乳头状突起，并可出现在上皮增生区域内（Fukushima and Ito 1985）。上皮可角化过度或角化不全，但分化良好。虽然可出现肌层的移位，但不应有蒂或黏膜肌层的侵袭。内生性乳头状瘤向下生长，类似棘皮瘤，使黏膜肌层移位。

9.4.4.1.1.4　鳞状细胞癌　鳞状细胞癌呈现上皮巢状（伴或不伴角化囊肿），或呈现真正侵袭黏膜下层的索状，常发生于乳头状瘤的基底

部（图 9.9c 和图 9.9d）。低分化型鳞状细胞癌排列成实性片状或条索状，侵袭黏膜下层和周围组织。不易出现角化。肿瘤可转移至腹腔、局部淋巴结或肺。

鳞状细胞癌是刺激物、促进剂和遗传毒素的致癌试验中相对常见的肿瘤（Brown and Hardisty 1990；Frantz et al. 1991；Fukushima and Ito 1985；Greaves 2012；Maekawa 1994；Stinson and Kovatch 1990；Takahashi and Hasegawa 1990；Chandra et al. 2010）。靶向非腺胃的遗传毒物包括多环芳烃（BP、MCA、DMBA）、N-亚硝基化合物（DEN、MNNG、MNU、4-NQA）、尿烷和二苯咔唑。遗传毒物在鳞状上皮内可通过细胞色素 P450 进行代谢活化，产生近似致癌物。非腺胃和食管的 P450 同工酶不同，这一点解释了亚硝胺家族致癌作用的靶点部位。此外，胃致癌物 MNNG 灌胃给药时更多靶向非腺胃，而当经饮水给药时则更多靶向腺胃，同时给予盐、胆汁酸、阿司匹林和丁基羟基茴香醚（BHA）可改变 MNNG 的致癌性（Newberne et al. 1986）。非腺胃内化学性消耗巯基基团可促进溃疡发展，由增生发展到肿瘤形成（Frederick et al. 1990）。

随着氧化应激增强和 *p53* 丢失，*Brac1*-突变小鼠的非腺胃对遗传毒性致癌作用的敏感性增加（Cao et al. 2007）。

作为非腺胃致癌物的非遗传毒物包括柑橘油、柠檬烯、马兜铃酸、BHA 抗氧化剂、抗坏血酸和亲脂性他汀。因为人类中没有非腺胃的直接对应组织，所以通常认为由非遗传毒物引起的非腺胃改变对人无风险。

282 **9.4.4.2 腺胃**

腺胃始于食管贲门，位于胃小弯。在啮齿类动物，腺胃始于非腺胃边缘的界限嵴的明显凹陷处。强烈建议沿胃大弯打开胃后检查胃黏膜，因为黏膜病变可能只有针尖大小，切片后镜检可能看不到。

腺胃的炎症可以是急性、慢性或肉芽肿性。对照组动物的胃黏膜固有层及黏膜下层可有中度的炎症细胞浸润。啮齿类动物的这种炎症细胞有明显的嗜酸性粒细胞成分。犬和非人灵长类动物的炎症细胞浸润主要是单形核细胞。在贲门和幽门区，可有轻度到中度的炎症细胞浸润，可见生发中心活跃的淋巴滤泡，提示地方性动物细菌感染，如螺杆菌属感染（图 9.10a 和 b）。与人类病原体幽门螺杆菌不同，许多这些动物的螺杆菌属包括猫螺杆菌（*Helicobacter felis*）、*H. bizzozeroni* 和 *H. salomonsis*，这些螺杆菌不被视作致病菌并可存在于临床正常的犬体内（Baele et al. 2004；Jalava et al. 1998；Van den Bulck et al. 2005）。试验性感染幽门螺杆菌的犬会出现胃炎、糜烂和淋巴滤泡形成（Rossi et al. 1999）。可用特殊组织染色、聚合酶链式反应（PCR）或螺杆菌（13C）尿素呼气试验来评估处理组犬与对照组犬的感染情况（Cornetta et al. 1998）。幽门螺杆菌可诱发蒙古沙鼠出现胃炎、肠化生和溃疡形成（Ikeno et al. 1999）。猪试验性感染幽门螺杆菌可引起类似于人类疾病的淋巴细胞性胃炎（Poutahidis et al. 2001）。目前认为 283
螺杆菌感染造成的炎症和细胞死亡是由氧自由基形成引起，氧自由基形成可导致某些人群发生腺癌（Konturek et al. 2006）。

颈黏液细胞肥大是一种适应性反应，其目的是增加黏膜的细胞保护作用，该作用依赖于由小凹细胞分泌的不动层黏液和泌酸腺中颈黏液细胞分泌的黏液（Hanby et al. 1999）。给予各种刺激物、暴露于前列腺素（图 9.10c）和干扰素 γ（Kang et al. 2005）后可见颈黏液细胞区域的扩张。

化学品、pH、机械损伤、缺氧、血容量减少或血管收缩等刺激可引起胃黏膜的糜烂和溃

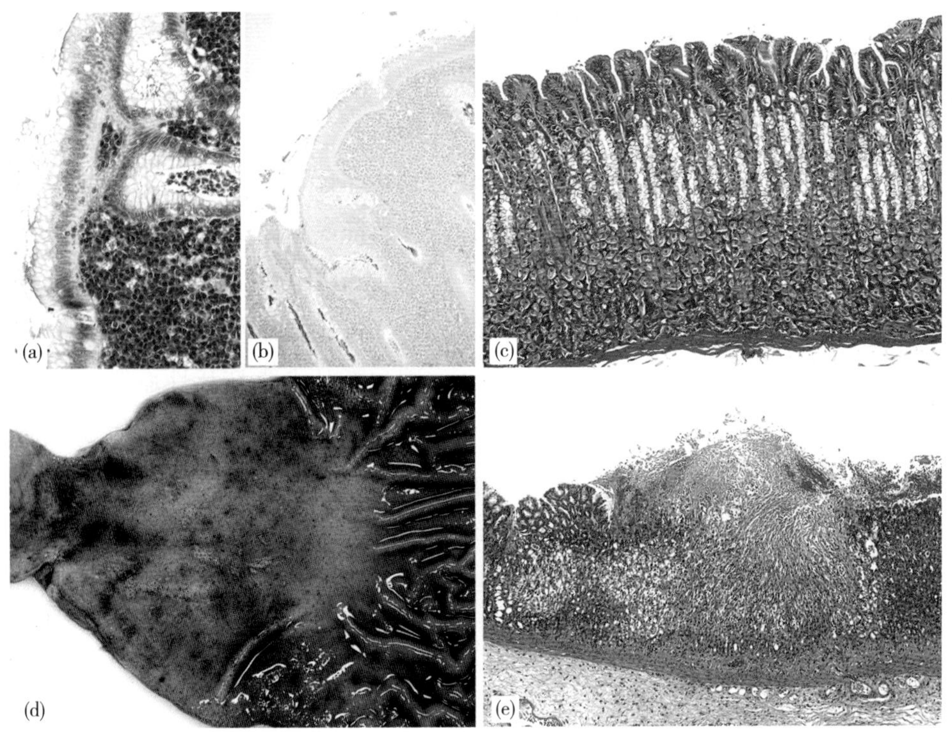

图 9.10 （a）猕猴，胃，吉姆萨染色。幽门螺杆菌感染表现为腺体中细小的 S 形细菌与炎症细胞混合出现。黏膜固有层由于单形核细胞浸润而增宽。（b）猕猴，胃，Steiner 染色。与（a）图是同一个胃。银染证实胃腺中存在大量细菌。（c）大鼠，胃，HE 染色。给予前列腺素 E 激动剂 7 天后，出现颈黏液细胞增生 / 肥大。小凹细胞区也可见增宽。（d）犬，胃，大体。胃窦和幽门处可见多发性、点状、红褐色糜烂。（e）大鼠，胃，HE 染色。胃底黏膜糜烂，中心有坏死、出血和炎症区域，其底部和边缘可见存活细胞

疡。胃的不动层黏液在酸性胃腔和分泌碳酸氢盐的表面细胞间提供 pH 梯度。在口服给药毒理学研究中，直接暴露，尤其是灌胃制剂，会激活胃酸性区摄入低 pKa 的化合物。这种直接暴露和全身性血浆暴露均可导致胃黏膜糜烂和溃疡。大体检查，糜烂在胃窦黏膜和幽门处更常见，最初为针尖大的棕色病灶（图 9.10d）。组织学上，糜烂表现为灶性坏死和炎症细胞浸润，通常位于一个微动脉的上方中央处（图 9.10e）。细胞保护作用需要前列腺素和黏膜血流，而 NSAID 药物可阻断维持局部灌流所需前列腺素的生成。环氧合酶（cyclooxygenase, COX-1）抑制剂可阻止类花生酸的合成，从而减少前列腺素、前列环素和血栓素的生成。5- 脂氧合酶抑制剂和白三烯拮抗剂普鲁司特能够消除 NSAID 诱导的溃疡（Nakamori et al. 2010）。抗分泌药物处理后出现的高胃泌素血症可上调 COX-2，且前列腺素 E_2 对乙醇引起的胃损伤有细胞保护作用（Tsuji et al. 2002）。颈黏液细胞合成的三叶因子家族 2（TFF2）对 NSAID 诱导的小鼠溃疡也有细胞保护作用（Farrell et al. 2002）。

血容量减少和休克可加剧糜烂和溃疡。胃黏液是由胃底凹陷的小凹细胞和表面细胞（Ⅱ类黏蛋白）、贲门腺（混合黏蛋白），以及胃底腺和胃窦腺的颈黏液细胞（Ⅲ类黏蛋白）生成的。

糜烂影响不及黏膜全层，最初表现为坏死和液体积聚。黏膜固有层暴露的毛细血管出血可引起红细胞裂解，血红蛋白变为酸性血色素，在黏膜表面呈棕色斑点（图 9.10d）。

溃疡穿透黏膜基底膜，暴露出黏膜下层结缔组织，通常有炎症细胞浸润。由于黏膜全层内黏膜上皮细胞受损，因此修复只能从边缘开始。当

溃疡侵透黏膜下层、外肌层和浆膜面时，动脉出血或胃壁穿孔会引起其他并发症，可发展成腹膜炎。消化性溃疡通常位于胃窦或十二指肠近端，可能与应激有关。人类的胃溃疡可因 Zollinger-Ellison 综合征中的胃泌素瘤引起的胃酸分泌过多所致。

大鼠胃内可见显著的反应性增生伴嗜碱性“异型增生”腺体，但很少发展成腺癌。增生的胃窦腺体经常穿透黏膜肌层，但这一现象并不是恶性肿瘤的标准。慢性“腺瘤性”黏膜下囊肿表现为胃小凹分化，被称作深在性囊性胃炎（*gastritis cystica profunda*），溃疡修复时，祖细胞聚集到新生的腺体内，而腺体位于黏膜肌层下，分化成囊状或小凹样腺体结构（图 9.11a）。

EGF（唾液腺和 Brunner 腺分泌）、音猬因子（壁细胞分泌）和胃泌素（胃窦 G 细胞分泌）都是参与胃黏膜的生长和修复的强效营养因子。

淀粉样变是指多种器官内淀粉样物质的沉积，是许多品系（如 C57Bl）老龄小鼠的特征性病变。淀粉样物质中含有 A 型 AApoAII 原纤维（Korenaga et al. 2004）（图 9.11b）。

许多器官内存在血管损伤引起的动脉炎，随种属和诱因不同而表现不同。啮齿类和非啮齿类动物胃部的血管炎通常累及小到中型动脉，其范 284
围包括从犬类坏死性血管炎（比格犬疼痛综合征）的急性坏死性病变到大鼠的肠系膜动脉炎。

胃黏膜和肌层内都可出现矿化。当磷酸钙内稳态被破坏时，许多器官会发生转移性矿化，导致磷酸氢钙在诸如胃黏膜等组织内的沉积（图 9.11c 和 d），并且尿毒症胃病也会影响到外肌层和其他部位。这在老龄雄性大鼠中常见，是慢性进行性肾病综合征的表现之一，这是由于肾不能排泄磷酸盐导致血液中磷酸钙饱和，超出溶解极限而沉积在血管壁和组织

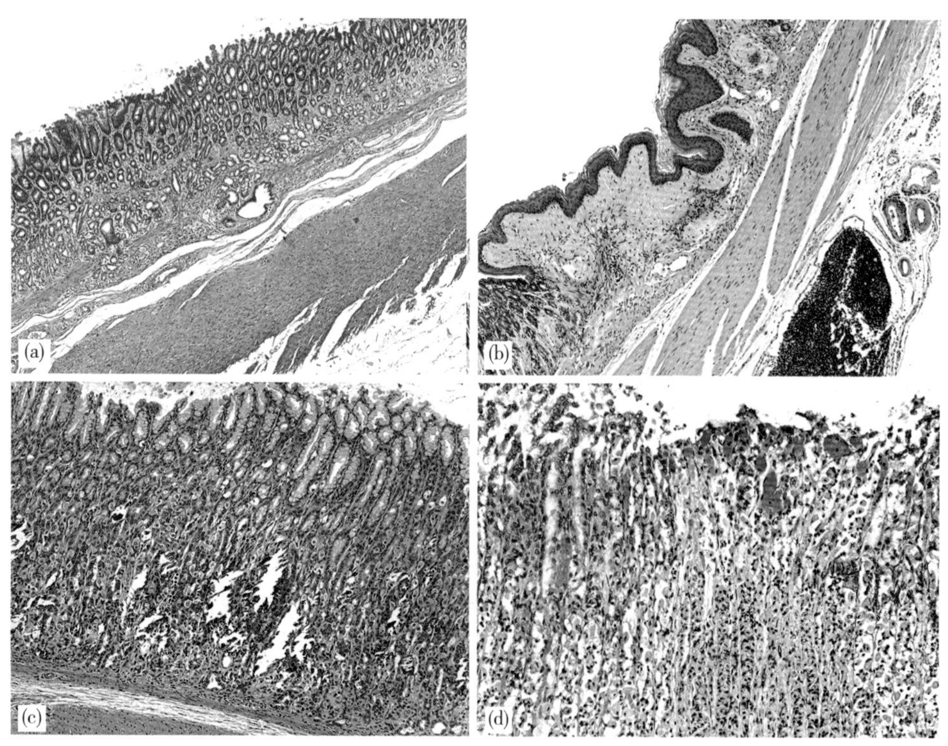

图 9.11 （a）大鼠，胃，HE 染色。溃疡发生后胃窦腺上皮的再生性增生。腺体结构侵入黏膜肌层，形成一种由囊状小凹排列成的憩室（深在性囊性胃炎）。（b）小鼠，胃，HE 染色。非腺胃淀粉样变引起黏膜固有层局灶性扩张。（c）大鼠，胃，HE 染色。给予 MEK 抑制剂后，出现与磷酸钙沉积相关的胃底黏膜转移性钙化，Von Kossa 染色呈阳性。（d）大鼠，胃，HE 染色。尿毒症胃病，以矿化、淤血和坏死为特征

内。该现象也可见于应用钆（Ⅲ）（Rees et al. 1997）、FGFR/MEK/ERK 通道抑制剂（Brown et al. 2005）或一系列肾毒素短期处理后。MEK 抑制剂可抑制肾内 FGF23 信号传导，上调 1, 25- 二羟维生素 D 合成，从而增加血清磷酸盐水平（Diaz et al. 2012）。

给予高剂量抗分泌化合物后，会出现壁细胞空泡形成。奥美拉唑被酸激活后，与 H^+-K^+-ATP 酶质子泵共价结合，抑制胃酸的分泌，从而治疗消化性溃疡和胃食管反流性疾病（gastroesophageal reflux disease, GERD）。在高毒理学剂量下，质子泵抑制剂（proton pump inhibitors, PPI）可选择性引起壁细胞空泡形成和单个细胞坏死。壁细胞质子载体 DMP-777 可使壁细胞耗减（Nomura et al. 2005；Nozaki et al. 2008）。

嗜酸性主细胞在泌酸腺中以腺巢形式出现，大鼠比小鼠更多见，这与抗分泌药物处理后的黏
285 膜增生和神经内分泌细胞增生相关（图 9.12a）。
对这些嗜酸性细胞的性质存有争议，有观点认为这些嗜酸性颗粒含有胃蛋白酶原，因此考虑是主细胞（Frantz et al. 1991），而另一个观点将这些细胞描述为胰腺化生（Buettner et al. 2004）。目前认为这是一种化生。Ueyama 等人于 2010 年曾报道过一例人嗜酸性胃底腺癌（Ueyama et al. 2010），但这种病变在啮齿类动物中未见报道。

286 化生可以是有杯状细胞和溶菌酶出现的肠型化生（动物中罕见），也可以是胃底黏膜的假幽门化生，后者壁细胞和主细胞消失，代之以内含细小黏液和更少溶菌酶的浅染基底细胞（Rubio and Befrits 2009）。非人灵长类动物的假幽门化生区域经常存在幽门螺杆菌样细菌。这种有解痉多肽 / 表达 TFF2 的假幽门化生（SPEM）涉及主细胞向黏液细胞转分化（Nozaki et al. 2008；Goldenring and Nomura 2006）。与野生型小鼠相比，TFF2 敲除的小鼠在感染幽门螺杆菌后胃窦异型增生与上皮内肿瘤的发生率增加（Fox et al. 2007）。有报道发现 44 周龄的 Atp4b-SV40 TAg 小鼠的壁细胞化生进展为神经内分泌胃癌。增生进展为肿瘤的特征是 NE 标志物的表达增加，而壁细胞标志物表达缺失（Syder et al. 2004）。

胃黏膜萎缩包括黏膜厚度变薄及分泌量减少（Faller and Kirchner 2005）。人的慢性萎缩性胃炎可由壁细胞抗体引起，导致胃酸分泌减少和随后的高胃泌素血症（Borch et al. 1986a,b）。人的壁细胞分泌内因子，壁细胞萎缩时会导致维生素 B_{12} 缺乏，引起恶性贫血。应用细胞毒性和细胞生长抑制剂类抗癌药物可导致胃腺上皮细胞群坏死和凋亡，进而可发展为黏膜萎缩（Ramiro-Ibanez et al. 2005）。毒理学研究中发现引起壁细胞空泡形成和死亡的高剂量 PPI 可导致胃黏膜萎缩。给予 DMP-777 化合物使壁细胞耗减也可导致黏膜萎缩，随后出现化生（Goldenring and Nomura 2006）。人类胃酸缺乏症易使细菌过度生长，并且在亚硝酸盐存在时，可使膳食成分发生亚硝化作用，这与胃癌的发生相关。胃黏膜萎缩还与狨猴的“消耗”综合征有关。

9.4.4.2.1　腺胃的增生性改变

9.4.4.2.1.1　胃底黏膜增生　（胃底部的）泌酸黏膜上有深的腺体，其细胞寿命长（100 多天），并且胃小凹位于增殖区（寿命约为 6 天）之上。给予胃泌素、EGF、RegIII β 和 γ（Franic et al. 2004）、生长激素（妊娠期）和前列腺素 E 类似物可导致胃底黏膜肥大和增生。犬和小鼠在给予 PPI 处理后出现的胃底黏膜肥大类似于人的 Menetrier 病（图 9.12b 和 c）。应用离子载体 DMP-777 耗减壁细胞可导致胃黏膜增生，并通过主细胞转分化作用引起解痉多肽 /TFF2 阳性的化生（Nozaki et al. 2008）。在缺乏组胺的 HDC 敲除小鼠中，颈黏液细胞到主细胞的分化增多（Nozaki et al. 2009）。小鼠胃底黏膜肥大 / 增生是一种常见的自发性病变，与品系（尤其是 NMRI、CD1；图 9.12d 和 e）相关。对照组

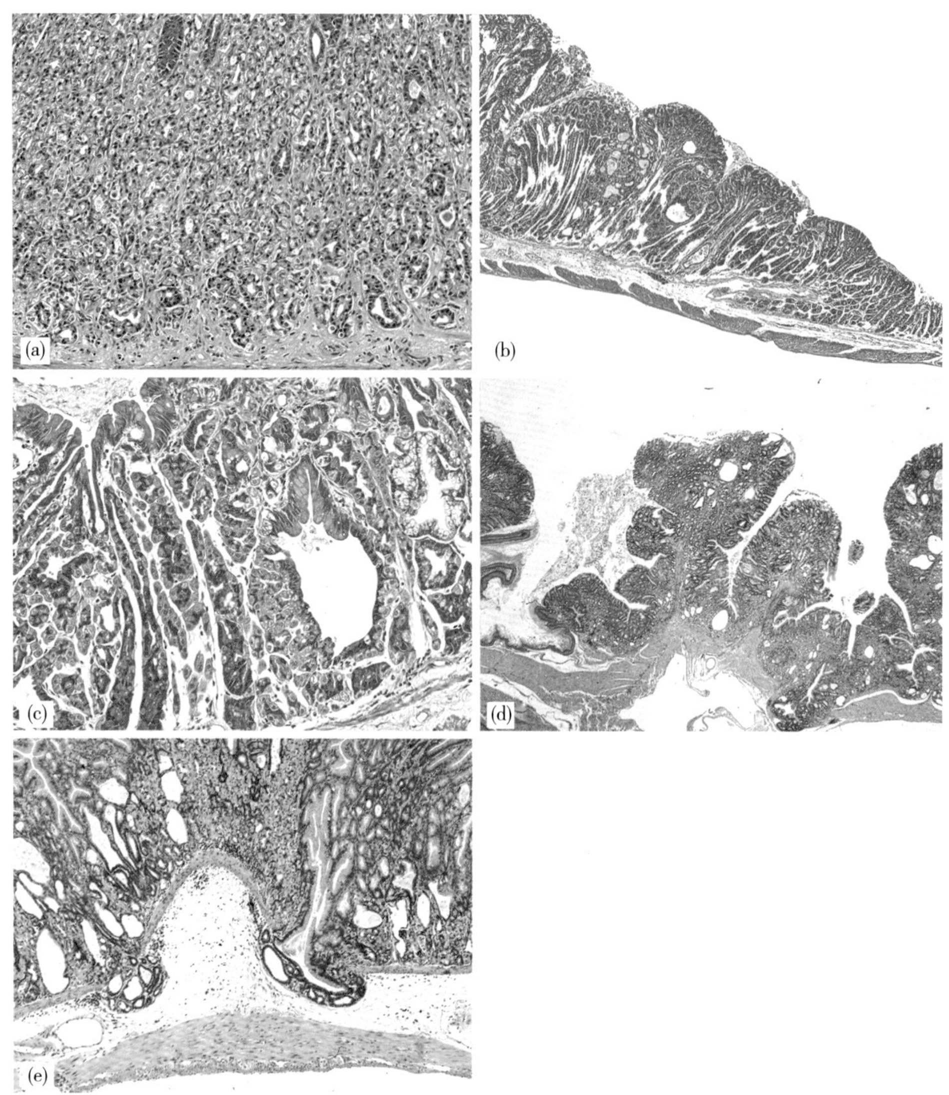

图 9.12 （a）大鼠，胃，HE 染色。大鼠给予 2 年 H_2RA 处理后可见嗜酸性主细胞（图中顶部中央处）。也可见浅色的神经内分泌细胞增生。（b）小鼠，胃，HE 染色。给予 2 年 H_2RA 导致胃底黏膜肥大。虽然胃腺弯曲，有时形成囊状，但保持了正常分化。（c）小鼠，胃，HE 染色。（b）图的高倍图显示给予 2 年 H_2RA 的 CD1 小鼠胃底黏膜肥大。腺体排列不齐，可见一些颈黏液细胞 – 主细胞的中间阶段细胞。（d）小鼠，胃，HE 染色。致癌试验的 CD1 小鼠自发性肥大 / 增生。黏膜表面呈多结节状，腺体扩张。（e）小鼠，胃，HE 染色。致癌试验的 CD1 小鼠自发性肥大 / 增生。几个腺体中特化细胞丢失，腺体疝入黏膜下层。可见极轻度的单形核细胞浸润

该病变的发生率还随着饲料和饲养环境而变化。抗分泌药物及神经内分泌肿瘤可增加肥大 / 增生的发生率。兰索拉唑处理后可见壁细胞增加，颈黏液细胞到主细胞的成熟延迟（Matsuzaki et al. 2010）。TGF α 转基因小鼠及胸腺切除小鼠诱发自身免疫性胃炎之后也可出现上述病变（Takagi et al. 1992）。

9.4.4.2.1.2 神经内分泌细胞增生 所有的神经内分泌细胞（前身为 APUD 系统的细胞）被认为都起源于神经嵴。然而，胰腺和消化道的神经内分泌细胞可由胃腺增殖区和肠隐窝内的祖细胞增殖而来。肠嗜铬样（enterochromaffin-like, ECL）细胞是大鼠胃底黏膜的主要细胞类型，主要位于胃底黏膜的下 1/3。它们在黏膜底部可局灶性增加。通过抑酸作用可提高血清胃泌素水平的抗分泌药物［PPI、组胺 H_2 受体拮抗剂

（H_2RA）] 可诱发神经内分泌细胞增生。强效长效 H_2RA 拉伏替丁（Poynter et al. 1985）、SKF93479（Betton et al. 1988）、BL-6341（Hirth et al. 1988）
287 和 ICI162846（streettt et al. 1988）等药物可在大鼠和（一些）小鼠的胃底黏膜上引起一种新型肿瘤（Nilsson et al. 1993；Poynter et al. 1986）。像奥美拉唑（Ekman et al. 1985）和兰索拉唑（Tanabe et al. 2003）这类的新型抗分泌性 PPI（Shin and Sachs 2008）可引起同样类型的增生和肿瘤。同样，多乳头（*Mastomys natalensis*）大鼠患高胃泌素血症，可引起胃底黏膜增生和神经内分泌增生及肿瘤（Chiba et al. 1998；Kidd et al. 2007）。H^+/K^+ ATP 酶质子泵敲除的小鼠表现重度增生和化生（Judd et al. 2005）。这些肿瘤呈嗜银性，NSE 和嗜铬粒蛋白 A 免疫组化（IHC）呈阳性，因此肿瘤是神经内分泌来源，并且对组胺合成 ECL 细胞的一种标志物——组胺酸脱羧酶（histidine decarboxylase, HDC）也呈阳性（Hakanson et al. 1986，1994）。药物环丙贝特也引起大鼠出现 ECL 细胞增生和肿瘤，并且随后证明其具有抗分泌特性（Spencer et al. 1989）。Thoolen 等人于 2002 年报道了与处理无关的小鼠胃神经内分泌肿瘤（Thoolen et al. 2002）。ECL 细胞神经内分泌增生和肿瘤与引起高胃泌素血症（Chen et al. 1998）和增殖的抗分泌作用模式之间的关系已被普遍接受，并且在 H_2RA 和组胺敲除小鼠中证实（Chen et al. 2006；Ogawa et al. 2003）。在人类中，药理剂量的抗分泌药物引起的高胃泌素血症的严重程度达不到诱导神经内分泌肿瘤形成（Borch et al. 1986a；H-kanson and Sundler 1990；Creutzfeld and Lamberts 1991；IARC 1999）。神经内分泌"类癌（carcinoid）"肿瘤的诱导目前被视作长效抗分泌药物的一种非遗传毒性胃泌素介导的类效应。钾竞争性酸阻滞剂是强效抗分泌药（Simon et al. 2007；Kirchhoff et al. 2006），在基因敲除小鼠模型中可引起黏膜增生和化生（Kuwamura et al. 2008；Lee et al. 2000；Roepke et al. 2006，2010）。

9.4.4.2.1.3　良性 / 恶性神经内分泌肿瘤（同义词：胃类癌）　神经内分泌 ECL 细胞位于泌酸腺基底部，持续而显著的高胃泌素血症引起该细胞先弥漫性而后局灶性增生。细胞簇充满腺体基底部（可达 3 个腺体直径）。较大的病变被归类为良性肿瘤，而侵袭至黏膜下层（不只是淋巴管中出现散在的细胞）时就被归类为恶性肿瘤（图 9.13a 和 b）。良性神经内分泌肿瘤细胞透明、染色浅，随着肿瘤的进展，嗜酸性增强。细胞核一致、椭圆形、核分裂象少。恶性神经内分泌肿瘤嗜酸性或嗜碱性较强，呈实性或腺性结构，可见核分裂象（图 9.13c）。肿瘤上方腺体可发生坏死或溃疡。局部侵袭可进展为淋巴道或血道转移，肿瘤可转移至区域淋巴结、肝（图 9.13d），少数情况下转移至肺。

9.4.4.2.1.4　外生性和内生性腺瘤　在这类肿瘤形成过程中，最早的异型增生病变是单个腺体嗜碱性变，其细胞核深染（图 9.14a），通常出现于胃窦黏膜。良性外分泌肿瘤结构不典型，呈分支状外分泌腺或管状隐窝，通常形成带有一个间质蒂的息肉状肿瘤（图 9.14b），也可形成无蒂结构。大多数腺瘤排列为整齐的腺样结构，但也可见含不规则分支腺体的囊性管状排列区域。肿瘤细胞呈单层柱状排列，大多数染色质深染，细胞边界清楚。小鼠给予糖皮质激素和促性腺激素释放激素后，在其幽门部可见外分泌腺瘤。如果在其他的正常黏膜结构中见到黏膜弥漫性增厚，或某些胃腺局灶性增生，那么这种病变考虑为增生。

再生性增生和腺瘤的鉴别可能较困难，参照人体病理学（Watanab et al. 1990）原位癌的诊断标准并不一定恰当。糜烂或溃疡后的再生腺体形成未分化的腺样结构，有时会穿透黏膜肌层形成憩室，在胃小凹细胞学检查时呈囊性。

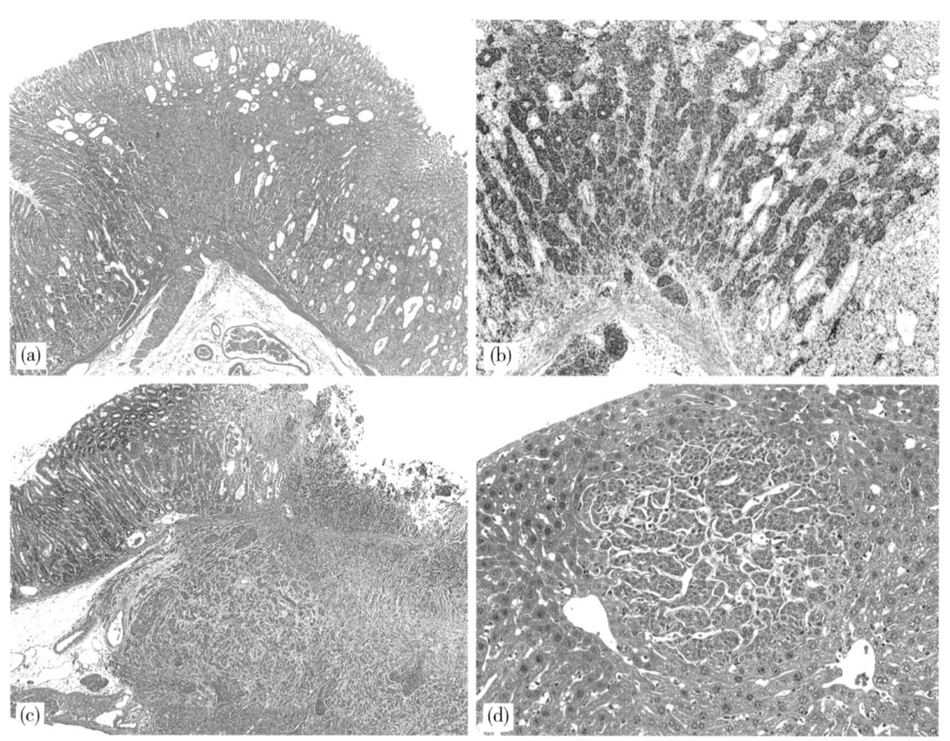

图 9.13 （a）大鼠，胃，HE 染色。给予 2 年 H_2RA 处理的 Wistar 大鼠出现的胃底恶性神经内分泌肿瘤，显示多个腺体基底部充满肿瘤细胞，以实性条索状侵袭黏膜下层。（b）大鼠，胃，NSE 的免疫组化染色。免疫反应性证实给予 2 年 H_2RA 处理的 Wistar 大鼠的胃底恶性神经内分泌肿瘤，肿瘤表现出侵袭性生长，穿透泌酸腺进入黏膜下层。周围的泌酸黏膜可见弥漫性和局灶性（图右）神经内分泌细胞增生。（c）小鼠，胃，HE 染色。给予 2 年 H_2RA 处理的 CD1 小鼠出现的胃底恶性神经内分泌肿瘤。肿瘤破坏了被覆腺体，增生的细胞侵袭黏膜下层，形成小巢状。（d）小鼠，肝，HE 染色。（c）图病例的转移。神经内分泌细胞呈巢状和腺样排列、嗜碱性

288 *9.4.4.2.1.5 腺癌* 侵袭黏膜肌层（图 9.14c）或突入黏膜固有层是判断恶性的依据。腺癌可呈管状内生性、结节性、囊性或实性，可由极性不同的立方形细胞组成，核呈圆形或椭圆形，有时呈空泡状，胞质嗜碱性，也可由异型性的柱状细胞组成，有时可产生大量黏液（印戒型）。诱导的腺癌通常发生于胃窦部，见于给予遗传毒物，如 MNNG 或 DEN、辐照、膳食中亚硝基化合物和阿片类物质等。促进因素包括盐、肠道蠕虫、胆盐和胃底－十二指肠吻合术后的幽门反流（Bilroth A 手术模型）。阿罗克洛 1254 可引起 F344 大鼠的肠化生，伴真正杯状细胞的形成，之后可发生腺癌（Morgan et al. 1981）。

虽然人类的幽门螺杆菌性胃炎可发展至胃癌（Wee et al. 1992；Polk and Peek 2010），且幽门螺杆菌可引起 B6219 小鼠的癌前病变（Roger et al. 2005），也可加强遗传毒物 ENNG 对恒河猴胃的致癌作用（Liu et al. 2009），但除蒙古沙鼠（Pritchard and Przemek 2004）外，尚无证据证实螺杆菌属对实验动物有致癌作用。小鼠感染猫胃螺杆菌后发生化生和异型增生病变（Takaishi et al. 2009）。

9.4.4.2.1.6 良/恶性胃肠道间质肿瘤 人类几乎所有的胃肠道间质肿瘤（GIST）都是依据 c-*kit* 基因 CD117 的表达进行分类，有人认为这些软组织肿瘤来源于 Cajal 间质细胞，既有平 289
滑肌又有自主神经元特征。这些细胞是胃肠道收缩的起搏器。敲入 c-*kit* K461E 基因的小鼠表现出 Cajal 细胞增生、胃肠道扩张和 GIST 形成（Rubin et al. 2005）。

9.4.4.2.1.7 平滑肌瘤 平滑肌瘤是良性平滑肌细胞肿瘤，由境界清楚的、含有丰富嗜酸性

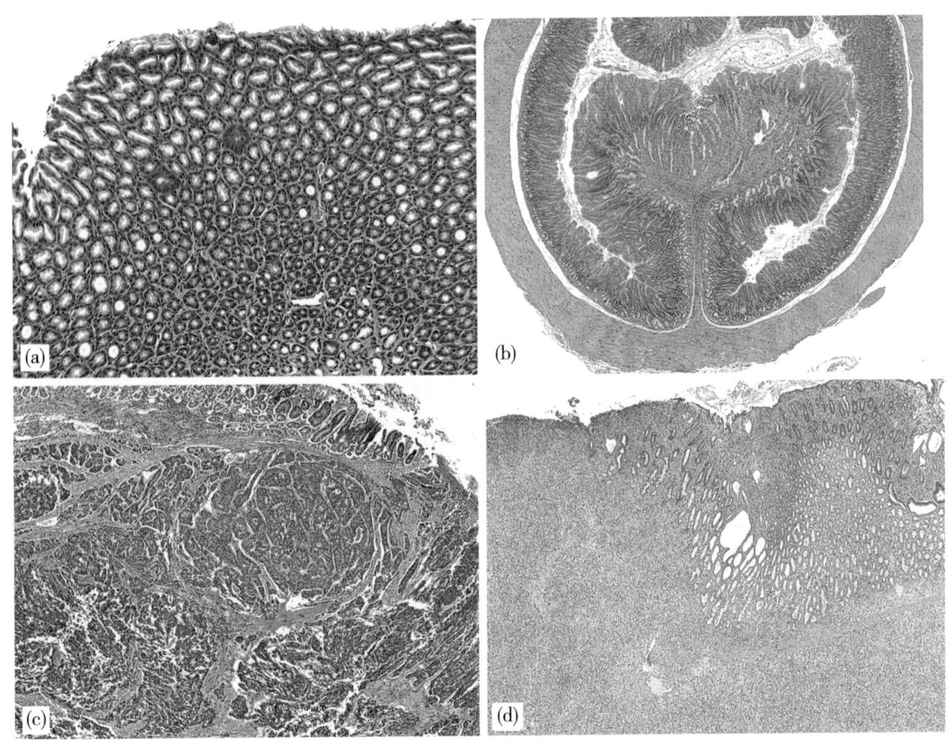

图 9.14 （a）大鼠，胃，HE 染色。老龄大鼠胃窦横断面，显示异型增生的腺体。（b）小鼠，胃，HE 染色。促性激素释放激素处理后引起的胃窦腺瘤。息肉状肿瘤仍保持有胃窦的腺体结构。蒂边缘的侵袭尚不足以诊断为恶性肿瘤。（c）大鼠，胃，HE 染色。胃窦部腺癌，黏膜下层的侵袭性结节有高分化的腺体结构。（d）大鼠，胃，HE 染色。胃窦平滑肌肉瘤。含有雪茄状细胞核的细长细胞排列成旋涡状和束状，取代了大部分的正常组织

胞质的梭形平滑肌细胞束或漩涡组成。胞质对平滑肌特异肌动蛋白和结蛋白免疫反应呈阳性。少量核分裂象和多形性。多少不等的纤维结缔组织和血管成分。

9.4.4.2.1.8　平滑肌肉瘤　平滑肌肉瘤由间充质干细胞来源的平滑肌细胞组成，特征是嗜酸性梭形细胞交织排列成束，细胞核呈雪茄状，两端钝圆（图 9.14d）。未分化细胞可呈多边形。核分裂象多见，可见多形性、深染细胞核。平滑肌肉瘤的免疫组化特性同上述平滑肌瘤。

9.4.4.2.1.9　未特定分类肉瘤（同义词：未分化肉瘤）　未特定分类（not otherwise specified，NOS）肉瘤是一种由间充质干细胞衍生的恶性肿瘤，由低分化的圆形或梭形细胞组成，呈现多形性和间变。

9.4.5　小肠和大肠 290

不同品系的大鼠肠道有些罕见的自发性病变，例如异位胰腺外分泌部（图 9.15a），老龄动物某一肠段黏膜的局灶性矿化或通常伴有炎症的黏膜下层或固有层内的骨化生。由鳞状上皮构成的上皮包涵囊肿在啮齿类动物的结肠和直肠的肌层内曾有报道（Elwell and McConnell 1990；Shackelford and Elwell 1999）。老龄化啮齿类动物支撑肠绒毛的黏膜固有层增厚，导致肠绒毛增宽。一种自发性突变小鼠品系被用作肠道神经系统肠畸形动物模型（Nishijima et al. 1990）。虽然结节性多动脉炎常见于胰腺和肠系膜，但作为结节性多动脉炎的一部分，老龄化动物的肠道也可见这种自发性血管改变。老龄化小鼠另一种重要的自发性疾病是淀粉样变，可涉及消化道的任何

节段，包括小肠，广泛时可导致死亡。病变特征是浅嗜酸性物质代替和破坏了肠黏膜固有层的正常结构。据报道 Fischer 大鼠可见与溃疡相关的骨化生（Elwell and McConnell 1990）。

与消化道其他节段一样，所有种属小肠和大肠的炎症改变和黏膜坏死 / 缺损（黏膜肌层保持完整时为糜烂，缺损穿透黏膜肌层则为溃疡）是感染或暴露于外源性物质引起的常见病变。大鼠模型中与双氯芬酸这类非选择性 NSAID（nsNSAID）相关的小肠溃疡并非由于肠前列腺
291 素的改变，而是由于肝肠循环、肠道革兰阴性菌增多、胆汁和肠道屏障受损所致（Reuters et al. 1997；Seitz and Boelsterli 1998）。基于基因敲除小鼠的研究提示还有一些其他因素参与，例如 TLR-4 依赖机制。动物对 nsNSAID 引起消化道病变的敏感性存在种属差异，COX-2 选择性 NSAID 与非选择性 NSAID 相比，其消化道安全性有所提高（Radi 2009）。

炎症可由感染引起，但也可因影响免疫系统和机体抵抗力的受试物引起。由于提高了包括灵长类动物在内的大型动物的饲养条件和采取了广泛的预防措施，目前制药企业中，传染性病原体和寄生虫并不常见。

肠运动障碍可能会表现为肠套叠，即一段肠管嵌入另一段肠管中。这种改变还与啮齿类动物和犬的安乐死有关，当未出现特征性节段性黏膜或浆膜改变（发红、纤维蛋白沉淀或坏死），这种肠套叠在剖检时可以很容易被纠正。中枢性 α 肾上腺素能激动剂引起的大鼠肠套叠可能是由于肠蠕动增加所致，虽然这种改变被认为与受试物有关，但并未发生形态学改变（Gopinath et al. 1987）。假性肠梗阻的出现可能是一种麻醉并发症（由于神经性紊乱），也可见于繁殖小鼠（Feinstein et al. 2008）。扩张小肠肠段的坏死和

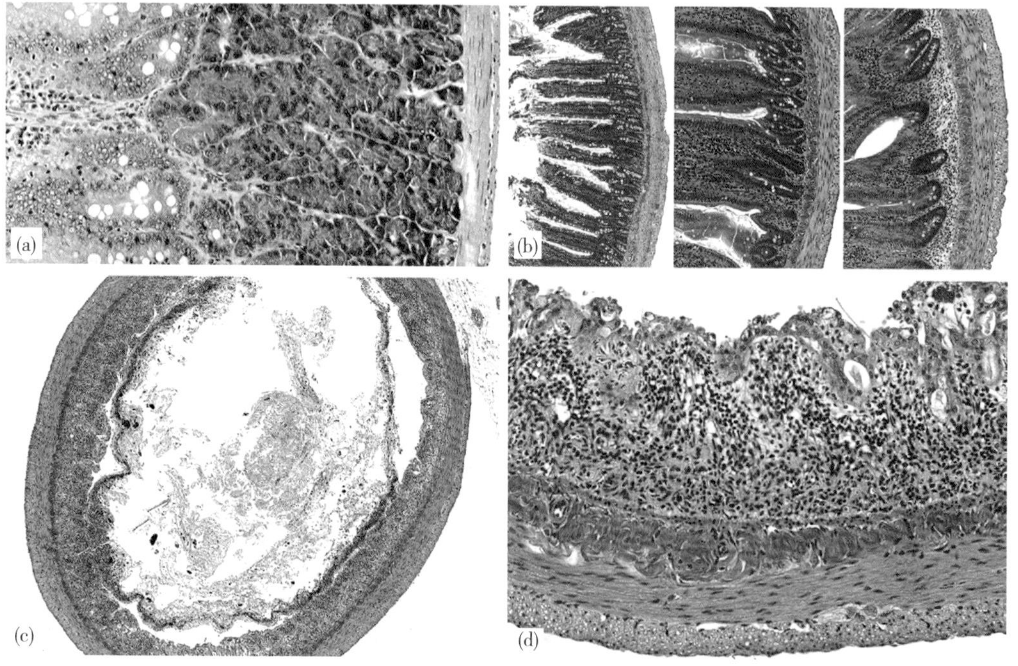

图 9.15 （a）大鼠，小肠，HE 染色。异位胰腺组织延伸至肌层（经允许引自 Bertram T.A. et al., *Guides for Toxicologic Pathology* GI-1, 1996.）。（b）大鼠，小肠，HE 染色。给予一种 Wnt 抑制剂后出现的剂量相关性改变。注意左图（对照）的杯状细胞和细长绒毛的数量，与之相比，低剂量（中图）和中剂量（右图）黏膜固有层增宽，特化细胞减少。（c）大鼠，小肠，HE 染色。一种 Wnt 抑制剂高剂量处理后，黏膜塌陷伴绒毛消失。（d）大鼠，小肠，HE 染色。（c）图的高倍图像，表现为黏膜塌陷部位绒毛结构和隐窝上皮细胞的消失。由于缺失的隐窝上皮细胞中包含干细胞和潘氏细胞，所以这种黏膜不能再生

炎症可导致这些动物的死亡。

据报道，大鼠对饲料中的淀粉和糖醇消化不良可引起盲肠扩张。动物出现腹部严重膨胀、盲肠腔内容物渗透性改变，黏膜增生和肥大伴有 ^{3}H- 胸苷掺入增多（Newberne et al. 1988）。

由于小肠的高增殖率，那些影响细胞增殖的损伤会导致组织结构改变，从绒毛变钝、融合，乃至黏膜萎陷（所有上皮细胞缺失），这取决于损伤的严重程度。拟辐射剂、电离辐射、抗有丝分裂药物和靶向 Wnt 信号通路的化合物均可能有类似作用（图 9.15b~d）。辐射损伤时，辐射与细胞成分相作用生成自由基，随后单链和双链 DNA 断裂产生凋亡。另外，辐射后发生的内皮损伤可引起血管渗漏和细胞浸润（Wang and Hauer-Jensen 2003）。辐射损伤不同于毒性损伤的一个显著特征是出现黏膜下层脉管系统增厚（Greaves 2012）。回肠中的局部刺激物可引起该处发生异常化生，回肠顶部的肠细胞被杯状细胞取代（图 9.16a~d）。

除了表面和（或）隐窝上皮的凋亡增加，许多病因（包括感染源和外源性物质）还可引起表面上皮凋亡减少。在这些病例中，表面上皮呈现异常不均匀的花边状形态（图 9.17a~c）。

虽然在具免疫力的非人灵长类动物或犬大肠腔内可见结肠小袋虫属纤毛原虫，但在非人灵长类动物可发生感染或侵染，尤其是免疫抑制剂的研究中。免疫抑制的非人灵长类动物可出现侵袭性纤毛虫病（与黏膜破坏和扩散到黏膜下层的微生物相关）或由溶组织内阿米巴引起的烧瓶状溃疡。小肠中最常见到的侵染是隐孢子虫病，由此导致绒毛钝化。该微生物呈 1~4μm 的圆形结构。免疫抑制的非人灵长类动物或小鼠的近端小肠上皮附近可见贾第鞭毛虫，该微生物纤细形似球拍，由于其看起来像隐窝中的黏液滴，所以很

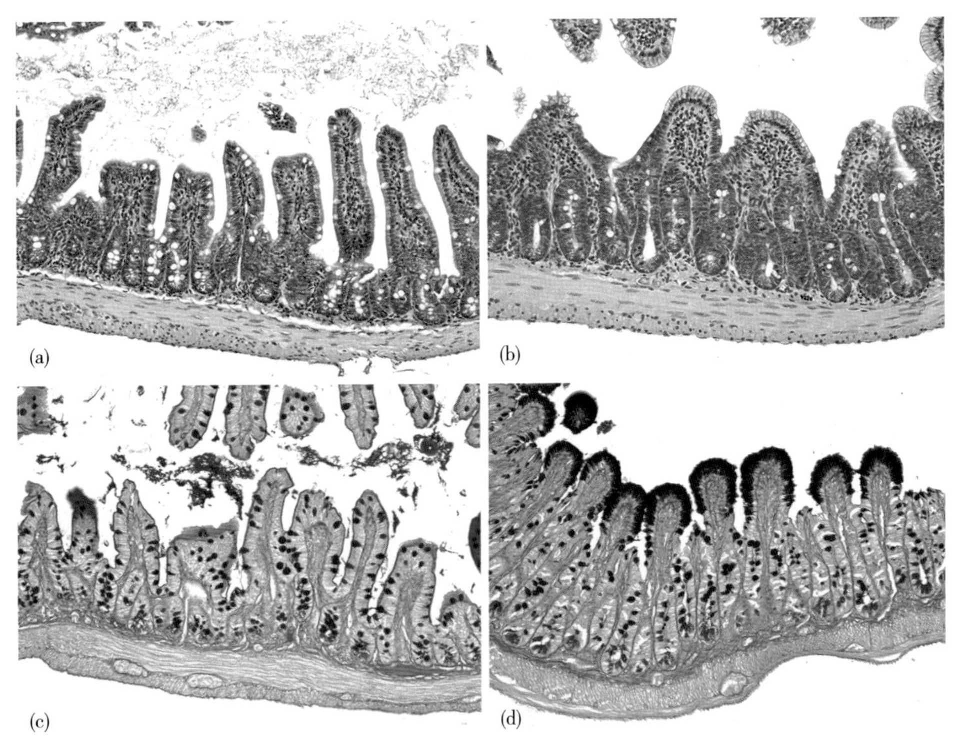

图 9.16 （a）大鼠，小肠，HE 染色。对照组小肠有细长的绒毛和杯状细胞。（b）大鼠，小肠，HE 染色。外源性物质处理导致绒毛变钝融合，嗜碱性增强。可见高柱状细胞沿着绒毛顶端形成一个“王冠”。（c）大鼠，小肠，PAS/AB 染色。对照组小肠隐窝内和绒毛两侧有黏液阳性细胞，但绒毛顶端没有。（d）大鼠，小肠，PAS/AB 染色。形成绒毛顶端的化生细胞黏液染色呈强阳性

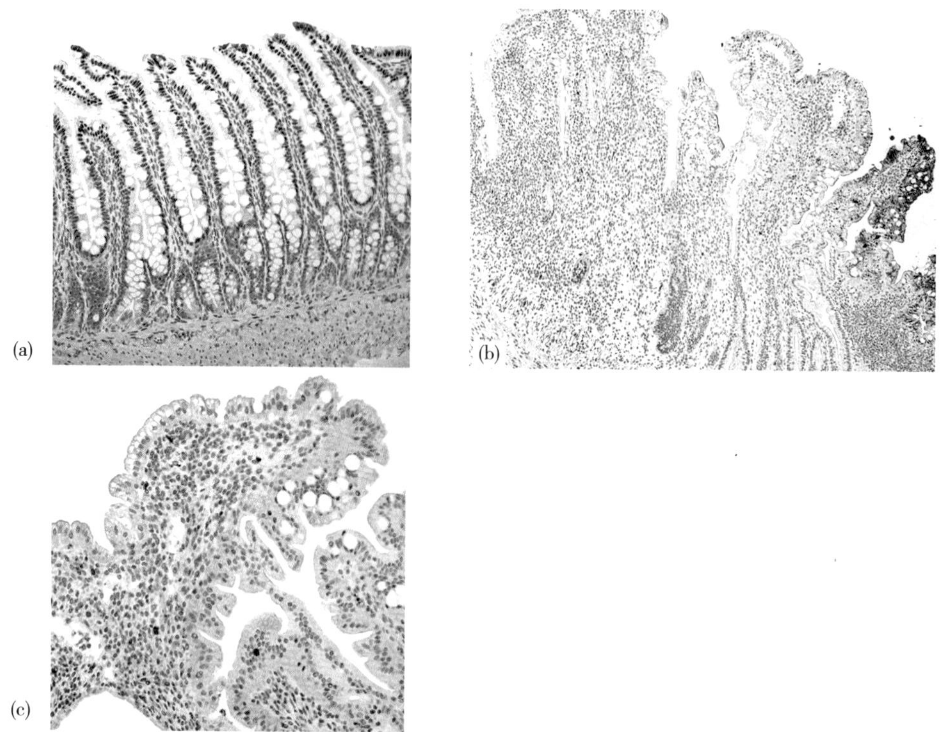

图 9.17 （a）大鼠，小肠，活化的胱天蛋白酶 -3（caspase-3）免疫组化染色。在对照组小肠，正在发生凋亡并脱落细胞胱天蛋白酶 -3 阳性。（b）大鼠，小肠，活化的胱天蛋白酶 -3 免疫组化染色。可见给予 Wnt 抑制剂后的大鼠小肠在绒毛顶端中央区域没有胱天蛋白酶 -3 阳性凋亡细胞。（c）大鼠，小肠，活化的胱天蛋白酶 -3 免疫组化染色。（b）图的高倍图显示缺乏胱天蛋白酶 -3 阳性细胞的绒毛上皮呈花边状，这样的花边状改变在有肠道病变的动物中很常见，尤其是猴，也许这种花边状改变也对应于某些案例的延迟凋亡

容易被忽视。在给予免疫抑制性外源物质及腺病毒和巨细胞病毒感染的非人灵长类动物的肠内，病毒包涵体和相关的黏膜病变并不常见。猕猴体内 LCV 的激活可导致涉及肠道多个节段的淋巴组织增生性改变，该病变通常由 B 淋巴细胞组
292 成（图 9.18a~d）。非人灵长类动物中出现的其他微生物包括旋核鞭毛虫，大肠内一种纤细的、带鞭毛的微生物。结节状线虫（结节线虫属）感染最常自发于非人灵长类动物（结节由病变内寄生虫引起的肉芽肿性反应构成），而鞭虫（鞭虫属）则较少见，主要见于免疫抑制动物。现代动物饲养使啮齿类动物很少见线虫感染，但大鼠偶见蛲虫（鼠管状线虫或四翼无刺线虫）感染（Elwell and McConnell et al. 1990）。室外饲养的猕猴常见的细菌感染（弯曲杆菌病和志贺菌病）在用于毒性研究的动物体内并不常见。除了非人灵长类动物以外，空肠弯曲杆菌也是犬急性肠炎的病因。耶尔森菌病主要是室外饲养的猕猴在潮湿、寒冷的月份患的另一种细菌感染，但是与其他病原体一样，这一细菌也可见于室内隔离环境中的动物。耶尔森菌病的特征是大花瓣状菌落周围围绕中性粒细胞。在抗生素测试中，毒理病理学家可能会遇到假膜性结肠炎，特征是带有小黏膜缺损的坏死性结肠炎，覆有由中性粒细胞和纤维蛋白构成的“火山喷发”状渗出物（Lowenstein 2003）。新世界猴（尤其是狨猴）不常用于毒理学研究，但是毒理病理学家需要了解许多这些种群中广泛存在慢性结肠炎，这可能是狨猴消耗性疾病的一部分（Lowenstein 2003；Chalmers et al. 1983）。这种病变的形态学改变多样，从以单形核细胞浸润为主，到黏膜缺损伴中性粒细胞浸润和隐窝脓肿。

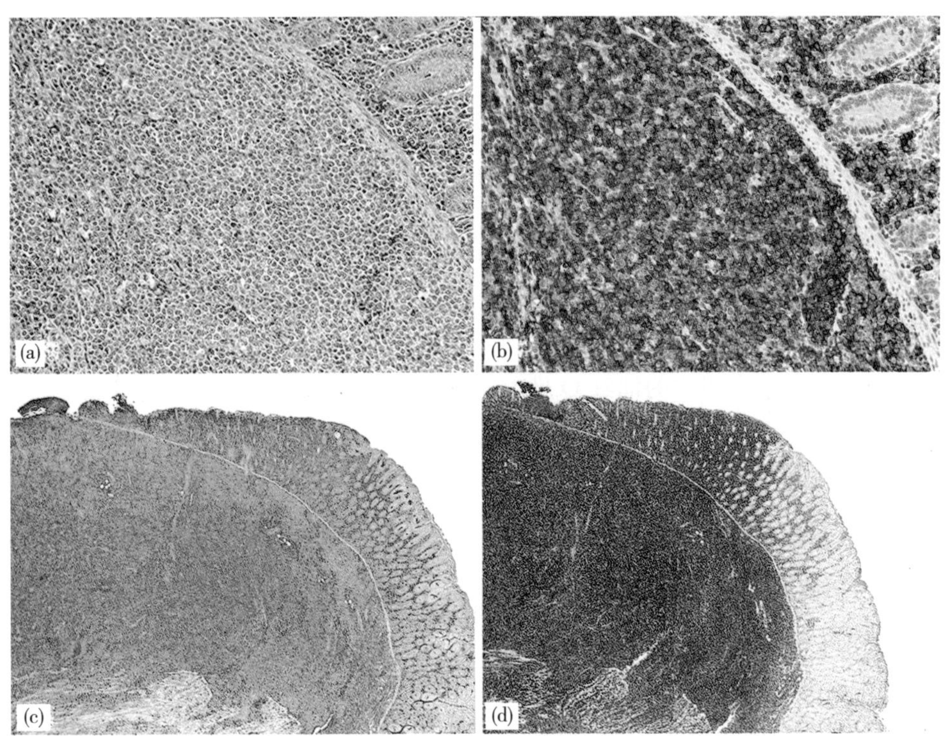

图 9.18 （a）猕猴，大肠，CD3 的免疫组化染色。一只免疫抑制猴的淋巴组织增生性病变。黏膜层和黏膜下层出现的淋巴细胞不是 T 细胞，因为 CD3 染色显示为阴性。（b）猕猴，大肠，CD20 的免疫组化染色。一只免疫抑制猴的淋巴组织增生性病变。黏膜层和黏膜下层的淋巴细胞是 B 细胞，因为 CD20 染色显示为阳性。（c）猕猴，大肠，EBNA-2 的免疫组化染色，黏膜层和黏膜下层的大多数淋巴细胞为 EBNA-2 阳性，EBNA-2 是一种 EB 病毒抗体，证实了病毒为致病原。（d）猕猴，大肠，EBER-1 的原位杂交。出现在黏膜层和黏膜下层的大多数淋巴细胞是 EBER-1 阳性，证实了这是一种与 LCV 相关的病变

最近，在大鼠和犬中进行了 p38MAPK 抑制剂一系列急性和 7 天重复给药研究。这些研究中，犬出现了消化道改变，而大鼠没有出现消化道改变。这些改变包括 GALT 和黏膜上皮的坏死，伴结肠和盲肠出血。大体检查出血明显，此病变被认为是由大肠黏膜缺血和再灌注损伤造成。虽然外周血中性粒细胞增多，脾小结中性粒细胞浸润，但这群动物大肠的炎症改变并不突出。这些研究的初步结论是，至少在犬中，p38MAPK 信号通路在通过细胞半胱天冬酶激活后对 B 细胞亚群的成熟和存活非常重要（Morris et al. 2010）。

吲哚美辛可引起大鼠派氏结附近的黏膜缺损，提示局部前列腺素合成酶受抑制后，针对肠道抗原活跃的免疫应答引起该病变（Greaves 2012）。

抗癌药物常引起肠道损伤，这些药物包括作用于微管细胞骨架的药物（例如紫杉醇）和有丝分裂驱动蛋白抑制剂。这些化合物可导致有丝分裂阻滞，形成大而异常的环状核分裂象和巨大核，上皮假复层和上皮细胞凋亡（Greaves 2012）。已被广泛研究的抗叶酸细胞毒性药物氨甲蝶呤可引起隐窝上皮增殖抑制和凋亡，从而导致绒毛萎缩、隐窝消失和上皮变薄。一些终末分 294
化细胞（杯状细胞和潘氏细胞）和派氏结相关细胞似乎不受累。将非派氏结上皮与派氏结上皮进行比较，发现前者的增殖和肠上皮细胞特异性基因的表达较弱，提示保持增殖能力是肠上皮细胞功能不受影响所必需的（Renes et al. 2002）。

犬给予 β 肾上腺素受体阻断剂时，发现所有剂量都可引起 Brunner 腺的空泡形成（Atenolol

2011）（图 9.19a）。

在几种 γ- 分泌酶抑制剂的大鼠研究中发现，在小肠和大肠的隐窝上皮细胞凋亡后，出现杯状细胞化生。基因表达图谱分析提示病变发展机制涉及 Rath1 依赖的 Notch 通路的改变（Milano et al. 2004）。

减肥药物可导致肠上皮内脂质沉积和绒毛顶端巨噬细胞吞噬脂质。冰冻切片的油红 O 染色或四氧化锇染色可证实脂质存在。其他与大鼠脂质沉积相关的药物包括红霉素酯和蛋白质合成抑制剂、嘌呤霉素和乙硫氨酸（Greaves 2012）。在沉积性肠病中，阳离子两亲性药物暴露后磷脂质沉积比脂质蓄积更常见（Halliwell 1997）。已上市的许多药物可引起磷脂质沉积，而无不良反应，这些药物在多种组织中经常呈种属特异性分
295 布，这取决于药物的分布和代谢。肠道磷脂质沉积的主要特征是超微结构中可见含有溶酶体髓磷脂的泡沫状巨噬细胞聚集。当绒毛结构受损，以致影响正常肠道功能（尤其是影响吸收功能）或者由于上皮损伤造成通透性增加时，肠道磷脂质沉积会更显著。暴露于纳米颗粒后也会看到类似的沉积性肠病（图 9.19b 和 c）。

9.4.5.1　大肠和小肠的增生性改变

大鼠胃肠最常见的自发性改变是盲肠黏膜弥漫性增生，伴或不伴混合细胞浸润（图 9.19d）。老龄 CD1 小鼠的肝胰管壶腹可发生黏膜和腺体增生，伴嗜酸性变，可有也可无结晶样结构（Shackelford and Elwell 1999）。一种变力性磷酸二酯酶抑制剂可引起大小肠全段的弥漫性、可逆性增生。除了肠腺变长（PAS/AB 染色发现含有适量的杯状细胞），黏膜肌层也增厚（Westwood et al. 1991）。与之相反，在慢性炎症或全身状况较差的情况下可能也会出现肠黏膜的萎缩，特征

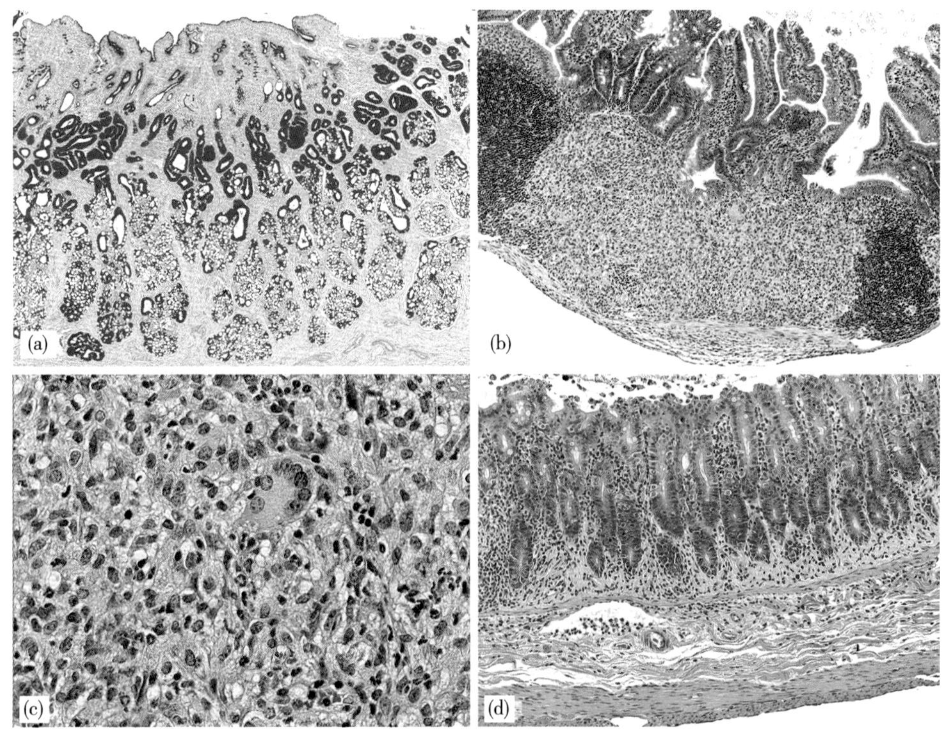

图 9.19 （a）犬，十二指肠，PAS 染色。Brunner 腺空泡状的上皮细胞可见 PAS 染色减少。（b）小鼠，小肠，HE 染色。给予纳米颗粒后出现的沉积性肠病。（c）小鼠，小肠，HE 染色。（b）图的高倍放大图，显示泡沫状巨噬细胞和多核巨细胞。（d）大鼠，盲肠，HE 染色。一只对照组大鼠的盲肠增生；可见杯状细胞缺失和肠腺嗜碱性增强

是被覆纤细、有些塌陷肠绒毛的小的上皮细胞，或更常见大肠的肠腺变短。与受试物有关的增生可出现肠腺变长伴杯状细胞数目增多或减少。抗原刺激可以引起 GALT 增生。

296 鼠柠檬酸杆菌是鼠类传染性结肠增生的病原体，可引起 CD4 细胞浸润和 Th1 型细胞因子反应（肿瘤坏死因子 α、白介素 12 和 γ- 干扰素），与鼠类 IBD 模型相似（Higgins et al. 1999）。

舒尼替尼（Sunitinib），一种有效的酪氨酸激酶抑制剂，可以引起大鼠和非人灵长类动物小肠杯状细胞增生或减少，伴或不伴细胞浸润（Patyna et al. 2008）。大鼠和非人灵长类动物给予重组人表皮生长因子（EGF），可以引起胃、唾液腺、泌尿系统及肠的细胞增生（Breider et al. 1996; Reindel et al. 1996）。这两个种属所有组织的增生性反应的成分中都有一些未分化细胞。

被称为十二指肠 Brunner 腺腺病的一种独特的部分可逆性病变，见于一种血管内皮生长因子（vascular endothelial growth factor, VEGF）受体抑制剂长期研究（图 9.20a~c）（Ettlin et al. 2010）。在其他 VEGF 抑制剂的短期研究中可见变性和炎症性改变，提示这些改变可能早于 26 周研究中出现的增生性改变（Inomata et al. 2011）。

如前所述，小肠有较高的增殖率，在生理状态下处于平衡状态，可维持所有肠管的绒毛 / 隐窝比例和黏膜厚度。然而，多种因素可以打破这种微妙的平衡，从而引起肠黏膜变薄（小肠绒毛变钝、变短）或引起黏膜增厚和肠腺变长。摄食量减少、垂体切除术、甲状腺切除术和心脏搭桥术可以引起黏膜变薄。其他引起小鼠黏膜增生减少的因素包括刺激 α1 或 β 受体，这种情况
下至少部分原因是血流量减少造成的（Greaves 297
2012）。此外，抗癌和抗病毒药物可以减少肠的

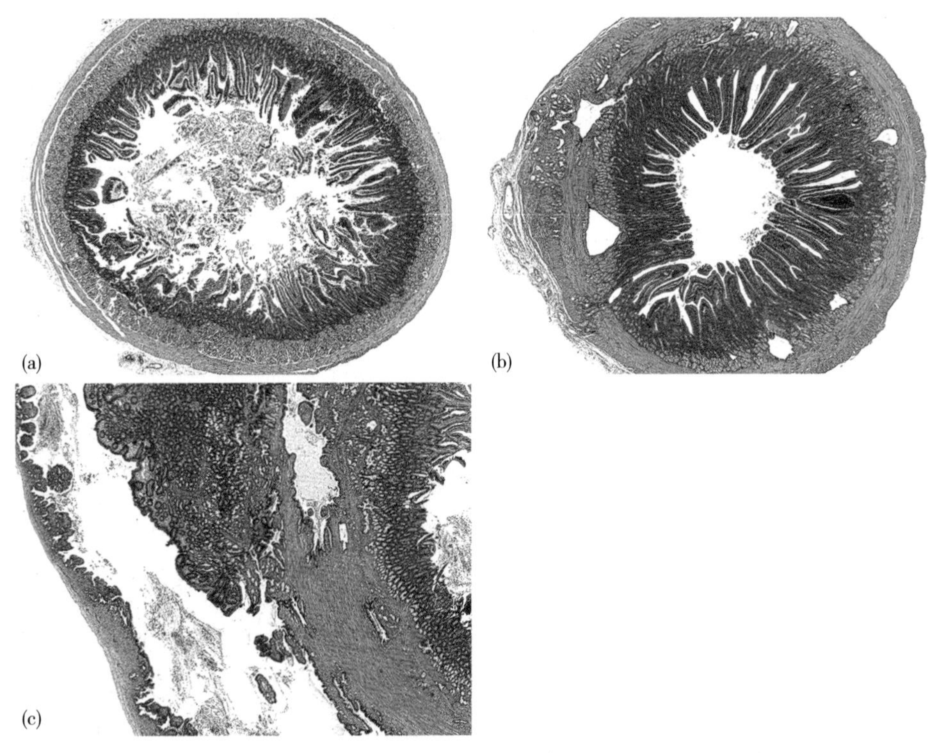

图 9.20（a）大鼠，十二指肠，HE 染色。对照组大鼠的 Brunner 腺均匀环绕在十二指肠近端的黏膜下层。（b）大鼠，十二指肠，HE 染色。长期给予一种 VEGF 抑制剂导致 Brunner 腺增生突入肌层，浆膜层也可见到。（c）大鼠，十二指肠，HE 染色。（b）图的高倍图像。可见 Brunner 腺明显扩张、增生

的增生，导致肠绒毛变短。其他化合物可能对表面上皮有抗有丝分裂或直接毒性作用，从而引起表面上皮绒毛萎缩和酶活性丧失。几种激素（如胃泌素、胰高血糖素、甲状腺素、皮质类固醇和GLP-2）、神经递质和小肠部分切除术可以促进肠的增殖。肠增生可伴杯状细胞数量正常、增多或减少。此外，可能会出现杯状细胞中黏液成分发生变化来代偿小肠部分切除术后出现的刺激效应（Greaves 2012）。结肠非典型增生（由氧化偶氮甲烷等致癌物所诱发）的特征是含有异常黏液的杯状细胞数目增多（表现为杯状细胞中唾液黏蛋白和硫黏蛋白的含量改变），或含有减少的黏蛋白的杯状细胞数量减少、隐窝分支减少或迂曲度增加。非典型增生区域的隐窝表现为嗜碱性增强，细胞核增大、泡状，形成假复层。

9.4.5.1.1　增生和反应性增生

这种病变的特征是虽然细胞可以穿透黏膜肌层到达黏膜下层，但基底膜保持完整，病变不压迫周围组织。这种病变没有特定的细胞类型。大肠反应性增生的细胞黏液生成减少、嗜碱性增强，可伴有炎症细胞浸润。细胞核可呈泡状，变长且核仁明显。偶尔可见杯状细胞数目增加。哺乳期啮齿类动物可出现弥漫性增生，以适应哺乳期代谢需求的增加和摄食量的增加。

9.4.5.1.2　非典型增生

在非典型增生区域，绒毛或肠管结构仍存在，但细胞可能变得拥挤或呈假复层。可出现细胞异型性和极性消失。大肠的部分或全部隐窝可增大、腺腔扩张。这些隐窝衬覆不同程度异型增生的细胞，杯状细胞分化减少。该病变通常不伴有炎症。

9.4.5.1.3　无绒毛状增生

无绒毛状增生可伴有炎症，特征是在增生的Brunner腺之间散在分布隐窝。老龄雄性DBA小鼠和雌雄C57BL小鼠常见该病变。由于存在炎症同时伴有几种类型的细胞增生，所以该病变被认为是一种反应性增生（Betton et al. 2001）。

自发性肠道肿瘤并不常见。小肠的上皮性肿瘤和间叶细胞肿瘤的发生率相似，但大肠的大多数肿瘤为上皮性肿瘤。在美国NTP项目中，N-亚硝基化合物和二甲肼等几种化合物可以诱发通常大体即可确认的上皮性肿瘤（Elwell and McConnell 1990）。最早期的病变只累及一两个隐窝，这些隐窝衬覆密集排列、深染、异型增生、核分裂象多见的上皮细胞。在药物试验中罕见与受试物相关的肠道肿瘤发生。在一项以环糊精作为溶媒的抗真菌剂伊曲康唑（Sporanox）大鼠终生试验中出现了这种病变。大鼠结肠增生和结肠腺癌发生率轻微增加被认为来自于对溶媒的一种适应性反应，因此静脉给予该药的人类患者无相关风险（Greaves 2012）。

9.4.5.1.4　腺瘤

腺瘤与局灶性非典型增生的区别在于腺瘤压迫周围组织（图9.21a）。腺瘤可呈有蒂支撑的息肉状生长，或无蒂的黏膜内向性生长。肠上皮可呈现出少许复层，如果是单层会表现出一定程度的核异型性。隐窝可穿透黏膜肌层但基底膜完 298
整。小肠腺瘤可含有杯状细胞和潘式细胞。依评估方法和小鼠的品系不同，近端小肠的腺瘤发生率可高达50%，但其他肠段的发生率却低至5%（Betton et al. 2001）。

9.4.5.1.5　腺癌

恶性上皮肿瘤可呈内生性或结节性，由排列成不同形态方式（从实性到囊性）的细胞组成，细胞呈多形性，极性可消失，有丝分裂象常见，细胞突破基底膜侵袭黏膜固有层或黏膜下层。大肠腺癌（图9.21b）可由腺瘤内部发展而来，也可源于“扁平”黏膜的异型增生区域。腺癌必须与疝入到纤维性硬化反应区域黏膜下层的非典型上皮加以区别。大肠无蒂肿瘤比有蒂肿瘤更容易发生转移。此外，至少在大鼠，小肠腺癌比大肠腺癌更常发生转移。

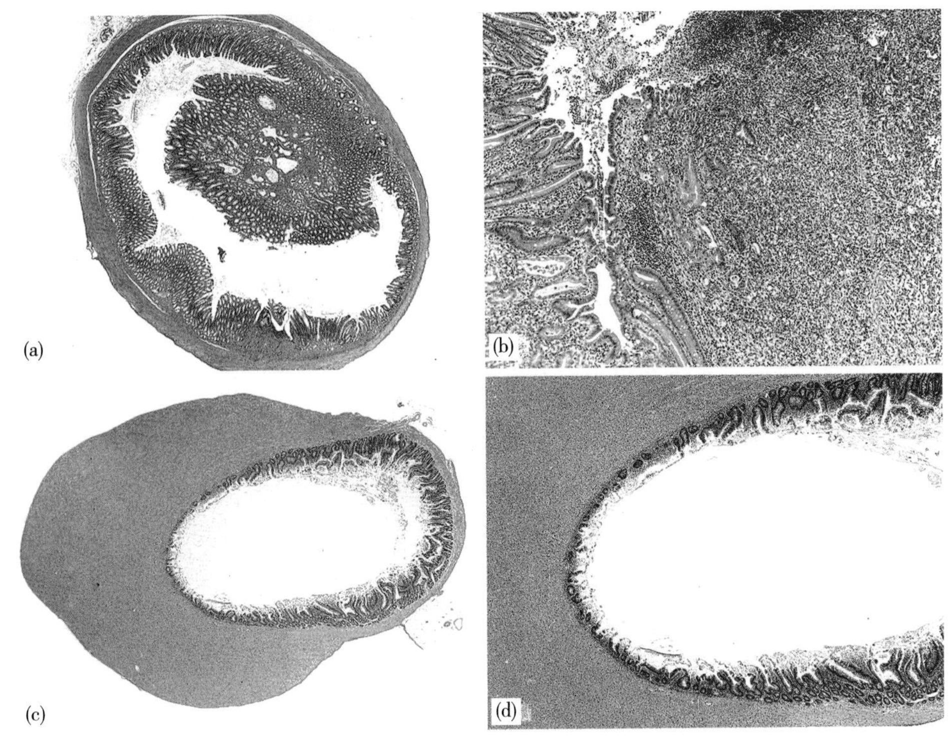

图 9.21 （a）大鼠，结肠，HE 染色。腺瘤由一个被覆黏膜上皮的外生性生长团块组成，突入肠腔。（b）大鼠，盲肠，HE 染色。腺癌由低分化的侵袭性上皮细胞组成，正常结构消失。可见局部糜烂和出血。（c）大鼠，空肠，HE 染色。平滑肌瘤导致肠壁呈不对称性结节性增厚。（d）大鼠，空肠，HE 染色，（c）图的高倍图像。分化好的平滑肌细胞取代了正常的肌层

9.4.5.1.6　黏液性腺癌

黏液性腺癌的细胞内黏液以特征性模式聚集，形成一个特殊的形态，即印戒细胞，而其他
299 肿瘤的黏液在细胞外聚集形成黏液湖。黏液性腺癌通常无蒂并有局部侵袭。大鼠的大小肠黏液腺癌可伴有淋巴结转移。黏液性腺癌中可发生骨化生。

9.4.5.1.7　间叶细胞良恶性肿瘤

如果不进行免疫组织化学，间叶细胞肿瘤的细胞来源很难确定。大多数这种肿瘤考虑为平滑肌来源（图 9.21c 和 d）。大鼠的施万细胞瘤多为恶性，常源于肠系膜，可侵袭多个组织。与之相比，根据对 CD117 的免疫反应性，人的大多数胃肠道间叶细胞肿瘤被认为来源于 Cajal 间质细胞。其他偶发性间叶细胞肿瘤包括血管瘤和血管肉瘤、纤维瘤和纤维肉瘤，以及系统性肿瘤（淋巴瘤、组织细胞肉瘤和肥大细胞瘤）的消化道表现。

9.5　评价方法

评估消化道时应根据评估的重点选择固定方法。福尔马林固定的组织能满足绝大多数研究目的，但如果特别关注黏液层，则推荐使用 Carnoy 固定液，因为这种固定液不是交联固定液，不含有水分，由氯仿、无水甲醇和冰醋酸组成。Carnoy 固定液或 methacarn 固定液可以保持黏液层在体内时的厚度及管腔内容物的空间结构（Johansson et al. 2011; Nava et al. 2011）。之前曾描述了胃的详细组织学评估的最佳方法。由于肠管较长，对啮齿类动物小肠进行专门评估时，最好在轻柔冲洗肠腔内容物后，将整个小肠卷绕到一个细杆支撑轴上，小型啮齿类动物小肠可以用牙签做支撑轴（图 9.22a 和 b）。啮齿类动物大肠和大型动物部分肠管可以采取相同的固定方法。这样的固定方法可以对整段肠管及派氏结进

行评估。大型动物先打开整段肠管，然后把部分肠管用大头针固定在软木板上以保证组织固定平整，随后对理想的部位在垂直黏膜方向进行取样。大体检查时建议仔细检查样本的黏膜面和浆膜面，指示为针尖样糜烂的褐色血色素沉积的单独样本，包括派氏结。通过组化和免疫组化染色进行组织学检查可以更好地对胃肠形态学进行详细评估。PAS-AB 和 HID-AB 染色可以区分黏膜上皮细胞的中性和酸性黏液物质，包括唾液酸和硫酸化黏液（图 9.22c 和 d）。一个不太常用的方法是利用凝集素可以与黏液特定糖基相结合的特性。利用几种凝集素的结合特性可以评估健康和疾病状态消化道不同部位的黏蛋白（Kuhlmann et al. 1983; Kitajima et al.1990）。消化道的黏液可能还具有所谓的伴刀豆球蛋白 A 染色的特性，这种染色方法是通过使用各种氧化方法伴或不伴还原对伴刀豆球蛋白 A- 辣根过氧化物酶方法进行了修改。根据这种方法可以把消化道黏蛋白分为四种：Ⅰ类、Ⅱ类、稳定型Ⅲ类和不稳定型Ⅲ类。在正常大鼠结肠中，Ⅰ类黏蛋白位于吸收上皮，Ⅱ类黏蛋白位于黏液层表面，另外，Ⅱ类黏蛋白和不稳定型Ⅲ类黏蛋白还出现于大鼠结肠的正常杯状细胞。稳定型Ⅲ类黏蛋白分布在大鼠胃的不同部位（Katsuyama and Spicer 1978; Uchida et al. 2001）。

当研究抗体治疗对柠檬酸杆菌相关结肠炎的影响时，病变成分可以用证明特定黏液成分的免疫组化方法进一步明确，也可以用流式细胞学确定炎症组分（Wlodarska et al. 2011）。

免疫组化方法还能进一步用来鉴定不同的细

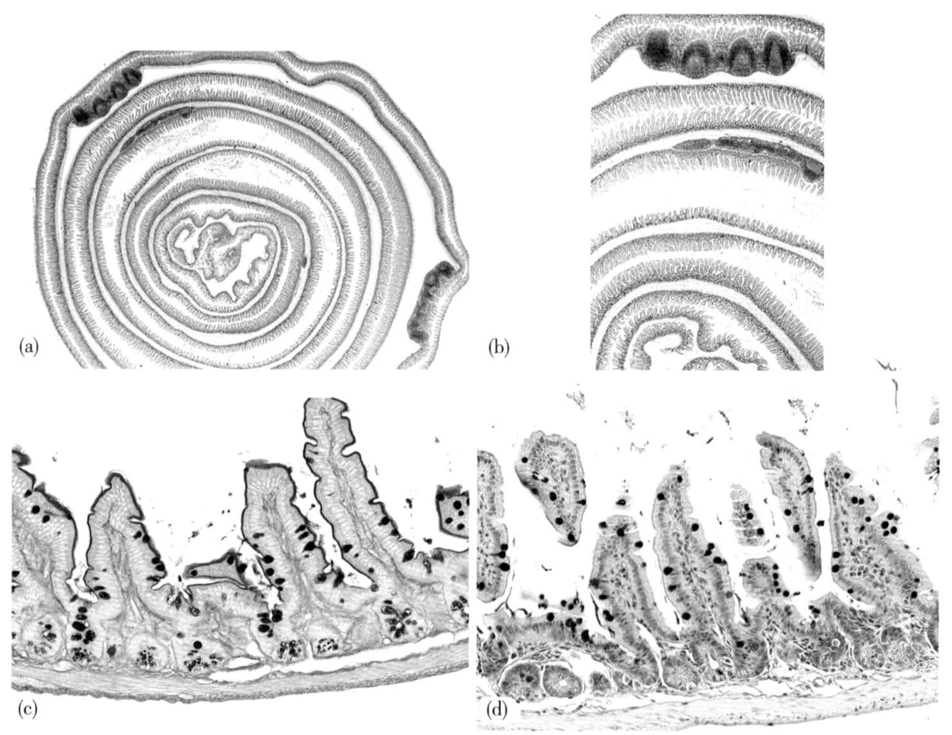

图 9.22 （a）小鼠，小肠，HE 染色。“瑞士蛋糕卷” 法可以显微观察小肠全长。派氏结很容易辨认，因此所有的派氏结都可以被评价。（b）小鼠，小肠，HE 染色。（a）图的高倍图像。可见绒毛结构保持完好，可以对细节进行评估。（c）小鼠，小肠，PAS 和阿尔新蓝 pH2.5（PAS/AB）染色。这种染色将中性黏液物质染成红色，酸性黏蛋白染成蓝色，而紫色颗粒是含有中性黏蛋白和酸性黏蛋白的混合物。（d）小鼠，小肠，高铁二氨和阿尔新蓝 pH2.5（HID/AB）染色。这种染色可以分辨酸性黏液物质是非硫酸化的唾液酸黏膜素（蓝色）还是硫酸化的硫黏蛋白（黑色）。蓝灰色代表是唾液酸和硫黏蛋白的混合物

胞成分，例如潘式细胞中的溶酶体酶、肠内分泌细胞亚型的特定产物，或用作一般标志物的神经烯醇化酶（NSE）或嗜铬粒蛋白 A。如在其他组
300 织一样，增殖可以用 BrDU 免疫组化染色（定时预处理动物后）或 Ki67 免疫组化染色（不用预处理动物）及随后的图像分析来进行评估。

体外细胞的评估可用于研究外源性物质的吸收、代谢和毒性。培养的细胞可以是原代细胞，也可以是来自正常组织的细胞系，或是转染了调控基因的正常细胞系（Sambruy et al. 2001）。体外系统可用于筛选药物和候选药物的渗透性，确定转运机制及评估细胞的代谢部位。

9.5.1　结构完整性的评估和生物标志物

胃肠疾病常伴有呕吐、腹泻或便秘的临床症状和一些常规临床病理学参数的变化，尤其是单价电解质和蛋白质水平的改变（但全血低蛋白血症并非肠道疾病的特异性病变）（Stockham and Scott 2008a,b），抗分泌药物通常可以提高血中的胃泌素水平。肠道吸收不良可以导致脂肪、蛋白质和糖等几种营养物质缺乏，进而引起血清叶酸或维生素 B_{12} 含量降低。额外的辅助试验包括吸收试验和肠道耐受性试验，可表明同化不良，但对消化不良和吸收不良没有特异性（Bounous 2003）。这个试验评估脂质、糖和蛋白质的同化作用。但是，这些指标并不能识别早期事件或追
301 踪疾病的进展。最后，实验动物较容易实施粪便潜血试验，而且是胃肠出血的一个敏感指标。从临床角度上看，疾病的进展的早期检测，尤其是癌和抗癌治疗后的不良事件是研究的热点。一项研究在动物模型和患者中使用无创性方法，蔗糖呼气试验来监测和检测黏膜炎的进展（Butler 2008）。评估癌前病变患者的线粒体 DNA，以及大鼠中的化疗相关毒性的方法已经出版。线粒体 DNA 损伤在评估化疗药物和非甾体抗炎药的胃肠毒性的发病机制时十分重要，还可以作为癌症早期诊断的一个生物标志物（Sui et al. 2006; Yanez et al. 2003）。迄今为止，在消化道癌症患者中鉴定 miRNA 尚未成功（Albulescu et al. 2011）。

如前所述，破坏 notch 信号通路可导致 γ 分泌酶类诱发小肠改变。降脂素（adipsin）是用一种新型 γ 分泌酶处理动物时发现的一种粪便标志物，这可能是由于 notch / hes-1 信号通路的破坏影响了小肠中的细胞分化（Searfoss et al. 2003）。

在 PAK-4 抑制剂处理的大鼠中发现了胃肠毒性的新型候选生物标志物。初步研究发现血浆瓜氨酸和粪便 miRNA194 至少在所用的动物模型中可以作为生物标志物（John-Baptiste et al. 2012）。需要其他方法进行验证来确认这些分析物能够作为胃肠损伤的生物标志物。

根据多个模型的试验结果建议将 ACF 作为恶性肿瘤的形态学生物标志物。ACF 的形态学分类（非异型增生型、增生型和异型增生型）与分子标志物和腺癌的可能进展相关。作者认为人类 ACF 的特征尚不明确，因此临床上用它来追踪腺癌的进展作用有限（Wargovich et al. 2010）。

9.5.2　黏膜细胞增殖的评估

在毒理病理学工作中，有时会要求对消化道的增殖进行评估。最经常（与其他组织一样）使用免疫组化的方法来表明 Ki67 或给予 BrDU 的免疫反应性，并且评估包括对有染色和无染色细胞核的图像分析来确定提示增殖的标记指数（Hormi and Lehy 1996）。不常用的方法是分离肠的上皮组分，用流式细胞术评估其 DNA 含量（Walsh 1994）。

9.5.3 毒理基因组学和代谢组学

基于核磁共振（nuclear magnetic resonance, NMR）的代谢组学被用于检测克罗恩病（Crohn's disease）患者的粪便标本，并且发现了几种与疾病呈正相关或负相关的代谢产物。胃分流术后的肥胖患者的血清代谢产物也用NMR来评价，以此来研究代谢适应过程。现在判断上述任何新方法是否有益并获得广泛接受还为时尚早（Mutch et al. 2009; Jansson et al. 2009）。

9.6 动物模型

9.6.1 干燥综合征

干燥综合征（Sjogren's syndrome）是人类一种重要的自身免疫性疾病（既可以是原发性，也可以并发于其他自身免疫性疾病，如狼疮），
302 该病由于唾液腺的淋巴细胞浸润而引起口干和其他临床症状。干燥综合征也包括泪腺的病变，从而导致干燥性角膜结膜炎，这里不做深入讨论。由于大多数干燥综合征患者都患有其他严重的疾病，因此对干燥综合征的了解不多，难以确定其发病机制。用于研究该疾病的多种小鼠模型进一步表明对该综合征知之甚少，并且每种模型都可能代表综合征的不同方面。小鼠模型可以分为原发性和继发性，另外在这两类模型中，分别都构建了自发性、免疫诱导性、基因敲除和转基因模型（Lavoie et al. 2011）。这些模型的唾液腺可见导管坏死和淋巴细胞浸润，代表了干燥综合征的不同方面。

9.6.2 胃炎

由于螺杆菌感染性胃炎的发病率相对较高（特别是在发展中国家），且与人类消化性溃疡疾病和癌症有关，因此螺杆菌相关性胃炎模型是研究热点。自1982年发现该病以来，许多动物模型被用来研究发病机制和寻找治疗方法。这些模型包括悉生菌小猪和猕猴，以及在不同种属中应用相关的菌种，包括用雪貂螺杆菌（*H. mustelae*）感染的雪貂和小鼠。最近，小鼠模型已经作为首选系统，因为小动物种属建立一种可重复模型的可能性更高（Marchetti et al. 1995）。为此，人们开发了一种与疾病生物学相关的组织学变化的可重复定量系统，因为用于评估人类胃活检的新悉尼系统（Updated Sydney System）在动物模型中被认为是不相关的（由于样品类型的不同，以及临床与临床前研究中病变特征的差异）。在新的小鼠评分系统中，根据显微镜视野下病变所占百分比，对中性粒细胞、胃炎和化生进行评分（Eaton et al. 2007）。对不同实验和不同病理学家的评分进行比较，显示结果相关性较好。

9.6.3 黏膜炎

人类黏膜炎（指消化道上皮的损伤，包括舌）与放疗、化疗和靶向抗EGFR治疗有关，是一种常见并且痛苦的毒性反应。由于黏膜炎涉及有害因子的直接损伤及继发性细菌和真菌感染，所以其临床表现复杂。口腔黏膜炎模型重点在原发损伤，该模型包括辐射诱导的小鼠模型（头部的急性辐射后评估舌腹侧病变）和仓鼠的颊黏膜模型（给予5-氟尿嘧啶联合表面辐射）。通过小鼠辐射建立了肠损伤模型。这些模型已用于病变发生机制的研究和治疗方法的临床前评估。口腔黏膜炎的特征是舌上皮变薄伴继发性固有层和肌层炎症。小肠黏膜炎可见凋亡和隐窝消失。角质形成细胞生长因子（Keratinocyte growth factor, KGF）、白细胞介素11（IL–11）和转化生长因子β在上述模型中是有效的，可保留大部分舌上皮并维持小肠隐窝的增殖区域（Bowen et al. 2011; Booth and Potten 2001; Chen et al. 2011）。

9.6.4　炎性肠病

炎性肠病（inflammatory bowel disease, IBD）是一种人类多因素疾病，具有从炎症、肉芽肿性克罗恩病到溃疡性结肠炎的一系列临床和形态学特征性表现，即黏膜缺失、炎症和上皮病变。由于环境、遗传和免疫机制等多种因素都会引起这类疾病的表现，因此尚未构建理想的动物模型。1999 年，Blumberg 等人的一篇综述中涉
303 及该疾病的炎症模型，有些模型是自发性（绒顶柽柳猴）；其他模型则需要通过灌肠给予醋酸，经口给予卡拉胶或右旋糖苷硫酸钠（dextran sulfate sodium, DSS），皮下给予环孢素 A 或结肠内给予肽多糖等外源性物质进行诱导（Blumberg et al. 1999）。另一些模型或是针对特定基因的转基因或基因敲除模型，如针对细胞因子功能（IL10$^{-/-}$ 敲除模型）、T 细胞功能（HLA-B27 转基因大鼠）或 IEC 屏障功能（三叶因子$^{-/-}$敲除模型）的模型（图 9.23a 和 b）（Blumberg et al. 1999; Hammer et al. 1990）。诱导型模型的最后一类涉及将细胞转入免疫缺陷动物［如将 CDεTg26 转入重度联合免疫缺陷（sevre combined immune deficiency, SCID 小鼠］。最常用的一种用 DSS 建立的动物模型涵盖了 IBD 的某些特征。DSS 是一种复杂的葡萄糖多聚体，分子量从 5000Da 到超过 100 万 Da 不等。DSS 是含有大约 20% 硫酸盐的右旋糖苷的高水溶性多聚阴离子衍生物。将含有不同浓度 DSS 的饮用水持续给予小鼠 4~14 天，通常以循环的方式可以诱发小鼠模型，形态学改变取决于小鼠品系和采用的试验方法，包括隐窝缺失、糜烂 / 溃疡、炎症细胞浸润、上皮增生 / 异型增生（图 9.23c）（Solomon et al. 2010）。读者可参考 Mahler 等人提出的一种小鼠 IBD 评分方案中对

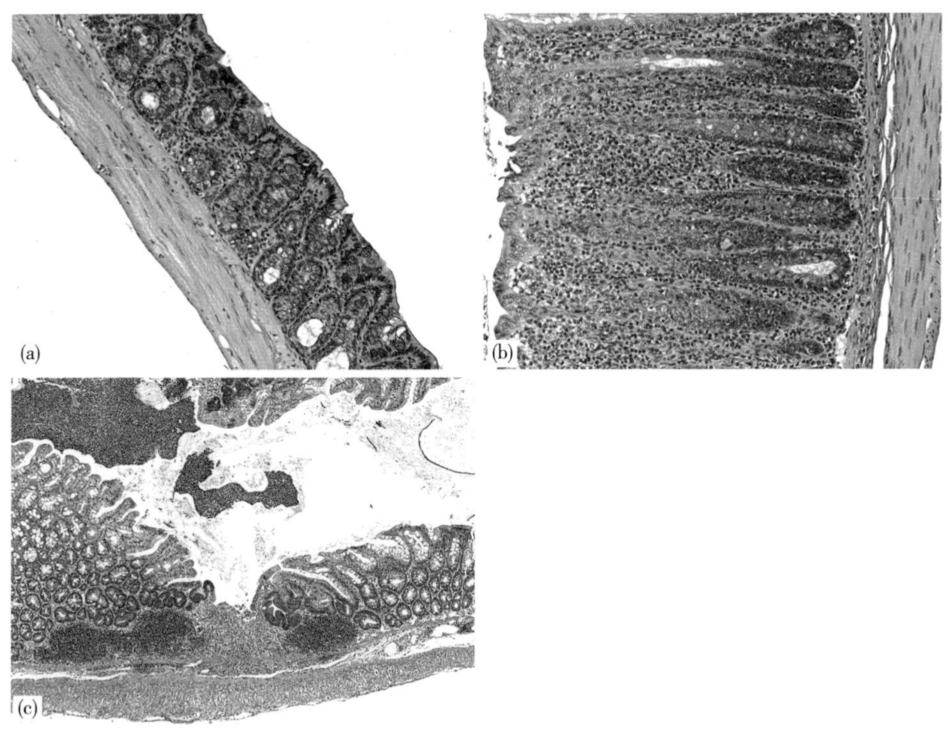

图 9.23　（a）大鼠，结肠，HE 染色。一只对照组 Fischer 344 大鼠的标本。注意黏膜厚度和大量杯状细胞。这只对照组动物的黏膜固有层细胞很少（美国新泽西州 Nutley, 罗氏制药公司 Dr. M. Harbison 提供照片）。（b）大鼠，结肠，HE 染色。HLA-B27 转基因大鼠的结肠，与（a）图的放大倍数相同，由于上皮增生和黏膜固有层的细胞浸润，导致黏膜明显增厚（美国新泽西州 Nutley, 罗氏制药公司 Dr. M. Harbison 提供照片）。（c）小鼠，结肠，HE 染色。在这个 DSS 结肠炎模型中可见隐窝消失、糜烂、细胞浸润、隐窝增生，呈分支状

病变进行的详细的系统性评价，包括隐窝缺失、糜烂/溃疡、增生性和异型增生性改变及炎症反应的程度和种类（Mahler et al. 1998）。最近的一项关于DSS诱导的小鼠结肠炎模型的时间性全基因组学表达谱研究显示，该模型在免疫反应、组织重构和血管生成等方面与溃疡性结肠炎有相
304 似性（Fang et al. 2011）。此外，多次给予DSS可引起β连环蛋白易位，而这是人结直肠致癌发生的一个早期事件（Cooper et al. 2000）。

9.6.5 结直肠肿瘤模型

DSS与致癌物［如氧化偶氮甲烷（azoxymethane, AOM）］联合应用给予大鼠或小鼠，目的是提高腺癌的发生率，这个模型已被用来研究发病机制、炎症介质和炎症相关的致癌作用。溃疡性结肠炎模型致癌作用的发病机制尚不清楚，但可表明（人的流行病学研究同样证实）潜在的炎症可能具有关键作用。在人类疾病和动物炎症模型中，COX-2和核因子K（nuclear factor K, NF-κB）是导致炎症过程的两个关键基因。在上述AOM/DSS联合模型中，肿瘤坏死因子α（tumor necrosis factor alpha, TNFα）水平升高，TNFα可以调节表达COX-2的炎症细胞的运输。在炎症模型还涉及NF-κB调节促炎症细胞因子，例如白介素-6（IL-6）。AOM/DSS模型中IL-6水平也升高（Kraus and Arber 2009）。

如前所述，有多个肿瘤等位基因杂合的APC^{min}小鼠主要发生小肠息肉。但是感染鼠枸橼酸杆菌（*C. rodentium*）后，该小鼠远端结肠肿瘤的发生率增加4倍，细菌可以诱导结肠增生（Newman et al. 2001）。

（姚 芳 张连珊 译；吕建军 张泽安 校）

参考文献

Abayomi T. A., Ofusori D. A., Ayoka O. A. et al. 2009. A comparative histological study of the tongueof rat (*Rattus norvegicus*), bat (*Eidolon helvum*) and pangolin (*Manis tricuspis*). *Int J Morphol27(4)*:1111–9.

Ainsworth M. A., Koss M. A., Hogan D. L., Isenberg J. I. 1995. Higher proximal duodenal mucosal bicarbonate secretion is independent of Brunner's glands in rats and rabbits. *Gastroenterology* 109:1160–6.

Albulescu R., Neagu M., Albulescu L. et al. 2011. Tissular and soluble miRNAs for diagnostic and therapy improvement in digestive tract cancers. *Expert Rev Mol Diagn* 11:101–20.

Alrawi S. J., Schiff M., Carroll R. E. et al. 2006. Aberrant crypt foci. *Anticancer Res* 26:107–20.

Atenolol. 2011. http://www.astrazeneca.ca/documents/ProductPortfolio/TENORMIN_PM_en.pdf (accessed April 2012).

Backed F., Ley R. E., Sonnenburg J. L. et al. 2005. Host-bacterial mutualism in the human intestine. *Science* 307:1915–20.

Baele M., Van den Bulck K., Decostere A. et al. 2004. Multiplex PCR assay for differentiation of *Helicobacter felis*, *H. bizzozeronii*, and *H. salomonis*. *J Clin Microbiol* 42:1115–22.

Barka T. 1980. Biologically active polypeptides in submandibular glands. *J Histochem Cytochem* 28:836–59.

Baskin G. B., Roberts E. D., Kuebler D. et al. 1995. Squamous epithelial proliferative lesions associated with rhesus Epstein–Barr virus in simian immunodeficiency virus-infected monkeys. *JID* 172:535–9.

Bertram TA, Markovits JE, Juliana MM. 1996. Non-proliferative lesions of the alimentary canal in rats. In *Guides for Toxicologic Pathology*. STP/ARP/AFIP, Washington, DC GI-1.

Betton G. 1998. The digestive system I: The gastrointestinal tract and exocrine pancreas. In *Target Organ Pathology. A Basic Text* (Eds J. Turton and J. Hooson). Taylor and Francis, London, pp. 29–60.

Betton G. R., Salmon G. K. 1984. Pathology of the forestomach in rats treated for 1 year with a new histamine H2-receptor antagonist, SK&F 93479 trihydrochloride. *Scand J Gastroenterol Suppl* 101:103–8.

Betton G. R., Dormer C. S., Wells T. et al. 1988. Gastric ECL-cell hyperplasia and carcinoids in rodents following chronic administration of H2-antagonists SK&F 93479 and oxmetidine and omeprazole. *Toxicol Pathol* 16:288–98.

Betton G. R., Whiteley L. O., Anver M. R. et al. 2001. Gastrointestinal tract. In *International Classification of Rodent Tumors the Mouse* (Ed U. Mohr). Springer Verlag, Berlin, Germany, pp. 23–58.

Bevins C. L. 2004. The Paneth cell and the innate immune response. *Curr Opin Gastroenterol* 20:572–80.

Blumberg R. S., Saubermann L. J., Strober W. 1999. Animal models of mucosal inflammation and their relation to human inflammatory bowel disease. *Curr Opin Immunol* 11:648–56.

305 Bonkovsky H. L., Hauri H. P., Marti U. et al. 1985. Cytochrome P450 of small intestinal epithelial cells. Immunohistochemical characterization of the increase in cytochrome P450 caused by phenobarbital. *Gastroenterology* 88:458–67.

Booth D., Potten C. S. 2001. Protection against mucosal injury by growth factors and cytokines. *J Natl Canc Inst Monogr* 29:16–20.

Borch K., Renvall H., Liedberg G. et al. 1986a. Relations between circulating gastrin and endocrine cell proliferation in the atrophic gastric fundic mucosa. *Scand J Gastroenterol* 21:357–63.

Borch K., Renvall H., Liedberg G. 1986b. Endocrine cell proliferation and carcinoid development: a review of new aspects of hypergastrinaemic atrophic gastritis. *Digestion* 35 (Suppl 1):106–15.

Botts S., Jokinen M., Gaillard E. T. et al. 1999. Salivary, Harderian and lacrimal gland. In *Pathology of the Mouse* (Eds R. R. Maronpot, G. A. Borman, and B. W. Gaul). Cache River Press, Saint Louis, MO, pp. 48–79.

Boughter J. D., Pumplin D. W., Yu C. et al. 1997. Differential expression of a-gustducin in taste bud populations in the rat and hamster. *J Neurosci* 17:2852–8.

Bounous D. I. 2003. Digestive system. In *Duncan and Prasse's Veterinary Laboratory Medicine Clinical Pathology*, 4th edition (Eds K. S. Latimer, E. A. Mahaffey, and K. W. Prasse). Iowa State Press, Ames, IA, pp. 215–30.

Bowen J. M., Gibson R. J., Keefe D. M. 2011. Animal models of mucositis: implications. *J Support Oncol* 9:161–8.

Breider M. A., Bleavins M. R., Reindel J. F. et al. 1996. Cellular hyperplasia in rats following continuous intravenous infusion of recombinant human epidermal growth factor. *Vet Pathol* 33:184–93.

Brown A. P., Courtney C. L., King L. M. et al. 2005. Cartilage dysplasia and tissue mineralization in the rat following administration of a FGF receptor tyrosine kinase inhibitor. *Toxicol Pathol* 33:449–55.

Brown H. R., Hardisty J. F. 1990. Oral cavity, esophagus and stomach. In *Pathology of the Fischer Rat. Reference and Atlas.* (Eds G. A. Boorman, S. L. Eustis, M. R. Elwell, C. A. Montgomery, Jr., and W. F. MacKenzie), Academic Press, San Diego, pp. 9–30.

Buettner M., Dimmler A., Magener A. et al. 2004. Gastric PDX-1 expression in pancreatic metaplasia and endocrine cell hyperplasia in atrophic corpus gastritis. *Mod Pathol* 17: 56–61.

Butler R. N. 2008. Measuring tools for gastrointestinal toxicity. *Curr Opin Supp Pall Care* 2:35–9.

Cao L., Xu X., Cao L. L. et al. 2007. Absence of full-length Brca1 sensitizes mice to oxidative stress and carcinogen-induced tumorigenesis in the esophagus and forestomach. *Carcinogenesis* 28:1401–7.

Carnahan J., Beltran P. J., Babij C. et al. 2010. Selective and potent RAF inhibitors paradoxically stimulate normal cell proliferation and tumor growth. *Mol Cancer Ther* 9:2399–410.

Carthew P. and Slinger R. P. 1981. Diagnosis of sialodacryoadenitis virus infection of rats in a virulent enzootic outbreak. *Lab Anim* 15:339–42.

Casteleyn C., Breugelmans S., Simoens P. et al. 2011. The tonsils revisited: review of the anatomical localization and histological characteristics of the tonsils of domestic and laboratory animals. *Clin Dev Immunol* doi:10.1155/2011/472460.

Cetinkaya B. O., Acikgoz G., Aydin O. et al. 2006. The relationship between proliferating cell nuclear antigen expression and histomorphometric alterations in cyclosporine A-induced gingival overgrowth in rats. *Toxicol Pathol* 34:180–6.

Chalmers D. T., Murgatroyed L. B., Wadsworth P. F. 1983. A survey of the pathology of marmosets (*Callithrix jacchus*) derived from a marmoset breeding unit. *Lab Anim* 17:270–9.

Chandra S. A., Nolan M. W., Malarkey D. E. 2010. Chemical carcinogenesis of the gastrointestinal tract in rodents: an overview with emphasis on NTP carcinogenesis bioassays. *Toxicol Pathol* 38:188–97.

Chen D., Zhao C. M., Andersson K. et al. 1998. ECL cell morphology. *Yale J Biol Med* 71:217–31.

Chen D., Aihara T., Zhao C. M. et al. 2006. Differentiation of the gastric mucosa. I. Role of histamine in control of function and integrity of oxyntic mucosa: understanding gastric physiology through disruption of targeted genes. *Am J Physiol Gastrointest Liver Physiol* 291:G539–44.

Chen P., Lingen M., Sonis S. T. et al. 2011. Role of AMP-18 in oral mucositis. *Oral Oncol* 47:831–9.

Chiba T., Kinoshita Y., Sawada M. et al. 1998. The role of endogenous gastrin in the development of enterochromaffin-like cell carcinoid tumors in Mastomys natalensis: a study with the specific gastrin receptor antagonist AG-041R. *Yale J Biol Med* 71:247–55.

Chiu T., Chen H. C. 1986. Spontaneous basophilic hypertrophic foci of the parotid glands of rats and mice. *Vet Pathol* 23:606–9.

Clayson D. B., Iverson F., Nera E. A. et al. 1990. The significance of induced forestomach tumors. *Ann Rev Pharmacol Toxicol* 30: 441–463.

Cooke H. J. 1986. Neurobiology of the intestinal mucosa. *Gastroenterology* 90:1057–81.

306 Cooper H. S., Murthy S., Kido K. et al. 2000. Dysplasia and cancer in the dextran sulfate sodium mouse colitis model. Relevance to colitis-associated neoplasia in human: a study of histopathology, b catenin and p53 expression and the role of inflammation. *Carcinogenesis* 21:757–68.

Cordero J. B., Sampson O. J. 2011. Wnt signaling and its role in stem cell-driven intestinal regeneration and hyperplasia. *Acta Physiol* doi:10.1111/j1748-1716.2011.02288x.

Cornetta A.M., Simpson K.W., Strauss-Ayali D. et al. Use of a [13C]urea breath test for detection of gastric infection with *Helicobacter* spp in dogs. *Am J Vet Res* 59:1364–9.

Creutzfeldt W., Lamberts R. 1991. Is hypergastrinaemia dangerous to man? *Scand J Gastroenterol Suppl* 180:179–91.

Damsch S., Eichenbaum G., Tonelli A. et al. 2011. Gavage-related reflux in rats: identification, pathogenesis, and toxicological implications (review). *Toxicol Pathol* 39:348–59.

Dawson P. A., Shneider B. L., Hofman A. F. 2006. Bile formation and the enterohepatic circulation. In *Physiology of the Gastrointestinal Tract*, 4th edition (Ed L. R. Johnson), Academic Press, Waltham, MA, pp. 1438–62.

Denny P. C., Ball W. D., Redman R. S. 1997. Salivary glands: a paradigm for diversity of gland development. *Crit Rev Oral Biol Med* 8:51–75.

de Rijk E. P. C. T., Ravesloot W. T. M., Hafmans T. G. M. et al. 2003. Multifocal ductal cell hyperplasia in the submandibular salivary glands of Wistar rats chronically treated with a novel steroid compound. *Toxicol Pathol* 31:1–9.

Diaz D., Allamnent K., Tarant J. M. et al. 2012. Phosphorous dysregulation induced by MEK small molecule inhibitors in rats involves blockade of FGF-23 signaling in kidney. *Toxicol Sci* 125:187–95.

Ding X., Kaminsky L. S. 2003. Human extrahepatic cytochromes P450: function in xenobiotic metabolism and tissue-selective chemical toxicity in the respiratory and gastrointestinal tracts. *Annu Rev Pharmacol Toxicol* 43:149–73.

Dressman J. B. 1986. Comparison of canine and human gastrointestinal physiology. *Pharm Res* 3:123–31.

Eaton K. A., Danon S. J., Krakowka S. et al. 2007. A reproducible scoring system for quantification of histologic lesions of inflammatory disease in mouse gastric epithelium. *Comp Med* 57:57–65.

Ekman L., Hansson E., Havu N. et al. 1985. Toxicological studies on omeprazole. *Scand J Gastroenterol* 108 (Suppl.):53–69.

Elmore S. A. 2006. Enhanced histopathology of mucosa-associated lymphoid tissue. *Toxicol Pathol* 34:687–96.

Elwell M. R., McConnell E. E. 1990. Small and large intestine. In *Pathology of the Fischer Rat. Reference and Atlas.* (Eds G. A. Boorman, S. L. Eustis, M. R. Elwell, C. A. Montgomery, Jr, and W. F. MacKenzie), Academic Press, San Diego, pp. 43–61.

Erdman S. E., Poutahidis T. 2010. Roles of inflammation and regulatory T cells in colon cancer. *Toxicol Pathol* 38:76–87.

Ettlin R. A., Kuroda J., Plassmann S. et al. 2010. Successful drug development despite adverse preclinical findings. Part 2: Examples. *J Toxicol Pathol* 23:213–34.

Faller G., Kirchner T. 2005. Immunological and morphogenic basis of gastric mucosa atrophy and metaplasia. *Virchows Arch* 446:1–9.

Fang K., Bruce M., Pattillo C. B. et al. 2011. Temporal genomewide expression profiling of DSS colitis reveals novel inflammatory and angiogenesis genes similar to ulcerative colitis. *Physiol Genomics* 43:43–56.

Farrell J. J., Taupin D., Koh T. J. et al. 2002. TFF2/SP-deficient mice show decreased gastric proliferation, increased acid secretion, and increased susceptibility to NSAID injury. *J Clin Invest* 109:193–204.

Feinstein R. E., Morris W. E., Waldemarson A. H. et al. 2008. Fatal acute intestinal pseudoobstruction in mice. *JAAALAS* 47:58–63.

Fenoglio-Preiser C. M., Noffsinger A. 1999. Aberrant crypt foci: a review. *Toxicol Pathol* 27:632–42.

Fletcher T. F., Weber A. F. 2011. Veterinary developmental anatomy. Veterinary embryology class notes (CVM 6100). Available at http://vanat.cvm.umn.edu/vanatpdf/EmbryoLectNotes.pdf (accessed May 2012).

Fox J.G., Rogers A.B., Whary M.T. et al. 2007. Accelerated progression of gastritis to dysplasia in the pyloric antrum of TFF2–/–C57BL6 × Sv129 *Helicobacter pylori*-infected mice. *Am J Pathol* 171:1520–8.

Franic T. V., Judd L. M., Nguyen N. V. et al. 2004. Growth factors associated with gastric mucosal hypertrophy in autoimmune gastritis. *Am J Physiol Gastrointest Liver Physiol* 287:G910–8.

Frantz J. D., Betton G., Cartwright M. E. et al. 1991. Proliferative lesions of the non-glandular and glandular stomach in rats. In *GI-3 Guides for Toxicol Pathology*, STP/ARP/AFIP, Washington, DC.

Frederick C. B., Hazelton G. A., Frank J. D. 1990. The histopathological and biochemical response of the stomach of male rats following two weeks of oral dosing with ethyl acrylate. *Toxicol Pathol* 18:247–56.

Fukushima S., Ito N. 1985. Papilloma, forestomach, rat. In *Monographs on Pathology of Laboratory Animals. Digestive System.* (Eds T. C. Jones, U. Mohr, and R. D. Hunt), Springer Verlag, Berlin, pp. 289–92.

307 Garrett W. S., Gordon J. I., Glimcher L. H. 2010. Homeostasis and inflammation in the intestine. *Cell* 140:859–70.

Goldenring J. R., Nomura S. 2006. Differentiation of the gastric mucosa III. Animal models of oxyntic atrophy and metaplasia. *Am J Physiol Gastrointest Liver Physiol* 291:G999–1004.

Gopinath C., Prentice D. E., Lewis D. J. 1987. The alimentary system and pancreas. In *Atlas of Experimental Toxicological Pathology*. Current Histopathology Series, vol. 13, G. Austin Gresham (series consultant editor), MTP Press Limited, Lancaster, UK, pp. 61–76.

Gould V. E., Wiedenmann B., Lee I. et al. 1987. Synaptophysin expression in neuroendocrine neoplasms as determined by immunocytochemistry. *Am J Pathol* 126:243–57.

Goyal R. K., Hirano I. 1996. The enteric nervous system. *NEJM* 334:1106–15.

Greaves P. 2012. Digestive system. In *Histology of Preclinical Toxicity Studies*, 4th edition, Elsevier, London, pp. 325–431.

Håkanson R., Sundler F. 1990. Proposed mechanism of induction of gastric carcinoids: the gastrin hypothesis. *Eur J Clin Invest* 20 (Suppl. 1):S65–71.

Håkanson R., Böttcher G., Ekblad E. et al. 1986. Histamine in endocrine cells in the stomach: a survey of several species using a panel of histamine antibodies. *Histochemistry* 86:5–17.

Håkanson R., Chen D., Sundler F. 1994. The ECL cells. In *Physiology of the Gastrointestinal Tract*, 3rd edition (Ed L. R. Johnson), Raven Press, New York, pp. 1171–84.

Halliwell W. H. 1997. Cationic amphiphilic drug-induced phospholipidosis. *Toxicol Pathol* 25:53–60.

Hammer R. E., Maika S. D., Richardson J. A. et al. 1990. Spontaneous inflammatory disease in transgenic rats expressing HLS-B27 and human B_2m: an animal model of HLA-B27-associated human disorders. *Cell* 63:1099–112.

Hanby A. M., Poulsom R., Playford R. J. et al. 1999. The mucous neck cell in the human gastric corpus: a distinctive, functional cell lineage. *J Pathol* 187(3):331–7.

Hansen M. B. 2003a. The enteric nervous system I: organization and classification. *Pharmacol Toxicol* 92:105–13.

Hansen M. B. 2003b. The enteric nervous system II: gastrointestinal functions. *Pharmacol Toxicol* 92:249–57.

Hansen M. B. 2003c. The enteric nervous system III: a targeting for pharmacological treatment. *Pharmacol Toxicol* 93:1–13.

Hayashi Y., Kurashima C., Utsuyama M. et al. 1988. Spontaneous development of autoimmune sialadenitis in aging BDF1 mice. *Am J Pathol* 132:173–9.

Hesketh P. J. 2008. Chemotherapy-induced nausea and vomiting. *N Engl J Med* 358:2482–94.

Higgins L. M., Frankel G., Douce G. et al. 1999. *Citrobacter rodentium* infection in mice elicits a mucosal Th1 cytokine response and lesions similar to those in murine inflammatory bowel disease. *Infect Immun* 67:3031–9.

Hirth R. S., Evans L. D., Buroker R. A. et al. 1988. Gastric enterochromaffin-like cell hyperplasia and neoplasia in the rat: an indirect effect of the histamine H2-receptor antagonist BL-6341. *Toxicol Pathol* 16:273–87.

Hormi K., Lehy T. 1996. Transforming growth factor a *in vivo* stimulates epithelial cell proliferation in digestive tissues of suckling rats. *Gut* 39:532–8.

IARC. 1999. Predictive value of rodent forestomach and gastric neuroendocrine tumors in evaluating carcinogenic risks to humans. In *Views and Expert Opinions of an IARC Working Group,* IARC Technical Publication No. 39 Lyon, 29 November–1 December 1999.

Ikeno T., Ota H., Sugiyama A. et al. Helicobacter pylori-induced chronic active gastritis, intestinal metaplasia, and gastric ulcer in Mongolian gerbils. *Am J Pathol* 154:951–60.

Imaoka M., Satoh H., Kai K. et al. 2003. Spontaneous ectopic sebaceous glands (Fordyce's granules) in the oral mucosa of Sprague Dawley rats. *J Toxicol Pathol* 16:253–7.

Inomata A., Nakano K., Hosokawa S. et al. 2011. Bruner's gland lesions in rats induced by vascular endothelial growth factor receptor-2 inhibitor. Pg 217 Cutting Edge Pathology, ESTP Uppsala 2011. Available at http://www.esvp.eu/site/index.php?option=com_content&view=section&layout=blog&id= 8&Itemid=32 (accessed April 2012).

Jalava K., On S.L., Vandamme P.A. et al. 1998. Isolation and identification of *Helicobacter* spp. from canine and feline gastric mucosa. *Microbiol* 64:3998–4006.

Jansson J., Willing B., Lucio M. et al. 2009. Metabolomics reveals metabolic biomarkers of Crohn's disease. *PLoS One* 4:26386–95.

Johansson M. E. V., Larsson J. M. H., Hansson G. C. 2011. The two mucus layers of colon are organized by the MUC2 mucin, whereas the outer layer is a legislator of host-microbial interactions. *PNAS* 108:4659–65.

John-Baptiste A., Lettiere D., Giovanelli M. et al. 2010. Paradoxical induction of epithelial hyperplasia by a selective Raf inhibitor. American Association for

Cancer Research 101st Annual Meeting, Washington,
308 DC. Available at http://www.abstractsonline.com/Plan/ViewAbstract.aspx?sKey=21e1dba3-e367-4f22- b284-4492fe1f1aa7&cKey=84ae9abc-8d2b-40d8-aa40-7d5a4af44ce7&mKey=%7b0591FA3B-AFEF- 49D2-8E65-55F41EE8117E%7d (accessed May 2012).

John-Baptiste A., Huang W., Kindt E. et al. 2012. Evaluation of potential gastrointestinal biomarkers in a PAK4 inhibitor-treated preclinical toxicity model to address unmonitorable gastrointestinal toxicity. *Toxicol Pathol* 40:482–90.

Johnson L. R. 2006. Apoptosis in the gastrointestinal tract. In *Physiology of the Gastrointestinal Tract*. 4th edition (Ed L. R. Johnson), Academic Press, Waltham, MA, pp. 345–74.

Johnson T. N., Tanner M. S., Tucker G. T. 2000. A comparison of the ontogeny of enterocytic and hepatic cytochrome P450 3A in the rat. *Biochem Pharmacol* 60:1601–10.

Jones T. C., Hunt R. D., King N. W. 1997. *Veterinary Pathology*, 6th edition, Lippincott Williams and Wilkins, Baltimore, MD, p. 354.

Judd L. M., Andringa A., Rubio C. A. et al. 2005. Gastric achlorhydria in H/K-ATPase-deficient (Atp4a(–/–)) mice causes severe hyperplasia, mucocystic metaplasia and upregulation of growth factors. *J Gastroenterol Hepatol* 20:1266–78.

Kaminsky L. S., Fasco M. 1992. Small intestinal cytochrome P450. *Critical Review Toxicol* 21:407–22.

Kaneko M., Morimura K., Nishikawa T. et al. 2002. Different genetic alterations in rat forestomach tumors induced by genotoxic and non-genotoxic carcinogens. *Carcinogenesis* 23:1729–35.

Kang W., Rathinavelu S., Samuelson L. C. et al. 2005. Interferon gamma induction of gastric mucous neck cell hypertrophy. *Lab Invest* 85:702–15.

Karam S. M. 2010. A focus on parietal cells as a renewing cell population. *World J Gastroenterol* 16:538–46.

Kararli T. T. 1995. Comparison of the gastrointestinal anatomy, physiology and biochemistry of humans and commonly used laboratory animals. *Biopharm Drug Disposition* 16:351–80.

Katsuyama T., Spicer S. 1978. Histochemical differentiation of complex carbohydrates with variants of the concanavalin A-horseradish peroxidase method. *J Histochem Cytochem* 26:233–50.

Kidd M., Modlin I. M., Eick G. N. et al. 2007. Role of CCN2/CTGF in the proliferation of Mastomys enterochromaffin-like cells and gastric carcinoid development. *Am J Physiol Gastrointest Liver Physiol* 292:G191–200.

Kikuchi M., Nagata H., Watanabe N. et al. 2010. Altered expression of a putative progenitor cell marker DCAMKL1 in the rat gastric mucosa in regeneration, metaplasia and dysplasia. *BMC Gastroenterology* 10:65. doi:10.1186/1471-230X-10-65.

Kim B. M., Buchner G., Miletich I. et al. 2005. The stomach mesenchymal transcription factor Barx1 specifies gastric epithelial identity through inhibition of transient Wnt signaling. *Dev Cell* 8:611–22.

Kirchhoff P., Andersson K., Socrates T. et al. 2006. Characteristics of the K+-competitive H+,K+-ATPase inhibitor AZD0865 in isolated rat gastric glands. *Am J Physiol Gastrointest Liver Physiol* 291:G838–43.

Kitajima M., Mogi M., Kiuchi T. et al. 1990. Alteration of gastric mucosal glycoprotein (lectin-binding pattern) in gastric mucosa in stress. *J Clin Gastroenterol* 12: S1–S7.

Konturek P. C., Konturek S. J., Brzozowski T. 2006. Gastric cancer and *Helicobacter pylori* infection. *J Physiol Pharmacol* 57 (Suppl 3):51–65.

Korenaga T., Fu X., Xing Y. et al. 2004. Tissue distribution, biochemical properties, and transmission of mouse type A AApoAII amyloid fibrils. *Am J Pathol* 164:1597–606.

Kraus S., Arber N. 2009. Inflammation and colorectal cancer. *Curr Opin Pharmacol* 9:1–6. doi:10.1016/j.coph.2009.06.006.

Kuhlmann W. D., Peschke P., Wurster K. 1983. Lectin–peroxidase conjugates in histopathology of gastrointestinal mucosa. *Virchows Arch (Pathol Anat)* 398:319–28.

Kutok J. L., Wang F. 2006. Spectrum of Epstein–Barr virus-associated disease. *Annu Rev Pathol Mech Dis* 1:375–404.

Kutok J. L., Klumpp S., Simon M. et al. 2004. Molecular evidence for rhesus lymphocryptovirus infection of epithelial cells in immunosuppressed rhesus macaques. *Virology* 78:3455–61.

Kuwamura M., Okajima R., Yamate J. et al. 2008. Pancreatic metaplasia in the gastro-achlorhydria in WTC-dfk rat, a potassium channel Kcnq1 mutant. *Vet Pathol* 45:586–91.

Lantini M. S., Cossu M., Isola M. et al. 2006. Subcellular localization of epidermal growth factor receptor in human submandibular gland. *J Anat* 208:595–9.

Lavoie T. N., Lee B. H., Nguyen C. Q. 2011. Current concepts: mouse models of Sjögren's syndrome. *J Biomed Biotechnol*. doi.org/10.1155/2011/549107.

Lee M. P., Ravenel J. D., Hu R. J. et al. 2000. Targeted disruption of the Kvlqt1 gene causes deafness and gastrichyperplasia in mice. *J Clin Invest* 106:1447–55.

Liu H., Merrell D. S., Semino-Mora C. et al. 2009. Diet 309
synergistically affects helicobacter pylori-induced gastric carcinogenesis in nonhuman primates. *Gastroenterology* 137:1367–79.

Lowenstein L. J. 2003. A primer of primate pathology: lesions and non-lesions. *Toxicol Pathol* 31

(Suppl):92–102.

MacDonald T. T., Monteleone G. 2005. Immunity, inflammation, and allergy in the gut. *Science* 307:1920–5.

Maekawa A. 1994. Changes in the esophagus and stomach. In *Pathobiology of the Aging Rat*. Vol 2 (Eds U. Mohr, C. C. Capen, and D. L. Dungworth), ILSI Press, Washington, DC, pp. 323–31.

Mahler M., Bristol I. J., Leiter E. H. et al. 1998 Differential susceptibility in inbred mouse stains to dextrane sulfate sodium-induced colitis. *Am J Physiol Gastrointest Liver Physiol* 274:G544–G51.

Majumdar A. P. N., Basson M. D. 2006. Effect of aging on the gastrointestinal tract. In *Physiology of the Gastrointestinal Tract*, 4th edition (Ed L. R. Johnson), Academic Press, Waltham, MA, pp. 406–34.

Marchetti M., Arico B., Burroni D. et al. 1995. Development of a mouse model of *Helicobacter pylori* infection that mimics human disease. *Science* 267:1655–8.

Masui T., Asamoto M., Hirose M. et al. 1987. Regression of simple hyperplasia and papillomas and persistence of basal cell hyperplasia in the forestomach of F344 rats treated with butylated hydroxyanisole. *Cancer Res* 47:5171–74.

Matsuzaki J., Suzuki H., Minegishi Y. et al. 2010. Acid suppression by proton pump inhibitors enhances aquaporin- 4 and KCNQ1 expression in gastric fundic parietal cells in mouse. *Dig Dis Sci* 55:3339–48.

Mehta R., Labuc G. E., Archer M. C. 1984. Organ specificity in the microsomal activation and toxicity of N-nitrosomethylbenzylamine in various species. *Cancer Res* 44:4017–22.

Milano J., McKay J., Dagenais C. et al. 2004 Modulation of notch processing by gamma-secretase inhibitors causes intestinal goblet cell metaplasia and induction of genes known to specify gut secretory lineage differentiation. *Toxicol Sci* 82:341–58.

Mitschke D., Reichel A., Fricker G. et al. 2008. Characterization of cytochrome P450 protein expression along the entire length of the intestine of male and female rats. *Drug Metabol Dispos* 36:1039–45.

Morgan R. W., Ward J. M., Hartman P. E. 1981. Aroclor 1254-induced intestinal metaplasia and adenocarcinoma in the glandular stomach of F344 rats. *Cancer Res* 41: 5052–59.

Morris D. L., O'Neil S. P., Devraj R. V. et al. 2010. Acute lymphoid and gastrointestinal toxicity induced by selective p38a map kinase and MAP kinase activated protein kinase-2 (MK2) inhibitors in the dog. *Toxicol Pathol* 38:606–18.

Mutch D. M., Fuhrman J. C., Rein D. et al. 2009. Metabolite profiling identifies candidate markers reflecting the clinical adaptations associated with Roux-en-Y gastric bypass surgery. *PLoS One* 4:e7905–16.

Nair P. N. R., Schroeder H. E. 1986. Duct-associated lymphoid tissue (DALT) of minor salivary glands and mucosal immunity. *Immunology* 57:171–80.

Nakamori Y., Komatsu Y., Kotani T. et al. 2010. Pathogenic importance of cysteinyl leukotrienes in development of gastric lesions induced by ischemia/reperfusion in mice. *J Pharmacol Exp Ther* 333:91–8.

Nava G. M., Friedrichsen H. J., Stappenbeck T. S. 2011. Spatial organization of intestinal microbiota in the mouse ascending colon. *ISME J* 5:627–38.

Neuenschwander S. B., Elwell M. R. 1990. Salivary glands. In *Pathology of the Fischer Rat. Reference and Atlas* (Eds G. A. Boorman, S. L. Eustis, M. R. Elwell, C. A. Montgomery, Jr, and W. F. MacKenzie), Academic Press, San Diego, pp. 31–42.

Newberne P. M., Charnley G., Adams K. et al. 1986. Gastric and oesophageal carcinogenesis: models for the identification of risk and protective factors. *Food Chem Toxicol* 24:1111–9.

Newberne P., Conner M. W., Estes P. 1988. The influence of food additives and related materials on lower bowel structure and function. *Toxicol Pathol* 16:184–97.

Newman J. V., Kosaka T., Sheppard B. J. et al. 2001. Bacterial infection promotes colon tumorigenesis in $APC^{min/+}$ mice. *J Inf Dis* 184:227–30.

Nilsson O., Wängberg B., Johansson L. et al. 1993. Rapid induction of enterochromaffin like cell tumors by histamine2-receptor blockade. *Am J Pathol* 142:1173–85.

Nishijima E., Meijers J. H., Tibboel D. et al. 1990. Formation and malformation of the enteric nervous system in mice: an organ culture study. *J Ped Surg* 25:627–31.

Nishikawa S., Sano F., Takagi K. et al. 2010. Spontaneous poorly differentiated carcinoma with cells positive for vimentin in a salivary gland of a young rat. *Toxicol Pathol* 38:315–8.

Nomura S., Yamaguchi H., Ogawa M. et al. 2005. Alterations in gastric mucosal lineages induced by acute oxyntic atrophy in wild-type and gastrin-deficient mice. *Am J Physiol Gastrointest Liver Physiol* 288:G362–75.

Nozaki K., Ogawa M., Williams J. A. et al. 2008. A molecular signature of gastric metaplasia arising in response to acute parietal cell loss. *Gastroenterology* 134:511–22.

Nozaki K., Weis V., Wang T. C. et al. 2009. Altered gastric 310
chief cell lineage differentiation in histaminedeficient mice. *Am J Physiol Gastrointest Liver Physiol* 296:G1211–20.

Nyska A., Waner T., Zlotogorski A. et al. 1990. Animal model of human disease. Oxodipine-induced gingival hyperplasia in beagle dogs. *Am J Pathol* 137:737–9.

Ogasawara T., Hoensh H., Ohnhaus E. E. 1985. Distribution

of glutathione and its related enzymes in the small intestinal mucosa of rats. *Arch Toxicol Suppl* 8:110–3.

Ogawa T., Maeda K., Tonai S. et al. 2003. Utilization of knockout mice to examine the potential role of gastric histamine H2-receptors in Menetrier's disease. *J Pharmacol Sci* 91:61–70.

Pace V., Wieczorek G., Pace M. et al. 2010. Spontaneous metastatic angiosarcoma of the tongue in a Wistar rat: morphological and immunohistochemical characterization. *Toxicol Pathol* 38:472–5.

Parkin C. A., Ingham P. W. 2007. The adventures of sonic hedgehog in development and repair. I hedgehog signaling in gastrointestinal development and disease. *Am J Physiol Gastrointest Liver Physiol* 294:G363–7.

Patyna S., Arrigoni C., Terron A. et al. 2008. Nonclinical safety evaluation of Sunitinib: a potent inhibitor of VEGF, PDGF, KIT, FLT3 and RET receptors. *Toxicol Pathol* 36:905–16.

Percy D. H., Wojcinski Z. W., Schunk M. K. 1989. Lacrimal glands in Wistar rats infected with sialodacryoadenitis virus. *Vet Pathol* 26:238–45.

Polk D. B., Peek R. M. 2010. *Helicobacter pylori*: gastric cancer and beyond. *Nat Rev Cancer* 10:403–14.

Poutahidis T., Tsangaris T., Kanakoudis G. et al. Helicobacter pylori-induced gastritis in experimentally infected conventional piglets. *Vet Pathol* 38:667–78.

Poynter D., Pick C. R., Harcourt R. A. et al. 1985. Association of long lasting unsurmountable histamine H2 blockade and gastric carcinoid tumors in the rat. *Gut* 26:1284–95.

Poynter D., Selway S. A., Papworth S. A. et al. 1986. Changes in the gastric mucosa of the mouse associated with long lasting unsurmountable histamine H2 blockade. *Gut* 27:1338–46.

Pritchard D. M., Przemeck S. M. 2004. Review article: how useful are the rodent animal models of gastric adenocarcinoma? *Aliment Pharmacol Ther* 19:841–59.

Proctor D. M., Gatto N. M., Hong S. J. et al. 2007. Mode-of-action framework for evaluating the relevance of rodent forestomach tumors in cancer risk assessment. *Toxicol Sci* 98:313–26.

Radi Z. 2009. Pathophysiology of cyclooxygenase inhibition in animal models. *Toxicol Pathol* 37:34–46.

Radtke F., Clevers H. 2005. Self-renewal and cancer of the gut: two sides of a coin. *Science* 307:1904–9.

Ramiro-Ibanez F., Trajkovic D., Jessen B. 2005. Gastric and pancreatic lesions in rats treated with a pan-CDK inhibitor. *Toxicol Pathol* 33:784–91.

Rees J., Spencer A., Wilson S. et al. 1997. Time course of stomach mineralization, plasma, and urinary changes after a single intravenous administration of gadolinium(III) chloride in the male rat. *Toxicol Pathol* 25:582–9.

Reindel J. F., Pilcher G. D., Gough A. W. et al. 1996. Recombinant human epidermal growth factor 1-48-induced structural changes in the digestive tract of cynomolgus monkeys (*Macaca fascicularis*). *Toxicol Pathol* 24:669–80.

Renes I. B., Verburg M., Bulsing N. P. et al. 2002. Protection of the Peyer's patch-associated crypt and villus epithelium against methotrexate-induced damage is based on its distinct regulation of proliferation. *J Pathol* 198:60–8.

Reuter B. K., Davies N. M., Wallace J. L. 1997. Nonsteroidal anti-inflammatory drug enteropathy in rats: role of permeability, bacteria, and enterohepatic circulation. *Gastroenterology* 112:109–17.

Reni: Revised guides for organ sampling and trimming in rats and mice. Available at http://reni.item.fraunhofer.de/reni/trimming/index.php (accessed January 2012).

Roepke T. K., Anantharam A., Kirchhoff P. et al. 2006. The KCNE2 potassium channel ancillary subunit is essential for gastric acid secretion. *J Biol Chem* 281:23740–7.

Roepke T. K., Purtell K., King E. C. et al. 2010. Targeted deletion of Kcne2 causes gastritis cystica profunda and gastric neoplasia. *PLoS One* 5:e11451.

Rogers A. B., Taylor N. S., Whary M. T. et al. 2005. *Helicobacter pylori* but not high salt induces gastric intraepithelial neoplasia in B6129 mice. *Cancer Res* 65:10709–15.

Rozman K. 1988. Disposition of xenobiotics: species differences. *Toxicol Pathol* 16:123–9.

Rubin B. P., Antonescu C. R., Scott-Browne J. P. et al. 2005. A knock-in mouse model of gastrointestinal stromal tumor harboring kit K641E. *Cancer Res* 65:6631–9.

Rubio C.A, Befrits R. 2009. Increased lysozyme expression in gastric biopsies with intestinal metaplasia and pseudopyloric metaplasia. *Clin Exp Med* 2:248–53.

Sambruy Y., Ferruzza S., Ranaldi G. et al. 2001. Intestinal cell culture models. *Cell Biol Toxicol* 17:301–17.

Sato T., van Es J. H., Snippert H. J. et al. 2011. Paneth cells constitute the niche for Lgr5 stem cells in intestinal crypts. *Nature* 469:415–9.

Savage N. W., Barber M. T., Adkins K. F. 1986. Pigmentary 311
changes in the rat oral mucosa following antimalarial therapy. *J Oral Pathol* 15:468–71.

Searfoss G. H., Jordan W H., Calligaro D. O. et al. 2003. Adipsin, a biomarker of gastrointestinal toxicity mediated by a functional g secretase inhibitor. *J Biol Chem* 278:46107–16.

Seitz S., Boelsterli U. A. 1998. Diclofenac acyl glucuronide, a major biliary metabolite, is directly involved in small intestinal injury of rats. *Gastroenterology* 115:1476–82.

Shackelford C. C., Elwell M. R. 1999. Small and large

intestine, and mesentery. In *Pathology of the mouse* (Ed R. Maronpot), Cache River Press, Saint Louis, MO, pp. 81–118.

Shao J., Sartor R. B., Dial E. et al. 2000. Expression of intrinsic factor in rat and murine gastric mucosal cell lineages is modified by inflammation. *Am J Pathol* 157:1197–205.

Shin J. M., Sachs G. 2008. Pharmacology of proton pump inhibitors. *Curr Gastroenterol Rep* 10:528–34.

Simon W. A., Herrmann M., Klein T. et al. 2007. Soraprazan: setting new standards in inhibition of gastric acid secretion. *J Pharmacol Exp Ther* 321(3):866–74.

Singer I. I., Kawka D. W., Scott S. et al. 1991. Inhibitors of 3-hydroxy-3-methylglutaryl coenzyme A reductase induce reductase accumulation and altered lamellar bodies in rat forestomach keratinocytes. *Arterioscler Thromb* 11:1156–65.

Solcia E., Capella C., Fiocca R. et al. 1998. Disorders of the endocrine system. In *Pathology of the Gastrointestinal Tract* (Eds S. C. Ming and H. Goldman), Williams and Wilkins, Philadelphia, pp. 295–322.

Solomon L., Mansor S., Mallon P. et al. 2010. The dextran sulphate sodium (DSS) model of colitis: an overview. *Comp Clin Pathol* 19:235–9.

Spencer A. J., Barbolt T. A., Henry D. C. et al. 1989. Gastric morphological changes including carcinoid tumorsin animals treated with a potent hypolipidemic agent, ciprofibrate. *Toxicol Pathol* 17:7–15.

Stappenbeck T. S., Miyoshi H. 2009. The role of stromal cells in tissue regeneration and wound repair. *Science* 324:1666–9.

Stevens C. E. 1980. The gastrointestinal tract of mammals: major variations. In *Comparative Physiology: Primitive Mammals* (Eds K. Schmidt-Nielsen, L. Bolis, and C. R. Taylor), University Press, New York, pp. 52–62.

Stinson S. F., Kovatch R. M. 1990. Tumors of the upper digestive tract (oral cavity, esophagus, forestomach). In *Atlas of Tumor Pathology of the Fischer Rat* (Eds S. F. Stinson, H. M. Schuller, and G. K. Reznik), CRC Press, Boca Raton, pp. 69–93.

Stockham S. L., Scott M. A. 2008a. Exocrine pancreas and intestine. In *Fundamentals of Veterinary Clinical Pathology*, 2nd edition, Blackwell Publishing, Ames, IA, pp. 739–62.

Stockham S. L., Scott M. A. 2008b. Monovalent electrolytes and osmolality. In *Fundamentals of* VeterinaryClinical *Pathology*, 2nd edition, Blackwell Publishing, Ames, IA, pp. 497–557.

Streett C. S., Robertson J. L., Crissman J. W. 1988. Morphologic stomach findings in rats and mice treated with the H2 receptor antagonists, ICI 125.211 and ICI 162.846. *Toxicol Pathol* 16:299–304.

Stumpel F., Scholtka B., Jungermann K. 2000. Stimulation by portal insulin of intestinal glucose absorption via hepatoenteral nerves and prostaglandin e2 in the isolated, jointly perfused small intestine and liver of the rat. *Ann NY Acad Sci* 915:111–6.

Sui G., Zhou S., Wang J. et al. 2006. Mitochondrial DNA mutations in preneoplastic lesions of the gastrointestinal tract: a biomarker for early detection of cancer. *Mol Cancer* 5:73–81.

Sundberg J. P., Schlegel R., Jenson A. B. 1998. Mucosotropic papillomavirus infections. *Lab Anim Sci* 48:240–2.

Syder A. J., Karam S. M., Mills J. C. et al. 2004. A transgenic mouse model of metastatic carcinoma involving transdifferentiation of a gastric epithelial lineage progenitor to a neuroendocrine phenotype. *Proc Natl Acad Sci USA* 101:4471–6.

Takagi H., Jhappan C., Sharp R. et al. 1992. Hypertrophic gastropathy resembling Ménétrier's disease in transgenic mice overexpressing transforming growth factor alpha in the stomach. *J Clin Invest* 90:1161–7.

Takahashi M., Hasegawa R. 1990. Tumors of the stomach. In *Pathology of Tumors in Laboratory Animals. Vol I. Tumors of the Rat*, 2nd edition (Eds V. S. Turusov and U. Mohr), IARC Scientific Publications No. 99, Lyon, pp. 129–57.

Takaishi S., Tu S., Dubeykovskaya Z. A. et al. 2009. Gastrin is an essential cofactor for helicobacter-associated gastric corpus carcinogenesis in C57BL/6 mice. *Am J Pathol* 175:365–75.

Tamura M., Hirayam K., Itoh K. 1996. Comparison of colonic bacterial enzymes in gnotobiotic mice monoassociated with different intestinal bacteria. *Microbiol Ecol Health Dis* 9:287–94.

Tanabe T., Murata I., Karasuyama M. 2003. Immunoelectron microscopic study for histamine in the gastric enterochromaffin-like cells of rats treated with the proton pump inhibitor lansoprazole. *Histochem Cell Biol* 120:401–8.

Ten Hagen K. G., Balys M. M., Tabak L. A. et al. 2002. Analysis of isoproterenol-induced changes in parotid gland gene expression. *Physiol Genomics* 8:107–14.

Thoolen B., Koster H., van Kolfschoten A. et al. 2002. 312
Gastric neuroendocrine tumors in a 2-year oncogenicity study with CD-1 mice. *Toxicol Pathol* 30(3):322–7.

Tsuji S., Sun W. H., Tsujii M. et al. 2002. Lansoprazole induces mucosal protection through gastrin receptordependent up-regulation of cyclooxygenase-2 in rats. *J Pharmacol Exp Ther* 303:1301–8.

Turnbaugh P. J., Ley R. E., Mahowald M. A. et al. 2006. An obesity-associated gt microbiome with increased capacity for energy harvest. *Nature* 444:1027–31.

Turnbaugh P. J., Ridaura V. K., Faith J. J. et al. 2009.

The effect of diet on the human gut microbiome: a metagenomic analysis in humanized gnotobiotic mice. *Sci Transl Med* 1:1–10.

Uchida K., Kado S., Ando M. et al. 2001. A mucinous histochemical study on malignancy of aberrant crypt foci (ACF) in rat colon. *J Vet Med Sci* 63:145–9.

Ueyama H., Yao T., Nakashima Y. et al. 2010. Gastric adenocarcinoma of fundic gland type (chief cell predominant type): proposal for a new entity of gastric adenocarcinoma. *Am J Surg Pathol* 34:609–19.

van den Brink G. 2007. Hedgehog signaling in development and homeostasis of the gastrointestinal tract. *Physiol Rev* 87:1343–75.

Van den Bulck K., Decostere A., Baele M. et al. 2005. Identification of non-*Helicobacter pylori* spiral organisms in gastric samples from humans, dogs, and cats. *J Clin Microbiol* 43:2256–60.

Vidal J. D., Mirabile R. C., Thomas H. C. 2008. Evaluation of the cynomolgus monkey stomach: recommendations for standard sampling procedures in nonclinical safety studies. *Toxicol Pathol* 36:250–5.

Vidrich A., Buzan J. M., De La Rue S. A. et al. 2006. Physiology of the gastrointestinal stem cells. In *Physiology of the Gastrointestinal Tract*, 4th edition (Ed L. R. Johnson), Academic Press, Waltham, MA, pp. 307–44.

von Furstenberg R. J., Gulati A. S., Bassi A. et al. 2011. Sorting mouse jejuna cells with CD24 yields a population with characteristics of intestinal stem cells. *Am J Physiol Gastrointest Liver Physiol* 300:G409–17.

Walsh C. 1994. Methods in gastrointestinal toxicology. In *Principles and Methods in Toxicology*, 3rd edition (Ed A. W. Hayes), Raven Press, New York, pp. 895–916.

Walsh K. M., Gough A. W. 1989. Hypopigmentation in dogs treated with an inhibitor of platelet aggregation. *Toxicol Pathol* 17:549–53.

Wang J., Hauer-Jensen M. 2003. Radiation toxicity and proteinase-activated receptors. *Drug Dev Res* 60:1–8.

Wargovich M. J., Brown V. R., Morris J. 2010. Aberrant crypt foci: the case for inclusion as a biomarker for colon cancer. *Cancers* 2:1705–16.

Watanabe H., Jass J. R., Sobin L. H. 1990. Histological typing of oesophageal and gastric tumors. In *WHO, International Histological Classification of Tumors*, 2nd edition, Springer Verlag, Berlin, pp. 19–39.

Wee A., Kang J. Y., Teh M. 1992. *Helicobacter pylori* and gastric cancer: correlation with gastritis, intestinal metaplasia, and tumor histology. *Gut* 33:1029–32.

Westwood F. R., Iswaran T. J., Greaves P. 1991. Long-term effects of an inotropic phosphodiesterase inhibitor(ICI153,110) on the rat salivary gland, Harderian gland, and intestinal mucosa. *Toxicol Pathol* 19:214–23.

Westwood F. R., Jones D. V., Aldridge A. 1996. The synovial membrane, liver and tongue: target organs for a Ricin A-chain immunotoxin (ZD0490). *Toxicol Pathol* 24:477–83.

Wisler J. A., Afshari C., Fielden M. et al. 2011. RAF inhibition causes extensive multiple tissue hyperplasia andurinary bladder neoplasia in the rat. *Toxicol Pathol* 39:809–22.

Wlodarska M., Willing B., Keeney K. M. et al. 2011. Antibiotic treatment alters the colonic mucus layer andpredisposes the host to exacerbated *Citrobacter rodentium*-induced colitis. *Inf Immun* 79: 1536–45.

Woods S. C., D'Alessio D. A. 2008. Central control of body weight and appetite. *J Clin Endocrinol Metab*93 (11 Suppl 1):S37–50.

Yanez J. A., Teng X. W., Roupe K. A. et al. 2003. Chemotherapy induced gastrointestinal toxicity in rats: involvement of mitochondrial DNA, gastrointestinal permeability and cyclooxygenase-2. *J Pharm Pharmaceut Sci* 6:308–14.

Ziv E., Bendayan M. 2000. Intestinal absorption of peptides through the enterocytes. *Microsc Res Tech* 49:346–52.

第 10 章　肝、胆囊和胰腺外分泌部

Russell C. Cattley、*James A. Popp* 和 *Steven L. Vonderfecht*

314
10.1 肝

10.1.1 引言

肝是重要的毒性靶器官，对胃肠道吸收的有毒物质和由代谢激活产生细胞损伤的物质特别易感。此外，肝易发生癌变，尤其是预测人类风险的长期致癌性研究中常用的啮齿类动物的肝。最重要的是，药物对人类肝的毒性一直是药物开发失败、退市或上市药品使用重大局限性的一个重要原因（Chen et al. 2011）。由于肝具有维持机体生命的关键功能，所以可以导致人类肝功能衰竭的重大肝损伤经常会导致死亡，除非通过移植恢复肝的功能（Soltys et al. 2010）。

肝是一个多叶器官，位于颅侧腹部（Si-Tayeb et al. 2010）。肝有两套血液供应系统，包括通过肝动脉的动脉供应和通过门静脉的静脉供应，随后通过微循环，血液经肝静脉流出肝后进入后腔静脉。肝可以分泌胆汁，在许多种属中，肝分泌的胆汁经由肝总管流入胆囊，再经胆总管从胆囊进入十二指肠。在一些种属中，特别是没有胆囊的大鼠，胆汁直接由肝分泌入十二指肠。

各种哺乳动物肝实质的大体及显微镜下的形态总体相似。肝由多个肝叶组成，不同种属之间肝叶的数目和形状不同，但种属间肝的解剖学特征一致。在毒理学研究中，由于不同的肝叶之间，甚至在同一个肝叶中所产生的反应不同，因此在组织病理学检查及其他终点检查中肝样本取材要一致，包括方案规定进行组织病理学检查的肝叶和肝叶的部位及方位。大鼠和小鼠等小动物肝取材的一致性使得能够通过切片上肝叶的二维形态来识别切片上的每个肝叶。

在胚胎期，肝起源于前肠内胚层（Si-Tayeb et al. 2010），肝的形成被认为是对发育中心脏的中胚层所产生的成纤维细胞生长因子（fibroblast growth factor, FGF）-1 和 FGF-2 的响应。从前肠内胚层而来的肝芽是肝组织器官发生过程中观察到的第一个形态学结构。多种发育通路调节肝实质组织的进一步生长和分化，以及肝实质的血管形成。胚胎肝中含有暂时性造血祖细胞，这种细胞是胚胎血细胞的来源。新生哺乳动物的造血组织残留物在出生后的成熟期间逐渐消失。然而，在极端需求或骨髓反应不足的情况下，成年动物的肝中可能出现造血组织灶。

肝的实质细胞，即肝细胞，负责肝的关键的代谢及外分泌功能，是最常见的肝毒性靶细胞。肝细胞在结构上呈索状排列，衬覆一层特殊的血窦内皮，内皮有孔，没有基底膜（Braet and Wisse 2002），这种结构有利于血液中的物质同肝细胞内皮膜下之间的自由交换。肝细胞之间通 315
过缝隙连接及紧密连接相互连接，后者形成胆小管，胆小管内衬浆膜，位于相邻肝细胞的分泌极。胆小管形成肝细胞分泌胆汁的流出通道，经肝闰管（也称赫令管）进入门管区胆管，最终汇合，并将胆汁运输到肝外。

通过肝血窦为肝细胞提供血液供应的来源有两个，大部分（75%）的血液供应来自门静脉，

其中的血液由内脏血管床（脾、胰腺、胃、小肠和大肠）流出的血液组成，小部分（25%）的血液供应来自腹主动脉分出的肝动脉。血流流经肝实质的门管区并行的门静脉和肝动脉的小分支。这些门管区含有最小的胆管及少量间质成分，位于被称为肝小叶的相邻肝结构的周边。肝小叶被认为是肝组织结构的微解剖单位，在每个肝小叶的中央有一个小的中央静脉，血流经小的中央静脉汇聚到较大的静脉，最终到达后腔静脉。在肝小叶的微观结构内，血流经门管区进入肝血窦，通过中央静脉流出。肝血窦的血流方向解释了门脉周围和中央静脉周围肝细胞之间的代谢差异，这种代谢差异影响肝对药物诱导损伤的易感性（Jungermann and Kietzmann 1996）。

位于肝血窦内血管内表面的库普弗细胞属于巨噬细胞，与来源于骨髓的单形核细胞拥有共同的起源和特征（Klein et al. 2007）。库普弗细胞可以被血液循环中的调节性或颗粒性物质激活，产生细胞因子，或在局部通过吞噬作用造成持续损伤和（或）清除坏死组织。

其他非实质性细胞，包括星状细胞（有时称作伊东细胞）位于衬覆内皮细胞的血窦和肝细胞索之间的窦周隙（即狄氏间隙）（Senoo 2004）。星状细胞可以储存维生素 A 及其他脂类物质，也可通过分化为肌成纤维细胞参与受损组织的局部修复。另外一种不常见的位于肝血窦内皮细胞表面的细胞类型最初叫作陷窝细胞（pit cell），但实际上是自然杀伤（natural killer, NK）细胞和自然杀伤 T（natural killer-T, NK-T）细胞（Gao et al. 2009）。胚胎肝的窦周隙也含有造血组织，但在成年动物中骨髓是造血的主要部位，肝在极端需求的条件下仅含容易检测的造血细胞。

10.1.2 肝细胞变性、坏死和再生

药物及化学物质引起的肝细胞损伤可导致细胞变性及坏死，可通过光学显微镜确诊。许多病例也可通过临床病理学参数的改变来确定。毒理病理学家的重要作用除了确定未观察到效应剂量水平和损伤的可逆性以外，还包括确定和描述损伤的类型。肝损伤通常以小叶类型发生，毒性机制决定了损伤的部位，组织学表现小叶为中心性、门管区周围性或中间带（Thoolen et al. 2010）。少数情况下肝损伤可发生在肝的随机区域，呈局灶性并小于一个肝小叶，也可影响肝不同区域一些或多个完整的小叶。

肝细胞可能经历亚致死性损伤，特征为由于细胞内液体蓄积导致细胞体积增大及颜色苍白，透射电子显微镜（transmission electron microscopy, TEM）观察可见内质网（endoplasmic reticulum, ER）和（或）线粒体液体蓄积（图 10.1a）。这种病理改变被认为是肝细胞变性，且这种病理改变可能是可逆的，也可能进展为不可逆性损伤（但变性并不是不可逆损伤的必要步骤）。理论上讲，不可逆性损伤可通过两种不同类型的过程（但在多数情况下是同时和重叠发生的）导致坏死（Malhi et al. 2006）。第一种是肿
胀性坏死，反映了细胞无法适应和维持稳态，导 316
致离子转移、钙离子内流和无法维持细胞膜的完整性。第二种形式是凋亡性坏死，反映了特定的信号传导通路激活导致细胞核成分被酶破坏，但细胞膜和细胞器仍然完整，至少在坏死的初始阶段。

事实上很难用光学显微镜或用其他方法来一致性地区分肝细胞的肿胀性坏死和凋亡性坏死。这两个过程是重叠的，因为这两个过程可发生在
相同的受损肝细胞群中，也可能是因为即将发生 317
凋亡的肝细胞随后发生肿胀性坏死。此外，区分凋亡性坏死和肿胀性坏死的光学显微镜标准是随时间而不同的，因此在一项评价中不把取材时间与可能关键事件相结合会带来较大的局限性（Bursch et al. 1986）。

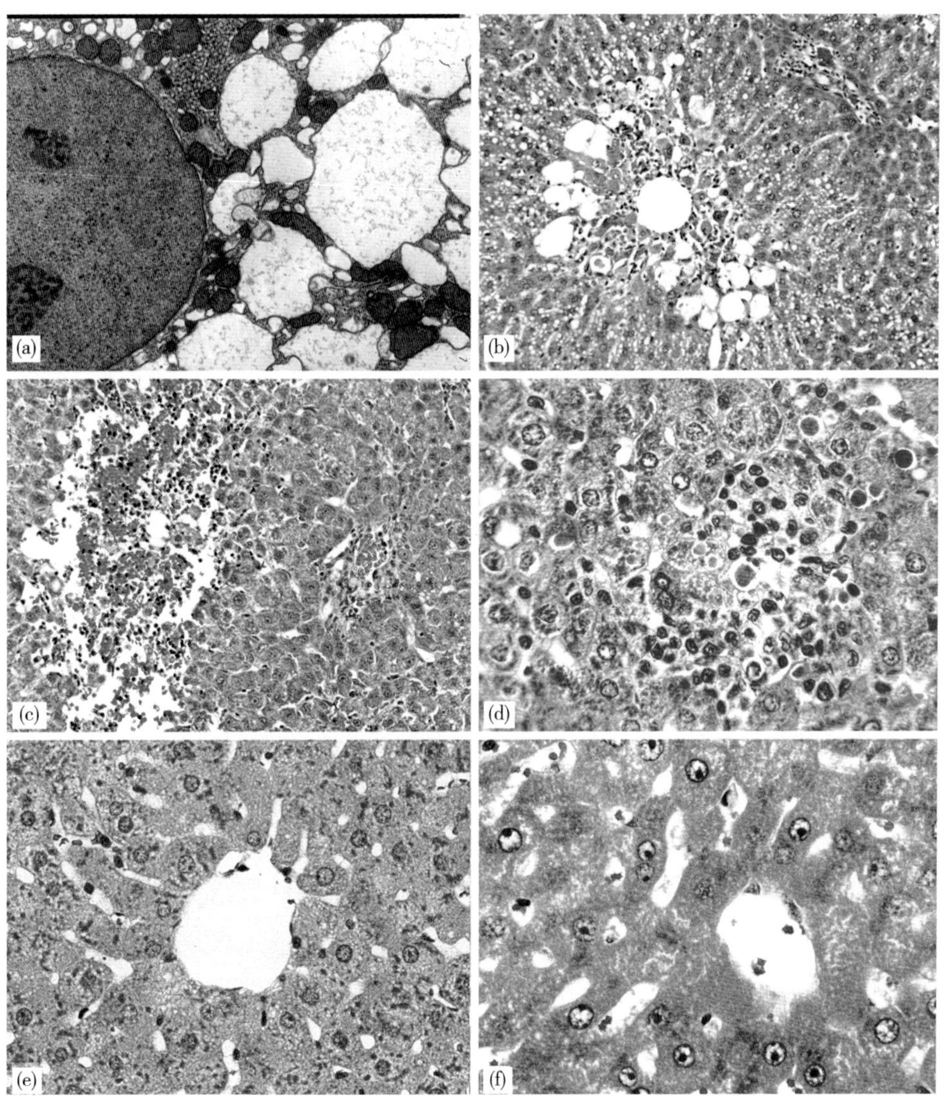

图 10.1 （a）电镜图片显示肝细胞内质网液体蓄积。这种改变通常导致光学显微镜下胞质染色强度减弱，称为水样变性。（b）带状（小叶中心性）坏死附近的肝细胞发生气球样变性。（c）与肝细胞坏死有关的带状（小叶中心性）出血。这一所见表明肝血窦内皮细胞发生损伤和坏死。（d）肝细胞局灶性坏死。病变部位肝细胞坏死、消失和单形核炎症细胞聚集。（e）小叶中心性肝细胞肥大，均质嗜酸性胞质的出现提示为典型的 P450 诱导剂（如苯巴比妥）所致。（f）小叶中心性肝细胞肥大。颗粒状、强嗜酸性胞质外观提示为过氧化物酶体增殖物（如吉非贝齐）所致。胆小管周围的棕色色素是脂褐素

光学显微镜下，肿胀性坏死一般表现为单个或成群肝细胞凝固性坏死，细胞轮廓保留，胞质嗜酸性增加，细胞核出现核固缩、核碎裂及核溶解。通常存在炎症细胞和激活的库普弗细胞，但可能数量有限，并且在一定程度上取决于毒性损伤评估的时间点。相比之下，凋亡通常局限于单个或极少数细胞，可能反映极短的持续时间（几小时），在此期间受影响的肝细胞可以在显微镜下识别，通过时间过程研究（time course studies）已明确了这一特征。凋亡的肝细胞通常呈圆形，可能会碎裂成多个圆形的“凋亡小体”。受影响的肝细胞边界明显，反映了它们最终被相邻肝细胞的吞噬泡所吞噬。炎症细胞浸润及库普弗细胞激活不是细胞凋亡的典型特征（Levin 1999; Levin et al. 1999）。

TEM 可区分肝细胞肿胀性坏死和凋亡性坏死。肿胀性坏死肝细胞的细胞器肿胀及破损，细胞膜完整性丧失，细胞核溶解。凋亡性坏死肝细

胞的细胞器仍然保持完好，细胞膜形成小泡，但仍保持完整；凋亡肝细胞的细胞核染色质边集，但细胞核在碎裂前通常也保持完整。TEM 也可看到相邻肝细胞和库普弗细胞的胞质中存在凋亡小体（Dini et al. 2002）。

已经采用多种光学显微镜的方法来描述凋亡的特征，但这些方法不完全特异。凋亡的细胞可以用免疫组化方法检测活化的胱天蛋白酶 -3 来鉴定，活化的胱天蛋白酶 -3 是凋亡信号传导通路中的重要步骤。另外，采用 TUNEL（末端脱氧核苷酸转移酶 dUTP 缺口末端标记）法检测核酸内切酶介导的 DNA 破碎也被用于识别发生凋亡的细胞。活化的胱天蛋白酶 -3 及 TUNEL 有时也可标记发生肿胀性坏死的肝细胞，因此这 2 种检测凋亡的方法缺乏特异性，使得检测结果的可靠性不确定。

常见的肝细胞坏死机制有几种（Grattagliano et al. 2009）。一些药物和化学品可通过与巯基团反应耗竭关键的蛋白质，通常是通过显著降低细胞内谷胱甘肽的浓度（Han et al. 2006）。另外一些药物及化学品可以干扰线粒体的能量代谢，耗竭三磷酸腺苷，破坏离子稳态及体液平衡（Scatena et al. 2007；Jaeschke et al. 2002）。还有一些药物及化学品作用于细胞骨架（Wickstrom et al. 1995）或通过阻止转录或翻译（Herzog et al. 1975; Yu et al. 1988）来阻碍蛋白质合成。急性肝细胞损伤的潜在机制很少能够通过光镜和电镜结果来确认，但是在某些情况下，可通过专门的生化或分子生物学研究来阐明。

由于坏死所导致的肝细胞损失会降低肝功能性重量，极少例外，将引起肝细胞再生性反应。由于内分泌及旁分泌生长因子同信号传导激活之间复杂的相互作用导致肝细胞增殖，存活的肝细胞发生再生性反应（Michalopoulos 2010；Michalopoulos and DeFrances 1997）。尽管一般情况下认为正常的成年动物肝的肝细胞处于休眠状态，但因为肝细胞的寿命相对比较长（几个月），所以再生的需求非常低。然而当因药物诱导的肝损伤导致肝细胞的数量减少则会引发肝细胞再生性增殖以恢复肝功能性重量。如果肝有急性、实质性损伤或肝细胞丢失，那么这种肝细胞的增殖会明显增多。再生性增殖不局限于由药物诱导的损伤引起，如病毒损伤和外科肝切除手术导致的肝细胞大量损失也可引起显著的肝增殖性反应。

成年动物肝细胞增殖的频率低，这使得可以通过多种方法轻而易举地监测肝细胞的再生状况。其中一种方法是利用传统的组织学检查来监测肝细胞的增殖。在光镜下，肝细胞再生可表现 318
为肝细胞核分裂象增多或细胞核核仁增大，通常胞质嗜碱性增强。肝细胞再生的另一种组织学检测通过直接或间接标记增殖细胞，并通过检测特定标志物的增加频率来实现。直接标记法采用免疫组织化学的方法检测增殖标志物，如 Ki67、磷酸化组蛋白 H3 或增殖细胞核抗原（proliferating cell nuclear antigen, PCNA）（Nolte et al. 2005）。肝细胞增殖也可以通过解剖前用氚标记胸腺嘧啶核苷（通过放射自显影检测）或者胸腺嘧啶核苷类似物溴脱氧尿苷（通过免疫组化检测）检测细胞核内复制性 DNA 的合成实现间接监测（Eldridge et al. 1990）。间接标记法的一个优点是可以延长标记的持续时间，从而整合随时间 S 期出现的频率。这种间接标记的方法增加了敏感性，降低了可能发生在各组动物间的反应差异。此外，用直接和间接的方法标记增殖的肝细胞适合采用自动化图像分析，以评估增加肝细胞的数量。

10.1.2.1 肝细胞坏死的形态学类型

小叶中心性坏死是肝坏死最常见的类型，通常为肿胀性或凝固性坏死，涉及多个小叶邻近中央静脉的肝细胞（Hinson et al. 2010; Thoolen et al. 2010）。通过化学品或药物处理建立的这种坏死类型已有一段时间（Graham 1915）。小叶中心坏死区不仅可以影响中央静脉周围的一单排肝细胞，而且可延伸至整个小叶宽度的一半区域。在某些情况下，紧接坏死区周边而未发生坏死的肝细胞体积增大、颜色苍白，说明细胞内有液体蓄积（有时称为“气球样细胞”，图 10.1b）或存在含有脂质空泡（Popp et al. 1978）。大体检查时，发生严重小叶中心性坏死的肝被膜及肝切面的特征是小叶结构清晰可见，但与其他小叶类型的坏死不能区分。

小叶中心性坏死的清除是由激活的库普弗细胞和浸润的白细胞吞噬清除坏死的肝细胞引发的。在大多数情况下，但并非所有情况下，存活的肝细胞通过细胞有丝分裂导致肝细胞再生，再生的肝细胞随后恢复肝板的正常结构，进一步形成肝血窦。在某些情况下，肝血窦内皮受损或存在持续性或重复发生肝细胞损伤且肝细胞再生不充分的情况下，在修复过程中可能会出现星状细胞被激活，星状细胞分化成肌成纤维细胞并产生胶原，形成瘢痕。坏死肝细胞纤维化修复的可能性存在潜在的种属（和人类、个体间）差异。与犬和猴相比，啮齿类动物一般不太可能通过胶原瘢痕形成来修复坏死的肝细胞，但也不是全无这种可能性。在药物安全性评价研究中，任何动物种属的肝纤维化都备受关注，因为肝纤维化最常与肝实质显著损伤有关并被认为是不可逆的。

小叶中心性坏死是药物和化学物质常见的肝细胞坏死类型，这些药物和化学物质的母体化合物本身并无害，但代谢活化后产生的有毒代谢产物可引起肝细胞损伤。肝细胞对外源性物质的代谢具有异质性，和代谢活化最有关的 CYP 酶在小叶中心的肝细胞表达水平最高（Buhler et al. 1992）。因此，小叶中心部位肝细胞的活性代谢产物形成率最高，因此也最容易受到损伤（Sinclair et al. 2000）。

在很少数的情况下，肝细胞释放活性代谢产物造成相邻肝血窦内皮细胞损伤（Jin et al. 2003）。在这种情况下，小叶中心性肝细胞坏死可能会伴有出血（图 10.1c）。肝血窦结构的破坏增加了肝细胞损伤修复时发生一定程度的瘢痕形成的可能性。

门管区周围性坏死虽然不如小叶中心性坏死常见，但是在药物评价研究中偶尔也会遇到（Graichen et al. 1985）。门管区周围性坏死通常表现为肿胀性或凝固性坏死，涉及多个小叶门管 319
区相邻的肝细胞。门管区周围性坏死可仅累及紧邻门管区的肝细胞，但有时可累及至整个小叶宽度的一半区域。在正常情况下，肝细胞形成所谓的界板（limiting plate），是肝板在门管区的边缘处汇集形成。而界板损坏是门管区周围性坏死的特征。大体检查时，在具有明显的门管区周围小叶性坏死的肝被膜及肝切面特征是小叶结构清晰可见，但与其他小叶类型的坏死不能区分。

门管区周围性坏死的肝细胞由激活的库普弗细胞和浸润的白细胞吞噬清除。在大多数情况下，存活的肝细胞通过细胞有丝分裂导致肝细胞再生，再生的肝细胞随后恢复肝板的正常结构，进一步形成肝血窦。在一些情况下，可见到邻近门管区的胆管上皮细胞增殖。此外，门管区周围性坏死同时可伴有卵圆细胞增殖（见下文对卵圆细胞的讨论），卵圆细胞被认为来源于衬覆胆小管和胆管之间的肝闰管（赫令管）的细胞。如果再生反应有限或肝细胞损伤时间延长，在门管区周围区域可见到胶原瘢痕沉积。胶原瘢痕的形成可能由星状细胞产生，但也可能由门管区结缔组织来源的成纤维细胞产生。

根据门管区周围性坏死的外观表现提出了几种可能的发病机制。其中第一种可能的机制认为毒物在经过肝小叶时形成浓度梯度，被肝细胞快速清除的毒性物质在门静脉和动脉血进入肝小叶的最近区域达到最高可能浓度。门管区周围肝细胞敏感性增加的第二种潜在机制可能与小叶门管区的高氧张力有关，肝细胞对依赖于高氧张力代谢产生活性代谢产物的化合物的敏感性已被确定与该因素有关（Belinsky et al. 1986）。第三种可能的机制是库普弗细胞可能参与肝细胞的损伤，因为门管区库普弗细胞的数量稍多，激活的阈值可能较低（Bykov et al. 2003）。尽管试验数据支持上述潜在的机制，但不能依据坏死病变的形态学特征来明确任何特定门管区周围性坏死的实际机制。

中间带坏死是一种少见的肝损伤类型。这种坏死的特征为肿胀性坏死，在光学显微镜下表现为凝固性坏死，在门管区周围肝细胞与小叶中心肝细胞之间的中间部位可明确地看到受损的肝细胞带。中间带坏死组织的清除和修复与其他小叶类型的坏死相似，在一定程度上包括已坏死肝细胞的吞噬清除及邻近存活肝细胞的再生。虽然通过胶原瘢痕修复肝中间带坏死在理论上是可能的，但尚未见这类报道。大体检查时，具有明显肝中间带坏死的肝被膜及肝切面可能是正常的或仅略微呈现小叶状外观。

中间带坏死机制的理论基础还不太清楚。一些选定的毒性物质可引起肝中间带坏死（Mackie et al. 2009），而且这些毒性物质中的一种在某一动物种属可引起肝中间带肝坏死，往往同一种毒性物质在另一动物种属开展的试验不能复制出同样类型的中间带坏死。最近的证据表明，由脂多糖介导的诱导型一氧化氮合酶（induced Nitric Oxide Synthase，iNOS）增高引起肝血窦循环改变而造成的缺血可引发肝中间带坏死（Rose et al. 2006）。

弥漫性坏死（与全小叶坏死或大块坏死为同义词）是肝细胞损伤导致的肝不同区域一些或多个肝小叶的完全坏死，表现为整个肝小叶发生凝固性坏死，通常会影响肝一个或多个区域的一些或多个相邻的肝小叶。大体检查时，肝受影响区域的被膜表面经常可见到塌陷。

发生弥漫性坏死的肝细胞由吞噬细胞清除。然而，坏死病变的广泛性和中性粒细胞及单形核细胞浸润到坏死组织实质的距离远，使得弥漫性坏死比其他类型肝细胞损伤的持续时间更长。通常在弥漫性坏死区域的外围可能会出现更多的中 320
性粒细胞和巨噬细胞。肝细胞的再生有助于坏死肝细胞的修复，但是在一些肝小叶中如果没有残存的肝细胞则修复会变得缓慢或不可能发生。可能会出现结缔组织是聚集的区域，但往往难以确定聚集的结缔组织是由活跃的胶原蛋白合成还是由肝组织先前存在的基质塌陷引起。

病理学家应该警惕肝发生的大块坏死，应记录坏死是随机分布还是在某一区域或某一肝叶呈选择性分布，这对于考虑坏死的发生机制很重要。已经提出几种大块坏死机制的假说，其中的一种假说认为，极高剂量的毒性物质可促进坏死形成，以及在相对较短的门静脉内毒性物质与血流不充分混合，导致毒性物质优先流动，在肝某些区域达到高浓度，从而引起弥漫性坏死（Daniel et al. 2004）。

大块坏死发生机制的另一种假说认为坏死是继发于快速发生的重度适应性肝肿大（可能由肝细胞肥大 / 增生引起，见下文）的压力诱导性缺血引起的（Maronpot et al. 2010）。当弥漫性坏死同时伴有肝肿大时，紧接被膜下区域的病变通常明显。这种被膜下弥漫性坏死的类型与腹部躯干实施紧固束缚的大鼠肝中所观察到的坏死类似，所以推测肝被膜下弥漫性坏死的发生机制与肝被膜受压有关（Parker and Gibson 1995）。然而，对一系列大鼠研究回顾之后认为（Amacher et al. 1998），肝被膜下坏死与药物诱导的肝肿大不尽一致，因此，药物其他效应在弥漫性坏死发病机制中可能同样重要（或更重要）。

局灶性坏死是一种偶尔可以观察到的肝细胞损伤类型，由肿胀性坏死或凋亡性坏死组成，局灶性坏死可影响随机分布于小叶不同部位的单个肝细胞或小的、离散的肝细胞群（Spencer et al. 1997）。坏死的肝细胞有时伴有单形核细胞和（或）中性粒细胞，这可能取决于坏死性损伤的发生时间（见图 10.1d）。局灶性坏死倾向于通过吞噬作用、再生及纤维化修复，一般情况下不会复发。大体检查时通常看不到局灶性坏死。在毒理学研究中，这种类型的肝细胞坏死可能和受试物处理有关，也可能是自发性。必须仔细比较给药组和对照组（在某些情况下，需要比较历史对照组）动物病变的发生频率和严重程度，以确定病变是否与受试物有关。由于局灶性坏死的发生部位随机及发生频率不一，除非给药组动物局灶性肝细胞坏死病变程度明显加重，否则通常认为给药组动物该病变的发生频率轻微增加与给药无关。

局灶性坏死是肝细胞对毒性损伤的反应，其确切机制尚未阐明。局灶性坏死的发生类型类似于肝细胞对病原体的反应，有理论认为免疫反应和细胞因子介导的肝细胞损伤在其发生中起作用（Car et al. 1999; Shibayama et al.1994），这就提出一种可能性，即某些情况下，局灶性坏死可能是由库普弗细胞或 NK 细胞的激活介导。

10.1.2.2　肝细胞损伤的临床生化学生物标志物

除了光学显微镜下检查，临床生化学也用于肝细胞变性及坏死的严重程度和过程的检测和监测。血液循环中的一些酶类，特别是丙氨酸氨基转移酶（alanine aminotransferase, ALT）和天冬氨酸氨基转移酶（aspartate aminotransferase, AST），以及二者在血清或血浆中的活性通常被监测。在毒理学研究开始之前和存活期过程中，有时需要对 ALT 及 AST 进行监测，但在存活期结束及恢复期的监测最常见。医学术语中 ALT 及 AST 有时被称作“肝功能检测”（liver function test，LFT），但这是一个使用不当的术语，因为 ALT、AST 的检测结果升高反映了肝损伤而非肝功能。评估其他几种酶的活性也可以用来监测肝损伤，但常用的还是 ALT 和 AST。
321 循环中酶活性升高通常是由于发生变性或肿胀性坏死的细胞释放的酶增多而引起。

ALT 升高最常由于肝细胞受损，而 AST 升高可能是由于肝细胞受损，也可能由于骨骼和心肌受损。ALT 存在于细胞质中，而 AST 则存在于细胞质及线粒体中。据估计大鼠大约 80% 的肝 AST 存在于线粒体中，而犬则是 30%~40% 的肝 AST 存在于线粒体中（Solter 2005）。

肝细胞变性（可逆性损伤）通常会导致 ALT 和胞质 AST 轻微升高，并被认为是由受损的肝细胞顶端胞质小泡的广泛释放引起的（Lemasters et al. 1983）。这种由没有坏死的组织学证据的可逆损伤引起的酶活性升高，有时会产生错误的假设，认为循环酶活性的升高与损伤不能相互对应，因为组织学无法检测到顶端胞质出现小泡。相反，ALT 和 AST（胞质中和线粒体中）显著升高与肿胀性坏死有关，这是因为细胞膜的完整性丧失导致胞质中的蛋白质快速且大量释放进入血液循环。凋亡性坏死通常不会引起 ALT 和 AST 升高，因为在凋亡细胞的细胞膜被破坏之前，凋亡细胞及细胞碎片就被摄取进入邻近存活的肝细胞中。

肝变性和坏死引起循环中 ALT 和 AST 增加的幅度取决于其释放入血液循环的速率，因此许多细胞同时释放酶预计会比少数细胞缓慢释放酶能引起更高幅度的酶活性升高。ALT 及 AST 水平代表一种稳态，分别取决于酶释放进入血液循环和其被血液循环清除的速率。研究中的动物之间的酶稳态水平略有不同，在每组动物数较少的研究中，通常为犬和非人灵长类动物（大型动物），将 ALT 和 AST 试验期间测定值与一个或两个试验前测定值进行比较将有助于准确地检测与给药有关的 ALT 及 AST 升高。同一只动物重复测定值之间可能存在细微差异，但如果测定值持续增加超过给药前的基线值，且所测定的绝对值超过同期对照，则表明可能存在与给药相关的微小效应。然而，一般很少对啮齿类动物进行试验前测定，部分原因是担心前期血液采集会对后面结果有影响（因为小型动物经常需要采集较大比例的血量）。

ALT 和 AST 的升高有时与那些被称作“酶诱导剂”的化合物有关，这些内容将在本章后面内容进行讨论。这些化合物可引起能够完成Ⅰ相药物代谢（通常为单加氧反应）和Ⅱ相药物代谢（通常为结合反应）的肝细胞酶水平不同程度和选择性地升高。肝大（由肥大和增生引起）及肝细胞的细胞器含量增加（通常是滑面内质网）有时与上述反应有关。最近的一篇综述指出了这种关联，但也提醒不要去假设一种因果关系。总的来说，现有的数据均表明在没有肝细胞损伤的情况下，药物代谢酶的诱导不太可能引起 ALT 或 AST 的一致性或显著改变（Ennulat et al. 2010）。相反，ALT 和 AST 的升高被认为是反映了肝胆损伤而不是酶的诱导。

在肿胀性坏死的各种形态学类型中，有些可能易检测到 ALT 和 AST 水平的升高。小叶类型的肝细胞坏死，即小叶中心性坏死、门管区周围性及中间带坏死，更容易导致 ALT 和 AST 水平升高。局灶性坏死可引起 ALT 和 AST 水平不同程度的升高，这种变异性被认为反映了当局灶性坏死仅涉及一部分肝细胞的情况下缺乏敏感性。此外，局灶性病变可能缺乏可增强敏感性的同步性。弥漫性坏死经常会影响肝的相当大一部分，这会对应 ALT 和 AST 的升高。然而，有人认为在多个相邻坏死的肝小叶区域中，肝血窦血液循环的任何障碍都可能减缓漏出的蛋白质进入血液循环，因此使外周循环 ALT 和 AST 的检测受限。

322 血液循环中血浆蛋白由组织中定居的单核细胞清除，特别是在肝和脾（Kamimoto et al. 1985）。有证据表明血液循环中酶清除的速率不同。人类 ALT 和线粒体 AST 的半衰期（分别为 47 小时和 87 小时）不同（Giannini et al. 2005），但还没有对其他种属的 ALT 和 AST 半衰期的相对差异性进行比较，因此这些酶标志物上升和恢复的速率有可能也有差异，并且单核巨噬细胞的其他功能可能影响酶的清除过程。此外，在无肝细胞损伤证据的情况下，血液循环中的 ALT 和 AST 的升高有时与损害单核巨噬细胞功能的药物有关（Radi et al. 2011）。在这种情况下，酶水平的升高归因于酶在血液循环中的留存时间延长，而不是受损伤的肝细胞释放酶进入血液循环的速率增高。

从上述讨论可以推断，ALT 和 AST 酶水平在分析潜在药物引起的肝损伤是有用的。由于在临床研究（特别是在新型候选药物的临床试验中）中的广泛使用，这些酶通常也是药物临床前安全性评价研究中关注的内容。虽然在临床前和临床研究中对这些酶活性的解释方法上存在细微差别，但这些酶的特异性和敏感性在临床前和临床试验中都得到了普遍接受。理解引起和改变这些酶释放及后续从血液循环中清除的过程很重要，这将确保从研究数据集中得到适当的推断（参见第 7 章对 ALT 和 AST 的更多讨论）。

10.1.2.3 鉴别诊断

区分肝细胞坏死是由药物毒性引起的还是由其他机制引起的非常重要。在各种类型的坏死中，带状坏死（小叶中心性、门管区周围性和中间带）几乎不是自发性病变，所以这些类型的肝坏死可以很容易地被归类为与受试物相关。这些形式的带状坏死和变性通常是由毒性物质或给予的物质产生的毒性代谢产物的直接作用引起，其中小叶中心性坏死是一个罕见的例外，在某些情况下，由循环性休克继发的肝缺血性改变刺激引起小叶中心性坏死，尤其是低血容量性休克。例如在抗凝药物的非临床毒性研究中出现的小叶中心性坏死与其预期但放大的药理学活性引起的继发性出血有关。循环性休克的其他病理所见可防止对这种原因引起的小叶中心性坏死的错误解释。

弥漫性坏死几乎从来不是自发性病变，通常认为该病变与给药相关。虽然这一病变可以反映化合物的毒性，但重要的是必须区分由毒素直接引起的弥漫性坏死和梗死，梗死可能和受试物有关，也可能无关。

局灶性坏死常被视为一种背景病变。在未给药的对照组动物中，局灶性坏死可能与细菌感染和内毒素血症有关，也可能由不太明确的原因引起（Spencer et al. 1997）。因此，比较给药组和对照组局灶性坏死的发生率、严重程度及判断是否真的存在给药相关效应非常重要。当在研究中所发现的局灶性坏死是与给药相关的，那么有必要评价可能的继发效应。有时局灶性坏死的发生是由于受试物损害了肠道的完整性或者明显地改变了肠道菌群引起的。如果不能确定局灶性坏死是继发效应，那么应该推断局灶性坏死可能是由受试物引起的。

10.1.2.4　在安全性评价中的意义

在安全性评价中，与给药相关的肝细胞坏死是一个很重要的问题，对于一个可能成为候选药物的化合物而言必须进行解释。第一，根据剂量的内部参数（如峰浓度或曲线下面积）评价剂
323 量－反应关系非常重要，以发现在显著低于肝细胞损伤阈值的剂量下能否出现预期的药理学作用。第二，在严重未满足医疗需求（如癌症）的情况下，剂量－反应关系评价对于在临床中选择合理的起始剂量至关重要。评估易感动物种属的代谢物特点并确定与预测的人类代谢物特点是否相似，如果代谢物特点不同，反应性代谢物是否引起肝细胞损伤也非常重要。这些研究可能提示这种易感动物种属不适合用于预测化合物对人类的风险，其他种属可能更适合。

在确定肝细胞坏死发生的背景中，其他考虑因素也很重要。首先，应有证据表明无创监测（通常通过临床生化学参数）在临床试验中是有效的。其次，需要评估重复给药后肝细胞发生短暂性还是持续性的损伤，因为短暂性损伤可能不需要与持续性损伤一样大的安全范围（margin of safety）。最后，需要确定肝细胞坏死是否可逆。当单次给予小分子候选药物后的系统性暴露时间短时，这种考虑可能更有用。然而，对于单次给药后暴露时间长的候选药物，如蛋白质及单克隆抗体，确定其可逆性是有困难的，并且临床外推意义也不大。

10.1.3　细胞适应和细胞蓄积

毒性研究中的肝组织学评价中经常发现细胞适应和细胞蓄积，而大体检查见不到。虽然细胞这些改变的组织学表现轻微，但需要仔细观察来发现，而细胞适应和细胞蓄积在确定受试物效应方面具有重要意义。细胞改变的类型、特点和程度可为进一步探索其他较不那么轻微的肝或其他器官的效应提供线索。需要强调的是细胞改变应该被用作了解药物对肝效应的起始点，而对细胞改变的识别和诊断绝不应该被认为是药物对肝影响的最终答案。虽然肝细胞最常受细胞适应和细胞蓄积影响，但这些改变也可能出现在其他类型细胞中，最明显的就是库普弗细胞。

10.1.3.1　肝细胞大小和数量的改变

正常肝的肝小叶不同部位肝细胞的大小基本相似。但一项针对大鼠肝的体视学分析表明，小叶中心肝细胞比门管区周围的肝细胞略大（Schmucker et al. 1978），肝细胞大小的这种差别在组织学上相当细微。

肝细胞肥大是毒性研究中给药后常见的反应，通常伴随肝体积增大和（或）肝重量增加（Amacher et al. 1998）。与其他种属相比，啮齿类动物肝细胞肥大最常见，但在犬和猴中也可以观察到肝细胞肥大。啮齿类动物发生肝细胞肥大

时，肥大的肝细胞通常呈小叶中心性分布，但可偶见门管区周围性分布。肥大最常见的特征是胞质增多，对细胞核的大小几乎没有影响，但细胞核也可能会增大，在某些情况下会伴随出现核内包涵物或核倍性增加。胞质增多的组织学表现多样，从空泡形成到出现胞质包涵物和（或）着色性质改变（最常见胞质嗜酸性增强）。如果胞质空泡形成不是引起肝细胞肥大的原因，那么由 P450 相关酶诱导而引起的 ER 增多则是肝细胞肥大的常见原因。事实上，肥大肝细胞的组织学外观经常被解释为表明所给予的药物对于评价所用的种属来说是一种“P450 诱导剂”。但是，毒理病理学家应当注意避免基于组织学外观的过度评价。例如，引起过氧化物酶体增殖的药物也可以引起肝细胞肥大且胞质嗜酸性。过氧化物酶体增殖的特点是胞质鲜红色并呈细颗粒状（图 10.1f），而 P450 诱导剂引起的肝细胞肥
324 大的特点是胞质均匀嗜酸性（图 10.1e）（Cattley and Popp 2002）。过氧化物酶体诱导剂所诱导的细胞质的特征并不总是特异的，如引起线粒体增殖的少数几种药物可导致细胞出现类似的组织学外观（Reznik-Schuller and Lijinsky 1981）。虽然在极端情况下，对经典 P450 诱导剂和过氧化物酶体增殖剂所引起的肝细胞肥大进行组织学区分是可能的，但也应该使用其他技术作为进一步的研究方向。生物化学参数通常较组织学方法更灵敏，可提供确定性的证据以及提供确定药物未观察到效应的剂量水平的数据。根据许多毒理病理学家比较组织学检查结果和生化检测结果的经验以及对体内酶诱导的研究，确定只有当酶诱导超过 20% 时才能发现肝细胞肥大。类似地，当肝重量增加小于 20% 时，病理学家不可能观察到肝细胞肥大（Amacher et al. 1998）。

虽然肝细胞肥大常常伴随出现酶诱导的超微结构证据及生化证据，但反过来说不一定对。有些药物能诱导外源性代谢酶［Ⅰ相（P450 单加氧酶）和（或）Ⅱ相（结合酶）］，但却没有肥大或超微结构（细胞器）改变的组织学证据。特别是许多药物可以通过激活孕烷 X 受体（pregnane-X-receptor, PXR）诱导 CYP3A，而不引起明显的肥大或超微结构改变（Maronpot et al. 2010）。另外一个例子是奥美拉唑（omeprazole），一种非典型的 AhR 型诱导剂，可诱导 CYP1A1 增加但不引起肝肿大或肝细胞肥大（Kashfi et al. 1995）。

在候选药物的组织学评价中很少观察到肝细胞萎缩。当出现肝细胞萎缩时，一般不出现小叶性分布及细胞核大小的改变。在药物安全评价研究中，肝细胞萎缩的机制很少被研究。在药物引起蛋白合成抑制到细胞仍能存活的程度的案例中可能会观察到萎缩，在慢性淤血（Yu et al. 1994）或长期饥饿（Belloni et al. 1988）的案例中也可以观察到肝细胞萎缩。

肝细胞增生的特征是细胞增殖，导致或促进肝体积增大（肝大）。用标准的组织学评价方法很难对肝细胞增生进行评价，部分原因是用光学显微镜对常规染色的切片进行核分裂象检查不灵敏。但更灵敏的方法（如直接或间接标记增殖的细胞的标志物，见下文）通常会提高检测肝细胞增殖的能力。无论是哪种方法，检测增殖肝细胞的采样间隔至关重要，因为许多药物引起的增生是短暂的。在这种情况下，一旦肝的重量增加已经稳定，即使继续给药，也可能检测不到肝细胞增殖（Jones and Clarke 1993; Furukawa et al. 2000; Peraino et al. 1971）。

在啮齿类动物中，直接和间接标记增殖肝细胞的方法往往适用于评价增生。这些方法同样用于评价再生（见上文讨论）。在直接法中，已经应用的检测增殖的免疫组化标志物有 Ki67、磷酸化组蛋白 H3（phospho-histone H3）或 PCNA。肝细胞增殖也可以在动物解剖前用氚标记的胸腺嘧啶核苷（通过放射自显影检测）或胸腺嘧啶核苷类似物溴脱氧尿苷（通过免疫组化检测）标记之

后，通过分析细胞核内复制 DNA 的合成进行间接监测。间接标记法的一个优点是可以延长标记的持续时间，从而整合随时间 S 期出现的频率。

由于再生和增生都涉及肝细胞增殖，因此有必要区分这两个根本不同的过程。一般情况下，评价肝重量是最好的区分方法。如果肝重量没有增加（下降或者不变），此时肝细胞的增殖可能与再生有关。如果肝重量增加，那么肝细胞增殖可能和增生有关。但是，肝细胞数量增加（增生）的直接证据需要进行体视学评价（stereological evaluation）。体视学评价的一种方法，物理体视框方法（physical disectormethod），
325 是在一定系统间隔下随机生成切片并利用与适当设计的软件相结合的先进的数字成像系统进行鲁棒分析（robust analysis）（Boyce et al. 2010）。在目前的实践中，通常不使用这种方法，因为常规毒理学研究中的肝样本不是通过最佳的方法进行收集和保存的，因此需要另外的研究方法及更多的组织学实验室的支持。

与酶诱导相关的肝肿大通常因肝细胞肥大及增生合并引起。如果没有详细的体视学程序用来确定细胞的大小及对细胞数目的估计，很难确定肥大和增生这两个过程的相对作用。如前所述，这种体视学分析需要详细的组织取材方案。

在没有毒性指标提示的情况下，通常认为肝细胞酶的诱导、肝细胞肥大、增生及肝肿大在本质上是可逆的和适应性的过程（Amacher et al. 1998; Crampton et al. 1977; Williams and Iatropoulos 2002）。这些病理改变的机制已经得到广泛研究，在最近的文献中已有描述。在大多数的情况下，机制通常包括药物或其代谢产物激活几个受体中的一个受体（di Masi et al. 2009; Hu et al. 2007; Moore et al. 2006; Plant and Aouabdi 2009）。这些受体大多数是类固醇 – 甲状腺激素受体家族的成员，如 CAR、PXR 和 PPAR-α。另一个重要的核受体（Ah 受体）是碱性螺旋 – 环 – 螺旋（basic Helix-Loop-Helix，bHLH）受体家族的成员。该受体的功能是作为转录因子来调控与药物引起的改变相关的基因，这些药物引起的改变包括酶的诱导、肝细胞肥大、细胞器增加和增生。除非药物或其活性代谢产物持续留存于肝细胞胞质中，否则停止给药会逆转录的激活，导致恢复至给药前的形态学和生化状态。

肝细胞肥大、酶水平和细胞器变化的逆转似乎依赖于各个细胞组分通常较短的半衰期（几小时到几天），以及在几天或更短时间内即可达到稳态。然而，通常肝细胞的寿命可达几个月或更长时间，因此增生的迅速逆转依赖于凋亡细胞死亡和清除机制的激活。当药物被清除的时候细胞凋亡的诱导似乎迅速被激活，这几乎是同步反应。鉴于凋亡的诱导是同步性的，并且形态学观察阶段的时间跨度相对较短，除非开展详细的时间进程研究，否则无法检测到凋亡。在一项时间进程研究中，醋酸环丙孕酮引起的增生在恢复期间出现的凋亡优先发生于增生期间未发生复制的肝细胞（Bursch et al. 1985）。但是，目前还不清楚这一观察结果是否适用于由其他药物引起的增生的恢复。

在某一候选药物的临床安全性评价中要慎重考虑药物诱导的适应性效应，如肝肿大、肥大、增生及酶诱导的毒理学意义（Maronpot et al. 2010）。如果毒理学研究揭示了提示毒性的其他肝终点，那么这些额外的发现应该作为确定肝毒性的基础并用于确定人用药的安全剂量。如果适应性改变不伴随其他肝效应，必须考虑种属外推和剂量外推。如果适应性变化仅局限于大鼠和小鼠，在大动物种属［犬或非人灵长类动物（NHP）］中没有观察到，那么通常认为啮齿类特异性的适应性效应是不足以限制开展临床试验。如果在小动物和大动物种属中均出现适应性改变，那么需要评价剂量反应以确定人类是否应该仅给予阈值以下的剂量以减少人类出现类似适

应性反应的可能性。如果剂量反应显示人类出现类似的适应性反应似乎合理，那么进行临床试验是合理的；当然可能会存在顾虑，但通常并不基于预期的适应性反应是不良反应。相反，首要的顾虑应当基于将来药物间相互作用的风险，因为最终患者群体通常会使用一种或几种治疗药物，这些治疗药物可能通过与候选药物相同的Ⅰ相和（或）Ⅱ相酶进行代谢。在这种情况下，候选药物的不良反应是由于降低了联用药物的药效或增加了联用药物的毒性而产生的。应该记住的是，
326 对药物间相互作用的最终评估不是毒理病理学家的主要责任，更多的信息和评估应该来自药物代谢和临床药理学专家。

关于肝适应性效应的安全性评估的另一个实际考虑是在致癌性（1.5~2 年）研究中诱导性肝细胞肿瘤发生率增加的可能性，致癌性研究是长期治疗药物的最终上市批准所需要的（Maronpot et al. 2010）。肝适应性效应和肝肿瘤形成之间的联系并非没有例外，但这种联系的普遍性足以表明任何引起肝适应性反应的潜在药物都有可能具有肝致癌性。虽然引起啮齿类动物肝细胞肿瘤的候选药物仍然有可能获得批准，但审批过程中可能需要委托方付出额外的努力和花费。此外，即使候选药物对人类安全的影响被认为可忽略不计，但候选药物在监管审批过程中可能遇到障碍，并且与没有此不利因素的竞争药物相比处于营销劣势。为了提供有助于确定候选药物对人类风险的相关数据，肝酶诱导的病理学评估和生化评估及肝细胞复制的评估应该用于致癌性研究的剂量设定（Rhomberg et al. 2007）。

10.1.3.2　细胞质蓄积物和包涵物（非色素）

在毒理学研究中脂质蓄积是迄今最常见的肝细胞胞质蓄积形式。所有种属脂质蓄积的表现相似，从非常细小的胞质空泡形成到大小超过细胞核的大空泡不等（图 10.2a）。虽然肝脂肪沉积常规方法是根据空泡的大小进行细分，但这种方法在药物开发方面价值有限。更重要的是，对肝脂肪沉积的诊断和组织学描述应该给出一个脂质蓄积程度的标示，因为大量脂质蓄积意味着比少量脂肪沉积的后果更加严重。正如所有标准的病理学教材中指出的那样，空泡是胞质中的脂质在组织处理过程中被去除后所留下的空间。因此，对脂质进行特殊染色的意义不大，因为想要通过染色进行鉴别的物质大部分被去除了。然而，对固定但未处理的组织制作冰冻切片后进行特殊染色能清楚地识别胞质内的脂质。对肝脂肪沉积意义的解释必须参考研究中其他的可用信息。在有其他毒性表现或动物拒绝进食（或至少摄食量降低）的高剂量组经常会发生极轻度到中度的脂肪沉积。在这些情况下出现的中度脂肪沉积仅仅是一个继发性生理效应，即代谢已转向使用储存的脂质作为主要的能量来源。相反，在没有其他显著性毒性及摄食量降低的情况下，中度到重度的脂肪沉积可能代表一种原发性药物效应，需要认真研究。总之，既不能在肝脂肪沉积仅仅是生理性改变的结果时高估其影响，也不能在肝脂肪沉积可能代表药物的一种原发性毒性反应时低估了其生物学意义。

磷脂蓄积发生在一种具有明显特征的综合征——磷脂质沉积中，在多个器官的多种细胞类型可见磷脂蓄积（Halliwell 1997; Nonoyama and Fukuda 2008）。虽然肝很少是磷脂蓄积的主要场所，但如果发生磷脂蓄积，肝肯定会受到影响。库普弗细胞最常受影响，但肝细胞同时也会发生磷脂蓄积。然而，可见磷脂的异常细胞分布情况，例如磷脂在肝中仅在胆管上皮中分布，但其他器官的细胞也会受到影响。磷脂质沉积的组织学特征是胞质中出现细小的空泡，这些空泡是组织处理过程中磷脂被清除后形成的。虽然肝磷脂质沉积和脂肪沉积的特点是胞质出现中细小的空泡，但病变的细胞分布可为确定是哪种蓄积提供

重要提示。磷脂质沉积的明确诊断或基于磷脂分析或 TEM，TEM 仍然被认为是该病变的最终诊断标准（Reasor et al. 2006）。电镜显微照片可见
327 磷脂蓄积的特点是内部有高电子密度的板层样结构（膜性螺环）的大小相当一致的膜包裹结构（溶酶体）。磷脂蓄积由磷脂的正常过程受到干扰所致，这个正常过程主要由细胞膜的正常更新引起（Halliwell 1997）。由于药物干扰溶酶体内磷脂分解代谢的一个或几个步骤，未消化的残余物保留在溶酶体中并且随着时间的推移逐步蓄积，形成一个未被消化的残留物。由于磷脂蓄积的机制，磷脂质沉积在短期毒性研究中少见，但在长期毒性研究中（如 3~12 个月的研究）似乎 328
也是一个新的、意外的发现。虽然人类服用能引起动物发生磷脂质沉积的药物也确实可以发生磷脂质沉积（Chatman et al. 2009），但多年来人们一直在争论动物试验中的磷脂质沉积在人类风险性评估中的意义。尽管在利用动物预测人类发生

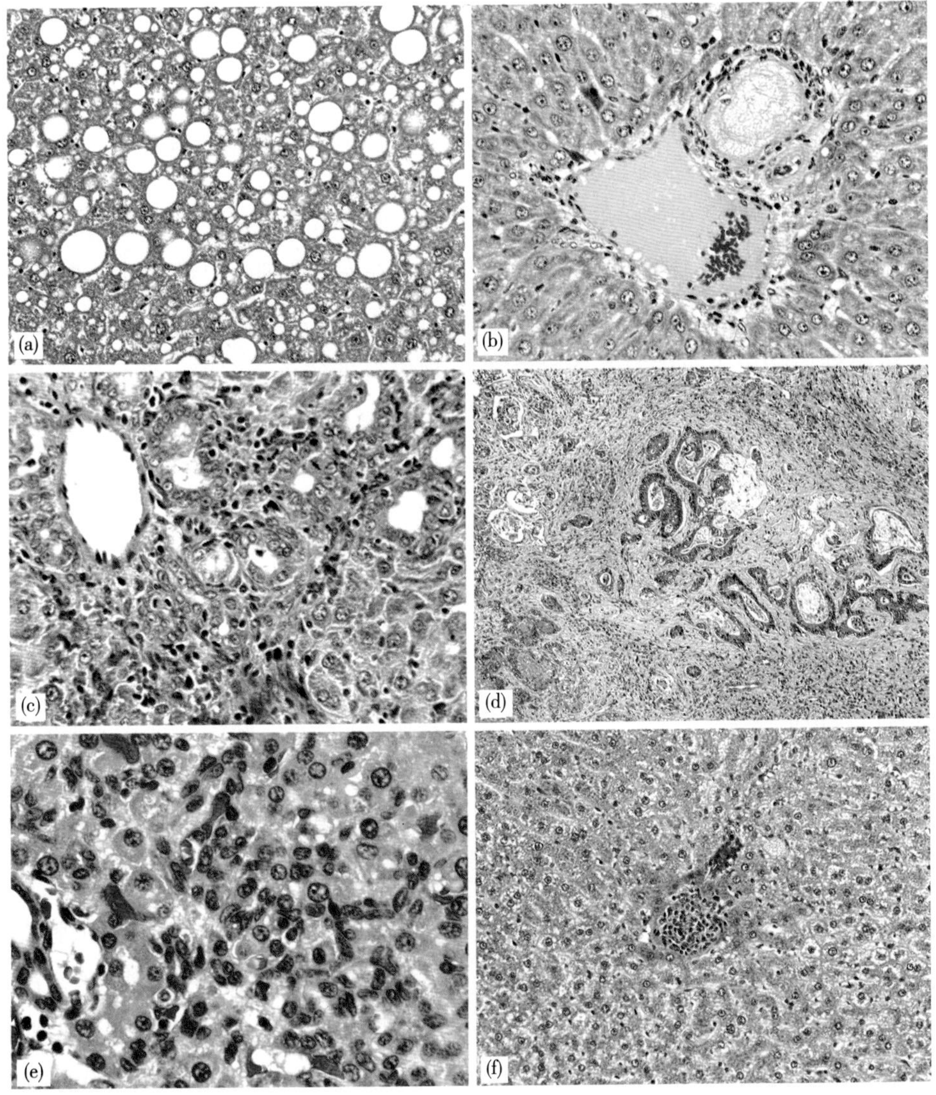

图 10.2　（a）肝细胞空泡形成（脂肪沉积），空泡可大小不一，呈空洞状，原因是对组织进行组织学处理过程中脂质被溶解。（b）胆管坏死，可见胆管上皮细胞核溶解、胞质细节丧失，同时伴有中性粒细胞浸润。（c）胆管增生，门管区内可见多个胆管，其中的一个胆管可见有丝分裂象。（d）胆管纤维化，可见许多胆管，一些胆管有不规则的分支，胆管上皮高度不一，有明显的纤维结缔组织形成。（e）卵圆细胞增殖（胆管反应），卵圆细胞有卵圆形嗜碱性的细胞核和稀少的胞质（通常不明显）。卵圆细胞位于肝板之间。（f）局灶性炎症细胞浸润，这种病变可自发，也可由感染性病原体或肝毒素引起或加重

磷脂质沉积方面存在疑问，但目前短期试验中基于化学特性和生化效应的筛选是药物发现计划的一部分。可引起磷脂质沉积的候选药物经常会被终止研发。因此，现在磷脂质沉积不像过去那样经常见到，但磷脂质沉积可能会因筛选遗漏而意外出现，或者在尚未进行筛选的药物开发过程中出现。

10.1.3.3 糖原

在药物的开发过程中糖原是肝细胞胞质中一种不常见的蓄积，然而这种蓄积偶见于可导致葡萄糖或糖原代谢改变的分子。在研究动物剖检前饲喂还是禁食可显著地影响肝糖原的含量。非禁食动物肝中含有的糖原可能占肝重量高达 3%，而禁食基本上可以完全去除肝细胞中的糖原，通过光学显微镜很容易识别这两种情况。如果没有实施标准的禁食过夜，那么一天中早些剖检和晚些剖检的动物中糖原的水平可能存在明显的差异。虽然禁食过夜是大多数药物开发 GLP 研究中的标准程序，但在药物发现方案中可能并非都会实施这个标准。当肝细胞中存在糖原时，肝细胞胞质中出现细小的空泡，与极轻度的脂质蓄积没有区别，需要通过特殊染色以确定糖原蓄积，特殊染色最好在未固定的组织或进行短时间固定的组织中进行以避免糖原丢失。

10.1.3.4 细胞角蛋白

肝细胞胞质中细胞角蛋白蓄积很少出现在动物研究中。有报道称，给予抗真菌药物灰黄霉素（griseofulvin）的小鼠出现由细胞角蛋白组成的马洛里小体（Mallory bodies）（Denk et al. 1975, 1979）。光学显微镜下，蓄积的角蛋白呈小的、明亮的、嗜酸性结构，通常与细胞核相邻。在透射电镜下，这些蓄积物由纤细的、随机排列的杆状细丝组成。马洛里小体的特征描述表明其主要是由角蛋白 8 和角蛋白 18 组成（Nakamichi et al. 2002）。

10.1.3.5 药物或药物代谢物

在肝细胞胞质中可能会见到药物或药物代谢物的蓄积，在光学显微镜和电子显微镜下的表现有所不同。这种蓄积物可能会表现出不规则的微观结构，可以通过标准染色使微观结构更突出，或者可能会表现出其固有的颜色，最常见的是深褐色。利用透射电镜观察这些蓄积物时可能会看到其结构也有所不同，这取决于所看到的是晶体或聚集物。这种结构的组织学外观对于识别蓄积物帮助不大，最好采用化学分析对蓄积物进行鉴定。

10.1.3.6 细胞质色素

脂褐素主要在肝细胞中观察到，但同时也可能会在库普弗细胞中观察到。通常在标准毒理学研究（甚至是长期研究中）的对照组动物可以发现极轻度的色素沉着，部分原因是由于动物的年龄相对较小。致癌性研究中对照组啮齿类动物（整个生命周期几乎一直存活）也可出现脂褐素，但程度仍为极轻度。由于背景脂褐素的发生率较低，因此化合物相关的脂褐素增加较容易发现，需要给予更多的关注。脂褐素增加可能是化合物相关的氧化损伤加重的首个提示，并且也许是唯一的提示。脂褐素的出现也可能代表更严重的损伤，需要进行后续的生化学检测。库普弗细胞中的脂褐素可以单独出现，也可与其他色素同时蓄积，最明显的是含铁血黄素。

含铁血黄素通常出现在红细胞清除增强时的库普弗细胞中，但这种色素一般呈深棕色，重要的是要用特殊染色方法来区分其他的棕色色素（如脂褐素）及可能的药物或代谢物蓄积。啮齿类动物的含铁血黄素蓄积可能与髓外造血有关。

肝细胞、库普弗细胞和（或）胆小管可以发生胆汁淤积，但发生部位可因毒理学研究中所使用的动物种属不同而不同。在犬和非人灵长类动物中，胆汁可在任意或所有上述部位淤积，在某些情况下，胆小管淤积为主，特别是在非啮齿类动物中，而啮齿类动物几乎不发生胆小管胆汁淤积。对胆汁淤积的解释要依赖于其他数据，主要是临床生化学评估时对直接和间接胆红素的评价。胆汁通常呈淡黄色，但可能带有绿色。同时存在一种以上色素蓄积的情况屡见不鲜，因此，与其他色素一样，要用特殊染色将胆汁与其他各种色素进行区别。

10.1.4　细胞核改变

在药物开发的分子评价中，肝细胞核改变相对不常见。在某些情况下，由于细胞染色体倍性增加引起 DNA 含量增加，细胞核可能增大并且有些深染。在评价细胞核大小和染色特征时，毒理病理学家必须仔细比较给药组动物和对照组动物，特别是啮齿类动物，因为大鼠和小鼠的肝细胞染色体倍性状态在 2 倍以上是正常的，通常随着年龄增大而增加。与对照组大鼠相比，对照组小鼠的肝细胞染色体倍性增加伴细胞核增大深染更常见。但是，多种外源性药物会增加啮齿类动物肝细胞的染色体倍性（Miller et al. 1996），但这种改变的意义还不太清楚。上述的评估肝细胞增殖的许多技术是通过对 DNA 合成的测量实现的，这些技术的前提是假定 DNA 合成可引起细胞增殖。但是在某些情况下，DNA 合成的增加可能（至少部分地）会导致细胞染色体倍性增加，而不是细胞数目的增加。

给予某化合物后有时偶见肝细胞的核仁增大，这仅仅反应了 RNA 加工增加及活性增加。核仁增大往往是细胞增殖增加的一个间接提示，但不是一个敏感的指标。此外，即使增殖的活跃期已经过去，但增大的核仁通常还会保持一段时间。

候选药物的评价中罕见核内包涵物。在对照组小鼠中可见由胞质内陷进入细胞核引起的明显核内包涵物，而大鼠罕见。内陷入胞核的胞质呈现出与胞质类似的嗜酸性外观，在所检查切片的平面上可能会看到包涵物完全局限于细胞核内。相对于对照组动物，类似的结构可更多地出现在给药组动物的肝，但核内包涵物出现的意义未明。

10.1.4.1　多核肝细胞

在毒理学研究中，啮齿类动物的多核肝细胞不常见，但如果观察到该病变就需要引起关注，关于多核肝细胞方面的文献较少。单个肝细胞中细胞核的数目范围为 3~15 个不等，有时甚至可达 20 个。根据细胞核的大小和染色特征来看这些细胞核都正常，一簇细胞核通常由正常染色的胞质薄带环绕。在不同的毒理学研究中都发现了多核肝细胞（Cattley et al. 1994），包括那些来自美国国家毒理学项目中心的研究。已经在给予抗分支杆菌制药——利福布汀的大鼠中对多核肝细胞进行了详细描述（Scampini et al. 1993）。多核肝细 330
胞的出现不一定会伴随肝的其他形态学改变，包括肝毒性和肝细胞肥大。通过对利福布汀的研究发现，多核肝细胞的寿命似乎正常，这就表明其形成不仅仅是导致细胞丢失的细胞损伤的步骤之一。多核肝细胞通常首次出现在至少给予化合物几周以后，未在急性反应中观察到。根据现有的资料，应将多核肝细胞考虑为肝的一种适应性反应，而不是肝毒性的标志。此外，在亚慢性研究中出现的多核肝细胞不是潜在致癌性的指征。

10.1.5　非肿瘤性胆管改变

胆管上皮损伤代表了肝毒性的一种不常见形式，仅在药物开发相关的科学文献里有非常少的描述。已经对模型毒物 α-萘基异硫氰酸酯（Leonard et al. 1984）和化疗药物 ET-743（曲贝替定）（Donald et al. 2002）进行了研究和报道，给予这些药物后出现的效应是胆管变性和胆管坏死。光镜下可见胆管上皮细胞变性，表现为胆管上皮细胞肿胀，出现凝固性坏死，坏死细胞脱落后进入胆管腔（图 10.2b）。胆管坏死的清除可能是再生，但如果损伤严重或呈持续性，则会出现胆管周围纤维化。通常不进行超微结构检查，但在损伤早期，超微结构检查除了可以检测到变性、坏死以外，还可检测到胆管上皮细胞的凋亡。临床病理学中，所有种属的胆管上皮细胞损伤可通过血浆或血清样本的碱性磷酸酶和 AST 活性的中度升高及结合胆红素的显著升高来确定。在啮齿类动物中，胆管上皮损伤的另外一个标志是 γ-谷氨酰转移酶（gamma glutamyl-transpeptidase, GGT）活性增高（Leonard et al. 1984）。由于啮齿类和非啮齿类动物 GGT 水平的种属间差异，因此对不同种属循环酶水平的升高需要进行不同的解释。相较于其他种属，大鼠肝细胞含有的 GGT 水平占总 GGT 的 1/30，因此几乎所有的 GGT 都包含在胆管上皮中，而正常情况下在其他种属的肝细胞和胆管上皮中均有高浓度的 GGT。因此，与其他种属相比，大鼠循环 GGT 的升高是胆管损伤的一个明显指标。

有人推测胆管损伤的机制涉及胆管上皮暴露于活性代谢物，这些活性代谢物或直接排泄入胆汁，或通过分解排泄入胆汁的结合代谢物形成。目前还不能确定胆管损伤是否罕见，或者是否胆管损伤在新型候选药物筛选过程中被识别但很少报告，因为在候选药物的筛选中通常不进行胆管损伤的评估。

在安全性评价研究中，认为胆管上皮变性及坏死不是一种背景病变。因此，很容易将胆管上皮变性及坏死归因于与受试物相关。人类胆管上皮损伤发生于某些感染性疾病及自身免疫性疾病，在这些情况下，胆管损伤伴随较高的发病率和死亡率。尽管损伤具有潜在的可逆性和可以通过临床生化学参数监测胆管上皮损伤，但这仍然是药物临床试验的一个重要障碍。

急性或慢性损伤后，胆管上皮容易通过细胞增殖取代受损的细胞。然而，这种反应可能矫枉过正，引起多种类型的胆管上皮反应。

胆管增生可不伴其他肝毒性证据，但更常伴其他慢性肝损伤，如持续性肝细胞缺失和（或）纤维化。胆管增生有多种形式。轻度胆管增生并独立于其他效应时，门管区可见正常胆管数目增加（图 10.2c）。当出现与持续性胆管上皮损伤相关的较严重的增殖时，增殖的胆管可能首先挤压邻近门管区周围的肝细胞，甚至在肝细胞之间 331
延伸，造成肝细胞压迫性萎缩。可能存在核分裂象，但通常不明显。看不到核分裂象不能被看作是增殖性反应减弱的标志。通常，轻度的胆管增生不伴有炎症反应。当损伤较严重时，例如，发生胆汁漏出和（或）持续性胆管坏死时，增殖的胆管周围会出现数量不等的混合炎症细胞和胶原，这些变化取决于损伤的严重程度和持续时间。胆管增殖可能不会伴有循环胆红素的增加，除非存在明显的持续性损伤导致胆红素漏出。胆管损伤的长期后果极其多变，胆管上皮急性损伤后出现胆管增生，增生的胆管通常会在数周内消退，没有残留的增生证据。然而，当胆管增生伴有炎症细胞和胶原沉积时，虽然未见基于形态学和临床生化学参数的明显的长期改变，但增生导管的消退可能伴有轻度的门管区纤维化。当增生发生时间较长并伴有炎症和纤维组织增生时，极有可能发生门管区周围纤维化。尽管胆管增殖存在这些潜在的长期后果，但在毒理学研究中病理学家仅仅根据单个时间点的病变检查结果来做出确切的诊断通常是有困难的。

胆管纤维化是一种特殊形式的胆管增生，主要（如果不是唯一的话）在大鼠中观察到，并且在某种程度上已经被很好的描述，原因是由于其特殊的形态学特征，所以对其进行了很好的描述（Elmore and Sirica 1991）。最典型但最简单类型的胆管纤维化的特点是显著增生的胆管延伸超过门管区，并且伴随大量的胶原蛋白沉积（图 10.2d）。经常可见炎症，但不是该病变的主要特点。在早期发展过程中病变呈局灶性，并邻近门管区，并不涉及所有的或甚至大部分的门管区。病变大小不等，可以为少数几个胆管的病变，但在特殊情况下病变也可能接近一个肝小叶那么大。虽然对胆管纤维化的描述涵盖了典型的病变，但它仅代表病变的发生和病变最终恢复中的某个单一阶段。后续的研究表明胆管纤维化常常始于胆管增生的简单形式（如上所述）或卵圆细胞增殖（如下所述）。纤维化是一种继发性病变，但它常表现为胆管增生的一种早期伴发病变。增生的胆管形状不规则，衬覆立方到柱状或单层扁平的胆管上皮。可出现数目不等的意想不到的细胞类型，如肠上皮细胞（TEM 可见特征性的刷状缘）和杯状细胞。在一些区域可见到囊肿形成，囊肿内可能含有过碘酸 - 希夫（PAS）阳性染色物质与一些坏死碎片。典型的病变可持续不同的时间，但通常在诱发剂去除后的几周到几个月后恢复。在恢复期间，囊肿变得更加明显，PAS 阳性物质蓄积更多。囊肿和胆管的衬覆上皮（原来衬覆胆管上皮）主要是扁平上皮，与原来的胆管上皮几乎没有相似之处。囊肿的衬覆上皮可能会消失，并由致密结缔组织包围。随着时间的推移，这些囊肿体积减小，很少或根本没有衬覆上皮，留下一个由致密结缔组织组成的小的残留团块。胆管纤维化只出现于啮齿类动物中，人类没有相对应的病变，因此，胆管纤维化在人类风险评估中的相关性不确定。

卵圆细胞增殖是胆管增生的一种形式，在啮齿类动物肝毒性和致癌性试验模型中首次被描述。虽然在啮齿类动物研究中这个术语被广泛地接受和使用，但这一病变在评估潜在药物的研究中很少见到。与啮齿类动物相比，卵圆细胞增殖这个术语很少用于其他种属。人类中一些形式的胆管反应类似卵圆细胞增殖，但有一些重要的区别（Bird 2008; Desmet 2011; Gouw et al. 2011）。在犬中少见对胆管反应的描述（Yoshioka et al. 2004; Ilzer et al. 2010），因而不确定在犬中是否有与啮齿类动物卵圆细胞增殖相对应的病变。卵圆细胞被认为是一种肝祖细胞或肝内的干细胞（Bird et al. 2008）。卵圆细胞因其卵圆形的细胞 332
核而得名，其胞质稀少且界限不清。因此在组织学上该病变的特点是许多小的、看起来似乎没有细胞质的细胞核紧密排列在一起。卵圆细胞增殖首先发生于门管区，然后迅速向肝小叶内部延伸（图 10.2e）。起初，卵圆细胞慢慢地在正常形态的肝细胞之间增殖，一段时间后大量增殖的卵圆细胞取代门管区周围萎缩的肝细胞。卵圆细胞增殖最典型的形式就是延伸至门管区与小叶中心区域之间距离的一半。最初的卵圆细胞增殖通常不伴有炎症或胶原蛋白沉积。只有当卵圆细胞增殖最明显时才能用肉眼观察到。卵圆细胞增殖是连接周围小叶胆小管与门管区小叶间胆管的赫令管细胞的增殖。卵圆细胞增殖可有多种进程。去除诱发剂后通常导致卵圆细胞恢复，恢复完成后无病变残留。当未去除诱发剂时，卵圆细胞保持增殖，在卵圆细胞增殖区域内可能会出现明显的胆管，但这不是所有（或大部分）卵圆细胞的进展方式。在一些情况下，卵圆细胞增殖能进展为胆管纤维化。

人们对卵圆细胞增殖的意义已经研究和讨论了几十年。如今，人们认为卵圆细胞是一种多能细胞或干细胞，能够分化成胆管上皮细胞或肝细胞（Bird et al. 2008）。这一观点由卵圆细胞既有胆管又有肝细胞标志物的特点所支持。卵圆细胞增殖与肝癌形成有关，卵圆细胞被认为是肝细胞肿瘤的一种起源细胞。但是，这些研究通常使用的是能够引起 DNA 改变的药物。这种情况及在没有卵圆细胞增殖的情况下也可以发生肝细胞肿瘤的事实（在许多情况下，包括基本上所有与非遗传毒性药物有关的肝癌形成），表明卵圆细胞增殖不是啮齿类动物肝肿瘤形成的先决条件。此外，众所周知，用一种已知的肝致癌物短期处理引起的卵圆细胞增殖，在停止处理后不会导致肝癌形成。根据迄今为止积累的知识，应将慢性卵圆细胞增殖看作是啮齿类动物肝癌形成的潜在性风险指标，但其与人类的相关性尚不清楚。

10.1.6 非肿瘤性间质和血管改变

10.1.6.1 肝的炎症细胞、库普弗细胞和造血细胞

肝血管区域及间质区域出现炎症细胞聚集可能是一种原发反应，也可能是继发于肝实质坏死的一种反应。当为坏死的继发反应时，炎症细胞浸润可作为描述或病理陈述的一部分来记录，而不是一个诊断。然而，炎症细胞浸润的出现可能是对受试物或病原体反应，或自身免疫反应的一种原发病变（Sneed et al. 1997; Thoolen et al. 2010）。如果炎症细胞浸润被认定为一种原发反应，那么炎症细胞浸润应是一个原发性诊断。

在安全性评价研究中进行组织病理学诊断时，肝实质炎症细胞浸润应被称为“炎症细胞浸润”而不是“炎症”或“肝炎”。这种做法有两个原因，第一个原因是在安全性评价研究中，肝炎症细胞浸润很少伴有炎症的其他形态学指标，如充血和水肿（如果是急性）或纤维血管组织形成、巨噬细胞上皮样分化或淋巴细胞聚集（如果是慢性）。第二个原因是在人类中，术语“肝炎”指具有特定病因的肝疾病，例如病毒性肝炎或自身免疫性肝炎。肝炎的这种含义可能会导致本来可以避免的误解。因此，除非有足够的、额外的特征来支持使用“肝炎”这一术语，否则对肝的炎症细胞浸润要给出一个描述性的诊断。

333 肝炎症细胞浸润通常根据炎症细胞浸润的类型进行细分，如果是一种类型的炎症细胞为主的反应，那么将这种细胞类型添加作为修饰语。如果两种或更多种细胞类型参与炎症反应，那么将添加“混合炎症细胞”作为修饰语，应以叙述性描述的方式描述细胞类型。

一般通过光学显微镜对炎症细胞浸润进行描述（图 10.2f）。只有当炎症细胞浸润的程度为中度或重度时才可能看到肉眼所见、表现为肝被膜表面及切面出现白色到棕褐色的颜色改变，局限于单个小叶或呈弥漫性分布。在罕见的情况下，可用 TEM 进行检查或确认出现的病原体，但不用于形态学诊断。除了有大量的继发性肝细胞损伤外，一般临床病理学参数很少出现显著性或特异性的改变。

中性和嗜酸性炎症细胞浸润是两种类型的炎症细胞浸润，可通过识别主要的细胞类型进行诊断。很少将这些类型的炎症细胞浸润看作是肝对受试物的原发反应，但可能继发于肝细胞坏死或传染性疾病。病变可以是小叶性或随机（呈局灶性但不限定在小叶的哪个区域）分布，特点是中性粒细胞（或嗜酸性粒细胞）聚集，充满肝实质并使其扩张，有时位于肝细胞萎缩、变性或坏死周围。

单形核炎症细胞浸润可根据单形核的圆形细胞为主要细胞类型来进行诊断。单形核炎症细胞或是淋巴细胞或是单核细胞 / 巨噬细胞（除了来源于定居的巨噬细胞或库普弗细胞以外，巨噬细胞还可来源于循环中的单核细胞），通常情况下包括两种细胞。利用光学显微镜对病变组织中的巨噬细胞和淋巴细胞进行鉴别往往比较困难，通常需要进行免疫组织化学标志物。当发现单形核炎症细胞浸润与给药相关时，偶尔需要确定有关发病机制的假设。然而在实际工作中很少这样做。目前对免疫介导的肝损伤有几种不同的复杂机制（Adams et al. 2010），这意味着炎症细胞类型的特点只能提供部分机制的特征。此外，即使

单形核炎症细胞浸润通常包括淋巴细胞及单核细胞 / 巨噬细胞，若试图从单张或少数几张切片确定不同细胞类型的比例往往不能提供有用的信息。

单形核炎症细胞浸润仅偶尔被认为是肝对受试物的原发反应，但可能继发于肝细胞坏死或传染性疾病。病变可以是小叶性或随机分布，特点是单形核细胞灶偶见于肝细胞坏死灶周围。在某些情况下，单核细胞 / 巨噬细胞可分化形成上皮样细胞和多核巨细胞。当上述病变是共同特征时，可以在报告中描述，但有些病理学家倾向于诊断为局灶性肉芽肿性炎症。

混合炎症细胞浸润适用于表示单形核细胞与中性粒细胞和（或）嗜酸性粒细胞聚集。病变可以是小叶性或随机分布，其特征是炎症细胞偶尔位于小灶性肝细胞坏死周围。

需要做出周全的判断来确定炎症细胞浸润是否与给予受试物有关。在比较给药组和对照组时必须考虑炎症细胞浸润的发生率和严重程度。在大多数动物种属中，偶尔看到的炎症细胞浸润灶可能是未知发病机制的背景病变。多种病原体（表 10.1）可引起炎症细胞浸润和肝炎症的其他特征。这些病原体的其中几个也应被视为引起肝炎症细胞浸润或肝炎症的潜在促进因素，特别是在受试物的药理作用是抑制或激活免疫系统的情况下。

表 10.1　导致肝炎症细胞浸润或肝炎症的病原体（按照动物种属分类）

种属	病原体
小鼠	螺杆菌、诺如病毒、MHV
大鼠	库彻棒状杆菌、细小病毒
犬	犬 I 型腺病毒、犬疱疹病毒
猕猴	巨细胞病毒、志贺菌
几个种属	沙门菌、泰泽病

在罕见的情况下，虽然没有出现明显的病原体，但还是可以看到炎症细胞浸润和炎症的其他
334 特征，这些案例可以适当地诊断为肝炎症或肝炎，但应尽量使用描述性术语，除非描述性术语的数量过多。虽然可能怀疑为药物诱发的超敏反应，但是很少能获得超敏反应的客观证据。此外，尽管某些药物可能引起人类发生免疫介导的肝炎，但在非临床动物研究中这些药物似乎不产生类似的效应。

受试物引起的炎症细胞浸润或炎症会在临床试验中引起潜在的重大安全性问题。理论上讲，这些所见所涉及的发病机制对于一些动物种属是特异性的，预测在人类不会发生。但是在实际工作中，往往很难确定发病机制。因此，对所提出的物种特异性机制的把握往往不大。

在临床背景下利用已提出的关于炎症细胞浸润或炎症发生的机制来分析其潜在风险应该理性地考虑。如果炎症细胞浸润或炎症的发病机制与免疫调节和继发感染有关，就有可能在预期的药理学剂量和免疫调节剂量之间确定安全范围，从而确定临床试验的安全起始剂量。这可通过应用监测药物对免疫系统特异性效应的生物标志物得到进一步支持。如果炎症细胞浸润或炎症的发病机制不太可能与超敏反应有关，则不应考虑采用界值法（margin approach）。但是，如果种属特异性小分子的代谢物与超敏反应有关，那么倒是有这种可能。对于蛋白类药物，超敏反应与工程化人类蛋白在非人种属中的异源性有关，而且如

果可以监测人体对这类药物的免疫反应，则可以继续开展临床试验。

库普弗细胞肥大和增生与单形核细胞浸润不同，代表库普弗细胞的活化。库普弗细胞可出现数量增多或体积变大，或者二者均有，但库普弗细胞仍保持沿肝血窦表面正常分布。病变通常呈弥漫性分布。光学显微镜下，可观察到库普弗细胞的数目增多，但更为明显的是库普弗细胞质和细胞核增大。由于库普弗细胞具有特有的吞噬能力，其扩大的胞质内含有吞噬的物质（细胞、细胞碎片或颗粒状物质）使其很容易被识别。虽然衬覆肝血窦的内皮细胞也可能出现肥大及巨大核，但与库普弗细胞是不同的，可通过免疫组织化学标志物或 TEM 来区分库普弗细胞与肝血窦内皮细胞。库普弗细胞可通过标志物免疫染色，如 F4/80（小鼠）、ED1 和 ED2（分别检测 aka CD68 和 CD163）（大鼠）及 CD68（犬和非人灵长类动物）来识别。而内皮细胞则通过许多种属都表达的 CD31 来识别（Baluk and McDonald 2008; Fan et al. 2009; Kinoshita et al. 2010; Lapis et al. 1995）。在透射电镜下，库普弗细胞包含许多初级和次级溶酶体，及吞噬空泡。

335 库普弗细胞肥大和增生很少自发，往往与受试物（或溶媒）有关。其中受试物（或溶媒）的理化特性导致库普弗细胞及脾中的其他巨噬细胞将其从循环中清除。在某些情况下，库普弗细胞摄取的同时伴有肝血窦内皮细胞的摄取。与上述机制相关的物质包括非离子去污剂（Warren et al. 2011）、聚乙二醇化纳米颗粒和其他类型的纳米颗粒（Fawaz et al. 1993; Xiao et al. 2011），以及反义寡核苷酸（Butler et al. 1997; Henry et al. 1997a,b）上述这些案例中的库普弗细胞肥大和增生的意义很少与任何真正的或理论上的不良反应有关。但是，如果库普弗细胞对试验药物的摄取效率高到足以妨碍其被运送到预期的靶细胞或靶组织，那么这种改变是有意义的。

在毒理学研究中，髓外造血细胞增殖（Extramedullary hematopoietic cell proliferation, EMH）可作为自发病变或与给药相关的病变出现在肝中（Thoolen et al. 2010）。光学显微镜下，病变表现为造血细胞聚集，出现在内皮下及沿肝血窦随机分布，或位于门管区和小叶中心区。造血细胞可包括未成熟的红系和粒系细胞聚集。巨核细胞的出现不尽一致。除非受试物是一种造血生长因子，否则认为该机制不太可能涉及对造血细胞的直接效应。更典型 EMH 代表了对红细胞或中性粒细胞更新增加的一种适应性反应，这种更新增加的证据通常伴有临床病理学所见，例如循环中红细胞形态的改变及未成熟红系细胞数量增多。该病变偶尔会被误诊为单形核细胞或混合炎症细胞浸润。可以通过显示红系的免疫组化标志物（TER119）（Hintze et al. 2009）或髓系的免疫组化标志物（BM1，也称为髓过氧化物酶）来区分上述两种情况（O'Malley et al. 2005; Swirski et al. 2010），但很少这样做。

10.1.7 内皮细胞反应

内皮细胞损伤是一种不常见的肝损伤形式。作为原发病变，光学显微镜下表现多样，早期可表现为坏死和（或）内皮细胞缺失、肝窦淤血及窦周出血，后期伴有小叶中心性坏死及纤维化。在人类已经报道了两种发生该病变的情况：骨髓移植时使用高剂量细胞消融化疗药物和服用含有吡咯里西定生物碱的草药（Rubbia-Brandt 2010）。吡咯里西定生物碱 – 野百合碱处理的大鼠可以引起该病变（DeLeve et al. 1999），一种咪唑并吡啶（imidazopyridine）质子泵抑制剂处理的犬也可以产生类似的损伤（Berg et al. 2008）。在大鼠进行的时间进程研究表明最初对肝血窦内皮的损伤导致的内皮细胞缺失或收缩，使得血细胞进入狄氏间隙，从而阻碍肝血窦血流。

引起小叶中心性肝细胞坏死的某些药物可引起继发内皮细胞损伤（Anderson et al. 1986; Butler and Hard 1971; Oyaizu et al. 1997）。使用可在小叶中心肝细胞活化成一种稳定活性代谢物并在此导致肝细胞损伤的药物处理大鼠后，可以观察到内皮细胞损伤。代谢物的分子量低有利于其扩散及随后与内皮细胞的接触。内皮细胞损伤被认为是一种继发性病变。时间进程研究支持内皮细胞损伤这一机制，即肝细胞坏死先于内皮细胞坏死。

在毒理学研究中，内皮细胞损伤被认为是一种罕见的病变。但是，鉴于其与人类肝窦阻塞综合征（之前称作静脉闭塞性疾病）的发生有关（Rubbia-Brandt 2010），所以在安全性评价中内皮细胞损伤的出现需要临床研究者密切关注。

血管扩张是一种独特的病变，其发病机制不明，其特点是肝实质内形成充满血液的腔隙（图 10.3a）。血管扩张经常（但并不总是）被视为“紫癜”的同义词。光镜下，血管扩张表现为

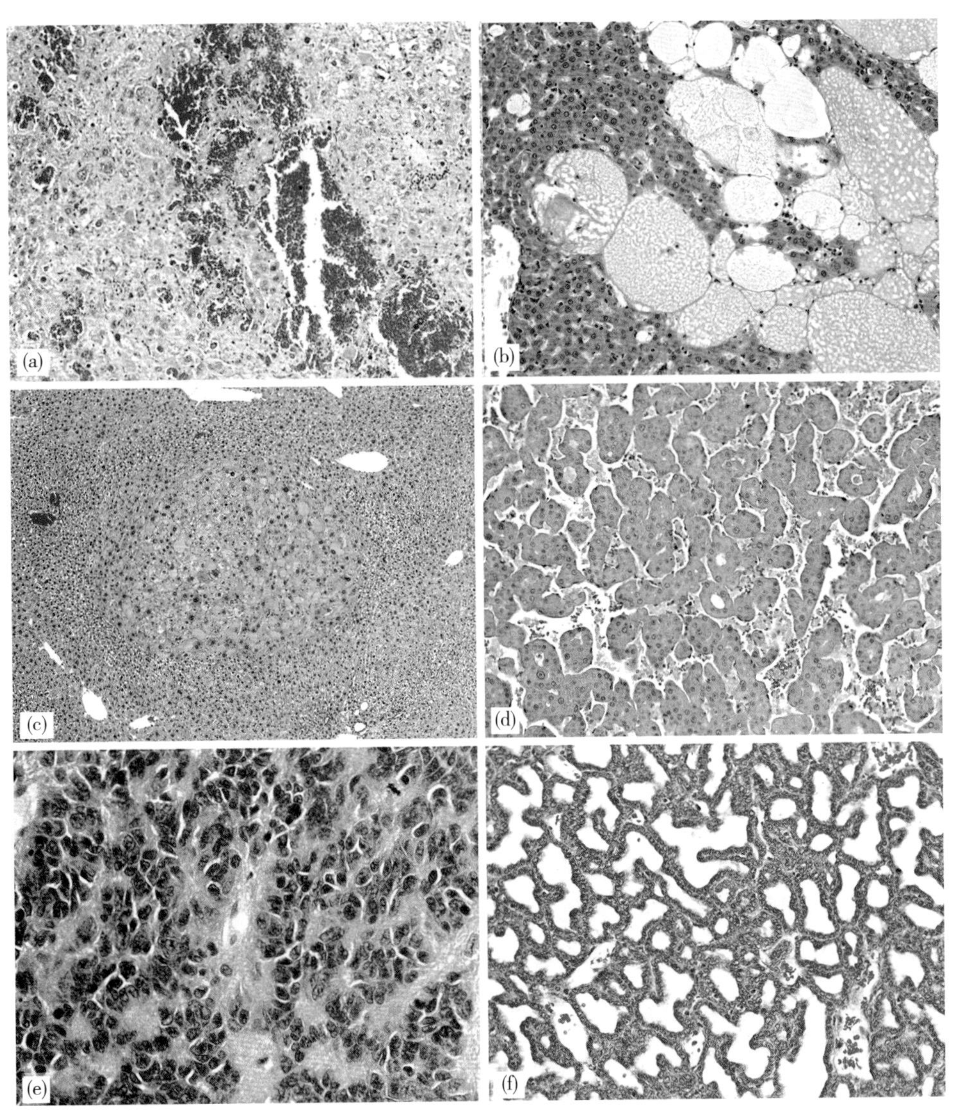

图 10.3　（a）血管扩张（紫癜）。肝血窦不规则扩张并含有红细胞。(b) 海绵状变性。 病变含有几个大小不规则的含有网状嗜酸性物质的囊状腔隙。（c）嗜酸性肝细胞变异灶。变异灶由细胞质嗜酸性增强的增大肝细胞组成。（d）肝细胞癌。病变中包含大小不等的肿瘤性肝细胞小梁。小梁型肝细胞癌是啮齿类动物中最常见的形式。（e）肝母细胞瘤。肿瘤细胞的特点细胞核深染，胞质稀少，可形成菊形团。（f）胆管瘤（胆管腺瘤）。肿瘤性上皮细胞排列成界限清楚的管状结构

两种不同的形式，第一种被描述为“囊状”或“静脉扩张性”血管扩张，表现为含有血液的腔
336 隙衬覆形态正常的内皮细胞并被肝板分隔开；第二种被描述为“海绵状”或“实质性”血管扩张，表现为含有血液的腔隙大多缺乏内皮细胞衬覆，与中间的（如果存在的话）和相邻的肝板相连。尽管血管扩张明显伴有局灶性肝细胞萎缩和（或）缺失，但多数关于血管扩张发病机制的理论（Thoolen et al. 2010）认为肝血窦内皮细胞的损伤和破坏是主要原因。

337 血管扩张和多种自然毒素和环境毒素有关，但是在药物中，似乎只有合成类固醇和避孕类固醇有报道可引起人类发生这种改变（Tsokosa and Erbersdobler 2005）。已报道小鼠血管扩张和长期给予 tezapam 有关（Robison et al. 1984），大鼠血管扩张与重复给予 CKD-602（喜树碱类似物）有关（Kim et al. 2004）。血管扩张也曾被描述为动物的一种增龄性病变（aging lesion）。该病变在功能上似乎与进行性肝疾病无关，血管扩张可能是动物的一种终末期病变。因此，血管扩张在安全性评价中的意义是不确定的。

10.1.8 星状细胞反应

涉及星状细胞的一种不常见的病变称作囊性变性或肝海绵状变性（Thoolen et al. 2010）。该病变的特征是形成多个由纤细的间隔分隔开的囊性结构，这些囊性结构没有内皮，有时合并在一起（图 10.3b）。囊性腔隙中含有 PAS 染色阳性细网状的嗜酸性物质，在某些区域可能含有少量的红细胞和白细胞。免疫组化分析时，病变结蛋白和波形蛋白染色阳性，而 α 平滑肌肌动蛋白染色阴性（Stroebel et al. 1995）。已证明病变部位细胞的细胞核中复制性 DNA 的合成增多（Karbe and Kerlin 2002; Stroebel et al. 1995）。病变不会明显挤压相邻肝实质组织。

在老龄大鼠囊性变性 / 肝海绵状变性可作为为自发性病变出现，小鼠罕见（Karbe and Kerlin 2002）。在给予常能引起（但并不一定引起）肝细胞瘤形成的化学品的长期研究中，囊性变性 / 肝海绵状变性的发生率可能会增加。一些文献就囊性变性 / 肝海绵状变性是否代表星状细胞的癌前病变或肿瘤性病变持不同的观点。

还没有关于在药物或候选药物的研究中发生肝囊性变性 / 肝海绵状变性的报道。因此，没有明确的先例来阐述其对药物安全性的影响。这种病变在典型的非啮齿类种属（犬、非人灵长类动物）的研究中还未见描述。而且，这种病变在人类中也未见报道。因此，在长期啮齿类动物研究中，肝囊性变性 / 肝海绵状变性的出现或发生率增加即使显示出医疗需求，似乎也不太可能中断候选药物的开发。

10.1.9 肝增生性病变

肝增生性病变可涉及多种细胞类型，包括肝细胞、胆管上皮细胞、血管内皮细胞及少数情况下涉及库普弗细胞和星状细胞，但是这些不同细胞类型的自发性和给药相关的增生性病变的发生率都存在很大的差异。在毒理学研究中，大鼠及小鼠的 2 年致癌试验或使用替代小鼠模型的 6 个月致癌试验中肝增生性病变是一个问题。然而，在啮齿类动物长期毒性研究中可出现早期肝增生性病变，可能提示在长时间给药后会发展为肿瘤。虽然在非啮齿类动物的毒性研究中也可出现增生性病变（如本章节前面讨论过的），但长期毒性研究中犬和非人灵长类动物肝肿瘤极为罕见。

由于肿瘤性病变是毒性研究中重要的终点，对后续药物的批准或使用具有重要的影响，因此对致癌试验中的组织进行评价的毒理病理学家必须熟悉老龄啮齿类动物的背景病变，以及在短期研究中不会出现的肿瘤的形态学诊断标准。多年

来通过在众多的研讨会进行讨论和广泛咨询毒理病理学家，用于肝细胞肿瘤性病变的各种形态学诊断已形成标准。这些标准已被总结在不同团体
338 的几种出版物中，每种出版物在全球不同地区发行。最近，一个单独的国际组织对啮齿类动物的组织病理学诊断标准进行了总结（Thoolen et al. 2010）。这种标准化提高了解释的严谨性，但更重要的是，使用相似的诊断方法可以为不同研究中肝效应的对比提供一个更好的基础。虽然对最常见的肝增生性病变的诊断标准已经非常一致，但对不常见病变的诊断术语及诊断标准方面仍然存在差异。

10.1.9.1　肝细胞

到目前为止，肝细胞增生性病变是啮齿类动物最常见的自发性及药物诱导的增生性病变。自发性增生性病变的发生率因所使用的啮齿类动物品系而存在差异，也因进行研究的实验室不同而有差异。在选择历史对照数据辅助对肝细胞肿瘤进行解释时，这些考虑很重要。

肝细胞增生性病变包括从非肿瘤性病变到恶性肿瘤的一系列病变。虽然弥漫性和带状增生已在前文的“增生”小节中讲述，但另一种重要的非肿瘤性增生病变形式是“肝细胞变异灶”，大鼠最常见，小鼠较少见，犬和非人灵长类动物罕见［肝细胞变异灶已在人类肝中进行描述（Su and Bannasch 2003）］。在啮齿类动物中，肝细胞变异灶非常明显，主要是由于胞质的着色性质发生改变（图 10.3c），从而可将该病变与周围实质组织相区分（Popp and Goldsworthy 1989）。尽管在诊断性和试验性致癌作用的文献中描述过多种类型的肝细胞变异灶，但在药物开发过程的肝评价中常见的肝细胞变异灶只有少数几种，例如，嗜碱性肝细胞变异灶、嗜酸性肝细胞变异灶及透明细胞性肝细胞变异灶。顾名思义，嗜碱性肝细胞变异灶含有相对于周围肝细胞嗜酸性细胞质更加嗜碱性的细胞质，细胞质稀少，但细胞核的大小和染色与正常的肝细胞相似。相反，嗜酸性肝细胞变异灶的胞质染色较周围正常肝细胞嗜酸性更强，但这种着色差异可能很轻微，因此低倍镜下嗜酸性肝细胞变异灶不如嗜碱性肝细胞变异灶明显。嗜酸性肝细胞变异灶细胞的胞质比正常的肝细胞略多，而细胞核无差别。虽然嗜酸性肝细胞变异灶与嗜碱性肝细胞变异灶相比，可能会在病变的周边显示对周围组织挤压的证据，但两种类型的肝细胞变异灶均保持正常的肝小叶结构。多个品系的大鼠在 1 岁龄左右开始即可出现自发性的嗜酸性和嗜碱性肝细胞变异灶（Popp et al. 1985; Harada et al. 1989）。随着年龄的增加，动物肝细胞变异灶的发生率以及每个肝自发性肝变异灶的数目也增加，典型的 2 年期致癌试验结束时该病变在对照组动物中和给药组动物中很常见。当给予大鼠遗传毒性或非遗传毒性肝致癌物处理时，肝细胞变异灶的数目和大小随之增加，而且确实可以由肝细胞变异灶进展为肿瘤，但不常见。肝细胞变异灶属于增生性病变，表现为与正常肝细胞相比肝细胞变异灶合成 DNA 的细胞数目增加（Marsman and Popp 1994）。用非遗传毒性肝致癌物处理动物后，局灶性肝细胞显示出的增殖率高于未处理动物。尽管在大鼠中一些类型的肝细胞变异灶通常被认为是肝肿瘤的前兆，但肝细胞变异灶进展为肝肿瘤的概率非常低。在利用大鼠对几个不同的试验性非遗传毒性致癌物进行的时间进程研究中，体视学分析表明几千个肝细胞变异灶中只有一个可进展为肿瘤，但对于不同的化合物来说这个数字可能略有不同。虽然肝细胞肿瘤通常被认为是由肝细胞变异灶进展而来的，但重要的是要意识到，在对一项超过 2 年时间的试验进行评估时，出现药物增加肝细胞变异灶数目并不一定表明该分子是一种肝致癌物（Wood et al. 1991）。因为肿瘤的发生需要多个步骤，一些容易引起肝细胞变异灶的化合物并不能

使这些变异灶进展为肿瘤。人们经常讨论嗜碱性肝细胞变异灶或嗜酸性肝细胞变异灶更可能发展为肝细胞肿瘤。虽然嗜碱性肝细胞变异灶经常存
339 在更大的可能性，但也有药物几乎只诱导产生嗜酸性肝细胞变异灶，并确实会进展为肝细胞肿瘤的例子。给药组动物可能会发生透明细胞性肝细胞变异灶增加，但这些变异灶往往是透明细胞和嗜酸性细胞的混合病灶，并且在持续给药时不常见。空泡样肝细胞变异灶一般代表肝的局灶性脂肪沉积，不考虑为肿瘤形成的前兆。

在不同的种属中肝细胞变异灶的形成存在巨大差异。无论是自发性还是化合物诱导发生的肝细胞变异灶，大鼠比小鼠多见。小鼠自发性肝细胞变异灶的发生率非常低，并且单个肝内发生肝细胞变异灶的数目很少，而且，在给予肝致癌物的小鼠中也很少观察到肝细胞变异灶。虽然已经有所报道，但犬、非人灵长类动物及人类中罕见肝细胞变异灶。

自发性肝细胞腺瘤的发生率相对较低，在某种程度上取决于动物品系，不同实验室之间该病变的发生率也不同。该病变的特征是肝小叶结构丧失，并且在病变的周边显示出明显的压迫性，但缺乏在肝细胞癌中常见的结构高度紊乱的特点及细胞异型性。腺瘤细胞胞质的着色性质有差异。虽然腺瘤往往由嗜碱性更强的肝细胞组成，但并非总是如此。与给予受试物相关的腺瘤，特别是较小的腺瘤，其着色性质与给予这种特定化合物引起的最常见类型的肝细胞变异灶的着色性质类似。

大鼠和小鼠自发性肝细胞癌的发生率低于自发性腺瘤。给药组动物这种肿瘤发生率增加是啮齿类动物致癌反应的一个重要指示，但对其进行评价时还应该考虑到潜伏期和转移率。潜伏期缩短及转移率增加是受试物生物活性的重要指标。肝细胞癌表现出恶性肿瘤的典型特征，包括局部侵袭和细胞异型性。在低倍镜下检查时，细胞的大小和着色不一致可能是恶性病变的第一个迹象。虽然有时可能会观察到核分裂象增多，然而许多肝细胞癌往往核分裂象很少。肝细胞癌压迫邻近肝实质组织，其肝小叶结构被多种异常组织结构代替（图 10.3d）。文献报道了这些组织形态代表多种不同的肝细胞癌亚型，例如，小梁型肝细胞癌（肝板 >3 个细胞宽度）、腺泡型肝细胞癌及实体性肝细胞癌。然而这种分类只是一个有趣的研究，在试验致癌作用中可能有些价值，但药物开发中的肝细胞癌分型意义不大，而转移率更加重要。

肝细胞肿瘤，特别是良性肿瘤，必须与局部肝细胞增生 / 肝细胞变异灶相区分。然而腺瘤和局部肝细胞增生之间的组织学区别很细微，区分较困难，要根据所描述的组织学特征进行区分（Thoolen et al. 2010）。局部肝细胞增生最常见于先前或正在发生大量肝细胞损伤的肝中。

肝横膈膜结节代表先天异常而非肿瘤，但是经验不足的病理学家易将其和肿瘤混淆。这些病变位于肝膈面的肝门处，一般在大体检查时会注意到。在仔细解剖时，结节似乎延伸通过横隔膜，但有一层薄的、纤维成分的隔膜将病变与胸腔分开。组织学上，结节由相对正常的肝结构组成，包括可识别中央静脉及门管区三联管（portal triad）的小叶结构。大鼠可出现肝横隔膜结节，而小鼠未见，与其他品系的大鼠相比，Fischer344 大鼠的肝横膈膜结节相对较常见（Rittinghausen et al. 1998; Eustis et al. 1990）。

在啮齿类动物致癌试验中，与药物相关的任 340
何肿瘤的发生率增加都会引起对人类潜在致癌风险的关注，但其中尤以啮齿类动物的肝细胞肿瘤更常见。在风险评估中必须考虑多种因素。首先，必须考虑该化合物潜在的遗传毒性，虽然需要开展致癌试验的大多数正在开发中且用于人类治疗的药物分子不具有遗传毒性，否则这些分子在临床开发阶段之前会被剔除。但是，阳性结果

和非预期的肝肿瘤结果表明遗传毒性数据应重新评估，包括考虑代谢产物和杂质的潜在影响。重新评估的结果可能会建议需要进行一项附加的遗传毒性研究以确认该分子确实为阴性。遗传毒性被确定为阴性后，可基于试验数据和最科学的判断对人类受试者或患者的致癌性反应进行相关性评估。如果肿瘤的发生率升高呈现出明显的剂量－反应关系，而且可以确定非致癌性剂量，那么此时应着重关注什么样的非肿瘤效应可能与肿瘤反应有关，而不是关注非肿瘤剂量肝的效应。虽然有许多可能性，但需要考虑的一个具体例子是，可长期增强肝细胞增殖的药物在致癌剂量下可能存在低度毒性，而在非致癌剂量下没有这种情况。假如慢性毒性与肿瘤的发生有关，那么这一信息应该被用于评估人类风险。致癌试验中所选择的最高剂量水平的暴露量高于人类致癌剂量的几倍是很常见的。这些最高暴露水平可能会产生继发于慢性毒性的一种啮齿类肝细胞致癌反应。当引起动物致癌性的作用模式在人体暴露中不会出现时，在啮齿类动物中不产生肿瘤的最高暴露量和预期的人体暴露量之间的合理的安全范围大大降低了对人类潜在致癌性的担忧。

10.1.9.2　肝母细胞瘤

肝母细胞瘤无论在给药组还是在对照组的小鼠均不常见，而且大鼠肝中未见报道。虽然这种肿瘤在 Swiss Webster 小鼠中一直非常罕见，美国国家毒理学项目中心（National Toxicology Program，NTP）的研究显示 B6C3F1 小鼠的肝母细胞瘤发生率不断增加（Turusov et al. 2002），但该品系小鼠的肝母细胞瘤仍然是比较罕见的。虽然在小鼠和人类中已经对肝母细胞瘤进行了很好的描述，但其在小鼠发生的稀有性导致该肿瘤的生物学信息有限，直到在 NTP 中显示出肝母细胞瘤发生率的增加，这使得可以对其起源和生物学潜力进行有限的评估，至少在 B6C3F1 小鼠中。目前尚不清楚这些信息是否也适用于 Swiss Webster 小鼠（Swiss Webster 品系与目前最常用于药物开发的 CD-1 品系密切相关）。在评估药物（扑里米酮、去甲羟基安定及哌醋甲酯）的 3 项 NTP 研究中观察到 B6C3F1 小鼠发生肝母细胞瘤（Turusov et al. 2002）。有趣的是在去甲羟基安定的研究中，B6C3F1 小鼠和 Swiss Webster 小鼠均用于该药的评价，仅在 B6C3F1 小鼠中观察到了肝母细胞瘤。大体观察显示，肝母细胞瘤最常呈单发病变。显微镜下，肝母细胞瘤细胞成分多，特征是由于细胞核深染造成肿瘤呈深嗜碱性着色，胞核周围是稀少的、略嗜碱性的胞质（图 10.3e）。瘤细胞可形成片状或在一些情况下在血管腔隙周围形成小的菊形团（可能是囊性的）。有丝分裂象较多，可出现鳞状分化和类骨质分化。在 NTP 研究项目中发现的一系列肿瘤中，大多数肝母细胞瘤似乎都发生于一个肝细胞腺瘤或癌内，而不是单独发生。该肿瘤可发生肺、淋巴结、肠系膜和肾转移，转移的肿瘤仍保持原发肿瘤的形态学特点。由于其转移率低，所以肝母细胞瘤被认为是一种低度恶性肿瘤。人类也可发生肝母细胞瘤，但几乎只在儿童发生。与之相反，肝母细胞瘤发生于老龄小鼠，与小鼠发生的其他肝细胞肿瘤的年龄相似。基于目前的知识，应考虑将小鼠肝母细胞瘤与其他肝细胞肿瘤一起考虑来进行人类风险评估。

10.1.9.3　胆管上皮 341

大鼠和小鼠的胆管肿瘤及相关的增生性病变（除了单纯性胆管增生）是罕见的自发性病变（Thoolen et al. 2010），与更常见的自发性和药物诱导的肝细胞肿瘤相比，与给予药物相关的胆管上皮肿瘤也不常见。

胆管瘤是一种界限清楚的病变，由相对发育良好的腺泡组成，内衬立方形嗜碱性上皮细胞（图 10.3f）。在某些情况下，腺泡腔可能变成带有乳头状突起的囊腔。这种病变必须与囊性胆管增殖、胆管癌及早期的胆管纤维化相区别，胆管纤维化包含大量的纤维结缔组织。

胆管癌中可含有类似胆管瘤的腺样结构，但也可呈实性或囊性形式。与胆管瘤相比，胆管癌细胞通常嗜碱性更强，细胞的大小、形态及组成更加不规则。癌组织可局部侵袭淋巴管和血管，常见转移。必须将胆管癌和胆管瘤区分开来，基于经典的标准将二者进行区别并不难。然而，胆管癌和胆管纤维化（如上所述）的鉴别诊断存在挑战性。尽管胆管癌中也可能表现出明显的纤维化，但与胆管纤维化相比，纤维化的程度通常较低。此外，胆管纤维化的特征是含有充满黏蛋白的囊肿、退化的胆管及胆管衬覆的肠细胞或杯状细胞，胆管癌通常不具备这些特征。

由于在药物的致癌试验中很少发生胆管肿瘤，所以几乎没有基于这些肿瘤类型评估人类致癌风险的先例。显然，对潜在药物和（或）胆汁排泄代谢物的遗传毒性应认真考虑，因为存在少数非遗传毒性胆管致癌物的例子。

同时具有肝细胞和胆管细胞分化的复合性癌在 B6C3F1 小鼠中被报道为罕见的自发性病变（Bach et al. 2010），这种病变被诊断为肝胆管细胞癌（hepatocholangiocellular carcinoma）或者肝胆管癌（hepatocholangiocarcinoma）。肿瘤的组织学特点是除了低分化的、通常为肉瘤的成分以外，还可见增生的肝细胞及胆管上皮成分。这种肿瘤具有较高的转移倾向。其他小鼠品系尚未报道可发生肝胆管细胞癌。

10.1.9.4 内皮细胞瘤

大鼠和小鼠可自发血管瘤和血管肉瘤，不过这两种肿瘤在小鼠中更常见。由于这两种肿瘤属于血管肿瘤，可发生在许多不同的器官中，所以肝很少是唯一或主要发生这两种肿瘤的部位。虽然许多化学物质和杀虫剂可以诱导发生这些肿瘤，但在过去的 10 年中，毒理学家对药物诱导产生这些肿瘤的兴趣日益增加。内皮起源的肿瘤与几种不同化学结构及不同治疗适应证的药物有关（Cohen et al. 2009）。随着在给予 PPAR-γ 激动剂的动物中这些肿瘤的发生增加，人们对这些肿瘤的兴趣更加浓厚，但这些肿瘤通常起源于脂肪组织，而且并不主要涉及肝。药物诱导的内皮起源的肿瘤主要发生于小鼠，大鼠罕见。

血管瘤由充满血液的衬覆单层内皮细胞的腔隙组成。血管瘤通常是不连续的病变，压迫周围的组织，很少有包膜。在一些肿瘤中，这些腔隙是囊性的，其内充满血液。核分裂象罕见。血管瘤很少（如果有的话）进展为血管肉瘤，血管肉瘤的发生似乎与血管瘤无关。

血管肉瘤由增殖的内皮细胞组成，内皮细胞可以形成血管腔，但肿瘤细胞也可呈实性片状（至少在肿瘤的某些区域中是这样），这使得
鉴定母细胞变得困难。不过，大多数情况下，血 342
管肉瘤中含有明确由血管腔隙组成的区域（图 10.4a），但这些血管腔可能很难分辨。个别细胞可表现出异型性，包括细胞核大小及染色强度不一。通常可见核分裂象。肿瘤由于局部侵袭而致边界模糊不清，转移常见。

内皮细胞瘤由于缺乏明显的前期病变及其后 343
期的表现，阻碍了对有助于人类风险评估的肿瘤诱导生物学的研究。已经在使用 PPAR-γ 激动剂的案例中获得了内皮细胞瘤诱导机制方面的重要信息（Cohen et al. 2009）。内皮细胞瘤的诱导很可能具有多重机制，所以一个特定分子的发病机制可能不适用于评估另外一个分子对人类的致癌风险。

10.1.9.5 星状细胞瘤（伊东细胞瘤）

星状细胞瘤是非常罕见的自发性和药物诱导性肿瘤，因此，该肿瘤的生物学信息及人类风险评估结果还不清楚。星状细胞瘤可单发或多发。

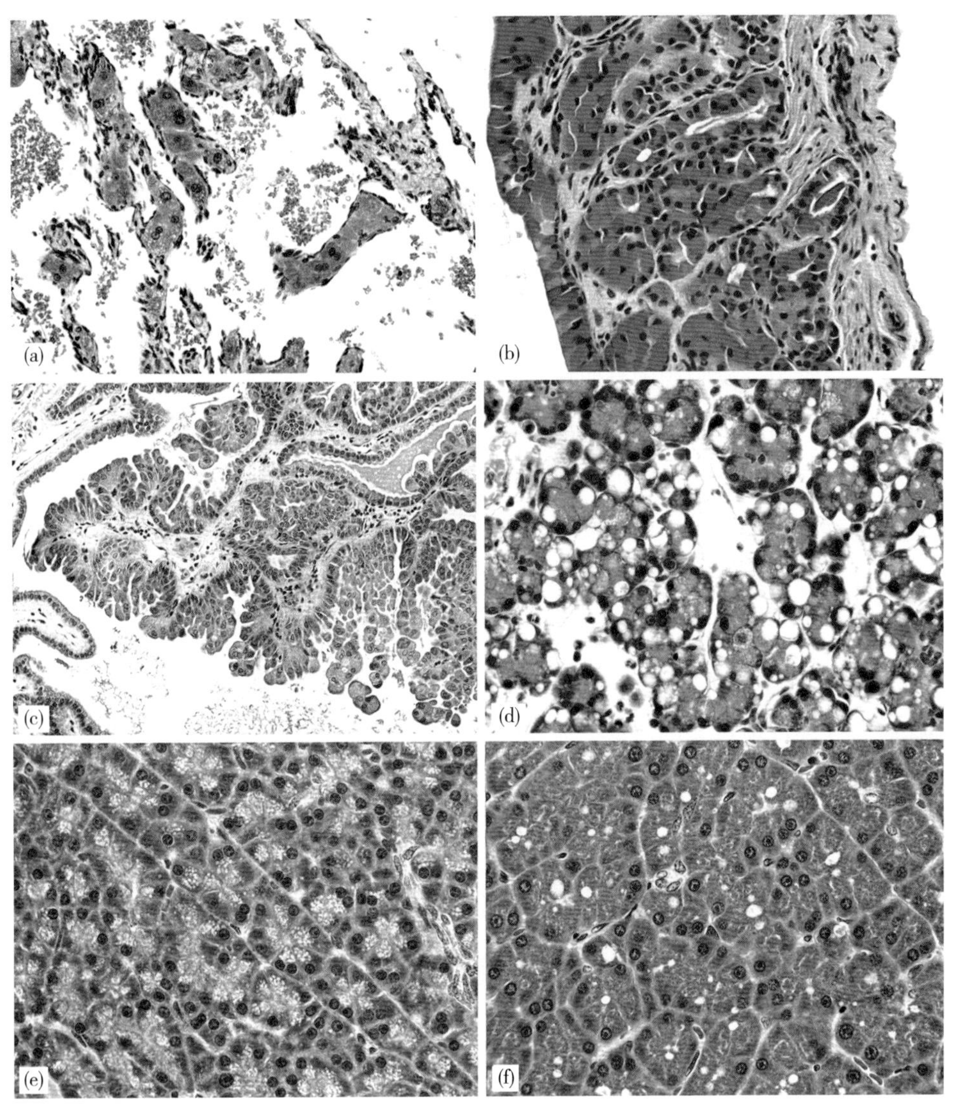

图 10.4　（a）血管肉瘤。肿瘤性内皮细胞饱满，排列于残留肝细胞之间的血管腔内。（b）上皮改变，胆囊上皮。上皮细胞含有明显的玻璃样胞质，胆囊黏膜可见增生及炎症细胞浸润。（c）胆囊腺瘤。衬覆肿瘤黏膜上皮的纤维血管基质在胆囊腔内形成一个肿块。（d）胰腺空泡形成，退行性。这种形式的空泡形成是由对腺泡细胞损伤的自噬作用引起，导致出现大小不等的空泡，有时内含包涵体。（e）胰腺贮存型空泡形成。这种形式的空泡形成被认为由溶酶体内物质蓄积引起，导致形成细小的，大小一致的空泡。（f）胰腺空泡形成，人工假象。这些空泡呈片状分布，可能含有无定形的嗜酸性物质，并且大小和形状不同。超微结构显示这些空泡与细胞器无关

在病变的边缘，肿瘤细胞被肝细胞分隔开。个别肿瘤细胞中可能含有细微的空泡。虽然星状细胞瘤是罕见的，但应将其与库普弗细胞来源的肿瘤相区别。

10.1.9.6　库普弗细胞肿瘤

自发性及药物诱导引起的库普弗细胞肿瘤非常罕见。该肿瘤可单发或多发，在相邻的肝细胞之间形成小团簇。大鼠的“组织细胞肉瘤”被认为是库普弗细胞来源的肿瘤，但这一点还未得到明确证实（Thoolen et al. 2010）。

10.1.9.7　组织细胞肉瘤

组织细胞肉瘤通常以多中心性结节的形式出现在肝脏，但该病变在同一只动物的其他器官中也经常见到，而且很少只局限于肝。许多结节会有一个中央坏死区，周围围绕着栅栏状细胞。肿瘤细胞核的大小和形状不一，但通常是椭圆形

的；细胞质含量适中，细胞界限不清，可见多核巨细胞。

10.2 胆囊

胆囊是一个中空的器官，接收来自肝的胆汁，储存和浓缩胆汁，并将其排泄到十二指肠。胆囊壁薄，内衬一层黏膜，黏膜周围是肌层和浆膜。除了浆膜和血管成分外，胆囊通过与总胆管相连的导管固定到胆道系统上。通过增加胆囊收缩素（由小肠内分泌细胞释放的一种肽类激素）的血液水平来刺激胆囊分泌胆汁。在安全性评价研究通常使用的种属中，大鼠没有胆囊，而小鼠、犬及非人类灵长动物均有胆囊。在某种程度上毒理学研究中，许多安全性评价项目大都倚重于大鼠，是因为胆囊很少是具有毒理学意义的靶器官。

囊性黏液性增生是犬胆囊的一种病变，其特征是在胆囊腔内形成黏膜突起，腔内和黏膜形成的囊性结构内有大量黏蛋白聚集（Kovatch et al. 1965）。大体观察可见一层厚厚的白色物质与胆囊壁相连，充满并取代或显著减少含胆汁的管腔空间。光学显微镜下，内皮细胞增殖、囊肿形成、PAS 阳性黏蛋白聚集的相对数量可能存在差别。黏膜上皮为立方状到柱状，很少见到鳞状上皮化生。电子显微镜检查不能提供任何额外的信息，临床病理学也没有任何可监测这种情况的可靠参数。

在犬的安全性评价研究的评估中，首先要确定囊性黏液性增生是一种自发的背景病变还是与受试物相关的病变。虽然自发病例的病因及药物相关病例的发病机制还不知道，但已经证明犬胆囊上皮黏蛋白的分泌是通过特定的胆盐来调
344 节的（Klinkspoor et al. 1995）。然而，该病变的发生与给予具有孕激素活性的类固醇有关（Geil and Lamar 1977; Mawdesley-Thomas and Noel 1967）。一般认为该病变与临床研究或上市药物的人类风险预测无关。这是因为至少部分在人体广泛使用的孕激素与患胆囊疾病风险无关。

犬囊性黏液性增生的一个潜在的混淆因素是出现胆囊黏液囊肿（Worley et al. 2004）。在临床兽医学中，这种病变可自发，也是实施胆囊切除术的指征。黏液囊肿的特点是胆囊底部出现墨绿色充满胆汁的半固体到固体黏液样团块，而且在某些病例中可能导致胆囊的完整性破坏及后遗症（如继发性腹膜炎）。发生黏液囊肿的胆囊在光学显微镜下的特征是出现不同程度的黏膜上皮坏死、炎症和（或）囊性增生。黏液囊肿的发病机制不明，但被认为可能与肾上腺皮质功能亢进有关。在安全性研究中还未见有自发性或受试物相关的黏液囊肿的报道。

胆囊炎（胆囊的炎症）在安全性评价研究中偶尔可见（Glaze et al. 2005）。光学显微镜下，胆囊炎的特点是不同程度的充血、出血、固有层和浆膜水肿、黏膜溃疡及炎症细胞浸润。早期是中性粒细胞浸润，但在晚期更常见的是巨噬细胞和淋巴细胞。黏膜上皮再生性增生及纤维血管组织形成代表病变修复，这些特征可出现在渗出和黏膜溃疡之后或病变仍在发生时。临床病理学可提供监测炎症过程的可靠参数，但没有哪个参数是胆囊特异性的。发生胆囊炎时不一定能观察到相应的循环胆红素水平、AST 活性和淀粉酶活性升高，这些指标也不是胆囊炎的特异性指标。在犬中，可以通过 CT 或超声检查胆囊壁的厚度，胆囊壁的厚度可因炎症而增厚。这种针对胆囊的影像技术尚未用于毒理学研究。

在犬的毒理学研究中很少出现自发性胆囊炎；因此通常认为给药组的犬出现的胆囊炎与受试物有关。已报道给予抑制 3- 羟基 -3- 甲基戊二酸单酰辅酶 A（HMG-CoA）还原酶的降胆固醇药物可以引发犬的胆囊炎（Gerson et al. 1991; Hartman et al. 1996）。然而，在人体中使用这些药物还没有出现与给药相关的胆囊疾病。人类胆

囊炎是一种常见的疾病，几乎全部继发于胆结石。人类胆结石的发生相当普遍（与大多数动物种属相比，包括小鼠、犬和非人灵长类动物），发病原因包括许多因素，如遗传、种族、年龄、性别，还有药物因素，包括氯贝丁酯、口服避孕药和奥曲肽（Davidson et al. 2007; Redfern and Fortuner 1995）。总之，这些数据表明犬胆囊炎不能对人类风险进行预测，并且在有适当的非侵入性监测策略的情况下可以继续进行临床研究。

在小鼠和非人灵长类动物的毒理学研究中，胆囊炎是较为常见的背景病变。小鼠的胆囊炎表现为一种发病机制不明的自发性病变，通常出现于老龄小鼠中（Lewis 1984）。猕猴的胆囊炎与毕氏肠微孢子虫（*Enterocytozoon bieneusi*）感染有关（Wachtman and Mansfield 2008）。这种微孢子寄生虫也能引起免疫抑制患者的胆囊炎，所以在猕猴发生的明显与受试物相关的胆囊炎中，免疫抑制的继发效应可被看作是一个促进因素。关于安全性评估方面，不能将小鼠或非人类灵长类动物中胆囊炎的影响一概推及人类。如果与受试物相关，就要确定安全范围，阐明合理的机制并采取合适的无创监测策略，否则这些物种的胆囊炎可能会对人类临床研究造成阻碍。

在某些情况下，必须将胆囊炎与血管炎相区别，至少在犬和猕猴（在一定程度上）中应该做到。血管炎的发生与多种药物有关（见第 17 章的讨论）。尽管血管炎并不严格局限于胆囊，但血管炎的节段性性质可能导致低估其分布。此外，胆囊壁不厚，并且在大体检查时容易发现由于血管炎而可能发生的水肿和出血迹象。胆囊血管也可能对某些机制的血管炎风险更大，但尚未得到证实。尽管胆囊炎和胆囊的血管炎的大体表现有重叠，但仍可能通过光学显微镜检查血管病变将两者区分开来，因为血管病变还经常出现于其他地方。

上皮改变已经在小鼠和犬的胆囊部分的相关内容中进行了描述。考虑到上皮改变的性质多种多样，所以在诊断意见和（或）在报告叙述中描述上皮改变的外观往往是有用的。

在小鼠中，上皮改变有许多同义词（透明变性、晶体、胞质包涵体），这些同义词反映了在光学显微镜下黏膜上皮细胞呈均质且明显的透明嗜酸性胞质外观（见图 10.4b）（Thoolen et al. 2010; Ward et al. 2001）。这种外观通常由 YM1（也称为 Chi313）蓄积引起，YM1 是一种几丁质酶样蛋白，可通过免疫组织化学来确定。在胆囊和其他组织（特别是肺、肾和胃）中，经常报道这种蛋白（但不仅是这种蛋白）与炎症和增殖性病变有关。据报道，慢性研究中胆囊以及其他组织中这种几丁质酶样蛋白的出现与给药处理有关。小鼠中出现这种上皮改变不会导致发病或死亡。以青霉素作为受试物作用于小鼠后出现这种上皮改变（National Toxicology Program 1988）表明该病变单独出现不足以引起对人类用药安全的严重担忧。

犬另一种不同形式上皮改变表现为上皮空泡形成和巨噬细胞浸润（Molon-Noblot et al. 1996）。光学显微镜下，利用组织化学染色，如苏丹黑或油红 O 染色，证明该病变中出现的空泡中含有中性脂质。透射电镜下，该病变的特征为脂滴蓄积、黏膜上皮细胞微绒毛丧失，伴随胞质中含髓鞘样结构的巨噬细胞数目增加。该病变的发病机制和其在安全性评价中的意义还不清楚。

上皮增生性病变在小鼠、犬及非人灵长类动物的胆囊中是罕见的。因此，不可能对通常用于安全性评估种属的光学显微镜或辅助性检查结果进行一概而论。在小鼠中，增生和乳头状瘤（腺瘤）已被报道为极其罕见的自发性病变（Lewis 1984）。胆囊腺瘤通常表现为分化良好的上皮细胞形成实性团块，上皮细胞通常衬覆在由从胆囊壁延伸而来的乳头状纤维血管基质上（图 10.4c）。在 PPAR-α/γ 激动剂的安全性评价研究中发现，小鼠胆囊腺瘤的发生可与受试物相关

（尽管报道中该病变的发生率低，但其作为自发性病变的罕见性表明这是一种受试物相关效应）（Waites et al. 2007）。犬胆囊增生性病变同样很少作为自发性或受试物相关的病变出现。在伴侣犬中出现的一例胆囊癌和一例肝外胆管癌报告为自发性病变（Patnaik et al. 1981）。据报道，试验性致癌物能引起犬的胆囊肿瘤，但未见关于药物或者候选药物能引起该病变的报道。在非人灵长类动物中，胆囊癌是一种罕见的自发性病变，尚未有给予药物引起胆囊癌的报道，但有黄曲霉毒素处理引起胆囊癌的报道（Sieber et al. 1979）。

10.3 胰腺外分泌部

10.3.1 引言

胰腺是一个非成对的、分泌性消化器官，由腺泡和导管组成的外分泌部和主要为胰岛成分的内分泌部，以及稀疏的疏松结缔组织构成的间质组成（Klimstra 1997）。和肝相比，胰腺外分泌部在药物代谢和解毒方面的作用微不足道，而且很少被看作是外源毒性的靶器官（Longnecker
346 and Wilson 2002）。然而，当胰腺被确定为毒性靶器官时必须给予高度关注，因为腺泡细胞损伤（胰腺炎症 / 自体消化）和腺泡 / 导管细胞增生（胰腺癌）具有潜在重要的临床意义。

10.3.2 胚胎学

胰腺从一个被称为肝胰环区域中的前肠向中肠过渡处附近的内胚层发育而来。这一区域发育产生肝、胰腺和一系列黏液腺。人类胰腺起源于产生腹侧和背侧胰原基的两个前肠憩室。在大多数其他哺乳动物中，形成一个背胰憩室和两个腹侧胰憩室，不过左腹侧憩室很小，最终消失。十二指肠壁的差异生长导致形态改变，最终使背侧和腹侧胰原基接触。背侧胰原基形成胰腺的部分头部、体部和尾部，腹侧胰原基形成胰腺的头部。由于背侧和腹侧胰原基起源于前肠的不同的外翻，所以它们与肠的连接将作为排泄管道。人体中，背侧和腹侧胰腺的导管系统相互连接，腹侧的导管成为主导管，主导管和胆总管汇入十二指肠。胰腺背面与十二指肠的前一个连接通常消失，但在其他哺乳动物中，两种导管都可见到（Böck et al. 1997; Foster 2009）。

注定会发育成胰腺的内胚芽不断增殖，形成实性的细胞条索，推进到周围的间质，被致密的中胚层细胞包围。这些内胚层芽体产生胰腺的外分泌部和内分泌部。细胞条索逐渐形成管腔，从主导管的开口处延伸至发育中的腺体周围。这些细胞具有极性，顶端有微绒毛，并由闭锁堤连接。在这种广泛的分支索网络末端的细胞发育形成腺泡细胞，这种分化反映在粗面内质网、高尔基体区及分泌颗粒的蓄积（Böck et al. 1997; Klimstra 1997）。

10.3.3 大体解剖学

胰腺是从十二指肠到脾门处延伸的略呈分叶状的灰白色、黄色至粉棕色的器官。人类、家畜或实验动物胰腺的大体解剖结构差异很大，因此，将人类胰腺的解剖学术语用于动物是不恰当的。人体胰腺的头部靠近十二指肠的上曲，胰腺体部向左侧延伸，最后胰腺尾部伸向脾脏。许多家养动物（包括犬）的胰腺体部或中间部分与十二指肠相邻，左叶和右叶各自向两侧延伸。小型实验啮齿类动物的胰腺有十二指肠叶、胃叶和脾叶，而且每一叶都有一个主排泄管通过胆总管连接至十二指肠。此外，小鼠和大鼠的胰腺常见有副叶或异位叶，而且每一叶都有自己的排泄管（Böck et al. 1997; Longnecker and Wilson 2002; Sisson and Grossman 1953）。

10.3.4　显微解剖学

显微镜下，胰腺由疏松结缔组织隔膜分隔的多个小叶排列而成，疏松结缔组织间隔中通常含有脂肪细胞。每个小叶含有大量细胞，包括胰腺的外分泌部和内分泌部。胰腺的外分泌部由腺泡和导管两种上皮细胞组成，腺泡上皮构成胰腺的主要部分。常规光学显微镜下，腺泡细胞呈三角形至多边形，圆形细胞核位于基部，一般有明显的中央核仁；腺泡细胞围绕中央腔隙形成腺泡。
347 细胞基底部胞质呈嗜碱性，这是由于腺泡细胞含丰富的粗面内质网导致其核糖核蛋白含量高所致。在镜下经常可以观察到细胞核上方的胞质中有一个透明区域，与高尔基体区相对应。顶部胞质呈颗粒状，嗜酸性，反映了含有胰腺外分泌部分泌产物的酶原颗粒在此大量聚集。酶原颗粒的聚集因胰腺的分泌状态而有所差异。胰腺腺泡细胞的免疫组化染色显示这些细胞中含有胰蛋白酶、胰凝乳蛋白酶、羧肽酶 A、羧肽酶 B、脂肪酶、淀粉酶、弹性蛋白酶、脱氧核糖核酸酶及核糖核酸酶。这些存在于酶原颗粒中的每一种酶都以酶原的形式存在（Bendayan and Ito 1979; Böck et al. 1997; Kraehenbuhl et al. 1977; Longnecker and Wilson 2002）；详细的免疫细胞化学分析表明，胰腺内的所有外分泌细胞与每个细胞内的所有酶原颗粒和高尔基体分泌蛋白成分的性质是相似的（Kraehenbuhl et al. 1977）。每个腺泡细胞与相邻的腺泡细胞在腺泡腔附近通过紧密连接——黏着小带进行连接。每个腺泡周围都有连续的基底膜，未见到肌上皮细胞或基底细胞（Klimstra 1997）。虽然胰腺不同区域的腺泡细胞的形态和功能相似，但胰岛周围的腺泡细胞的细胞核较大、酶原颗粒数量较多。有人提出这种“晕轮效应”与胰岛血管和相邻腺泡细胞的毛细血管之间的连接有关，因为这使得胰岛周围的腺泡暴露于高水平的胰岛素或来自胰岛的其他激素（Henderson et al. 1981）。

胰腺的导管系统由五部分组成，包括泡心细胞（位于外分泌腺泡中间），接下来按顺序是闰管、小叶内导管、小叶间导管及主导管。泡心细胞小，扁平至立方形，位于腺泡细胞和腺泡腔的交界，与腺泡细胞通过紧密连接的方式相连。腺泡内衬不连续的泡心细胞，腺泡细胞和泡心细胞形成的管腔汇入闰管。闰管细胞呈低立方状，类似泡心细胞。这两种细胞都不包含酶原颗粒、神经分泌颗粒和黏蛋白颗粒（Klimstra 1997）。

闰管逐渐融合形成小叶内导管。这两种导管周围都不含有明显的胶原基质，然而，一旦离开小叶，这些导管周围就出现一圈厚度不一的胶原，这种导管称为小叶间导管。小叶内导管和小叶间导管的上皮从立方状逐渐变为低柱状，且含有硫黏蛋白。随着逐渐接近主胰管，小叶间导管形成越来越厚的胶原纤维壁，上皮变成柱状，上皮黏蛋白更加丰富。每条主胰管接收多个小叶间胰管支流汇入（Klimstra 1997）。

胰腺外分泌部的腺泡细胞和导管细胞可进行有丝分裂，偶尔可在对照组动物的腺泡上皮和导管上皮（较少见）中看到核分裂象。表达淀粉酶的腺泡细胞中表达 Ki67 和掺入 BrdU 表明腺泡细胞处于分化状态，可以进入细胞周期（Strobel et al. 2007a）。细胞谱系追踪研究显示，在正常生理过程中及腺泡细胞受损后，这两种上皮细胞成分对于外分泌细胞团的建立很重要。由此看来泡心细胞 / 终末导管细胞在器官生理维护期间是腺泡细胞的重要祖细胞（Furuyama et al. 2011），而幸存的腺泡细胞对胰腺受损后或部分胰腺切除后的腺泡细胞团再生是重要的（Desai et al. 2007; Hess et al. 2011; Jensen et al. 2005;Strobel et al. 2007a）。

胰腺外分泌部中含有血管组织、神经组织和结缔组织等支撑结构，这些特征将不再进一步讨论。然而，胰腺星状细胞，是值得一提的，因为该细胞在胰腺外分泌部受损后作为修复反应的重要成分而吸引了人们的注意。胰腺星状细胞是出现于胰腺外分泌部腺泡周围间隙中的肌成纤维细胞样细胞，其长的胞质突起包裹腺泡基部。在胰腺导管周围及血管周围区域也可出现这种细胞（Omary et al. 2007）。这些细胞类似肝的星状细胞，在静止状态时，这些细胞的特点是存在
348 中间丝蛋白、结蛋白和胶质细胞原纤维酸性蛋白（Glial Fibrillary Acidic Protein，GFAP）及细胞内脂肪滴。综合上述特征可以将胰腺星状细胞同正常的成纤维细胞区分开来（Apte et al. 1998; Bachem et al. 1998）。胰腺星状细胞可以被多种因子激活，如细胞因子、生长因子及血管紧张素Ⅱ，当胰腺星状细胞活化后即失去脂肪滴，并表达 α-平滑肌肌动蛋白（α-SMA）和细胞外基质蛋白（如Ⅰ型和Ⅲ型胶原和纤连蛋白）。鉴于胰腺星状细胞能表达多种蛋白和对各种“炎症”介质的应答能力，所以它们并不意外地被认为在慢性胰腺炎和胰腺癌的纤维化过程中发挥关键性作用（Omary et al. 2007）。

10.3.5　免疫组织化学标志物

多种免疫组织化学标志物可用于胰腺外分泌部上皮组分的区分，但在某些种属之间存在差异。在大鼠中，细胞角蛋白 19 和细胞角蛋白 20 只能在泡心细胞到主导管的导管系统中检测到；细胞角蛋白 7 的抗体可标记胰岛和主导管、小叶间导管和小叶内导管的上皮细胞，而不标记泡心细胞或终末导管细胞。所有这三种细胞角蛋白在胰腺部分切除术后组织再生期间增生的导管中都表达（Bouwens et al. 1995）。

腺泡上皮的蛋白标志物包括以下任意消化酶或它们的酶原形式：淀粉酶、羧肽酶、胰凝乳蛋白酶、弹性蛋白酶、脂肪酶、胰蛋白酶（Bendayan and Ito 1979; Hansen et al. 1981）。作为显示腺泡细胞分化的实验工具，淀粉酶似乎比其他酶类标志物使用得更频繁（Desai et al. 2007; Furuyama et al. 2011; Hess et al. 2011）。MIST1 同样也被用作腺泡上皮分化的标志物（Hess et al. 2011）。胰蛋白酶原激活肽（Trypsinogen-activation peptide，TAP）是胰蛋白酶形成时从胰蛋白酶原释放的一种氨基端肽，可用作显示细胞内胰蛋白酶原激活的标志物（Hofbauer et al. 1998; Seyama et al. 2003）。细胞角蛋白 8 和细胞角蛋白 18 的抗体标记腺泡上皮细胞，然而，这两种抗体也可标记胰岛和导管上皮细胞（Schüssler et al. 1992）。

10.3.6　分泌生理学

胰液分泌主要受激素调控，小肠上段分泌的胆囊收缩素（cholecystokinin，CCK）通过作用于胰腺腺泡细胞的 CCKA 受体（CCKA receptor, CCKAR），引起富含胰蛋白酶的酶原颗粒释放，并通过增强分泌素对胰腺导管的作用引起富含碳酸氢盐液体的分泌。乙酰胆碱也可以作用于腺泡细胞来引起酶原颗粒释放，这种作用可能是通过刺激迷走神经介导的。胰腺将酶以无活性的前酶形式分泌到十二指肠，在此处小肠刷状缘酶——肠肽酶（肠激酶）将胰蛋白酶原转化为活性形式。胰蛋白酶也可以激活胰蛋白酶原；因此，一旦形成胰蛋白酶，就会发生一个自动催化的链式反应。胰蛋白酶随后转化分泌的其他胰腺酶，如将弹性蛋白酶原、羧肽酶原及胰凝乳蛋白酶原转化为它们的活性形式（Ganong 1991; Longnecker and Wilson 2002）。鉴于胰蛋白酶的自动催化能力和激活酶原颗粒中其他前酶的能力，因此，显而易见，腺泡内的胰蛋白酶原活化为胰蛋白酶对于急性胰腺炎的发病机制至关重要（Chan and Leung 2007; Dawra et al. 2011）。

10.3.7　胰腺外分泌部的病理学

据报道，腺泡上皮空泡形成可由多种因素引起，包括精氨酸（Tani et al. 1990）、CCK 受
349 体激动剂蛙皮素的超生理刺激、环孢素 A（Hirano et al. 1992）、胆碱缺乏、乙硫氨酸补充饮食（Mareninova et al. 2009）、棕榈酰五氯酚（Palmitoylpentachlorophenol, PPCP）（Ansari et al. 1987）、嘌呤霉素（Longnecker et al. 1975）及 2,3,7,8- 四氯二苯并 -*p*- 二噁英（2,3,7,8-tetrachlorodibenzo-*p*-dioxin, TCDD）（Nyska et al. 2004; Yoshizawa et al. 2005）。在这些情况下，通常伴有胰腺外分泌部的其他变化，如凋亡、腺泡细胞坏死和（或）水肿、出血或炎症。光学显微镜检查可见受累腺泡上皮细胞中的空泡从单个到数个、大小不一、常呈空洞状，但其中也可能会含有嗜酸性或嗜碱性包涵体（Longnecker and Wilson 2002）（图 10.4d）。腺泡上皮空泡形成是一种久负盛名但知之甚少的形态学改变，通常伴有腺泡细胞受损的其他证据或炎症，腺泡上皮的空泡是通过自噬（Grasso et al. 2011; Hashimoto et al. 2008; Mareninova et al. 2009; Ropolo et al. 2007）和（或）胞吐后的内吞作用形成的结构。

与急性胰腺炎相关的自噬是人体胰腺腺泡上皮空泡形成过程最早的描述之一（Vaccaro 2008）；自噬小泡的形成已经在啮齿类动物急性胰腺炎模型中进行了广泛的研究。人们就自噬在急性胰腺炎中的作用争论了几十年。一些研究认为过度的（Hashimoto et al. 2008）、受损的或不完全的自噬作用（Fortunato et al. 2009; Mareninova et al. 2009），在胰蛋白酶原激活及随后的腺泡细胞损伤中具有重要的作用。另外一些人认为一种自噬形式（“酶自噬”）涉及最近鉴别出的一种与自噬相关的跨膜蛋白——液泡膜蛋白 1（vacuole membrane protein 1，VMP1）（Dusetti et al. 2002; Ropolo et al. 2007），该蛋白可控制细胞内酶原的活化。自噬过程可保护腺泡细胞免受不可逆损伤（Grasso et al. 2011）或通过凋亡被清除（Dusetti et al. 2002），从而阻止腺泡细胞坏死和活化的胰蛋白酶释放至细胞外引起的更广泛的胰腺损伤。在电子显微镜下蛙皮素诱导的胰腺炎的自噬小泡表现为一种含有酶原颗粒的双膜结合小泡。也可能存在（Hashimoto et al. 2008; Mareninova et al. 2009）或不存在（Grasso et al. 2011）其他细胞器和细胞物质。腺泡上皮的其他空泡中充满均匀的或部分浓缩的蛋白成分，被认为是自噬溶酶体（Hashimoto et al. 2008）或内吞小泡（Sherwood et al. 2007）。暴露于蛙皮素后，腺泡上皮的空泡中很快就会出现活化的胰蛋白酶原（Grasso et al. 2011; Hofbauer et al. 1998; Raraty et al. 2000; Sherwood et al. 2007）。胰蛋白酶原激活之后，胰蛋白酶就可从小泡进入细胞质（Hofbauer et al. 1998），启动细胞内消化，导致不可逆的腺泡细胞损伤及急性胰腺炎。

腺泡上皮细胞也可以出现其他类型的空泡形成。几乎每个腺泡细胞中都会出现空泡，这些空泡小而圆，大小均匀，且不伴有胰腺外分泌部的其他变化，应怀疑是一种溶酶体贮积症（图 10.4e）。透射电子显微镜下，这些空泡紧密聚集在高尔基体到细胞顶端的区域内。这类疾病包括那些由阳离子两亲性药物所导致的膜磷脂聚集（磷脂质沉积）（Fedorko 1968），以及毒素（如植物毒素苦马豆素）所导致的特定类型的糖原贮积症（甘露糖苷贮积症）（Stegelmeier et al. 2008）等。溶酶体相关膜蛋白 -2（Lysosome-associated Membrane Protein-2, LAMP-2）的免疫组织化学染色显示所观察到的空泡为溶酶体，脂质组织化学染色（苏丹黑、油红 O、尼罗红染色）或糖类复合物组织化学染色（PAS 染色）有助于鉴别空泡内的物质（Obert et al. 2007）。然而，空泡对脂质的组织化学染色不是特别敏感，需要使用没有包埋在石蜡中的组织材料。最终需

要用透射电子显微镜检查受影响的外分泌细胞来确认这些疾病。认为出现特征性的溶酶体板层样小体是磷脂质沉积的形态学特征和诊断依据（Reasor 1989）。如果发生空泡形成的细胞含有充满大量其他类型物质的溶酶体，则可以排除磷脂质沉积的诊断，可能有必要进行生化分析以确定空泡的来源。虽然胰腺导管上皮极少（如果有的话）被报道为药物性溶酶体贮积症的靶点，但实际上这类上皮可发生遗传性溶酶体贮积症
350（Knowles et al. 1993; Schott et al. 2001），提示当怀疑发生药物性溶酶体贮积症时，应对胰腺导管上皮进行仔细检查。

胰腺外分泌上皮中出现的空泡也应当考虑为细胞内脂肪的可能性，但其出现频率尚不清楚。一些人认为这种情况确实存在（Longnecker and Wilson 2002），而另外一些则认为这种情况不会发生（Omary et al. 2007）。对饥饿状态下（Kitagawa and Ono 1986; López et al. 1996）或锌缺乏饮食状态下（Koo and Turk 1977）大鼠胰腺腺泡细胞超微结构的研究显示腺泡内存在脂肪空泡。细胞内空泡中的脂肪可以通过上文提到的组织化学染色来证明。或者，空泡中存在的脂肪可通过亲脂素（一种包裹细胞内脂滴的蛋白）的免疫组织化学染色来证实（Obert et al. 2007）。这种免疫组织化学程序可用于常规福尔马林固定、石蜡包埋的组织。

如果腺泡上皮空泡形成大多为片状，并且没有腺泡细胞损伤的其他标志，那么应慎重考虑空泡是动物死后人工假象的可能性。在这种情况下出现的空泡大小、形状不规则，其中要么是空的，要么有时含有少量的嗜酸性物质（图10.4f）。透射电子显微镜检查显示空泡的形状不规则，一般没有膜边界，其中要么是空的，要么包含少量的细小颗粒或膜物质（Tapp 1970）。虽然邻近的细胞器有可能会伸入空泡，但还没有发现空泡中有细胞器出现。

10.3.7.1　酶原颗粒减少

在毒性研究中有时可见到酶原颗粒减少，这通常认为是由动物采食量下降引起的。对饥饿大鼠胰腺外分泌细胞的超微结构检查结果支持了这种说法（Kitagawa and Ono 1986）。有报道显示，给予缺锌饲料后，大鼠胰腺外分泌部出现不伴其他明显变化的酶原颗粒减少（Koo and Turk 1977）；给予大鼠和猴舒尼替尼（多种受体酪氨酸激酶的一种有效抑制剂，如VEGF、PDGF、KIT、FLT3及RET受体）后胰腺外分泌部出现受试物相关的酶原颗粒减少（Patyna et al. 2008）。给予动物一种血管内皮生长因子（VEGF）受体单克隆抗体后，胰腺外分泌部不会发生类似的病理改变（Ryan et al. 1999），表明通过给予舒尼替尼引起的病理改变与VEGF信号抑制无关（Patyna et al. 2008）。

10.3.7.2　酶原颗粒增多

如上所述，对照组动物胰岛周围腺泡中的酶原颗粒数量通常较多，有人认为这种“胰岛周围晕效应”是由胰岛血管和相邻腺泡细胞的毛细血管之间的连接，以及由此导致胰岛周围的腺泡暴露于高水平的胰岛素或来自胰岛的其他激素引起的（Henderson et al. 1981）。此外，有时在对照组动物中可观察到酶原颗粒增加的腺泡不位于胰岛周围，而是呈不规则分布。上述情况在小鼠中特别常见，因此将小鼠胰腺腺泡酶原颗粒增加归为药物相关效应时要慎重。

由CCK刺激减少引起的胰腺外分泌抑制预期会引起腺泡上皮酶原颗粒的蓄积。通过阻断CCK受体（如给予雄性Wistar大鼠CCK拮抗剂L-364718）（Rodriguez et al. 1997）或通过引起小肠CCK产生细胞缺陷（如BETA2/NeuroD敲除小鼠）（Naya et al. 1997）降低CCK信号会导致胰腺腺泡酶原颗粒增加。

腺泡上皮酶原颗粒的胞吐作用是一个高度受
控的过程，该通路上任意一点的中断可能会导致
受影响上皮中的酶原颗粒增加。这已经在胞吐途
径不同组分的基因缺陷的小鼠胰腺腺泡中得到证
351 实，这些组分包括干扰素调节因子 -2（Mashima
et al. 2011）、Noc2（Matsumoto et al. 2004）和
Slp1（Saegusa et al. 2008）。

给予雄性大鼠大豆胰蛋白酶抑制剂可引起腺泡细胞数量增加和每个腺泡细胞中的酶原颗粒量增加，并伴随提示酶原颗粒产生增加的超微结构改变（Sato and Herman 1990）。这些结果表明，在没有伴随分泌增加的情况下，酶原颗粒产生增加也可能导致胰腺腺泡中酶原颗粒增加。

10.3.7.3　腺泡上皮细胞凋亡、坏死和再生

许多因素可引起胰腺外分泌部的细胞毒性效应（Longnecker and Wilson 2002）。腺泡上皮细胞的凋亡性坏死和肿胀性坏死的形态学特点与先前描述过的肝细胞的相似。在对照组动物胰腺切片中常见零星的腺泡细胞凋亡，而且动物与动物之间，甚至在同一动物胰腺的不同区域，凋亡小体的数目可表现出很大的差异。因此，如果胰腺没有其他的病理改变，将腺泡细胞凋亡增加归因于受试物应进行适当的考虑。已报道的能引起腺泡细胞凋亡增加而胰腺没有其他病理改变的化学物质很少。单次静脉注射天然植物毒素腈 1- 氰基 -2- 羟基 -3- 丁烯（nitrile 1-cyano-2-hydroxy-3-butene, CHB）后，小鼠和大鼠的胰腺出现的一个显著特征是腺泡细胞凋亡，但是酶原颗粒减少、组织苍白及细微的空泡形成也是明显的特征。在某些情况下，可见水肿及少量的炎症细胞浸润（Wallig et al. 1988）。给小鼠饲喂数周大豆饲料后恢复正常饮食，可出现胰腺腺泡细胞凋亡。推测具有胰蛋白酶抑制特性的大豆饮食干扰肠道中胰蛋白酶敏感的 CCK 释放肽的分解，随后 CCK 的升高导致对胰腺外分泌部产生一种营养刺激。一旦这种刺激通过将小鼠恢复至正常饮食而消除，小鼠的胰腺就会由于细胞凋亡增加而发生胰腺外分泌部实质细胞数目减少（Saluja et al. 1996）。凋亡是腺泡上皮 Xbp1 基因［对内质网应激引起的非折叠蛋白反应（unfolded protein response, UPR）很重要］条件性敲除所诱导的主要病理变化之一（Hess et al. 2011）。条件性敲除 Xbp1 基因动物的腺泡细胞还会出现酶原颗粒大量减少及胞质面积大量减少。胰腺的这种变化被认为是通过内质网应激途径介导的。此外，腺泡上皮内 UPR 的另一个明显信号臂，蛋白激酶 RNA 样 ER 激酶（protein kinase RNA-like ER kinase, PERK）的切除引起腺泡细胞通过发生肿胀性坏死（细胞胀亡）而减少，同时伴有炎症细胞浸润。然而，在该模型中不认为内质网应激是腺泡细胞受损的原因。

胰腺炎患者的胰腺腺泡上皮通过凋亡和肿胀性坏死的方式发生损耗。在几个试验性胰腺炎模型中已证实重度胰腺炎可引起明显的坏死和少量的凋亡，而轻度的胰腺炎则出现少量的坏死和明显的凋亡（Gukovskaya and Pandol 2004; Gukovskaya et al. 1996; Kaiser et al. 1995）。此外，诱导凋亡的试验操作显示可减轻胰腺炎的严重程度（Bhatia et al. 1998; Saluja et al. 1996），而抑制凋亡则可加重胰腺炎的严重程度（Kaiser et al. 1996）。这些研究结果引起对胰腺炎治疗方案的讨论，即要么减少两种细胞死亡类型的严重程度，要么将诱导凋亡作为减轻胰腺炎严重程度的方法，进而提高临床疗效（Gukovskaya and Pandol 2004）。

无论胰腺腺泡细胞的丧失是由凋亡或者坏死，还是由胰腺部分切除引起的，胰腺都会展现其惊人的再生能力。通过注射蛙皮素（Reid and Walker 1999）或精氨酸（Delaney et al. 1993; Tani et al. 1990）诱导的急性胰腺炎模型在第一个 12 小时内出现间质水肿及中性粒细胞浸润，

随后出现腺泡上皮的凋亡或坏死，在 72 小时内病变程度达到最严重。无论腺泡细胞受损的严
352 重程度如何，在 7（Desai et al. 2007; Jensen et al. 2005; Reid and Walker 1999）到 14（Tani et al. 1990）天内胰腺的小叶结构都会恢复到接近正常形态。细胞替代很大程度上是由于残存的腺泡细胞增殖（Desai et al. 2007; Jensen et al. 2005; Strobel et al. 2007a），出现抑制终端腺泡上皮基因程序并诱导与胰腺祖细胞正常相关的基因（Jensen et al. 2005）。同样，在胰腺腺泡上皮大量丧失的模型中，如胰腺部分切除模型（Desai et al. 2007）和通过条件性敲除腺泡上皮的 Xbp1 基因诱导的细胞凋亡（Hess et al. 2011）模型，存活的腺泡细胞似乎是新细胞再生的源泉。腺泡细胞增殖似乎不会促进胰岛 β 细胞的再生（Desai et al. 2007），且极少生成具有终末胰腺导管特征的结构（Strobel et al. 2007a）。相比之下，在胰腺的生理维持期间，几乎所有的外分泌导管、泡心细胞和腺泡细胞（但不包括内分泌细胞）都由表达 Sox9 蛋白并位于胰腺导管结构（导管或泡心细胞）的外分泌特异性祖细胞分化而来（Furuyama et al. 2011）。总之，这些研究结果表明，在生理维持与损伤反应时，腺泡细胞再生的细胞来源可能不同，并且根据特定的损伤类型而有所差异，就像在肝中一样（Furuyama et al. 2011）。

10.3.7.4 管状复合物及化生性导管病变

在胰腺疾病（如胰腺炎和胰腺癌）中常见被称作管状复合物（tubular complex, TC）的病变（在人类和实验动物中）。TC 呈圆柱样管状，管腔通常较宽，内衬单层扁平导管样细胞。对通过注射蛙皮素（Reid and Walker 1999）或氰基羟基丁烯（cyanohydroxybutene, CHB）（Kelly et al. 1999）或胰腺内植入二甲基苯并蒽（dimethylbenzanthracene, DMBA）（Bockman et al. 1978, 2003）后形成的 TC 的研究显示，酶原颗粒丧失和（或）腺泡上皮凋亡形成 TC，伴有导管细胞持续表达细胞角蛋白和抗凋亡蛋白 bcl-2。

有人曾认为 TC 是统称为化生性导管病变（metaplastic ductal lesion, MDL）的一组病变的一部分（Strobel et al. 2007a, b）。MDL 可根据形态学特征分为 TC 和黏液性化生性病变（mucinous metaplastic lesion, MML），TC 又可进一步分为 1 型和 2 型。1 型病变的小管衬覆一些大的、扁平细胞，其染色特点类似腺泡细胞，不表达导管细胞的标志物。2 型病变的小管衬覆许多小细胞，排列成有分支和吻合的组，对导管细胞的标志物着色。MML 的上皮细胞不是扁平的，其高度因所含黏蛋白的数量而有所不同。黏蛋白可对 PAS 染色和阿尔新蓝染色着色。MML 可以是单纯导管型或是导管和腺泡的混合形态。MDL 各种形式的意义一直存在争议。在人类胰腺炎、胰腺癌患者和胰腺损伤及化学致癌性动物模型中可以观察到 TC。然而，近年来，胰腺癌中黏蛋白表达的改变将人们的关注点从 TC 转到了作为癌前病变的 MML（Konieczny and Leach 2007; Strobel et al. 2007a）。

通过使用遗传标志物追踪单次急性注射蛙皮素或者在几周内重复注射蛙皮素诱导的胰腺炎细胞系的方法，已对各种形式 MDL 的不同细胞来源在小鼠体内进行了广泛的研究（Strobel et al. 2007a, b）。这些研究显示 1 型 TC 来源于腺泡细胞，病变中所有角蛋白阳性的导管样细胞不是来自腺泡细胞，而是可能代表终端导管腔中残存的相邻细胞。2 型病变由非腺泡细胞组成，由于这些细胞是扁平的且对细胞角蛋白和 Hes1 染色呈阳性，故推测可能是泡心细胞和（或）终末导管来源。因此，2 型病变代表腺泡细胞选择性丧失后残存并增殖的导管细胞。绝大多数的 MML 不是腺泡细胞起源的。所以不论 MML 是混合型还是导管型，事实都表明这两种形态的

MML 代表的是一种类型的病变，只是根据切面的不同而表现为混合型或导管型。然而，一小部
353 分（约 5%）的混合型 MML 和相似比例的单纯导管型 MML 所表达的标志物说明由腺泡到导管的转分化。虽然在这个胰腺反复损伤模型中观察到的 MML 是唯一一种 MDL，其某些形态学特征类似于小鼠胰腺上皮内瘤变（mouse pancreatic intraepithelial neoplasia, mPanIN，被认为是一种小鼠癌前病变）（Hruban et al. 2006），但并未见到 MML 发展为更高异型性的病变或发展为侵袭性肿瘤。

已经在人胰岛淀粉样多肽（human islet amyloid polypeptide, HIP）转基因小鼠（Matveyenko et al. 2009）和用 GLP-1 类似物处理的 SD 大鼠（Nachnani et al. 2010）中报道过与 TC 形态一致、发生率低的病变。这些病变与给予受试物有关；但是得出这一结论应该谨慎。TC 病灶有时会在对照组或溶媒组动物胰腺的切片上作为背景病变出现。已经在胰腺手术后观察到 TC（Bockman et al. 1978, 2003），因此 TC 也有可能是腹部创伤引起的自发性病变。自发性 TC 可能反映了胰腺外分泌部该特定区域导管排泄阻塞，导致相关腺泡组织的萎缩（Sarles et al. 1993）。在将低发生率的 TC 归因为受试物之前，应根据试验研究所使用实验动物的具体年龄、性别和品系详细记录背景性 TC 病变的发生率。

10.3.7.5　慢性胰腺炎

慢性胰腺炎是一种以纤维化为主的进行性炎症反应疾病，与在人类中一样，毒理学研究中药物引起的慢性胰腺炎也不常见。人类慢性胰腺炎往往与长期酗酒有关；然而，长期单独乙醇喂养的动物并不会产生类似的效应（Braganza et al. 2011; Otsuki et al. 2010）。大鼠腹腔内重复注射精氨酸（Delaney et al. 1993）、导管内输注玉米醇溶蛋白－油酸－亚油酸（Kataoka et al. 1998）或铜缺乏（Rao et al. 1989）均可导致对胰腺的持续性损伤，但是这些处理导致外分泌组织被脂肪组织替代，而非人类慢性胰腺炎中典型的纤维化。引起大鼠胰腺导管持续性高压的手术模型可导致胰腺明显的小叶间和小叶内纤维化，以及出现胰腺功能不全的临床症状（Yamamoto et al. 2006）。这表明胰腺导管高压可能在慢性胰腺炎的发病机制中发挥重要作用。同样，有人认为在导管内输注牛磺脱氧胆酸钠引起急性胰腺损伤之后，胰腺导管阻塞对持续性慢性疾病的发生起到重要作用（Sarles et al. 1993）。

10.3.7.6　肝细胞化生（胰腺内肝细胞）

鉴于肝和胰腺有共同的胚胎起源，即由功能性单位（肝板和胰腺腺泡）连接到导管树组成的结构，而且在生理学方面都由导管树中表达 Sox9 的祖上皮细胞分化而来（Furuyama et al. 2011）。所以可以预期在一定的条件下，胰腺中可能会出现肝细胞，反之亦然。对大鼠进行的一些试验操作，包括长期饲喂铜缺乏或甲基基团缺乏的饲料后再恢复正常饲料饲喂（Hoover and Poirier 1986; Rao et al. 1989, 1993; Rao and Reddy 1995）、重复注射氯化镉（Konishi et al. 1990）及长期给予环丙贝特（一种 PPARα 激动剂）（Reddy et al. 1984），可引起胰腺内肝细胞发育。单次注射给予胰腺致癌物 N- 亚硝基双（2- 氧丙基）胺（NBOP）的仓鼠的再生胰腺中（Rao et al. 1983; Scarpelli and Rao 1981）、腹腔注射 TCDD 的仓鼠中（Rao et al. 1988）、角质细胞生长因子异常表达的转基因小鼠胰岛中（Krakowski et al. 1999）也可以见到上述情况。在大鼠饮食缺乏模型和仓鼠 NBOP 模型中，胰腺内肝细胞出现于先引起腺泡上皮大规模破坏随后转支持或促进增
生的情况下。胰腺内肝细胞通常位于邻近胰岛的 354
部位，其形态学、抗原性及功能特点与肝内的肝细胞相同或几乎相同（Hoover and Poirier 1986;

Rao et al. 1982, 1983; Reddy et al. 1984; Scarpelli and Rao 1981）。对环丙贝特处理的大鼠胰腺内肝细胞进行电子显微镜检查显示偶尔出现具有肝细胞（尿酸酶阳性、核仁中含有过氧化物酶体）和胰腺腺泡上皮细胞或内分泌上皮细胞［含有酶原颗粒和（或）β 细胞颗粒］特征的肝细胞（Reddy et al. 1984）；但是，在大鼠铜缺乏模型中没有观察到这些中间细胞或过渡细胞（Rao et al. 1989）。在后者模型中，胰腺内肝细胞似乎起源于导管上皮细胞或来源不确定的其他细胞（称作间质细胞）。

10.3.7.7　生物标志物

人类胰腺肿瘤的破坏性促使人们进行大量的研究以确定胰腺肿瘤的早期生物标志物及肿瘤进展的生物标志物。人们对胰腺外分泌部损伤的生物标志物的关注相对较少，并且将其中大部分的注意力集中到识别人类急性胰腺炎的生物标志物方面。以前最广泛使用血清淀粉酶和脂肪酶来支持急性胰腺炎的诊断，但是，这两者存在明显的局限性。出现临床症状时，两者均为很好的诊断指标；不过血清淀粉酶并非胰腺特异性的，既不特别敏感，也不能将轻度胰腺炎病例和严重危及生命的胰腺炎病例相区分（Walgren et al. 2007b）。理想的生物标志物应当出现在疾病的早期，能准确地预测疾病所处阶段和严重性，容易检测且价格不贵（Dambrauskas et al. 2010）。已对血清和尿液中多种其他分析物作为急性胰腺炎的生物标志物进行了研究。C 反应蛋白是一种非特异性的急性时相蛋白，在临床上用于预测胰腺炎的严重程度；然而，该蛋白最多只能在疾病发生后 3~4 天区分轻度和重度疾病，因此其应用受限（Büchler et al. 1998）。已经对许多其他的标志物进行了评价，包括胰蛋白酶原 -1、胰蛋白酶原 -2、胰蛋白酶 -1-α_1- 抗胰蛋白酶和胰蛋白酶 -2-α_1- 抗胰蛋白酶复合物（Hedstrom et al. 2001; Lempinen et al. 2003）、羧肽酶原 B 及其活性肽（Appelros et al. 1998; Müller et al. 2002）、胰蛋白酶原激活肽（Lempinen et al. 2003）、IL-6（Dambrauskas et al. 2010）和中性粒细胞明胶酶相关脂质运载蛋白（Chakraborty et al. 2010）。

由于很少发生外源性物质诱导的胰腺外分泌部损伤，所以对于实验动物胰腺损伤生物标志物的研究较少。近年来，应用蛋白质组学技术发现的两种新型多肽有望成为胰腺毒性的安全标志物（Walgren et al. 2007a,b）。这两种多肽被称为 RA1609 和 RT2864，它们最初是作为替代生物标志物进行研究的，用以解决血清淀粉酶和脂肪酶作为大鼠急性胰腺损伤的标志物的不足之处（Walgren et al. 2007b）。多肽 RA1609 是大鼠白蛋白的一个片段，在胰腺急性损伤时其水平降低；而 RT2864 是大鼠胰蛋白酶Ⅲ的一部分，在胰腺急性损伤时其水平升高。随后的一项研究表明，该多肽标志物在急性胰腺损伤的小鼠中也发生改变，并且显示在人类急性胰腺炎患者中相应的多肽也会发生改变（Walgren et al. 2007a）。一种新方法是测定循环中器官特异性小 RNA（miRNA）生物标志物。例如，在精氨酸诱导的胰腺炎大鼠血清中，一种被称作 miR-216a 的胰腺特异性 miRNA 水平升高，而急性腹膜炎和败血症大鼠血清中的 miR-216a 的水平并未升高；在上述两个例子中，大鼠血清淀粉酶和脂肪酶的水平均升高（Kong et al. 2010）。这些标志物在药物开发中的实用性还需要进一步研究来证实。

10.3.7.8　胰腺的增生性病变

胰腺外分泌部容易发生自发性和外源性物质诱导的增生性病变，包括肿瘤性及非肿瘤性病变。在毒理学研究中，年轻的成年犬和非人灵长类动物很少见到胰腺的自发增生性病变，这两个种属中外源性物质诱导的胰腺增生性病变也未见报道。在小鼠和大鼠中，胰腺外分泌部可发生自 355

发性和外源性诱导的增生性病变，但不像肝的增生性病变那么常见。

细胞变异灶和局灶性增生在大鼠胰腺的非增生性病变中已经进行了描述（Eustis et al. 1990）。目前有关术语命名的文献中，在小鼠胰腺非肿瘤性增生性病变中仅对局灶性增生进行了描述（Boorman and Sills 1999; Deschl et al. 2001）。

细胞变异灶是由腺泡细胞组成的局灶性病变，这些细胞的着色特性发生改变，但几乎不会对相邻的胰腺实质造成挤压。这些病灶的分类及病灶亚型的相对意义在不同的研究报道之间有差异。由于这些病灶中胞质内嗜酸性的酶原颗粒减少，所以它们经常被称作嗜碱性变异灶，在透射电镜下可见丰富的粗面内质网。然而，一些研究也报道了嗜酸性变异灶。虽然这两种变异灶均可自发，但这两种类型的变异灶都可由增加外分泌部肿瘤发生率的处理因素引起。在嗜碱性变异灶中，细胞增殖指标（如核分裂象或 S 期细胞核）不会升高，表明它不是肿瘤发生的一部分。相反，有报道称在嗜酸性变异灶中有丝分裂活性增加，并且在某些情况下可能是肿瘤发生的一部分。

局灶性增生是由着色特性改变、有丝分裂活性不一，以及对邻近胰腺实质有挤压的腺泡细胞组成的局灶性病变。局灶性增生可由增加外分泌肿瘤发生率的处理因素引起，并且被认为是外分泌上皮腺瘤和腺癌等连续性病变的一部分。此外，局灶性增生和腺瘤之间的差别很细微。有些分类仅在主观上取决于病变大小，较大的病变更可能被诊断为腺瘤。

啮齿类动物长期致癌性研究中胰腺外分泌部肿瘤的意义需要判断。虽然这些病变可能会自发，但对照组中该病变的历史发生率极低，甚至在大多数研究中对照组的发生率为 0%；所以在一项 2 年期研究的 50 只给药组动物中，有 2 只以上（约 5%）动物发生胰腺外分泌肿瘤（与对照组的 0% 相比）就应该考虑为给药相关的效应，即使没有统计学意义。

胰腺腺泡细胞腺瘤是由排列成分支管状的腺泡细胞组成的良性增生性病变。虽然胰腺腺泡肿瘤是局灶性增生形态连续性病变的一部分，但腺瘤较大，肉眼观察通常呈明显的结节状或多结节状、界限清楚的肿块；可能出现核分裂象和轻度异型性，但不出现局部侵袭的证据。与腺瘤相比，胰腺腺泡细胞癌是恶性增生性病变，肉眼观察通常明显表现为界限不清的肿块。胰腺腺泡细胞癌由排列形成腺样、小梁样和片状的腺泡细胞组成，肿瘤细胞经常表现出多形性和异型性，癌组织界限不清并侵袭邻近的实质组织，可能存在纤维化，但不常出现。

已报道一些遗传毒性和非遗传毒性物质可以诱导啮齿类动物发生胰腺腺泡肿瘤。文献中已经报道了多种大鼠胰腺癌试验模型，但这些往往涉及的都是具有遗传毒性的非药物性化学物质，例如 N- 亚硝基化合物。

引起胰腺外分泌部增生性病变的非遗传毒性物质包括 PPAR-α 激活剂类药物，例如能引起大鼠（特别是雄性大鼠）腺泡病变的贝特类药物。小鼠中没有观察到类似的反应。据推测 PPARα 激动剂通过降低胆汁流量或者改变胆汁成分导致胆汁淤积和十二指肠内分泌细胞分泌胆囊收缩素（cholecystokinin, CCK）增加，从而引起胰腺腺泡增生及腺瘤。CCK 刺激胰腺腺泡细胞增殖，有证据表明，如果 CCK 持续刺激，足以引起大鼠腺泡发生增生和腺瘤（Biegel et al. 2001; Klaunig et al. 2003）。这一证据在①长期饲喂含有天然胰蛋白酶抑制剂的生大豆粉饲料或②每天灌胃玉米油后通过类似的 CCK 刺激增加作用引起腺泡增生性病变的大鼠中得到了部分验证。

除了 PPAR-α 激动剂，有报道称长期给予 356
非遗传毒性神经活性药物巴喷丁处理后也可导致胰腺腺泡腺瘤和腺癌（Sigler et al. 1995）。这种反应出现在雄性大鼠中，但在雌性大鼠或雌、雄性小鼠的类似试验中未出现。加巴喷丁引起的胰腺腺泡增生并不涉及 CCK。虽然巴喷丁引起腺泡细胞增生的机制并不清楚，但有人认为长期给予加巴喷丁之后产生的增生性反应可引起腺泡病变（Dethloff et al. 2000）。

胰腺肿瘤形成在安全性评价中的意义在某种程度上受试验背景的影响。假设研发中的一种候选药物不具有遗传毒性，那么对它引起的胰腺外分泌部肿瘤发生率的任何增加必须进行评估，并探讨可能的机制。假如肿瘤发生率的增加只局限于大鼠，并且候选药物引起的腺泡细胞增生发生在同性别、同品种的大鼠（通过 CCK 引起或与 CCK 无关），那么可能就有充分依据建立一个能够外推至患者的致癌作用的阈值。

胰腺癌是引起人类发病及死亡的一个重要原因，往往直到治疗无效时才能发现。有趣的是，人类胰腺癌被认为几乎总是起源于胰腺导管。与之相反，大鼠的胰腺肿瘤被认为几乎总是起源于胰腺腺泡。目前这种差异对于安全性评价的意义尚未明确。

（霍桂桃 译；尹纪业 张思明 吕建军 大平东子 校）

参考文献

Adams, D.H., Ju, C., Ramaiah, S.K., Uetrecht, J.P., Jaeschke, H., 2010. Mechanism of immune-mediated liverinjury. *Toxicological Sciences* 115, 307–321.

Amacher, D.E., Schomaker, S.J., Burkhardt, J.E., 1998. The relationship among microsomal enzyme induction, liver weight and histological change in rat toxicology studies. *Food and Chemical Toxicology* 36, 831–839.

Anderson, L.M., Harrington, G.W., Pylypiw, H.M., Jr., Hagiwara, A., Magee, P.N., 1986. Tissue levels and biological effects of N-nitrosodimethylamine in mice during chronic low or high dose exposure with or without ethanol. *Drug Metabolism and Disposition: The Biological Fate of Chemicals* 14, 733–739.

Ansari, G.A.S., Kaphalia, B.S., Boor, P.J., 1987. Selective pancreatic toxicity of palmitoylpentachorophenol. *Toxicology* 46, 57–63.

Appelros, S., Thim, L., Borgstrom, A., 1998. Activation peptide of carboxypeptidase B in serum and urine in acute pancreatitis. *Gut* 42, 97–102.

Apte, M.V., Haber, P.S., Applegate, T.L. et al., 1998. Periacinar stellate shaped cells in rat pancreas: identification, isolation, and culture. *Gut* 43, 128–133.

Bach, U., Hailey, J.R., Hill, G.D. et al., 2010. Proceedings of the 2009 National Toxicology Program Satellite Symposium. *Toxicologic Pathology* 38, 9–16.

Bachem, M.G., Schneider, E., Gros, H. et al., 1998. Identification, culture, and characterization of pancreatic stellate cells in rats and humans. *Gastroenterology* 115, 421–432.

Baluk, P., McDonald, D.M., 2008. Markers for microscopic imaging of lymphangiogenesis and angiogenesis. *Annals of the New York Academy of Sciences* 1131, 1–12.

Bannasch, P., 2003. Comments on R. Karbe and R. L. Kerlin (2002). Cystic degeneration/spongiosis hepatis [Toxicol Pathol 30 (2), 216-227]. *Toxicologic Pathology* 31, 566–570.

Belinsky, S.A., Badr, M.Z., Kauffman, F.C., Thurman, R.G., 1986. Mechanism of hepatotoxicity in periportal regions of the liver lobule due to allyl alcohol: studies on thiols and energy status. *Journal of Pharmacology and Experimental Therapeutics* 238, 1132–1137.

Belloni, A.S., Rebuffat P., Gottardo G. et al., 1988. A morphometric study of the effects of short-term starvation on rat hepatocytes. *Journal of Submicroscopic Cytology and Pathology* 20, 751–757.

Bendayan, M., Ito, S., 1979. Immunohistochemical localization of exocrine enzymes in normal rat pancreas. *Journal of Histochemistry and Cytochemistry* 27, 1029–1034.

Berg, A.L., Bottcher, G., Andersson, K. et al., 2008. Early stellate cell activation and veno-occlusive-disease (VOD)-like hepatotoxicity in dogs treated with AR-H047108, an imidazopyridine proton pump inhibitor. *Toxicologic Pathology* 36, 727–737.

Bhatia, M., Wallig, M.A., Hofbauer, B. et al., 1998. 357
Induction of apoptosis in pancreatic acinar cells reduces the severity of acute pancreatitis. *Biochemical and Biophysical Research Communications* 246, 476–483.

Biegel, L.B., Hurtt, M.E., Frame, S.R., O'Connor, J.C., Cook, J.C., 2001. Mechanisms of extrahepatic tumor induction by peroxisome proliferators in male CD rats. *Toxicological Sciences* 60, 44–55.

Bird, T.G., Lorenzini, S., Forbes, S.J., 2008. Activation of stem cells in hepatic disease. *Cell Tissue Research* 331, 283–300.

Böck, P., Abdel-Moneim, M., Egerbacher, M., 1997. Development of pancreas. *Microscopy Research and*

Technique 37, 374–383.

Bockman, D.E., Black, O., Jr., Mills, L.R., Webster, P.D., 1978. Origin of tubular complexes developing during induction of pancreatic carcinoma by 7, 12-dimethylbenz(a)anthracene. *American Journal of Pathology* 90, 645–658.

Bockman, D.E., Guo, J., Buchler, P., Muller, M.W., Bergmann, F., Friess, H., 2003. Origin and development of the precursor lesions in experimental pancreatic cancer in rats. *Laboratory Investigation* 83, 853–859.

Boorman, G.A., Sills, R.C., 1999. Exocrine and endocrine pancreas. In: *Pathology of the Mouse*, Maronpot, R., Boorman, G., Gaul, B. (editors), Cache River Press, Vienna, IL, pp. 185–205.

Bouwens, L., Braet, F., Heimberg, H., 1995. Identification of rat pancreatic duct cells by their expression of cytokeratins 7, 19, and 20 in vivo and after isolation and culture. *Journal of Histochemistry and Cytochemistry* 43, 245–253.

Boyce, R.W., Dorph-Petersen, K.A., Lyck, L., Gundersen, H.J., 2010. Design-based stereology: introduction to basic concepts and practical approaches for estimation of cell number. *Toxicologic Pathology* 38, 1011–1025.

Braet, F., Wisse, E., 2002. Structural and functional aspects of liver sinusoidal endothelial cell fenestrae: a review. *Comparative Hepatology* 1, 1.

Braganza, J.M., Lee, S.H., McCloy, R.F., McMahon, M.J., 2011. Chronic pancreatitis. *The Lancet* 377, 1184–1197.

Büchler, M.W., Uhl, W., Andren-Sandberg, Å., 1998. CAPAP in acute pancreatitis: just another marker or real progress? *Gut* 42, 8–9.

Buhler, R., Lindros, K.O., Nordling, A., Johansson, I., Ingelman-Sundberg, M., 1992. Zonation of cytochrome P450 isozyme expression and induction in rat liver. *European Journal of Biochemistry* 204, 407–412.

Bursch, W., Taper, H.S., Lauer, B., Schulte-Hermann, R., 1985. Quantitative histological and histochemical studies on the occurrence and stages of controlled cell death (apoptosis) during regression of rat liver hyperplasia. *Virchows Archiv. B, Cell Pathology Including Molecular Pathology* 50, 153–166.

Bursch, W., Dusterberg, B., Schulte-Hermann, R., 1986. Growth, regression and cell death in rat liver as related to tissue levels of the hepatomitogen cyproterone acetate. *Archives of Toxicology* 59, 221–227.

Butler, M., Stecker, K., Bennett, C.F., 1997. Cellular distribution of phosphorothioate oligodeoxynucleotides in normal rodent tissues. *Laboratory Investigation* 77, 379–388.

Butler, W.H., Hard, G.C., 1971. Hepatotoxicity of dimethylnitrosamine in the rat with special reference to veno-occlusive disease. *Experimental and Molecular Pathology* 15, 209–219.

Bykov, I., Ylipaasto, P., Eerola, L., Lindros, K.O., 2003. Phagocytosis and LPS-stimulated production of cytokines and prostaglandin E2 is different in Kupffer cells isolated from the periportal or perivenous liver region. *Scandinavian Journal of Gastroenterology* 38, 1256–1261.

Car, B.D., Eng, V.M., Lipman, J.M., Anderson, T.D., 1999. The toxicology of interleukin-12: a review. *Toxicologic Pathology* 27, 58–63.

Cattley, R.C., Popp, J.A., 2002. Liver. In: *Handbook of Toxicologic Pathology*, Haschek, W., Rousseaux, C., Walling, M. (editors), Academic Press, San Diego, CA, pp. 187–225.

Cattley, R.C., Everitt, J., Gross, E.A., Moss, O.R., Hamm, T.E. Jr., Popp, J.A., 1994. Carcinogenicity and toxicity of inhaled nitrobenzene in B6C3F1 Mice and F344 and CD rats. *Fundamental and Applied Toxicology* 22, 328–340.

Chakraborty, S., Kaur, S., Muddana, V. et al., 2010. Elevated serum neutrophil gelatinase-associated lipocalin is an early predictor of severity and outcome in acute pancreatitis. *American Journal of Gastroenterology* 105, 2050–2059.

Chan, Y.C., Leung, P.S., 2007. Acute pancreatitis. Animal models and recent advances in basic research. *Pancreas* 34, 1–14.

Chatman, L.A., Morton, D., Johnson, T.O., Anway, S.D., 2009. A strategy for risk management of drug-induced phospholipidosis. *Toxicologic Pathology* 37, 997–1005.

Chen, M., Vijay, V., Shi, Q., Liu, Z., Fang, H., Tong, W., 2011. FDA-approved drug labeling for the study of drug-induced liver injury. *Drug Discovery Today* 16, 697–703.

Cohen, S. M., Storer, R.D., Criswell, K.A. et al., 2009. 358
Hemangiosarcoma in rodents: mode-of-action evaluation and human relevance. *Toxicological Sciences* 111, 4–18.

Crampton, R.F., Gray, T.J.B., Grasso, P., Parke, D.V., 1977. Long-term studies on chemically induced liver enlargement in the rat, 1. Sustained induction of microsomal enzymes with absence of liver damage on feeding phenobarbitone and butylated hydroxytoluene. *Toxicology* 7, 289–306.

Dambrauskas, Z., Gulbinas, A., Pundzius, J., Barauskas, G., 2010. Value of the different prognostic systems and biological markers for predicting severity and progression of acute pancreatitis. *Scandinavian Journal of Gastroenterology* 45, 959–970.

Daniel, G.B., DeNovo, R.C., Sharp, D.S., Tobias, K., Berry, C., 2004. Portal streamlining as a cause of nonuniform hepatic distribution of sodium pertechnetate during per-rectal portal scintigraphy in the dog. *Veterinary*

Radiology and Ultrasound 45, 78–84.

Davidson, M.H., Armani, A., McKenney, J.M., Jacobson, T.A., 2007. Safety considerations with fibrate therapy. *American Journal of Cardiology* 99, 3C–18C.

Dawra, R., Sah, R.P., Dudeja, V. et al., 2011. Intra-acinar trypsinogen activation mediates early stages of pancreatic injury but not inflammation in mice with acute pancreatitis. *Gastroenterology* 141, 2210–2217.

Delaney, C.P., McGeeney, K.F., Dervan, P., Fitzpatrick, J.M., 1993. Pancreatic atrophy: a new model using serial intra-peritoneal injections of L-arginine. *Scandinavian Journal of Gastroenterology* 28, 1086–1090.

DeLeve, L.D., McCuskey, R.S., Wang, X. et al., 1999. Characterization of a reproducible rat model of hepatic veno-occlusive disease. Hepatology 29, 1779–1791.

Denk, H., Gschnait, F., Wolff, K., 1975. Hepatocellular hyaline (Mallory bodies) in long term griseofulvin-treated mice, a new experimental model for the study of hyaline formation. *Laboratory Investigation* 32, 773–776.

Denk H., Franke W.W., Eckerstorfer R., Schmid, E., Kerjaschki, D., 1979. Formation and involution of Mallory bodies ("alcoholic hyaline") in murine and human liver revealed by immunofluorescence microscopy with antibodies to prekeratin. *Proceedings of the National Academy of Sciences* 76, 4112–4116.

Desai, B.M., Oliver-Krasinski, J., De Leon, D.D. et al., 2007. Preexisting pancreatic acinar cells contribute to acinar cell, but not islet β cell, regeneration. *The Journal of Clinical Investigation* 117, 971–977.

Deschl, U., Cattley, R.C., Harada, T. et al., 2001. Liver, gallbladder, and exocrine pancreas. In: *International Classification of Rodent Tumors—The Mouse*. Mohr, U. (editor), Springer, Berlin, pp. 59–86.

Desmet, V.J., 2011. Ductular plates in hepatic ductular reactions. Hypothesis and implications. I. Types of ductular reactions reconsidered. *Virchows Archives* 458, 251–259.

Dethloff, L., Barr, B., Bestervelt, L. et al., 2000. Gabapentin-induced mitogenic activity in rat pancreatic acinar cells. *Toxicological Sciences* 55, 52–59.

di Masi, A., De Marinis, E., Ascenzi, P., Marino, M., 2009. Nuclear receptors CAR and PXR: Molecular, functional, and biomedical aspects. *Molecular Aspects of Medicine* 30, 297–343.

Dini, L., Pagliara, P., Carla, E.C., 2002. Phagocytosis of apoptotic cells by liver: a morphological study. *Microscopy Research and Technique* 57, 530–540.

Donald, S., Verschoyle, R.D., Edwards, R. et al., 2002. Hepatobiliary damage and changes in hepatic gene expression caused by the antitumor drug ecteinascidin-743 (ET-743) in the female rat. *Cancer Research* 62, 4256–4262.

Dusetti, N.J., Jiang, Y., Vaccaro, M.I. et al., 2002. Cloning and expression of the rat vacuole membrane protein 1 (VMP1), a new gene activated in pancreas with acute pancreatitis, which promotes vacuole formation. *Biochemical and Biophysical Research Communications* 290, 641–649.

Eldridge, S.R., Tilbury, L.F., Goldsworthy, T.L., Butterworth, B.E., 1990. Measurement of chemically induced cell proliferation in rodent liver and kidney: a comparison of 5-bromo-2′-deoxyuridine and [3H] thymidine administered by injection or osmotic pump. *Carcinogenesis* 11, 2245–2251.

Elmore, L.W., Sirica, A.E., 1991. Phenotypic characteristics of metaplastic intestinal glands and ductular hepatocytes in cholangiofibrotic lesions rapidly induced in the caudate liver lobe of rats treated with furan. *Cancer Research* 51, 5752–5759.

Ennulat, D., Walker, D., Clemo, F. et al., 2010. Effects of hepatic drug-metabolizing enzyme induction on clinical pathology parameters in animals and man. *Toxicologic Pathology* 38, 810–828.

Eustis, S.L., Boorman, G.A., Harada, T., Popp, J.A., 1990. Liver. In: *Pathology of the Fisher Rat*, Boorman, G., Eustis, S., Elwell, M., Montgomery Jr., C., MacKenzie W. (editors), Academic Press, San Diego, CA, pp. 95–108.

Fan, Y., Yamada, T., Shimizu, T. et al., 2009. Ferritin expression in rat hepatocytes and Kupffer cells after lead nitrate treatment. *Toxicologic Pathology* 37, 209–217.

Fawaz, F., Bonini, F., Guyot, M., Lagueny, A.M., Fessi, H., Devissaguet, J.P., 1993. Influence of poly(DL-lactide) nanocapsules on the biliary clearance and enterohepatic circulation of indomethacin in the rabbit. *Pharmaceutical Research* 10, 750–756.

Fedorko, M.E., 1968. Effect of chloroquine on morphology 359
of leukocytes and pancreatic exocrine cells from the rat. *Laboratory Investigation* 18, 27–37.

Fortunato, F., Burgers, H., Bergmann, F. et al., 2009. Impaired autolysosome formation correlates with lamp-2 depletion: role of apoptosis, autophagy, and necrosis in pancreatitis. *Gastroenterology* 137, 350–360.

Foster, J.R. 2009. Toxicology of the exocrine pancreas. In: *General, Applied and Systems Toxicology*, John Wiley & Sons, Ltd., Hoboken, NJ, pp. 1413–1455.

Furukawa, S., Usuda, K., Fujieda, Y. et al., 2000. Apoptosis and cell proliferation in rat hepatocytes induced by barbiturates. *Journal of Veterinary Medical Science* 62, 23–28.

Furuyama, K., Kawaguchi, Y., Akiyama, H. et al., 2011. Continuous cell supply from a Sox9-expressing progenitor zone in adult liver, exocrine pancreas and intestine. *Nature Genetics* 43, 34–41.

Ganong, W.F. 1991. Regulation of gastrointestinal function, In: *Review of Medical Physiology*. Appleton & Lange,

Norwalk, CT, pp. 448–477.

Gao, B., Radaeva, S., Park, O., 2009. Liver natural killer and natural killer T cells: immunobiology and emerging roles in liver diseases. *Journal of Leukocyte Biology* 86, 513–528.

Geil, R.G., Lamar, J.K., 1977. FDA studies of estrogen, progestogens, and estrogen/progestogen combinations in the dog and monkey. *Journal of Toxicology and Environmental Health* 3, 179–193.

Gerson, R.J., Allen, H.L., Lankas, G.R., MacDonald, J.S., Alberts, A.W., Bokelman, D.L., 1991. The toxicity of a fluorinated-biphenyl HMG-CoA reductase inhibitor in beagle dogs. *Fundamental and Applied Toxicology* 16, 320–329.

Giannini, E.G., Testa, R., Savarino, V., 2005. Liver enzyme alteration: a guide for clinicians. *CMAJ* 172, 367–379.

Glaze, E.R., Lambert, A.L., Smith, A.C. et al., 2005. Preclinical toxicity of a geldanamycin analog, 17-(dimethylaminoethylamino)-17-demethoxygeldanamycin (17-DMAG), in rats and dogs: potential clinical relevance. *Cancer Chemotherapy and Pharmacology* 56, 637–647.

Gouw, S.H., Clouston, A.D., Theise N.D., 2011. Ductular reactions in human liver: diversity at the interface. *Hepatology* 54, 1853–1863.

Graham, E.A., 1915. The resistance of pups to late chloroform poisoning in its relation to liver glycogen. *Journal of Experimental Medicine* 21, 185–191.

Graichen, M.E., Neptun, D.A., Dent, J.G., Popp, J.A., Leonard, T.B., 1985. Effects of methapyrilene on rat hepatic xenobiotic metabolising enzymes and liver morphology. *Fundamental and Applied Toxicology* 5, 165–174.

Grasso, D., Ropolo, A., Lo Ré, A. et al., 2011. Zymophagy, a novel selective autophagy pathway mediated by VMP1-USP9x-p62, prevents pancreatic cell death. *Journal of Biological Chemistry* 286, 8308–8324.

Grattagliano, I., Bonfrate, L., Diogo, C.V., Wang, H.H., Wang, D.Q., Portincasa, P., 2009. Biochemical mechanisms in drug-induced liver injury: certainties and doubts. World Journal of Gastroenterology 15, 4865–4876.

Gukovskaya, A.S., Pandol, S.J., 2004. Cell death pathways in pancreatitis and pancreatic cancer. *Pancreatology* 4, 567–586.

Gukovskaya, A.S., Perkins, P., Zaninovic, V. et al., 1996. Mechanisms of cell death after pancreatic duct obstruction in the opossum and the rat. *Gastroenterology* 110, 875–884.

Halliwell, W.H., 1997. Cationic amphophilic drug-induced phospholipidosis. *Toxicologic Pathology* 25, 53–60.

Han, D., Hanawa, N., Saberi, B., Kaplowitz, N., 2006. Mechanisms of liver injury. III. Role of glutathione redox status in liver injury. American Journal of Physiology—Gastrointestinal and Liver Physiology 291, G1–G7.

Hansen, L.J., Mangkornkanok/Mark, M., Reddy, J.K., 1981. Immunohistochemical localization of pancreatic exocrine enzymes in normal and neoplastic pancreatic acinar epithelium of rat. *Journal of Histochemistry and Cytochemistry* 29, 309–313.

Harada, T., Maronpot, R.R., Morris, R.W., Stitzel, K.A., Boorman, G.A., 1989. Morphological and stereological characterization of hepatic foci of cellular alteration in control Fischer 344 rats. *Toxicologic Pathology* 17, 579–593.

Hartman, H.A., Myers, L.A., Evans, M., Robison, R.L., Engstrom, R.G., Tse, F.L., 1996. The safety evaluation of fluvastatin, an HMG-CoA reductase inhibitor, in beagle dogs and rhesus monkeys. *Fundamental and Applied Toxicology* 29, 48–62.

Hashimoto, D., Ohmuraya, M., Hirota, M.I. et al., 2008. Involvement of autophagy in trypsinogen activation within the pancreatic acinar cells. *The Journal of Cell Biology* 181, 1065–1072.

Hedstrom, J., Kemppainen, E., Andersen, J., Jokela, H., Puolakkainen, P., Stenman, U.-H., 2001. A comparison of serum trypsinogen-2 and trypsin-2-[alpha]1-antitrypsin complex with lipase and amylase in the diagnosis and assessment of severity in the early phase of acute pancreatitis. *American Journal of Gastroenterology* 96, 424–430.

Henderson, J.R., Daniel, P.M., Fraser, P.A., 1981. The 360
pancreas as a single organ: the influence of the endocrine upon the exocrine part of the gland. *Gut* 22, 158–167.

Henry, S.P., Grillone, L.R., Orr, J.L., Bruner, R.H., Kornbrust, D.J., 1997a. Comparison of the toxicity profiles of ISIS 1082 and ISIS 2105, phosphorothioate oligonucleotides, following subacute intradermal administration in Sprague–Dawley rats. *Toxicology* 116, 77–88.

Henry, S.P., Zuckerman, J.E., Rojko, J. et al., 1997b. Toxicological properties of several novel oligonucleotide analogs in mice. *Anti-Cancer Drug Design* 12, 1–14.

Herzog, J., Serroni, A., Briesmeister, B.A., Farber, J.L., 1975. N-hydroxy-2-acetylaminofluorene inhibition of rat live RNA polymerases. *Cancer Research* 35, 2138–2144.

Hess, D.A., Humphrey, S.E., Ishibashi, J. et al., 2011. Extensive pancreas regeneration following acinar-specific disruption of Xbp1 in mice. *Gastroenterology* 141, 1463–1472.

Hinson, J.A., Roberts, D.W., James, L.P., 2010. Mechanisms of acetaminophen-induced liver necrosis. Handbook of Experimental Pharmacology, 369–405.

Hintze, C., Strobele, C., Ruster, B. et al., 2009. Erythrocytic precursor cells show potent shear stress resistant adhesion and home to hematopoietic tissue in vivo. *Transfusion* 49, 2122–2130.

Hirano, T., Manabe, T., Ando, K., Tobe, T., 1992. Acute cytotoxic effect of cyclosporin A on pancreatic acinar cells in rats: protective effect of the synthetic protease inhibitor E3123. *Scandinavian Journal of Gastroenterology* 27, 103–107.

Hofbauer, B., Saluja, A.K., Lerch, M.M. et al., 1998. Intra-acinar cell activation of trypsinogen during caeruleininduced pancreatitis in rats. *American Journal of Physiology—Gastrointestinal and Liver Physiology* 275, G352–G362.

Hoover, K.L., Poirier, L.A., 1986. Hepatocyte-like cells within the pancreas of rats fed methyl-deficient diets. *The Journal of Nutrition* 116, 1569–1575.

Hruban, R.H., Adsay, N.V., Albores-Saavedra, J. et al., 2006. Pathology of genetically engineered mouse models of pancreatic exocrine cancer: consensus report and recommendations. *Cancer Research* 66, 95–106.

Hu, W., Sorrentino, C., Denison, M.S., Kolaja, K., Fielden, M.R., 2007. Induction of cyp1a1 is a nonspecific biomarker of aryl hydrocarbon receptor activation: results of large scale screening of pharmaceuticals and toxicants in vivo and in vitro. *Molecular Pharmacology* 71, 1475–1486.

Iida, K., Li, Y., McGrath, B., Frank, A., Cavener, D., 2007. PERK eIF2 alpha kinase is required to regulate the viability of the exocrine pancreas in mice. *BMC Cell Biology* 8, 38.

Ilzer J., Schotanus B.A., Vander Borght, S. et al., 2010. Characterization of the hepatic progenitor cell compartment in normal liver and in hepatitis, an immunohistochemical comparison between dog and man. *Veterinary Journal* 184, 308–314.

Jaeschke, H., Gores, G.J., Cederbaum, A.I., Hinson, J.A., Pessayre, D., Lemasters, J.J., 2002. Mechanisms of hepatotoxicity. *Toxicological Sciences* 65, 166–176.

Jensen, J.N., Cameron, E., Garay, M.V.R., Starkey, T.W., Gianani, R., Jensen, J., 2005. Recapitulation of elements of embryonic development in adult mouse pancreatic regeneration. *Gastroenterology* 128, 728–741.

Jin, Y.L., Enzan, H., Kuroda, N. et al., 2003. Tissue remodeling following submassive hemorrhagic necrosis in rat livers induced by an intraperitoneal injection of dimethylnitrosamine. *Virchows Archives* 442, 39–47.

Jones, H.B., Clarke, N.A., 1993. Assessment of the influence of subacute phenobarbitone administration on multi-tissue cell proliferation in the rat using bromodeoxyuridine immunocytochemistry. *Archives of Toxicology* 67, 622–628.

Jungermann, K., Kietzmann, T., 1996. Zonation of parenchymal and nonparenchymal metabolism in liver. *Annual Review of Nutrition* 16, 179–203.

Kaiser, A.M., Saluja, A.K., Sengupta, A., Saluja, M., Steer, M.L., 1995. Relationship between severity, necrosis, and apoptosis in five models of experimental acute pancreatitis. *American Journal of Physiology—Cell Physiology* 269, C1295–C1304.

Kaiser, A.M., Saluja, A.K., Lu, L., Yamanaka, K., Yamaguchi, Y., Steer, M.L., 1996. Effects of cycloheximide on pancreatic endonuclease activity, apoptosis, and severity of acute pancreatitis. *American Journal of Physiology—Cell Physiology* 271, C982–C993.

Kamimoto, Y., Horiuchi, S., Tanase, S., Morino, Y., 1985. Plasma clearance of intravenously injected aspartate aminotransferase isozymes: evidence for preferential uptake by sinusoidal liver cells. *Hepatology* 5, 367–375.

Karbe, E., Kerlin, R.L., 2002. Cystic degeneration/spongiosis hepatis in rats. *Toxicologic Pathology* 30, 216–227.

Kashfi, K., McDougall, C.J., Dannenberg, A.J., 1995. Comparative effects of omeprazole on xenobiotic metabolizing enzymes in the rat and human. *Clinical Pharmacology and Therapeutics* 58, 625–630.

Kataoka, K., Sasaki, T., Yorizumi, H., Sakagami, J., Kashima, 361
K., 1998. Pathophysiologic studies of experimental chronic pancreatitis in rats induced by injection of zein-oleic acid-linoleic acid solution into the pancreatic duct. *Pancreas* 16, 289–299.

Kelly, L., Reid, L., Walker, N.I., 1999. Massive acinar cell apoptosis with secondary necrosis, origin of ducts in atrophic lobules and failure to regenerate in cyanohydroxybutene pancreatopathy in rats. *International Journal of Experimental Pathology* 80, 217–226.

Kerlin, R.L., Karbe, E., 2004. Response to comments on E. Karbe and R.L. Kerlin (2002). Cystic degeneration/ spongiosis hepatis [Toxicol Pathol 30 (2), 216-227]. *Toxicologic Pathology* 32, 271.

Kim, J.C., Shin, D.H., Kim, S.H. et al., 2004. Subacute toxicity evaluation of a new camptothecin anticancer agent CKD-602 administered by intravenous injection to rats. *Regulatory Toxicology and Pharmacology* 40, 356–369.

Kinoshita, M., Uchida, T., Sato, A. et al., 2010. Characterization of two F4/80-positive Kupffer cell subsets by their function and phenotype in mice. *Journal of Hepatology* 53, 903–910.

Kitagawa, T., Ono, K., 1986. Ultrastructure of pancreatic exocrine cells of the rat during starvation. *Histology and Histopathology* 1, 49–57.

Klaunig, J.E., Babich, M.A., Baetcke, K.P. et al., 2003. PPARalpha agonist-induced rodent tumors: modes of action and human relevance. *Critical Reviews in Toxicology* 33, 655–780.

Klein, I., Cornejo, J.C., Polakos, N.K. et al., 2007. Kupffer cell heterogeneity: functional properties of bone marrow derived and sessile hepatic macrophages. *Blood* 110, 4077–4085.

Klimstra, D.S., 1997. Pancreas. In: *Histology for Pathologists*, Sternberg, S.S. (editor), Lippincott-Raven, Philadelphia, PA, pp. 613–647.

Klinkspoor J.H., Ruver R., Savard C.E. et al., 1995. Model bile and bile salts accelerate mucin secretion by cultured dog gallbladder epithelium. *Gastroenterology* 109, 264–274.

Knowles, K., Alroy, J., Castagnaro, M., Raghavan, S.S., Jakowski, R.M., Freden, G.O., 1993. Adult onset lysosomal storage disease in a Schipperke dog: clinical, morphological and biochemical studies. *Acta Neuropathologica* 86, 306–312.

Kong, X.-Y., Du, Y.-Q., Li, L. et al., 2010. Plasma miR-216a as a potential marker of pancreatic injury in a rat model of acute pancreatitis. *World Journal of Gastroenterology* 16, 4599–4604.

Konieczny, S.F., Leach, S.D., 2007. Metaplastic metamorphoses in the mammalian pancreas. *Gastroenterology* 133, 2056–2059.

Konishi, N., Ward, J.M., Waalkes, M.P., 1990. Pancreatic hepatocytes in Fischer and Wistar rats induced by repeated injections of cadmium chloride. *Toxicology and Applied Pharmacology* 104, 149–156.

Koo, S.I., Turk, D.E., 1977. Effect of zinc deficiency on the ultrastructure of the pancreatic acinar cell and intestinal epithelium in the rat. *The Journal of Nutrition* 107, 896–908.

Kovatch, R.M., Hildebrandt, P.K., Marcus, L.C., 1965. Cystic mucinous hypertrophy of the mucosa of the gall bladder in the dog. *Pathologia Veterinaria* 2, 574–584.

Kraehenbuhl, J.P., Racine, L., Jamieson, J.D., 1977. Immunocytochemical localization of secretory proteins in bovine pancreatic exocrine cells. *The Journal of Cell Biology* 72, 406–423.

Krakowski, M.L., Kritzik, M.R., Jones, E.M. et al., 1999. Pancreatic expression of keratinocyte growth factor leads to differentiation of islet hepatocytes and proliferation of duct cells. *American Journal of Pathology* 154, 683–691.

Lapis, K., Zalatnai, A., Timar, F., Thorgeirsson, U.P., 1995. Quantitative evaluation of lysozyme- and CD68-positive Kupffer cells in diethylnitrosamine-induced hepatocellular carcinomas in monkeys. *Carcinogenesis* 16, 3083–3085.

Lemasters, J.J., Stemkowski, C.J., Ji, S., Thurman, R.G., 1983. Cell surface changes and enzyme release during hypoxia and reoxygenation in the isolated, perfused rat liver. *Journal of Cell Biology* 97, 778–786.

Lempinen, M., Stenman, U.-H., Puolakkainen, P., Hietaranta, A., Haapiainen, R., Kemppainen, E., 2003. Sequential changes in pancreatic markers in acute pancreatitis. *Scandinavian Journal of Gastroenterology* 38, 666–675.

Leonard, T.B., Neptun, D.A., Popp, J.A., 1984. Serum gamma glutamyl transferase as a specific indicator of bile duct lesions in the rat liver. *American Journal of Pathology* 116, 262–269.

Levin, S., 1999. Commentary: implementation of the STP recommendations on the nomenclature of cell death. Society of Toxicologic Pathologists. *Toxicologic Pathology* 27, 491.

Levin, S., Bucci, T.J., Cohen, S.M. et al., 1999. The nomenclature of cell death: recommendations of an ad hoc Committee of the Society of Toxicologic Pathologists. *Toxicologic Pathology* 27, 484–490.

Lewis, D.J., 1984. Spontaneous lesions of the mouse biliary tract. *Journal of Comparative Pathology* 94, 263–271.

Longnecker, D.S., Crawford, B.G., Nadler, D.J., 1975. 362
Recovery of pancreas from mild puromycin-induced injury. A histologic and ultrastructural study in rats. *Archives of Pathology* 99, 5–10.

Longnecker, D.S., Wilson, G., 2002. Pancreas. In: *Handbook of Toxicologic Pathology*, Haschek, W.M., Rousseaux, C.G., Wallig, M.A. (editors), Academic Press, London, pp. 227–254.

López, J.M., Bombi, J.A., Valderrama, R. et al., 1996. Effects of prolonged ethanol intake and malnutrition on rat pancreas. *Gut* 38, 285–292.

Mackie, J.T., Atshaves, B.P., Payne, H.R., McIntosh, A.L., Schroeder, F., Kier, A.B., 2009. Phytol-induced hepatotoxicity in mice. *Toxicologic Pathology* 37, 201–208.

Malhi, H., Gores, G.J., Lemasters, J.J., 2006. Apoptosis and necrosis in the liver: a tale of two deaths? *Hepatology* 43, S31–S44.

Mareninova, O.A., Hermann, K., French, S.W. et al., 2009. Impaired autophagic flux mediates acinar cell vacuole formation and trypsinogen activation in rodent models of acute pancreatitis. *The Journal of Clinical Investigation* 119, 3340–3355.

Maronpot, R.R., Yoshizawa, K., Nyska, A. et al., 2010. Hepatic enzyme induction: histopathology. *Toxicologic Pathology* 38, 776–795.

Marsman, D.S., Popp, J.A., 1994. Biological potential of basophilic hepatocellular foci and hepatic adenoma induced by the peroxisome proliferator, Wy-14,643. *Carcinogenesis* 15, 111–117.

Mashima H., Sato T., Horie, Y. et al., 2011. Interferon regulatory factor-2 regulates exocytosis mechanisms mediated by SNAREs in pancreatic acinar cells. *Gastroenterology* 141, 1102–1113.

Matsumoto M., Miki T., Shibasaki T. et al., 2004. Noc2 is essential in normal regulation of exocytosis in endocrine and exocrine cells. *Proceedings of the National Academy of Sciences* 101, 8313–8318.

Matveyenko, A.V., Dry, S., Cox, H.I. et al., 2009. Beneficial endocrine but adverse exocrine effects of sitagliptin in the human islet amyloid polypeptide transgenic rat model of type 2 diabetes: interactions with metformin. *Diabetes* 58, 1604–1615.

Mawdesley-Thomas, L.E., Noel, P.R., 1967. Cystic hyperplasia of the gall bladder in the beagle, associated with the administration of progestational compounds. *Veterinary Record* 80, 658–659.

McConnell, E.E., Solleveld, H.A., Swenberg, J.A., 1986. Guidelines for combining neoplasms for evaluation of rodent carcinogenesis studies. *Journal of the National Cancer Institute* 76, 283–289.

Michalopoulos, G.K., 2010. Liver regeneration after partial hepatectomy: critical analysis of mechanistic dilemmas. *American Journal of Pathology* 176, 2–13.

Michalopoulos, G.K., DeFrances, M.C., 1997. Liver regeneration. *Science* 276, 60–66.

Miller, R.T., Shah, R.S., Cattley, R.C., Popp, J.A., 1996. The peroxisome proliferators WY-14,643 and methylclofenapate induce hepatocyte ploidy alterations and ploidy-specific DNA synthesis in F344 rats. *Toxicology and Applied Pharmacology* 138, 317–323.

Molon-Noblot, S., Gillet, J.P., Durand-Cavagna, G., Huber, A.C., Patrick, D.H., Duprat, P., 1996. Lipidosis induced in the dog gallbladder by a direct 5-lipoxygenase inhibitor. *Toxicologic Pathology* 24, 231–237.

Moore, J.T., Collins, J.L., Pearce, K.H., 2006. The nuclear receptor superfamily and drug discovery. *ChemMedChem* 1, 504–523.

Müller, C.A., Appelros, S., Uhl, W., Buchler, M.W., Borgström, A., 2002. Serum levels of procarboxypeptidase B and its activation peptide in patients with acute pancreatitis and non-pancreatic diseases. *Gut* 51, 229–235.

Nachnani, J.S., Bulchandani, D.G., Nookala, A. et al., 2010. Biochemical and histological effects of exendin-4 (exenatide) on the rat pancreas. *Diabetologia* 53, 153–159.

Nakamichi, I., Hatakeyama, S., Nayayama, K.I., 2002. Formation of Mallory body-like inclusions and cell death induced by deregulated expression of keratin 18. *Molecular Biology of the Cell* 13:3441–3451.

National Toxicology Program, 1988. NTP toxicology and carcinogenesis studies of penicillin VK (CAS No. 132-98-9) in F344/N rats and B6C3F1 mice (gavage studies). National Toxicology Program Technical Report Series 336, 1–170.

Naya, F.J., Huang, H.-P., Qiu, Y. et al., 1997. Diabetes, defective pancreatic morphogenesis, and abnormal enteroendocrine differentiation in BETA2/NeuroD-deficient mice. *Genes and Development* 11, 2323–2334.

Nolte, T., Kaufmann, W., Schorsch, F., Soames, T., Weber, E., 2005. Standardized assessment of cell proliferation: the approach of the RITA-CEPA working group. *Experimental and Toxicologic Pathology* 57, 91–103.

Nonoyama, T., Fukuda, R., 2008. Drug-induced phospholipidosis—pathological aspects and its prediction. *Journal of Toxicology and Pathology* 21, 9–24.

Nyska, A., Jokinen, M.P., Brix, A.E. et al., 2004. Exocrine pancreatic pathology in female Harlan Sprague– Dawley rats after chronic treatment with 2,3,7,8-tetrachlorodibenzo-*p*-dioxin and dioxin-like compounds. *Environmental Health Perspectives* 112, 903–909.

Obert, L.A., Sobocinski, G.P., Bobrowski, W.F. et al., 2007. 363
An immunohistochemical approach to differentiate hepatic lipidosis from hepatic phospholipidosis in rats. *Toxicologic Pathology* 35, 728–734.

O'Malley, D.P., Kim, Y.S., Perkins, S.L., Baldridge, L., Juliar, B.E., Orazi, A., 2005. Morphologic and immunohistochemical evaluation of splenic hematopoietic proliferations in neoplastic and benign disorders. *Modern Pathology* 18, 1550–1561.

Omary, M.B., Lugea, A., Lowe, A.W., Pandol, S.J., 2007. The pancreatic stellate cell: a star on the rise in pancreatic diseases. *The Journal of Clinical Investigation* 117, 50–59.

Otsuki, M., Yamamoto, M., Yamaguchi, T., 2010. Animal models of chronic pancreatitis. In: *Gastroenterology Research and Practice*, Hindawi Publishing Corporation, New York.

Oyaizu, T., Shikata, N., Senzaki, H., Matsuzawa, A., Tsubura, A., 1997. Studies on the mechanism of dimethylnitrosamine-induced acute liver injury in mice. *Experimental and Toxicologic Pathology* 49, 375–380.

Parker, G.A., Gibson, W.B., 1995. Liver lesions in rats associated with wrapping of the torso. *Toxicologic Pathology* 23, 507–512.

Patnaik, A.K., Hurvitz, A.I., Lieberman, P.H., Johnson, G.F., 1981. Canine bile duct carcinoma. *Veterinary Pathology* 18, 439–444.

Patyna, S., Arrigoni, C., Terron, A. et al., 2008. Nonclinical safety evaluation of sunitinib: A potent inhibitor of VEGF, PDGF, KIT, FLT3, and RET receptors. *Toxicologic Pathology* 36, 905–916.

Peraino, C., Fry, R.J., Staffeldt, E., 1971. Reduction and enhancement by phenobarbital of hepatocarcinogenesis induced in the rat by 2-acetylaminofluorene. *Cancer Research* 31, 1506–1512.

Plant, N., Aouabdi, S., 2009. Nuclear receptors: the controlling force in drug metabolism of the liver? *Xenobiotica* 39, 597–605.

Popp, J.A., Goldsworthy, T.L., 1989. Defining foci of cellular alteration in short-term and medium term rat liver tumor models. *Toxicologic Pathology* 17, 561–568.

Popp, J.A., Shinozuka, H., Farber, E., 1978. The protective effects of diethyldithiocarbamate and cycloheximide on the multiple hepatic lesions induced by carbon tetrachloride in the rat. *Toxicology and Applied Pharmacology* 45, 549–564.

Popp, J.A., Scortichini, B.H. Garvey, L.K., 1985. Quantitative evaluation of hepatic foci of cellular alteration occurring spontaneously in Fischer-344 rats. *Fundamental and Applied Toxicology* 5, 314–319.

Radi, Z.A., Koza-Taylor, P.H., Bell R.R. et al., 2011. Increased serum enzyme levels associated with Kupffer cell reduction with no signs of hepatic or skeletal muscle injury. *American Journal of Pathology* 179, 240–247.

Rao, M.S., Reddy, J.K., 1995. Hepatic transdifferentiation in the pancreas. *Seminars in Cell Biology* 6, 151–156.

Rao, M.S., Reddy, M.K., Reddy, J.K., Scarpelli, D.G., 1982. Response of chemically induced hepatocytelike cells in hamster pancreas to methyl clofenapate, a peroxisome proliferator. *The Journal of Cell Biology* 95, 50–56.

Rao, M.S., Subbarao, V., Luetteke, N., Scarpelli, D.G., 1983. Further characterization of carcinogen-induced hepatocytelike cells in hamster pancreas. *American Journal of Pathology* 110, 89–94.

Rao, M.S., Subbarao, V., Scarpelli, D.G., 1988. Development of hepatocytes in the pancreas of hamsters treated with 2,3,7,8-tetrachlorodibenzo-p-dioxin. *Journal of Environmental Health* 25, 201–205.

Rao, M.S., Dwivedi, R.S., Yeldandi, A.V. et al., 1989. Role of periductal and ductular epithelial cells of the adult rat pancreas in pancreatic hepatocyte lineage. A change in differentiation commitment. *American Journal of Pathology* 134, 1069–1086.

Rao, S.M., Yeldandi, A.V., Subbarao, V., Reddy, J.K., 1993. Role of apoptosis in copper deficiency-induced pancreatic involution in the rat. *American Journal of Pathology* 142, 1952–1957.

Raraty, M., Ward, J., Erdemli, G. et al., 2000. Calcium-dependent enzyme activation and vacuole formation in the apical granular region of pancreatic acinar cells. *Proceedings of the National Academy of Sciences* 97, 13126–13131.

Reasor, M.J., 1989. A review of the biology and toxicologic implications of the induction of lysosomal lamellar bodies by drugs. *Toxicology and Applied Pharmacology* 97, 47–56.

Reasor, M.J., Hastings, K.L., Ulrich, R.G., 2006. Drug-induced phospholipidosis, issues and future direction. *Expert Opinions on Drug Safety* 5, 567–583.

Reddy, J.K., Rao, M.S., Qureshi, S.A., Reddy, M.K., Scarpelli, D.G., Lalwani, N.D., 1984. Induction and origin of hepatocytes in rat pancreas. *The Journal of Cell Biology* 98, 2082–2090.

Redfern, J.S., Fortuner, W.J., 2nd, 1995. Octreotide-associated biliary tract dysfunction and gallstone formation: pathophysiology and management. *American Journal of Gastroenterology* 90, 1042–1052.

Reid, L.E., Walker, N.I., 1999. Acinar cell apoptosis and the origin of tubular complexes in caerulein-induced pancreatitis. *International Journal of Experimental Pathology* 80, 205–215.

Reznik-Schuller, H.M., Lijinsky, W., 1981. Morphology 364
of early changes in liver carcinogenesis induced by methapyrilene. *Archives of Toxicology* 49, 79–83.

Rhomberg, L.R., Baetchke, K., Blancato, J. et al., 2007. Issues in the design and interpretation of chronic toxicity and carcinogenicity studies in rodents, approaches to dose selection. *Critical Reviews in Toxicology* 37, 729–837.

Rittinghausen, S., Ernst, H., Ashswede-Sannecke, F., 1998. Incomplete herniation of liver lobes through the diaphragm in Han:WIST rats. *Zeitschrift für Versuchstierkunde* 31, 151–154.

Robison, R.L., Van Ryzin, R.J., Stoll, R.E., Jensen, R.D., Bagdon, R.E., 1984. Chronic toxicity/carcinogenesis study of temazepam in mice and rats. *Fundamental and Applied Toxicology* 4, 394–405.

Rodriguez, A.I., Manso, M.A., Garcia-Montero, A.C., Orfao, A., de Dois, I., 1997. Long-term blockade of cholecystokinin (CCK): effects of L-364,718 (a CCK receptor antagonist) on pancreatic enzyme storage and secretion. *Pancreas* 15, 314–322.

Ropolo, A., Grasso, D., Pardo, R. et al., 2007. The pancreatitis-induced vacuole membrane protein 1 triggers autophagy in mammalian cells. *Journal of Biological Chemistry* 282, 37124–37133.

Rose, R., Banerjee, A., Ramaiah, S.K., 2006. Calpain inhibition attenuates iNOS production and midzonal hepatic necrosis in a repeat dose model of endotoxemia in rats. *Toxicologic Pathology* 34, 785–794.

Rubbia-Brandt, L., 2010. Sinusoidal obstruction syndrome. *Clinics in Liver Disease* 14, 651–668.

Ryan, A.M., Eppler, D.B., Hagler, K.E. et al., 1999. Preclinical safety evaluation of rhuMAbVEGF, an antiangiogenic humanized monoclonal antibody. *Toxicologic Pathology* 27, 78–86.

Saegusa, C., Kanno, E., Itohara, S., Fukuda, M., 2008. Expression of Rab27B-binding protein Slp1 in pancreatic acinar cells and its involvement in amylase secretion. *Archives of Biochemistry and Biophysics* 475, 87–92.

Saluja, A., Hofbauer, B., Yamaguchi, Y., Yamanaka, K., Steer, M., 1996. Induction of apoptosis reduces the severity of caerulein-induced pancreatitis in mice. *Biochemical and Biophysical Research Communications* 220, 875–878.

Sarles, H., Camarena-Trabous, J., Gomez-Santana, C., Choux, R., Iovanna, J., 1993. Acute pancreatitis is not a cause of chronic pancreatitis in the absence of residual duct strictures. *Pancreas* 8, 354–357.

Sato T., Herman L., 1990. Morphometry and elemental analysis of rat exocrine pancreas following administration of trypsin inhibitor. *Acta Anatomica (Basel)* 137, 65–76.

Scampini, G., Nava, A., Newman, A.J. et al., 1993. Multinucleated hepatocytes induced by rifabutin in rats. *Toxicologic Pathology* 21, 369–376.

Scarpelli, D.G., Rao, M.S., 1981. Differentiation of regenerating pancreatic cells into hepatocyte-like cells. *Proceedings of the National Academy of Sciences* 78, 2577–2581.

Scatena, R., Bottoni, P., Botta, G., Martorana, G.E., Giardina, B., 2007. The role of mitochondria in pharmacotoxicology: a reevaluation of an old, new emerging topic. *American Journal of Physiology Cell Physiology* 293, C12–C21.

Schmucker, D.L., Mooney, J.S., Jones, A.L., 1978. Stereological analysis of hepatic fine structure in the Fischer 344 rat. Influence of sublobular location and animal age. *Journal of Cell Biology* 78, 319–337.

Schott, I., Hartmann, D., Gieselmann, V., Lullmann-Rauch, R., 2001. Sulfatide storage in visceral organs of arylsulfatase A-deficient mice. *Virchows Archives* 439, 90–96.

Schussler, M.H., Skoudy, A., Ramaekers, F., Real, F.X., 1992. Intermediate filaments as differentiation markers of normal pancreas and pancreas cancer. *American Journal of Pathology* 140, 559–568.

Senoo, H., 2004. Structure and function of hepatic stellate cells. *Medical Electron Microscopy* 37, 3–15.

Seyama, Y., Otani, T., Matsukura, A., Makuuchi, M., 2003. The pH modulator chloroquine blocks trypsinogen activation peptide generation in cerulein-induced pancreatitis. *Pancreas* 26, 15–17.

Sherwood, M.W., Prior, I.A., Voronina, S.G. et al., 2007. Activation of trypsinogen in large endocytic vacuoles of pancreatic acinar cells. *Proceedings of the National Academy of Sciences* 104, 5674–5679.

Shibayama, Y., Asaka, S., Nakata, K., 1994. Role of activated macrophages in augmentation of endotoxin hepatotoxicity. *Experimental and Toxicologic Pathology* 45, 497–502.

Sieber, S.M., Correa, P., Dalgard, D.W., Adamson, R.H., 1979. Induction of osteogenic sarcomas and tumors of the hepatobiliary system in nonhuman primates with aflatoxin B1. *Cancer Research* 39, 4545–4554.

Sigler, R.E., Gough, A.W., de la Iglesia, F.A., 1995. Pancreatic acinar cell neoplasia in male Wistar rats following 2 years of gabapentin exposure. *Toxicology* 98, 73–82.

Sinclair, J.F., Szakacs, J.G., Wood, S.G. et al., 2000. Acetaminophen hepatotoxicity precipitated by shortterm treatment of rats with ethanol and isopentanol: protection by triacetyloleandomycin. *Biochemical Pharmacology* 59, 445–454.

Sisson, S., Grossman, J.D. 1953. The digestive system, In: *The Anatomy of the Domestic Animals*. W. B. Saunders Company, Philadelphia, pp. 387–516.

Si-Tayeb, K., Lemaigre, F.P., Duncan, S.A., 2010. 365
Organogenesis and development of the liver. *Developmental Cell* 18, 175–189.

Sneed, R.A., Grimes, S.D., Schultze, A.E., Brown, A.P., Ganey, P.E., 1997. Bacterial endotoxin enhances the hepatotoxicity of allyl alcohol. *Toxicology and Applied Pharmacology* 144, 77–87.

Solter, P.F., 2005. Clinical pathology approaches to hepatic injury. *Toxicologic Pathology* 33, 9–16.

Soltys, K.A., Soto-Gutierrez, A., Nagaya, M. et al., 2010. Barriers to the successful treatment of liver disease by hepatocyte transplantation. *Journal of Hepatology* 53, 769–774.

Spencer, A.J., Everett, R, Popp, J.A., 1997. Multifocal inflammation, liver, rat. In: *Digestive System, Monographs on Pathology of Laboratory Animals*. Jones, T.C., Popp, J.A., and Mohr, U. (editors), Springer Verlag, New York, pp. 101–103.

Stegelmeier, B.L., Molyneux, R.J., Asano, N., Watson, A.A., Nash, R.J., 2008. The comparative pathology of the glycosidase inhibitors swainsonine, castanospermine, and calystegines A3, B2, and C1 in mice. *Toxicologic Pathology* 36, 651–659.

Stroebel, P., Mayer, F., Zerban, H., Bannasch, P., 1995. Spongiotic pericytoma: a benign neoplasm deriving from the perisinusoidal (Ito) cells in rat liver. *American Journal of Pathology* 146, 903–913.

Strobel, O., Dor, Y., Alsina, J. et al., 2007a. In vivo lineage tracing defines the role of acinar-to-ductal transdifferentiation in inflammatory ductal metaplasia. *Gastroenterology* 133, 1999–2009.

Strobel, O., Dor, Y., Stirman, A. et al., 2007b. β cell transdifferentiation does not contribute to preneoplastic/metaplastic ductal lesions of the pancreas by genetic lineage tracing in vivo. *Proceedings of the National*

Academy of Sciences 104, 4419–4424.

Su, Q, Bannasch, P., 2003. Relevance of hepatic preneoplasia for human hepatocarcinogenesis. *Toxicologic Pathology* 31, 126–133.

Swirski, F.K., Wildgruber, M., Ueno, T. et al., 2010. Myeloperoxidase-rich Ly-6C+ myeloid cells infiltrate allografts and contribute to an imaging signature of organ rejection in mice. *Journal of Clinical Investigation* 120, 2627–2634.

Takama, S., Kishino, Y., 1985. Dietary effects on pancreatic lesions induced by excess arginine in rats. *British Journal of Nutrition* 54, 37–42.

Tani, S., Itoh, H., Okabayashi, Y. et al., 1990. New model of acute necrotizing pancreatitis induced by excessive doses of arginine in rats. *Digestive Diseases and Sciences* 35, 367–374.

Tapp, R.L., 1970. Anoxic and secretory vacuolation in the acinar cells of the pancreas. *Quarterly Journal of Experimental Physiology and Cognate Medical Sciences* 55, 1–15.

Thoolen, B., Maronpot, R.R., Harada, T. et al., 2010. Proliferative and nonproliferative lesions of the rat and mouse hepatobiliary system. *Toxicologic Pathology* 38, 5S–81S.

Tsokosa, M., Erbersdobler, A., 2005. Pathology of peliosis. *Forensic Science International* 149, 25–33.

Turusov, V.S., Mikinori, T., Sills, R.C. et al., 2002. Hepatoblastoma in mice in the US National Toxicology Program (NTP) studies. *Toxicologic Pathology* 30, 580–591.

Vaccaro, M.I., 2008. Autophagy and pancreas disease. *Pancreatology* 8, 425–429.

Wachtman, L.M., Mansfield, K.G., 2008. Opportunistic infections in immunologically compromised nonhuman primates. *ILAR Journal* 49, 191–208.

Waites, C.R., Dominick, M.A., Sanderson, T.P., Schilling, B.E., 2007. Nonclinical safety evaluation of muraglitazar, a novel PPARalpha/gamma agonist. *Toxicological Sciences* 100, 248–258.

Walgren, J.L., Mitchell, M.D., Whiteley, L.O., Thompson, D.C., 2007a. Evaluation of two novel peptide safety markers for exocrine pancreatic toxicity. *Toxicological Sciences* 96, 184–193.

Walgren, J.L., Mitchell, M.D., Whiteley, L.O., Thompson, D.C., 2007b. Identification of novel peptide safety markers for exocrine pancreatic toxicity induced by cyanohydroxybutene. *Toxicological Sciences* 96, 174–183.

Wallig, M.A., Gould, D.H., Fettman, M.J., 1988. Selective pancreatotoxicity in the rat induced by the naturally occurring plant nitrile 1-cyano-2-hydroxy-3-butene. *Food and Chemical Toxicology* 26, 137–147.

Ward, J.M., Yoon, M., Anver, M.R. et al., 2001. Hyalinosis and Ym1/Ym2 gene expression in the stomach and respiratory tract of 129S4/SvJae and wild-type and CYP1A2-null B6, 129 mice. *American Journal of Pathology* 158, 323–332.

Warren, A., Benseler, V., Cogger, V.C., Bertolino, P., Le Couteur, D.G., 2011. The impact of poloxamer 407 on the ultrastructure of the liver and evidence for clearance by extensive endothelial and Kupffer cell endocytosis. *Toxicologic Pathology* 39, 390–397.

Wickstrom, M.L., Khan, S.A., Haschek, W.M. et al., 1995. Alterations in microtubules, intermediate filaments, and microfilaments induced by microcystin-LR in cultured cells. *Toxicologic Pathology* 23, 326–337.

Williams, G.M., Iatropoulos, M.J., 2002. Alterations of liver cell function and proliferation, differentiation between adaptation and toxicity. *Toxicologic Pathology* 30, 41–53.

Wood, F.E., Tierney, W.J., Knezevich, A.L. et al., 1991. 366
Chronic toxicity and carcinogenicity studies of olestra in Fischer 344 rats. *Food and Chemical Toxicology* 29, 223–230.

Worley, D.R., Hottinger, H.A., Lawrence, H.J., 2004. Surgical management of gallbladder mucoceles in dogs: 22 cases (1999–2003). *Journal of the American Veterinary Medical Association* 225, 1418–1422.

Xiao, K., Li, Y., Luo, J. et al., 2011. The effect of surface charge on in vivo biodistribution of PEG-oligocholic acid based micellar nanoparticles. *Biomaterials* 32, 3435–3446.

Yamamoto, M., Otani, M., Otsuki, M., 2006. A new model of chronic pancreatitis in rats. *American Journal of Physiology—Gastrointestinal and Liver Physiology* 291, G700–G708.

Yoshioka, K., Enaga, K., Tanaguchi, U., Fukushima, U., Uechi, M., Mutoh, K., 2004. Morphological characterization of ductular reactions in canine liver disease. *Journal of Comparative Pathology* 130, 92–98.

Yoshizawa, K., Marsh, T., Foley, J.F. et al., 2005. Mechanisms of exocrine pancreatic toxicity induced by oral treatment with 2,3,7,8-tetrachlorodibenzo-p-dioxin in female Harlan Sprague–Dawley rats. *Toxicological Sciences* 85, 594–606.

Yu, F.L., Bender, W., Geronimo, I.H., 1988. The binding of aflatoxin B1 to rat liver nuclear proteins and its effect on DNA-dependent RNA synthesis. *Carcinogenesis* 9, 533–540.

Yu, W., Wan, X., Wright, J.R., Jr., Coddington, D., Bitter-Suermann, H., 1994. Heterotopic liver transplantation in rats: effect of intrahepatic islet isografts and split portal blood flow on liver integrity after auxiliary liver isotransplantation. *Surgery* 115, 108–117.

第 11 章　呼吸系统

David J. Lewis 和 *Tom P. McKevitt*

369
11.1　引言

呼吸系统的主要功能是空气传导、嗅觉和气体交换。进行气体交换需要有较大的肺内表面积、丰富的毛细血管床和结构精密的肺实质。这些特性使药物可以在呼吸系统中被迅速吸收，同时使得吸入给药这种给药方式不论从局部还是从全身效果来看，都是不错的选择。虽然吸入疗法已有几百年历史，但是 20 世纪 50 年代定量吸入器（metered dose inhaler，MDI）的发明为吸入给药提供了第一个真正安全有效的方法，从而促进吸入性药物研究的迅猛发展，1969 年哮喘患者首次从应用 MDI 吸入沙丁胺醇（β-拮抗剂）中受益。随之干粉吸入器（dry powder inhaler, DPI）和雾化器相继出现，吸入的化合物也不再局限于小分子物质。2006 年蛋白 DPI（胰岛素）首次用于治疗糖尿病（Patton and Byron 2007），疫苗的吸入给药研究也持续升温（Bennett et al. 2002）。

为应对以上研究进展，吸入毒理学领域也开始迅速发展，为药物的危险鉴定和风险评估提供必要信息。通过将动物暴露于模拟人临床给药途径所设计的受试环境中，对药物而言，固体药物和液体药物通常分别用 DPI 或雾化剂型进行雾化。总给药剂量与受试物在受试环境中的浓度和暴露时间有关。需要严格控制受试环境以确保其中的受试物（颗粒或小滴）被动物充分吸入。这就需要考虑受试物的大小和形状，可以用总气体动力学中位数直径（mass median aerodynamic diameter）来描述（OECD 2009）。

药物安全性试验采用的理想吸入暴露系统是仅经鼻或面部吸入给药，因为全身系统给药对于受试物而言是种浪费，而且有充分证据表明全身给药在给药量的一致性和可重复性方面是有缺陷的，特别是对于成群饲养的动物（Wong 2007）。面部吸入给药易于在给药过程中用体描仪监控呼吸，可以更好地估算吸入剂量，比单凭经验数据可靠（DeLorme and Moss 2001; Hartings and Roy 2001）。面部吸入给药 / 经鼻吸入给药对受试物的控制更容易，可减少其他途径受试物的无意暴露（例如在动物梳毛过程中经口摄入）。当然，这种方法也有其缺点，尽管动物已被驯化，但给药程序不似全身性给药那样“自然”，并且啮齿类动物的密封性给药管内的温度、湿度会增加，这也可能影响受试环境和受试动物的呼吸方式。另外，密封性给药管给药还能引起应激相关病变如胸腺萎缩。体温升高与睾丸萎缩有关。因此，经鼻吸入给药的时长通常有所限制，一般是每次给药 2 小时。

给药方式包括气管内滴注和口咽吸入给药， 370
尤其是在化合物开发的早期阶段。气管内滴注时先将动物麻醉，将给药导管插至气管远端，从而使药物吸入肺内，单次给药剂量通常为 200μl。口咽吸入给药需要在麻醉下将药置于舌根部（先将舌拉伸），然后将药物吸入肺。这两种技术均可有效利用受试物，气管内滴注可避免标准吸入给药所遇到的难于估算肺内药物沉积剂量的问题。但是，气管内给药后，受试物在肺内的分布可能并不均一，可能会有一些化合物沉积及相关病理变化的易发部位。

药物安全评价中至关重要的部分是理解同一种气雾剂的沉积剂量（即沉积在肺部的吸入剂量的分数），不同的动物种属有所不同。估计大鼠 1μm 颗粒在肺内的沉积分数约为 0.1，也就是说，只有 10% 的吸入剂量能够到达肺（Snipes et al. 1989），而同样大小的颗粒在人肺内的沉积分数是 0.25。虽然人肺内的沉积分数是 0.25，但是 FDA 在风险评估时假定在大鼠肺内的沉积分数为 10% 的情况下，人肺内的沉积分数为 100%（Owen 2011; Forbes et al. 2011）。因此，目前认为大鼠的沉积剂量的校正因子为 10（犬是 4）。这样再乘以不可监测肺病变的安全范围（大鼠为 10，犬为 6），使得人的复合安全范围是大鼠的 100 倍，犬的 24 倍。因此，临床前试验中需要很大的吸入剂量，这将带来肺超负荷的固有风险和相关病理学变化（Morrow 1992）。

11.2 呼吸系统胚胎学

哺乳动物呼吸系统的发育包括前肠内胚层腹侧膨出部所衍生的上皮细胞和来源于脏壁中胚层的间叶细胞之间的相互作用，在小鼠其始于胚胎第 9~9.5 天（Wan et al. 2004）。肺的发育受转录因子控制，包括多个叉头转录因子、GATA-6 和甲状腺转录因子 -1（Costa et al. 2001, Wan et al. 2004）。肺的发育过程被分为五个阶段（胚胎期、假腺期、微管期、囊状期和肺泡期），每个阶段都可能受到有毒物质的影响（Fanucchi and Plopper 1997）。前四个阶段发生于出生前，只有最后一个肺泡期在出生后发育。在肺的不同发育阶段对毒物的反应差异很大，这一点很重要，因为不同种属之间肺的产前发育速度不同。例如，人肺的发育在整个妊娠期 60% 时进入囊状期。而大鼠囊状期则始于妊娠期 95% 之后（Fanucchi and Plopper 1997）。

肺的生长和发育大部分发生于产后。随着身体生长发育，呼吸系统的体积持续增大，直到身体发育停止。此外，具备生成毒性代谢产物的酶系统直到围生期才开始发育，其大部分发育持续到出生后。产前及产后早期呼吸系统比同种属成年个体更易受呼吸系统毒物的影响。如果在呼吸系统发育阶段而不是在成熟的呼吸系统中进行呼吸系统毒物的测试，那么呼吸系统对毒物易感性的种属差异会被放大（Fanucchi and Plopper 1997）。

11.3 呼吸系统功能解剖学

11.3.1 鼻腔

呼吸系统可从功能上分为导气部、过渡部和气体交换部。导气部包括鼻腔、咽、气管和支气管，对向交换部移动的空气进行过滤、加温和湿 371
润。不同种属动物的导气部有差异，灵长类动物和犬可通过鼻呼吸或口鼻呼吸，而实验室啮齿类动物和家兔只能通过鼻呼吸。小鼠、大鼠、猕猴和比格犬的鼻腔体积分别约为 0.03 cm^3、0.4 cm^3、8 cm^3 和 20 cm^3（Schreider and Rabbe 1981; Herbert and Leininger 1999）。嗅觉不发达种属（如非人灵长类动物）和嗅觉发达种属（如啮齿类动物、家兔和犬）的鼻甲复杂性具有明显的种属差异。这种解剖学上的差异最明显反映在嗅上皮在鼻腔内所占比例，据估计实验室大鼠比例约为 50%，而猕猴仅为 14%（Plopper and Harkema 2005）。

11.3.2 咽

咽通过喉部气道将鼻腔和口腔相连通。咽（特别是鼻咽部）的呼吸道从背侧向腹侧沿身体长轴弯曲，这种弯曲由种属的体态决定。

因此，直立姿态种属的弯曲角度较大（如猕猴估计为 80°），而比格犬为 30°，大鼠为 15°（Schreider and Rabbe 1981）。这种弯曲会改变气流的方向，所以这个水平对吸入颗粒的影响在人类和非人灵长类动物比其他实验动物种属更明显。

11.3.3　喉

喉部解剖学的种属间差异体现在喉憩室的结构。啮齿类动物的憩室从喉基部（腹囊）向腹侧延伸形成，而比格犬或灵长类动物的憩室则从喉腔的侧壁向两侧延伸形成（称为喉气囊或喉室）。憩室的功能尚不明确，但在某些非人灵长类种属（如吼猴）中，喉气囊似乎具有作为共鸣腔放大发声的功能（Hilloowala and Lass 1978）。在所有的实验动物种属中，喉前部被覆复层鳞状上皮，在非啮齿类动物中复层鳞状上皮更厚且更向尾部延伸。复层鳞状上皮向呼吸上皮过渡的部位存在种属差异。

11.3.4　气管和气道

气管被覆假复层柱状（呼吸）上皮，犬中部分上皮为复层鳞状上皮。大鼠气管远端上皮变薄，且相比近端，气管杈处有较多纤毛细胞。此外，纤毛细胞呈带状分布，纤毛丰富的区域出现在气管韧带上方，而气管软骨环上方的上皮纤毛较少（Oliveira et al. 2003）。远端气管的纤毛虽短，但摆动频率更快（Jeffery and Reid 1975; Boorman et al. 1990）。大鼠和小鼠气管中杯状细胞分布较少，而非人灵长类动物气管中分布较多（Hyde et al. 2006）。所有种属的气管中均常见游走细胞，特别是球状白细胞。大鼠上气管黏膜下层的腺体主要为浆液腺体组织，甲状腺以下的气管中腺体较少（Boorman et al. 2003）。与之相反，人和非灵长类动物气管和近端气道中的黏膜下腺体组织都较丰富（Plopper and Harkema 2005）。

气道被覆上皮的结构也存在种属差异。人类和非人灵长类动物呈分叉状，而大鼠、小鼠的气道为单支。在非灵长类动物的支气管上皮中，杯状细胞和基底细胞占多数，而在其他实验动物中克拉拉细胞是主要的非纤毛细胞（Hyde et al. 2006）。克拉拉细胞普遍存在于小鼠的整个呼吸树。

细支气管是最末端的导气部，其特征是管壁 372
薄，而且大多数实验动物种属的细支气管没有软骨。而猕猴的细支气管不仅包含软骨，还包含其他实验动物种属未见的大束平滑肌（Hyde et al. 2006）。细支气管的主要分泌细胞是克拉拉细胞，通常没有杯状细胞。

在非人灵长类动物和食肉动物中，导气部和气体交换部之间存在过渡部，而其他实验动物种属则没有（Plopper and Harkema 2005）。这段气道被称为呼吸性细支气管，其特征为肺泡直接开口于其管壁上，因此它既具有导气功能，又直接参与气体交换。

克拉拉细胞是一种多功能细胞，具有免疫和炎症调节、外源性物质代谢、气道表面活性物质合成、黏蛋白分泌和祖细胞活性（Snyder et al. 2010）。这种细胞外观极其特别，特征为细胞核位于基底部，有突出的圆顶，符合其顶浆分泌的功能。克拉拉细胞可通过其主要分泌的蛋白 CC10，也称为克拉拉细胞分泌蛋白（Clara cell secretory protein, CCSP）（是分泌球蛋白家族的一个成员）的免疫组化染色进行识别（Watson et al. 2001; Singh and Katyal 2000）。CC10 能结合并可能隔离和清除外源性物质，此外，CC10 还可以与蛋白交联酶——谷氨酰胺转移酶形成复合物，减少外源蛋白的抗原性（Khoor et al. 1996; Hermans and Bernard 1999; Van Miert et al. 2005）。具有类似作用的其他克拉拉细胞分泌蛋白包括表面活性蛋白（surfactant proteins,

SPs）B 和 D，将单独进行论述。CC10 可作为细支气管损伤的生物标志物。给予大鼠克拉拉细胞毒性物质，可通过 IHC 观察到细支气管 CC10 的减少，且在支气管灌洗液（bronchiolar lavage fluid, BALF）和血清中检测到 CC10 水平的改变（Hermans et al. 1999）。β 激动剂或潮气量增加可促进大鼠 CC10 的分泌（Massaro et al. 1981）。

纤毛细胞是气道上皮的另一种主要细胞类型，β- 微管蛋白是纤毛的一种主要结构成分，其免疫组化染色在纤毛细胞呈阳性（Sheppard and Thurlow 1992）。在细支气管上皮中肺神经内分泌细胞（pulmonary neuroendocrine cells, PNECs）单独或成簇出现，称为神经上皮小体（neuroepithelial bodies, NEBs）（Haworth et al. 2007）。这些细胞可通过 HE 染色的切片上细胞独特的点状细胞核来识别，或者通过 G 蛋白产物（Protein G product 9.5, PGP 9.5）或降钙素基因相关肽的免疫组化染色识别。

在主气道的上皮下可见支气管相关淋巴组织（bronchial associated lymphoid tissue, BALT），该组织通常出现在气道分支处。被覆 BALT 的上皮顶部具有微绒毛边缘，增加了与抗原接触的面积。健康动物肺 BALT 的数量具有明显的种属间差异。BALT 在大鼠和家兔肺常见，但在常用小鼠品系、健康的对照组比格犬和人类肺中通常没有 BALT（Haley 2003; Pabst and Gehrke 1990; Wardlaw et al. 2005）。

11.3.5 肺

肺叶存在显著解剖学差异。非人灵长类动物肺叶最多，共分成 6 个肺叶，分别是左上叶（细分成上、下段）、左下叶、右上叶、右中叶、右下叶和副叶。相比之下，实验动物大鼠和小鼠左肺为 1 叶，右肺分 4 叶。

气体交换在肺泡内进行，气体穿过由Ⅰ型肺泡细胞（Type I pneumocytes, AT Ⅰ）构成的一层薄的上皮屏障（某些地方小于 0.1μm）。AT Ⅰ覆盖了约 98% 的肺泡表面，该细胞还具有调控溶质及水分在血液与气体间转运的功能（Williams 2003; Dobbs et al. 2010）。这些细胞是终末分化细胞，通常不进行核分裂。在肺实质中，水通道蛋白 -5 是肺实质中 AT Ⅰ的特异性标志物（Nielsen et al. 1997）。Ⅱ型肺泡细胞（Type Ⅱ pneumocytes, AT Ⅱ）位于肺泡壁的交汇处，它 373
作为 AT Ⅰ的前体细胞（Evans et al. 1975），产生和分泌表面活性物质，参与经上皮的水和电解质转运（Edelson et al. 1988）。通过透射电镜（transmission electron microscopy, TEM）观察，AT Ⅱ的特征是胞质中存在板层小体、多泡小体，细胞的顶端表面有大量微绒毛。这些细胞也可以通过碱性磷酸酶组织化学技术或免疫组织化学技术来显示（Edelson et al. 1988）。在某些种属中，肺泡（和呼吸道）还被覆有其他种类的上皮细胞，如肺刷细胞、Ⅲ型肺泡上皮细胞。这些细胞已见于大鼠和仓鼠的肺泡，并通过 TEM 识别，通常在其狭窄的顶端有多达 140 个微绒毛，其功能未知（Reid et al. 2005）。

11.3.6 肺泡巨噬细胞

肺泡巨噬细胞（alveolar macrophage, AM）是先天免疫系统中一种重要的效应细胞，是一种专职的抗原呈递细胞，是调控宿主防御及体内稳态的调控因子（Laskin et al. 2011）。在正常静态条件下，大部分肺泡巨噬细胞来源于循环系统中的单核细胞，由后者进入肺泡分化而成。但也有证据表明 AM 可在肺进行原位复制，这个过程之前被认为仅与炎症刺激的反应有关（Bitterman et al. 1984; Geiser 2010）。

据报道，健康肺的 AM 聚集在肺泡间隔交汇处（Takaro et al. 1990），TEM 可观察到 AM 中含有大量线粒体和次级溶酶体。活化的巨噬细胞又可细分成经典活化型巨噬细胞（M1）和非经典活化型巨噬细胞（M2），M1 主要具有抗细胞增殖、炎症、细胞毒活性，M2 具有一般抗炎作用，并参与启动创伤愈合及组织重构（Laskin et al. 2011）。这种活化状态是一个动态过程，单个巨噬细胞可依据环境不同在 M1、M2 两种状态之间转换（Murray and Wynn 2011），而 AM 具体的情况则取决于其是如何被活化的（Mosser and Edwards 2008；Bowdridge and Gause 2010）。M1 巨噬细胞活化状态的标志物包括诱导型一氧化氮合酶，M2 巨噬细胞活化状态的标志物包括精氨酸酶 1、Fizz1、Ym1/2（Misson et al. 2004）。CD68 的 IHC 染色常用作 AM 的一般标志物。但 CD68 抗体抗体也会与外周血的单核细胞和粒细胞结合（Noorman et al. 1997）。

AM 可以通过黏膜纤毛运动离开肺，也可以跨上皮迁移（亦可发生于气道）进入淋巴系统。第二条路径使 AM 携带的颗粒和局部树突状细胞相接触，在先天性免疫和获得性免疫之间建立重要的联系（Gehr et al. 1996; Blank et al. 2007）。

11.3.7　肺和气道中的黏蛋白和表面活性物质

11.3.7.1　黏蛋白

黏蛋白是气道黏膜层中主要的大分子成分，是上皮杯状细胞和黏膜下腺分泌的结合产物（Heidsiek et al. 1987）。酸性和中性黏蛋白可通过阿尔新蓝（pH 2.5）/PAS 组织化学联合方法检测。硫酸黏蛋白可通过高铁二胺组织化学方法检测（Myers et al. 2008）。黏蛋白的蛋白骨架也可通过 IHC 方法检测，或者通过 Northern Blot 及原位杂交技术对编码它们的 *MUC* 基因 mRNA 进行检测。有证据表明，老龄大鼠鼻腔内的黏液流速慢于年轻大鼠，对颗粒贮留和毒性的易感性有影响（Gross et al. 1987）。除了构成物理屏障和有助于黏膜纤毛摆动外，黏蛋白还通过聚集流感病毒、血球凝集素抑制及减少中性粒细胞的呼吸暴发来为呼吸系统提供特殊保护（White et al. 2005a,b）。

11.3.7.2　表面活性物质 374

表面活性蛋白 SP-A、SP-B、SP-C 和 SP-D 构成约 10% 的肺表面活性物质，其余部分为脂质（主要是磷脂），其中主要成分是二棕榈酸磷脂酰胆碱（dipalmitoylphosphatidylcholine, DPPC）。表面活性物质的主要功能是维持肺较低的表面张力，防止在呼吸过程中发生肺塌陷（Rooney et al. 1994），小分子疏水性蛋白 SP-B 和 SP-C 在此过程中发挥主要作用。大分子亲水性蛋白 SP-A 和 SP-D 除维持表面活性物质的体内平衡外，还参与宿主防御功能。其结构包括一个碳水化合物的识别域，可与病原体表面的碳水化合物相互作用，从而引起凝集反应，并增强巨噬细胞和中性粒细胞反应（Kishore et al. 2006）。

气道中的表面活性物质可促进气道腔通畅，并防止液体蓄积（Christmann et al. 2009）。外围气道在最大呼气时容易塌陷（Tavana et al. 2011），表面活性物质缺乏会加重这种趋势。有证据显示克拉拉细胞合成并向气道腔分泌表面活性物质，除小部分肺泡区产生的表面活性物质在呼气时被推挤到支气管树，其余的被吞噬并局部回收（Hohlfeld et al. 1997；Etherton et al. 1973；Sato and Kishikawa 2001；Aryal et al. 2003）。

气道中的表面活性物质和黏液可经全氟化碳固定（Sims and Horne 1997）或血管灌流固定（Gil and Weibel 1971）后，通过四氧化锇显示。

11.4 呼吸系统功能或损伤的辅助检测

除常规检查 HE 染色切片外，还可通过许多其他终点和辅助检测来评价呼吸系统中与受试物相关的变化。

吸入试验中，肺通常需要称重。如果采用一致的修块操作程序，肺重量的增加则被认为与出现组织学改变相关（Michael et al. 2007）。下结论前应通过动物体重或脑重来标准化肺重量。

支气管肺泡灌洗（bronchoalveolar lavage, BAL）能够定量分析肺毒物引起的细胞反应和生化反应，可用来进一步研究毒性机制或为确立一个预期无作用剂量水平提供更多的数据。在正常支气管肺泡灌洗液（BALF）中，90% 以上的细胞是 AM。中性粒细胞数量增多是炎症过程的敏感指标，而淋巴细胞和嗜酸性粒细胞数量增多则提示免疫性炎症反应。BALF 中细胞种类存在着种属差异。在非人灵长类动物，淋巴细胞可多达 10%；而在健康豚鼠中通常可见嗜酸性粒细胞（Henderson 2005）。有用的生化参数包括指示细胞毒性的乳酸脱氢酶、促炎症细胞因子［如肿瘤坏死因子 -α（tumor necrosis factor-alpha, TNF-α）和白介素 -1（interleukin-1, IL-1）］、趋化因子［如巨噬细胞炎性蛋白 -2（macrophage inflammatory protein-2, MIP-2）和 IL-8（分别为啮齿类和灵长类动物的中性粒细胞趋化物）］，以及巨噬细胞趋化蛋白 -1（macrophage chemoattractant protein-1, MCP-1）和 IL-6。大型动物种属可使用阶段性 BAL（即，支气管镜灌洗单叶肺或者解剖时切下单叶肺进行灌洗）。切除肺叶进行灌洗也可应用于大鼠。切口处进行结扎封闭使其余部分的肺充满固定液，以便进行组织学检查。这个方法比较实用，因为它可以将同一动物的 BALF 检查结果与组织病理学进行比较，而不影响需要光镜检查的肺叶。也可用成像技术来评价肺的结构改变。

磁共振成像（magnetic resonance imaging, MRI）和显微计算机断层扫描（microcomputed tomography, micro-CT）可显示肺受试物相关病变的发生和发展过程（Beckmann et al. 2003; Johnson 2007）。成像技术还能用于确定探索性研究中终末试验终点的最佳取样时间。活体动物的肺成像在技术上非常具有挑战性，这是由于心脏和肺都在活动，尤其是呼吸和心跳频率较快的啮齿类动物。此外，肺内的空气限制了 MRI 的分辨能力（Beckmann et al. 2003）。成像技术的
用途包括展示肺结构的变化（如肺气肿和纤维 375
化），评价活体动物气体交换效率的功能性变化（Driehuys and Hedlund 2007）。

肺功能分析通常作为安全药理学组合试验的一部分为首次人体试验提供数据支持，但也越来越多地用于肺疾病的研究性动物模型。这些试验通过测量肺气流、弹性和通气模式等指标为气体交换效率提供数据。这些技术的细节见发表的综述文章（Murphy 1994; Murphy et al. 2007; Hoymann 2006）。

细胞大小和结构的不一致分布而造成的样本偏差，影响了呼吸系统的受试物相关作用的定量分析。例如，某种特定细胞类型在单张薄组织切片上的统计概率与该类细胞大小成正比（尤其是其沿切片方向的高度），而与其在组织中出现的频率无关。基于设计的体视学技术解释了组织构成的不均一性、个体结构的大小不同，可用于不均一的组织样品，如肺组织。最近这项技术应用于猕猴和大鼠的肺，展示了一种无偏差的评价深达气道远端的呼吸系统衬覆上皮病变的方法（Hyde et al. 2006）。

11.5 非肿瘤性鼻腔所见

鼻腔衬覆上皮包括主要位于鼻腔前部的鳞状

上皮、有纤毛的呼吸上皮、介于鳞状上皮和呼吸上皮之间的纤毛不发达的移行上皮及位于背侧或背后侧的嗅上皮（Harkema 1991）。大鼠、小鼠、猕猴的鼻腔上皮分布见参考文献（Mery et al. 1994; Kepler et al. 1995）。这些上皮可通过直接吸入气流、经血流全身暴露或逆向吸入反流物质而暴露于毒物。鼻腔上皮与毒物接触产生的一系列变化取决于给药方法、毒物性质、剂量、暴露持续时间和恢复时间。在实际情况中，通常在同一上皮位置可观察到多种变化。

吸入毒物以后，鼻腔病变类型受气流、鼻腔上皮分布和药物沉积方式（不同种属间因鼻甲结构不同而有所不同）的影响（Harkema 1990; Harkema et al. 2006; Schreider and Rabbe 1981）。复杂的鼻甲结构导致更多的气流方向改变，例如在犬、大鼠和小鼠（鼻甲结构复杂）中，大部分气流在鼻腔上半部通过，而在较高等的灵长类动物和人（鼻甲结构简单）中，大部分气流在鼻腔下侧通过。

全身性暴露也会致鼻腔出现与受试物相关的改变，因此，在非吸入试验中，建议至少检查一个鼻腔切片（通常是后切片）（Kittel et al. 2004），很多实验室的 SOP 要求检查鼻腔的 3~4 个切面。还应记住，在吸入试验中由于吞咽部分吸入剂量而引起全身性暴露，也可导致鼻腔的改变。

胃内容物或受试物反向吸入鼻腔也可引起鼻腔的病变。呕吐（在可以发生呕吐的种属）、被动胃食管反流、灌胃相关反流都可使胃内容物反流到咽部。呼气时胃内容物从咽部进入鼻腔，引起一系列病变，通常包括上皮细胞变性/坏死、急性/亚急性炎症反应，某些情况下还能引起鼻甲骨融合。在致癌试验中，这些改变可进展为受损鼻甲骨广泛肥厚并阻塞大部分鼻腔（图 11.1a）。反流物也可能被深吸进入呼吸系统。与
之相关的改变通常在鼻腔后侧切片更为明显，可 376
伴有唾液分泌增加、呼吸声变大、呼吸困难和猝

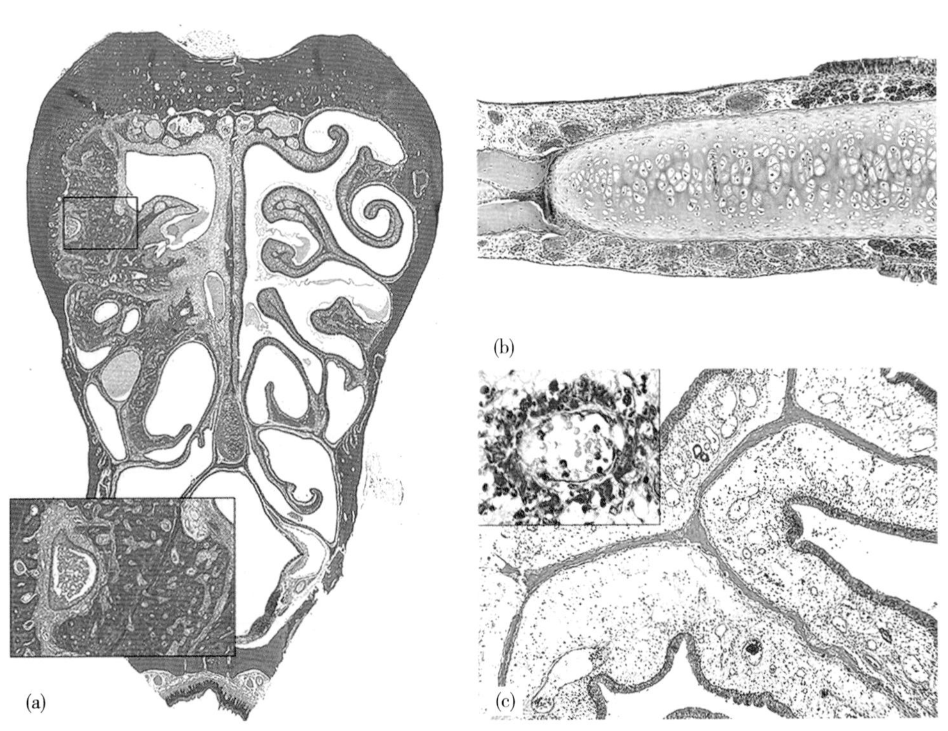

图 11.1 （a）大鼠，鼻腔，继发于反复鼻腔反流的鼻甲骨质增生。（b）大鼠，鼻中隔，图左侧（背侧）嗅上皮萎缩，右侧呼吸上皮未受损。这种类型的上皮破坏提示代谢激活毒物所致。（c）犬，吸入 PDE Ⅳ抑制剂的鼻腔，血管病变伴广泛上皮下水肿。插图显示该病变特有的 MSB 染色阳性物质（纤维蛋白）和中性粒细胞渗出

死。这种病变通常仅限于给予受试物的动物中，与各种诱发因素有关，如受试物制剂的刺激性或黏度、受试物的药理学或给药动物的一般临床状况较差使其对反流更易感。为避免对鼻腔病变的错误解释，需要鉴别病变是由药物引起还是由灌胃操作程序所致。经其他途径（如经静脉）以相同暴露量给予受试物也可能会引起药理性反流。可通过减少给药体积、降低给药黏度、给药前禁食数小时使胃部分排空等措施来减少反流的发生率（Damsch et al. 2011）。

鼻腔病变的类型有助于了解药物毒性的机制。吸入给药和全身给药后，外源性物质的局部代谢可发生于鼻腔衬覆上皮和嗅上皮下的鲍曼腺（Harkema 1991）。这是由于鼻腔具有多种外源性物质的代谢酶，包括 P450 和非 P450 酶。呼吸上皮和嗅上皮具有大部分代谢能力，而嗅上皮，尤其是支持细胞中大多数酶的活性最强（Thornton-Manning and Dahl 1997）。在实验动物中，这些酶的含量和活性具有种属差异，但目前对其了解不多。这种种属差异的意义在于其（通过形成毒性代谢物）与种属特异性病理学有关，因此与人风险评估无关。局部代谢还可造成特定的毒性类型，比如损伤嗅上皮，而对其他上皮相对无害（图 11.1b）。通过全身给药但需要局部代谢激活的嗅上皮毒物包括对乙酰氨基酚（Genter et al. 1998）、甲硫咪唑（Genter et al. 1995）和香豆素（Gu et al. 1997）。

377 #### 11.5.1 萎缩

萎缩的特征是上皮细胞变薄及细胞数量减少，导致特定细胞（例如杯状细胞）和功能（例如嗅觉）的缺失。萎缩要与变性及化生相鉴别，变性仍可维持大部分上皮厚度，化生由于上皮类型改变可导致上皮变薄。萎缩也可与下方鼻甲骨的病变有关，这种鼻甲骨病变可导致鼻甲大体形状的改变。

嗅上皮萎缩的常见结果是伴有固有层内下层神经束的萎缩。嗅觉信号对动物的正常行为模式至关重要，尤其是实验室啮齿类动物，行为上一个轻微的变化可能是嗅上皮萎缩的结果。要记住的是嗅上皮的萎缩也可能随着年龄增长出现，这在啮齿类动物上鼻道最常见（Leininger et al. 1996）。小鼠嗅上皮的萎缩（之前出现凋亡）出现在静脉给予抗微管制剂长春新碱、长春碱、长春地辛和紫杉醇后（Jeffrey et al. 2006）。

11.5.2 变性

变性的特征主要是上皮组织内细胞层结构紊乱，伴有纤毛脱落、胞质空泡和细胞间隙增大。虽然个别细胞可能丢失，导致空泡出现，但大部分上皮，尤其是嗅上皮其厚度基本不变（Hardisty et al. 1999）。黏膜下腺体可能扩张，有分泌物聚集。组织处理过程中的物理损伤和早期自溶性改变与上皮变性类似。

11.5.3 坏死

黏膜坏死的特征是胞质嗜酸性、核固缩 / 核碎裂和细胞脱落。坏死引起炎症反应，细胞持续脱落会导致黏膜糜烂或溃疡。一旦毒性损伤停止便可开始修复，但修复结果取决于损伤的严重程度。衬覆鼻腔的所有类型的上皮细胞均可完全修复。然而，慢性或严重损伤后可出现化生或坏死后萎缩。再生的表层上皮细胞可能堵住黏膜下腺体的排泌管，阻碍其排泄，导致压迫性萎缩及邻近未受影响腺体的肥大。固有层内神经束萎缩常发生在嗅上皮坏死后。上皮坏死另一种可能的病变是鼻甲融合，主要是由相关炎性渗出物的机化或与基底膜的裸露区域相互接触所致。严重的坏死可延伸至黏膜下层，直接影响下面的黏膜下腺体和鼻中隔或鼻骨。大鼠 1 个月 β 受体激动剂盐酸妥布特罗吸入性试验，可见鼻腔上皮细胞坏死和化脓性炎症（Dudley et al. 1989）。

11.5.4　嗜酸性球状体（嗜酸性包涵物、嗜酸性小滴）

大鼠和小鼠的呼吸上皮细胞和嗅上皮的支持细胞中可能会出现明亮的、嗜酸性的、单个或多个球状体（Buckley et al. 1985）。超微结构检查显示在膜包裹液泡内有无定型的絮状物质。在对照动物也可能见到嗜酸性包涵物，并且数量随年龄增长而增多（Leininger et al. 1996; St. Clair and Morgan 1992）。一般将其当作是对黏膜刺激的一种非特异性反应，其意义是在慢性吸入性试验中受试物可能会引起嗜酸性球状体数量增加。这
378 些包涵物被认为是几丁质酶家族蛋白在胞质中的蓄积。然而，也有证据显示这些物质具有羧酸酯酶活性，提示可能对外源性物质代谢有一定作用（Lewis et al. 1995）。小鼠肺中也可见类似的包涵物（参见 11.10.6 小节）。

11.5.5　糜烂 / 溃疡

糜烂 / 溃疡是上皮连续性的缺失。糜烂并不穿透基底膜，而溃疡则是包括基底膜在内的全层缺损。活体中出现的糜烂 / 溃疡会引发炎症反应，在缺损的边缘或基部可出现变性 / 坏死区域或尝试再生。上皮连续性的缺失会引起渗出，若渗出物未在固定过程中流失，则在鼻腔中可见由炎症细胞和纤维蛋白组成的渗出物。糜烂 / 溃疡主要需与上皮缺失的人工假象相鉴别。因此，炎症反应或尝试修复的证据有助于确诊该病变。

11.5.6　再生

上皮修复的过程，以未分化基底细胞的增殖、后续机化和分化为成熟上皮为特征，被称为再生。再生可能会使上皮返回到原始状态，也可能会导致出现不同类型上皮（化生）。由于早期（未分化）的再生细胞核质比高、核糖体含量高，所以它们通常呈嗜碱性。在没有停药期或恢复期的毒性试验中，再生通常会在上皮持续损伤时出现，以至于再生可能会伴随其他病变。鼻腔衬覆的所有类型上皮都具备再生能力，包括嗅上皮（Farbman 1990）。嗅上皮是发生再生还是发生化生 / 萎缩取决于毒物的性质和暴露的持续时间（Betgman et al. 2002）。再生的嗅上皮可形成菊形团样上皮内结构，可使用未成熟神经元标志物生长相关蛋白 -43（GAP-43）的免疫组化染色显示（Monticello et al. 1990；Bergman et al. 2002）。早期再生上皮呈扁平和鳞状，要与真正的鳞状上皮化生相鉴别。当用光学显微镜区分有困难时可以使用上皮分化的角蛋白标志物加以区分（Schlage et al. 1998）。

11.5.7　炎症

即使在现代实验动物设施条件下，也常见一定程度的背景炎症，需要与受试物相关的病变相鉴别。背景炎症的严重程度可因环境中高浓度的氨而加重，例如不及时更换垫料引起的氨浓度过高。鼻腔内异物也可能是炎症的一个来源，不过异物有时在镜下可见。给予动物受试物后引起鼻腔异物发生率增加的原因，一方面是由于受试物对气道的药理作用，另一方面可能是受试物引起动物的一般临床状况变差，导致异物吸入的可能性增加。

炎症也可发生于鼻泪管内。这种情况见于犬吸入给予一种毒蕈碱激动剂时，被认为是干燥性角膜结膜炎的继发性改变。

11.5.7.1　急性炎症（中性粒细胞炎症）

急性炎症以中性粒细胞炎症细胞浸润、局部

379 血管充血、黏膜固有层水肿，以及鼻腔内不同程度的浆液性、纤维素性、黏液性渗出物为特征（Monticello et al. 1990）。若病变涉及黏膜下腺体，可能会引起炎症细胞堵塞腺管导致腺体扩张。

11.5.7.2 慢性炎症（单形核/淋巴组织细胞炎症）

慢性炎症以单形核炎症细胞浸润为特征，最常见为淋巴细胞、巨噬细胞及浆细胞。主要细胞类型随刺激物不同而变化。通常有组织坏死和后续尝试修复的证据，如纤维化、血管生成或增生（Kumar et al. 2010）。

11.5.7.3 慢性活动性炎症

慢性活动性炎症用来描述正在发生组织损伤的慢性炎症过程（如大量的不同程度的中性粒细胞、水肿和渗出物）。

11.5.7.4 肉芽肿性炎症

肉芽肿性炎症是一种独特的炎症形式，特征是上皮样巨噬细胞（有丰富的嗜酸性且经常为颗粒状的胞质，细胞界限不清）聚集，周围包绕着一层单形核细胞（主要是淋巴细胞和少量的浆细胞）。上皮样巨噬细胞会融合形成多核巨细胞（异物巨细胞或朗汉斯巨细胞），也可出现纤维组织增生，这取决于病变的慢性程度。肉芽肿性炎症意味着刺激物抗降解（如异物），因此，一般不是受试物相关病变。然而，受试物可能会改变给药动物鼻腔异物的发生率。

11.5.8 鼻相关淋巴组织

虽然实验动物鼻腔中的鼻相关淋巴组织（nasal associated lymphoid tissue, NALT）数量有相当大的差异（取决于活性水平和切片位置），但是NALT细胞增多与慢性炎症病变有关，吸入暴露于吸入性皮质类固醇可导致NALT细胞减少（Cesta 2006）。

11.5.9 血管改变

鼻腔与受试物相关的血管改变并不常见，除非与炎症过程或严重衰弱有关。不论全身性（Hanton et al. 2008）还是吸入给予犬Ⅳ型磷酸二酯酶抑制剂（Type Ⅳ phosphodiesterase inhibitor, PDE Ⅳ），均会引起一种不常见的血管病，而且专门累及呼吸上皮下的微静脉。病变特征是大量中性粒细胞渗出。受累及的微静脉常包绕着一圈马休猩红蓝（Martius Scarlet Blue, MSB）阳性的纤维蛋白（图 11.1c）。

濒死动物可出现鼻腔血管扩张和血栓形成。由于血液在外周组织蓄积，濒死动物也会出现充血。但是，这也是安乐死动物的常见病变（Monticello et al. 1990）。鼻腔/鼻旁窦出血可能是医源性的，表明是处理期间组织损伤，或者是死前瞬后采血的结果。

11.5.10 增生

11.5.10.1 上皮（鳞状上皮、呼吸上皮、嗅上皮、移行上皮）增生

形态学上，单纯性增生是指任何特定组织内正常排列的细胞数量增加，这导致增生的上皮看起来增厚。要谨慎判断那些较轻的病变，因为鼻 380
腔内正常上皮的高度随位置而变化，且斜切切片也会造成增厚的现象。增生可以是原发性（即与受试物直接相关），或为更常见的继发性（再生性）增生，作为上皮修复过程的一部分。在人类风险评估中，二者区别是很重要的，因为原发性增生反应与致癌性评估中“证据权重”法有关，

而继发性增生则不作此考虑（Eustis 1989）。这是因为人类暴露可以控制在低于引起细胞毒性及与之相关的继发性增生的水平。评价增生的一个干扰因素是在增生灶内出现细胞异型性或不典型增生（Boorman et al. 2003）。也有报道指出，上皮增生是小鼠一种年龄相关改变（Leininger et al. 1996）。

11.5.10.2 杯状（黏液）细胞增生

杯状细胞增生被认为是对上皮刺激的一种适应性反应，通过增加保护性黏液物质产生和释放。增生的杯状细胞可能在上皮内形成簇，这被称为是一种假腺样类型，如图 11.2a 所示（Gopinath et al. 1987）。

11.5.10.3 基底细胞增生

基底细胞增生通常呈局灶性 / 多灶性分布，代表了基底细胞层的增殖，常引起被覆上皮隆起（图 11.2b）。作为对黏膜刺激物的反应，此变化常早于化生，被覆上皮可能会部分脱落。基底细胞增生要与肿瘤性病变相鉴别。虽然基底细胞增生可能会见到有丝分裂的少量增加，但没有细
胞异型性 / 极性消失和其他肿瘤性生长的典型变 381
化。给予 PDE Ⅳ抑制剂可引起大鼠嗅上皮的基底细胞增生（Pino et al. 1999）。

11.5.11 化生

化生是一种成熟上皮替换另一种成熟上皮。实际上，化生通常意味着替换为一种更强健的上皮来更好地抵抗环境 / 外源性物质的刺激。鼻腔中常见的化生的例子包括嗅上皮的呼吸上皮化生及其他类型上皮的鳞状上皮化生。化生有可能是可逆的，这取决于刺激物的性质和暴露持续时间。区分鳞状上皮化生和早期再生上皮较困难。但是，角化仅见于鳞状上皮化生（Brown et al. 1991）。有报道称，大鼠嗅上皮的呼吸上皮化生是一种年龄相关病变（Monticello et al. 1990）。

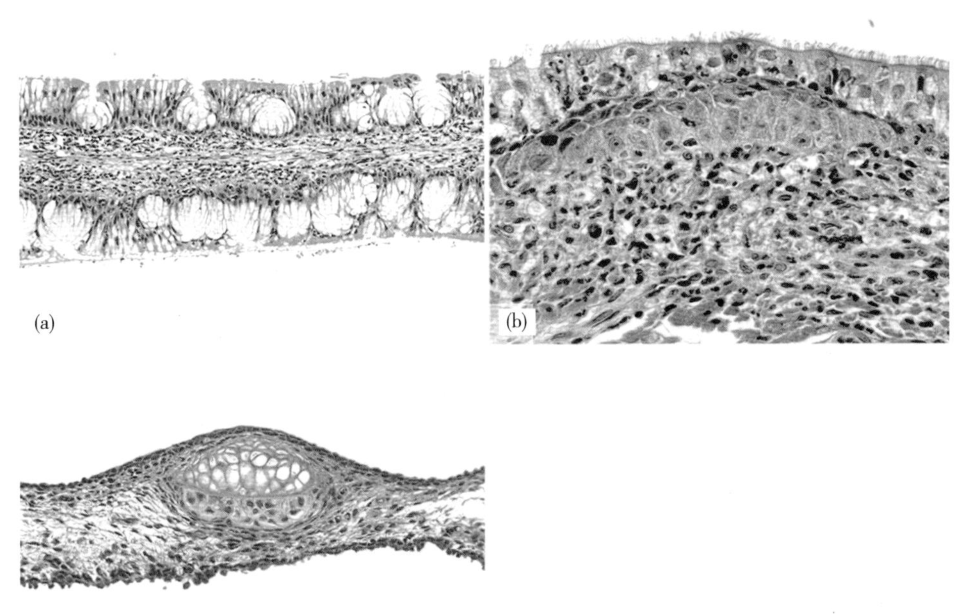

图 11.2 （a）大鼠，鼻腔，杯状细胞增生，假腺样类型。（b）大鼠，鼻腔，基底细胞增生伴早期鳞状上皮化生导致原来的呼吸上皮隆起。（c）大鼠，喉，腹囊水平 U 型软骨坏死。注意坏死部位的腹侧发生软骨再生

11.6 肿瘤性鼻腔改变

依据啮齿类动物致癌性数据，鼻腔自发性及诱发性肿瘤比较罕见。对照动物自发性鼻腔肿瘤的背景发生率通常不到0.4%（Chandra and Frith 1992; Maita et al. 1988; Haseman et al. 1990, 1998）。美国国家毒理学项目（National Toxicology Program, NTP）调查了500个啮齿类动物致癌试验，发现仅12个化学物质引起了鼻腔肿瘤，没有一个化学物质是药物（Haseman and Hailey 1997）。一般来说，大鼠比小鼠对鼻腔致癌物更敏感，鼻腔致癌作用也可出现在非吸入性试验中。大多数自发性及化学诱发性鼻腔肿瘤都是上皮来源的肿瘤（Kasahara et al. 2008; Haseman and Hailey 1997）。虽然在这两个种属中均罕见间叶细胞肿瘤，但在小鼠中相对更常见（Brown et al. 1991）。其他实验动物的鼻腔肿瘤数据较缺乏，主要原因是很少在其他实验种属中开展长期研究。但是，现有的数据显示犬和猴的鼻腔肿瘤也比较罕见（Wilson and Dungworth 2002; Kaspareit et al. 2007）。大多数啮齿类动物鼻腔致癌物具有遗传毒性，但鼻腔致癌作用与局部细胞毒性之间的联系不太清楚。虽然许多鼻腔致癌物也会引起鼻腔细胞毒性，但并非全部鼻腔致癌物都会引起。而且许多可以引起鼻腔细胞毒性的化学物质即使是长期暴露也不会引起肿瘤（Ward et al. 1993; Haseman and Hailey 1997; Jeffrey et al. 2006）。能引起大鼠鼻腔良性及恶性肿瘤的芳酰胺类化合物2, 6-二甲苯胺，其代谢非常重要。这种化合物是局麻药利多卡因和丙胺卡因的一种代谢产物，这意味着这两种药物对大鼠有潜在的致癌性，尤其是二者均已被证实可在大鼠鼻腔黏膜中产生DNA加合物（Duan et al. 2008）。

人类鼻腔肿瘤也较罕见（Bhattacharyya 2002），仅为啮齿类鼻腔致癌物并不意味着对人类有同样的作用。其原因之一是人用临床剂量一般不引起细胞毒性，另一个原因是与啮齿类动物相比，人类鼻腔上皮对外源性物质的代谢能力较弱（Jeffrey et al. 2006）。

11.6.1 鳞状细胞乳头状瘤

鳞状细胞乳头状瘤源于前鼻腔复层鳞状上皮或鼻腔其他区域的化生性鳞状上皮（Herbert and Leininger 1999）。肿块通常为外生型，特征是鳞状上皮分化很好，通常高度角化，被覆一个分支状纤维血管蒂。肿瘤的基底膜保持完整，没有鳞状细胞癌的细胞学特征。内生型/“内翻性”的乳头状瘤并不常见，应与黏膜下腺体的鳞状上皮化生相鉴别。与乳头状瘤不同，鳞状细胞增生和化生通常是双侧的或多灶性的。鳞状细胞乳头状瘤在透射电镜下可以观察到桥粒和张力微丝等典型特征， 382
有时还有透明角质颗粒（Brown et al. 1991）。

11.6.2 腺瘤

腺瘤源于呼吸上皮、移行上皮或黏膜下腺上皮。辨别细胞来源似乎很困难，也不常记录。肿瘤的细胞形态因上皮来源而不同，但一般是从立方到低柱状细胞，并且没有纤毛。常可以看到胞质内嗜酸性球状体（Renne et al. 2009）。肿瘤细胞可以呈片状排列，但通常可见假腺泡和腺样结构。当出现腺样结构时，腺腔内常包含PAS阳性黏液物质、炎症细胞和变性的细胞，也可为囊性。腺瘤通常是外生型（息肉状），需与腺癌相鉴别，可以根据腺瘤缺少恶性的细胞学证据、有完整的基底膜和无侵袭性等特征而排除腺癌的可能性。鼻腔/鼻窦内的上皮增生通常是多灶性和双侧性，通常不形成外生性、结节状肿块。自发性鼻腔腺瘤罕见，但据报道小鼠比大鼠更常见（Brown et al. 1991）。有报道称，在一只4岁的食蟹猴中出现了一例自发性鼻腔腺瘤（Kaspareit et al. 2007）。据报道，在大鼠给予 PDE- Ⅳ抑制剂的吸入性致癌试验中可见受试物相关的鲍曼腺腺瘤（Pino et al. 1999）。

11.6.3　鳞状细胞癌

鳞状细胞癌最常见于鼻腔前部，起源于复层鳞状上皮。鳞状细胞癌在鼻腔其他位置、鼻旁窦也可以发生，起源于局部化生性鳞状上皮的恶变。癌细胞通常呈分支条索状排列，部分区域可能发生间变。肿瘤中可以见到细胞间桥，但在低分化肿瘤中数量很少（Renne et al. 2009）。虽然可以看到典型的“角化珠”，但角蛋白形成差异较大，角化可能仅限于胞质内的透明角质颗粒或者根本不存在。主要的鉴别诊断是腺癌伴鳞状上皮化生和腺鳞癌。腺癌伴鳞状上皮化生的鳞状上皮化生区域通常较小且分化很好。腺鳞癌容易与含残存腺体成分的鳞癌相混淆，但鳞状细胞癌只有鳞状细胞是肿瘤性的。一些低分化的鳞状细胞癌的细胞也可呈梭型，可能难以与肉瘤相鉴别（Brown et al. 1991）。细胞角蛋白的免疫组化或在透射电镜下寻找张力丝可以明确鳞状细胞癌的诊断。有报道称，在经口（饲料中）给予非那西丁的致癌试验中，由于局部生物活化作用而导致鼻腔发生鳞状细胞癌（Isaka et al. 1979; Jeffrey et al. 2006）。

11.6.4　腺癌

鼻腔腺癌常起源于呼吸上皮（Brown et al. 1991），也可起源于移行上皮或腺上皮、鲍曼腺或鼻旁窦的上皮。腺癌细胞可能呈柱状或不规则状或间变性。总之，细胞形式多样，只有分化良好的腺癌才可能形成内衬典型分泌细胞的腺状或囊状结构。腺状结构的腔内可能充满黏液物质。
突破基底膜是恶性的明确证据。一些腺癌可能包
含鳞状上皮化生的区域。在这些肿瘤中，鳞状细
胞区域往往分化良好，表现为良性。这也被用来
与腺鳞癌进行鉴别，后者含有肿瘤性鳞状细胞和 383
腺体成分。源于鲍曼腺的肿瘤一定要与神经上皮
癌进行鉴别，后者显示有神经成分或形成菊形
团。在 SD 大鼠给予 PDE Ⅳ抑制剂的吸入性致
癌试验（Pino et al. 1999）和经口（饲料中）给
予非那西丁的致癌试验（Isaka et al. 1979）中都
报道了在鲍曼腺中发生与受试物相关的鼻腺癌。

11.6.5　腺鳞癌

腺鳞癌同时含有肿瘤性腺体和鳞状细胞成分。必须有明确的细胞学证据表明这两种组织成分均为恶性才可诊断为腺鳞癌，需要与残存非肿瘤腺体成分的鳞状细胞癌及有分化良好的鳞状上皮化生区域的腺癌相鉴别。

11.6.6　神经上皮癌（嗅神经母细胞瘤）

神经上皮癌是对起源于嗅上皮恶性肿瘤的总称，包括几种可能的细胞起源，例如支持细胞、感觉细胞和基底细胞（Renne et al. 2009）。肿瘤细胞呈圆形至圆柱状，胞质较少，核深染，呈圆形或卵圆形。通常可见真正的菊形团或假菊形团，常有间变区域。肿瘤细胞常被少量的纤维血管间质分隔，细胞间常可看到丛状或纤维状基质。可通过 TEM 观察到嗅上皮的典型超微结构（如嗅泡和微绒毛）进行确诊。免疫组化结果不一致，但有报道 β Ⅲ - 微管蛋白阳性和神经微丝 120/200 呈阳性（Takagi et al. 2010）。该肿瘤主要需与腺癌进行鉴别诊断，腺癌内可能出现的腺样结构要与真正的菊形团相区分，而且腺癌并不形成丛状、细胞间原纤维。已有报道称在大鼠给予 PDE Ⅳ抑制剂的吸入性致癌试验（Pino et al. 1999）和大、小鼠腹腔注射给予甲苄肼的致癌试验（Jeffrey et al. 2006）中都出现了与受试物相关的神经上皮癌。

11.7　喉、气管和支气管

喉衬覆复层鳞状上皮、呼吸上皮和移行上皮。这些上皮类型对损伤的抵抗力不同，加上气流的影响及喉的解剖学特点，导致一些上皮区域在吸入性试验中对损伤特别敏感。因此，需要精确、一致性切片来进行充分的组织学评价。啮齿类动物喉的标准取材指南对组织加工很有帮助（Kittel et al. 2004）。啮齿类动物诱导性喉改变的好发部位如下。

1. *会厌基部*　啮齿类动物的会厌基部是鳞状上皮化生最敏感的区域。在大鼠这一部位被覆柱状、立方状、椭圆形到扁平细胞的混合细胞及少量纤毛细胞（Renne et al. 1992）。在该部位可能会看到味蕾，局灶性鳞状上皮化生属于正常变异（Kaufmann et al. 2009）。小鼠和仓鼠的上皮通常比大鼠的略高，仓鼠中含有更多的纤毛细
384 胞（Renne et al. 1992, 1993）。大、小鼠腹侧正中线上皮下的浆液黏液腺是一致的参照点，可用来确定会厌基部（Renne et al. 1992）。而在仓鼠，复层鳞状上皮下的浆液黏液腺则向头侧延伸，不能用于确定会厌基部（Renne et al. 1993）。腹侧黏膜下腺体的导管开口有时会在这个位置的切片中看到，通常会由一簇纤毛上皮细胞包绕。
2. *杓状软骨声带突的内侧面*　声带突内侧面被覆鳞状上皮。啮齿类动物的腹侧上皮较薄（2~3 层细胞厚度）并且未角化，背侧上皮稍厚并且角化。声带突越靠近尾侧角化程度越低。
3. *腹囊区*　大鼠腹囊衬覆 2~4 层圆形到立方形细胞的上皮，但上皮类型有差异，并且受腹囊扩张的影响。仓鼠腹囊衬覆类似上皮。但小鼠可见到更多的纤毛细胞，尤其是腹侧。腹囊由 U 型软骨支撑，在该水平可以见到 U 型软骨的两翼或基部。U 型软骨两翼被覆鳞状上皮，通常 1~2 层细胞厚度。不同种属软骨基部突起的程度并不一致，突起程度依次为仓鼠大于大鼠大于小鼠，因此仓鼠这个位置被覆的鳞状上皮尤为敏感（Renne et al. 1992, 1993）。此外，邻近腹囊及其前方的喉壁腹外侧区域上皮是诱发性病变的常见发生区域（Gopinath et al. 1987）。

在非啮齿类动物中，喉的复层鳞状上皮更厚并向尾侧远处延伸。例如，比格犬的会厌上皮是复层鳞状上皮，厚度大约 7 层。因此，非啮齿类动物中出现的诱发性改变比啮齿类动物很可能更靠近尾侧。在比格犬和非人灵长类动物，杓状软骨声带突水平上的鳞状上皮过渡为呼吸上皮。这个区域恰好位于侧室和喉腔交界处的尾侧（可以用作切面标记），应该进行常规检查（Renne and Gideon 2006）。

喉的刺激物通常可产生一系列病变，包括变性、坏死、溃疡并伴有炎症、水肿及纤维化。修复性变化可包括上皮再生、增生、鳞状上皮化生和角化过度。正常情况下，整个喉的黏膜下层可见少量的淋巴细胞聚集。这些变化无需记录，除非其程度明显重于背景水平或细胞种类发生变化（如中性粒细胞）。诱导性喉的病变大部分信息来源于啮齿类动物吸入性试验，说明大量的试验是在啮齿类动物中进行的，而且啮齿类动物喉对诱发病变相对敏感。Fischer 344 大鼠喉部软骨尤其易发变性 / 矿化及炎症变化。这些变化随灌胃给药剂量增加而加重，并且可以对长期研究试验中的动物死亡率有影响，尤其是雌性动物（Germann et al. 1998）。

由于颗粒滞留，气管杈是气管对吸入刺激物最敏感的区域。因此，吸入性试验的切片推荐包括通过气管隆峭进行纵向水平切面（Kittel et al. 2004）。同样，气道分支处是吸入性试验诱导性改变的好发位置。在经口灌胃试验中，由于误灌到上呼吸道可引起喉或气道严重的改变。灌胃失误可导致动物死亡或引起鼾声、流鼻涕 / 出血及皮下水肿。灌胃的受试物随后被吸入肺内将会导致肺部炎症。Fischer 344 大鼠易发生气管软骨变性，这种病变已在 6 周龄的大鼠中见到（Germann et al. 1995）。

11.7.1　喉和气道的上皮变性与再生

上皮变性较常见，是对低度刺激的微弱反应。光学显微镜下可见的极轻度退行性改变是上
385 皮纤毛脱落。因为正常移行上皮只有少量纤毛，所以这种纤毛脱落在移行上皮区域不易发现。其他退行性改变包括胞质出泡、空泡形成及核固缩。上皮中球形白细胞数量的减少也可属于退行性改变的范畴（Lewis 1991）。在重复给药试验中，喉和气道内的变性与再生常同时出现，与前文中描述鼻腔的病变类似。

11.7.2　坏死

黏膜坏死的特征为胞质嗜酸性增强、核固缩 / 核碎裂及细胞脱落。坏死严重时可累及黏膜下组织并伴有明显的炎性渗出物，足以阻塞呼吸道引起死亡。其下方的软骨也可能受到累及，支撑啮齿类动物腹囊入口的 U 形软骨最常见这种病变，可能与其位置较浅有关。在上皮修复已经完成后也可见到软骨坏死。如果有足够长的恢复期还可能观察到软骨尝试修复，修复通常发生在坏死软骨的腹侧（Lewis 1991）（图 11.2c）。在气管内给药试验中，操作引起的坏死和气管上皮脱落是一种常见发现，而可能出现的上皮下纤维化也被认为是修复过程的一部分。

11.7.3　糜烂 / 溃疡

上皮连续性缺失即为糜烂 / 溃疡。糜烂未延伸穿透基底膜，而溃疡则是包括基底膜的全层缺损。浆液纤维性或化脓性渗出物常伴随糜烂 / 溃疡，通常还能看到黏膜下炎症细胞浸润和水肿。灌胃试验中灌胃不当或气管内给药技术欠佳都可引起操作相关的糜烂 / 溃疡。此外，啮齿类动物的气管上皮在组织加工过程中还特别容易脱落，气管上皮是上皮脱落人工假象的常见部位。

11.7.4　黏膜下腺体扩张

黏膜下腺体扩张通常继发于炎症过程或发生于表面上皮的化生性修复期间导致的导管堵塞（Lewis 1991），而后反压（back pressure）可导致腺体扩张，腺体扩张可进展为腺体萎缩。

11.7.5　炎症

各种形式的气道炎症的组织学表现参考之前所述的鼻腔变化。在严重的气道炎症情况下，大量的炎性渗出物足以阻塞气道腔，尤其是喉。由于吸入的异物（通常为毛发）常在此处停留，啮齿类动物喉的腹囊是气道肉芽肿性炎症的常见部位（Weber et al. 2009）。在吸入高剂量的免疫抑制剂，如皮质类固醇后，气道炎症也可以发生继发感染（Ullmann et al. 2007; Duong et al. 1998）。

11.7.6　增生

喉和气道上皮增生常见类型包括喉前部鳞状上皮增生（其中可能包括一定程度的角化过

度），以及气管和气道中的呼吸上皮的杯状细胞增生。鳞状上皮增生仅限于原有鳞状上皮区
386 域的增生。气道杯状细胞增生是亚急性和慢性炎症所见病变的一种。在发生炎症的气道中，化生对杯状细胞数量增多的相对贡献存在争议，有些病理学家将杯状细胞化生（*goblet cell metaplasia*）这个术语作为杯状细胞增生（*goblet cell hyperplasia*）的同义词（Curran and Cohn 2010）。增生严重时杯状细胞似乎可以占据整个上皮表面。大鼠全身给予异丙肾上腺素和毛果芸香碱后会引起杯状细胞分泌过多（Sturgess and Reid 1973）。

暴露于刺激性物质或感染不仅可以改变黏液的生成量，也可以使合成和分泌的黏液类型发生变化，黏液的酸性通常增加，经 AB/PAS 组织化学染色可以证实。上述因素也可以引起受累细胞的嗜碱性略微增强，HE 染色可以发现。这种变化也可由表皮生长因子（epidermal growth factor, EGF）和转化生长因子 -α（transforming growth factor-α, TGF-α）所致（Takeyama et al. 1999）。

虽然正常情况下 PNECs 的更新速度较低（Fehrenbach et al. 2002），但在高氧状态下（在刚离乳大鼠中）（Shenberger et al. 1997）和在哺乳期给予地塞米松的非人灵长类雌性动物的幼仔中（Dayer et al. 1985）可能增殖。切片面的不一致对于 NEBs 增生的诊断是有难度的，所以有人建议大于等于 40 个细胞核作为诊断增生的阈值（Haworth et al. 2007）。

实验动物的喉和气道呼吸上皮增生并不常见。

11.7.7 鳞状上皮化生

鳞状上皮化生可以呈局灶性或弥漫性，可累及表面上皮和（或）黏膜下腺体的导管上皮。这种改变在啮齿类动物的喉最为常见，特征是至少有 3~4 层复层扁平上皮，给予受试物 3 天内即可见鳞状上皮化生（Lewis 1991; Kaufmann et al. 2009）。随着病变加重，出现细胞层数增加、角化程度加重和上皮脱落。最近的一篇综述报道了啮齿类动物喉的鳞状上皮化生的分级范例和描述指南（Kaufmann et al. 2009）。老龄化动物中明显的局灶性鳞状上皮化生可被看作是一种自发性病变。喉的鳞状上皮化生被认为是对刺激的一种非不良性适应性反应，通常不会进一步发展，若给予合适的停药期则可以恢复（Renne and Gideon 2006）。因此，鳞状上皮化生并不认为是一种癌前病变；但是，若同时存在细胞异型性或不典型增生时则风险评估改变。考虑到大量的吸入性试验在大鼠中进行，一个与风险评估相关的因素是大鼠喉对鳞状上皮化生的敏感性。大鼠鳞状上皮化生的发生率高于人类、非人灵长类动物或犬。这可能与大鼠喉颗粒高度沉积区域存在敏感上皮有关（Lewis 1981; Renne and Gideon 2006）。

犬吸入干燥空气时，由于干燥和过度换气，气管可能发生鳞状上皮化生（Davis et al. 2003）。饲喂维生素 A 缺乏的饲料可以建立大鼠鳞状上皮化生模型（Renne et al. 2009）。

在较为敏感的细支气管肺泡细胞连接处或肺泡区可以发生鳞状上皮化生，其特征为气道壁局部被覆鳞状上皮。该病变可能表现出角化，也可能发展为囊肿（Sells et al. 2007; Renne et al. 2009），通常只发生在大鼠。

11.8 细支气管

细支气管上皮细胞的组织学改变可以从明显的坏死到细胞大小和形状的轻微改变，特别需要注意克拉拉细胞的圆顶状外观是否存在或明显。IHC 检测 CC10 蛋白的表达有助于对克拉拉细胞的评价。

387 11.8.1 克拉拉细胞改变

11.8.1.1 克拉拉细胞肥大

吸入性皮质类固醇可导致小鼠克拉拉细胞肥大（Roth et al. 2007）和 CC10 的表达增加（Hagen et al. 1990; Fengming et al. 2002; Roth et al. 2007）。小鼠腹腔注射异丙肾上腺素可使克拉拉细胞分泌增多并使克拉拉细胞顶部帽区增大（Aryal et al. 2003）。滑面内质网（smooth endoplasmic reticulum, SER）增殖也可能会导致克拉拉细胞肥大，这在给予苯巴比妥的小鼠中有报道（Kitamura et al. 1987）。

11.8.1.2 克拉拉细胞包涵物

Kambara 等人（2009 年）发现，暴露于吸入性皮质类固醇的大鼠，其克拉拉细胞胞质内嗜酸性包涵物的数量增加。这些胞质包涵物体积大、均质状、膜结合，SP-D 的 IHC 呈阳性。

11.8.1.3 克拉拉细胞变性 / 坏死

尽管大多数化学物质对克拉拉细胞没有直接毒性作用（Delaunois 2004），但克拉拉细胞中含有代谢外源性物质所必需的酶系统，所以可发生间接毒性，包括生物活化作用。多种化学物质可通过细胞色素 P450 的代谢活化进而引发小鼠克拉拉细胞坏死（Kehrer and Kacew 1985; Born et al. 1998）。由于代谢活性存在种属差异（Baldwin et al. 2004），因此在一个种属的病变不一定可外推到另一个种属，这对人类的风险评估有影响。

11.8.1.4 黏液细胞化生

细胞化生的特征是在终末细支气管或呼吸性细支气管中出现典型的杯状细胞，这些杯状细胞通常占据了定居克拉拉细胞的位置。

之前由于在克拉拉细胞中检测不到黏液颗粒而认为克拉拉细胞不是黏液分泌细胞，近年来，克拉拉细胞已被认作是一种主要的黏蛋白分泌细胞（Davis and Dickey 2008）。现在认为，在正常条件下，克拉拉细胞的黏蛋白合成速度与分泌速度保持平衡，很少存储黏蛋白。但是，在一些刺激物的作用下，克拉拉细胞可转变为典型的黏液细胞表型（Davis and Dickey 2008）。

11.8.1.5 克拉拉细胞增殖

克拉拉细胞是终末细支气管和呼吸性细支气管的祖细胞，当上皮发生损伤，克拉拉细胞能自我更新并产生纤毛细胞。角化细胞生长因子（keratinocyte growth factor）是大鼠一种克拉拉细胞高效的促细胞分裂剂（Fehrenbach et al. 2002）。

11.8.1.6 克拉拉细胞磷脂质沉积

克拉拉细胞发生磷脂质沉积（phospholipidosis, PLO）可能被低估了，尽管通过光学显微镜可以看到空泡形成，但检测和确认需要做进一步超微结构检查。据报道导致克拉拉细胞磷脂质沉积的药物有降胆固醇药 AY-9944（Kikkawa and Suzuki 1972）、氯喹和阿莫地喹。

11.8.1.7 克拉拉细胞脂质空泡形成

在犬中，与年龄相关的克拉拉细胞脂质空泡形成曾有过简要描述（Grebenskaya 1966）。在一些犬的新型吸入性皮质类固醇试验中，在某些呼吸性细支气管中可能会出现局灶性克拉拉细胞脂质空泡形成的发生率增加。克拉拉细胞胞质中这些空泡通常伴泡沫样（富含脂质）巨噬细胞聚集及相邻肺泡的 AT Ⅱ 细胞的空泡形成。因为克拉拉细胞通常与泡沫样巨噬细胞密切相关，并且犬克拉拉细胞的糖原通常丰富，而且在低倍镜下福尔马林固定后糖原溶解形成的空泡，与克拉拉 388
细胞脂质空泡的外观非常相似，所以常规 HE 染色很难进行辨别，但是可以通过亲脂蛋白免疫组化或油红 O（oil red O, ORO）组织化学明确诊断。在持续时间较长的试验中，这种形式的克拉拉细胞空泡形成可能与细支气管炎结石的发生相关（见 11.8.2 小节）。对于这种中性脂质存在的最可能的解释是，皮质类固醇促进非脂肪组织中的脂肪酸合成（Batenburg and Haagsman 1998; Beneke and Rooney 2001; Kooistra and Galac 2010）。然而，还有其他可能的机制，包括皮质类固醇暴露促使类花生酸合成（Dvorak et al. 1992; Ochs et al. 2004; Bozza et al. 2009）、感染原引起游离脂肪酸（free fatty acid, FFA）合成增加（Coonrod et al. 1984），或由糖原生成转变为脂肪生成（Floetmann et al. 2010）。

11.8.2 细支气管微石症

吸入性皮质类固醇诱导犬的克拉拉细胞发生脂质空泡形成，而后还可引起小微结石的形成（图 11.3a）。虽然这些嗜碱性的钙化小体看起来好像发生在细支气管上皮并且突入细支气管管腔，但超微结构和 IHC 研究表明，它们实际上起源于增厚和折叠的基底膜区域，在发生空泡形成的克拉拉细胞下方。尽管病因不明，因为发 389
生在结缔组织中，所以它们可能是类库欣综合征间质矿化的一种局限性形式（Capen et al. 1975; Berry et al. 1994; Blois et al. 2009）。

11.8.3 气道壁重构

气道壁重构这一术语泛指一系列持续性的结构改变，可继发于炎症、损伤和异常修复，是人类哮喘和慢性阻塞性肺疾病（chronic obstructive pulmonary disease, COPD）患者的发生部位（Shinagawa and Kojima 2003; Ramos- Barbón et al.

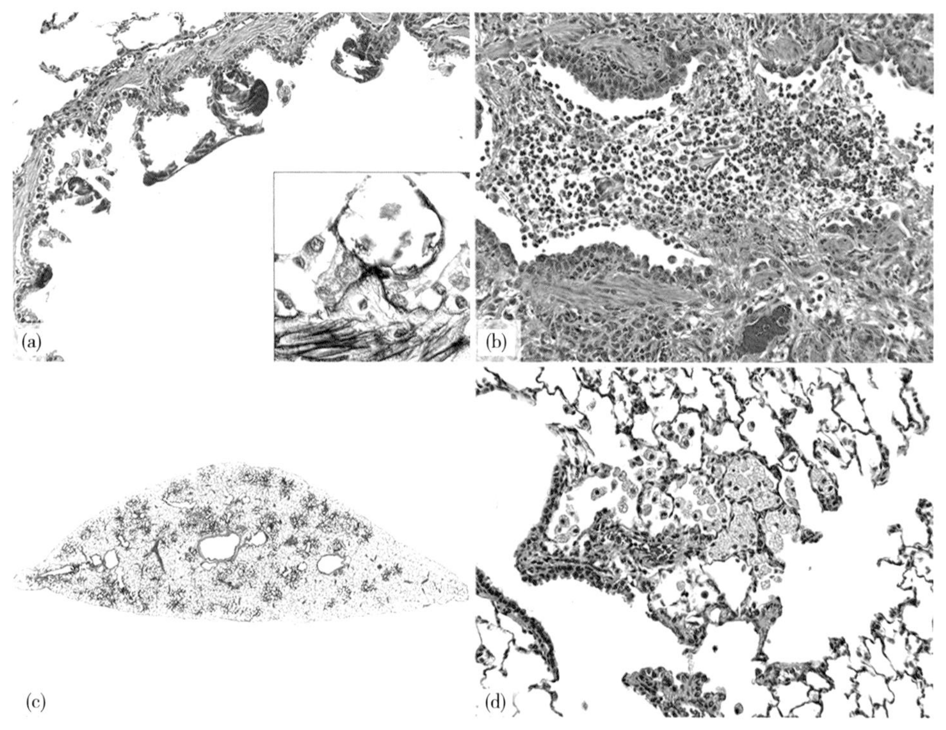

图 11.3 （a）犬，细支气管，吸入性皮质类固醇。细支气管微结石形成。插图显示微结石周围组织的层黏连蛋白免疫组化染色呈阳性，表明微结石在气道上皮的基底膜内形成。（b）犬，细支气管，气道严重损害后的闭塞性细支气管炎（bronchiolitis obliterans, BO），其特征是炎性渗出物的早期机化 / 纤维化。（C）犬，严重巨噬细胞聚集，以细支气管 – 肺泡管为中心，在组织切片中肉眼可见这个区域。其分布符合典型的吸入性肺刺激。（d）大鼠，左肺叶，继发于吸入性肺刺激特征性的巨噬细胞聚集，巨噬细胞胞质呈泡沫样。注意细支气管 – 肺泡管区域的分布

2004）。这些改变包括急性和慢性炎症、上皮脱落、基底膜增厚、血管横截面面积增加、气道平滑肌肥大和增生、黏液腺和杯状细胞增生、鳞状上皮化生和胶原纤维沉积增加。上述大部分特征在小鼠模型中被很好地再现（Shinagawa and Kojima 2003），并且可以利用刺激性化合物诱导出现。现在哮喘被认为起源于上皮间质的营养单元。鳞状上皮化生的细胞诱导下方的成纤维细胞分泌 TGF-β 和 IL-1β（Araya et al. 2007; Bolton et al. 2009）。因此，虽然实验动物种属的上皮鳞状化生通常被认为是一种适应性或保护性改变，但可能具有重要的病理学意义（Araya et al. 2007; Bolton et al. 2009）。

11.8.4　闭塞性细支气管炎

细支气管呼吸上皮初始损伤后发生闭塞性细支气管炎（bronchiolitis obliterans , BO），其特征是渗出和炎症（图 11.3b），进而发生机化和纤维化，并在气道腔内逐渐形成悬垂性、息肉样病变。这些病变的发生伴随着上皮再生，延伸到新生组织之上，有时可出现再通（Gopinath et al. 1987）。这种病变局部附着于原来的细支气管壁。

犬吸入皮质类固醇、毒蕈碱受体拮抗剂和 PDE- Ⅳ抑制剂可以偶发 BO。这三类 BO 分别与继发于免疫抑制、胃反流和动脉病变的病原体暴露有关。据报道，在犬的油酸灌胃试验中，灌胃操作失误也会导致闭塞性细支气管炎（Li et al. 2006）。

11.8.5　细支气管化

在吸入性试验中，位于终末气道和肺泡管交界处的上皮细胞是诱导化生的主要部位（Renne et al. 2009），化生通常与巨噬细胞反应有关（Renne et al. 2009），化生替代细胞主要为克拉拉细胞、纤毛细胞或罕见的黏液细胞三种细胞之一。这个过程表现为细支气管上皮向周围或侧面延伸（Nettesheim and Szakal 1972）。但是，决定延伸的上皮以哪种细胞为主的因素还未知。克拉拉细胞的增殖可能反映机体对外源性物质代谢能力的需求，而纤毛细胞和黏液细胞增殖可使黏液纤毛摆动延伸至受损区域（Gopinath et al. 1987）。

11.8.6　喉、气管和气道的肿瘤性改变

11.8.6.1　乳头状瘤

喉和气道的乳头状瘤可来源于鳞状上皮或呼吸上皮，最常见外生性生长，中心有一个结缔组织蒂。乳头状瘤的被覆上皮可能增生，但没有细胞异型性，此外，核分裂象罕见，仅限于上皮基
底层细胞。乳头状瘤必须与外生性的鳞癌和腺癌 390
相区别。肿瘤细胞侵袭蒂是恶性的明显标志。但是，必须仔细观察，肿瘤组织的切面有时可能会误诊为肿瘤的局部侵袭。

11.8.6.2　鳞状细胞癌

这个区域的鳞状细胞癌来源于原来就被覆存在的复层鳞状上皮或来源于化生的呼吸上皮。肿瘤细胞可呈不规则状而不是鳞状，瘤巨细胞罕见（Dungworth et al. 2001）。常见细胞间桥，如果有角化，那么在排列不规则的肿瘤细胞簇中经常可见角化（角化珠）。肿瘤中可能会出现异型增生 / 间变区域，肿瘤细胞侵袭基底膜是恶性的明显标志，这一点可以与旺炽型或炎症性鳞状细胞乳头状瘤进行鉴别。肿瘤细胞侵袭基底膜的部位常出现硬癌反应。腺癌没有明显的细胞间桥或不产生大量的角蛋白，可以凭此与鳞状细胞癌相鉴别。

11.8.6.3 腺癌

气道腺癌源自呼吸上皮的恶变，可能含有黏液分化区域或不规则的腺样结构区域。侵袭基底膜是恶性的明显标志，可以用来鉴别高分化癌和乳头状瘤。腺癌中也可观察到恶性的细胞学特征。气道腺癌是罕见的肿瘤，必须与侵袭气道的肺泡 / 细支气管肿瘤相鉴别。

11.9 肺实质

11.9.1 巨噬细胞反应

因为肺泡巨噬细胞（AM）不仅可以清除肺中的外来物，而且可以清除吸入的可溶性药物（通过胞饮作用）及相对难溶的药物（通过吞噬作用），所以在吸入性药物的临床前研究中，巨噬细胞反应最常见（Gopinath et al. 1987）。给药组巨噬细胞反应轻微增加的解释可能比较困难，尤其当每组动物数量不多的情况下，原因是巨噬细胞的背景病变的可变性。在吸入性试验中，这种解释更容易，因为在吸入性试验中，大鼠和小鼠的肺泡管中或周围，或者犬的呼吸性细支气管和突出的肺泡（Lambert's canals）中，几乎总会出现“与受试物相关”的巨噬细胞反应（图 11.3c），而自发的巨噬细胞聚集往往呈随机分散的形式。

巨噬细胞反应是一个连续的过程，始于单纯的弥漫性巨噬细胞数量轻度增加，经过不同程度的肥大至更密集的聚集，巨噬细胞聚集处可见相邻肺泡壁的 AT Ⅱ增生 / 肥大，伴有中性粒细胞或淋巴细胞浸润、胆固醇裂隙肉芽肿及完整肉芽肿性炎症或纤维化（Dungworth et al. 1992）。一些证据表明，黏附分子可能参与巨噬细胞聚集的发生和持续。

在肺受刺激之后，肺泡巨噬细胞（AM）常可产生一系列相反的结果，可以是免疫原性或致耐受性、促炎作用或抗炎作用、组织破坏作用或组织修复作用（Stout et al. 2005）。

11.9.2 泡沫样巨噬细胞反应 391

通常报道的巨噬细胞胞质呈现泡沫样外观有几种可能的病因。最简单的形式是，巨噬细胞肥大，胞质呈泡沫样（图 11.3d）通常是由于胞质中大量存在溶酶体板层样小体（lysosomal lamellar body, LLB）（磷脂表面活性物质）或中性脂质（图 11.4a）。一些试验报道，过多的唾液分泌可能导致唾液被意外吸入，并导致泡沫样巨噬细胞在终末气道内和周围聚集（Gopinath et al. 1987），当给予巴比妥类药物时，引起动物喉麻痹或喉痉挛，使得唾液被吸入的发生率增加（Gopinath et al. 1987）。高脂肪饲料也可引起大鼠中出现泡沫样肺泡巨噬细胞（Flodh and Magnussen 1973）。脂质体转运载体中包含化合物也可被巨噬细胞吞噬（Chono et al. 2006, 2008），产生泡沫样外观（Myers et al. 1993）。此外，经口灌胃试验给药操作不当可导致药物及其溶媒（如甲基纤维素）误入肺内，导致泡沫样巨噬细胞形成（以及其他病变）。在非人灵长类动物中，吸入的反义寡核苷酸（antisense oligonucleotide, AON）可诱导泡沫样巨噬细胞聚集，伴有胞质内嗜碱性颗粒，这种颗粒即为被吞噬的 AON（Templin et al. 2000）。

以上例子说明的总体观点是，AM 可以非常有效地清除肺吸入的异物（Patton and Platz 1992）。因此，在难溶性药物颗粒制剂的吸入性试验中经常有巨噬细胞反应就不足为奇了（Davies and Feddah 2003; Klapwijk 2011; Owen et al. 2010; Owen 2011）。这些反应已被认为是一种难溶颗粒作用，可以导致迅速吞噬作用（Pauluhn 2005）。这可以看作是在异物沉积速率超过肺的清除和分解能力时，巨噬细胞对吸 392

入的高浓度难溶物质的一种非特异性反应。因此，蓄积的物质导致巨噬细胞过载，引发促炎反应（Owen 2011; Klapwijk 2011）。在这种情况下，超微结构可以显示巨噬细胞的胞质内含有大量晶体（图 11.4b），使得这些巨噬细胞在光镜下呈现泡沫样外观（Rabinow 2004; Klapwijk 2011）。与扫描电镜照片显示化合物的结晶形式（Rasenack et al. 2003; Fults et al. 1997; Chan and Gonda 1989）相比，透射电镜（TEM）可以确认巨噬细胞变化的病因（Klapwijk 2011）。可以在 BALF 中回收的巨噬细胞原位观察到这些细胞内晶体，在体外可以重复这种诱导过程。

有人认为肺药物蓄积可以延长治疗活性（Villetti et al. 2006; Casarosa et al. 2009）。但是，当使用难溶的结晶制剂来达到这一目的，难免会引发巨噬细胞反应（Davies and Feddah 2003; Klapwijk 2011）。因此，有人认为这种策略无意中造成化合物开发的终止（Pauluhn 2005; Forbes et al. 2011; Owen 2011）。但是，应该注意的是，尽管难溶药物可能会引起颗粒效应，但不能排除其药理作用引起的其他作用。

由于胞质中 LLB 数量的增加而导致的泡沫巨噬细胞意味着对 AT Ⅱ合成和分泌的肺表面活性物质的吞噬作用增加（Nkadi et al. 2009）。虽然正常情况下大多数的表面活性物质通常由 AT Ⅱ清除和回收，但过量的肺表面活性物质由巨噬细胞吞噬和清除（Nkadi et al. 2009; Kramer et al. 2001）。在吸入皮质类固醇后，由于吸入的皮质类固醇刺激 AT Ⅱ生成过量的表面活性物质，导致泡沫样巨噬细胞聚集（Young and Silbajoris 1986)），继而表面活性物质以磷脂和中性脂质的形式在巨噬细胞内蓄积，中性脂质可能是由于磷脂降解后形成（Sakagami et al. 2010）。虽然皮质类固醇一般比较难溶，但当它们全

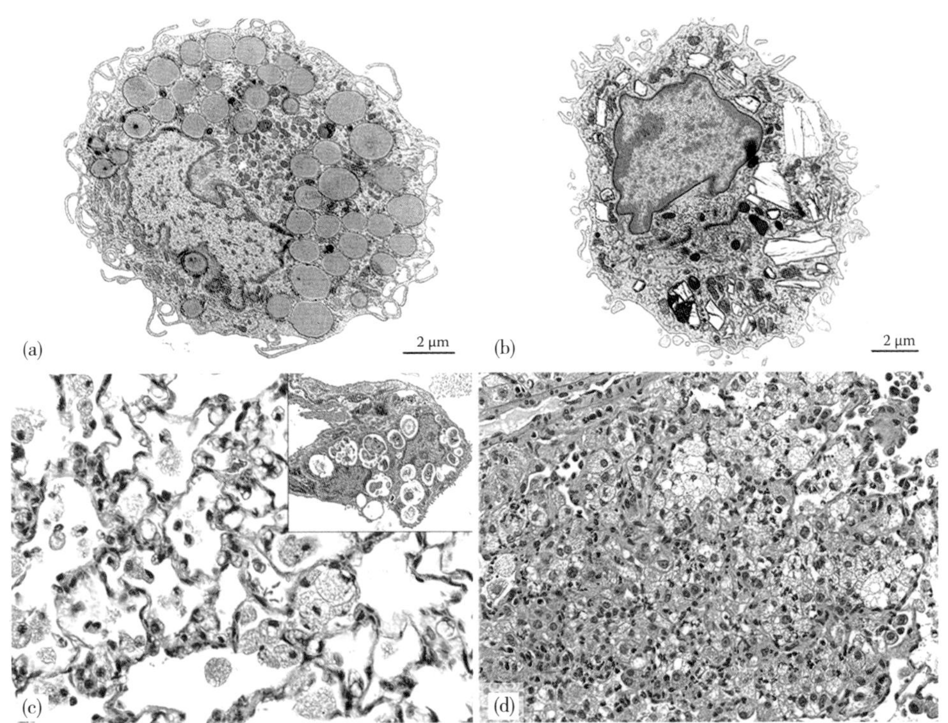

图 11.4 （a）犬巨噬细胞，透射电镜。肺泡巨噬细胞质中性脂滴，这是 HE 染色光镜下可见“泡沫样”巨噬细胞胞质的原因之一。（b）大鼠巨噬细胞，透射电镜。AM 内结晶物质，与低溶解性受试物吞噬作用一致。这个过程通过标准光学显微镜检查可见巨噬细胞呈泡沫样外观。（c）大鼠肺。泡沫样巨噬细胞也可能由 PLO 引起。主图显示 HE 染色的典型外观，插图 TEM 显示Ⅱ型肺泡细胞胞质内含有增大的 LLB，凭此可确认为 PLO。（d）犬肺，与重度 PLO 相关的炎症细胞浸润

身用药时也能见到泡沫样巨噬细胞（Okazaki 等 .1992; Owen 2011）。因此，巨噬细胞泡沫样外观的成因不可能仅仅是颗粒效应。

某些经口给药的药物引起的多灶性泡沫样巨噬细胞聚集散在分布于整个肺实质。这种作用经常在过氧化物酶体增殖物激活受体 α（peroxisome proliferator-activated receptor alpha, PPAR α）激动剂大鼠 2 年致癌试验中变得更加明显，例如氯贝特和萘酚平、一种 PPAR δ 激动剂、一种 p38 激酶抑制剂和一种 iNOS 抑制剂（Fringes et al. 1988a,b,c）。这些化合物不具有阳离子两亲性药物（cationic amphiphilic drug, CAD）样结构，因此，病变不符合 PLO 的特征（稍后讨论）。在对应的小鼠试验或 9 个月的犬或非人灵长类动物的试验中没有出现类似的变化。巨噬细胞不伴有任何其他形式的炎症细胞浸润。

11.9.2.1　磷脂质沉积

泡沫样巨噬细胞（图 11.4c）的一个常见原因是通常称为磷脂质沉积（phospholipidosis, PLO）的病变，1948 年在给予氯喹的大鼠中首次被描述，但直到很久以后这个术语才被使用（Nelson and Fitzhugh 1948; Zhou et al. 2011）。PLO 的特征是磷脂在溶酶体中过度积聚（Piccottiet al. 2005），被称作 LLB。虽然巨噬细胞不可避免地（也是特征性地）受累并且经常也是常规光镜检查能确定的唯一细胞类型，但如果仔细观察经常还会发现在 AT Ⅱ和克拉拉细胞内出现空泡，电镜检查还会发现内皮细胞、平滑肌细胞和 AT Ⅰ中出现 LLB。

虽然大多数的 PLO 不伴任何的退行性炎症改变，但有时可能也会出现一些明显的病变，如巨噬细胞坏死、中性粒细胞浸润（图 11.4d），甚至形成脓肿（图 11.5a），尤其是在非常高的剂量或长时间的给药情况下。这些类型的相关变化是 PLO 直接引起的或由其他毒性机制引起的尚存争议（Reasor and Kacew 2001; Anderson and Borlak 2006）。例如，一旦磷脂复合物化合物超
过一定浓度时，溶酶体易碎性增加，可能会发生 393
蛋白水解酶渗漏，继而导致细胞损伤和死亡。有报道称，胺碘酮对 AT Ⅱ的细胞毒性作用是由于破坏溶酶体膜，释放有毒氧自由基从而导致细胞凋亡（Papiris et al. 2010）。最轻度 PLO 通常是可逆的，但可抑制巨噬细胞的清除作用（Ferin 1982; Pauluhn 2005），因此恢复可能需要时间。PLO 的清除功能受损会导致巨噬细胞持续集聚（Pauluhn 2005）并出现清除延迟，后者与吸入性颗粒试验中看到的巨噬细胞过载现象类似（Morrow 1988）。在致癌试验中，严重病例的大部分肺泡可能充满了增大的泡沫样巨噬细胞和嗜酸性物质（游离的表面活性物质）。显然，在动物终生试验（life-span studies）中设置恢复期是不现实的，但即使有恢复期（例如在寿命长的品系中，如 Han–Wistar 大鼠，将给药期限制为 2 年），这种情况也不可能完全恢复正常。PLO 也已经表明可加速一些其他联合使用的亲肺性药物在大鼠肺中的蓄积（Ohmiya et al. 1983），给予胺碘酮的大鼠的巨噬细胞表现出吞噬念珠菌的能力下降（Wilson et al. 1993）。

PLO 的不良影响比较复杂，有一些学者认为它是机体的一种适应性反应（Zhou et al. 2011）；其他学者认为，适应性反应是主要方面，但鉴于与它有时伴随毒理学改变，它仍然应被视为不良反应（Hanumegowda et al. 2010）。由于至少有一些 CAD 具有与磷脂形成复合物的能力，所以给予一种 CAD，特别是通过吸入途径给药，显然是有风险的，因为能够结合肺泡游离表面活性物质的药物可潜在影响其多种稳态功能。

11.9.2.2　肺泡蛋白沉积症 394

在动物给予非 CAD 药物的试验中，肺病变也可见泡沫样巨噬细胞，与 PLO 的诊断一

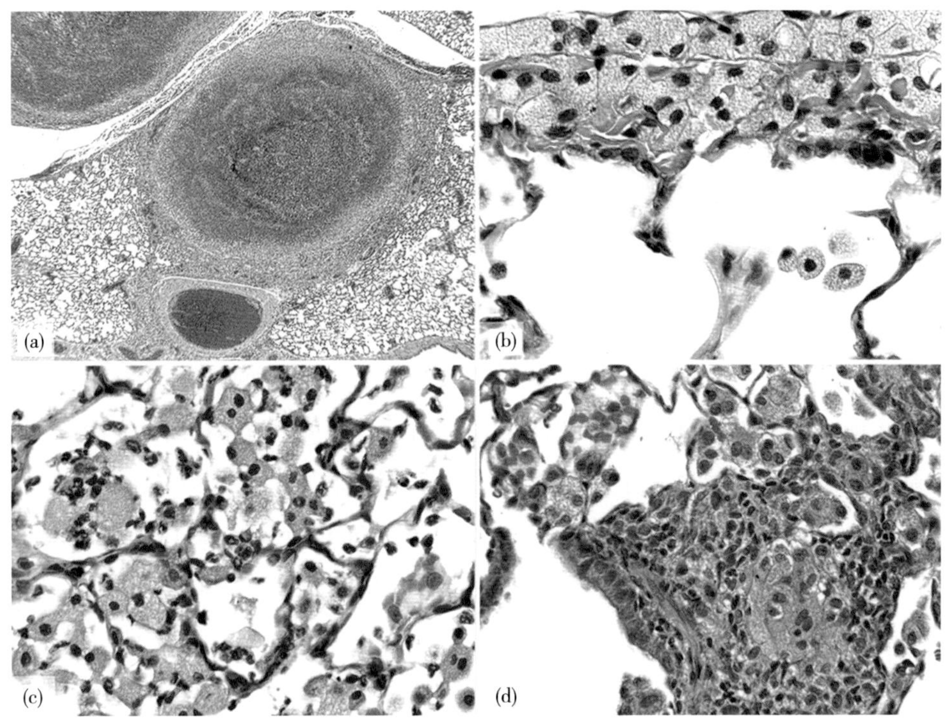

图 11.5 （a）大鼠，肺，PLO 伴多发性肺脓肿形成。（b）食蟹猴，肺，胸膜巨噬细胞聚集。虽然受试物相关的巨噬细胞聚集通常出现在细支气管 – 肺泡管区，但在胸膜 / 胸膜下也可偶见受试物相关的巨噬细胞聚集。（c）大鼠，巨噬细胞聚集伴中性粒细胞浸润，提示巨噬细胞活化。（d）大鼠，巨噬细胞聚集伴单形核炎细胞浸润，提示慢性炎症反应

致。这种变化在组织学上与人的肺泡蛋白沉积症（pulmonary alveolar proteinosis, PAP）一致，某些作者将 PLO 和 PAP 作为同义词使用（Presneill et al. 2004; Seymour and Presneill 2002）。PAP 和 PLO 在 HE 染色的肺切片中可能难以区分。PAP 的肺泡内嗜酸性物质更加明显，而巨噬细胞可能不太明显（Renne et al. 2009）。可借助 ORO 染色或亲脂蛋白的免疫组织化学染色区分两种病变，因为某些 PAP 病例中的泡沫样巨噬细胞对中性脂质呈强阳性染色（Thomassen et al. 2007; Sakagami et al. 2010; Trapnell and Whitsett 2002），而 PLO 中的巨噬细胞通常染色阴性（Obert et al. 2007）。此外，超微结构显示，管状髓磷脂在 PAP 中比在 PLO 中更常见（Trapnell and Whitsett 2002; Hook 1991）。吸入某些粉尘（如二氧化硅）也可以导致 PAP，在人类中可发生先天性 PAP（Seymour and Presneill 2002）。PAP 的发病机制可能与粒细胞 / 单核细胞集落刺激因子（granulocyte/monocyte colony stimulating factor, GM-CSF）的作用有关（Thomassen et al. 2007; Sakagami et al. 2010; Trapnell and Whitsett 2002）。

11.9.3　含色素肺泡巨噬细胞反应

大多数实验动物种属的含色素巨噬细胞比较罕见，但在某些特定条件下会见到，如吸入含有抗组织处理染料的化合物（Gopinath et al. 1987）。

含铁血黄素沉着巨噬细胞弥漫性分布是继发于心力衰竭的典型表现（Greaves 2007），但也会局灶性出现在少量出血的部位（Renne et al. 2009）。这些含铁细胞在 HE 染色中呈棕色，在普鲁士蓝染色（Perl’s Prussian Blue stain）中呈蓝色。

在非人灵长类动物中可能会见到含棕色色素的巨噬细胞，被认为来源于吸入的硅藻化石和硅（Dayan et al. 1978）。

极少数情况下，将组织或细胞（特别是巨噬细胞）暴露于一种药物可导致该组织或细胞中出现一种铁染色呈阴性，脂褐素染色呈弱阳性的色素。这些色素很可能是药物本身、药物代谢物或药物结合到某种组织成分，如磷脂。这些色素常常持续存在，表明它们对溶酶体酶具有抗性。色素沉着巨噬细胞反应的恢复依赖于肺的清除功能。

11.9.4 间质巨噬细胞反应

肺部的颗粒清除率有较大的种属差异（Snipes 1996），大多数啮齿类动物（无呼吸性细支气管）清除速度快，而大型动物种属（有呼吸性细支气管），如犬、非人灵长类动物和人类，清除速度较慢（Snipes 1996; Kreyling et al. 2001）。因此，呼吸性细支气管及其突出的肺泡和肺泡管处会蓄积大量颗粒物（Macklin 1955; Gross et al. 1966; Johanson 2003），比主支气管高 25~100 倍，这可以导致低溶解度化合物在局部被隔离在巨噬细胞内，并在局部长期滞留（Snipes 1989; Kuempel 2000）。在这些情况下，肺泡间质、细支气管周围和血管周围的结缔组织（相当于“肺尘储存处”）可能出现巨噬细胞的聚集（Macklin 1955），其着色的形式被比作肺的“花纹样外观”（Lehnert 1992; Sorokin and Brain 1975）。停止氟碳液体暴露 5 年后的犬和非人灵长类动物中仍存在空泡形成间质巨噬细胞，说明了这种作用的潜在长期性（Modell et al. 1976; Hood and Modell 2000; Tuazon et al. 1973; Calderwood et al. 1973）。这些被隔离的巨噬细胞，存在其死亡后肺损伤的风险。或者它们被看作是一个化合物储存库，能够不可预料地增加局部组织和血液浓度。

11.9.5 胸膜下 / 胸膜巨噬细胞反应 395

胸膜下的巨噬细胞聚集偶尔可被看作是自发性病变，尤其是在大鼠中。此外，虽然大多数难溶的吸入性受试物引起的巨噬细胞反应发生在终末气道周围，但也可很少见到分布在胸膜下 / 胸膜与受试物相关的巨噬细胞反应（图 11.5b）。这些部位的巨噬细胞反应被认为继发于两种可能的机制：通过空隙迁移而来（胸膜漂移）和外周淋巴流动转运而来（Morrow 1972; Schraufnagel 2010; Dungworth et al. 1992; Lehnert 1992; Holt 1983; Henderson et al. 1995）。

在某些脂质代谢紊乱的啮齿类动物和某些致糖尿病的大鼠品系中也可见胸膜下巨噬细胞聚集（Kennedy et al. 2005; Bernick and Alfin-Slater 1963; Foster et al. 2010）。

11.9.6 血管内巨噬细胞反应

在非临床研究中与受试物相关的血管内巨噬细胞反应尚未见报道，但血管内巨噬细胞反应在与肝硬化相关的人类肝肺综合征的大鼠手术模型中已有报道（Fallon 2005; Chang and Ohara 1994;Miot-Noirault et al. 2001; Nunes et al. 2001）。

11.9.7 巨噬细胞反应的可逆性 / 不良反应

松散的巨噬细胞聚集通常容易恢复，但越密集的聚集越难恢复。这是由多种因素造成的：首先，巨噬细胞胞质的体积负荷过大时，细胞不再移动，清除停止（Morrow 1988; Lehnert 1990）。其次，密集聚集的、肥大的巨噬细胞的变形能力可能会减低，因而很难被排出肺泡，或通过肺泡孔。再次，巨噬细胞通过表面的伪足运动进行移动，与表面的黏附程度是决定其运动性的重要因素（Laplante and Lemaire 1990）。聚集的巨噬细胞大多数除了相互之间黏附，很难与其他表面黏附，从而移动能力和清除能力都受到限制。最后，肺泡没有淋巴清除作用。

近年来，将巨噬细胞反应归类为不良反应或非不良反应非常受关注，部分原因是由于它们在临床试验中无法进行监控的监管考虑。这在实际工作中相对简单。如果巨噬细胞反应的特征是细胞松散地聚集，具有可逆性，但没有变性、中性粒细胞浸润、色素沉积或累及相邻肺泡壁，那么这种巨噬细胞反应显然是适应性和非不良反应，只不过反映了巨噬细胞“发挥其正常功能”（Owen 2011）。

然而，在有炎症细胞参与的情况下，巨噬细胞反应显然是不良反应。此外，巨噬细胞反应伴随的 AT Ⅱ肥大 / 增生，除了药理学作用以外，也提示巨噬细胞的刺激，因此应被认为是不良反应。

11.9.8　Ⅱ型肺泡细胞肥大

如上所述，AT Ⅱ肥大常与巨噬细胞反应同时出现，AT Ⅱ肥大还可发生在 AT Ⅱ总数减少的情况，剩余的细胞可视为代偿性肥大。有报道称，大鼠给予野百合碱有这种现象（Wilson and Segall 1990）。

AT Ⅱ肥大也可与过氧化物酶体增殖有关，有报道称大鼠给予多种 PPARα 激动剂可见 AT Ⅱ肥大（Batenburg and Haagsman 1998; Karnati and Baumgart-Vogt 2008）。

396 ### 11.9.9　Ⅱ型肺泡细胞增生

因为增殖的细胞使肺泡上皮呈现立方形，所以 AT Ⅱ增生的诊断相对容易。但是，在伴随密集聚集的泡沫样巨噬细胞，且它们又含有肥大的 LLB（也呈泡沫样外观）的情况下，区分两种细胞类型很困难，可能需要额外的研究方法，如使用脂肪酸合酶（fatty acid synthase, FAS），一种 AT Ⅱ细胞标记物的 IHC 染色。

AT Ⅱ增生经常被认为继发于邻近的巨噬细胞反应，但 AT Ⅱ释放的趋化因子也可刺激发生巨噬细胞反应（Koyama et al. 1997）。当 AT Ⅱ增生发生在细支气管肺泡交界处，它必须与细支气管化进行鉴别（Slesinski and Turnbull 2008）。

AT Ⅱ增殖也可不伴有巨噬细胞反应。角质细胞生长因子气管内给药可诱导大鼠 AT Ⅱ增生而不伴泡沫样巨噬细胞增加（Ulich et al. 1994; Fehrenbach et al. 1999, 2003）。

11.9.10　表面活性物质功能障碍

虽然光学显微镜无法检测到表面活性物质的功能异常，但其超微结构可以轻松鉴别，特征为出现与正常的 LLB 和管状髓磷脂不同的单层结构数量增多（Ochs et al. 1999; Schmiedl et al. 2003; Schleh et al. 2009）。此外，超微结构检查容易识别 LLB 的改变，如数量的增加或减少，大小和片层结构的改变。暴露于臭氧后，AT Ⅱ产生一种独特形式的 LLB，这个 LLB 在胞吐作用中无法展开，因此不能形成管状髓磷脂（Balis et al. 1988）。

表面活性物质功能障碍的重要性近几年得到重视，有人认为它除了参与急性肺损伤以外，也可能在 COPD 的发病机制中起主要作用（Zhao et al. 2010）。

11.9.11　弥漫性肺泡损伤

弥漫性肺泡损伤（diffuse alveolar damage, DAD）是药物诱导性肺损伤的常见表现形式（Rossi et al. 2000），其组织学特征是上皮细胞和内皮细胞结构广泛破坏，蛋白质物质充满肺泡腔

（Guidot et al. 2000 ）。DAD 的一个显著特征是在肺泡上皮破坏处形成透明膜。这些“膜”PAS 染色强阳性，含有细胞碎片，可以发生溶解或纤维增生（Gopinath et al. 1987; Peres e Serra et al. 2006）。除草剂百草枯可能是引起 DAD 最著名的化学原因（Kehrer and Kacew 1985）。

11.10 肺炎症反应

11.10.1 急性炎症反应

急性炎症可以肺泡内出现不同程度的浆液性、纤维素性或化脓性渗出液为特征。经典活化型巨噬细胞释放细胞毒性细胞因子、促炎细胞因子和炎症趋化因子（Ma et al. 2003; Laskin et al. 2011; Gordon 2003; Duffield 2003），与中性粒细胞浸润有关（图 11.5c）。在这种情况下，除了中性粒细胞浸润，常可见邻近肺泡壁的破坏，伴有间质炎症细胞、肺泡壁增厚和 AT Ⅱ增生。

11.10.2 慢性炎症反应

有人认为过度的和不恰当的 T 细胞反应在人类呼吸系统疾病的发病机制中发挥了重要作用（Strickland et al. 1996a）。在正常情况下，T
397 细胞被“锁定”在细胞周期的 G_0/G_1 期，肺泡巨噬细胞对此起着主要的调控作用。因此，巨噬细胞表型的改变有可能导致调控作用丧失。此外，短期试验中的慢性炎症，巨噬细胞的变化常常发生在其他类型的细胞发生变化之前，说明巨噬细胞变化在慢性炎症中发挥一种启动作用。随后出现 AT Ⅱ增生和淋巴细胞浸润（包括间质的浆细胞浸润）（图 11.5d）。在某些情况下，出现大量 BALT，伴有血管周围淋巴细胞聚集甚至在生发中心出现高内皮细胞微静脉。IHC 染色可见这些淋巴组织表现出非常良好的结构，类似于淋巴结（Goya et al. 2003）。

实际上，在吸入或全身给予药物后，继发于巨噬细胞反应以淋巴细胞浸润为特征的重度慢性炎症很少见。但是在我们实验室的大鼠中出现了这种情况，随着试验持续时间的增加，这些病变更加明显。

经典活化型巨噬细胞也可以通过其他细胞类型刺激主要组织相容性复合体（major histocompatibility complex, MHC）依赖的抗原呈递（Byers and Holtzman 2010），并且在大鼠体内也会表现出适应性免疫反应，其特征为如上所述的显著的淋巴反应，但是伴有大量浆细胞出现在外围肺气道、血管和肺泡管的周围。病变处仅有相当少的巨噬细胞，但是在短期试验初期，巨噬细胞反应经常是唯一显著的改变。

免疫原性蛋白，如 rhDNase（Clarke et al. 2008）和半抗原，也可诱发肺的慢性炎症改变。

11.10.3 肉芽肿性炎症反应

吸入性颗粒诱导的肺肉芽肿性炎症病变可被归类为通用术语尘肺病（*pneumoconiosis*）（Renne et al. 2009），其特征为出现巨噬细胞、淋巴细胞、浆细胞、上皮样细胞栅栏的一些证据及特征性多核巨细胞。多核巨细胞来源于巨噬细胞的融合，其具有更强的分解大颗粒的能力（Helming 和 Gordon 2009）。银染色可能显示有网状纤维的存在（图 11.6a)，即使是在病变发生的相对早期阶段。偶尔因为吸入饲料或误吸造成的异物，可能被视为偶发性病变（Inneset al. 1967; Greaves 和 Faccini 1984; Greaves 2007）。在经口灌胃给药后可能会发生反流，尤其是在啮齿类动物中，这种反流可以导致异物误吸进入肺，根据受试物和溶媒的特性可诱发一系列病变（Eichenbaum et al. 2011; Damsch et al. 2011）。

棕色挪威（Brown Norway）品系大鼠自发

性肉芽肿性炎症的发生率较高，大鼠和小鼠也可由于静脉注射卡介苗（bacilli Calmette-Guerin, BCG）诱发形成肉芽肿性炎症（Takizawa et al. 1986; Chang et al. 1986; Greaves 2007）。

寄生虫感染也可形成肉芽肿性炎症，虽然现代比格犬种群中的犬丝虫病已经非常少见，但据报道在给予皮质类固醇的动物中出现了高度传染的褐氏类丝虫（Genta and Schad 1984）。

11.10.4 区域淋巴结 / 支气管相关淋巴组织反应

肺暴露在一种过敏原后需要过敏原迁移到局部淋巴结而不是支气管相关淋巴组织（BALT）才可启动适应性反应（Haley 2003）。然而在强刺激下，BALT 内细胞可显著且广泛地增多，伴有明显的滤泡、T 细胞和 B 细胞区域，以及形成由立方上皮细胞构成的独特的淋巴上皮（Greaves 2007）。

此外，慢性肺巨噬细胞反应经常可以导致局部淋巴结及一些种属的 BALT 发生病变。这些病变通常包括出现与肺内巨噬细胞相同表型的巨 398
噬细胞，如泡沫样巨噬细胞或色素沉着巨噬细胞，它们在此处出现表明淋巴的清除功能。这些巨噬细胞经常与淋巴组织中细胞总数增多有关（Slesinski 和 Turnbull, 2008），但是在一些病例中，主要反应可能是生发中心的生成。所有种属的动物均可发生这种反应，并且在剖检时常常由于淋巴组织增大 / 变色而被发现。在肺急性炎症反应中，中性粒细胞也可迁移至淋巴结并可能导致微脓肿形成（Harmsen et al. 1987）。

犬从肺中清除肺泡巨噬细胞的主要途径是通过间质组织 / 淋巴管，但是大鼠主要通过黏膜纤毛摆动来清除。所以，犬与大鼠相比犬巨噬细胞更倾向于迁移至局部淋巴结（Snipes 1989; Valberg et al. 1985）。

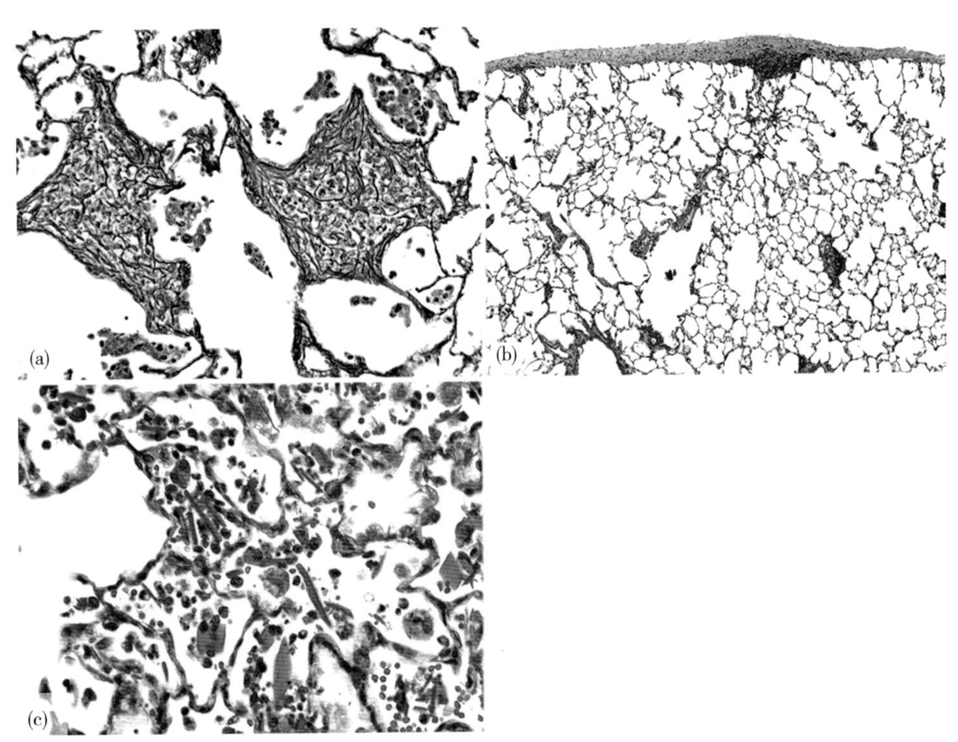

图 11.6 （a）大鼠肺，银染色，慢性炎症病灶中的网状纤维，提示广泛的早期纤维化。（b）大鼠，三色染色，吸入性给予一种 PDE- Ⅳ抑制剂后胸膜和肺的纤维化，该病变与血管损伤无关。（c）肺泡出血伴嗜酸性结晶形成（血红蛋白）和轻度急性炎症细胞浸润，大鼠吸入性暴露于 β 激动剂后这种病变的发生率增加

11.10.5 肺炎

临床上所有种属的实验动物自发性肺炎非常罕见，但已知免疫抑制可使犬易患肺炎。因此，据报道称，肺炎曾继发于自发性犬肾上腺皮质功能亢进和慢性吸入性暴露于皮质类固醇之后（Crowell et al. 1978; Capen et al. 1975）。继发于皮质类固醇的肺炎，在给予相同处理并圈养在相同房间的动物之间，感染的严重程度差别很大，偶有犬可发展为重度支气管肺炎，但是同舍犬却没有感染。

399 大鼠和犬给予皮质类固醇导致的免疫抑制能够加重机会性卡氏肺囊虫感染，这种感染可引起肺炎（Chandler et al. 1979; Lanken et al. 1980; Barton and Campbell 1969）。近来，卡氏肺囊虫已经被认为是免疫活性正常大鼠中病变的可能原因，并且被归类为“大鼠呼吸道病毒”（Livingston et al. 2011）。这种病变的特征为局灶性血管周围淋巴细胞、细支气管周围淋巴组织增多，以及巨噬细胞和中性粒细胞浸润。

犬吸入性给予毒蕈碱拮抗剂可导致低发生率的肺炎症病变，但通常没有剂量关系。病变包括从急性炎症、胃反流特征到肺泡炎甚至肺炎的一系列病理学表现。而且在一些病例中可见慢性肉芽肿性病变，与颗粒物质（如食物）的吸入相符。犬的这些病理学表现常以单个病灶出现，被认为与毒蕈碱拮抗剂的药理性质有关，如唾液流量减少、口干及同时增加口咽菌群吸入风险（Gibson and Barrett 1992)。这些影响在处理组的犬中更明显，可能是由于气道黏液生成减少而导致黏膜纤毛摆动不能达到最佳状态（Yeates et al. 1975）。此外，犬会自发胃食管反流（Patrikios et al. 1986)，随着毒蕈碱拮抗剂降低食管下段括约肌的张力，以及延迟胃排空，这些都会增加胃内容物的反流和误吸的风险（Hoyt 1990; Chiba et al. 2002; Wilson and Walshaw 2004）。改为给药后进食和湿食喂食可降低这些病变的发生率和严重程度。

11.10.6 嗜酸性结晶性肺炎

小鼠中可见特发性的、无明显临床症状的致死性嗜酸性结晶性肺炎，该病变以嗜酸性巨噬细胞（有些是多核的）、嗜酸性粒细胞、中性粒细胞、淋巴细胞和浆细胞浸润为特征。该炎症可伴细长的嗜酸性结晶，该结晶对类几丁质酶样蛋白 Ym1 的免疫反应呈阳性（Hoenerhoff et al. 2006）。

11.11 肺 / 胸膜纤维化

纤维化由于胶原数量增加或在异常部位沉积导致肺结构破坏（Renne et al. 2009），用三色染色或 Van Gieson 染色可以证明。

实验动物种属犬的自发性肺纤维化的发生率相对较高（Hahn and Dagle 2001）。病变开始于呼吸性细支气管上皮发生局灶性鳞状化生的部位，继而可能形成成肌纤维细胞，病变累及胸膜形成楔形病变。解剖时易见受累的胸膜。随病变发展，胶原量逐渐增加，最终成为主要特征。这种病变的原因未知，但是在免疫抑制的犬中病变没有加重，说明病因不太可能是感染。

罕见药物导致肺纤维化的报道。然而在大鼠吸入性 PDE-IVB 抑制剂试验中可见肺（肺泡管）和胸膜均出现纤维化（图 11.6b）。该病变与血管损伤无关。

使用博来霉素和异硫氰酸荧光素（fluorescein isothiocyanate, FITC）可建立肺纤维化模型（Endo et al. 2003; Degryse and Lawson, 2011），FITC 具有免疫荧光的新型特征，可被用于表示发生纤维化改变的相对位置。

11.12　肺气肿

肺气肿指终末细支气管远端的气腔异常而持久的增大（Kasahara et al. 2000）。蛋白水解 / 抗蛋白水解的失衡是一种重要的病因，可以来自于
400 蛋白水解酶活性增加，如广泛的中性粒细胞脱颗粒，也可由于失去抗蛋白水解的保护作用，如 α-1- 蛋白酶抑制因子 PI（α-1-proteinase inhibitor PI, α-1-PI）的遗传缺陷（Abrams et al. 1981）。肺气肿的标准动物模型是大鼠或犬气管内给予弹性蛋白酶或木瓜蛋白酶（Takaro et al. 1990）。

许多年前，有人怀疑肺气肿发生有血管成分的参与（Liebow 1959; Kasahara et al. 2000），因为当时发现肺气肿患者的肺泡间隔菲薄而且几乎没有血管。因而提出血供减少能够造成肺泡隔缺失的可能性。VEGF 是一种已知的内皮细胞存活因子，有报道长期给予 VEGF 受体阻滞剂的大鼠和敲除 VEGF 基因的小鼠均可发生肺气肿（Kashara et al. 2000; Tang et al. 2004）。

11.13　肺泡间质矿化

肺泡间质矿化的特征为胶原蛋白、弹性蛋白或基底膜内微量的嗜碱性物质呈线性沉积，Von Kossa 染色可以显示（Renne et al. 2009）。在没有考虑到这类病变存在的情况下，由于没有进行脱钙，矿物质的存在常导致组织切片质量较差。对蜡块表面进行脱钙可以在很大程度上改善切片质量。

犬吸入性给予高剂量皮质类固醇长达 9 个月可导致库欣病样综合征，包括肺间质矿化。这种矿化可发生在正常血钙和血磷水平时（Blois et al. 2009），与皮质类固醇的蛋白分解作用有关，钙和磷沉积在胶原蛋白和弹性蛋白被部分分解的受损有机基质中（Capen et al. 1975; Berry et al. 1994; Blois et al. 2009）。这种皮质类固醇相关病变在其他实验动物种属中没有发现，在人类中也没有报道（Berry et al. 1994）。

在实验动物中，慢性肾病大鼠可自发典型的转移性肺间质矿化（Renne et al. 2009），但是经过多年的饮食改变，其发生率已经下降。肾功能不全可引起继发性甲状旁腺功能亢进、激素水平升高、矿物质代谢紊乱伴钙磷水平升高，以及肺血管和肺泡间隔钙化（Lopez et al. 2006）。同样，维生素 D 和其衍生物刺激骨中钙动员，增加肠内钙吸收并减少钙的排泄。由此产生的高钙血症导致钙盐在弹性蛋白和胶原纤维之间沉淀（Hilbe et al. 2000; Price et al. 2001）。氢氯噻嗪和呋塞米等利尿剂也可导致大鼠和小鼠出现严重的肾病伴甲状旁腺增生、纤维性骨营养不良和肺间质矿化（Bucher et al. 1990a,b）。

11.14　肺泡微石症

微结石为圆形、弱嗜碱性、层状“洋葱皮”样结石，PAS 染色阳性（Brix et al. 1994）。肺泡微石症发生在可能导致钙化病理生理条件下，包括高钙血症、局部环境呈碱性、组织损伤和碱性磷酸酶活性增强（Chan et al. 2002）。在大鼠全身给予 PPAR δ 激动剂的短期试验中，可见泡沫样巨噬细胞聚集，长期试验中可伴微结石。微结石似乎来源于或毗邻 AT Ⅱ。

11.15　血管病变

11.15.1　血管周围嗜酸性粒细胞聚集

大鼠肺中可偶见自发性血管周围嗜酸性粒细胞聚集（病因不明）。嗜酸性粒细胞聚集也可见于非人灵长类动物的肺中。

短期试验中，一种迟现抗原 -4（very late 401
antigen-4, VLA-4）拮抗剂可增加大鼠嗜酸性粒

细胞聚集的严重程度和发生率。嗜酸性粒细胞表面表达 VLA-4，与嗜酸细胞活化趋化因子直接接触可以上调其表达（Okigami et al. 2007），而且 VLA-4 被认为在肺内的跨内皮转运中发挥重要的调节作用。

大鼠，尤其是棕色挪威品系大鼠（Namovic et al. 1996），经抗原激发或静脉注射葡聚糖凝胶颗粒容易诱导严重的肺嗜酸性粒细胞增多症。

有报道称，SD 大鼠给予免疫抑制剂 FK-506 可导致血管周围嗜酸性粒细胞增多症（Nalesnik et al. 1987）。

11.15.2 水肿

肺泡水肿可以是间质性的或肺泡性的，前者特征是肺泡壁轻微肿胀，后者则是肺泡腔内可见非细胞性嗜酸性物质。水肿可由压力增高（心源性）引起，表现为发作慢、无细胞损伤和液体蛋白含量低，也可由通透性增加（非心源性）引起，特征为发作快、有细胞损伤和液体蛋白含量高（Amouzadeh et al. 1991）。

大鼠静脉给予乙氯维诺可导致轻度间质水肿，超微结构显示毛细血管内皮出泡凸向管腔，该病变可以完全恢复（Wysolmerski et al. 1984）。但是一旦间质水肿变严重，将会迅速转变为肺泡水肿（Miserocchi 2007）。

四氧嘧啶可引起肺泡水肿，超微结构特征为明显的内皮和上皮破坏，伴有细胞肿胀和细胞缺失（Cottrell et al. 1967）。最常用的水肿模型之一是 α-萘硫脲（alpha-naphthylthiourea, ANTU）造成的内皮损伤和开裂，使得富含纤维蛋白的液体漏出（Kehrer and Kacew 1985）。

大鼠营养不良通过上皮的钠通道（epithelial sodium channels, ENaC）影响肺泡正常的液体清除（Sakuma et al. 2004）。

大鼠静脉注射造影剂也可诱发水肿（Hayashi et al. 1994），硅污染可加重这种水肿（Sendo et al. 1999）。

11.15.3 栓塞

细胞、细菌、脂肪、毛发、异物、血凝块或血小板都可阻塞肺血管（Goggs et al. 2009），主要风险因素是皮质类固醇、败血症及实验动物的血管内注射（Schneider and Pappritz 1976; Greaves and Faccini 1984;Gopinath et al. 1987, Blois 2009; Hammer 1991）。肺血管中可见继发于外伤的脂肪栓塞的证据，并且通过髓质增压在犬中可试验性诱导（Schemitsch et al. 1998）。

苯肼（phenylhydrazine, PHZ）处理的大鼠可以引起肺毛细血管血栓形成，特征是肺泡壁显著嗜酸性染色。据报道库欣病是发生肺血栓栓塞症的易感因素（Burns et al. 1981;Berry et al. 1994; Blois et al. 2009），在犬的吸入性皮质类固醇长期试验中发现，肺泡毛细血管可能由于血小板而扩张，许多血小板出现脱颗粒。这可能是皮质类固醇的直接作用，但是必须记住这些犬是严重的免疫功能低下，常伴有继发感染并且可能有细菌毒素产生。

被用于核磁成像的氯化钆，在大鼠和小鼠的血液 pH 值下可形成不能溶解的氢氧化物胶体，最终导致肺毛细血管床中形成多处矿物质栓子（Spencer et al. 1997, 1998）。

11.15.4 肺泡出血 402

啮齿类动物实施 CO_2 安乐死时，可能产生局灶性濒死期肺泡出血，病变程度与气室内 CO_2 浓度大致成比例（Renne et al. 2009）。这可能是由于操作过程中的缺氧时间足以导致毛细血管内皮细胞损伤所致（Larsen et al. 1986）。

实验动物种属肺泡出血极少是一种孤立的病

变（Gopinath et al. 1987），但是据报道大鼠给予肝素可导致该病变（Larsen et al. 1986）。

肺泡出血伴有细长嗜伊红的血红蛋白（Hb）结晶、中性粒细胞和巨噬细胞被视为一种轻微的大鼠背景病变（Renne et al. 2009），可能与血管充血时的渗出有关（Greaves 2007）。大鼠吸入几种新的 β-2 肾上腺素能激动剂（未发表观察结果）后可引起该病变的发生率增高，其特征为局部出现红细胞、血红蛋白结晶、巨噬细胞和中性粒细胞，以及出现噬红细胞和噬血红蛋白结晶的证据（图 11.6c）。该病变通常表现为所有给药组的发生率升高，但是剂量反应关系不明显，并且小鼠和犬的试验中未见。血红蛋白可促进炎症反应，这可以解释为什么会有中性粒细胞的参与（Kleinig et al. 2009; Gorbunov et al. 2006）。几种 β-2 激动剂的研究显示肺泡出血与最近的异氟醚麻醉有关，可能的解释是 β-2 激动剂和麻醉剂都降低了红细胞的变形能力（Allen and Rasmussen 1971; Valensi et al. 1993; Yerer et al. 2006; Aydoğan et al. 2006），通过这种作用，二者结合能够增加溶血和出血的风险（Christopher et al. 1990）。此外，大鼠血红蛋白容易结晶（Andrews and Papworth 1994; Kleinig et al. 2009），超微结构研究发现诱导的结晶作用可能实际上开始于红细胞还在毛细血管内的时候（Rygh and Selvig 1973）。

11.15.5　肺动脉病

血管损伤是大鼠常见的与 PDE- Ⅳ抑制剂有关的、已经充分证明的一种改变（Zhang et al. 2008; Weaver et al. 2010），但是在非人灵长类和犬中也有报道（Losco et al. 2004; Hanton et al. 2008）。虽然肠系膜血管非常易发血管病变，但是其他组织也可能发生，包括经口或吸入给药的肺。在肺部，大鼠的该病变通常仅发生在单个大动脉，而在犬中则会累及小微动脉，该病变在这两个种属的发生率均较低。大鼠该病变局限在血管，特点为血管壁内出现红细胞、纤维蛋白蓄积和渗出、平滑肌细胞破坏、血管周围 / 外膜炎症、纤维素样坏死和纤维化。该病变与其他器官的血管病变相似，并且该病变程度通常重，与 Zhang 等人（2008）详述的 3~5 级相符合。在犬急性试验中可见广泛的中性粒细胞浸润与小动脉损伤有关，可扩散至邻近组织，最严重情况下可类似肺炎。慢性研究中，病变可进展为纤维化、淋巴细胞浸润、肺泡坍塌和细支气管扩张。

多年来用野百合碱进行大鼠慢性肺动脉高压造模（Meyrick 2001），这与肺动脉损伤有关，包括外膜水肿、细胞外基质分泌、平滑肌肥大、肌性动脉中膜和外膜结缔组织增多、非肌性动脉中膜平滑肌发育和静脉炎（Wilson et al. 1992; Cui et al. 2009; Renne et al. 2009）。

11.15.6　血管矿化

维生素 K 拮抗剂华法林可诱导大鼠肺动脉弹性层出现矿化（Price et al. 2001）。

11.15.7　支气管动脉病 403

大鼠吸入高剂量皮质类固醇可引起细支气管动脉产生与前面所述给予 PDE- Ⅳ抑制剂后相似的病变。该病变的发生率同样较低，通常仅在短期试验早期的高剂量组出现。该病变被认为与皮质类固醇诱导的血管收缩有关（Mendes et al. 2003; Ewing et al. 2010; Wagenvoort et al. 1974; Nemes et al. 1980;Cui et al. 2009）。但是全身给予皮质类固醇却未见发生这些病变，故认为该病变很可能是通过药物沉积在上呼吸道上皮，然后渗入下方的支气管血管而介导的。

11.16 肺肿瘤性改变

啮齿类实验动物肺最常见的自发性和化合物诱导的肿瘤是细支气管肺泡腺瘤（bronchioloalveolar adenomas）和癌（Dixon and Maronpot 1991）。细支气管肺泡肿瘤可能来源于Ⅱ型肺泡上皮或克拉拉细胞；因此“细支气管肺泡（bronchioloalveolar）”这个词反映了肿瘤的组织发生不明确。啮齿类动物其他肺肿瘤罕见，尤其在药物试验中，在其他文献另有描述（Renne et al. 2009; Dungworth et al. 2001）。

就细支气管肺泡肿瘤发生率而言，小鼠比大鼠多发，雄性比雌性多发，并且随品系不同有很大的差异（Haseman et al. 1998; Chandra and Frith 1992; Maita et al.1988; Hahn et al. 2007）。利用近交系小鼠进行的研究显示，*Pas*（肺腺瘤易感性）基因（如 *Kras* 原癌基因）是这种差异的遗传基础（Bauer et al. 2004）。特别需要注意的是 A/J 品系的小鼠，该品系具有高发的 *Kras* 激活作用，其肺肿瘤的发生率极高并且易早期发生，肿瘤最早可出现在不到 1 月龄的 A/J 品系小鼠，24 月龄时发生率可接近 100%（Rittinghausen et al. 1996）。

在非啮齿类动物种属药物安全试验中不太可能出现原发肺肿瘤。幼龄的犬和非人灵长类动物肺肿瘤的发生率很低，一些长期 / 终生试验会使用这些种属的动物。一项对终生试验和育种动物中几百例对照比格犬的调查显示 13 岁以下动物肺癌的发生率低于 1%（Hahn et al. 1996）。某一食蟹猴种群 15 年以上研究发现肺肿瘤的发生率也低于 1%（Kaspareit et al. 2007）。在这些研究中，发生肺癌的犬和猴的最低年龄分别为 4.3 岁和 9.4 岁。

肺部通常是机体其他部位原发肿瘤转移常见部位，但是啮齿类动物转移性肿瘤易感性存在品系差异（Sass and Liebelt 1985;Rittinghausen et al. 1996）。大鼠和小鼠的肺转移瘤通常保留了原发瘤的形态学表现，但分化不太好的转移瘤可能类似原发性肺部肿瘤。在这种情况下，典型的多灶性和血管周围分布可以辅助鉴别转移瘤（Rittinghausen et al. 1996）。小鼠肺常见的转移性肿瘤包括淋巴瘤、组织细胞肉瘤、乳腺癌和肝癌（Rittinghausen et al. 1996）。大鼠相对常见的是乳腺、肾上腺皮质和子宫肿瘤的肺转移，尤其是 Wistar 大鼠（Rittinghausen et al. 1992）。

实验动物和人类的肺癌表现出一些重要的差异。人类肺癌常见鳞状分化（尤其是与吸烟有关的支气管发生鳞癌），但是这在大鼠和小鼠中很少见，即使是暴露在香烟烟雾中的大鼠和小鼠。人类肺癌常见神经内分泌分化，但是大鼠和小鼠未见相关报道（Hahn et al. 2007; Nikitin et al. 2004）。此外，大鼠和小鼠肺肿瘤的转移很少见，尤其是胸腔外的转移，但是人类肺癌的转移不仅常见并且广泛。大鼠和小鼠的 2 年试验来评价 15 种人肺部致癌物，发现大鼠是人类肺反应更好的动物模型，主要因为小鼠对金属和矿物质 404
化合物没有反应（Hahn et al. 2007）。

啮齿类动物致癌试验确定的可导致肺肿瘤的化合物包括甲硝唑、氟尼缩松和呋喃唑酮（小鼠，两种性别）、洛伐他汀和噻吗洛尔（小鼠，单一性别），以及辛伐他汀和丙戊酸盐（大鼠，单一性别）（Contrera et al. 1997）。

啮齿类动物致癌试验中最常见的肺肿瘤如下所述。药物安全试验中其他肺肿瘤很少见，在其他文献另有描述（Renne et al. 2009）。

11.16.1 细支气管肺泡腺瘤

细支气管肺泡腺瘤的生长方式有实体性、乳头状或混合型（兼有实体性和乳头状腺瘤的特征），这种肿瘤最常位于肺叶边缘，小鼠解剖时常常透过胸膜肉眼可见（Dungworth et al. 2001;

Rittinghausen et al. 1996; Dixon and Maronpot 1991）。虽然肿瘤通常边界清晰，但是周围的Ⅱ型肺泡上皮可能会增生（Dungworth et al. 2001）。肿瘤细胞圆形至卵圆形，具有丰富嗜酸性的有时呈颗粒状的胞质，乳头状肿瘤的细胞可呈立方状 / 矮柱状（Renne et al. 2009）。在腺瘤中还可见泡沫样巨噬细胞，尤其是乳头状腺瘤。细支气管肺泡腺瘤的核分裂象罕见。细支气管肺泡腺瘤和细支气管肺泡增生不易鉴别，因为这两种病变之间存在一种形态学连续性。腺瘤比增生区域的细胞密度高，肺泡结构模糊。增生的细胞群可能显示出某些差异（如出现黏液细胞或纤毛细胞），而腺瘤表型单一。周围肺泡的受挤压或坍塌不是区别两者的特征，因为这可能是制片过程中的一种人工假象。

11.16.2 囊性角化上皮瘤

囊性角化上皮瘤仅在大鼠中报道过，被认为来源于肺鳞状化生区域的肿瘤性转化，或来源于肺泡上皮或克拉拉细胞。肿瘤为不规则囊性肿块（中央通常有大量角化 / 坏死物质），包括厚度不一的复层鳞状生长的肿瘤细胞，通常无序排列，有较多的核分裂象。该肿瘤必须与鳞状上皮化生（常为多灶性，缺乏恶性肿瘤的细胞学特征）、鳞状细胞癌（基底膜被破坏，因此没有囊性外观），以及大鼠肺其他囊性病变（如囊壁薄的肺角化囊肿）和非角化上皮瘤（少量角蛋白存在）相鉴别。

11.16.3 细支气管肺泡癌

细支气管肺泡癌的特征为多种不规则模式（通常为结节性）的生长，边界较清或模糊不清，可见恶性肿瘤的细胞学特征，如细胞大小和形态不一、核 / 质比较高、有丝分裂比例增高。泡沫样巨噬细胞常浸润进入细支气管肺泡癌的内部或在其周围。侵袭血管和（或）淋巴管为明确的恶性证据，并可能导致硬癌反应。还可能发现局部和（或）远处转移。细支气管肺泡癌中可能出现鳞状或黏液性化生灶，大的肿瘤常含有出血和坏死区域，说明肿瘤的生长迅速（Rittinghausen et al. 1992; Dixon and Maronpot 1991）。低分化细支气管肺泡癌侵袭胸膜时可能会与恶性间皮瘤混淆，在这种情况下，免疫组化可能有助于二者的鉴别（Howroyd et al. 2009）。

致谢 405

在此特别感谢Sean McCawley、Jennie Woodfine、Ian Francis、Paul McGill、John Bowles和Ann Lewis的奉献和支持。

（富　欣　严建燕　崔甜甜　侯敏博　译，
张连珊　吕建军　胡春燕　校）

参考文献

Abrams, W.R., Cohen, A.B., Damiano, V.V., Eliraz, A., Kimbel, P., Meranze, D.R., and Weinbaum, G., 1981. A model of decreased functional α-1-proteinase inhibitor. *J Clin Invest* 68:1132–1139.

Allen, J.E., and Rasmussen, H., 1971. Human red blood cells: Prostaglandin E_2, epinephrine, and isoproterenol alter deformability. *Science* 174:512–514.

Amouzadeh, H.R., Sangiah, S., Qualls Jr., C.W., Cowell, R.L., and Mauromoustakos, A., 1991. Xylazineinduced pulmonary edema in rats. *Toxicol Appl Pharmacol* 108:417–427.

Anderson, N., and Borlak, J., 2006. Drug-induced phospholipidosis. *FEBS Letters* 580:5533–5540.

Andrews, C.M., and Papworth, S., 1994. Rat haemoglobin crystallisation. *Comp Haematol Int* 4:244.

Araya, J., Cambier, S., Markovics, J.A., Wolters, P., Jablons, D., Hill, A., Finkbeiner, W., Jones, K., Broaddus, V.C., Sheppard, D., Barzcak, A., Xiao, Y., Erle, D.J., and Nishimura, S.L., 2007. Squamous metaplasia amplifies pathologic epithelial-mesenchymal interactions in

COPD patients. *J Clin Invest* 117:3551–3562.

Aryal, G., Kimula, Y., and Koike, M., 2003. Ultrastructure of Clara cells stimulated by isoproterenol. *J Med Dent Sci* 50:195–202.

Aydoğan, S., Yerer, M.B., Çomu, F.M., Arslan, M., Güneş-Ekinci, I., Unal, Y., and Kurtipek, O., 2006. The influence of sevoflurane anesthesia on rat red blood cell deformability. *Clin Haemorheol Microcirc* 35:297–300.

Baldwin, R.M., Jewell, W.T., Fanucchi, M.V., Plopper, C.G., and Buckpitt, A.R., 2004. Comparison of pulmonary/nasal CYP2F expression levels in rodents and rhesus macaque. *J Pharmacol Exp Ther* 309:127–136.

Balis, J.U., Paterson, J.F., Haller, E.M., Shelley, S.A., and Montgomery, M.R., 1988. Ozone-induced lamellar body responses in a rat model for alveolar injury and repair. *Am J Pathol* 132:330–344.

Barton, E.G., and Campbell, W.G., 1969. *Pneumocystis carinii* in lungs of rats treated with cortisone acetate. *Am J Pathol* 54(2):209–236.

Batenburg, J.J., and Haagsman, H.P., 1998. The lipids of pulmonary surfactant: Dynamics and interactions with proteins. *Prog Lipid Res* 37(4):235–276.

Bauer, A.K., Malkinson, A.M., and Kleeberger, S.R., 2004. Susceptibility to neoplastic and non-neoplastic pulmonary diseases in mice: genetic similarities. *Am J Physiol Lung Cell Molec Physiol* 287:L685–L703.

Beckmann, N., Tigani, B., Mazzoni, L., and Fozard, J.R., 2003. Techniques: magnetic resonance imaging of the lung provides potential for non-invasive preclinical evaluation of drugs. *Trends Pharmacol Sci* 24:550–554.

Beneke, S., and Rooney, S.A., 2001. Glucocorticoids regulate expression of the fatty acid synthase gene in fetal rat type II cells. *Biochim Biophys Acta* 1534:56–63.

Bennett, J.V., de Castro, J.F., Valdespino-Gomez, J.L., Garcia-Garcia, M., Islas-Romero, R., Echaniz-Aviles, G., Jimenez-Corona, A., and Sepulveda-Amor, J., 2002. Aerosolized measles and measles-rubella vaccines induce better measles antibody booster responses than injected vaccines: randomized trials in Mexican schoolchildren. *Bull World Health Organ* 80:806–812.

Bergman, U.B., Östergren, A., Gustafson, A.-L.G., and Brittebo, E.B., 2002. Differential effects of olfactory toxicants on olfactory regeneration. *Arch Toxicol* 76:104–112.

Bernick, S., and Alfin-Slater, R.B., 1963. Pulmonary infiltration of lipid in essential fatty-acid deficiency. Progressive changes. *Arch Pathol* 75:13–20.

Berry, C.R., Ackerman, N., and Monce, K., 1994. Pulmonary mineralization in four dogs with Cushing's syndrome. *Vet Radiol Ultrasound* 35(1):10–16.

Bhattacharyya, N., 2002. Cancer of the nasal cavity: survival and factors influencing prognosis. *Arch Otolaryngol Head Neck Surg* 128:1079–1083.

Bitterman, P.B., Saltzman, L.E., Adelberg, S., Ferrans, V.J., and Crystal, R.G., 1984. Alveolar macrophage replication. One mechanism for the expansion of the mononuclear phagocyte population in the chronically inflamed lung. *J Clin Invest* 74:460–469.

Blank, F., Rothen-Rutishauser, B., and Gehr, P., 2007. Dendritic cells and macrophages form a transepithelial network against foreign particulate antigens. *Am J Respir Cell Mol Biol* 36:669–677.

Blois, S.L., Caron. I., and Mitchell, C., 2009. Diagnosis and 406
outcome of a dog with iatrogenic hyperadrenocorticism and secondary pulmonary mineralization. *Can Vet J* 50:397–400.

Bolton, S.J., Pinnion, K., Oreffo, V., Foster, M., and Pinkerton, K.E., 2009. Characterisation of the proximal airway squamous metaplasia induced by chronic tobacco smoke exposure in spontaneously hypertensive rats. *Resp Res* 10:118.

Boorman, G.A., Morgan, K.T., and Uraih, L.C., 1990. Nose, larynx and trachea. In *Pathology of the Fischer Rat*. G. Boorman, S.L. Eustis, C. Montgomery, and M. Elwell, editors. Academic Press, San Diego, pp. 315–338.

Boorman, G., Dixon, D., Elwell, M., Kerlin, R., Morton, D., Peters, T., Regan, K., and Sullivan, J., 2003. Assessment of hyperplastic lesions in rodent carcinogenicity studies. *Toxicol Pathol* 31:709–710.

Born, S.L., Fix, A.S., Caudill, D., and Lehman-McKeeman, L.D., 1998. Selective Clara cell injury in mouse lung following acute administration of coumarin. *Toxicol Appl Pharmacol* 151:45–56.

Bowdridge, S., and Gause, W.C., 2010. Regulation of alternative macrophage activation by chromatin remodeling. *Nat Immunol* 11:879–881.

Bozza, P.T., Magalhaes, K.G., and Weller, P.F., 2009. Leukocyte lipid bodies—biogenesis and functions in inflammation. *Biochim Biophys Acta* 1791:540–551.

Brix, A.E., Latimer, K.S., Moore, G.E., and Roberts, R.E., 1994. Pulmonary alveolar microlithiasis and ossification in a dog. *Vet Pathol* 31:382–385.

Brown, H.R., Monticello, T.M., Maronpot, R.R., Randall, H.W., Hotchkiss, J.R., and Morgan, K.T., 1991. Proliferative and neoplastic lesions in the rodent nasal cavity. *Toxicol Pathol* 19:358–372.

Brown, D.M., Dransfield, I., Wetherill, G.Z., and Donaldson, K., 1993. LFA-1 and ICAM-1 in homotypic aggregation of rat alveolar macrophages: organic dust-mediated aggregation by a non-protein kinase C-dependent pathway. *Am J Respir Cell Mol Biol* 9:205–212.

Bucher, J.R., Huff, J., Haseman, J.K., Eustis, S.L., and Elwell, M.R., 1990a. Toxicology and carcinogenicity studies of diuretics in F344 rats and B6C3F1 mice 1.

Hydrochlorothiazide. *J Appl Toxicol* 10(5):359–367.

Bucher, J.R., Huff, J., Haseman, J.K., Eustis, S.L., and Elwell, M.R., 1990b. Toxicology and carcinogenicity studies of diuretics in F344 rats and B6C3F1 mice 1. Furosemide. *J Appl Toxicol* 10(5):369–378.

Buckley, L.A., Morgan, K.T., Swenberg, J.A., James, R.A., Hamm, T.E., and Barrow, C.S., 1985. The toxicity of dimethylamine in F-344 rats and B6C3F1 mice following a 1-year inhalation exposure. *Fundam Appl Toxicol* 5:341–352.

Burns, M.G., Kelly, A.B., Hornoff, W.J., and Howerth, E.W., 1981. Pulmonary artery thrombosis in three dogs with hyperadrenocorticism. *J Am Vet Mod Assoc* 178:388–393.

Byers, D.E., and Holtzman, M.J., 2010. Alternatively activated macrophages as cause or effect in airway disease. *Am J Respir Cell Mol Biol* 43:1–4.

Calderwood, H.W., Modell, J.H., Rogow, L., Tham, M.K., and Hood, I., 1973. Morphologic and biochemical changes in dogs after ventilation with caroxin-D fluorocarbon. *Anesthesiology* 39(5):488–495.

Capen, C.C., Belshaw, B.E., and Martin, S.L., 1975. Endocrine disorders. In: *Textbook of Veterinary Internal Medicine*. S.J. Ettinger, editor. Sanders, Philadelphia, PA, pp. 1395–1403.

Casarosa, P., Bouyssou, T., Germeyer, S., Schnapp, A., Gantner, F., and Pieper, M., 2009. Preclinical evaluation of long-acting muscarinic antagonists: comparison of tiotropium and investigational drugs. *J Pharmacol Exp Therapeutics* 330:660–668.

Cesta, M.F., 2006. Normal structure, function, and histology of mucosa-associated lymphoid tissue. *Toxicol Pathol* 34:599–608.

Chan, E.D., Morales, D.V., Welsh, C.H., McDermott, M.T., and Schwarz, M.I., 2002. Calcium deposition with or without bone formation in the lung. *Am J Respir Crit Care Med* 165:1654–1669.

Chan, H.-K., and Gonda, I., 1989. Aerodynamic properties of elongated particles of cromoglycic acid. *J Aerosol Sci* 20(2):157–168.

Chandler, F.W., Frenkel, J.K., and Campbell, W.G., 1979. Animal model: *Pneumocystis carinii* pneumonia in the immunosuppressed rat. *Am J Pathol* 95(2):571–574.

Chandra, M., and Frith, C.H., 1992. Spontaneous neoplasms in B6C3F1 mice. *Toxicol Lett* 60:91–98.

Chang, J.C., Jagirdas, J., and Lesser, M., 1986. Long-term evolution of BCG- and CFA-induced granulomas in rat lungs. Correlation of histologic features with cells in bronchoalveolar lavage samples. *Am J Pathol* 125(1):16–27.

Chang, S.-W., and Ohara, N., 1994. Chronic biliary obstruction induces pulmonary intravascular phagocytosis and endotoxin sensitivity in rats. *J Clin Invest* 94:2009–2019.

Chiba, T., Bharucha, A.E., Thomforde, G.M., Kost, L.J., and Phillips, S.F., 2002. Model of rapid gastrointestinal transit in dogs: effects of muscarinic antagonists as a nitric oxide synthase inhibitor. *Neurogastroenterol Motil* 14(5):535–541.

Chono, S., Tanino, T., Seki, T., and Morimoto, K., 2006. Influence of particle size on drug delivery to rat alveolar macrophages following pulmonary administration of ciprofloxacin incorporated into liposomes. *J Drug Target* 14(8):557–566.

Chono, S., Tanino, T., Seki, T., and Morimoto, K., 2008. 407
Efficient drug delivery to alveolar macrophages and lung epithelial lining fluid following pulmonary administration of liposomal ciprofloxacin in rats with pneumonia and estimation of its antibacterial effects. *Drug Dev Ind Pharm* 34:1090–1096.

Christmann, U., Buechner-Mxwell, V.A., Witonsky, S.G., and Hite, R.D., 2009. Role of lung surfactant in respiratory disease: current knowledge in large animal medicine. *J Vet Intern Med* 23:227–242.

Christopher, M.M., White, J.G., and Eaton, J.W., 1990. Erythrocyte pathology and mechanisms of Heinz bodymediated hemolysis in cats. *Vet Pathol* 27:299–310.

Clarke, J., Hurst, C., Martin, P., Vahle, J., Ponce, R., Mounho, B., Heidel, S., Andrews, L., Reynolds, T., and Cavagnaro, J., 2008. Duration of chronic toxicity studies for biotechnology-derived pharmaceuticals: is 6 months still appropriate? *Regulat Toxicol Pharmacol* 50:2–22.

Contrera, J.F., Jacobs, A.C., and DeGeorge, J.J., 1997. Carcinogenicity testing and the evaluation of regulatory requirements for pharmaceuticals. *Regulat Toxicol Pharmacol* 25:130–145.

Coonrod, J.D., Lester, R.L., and Hsu, L.C., 1984. Characterisation of the extracellular bactericidal factors of rat alveolar lining material. *J Clin Invest* 74(4):1269–1279.

Costa, R.H., Kalinichenko, V.V., and Lim, L., 2001. Transcription factors in mouse lung development and function. *Am J Physiol Lung Cell Mol Physiol* 280:L823–L838.

Cottrell, T.S., Levine, O.R., Senior, R.M., Wiener, J., Spiro, D., and Fishman, A.P., 1967. Electron microscopic alterations at the alveolar level in pulmonary edema. *Circ Res* XXI(6):783–797.

Crowell, W.A., Finco, D.R., Rawlings, C.A., Barsanti, J.A., and Rao, R.N., 1978. Lesions in dogs following renal transplantation and immunosuppression. *Vet Pathol* 24(2):124–128.

Cui, B., Cheng, Y.-S., Dai, D.-Z., Li, N., Zhang, T.-T., and

Dai, Y., 2009. CPU0213, A non-selective ET_A/ET_B receptor antagonist, improves pulmonary arteriolar remodelling of monocrotaline-induced pulmonary hypertension in rats. *Clin Exp Pharmacol Physiol* 36:169–175.

Curran, D.R., and Cohn, L., 2010. Advances in mucous cell metaplasia: a plug for mucus as a therapeutic focus in chronic airway disease. *Am J Respir Cell Mol Biol* 42:268–275.

Damsch, S., Eichenbaum, G., Tonelli, A., Lammens, L., Van Den Bulck, K., Feyen, B., Vandenberghe, J., Megens, A., Knight, E., and Kelley, M., 2011. Gavage-related reflux in rats: identification, pathogenesis, and toxicological implications (review). *Toxicol Pathol* 39:348–360.

Davies, N.M., and Feddah, M.R., 2003. A novel method for assessing dissolution of aerosol inhaler products. *Int J Pharmaceut* 255:175–187.

Davis, C.W., and Dickey, B.F., 2008. Regulated airway goblet cell mucin secretion. *Annu Rev Physiol* 70:487–512.

Davis, M.S., Schofield, B., and Freed, A.N., 2003. Repeated peripheral airway hyperpnea causes inflammation and remodeling in dogs. *Med Sci Sports Exerc* 35(4):608–616.

Dayan, A.D., Morgan, R.J., Trefty, B.T., and Paddock, T.B., 1978. Naturally occurring diatomaceous pneumoconiosis in sub-human primates. *J Comp Pathol* 88(2):321–325.

Dayer, A.M., Kapanci, Y., Rademakers, A., Rusy, L.M., De Mey, J., and Will, J.A., 1985. Increased numbers of neuroepithelial bodies (NEB) in lungs of fetal rhesus monkeys following maternal dexamethasone treatment. *Cell Tissue Res* 239:703–705.

Degryse, A.L., and Lawson, W.E., 2011. Progress toward improving animal models for idiopathic pulmonary fibrosis. *Am J Med Sci* 341(6):444–449.

Delaunois, L.M., 2004. Mechanisms in pulmonary toxicology. *Clin Chest Med* 25:1–14.

DeLorme, M.P., and Moss, O.R., 2001. Pulmonary function assessment by whole-body plethysmography in restrained versus unrestrained mice. *J Pharmacol Toxicol Methods* 47:1–10.

Dixon, D., and Maronpot, R.R., 1991. Histomorphologic features of spontaneous and chemically-induced pulmonary neoplasms in B6C3F1 mice and Fischer 344 rats. *Toxicol Pathol* 19:540–555.

Dobbs, L.G., Johnson, M.D., Vanderbilt, J., Allen, L., and Gonzalez, R., 2010. The great big alveolar TI cell: evolving concepts and paradigms. *Cell Physiol Biochem* 25:55–62.

Driehuys, B., and Hedlund, L.W., 2007. Imaging techniques for small animal models of pulmonary disease: MR microscopy. *Toxicol Pathol* 35:49–58.

Duan, J.D., Jeffrey, A.M., and Williams, G.M., 2008. Assessment of the medicines lidocaine, prilocaine, and their metabolites, 2,6-dimethylaniline and 2-methylaniline, for DNA adduct formation in rat tissues. *Drug Metab Dispos* 36:1470–1475.

Dudley, R.E., Patterson, S.E., Machotka, S.V., and Kesterson, J.W., 1989. One-month inhalation toxicity study of tulobuterol hydrochloride in rats and dogs. *Fundam Appl Toxicol* 13:694–701.

Duffield, J.S., 2003. The inflammatory macrophage: a story 408
of Jekyll and Hyde. *Clin Sci* 104:27–38.

Dungworth, D.L., Ernst, H., Nolte, T., and Mohr, U., 1992. Nonneoplastic lesions in the lungs. In: *Pathobiology of the Aging Rat*. U. Mohr, D.L. Dungworth, and C.C. Capen, editors. ILSI Press, Washington, DC, pp. 141–160.

Dungworth, D.L., Rittinghausen, S., Schwartz, L., Harkema, J.R., Hayashi, Y., Kittel, B., Lewis, D., Miller, R.A., Mohr, U., Morgan, K.T., Rehm, S., and Slayter, M.V., 2001. Respiratory system and mesothelium. In: *International Classification of Rodent Tumors, The Mouse*. U. Mohr, editor. Springer, London, pp. 87–138.

Duong, M., Ouellet, N., Simard, M., Bergeron, Y., Olivier, M., and Bergeron, M.G., 1998. Kinetic study of host defense and inflammatory response to *Aspergillus fumigatus* in steroid-induced immunosuppressed mice. *J Infect Dis* 178:1472–1482.

Dvorak, A.M., Morgan, E., Schleimer, R.P., Ryeom S.W., Lichtenstein, L.M., and Weller, P.F., 1992. Ultrastructural immunogold localization of prostaglandin endoperoxide synthase (cyclooxygenase) to non-membrane-bound cytoplasmic lipid bodies in human lung mast cells, alveolar macrophages, type II pneumocytes, and neutrophils. *J Histochem Cytochem* 40:759–769.

Edelson, J.D., Shannon, J.M., and Mason, R.J., 1988. Alkaline phosphatase: a marker of alveolar type II cell differentiation. *Am Rev Respir Dis* 138:1268–1275.

Eichenbaum, G., Damsch, S., Looszova, A., Vandenberghe, J., Van den Bulck, K., Roels, K., Megens, A., Knight, E., Hillsamer, V., Feyen, B., Kelley, M.F., Tonelli, A., and Lammens, L., 2011. Impact of gavage dosing procedure and gastric content on adverse respiratory effects and mortality in rat toxicity studies. *J Appl Toxicol* 31:342–354.

Endo, M., Oyadomari, S., Terasaki, Y., Takeya, M., Suga, M., Mori, M., and Gotoh, T., 2003. Induction of arginase I and II in bleomycin-induced fibrosis of mouse lung. *Am J Physiol Lung Cell Mol Physiol* 285:L313–L321.

Etherton, J.E., Conning, D.M., and Corrin, B., 1973. Autoradiographical and morphological evidence for apocrine secretion of dipalmitoyl lecithin in the terminal bronchiole of mouse lung. *Am J Anat* 138:11–36.

Eustis, S.L., 1989. The sequential development of cancer: A morphological perspective. *Toxicol Lett* 49:267–281.

Evans, M.J., Cabral, L.J., Stephens, R.J., and Freeman, G., 1975. Transformation of alveolar type 2 cells to type 1 cells following exposure to NO_2. *Exp Molec Pathol* 22:142–150.

Ewing, P., Ryrfeldt, A., Sjöberg, C.-O., Andersson, P., Edsbacker, S., and Gerde, P., 2010. Vasoconstriction after inhalation of budesonide: A study in the isolated and perfused rat lung. *Pulm Pharmacol Therapeut* 23:9–14.

Fallon, M.B., 2005. Mechanisms of pulmonary vascular complications of liver disease. Hepatopulmonary syndrome. *J Clin Gastroenterol* 39:S138–S142.

Fanucchi, M.V., and Plopper, C.G., 1997. Pulmonary developmental responses to toxicants. In: *Comprehensive Toxicology*. I.G. Sipes, C.A. McQueen, and A.J. Gandolfi, editors. Pergamon Elsevier Science, New York, pp. 203–220.

Farbman, A.I., 1990. Olfactory neurogenesis: genetic or environmental controls? *Trends Neurosci* 13:362–365.

Fehrenbach, A., Bube, C., Hohlfeld, J.M., Stevens, P.A., Tschernig, T., Hoymann, H.G., Krug, N., and Fehrenbach, H., 2003. Surfactant homeostasis is maintained in vivo during KGF-induced rat lung type Ⅱ cell hyperplasia. *Am J Respir Crit Care Med* 167(9):1264–1270.

Fehrenbach, H., Kasper, M., Tschernig, T., Pan, T., Schuh, D., Shannon, J.M., Muller, M., and Mason, R.J., 1999. Keratinocyte growth factor-induced hyperplasia of rat alveolar type Ⅱ cells in vivo is resolved by differentiation into type Ⅰ cells and by apoptosis. *Eur Respir J* 14:534–544.

Fehrenbach, H., Fehrenbach, A., Pan, T., Kasper, M., and Mason, R.J., 2002. Keratinocyte growth factor-induced proliferation of rat airway epithelium is restricted to Clara cells *in vivo*. *Eur Respir J* 20:1185–1197.

Fengming, L., Zengli, W., Xiaojing, L., Chuntao, L., Xiaohong, Z., and Wenzhi, W., 2002. The effect of budesonide on Clara cell secretory protein and its mRNA expression in a rat model of asthma. *Chin J Tuberculosis Respir Dis* 25(9):538–541.

Ferin, J., 1982. Alveolar macrophage mediated pulmonary clearance suppressed by drug-induced phospholipidosis. *Exp Lung Res* 4:1–10.

Flodh, H., and Magnusson, G., 1973. Genesis of foam cells: study in rats after administration of IntralipidR. *Acta Pathol Microbiol Scand* 81(5):651–656.

Floettmann, E., Gregory, L., Teague, J., Myatt, J., Hammond, C., Poucher, S.M., and Jones, H.B., 2010. Prolonged inhibition of glycogen phosphorylase in livers of Zucker diabetic fatty rats models human glycogen storage disease. *Toxicol Pathol* 38:393–401.

409 Forbes, B., Asgharian, B., Dailey, L.A., Ferguson, D., Gerde, P., Gumbleton. M., Gustavsson, L., Hardy, C., Hassall, D., Jones, R., Lock, R., Maas. J., McGovern, T., Pitcairn, G.R., Somers, G., and Wolff, R.K., 2011. Challenges in inhaled product development and opportunities for open innovation. *Adv Drug Del Rev* 63:69–87.

Foster, D.J., Ravikumar, P., Bellotto, D.J., Unger, R.H., and Hsia, C.C.W., 2010. Fatty diabetic lung: altered alveolar structure and surfactant protein expression. *Am J Physiol Lung Cell Mol Physiol* 298:L392–L403.

Fringes, B., Gorgas, K., and Reith, A., 1988a. Modification of surfactant metabolizing cells in rat lung by clofibrate, a hypolipidemic peroxisome proliferating agent. Evidence to suggest that clofibrate influences pulmonary surfactant metabolism. *Virchows Archiv B Cell Pathol* 54:232–240.

Fringes, B., Gorgas, K., and Reith, A., 1988b. Clofibrate increases the number of peroxisomes and of lamellar bodies in alveolar cells type Ⅱ of the rat lung. *Eur J Cell Biol* 46(1):136–143.

Fringes, B., Gorgas, K., and Reith, A., 1988c. Two hypolipidemic peroxisome proliferators increase the number of lamellar bodies in alveolar cells type Ⅱ of the lung. *Exp Mol Pathol* 48(2):262–271.

Fults, K.A., Miller, I.F., and Hickey, A.J., 1997. Effect of particle morphology on emitted dose of fatty acidtreated disodium cromoglycate powder aerosols. *Pharm Dev Technol* 2(1):67–79.

Gehr, P., Green, F.H.Y., Geiser, M., Hof, I.M., Lee, M.M., and Schurch, S., 1996. Airway surfactant, a primary defense barrier: mechanical and immunological aspects. *J Aerosol Med* 9(2):164–181.

Geiser, M., 2010. Update on macrophage clearance of inhaled micro- and nanoparticles. *J Aerosol Med Pulm Drug Deliv* 23(4):207–217.

Genta, R.M., and Schad, G.A., 1984. *Filaroides hirthi*: hyperinfective lungworm infection in immunosuppressed dogs. *Vet Pathol* 21:349–354.

Genter, M.B., Deamer, N.J., Blake, B.L., Wesley, D.S., and Levi, P.E., 1995. Olfactory toxicity of methimazole: dose-response and structure-activity studies and characterization of flavin-containing monooxygenase activity in the Long-Evans rat olfactory mucosa. *Toxicol Pathol* 23:477–486.

Genter, M.B., Liang, H.C., Gu, J., Ding, X., Negishi, M., McKinnon, R.A., and Nebert, D.W., 1998. Role of CYP2A5 and 2G1 in acetaminophen metabolism and toxicity in the olfactory mucosa of the Cyp1a2(–/–) mouse. *Biochem Pharmacol* 55:1819–1826.

Germann, P.G., Ockert, D., and Tuch, K. 1995. Oropharyngeal granulomas and tracheal cartilage degeneration in Fischer-344 rats. *Toxicol Pathol*

23:349–355.

Germann, P.G., Ockert, D., and Heinrichs, M., 1998. Pathology of the oropharyngeal cavity in six strains of rats: predisposition of Fischer 344 rats for inflammatory and degenerative changes. *Toxicol Pathol* 26:283–289.

Gibson, G., and Barrett, E., 1992. The role of salivary function on oropharyngeal colonization. *Spec Care Dentist* 12(4):153–156.

Gil, J., and Weibel, E.R., 1971. Extracellular lining of bronchioles after perfusion-fixation of rat lungs for electron microscopy. *Anat Rec* 169(2):185–199.

Goggs, R., Benigni, L., Fuentes, V.L., and Chan, D.L., 2009. Pulmonary thromboembolism. *J Vet Emerg Crit Care* 19(1):30–52.

Gopinath, C., Prentice, D.E., and Lewis, D.J., 1987. The respiratory system. In: *Atlas of Experimental Toxicological Pathology*. MTP Press, Lancaster, pp. 22–42.

Gorbunov, N.V., Asher, L.V., Ayyagari, V., and Atkins, J.L., 2006. Inflammatory leukocytes and iron turnover in experimental hemorrhagic lung trauma. *Exp Mol Pathol* 80:11–25.

Gordon, S., 2003. Alternative activation of macrophages. *Nat Rev Immunol* 3:23–35.

Goya, S., Matsuoka, H., Mori, M., Morishita, H., Kida, H., Kobashi, Y., Kato, T., Taguchi, Y., Osaki, T., Tachibana, I., Nishimoto, N., Yoshizaki, K., Kaware, I., and Hayashi, S., 2003. Sustained interleukin-6 signalling leads to the development of lymphoid organ-like structures in the lung. *J Pathol* 200(1):82–87.

Greaves, P., 2007. *Histopathology of Preclinical Toxicity Studies,* 3rd edition, Elsevier, Amsterdam, pp. 215–269.

Greaves, P., and Faccini, J.M., 1984. *Rat Histopathology*, Elsevier, Amsterdam, pp. 62–73.

Grebenskaya, N.I., 1966. Histochemistry of lipids in the lungs. *Bull Exp Biol Med* 64(3):1019–1021.

Gross, E.A., Patterson, D.L., and Morgan, K.T., 1987. Effects of acute and chronic dimethylamine exposure on the nasal mucociliary apparatus of F-344 rats. *Toxicol Appl Pharmacol* 90:359–376.

Gross, P., Pfitzer, E.A., and Hatch, T.F., 1966. Alveolar clearance: its relation to lesions of the respiratory bronchiole. *Am Rev Resp Dis* 94:10–19.

Gu, J., Walker, V.E., Lipinskas, T.W., Walker, D.M., and Ding, X., 1997. Intraperitoneal administration of coumarin causes tissue-selective depletion of cytochromes P450 and cytotoxicity in the olfactory mucosa. *Toxicol Appl Pharmacol* 146:134–143.

410 Guidot, D.M., Modelska, K., Lois, M., Jain, L., Moss, I.M., Pittet, J-F., and Brown, L.A.S., 2000. Ethanol ingestion via glutathione depletion impairs alveolar epithelial barrier function in rats. *Am J Physiol Lung Cell Mol Physiol* 279:L127–L135.

Hagen, G., Wolf, M., Katyal, S.L., Singh, G., Beato, M., and Suske, G., 1990. Tissue specific expression, hormonal regulation at 51-flanking gene region of the rat Clara cell 10KDa protein comparison with rabbit uteroglobin. *Nucleic Acids Res* 18:2939–2946.

Hahn, F.F., Muggenburg, B.A., and Griffith, W.C., 1996. Primary lung neoplasia in a beagle colony. *Vet Pathol Online* 33:633–638.

Hahn, F.F., Gigliotti, A., and Hutt, J.A., 2007. Comparative oncology of lung tumors. *Toxicol Pathol* 35:130–135.

Hahn, F.F., and Dagle, G.E., 2001. Non-neoplastic pulmonary lesions. In: *Pathobiology of the Aging Dog*. U. Mohr, W.W. Carlton, D.L. Dungworth, S.A. Benjamin, C.C. Capen, and F.F. Hahn, editors. Iowa State University Press, Ames, IA, pp. 57–65.

Haley, P.J., 2003. Species differences in the structure and function of the immune system. *Toxicology* 188:49–71.

Hallman, M., and Bry, K., 1996. Nitric oxide and lung surfactant. *Semin Perinatol* 20(3):173–185.

Hammer, A.S., 1991. Thrombocytosis in dogs and cats: a retrospective study. *Comp Haematol Int* 1:181–186.

Hanton, G., Sobry, C., Dagues, J.P., Provost, J.P., Le Net, J.-L., Comby, P., and Chevalier, S., 2008. Characterisation of the vascular and inflammatory lesions induced by the PDE4 inhibitor CI-1044 in the dog. *Toxicol Lett* 179:15–22.

Hanumegowda, U.M., Wenke, G., Regueiro-Ren, A., Yordanova, R., Corradi, J.P., and Adams, S.P., 2010. Phospholipidosis as a function of basicity, lipophilicity, and volume of distribution of compounds. *Chem Res Toxicol* 23:749–755.

Hardisty, J.F., Garman, R.H., Harkema, J.R., Lomax, L.G., and Morgan, K.T., 1999. Histopathology of nasal olfactory mucosa from selected inhalation toxicity studies conducted with volatile chemicals. *Toxicol Pathol* 27:618–627.

Harkema, J.R., 1990. Comparative pathology of the nasal mucosa in laboratory animals exposed to inhaled irritants. *Environ Health Perspect* 85:231–238.

Harkema, J.R., 1991. Comparative aspects of nasal airway anatomy: relevance to inhalation toxicology. *Toxicol Pathol* 19:321–336.

Harkema, J.R., Carey, S.A., and Wagner, J.G., 2006. The nose revisited: a brief review of the comparative structure, function, and toxicologic pathology of the nasal epithelium. *Toxicol Pathol* 34:252–269.

Harmsen, A.G., Mason, M.J., Muggenburg, B.A., Gillett, N.A., Jarpe, M.A., and Bice, D.E., 1987. Migration of neutrophils from lung to tracheobronchial lymph node. *J Leuk Biol* 41(2):95–103.

Hartings, J.M., and Roy, C.J., 2001. The automated

bioaerosol exposure system: preclinical platform development and a respiratory dosimetry application with nonhuman primates. *J Pharmacol Toxicol Methods* 49:39–55.

Haseman, J.K., and Hailey, J.R., 1997. An update of the National Toxicology Program database on nasal carcinogens. *Mutat Res/Fundam Molec Mech Mutagen* 380:3–11.

Haseman, J.K., Arnold, J., and Eustis, S.L., 1990. Tumor incidences in Fischer 344 rats: NTP historical data. In: *Pathology of the Fischer Rat*. G. Boorman, S.L. Eustis, C. Montgomery, and M. Elwell, editors. Academic Press, San Diego, pp. 555–564.

Haseman, J.K., Hailey, J.R., and Morris, R.W., 1998. Spontaneous neoplasm incidences in Fischer 344 rats and B6C3F1 mice in two-year carcinogenicity studies: a National Toxicology Program update. *Toxicol Pathol* 26:428–441.

Haworth, R., Woodfine, J., McCawley, S., Pilling, A.M., Lewis, D.J., and Williams, T.C., 2007. Pulmonary neuroendocrine cell hyperplasia: identification, diagnostic criteria and incidence in untreated ageing rats of different strains. *Toxicol Pathol* 35:735–740.

Hayashi, H., Kumazaki, T., and Asano, G., 1994. Pulmonary edema induced by intravenous administration of contact media: experimental study in rats. *Radiat Med* 12(2):47–52.

Heidsiek, J.G., Hyde, D.M., Plopper, C.G., and St George, J.A., 1987. Quantitative histochemistry of mucosubstance in tracheal epithelium of the macaque monkey. *J Histochem Cytochem* 35:435–442.

Helming, L., and Gordon, S., 2009. Molecular mediators of macrophage fusion. *Trends Cell Biol* 19(10):514–522.

Henderson, R.F., 2005. Use of bronchoalveolar lavage to detect respiratory tract toxicity of inhaled material. *Exp Toxicol Pathol* 57:155–159.

Henderson, R.F., Driscoll, K.E., Harkema, J.R., Lindenschmidt, R.C., Chang, I.-Y., Maples, K.R., and Barr, E.B., 1995. A comparison of the inflammatory response of the lung to inhaled versus instilled particles in F344 rats. *Fundam Appl Toxicol* 24:183–197.

Herbert, R.A., and Leininger, J.R., 1999. Nose, larynx and trachea. In: *Pathology of the Mouse*. R.R. Maronpot, editor. Cache River Press, Vienna, IL, pp. 259–292.

Hermans, C., and Bernard, A., 1999. Lung epithelium-specific proteins. Characteristics and potential applications as markers. *Am J Respir Crit Care Med* 159:646–678.

411 Hermans, C., Knoops, B., Wiedig, M., Arsalane, K., Toubeau, G., Falmagne, P., and Bernard, A., 1999. Clara cell protein as a marker of Clara cell damage and bronchoalveolar blood barrier permeability. *Eur Respir J* 13:1014–1021.

Hilbe, M., Sydler, T., Fischer, L., and Naegeli, H., 2000. Metastatic calcification in a dog attributable to ingestion of a tacalcitol ointment. *Vet Pathol* 37:490–492.

Hilloowala, R.A., and Lass, N.J., 1978. Spectrographic analysis of laryngeal air sac resonance in rhesus monkey. *Am J Phys Anthropol* 49:129–131.

Hoenerhoff, M.J., Starost, M.F., and Ward, J.M., 2006. Eosinophilic crystalline pneumonia as a major cause of death in 129S4/SvJae mice. *Vet Pathol* 43:682–688.

Hohlfeld, J., Fabel, H., and Hamm, H., 1997. The role of pulmonary surfactant in obstructive airways disease. *Eur Respir J* 10:482–491.

Holt, P.F., 1983. Translocation of inhaled dust to the pleura. *Environ Res* 31:212–220.

Hood, C.I., and Modell, J.H., 2000. A morphologic study of long-term retention of fluorocarbon after liquid ventilation. *Chest* 118:1436–1440.

Hook, G.E.R., 1991. Alveolar proteinosis and phopholipidoses of the lungs. *Toxicol Pathol* 19:482–513.

Howroyd, P., Allison, N., Foley, J.F., and Hardisty, J., 2009. Apparent alveolar bronchiolar tumors arising in the mediastinum of F344 rats. *Toxicol Pathol* 37:351–358.

Hoymann, H.G., 2006. New developments in lung function measurements in rodents. *Exp Toxicol Pathol* 57:5–11.

Hoyt, J., 1990. Analytic reviews: aspiration pneumonitis: patient risk factors, prevention and management. *J Int Care Med* 5:S2–S9.

Hyde, D.M., Harkema, J.R., Tyler, N.K., and Plopper, C.G., 2006. Design-based sampling and quantitation of the respiratory airways. *Toxicol Pathol* 34:286–295.

Innes, J.R.M., Garner, F.M., and Stookey, J.L., 1967, Respiratory disease in rats. In: *Pathology of Laboratory Rats and Mice*. E. Cotchin and F.J.C. Roe, editors. Blackwell Scientific Publications, Oxford and Edinburgh, pp. 229–257.

Isaka, H., Yoshi, H., Otsuji, A., Koike, M., Nagai, Y., Masatoshi, K., Sugiyasu, K., and Kanabayashi, T., 1979. Tumors of Sprague–Dawley rats induced by long-term feeding of phenacetin. *Gann* 70:29–36.

Jeffrey, A.M., Iatropoulos, M.J., and Williams, G.M., 2006. Nasal cytotoxic and carcinogenic activities of systemically distributed organic chemicals. *Toxicol Pathol* 34:827–852.

Jeffery, P.K., and Reid, L., 1975. New observations of rat airway epithelium: a quantitative and electron microscopic study. *J. Anat* 120:295–320.

Johanson, G., 2003. Occupational exposure limits—approaches and criteria. Proc NIVA Uppsala, Sweden, 24–28 September 2001. Arbete och Halsa17:1–109.

Johnson, K.A., 2007. Imaging techniques for small animal

imaging models of pulmonary disease: micro-CT. *Toxicol Pathol* 35:59–64.

Kambara, T., McKevitt, T.P., Francis, I., Woodfine, J.A., McCawley, S.J., Jones, S.A., Pilling, A.M., Lewis, D.J., and Williams, T.C., 2009. Eosinophilic inclusions in rat Clara cells and the effect of an inhaled corticosteroid. *Toxicol Pathol* 37:315–323.

Karnati, S., and Baumgart-Vogt, E., 2008. Peroxisomes in mouse and human lung: their involvement in pulmonary lipid metabolism. *Histochem Cell Biol* 130(4):719–740.

Kasahara, Y., Tuder, R.M., Taraseviciene-Stewart, L., Le Cras, T.D., Abman, S., Hirth, P.K., Waltenberger, J., and Voelkel, N.F., 2000. Inhibition of VEGF receptors causes lung cell apoptosis and emphysema. *J Clin Invest* 106:1311–1319.

Kasahara, K., Yamakawa, S., Nagatani, M., Tsurukame, M., and Tamura, K., 2008. Spontaneous leiomyosarcoma arising from the ethmoid turbinate of a rat. *Toxicol Pathol* 36:247–249.

Kaspareit, J., Friderichs-Gromoll, S., Buse, E., and Habermann, G., 2007. Spontaneous neoplasms observed in cynomolgus monkeys (*Macaca fascicularis*) during a 15-year period. *Exp Toxicol Pathol* 59:163–169.

Kaufmann, W., Bader, R., Ernst, H., Harada, T., Hardisty, J., Kittel, B., Kolling, A., Pino, M., Renne, R., Rittinghausen, S., Schulte, A., Wohrmann, T., and Rosenbruch, M., 2009. 1st International ESTP Expert Workshop: "Larynx squamous metaplasia." A re-consideration of morphology and diagnostic approaches in rodent studies and its relevance for human risk assessment. *Exp Toxicol Pathol* 61:591–603.

Kehrer, J.P., and Kacew, S., 1985. Systematically applied chemicals that damage lung tissue. *Toxicology* 35:251–293.

412 Kennedy, M.A., Barrera, G.C., Nakamura, K., Baldan, A., Tarr, P., Fishbein, M.C., Frank, J., Francone, O.L., and Edwards, P.A., 2005. ABCG1 has a critical role in mediating cholesterol efflux to HDL and preventing cellular lipid accumulation. *Cell Metab* 1:121–131.

Kepler, G.M., Joyner, D.R., Fleishman, A., Richardson, R., Gross, E.A., Morgan, K.T., Kimbell, J.S., and Godo, M.N., 1995. Method for obtaining accurate geometrical coordinates of nasal airways for computer dosimetry modeling and lesion mapping. *Inhal Toxicol* 7:1207–1224.

Khoor, A., Gray, M.E., Singh, G., and Stahlman, M.T., 1996. Ontogeny of Clara cell-specific protein and its mRNA: their association with neuroepithelial bodies in human fetal lung and in bronchopulmonary dysplasia. *J Histochem Cytochem* 44:1429–1438.

Kikkawa, Y., and Suzuki, K., 1972. Alteration of cellular and acellular alveolar and bronchiolar walls produced by hypocholesteremic drug AY99. *Lab Invest* 26(4):441–447.

Kishore, U., Greenhough, T.J., Waters, P., Shrive, A.K., Ghai, R., Kamran, M.F., Bernal, A.L., Reid, K.B.M., Madan, T., and Chakraborty, T., 2006. Surfactant proteins SP-A and SP-D: structure, function and receptors. *Mol Immunol* 43:1293–1315.

Kitamura, H., Inayama, Y., Ito, T., Yabana, M., Piegorsch, W.W. and Kanisawa, M., 1987. Morphologic alteration of mouse Clara cells induced by glycerol: ultrastructural and morphometric studies. *Exp Lung Res* 12:281–302.

Kittel, B., Ruehl-Fehlert, C., Morawietz, G., Klapwijk, J., Elwell, M.R., Lenz, B., O'Sullivan, M.G., Roth, D.R., and Wadsworth, P.F., 2004. Revised guides for organ sampling and trimming in rats and mice—Part 2: A joint publication of the RITA and NACAD groups. *Exp Toxicol Pathol* 55:413–431.

Klapwijk, J., 2011. HESI Emerging Issues. Alveolar macrophage changes in response to inhaled drugs: factors distinguishing adaptive from adverse effects. HESI Annual Meeting, June 2011.

Kleinig, T.J., Helps, S.C., Ghabriel, M.N., Manavis, J., Leigh, C., Blumbergs, P.C., and Vink, R., 2009. Hemoglobin crystals: A pro-inflammatory potential confounder of rat experimental intracerebral haemorrhage. *Brain Res* 1287:164–172.

Kooistra, H.S., and Galac, S., 2010. Recent advances in the diagnosis of Cushing's syndrome in dogs. *Vet Clin Small Anim* 40:259–267.

Koyama, S., Sato, E., Nomura, H., Kubo, K., Nagai, S., and Izumi, T., 1997. Type Ⅱ pneumocytes release chemoattractant activity for monocytes constitutively. *Am J Physiol* 272:L830–L837.

Kramer, B.W., Jobe, A.H., and Ikegami, M., 2001. Exogenous surfactant changes the phenotype of alveolar macrophages in mice. *Am J Physiol Lung Cell Mol Physiol* 280:L689–L694.

Kreyling, W.G., Takenaka, S., Schumann, G., and Ziesenis, A., 2001. Particles are predominantly transported from the canine alveolar epithelium towards the interstitial spaces and not to larynx! Analogy to human lungs. *Am J Respir Crit Care Med* 163:A166.

Kuempel, E.D., 2000. Comparison of human and rodent lung dosimetry models for particle clearance and retention. *Drug Chem Toxicol* 23(1):203–222.

Kumar, V., Abbas, A., Fausto, N., and Aster, J., 2010. Acute and chronic inflammation. In: *Pathologic Basis of Disease*. V. Kumar, A. Abbas, N. Fausto, and J. Aster, editors. Saunders Elsevier, Philadelphia, pp. 43–78.

Lanken, P.N., Minda, M., Pietra, G.G., and Fishman, A.P., 1980. Alveolar responses to experimental *Pneumocystis carinii* pneumonia in the rat. *Am J Pathol* 99:561–588.

Laplante, C., and Lemaire, I., 1990. Interactions between

alveolar macrophage subpopulations modulate their migratory function. *Am J Pathol* 136:199–206.

Larsen, A.K., Newberne, P.M., and Langer, R., 1986. Comparative studies of heparin and heparin fragments: distribution and toxicity in the rat. *Fundam Appl Toxicol* 7:86–93.

Laskin, D.L., Sunil, V.R., Gardner, C.R., and Laskin, J.D., 2011. Macrophages and tissue injury: agents of defense or destruction? *Annu Rev Pharmacol Toxicol* 51:267–288.

Lehnert, B.E., 1990. Alveolar macrophages in a particle "overload" condition. *J Aerosol Med* 3(1):S9–S30.

Lehnert, B.E., 1992. Pulmonary and thoracic macrophage subpopulations and clearance of particles from the lung. *Environ Health Perspect* 97:17–46.

Leininger, J.R., Herbert, R.A., and Morgan, K.T., 1996. Aging changes in the upper respiratory tract. In: *Pathobiology of the Aging Mouse*, Volume 1. U. Mohr, D.L. Dungworth, C.C. Capen, W.W. Carlton, J.P. Sundberg, and J.M. Ward, editors. ILSI, Washington, pp. 245–328.

Lewis, D.J., 1981. Factors affecting the distribution of tobacco smoke-induced lesions in the rodent larynx. *Toxicol Lett* 9:189–194.

413 Lewis, D.J., 1991. Morphological assessment of pathological changes within the rat larynx. *Toxicol Pathol* 19:352–357.

Lewis, J.L., Nikula, K.J., and Sachetti, L.A., 1995. Induced xenobiotic metabolizing enzymes localized to eosinophilic globules in olfactory epithelium of toxicant-exposed F344 rats. In: *Nasal Toxicity and Dosimetry of Inhaled Xenobiotics: Implications for Human Health*. F.J. Miller, editor. Taylor & Francis, Washington, DC, pp. 422–425.

Li, X., Botts, S., Morton, D., Knickerbocker, M.J., and Adler, R., 2006. Oleic acid-associated bronchiolitis obliterans-organizing pneumonia in beagle dogs. *Vet Pathol* 43:183–185.

Liebow, A.A., 1959. Pulmonary emphysema with reference to vascular changes. *Am Rev Respir Dis* 80(1):67–93.

Livingston, R.S., Besch-Williford, C.L., Myles, M.H., Franklin, C.L., Crim, M.J., and Riley, L.K., 2011. *Pneumocystis carinii* infection causes lung lesions historically attributed to rat respiratory virus. *Comp Med* 61(1):45–52.

Lopez, I., Aguilera-Tejero, E., Mendoza, F.J., Almaden, Y., Perez, J., Martin, D., and Rodriguez M., 2006. Calcimimetic R-568 decrease extraosseous calcifications in uremic rats treated with calcitriol. *J Am Soc Nephrol* 17:795–804.

Losco, P.E., Evans, E.W., Barat, S.A., Blackshear, P.E., Reyderman, L., Fine, J.S., Bober, L.A., Anthes, J.C., Mirro, E.J., and Cuss, F.M., 2004. The toxicity of SCH 351591, a novel phosphodiesterase-4 inhibitor in cynomolgus monkeys. *Toxicol Pathol* 32(3):295–308.

Ma, J., Chen, T., Mandelin, J., Ceponis, A., Miller, N.E., Hukkanen, M., Ma, G.F., and Konttinen, Y.T., 2003. Regulation of macrophage activation. *CMLS Cell Mol Life Sci* 60:2334–2346.

Macklin, C.C., 1955. Pulmonary sumps, dust accumulations, alveolar fluid and lymph vessels. *Acta Anat* 23:1–33.

Maita, K., Hirano, M., Harada, T., Mitsumori, K., Yoshida, A., Takahashi, K., Nakashima, N., Kitazawa, T., Enomoto, A., Inui, K., and Shirasu, Y., 1988. Mortality, major cause of moribundity, and spontaneous tumors in CD-1 mice. *Toxicol Pathol* 16:340–349.

Massaro, G.D., Fischman, C.M., Chiang, M.J., Amado, C., and Massaro, D., 1981. Regulation of secretion in Clara cells: studies using the isolated perfused rat lung. *J Clin Invest* 67:345–351.

Mendes, E.S., Pereira, A., Danta, I., Duncan, R.C., and Wanner, A., 2003. Comparative bronchial vasoconstrictive efficacy of inhaled glucocorticosteroids. *Eur Respir J* 21:989–993.

Mery, S., Gross, E.A., Joyner, D.R., Godo, M., and Morgan, K.T., 1994. Nasal diagrams: a tool for recording the distribution of nasal lesions in rats and mice. *Toxicol Pathol* 22:353–372.

Meyrick, B., 2001. The pathology of pulmonary artery hypertension. *Clin Chest Med* 22(3):393–404.

Michael, B., Yano, B., Sellers, R.S., Perry, R., Morton, D., Roome, N., Johnson, J.K., and Schafer, K., 2007. Evaluation of organ weights for rodent and non-rodent toxicity studies: a review of regulatory guidelines and a survey of current practices. *Toxicol Pathol* 35:742–750.

Miot-Noirault, E., Faure, L., Guichard, Y., Montharu, J., and Le Pape, A., 2001. Scintigraphic in vivo assessment of the development of pulmonary intravascular macrophages in liver disease. Experimental study in rats with biliary cirrhosis. *Chest* 120:941–947.

Miserocchi, G., 2007. Lung interstitial pressure and structure in acute hypoxia. *Hypoxia and the Circulation*. R.C. Roach et al., editors. Springer, New York, pp. 141–168.

Misson, P., van den Brule, S., Barbarin, V., Lison, D., and Huaux, F., 2004. Markers of macrophage differentiation in experimental silicosis. *J Leukoc Biol* 76:926–932.

Modell, J.H., Calderwood, H.W., Ruiz, B.C., Tham, M.K., and Hood, C.I., 1976. Liquid ventilation of primates. *Chest* 69:79–81.

Monticello, T.M., Morgan, K.T., and Uraih, L., 1990. Nonneoplastic nasal lesions in rats and mice. *Environ Health Perspect* 85:249–274.

Morrow, P.E., 1972. Lymphatic drainage of the lung in dust clearance. *NY Acad Sci* 22:46–65.

Morrow, P.E., 1988. Possible mechanisms to explain dust

overloading of the lungs. *Fundam Appl Toxicol* 10:369–384.

Morrow, P.E., 1992. Dust overloading of the lungs: update and appraisal. *Toxicol Appl Pharmacol* 113:1–12.

Mosser, D.M., and Edwards, J.P., 2008. Exploring the full spectrum of macrophage activation. *Nat Rev Immunol* 8(12):958–969.

Murphy, D.J. 1994. Safety pharmacology of the respiratory system: techniques and study design. *Drug Dev Res* 32:237–246.

Murphy, D.J., Renninger, J.P., and Coatney, R.W., 2007. A novel method for chronic measurement of respiratory function in the conscious monkey. *J Pharmacol Toxicol Methods* 46:13–20.

Murray, P.J., and Wynn, T.A., 2011. Obstacles and opportunities for understanding macrophage polarization. *J Leukoc Biol* 89:557–563.

414 Myers, M.A., Thomas, D.A., Straub, L., Soucy, D.W., Niven, R.W., Kaltenbach, M., Hood, C.I., Schreier, H., and Gonzalez-Rothi, R.J., 1993. Pulmonary effects of chronic exposure to liposome aerosols in mice. *Exp Lung Res* 19:1–19.

Myers, R.B., Fredenburgh, J.L., and Grizzle, W.E., 2008. Carbohydrates. In: *Theory and Practice of Histological Techniques*. J.D. Bancroft and M. Gamble, editors. Churchill Livingstone Elsevier, Philadelphia, pp. 161–186.

Nalesnik, M.A., Todo, S., Murase, N., Gryzan, S., Lee, P.-H., Makowka, L., and Starzl, T.E., 1987. Toxicology of FK-506 in the Lewis rat. *Transplant Proc* 19(5 Supp 6):89–92.

Namovic, M.T., Walsh, R.E., Goodfellow, C., Harris, R.R., Carter, G.W., and Bell, R.L., 1996. Pharmacological modulation of eosinophil influx into the lungs of Brown Norway rats. *Eur J Pharmacol* 315:81–88.

Nelson, A.A., and Fitzhugh, O.G., 1948. Chloroquine (SN-7618) pathologic changes observed in rats which for 2 years had been fed various proportions. *Arch Pathol* 45(4):454–462.

Nemes, Z., Dietz, R., Mann, J.F.E., Luth, J.B., and Gross, F., 1980. Vasoconstriction and increased blood pressure in the development of accelerated vascular disease. *Virchows Arch A Pathol Anat Histol* 386:161–173.

Nettesheim, P., and Szakal, A.K., 1972. Morphogenesis of alveolar bronchiolization. *Lab Invest* 26(2):210–219.

Nielsen, S., King, L.S., Christensen, B.M., and Agre, P., 1997. Aquaporins in complex tissues. II. Subcellular distribution in respiratory and glandular tissues of rat. *Am J Physiol Cell Physiol* 273:C1549–C1561.

Nikitin, A.Y., Alcaraz, A., Anver, M.R., Bronson, R.T., Cardiff, R.D., Dixon, D., Fraire, A.E., Gabrielson, E.W. Gunning, W.T., Haines, D.C., Kaufman, M.H., Linnoila, R.I., Maronpot, R.R., Rabson, A.S., Reddick, R.L., Rehm, S., Rozengurt, N., Schuller, H.M., Shmidt, E.N., Travis, W.D., Ward, J.M., and Jacks, T., 2004. Classification of proliferative pulmonary lesions of the mouse. *Cancer Res* 64:2307–2316.

Nkadi, P.O., Merritt, T.A., and Pillers, D.-E.M., 2009. An overview of pulmonary surfactant in the neonate: genetics, metabolism, and the role of surfactant in health and disease. *Mol Genet Metab* 97:95–101.

Noorman, F., Braat, E.A., Barrett-Bergshoeff, M., Barbe, E., van Leeuwen, A., Lindeman, J., and Rijken, D.C., 1997. Monoclonal antibodies against the human mannose receptor as a specific marker in flow cytometry and immunohistochemistry for macrophages. *J Leukoc Biol* 61:63–72.

Nunes, H., Lebrec, D., Mazmanian, M., Capron, F., Heller, J., Tazi, K.A., Zerbib, E., Dulmet, E., Moreau, R., Dinh-Xuan, A.T., Simonneau, G., and Hervé, P., 2001. Role of nitric oxide in hepatopulmonary syndrome in cirrhotic rats. *Am J Respir Crit Care Med* 164:879–885.

Obert, L.A., Sobocinski, G.P., Bobrowski, W.F., Metz, A.L., Rolsma, M.D., Altrogge, D.M., and Dunstan, R.W., 2007. An immunohistochemical approach to differentiate hepatic lipidosis from hepatic phospholipidosis in rats. *Toxicol Pathol* 35:728–734.

Ochs, M., Nenadic, I., Fehrenbach, A., Albes, J.M., Wahlers, T., Richter, J., and Fehrenbach, H., 1999. Ultrastructural alterations in intraalveolar surfactant subtypes after experimental ischemia and reperfusion. *Am J Respir Crit Care Med* 160:718–724.

Ochs, M., Fehrenbach, H., and Richter, J., 2004. Occurrence of lipid bodies in canine type Ⅱ pneumocytes during hypothermic lung ischemia. *Anat Rec Part A* 277a: 287–297.

OECD, 2009. OECD Environment Directorate Publications Series on Testing and Assessment No. 39—Guidance Document on Acute Inhalation Toxicity Testing.

Ohmiya, Y., Angevine, L.S., and Mehendale, H.M., 1983. Effect of drug induced phospholipidosis on pulmonary disposition of pneumophilic drugs. *Drug Metab Dispos* 11:25–30.

Okazaki, S., Yamazaki, E., Tamura, K., Hoshiya, T., Anabuki, K., Tanaka, H., and Tanaka, G., 1992. A 13-week subcutaneous toxicity study of prednisolone farnesylate (PNF) in rats. *J Toxicol Sci* 17(III):1–48.

Okigami, H., Takeshita, K., Tajimi, M., Komura, H., Albers, M., Lehmann, T.E., Rölle, T., and Bacon, K.B., 2007. Inhibition of eosinophilia in vivo by a small molecule inhibitor of very late antigen (VLA)-4. *Eur J Pharmacol* 559:202–209.

Oliveira, M.J.R., Pereira, A.S., Guimarães, L., Grande, N.R., Moreira de Sá, C., and Aquas, A.P., 2003. Zonation of ciliated cells on the epithelium of the rat trachea. *Lung*

181:275–282.

Owen, K., 2011. Regulatory toxicology considerations for the development of inhaled pharmaceuticals. *Drug Chem Toxicol.* doi:10.3109/01480545.2011.648327.

Owen, K., Beck, S.L., and Damment, S.J.P., 2010. The preclinical toxicology of salmeterol hydroxynaphthoate. *Human Exp Toxicol* 29(5):393–407.

Pabst, R., and Gehrke, I., 1990. Is the bronchus-associated lymphoid tissue (BALT) an integral structure of the lung in normal mammals, including humans? *Am J Respir Cell Mol Biol* 3:131–135.

Papiris, S.A., Triantafillidou, C., Kolilekas, L., Markoulaki, D., and Manali, E.D., 2010. Amiodarone review of pulmonary effects and toxicity. *Drug Saf* 33(7):539–558.

415 Patrikios, J., Martin, C.J., and Dent, J., 1986. Relationship of transient lower esophageal sphincter relaxation to postprandial gastroesophageal reflux and belching in dogs. *Gastroenterology* 90(3):545–551.

Patton, J.S., and Platz, R.M., 1992. Pulmonary delivery of peptides and proteins for systemic action. *Adv Drug Del Rev* 8:179–196.

Patton, J.S., and Byron, P.R., 2007. Inhaling medicines: delivering drugs to the body through the lungs. *Nature* 6:67–74.

Pauluhn, J., 2005. Inhaled cationic amphiphilic drug-induced pulmonary phospholipidosis in rats and dogs: time-course and dose-response of biomarkers of exposure and effect. *Toxicology* 207:59–72.

Percy, D.H., and Barthold, S.W., 2007. *Pathology of Laboratory Rodents and Rabbits*, 3rd edition, Blackwell Publishing, Ames, Iowa, USA.

Peres e Serra, A., Parra, E.R., Eher, E., and Capelozzi, V.L., 2006. Nonhomogeneous immunostaining of hyaline membranes in different manifestations of diffuse alveolar damage. *Clinics* 61(6):497–502.

Piccotti, J.R., LaGattuta, M.S., Knight, S.A., Gonzales, A.J., and Bleavins, M.R., 2005. Induction of apoptosis by cationic amphiphilic drugs amiodarone and imipramine. *Drug Chem Toxicol* 28(1):117–133.

Pino, M.V., Valerio, M.G., Miller, G.K., Larson, J.L., Rosolia, D.L., Jayyosi, Z., Crouch, C.N., Trojanowski, J.Q., and Geiger, L.E., 1999. Toxicologic and carcinogenic effects of the type IV phosphodiesterase inhibitor RP 73401 on the nasal olfactory tissue in rats. *Toxicol Pathol* 27:383–394.

Plopper, C.G., and Harkema, J.R., 2005. The respiratory system and its uses in research. In: *The Laboratory Primate*. S. Wolfe-Coote, editor. Elsevier, London, pp. 503–526.

Presneill, J.J., Nakata, K., Inoue, Y., and Seymour, J.F., 2004. Pulmonary alveolar proteinosis. *Clin Chest Med* 25:593–613.

Price, P.A., Buckley, J.R., and Williamson, M.K., 2001. The amino bisphosphonate ibandronate prevents vitamin D toxicity and inhibits vitamin-D induced calcification of arteries, cartilage, lungs and kidneys in rats. *J Nutr* 131:2910–2915.

Rabinow, B.E., 2004. Nanosuspensions in drug delivery. *Nat Rev* 3:785–796.

Ramos-Barbon, D., Ludwig, M.S., and Martin, J.G., 2004. Airway remodelling. Lessons from animal models. *Clin Rev Allergy Immunol* 27:3–21.

Rasenack, N., Steckel, H., and Muller, B.W., 2003. Micronization of anti-inflammatory drugs for pulmonary delivery by a controlled crystallization process. *J Pharm Sci* 92:35–44.

Rawlins, E.L., Okubo, T., Xue, Y., Brass, D.M., Auten, R.L., Hasegawa, H., Wang, F., and Hogan, B.L.M. 2009. The role of $Scgb1a1^{+}$ Clara cells in the long-term maintenance and repair of lung airway, but not alveolar, epithelium. *Cell Stem Cell* 4:525–534.

Reasor, M.J., and Kacew, S., 2001. Drug-induced phospholipidosis: are there functional consequences. *Exp Biol Med* 226(9):825–830.

Reid, L., Meyrick, B., Antony, V.B., Chang, L.Y., Crapo, J.D., and Reynolds, H.Y., 2005. The mysterious pulmonary brush cell: a cell in search of a function. *Am J Respir Crit Care Med* 172:136–139.

Renne, R.A., and Gideon, K.M., 2006. Types and patterns of response in the larynx following inhalation. *Toxicol Pathol* 34:281–285.

Renne, R.A., Gideon, K.M., Miller, R.A., Mellick, P.W., and Grumbein, S.L., 1992. Histologic methods and interspecies variations in the laryngeal histology of F344/N rats and B6C3F1 mice. *Toxicol Pathol* 20:44–51.

Renne, R.A., Sagartz, J.W., and Burger, G.T., 1993. Interspecies variations in the histology of toxicologically important areas in the larynges of CRL:CD rats and Syrian golden hamsters. *Toxicol Pathol* 21:542–546.

Renne, R., Brix, A., Harkema, J., Herbert, R., Kittel, B., Lewis, D., March, T., Nagano, K., Pino, M., Rittinghausen, S., Rosenbruch, M., Tellier, P., and Wohrmann, T., 2009. Proliferative and nonproliferative lesions of the rat and mouse respiratory tract. *Toxicol Pathol* 37:5S–73S.

Reynolds, S.D., Zemke, A.C., Giangreco, A., Brockway, B.L., Teisanu, R.M., Drake, J.A., Mariani, T., Di, P.Y.P., Taketo, M.M., and Stripp, B.R., 2008. Conditional stabilization of β-catenin expands the pool of lung stem cells. *Stem Cells* 26:1337–1346.

Rittinghausen, S., Dungworth, D.L., Ernst, H., and Mohr, U., 1992. Primary pulmonary tumors. In: *Pathobiology of the Aging Rat*, Volume 1. U. Mohr, D.L. Dungworth, C.C. Capen, W.W. Carlton, J.P. Sundberg, and J.M. Ward, editors. ILSI, Washington, pp. 161–172.

Rittinghausen, S., Dungworth, D.L., Ernst, H., and Mohr, U.,

1996. Primary pulmonary tumors. In: *Pathobiology of the Aging Mouse*, Volume 1. U. Mohr, D.L. Dungworth, C.C. Capen, W.W. Carlton, J.P. Sundberg, and J.M. Ward, editors. ILSI, Washington, pp. 301–314.

Rittinghausen, S., and Kaspareit, J., 1998. Spontaneous cystic keratinizing epithelioma in the lung of a Sprague–Dawley rat. *Toxicol Pathol* 26:298–300.

416 Rooney, S.A., Young, S.L., and Mendelson, C.R., 1994. Molecular and cellular processing of lung surfactant. *FASEB J* 8:957–967.

Rossi, S.E., Erasmus, J.J., McAdams, H.P., Sporn, T.A., and Goodman, P.C., 2000. Pulmonary drug toxicity: radiologic and pathologic manifestations. *RadioGraphics* 20:1245–1259.

Roth, F.D., Quintar, A.A., Echevarria, E.M.U., Torres, A.I., Aoki, A., and Maldonado, C.A., 2007. Budesonide effects on Clara cell under normal and allergic inflammatory condition. *Histochem Cell Biol* 127:55–68.

Rygh, P., and Selvig, K.A., 1973. Erythrocyte crystallization in rat molar periodontium incident to tooth movement. *Scand J Dent Res* 81:62–73.

Sakagami, T., Beck, D., Uchida, K., Suzuki, T., Carey, B.C., Nakata, K., Keller, G., Wood, R.E., Wert, S.E., Ikegami, M., Whitsett, J.A., Luisetti, M., Davies, S., Krischer, J.P., Brody, A., Ryckman, F., and Trapnell, B.C., 2010. Patient-derived granulocyte/macrophage colony-stimulating factor autoantibodies reproduce pulmonary alveolar proteinosis in nonhuman primates. *Am J Respir Crit Care Med* 182:49–61.

Sakuma, T., Zhao, Y., Sugita, M., Sagawa, M., Toga, H., Ishibashi, T., Nishio, M., and Matthay, M.A., 2004. Malnutrition impairs alveolar fluid clearance in rat lungs. *Am J Physiol Lung Cell Mol Physiol* 286:L1268–L1274.

Sasaki, M., Namioka, Y., Ito, T., Izumiyama, N., Fukui, S., Watanabe, A., Kashima, M., Sano, M., Shioya, T., and Miura, M., 2001. Role of ICAM-1 in the aggregation and adhesion of human alveolar macrophages in response to TNF-α and INF-γ. *Mediat Inflamm* 10:309–313.

Sass, B., and Liebelt, A.G., 1985. Metastatic tumors, lung, mouse. In: *Respiratory System*. T.C. Jones, U. Mohr, and R.D. Hunt, editors. Springer-Verlag, Berlin, pp. 138–159.

Sato, S., and Kishikawa, T., 2001. Ultrastructural study of the alveolar lining and the bronchial mucus layer by block staining with oolong tea extract: the role of various surfactant materials. *Med Electron Microsc* 34:142–151.

Schemitsch, E.H., Turchin, D.C., Anderson, G.I., Byrick, R.J., Mullen, J.B., and Richards, R.R., 1998. Pulmonary and systemic fat embolization after medullary canal pressurization: a hemodynamic and histologic investigation in the dog. *J Trauma* 45(4):738–742.

Schlage, W.K., Bulles, H., Friedrichs, D., Kuhn, M., and Teredesai, A., 1998. Cytokeratin expression patterns in the rat respiratory tract as markers of epithelial differentiation in inhalation toxicology. I. Determination of normal cytokeratin expression patterns in nose, larynx, trachea, and lung. *Toxicol Pathol* 26:324–343.

Schleh, C., Muhlfeld, C., Pulskamp, K., Schmiedl, A., Nassimi, M., Lauenstein, H.D., Braun, A., Krug, N., Erpenbeck, V.J., and Hohlfeld, J.M., 2009. The effect of titanium dioxide nanoparticles on pulmonary surfactant function and ultrastructure. *Respir Res* 10:90.

Schmiedl, A., Hoymann, H.-G., Ochs, M., Menke, A., Fehrenbach, A., Krug, N., Tschernig, T., and Hohlfeld, J.M., 2003. Increase of inactive intra-alveolar surfactant subtypes in lungs and asthmatic Brown Norway rats. *Virchows Arch* 442:56–65.

Schneider, P., and Pappritz, G., 1976. Hairs causing pulmonary emboli. A rare complication in long-term intravenous studies in dogs. *Vet Pathol* 13(5):394–404.

Schraufnagel, D.E., 2010. Lung lymphatic anatomy and correlates. *J Pathophys.*17:337–343.

Schreider, J.P., and Rabbe, O.G., 1981. Anatomy of the nasal-pharyngeal airway of experimental animals. *Anat Rec* 200:195–205.

Sells, D.M., Brix, A.E., Nyska, A., Jokinen, M.P., Orzech, D.P., and Walker, N.J., 2007. Respiratory tract lesions in noninhalation studies. *Toxicol Pathol* 35:170–177.

Sendo, T., Hirakawa, M., Fujie, K., Kataoka, Y., and Oishi, R., 1999. Contrast medium-induced pulmonary edema is aggravated by silicone contamination in rats. *Radiology* 212:97–102.

Seymour, J.F., and Presneill, J.J., 2002. Pulmonary alveolar proteinosis. *Am J Respir Crit Care Med* 166:215–235.

Shenberger, J.S., Shew, R.L., and Johnson, D.E., 1997. Hyperoxia-induced airway remodelling and pulmonary neuroendocrine cell hyperplasia in the weanling rat. *Pediat Res* 42(4):539–544.

Sheppard, M.N., and Thurlow, N.P., 1992. Distribution of the cytoskeletal protein β-tubulin in normal lung, cryptogenic fibrosing alveolitis and lung tumors. *Histopathology* 20:421–425.

Shinagawa, K., and Kojima, M., 2003. Mouse model of airway remodelling. Strain differences. *Am J Respir Crit Care Med* 168:959–967.

Sims, D.E., and Horne, M.M., 1997. Heterogeneity of the composition and thickness of tracheal mucus in rats. *AJP Lung Physiol* 273(5):L1036–L1041.

Singh, G., and Katyal, S.L., 2000. Clara cell proteins. *Ann N Y Acad Sci* 923:43–58.

Slesinski, R.S., and Turnbull, D., 2008. Chronic inhalation exposure of rats for up to 104 weeks to a noncarbon-based magnetite photocopying toner. *Int J Toxicol*

27:427–439.

417 Snipes, M.B., 1989. Long-term retention and clearance of particles inhaled by mammalian species. *Crit Rev Toxicol* 20:3 175–211.

Snipes, M.B., 1996. Current information on lung overload of nonrodent mammals: contrast with rats. *Inhal Toxicol* 8(suppl):91–109.

Snipes, M.B., McClellan, R.O., Mauderly, J.L., and Wolff, R.K., 1989. Retention patterns for inhaled particles in the lung: comparisons between laboratory animals and humans for chronic exposures. *Health Phys* 57:69–77.

Snyder, J.C., Reynolds, S.D., Hollingsworth, J.W., Li, Z., Kaminski, N., and Stripp, B.R., 2010. Clara cells attenuate the inflammatory response through regulation of macrophage behaviour. *Am J Respir Cell Mol Biol* 42(2):161–171.

Sorokin, S.P., and Brain, J.D., 1975. Pathways of clearance in mouse lungs exposed to iron oxide aerosols. *Anat Rec* 181:581–626.

Spencer, A.J., Wilson, S.A., Batchelor, J., Reid, A., Rees, J., and Harpur, E., 1997. Gadolinium chloride toxicity in the rat. *Toxicol Pathol* 25(3):245–255.

Spencer, A., Wilson, S., and Harpur, E., 1998. Gadolinium chloride toxicity in the mouse. *Human Exp Toxicol* 17:633–637.

St. Clair, M.G.B., and Morgan, K.T., 1992. Changes in the upper respiratory tract. In: *Pathobiology of the Aging Rat*, Volume 1. U. Mohr, D.L. Dungworth, and C.C. Capen, editors. ILSI Press, Washington, pp. 111–128.

Stout, R.D., Jiang, C., Matta, B., Tietzel, I., Watkins, S.K., and Suttles, J., 2005. Macrophages sequentially change their functional phenotype in response to changes in microenvironmental influences. *J Immunol* 175:342–349.

Strickland, D., Kees, U.R., and Holt, P.G., 1996a. Regulation of T-cell activation in the lung: isolated lung T-cells exhibit surface phenotypic characteristics of recent activation including down-modulated T-cell receptors, but are locked into the G_0/G_1 phase of cell cycle. *Immunology* 87:242–249.

Strickland, D., Kees, U.R., and Holt, P.G., 1996b. Regulation of T-cell activation in the lung: alveolar macrophages induce reversible T-cell energy in vitro associated with inhibition of interleukin-2 receptor signal transduction. *Immunology* 87:250–258.

Sturgess, J., and Reid, L., 1973. The effect of isoprenaline and pilocarpine on (a) bronchial mucus-secreting tissue and (b) pancreas, salivary glands, heart, thymus, liver and spleen. *Br J Exp Pathol* 54(4):388–403.

Takagi, M., Shiraiwa, K., Kusuoka, O., and Tamura, K., 2010. A case of olfactory neuroblastoma induced in a rat by N-nitrosobis(2-hydroxypropyl)amine. *J Toxicol Pathol* 23:111–114.

Takaro, T., Chapman, W.E., Burnette, R., and Cordell, S., 1990. Acute and subacute effects of injury on the canine alveolar septum. *Chest* 98:724–732.

Takeyama, K., Dabbagh, K., Lee, H.-M., Agusti, C., Lausier, J.A., Ueki, I.F., Grattan, K.M., and Nadel, J.A., 1999. Epidermal growth factor system regulates mucin production in airways. *Proc Natl Acad Sci* 96:3081–3086.

Takizawa, H., Suko, M., Shoji, S., Ohta, K., Horiuchi, T., Okudaira, H., Miyamoto, T., and Shiga, J., 1986. Granulomatous pneumonitis induced by bacille Calmette–Guérin in the mouse and its treatment with cyclosporin A. *Am Rev Respir Dis* 134(2):296–299.

Tang, K., Rossiter, H.B., Wagner, P.D., and Breen, E.C., 2004. Lung-targeted VEGF inactivation leads to an emphysema phenotype in mice. *J Appl Physiol* 97:1559–1566.

Tavana, H., Zamankhan, P., Christensen, P.J., Grotberg, J.B., and Takayama, S., 2011. Epithelium damage and protection during reopening of occluded airways in a physiological microfluidic pulmonary airway model. *Biomed Microdevices* 13(4):731–742.

Templin, M.V., Levin, A.A., Graham, M.J., Aberg, P.M., Axelsson, B.I., Butler, M., Geary, R.S., and Bennett, C.F., 2000. Pharmacokinetic and toxicity profile of a phosphorothioate oligonucleotide following inhalation delivery to lung in mice. *Antisense Nucleic Acid Drug Dev* 10:359–368.

Thomassen, M.J., Barna, B.P., Malur, A.G., Bonfield, T.L., Farver, C.F., Malur, A., Dalrymple, H., Kavuru, M.S., and Febbraio, M., 2007. ABCG1 is deficient in alveolar macrophages of GM-CSF knockout mice and patients with pulmonary alveolar proteinosis. *J Lipid Res* 48:2762–2768.

Thornton-Manning, J.R., and Dahl, A.R., 1997. Metabolic capacity of nasal tissue: interspecies comparisons of xenobiotic-metabolizing enzymes. *Mutat Res/Fundam Molec Mech Mutagen* 380:43–59.

Trapnell, B.C., and Whitsett, J.A., 2002. GM-CSF regulates pulmonary surfactant homeostasis and alveolar macrophage-mediated innate host defense. *Annu Rev Physiol* 64:775–802.

Tuazon, J.G., Modell, J.H., Hood, C.I., and Swenson, E.W., 1973. Pulmonary function after ventilation with fluorocarbon liquid (caroxin-D). *Anesthesiology* 3(2):134–140.

Ulich, T.R., Yi, E.S., Longmuir, K., Yin, S., Biltz, R., 418
Morris, C.F., Housley, R.M., and Pierce, G.F., 1994. Keratinocyte growth factor is a growth factor for type II pneumocytes in vivo. *J Clin Invest* 93:1298–1306.

Ullmann, A.J., Krammes, E., Sommer, S., Buschmann, I., Jahn-Muehl, B., Cacciapuoti, A., and Schmitt, H.-J.,

2007. Efficacy of posaconazole and amphotericin B in experimental invasive pulmonary aspergillosis in dexamethasone immunosuppressed rats. *J Antimicrob Chemother* 60:1080–1084.

Valberg, P.A., Wolff, R.K., and Mauderly, J.L., 1985. Redistribution of retained particles. Effect of hyperpnea. *Am Rev Respir Dis* 131:273–280.

Valensi, P., Gaudey, F., Parries, J., and Attali, J.R., 1993. Glucagon and noradrenaline reduce erythrocyte deformability. *Metabolism* 42(9): 1169–1172.

Van Miert, E., Dumont, X., and Bernard, A., 2005. CC16 as a marker of lung epithelial hyperpermeability in an acute model of rats exposed to mainstream cigarette smoke. *Toxicol Lett* 159:115–123.

Villetti, G., Bergamaschi, M., Bassani, F., Bolzoni, P.T., Harrison, S., Gigli, P.M., Janni, A., Geppetti, P., Civelli, M., and Patacchini, R., 2006. Pharmacological assessment of the duration of action of glycopyrrolate vs tiotropium and ipratropium in guinea-pig and human airways. *Br J Pharmacol* 148:291–298.

Wagenvoort, C.A., Wagenvoort, N., and Dijk, H.J., 1974. Effect of fulvine on pulmonary arteries and veins of the rat. *Thorax* 29:522–529.

Wan, H., Kaestner, K.H., Ang, S.L., Ikegami, M., Finkelman, F.D., Stahlman, M.T., Fulkerson, P.C., Rothenberg, M.E., and Whitsett, J.A., 2004. Foxa2 regulates alveolarization and goblet cell hyperplasia. *Development* 131:953–964.

Ward, J.M., Uno, H., Kurata, Y., Weghorst, C.M., and Jang, J.-J., 1993. Cell proliferation not associated with carcinogenesis in rodents and humans. *Environ Health Perspect* 101:125–136.

Wardlaw, A.J., Guillen, C., and Morgan, A., 2005. Mechanisms of T cell migration to the lung. *Clin Exp Allerg* 35:4–7.

Watson, T.M., Reynolds, S.D., Mango, G.W., Boe, I.-M., Lund, J., and Stripp, B.R., 2001. Altered lung gene expression in CCSP-null mice suggests immunoregulatory roles for Clara cells. *Am J Physiol Lung Cell Mol Physiol* 281:L1523–L1530.

Weaver, J.L., Zhang, J., Knapton, A., Miller, T., Espandiari, P., Smith, R., Gu, Y.-Z., and Snyder, R.D., 2010. Early events in vascular injury in the rat induced by the phosphodiesterase IV inhibitor SCH 351591. *Toxicol Pathol* 38:738–744.

Weber, K., Germann, P.G., Iwata, H., Hardisty, J., Kaufmann, W., and Rosenbruch, M., 2009. Lesions in the larynx of Wistar RccHanTM: WIST rats. *J Toxicol Pathol* 22:229–246.

White, M.R., Crouch, E., van Eijk, M., Hartshorn, M., Pemberton, L., Tornoe, I., Holmskov, U., and Hartshorn, K.L., 2005a. Cooperative anti-influenza activities of respiratory innate immune proteins and neuraminidase inhibitor. *Am J Physiol Lung Cell Molec Physiol* 288:L831–L840.

White, M.R., Crouch, E., Vesona, J., Tacken, P.J., Batenburg, J.J., Leth-Larsen, R., Holmskov, U., and Hartshorn, K.L., 2005b. Respiratory innate immune proteins differentially modulate the neutrophil respiratory burst response to influenza A virus. *Am J Physiol Lung Cell Molec Physiol* 289:L606–L616.

Williams, M.C., 2003. Alveolar type I cells: molecular phenotype and development. *Annu Rev Physiol* 65:669–695.

Wilson, B.D., Clarkson, C.E., and Lippmann, M.L., 1993. Amiodarone causes decreased cell-mediated immune responses and inhibits the phospholipase C signalling pathway. *Lung* 170:137–148.

Wilson, D.V., and Walshaw, R., 2004. Postanesthetic esophageal dysfunction in 13 dogs. *J Am Anim Hosp Assoc* 40(6):455–460.

Wilson, D.W., and Segall, H.J., 1990. Changes in type II cell populations in monocrotaline pneumotoxicity. *Am J Pathol* 136(6):1293–1299.

Wilson, D.W., Segall, H.J., Pan, L.C., Lamé, M.W., Estep, J.E., and Morin, D., 1992. Mechanisms and pathology of monocrotaline pulmonary toxicity. *Crit Rev Toxicol* 22(5/6):307–325.

Wilson, D.W., and Dungworth, D.L., 2002. Tumors of the respiratory tract. In: *Tumors in Domestic Animals*. D.J. Meuten, editor. Blackwell, Ames, IA, pp. 365–399.

Wong, B.A., 2007. Inhalation exposure systems: design, methods and operation. *Toxicol Pathol* 35:3–14.

Wysolmerski, R., Lagunoff, D., and Dahms, T., 1984. Ethchlorvynol-induced pulmonary edema in rats. An ultrastructural study. *Am J Pathol* 115:447–457.

Yeates, D.B., Aspin, N., Levison, H., Jones, M.T., and Bryan, A.C., 1975. Mucociliary tracheal transport rates in man. *J Appl Physiol* 39(3):487–495.

Yerer, M.B., Aydoğan, S., Comu, F.M., Arslan, M., Guneş-Ekinci, I., Kurtipek, O., and Unal, Y., 2006. The red blood cell deformability alterations under desfluran anesthesia in rats. *Clin Hemorheol Microcirc* 35:213–216.

Young, S.L., and Silbajoris, R., 1986. Dexamethasone 419
increases adult rat lung surfactant lipids. *J Appl Physiol* 60(5):1665–1672.

Zhang, J., Snyder, R.D., Herman, E.H., Knapton, A., Honchel, R., Miller, T., Espandiari, P., Goodsaid, F.M.,Rosenblum, I.Y., Hanig, J.P., Sistare, F.D., and Weaver, J.L., 2008. Histopathology of vascular injury in Sprague–Dawley rats treated with phosphodiesterase Ⅳ inhibitor SCH 351591 or SCH 534385. *Toxicol Pathol* 36:827–839.

Zhao, C.-Z., Fang, X.-C., Wang, D., Tang, F.-D., and Wang,

X.-D., 2010. Involvement of type Ⅱ pneumocytes in the pathogenesis of chronic obstructive pulmonary disease. *Respir Med* 104:1391–1395.

Zhou, L., Geraci, G., Hess, S., Yang, L., Wang, J., and Argikar, U., 2011. Predicting phospholipidosis: a fluorescence non-cell based in vitro assay for the determination of drug-phospholipid complex formation in early drug discovery. *Anal Chem* 83:6980–6987. Downloaded from http://pubs.acs.org on August 19, 2011.

第 12 章　泌尿系统

Kendall S. Frazier 和 *John Curtis Seely*

422 ## 12.1　肾

12.1.1　引言

肾是常见的药物毒性靶器官，在临床前毒性研究中病理学家会经常遇到泌尿道的病变。肾损伤可以由药物对肾小管或肾小球的直接作用引起或通过改变血液动力学间接引起。肾血流量（renal blood flow, RBF）高（占心输出量的25%）和（或）诸多药物所具有的肾相对高排泄量，加之临床前毒性研究中通常高剂量的受试物给药量等因素，导致这些毒性研究中的动物肾脏局部化合物的有效浓度很高。同时，肾上皮具有较高的内在代谢活性和较高的耗氧量，加上肾可对尿液中的药物进行浓缩（使药物浓度升高）等因素使肾更易于受到毒性损伤。此外，肾上皮细胞具有明显的转运活性，能特异性地从血液和尿液摄取代谢产物或在联合治疗时摄取药物间相互作用代谢物，这使得肾对损伤更加易感。可见，肾损伤的特定模式依赖于药物的性质，包括毒代动力学特性、清除方式和独特的代谢特征，以及最重要的肾局部的药物浓度和暴露时间。

在实验啮齿类动物、犬、猴的药物毒性研究中，常见的肾组织学所见（这里先不考虑受试物相关的改变）中，其中一些是遗传相关的先天性异常，如肾盂积水和多囊肾，很容易与药物引起的改变相鉴别；另外一些病变如慢性进行性肾病（chronic progressive nephropathy, CPN）或淀粉样变，发生率很高或随年龄增长而增加，因而在研究中对照组和给药组发生率都较高。在其他情况下，给药后动物背景病变的发生时间提前，且具有明显的剂量 – 反应关系。多种药物能影响肾小球滤过率（glomerular filtration rate, GFR）或改变 RBF，从而间接地加快 CPN 的进展。虽然我们倾向于认为许多或全部这些背景病变与受试物无关，但有时候这些“自发性”病变如大鼠 CPN 在给药后的发生率或严重程度确实有所增加。在这种情况下，尽管这些自发性改变缺乏与人类直接相关性，但也可能对人类的肾生理功能产生一定的影响。例如，影响肾小管蛋白吸收的化合物能加重大鼠的 CPN，虽然它并未引起人类肾脏肾小管嗜碱性变和基底膜增厚等与大鼠相似的改变，但有时可能会引起临床上尿蛋白水平轻度升高。因此，在临床前研究中，实验动物背景病变的加重可能缺乏直接临床意义的肾毒性指征，但未必没有临床相关性。

12.1.1.1　功能解剖学

在临床前毒理学研究中，大多数种属动物的肾都是单叶结构（图 12.1a）。肾的功能单位
是肾单位，包括肾小球、近端小管、髓袢（loop 424
of Henle）降支和升支、远曲小管、连接小管、集合管、间质和肾小球旁器。肾又可分为 5 个解剖区域：皮质、外髓质外带、外髓质内带、内髓质和肾乳头。啮齿类动物（特别是大鼠）的外髓质外带和内带发育良好，而在犬和非人灵长类动物中不甚明显。肾的毒性反应应当尽可能地按照

结构和解剖位置进行分类。肾单位可根据解剖位置分类，也可根据髓袢的长短进行分类，包括被膜下肾单位（短袢肾单位）和髓旁肾单位（长袢肾单位）两种。被膜下肾单位位于外皮质内，髓袢向内伸向外髓质部。而髓旁肾单位，顾名思义，位于皮髓质交界处或附近，其髓袢很长，向内一直延伸到内髓质，然后在不同水平折返回到皮质。犬的全部肾单位均为长袢肾单位，而在大鼠或小鼠的长袢肾单位平均仅约占全部肾单位的 28%。

肾血液供应来源于肾动脉，后者在肾内分支为叶间动脉，叶间动脉进一步延伸形成弓形动脉，并沿平行于皮髓质交界面走行，弓形动脉进一步分支形成小叶间动脉，最终形成入球微动脉和肾小球毛细血管。肾小球血管网汇合形成出球微动脉，在近髓质部位形成相互连接的直小血管，为髓质供血。这些血管最终汇合形成弓形静脉。近端小管远直部（S3 段）和髓袢升支粗段是最易受到缺血损伤的肾单位区域（Venkatachalam et al. 1978），但这更多的是由于这些组织对代谢性氧的需求和 Na^+-K^+-ATP 酶活性有关，而非其解剖结构和血液供应导致的。缺血时，皮质的短袢肾单位比髓旁的长袢肾单位出现更广泛的损伤。虽然皮质接受的 RBF（>90%）比髓质高（受试物在皮质血管中的浓度也就较高），但是髓质小管可能却更容易长时间暴露于尿液中高浓度的化合物或代谢产物。所有种属的淋巴引流主要与血管伴行，而人和猴可见额外的被膜淋巴系统（Osathanondh and Potter 1996）。

肾小球由毛细血管网袢组成，漂浮于鲍曼囊腔内，外周是一层纤维囊。血管球仅在肾小球的

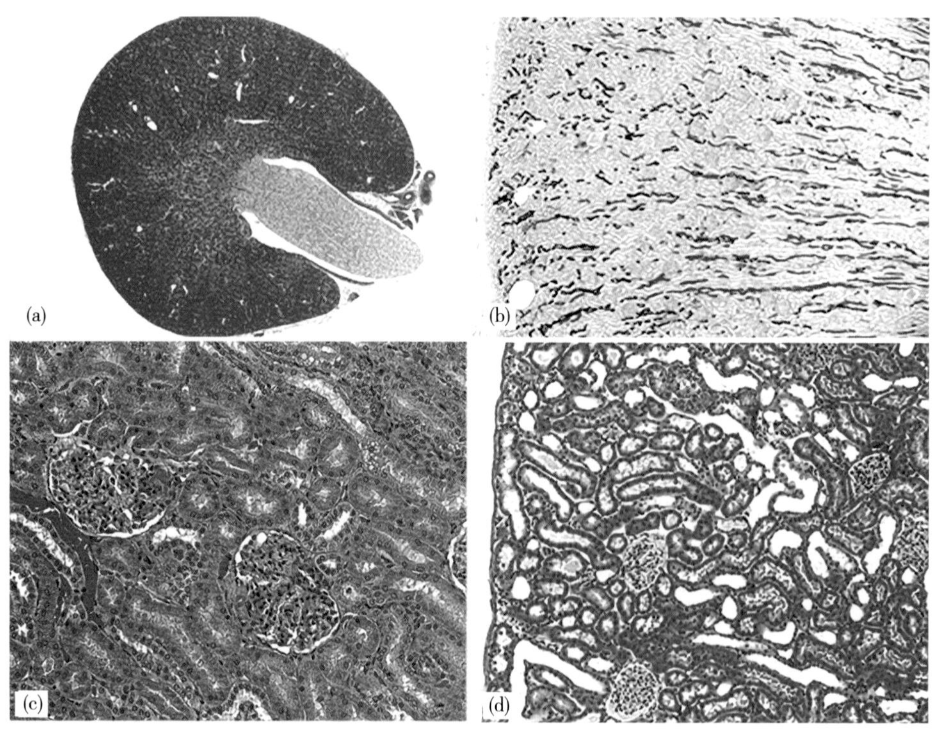

图 12.1 （a）HE 染色，20×，正常大鼠肾，显示了界限清楚的皮质和内髓质，而外髓质内带和外带不太容易辨别。（b）免疫组织化学染色，水通道蛋白 2（DAB 显色）和 Tamm-Horsfall 蛋白（胭脂红），苏木素复染，40×，正常大鼠肾。大鼠水通道蛋白 2 染色阳性部位：远曲小管、连接小管及皮质集合管。Tamm-Horsfall 蛋白阳性染色位于髓袢升支粗段。（c）HE 染色，200×，犬肾，药物引起的肾小球肾炎，其特征包括基底膜明显增厚，肾小球内细胞数量增多和粘连，鲍曼囊内可见透明样物质。（d）HE 染色，200×，大鼠肾，药物诱导的肾小管扩张，其特征为管腔增宽，衬覆上皮变薄。很多肾小管的管腔内可见蛋白碎片

血管极处与鲍曼囊相连，被覆内皮细胞，后者附着在有孔的基板上，基膜外由足细胞覆盖。临近的肾小球中心区由系膜细胞组成。在血管极附近，足细胞转变为第四种细胞即壁层上皮，衬覆于鲍曼囊内表面。在成熟的雄性小鼠（有时也在成熟的雄性大鼠）中，可见近曲小管上皮细胞突入鲍曼囊内，这应被视为一种正常现象。基底膜带负电荷，由致密层、内疏层（面向内皮）和外疏层（毗邻足细胞）三层结构组成，正常情况下能限制大于 70 kD 分子量的血浆蛋白滤过。肾小球大小会随着年龄增长而增大，但在不同种属间有差异。

肾皮质的主要结构亚单位是近端小管。在大鼠、小鼠、犬等种属，近端小管可被细分为曲部的 S1 段和 S2 段及直部的 S3 段。在大鼠，S2 段和 S3 段连接处容易分辨，但在小鼠就不易分辨，在其他种属，S2 段还包括近端小管直部的起始部分。近曲小管呈弯曲状，切片上呈椭圆形切面或横断切面，小管直径较其他节段大。S1 段上皮细胞具有明显的刷状缘，其基底侧含有发达的质膜内褶和大量的线粒体。与 S1 段相比，S2 段刷状缘较短，质膜内褶和线粒体的数量均较少，而溶酶体数量多。远端的近端小管直部 S3 段在切片上横断面少见，纵断面多见，刷状缘高，线粒体和溶酶体略少，而过氧化物酶体常见。髓旁肾单位的直部 S3 段位于外带，而被膜下肾单位（即短袢肾单位）的 S3 段见于外带和髓放线内。α GST 免疫组化能有效标记近端小管的 S1、S2 和 S3 段，而实际上，近端小管仅通过形态学就容易辨认，所以应用免疫组化价值不大。S3 段末端陡然终止于纤细的髓袢降支细段，管细且上皮扁平，微绒毛稀疏，管腔直径仅略小于近端小管。髓旁肾单位（长袢肾单位）中髓袢降支细长深达肾乳头部，而短袢肾单位中髓袢细支很短，分布于整个外髓质区。髓袢的升支细段与升支粗段相连，而后延伸到皮质髓放线内。髓袢升支粗段是远端肾单位的一部分，后者还包括致密斑和远曲小管。升支粗段被覆嗜酸性立方上皮，较近曲小管上皮略矮一些，其细胞核常位于细胞中央，可资识别。所有在毒理学研究常用的动物中，升支粗段顶端质膜的管腔表面存在 Tamm-Horsfall 蛋白，该蛋白的免疫染色能帮助鉴别髓袢升支粗段。升支粗段终止于致密斑。

肾小球旁器位于肾小球的血管极，包括致密斑、入球小动脉和出球小动脉，以及入球微动脉的颗粒细胞（又称为球旁细胞，译者注）和球外网格细胞（系膜细胞）。致密斑由矮柱状上皮细胞组成，细胞核位于细胞顶端。肾小球旁器在颗粒细胞分泌肾素的管 – 球反馈调节中发挥重要作用。长期给予某些抗高血压药物后肾小球旁器常发生肥大。

远曲小管是位于肾皮质内较短的一段肾小管，靠近肾小球，介于致密斑和集合管系统的连接小管之间。远曲小管在组织切片中通常为横断面或 V 形切面，与近曲小管相比，其内衬上皮略高，管腔直径较大，在猴表现尤为明显。钙结合蛋白 D28K 免疫染色能特异性标记包括大小鼠、犬和猴等多个种属的远曲小管，但小段的连接小管也呈阳性表达。小鼠和大鼠的远曲小管也含有 Tamm-Horsfall 蛋白，而猴和人的远曲小管未见此蛋白。

大鼠和小鼠的连接小管很难辨认，所有种属的连接小管都很短，大多数种属的连接小管钙结合蛋白 D28 和水通道蛋白 -2 免疫染色阳性。集合管从皮质经髓放线和外髓质、内髓质，一直延伸到肾乳头。集合管的内衬上皮一开始为矮立方上皮，随后高度逐渐增加，至乳头部位为矮柱状上皮。水通道蛋白 2 的免疫组化可用于标记集合管，在髓质内及延伸到皮质的髓放线内的集合管都可表达（图 12.1b）。内髓质包括长袢肾单位的髓袢细段和直径逐渐增大的集合管。临床前毒性研究中，实验动物的肾“肾乳头”指代内髓质的大部分区域，在肾乳头的尖端，导管上皮变为被覆上皮。肾盂表面覆盖的就是这种薄层上皮，也就是尿路上皮。肾盂的尿路上皮除了厚度外，与输尿管和膀胱的上皮相似。因此，当肾盂发生毒性病变时，往往会累及输尿管和膀胱，而不是肾脏的其余部位。尿路上皮可根据尿量的变化而伸缩，并且由于其不具有通透性的特点，因此需承受与尿量有关的化学成分的剧烈波动。肾乳头被覆单层上皮，与肾盂其他部位的尿路上皮类似但非完全相同。尽管有些作者把肾乳头部位上皮也看作移行上皮，但使用“肾乳头上皮”这个术语来表述可能会更准确一些。

肾间质由成纤维细胞和树突状细胞组成的基质构成，髓质间质远厚于皮质。肾间质由嵌埋于丰富的细胞外基质中的各种细胞所组成。在髓质中，特别是在乳头，基质中富含黏多糖。在啮
426 齿类动物已鉴别的肾间质细胞成分中，1 型细胞（星形细胞）富含脂质，与前列腺素产生有关；2 型细胞（单核细胞）呈卵圆形，核大、胞质稀少；3 型细胞（周细胞）扁平，常与直小血管有关。

雌、雄动物给予相同剂量的某种药物后，肾病理改变的发生率和程度表现出明显差异的情况非常常见，这往往与性别间毒代动力学特征的差异有关，并且很容易通过肝Ⅰ相或Ⅱ相代谢引起的各组间血浆药物浓度差异或系统暴露差异来证明。然而，基于肾上皮明显的Ⅱ相代谢活性，局部代谢因子也可能发挥作用导致雌雄差异。在啮齿类动物中，肾细胞色素 P450 酶具有雌雄差异。例如，已证实雄性大鼠的肾 cyp4A2 较雌性具有更高的活性，而雄性小鼠的肾 cyp2E1 同样较雌性具有更高的活性。还有一些病变也有性别差异的趋势，比如雄性动物易患 α-2U- 球蛋白肾病，可能会使雄性动物更易于通过间接的机制继发肾病变。最后，转运体活性也存在性别差异，这可能会引起有毒物质或活性代谢产物更多地在肾小管上皮细胞内蓄积。因此，毒理病理学家需要将雌雄动物的肾病理学改变分开进行评估，以准确地解释组织学改变。当不同种属间进行比较时，这些肾病变的差异可能会更明显，以至于以相似的剂量暴露后，在一个临床前种属中出现外源性化合物引起的肾病变而在另一个种属不出现的情形非常常见。

12.1.1.2 胚胎学

所有种属新生幼仔的肾比成体肾要小，在幼龄动物 / 幼儿生长期肾重量会逐渐增加。然而，肾小球的数目从出生到成熟都是恒定不变的，因而肾体积增加归因于肾小管质量的增加。幼龄动物肾中较小的肾小管质量使其对液体的重吸收能力降低，从而增加了幼龄动物脱水的风险。在大多数哺乳动物，包括啮齿类动物和人在内，妊娠早期的无肾小球前肾和功能性中肾在妊娠早期出现代表了肾发育的早期阶段，此后它们发生退化，最终由后肾发育成最终结构的肾单位，所有常见临床前实验动物种属和人类的酸碱平衡和体液调节都是在出生后发育的，但是在功能的成熟方面有明显的种属差异。比如，犬的肾脏在出生前已经具备浓缩尿液的功能，而人和大鼠是在出生后才形成的。就啮齿类实验动物而言，皮质和髓质结构成熟通常发生在出生后 21~28 天。人的肾小球的滤过功能直到 2 岁才发育成熟，而大鼠的肾小球滤过功能成熟是在出生后 6 周。在幼龄动物的毒性研究中，毒理病理学家检查组织切片时应该注意幼龄动物肾的不同形态结构。刚出生不足 20 天的大鼠肾皮质较成年大鼠的肾脏皮质更薄，其中可见许多“胚胎肾小球”（其特征为肾小球直径小、基质少、周围具有密集的细胞核，鲍曼囊腔窄小），肾小管上皮具有偏嗜碱性的胞质和大量的核分裂。胚胎肾小球在围生期直至 1 岁龄以内的犬和猴也可以见到。幼龄啮齿类动物的肾间质，尤其是髓质的间质，比成年动物更明显，且染色略嗜碱性。同一化合物相同剂量

下在成年动物未见任何肾病变，而在年轻动物毒性研究中就可能出现意想不到的毒性病变，究其原因，除了毒代动力学特征不同以外（与年轻动物肝脏代谢差异有关），流体动力学差异，快速的脏器生长或组织发育都可能是易感因素（Cappon and Hurt 2010）。

12.1.1.3　肾功能或肾损伤的辅助检查

肾毒性物质暴露引起的急性肾损伤（acute kidney injury, AKI，首选临床术语）是药物研发中的一个主要关注点，在实验动物毒理学研究中通常被称作药物诱导性肾损伤（drug-induced
427 kidney injury, DIKI）。肾损伤的风险性评估正确的方式应该是组织病理学检查结果结合肾脏器重量和临床生化数据进行综合分析。无论是何种机制或何种特定类型的肾病变，当镜下检查发现了毒性损伤，尿化学分析和尿沉渣分析结果能为确定肾功能异常的程度提供重要线索。肾脏器重量的改变是一个相对可靠的与肾毒性其他检查相关联的指标（Kluwe 1981）。特别是当结合大体观察（如肾实质的颜色改变）时，肾重量改变提示需要进一步采用镜检评价，以进一步确定潜在的肾损伤。多种病理过程都可能导致肾重量增加，包括肾小管变性、梗阻和小管间质炎症，以及罕见的肾小管空泡形成。具有剂量依赖性的肾重量的轻度增加，可能是肾对药物的药理学作用的适应性改变，此时，肾重量增加可能不伴有组织形态改变，因此对这种非关联的肾重量增加的解释应当特别谨慎。

在临床上，以前一直是通过检测血尿素氮（blood urea nitrogen, BUN）和血清肌酐（serum creatinin, sCR）来诊断 AKI。然而，这两个肾标志物的敏感性很低，在人只有当肾功能丧失超过一半、在犬或其他临床前种属肾功能丧失几乎达 2/3 时才会有升高（Bonventre et al. 2010）。此外，BUN 和 sCR 指标的升高还会受到其他因素的干扰，例如肾前性脱水或肝功能异常。其他反映肾功能的血清学指标，如磷或钙，也仅在较严重或慢性疾病时才可能有变化。因此，一直以来对肾损伤标志物的研究很热门，研究者热衷于开发肾损伤标志物来实现更可靠地无创性诊断和监测肾毒性损伤的指标。尿液具有优于血清的优势，因为尿液是“更靠近”肾的生物液体，能增加肾损伤监测的特异性，人们正越来越多地通过测定特定肾单位节段或特定病理过程特异的蛋白质来进行无创性肾损伤监测。这些标志物包括从肾小球滤过被动进入到尿中的血清蛋白，肾小球和（或）肾小管损伤后进入到尿中的蛋白，或者肾损伤后肾内上调的蛋白。对肾毒性导致分泌到尿液中的成分的定量测定方法已沿用多年，包括评价肾小管酶、低分子量蛋白和肾特异性抗原的方法等。其中，尿液中 γ- 谷氨酰转肽酶（gamma glutamyl transpeptidase, GGT）和 N- 乙酰 - β -D- 葡萄糖苷酶（N-acetyl-beta-D-glucosaminidase, NAG）浓度测定一直都被广泛应用。这两个指标具有优于尿素氮（BUN）和血清中肌酐（sCR）的一些优点，也有这两个指标商品化的检测试剂盒供临床前动物样品的测定。然而，两者都没有显示出理想的选择性、敏感性和可预测性，不能作为有价值的附加项用于常规肾脏毒性的筛查。对患有肾小管损伤的人体进行研究，已经分离并验证了多个低分子量的尿蛋白（<30000MW），包括 α_1 微球蛋白，β_2 微球蛋白和视黄醇结合蛋白（retinol-binding protein, RBP）。这 3 种蛋白易于经过肾小球滤过，并且（至少在人体）几乎全部被近端肾小管上皮重吸收和分解代谢。它们往往在肾毒性引起肾小管损伤时出现浓度升高，已有商品化的试剂盒用于上述 3 种低分子量尿蛋白的检测。但不幸的是，大鼠尿液中蛋白水平存在个体差异，低分子量和高分子量蛋白的比例差异限制了其在临床前研究中的应用。虽然近来 β_2 微球蛋白已

经得到国际监管机构认可，可作为大鼠临床前研究的一个参数，但作为预测临床肾毒性的标志物尚须继续验证。由于 β_2 微球蛋白在 pH 低于 5.5 的酸性尿液中不太稳定，因此在犬的检测中，优先采用 RBP 或 α_1 微球蛋白。这些低分子量尿蛋白作为临床前有效的生物标志物的价值均尚未确定，还需要进一步的验证。最近，由企业界、学术界和政府监管部门的肾脏病学专家组成专家联盟，研究改善临床前药物研发中肾毒性生物标志物的需求，在这些生物标志物中确定一组最终将其转化用于临床肾毒性发现和评估（Ozer et al. 2010）。该组尿生物标志物包括以下 7 个：白蛋白（albumin, ALB）、肾损伤分
428 子 1（kidney injury molecule 1, KIM1）、中性粒细胞明胶酶相关脂质运载蛋白 / 脂质运载蛋白 2（neutrophil gelatinase–associated lipocalin/lipocalin 2, NGAL）、β_1 微球蛋白（beta1 microglobulin, B1M）、簇集素（clusterin, CLU）、α- 谷胱甘肽 -s- 转移酶（alpha glutathione-s-transferase, αGST）和三叶因子 3（trefoil factor 3, TFF3）。此外，还对半胱氨酸蛋白酶抑制剂 C 进行了单独评价，并采用已知的具有不同机制的肾脏毒物开展一系列研究，评价了全部 8 个指标（Ozer et al. 2010；Bonventre et al. 2010）。国际生命科学学会 – 健康与环境科学研究所毒性生物标志物技术委员会（ILSI-HESI Technical Committee on Biomarkers of Toxicity）和肾毒性工作组同时在各自的努力下对大鼠给予顺铂、庆大霉素或 N- 苯基邻氨基苯甲酸（N-phenylanthranilic acid, NPAA）后尿中 αGST、μ-GST、CLU 和肾乳头抗原 -1（renal papillary antigen-1, RPA-1）等生物标志物（Harpur et al. 2011）进行了评价。

在由不同的研究者实施的独立研究中，选择的 KIM1、CLU 和 NAGL 等标志物已被证实在大小鼠、猴等临床前实验动物中对早期肾损伤具有敏感性和选择性（Ozer et al. 2010；Chiusolo et al. 2010），而且这些标志物也已被用于许多人类临床试验。应该强调的是，由研究机构联盟开展的这一研究主要目的不是为了开发更好的用于临床前肾毒性的分析方法，而最终是开发适用于人类临床的肾毒性检测的可靠的方法，因为临床前研究中的 DIKI 可通过组织病理学确诊。然而，这些探索性指标的应用，其价值在于很可能比单独采用 BUN 和 sCR 获得更早期的信息。尽管已有多个标志物作为一线或二线指标成功的评价了肾毒性，但是要定论尚在评价中的所有单一生物标志物的长期应用价值还为时尚早。特别是尿白蛋白，由于能反映肾小管和肾小球损伤，已成为许多临床和临床前研究中的一个既定参数。低分子量蛋白标志物可自由通过肾小球滤过屏障，如果在尿液中出现则提示肾小管的重吸收能力受到损伤，然而，如果尿中同时出现中分子量或高分子量蛋白则提示肾小球和肾小管同时受损。

对于尿液生物标志物值的改变，其意义的解读务必谨慎。下列问题达成共识还需要进行多年的试验，即找到对每一个种属都有意义的特定的上升幅度值，足以评估早期肾损伤的标志物组合，以及最适合某一特定标志物诊断的肾损伤的类型等。目前尚没有哪一个生物标志物能在所有情况下通用或满足所有的毒性研究设计。虽然诸多的生物标志物在损伤时间或损伤部位方面的特异性有交叉重叠，但由于在生物学、种属交叉反应性或贮存稳定性方面存在差异，因此往往被合并使用。尿中生物标志物表达方式的这些差异支持多个分析方法的合并使用。例如，αGST 可在早期肾损伤时升高，而 KIM1 和 CLU 的升高多见于修复阶段（Ozer et al.2010）。一些标志物表现出明显的肾单位节段特异性，例如，尿中 RPA-1 和 π 谷胱甘肽 -s- 转移酶（pi glutathione-s-transferase, πGST）已用于监测远端肾单位的损伤。RPA-1 是一种主要位于大鼠集合管的膜结合糖蛋白，在肾乳头坏死时尿液 RPA-1 指标

升高，但目前还没有发现 RPA-1 的人类同源体（Price et al.2010）。GST 是一组 Ⅱ 相解毒酶，肾内表达多种亚型，这些亚型不同种属间差异较大，在肾单位的表达部位也不相同。π GST 在人肾脏远端小管和集合管浓度高，损伤后很快释放，但在大鼠远端小管中其丰度不如 μ GST 亚型，且大鼠 π GST 亚型背景值变异很大。因此，该指标用于临床前大鼠检测时并不理想。最后，尿液中的一些成分是正常情况下就有的，而另一些则是损伤后出现的。以上所有的因素和局限性都应该在选择肾生物标志物和进行结果解释时考虑到。

增加一组探索性尿液生物标志物，基于蛋白标志物是正常还是上调表达、肾单位的特定节段定位或与特定的病理过程相关联等，可以为药物诱导的肾损伤发生的时间、部位和程度提供信息。在这些生物标志物经过大量的临床前研究验证和使用之前，对尿液中这些指标变化的解释应同时结合已获确认检测指标的变化如肾重量、组织学、BUN、sCR 和尿液分析等进行。受过培训的毒理病理学家对肾形态进行细致检查，在评
429 价除极轻微以外的所有急性肾损伤方面，可能与其他任何可行的检测技术和手段一样敏感，然而组织病理学方法不适于临床监测 AKI。因此，与其将这些新的尿液生物标志物常规应用于所有临床前毒性研究中，不如最好是在早期临床前毒性筛选或亚急性毒性研究中镜下确认了药物诱导性肾病变后，将其前瞻性地应用于一些特定的临床前研究中，这样可能为临床风险评估提供信息。当以这种方式应用时，这些指标的变化可与其他支持性数据一并用于恰当的场合，并同时进行多个尿液分析指标的检测，这样可以提高识别和确认药物性肾损伤的敏感性和准确性。某个单一探索性检测指标的单独升高，虽然有潜在的意义，但是不应解读为肾毒性的充分证据，也不应作为临床风险评估的根本依据。

近年来，人们对采用代谢组学的方法发现潜在的肾生物标志物产生了兴趣，但对几项采用代谢组学技术的研究进行回顾分析表明，要说服人们广泛接受尚需大量额外的验证工作。目前来看，代谢组学方法似乎并不比其他常规评价肾损伤的方法占有多少优势（Gibbs 2005）。但是代谢组学可以在可控的条件下为预测肾毒性提供许多额外的数据，并且可能在探索性研究或特殊用途的毒性研究中具有重要价值（Lindon et al.2005）。尿中的细胞因子水平也曾被认为是肾损伤的潜在生物标志物。虽然尿液中细胞因子水平在各种类型的损伤中会有升高（Adalsteinsson et al. 2008），但近期的一些证据表明细胞因子可能来源于全身循环而不是肾。据推测，它们通过肾小球滤过，但因近端小管损伤而未被重吸收。这可能提示尿液中细胞因子的水平与其他更常规的尿蛋白分析指标如尿白蛋白类似，但可能更容易受全身背景病变的不利影响。

全球监管性指南对受试药物的肾安全性药理研究不做特别要求，但肾的安全性药理研究已被用作辅助手段来阐明肾损伤的程度和机制。最常采用的分析检测包括确定肾清除率、GFR 精确测量和测定 RBF。一种化合物的肾清除率可以通过比较尿液排泄率和血浆浓度来确定，通常用每分钟毫升数（ml/min）来表示。GFR 在肾功能下降 20% 时即可出现降低，表明 GFR 有可能在 BUN 和 sCR 改变之前显示药物引起的肾损害。GFR 可以根据肌酐或其他内源性标志物（如半胱氨酸蛋白酶抑制剂 C）的排泄分数来计算或估算（eGFR），但是更准确的实验方法是通过测量菊糖（inulin）、碘海醇（iohexol）或碘酞酸盐（iothalamate）等化合物的清除率来确定。由于菊糖稳定、无毒和能自由通过肾小球滤过，既不被分泌又不被重吸收，所以测定其清除率被认为是确定 GFR 的金标准。然而在人类临床肾检查中，很少进行 GFR 测定，而更多的是通过肌

酐清除率来进行简单的估算（eGFR，表示估算的 GFR）。在肾安全性药理研究中菊粉清除率可以被直接测定，因此，在某些情况下准确测定 GFR 有助于确认轻微的组织学损伤。RBF 可以通过多种影像学技术确定，其测量有助于将肾的血液动力学效应与损伤的其他病理生理学机制区别开来。

12.1.2 肾小球改变

肾小球是肾单位中最早接触肾毒物的部位，但是在临床前毒理学研究中肾小球的变化远不如肾小管的变化常见。然而，在药物开发过程中，随着生物技术药和复杂生物大分子的盛行，肾小球肾炎和其他相关肾小球病变的发生率有所增加。抗体或补体介导的损伤是肾小球毒性常见的但不是基本的损伤原因，与生物技术药给药相关的
430 的免疫应答可能是主要因素。详细来说，肾小球损伤的发生率增加看起来并非由抗体治疗本身直接引起的，而是与其他因素（如受试动物产生的抗体或药物中生物杂质的影响）有关，比如在制剂中出现了大的抗体复合物。这些复合物能直接将补体固定在它们聚集的肾小球滤过屏障和足细胞 / 内皮细胞交界处等部位。毒性效应还可能与非体液免疫调节作用有关，比如干扰素 -α 给药后导致肾小球硬化的发生率增加，或者如小鼠中与反义寡核苷酸促炎效应有关的肾小球改变。损伤也可能由于对特定细胞类型（足细胞、系膜细胞）影响、对血管供应的影响或者因肾小球的电荷或大小选择性受损而引起。

描述肾小球病变分布时，需要使用特定的修饰语，这区别于肾其他部位用到的术语。“节段性”和“全肾小球性”（原文为 diffuse，即弥漫性，实际应该为 global，即全肾小球性，译者注）是描述单个肾小球内病变分布的修饰语。节段性病变指病变仅累及肾小球的一部分，而全肾小球性病变是指病变累及整个肾小球。“局灶性”和“弥漫性”（原文为 global 即全肾小球性，实际应该为 diffuse 即弥漫性，译者注）分别是指肾小球病变占整个肾皮质肾小球中的一小部分和绝大部分。由于常规 HE 染色通常很难区分肾 431
小球的不同细胞，特别是那些形态异常的肾小球中的细胞。PAS 染色、银染色或某些免疫组化染色可用来更好地识别肾小球的细胞成分。PAS 染色和银染色能清晰显示系膜，然而银染色由于可以特异性地使致密层染色，也有助于区分基底膜的细节。PAS 染色还有助于显示毛细血管袢的细微结构。在大鼠中，突触足蛋白（synaptopodin）的免疫组化染色能特异性显示足细胞，而肾病蛋白（nephrin）的免疫染色能显示相邻的足细胞裂孔隔膜，血管性假血友病因子的免疫反应能特异性显示肾小球内皮细胞，CD90/thy-1 的免疫组化染色能标记大鼠的肾小球系膜细胞。当光镜下可见改变时，电镜观察对显示肾小球的超微结构改变也非常有用（图 12.2c 显示了足细胞、系膜细胞和内皮细胞的正常超微结构细节及其相关基底膜，图 12.2 显示了药物诱导性肾小球变化）。表 12.1 显示了在临床前研究中常见种属的各种形式肾小球损伤的鉴别诊断特征。

12.1.2.1 肾小球肾炎 432

临床前毒性研究表明，生物大分子和一些传统的小分子（如 D- 青霉胺）可引起药物诱导性肾小球肾炎（Donker et al.1984）。在肾小球肾炎的所有表现中，细胞增殖是该病变的特征。啮齿类动物、犬和猴的肾小球肾炎可分为膜增生性和新月体性两种类型。两种类型都与肾小球毛细血管内炎症细胞因子的参与和潜在的补体激活有关。虽然有些作者根据人的临床分类将实验动物的膜增生性肾小球肾炎进一步分出一个膜性肾小球肾炎亚型，但这很可能没有必要，因为这两个亚型很相似，并且有明显的重叠。人类的膜性肾

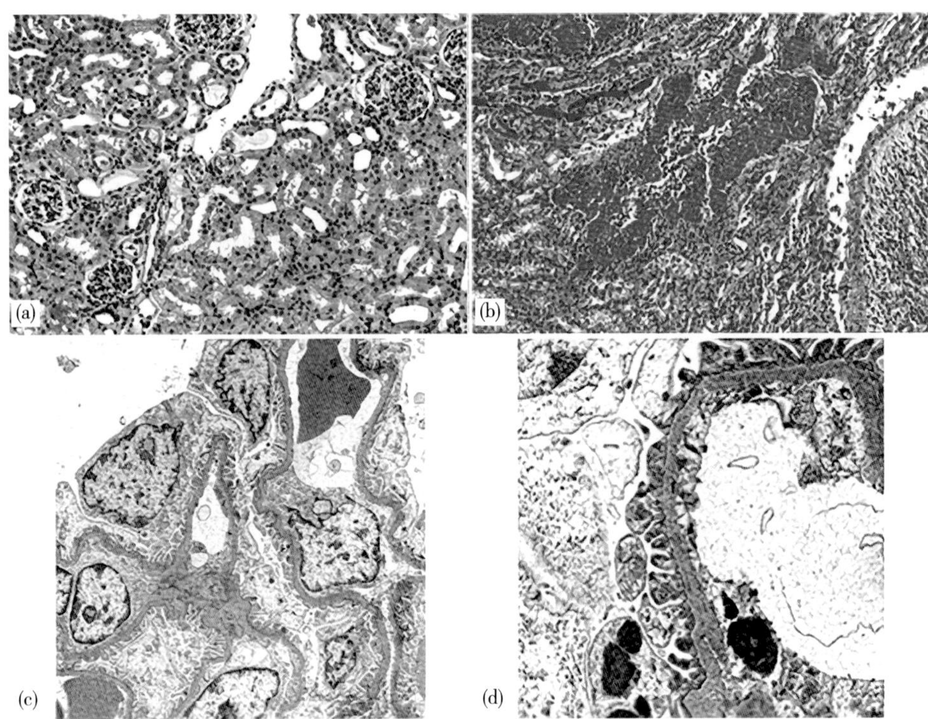

图 12.2 （a）HE 染色，400×，大鼠肾，显示药物诱导性肾小管变性和坏死。可见肾小管淡染，管腔轻度扩张，胞质嗜碱性增强，细胞核消失。受损的肾小管管腔内常常可见到脱落的、明亮嗜酸性上皮细胞，形成细胞管型。（b）HE 染色，400×，大鼠肾，肾乳头区的远端髓质部位，显示重度肾盂肾炎，可见多个管型、以中性粒细胞为主的大量炎症细胞、坏死及上皮细胞缺失。（c）透射电镜照片，锇酸染色，大鼠肾。正常肾小球，显示足细胞及其足突、厚基底膜和内皮细胞。在图片的右上部位毛细血管内可见一个红细胞。（d）透射电镜照片，锇酸染色。食蟹猴肾，可见肾小球内嗜锇性包涵体（推测为药物成分），位于图中左侧的足细胞内和右侧的内皮细胞内

表 12.1　临床前肾小球病变的鉴别诊断

肾小球损伤的类型	主要特征
肾小球肾炎	
膜增生性	基底膜增厚、重叠或裂开，毛细血管壁增厚，系膜增多及细胞增生，单形核炎症细胞浸润
新月体性	脏层 / 壁层上皮增生、粘连和纤维化，系膜细胞数目增多，单形核炎症细胞浸润
系膜增生性肾小球病	系膜基质增多，系膜细胞增生 / 肥大，无炎症反应或抗体沉积
肾小球硬化	进行性纤维化，细胞数量减少，鲍曼囊增厚，可能与 CPN 有关，通常无炎症反应
透明性肾小球病	PAS 阳性的非细胞性免疫复合物沉积，导致基底膜增厚，无纤维化或炎症；血管球细胞数量进行性减少
肾小球萎缩	血管球皱缩与收缩，同时伴有鲍曼囊腔增大
肾小球淀粉样变	肾小球结构被淀粉样物质取代，伴有轻微纤维化，进行性细胞数量减少

小球肾炎是一种以基底膜增厚为主的疾病，而膜增生性肾小球肾炎综合征包含了毛细血管壁增厚和细胞增生。实验动物发生肾小球肾炎时，在同一个肾脏中常常同时观察到与人类膜增生性、新月体性和膜性肾小球肾炎一致的病变。因此，在许多或大多数临床前毒性研究中，诊断肾小球肾炎就足够准确和有效描述这些特殊的肾小球病变。重要的是，新月体性或膜增生性肾小球肾炎

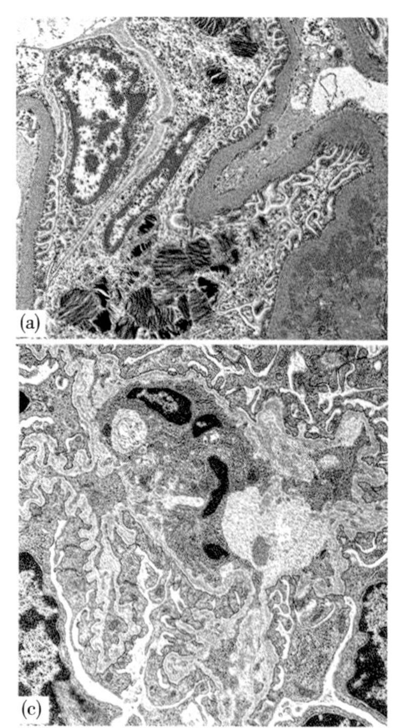

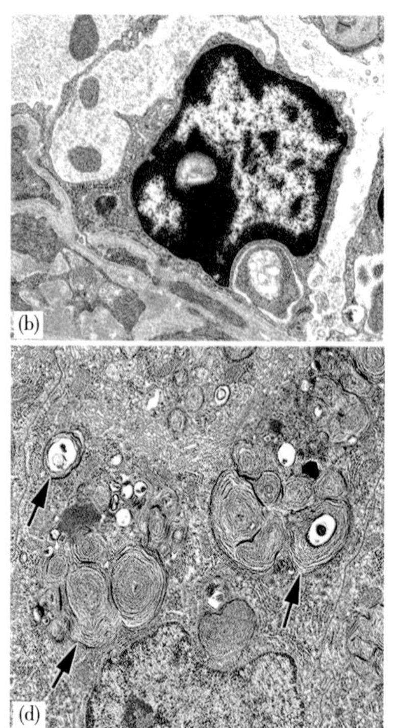

图 12.3 （a）透射电镜照片，锇酸染色，趋化因子拮抗剂给药后的大鼠肾，肾小球。足细胞胞质呈絮状，内含大的膜包裹性（溶酶体）包涵体，包涵体带有明显的斑纹，这是糖蛋白蓄积的特征。在图右下角部位，可见基底膜增厚，内含聚集的致密物质，可能是免疫系统的成分（抗体、补体等）沉积所致。（b）透射电镜照片，锇酸染色，给予硫代磷酸酯脱氧寡核苷酸处理的小鼠肾的肾小球，显示内皮细胞肿胀及变性，内皮下基底膜发生改变。（c）透射电镜照片，锇酸染色，大鼠肾，患有药物诱导系膜增生性肾小球病的肾小球。图中央变性系膜细胞中含有空泡及碎裂的胞核，空泡内有无定型物质。基膜扭曲变形，极不规则且重叠。有些相邻足细胞的足突变钝、融合。（d）透射电镜照片，锇酸染色，大鼠肾，上皮细胞的胞质内可见膜包裹的板层样同心螺环（箭头所示），为典型的药物诱导性磷脂质沉积

临床意义也是相似的。在临床前和临床上都可见到的另一种类型是系膜增生性肾小球病。本文将其单独描述为“肾小球病”而不是“肾小球肾炎”，主要是由于前者缺乏明显的毛细血管损伤或炎症反应，主要为系膜损伤。肾小球肾炎可继发于抗体沉积（比如大鼠的 Heymann 肾炎模型或犬的莱姆病），也可以继发于肾毒素介导的足细胞、肾小球内皮细胞和（或）基板损伤。抗体可以与肾小球结构抗原结合，也可以通过远处形成的循环抗体复合物沉积在肾小球中。某些情况下，药物如普鲁卡因胺可作为半抗原发挥作用（Adams et al. 1993）。一些药物也能引起细胞免疫，其下游效应可直接或间接损伤肾小球成分，这种情况在环孢素中已有报道（Remuzzi and Perico 1995）。

不管哪种形态学类型，肾小球肾炎在单个肾
小球内可呈全肾小球性或节段性改变，并且可能 433
是局灶性或弥漫性。肾小球肾炎在大体上很少有异常改变。薄切片采用 PAS 染色或甲胺银染色比单纯的 HE 染色分辨率更佳。

在膜增生性肾小球肾炎中，基底膜增厚常伴有沿基板的抗体或免疫复合物的沉积。这些不规则的、致密的沉积物在电镜下很容易观察到，它们有时呈钉突状沿基膜排列成不连续的线状，有时呈模糊的大卵圆形结构。它们都沿着毛细血管壁分布，或者在基底膜的内皮侧，或在基底膜的上皮侧。虽然系膜基质可轻微增多，几乎不伴有内皮细胞、足细胞或系膜细胞增生。毛细血管袢常扩张，伴有明显的毛细血管壁增厚，少量不等的单形核细胞浸润。在犬中常见基底膜分离。多

种类型的单克隆抗体可诱发猴的肾小球肾炎，而啮齿类动物肾小球肾炎则可由长期给予低剂量氯化汞引起（Hard et al. 1999）。已发现犬的膜增生性肾小球肾炎与全身性疾病有关，如心脏丝虫病、子宫积脓和癌症等，而很少与给药有关。犬与药物相关的膜增生性肾小球肾炎报道数量少，其原因很可能只是因为在临床前生物技术药的评价中优先使用猴而不是犬进行试验，而并非因为犬对这种病变有更好的耐受性。

新月体性肾小球肾炎是一种节段性到环形的病变，涉及肾小球上皮沿肾小球血管袢增生形成粘连和新月体。鲍曼囊腔因脏层和壁层上皮融合而变窄，通常还伴有轻度到中度系膜基质增多。与膜增生性肾小球肾炎相比，新月体性肾小球肾炎可有轻度到中度系膜细胞和足细胞增生，并伴有壁层上皮增生。重要的是，常见单形核细胞浸润或在毛细血管腔内聚集。内皮细胞肿胀甚至可见分离脱落。两种形式的渗出性肾小球肾炎中都因趋化因子介导细胞募集而伴有肾小球毛细血管袢内中性粒细胞聚集，但是在毒性试验中这种类型的浸润比单形核细胞浸润少见。超微结构检查或 PAS 染色证实，在新月体性肾小球肾炎中基底膜相对正常，但上皮细胞的改变明显，包括壁层增厚及钝化、消失和（或）足细胞足突融合。在药物性肾小球肾炎中，电镜常在足细胞、内皮细胞或系膜细胞中观察到高电子密度的包涵体（图 12.2d 和 12.3a）。随着时间推移，发生胶原积聚，但不同于肾小球硬化和 CPN 相关的肾小球病变，纤维化不是其主要特征。如前所述，尽管在某些毒性试验（特别是探索性试验）中可能有必要细分肾小球肾炎的亚型，但是在绝大多数临床前研究中采用肾小球肾炎这个通用术语是合理的，也通常是足够的。在很多情况下，并没有充足的证据或数据支持进一步细分。小鼠的肾小球肾炎需要与透明性肾小球病（hyaline glomerulopathy）进行鉴别，后者缺乏炎症浸润，没有上皮增生或基底膜增厚等改变。系膜增生性肾小球病由于缺乏炎症细胞或基底膜沉积，以及明显的系膜基质改变而区别于肾小球肾炎。

在某些品系的小鼠如新英格兰小黑鼠（New Zealand Black, NZB）中观察到自发性背景病变的肾小球肾炎。其发生率和严重程度在给予免疫刺激药物后可能有所增加，但这一效应不应与化合物对肾小球的直接毒理学靶作用相混淆，而且与人类临床相关性很小。Heymann 肾炎是大鼠的一种肾小球肾炎，被认为是人类肾小球疾病的实验模型。该疾病的抗原性靶点已经被确认为巨蛋白和一种相关的 44-kD 的 RAP 蛋白。有人认为肾小管变性过程中释放的肾小管蛋白也可能是抗原性靶点，但是这些肾小管抗原如何影响肾小球抗体沉积的机制尚不清楚。这一模型蛋白尿的 434
形成需要肾小球抗体复合物的沉积，C5b-9 膜攻击复合体的形成与活化，以及随后在肾小球基质通过脂质过氧化产生活性氧的参与（Kerjaschki and Neal 1996）。药物性肾小球肾炎的发生中可能也存在相似的机制。

肾小球肾炎通常伴有肾重量增加，这可能与形成透明管型有关，而非肾小球的大小或直径增大所致。不管哪种类型的肾小球损伤，都会引起尿蛋白丢失增多和尿白蛋白升高，但是这些尿蛋白升高很可能是继发于肾小管损伤后导致重吸收减少所致，而不是单纯的滤过增多。因此，尿蛋白升高不应被看作肾小球损伤的特异性生物标志物。持续性蛋白尿和继发性肾小管变性会引起其他一些肾小管标志物的变化。在肾疾病的晚期，随着 GFR 下降，可能会出现血清蛋白水平下降和尿中尿素和肌酐升高。最终，在大多数慢性试验中，终末期疾病和肾病综合征可能会随之发生。

和所有免疫介导的疾病一样，遗传因素在动物肾小球肾炎的易感性和发生率方面发挥了重要作用。动物种属或品系，以及特定的药物基因组学背景都可能是相关的易感性因素。肾小球血管损伤或凝血性疾病相关疾病（如微血管病）可能继发肾小球肾炎。这些情况下，在观察到各种形式肾小球肾炎病变的同时，还可见到纤维蛋白微血栓。更多的时候，外源性化合物直接或间接通过补体或抗体介导的效应损伤肾小球的滤过屏障，导致纤维蛋白漏出到鲍曼囊中（图 12.1c）。

临床前毒性研究中可引起动物肾小球病变的药物对人体的作用如何经常是很难预测的。例如氨苄青霉素能引起犬的肾小球肾炎，但是相似的病变在人类未见报道。外源性物质引起的人类肾小球病变通常仅出现在一小部分用药个体中，用药个体的自身情况和并发疾病都可能会影响药物的毒性或不良反应的发生率。即使临床上出现了肾小球损伤，但由于试验组相对较小，以及不同种属对药物诱导性肾小球肾炎的敏感性不同，使得临床前研究所观察到的病变能否预测临床的此类病变尚不确定。由于其发病机制由免疫介导，可能很少或没有剂量效应关系，并且在特定的某项研究中很少有动物可能出现肾小球病变。然而，一旦在临床前研究中确认出现了肾小球肾炎，实际上都会被认为是不良反应，需要考虑潜在免疫毒性机制的可能性。

12.1.2.2 系膜增生性肾小球病

系膜增生性肾小球病的特征是系膜基质增厚、系膜细胞增生和肥大、有丝分裂增多。与肾小球肾炎相比，该病变缺少炎症成分、毛细血管改变和基底膜病变，但可能有时出现少量抗体或补体在系膜细胞及其周围组织中沉积。系膜增生性肾小球病通常呈全肾小球性和弥漫性，根据病变严重程度不同可能会出现透明管型。系膜增生是该病变的前兆，若无基质增厚，则可诊断为“系膜增生”。和肾小球肾炎一样，在薄至 2μm 的切片上进行 PAS 染色和甲胺银染色有助于组织学特征描述和正确分类。电镜在确认系膜损伤时也有价值。蛋白从肾小球过滤器中漏出时，可直接导致系膜增生，并可进一步引起包括细胞外基质聚集在内的下游反应。因此，药物导致的肾小球其他成分（包括足细胞或基底膜）的损伤可继发性地引起系膜的病变，但原发的或严重的毛细血管或内皮损伤与系膜增生性肾小球病并无明显相关性。该病变需要与肾小球肾炎鉴别，肾小球肾炎包含基底膜增厚或炎症。在小鼠中还应与 435
透明性肾小球病鉴别，后者包含所有种类的细胞成分减少。系膜增生性肾小球病几乎没有与之关联的大体改变，但肾重量可能有轻微增加。和肾小球肾炎一样，尿蛋白或白蛋白升高是最敏感的指标之一，在终末阶段还可见 BUN 或 sCr 升高。除了生物大分子药物，临床前试验中发现一些反义寡核苷酸给药后可出现与系膜增生性肾小球病一致的病理改变。其发生机制尚不清楚，但可能与这些分子的促炎特征，以及溶酶体对肾小球内的物质摄取有关。作为一种不良事件，系膜增生性肾小球病的临床相关性与其他类型的肾小球肾炎相似，提示存在潜在的免疫毒性损伤机制。通过注射靶向肾小球系膜细胞的抗 thy-1 抗体，能诱导大鼠发生系膜增生性肾小球病，因此毒理病理学家可能会在上述试验或其他人类肾小球疾病的早期药物发现模型中遇到系膜增生性肾小球病（Jefferson and Johnson 1999）。

12.1.2.3 系膜增生

像在肾小球肾炎或系膜增生性肾小球病中所观察到的，系膜细胞增生通常先于或可能伴随肾小球瘢痕发生，但是系膜细胞增生 / 肥大也可作为一种独立病变发生而无进一步的发展。其组织学特征是肾小球内系膜细胞核数目增多，伴有或不伴有单个细胞的增大。系膜细胞增生很少与蛋白尿有关或引起蛋白尿出现。系膜细胞、炎症细胞和细胞外基质成分之间的相互作用导致系膜细胞持续增殖，随时间推移还可促使肾小球发生纤维化。因此，当出现慢性损伤和刺激时，系膜增生可能会伴有胶原和系膜细胞外基质蛋白分泌增加，导致出现明显的蛋白尿，这种变化更适合诊断为系膜增生性肾小球病。因此，系膜增生或肥大可能进一步预示肾小球更严重并且可能难以恢复的病变。系膜增生性改变不认为是癌前病变，与肾肿瘤也无相关性。尽管基于 HE 染色切片诊断系膜增生相对容易，但可能需要电镜进一步确认系膜细胞是参与增生反应中的特定细胞类型，并确保没有其他与肾小球肾炎相关的显著改变。在更晚期的病例中，除了尿蛋白增多外，通常没有其他与系膜增生相关的临床病理异常、脏器重量改变或大体异常。

系膜细胞具有类似血管平滑肌细胞的某些特征，许多药物和化学品（如镉）能引起其数目增多、细胞增大和细胞质增加（Wehner and Petri 1983; Xiao et al. 2009）。特定刺激如机械剪切力 / 应激现象能引起这种增生性反应，但是其潜在机制并不完全清楚。系膜细胞增生常常由导致高血糖的药物诱发，包括链脲霉素诱导的大鼠糖尿病模型。磷脂质沉积也可引起该改变，特征是系膜细胞肥大的同时伴有系膜细胞，以及足细胞和（或）内皮细胞内出现溶酶体膜包裹性螺环（membrane-bound whorls）（Wehner and Petri 1983）。其他药物，比如生长因子抑制剂或抗癌药，能导致系膜细胞内形成包涵体，这些也可能与系膜细胞增生有关。长期以来，硫酸吗啡被认为与系膜细胞增生相关，这一效应似乎依赖于特异性阿片受体和 STAT3 信号通路（Weber et al.2008）。血氨水平升高或给予 NH_4Cl 也可导致系膜细胞肥大（而非增生），其机制和信号通路与前者完全不同（Ling et al. 1998）。细胞培养研究表明系膜细胞能产生细胞因子，也受多种细胞因子调控。因此，系膜细胞具有对自身产生潜在
436 的自分泌和旁分泌刺激作用，同时也受募集的炎症细胞的刺激（Sterzel et al.1993）。这表明系膜细胞可能通过多种途径产生增生和（或）刺激，并最终影响其细胞周期。

12.1.2.4　肾小球硬化

肾小球硬化是非临床安全性研究中常见的一种病变，它是大鼠 CPN 晚期和小鼠慢性肾病中的一种表现，也是糖尿病性肾病的一种常见病变，因而可能在早期发现阶段的药效学研究中可以见到，比如链脲霉素诱发的大鼠糖尿病模型。肾小球硬化在犬中极少见，但在生长激素和孕酮的临床前比格犬研究中曾发现过此类改变（Prahalada et al.1998）。对于非人灵长类动物，长期高血压可导致肾小球硬化，在自发性高血压大鼠（spontaneous hypertensive rat, SHR）模型中也经常见到。因此，肾小球硬化可能是多种肾小球损伤影响了血管球血流动力学共同下游的后果。肾小球硬化的特征是进行性足细胞减少、肌成纤维细胞增多、血管球收缩，以及鲍曼囊腔增大。肾小球通常增大，与系膜基质持续增多有关。虽然早期的改变仅局限于基底膜增厚，但最终被纤维化和（或）无定型透明样物质取代而失去肾小球结构（Hard and Seely 2005）。由于肾小球脏层和壁层上皮粘连可能导致组织粘连及新月体形成，但不同于肾小球肾炎，肾小球硬化几乎没有肾小球成分的细胞数目增多，也无抗体或补体沉积。肾小球硬化的炎症程度不一，但通常见大量透明管型。鲍曼囊壁可能增厚，常常可见球旁纤维化。系膜基质 PAS 染色为阳性，六胺银染色有时阳性，Masson 三色染色显示伴有胶原成分增多。超微病理学检查，足细胞常可见肿胀和增大，胶原纤维基质中夹杂均质的无定型物质。在增厚的基底膜附近可出现肌成纤维细胞。肉眼检查肾可能增大，色浅，出现凹陷或瘢痕，切面可见明显的白点。肾重量常因基质蓄积和管型而增加，但在慢性期由于瘢痕形成和梗死可能

会出现肾重量下降。尿中蛋白和白蛋白在早期增多，但与大多数肾小球损伤一样，在肾小球滤过率（GFR）明显下降或因持续性蛋白尿引起继发性肾小管损伤前，血液尿素氮（BUN）、血清肌酐（sCr）和其他一些标志物仍保持不变。肾小球萎缩应与肾小球硬化相鉴别，两者都可见肾小球血管丛收缩，但前者缺乏明显的纤维化和基质蓄积。

在正常对照组大鼠中，常常因存在CPN，可能也会见到少量肾小球发生局灶性节段性肾小球硬化，此时该病变没有实际的临床相关性，在这种情况下，建议不必将肾小球硬化从CPN中分开而单独记录。有些外源性化合物（如奥美拉唑）能增加CPN的发生率或导致大鼠提前发生CPN，因而在临床前研究中显示肾小球硬化的发生率呈现明显的药物相关性增加（Ekman et al.1985）。然而，许多或大多数此类药物对人类并没有潜在肾毒性，因此该效应几乎没有临床意义。在致癌试验中，虽然CPN相关的肾小球硬化由于对细胞增殖的影响可导致肾脏肿瘤数目增加，但有研究表明这也不能增加人类的癌症风险（Hard et al.2009b）。当出现弥漫性（原文为global，根据上下文意思修改为diffuse，即弥漫性，译者注）肾小球硬化时，特别是在年轻大鼠或在亚急性研究中，这可能就意味着具有毒性效应。当肾小球硬化在非啮齿类动物中发现时尤其如此。虽然肾小球硬化可由多种肾小球疾病引起，但与肾小球肾炎不同，它很少与抗体或大分子介导的病理机制有关。经典的肾小球毒物如嘌呤霉素和链脲霉素已被用于肾小球硬化的病理机制研究。不同毒物损伤的起始部位各不相同，嘌呤霉素和多柔比星能直接损伤足细胞，而链脲霉
437 素等毒素通过高血糖效应损伤系膜细胞（Mizuno et al.2004）。许多启动因素可诱发慢性肾小球损伤所必需的级联事件。GFR持续升高，伴发单个肾单位高滤过或肾小球毛细血管流体压升高，可导致肾小球滤过屏障的蛋白超载，引起肾小球损伤。药物诱导损伤时，由于肾血流量（RBF）高，且药物可能与亚细胞成分结合，使肾小球内可能发生胞内药物蓄积，从而导致基底膜两侧的滤过界面达到高的局部药物/代谢物浓度。这可导致基底膜（如青霉胺）或足细胞（如嘌呤霉素）的直接损伤。药物（如多柔比星）产生的活性氧自由基和氧化应激能激活caspase依赖的凋亡通路及线粒体损伤，或由于毒素介导的损伤而引起细胞肿胀，进一步发展可出现坏死或细胞特定成分的丢失。环孢素等药物则通过血管收缩效应直接干扰肾小球血液动力学。无论起始因素如何，一旦肾小球发生退行性病变，炎症级联反应就会被激活，从而导致细胞因子活化，以及IL-1和TNF-α释放。同时，由TGF-β和结缔组织生长因子（connective tissue growth factor, CTGF）介导的依赖SMAD-和cAMP-的复杂序列事件在系膜细胞、内皮细胞和足细胞中启动，包括细胞骨架改变、整合素表达上调及旁分泌信号。这些变化的最终结果为肌成纤维细胞增生，胶原形成和细胞外基质沉积，最终导致肾小球收缩（Lee and Song 2009）。

12.1.2.5 透明性肾小球病

透明性肾小球病以前一直被描述成正常小鼠肾小球的一种背景病变。但最近已确认大鼠和小鼠长期暴露于胡薄荷酮可引起该病变，偶尔在一些药物的临床前研究中作为其他药物的受试物所致反应出现。该病变的特征是弥漫性全肾小球性血管球细胞减少，被弱嗜酸性至亮嗜酸性均质状基质所代替。通常，残留的细胞核会聚集于中央，外观异常。细胞外免疫球蛋白和蛋白性物质的胞外沉积导致基底膜增厚，在PAS染色中呈阳性，Masson三色染色呈弱阳性，而针对淀粉样物质的刚果红染色或SAA免疫染色为阴性。电镜检查可见细颗粒样无定型物质和（或）免疫

复合物沉积，位于系膜基质内和内皮下沉积物中，由束状或旋涡状排列的平行原纤维组成。透明性肾小球病可出现蛋白尿，在长期试验中可导致发病，肾重量通常增加。透明性肾小球病与肾小球硬化症的区别是后者有胶原存在，通过刚果红染色阴性可与肾小球淀粉样变相鉴别。透明性肾小球病似乎是一种与啮齿类动物免疫复合物沉积相关的其他慢性退行性肾小球病变的罕见后续改变。透明性肾小球病的发生机制仍不清楚。除了提示一种免疫介导的外源性药物作用，因而临床上存在肾小球效应的可能性外，透明性肾小球病可能与人类很少有直接的临床相关性，因此其意义更多的是在小鼠临床前研究中作为一种潜在的背景病变加以识别。在人类肾脏学中，透明性肾小球病似乎是一种独特的、不相关的病变，而非免疫沉积，其超微结构特征为系膜内有序的微管结构（D’Agati et al 2005）。

12.1.2.6　系膜溶解

系膜溶解是指肾小球系膜细胞及其相关基质的部分或完全溶解。系膜溶解是一种退行性病变，通常与内皮细胞原发性损伤、随后的补体激活、最终毛细血管壁的通透性丧失有关。肾小球小叶由于血管球水肿而着色不佳。因此，溶解中的系膜细胞很难辨认，其边界模糊，最终导致毛细血管扩张或囊性变。鲍曼囊内经常可见蛋白性液体、纤维蛋白沉积和（或）肾小球出血。系膜
438 溶解可以是肾小球肾炎的特征之一，比如在抗 thy-1 大鼠模型中那样（Kriz et al. 2003），也可发生于广泛的补体激活，特别是出现共同终末通路的激活和形成 C5b-9 时。在犬和大鼠中，系膜溶解也与持续性高血压有关。这种情况在临床前毒性研究中很少遇到，但由于病变的性质，应该注意药物靶向肾小球或血管的可能性。临床上，系膜溶解可发生于溶血性尿毒症，以及一些移植性肾小球病的病例中。系膜溶解通常伴发严重的高发病率和（或）死亡率。若动物存活下来或停药，后续可发生肾小球硬化或肾小球萎缩。PAS 染色和电镜检查有助于诊断，可帮助识别血管病变和对系膜细胞的主要影响。该病变还应与其他肾小球病相鉴别，注意其他类型的肾小球病变中缺乏系膜溶解和水肿的特征。

12.1.2.7　淀粉样变

淀粉样变常见于小鼠的长期毒性研究和叙利亚仓鼠的研究中。该病变在 CD-1 小鼠中尤为常见，发病年龄通常为 8~12 月龄。它是小鼠的一种自发性病变，病变特征是有缺陷的血清蛋白在肾小球和肾间质的胞外沉积。严重的病例会累及肾小管或集合管。肾小球表现为细胞数减少，无定型浅粉色淀粉样物质沉积，刚果红染色阳性，并呈苹果绿双折光性。淀粉样物质沉积也可以采用免疫组化的方法加以证实。淀粉样物质应与肾小球肾炎、肾小球硬化和透明性肾小球病相鉴别，最好的方法是用刚果红和三色染色两种方法。肾往往是淀粉样变最先累及的脏器之一，但小鼠到 8 月龄时，肠道、肠系膜淋巴结和卵巢也常常受到累及。在年龄更大的小鼠中，其他脏器包括心脏、肾上腺、脾、肝及其他多个器官也可发生淀粉样变性。肾淀粉样变是小鼠致癌试验中患病和致死的一个主要原因。脾脏和肠道淀粉样变偶尔见于恒河猴和食蟹猴，但这两个种属的肾淀粉样变罕见。老龄比格犬有时可见肾淀粉样变，而大鼠往往很少发生。

AA 淀粉样物质来源于循环中的血清淀粉样物质 A（serum amyloid A, SAA），这些是与高密度脂蛋白（high-density lipoprotein, HDL）颗粒相关的急性期载脂蛋白。在小鼠中，淀粉样物质也可能是载脂蛋白 A-Ⅱ（apolipoprotein A-Ⅱ，ApoA-Ⅱ）原纤维沉积和自聚集导致的，但这两种情况通常仅出现于实验模型（Gruys et al. 1996），比 SAA 导致的淀粉样变少见。在大多

数临床前动物种属中，淀粉样物质也可由血清免疫球蛋白多肽片段的沉积形成。相比之下，人类肾淀粉样变的生化类型更加多样，原因甚至更复杂，包括骨髓瘤、慢性炎症疾病或遗传因素。电镜下，淀粉样物质的特点是随机排列的、直径 7~10 nm 的无分支长纤维。淀粉样物质纤维具有特征性 β 折叠结构，并且可以破坏肾小球的正常结构，以及取代系膜细胞、足细胞、内皮细胞和基底膜。由于淀粉样变是进行性的，因而恢复期动物的发生率和严重程度经常比给药结束时更严重。淀粉样物质常常沉积于肾间质和肾小球，但不借助刚果红染色而要勾勒其病变范围会更难。小鼠肾髓质内淀粉样物质沉积与远端肾乳头血液供应破坏引起的继发性肾乳头坏死有关，也与肾盂的尿路上皮增生有关。药物引起的淀粉样变在各个种属中都极为少见。有些情况下，临床前毒性研究中出现淀粉样物质沉积的发生率和（或）程度增加，或因给药使发病年龄提前。需要特别说明的是，免疫调节类药物如新型免疫刺激疗法可在小鼠中产生这种效应。反义寡核苷酸能上调小鼠血清中 SAA 的水平（Heikenwalder et al.2004），这种作用，以及它们对 toll 样受体激活的影响可能是小鼠慢性试验中给予这类药物后肾淀粉样物质沉积发生率升高的原因。

由于 SAA 是人类和小鼠体内的一种主要急性期蛋白，而血浆 SAA 水平持续升高可能与人体某些器官的淀粉样沉积有关，因而任何对小鼠淀粉样变发生率的影响都不能当作临床无关完全排除在外。然而，很少有（如果有的话）实例表明，一种给予小鼠后可致淀粉样变的化合物，在治疗剂量下能在人体内引起相似的效应。某些外源性药物（如秋水仙碱）可降低（而不是升高）人类或动物淀粉样变的发生率或严重程度（Zemer et al.1986）。

12.1.2.8 肾小球萎缩

肾小球萎缩事实上可能是全部发生于肾小球的慢性退行性病变的结局，也是终末期肾疾病的标志（Hard et al.1999）。萎缩多见于大鼠常染色体显性遗传性多囊肾病（ADPKD）相关的肾小球（Tanner et al.2002），以及链脲霉素诱导的糖尿病大鼠模型中慢性肾病的后期（Menini et al.2007）。肾小球萎缩的特征是血管球收缩，通常同时伴有鲍曼囊的扩张。虽然不确定是否同时发生肾小球纤维化，但细胞核往往保留。病变的分布可呈局灶性或弥漫性、节段性或全肾小球性。该病变主要与肾小球硬化症鉴别，肾小球硬化的纤维化突出，细胞细节不清，无明显的肾小球收缩。

12.1.2.9 鲍曼囊腔扩大

鲍曼囊腔扩大或增大可能是由于肾小球滤过率增高导致的鲍曼囊静水压力增大或由于邻近的血管球萎缩而发生收缩引起的，还可由肾小管内原尿反流所致，实际上在临床前毒性试验中几乎所有种属动物中都可见到。该病变的特征是鲍曼囊腔宽度增加和鲍曼囊直径增大，但未伴随血管球增大。该病变常伴随于出现晚期间质纤维化及相邻肾实质收缩的慢性肾疾病发生（Hard and Seely 2005, 2006）。由于它的发生机制还涉及肾小球流体压力改变，所以如果肾内这种病变广泛出现而没有肾实质梗死或间质纤维化，则提示给予的药物能影响流体动力学。鲍曼囊腔扩大最终会导致肾小球及其相连的肾小管发生退行性改变，出现临床肾生物标志物的变化。大多数鲍曼囊腔扩大应被看作是一种不良改变，在停止给予受试物后可能仅部分可逆，因此病变的累及程度在相关药物暴露中具有重要的临床意义。

12.1.2.10 鲍曼囊化生和增生

鲍曼囊壁层上皮通常是单层扁平上皮，但在

某些品系的雄性大鼠和小鼠中可见高立方上皮。这些细胞在成熟雄性动物中易受激素的影响，循环中睾酮水平的改变能影响这些细胞的形态。影响雄激素通路的药物可能会导致上皮细胞产生病变，包括细胞数目增多及形态改变。鲍曼囊化生可发生于雌性小鼠，老龄大鼠立方上皮可发生类似的变化，雄性更常见（Hard et al.1999）。晚期肾小球疾病也可发生壁层上皮增生，特别是大鼠 CPN 或重度肾小球肾炎，在自发性高血压大鼠（SHR）中也经常被报道（Peter et al.1986）。猴、小型猪或犬等种属不发生该病变。该病变应与固定引起的近端小管上皮突入鲍曼囊腔内所产生的人工假象进行鉴别，这时鲍曼囊上皮不仅与 PCT 类似，并且很难与 PCT 上皮相区分。该病变不伴有任何器官重量或临床病理改变。这些化生 / 增生性改变不被认为是癌前病变，除了对激素的影响外，该病变与人类的临床相关性或许可以忽略。

12.1.3 肾小管改变

肾皮质中大部分是近端小管，近端小管具有多种调节和内分泌功能，也是许多受体和转运蛋白分布的部位。一般情况下，肾小球滤过的水分和盐 2/3 以上在近端小管被重吸收。肾小管也会对广泛的免疫性和毒性损伤产生免疫应答，因此它们是非临床毒性研究中肾损伤最常见的部位。它们也经常在原发性慢性肾小球损伤后，通过 megalin/cubilin 介导的胞吞作用引起的蛋白质过载而发生继发性损害。由于近端小管对维生素 D 合成（通过 1-α-羟化酶活性）和红细胞生成（促红细胞生成素合成的部位，也有文献认为是肾小管周围的血管内皮细胞产生促红细胞生成素，译者注）有辅助作用，所以在慢性毒性研究中近端小管持续受损也会导致骨矿化紊乱和贫血。

12.1.3.1 肾小管变性和肾小管嗜碱性变

肾小管变性是指一系列肾小管上皮细胞损伤和形态改变，包括空泡形成、变薄和着色改变（如嗜碱性变）。当一种特定变性成分变成肾病理过程的突出特点或是发生于一项研究中的绝大多数肾时，应该使用更具体的形态学或描述性诊断。当出现一系列的病理过程时，“变性”是可采用的适宜的形态学描述，可以表现出这一系列病变的特点。变性可能是肾上皮细胞的可逆性损伤，也可能是导致坏死的不可逆病变的早期表现。近端小管着色性的改变是肾单位损伤的最初及最早期证据。因此，肾小管嗜碱性变是临床前毒性研究中最常遇到的毒性损伤表现之一。它可能是退行性变化的结果或代表过度的细胞更新。作为 CPN 的一个显著特征，肾小管嗜碱性变在对照组啮齿类动物中自然发生率很高，并且随着年龄的增大，其发生率升高、病变程度加重。微小灶状肾小管嗜碱性变可在试验对照组高达 40% 的比格犬中发生。在大多数存在剂量反应性化合物相关效应的情况下，肾小管嗜碱性变可能代表持续的轻度毒性损伤。肾小管再生也会表现为嗜碱性增强，但是因为嗜碱性可能反映生化紊乱而没有同时发生修复过程的证据，所以“肾小管再生”“肾小管增生”和“肾小管嗜碱性变”这几个术语不应混淆使用，需要确认增生的其他特征（核拥挤、扁平状、肥大、有丝分裂等）或再生的其他特征（出现在恢复期）以区分这些不同的过程。某些形式的变性，其胞质还可表现为嗜酸性或颗粒状甚至絮状的外观。

其他类型的变性（如空泡形成和扩张）将在下文讨论，但是所有形式的变性都可能表现出尿生物标志物改变或尿沉渣检查时偶见管型。更严重或病程更久的病例血液尿素氮（BUN）和血清肌酐（sCr）会升高。电镜检查可见多种超微结构的改变，包括微绒毛丧失和胞质糖原减少、囊泡形成、内质网肿胀或丛集，以及细胞核浓缩。任何肾毒物都能引起退行性改变，而且涉及多种不同的细胞损伤机制，包括缺氧、ATP 消耗、线粒体损伤、自由基形成或脂质过氧化作用。

12.1.3.2 空泡形成

肾小管空泡形成是一种很大程度上可逆的退行性改变，大量毒物可引起这种改变。空泡形成可能是坏死前的一种早期表现，但常常伴随特定类型的肾小管损伤，如细胞内脂质、糖原或液体
441 蓄积。赋形剂的胞质内蓄积也可导致肾小管空泡形成——如环糊精介导的空泡形成、磷脂质沉积或与氨基苷有关的肾病。某些种属的某些肾小管节段呈现空泡样外观是正常的，如 CD-1 小鼠外皮质的近端小管，比格犬的远端小管，或食蟹猴的集合管（Johnson et al. 1998）。外源性物质引起的空泡形成的特点是淡染或颗粒状胞质内形成透明到半透明、卵圆形、大小不等的空隙。细胞可能肿胀，核可能异位。肾小管中脂质蓄积通常是因涉及生物化学通路的毒性作用导致细胞代谢紊乱的结果，但在某些情况下也可以由静脉给予的脂类物质直接蓄积引起（Cherdwongcharoensuk et al. 2005; Killary et al. 2009）。可采用油红 O、苏丹黑或锇酸染色等特殊染色显示胞质内的脂质，但是由于常规的石蜡制片过程会导致脂质从组织中溶出，所以上述染色需要冰冻切片或其他特殊方法制备的样品。环糊精赋形剂常常会引起啮齿类动物近端小管直部空泡形成（Luke et al. 2010），但是只有当右旋糖酐赋形剂剂量非常高时才会产生更为严重的继发性退行性改变和（或）坏死。这种空泡变会干扰对肾小管的毒理学评价，当采用高浓度的这类赋形剂时，要区分病变是药物相关还是与赋形剂相关就变得更困难。其他多种具有渗透活性的化合物经静脉给药后会引起相似的病变，在人体肾病文献中被称之为“渗透性肾病（osmotic nephrosis）”。右旋糖酐和一些糖类物质一般通过顶端胞膜的胞饮作用从尿液滤液中吸收并储藏于吞噬溶酶体。除非细胞器遭到破坏，否则空泡形成一般极少产生全身效应，也不会引起血清和尿生化学的变化。磷脂质沉积最常见的组织学表现是肾小管上皮空泡形成，可局限于近端小管或远端小管的特定节段（详见下文）。

12.1.3.3 肾磷脂质沉积

多种阳离子两亲性物质可引起磷脂质沉积，肾磷脂质沉积在大鼠、小鼠和犬中相对常见，猴偶见（Halliwell 1997）。大部分阳离子两亲性化合物都含有一个疏水的芳香环 / 脂肪环结构和一个带电的阳离子取代氮基团的亲水结构域。疏水环通常被一个或多个卤素基团取代。氨基糖苷类化合物在致磷脂质沉积的物质中有些特殊，因为它们缺少典型的疏水基团但保留阳离子结构，而且由于未知原因，往往产生主要在肾的病变。外源性物质可通过与细胞内的磷脂直接相互作用，或通过影响磷脂的合成和代谢而间接引起磷脂质沉积。大部分阳离子两亲性化合物引起磷脂质沉积的具体机制包括溶酶体结合、与磷脂络合，以及抑制磷脂酶。也有证据表明，这些分子实际上可增加细胞内磷脂的合成或潴留（Reasor et al. 2006）。在肾的 HE 染色切片中，磷脂质沉积通常表现为近端小管胞质空泡形成。电子显微镜检查发现磷脂质沉积由膜包裹的溶酶体致密物组成，包括板层样小体、同心螺环或更罕见的滑面内质网膜或深染嗜锇性物质组成的结晶状聚集体（图 12.3d）。一般来说，诱发这些病变的受试物或代谢产物可鉴定为与磷脂质聚集相关。停止给予受试物以后，根据受试物的性质，这些细胞变化经数周至数月可逆转或消失。虽然肾可能是唯一受影响的脏器（取决于机体对药物的处置和清除），但往往多个脏器（如肝、肾上腺、附睾，以及其他许多脏器）中也会含有磷脂包涵体。实

际上，除了某些抗生素以外，肾对磷脂质沉积的敏感性似乎比其他器官低。多种因素可影响阳离子两亲性化合物诱发肾磷脂质沉积的能力，包括
442 动物种属、品系、组织亲和力，以及药物代谢动力学特性，在风险评估中外推至人时必须考虑这些因素。只有一小部分能引起啮齿类动物或犬肾脏磷脂质沉积的化合物也会导致人体类似的器官损伤，但对肾来说氨基糖苷类抗生素是重要的一类（Hruban 1984; Halliwell 1997; Quiros et al. 2011）。重要的是，目前没有证据表明肾脏的磷脂质沉积本身对动物或人有害，并且主流观点认为肾脏的磷脂质沉积主要是对阳离子两亲性化合物暴露的一种适应性反应。在那些肾小管损伤伴有磷脂质沉积的病例中，如给予氨基糖苷类或大环内酯类抗生素，可能同时存在细胞损伤的并行机制（Reasor et al. 2006）。

庆大霉素（一种氨基糖苷类抗生素）可引起典型的肾脏磷脂蓄积反应。给药后庆大霉素很快从肾小球滤过，并通过其聚阳离子表面与膜磷脂的负电核之间的静电作用结合到近端小管细胞的刷状缘。然后通过 megalin 和 cubilin 介导的胞吞作用被转运至细胞内，在吞噬体及高尔基体和内质网中蓄积。庆大霉素直接抑制负责降解富含脂质的胞膜的酶，导致溶酶体大量蓄积并形成特征性的胞质内包涵体，即髓样结构或髓样小体，它们在超微结构检查时容易观察到。最终溶酶体膜受这些干扰而破裂，并泄漏在整个胞质内，这可能与细胞坏死和肾小管损伤有关（Quiros et al. 2011）。因此，氨基糖苷类抗生素的细胞毒性可能是由于对胞质的作用而非由溶酶体蓄积引起。庆大霉素导致的内质网氧化应激损伤并破坏细胞内膜的稳定性，促进了药物在胞质中再分布。庆大霉素可直接作用于线粒体，产生氧化应激并减少 ATP。这些效应与溶酶体组织蛋白酶的释放一并引起凋亡通路的激活，或者在浓度足够高时导致大量蛋白水解和细胞坏死。庆大霉素还可激活细胞外钙敏感受体，这可能是另一个导致肾小管上皮细胞死亡的因素。庆大霉素和其他氨基糖苷类抗生素单独对肾小球的作用已得到证明，包括电荷介导的肾小球超微结构和通透性的改变，以及肾小管的重吸收和细胞内蛋白质分解代谢作用的损害，这些都提示这类化合物造成损伤的机制是极其复杂的（Quiros et al. 2011）。

12.1.3.4　糖尿病肾病和肾小管糖原贮积病

毒理病理学家在评价药物发现和疗效的研究中可能涉及啮齿类动物糖尿病模型，如链脲霉素大鼠模型或糖尿病小鼠模型。AKT 或 PI3 激酶抑制剂等药物制剂也与持续性高血糖和高尿糖有关，高尿糖可引起肾上皮细胞的改变。肾小管的变化因尿糖的严重程度不同而不同，但都具有胞质疏松、透明、空泡形成和单个细胞坏死的特点（Nogueira et al. 1989）。这些退行性改变曾被赋予过多种形态学诊断，包括“细胞肿胀”“肾小管透明细胞”“胞质改变”和“小泡性空泡形成”等。正像这些形态学所寓意的，胞质中存在液体蓄积，并且多数或绝大多数情况下存在糖原蓄积。糖尿病肾病中糖原蓄积来自远端肾小管对糖的吸收作用或者来自给予的其他高渗物质（Monserrat and Chandler 1975）。当采用特殊染色（PAS 淀粉酶或贝斯特洋红染色）明确证实存在糖原时，将该病变诊断为“糖原蓄积”更为恰当。这些与持续性肾性糖尿有关的肾小管病变有很重要的临床意义，因为它们在啮齿类动物中有可能发展为透明细胞腺瘤和肾细胞癌（Dombrowski et al. 2007）。糖尿病大鼠的肾癌的形成被认为与肾小管上皮细胞内一种适应性代谢反应有关，这种适应性代谢反应通过改变与持续性高血糖和肾小管上皮细胞内长期增殖信号相关的生长因子信号而实现。除了肾小管的变化，肾 443
小球也可能因为其蛋白的糖化作用而同时发生明显病变。常见肾小球系膜增生、基底膜增厚和硬

化，也有可能发生因纤维化和细胞增多而造成间质的细胞外基质膨胀，以及皮质肾小管脂质含量增加。当血糖恢复正常时，肾小管的细胞病变一般是可逆的，但是持续性高血糖引起的肾小球和间质的变化可能不会快速地恢复，甚至有可能继续发展。一旦血糖保持在高于 200 μg/dl 的水平并超出近端小管的 SGLT1/2 转运系统（负责葡萄糖 / 糖的重吸收）的能力时，尿糖水平将会升高（Saboli et al. 2006）。这种情况下的高尿糖将伴随着尿量大幅增多。

12.1.3.5 肾小管扩张和囊性肾小管

肾小管管腔直径扩大可能因单个肾小管上皮细胞坏死或缺失而引起，也是急性肾毒性物质引起肾损伤的常见表现。扩张的肾小管内衬正常至扁平的上皮细胞（图 12.1d）。肾小管上皮缺失时，相邻的上皮细胞延伸填充缺损并覆盖裸露的基底膜。肾小管上皮可能会变薄变细，并且因超滤可导致肾小管内压差增大，尤其是当合并肾小管上皮变薄时，随后将会导致肾小管扩张。机械应力会导致肾小管上皮发生增殖反应，扩张的上皮细胞会释放多种促炎因子，致使相邻的间质发生改变。扩张的肾小管通常呈放射状聚集成簇，它们属于同一肾单位或相邻的肾单位的节段。在其他情况下，若某段特定肾小管（例如近端或远端小管直部或升支粗段）发生坏死，肾小管扩张可能会沿皮髓交界处附近的整个区域呈带状分布。扩张的管腔内可见透明管型或颗粒管型或其他细胞碎片。当伴随微脓肿或肾盂肾炎时，也可出现化脓性或单形核细胞性炎症。肾小管扩张可伴随 BUN、sCR、血清无机磷、尿液生物标志物水平的升高。在更严重的病例中，由于吸收减少可能导致尿白蛋白升高，肾重量也可能增加。与其他肾毒性一样，不管是在临床前的哪种动物种属中产生不良反应的药物，都应该被认为在相关的暴露条件下可潜在导致人类 AKI（急性肾损伤）。

虽然肾小管扩张大多数情况下伴随其他形式的肾退行性变出现，但它也可以是对多种外源性物质，包括皮质类固醇、锂及 ACE 抑制剂等引起的原发性毒性反应（Christensen and Ottosen 1986; Macdonald et al. 1987; Schetz et al. 2005）。结晶尿阻塞或远端尿路结石也可导致肾小管扩张。许多药物如氨苯磺胺或喹诺酮抗生素都存在这种情况，在局部浓缩条件下，以及与远端肾单位滤液相关的 pH 变化时，这些药物往往会从溶液中析出（Schetz et al. 2005）。远端流出受阻产生的血流动力学压力改变，导致肾小管内压升高和（或）肾单位近端液体淤滞。

囊性肾小管是肾小管扩张更严重的表现，常见于肾终末期疾病或啮齿类动物 CPN 晚期。但是，在临床前研究中，囊性肾小管经常表现为与给药无关的独立的先天性囊肿。囊性肾小管的管腔直径往往远远大于肾小管扩张，偶尔可见包膜。囊腔内通常是空的，但有时含有细胞碎片、脱落的上皮细胞，甚至是结晶物。SD IGS 品系的大鼠似乎特别容易发生这种类型的自发性囊肿，囊肿常位于髓质，可单发或多发。因囊肿缺少内皮衬覆可与大的弓形静脉区分开。在少数情况下，由于先天性原因而发生的获得性多囊性肾脏疾病，肾中出现多个大囊肿，并伴随其余肾实质萎缩和（或）增生（Tanner et al. 2002）。卡洛里病（Caroli's disease）是一种常染色体隐性遗传疾病综合征，是临床前研究使用的大鼠品系中偶发的自发性病变，该疾病在肾和肝都可见多囊性病变（Nakanuma et al. 2010）。多囊性肾病也见于 444
犬、猫，以及其他多个种属，包括人类。由于多囊性肾病与给予外源性物质无关，所以在临床前研究中单个动物出现多囊性肾病无临床相关性。

12.1.3.6 管型

管型是由液体和（或）细胞分解产物蓄积并

充满肾小管管腔所致。虽然肾小管管型在形态学上是肾小管的一种变化，但它们更多地意味着肾小球功能缺陷而导致的肾小管内蛋白质沉积。管型表现为以下常见类型之一，包括透明管型（最常见），红细胞分解造成的血红蛋白管型，或可能含有细胞成分的颗粒管型。含有透明管型的肾小管内的蛋白性物质源自肾小球通透性增强。组织学检查很少见到肾小球性肾炎，但当在显微镜下可以看到肾小球损伤时，通常会看到透明管型。透明管型在 HE 染色下呈均质粉染，而血红蛋白管型倾向于更为鲜艳的红色。在混有针状晶体的血红蛋白管型中可能有完整的红细胞。在给予能造成肌肉损伤的药物后，肾小管中可出现着色相似的肌红蛋白管型。颗粒管型不如透明管型均匀，含有混杂着粉色腔液的颗粒物质或细胞碎片。在 α-2u- 球蛋白肾病中，大鼠的外髓质外带和内带经常可见颗粒管型。在伴有肾小球硬化的晚期 CPN 中经常可见透明管型和颗粒管型，并且这两类管型也存在于因细胞坏死、白蛋白和其他尿蛋白吸收不足引起的几种类型的晚期肾小管疾病中（Alden 1986; Hard and Khan 2004）。引起肾小管扩张的外源性物质也可引起管型。肾盂肾炎可能会导致主要由白细胞和细胞碎片组成的管型。在对照组啮齿类动物肾外髓质常常可以见到一些管型，并且发生率随着年龄增长而增加。管型应该与晶体和因死后自溶造成的液体蓄积相鉴别。如果管型严重，很可能与尿蛋白增加有关，但更多情况下临床表现不明显。细胞管型可以选择尿沉渣检查进行诊断，透明管型用尿蛋白检查诊断较好。管型的临床相关性取决于其严重程度及发病原因。

12.1.3.7　坏死

肾毒性药物常常选择性地作用于肾单位的特定区域。与受试物相关的急性损伤总能引起一定程度的肾小管变性和坏死。这种急性损伤的形式多样，包括单个细胞坏死、细胞脱落入肾小管腔或明显的肾小管上皮凝固性或缺血性坏死。坏死上皮细胞的特点是胞质嗜酸性、核固缩或核碎裂。细胞失去附着后脱落至管腔中，周边残余的上皮细胞变薄以试图桥接和修复损伤区域（图 12.2a）。这常常导致肾小管扩张和在受影响的节段形成含有肿胀或凝集的细胞和细胞碎片的肾小管管型。在肾小管管腔或细胞损伤区域的相关间质可能会发生轻度急性混合型炎症细胞浸润，但这点在许多非临床毒性研究中并不恒定。周围的肾小管上皮一般形态正常，但可能伴随有丝分裂率增加。在慢性损伤中，基底膜将遭到破坏，这会导致肾小管萎缩并启动间质纤维化。由于不同肾单位可能处于不同的损伤和修复阶段，因此在同一个肾中常可见伴随其他形式的肾变性或再生的坏死混合模式，如空泡形成、色素沉着、肾小管嗜碱性变、扩张或增生。电镜检查可见多种形式的亚细胞损伤，但通常对阐述肾小管损伤的病理生理机制帮助不大。坏死需与死后自溶相鉴别，自溶组织的整个切片染色更均一，细胞的细 445
微结构不清，但组织结构无任何改变。损伤的程度和时机是影响血清生化指标或尿液指标的重要因素。严重的肾单位减少或损伤才能引起 BUN 和 sCr 升高。在临床前研究的种属中，只有超过约 2/3 的肾功能受到损害时才会引起这些血清学参数的改变（Bonventre et al. 2010）。虽然肾单位可能恢复，但在许多或大多数涉及多个肾小管的严重坏死病例中，肾单位将会发生功能障碍并会缺失。

最轻度的肾坏死形式是单个细胞坏死。它包括分散在整个皮质或髓质中的随机或单个的肾小管上皮细胞凋亡或丧失，一般与低毒或至少是低剂量的肾毒物相关。由于坏死的细胞数量可能相对较少，因此可能需要认真地检查整个显微视野。尽管胞质嗜酸性变和细胞皱缩是坏死的标志，但细胞核的变化情况不一，包括单个细胞的核固缩、核浓缩或核碎裂。伴有炎症的单个细胞坏死被称为肿胀性坏死（胀亡），而无炎症反应的单个细胞坏死被称为凋亡。肾中的凋亡如其他器官中的凋亡一样，也无炎症反应。正常对照组的肾中也可偶见凋亡，所以当处理组动物出现此类病变时不能轻易就做出单个细胞坏死的诊断，有必要采用阈值法包括评估剂量反应关系（Davis and Ryan 1998; Short 1998）。尽管以凋亡为主，但在同一张切片中可能混杂着凋亡和肿胀性坏死。一般剂量越高肿胀性坏死的比例就越高，这种情况常常见于给予多种药物的情况下，如庆大霉素或抗癌性化疗药物（Quiros et al. 2011）。由于凋亡需要 ATP，所以细胞的能量状态也会影响细胞死亡方式。上皮细胞凋亡可用 TUNEL，以及胱天蛋白酶 -3（caspase-3）或膜联蛋白 V（Annexin V）的免疫染色阳性来确认，但在常规的毒理学研究中很少采用这些方法（Short 1998）。

在给药剂量更高或给药时间更长时，单个细胞坏死可能发展为更明显的坏死区，波及整个肾小管或一簇肾小管。这种作用可以通过受试物的直接肾毒性效应或通过影响肾血管供应而发生。给予外源性物质后，近端小管比远曲小管和髓质集合管往往更容易发生坏死，但是根据药物的性质，任何或所有节段的肾小管可同时发生坏死。近端肾小管损伤的这种易感性可能是由于外源性化合物在近端小管节段内的选择性蓄积造成的。由于远端小管的细胞间联接紧密，电阻高，所以近端小管比远端小管对离子和化学物质的滤过率更高。近端小管是肾内大部分膜结合主动转运活性的部位。在损伤更重或暴露时间更长的情况下，损伤会从最初发生的部位开始蔓延。这是由于全部肾单位有对局部损伤发生整体反应的趋势，临近肾单位节段会发生代偿性超滤反应。例如，近曲小管的急性损伤可引起远端小管的单个细胞坏死（Bucci et al. 1998）。在弥漫性器官灌注不足的情况下容易在皮髓交界处形成带状缺血性坏死，当弓形动脉特定分支阻塞时易形成楔形梗死。近端小管直部和髓袢升支粗段因代谢活性和转运活性高而对缺氧尤为敏感。许多药物（如环孢素或两性霉素 B）可直接影响肾血管内皮，导致入球或出球血管收缩、肾血浆流量减少和（或）肾小球滤过率（GFR）降低（Remuzzi and Perico1995）。这可造成肾小管和肾小球都受损。

肾小管坏死的发生机制随诱发药物的不同而不同，但是常见的因素包括氧化应激、离子通道流量、细胞骨架损伤、溶酶体蓄积、线粒体损伤和信号激酶失活等（Choudhury and Ahmed 2006; Lameire2005）。坏死的发生遵循一系列可预知的级联事件，取决于亚细胞损伤的起始位 446
点。可逆性损伤的发生顺序和细节可通过超微结构检查而识别，包括开始的胞质中糖原消失、上皮细胞顶端纤毛变钝与脱落、沿细胞膜形成小囊泡，然后是内质网肿胀。随后发生不可逆性超微结构损伤，其特征是发生核染色质凝集或溶解、线粒体肿胀及嵴的消失，最终发生细胞肿胀、溶酶体膜和细胞膜的完整性丧失和细胞内容物被消化。肾毒性常通过多种机制引起肾小管坏死和 AKI。例如，肾小管细胞暴露于顺铂（一种广泛应用的有潜在肾毒性的化疗药物）后激活复杂的信号转导通路引起肾小管细胞损伤，包括通过 p53、MAP 激酶和活性氧自由基，并通过代谢活化各种其他的细胞因素促进细胞死亡（Pabla and Dong 2008）。同时，刺激炎症反应和细胞因子（如 TNF α），进一步加重肾组织损伤，并且同时发生的肾血管损伤导致肾血流减少和缺血（Pabla and Dong 2008）。因此可以明确的是，大部分肾毒性物质引起肾损伤的病理生理机制非常复杂，坏死是多种因素相互作用的结果。

自噬是细胞生物学中一种正常的生理过程，与某些类型肾损伤中的凋亡和坏死有关。在自噬过程中，一部分胞质被双层膜结合的结构包裹，称作自噬体，经过成熟及与溶酶体融合后降解，这些过程似乎依赖一种被称为 Atg 的特定基因家族的上调（Periyasamy-Thandavan et al. 2008）。自噬是对应激的一种普通细胞反应，并且已证明顺铂和环孢素的肾毒性可引起自噬。根据实验条件不同，自噬可直接引起细胞死亡，也可与其他细胞存活基因（如 p21）一起，充当一种细胞存活并实际保护细胞免受进一步损伤的机制。因此，AKI 中细胞的最终结局（坏死还是再生）取决于这些及其他促进细胞存活的细胞保护通路是否可以抵消同时发生的促进细胞死亡的细胞信号，而这可能取决于是否进一步暴露于毒性物质。

12.1.3.8　梗死

临床前毒性研究中偶尔会碰到肾血管部分或完全阻塞引起的肾梗死。其发生原因可能是由于血栓形成或外源性物质对血流动力学的影响。被膜下梗死作为一种常见的背景病变在某些品系的啮齿类动物中可以见到，无任何征象表明存在起始病因。梗死也是慢性肾疾病的常见下游效应，也可能是转移性肿瘤或白血病引起的下游缺血性效应。梗死的特点是界限清晰的楔形凝固性坏死区，以及皮质肾小管的消失，这些区域与弓形动脉相关的血液供应相一致。中心坏死区域呈均质嗜酸性，细胞细微结构消失。常见细胞核碎裂。中心区的边缘是一个混合炎症外围区或外围带。新形成的梗死常常可见一个由充血和出血组成的中间边缘区，外周带主要是中性粒细胞。随着时间的推移，周围炎症带开始逐渐以单形核细胞为主，慢性梗死时所有区域发生明显的间质纤维化和显著的肾小管缺失或萎缩并伴有肾实质塌陷，并被胶原瘢痕和营养不良性矿化所替代。这导致了肾被膜特征性凹陷，大体剖检时可见肾被膜表面变色和凹陷。新形成的梗死可能在肾被膜或切面仅表现出变红的楔形区域。开始时肾重量可能轻微增加，但慢性梗死时肾重量常常减轻。临床病理参数很少发生改变，如同其他坏死性病变一样，很大程度上取决于梗死的大小和慢性程度。梗死特征性的楔形损伤模式很容易与其他肾疾病引起的间质纤维化相鉴别。梗死的临床意义因病因不同而显著不同。临床前研究中长时间的静脉输注操作可能会引起血栓形成，这种情况下的血 447
栓形成与受试物无关。但是其他许多药物，包括那些引起肾入球或出球血管收缩或抗血栓溶解的药物，可能导致药物相关的血管闭塞，这种血管闭塞可能有药理学基础，提示临床上可能具有肾血管系统效应。

12.1.3.9　肾小管萎缩

肾小管萎缩是终末期肾疾病的标志之一。大部分肾单位的不可逆损伤最终导致肾功能障碍和失代偿，以及多数或绝大部分残存肾小管的萎缩。然而，肾小管萎缩也可发生于个别肾小管并伴随受累肾单位的其他部分缺失，如肾小球或远端结构的缺失。因此，肾小管萎缩常见于梗死区或伴随肾积水发生，并且是啮齿类动物晚期 CPN 的一致性特征。肾小管萎缩的特征是皱缩、坍塌的嗜碱性肾小管，管腔狭窄或消失。肾小管基底膜常增厚并出现褶皱，小管周围和间质发生明显的纤维化。皮质肾小管通常比髓质导管更容易受累。萎缩的肾小管不再具有功能并且不可逆地缺失，并伴随与之相连的整个肾单位的缺失。邻近的肾小管因代偿作用或单个肾单位的超滤现象可能有些肥大或增生。肾小管萎缩可能是多种肾毒物引起的结果，在亚急性和慢性研究中均可见到。肾小管萎缩引起的临床生化结果改变很大程度上取决于萎缩的范围和严重程度，但尿液生物标志物对诊断不太可能有太大帮助。

12.1.3.10　肾小管再生

肾小管再生是指肾小管上皮损伤后与修复过

程相关的形态学改变。在急性坏死性肾小管损伤后，再生的细胞延展并覆盖上皮已脱落至管腔处的基底膜（Cuppage and Tate 1967）。肾单位下段有丝分裂活性增高可能是该肾单位邻近部分的细胞迁移以覆盖缺损的原因。为恢复正常的功能，基底膜必须保持完整。肾小管嗜碱性变是肾小管再生最明显的显微特征，但“肾小管嗜碱性变”和“肾小管再生”这两个术语不是同义词。近端小管胞质染色嗜碱性也可能由非常早期或非常轻微的变性所引起，细胞中并无任何真正再生的生理表现。诊断为再生还应伴有有丝分裂增加，肾小管衬覆上皮扁平化并延展、覆盖因细胞脱失而造成的缺损，并且肾小管内细胞数量可能增多和（或）存在核拥挤。细胞的大小和形状可能存在差异，单个细胞的核－质比较高。再生过程中不应该出现基底膜的改变或增厚，因为这种变化一般出现在正在发生的变性过程中，并且是 CPN 而非再生的一种特征。发生再生的肾小管管腔可能会有些扩张，但明显的肾小管扩张意味着正在发生损伤而非再生。然而，当损伤和再生发生重叠时，诊断就比较困难了。临床前研究中，肾小管再生的诊断通常用于恢复期结束、先前发生过轻微至轻度退行性肾小管病变的部位，因此再生性形态学改变表示部分或主动恢复。然而，在研究的给药阶段也可见肾小管再生，这种再生出现在外源性药物不引起明显的坏死或基底膜损伤，但引起轻度肾功能紊乱时，或发生在未进行组织病理学评估的早期阶段。因此，同一张肾切片中的肾小管可能处于损伤和修复的循环周期的各种状态中，这导致一些低肾毒性物质的临床前研究中频繁出现“变性 / 再生”的诊断。肾小管再生应与轻度变性（只发生肾小管嗜碱性变），以及轻度肾小管增生相鉴别。肾小管增生可含有再生区域，但其特点是肾小管内存在细胞增多区而非
448 单个肾小管变薄，可出现复层或不出现复层。没有并发坏死的再生一般不引起血清的临床病理学变化，尤其是 BUN 或 sCr，但尿中的丛生蛋白（clusterin）和肾损伤分子 -1（KIM-1）可能升高（Yang et al. 2007）。实际上，一般不认为再生是一种不良发现，因为再生意味着试图恢复功能。然而，初始的变性或坏死过程被认为是不良变化。再生过程不仅伴随着 Ki67、PCNA 及其他增殖性标志物的升高，也伴随着细胞内骨桥蛋白和波形蛋白的表达升高（Yang et al. 2007）。尽管肾小管修复需要的时间因药物和最初损伤程度不同而不同，但近端小管上皮细胞在毒理学损伤因素撤除后 5~7 天内通常可恢复到相对正常的数量和功能。这种变化到第 5 天时，随着嗜碱性、扁长形、微绒毛稀少的细胞逐渐变成立方化而越发明显，细胞形成初始的刷状缘。到 10~14 天时，再生的细胞形态更加正常，再过 7~14 天功能也恢复正常。如果肾小管坏死或扩张足够严重，那么可能会引起基底膜永久性损伤，这种情况下纤维化会紧随其后，并且肾小管及其相连的肾单位节段可能发生萎缩。

12.1.3.11 巨大核

毒性损伤偶尔会导致皮质和髓质的肾小管发生一种特殊的变化，其特征是细胞巨大核。巨大核形成的原因可能是核分裂的同时没有伴随胞质分裂，导致细胞巨大核。外源性物质导致的巨大核最常见于大鼠，但作为一种正常发现在对照组恒河猴和食蟹猴的髓质肾小管中偶尔也可见到细胞巨大核或多核细胞。增大的细胞核轮廓可能略不规则，可能含有囊泡样的染色质，有多个核仁或染色过深。大部分病例的发病机制不明。在一些肾致癌物（如赭曲霉素、黄曲霉素和一些特定药物，如影响细胞分裂的某些抗肿瘤化合物）的慢性研究中，观察到近端肾小管细胞巨大核（Adler et al. 2007; Dortant et al. 2001）。但是，巨大核和潜在致癌性之间没有直接联系，因此巨大核不一定是一种癌前病变的特征（Montgomery and Seely 1990）。暴露于肾毒性物质后，巨大核也可能伴随肾中其他更常见类型的变性或坏死而出现，像在给予抗逆转录药物的猴或给予三氯乙烯的啮齿类动物中所发生的那样（Adler et al. 2007; Lacy et al. 1998）。

12.1.3.12 肾小管肥大

不管什么原因引起的，慢性肾损伤中的肾小管上皮可发生代偿性肥大。啮齿类动物肾衰竭模型（如切除 5/6 肾的大鼠）残余肾的肾小管中经常观察到这种变化（Dube et al. 2004）。肾小管肥大常伴随其他急性或慢性肾小管损伤的形态学改变，如镉、毒死蜱或赖氨酸肾毒性引起的变性、再生或萎缩（Asanuma et al. 2006; Tripathiand Srivastav 2011），也偶见于患有 CPN 很长时间的大鼠近曲肾小管（Hard and Khan 2004）。肾小管肥大也可能是某些药物引起的特异性毒性损伤的标志，如低钾血症、长期给予利尿药或盐负荷引起的集合管的变化（Ellison et al. 1989; Evan et al. 1980）。肥大的肾小管内衬高立方状至柱状细胞，这些上皮细胞可能造成管腔完全闭塞。细胞核常位于细胞顶端，胞质一般淡染或嗜酸性，不同于再生或轻度变性的嗜碱性胞质。肾小管肥大时细胞数量没有增多，一般也没有核拥挤或堆积现象。肾小管肥大需与肾小管增生相鉴别，增生时上皮排列紊乱而且增殖率（可用 PCNA 或 Ki67 进行检测）很高。肥大的肾小管不是增生，也不被看作是癌前病变。肾小管肥大更多被认为是跨细胞主动转运能力增加的一种适应性反应（Ellison et al. 1989; Hard et al.
449 1999）。肾小管肥大似乎与持久或持续的 GFR 升高有关（Fine andBradley 1985）。肾小管肥大本身不引起临床病理学变化，但由于它伴随有慢性肾小管间质损伤，所以可能同时存在与肾小管坏死、萎缩或慢性退行性变相关的变化。在观察到集合管肥大的情况下，因其是对肾小管上皮细胞膜离子通量变化的适应性反应，因此可能有必要检查是否存在全身电解质紊乱。

12.1.3.13 慢性进行性肾病

慢性进行性肾病（chronic progressive nephrosis，CPN）无疑是啮齿类动物毒性研究中最常遇到的病变。它有多个同义词，如慢性进行性肾病、肾小球肾硬化（glomerulonephrosclerosis）、自发性肾病（spontaneous nephrosis）、老龄大鼠肾病（old rat nephropathy）及饮食性肾炎（dietary nephritis）。CPN 是一种自发的、与年龄相关的疾病，在临床前毒性研究常用的大鼠品系中发生率高。CPN 在雌、雄性大鼠中均可发生，但雄性大鼠发生率更高，病变更重。CPN 既是一种退行性疾病，也是一种再生性疾病。CPN 的病变特征包括皮质嗜碱性肾小管、基底膜增厚、核拥挤和（或）出现透明管型（Hardand Khan 2004）。CPN 也同时存在肾小球硬化的改变，并随着年龄增加而进展。某些品系的大鼠最早在 2 月龄时即可检测到 CPN 的早期损害，一般表现为基底膜增厚，尤其是鲍曼囊的基底膜（Gray et al. 1982）或单个嗜碱性近端小管周围的基底膜（Hard and Khan 2004）。随着时间的推移，由累及单个肾小管断面发展到同一肾单位内近端小管都发生嗜碱性变的更大病灶，有些还可见管型。肾小管增生是该病变早期的一致特征，但肾小管萎缩是常见的结局。有时可见轻度单形核细胞炎症反应，通常以间质血管为中心。可见间质进行性扩张，但在 12 月龄时仅有轻微或轻度纤维化（Abrass 2000）。可发生肾盂尿路上皮和（或）肾乳头被覆上皮增生。在更老的大鼠中，几乎全部肾皮质都可受到影响，可见囊性肾小管、严重的管型和广泛的间质纤维化与矿化。这种慢性病变可能同时伴有 BUN 和 sCR 升高、肾继发性甲状旁腺功能亢进和纤维性骨营养不良。蛋白尿 / 白蛋白尿与该病变进展的关联性最好，并且早在 CPN 刚发生时即可观察到。在 CPN 中也可出现其他血清指标异常，包括高胆固醇血症，以及较低程度的低白蛋白血症。

多种化学品和药物可引起大鼠 CPN 的发病率升高或发病年龄提前，但这些物质没有肾毒性的其他证据。这种效应可能是大鼠对轻度慢性肾损伤的反应，也是轻微慢性肾毒性的指征。然而，在某些情况下，CPN 加重可能潜在地反映了对其他肾功能指标（如 GFR）的一种非特异但持久的效应。比如，有些 ACE 抑制剂及具有肾脏药理学活性的相关药物可明显增加 CPN 的发生率或严重程度，而没有肾毒性的其他证据。许多引起大鼠透明样小滴肾病的化学品也可加重 CPN（Hard et al. 1993）。由于人没有与 CPN 相对应的病症，因此当外推到人时必须极其谨慎地解释外源性物质引起大鼠 CPN 发生率增加或病变加重的情况，尤其是在另一个种属中没有发现肾毒性证据的情况下（Hard et al. 2009c）。在最坏的情况下，风险评估得出的结论是在相关暴露下有潜在的轻微肾毒性。CPN 同时具有退行性和再生性病变，因此在慢性研究中可能与肾小管肿瘤发生率增加有关。晚期 CPN 中见到的形态多样的肾小管断面不被认为是癌前病变，需要与致癌作用相关的肾小管不典型增生相鉴别（Hard and Seely 2006）。有些药物可与 CPN 相互作用，通过强烈刺激再生和增生而增加肾肿瘤和 CPN 相关的增生性病变的发生率（Hard and Khan 2004）。这些效应应该被认为是肾肿瘤形成的一种继发性的非遗传毒性机制，并且作用方式几乎与人类不相关（Hard and Seely 2005）。

450 对 CPN 的病因依然有很大的争议，其发生率受多种生理因素影响，如热量摄入、饮食中蛋白含量，以及雄激素水平。一段长时间内所摄入食物的总量似乎是自发性损伤严重程度的一个主要决定因素（Keenan et al. 2000）。去势对雄性大鼠有保护作用，但对雌性动物没有效果，而且长期给予雄激素会加速在雌性动物中 CPN 的损伤，提示雄激素是非常重要的影响因素（Baylis 1994）。CPN 的发病机制与血管损伤和免疫复合物都不相关。虽然同时存在与肾小管病变关联的肾小球病变，并且肾小球超滤作用在某种程度上也参与了肾小球硬化的形成，但是 CPN 介导的肾小管损伤的发病机制也与肾小球超滤作用相关的历史假说是有争议的。在对 CPN 的研究中，肾小球毛细血管压和肾小球或肾小管损伤程度之间没有确定的因果关系（Baylis 1994）。晚期 CPN 中的白蛋白尿可能更多地归因于球后肾小管对白蛋白的吸收不足，而非肾小球通透性改变引起的，因为白蛋白比以前认为的要更容易滤过（Russo et al. 2002）。现在认为 CPN 的主要发病机制是整个肾中基底膜的变化，而不仅是由原发性肾小球病变引起的。在 CPN 一些最早期的病变中观察到肾小管周围基板的氨基酸组成发生改变，以及基板的羟基化与糖基化（Abrass 2000）。增厚的基板可能干扰上皮附着于基底膜，导致其细胞骨架和功能发生改变，引起近端小管胞质嗜碱性变和肾小球的滤过功能发生变化。近曲小管染色特性的改变是肾单位对损伤反应的一种初始的和非特异性的标志，因此嗜碱性变是病理学家可看到的最早期的显微病变之一，但是随后很快就可以看到基底膜增厚。

虽然典型 CPN 与研究最多的 CPN 都发生于大鼠，但小鼠中也会出现一种类似的但病理学上不同的肾病变。小鼠病变也不像大鼠 CPN 那样研究得透彻，虽然随着时间的推移类似的一系列变化会逐渐发生，但它具有独特的特征，并且似乎有其独特的病理机制。小鼠的发生率远比大鼠低，发病年龄更晚，病变最早的证据通常只有在 4 月龄后才出现。可以看到肾小管嗜碱性变和核拥挤，但只有在更慢性的病例中才可以看到基板增厚。透明管型的数量随着时间的推移而增多。小鼠的单形核细胞炎症浸润比发生 CPN 的大鼠更明显，并常常浸润到间质。肾小球囊腔扩张常见，但只在疾病后期才发生肾小球硬化。有人认为小鼠 CPN 的临床相关性类似于大鼠 CPN，包括它与慢性研究中增多的肾小管上皮增生之间的关系。

12.1.3.14　透明小滴和 α-2U- 球蛋白肾病

透明小滴常见于雄性大鼠近端小管上皮细胞的胞质，一般位于 S2 段，其特点是由 α-2U- 球蛋白在溶酶体内蓄积形成大小不一、有折光性、鲜亮的嗜酸性卵圆形小滴。多种药物（d- 柠檬烯、碳氢化合物或石油产品、十氢化萘）可引起 α-2U- 球蛋白肾病，其特点是小滴数量增多、分布更广和（或）分布形式发生改变（Dill et al. 2003）。虽然大多数情况下透明小滴与其他任何可见的肾小管损伤证据无关，但在更严重的病例中，可能偶见单个细胞坏死，上皮细胞脱落至腔内或肾小管有丝分裂增多，并且透明小滴分布可能遍及近端小管各段。在慢性病例中，已报道髓质内、外带交界处可形成颗粒管型，髓质和肾乳头可出现线性矿化（Hard et al. 1993）。在对可引起 α-2U- 球蛋白肾病的化合物进行的致癌研究中，也报道了肾小管增生和肾肿瘤发生率增加（Hard et al. 1999）。这种变化常伴随自发性 CPN
451 发生率和严重程度增加（Dill et al. 2003）。虽然给予受试物可引起 α-2U- 球蛋白蓄积增多，但某些外源性物质还可引起大鼠近端小管次级溶酶体中透明小滴蓄积，这种透明小滴由其他低分子量（low-molecular-weight, LMW）蛋白或药物 – 蛋白复合物组成（Hard and Snowden1991）。发生全身性组织细胞肉瘤的大鼠近端小管胞质中也可见明显的由溶菌酶组成的嗜酸性小滴。小鼠的透明小滴罕见，其他种属的动物给予化合物后也只有极少数发生。在毒性研究中，当不确定蓄积的小滴是不是由 α-2U- 球蛋白组成时，首选采用“透明小滴肾病”作为形态学诊断术语。要确定透明小滴是否由 α-2U- 球蛋白组成，可以通过特殊方法如 Mallory Heidenhain 染色、马休猩红蓝染色或铬变素 – 苯胺蓝染色（chromotrope-aniline-blue stains），或使用针对 α-2U- 球蛋白的免疫组化染色来确定（De Rijk et al. 2003）。在 α-2U- 球蛋白表现不典型的情况下，如雌性动物发生率高，发生于一种非啮齿类动物中，或透明小滴的大小或形状不规则，特殊染色尤其有用。透明小滴需要与小管内出血或血红蛋白相鉴别，后者呈多灶性分布而非弥散性，HE 染色呈砖红色而非粉色。虽然其他种属（包括人）的尿液中也可见结构相似的低分子量蛋白，但 α-2U- 球蛋白肾病特征性病变只发生于大鼠。此外，引起大鼠 α-2U- 球蛋白肾病或透明小滴肾病的化合物一般也不在人体内引起其他明显的肾病变。基于致癌试验（cancer bioassays）、激素研究和基因敲除试验，α-2U- 球蛋白肾病相关的肾肿瘤与增生的发生率升高可能是由于细胞增殖和更新代偿性增强加上细胞毒性引起的，并且不认为这会明显增加人的致癌性风险，因为这种透明小滴介导的效应是大鼠特异性的，因而与人无关（Hard et al. 1993）。

α-2U- 球蛋白肾病的发病机制受到广泛研究。α-2U- 球蛋白是一种自由滤过的在雄性大鼠肝中合成的雄激素调节蛋白，是雄性大鼠排出的主要尿蛋白（Short et al. 1989）。饮食中蛋白质的含量可极大地影响肾小管对蛋白质（包括 α-2U- 球蛋白）的重吸收，从而可影响 α-2U- 球蛋白肾病的发生率（Neuhaus et al. 1981）。药物性 α-2U- 球蛋白肾病发生过程中的限速步骤是药物与蛋白可逆性非共价结合。大鼠的结合部位形成一个大的凹陷，但其他种属（如小鼠和人）同源性低分子量尿蛋白形成的凹陷较浅而且不容易容纳配体结合（Chaudhuri et al. 1999）。所形成的复合物比天然蛋白对近端小管溶酶体的水解作用有更强的抵抗力。这种物质的持续存在可能最终导致胞质漏出，并引发细胞的退行性变，包括凋亡。非 α-2U- 球蛋白性透明小滴具有相似的致病机制，即给予外源性物质引起的滤过负荷增加或吸收增多，导致低分子量蛋白或蛋白复合物在溶酶体蓄积（Alden 1986）。

12.1.3.15 结晶尿、梗阻性肾病和逆行性肾病

在毒理学研究中，啮齿类和非啮齿类动物都经常在肾小管管腔中发现结晶，肾盂和下尿路甚至可能更常见。肾小管结石最常见于皮质和外髓质。晶体在组织切片中常呈透明至浅棕色，偏振光下呈双折射性，这使它容易与矿物质沉积或管型鉴别开来。然而，许多尿中形成的结石会溶解或最终被排空，除了继发性退行性作用外，不会留下结石存在的迹象（Cohen et al. 2002）。结晶尿常常伴发因流出受阻造成的被称为梗阻性肾病的一系列形态学特征。这些变化包括在受到累及的肾小管或与之紧邻的肾小管中出现肾小管扩张、变性或坏死。偶尔，梗阻性肾病也伴随出现
452 继发性损伤引起的单形核细胞或肉芽肿性炎症浸润（Chevalier 2006）。肾盂中的结晶尿常伴有尿路上皮增生，并可能造成肾盂积水或肾盂肾炎。膀胱或尿道结石可能因滤出液阻塞而造成同样的继发性退行性肾小管病变。梗阻性肾病可致 BUN、sCr 和血清钾急性升高，有的研究中可引起少尿性肾衰竭而成为重要的致死因素。结晶可通过尿沉积检查来确定，但要获得最佳评价效果则标本必须新鲜。

由于肾小管（尤其是升支粗段和远曲小管）尿液中的药物或代谢产物可能浓缩，所以溶解度低或肾清除率高的药物可从肾小管腔内的滤液中沉淀出来（Yarlagadda and Perazella 2008）。磺胺类和氟喹诺酮类是此类药物的典型例子，可能造成犬和猴的结晶尿。影响尿液 pH 的药物如碳酸酐酶抑制剂，可能使同时给予的药物容易形成结晶并降低血容量（如同脱水状态），也会增加尿路结石的可能性。有的药物或其代谢产物，例如在乙醇脱氢酶介导乙烯乙二醇代谢过程中产生的草酸，可与矿物质结合并在肾小管内沉淀下来（Li and McMartin 2009）。肾小管凋亡是导致梗阻性损伤后肾小管萎缩的主要因素。促凋亡信号和活性氧自由基的增多促进了肾单位的坏死与丧失、趋化因子介导的炎症细胞募集并最终刺激旁分泌生长因子 / 细胞周期信号转导和纤维化级联反应（Chevalier 2006; Truong et al. 2011）。

由于不同种属间尿滤过液的 pH，以及溶质与蛋白质成分的差异，加之种属与种属间的肾排泄特征常常大不相同，所以结晶尿可能只限于一种或有限的几种临床前实验动物，而且它的出现也不代表人类在相关的暴露情况下也会发生相似的梗阻性病变。但是，仔细检查药物及其代谢产物的药代动力学与生化特征，可能预测并外推人类患结晶尿的潜在风险。分析结晶成分常常对探讨致病机制很有帮助，尤其是确认存在药物性产物时。

在非临床研究中有时也可见结晶尿以外因素引起的梗阻性肾病。这种情况在蛋白栓的啮齿类动物（小鼠泌尿综合征）和给予小分子药物与生物药的食蟹猴中碰到过。在后者的病例中，经鉴定为 Tamm-Horsfall 蛋白的肾小管管型导致肾小管扩张、间质炎症和水肿，以及不易与其他形式梗阻性肾病相鉴别的病变（Guzman et al. 2008）。管型物质 PAS 染色呈强阳性。细胞因子、尿结晶，甚至免疫球蛋白可能都对 Tamm-Horsfall 蛋白有亲和力而与之结合。因此，该病变的发病机制被认为与微晶体形成有关，微晶体是 Tamm-Horsfall 蛋白积聚或共沉淀的场所，而在小分子药物引起的病例中，其发病机制可能与大多数诱发剂之间共享的羧酸部分有关。由于未在人体或其他非临床种属动物中发现这些药物引起的梗阻性肾病，因此这种发生于猴的蛋白管型

梗阻性肾病的临床相关性尚不确定。

导致肾小管结晶尿的某些其他化合物，如用于啮齿类动物的三聚氰胺，可导致特定类型的辐射性、急性和慢性肾病变，被称为逆行性肾病（Hard et al. 2009a,b）。与结晶尿时扩张或变性仅局限于病变紧邻和前置的肾小管不同，逆行性肾病引起了一系列从肾乳头到皮质的退行性病变。成簇的嗜碱性或扩张的肾小管贯穿髓质内、外带并沿轴线方向延伸到皮质的同一肾单位节段。这些病变常常在肾乳头周围更常见。在逆行性肾病中，病变晚期将出现轻度的肾小管周围纤维化和肾小管萎缩，导致线性瘢痕形成。在慢性病例中集合管仍保持扩张和增生，但皮质小管常被挤压
453 或出现萎缩（Hard et al. 2009a,b）。虽然该病变常出现增生的特点（有丝分裂、细胞核拥挤），但缺少明显增厚的基底膜或透明管型，以及放射状病变模式，因此容易将这种病变与 CPN 区分开。炎症细胞的数量通常有限，可与肾盂肾炎和其他常见类型的梗阻性肾病区分开。逆行性肾病的病变发生机制似乎与其他直接由结晶尿或流出阻塞引起的梗阻性损害不同。有人认为，三聚氰胺沉淀一过性地改变肾小管压力从而导致回流增加，但这与其他结晶造成的影响有何不同还不清楚（Hard et al. 1999）。对逆行性肾病的易感性存在种属差异，小鼠比大鼠少见。2007 年，世界各地都报道了人类和多种家畜的肾衰竭，原因是来自中国的牛奶添加剂和宠物食品中含有受三嗪污染的麦麸。然而，犬、猫、人及猪暴露于三聚氰胺和三聚氰酸（melamine and cyanuric acid）后出现的肾病变实际上是另一类与梗阻性肾病非常类似的病变（Brown et al. 2007; Nilubol et al. 2009）。

12.1.4　肾乳头改变

迄今为止，非临床研究中最常见的内髓质和肾乳头部位的毒性损伤是肾乳头坏死和肾盂肾炎。由于其独特的血供结构和局部间质的高渗透性，肾髓质和肾乳头部位容易发生缺血性坏死。流体动力学效应也可反映在肾乳头的明显病变中，如肾盂积水时发生的髓质萎缩或者远端小管梗阻引起的坏死。在肾乳头对毒素的反应方面，啮齿类动物或犬的单乳头肾与猪的多乳头肾之间存在明显差异。需注意的是，不同种类的猴之间也存在差异，食蟹猴的肾为单乳头类型，而恒河猴为多乳头肾，因而药物对这两种猴的影响也会有很大差异。

12.1.4.1　肾乳头坏死

鉴于肾乳头坏死与非甾体抗炎药（non-steroidal anti-inflammatory drugs, NSAID）和镇痛药肾病有关，因此它是临床前毒理研究中得到广泛认识的一种病变。药物及其代谢物往往在肾乳头滤液内达到最高浓度，因而容易诱发该区域的损伤。结晶尿引起的肾盂肾炎和阻塞均是自发性肾乳头坏死的重要诱因。病变最早期的形态学表现为细胞结构模糊、细胞外基质糖胺聚糖减少，以及远端的乳头顶部间质水肿。这些病变往近端发展引起髓质小管与肾小管坏死、毛细血管变性和间质出血。间质转化为非细胞性结构，由嗜酸性或有时呈弱嗜碱性的基质代替。可能继发混合性炎症、矿物质沉积及核碎片，特别是在分隔带（坏死肾实质与存活肾实质之间的线性过渡区域）。在肾盂性肾炎诱发的肾乳头坏死中，炎症浸润以中性粒细胞为主。也可能出现继发性近端集合管或皮质肾小管扩张。最严重的病例，整个内髓质可能都会受到累及，从而导致肾乳头脱落和尿道再上皮化。低渗或等渗性尿比重所反映的尿液浓缩功能的改变，虽不是特别敏感，但可以进行持续监测。啮齿类动物肾乳头坏死时出现 RPA-1 水平升高，但目前尚没有市售的人用检测试剂（Price et al. 2010）。晚期病例常出现尿素

氮（BUN）、血清肌酐（sCr）和外周血白细胞计数升高，血清磷也常常升高。肾乳头坏死也可在生前通过影像学方法如造影、计算机断层扫描或超声检查等所展示的肾乳头钝化而表现出来。肾髓质血流量、尿液浓缩能力、肾锥体乳头的形
454 态和环氧合酶（cyclooxygenase, COX）亚型分布都是造成种属易感性差异的重要因素。人类往往比犬或大鼠（尤其是大鼠）更耐受肾乳头坏死。可能是由于与人的肾的解剖结构和生理学类似，猪的耐受性与人类相当，因此，在NSAID及其他极有可能引起肾乳头坏死的药物的临床前毒性试验中，猪被认为是非啮齿类动物的较好选择（Swindle et al. 2012）。虽然人与啮齿类动物和犬之间存在明显的易感性差异，但许多引起啮齿类动物或犬肾乳头坏死的药物在暴露量或时间充分的情况下，仍可使小部分人诱发病变。因此，认识肾乳头坏死对临床风险评估具有重要意义。除NSAID外，其他多种药物与化学品也与肾乳头坏死有关，包括2-溴乙胺氢溴酸盐、环磷酰胺和造影剂。在啮齿类动物长期致癌研究中，导致乳头坏死的药物因为引起尿路上皮的增生性反应而常常增加尿路上皮癌的发生率。脱水往往可加剧这种病变，故尿流量降低似乎是发病的一个重要影响因素。尽管不同药物间可能存在一些差异，涉及的通路也比较复杂，但其病理生理机制往往涉及肾血管扩张性前列腺素的抑制，进而引起髓质血流再分布。肾髓质的间质具有前列腺素合成酶和前列腺素氢过氧化物酶活性。COX介导的前列腺素合成途径是通过酶促反应使花生四烯酸转化为前列腺素H2（PGH2），然后进一步代谢成其他前列腺素类生物活性物质。COX1和COX2都在肾间质组成性表达，此外，COX1还存在于集合管，COX2还在致密斑和髓袢升支粗段的细胞中表达（Breyer et al. 2001）。NSAID及其他镇痛药会与花生四烯酸竞争结合COX催化位点，从而阻断前列腺素的合成。由于髓质毛细血管具有丰富的负责血管活性的前列腺素受体，所以COX或PG抑制可引起局部血管收缩，当合并尿滤液减少、化学物在髓质浓缩，以及化合物本身的肾毒性潜力，使得肾乳头顶端将遭受缺血和潜在的直接细胞毒性。首当其冲的是肾髓质的间质细胞和毛细血管，接着髓袢和集合管的上皮组织很快发生病变，并造成近端组织的进行性丧失（Schnellman 1998）。其他化合物，如2,3-二磷酸甘油酸或非那西汀，虽不直接抑制前列腺素合成，但可能分别通过影响血液的携氧能力或诱导高铁血红蛋白血症而导致肾乳头坏死（Sabatini 1996）。髓质局部缺氧和缺血性坏死的最终结果与COX抑制剂引起的结果类似。人类镰状细胞贫血症相关的肾乳头坏死机制可能也与之类似。尿路结石和淀粉样变也可导致肾乳头坏死，可能是通过对肾髓质血管的继发性效应引起局部缺血所致。淀粉样变引起的肾乳头坏死在小鼠长期毒性研究中经常碰到，被认为是血管受压迫而影响了远端髓质的血供所致。尿路结石可能通过影响血管和引起尿路堵塞而造成远端髓质缺血。

12.1.4.2 肾盂肾炎

肾盂肾炎是指肾髓质、肾盂和远端肾单位的化脓性或混合性炎症，涉及间质和肾小管/集合管管腔，也可以扩散到皮质（图12.2b）。可能会出现肾小管嗜碱性变和增生的征象，尤其是在髓质外带或皮质，以及继发性肾小管变性或坏死。内衬上皮可能发生溃疡，特别是肾乳头顶端的上皮。随着时间推移及病变转变为慢性，病变由急性炎症（多灶性微脓肿、分散性中性粒细胞聚集灶）向慢性单形核细胞浸润伴纤维化进展。肾盂肾炎可能由发端于皮质损伤的间质性肾炎蔓延而来，但更常见的是炎症从髓质开始并向皮质间质放射性扩散。肾髓质充血或变色是最常见的
大体表现，但严重的病例可能出现因继发性肾 455

盂积水引起的肾盂扩张。BUN、sCr 和磷往往升高，尿比重也可能降低，最终降到等渗的程度。尿沉渣检查通常显示白细胞计数和颗粒或白细胞管型增多。尿蛋白和白蛋白排出量普遍增加。大鼠和小鼠常出现自发性髓质炎症灶，这通常由于上行性或栓塞性细菌感染所致。自发性膀胱输尿管反流并发细菌性膀胱炎被认为是主要诱因，但其他因素如局部灌注不足也会使髓质更容易受感染。当少数动物发病时，要区分自发的和受试物诱发的肾盂肾炎比较困难。在毒性研究中，许多药物可增加肾盂肾炎的发生率。引起肾乳头损伤（如 NSAID）和肾盂结晶尿（磺胺类药物）的化合物就是很好的例子（Bach and Thanh，1998）。在毒性研究中偶尔会遇到免疫抑制性化合物（如环孢素）引起的无乳头损伤证据的肾盂肾炎（Miller and Findon，1988）。肾盂肾炎因病理生理特点不同而使得其临床意义也会不同，但应考虑到其对免疫功能的潜在影响或引起尿路结石的风险。

12.1.5　间质及血管改变

12.1.5.1　间质炎症和间质性肾炎

成簇分布的局灶性单形核炎症细胞浸润在啮齿类动物、犬和猴肾皮质的间质内是极为常见的，但在髓质不如在皮质常见。这些现象通常并无毒理学意义，除非伴随肾小管变性或肾小球的改变和（或）存在剂量依赖性的发生率或严重程度明显增加。在啮齿类动物的这些自发性病变中，炎症细胞灶的数量随年龄增长而增多，并且经常伴随 CPN 和其他慢性肾病变出现。这些局灶性或多灶性细胞聚集灶最常由淋巴细胞组成，也可能混杂有巨噬细胞或少量的浆细胞或中性粒细胞。在毒理学研究中，可影响细胞外基质多种成分的药物可能会引起间质炎症，这些药物包括抗基底膜抗体相关药物及可影响间质细胞的药物。

外源性物质也可以导致严重且广泛的原发性间质炎症反应，即“间质性肾炎”。犬和猴因受试物所致的原发性间质疾病至少和啮齿类动物一样常见。大鼠的持续性轻度慢性肾毒性很可能表现为 CPN 病变加重（虽然 CPN 常伴发轻度间质炎症），而非慢性间质性肾炎。间质性肾炎的特征是广泛的单形核细胞或混合性炎症，伴有不同程度的水肿或纤维化，可为急性或慢性。间质性肾炎与肾盂肾炎不同，后者炎症反应在髓质更严重，特别是在肾乳头部位，且以中性粒细胞为主。在肾盂肾炎和其他类型的药物性急性炎症（如肾小管炎症中的微脓肿）中，都会在小管腔内见到大量的炎症细胞和碎片，而上述改变通常并不见于间质性肾炎。慢性间质性肾炎大体可表现为肾出现浅色条带，发生重度急性间质性肾炎的肾因水肿而颜色变浅和体积增大，但是大多数炎症在大体检查时无可见病变。更严重的间质性肾炎病例，其 BUN 和 sCR 常升高，尿蛋白和白蛋白排泄也常升高。间质性肾炎在临床上与给予琥珀酰亚胺类、锂、甲氧西林和别嘌呤醇等药物相关，因此该病变具有重要的临床意义（Linton et al.1980）。绝大多数间质性肾炎病例的发病机制尚未明确，而临床前病变并不总能预示人类也会发生类似的反应。

给予外源性物质后可能会引起肾间质微脓 456
肿，可表现为单发或多灶，可发生于肾小球或肾小管管腔及间质内。该病变可伴发细胞管型或围绕中心的脱落细胞灶或坏死碎片而出现。受累的肾小管常表现为嗜碱性并且管腔内充满退变的中性粒细胞。化脓菌感染可引起微脓肿形成，特别是当受试物静脉给药时可继发于感染性血栓栓塞。肾盂肾炎也常伴发临近的皮髓质交界处的肾小管发生微脓肿（Duprat and Burek 1986），该疾病常由上行性细菌感染或结晶尿引起，或继发于药物诱导的肾乳头坏死。单发的近端小管微脓肿常发生在 CPN 的晚期。大体上，肾皮质或髓质切面可见黄色斑点或黄色病灶。大多数微脓肿病例的血清生化数据常无相关改变，但在尿沉渣检测时可见白细胞管型或颗粒管型。Gram 染色可能有助于鉴定出现的细菌。从风险评估的角度看，确定明显与受试物相关的微脓肿是免疫功能受到抑制的潜在结果还是与其他因素相关非常重要。间质水肿可与多种形式的急性炎症包括微脓肿或肾盂肾炎伴随发生，但某些情况下，也可作为一种外源物的相关反应独立出现。在 NSAID 引起的肾毒性中，间质炎症和水肿可伴随肾小管变性发生，而与肾乳头坏死无关（Hard and Neal 1992）。

12.1.5.2 间质纤维化

无论病因如何，间质纤维化几乎是所有慢性肾疾病的共同特征。肾小管损伤后，邻近的间质内成纤维细胞增生，变成肌成纤维细胞表型，产生胶原增多，引起间质纤维化。这应被看作是肾的一种修复过程，也是对损伤的正常反应。显微镜下纤维化表现为细胞外基质蓄积增多，常见于变性或嗜碱性肾小管周围或与之相关联。间质细胞数量通常增多，多为肌成纤维细胞和炎症细胞。胶原大量增多，采用 Masson 三色染色或胶原免疫染色能更清楚地显示胶原。慢性病例中，纤维瘢痕的收缩可能会使周围的实质结构发生扭曲，导致肾表面形成凹陷。间质纤维化常伴随梗死发生，也是晚期 CPN 的一种常见特征。间质纤维化作为化合物诱导的肾损伤的原发性或单纯性效应是很罕见的，然而，海蟾蜍毒素（marinobufagenin, MBG）就是这样一种化合物，它似乎可以选择性地靶向多个影响胶原产生和成纤维细胞增生的纤维原性细胞内分子（Federova et al. 2009）。抗癌药物如顺铂常引起皮质肾小管周围纤维化，而实际上总是先引起近端小管坏死，而后引起纤维化。锂或噻嗪类利尿药可导致远端小管周围纤维化，但通常也可见一定程度的肾小管损伤（Zhu et al.1996）。至少在早期阶段，由于肾内的基质降解酶级联反应，间质纤维化可能是部分可逆的（Eddy 1996）。

间质反应由肾小管病变引起，伴有细胞因子的产生和旁分泌生长因子信号转导，包括 TGF-β 和 CTGF（Wang et al.2000）。虽然多数肌成纤维细胞可能由组织中定居成纤维细胞的增生和分化而来，但现在认为，至少其中的一部分细胞是由肾小管上皮细胞通过上皮 - 间叶细胞转化（epithelial-mesenchymal transition, EMT）而来，甚至是来源于骨髓来源的多能性前体细胞（Frazier et al.2000；Guarino et al.2009; Kaissling and Le Hir 2008）。EMT 过程与多个信号通路有关，包括基底膜破坏，随后细胞间黏附力丧失，肾小管上皮细胞转移到间质中，在那里细胞失去上皮细胞形态，呈现间叶细胞表型。在 EMT 过程中，TGF-β 诱导 FGF 受体构型转换，使
细胞变得对 FGF-2 敏感，并进一步与 PDGF 和 457
CTGF 发生相互作用，启动向肌成纤维细胞形态转换的程序。然而，目前尚不清楚间质纤维化在体内是否能导致进行性肾小管损伤和肾单位丢失，或者除肾小管的进一步损伤外，纤维化是否为一种自身持续的进展过程。在大多数慢性肾疾病中，肾小管或肾小球损伤会伴随一定程度的纤维化，但在这些病例中，要确定胶原沉积是肾小管损伤的原因还是结果，是很难或者不可能的。无论如何，间质纤维化被认为是判断临床结果最有力的形态学预测指标，并且与人类肾疾病的进展密切相关（Barner and Glass，2011）。

12.1.5.3 动脉周围炎和血管炎

在临床前毒性试验中，肾微动脉和小叶间动脉的血管病变很常见。最常见的情况是少数动物出现单个或少数局部微动脉的损伤。在大鼠中也可以碰到一种更弥漫形式的血管病变，可见于包

括肾脏在内的多个脏器，是一种被称为多动脉炎或结节性动脉周围炎的自发性综合征。结节性动脉周围炎的特征是动脉中膜发生纤维素样坏死，伴有内弹力层的破坏或层数增多。动脉外膜常见中性粒细胞、淋巴细胞、巨噬细胞，以及偶见的嗜酸性粒细胞等混合性炎症细胞浸润，并在小动脉壁全层可见核碎裂（Hard et al.1999）。随着时间推移和病变向慢性进展，小动脉因透壁性纤维化而出现管壁增厚与管腔狭窄。也可见血栓形成。通常，在大鼠局灶或弥漫型自发性血管病变中，小型和中型的肌性动脉是最常受到累及的。小鼠肾可出现动脉和微动脉的自发性病变，犬和猴的肾中自发性血管病变极为罕见，通常是局限于单个血管的局灶性病变。结节性动脉周围炎的发病机制尚不明确，但自身免疫机制被认为参与了某些近交系小鼠品系的发病，而激素作用据推测可能与大鼠的发病有关。饮食限制和膳食中脂肪和蛋白含量可影响大小鼠多发性动脉炎的发生率（Tuck 1985; Yu et al.1982）。严重的肾血管病变能导致局部组织缺血、肾小管坏死和梗死，特别是病变累及多个血管时。更多情况下，肾血管病变在分布与严重程度上多为局限于单个血管的局灶性改变。这种类型的血管损伤缺乏临床表现，也不伴有任何大体或镜下改变，以及肾重量变化，不引起临床病理指标的变化。这种改变作为一种自发性病变偶尔见于对照组动物（尤其是啮齿类动物）中，因此认为不太可能是毒副反应。有些病例的血管病变可能仅限于中膜肥厚，这种情况常见于给予可引起肾性高血压的药物以后，也是 SHR 肾的一致性特征，但是，中膜肥厚也可见于受试物诱导的血管扩张之后，此时不伴有全身血压的改变（Olzinski et al. 2005）。血管中膜肥厚被认为是血管壁对壁内应激反应增加的一种适应性改变（Limas et al. 1980），该病变可引起血管壁进一步损伤，出现与化合物诱导的血管炎一致的病变，也可保持为一种静止性病变。

除非依据剂量反应关系，否则要区分血管病变是药物诱导的还是自发性的会非常困难。在研究中，肾的自发性血管病变应该只见于试验中随机的少数动物，因此当发生率增加，特别是出现在高剂量组动物时，提示可能是一种受试物效应。例如，非诺多泮（血管扩张药）给药后引起损伤的严重程度和范围与给药剂量和时间相关（Dalmas et al. 2008）。因此，局部血管活性效应越显著，血管中膜损伤的发生率和严重程度就越高。在大鼠中，药物引起的血管改变多发生在中型动脉，并且肾、胰腺和肠道的血管比其他器官的血管更易累及（Nemes et al.1980）。在猴的反义脱氧寡核苷酸慢性毒性试验中，观察到肾微动脉严重的血管炎和血管周围炎，其发病机制被认为与全身免疫刺激有关，而不是由血流动力学效应导致的。在病变血管下游的缺血性坏死累及相邻肾小管前，肾生物标志物检查一般没有帮助。 458

12.1.6　肾盂病变

肾盂与下尿路有许多共同特征，包括衬覆的尿路上皮，容易发生尿结石沉积，以及对毒性损伤的反应。肾盂的增生性病变往往也与输尿管和膀胱的病变相似，而不像肾皮质或髓质的增生性病变。需要特别强调的是，啮齿类动物或其他用于临床前毒性试验的动物患肾盂肾炎、尿结石或肾乳头坏死后，可引起自发性尿路上皮增生（图 12.4a）。长期给予能改变尿滤液 pH 值的药物也可引起肾盂的病变。鉴于肾盂尿路上皮增生与输尿管和膀胱的尿路上皮增生的相似性，尿路上皮增生将作为下尿路的一部分进行讨论。肾盂是结晶尿发生的常见部位，而且在研究中经常可见肾盂中出现受试物相关的、大小不一的尿结石，导致继发性尿路上皮增生、溃疡和炎症。肾盂溃疡也可由肾毒物的直接细胞毒性效应引起，其发病

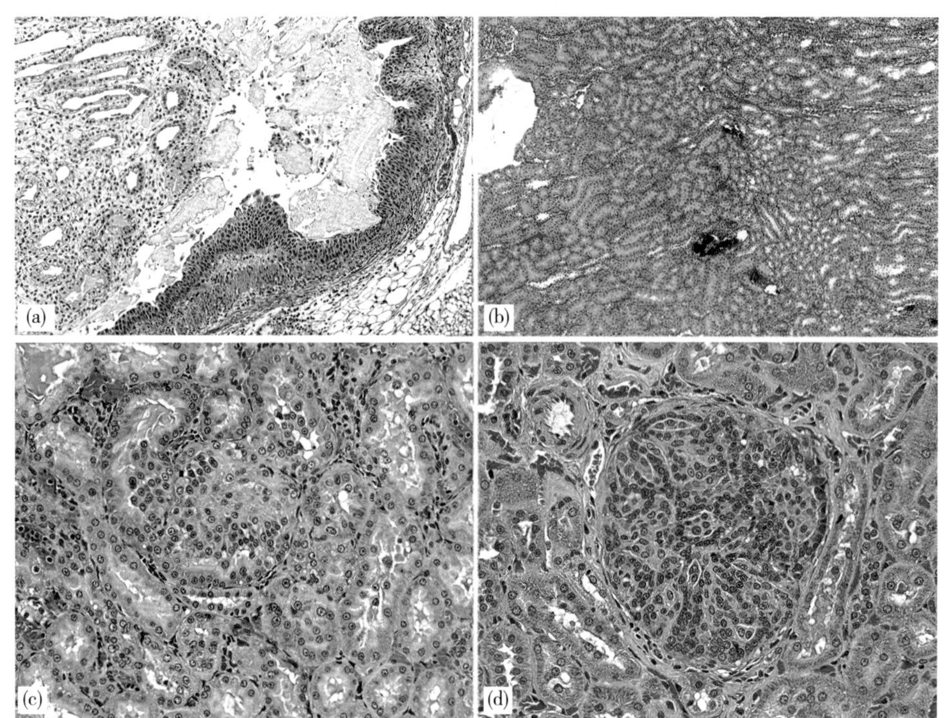

图 12.4 (a)HE 染色，400×，大鼠肾脏，肾盂和肾乳头部位的远端髓质，给药后，肾盂内可见晶体（浅粉色玻璃样物质）沉积、尿路上皮明显增生及肾盂上皮溃疡。(b)HE 染色，200×，大鼠肾脏，对照组，皮髓交界处肾小管矿化。(c)HE 染色，32×，大鼠肾，极轻度肾小管（非典型性）增生，其特点是单个肾小管范围内细胞增生、轻微肾小管扩张、基底膜增厚不明显、胞质嗜碱性。(d)HE 染色，40×，大鼠肾，肾小管腺瘤，由边界清楚的实性嗜碱性细胞灶组成，细胞有轻度多形性。可见轻微肾小管分化及肿瘤包膜附近向内生长的纤维血管成分

机制及疾病进展与膀胱溃疡相似。远端的下尿路阻塞可能会导致外源性药物或其代谢产物在肾盂
459 中潴留或浓集，并对该部位产生潜在的损害。当药物引起肾乳头坏死或伴有肾乳头矿化综合征（偶见于啮齿类动物毒性研究）时，常可见肾盂的退行性改变。啮齿类动物肾盂黏膜下层经常出现炎症浸润，它是一种没有生物学意义的自发性背景病变。肾盂的重度炎症一般是膀胱或输尿管的上行性病变导致的，但偶尔也会是肾脏髓质的肾盂肾炎下行导致的。

12.1.6.1 肾盂积水

肾盂积水是由于尿液流出受阻，以及尿液反压引起肾盂扩张的一种疾病。明显的肾盂扩张在啮齿类动物中常见，可能是自发的，也可能是由受试物引起的。先天性肾盂扩张在幼年或老年大鼠、小鼠及仓鼠中均可见到，常常病变不重。医源性肾盂扩张有时是较为严重的药物引起的变化，可伴有尿液流出受阻及肾皮质萎缩。肾盂积水是可用于上述两种类型肾盂扩张的大体术语，而肾盂扩张是正确的显微形态学诊断术语。通常，肾大体观察时体积增大、质软。病变可以是单侧或双侧，但大鼠常发生于右侧肾。早期病变中，除肾盂直径增大及相应的肾髓质的实质部分变小外，可能无继发的组织学变化。随着时间推移，尿路上皮发生增生，并伴有肾盂下间质内炎症细胞浸润、出血或含铁血黄素沉着，逐渐出现散在性至弥漫性肾小管扩张。在慢性或严重的病例中，可能会出现与梗阻性肾病特征一致的病变，包括皮质和髓质肾小管的压迫性萎缩、整个肾单位变性或坏死、间质纤维化及肾小球硬化。临床病理结果因肾盂扩张所处的阶段和严重程度有很大差异。在很晚期的病例中，可能存在终末期病变及慢性肾功能衰竭，尤其是累及双侧肾

时。自发性或偶发性肾盂扩张可能无临床表现。临床前毒性研究中观察到的大部分病例，其发病机制与梗阻性尿石症有关，因此临床意义与梗阻性肾病相似。有些先天性病例可能在产前后期发生短暂的流出受阻。然而，有几种转基因小鼠品系肾积水高发，这种现象导致鉴定出多种对肾盂间质分化及肾盂发育至关重要的蛋白质。钙调磷酸酶（Calcineurin）就是这样一种因子，它负责肾盂和输尿管正常形态学发育所必需的重要蠕动活动（Chang et al. 2004）。COX-2 是另一种与围生期输尿管的尿路上皮下间质正常发育和功能有关的重要因子，是二噁英（TCDD）引起肾盂积水的特异性靶位（Nishimura et al. 2008）。

12.1.7　肾的其他病变

12.1.7.1　矿化

肾的矿化又称钙化或肾钙盐沉着症（nephrocalcinosis），在啮齿类动物临床前研究中极为常见，偶见于犬或猴。矿化形式有多种，根据其在肾中的位置和特定的发病机制，分为肾小管胞质矿化、肾小管管腔矿化、基底膜矿化及间质矿化。HE 染色的切片中，矿化表现为浓染的蓝色到紫色的凝固物填充肾小管管腔，有时也可表现为颗粒状或实性沉积物取代肾小管上皮细胞胞质，或围绕肾小管或肾小球结构呈线性圆周状沉积（图 12.4b）。矿化也可能沿皮质、髓质交界处呈带状发生或在整个皮质和髓质（包括肾乳头
460 ）中呈小灶状随机出现。矿化可先于伴随于所累及的肾小管的变性或坏死而发生，也可能是肾小管变性的结果。可采用特殊染色如茜素红 S 或 Von Kossa 染色加以确认。最严重的病例，大体剖检时可能就会观察到矿化，在肾切面上出现白色斑点。只有更加弥漫性的矿化才引起肾重量增加。在最严重的肾矿化病例中，所有的肾标志物均可能升高，包括 BUN、sCr、磷，以及尿液生物标志物，但在大多数病例中不会出现临床病理异常。药物引起的肾脏矿化病例中，血清钙或磷可能发生改变，这对发病机制有所提示。菌落有时看起来像矿化，但用特殊染色如革兰染色可进行区分。临床前研究中的自发性矿化无临床意义，但临床前研究中证实有与受试物相关的肾矿化时，提示在人临床试验中应监测钙和磷的相关指标。

矿化的发生通常是由于肾小管和集合管营养不良性钙化所致，或因为全身性钙 / 磷失衡造成肾小管、间质及基底膜转移性钙化而产生。啮齿类动物矿化中沉积物的成分通常是钙盐、磷、糖蛋白及微量的镁。据报道其他种属矿化物所含成分与啮齿类动物相似。啮齿类动物饮食中钙磷失衡容易产生矿化。虽然矿化可作为无临床症状的一种背景病变出现，尤其是大鼠，但许多药物和试剂（如含有维生素 D_3 的杀鼠剂）也会影响钙、磷或甲状旁腺激素的调节（Ritskes-Hoitinga and Beynen 1992）。影响尿液 pH 的药品（如碳酸酐酶抑制剂）使动物容易发生肾小管管腔矿化（Nicoletta and Schwartz 2004）。雌性大鼠外髓质的外带和内带的交界处可发生自发性矿化，且发生率和病变程度随年龄增加。在这种自发性肾小管矿化中，超微结构检查证明沉积物是从 S1 段近端小管脱落的微绒毛和微泡，在近直小管末端（S3 段）过渡到髓袢细段的部位堆积而成（Nguyen and Woodard 1980）。在雄性大鼠 α-2U-球蛋白肾病慢性阶段，髓质和肾乳头的髓袢细段也会发生矿化，并且证实矿化物由钙羟磷灰石组成。大鼠和小鼠的肾盂穹窿也会发生矿化。相邻的尿路上皮可能发生溃疡或增生，并可伴有混合性中性粒细胞性炎症。虽然大鼠肾乳头矿化被认为是自发性的，但有些药物可通过不明的机制增加肾乳头矿化的发生率。矿化也可以是其他原因引起的肾衰竭的一种早期继发性病变，也可以

是许多可引起严重肾损害的肾毒素慢性作用的结果。骨化三醇不足和钙敏感受体异常可能是重要的始发因素，但在后来的肾衰竭晚期，高磷血症成为矿物形成和在肾小管或间质沉积的另一个重要致病因子。

12.1.7.2 色素沉着

色素沉着通常多见于大鼠、小鼠、犬及猴的肾皮质肾小管。比格犬肾皮质和外髓质肾小管中有时可见浅棕色颗粒状的胆红素沉积，而且雌性似乎比雄性更为常见。

啮齿类动物中，近曲小管的黄色至浅棕色斑点状色素沉着极为常见，一般是脂褐素。作为一种损耗色素，其发生率随年龄增长而增加。虽然色素沉着大多是背景性病变，但多种药物和试剂（包括 5HT3r 拮抗剂和苯二氮䓬类）可引起啮齿类动物肾脏色素沉着增多（Bendele et al. 1994; Owen et al. 1970）。能引起贫血或溶血的抗癌药或其他药物（如溶栓药）可能会导致近端小
461 管血红蛋白色素沉积。抑制参与肝摄取或胆汁结合反应的转运蛋白或酶（分别如有机阴离子转运蛋白 1B1 或 UDG 葡糖醛酸基转移酶 1）的药物可能会加剧肾脏中胆红素的蓄积。色素沉着很少伴有严重的肾小管变性或坏死。要明确所沉着色素的性质可借助特殊染色，如用普鲁士蓝染铁或含铁血黄素，用 Hall 染色染胆红素，用 Schmorl 法染脂褐素。任何一项研究要诊断药物性色素沉着，都必须要与对照组可见到的色素数量进行认真比较。推论性变化如血清或尿液中胆红素升高可能对确认肾小管胆红素沉积有帮助。色素沉着的功能性意义因色素种类的不同而不同。肾脏脂褐素沉积没有实际的功能性意义或临床意义，但血红蛋白色素或铁色素沉着可能表明血管内或血管外溶血，导致严重的继发性肾损害（Ikeda et al. 1999）。

12.1.7.3 包涵体

毒性研究中动物肾小管常见核内包涵体和胞质包涵体，其发病机制可能多种多样。胞质内的包涵体可能是溶酶体膜积聚、蛋白沉淀物、巨型线粒体或增生的内质网（Pfister et al. 2005）。肾小管内包涵体多种多样，从嗜酸性到嗜碱性各不相同，在受累及细胞的胞质和胞核内均可见到。根据发病机制和出现部位不同，包涵体可能与变性或坏死相关，如庆大霉素引起的磷脂质沉积那样，但通常对细胞功能无明显影响。包涵体有许多种表现，同时，能够引起包涵体的因素也更是多种多样。据报道，铅中毒和对铁代谢有不利影响的化合物可使近曲小管中产生包涵体（Navarro-Moreno et al. 2009; Donnadieu-Claraz et al. 2007）。由膜性螺环构成的溶酶体包涵体在肾磷脂质沉积中特别突出，而且通过甲苯胺蓝染色和酸性磷酸酶免疫组化很容易观察到（Schneider 1992），但是常规 HE 染色中，磷脂质沉积常表现为肾小管中的大空泡。包涵体也可以与病毒感染有关，但这种情况在临床前毒性试验中常用的相对无病原体感染的实验动物中不常见。包涵体需要与更为常见的胞质变化相鉴别，如大鼠透明小滴性肾病，或给予反义脱氧寡核苷酸动物的近端小管中所见的嗜碱性颗粒。在组织切片中，PAS 染色可突出显示组织切片上某些类型的包涵体，但要明确其来源和组成常常需要电子显微镜检查。包涵体的临床意义因其类型和在细胞内的定位不同而不同，包涵体的出现可能伴随或不伴随其他生物学或临床病理学效应。

12.1.7.4 脂肪积聚

虽然正常情况下肾间质含有少量脂肪细胞和脂质小滴，但在大鼠和小鼠肾中偶尔可见到分化良好的、成熟的脂肪细胞积聚，被称作脂肪积聚（adipose aggregates）或脂肪瘤病（lipomatosis）。

这种病灶局限于间质，且髓质比皮质更为常见。组织学上，脂肪积聚由无包膜的脂肪细胞灶组成，可能轻微压迫邻近肾小管或取代正常的实质组织。虽然绝大多数情况下这种病变被视为一种自发性病变，但给予某些药物和试剂后会使其发生率升高，尤其是那些可影响脂质代谢的药物。该病变一般在常规 HE 染色的切片中即可诊断，不需要进行特殊染色，但需要与脂肪瘤或脂肪肉瘤区分开，后两者体积更大、更具浸润性、细胞分化较差。脂肪积聚不表现出临床病理学指标异常，对肾功能也无不良影响。它们可能源于定居脂肪细胞的正常增生或由肾间质中的多能干细胞
462 分化而来。脂肪积聚不是癌前病变，因此除了潜在预示脂质代谢可能受到影响外，其临床意义不大。

12.1.7.5　球旁细胞增生

肾小球旁细胞负责肾素的分泌。它们是变异的小动脉平滑肌细胞，可对 RBF 减少和输出血管收缩表现出适应性反应。在对具有肾血管活性药物进行的临床前毒性研究中，如血管紧张素Ⅰ转化酶（angiotension Ⅰ covertiny enzyme, ACE）抑制剂和血管紧张素Ⅱ拮抗剂，许多动物种属都可发生肾小球旁细胞增生和肥大（Doughty et al. 1995）。显微镜检查表现为入球微动脉和（或）出球微动脉周围的肾小球旁细胞变大、颗粒感增强、基板增厚，以及轻度单形核细胞浸润。微动脉可表现为管腔变小、管壁增厚。免疫染色常可见肾素分泌增多和（或）Ki67 免疫染色显示细胞增生活跃。电子显微镜检查可见肥大的细胞中内质网和游离核糖体增多、胞质内出现大量的膜包裹性小泡（Dominick et al. 1990）。肾小球旁细胞增生时，细胞内颗粒数目增多，表现出明显的结构异质性（Jackson and Jones 1995）。发病机制被认为与需求增强和缺乏血管紧张素Ⅱ的反馈抑制而导致的持续刺激肾素分泌有关。正常情况下，肾素位于入球微动脉的中膜，但需求增加时，出球微动脉甚至是小叶间动脉内的肾素表达上调。肾小球旁细胞增生在给药停止后是可逆的，但可能需要数周的时间恢复正常（Owen et al. 1994）。由于在慢性给予 ACE 抑制剂的人体中可出现类似的肾小球旁细胞改变，因此这些变化有临床意义。但是，由于这种变化属于适应性变化，因此一般不认为是毒副反应，而认为是可预期的药理学作用。在大鼠和猴的极少数病例，肾小球旁细胞增生同时伴发有肾小管变性，但其发病机制及两者的关系尚不清楚（Jackson and Jones 1995）。人类长期给予 ACE 抑制剂治疗时发生的急性肾衰竭是一种罕见的不良反应，在球旁细胞增生伴退行性肾小管病变的动物中也提出了类似的缺血发病机制。

12.1.7.6　先天性病变

已被报道的多种背景病变，在临床前研究的实验动物中作为罕见的先天性病变偶尔可以见到，包括肾未发生（renal agenesis）、肾发育不全（renal hypoplasia）、肾发育不良（renal dysplasia）和肾上腺残基（adrenal rests）。肾发育不全是指由于后肾胚基减小或输尿管芽对肾单位形成诱导不全引起的肾脏实质缺陷。肾未发生是指单侧肾完全缺如。双侧肾未发生是一种胚胎致死性状。肾发育不全是指肾实质组织存在数量上的缺陷，通常也是单侧的。肾未发生和肾发育不全都会引起对侧肾小管肥大。大体剖检时，一侧肾缺如或非常小可直接进行诊断。由于动物可依赖一侧肾发挥功能和生存，因此临床病理学指标可能没有变化，但是由于肾单位功能储备有限，所以这种动物可能比同一研究中正常对照组动物对肾毒物的作用更为敏感。这些先天性病变的发生率因品系不同而有明显差异。虽然临床前研究中使用的大部分品种 / 品系极少发生先天性病变，但比格犬和小鼠有零星发生，大鼠

偶发。药物或致畸剂（如抑制后肾分化的 ret 激酶或 syk 激酶抑制剂）与啮齿类动物肾脏缺如有关（Clemens et al. 2009; Suzuki et al. 2007）。有些小鼠品系偶见双肾盂，即两个肾乳头伸入各自
463 的肾盂再引流到单个输尿管。此现象无临床意义。肾上腺残基是小灶性异位但分化良好的副肾上腺皮质组织，沿小鼠和大鼠的肾被膜或被膜下皮质，以及邻近肾上腺的被膜外组织分布。肾上腺残基是由于在器官发生期间胚胎细胞迁移受到干扰而产生的发育异常。虽然有少数报道将人的肾上腺残基列为癌前病变并能发生恶变，但这从未在啮齿类动物中得到确凿的证明（Goren et al. 1991）。肾上腺残基没有侵袭性，因此很容易和肾肿瘤区分开，它也没有临床或毒理学意义。

肾发育不良是指由于肾组织成分异常分化造成的肾实质发育紊乱。在小鼠、大鼠、猪和犬中均可见肾发育不良，且大多是先天性的。然而，由于这些种属的成熟性改变发生在出生后早期，所以发育不良也可能与出生后疾病或致畸物诱导的器官发生紊乱有关。例如，新生犬感染犬瘟疹病毒可引起肾发育不良。家族性肾发育不良已在猪和多个犬品种中报道过，包括最近报道的在毒理研究中使用的比格犬（Bruder et al. 2010）。显微镜检查肾脏可见持续存在的原始间充质和类似后肾管的外胚层结构、不同步分化的肾单位和（或）不典型的肾小管上皮。常见胎儿型或不成熟的肾小球数量增多和肾囊肿，但相邻皮 – 髓质实质的炎症和纤维化程度不一。管腔衬覆假复层至柱状、弱嗜碱性上皮可确认为后肾管（Picut and Lewis 1987）。邻近的肾小管继发退行性改变可从髓质到皮质呈放射状延伸，被认为是由于血管阻塞或梗死导致的。大体上，发育不良的肾一般体积变小，有可能形状怪异，因此肾重量通常减轻。根据出现与动物发育阶段不一致的异常结构或形态学变化，可诊断该病并与其他先天性异常和家族性肾脏疾病相鉴别。在许多病例中都无临床病理指标的改变，但如果肾脏病变是双侧性或是慢性的，肾发育不良可导致出现尿毒症和死亡的征兆。除了先天性形式外，子宫内输尿管梗阻也是导致某些形式的肾发育不良的因素之一，并且是人类中最常见的形式。

12.1.8 增生性改变和肿瘤性改变

在使用啮齿类动物常用品系进行的临床前毒性研究中，肾的自发性瘤前增生性所见和肿瘤性所见并不多见。因试验用的犬和猴一般年龄较小，故这些动物的肾增生性病变少见（Yoshizawa et al. 1996; Robinson et al. 1997; Asahina et al. 2000; Bryan et al. 2006; Kaspareit et al. 2007）。人类肾肿瘤占所有内脏肿瘤的 1%~3%，其中 85% 是癌。与人类相比，啮齿类肾肿瘤的发生率为 1% 或更低，并且多为腺瘤（Alpers 2010; Beckwith 1999; Wolf 2002; Tsuda and Krieg 1992）。但某些品系中特定类型的肿瘤具有很高的发生率，例如肾母细胞瘤或膀胱肿瘤（Mesfin and Breech 1996; Hard and Noble 1981; Boorman and Hollander 1974）。小鼠肾肿瘤的发生率低于大鼠，这两种动物自发性肾恶性肿瘤均不常见，且雌性动物肾肿瘤发生率低于雄性动物。多数自发和诱导发生的啮齿类动物的肾增生性病变为上皮细胞来源，包括肾小管上皮细胞。非肾小管上皮细胞来源的肿瘤少见。因此，在临床前毒性研究中，肾肿瘤数量的任何程度增加都需要关注。自发性下尿路增生性和肿瘤性病变的整体发生率都不高，往往低于肾肿瘤的发生率。人类的膀胱肿瘤的整体发生率高于啮齿类动物，并且和肾肿瘤的情况一样，常为恶性（Johansson and Cohen 1997; 464
Jacobs et al. 2010; Epstein 2010）。常用大鼠和小鼠种属泌尿道系统肿瘤性病变的自发性历史对照数据库已被广泛报道（Hirouchi et al. 1994; Iwata

et al. 1991; Walsh and Poteracki 1994; Tamano et al. 1988; Goodman et al. 1979; Ward et al. 1979; Chandra and Frith 1992; Ando et al. 2008; Brix et al. 2005; Chandra et al. 1992; Nakazawa et al. 2001; Maita et al. 1988; McMartin et al. 1992; Haseman et al.1998; Tsuda and Kreig 1992; Kunze 1992; Wolf and Hard 1996; Bomhard 1992; Kurata and Shibata 1996）。此外，大多数实验室也都有自己的历史对照数据库。这种数据库通常更加有用，因为背景数据库信息不断更新，反映了在特定实验室内普遍使用的一致性诊断术语，并且往往是经过同行评议的数据。因大多数肾和膀胱肿瘤多在动物老龄阶段发生，故发表的关于年轻动物泌尿道肿瘤的历史对照数据很少（Son and Gopinath 2004; Son et al. 2010）。增生性病变的发生率资料报道较少，并且往往是基于某项特定的研究。关于处理相关的增生性及肿瘤性病变，发表的文献数量众多、类型各异，反映出泌尿道对所给化合物在解毒、代谢和排泄方面的作用。除了提及这些机制涉及动物种属、品系、饲料和激素外，本章不深入探讨有关肾肿瘤发生的多种已知和可疑机制，只略提一二。Hard（1988c）总结肾的致癌机制与以下几大因素中的某一因素有关：①直接的 DNA 反应；②和氧化应激相关的肿瘤诱导；③由直接或间接的细胞毒性导致的持续再生性细胞增生；④化合物和自发性 CPN 交相作用；⑤未知机制。有些肾癌的发生机制与实验动物的特定因素有关，而没有人类发生肾肿瘤的风险。例如，基于大量的回顾性研究发现，晚期 CPN 是肿瘤发生的一个风险因素，这似乎在病理学家中得到广泛认同（Hard et al. 1997; Seely et al. 2002; Hard and Kahn 2004; Travlos et al. 2011）。由于 CPN 是啮齿类动物特有疾病，特别是雄性大鼠多见，而人类没有类似疾病，因此可以认为药物加剧 CPN 与肿瘤发生的关系在外推至人类风险评估中没有相关性（Hard et al. 2009b）。另一个大鼠特有的肾肿瘤发生机制是与 α-2U- 球蛋白相关的肾小管癌的发生（Swenberg and Lehman-McKeeman 1999）。随着新型化合物的研究，很可能会出现其他的种属特异性致癌机制。讨论实验性或化合物诱导的肾肿瘤方面的优秀综述有很多（Hiasa and Ito 1987; Lipsky and Trump 1988; Barrett and Huff 1991; Konishi and Hiasa 1994; Lock and Hard 2004; Wolf 2002）。肾致癌物有很多，其中包括多种化学物质。此外，实验动物肾肿瘤模型可显著提高和帮助对人类肾肿瘤特性和进展的理解（Nogueira et al. 1993）。在人类和一些啮齿类动物中均报道过家族遗传性肾肿瘤。遗传性肾腺瘤和肾癌在 Eker 大鼠肿瘤模型（Eker et al. 1981; Everitt et al. 1992; Urakami et al. 1997; Monks and Lau 2005）和 Nihon 大鼠肿瘤模型（Hino et al. 2003; Kouchi et al. 2006; Okimoto et al. 2000）中得到了很好地诠释，这些动物模型在生命早期阶段就可能发生癌前病变和肿瘤，并且与基因突变相关，这对于理解肾的致癌作用是有帮助的。大量的个案报道和组织病理学病例回顾中报道了其他疑似家族性肾肿瘤的证据。在低龄动物或在少于 90 天的研究中也出现了许多此类肿瘤。解释所研究的数据时，识别所报道的家族性肿瘤表型并掌握其相关知识非常重要（Hard et al. 1994, 2008; Lanzoni et al. 2007; Thurman et al. 1995; Hall et al. 2007）。对肾肿瘤动物模型和人类肾肿瘤病例的分子遗传学研究显示两者在基因改变方面有某些相似之处（Zambrano et al. 1999; Walker 1998）。此外，人们已发现将分子或基因表达（特征）用于对肿瘤表型亚型的鉴定，具有重要的诊断和治疗意义（Takahashi et al. 2003）。
研究发现 N- 乙基 -N- 羟乙基亚硝胺诱导的肾细 465
胞癌有基因组的改变（Konishi et al. 2001）。在下尿路自发和诱发性增生病变中，报道发生于膀胱的要比发生于输尿管和尿道的更多，可能是因为输尿管和尿道接触尿液的时间短，且在常规毒性试验中一般不做组织病理学检查。虽然尿路上皮在正常情况下不容易出现病变，但在受到刺激时可快速增生。多种过程和化学物质可诱导膀胱发生肿瘤，包括可增加细胞复制的 DNA 反应性遗传毒性和非遗传毒性致癌物（Cohen 1989）。已知大、小鼠对已知膀胱致癌物的反应性可能不同。大多数情况下尿路的肿瘤来源于尿路上皮，并且啮齿类动物和人类有相似之处（Cohen 1998a,b, 2002; Frith et al. 1994a,b）。但人类和大鼠在解剖学和（或）生理学上的差异，如膀胱的解剖位置，以及尿沉淀物和（或）结晶的存在，提示这些差异会增加评估啮齿类动物膀胱肿瘤和人类相关性的复杂性（DeSesso 1995）。在啮齿类动物研究中，膀胱结石、结晶尿和其他一些物理因素与膀胱肿瘤之间的联系广为人知，在某些情况下它们对膀胱肿瘤的发生可能会起到促进作用（Fukushima and Murai 1999; Clayson et al. 1995; Cohen et al. 2000）。在研究膀胱致癌作用时，对尿液与膀胱的检查必不可少，如何正确收集和检查膀胱及尿液可参见发布的指导原则（Cohen et al. 2007）。

12.1.8.1 增生性病变

增生性病变可见于肾单位、集合管、肾盂、输尿管、膀胱、尿道的任何部位。然而本节将把增生作为肿瘤序贯性发展事件中的一部分进行讨论，增生在致癌性评估的的证据权重占很重的分量（Boorman et al. 2003）。必须明确泌尿系统增生是化合物的直接效应还是继发效应，因为增生往往是由再生，以及对细胞毒性或有害刺激的反应引起的。人们已认识到啮齿类动物肾和膀胱的增生可会发展为腺瘤 / 乳头状瘤，并且最终这些良性病变可能会发展为癌症灶（Ward 2004），因此，有必要对这些变化准确识别、分类，并将这些变化与风险识别，以及潜在的人类风险联系起来（Boorman et al. 2003）。增生必须要和小的腺瘤相鉴别。在某些情况下这种鉴别很困难，因为单凭尺寸大小来鉴别并不一定是可靠的标准。专题病理学家需要根据发表的文献和个人经验制定标准，并在整个研究中采用一致标准。

12.1.8.2 肾小管增生

大多数增生性病变累及肾单位的肾小管细胞，更准确地说，是近曲小管的上皮细胞。目前用于描述被认为是癌前病变的肾小管增生性病变的诊断术语一般有两种，即“肾小管增生”和“非典型肾小管增生”。目前似乎还没形成一个共识性术语，因此两者在互换使用。Hard 等人（1995）建议使用“非典型肾小管增生”（atypical tubule hyperplasia, ATH）用于描述明确的癌前病变，保留“单纯性肾小管增生”这个术语用于描述衬覆单层上皮细胞的非肿瘤性增生性肾小管病变。然而，不是所有的病理学家在日常工作中都使用 ATH，因为实验室的词汇表可能仍然提倡使用“肾小管增生”或一些其他的诊断术语。如果对研究课题很重要，病理学家应该参考和讨论 ATH，以便在其陈述性报告中明确指出 ATH 的潜在致瘤性。在大多数常规临床前研究中，明确区分增生性病变是透明细胞型、嗜碱性细胞型或其他类型似乎是没有意义的。诊断 ATH 的主要标准是肾小管上皮细胞的增生局限在单个肾小管内，增生性病变不超过一个肾小管或一个肾小管的多个切面。ATH 可以是局灶性或多灶性的，常见于皮质部和外髓质部。这些病变多表现为实性，但也可以呈囊性或乳头状。细胞成分通常有轻度多形性，核质比升高。上皮细胞通常具有玻 466
璃样嗜碱性光泽，胞质边界清晰。仔细检查病变的周边通常会发现一定程度的向周围膨胀性生长，病变周围有成纤维细胞或少量的纤维血管组织，通常不存在像 CPN 一样的基底膜增厚。病变内可出现或不出现核分裂象。在 ATH 中不存在向病灶内生长的血管。表现出晚期 CPN 许多形态学变化的肾小管病变可能会被误诊为 ATH，必须要和后者相鉴别（图 12.4c）。已出版的文献资料对这些病变的解释有一些建议（Hard and Seely 2005）。虽然在解读增生性病变时必须要考虑病变的大小，但上述标准似乎比仅用大小来诊断增生更加合适。在大鼠研究中偶尔可见胞质弱嗜酸性并呈细颗粒状、细胞核居中的单一形态细胞群。这些病变是嗜酸细胞增生（oncocytic hyperplasia）。目前，除了使用大小（大于肾小球的 3 倍）或病灶境界是否清楚来区分嗜酸细胞增生和嗜酸细胞瘤以外，没有其他可靠标准。嗜酸细胞增生和（或）嗜酸细胞瘤不会发展为恶性肿瘤，不应将其归类于 ATH 或其他自发性肾小管肿瘤。嗜酸细胞经细胞色素 c- 氧化酶染色呈阳性，细胞超微结构检查胞质中含有大量非典型线粒体（Mayer et al. 1989; Krech et al. 1981）。有一种类型的肾小管增生被称为“双嗜性 – 空泡样”肾小管增生，因为其特征性外观与报道的大鼠家族性病例一致。此类表型的肾小管增生在同一肾中体现了从增生到腺瘤再到癌的连续性进展。

12.1.8.3　肾盂

在啮齿类动物研究中，特别是小鼠研究，肾盂的癌前增生性病变不常见。非肿瘤性增生病变常见于对感染、结石、化学毒性等多种刺激的反应。如果去除刺激，这些增生性病变常可恢复。在较为严重的雄性大鼠 CPN 病例中可见沿肾乳头的小乳头状突起。尿路上皮癌前增生性病变表现为上皮细胞呈小叶状、条索状或实性片状的一致性多细胞性生长。增生的区域可表现为单纯性（尿路上皮呈局灶性至弥漫线性增厚）、结节状（圆形至椭圆形实性细胞巢）或乳头状（具有少量纤维血管组织的小叶突出到管腔中），可出现轻度细胞多形性、鳞状细胞化生，以及不典型增生。除了与给予肾盂致癌物有关的情况外，通常不存在细胞异型性（Hard et al. 1995），有丝分裂活性程度不一。

12.1.8.4　肾的肿瘤性病变

肾和下尿路肿瘤简单分类见表 12.2，大鼠（Chandra et al. 1992; Montgomery and Seely 1990; Hard 1990; Hard et al. 1995; Tsuda and Krieg 1992; Zwicker et al. 1992; Greaves 2007; Alden et al. 1992; Sugimoto et al. 1998）和小鼠（Frith et al. 1994a,b; Seely 1999; Wolf and Hard 1996; Chandra and Frith 1992; Hard et al. 2001）自发性肾肿瘤的形态学改变已有详细描述和说明。发生在肾盂、输尿管、膀胱及尿道部分的肿瘤应认为是尿路上皮肿瘤，而不是移行细胞上皮肿瘤，但这两个术语仍然可互换使用。更为广泛接受的是这些肿瘤来源于尿路上皮。大鼠和小鼠一般罕见发生肾盂肿瘤。大鼠（Jokinen 1990; Kunze and Chowaniec 1990; Kunze 1992; Frith et al. 1995）和小鼠（Gaillard 1999; Boorman et al. 1994; Hard et al. 2001; Kurata and Shibata 1996）下尿路自发性肿瘤的形态学表现也已有详细描述和说明。输尿管和尿道的肿瘤少见，部分原因可能是常规临床前毒理学研究中通常不检查输尿管和尿道。据报道，小鼠暴露于 3,3,4,4- 四氯偶氮苯可发生尿路上皮增生和尿路上皮癌（Singh et al. 2010）。

12.1.8.5　肾小管肿瘤 467

12.1.8.5.1　腺瘤

腺瘤通常为局灶性、孤立性病变，局限性或不规则，发生在肾皮质部或外髓质部。尽管体积大的腺瘤在大体上即可表现出结节性病变，但多数只能通过镜检确认。多数腺瘤呈嗜碱性，但也可以为透明、嗜酸、双嗜性或嫌色性，抑或表现出混合染色特性。腺瘤着色特点取决于受累的肾小管节段（Tsuda et al.1998）。小的腺瘤和大范围的 ATH 鉴别诊断富有挑战性，但较大的腺瘤通常容易鉴别。腺瘤常常界限清晰，压迫周围的实质，通常没有包膜。腺瘤通常为实性的，但也可见到囊状、管状、乳头状或混合型的腺瘤（图 12.4d）。小鼠的腺瘤往往多呈囊状至囊状 – 乳头状外观（Hard et al. 2001）。肿瘤细胞从分化良好至轻度异型性不等。通常，核分裂象少见，无明显的坏死灶，但可偶见单个细胞坏死。增生范围超过一个肾小管和有血管或纤维血管的生长，是将小边界性腺瘤和 ATH 区分开的典型特征（Frazier et al.2012; Bannasch et al. 1998a,b; Sass 1998）。嗜酸细胞瘤是另一种类型的腺瘤，其特征为单一形态细胞组成的实性团块，胞质内可见明显的弱嗜酸性颗粒，核居中。大鼠的嗜酸细胞瘤不常见，其生物学行为提示不会进展为癌，也未见有转移的报道（Bannasch et al. 1998a,b）。由于嗜酸细胞瘤的形态学差异及在风险评估中可能没有意义，所以目前的观点建议不要将嗜酸细胞瘤归结到肾小管肿瘤中（Frazier et al. 2012）。在大鼠中，表现出疑似家族性双嗜性 – 空泡样（amphophilic-vacuolar, A-V）表型的腺瘤也可以被看作是在这种特殊形态肾肿瘤中观察到的增生、腺瘤和癌病变进展谱的一部分（Hard et al.
468 2008）。这些肿瘤呈分叶状结构，具有纤细的纤
维血管间质，以及双嗜性空泡化胞质。目前，在考虑人类肿瘤风险评估或确定病变与化学物的相关性时，A-V 肿瘤不应与肾小管起源的其他肿瘤归在一类。

表 12.2 肾和下尿路肿瘤分类

肾小管肿瘤
腺瘤 / 嗜酸细胞瘤
癌
结缔组织肿瘤
脂肪瘤 / 脂肪肉瘤
肾间叶细胞肿瘤
纤维肉瘤 / 肉瘤
胚胎性肿瘤
肾母细胞瘤
血源性 / 转移性肿瘤
肾盂肿瘤
乳头状瘤
癌
鳞状细胞癌
下尿路肿瘤
乳头状瘤 / 鳞状细胞乳头状瘤
癌 / 鳞状细胞癌
腺癌
间叶增生性病变
结缔组织肿瘤

12.1.8.5.2 癌

在长期、慢性或致癌性研究中，自发性肾小管癌不常见甚至罕见。在一项对 NTP 致癌试验肾肿瘤的回顾性分析中，有些报道中的肾小管癌表现为 A-V 型家族性肾肿瘤（图 12.5a），这些癌和 A-V 型腺瘤很像，但癌的体积更大，且有变性的区域。大体观察癌组织常呈苍白的实体性或囊状肿块，伴出血性坏死和侵袭被膜的征象。癌通常界限不清，有侵袭及包膜不完整的特点。
和大多数恶性肿瘤一样，肾小管癌根据其细胞的 469
分化程度有多种不同形态。因此，癌可以是分化良好的，也可以是高度间变性的。肿瘤细胞生长的方式可以是实体性、小管状、囊状、乳头状或者混合性生长。癌的染色特性也是多种多样，可表现为嗜碱性、嗜酸性、透明性或混合型。出血和坏死可能很明显。大多数癌具有明显的细胞异型性至间变性特征，核分裂象多少不一。癌的恶性程度越高，肿瘤基质硬化程度越高，特别是侵袭到肾被膜时。肾小管癌少见转移的报道，通常被认为是一种低转移潜能的肿瘤。在有被膜侵袭情况下可以发生肿瘤细胞的腹腔种植性转移（Frazier et al. 2012）。

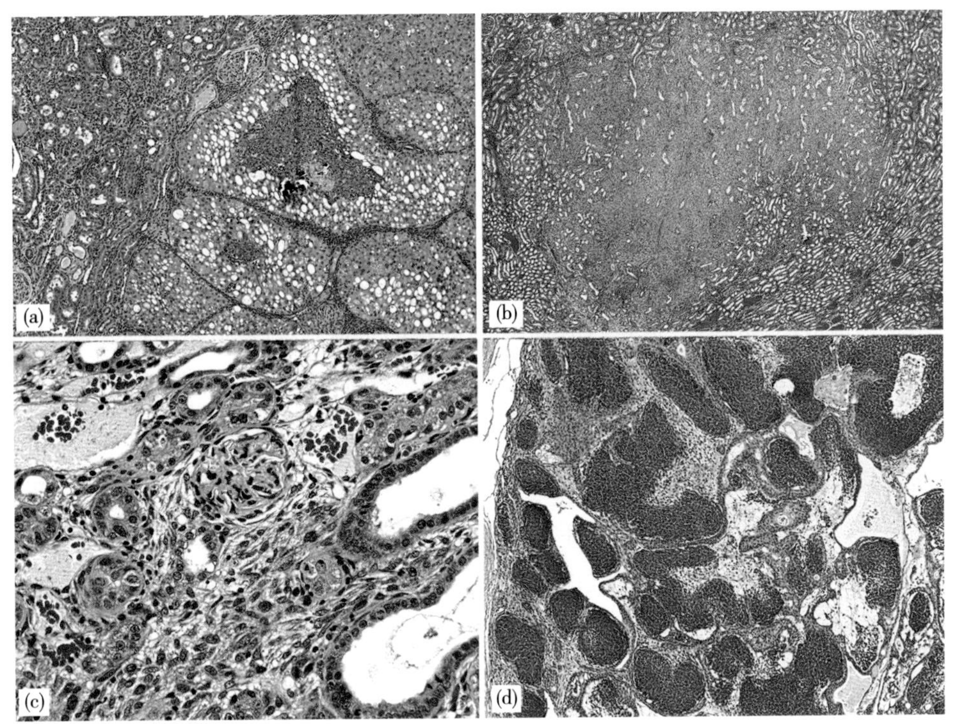

图 12.5 （a）HE 染色，10×，大鼠肾，大鼠中具有双嗜性 – 空泡样（A-V）亚型的肾小管癌，目前被认为是大鼠一种家族性肾肿瘤。肿瘤由呈小叶生长模式的双嗜性 – 空泡化的细胞组成，小叶由纤细的纤维血管间质分隔，具有癌组织中心变性 / 坏死的突出特征。（b）HE 染色，4×，大鼠肾。RMT 肿瘤（肾间叶细胞肿瘤）进行性增大，表现出浸润（infiltrative）而不是侵袭的特征，没有包膜。这种肿瘤的诊断对病理学家来说是一个挑战。存在异质性的间叶（结缔组织）细胞类型有助于诊断。（c）HE 染色，40×，大鼠肾。RMT 显示基本梭形细胞在原来的肾小管和肾小球周围发生浸润。注意在 RMT 中常见由化生与增生的上皮细胞衬覆的肾小管。（d）HE 染色，16×，大鼠肾，肾母细胞瘤，其特征为出现深染的嗜碱性的肾胚基细胞，这在其他类型的肾肿瘤中是没有的。经常可见分化为原始的（器官样）结构，如肾小管样和肾小球样结构

12.1.8.6　结缔组织肿瘤

12.1.8.6.1　脂肪瘤

脂肪瘤和脂肪肉瘤是脂肪细胞来源的肿瘤，偶见于大鼠。小的脂肪瘤需要和脂肪细胞浸润相鉴别，但两者的区别不太明确，并且是基于肿瘤形态学的典型特征。该类肿瘤通常单发，边界清晰或形态不规则，发生于皮髓质交界处附近。脂肪瘤由单一形态、成熟的脂肪细胞组成的均一细胞群构成，常具有浸润性倾向，体积可以变大但仍保持良性外观。脂肪瘤中无核分裂象、出血和坏死（Gordon 1986; Hard 1998b）。较大的脂肪瘤可靠近被膜，但不浸润被膜。

12.1.8.6.2　脂肪肉瘤

脂肪肉瘤通常比脂肪瘤大很多，大体检查肿瘤分界不清，伴出血和坏死的囊性区域。与脂肪瘤类似，脂肪肉瘤也具有浸润性的特征且无包膜。脂肪肉瘤中可出现大的出血性坏死囊性区，某些囊腔是由肾小管或导管扩张形成。脂肪肉瘤可由多种不同形态的细胞组成，包括成熟的脂肪细胞、脂肪母细胞或未分化的梭形细胞。恶性程度高的肿瘤中常见核分裂象。梭形细胞灶在间变型肿瘤中更常见。脂肪肉瘤可浸润并穿透被膜。脂肪肉瘤很少报道有转移（Gordon 1986;Hard 1998b,c）。

12.1.8.6.3　肾间叶细胞肿瘤

肾间叶细胞肿瘤（Renal mesenchymal tumor, RMT）是一种大鼠特有的肿瘤类型，因其形态学特征和肾母细胞瘤有一些重叠，所以给病理学家的诊断带来了挑战。肾间叶细胞肿瘤起源

于一种星形成纤维细胞样细胞，这种细胞浸润并包裹原已存在的上皮性肾小管和肾小球。在肾小管周围可出现梭形细胞形成的旋涡。肾间叶细胞肿瘤是一种恶性肿瘤，因为肿瘤持续生长，并且随着肿瘤的生长，其恶性特征越来越明显（图 12.5b）。大的肿瘤在大体尸检时容易发现，表现为囊性、凝胶状和出血性肿块。肿瘤的外形常不规则，界限不清。RMT 是原始间充质组织或黏液组织的一种异质性混合，RMT 中除了占优势的星形细胞外，还可出现纤维组织、平滑肌、横纹肌、软骨、类骨质和血管瘤样区域（图 12.5c）。偶见细胞密度高的岛状纤维肉瘤组织，常见肥大或化生的肾小管和（或）导管。核分裂象多少不等。RMT 可侵袭肾被膜并在腹腔内种植，波形蛋白（vimentin）染色呈阳性。包含 RMT 和癌的碰撞型或混合型肿瘤已有报道（Hard 1998a; Seely 2004）。

12.1.8.7 胚胎原基性肿瘤

12.1.8.7.1 肾母细胞瘤病 / 肾母细胞瘤

肾母细胞瘤病（nephroblastematosis）（肾源性残基）表现为可能具有器官样分化能力的小的嗜碱性肾胚基细胞灶，据推测其有发展成为肾母细胞瘤的潜能（Mesfin 1996; Beckwith 1998; Jackson and Kirkpatrick 2002）。大鼠肾的肾母细胞瘤病少见。该病通常发生在外髓质部，有些许
470 浸润性，必须和淋巴细胞浸润相鉴别。肾母细胞瘤病的病灶更加分散，并且含有单一形态的细胞群。肾母细胞瘤的病理特征是出现较大的、界限清楚的、有假膜包被的由深嗜碱性的胚基细胞组成的明显病灶（Hard and Grasso 1976; Iida et al. 1981; Chandra and Carlton 1992; Mesfin and Breech 1992; Cardesa and Ribalta 1998; Mesfin and Breech 1996）。在 90 天毒性试验的低龄大鼠中有肾母细胞瘤的报道。胚基细胞可表现为巢状、条索状或岛状的低分化细胞。然而，在肿瘤中器官样分化形成原始的肾小球、肾小管或导管相对常见（图 12.5d）。胚基细胞的胞质稀少且模糊不清。在胚基或原始肾小管区域常见核分裂。肿瘤的基质可以很少，也可以很发达。三相肾母细胞瘤含有基质，被认为是肿瘤形成过程的一部分。肾母细胞瘤罕见转移，但有肺和局部淋巴结转移的报道。肾母细胞瘤在大鼠中不常见，在小鼠中更是极为罕见（Liebelt et al. 1989）。

12.1.8.7.2 纤维肉瘤 / 肉瘤

大鼠中还有一种独特并罕见的自发性肿瘤，其不同于 RMT，并且类似于高度间变性的纤维肉瘤或肉瘤，这在小鼠中更少见。此类肿瘤已经通过多瘤病毒或化学物质实验性诱导发生（Frazier et al. 2012），肿瘤边界清晰、纤维密度高，或呈肉瘤样。瘤体本身由轻度嗜碱性、间变性、单一形态的成纤维细胞样梭形细胞构成，间质胶原稀少或缺乏。这种侵袭性肿瘤呈浸润性生长，并可替代实质细胞。

12.1.8.7.3 血源性 / 转移性肿瘤

啮齿类动物的肾是血源性肿瘤浸润的常见部位。大鼠和小鼠最常见的血源性肿瘤分别为大鼠的大颗粒细胞淋巴瘤（单核细胞白血病或 Fischer 大鼠白血病）和小鼠的淋巴瘤。大小鼠均可发生组织细胞肉瘤，在组织细胞肉瘤中可能会见到溶菌酶形成的透明小滴，但这种透明小滴不一定出现，有品系依赖性，也受染色方法的影响（Hard and Snowden 1991; Luz and Murray 1991）。含有溶菌酶的透明小滴在其他肿瘤里已得到鉴定（Yamate et al. 1998）。肾也是转移性肿瘤的常见部位，常见来自呼吸系统和胃肠道的转移肿瘤的报道。一个有助于区别原发性肿瘤和转移性肿瘤的特征是转移性肿瘤的增殖具有浸润行为，表现为浸润至肾实质，包围原来的上皮结构。肾小管性肿瘤内通常不含有原来既有的上皮结构。但当考虑为肉瘤转移时，上述观察结果可能没用，因为 RMT 有类似的生长模式。

12.1.8.8　肾盂肿瘤

12.1.8.8.1　*乳头状瘤*

肾盂中不常见乳头状瘤。尿路上皮乳头状瘤和广泛尿路上皮增生的区别点在于前者有更加外生性的生长模式，有蒂，具有明显的纤维血管形成的乳头状分叶。乳头状瘤细胞通常分化良好，轻度嗜碱性，轻微多形性，也可出现鳞状化生灶或腺样化生灶，核分裂象不常见。内生性乳头状瘤较少见。极少数情况下，在肾盂中可见到类似息肉的增生性病变。

12.1.8.8.2　*癌*

尿路上皮癌往往体积大，生长不规则，常在肾盂腔内增生，随后侵袭周围的肾盂组织和肾。
471 典型的尿路上皮癌通常为片状或条索状的实体性肿瘤，细胞可由分化良好至间变形态。癌可沿着肾盂尿路上皮扩张性生长（图 12.6a）。坏死和肿瘤侵袭常伴随着急性至慢性炎症。大多数情况下肿瘤间质不明显，某些肿瘤中可有明显的血管生成。肿瘤的恶性程度越高，核分裂越多。在尿路上皮癌中可见鳞状细胞化生灶。尿路上皮癌有转移到肺的报道（Chandra et al. 1991）。肾盂癌必须与侵袭至肾盂腔的肾肿瘤相鉴别，侵袭性肾盂癌必须与恶性肾肿瘤相鉴别。

12.2　膀胱、输尿管和尿道

12.2.1　下尿路非肿瘤性病变

啮齿类动物、犬和非人类灵长类动物的下尿路先天性病变不常见，但在毒性试验研究中偶尔会遇到下尿路的背景病变。大鼠和小鼠肾脏未发育往往伴发单侧输尿管未发育或未发生。输尿管积水也可表现为先天性病变，但更常见与尿结石

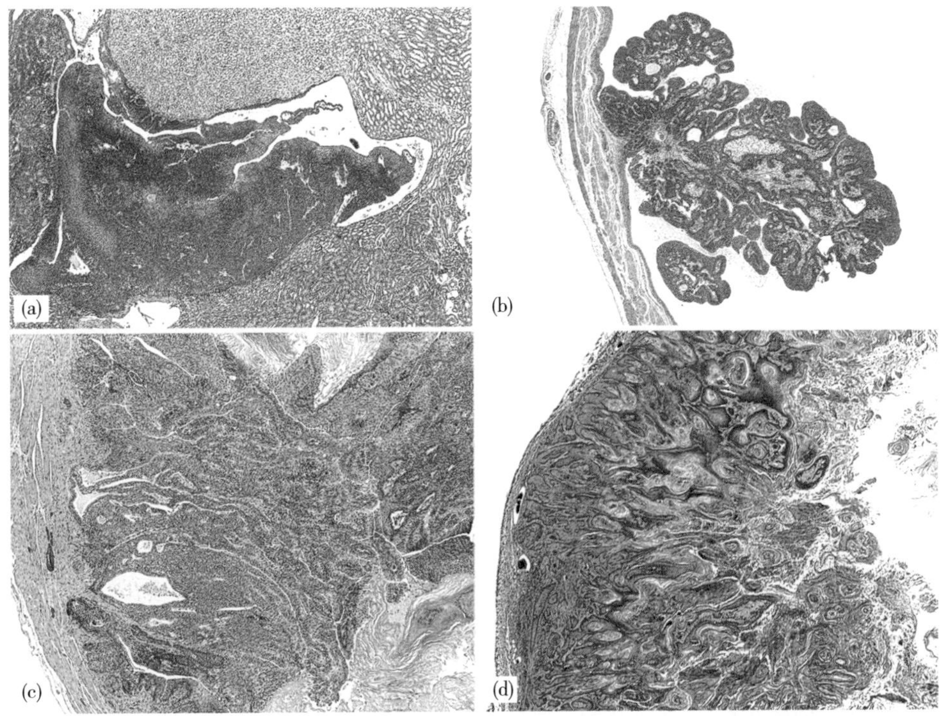

图 12.6 （a）HE 染色，10×，大鼠肾，肾盂尿路上皮癌典型的生长模式，肾盂内的多形性到间变性肿瘤细胞呈实性片状增殖。体积大的肿瘤常具有侵袭。（b）HE 染色，10×，大鼠膀胱，外生型尿路上皮乳头状瘤，在切片中经常可见和膀胱上皮相连的纤维血管蒂。（c）HE 染色，10×，大鼠膀胱，一个大的、边界不清的尿路上皮癌几乎填满膀胱腔。可见间变性细胞、坏死、鳞状细胞化生，以及侵袭至膀胱壁。（d）HE 染色，5×，大鼠膀胱，高度侵袭性、恶性程度高的膀胱鳞状细胞癌，主要特征为间变性的鳞状细胞和大量的角化

引起的尿路阻塞有关，在这种情况下肾盂也常发生积水。

472 啮齿类和非啮齿类动物整个下尿路的黏膜下常发生炎症，通常是亚临床的，没有生物学意义。炎症严重时，病原体通常是细菌，可源自于尿道上行性感染或肾盂肾炎的下行性感染（Seely 1999）。膀胱和输尿管炎症是尿路结石常见的并发症，即使在没有堵塞的情况下。炎症经常同时伴随有出血、糜烂、溃疡，也可能出现尿路上皮增生。大鼠粗尾似毛体线虫感染可导致尿道、膀胱或输尿管炎症，偶见完全阻塞。有一些药物可引起膀胱、肾盂和输尿管尿路上皮糜烂 / 溃疡，但这些病变更常见于给予有毒化学物以后。增加结晶尿或结石形成的受试物（如磺胺类药物）可能会导致溃疡，但其他药物，特别是那些肾清除率高及在尿液滤液中浓度高的药物，可能直接靶向作用于尿路上皮并导致尿路上皮坏死伴细胞层数减少。有些化合物，例如乙酰唑胺，可能仅导致尿路上皮下炎症和（或）轻度增生（Molon-Noblot et al. 1992）。一些能诱导溃疡发生的药物，在低剂量或短期低度刺激下，可能有类似的局限性炎症效应。尿路上皮对有毒物质毒性的常见反应是上皮细胞空泡形成，类似于肾小管上皮细胞中的空泡，透明腔代表肿胀的细胞结构元件，例如溶酶体或内质网，腔内可包含液体、脂肪或药物代谢物。罕见情况下，一种化合物或药物可引起尿路上皮细胞局灶性肥大，这种胞质扩张可能无增生的证据，但肥大和增生同时发生更常见。如在给予大鼠过氧化物酶体增殖物激活受体激动剂（PPARα/PPARγ）的病例中，尿路上皮细胞肥大和增生被认为是癌前病变（Egerod et al. 2010）。

药物改变尿液的构成和生理性状时，可能会导致正常的尿液成分在膀胱内沉淀形成结石（Cohen 2002）。下尿路结石的成分类似于肾内结晶的成分，在不同个体间或不同种属间可能会有不同。啮齿类动物的尿结石一般由磷酸钙或碳酸钙组成，可有或没有镁离子成分。某些品种的犬常见发生膀胱结石，但比格犬不容易发生，当存在剂量 – 反应关系时，应该考虑受试物对结晶形成的影响。食蟹猴膀胱自发性结石罕见。血尿是下尿路出血的症状，通常反映了溃疡和（或）结石，但一些抑制凝血机制的药物（如溶解纤维蛋白）或抗血栓药物（例如香豆素）可导致不伴有明显溃疡证据的尿液滤过液出血。尿液分析诊断为尿液颜色不清，尿沉渣检查存在大量完整的红细胞。膀胱导尿术可导致黏膜损伤，必须与受试物的可能效应相鉴别。

蛋白栓，即由雄激素相关分泌物与脱落细胞、精子、炎症细胞组成的混合物，可罕见地导致啮齿类动物的尿道梗阻，特别是作为小鼠泌尿综合征的一部分，但死后或濒死改变的膀胱中常见蛋白栓。蛋白栓没有临床意义，不会导致结石形成。啮齿类尿路上皮细胞胞质内可见嗜酸性包涵体，主要是膀胱的尿路上皮，移行上皮外层的细胞最常见，在中间层和基底层的细胞中也可出现。这些包涵体可以是粉色小滴，也可以是透亮的区域（在组织处理过程中洗脱了），是尿路上皮细胞对多种毒性物质的一种非特异性反应。小鼠尿路上皮细胞出现这种包涵体通常是背景性病变，与受试物无关。一般认为这种包涵体是细胞器的降解产物，在一些病例中被鉴定为线粒体内沉积物（Suzuki et al. 2008）。

12.2.2 下尿路增生性病变 473

下尿路上皮细胞增生在形态学上类似于肾盂的增生性病变，但存在细微差别。Kunze（1998）、Cohen（2002）和 Frith 等人（1995）发表的文章对增生性病变有很好的评述。增生可以是局灶性、多灶性或弥漫性的，膀胱的增生性病变可区分为单纯性增生、结节状增生和乳头状增生。另外，通过比较实验性和自发性膀胱增生性病变，可证明增生性病变的消退（Shinohara and Frith 1981）。对动物的抓持也可能会导致尿路上皮增生（Cohen et al. 1996）。

12.2.3　下尿路肿瘤性病变

12.2.3.1　乳头状瘤

下尿路尿路上皮乳头状瘤类似于出现在肾盂的乳头状瘤，并且不常见。通常见到的乳头状瘤为外生型，但也可以见到内生型乳头状瘤（Shirai and Takahashi 1998）。如果肿瘤中出现一个带有明显的纤维血管轴心的蒂，病理学家即可诊断为膀胱乳头状瘤（图 12.6b）。有些乳头状瘤可以分化良好，因此病理学家在确认乳头状肿瘤的生物学行为时可能会因制片的原因而存在一定的困难。在罕见的情况下，膀胱内可见类似息肉的增生性病变（Jokinen 1990）。

12.2.3.2　癌

自发性尿路上皮癌少见报道，但可由给予受试物引起（Hard 1990）。尿路上皮癌通常为孤立性肿瘤，体积可以很大，和周围正常组织分界不清，常具侵袭性，细胞形态为分化良好至间变性，肿瘤的生长模式可以是乳头状至实体状生长，底部宽阔。恶性程度高的肿瘤具有非常明显的间变性特征（图 12.6c）。在某些异常类型的癌中细胞核分裂象多少不等，间质疏松。可有鳞状化生和腺样化生，也有转移的报道（Frith 1998; Frith et al. 1995; Pauli et al. 1998）。梭形细胞癌或未分化癌对细胞角蛋白呈阳性（Sykes and Stula 1989），伞细胞中的跨膜蛋白——尿空斑蛋白——可作为检测肿瘤中尿路上皮细胞种类的标志物（Moll et al. 1995; Ramos-Vara et al. 2003; Romih et al. 2005）。但在 Ogawa 等人（1999）报道的一种诱导型癌症模型中，尿空斑蛋白阳性细胞数量随着肿瘤分化而减少。已有一篇比格犬种群发生尿路上皮癌的报道，特别是在前列腺的尿道处（Nikula et al. 1989）。

12.2.3.3　鳞状细胞癌

鳞状细胞癌是一种高度恶性的肿瘤，非常罕见自发，但可被诱导发生（Hard 1990）。癌和鳞状细胞癌的主要鉴别诊断标准是后者中有明显的间变性鳞状细胞并伴有明显的角化和“角化珠”形成（图 12.6d）。鳞状细胞癌的生长模式不规则并具侵袭性。鳞状细胞癌常为实体性，呈现出片状或岛状的高度多形性至间变细胞形态，可出现细胞异型性，间质发育良好。核分裂象随恶性程度升高而增多，常见转移。侵袭性肿瘤常伴有炎症（Hirose and Shirai 1998）。

12.2.3.4　腺癌

给予药物后可引起腺癌，但自发性腺癌极罕见或不存在。主要的组织学特征是出现腺样结构和（或）小管状结构，内衬多形性至间变性立方细胞，细胞内可有黏液（Stula and Sykes 1998）。

12.2.4　结缔组织和平滑肌肿瘤 474

下尿路，特别是膀胱，可发生结缔组织肿瘤。一般来说，这些肿瘤表现为良性或恶性的纤维瘤和脂肪瘤。也可出现良性或恶性的平滑肌肿瘤。

12.2.5　间叶增生性病变

在小鼠中报道的间叶增生性病变经常与肿瘤一起讨论，因为这种令人关注的病变最初被认为是一种肿瘤性病变（Chandra and Frith 1991; Frith et al. 1994b; Halliwell 1998）。但近来有人指出，间叶增生性病变和雄性老龄小鼠发生的附属性腺蜕膜样病变类似（Karbe et al. 1998, 2000; Karbe 1999）。多数病理学家认为间叶增生性病变不是肿瘤性病变（Frazier et al. 2012）。多数间叶增生性病变发生在膀胱尾侧后半部或邻近膀胱三角区。该病变常表现为单个发生，但也有多灶性病变的报道，病变界限清楚，但没有包膜，呈实体性或呈息肉状生长，常见向膀胱腔内突出。该病变通常含有大的多形性上皮样细胞和梭形细胞，上皮样细胞有清楚的胞质边界，胞质均匀嗜酸性，梭形细胞类似于纤维细胞或平滑肌细胞。偶见侵袭至尿路上皮和外覆的浆膜，核分裂象不等。据报道，间叶增生性病变对细胞色素染色呈阴性，对结蛋白染色呈弱阳性。该病变有品系特异性，Swiss Webster 小鼠多见，但 B6C3F1 小鼠中不出现。目前尚未知间叶增生性病变是否可由化合物诱发（Frazier et al. 2012）。

12.2.6 血源性肿瘤 / 转移性肿瘤

和肾一样，啮齿类动物的膀胱也常为血源性肿瘤的浸润部位。大鼠最常见的血源性肿瘤是大颗粒细胞瘤淋巴（单核细胞白血病），而小鼠为淋巴瘤，也可出现组织细胞肉瘤。

（尹纪业　吴晓静　张思明　译；
霍桂桃　王和枚　校）

参考文献

Abrass, C.K. 2000. The nature of chronic progressive nephropathy in aging rats. *Adv Renal Replacement Ther* 7:4–10.

Adalsteinsson, V., Parajuli, O., Kepics, S., Gupta, A., Reeves, W.B., and Hahm, J.-I. 2008. Ultrasensitive detection of cytokines enabled by nanoscale ZnO arrays. *Analyt Chem* 80:6594–601.

Adams, L.E., Roberts, S.M., Donovan-Brand, R., Zimmer, H., and Hess, E.V. 1993. Study of procainamide hapten-specific antibodies in rabbits and humans. *Int J Immunopharmacol* 15:887–97.

Adler, M., Muller, K., Rached, E., Dekantz, W. and Mally, A. 2007. Modulation of key regulators of mitosis linked to chromosomal instability is an early event in ochratoxin A carcinogenicity. *Carcinogenesis* 30:711–9.

Alden, C.L. 1986. A review of unique male rat hydrocarbon nephropathy. *Toxicol Pathol* 14:109–11.

Alden, C.L., Hard, G.C., Krieg, K., Takahashi, M., and Turusov, V.S. 1992. Urinary system. In: *International Classification of Rodent Tumours Part I: Rat*, ed Mohr, U., pp. 1–39. Lyon: IARC Scientific Publ No. 122.

Alpers, C.E. 2010. The kidney. In: *Robbins and Cotran Pathologic Basis of Disease*, eds. Kumar, V., Abbas, A.K., Fausto, N., and Aster, J.C., pp. 905–69. Philadelphia, PA: Sanders Elsevier.

Ando, R., Nakamura, A., Nagatani, M. et al. 2008. Comparison of past and recent historical control data in relation to spontaneous tumors during carcinogenicity testing in Fischer 344 rats. *J Toxicol Pathol* 21: 53–60.

Asahina, M., Ohmachi, Y., Yasosima, A., Iwasaki, H., and Kawai, Y. 2000. A case of renal mesenchymal tumor in a young Beagle dog. *J Toxicol Pathol* 13:45–7.

Asanuma, K., Adachi, K., Sugimoto, T., and Chiba, S. (2006). 475
Effects of lysine-induced acute renal failure in dogs. *J Toxicol Sci* 31:87–98.

Bach, P.H., and Thanh, N.T.K. 1998. Renal papillary necrosis-40 years on. *Toxicol Pathol* 26:73–91.

Bannasch, P., Zerban, H., and Ahn, Y.S. 1998a. Renal cell adenoma and carcinoma, rat. In: *Monographs on Pathology of Laboratory Animals. Urinary System 2nd ed.*, eds. Jones, T.C., Hard, G.C., and Mohr, U., pp. 79–118. Berlin: Springer-Verlag.

Bannasch, P., Zerban, H., Ahn, Y.S., and Hacker, H.J. 1998b. Oncocytoma, kidney, rat. In: *Monographs on Pathology of Laboratory Animals. Urinary System 2nd ed.*, eds. Jones, T.C., Hard, G.C., and Mohr, U., pp. 64–79. Berlin: Springer-Verlag.

Barnes, J.L., and Glass II, W.F. 2011. Renal interstitial fibrosis: A critical evaluation of the origin of myofibroblasts. *Contrib to Nephrol* 169:73–93.

Barrett, J.C., and Huff, J. 1991. Cellular and molecular mechanisms of chemically induced renal carcinogenesis. *Renal Failure* 13:211–25.

Baylis, C. 1994. Age-dependent glomerular damage in the rat. Dissociation between glomerular injury and both glomerular hypertension and hypertrophy. Male gender as a primary risk factor. *J Clin Invest* 94:1823–9.

Beckwith, J.B. 1998. Nephrogenic rests and the pathogenesis of Wilms tumor. *Am J Med Genet* 79:268–73.

Beckwith, J.B. 1999. Human renal carcinoma—pathogenesis and biology. In: *Species Differences in Thyroid, Kidney and Urinary Bladder Carcinogenesis*, eds. Capen, C.C., Dybing, E., Rice, J.M., and Wilbourn, J.D., pp. 81–93. Lyon: IARC Scientific Publications No. 147 International Agency for Scientific Cancer.

Bendele, A.M., Buenger, D.A., Mcgrath, J.P., Schmalz, C.A., and Hanasono, G.K. 1994. Chronic toxicity, metabolism, and pharmacokinetics of the 5-HT3 receptor antagonist zatosetron (LY277359) in Fischer 344 rats. *Tox Sci* 22:494–504.

Bomhard, E. 1992. Frequency of spontaneous tumors in Wistar rat in 30-month studies. *Exp Toxic Pathol* 44:381–92.

Bonventre, J.V., Vaidya, V.S., Schmouder, R., Feig, P., and Dieterle, F. 2010. Next-generation biomarkers for detecting kidney toxicity. *Nat Biotech* 28:436–40.

Boorman, G.A., and Hollander, C.F. 1974. High incidence of spontaneous urinary and ureter tumors in the Brown Norway rat. *J Natl Cancer Inst* 52:1005–8.

Boorman, G.A., Wood, M., and Fukushima, S. 1994. Tumours of the urinary bladder. In: *Pathology of Tumours in Laboratory Animals, Vol 2. Tumours of the Mouse, 2nd ed.*, eds. Turusov, V.S., and Mohr, U., pp. 383–406. Lyon: IARC Scientific Publications No. 111.

Boorman, G., Dixon, D., Elwell, M. et al. 2003. Assessment of hyperplastic lesions in rodent carcinogenicity studies. *Toxicol Pathol* 31:707–10.

Breyer, M.D., Hao, C.-M., and Qi, Z. 2001. Cyclooxygenase-2 selective inhibitors and the kidney. *Curr Opin Crit Care* 7:393–400.

Brix, A.E., Nyska, A., Haseman, J.K., Sells, D.M., Jokinen, M.P., and Walker, N.J. 2005. Incidences of selected lesions in control female Harlan Sprague–Dawley rats from two-year studies performed by the National Toxicology Program. *Toxicol Pathol* 33:477–83.

Brown, C.A., Jeong, K.S., Poppenga, R.H. et al. 2007. Outbreaks of renal failure associated with melamine and cyanuric acid in dogs and cats in 2004 and 2007. *J Vet Diagn Invest* 19:525–31.

Bruder, M.C., Shoieb, A.M., Shirai, N., Boucher, G.G., and Brodie, T.A. 2010. Renal dysplasia in beagle dogs: four cases. *Toxicol Pathol* 38:1051–7.

Bryan, J.N., Henry, C.J., Turnquist, S.E. et al. 2006. Primary renal neoplasia of dogs. *J Vet Intern Med* 20:1155–60.

Bucci, T.J., Howard, P.C., Tolleson, W.H., Laborde, J.B., and Hansen, D.K. 1998. Renal effects of fumonisin mycotoxins in animals. *Toxicol Pathol* 26:160–4.

Cappon, G.D., and Hurtt, M.E. 2010. Developmental toxicity of the kidney. In: *Reproductive Toxicology. 3rd ed.*, eds. Kapp, R.W., and Tyl, R.W., pp. 193–204. New York: Informa Health Care.

Cardesa, A., and T. Ribalta. 1998. Nephroblastoma, kidney, rat. In: *Monographs on Pathology of Laboratory Animals. Urinary System 2nd ed.*, eds. Jones, T.C., Hard, G.C., and Mohr, U., pp. 129–38. Berlin: Springer-Verlag.

Chandra, M., and Carlton, W.W. 1992. Incidence, histopathologic, and electron microscopic features of spontaneous nephroblastomas in rats. *Tox Lett* 62:179–90.

Chandra, M., and Frith, C.H. 1991. Spontaneously occurring leiomyosarcoms of the mouse urinary bladder. *Toxicol Pathol* 19:164–7.

Chandra, M., and Frith, C.H. 1992. Spontaneous neoplasms in B6C3F1 mice. *Tox Lett* 60:91–8.

Chandra, M., Riley, M.G, and Johnson, D.E. 1991. Incidence and pathology of spontaneous renal pelvis transitional cell carcinomas in rats. *Toxicol Pathol* 19:287–9.

Chandra, M., Riley, M.G.I., and Johnson, D.E. 1992. 476
Spontaneous neoplasms in aged Sprague–Dawley rats. *Arch Toxicol* 66:496–502.

Chang, C.P., McDill, B.W., Neilson, J.R. et al. 2004. Calcineurin is required in urinary tract mesenchyme for the development of the pyeloureteral peristaltic machinery. *J Clin Invest* 113:1051–6.

Chaudhuri, B.N., Kleywegt, G.J., Bjorkman, J., Lehman-McKeeman, L.D., Oliver, J.D., and Jones, T.A. 1999. The structures of alpha 2u-globulin and its complex with a hyaline droplet inducer. *Acta Crystallogr D Biol Crystallogr* 55:753–62.

Cherdwongcharoensuk, D., Henrique, R., Upatham, S., Pereira, A.S., and Aguas, A.P. 2005. Tubular kidney damage and centrilobular liver injury after intratracheal instillation of dimethyl selenide. *Toxicol Pathol* 33:225–9.

Chevalier, R.L. 2006. Pathogenesis of renal injury in obstructive uropathy. *Curr Op Pediatr* 18:153–60.

Chiusolo, A., Defazio, R., Zanetti, E. et al. 2010. Kidney injury molecule-1 expression in rat proximal tubule after treatment with segment-specific nephrotoxicants: a tool for early screening of potential kidney toxicity. *Toxicol Pathol* 38:338–45.

Choudhury, D., and Ahmed, Z. 2006. Drug-associated renal dysfunction and injury. *Nat Clin Pract Nephrol* 2:80–91.

Christensen, S., and Ottensen, P.D. 1986. Lithium-induced uremia in rats. Survival and renal function and morphology after one year. *Acta Pharmacol Toxicol (Copenhagen)* 58:339–47.

Clayson, D.B., Fishbein, L., and Cohen, S.M. 1995. Effects of stones and other physical factors on the induction of rodent bladder cancer. *Food Chem Toxic* 33:771–84.

Clemens, G.R., Schroeder, R.E., Magness, S.H. et al. 2009. Developmental toxicity associated with receptor tyrosine kinase ret inhibition in reproductive toxicity testing. *Birth Defects Res A—Clin Molec Teratol* 85:130–6.

Cohen, S.M. 1989. Toxic and nontoxic changes induced in the urothelium by xenobiotics. *Tox Appl Pharmacol* 101:484–98.

Cohen, S.M. 1998a. Induction of cancer in the rat bladder: pathogenesis, role of cell proliferation, and relevance to human disease. In: *Monographs on Pathology of Laboratory Animals. Urinary System, 2nd ed.*, eds. Jones, T.C., Hard, G.C., and Mohr, U., pp. 420–6. Berlin: Springer-Verlag.

Cohen, S.M. 1998b. Urinary bladder carcinogenesis. *Toxicol Pathol* 26:121–7.

Cohen, S.M. 2002. Comparative pathology of proliferative lesions of the urinary bladder. *Toxicol Pathol* 30:663–71.

Cohen, S.M., Cano, M., Anderson, T., and Garland, E.M. 1996. Extensive handling of rats leads to mild urinary bladder hyperplasia. *Toxicol Pathol* 24:251–7.

Cohen, S.M., Arnold, L.L., Cano, M., Ito, N., Garland, E.M., and Shaw, R.A. 2000. Calcium phosphate-containing precipitate and the carcinogenicity of sodium salts in rats. *Carcinogenesis* 21:783–92.

Cohen, S.M., Johansson, S.L., Arnold, L.L., and Lawson, T.A. 2002. Urinary tract calculi and thresholds in carcinogenesis. *Food Chem Toxicol* 40:793–9.

Cohen, S.M., Ohnishi, T., Clark, N.M., He, J., and Arnold, L.L. 2007. Investigations of rodent urinary bladder carcinogens: Collection, processing, and evaluation of urine and bladders. *Toxicol Pathol* 35:337–47.

Cuppage, F.E., and Tate, A. 1967. Repair of the nephron following injury with mercuric chloride. *Am J Pathol* 51:405–29.

Dalmas, D.A., Scicchitano, M.S., Chen, Y. et al. 2008. Transcriptional profiling of laser capture microdissected rat arterial elements: fenoldopam-induced vascular toxicity as a model system. *Toxicol Pathol* 36:496–519.

Davis, M.A., and Ryan, D.H. 1998. Apoptosis in the kidney. *Toxicol Pathol* 26:81–5.

D'Agati, V.D., Jennette, J.C., and Silva, F.G. 2005. *Non-Neoplastic Kidney Diseases. An Atlas of Nontumor Pathology*. American Registry of Pathology and Armed Forces Institute of Pathology, Washington DC. ARP Press, Silver Spring, M.D. AFIP Fascide 4, first series, Chapter 9, pp. 225–30.

De Rijk, E.P.C.T., Ravesloot, W.T.M., Wijnands, Y., and Van Esch, E. 2003. A fast histochemical staining method to identify hyaline droplets in the rat kidney. *Toxicol Pathol* 31:462–4.

DeSesso, J.M. 1995. Anatomical relationships of urinary bladders compared: their potential role in the development of bladder tumors in human and rats. *Food Chem Toxicol* 33:705–14.

Deszo, B., Rady, P., Morocz, I. et al. 1990. Morphological and immunohistochemical characteristics of dimethylnitrosamine-induced malignant mesenchymal renal tumor in F-344 rats. *J Cancer Res Clin Oncol* 116:372–8.

Dill, J.A., Lee, K.M., Renne, R.A. et al. 2003. Alpha 2u-globulin nephropathy and carcinogenicity following exposure to decalin (decahydronaphthalene) in F344/N rats. *Toxicol Sci* 72:223–34.

Dinse, G.E., Peddada, S.D., Harris, S.F., and Elmore, S.A. 477
2010. Comparison of NTP historical control tumor incidence rates in female Harlan Sprague–Dawley and Fischer 344/N rats. *Toxicol Pathol* 38:765–75.

Dombrowski, F., Klotz, L., Bannasch, P., Evert, M. 2007. Renal carcinogenesis in models of diabetes—metabolic changes are closely related to neoplastic development. *Diabetologia* 50:2580–90.

Dominick, M.A., Bobrowski, W.F., Metz, A.L., Gough, A.W., and MacDonald, J.R. 1990. Ultrastructural juxtaglomerular cell changes in normotensive rats treated with quinapril, an inhibitor of angiotensin-converting enzyme. *Toxicol Pathol* 18:396–406.

Donker, A.J., Venuto, R.C., and Vladutiu, A.O. 1984. Effects of prolonged administration of D-penicillamine or captopril in various strains of rats. Brown Norway rats treated with D-penicillamine develop autoantibodies, circulating immune complexes, and disseminated intravascular coagulation. *Clin Immunol Immunopathol* 30:142–5.

Donnadieu-Claraz, M., Bonnehorgne, M., Dhieux, B. et al. 2007. Chronic exposure to uranium leads to iron accumulation in rat kidney cells. *Radiat Res* 167:454–64.

Dortant, P.M., Peters-Volleberg, G.W.M., Van Loveren, H. et al. 2001. Age-related differences in the toxicity of ochratoxin A in female rats. *Food Chem Toxicol* 39:55–65.

Doughty, S.E., Ferrier, R.K., Hillan, K.J., and Jackson, D.G. 1995. The effects of ZENECA ZD8731, an angiotensin II antagonist, on renin expression by juxtaglomerular cells in the rat: comparison of protein and mRNA expression as detected by immunohistochemistry and in situ hybridization. *Toxicol Pathol* 23:256–61.

Dube, P.H., Almanzar, M.M., Frazier, K.S. et al. 2004. Osteogenic Protein-1: gene expression and treatment in rat remnant kidney model. *Toxicol Pathol* 32:384–92.

Duprat, P., and Burek, J.D. 1986. Suppurative nephritis, pyelonephritis, rat. In: *Monographs on Pathology of Laboratory Animals. Urinary System*, eds. Jones, T.C., Mohr, U., and Hunt, R.D., pp. 219–24. Berlin: Springer-Verlag.

Eddy, A.A. 1996. Molecular insights into renal interstitial fibrosis. *J Am Soc Nephrol* 7:2495–508.

Egerod, F.L., Brunner, N., Svendsen, J.E., Oleksiewicz, M.B. 2010. PPARα and PPARγ are co-expressed, functional and show positive interactions in the rat urinary bladder urothelium. *J Appl Toxicol* 30:151–62.

Eker, R., Mossige, J., Johannessen, J.V., and Aars, H. 1981. Hereditary adenomas and adenocarcinomas in rats. *Diag Histopathol* 4:99–110.

Ellison, D.H., Velazquez, H., and Wright, F.S. 1989. Adaptation of the distal tubule of the rat. Structural and functional effects of dietary salt intake and chronic diuretic infusion. *J Clin Invest* 83:113–26.

Evan, A., Huser, J., Bengele, H.H., and Alexander, E.A. 1980. The effect in alterations in dietary potassium on collecting system morphology in the rat. *Lab Invest* 42: 668–75.

Everitt, J.I., Goldsworthy, T.L., Wolf, D.C., and Walker, C.L. 1992. Hereditary renal cell carcinoma in the Eker rat: A rodent familial cancer syndrome. *J Urol* 148:1932–6.

Federova, L.V., Raju, V., El-Okdi, N. et al. 2009. The cardiotonic steroid hormone marinobufagenin induces renal fibrosis: implication of epithelial-to-mesenchymal transition. *Am J Physiol Renal Physiol* 296:F922–34.

Fine, L.G., and Bradley, T. 1985. Adaptation of proximal tubular structure and function: insights into compensatory renal hypertrophy. *Fed Proc* 44:2723–7.

Frank, A.A., Heidel, J.R., Thompson, D.J., Carlton, W.W., and Beckwith, J.B. 1992. Renal transplacental carcinogenicity of 3,3-dimethyl-1-phenyltriazine in rats: relationship of renal mesenchymal tumor to congenital mesoblastic nephroma and intralobar nephrogenic rests. *Toxicol Pathol* 20:313–22.

Frazier, K.S., Dube, P., Paredes, A., and Styer, E. 2000. Connective tissue growth factor expression in the rat remnant kidney model and association with tubular epithelial cells undergoing transdifferentiation. *Vet Pathol* 37:328–35.

Frazier, K.S., Seely, J.C., Hard, G.C. et al. 2012. Proliferative and nonproliferative lesions in the rodent urinary system. *Toxicol Pathol* 40 (4 suppl.):14–86.

Frith, C.H. 1998. Transitional cell carcinoma, urinary tract, mouse. In: *Monographs on Pathology of Laboratory Animals. Urinary System.* eds. Jones, T.C., Mohr, U., and Hunt, R.D. pp. 393–9. Berlin: Springer.

Frith, C.H., Greenman, D.L., and Cohen, S.M. 1994a. Urinary bladder carcinogenesis in the rodent. In: *Carcinogenesis*, eds. Waalkes, M.P., and Ward, J.M. pp. 161–97. New York: Raven Press.

Frith, C.H., Terracini, B., and Turusov, V.S. 1994b. Tumours of the kidney, renal pelvis and ureter. In: *Pathology of Tumours in Laboratory Animals, Vol 2. Tumours of the Mouse, 2nd ed.*, eds. VS Turusov, U Mohr, pp. 357–81. Lyon: IARC Scientific Publications No. 111.

Frith, C.H., Eighmy, J.J., Fukushima, S., Cohen, S.M., Squire, R.A., and Chandra, M. 1995. Proliferative lesions of the lower urinary tract (urinary bladder, urethra and ureters) in rats. In: *Guides for Toxicologic Pathology*. Washington, DC: STP/ARP, AFIP.

Fukushima, S., and Murai, T. 1999. Calculi, precipitates 478
and microcrystalluria associated with irritation and cell proliferation as a mechanism of urinary bladder carcinogenesis in rats and mice. In: *Species Differences in Thyroid, Kidney and Urinary Bladder Carcinogenesis*. eds. Capen, C.C., Dybing, E., Rice, J.M., and Wilbourn, J.D. pp. 159–74. Lyon: IARC Scientific Publications No. 147 International Agency for Scientific Cancer.

Gaillard, E.T. 1999. Ureter, urinary bladder and urethra. In: *Pathology of the Mouse. Reference and Atlas*. eds. Maronpot, R.R., Boorman, G.A., and Gaul, B.W. pp. 235–58. Vienna: Cache River Press.

Gibbs, A. 2005. Comparison of the specificity and sensitivity of traditional methods for assessment of nephrotoxicity in the rat with metabonomic and proteomic methodologies. *J Appl Toxicol* 25:277–95.

Goodman, D.G., Ward, J.M., Squire, R.A., Chu, K.C., and Linhart, M.S. 1979. Neoplastic and nonneoplastic lesions in aging F344 rats. *Toxicol Appl Pharmacol* 48:237–48.

Gordon, L.R. 1986. Spontaneous lipomatous tumors in the kidney of the Crl:Cd (Sd) BR rat. *Toxicol Pathol* 14:175–82.

Goren, E., Engelberg, I., and Eidelman, A. 1991. Adrenal rest carcinoma in hilum of kidney. *Urology* 38:187–90.

Gray, J.E., van Zwieten, M.J., and Hollander, C.F. 1982. Early light microscopic changes of chronic progressive nephrosis in several srains of aging laboratory rats. *J Gerontol* 37:142–50.

Greaves, P. 2007. *Histopathology of Preclinical Toxicity Studies, 3rd ed*, pp. 591–2. Amsterdam: Elsevier.

Gruys, E., Tooten, P.C., and Kuijpers, M.H. 1996. Lung, ileum and heart are predilection sites for AApoII amyloid deposition in CD-1 Swiss mice used for toxicity studies. Pulmonary amyloid indicates AApoAII. *Lab Anim* 30:28–34.

Guarino, M., Tosoni, A., and Nebuloni, M. 2009. Direct contribution of epithelium to organ fibrosis: epithelialmesenchymal transition. *Hum Pathol* 40:1365–76.

Guzman, R.E., Datta, K., and Khan, N.K. 2008. Obstructive protein cast nephropathy in cynomolgus monkeys treated with small organic molecules. *Vet Pathol* 45:945–8.

Hall, W.C., Elder, B., Walker, C.L. et al. 2007. Spontaneous renal tubular hyperplastic and neoplastic lesions in three

Sprague–Dawley rats from a 90-day toxicity study. *Toxicol Pathol* 35:233–41.

Halliwell, W.H. 1997. Cationic amphiphilic drug-induced phospholipidosis. *Toxicol Pathol* 25:53–60.

Halliwell, W.H. 1998. Submucosal mesenchymal tumors of the mouse urinary bladder. *Toxicol Pathol* 26:128–36.

Hard, G.C. 1998a. Mesenchymal tumor, kidney, rat. In: *Monographs on Pathology of Laboratory Animals. Urinary System 2nd ed.*, eds. Jones, T.C., Hard, G.C., and Mohr, U. pp. 118–29. Berlin: Springer-Verlag.

Hard, G.C. 1998b. Lipomatous tumors, kidney, rat. In: *Monographs on Pathology of Laboratory Animals. Urinary System 2nd ed.*, eds. Jones, T.C., Hard, G.C., and Mohr, U. pp. 139–46. Berlin: Springer-Verlag.

Hard, G.C. 1998c. Mechanisms of chemically induced renal carcinogenesis in the laboratory rodent. *Toxicol Pathol* 26:104–12.

Hard, G.C. 1990. Tumours of the kidney, renal pelvis and ureter. pathology of tumours. In: *Laboratory Animals, Vol 1. Tumours of the Rat, 2nd ed.*, eds. Turusov, V.S., and Mohr, U. pp. 301–44. Lyon: IARC Scientific Publications No. 99.

Hard, G.C., and Grasso, P. 1976. Nephroblastoma in the rat: histology of a spontaneous tumor, identity with respect to renal mesenchymal neoplasms, and a review of the previously recorded cases. *J Natl Cancer Inst* 57:323–9.

Hard, G.C., and Khan, K.N. 2004. A contemporary overview of chronic progressive nephropathy in the laboratory rat, and its significance for human risk assessment. *Toxicol Pathol* 32:171–80.

Hard, G.C., and Neal, G.A. 1992. Sequential study of the chronic nephrotoxicity induced by dietary administration of ethoxyquin in Fischer-344 rats. *Fund Appl Toxicol* 18:278–87.

Hard, G.C., and Noble, R.L. 1981. Occurrence, transplantation, and histological characteristics of nephroblastoma in the NB hooded rat. *Investig Urol* 18:371–6.

Hard, G.C., and Seely, J.C. 2005. Recommendations for the interpretation of renal tubule proliferative lesions occurring in rat kidneys with advanced chronic progressive nephropathy (CPN). *Toxicol Pathol* 33:641–9.

Hard, G.C., and Seely, J.C. 2006. Histological investigation of diagnostically challenging tubule profiles in advanced chronic progressive nephropathy (CPN) in the Fischer 344 rat. *Toxicol Pathol* 34:941–8.

Hard, G.C., and Snowden, R.T. 1991. Hyaline droplet accumulation in rodent kidney proximal tubules: an association with histiocytic sarcoma. *Toxicol Pathol* 19:88–97.

Hard, G.C., Rodgers, I.S., Baetcke, K.P., Richards, W.L., McGaughy, R.E., and Valcovic, L.R. 1993. Hazard evaluation of chemicals that cause accumulation of alpha2u-globulin, hyaline droplet nephropathy, and tubule neoplasia in the kidneys of male rats. *Environ Health Perspect* 99:313–49.

Hard, G.C., Long, P.H., Crissman, J.W., Everitt, J.I., Yano, B.L., and Bertram, T.A. 1994. Atypical tubule hyperplasia and renal tubule tumors in conventional rats on 90-day toxicity studies. *Toxicol Pathol* 22:489–96.

Hard, G.C., Alden, C.L., E.F. Stula, and Trump, B.F. 1995. 479
Proliferative lesions of the kidney in rats. In: *Guides for Toxicologic Pathology*, pp. 1–19. STP/ARP/AFIP.

Hard, G.C., Whysner, J., English, J.C., Zang, E., and Williams, G.M. 1997. Relationship of hydroquinone-associated rat renal tumors with spontaneous chronic progressive nephropathy. *Toxicol Pathol* 25:132–43.

Hard, G.C., Alden, C.L., Bruner, R.H. et al. 1999. Non-proliferative lesions of the kidney and lower urinary tract in rats. In: *Guides for Toxicologic Pathology*, pp. 1–32. Washington, DC: STP/ARP/AFIP.

Hard, G.C., Durchfeld-Meyer, B., Short, B. et al. 2001. Urinary system. In: *International Classification of Rodent Tumors. The Mouse*, ed. Mohr, U., pp. 139–62. Berlin: Springer-Verlag.

Hard, G.C., Seely, J.C., Kissling, G.E., and Betz, L.J. 2008. Spontaneous occurrence of a distinctive renal tubule tumor phenotype in rat carcinogenicity studies conducted by the National Toxicology Program. *Toxicol Pathol* 36:388–96.

Hard, G.C., Flake G.P., and Sills, R.C. 2009a. Re-evaluation of kidney histopathology from 13-week toxicity and two-year carcinogenicity studies of melamine in the F344 rat: morphologic evidence of retrograde nephropathy. *Vet Pathol* 46:1248–57.

Hard, G.C., Johnson, K.J., and Cohen, S.M. 2009b. A comparison of rat chronic progressive nephropathy with human renal disease-implications for human risk assessment. *Crit Rev Toxicol* 39:332–46.

Harpur, E., Ennulat D., Hoffman D. et al. 2011. Biological qualification of biomarkers of chemical-induced renal toxicity in two strains of male rat. *Toxicol Sci* 122:235–52.

Haseman, J.K., Hailey, J.R., and Morris, R.W. 1998. Spontaneous neoplasm incidences in Fischer 344 rats and B6C3F1 mice in two-year carcinogenicity studies: A National Toxicology Program update. *Toxicol Pathol* 26:428–41.

Heikenwalder, M., Polymenidou, M., Junt, T. et al. 2004. Lymphoid follicle destruction and immunosuppression after repeated CpG deoxyoligonucleotide administration. *Nat Med* 10:187–92.

Hiasa, Y., and Ito, N. 1987. Experimental induction of renal tumors. *CRC Crit Rev Toxicol* 17:279–343.

Hino, O., Kobayashi, T., Momose, S., Kikuchi, Y., Adachi, H., and Okimoto, K. 2003. Renal carcinogenesis: Genotype, phenotype and dramatype. *Cancer Sci* 94:142–7.

Hirose, M., and Shirai, T. 1998. *Monographs on Pathology of Laboratory Animals. Urinary System 2nd ed.*, eds. Jones, T.C., Hard, G.C., and Mohr, U. pp. 403–8. Berlin: Springer-Verlag.

Hirouchi, Y., Iwata, H., Yamakawa, S. et al. 1994. Historical data of neoplastic and non-neoplastic lesions in B6C3F1 (C57BL/6CrSlc x C3H/HeSlc) mice. *J Toxicol Pathol* 7:153–77.

Hruban, Z. 1984. Pulmonary and generalized lysosomal storage induced by amphiphilic drugs. *Environ Health Perspect* 55:53–76.

Iida, M., Yasub, M., and Itakur, C. 1981. Spontaneous nephroblastoma in Sprague–Dawley rats. *Exp Anim* 30:31–4.

Ikeda, H., Tauchi, H., Shimasaki, H. 1999. Age and organ difference in amount and distribution of autofluorescent granules in rats. *Mech Ageing Dev* 31:139–46.

Iwata, H., Hirouchi, Y., Koike, Y. et al. 1991. Historical control data of non-neoplastic and neoplastic lesions in F344/Ducrj Rats. *J Toxicol Pathol* 4:1–24.

Jackson, C.B., and Kirkpatrick, J.B. 2002. Nephrogenic rest in a Crl:CD (SD) IGS rat. *Vet Pathol* 39:588–9.

Jackson, D.G., and Jones, H.B. 1995. Histopathological and ultrastructural changes in the juxtaglomerular apparatus of the rat following administration of ZENECA ZD6888 (2-ethyl-5,6,7,8-tetrahydro-4-[(2′-(1Htetrazol-5-yl) biphenyl-4-yl)- methoxy]quinoline), an angiotensin II antagonist. *Toxicol Pathol* 23:256–61.

Jacobs, B.J., Lees, C.T., and Montie, J.E. 2010. Bladder cancer in 2010. *CA: Cancer J Clin* 60:244–72.

Jefferson, J.A., and Johnson, R.J. 1999. Experimental mesangial proliferative glomerulorephritis (the antithyl-1 model). *J Nephrol* 12:297–307.

Johansson, S.L., and Cohen, S.M. 1997. Epidemiology and etiology of bladder cancer. *Sem Surg Oncol* 13:291–8.

Johnson, R.C., Dovey-Hartman, B.J., Syed, J. et al. 1998. Vacuolation in renal tubular epithelium of Cd-1 mice. An incidental finding. *Toxicol Pathol* 26:789–92.

Jokinen, M.P. 1990. Urinary bladder, ureter, and urethra. In: *Pathology of the Fisher Rat. Reference and Atlas*, ed. Boorman, G.A., Eustis, S.L., Elwell, M.R., Montgomery, C.A., and MacKenzie, W.F. pp. 109–26. San Diego: Academic Press.

Kaissling, B., and Le Hir, M. 2008. The renal cortical interstitium: morphological and functional aspects. *Histochem Cell Biol* 130:247–62.

Karbe, E. 1999. "Mesenchymal tumor" or "decidual-like reaction." *Toxicol Pathol* 27:354–62.

Karbe, E., Hartman, E., George, C., Wadsworth, P., Harleman, J., and Geiss, V. 1998. Similarities between the uterine decidual reaction and the "mesenchymal lesion" of the urinary bladder in aging mice. *Exp Toxicol Pathol* 50:330–40.

Karbe, E., Schaetti, P., Hartmann, E., Wadsworth, P., 480
Brander Weber, P., and Zeller, G. 2000. Mesenchymal proliferation with decidual-like morphology in seminal vesicles of aging mice. *Exp Toxicol Pathol* 52:465–72.

Kaspareit, J., Friderichs-Gromoll, S., Buse, E., and Haberman, G. 2007. Spontaneous neoplasms observed in cynomolgus monkeys (*Macca fascicularis*) during a 15-year period. *Exp Toxicol Pathol* 59:163–9.

Keenan, K.P., Coleman, J.B., McCoy, C.L., Hoe, C.M., Soper, K.A., and Laroque, P. 2000. Chronic nephropathy in ad libitum overfed Sprague-Dawley rats and its early attenuation by increasing degrees of dietary (caloric) restriction to control growth. *Toxicol Pathol* 28:788–98.

Kerjaschki, D., and Neale, T.J. 1996. Molecular mechanisms of glomerular injury in rat experimental membranous nephropathy (Heymann nephritis). *J Am Soc Nephrol* 7:2518–26.

Killary, K., Diaz, D., Argentieri, G., Dugyala, R., and Bowenkamp, K. 2009. Kidney changes after daily slowbolus IV injection of Polyoxyl 35 Castor oil/ ethanol in 5% Dextrose for 2 weeks to Wistar rats. *Microsc Microanal* 15(Suppl S2):968–9.

Kluwe, W.M. 1981. Acute toxicity of 1,2-dibromo-3-chloropropane in the F344 male rat. II. Development and repair of the renal, epididymal, testicular, and hepatic lesions. *Toxicol Appl Pharmacol* 59:84–91.

Konishi, N., and Hiasa, Y. 1994. Renal carcinogenesis. In: *Carcinogenesis*, eds. Walkes, M.P., and Ward, J.M. New York: Raven Press. pp. 123–59.

Konishi, N., Nakamura, M., Ishida, E. et al. 2001. Specific genomic alterations in rat renal cell carcinomas induced by N-ethyl-N-hydroxyethylnitrosamine. *Toxicol Pathol* 29:232–6.

Kouchi, M., Okimoto, K., Matsumoto, I., Tanaka, K., Yasuba, M., and Hino, O. 2006. Natural history of the Nihon (Bhd gene mutant) rat, a novel model for human Birt-Hogg-Dube syndrome. *Virchows Arch* 448:463–71.

Krech, R., Zerban, H., and Bannasch, P. 1981. Mitochondrial anomalies in renal oncocytes induced in rat by N-nitrosomorphine. *Eur J Cell Biol* 25:331–9.

Kriz, W., Hahnel, B., Hosser, H., Ostendorf, T., Gaertner, S., Kranzlin, B., Gretz, N., Shjimizu, F., and Floege, J. 2003. Pathways to recovery and loss of nephrons in anti-Thy-1 nephritis. *J Am Soc Nephrol* 14:1904–26.

Kunze, E. 1992. Nonneoplastic and neoplastic lesions of the urinary bladder, ureter, and renal pelvis. In: *Pathobiology of the Aging Rat*. eds. Mohr, U.,

Dungworth, C.C., and Capen, C.C. pp. 259–84. Washington, DC: ILSI Press.

Kunze, E. 1998. Hyperplasia, urinary bladder, rat. In: *Monographs on Pathology of Laboratory Animals. Urinary System 2nd ed.*, eds. Jones, T.C., Hard, G.C., and Mohr, U. pp. 332–66. Berlin: Springer-Verlag.

Kunze, E., and Chowaniec, J. 1990. Tumours of the urinary bladder. pathology of tumours. In: *Laboratory Animals, Vol 1. Tumours of the Rat, 2nd ed.*, eds. Turusov, V.S., and Mohr, U. pp. 345–97. Lyon: IARC Scientific Publications No. 99.

Kurata, Y., and Shibata, M.-A. 1996. Aging changes in the urinary bladder. In: *Pathobiology of the Aging Mouse*, eds. Mohr, U., Dungworth, D.L., Capen, C.C., Carlton, W.W., Sundberg, J.P., and Ward, J.M. pp. 345–57. Washington, DC: ILSI Press.

Lacy, S.A., Hitchcock, M.J.M., Lee, W.A., Tellier, P., and Cundy, K.C. 1998. Effect of oral probenecid coadministration on the chronic toxicity and pharmacokinetics of intravenous cidofovir in cynomolgus monkeys. *Toxicol Sci* 44:97–106.

Lameire, N. 2005. The pathophysiology of acute renal failure. *Crit Care Clin* 21:197–210.

Lanzoni, A., Piaia, A., Everitt, J. et al. 2007. Early onset of spontaneous renal neoplastic lesions in young conventional rats in toxicity studies. *Toxicol Pathol* 35:589–93.

Lee, H.S., and Song, C.Y. 2009. Differential role of mesangial cells and padocytes in TGF-beta-induced mesangial matrix synthesis in chronic glomerular disease. *Histol Histopathol* 24:901–8.

Li, Y., and McMartin, K.E. 2009. Strain differences in urinary factors that promote calcium oxalate crystal formation in kidney in ethylene glycol treated rats. *Am J Physiol Renal Physiol* 296: F1080–7.

Liebelt, A.G., Sass, B., Sobel, H.J., and Werner, R.M. 1989. Spontaneous nephroblastoma in a strain CE/J mouse. A case report. *Toxicol Pathol* 17:57–61.

Limas, C., Westrum, B, and Limas, C.J. 1980. The evolution of vascular changes in the spontaneously hypertensive rat. *Am J Pathol* 98:357–84.

Lindon, J.C., Keun, H.C., Ebbels, T.M. et al. 2005. The consortium for metabonomic toxicology (COMET): aims, activities and achievements. *Pharmacogenomics* 6:691–9.

Linton, A.L., Clark, W.F., Driedger, A.A., Turnbull, D.I., and Lindsay, R.M. 1980. Acute interstitial nephritis due to drugs. Review of the literature with a report of nine cases. *Ann Intern Med* 93:735–41.

Ling, H., Ardjomand, P., Samvakas, S. et al. 1998. Mesangial cell hypertrophy induced by NH4Cl: Role of depressed activities of cathepsins due to elevated lysosomal pH. *Kid Int* 53:1706–12.

Lipsky, M.M., and Trump, B.F. 1988. Chemically induced renal epithelial neoplasia in experimental animals. *Int Rev Exp Path* 30:357–83.

Lock, E.A., and Hard, G.C. 2004. Chemically induced renal 481
tubule tumors in the laboratory rat and mouse: review of the NCI/NTP database and categorization of renal carcinogens based on mechanistic information. *Crit Rev Toxicol* 34:211–99.

Luke, D.R., Tomaszewski, K., Damle, B., and Schlamm, H.T. 2010. Review of the basic and clinical pharmacology of sulfobutylether-beta-cyclodextrin (SBECD). *J Pharm Sci* 99:3291–301.

Luz, A., and Murray, A.B. 1991. Hyaline droplet accumulation in kidney proximal tubules of mice with histiocytic sarcoma. *Toxicol Pathol* 19:670–1.

Macdonald, J.S., Bagdon, W.J., Peter, C.P. et al. 1987. Renal effects of enalapril in dogs. *Kid Int* 31 Suppl 20:S148–53.

Maita, K., Hirano, M., Harada, T. et al. 1988. Mortality, major cause of moribundity, and spontaneous tumors in CD-1 mice. *Toxicol Pathol* 38:292–6.

Mayer, D., Weber, E., Kadenbach, B., and Bannasch, P. 1989. Immunocytochemical demonstration of cytochrome-c-oxidase as a marker for renal oncocytes and oncocytomas. *Toxicol Pathol* 17:46–9.

McMartin, D.N., Sahota, P.S., Gunson, D.E., Hsu, H.H., and Spaet, R.H. 1992. Neoplasms and related proliferative lesions in control Sprague–Dawley rats from carcinogenicity studies. Historical data and diagnostic considerations. *Toxicol Pathol* 20:212–25.

Menini, S., Iacobini, C., Oddi, G. et al. 2007. Increased glomerular cell (podocyte) apoptosis in rats with streptozotocin-induced diabetes mellitus: role in the development of diabetic glomerular disease. *Diabetologia* 50:2591–9.

Mesfin, G.M. 1999. Intralobar nephroblastemosis: precursor lesions of nephroblastoma in the Sprague–Dawley rat. *Vet Pathol* 36:379–90.

Mesfin, G.M. and Breech, K.T. 1992. Rhabdomyocytic nephroblastoma (Wilm's tumor) in the Sprague–Dawley rat. *Vet Pathol* 29:564–566.

Mesfin, G.M., and Breech, K.T. 1996. Heritable nephroblastoma (Wilms' tumor) in the Upjohn Sprague–Dawley rat. *Lab Anim Sci* 46:321–26.

Miller, T.E., and Findon, G. 1998. Exacerbation of experimentally induced infection by cyclosporine. *Transplantation Proc* 20(suppl. 3):913–19.

Mizuno, S., Wen, J., and Mizuno-Horikawa, Y. 2004. Repeated streptozotocin injections cause early onset of glomerulosclerosis in mice. *Exp Anim* 53:175–80.

Moll, R., Wu, X.-R., Lin, J.-H., and Sun, T.-T. 1995.

Uroplakins, specific membrane proteins of urothelial umbrella cells, as histological markers of metastatic transitional cell carcinomas. *Am J Pathol* 147:1383–97.

Molon-Noblot, S., Boussiquet-Leroux, C., Owen, R.A. et al. 1992. Rat urinary bladder hyperplasia induced by oral administration of carbonic anhydrase inhibitors. *Toxicol Pathol* 20:93–102.

Monks, T.J., and Lau, S.S. 2005. Chemical-induced nephrocarcinogenicity in the eker rat: a model of chemical-induced renal carcinogenesis. In: *Toxicity of the Kidney 3rd ed.*, eds. Tarloff, J.B., and Lash, L.H. pp. 343–74. Boca Raton: CRC Press.

Monserrat, A.J., and Chandler, A.E. 1975: Effects of repeated injections of sucrose in the kidney: histologic, cytochemical and functional studies in an animal model. *Virchows Arch B* 19:77–91.

Montgomery, C.A., and Seely, J.C. 1990. Kidney. In: *Pathology of the Fischer Rat. Reference and Atlas.*, eds. Boorman, G.A., Eustis, S.L., Elwell, M.R., Montgomery, C.A., and MacKenzie, W.F. pp. 127–53. San Diego: Academic Press.

Nakanuma, Y., Harada, K., Sato, Y., and Ikeda, H. 2010. Recent progress in the etiopathogenesis of pediatric biliary disease, particularly Caroli's disease with congenital hepatic fibrosis and biliary atresia. *Histol Histopathol* 25:223–35.

Nakazawa, M., Tawaratani, T., Uchimoto, H. et al. 2001. Spontaneous neoplastic lesions in aged Sprague–Dawley rats. *Exp Anim* 50:99–103.

Navarro-Moreno, L.G., Quintanar-Escorza, M.A., Gonzalez, S. et al. 2009. Effects of lead intoxication on intercellular junctions and biochemical alterations of the renal proximal tubule cells. *Toxicol In Vitro* 23:1298–1304.

Nemes, Z., Dietz, R., Mann, J.F.E., Luth, J.B., and Gross, F. 1980. Vasoconstriction and increased blood pressure in the development of accelerated vascular disease. *Virchows Arch A* 386:161–73.

Neuhaus, O.W., Flory, W., Biswas, N., and Hollerman, C.E. 1981. Urinary excretion of alpha 2 mu-globulin and albumin by adult male rats following treatment with nephrotoxic agents. *Nephron* 28:133–40.

Nicoletta, J.A., and Schwartz, G.J. 2004. Distal renal tubular acidosis. *Curr Opin Pediat* 16:194–8.

Nikula, K.J., Benjamin, S.A., Angleton, G.M., and Lee, A.C. 1989. Transitional cell carcinomas of the urinary tract in a colony of Beagle dogs. *Vet Pathol* 26:455–61.

Nguyen, H.T., and Woodard, J.C. 1980. Intranephronic calculosis in rats: an ultrastructural study. *Am J Pathol* 100:39–56.

482 Nilubol, D., Pattanaseth, T., Boonsri, K., Pirarat, N., and Leepipatpiboon, N. 2009. Melamine- and cyanuric acid-associated renal failure in pigs in Thailand. *Vet Pathol* 46:1156–9.

Nishimura, N., Matsumura, F., Vogel, C.F.A. et al. 2008. Critical role of cyclooxygenase-2 activation in pathogenesis of hydronephrosis caused by lactational exposure of mice to dioxin. *Toxicol Appl Pharmacol* 231:374–83.

Nogueira, E., Klimek, F., Weber, E., Bannasch, P. 1989. Collecting duct origin of rat renal clear cell tumors. *Virchows Arch B Cell Pathol Incl Mol Pathol* 57:275–83.

Nogueira, E., Cardesa, A., and Mohr, U. 1993. Experimental models of kidney tumors. *J Cancer Res Clin Oncol* 119:190–8.

Ogawa, K., St. John, M., Luiza de Oliveira, M. et al. 1999. Comparison of uroplakin expression during urothelial carcinogenesis induced by N-Butyl-N-(4-Hydroxybutyl) Nitrosamine in rats and mice. *Toxicol Pathol* 27:645–51.

Okimoto, K., Kouchi, M., Kikawa, E. et al. 2000. A novel "Nihon" rat model of a mendelian dominantly inherited renal cell carcinoma. *Jpn J Cancer Res* 91:1096–9.

Olzinski, A.R., McCafferty, T.A., Zhao, S.Q. et al. 2005. Hypertensive target organ damage is attenuated by a p38 MAPK inhibitor: Role of systemic blood pressure and endothelial protection. *Cardiovasc Res* 66:170–8.

Osathanondh, V., and Potter, E.L. 1966. Development of the human kidney as shown by microdissection. V. Development of tubular portions of nephrons. *Arch Pathol* 82:403–9.

Owen, G., Smith, T.H.F., and Agersborg Jr., H.P.K. 1970. Toxicity of some benzodiazepine compounds with CNS activity. *Toxicol Appl Pharmacol* 16:556–70.

Owen, R.A., Molon-Noblot S. Hubert, M.F., Kindt, M.V., Keenan, K.P., and Eydelloth, R.S. 1994. The morphology of juxtaglomerular cell hyperplasia and hypertrophy in normotensive rats and monkeys given an angiotensin II receptor antagonist. *Toxicol Pathol* 23:606–19.

Ozer, J.S., Dieterle, F., Troth, S. et al. 2010. A panel of urinary biomarkers to monitor reversibility of renal injury and a serum marker with improved potential to assess renal function. *Nat Biotech* 28:486–97.

Pabla, N., and Dong, Z. 2008. Cisplatin nephrotoxicity: mechanisms and renoprotective strategies. *Kid Int* 73:994–1007.

Pauli, B.U., Gruber, A.D., and Weinstein, R.S. 1998. *Monographs on Pathology of Laboratory Animals. Urinary System 2nd ed.*, eds. Jones, T.C. Hard, G.C. and Mohr, U. pp. 381–92. Berlin: Springer-Verlag.

Periyasamy-Thandavan, S., Jiang, M., Wei, Q., Smith, R., Yin, X.-M., and Dong, Z. 2008. Autophagy is cytoprotective during cisplatin injury of renal proximal tubular cells. *Kid Int* 74:631–60.

Peter, C.P., Burek, J.D., and Van Zwieten, M.J. 1986. Spontaneous nephropathies in rats. *Toxicol Pathol* 14:91–100.

Pfister, T., Atzpodien, E., Bohrmann, B., and Bauss, F. 2005. Acute renal effects of intravenous bisphosphonates in the rat. *Basic Clin Pharmacol Toxicol* 97:374–81.

Picut, C.A., and Lewis, R.M. 1987. Microscopic features of canine renal dysplasia. *Vet Pathol* 24:156–63.

Prahalada, S., Stabinski, L.G., Chen, H.Y. et al. 1998. Pharmacological and toxicological effects of chronic porcine growth hormone administration in dogs. *Toxicol Pathol* 26:185–200.

Price, S.A., Davies, D., Rowlinson, R. et al. 2010. Characterization of renal papillary antigen 1 (RPA-1), a biomarker of renal papillary necrosis. *Toxicol Pathol* 38:346–58.

Quiros, Y., Vicente-Vicente, L., Morales, A.I., Lopez-Novoa, J.M., and Lopez-Hernandez, F.J. 2011. An integrative overview on the mechanisms underlying the renal tubular cytotoxicity of gentamicin. *Toxicol Sci* 119:245–56.

Ramos-Vara, J.A., Miller, M.A., Boucher, M.M., Roudabush, A., and Johnson, G.C. 2003. Immunohistochemical detection of uroplakin III, cytokeratin 7, and cytokeratin 20 in canine urothelial tumors. *Vet Pathol* 40:55–62.

Reasor, M.J., Hastings, K.L., and Ulrich, R.G. 2006. Drug-induced phospholipidosis: issues and future directions. *Exp Opin Drug Saf* 5:567–83.

Remuzzi, G., and Perico, N. 1995. Cyclosporine-induced dysfunction in experimental animals and humans. *Kid Int Suppl* 52:S70–4.

Ritskes-Hoitinga, J., and Beynen, A.C. 1992. Nephrocalcinosis in the rat: a literature review. *Prog Food Nutr Sci* 16:85–124.

Robinson, R.L., Grosenstein, P.A., and Argentieri, G.J. 1997. Mixed mesenchymal tumor in the kidney of a young Beagle dog. *Toxicol Pathol* 25:326–8.

Romih, R., Korosec, P., de Mello, W., and Jezernik, K. 2005. Differentiation of epithelial cells in the urinary tract. *Cell Tissue Res* 320:259–68.

Russo, L.M., Bakris, G.L., and Comper, W.D. 2002. Renal handling of albumin: A critical review of basic concepts and perspective. *Amer J Kidney Dis* 39:899–919.

483 Sabatini, S. 1996. Pathophysiologic mechanisms in analgesic-induced papillary necrosis. *Am J Kid Dis* 28(Suppl 1):S34–8.

Saboli, I., Skarica, M., Gorboulev, V. et al. 2006. Rat renal glucose transporter SGLT1 exhibits zonal distribution and androgen-dependent gender differences. *Am J Physiol Renal Physiol* 290:F913–26.

Sass, B. 1998. Adenoma, adenocarcinoma, kidney, mouse. In: *Monographs on Pathology of Laboratory Animals. Urinary System 2nd ed.*, eds. Jones, T.C., Hard, G.C., and Mohr, U. pp. 146–59. Berlin: Springer-Verlag.

Schetz, M., Dasta, J., Goldstein, S., and T. Golper. 2005. Drug-induced acute kidney injury. *Curr Opin Crit Care* 11:555–65.

Schnellman, R.G. 1998. Analgesic nephropathy in rodents. *J Toxicol Environ Health B* 1:81–90.

Seely, J.C. 1999. Kidney. In: *Pathology of the Mouse*, eds. Maronpot, R.R., Boorman, G.A. and Gaul, B.W. pp. 207–34. Vienna: Cache River Press.

Seely, J.C. 2004. Renal mesenchymal tumor vs nephroblastoma: revisited. *J Toxicol Pathol* 17: 131–36.

Seely, J.C., Haseman, J.K., Nyska, A., Wolf, D.C., Everitt, J.I., and Hailey, J.R. 2002. The effect of chronic progressive nephropathy on the incidence of renal tubule cell neoplasms. *Toxicol Pathol* 30:681–6.

Shinohara, Y., and Frith, C.H. 1981. Comparison of experimental and spontaneous bladder urothelial hyperplasias occurring in BALB/c mice. *Invest Urol* 18:233–8.

Shirai, T., and Takahashi, S. 1998. Papilloma, urinary bladder, rat. In: *Monographs on Pathology of Laboratory Animals. Urinary System*, eds. Jones, T.C., Mohr, U., and Hunt, R.D. pp. 399–403. Berlin: Springer.

Short, B.G. 1998. Apoptosis in the kidney: a toxicologic pathologist's perspective. *Toxicol Pathol* 26:826–7.

Short, B.G., Burnett, V.L., and Swenberg, J.M. 1989. Elevated proliferation of proximal tubule cells and localization of accumulated α2u-globulin in F344 rats during exposure to unleaded gasoline or 2,2,4-trimethylpentane. *Toxicol Appl Pharmacol* 101:414–31.

Singh, B.P., Nyska, A., Kissling, G.E. et al. 2010. Urethral carcinoma and hyperplasia in male and female B6C3F1 mice treated with 3,3′,4, 4′-tetrachloroazobensene (TCAB). *Toxicol Pathol* 38:373–83.

Son, W.-C., and C. Gopinath. 2004. Early occurrence of spontaneous tumors in Cd-1 mice and Sprague–Dawley rats. *Toxicol Pathol* 32:371–4.

Son, W.-C., Bell, D., Taylor, I., and Mowat, V. 2010. Profile of early occurring spontaneous tumors in Han Wistar rats. *Toxicol Pathol* 38:292–6.

Sterzel, R.B., Schulze-Lohoff, E., and Marx, M. 1993. Cytokines and mesangial cells. *Kid Int Suppl* 39:S26–31.

Stula, E.F., and Sykes, G.P. 1998. *Monographs on Pathology of Laboratory Animals. Urinary System 2nd ed.*, eds. Jones, T.C., Hard, G.C., and Mohr, U. pp. 409–16. Berlin: Springer-Verlag.

Sugimoto, K., Harada, T., and Maita, K. 1998. Case report

on lipomatous tumors in the rat. *Toxicol Pathol* 26:171.

Suzuki, H., Yagi, M., Saito, K., and Suzuki, K. 2007. Embryonic pathogenesis of hypogonadism and renal hypoplasia in hgn/hgn rats characterized by male sterility, reduced female fertility and progressive renal insufficiency. *Congen Anomal* 47:34–44.

Suzuki, S., Arnold, L.L., Muirhead, D. et al. 2008. Inorganic arsenic-induced intramitochondrial granules in mouse urothelium. *Toxicol Pathol* 36:999–1005.

Swenberg, J.A., and Lehman-McKeeman, L.D. 1999. Alpha-urinary globulin-associated nephropathy as a mechanism of renal tubule cell carcinogenesis in male rats. In: *Species Differences in Thyroid, Kidney and Urinary Bladder Carcinogenesis*., eds. Capen, C.C., Dybing, E., Rice, J.M., and Wilbourn, J.D. pp. 95–118. Lyon: IARC Scientific Publications No. 147 International Agency for Scientific Cancer.

Swindle, M.M., Larkin, A., Herron, A.J., Clubb, F., and Frazier, K.S. 2012. Swine as models in biomedical research and toxicologic testing. *Vet Pathol* 49:344–56.

Sykes, G.P., and Stula, E.F. 1989. *Monographs on Pathology of Laboratory Animals. Urinary System 2nd ed.*, eds. Jones, T.C., Hard, G.C., and Mohr, U. pp. 416–20. Berlin: Springer-Verlag.

Takahashi, M., Yang, X.J., Sugimura, J. et al. 2003. Molecular subclassification of kidney tumors and the discovery of new diagnostic markers. *Oncogene* 22:6810–8.

Tamano, S., Hagiwara, A., Shibata, M., Kurata, Y., Fukushima, S., and Ito, N. 1988. Spontaneous tumors in again (C57BL/6N x C3H/HeN)F1 (B6C#F1) mice. *Toxicol Pathol* 16:321–6.

Tanner, G.A., Tielker, M.A., Connors, B.A., Phillips, C.L., Tanner, J.A., and Evan, A.P. 2002. Atubular glomeruli in a rat model of polycystic kidney disease. *Kid Int* 62:1947–57.

Thurman, J.D., Hailey, J.R., Turturro, A., and Gaylor, D.W. 1995. Spontaneous renal tubular carcinoma in Fischer-344 rat littermates. *Vet Pathol* 32:419–22.

Travlos, G.S., Hard, G.C., Betz, L.J., and Kissling, G.E. 2011. Chronic progressive nephropathy in male F344 rats in 90-day toxicity studies: its occurrence and association with renal tubule tumors in subsequent 2-year bioassays. *Toxicol Pathol* 39:381–9.

Tripathi, S., and Srivastav, A.K. 2011. Cytoarchitectural alterations in kidney of Wistar rat after oral exposure to cadmium chloride. *Tissue Cell* 43:131–6.

484 Truong, L.D., Gaber, L., and Eknoyan, G. 2011. Obstructive uropathy. *Contrib Nephrol* 169:311–26.

Tsuda, H., and Krieg, K. 1992. Neoplastic lesions in the kidney. In: *Pathobiology of the Aging Rat*, eds. Mohr, U., Dungworth, C.C., and Capen, C.C. pp. 227–40. Washington, DC: ILSI Press.

Tsuda, H., Iwase, T., Matsumoto, K. et al. 1998. Histogenetic stereological reconstruction of rat basophilic, clear, and oncocytic neoplastic renal cell lesion using carbonic anhydrase type II-PAS double-stained sections. *Toxicol Pathol* 26:769–76.

Tucker, M.J. 1985. Effect of diet on spontaneous disease in the inbred mouse strain C57B1/10J. *Toxicol Lett* 25:131–5.

Urakami, S., Tokuzen, R., Tsuda, H., Igawa, M., and Hino, O. 1997. Somatic mutation of the tuberous sclerosis (Tsc2) tumor suppressor gene in chemically induced rat renal carcinoma cell. *J Urol* 158:275–8.

Venkatachalam, M.A., Bernard, D.B., Donohoe, J.F., and Levinsky, N.G. 1978. Ischemic damage and repair in the rat proximal tubule: differences among the S1, S2 and S3 segments. *Kid Int.* 14:31–6.

Walker, C. 1998. Molecular genetics of renal carcinogenesis. *Toxicol Pathol* 26:113–20.

Walsh, K.M., and Poteracki, J. 1994. Spontaneous neoplasms in control Wistar rats. *Fund Appl Toxicol* 22:65–72.

Ward, J.M. 2004. Preneoplastic and precancerous lesions in rodents: Morphologic and molecular characteristics. *J Toxicol Pathol* 15:123–8.

Ward, J.M., Goodman, D.G., Squire, R.A., Chu, K.C., and Linhart, M.S. 1979. Neoplastic and nonneoplastic lesions in aging C57BL/6N x C3H/HeN(F1) (B6C3F1) mice. *J Natl Cancer Inst* 63:849–54.

Weber, M.L., Farooqui, M., Nguyen, J. et al. 2008. Morphine induces mesangial cell proliferation and glomerulopathy via kappa-opioid receptors. *Am J Physiol Renal Physiol* 294:F1388–97.

Wehner, H., and Petri, M. 1983. Glomerular alterations in Experimental diabetes of the rat. *Pathol Res Pract* 176:145–57.

Wolf, D.C., and Hard, G.C. 1996. Pathology of the Kidneys. In: *Pathobiology of the Aging Mouse*., eds. Mohr, U., Dungworth, D.L., Capen, C.C., Carlton, W.W., Sundberg, J.P., and Ward, J.M. pp. 333–44. Washington, DC: ILSI Press.

Wolf, J.C. 2002. Characteristics of the spectrum of proliferative lesions observed in the kidney and urinary bladder of Fischer 344 rats and B6C3F1 mice. *Toxicol Pathol* 30:657–62.

Xiao, W., Liu, Y., and Templeton, D.M. 2009. Pleiotropic effects of cadmium in mesangial cells. *Toxicol Appl Pharmacol* 238:315–26.

Yamate, J., Iwaki, M., Nakatsuji, S., Kuwamura, M., Kotani, T., and Sakuma, S. 1998. Lysozyme-containing renal tubular hyaline droplets in F344 rats bearing a rat fibrosarcoma-derived transplantable tumor. *Toxicol Pathol* 26:699–703.

Yang, A., Trajkovic, D., Illanes, O., and Ramiro-Ibanez, F. 2007. Clinicopathological and tissue indicators of para-aminophenol nephrotoxicity in Sprague–Dawley rats. *Toxicol Pathol* 35:521–32.

Yarlagadda, S.G., and Perazella, M.A. 2008. Drug-induced crystal nephropathy: An update. *Exp Opin Drug Saf* 7:147–58.

Yoshizawa, K., Oishi, Y., Makino, N. et al. 1996. Congenital mesoblastic nephroma in a young Beagle dog. *J Toxicol Pathol* 9:101–5.

Yu, B.P., Masoro, E.J., Murata, I., Bertrand, H.A., and Lynd, F.T. 1982. Life span study of SPF Fischer 344 male rats fed ad libitum or restricted diets: longevity, growth, lean body mass and disease. *J Gerontol* 37:130–41.

Zambrano, N.R., Lubensky, I.A., Merino, M.J., Linehan, W.M., and Walther, M.M. 1999. Histopathology and molecular genetics of renal tumors: toward unification of a classification system. *J Urol* 162:1246–58.

Zemer, D., Pras, M., Sohar, E., Modan, M., Capbill, S., and Gafni, J. 1986. Colchicine in the prevention and treatment of amyloidosis of familial Mediterranean fever. *N Engl J Med* 314:1001–5.

Zhu M.-Q., De Broe, M.E., and Nouwen, E.J. 1996. Vimentin expression and distal tubular damage in the rat kidney. *Experimental Nephrology* 4:172–83.

Zwicker, G.M., Eyster, R.C., Sells, D.M., and Gass, J.H. 1992. Spontaneous renal neoplasms in aged Crl:Cd BR rats. *Toxicol Pathol* 20:125–30.

第 13 章　造血系统

Kristin Henson、*Glenn Elliott* 和 *Gregory S. Travlos*

485 ## 13.1　引言

在评价药物的潜在毒性和危害时，动物或人类暴露于环境物质或药物引起的循环血细胞（红细胞或白细胞）和血小板（血栓细胞）数量的改变是一个要考虑的关键问题。因为一种药物可能会直接或间接影响循环血细胞的数量或血细胞的产生，所以全血评价和造血系统（即骨髓）的评价对理解药物诱导的红细胞系（erython）、白细胞系（leukon）和巨核细胞系（thrombon）的改变是必不可少的。

造血指的是血液中细胞成分产生的过程。成年家畜、实验动物和人类的主要造血部位是骨髓。脾也保留着造血能力，而且，在造血应激
486 条件下，成年大鼠和大型实验动物中可见活跃的脾造血（髓外造血）。小鼠从出生后至整个成年期，脾造血都比较活跃（Jain 1993）。为满足氧合、止血和微生物防御的需求，骨髓造血细胞群以一种协调的、高度调控的方式不断分裂和分化。造血活动是一个动态过程，包括红细胞、粒细胞、单核细胞、淋巴细胞和血小板的高速率生成。例如，人类造血细胞的产生速度大约为每天每千克体重 6×10^9 个细胞（Abboud and Lichtman 2001）。因此，以快速分裂细胞为靶标的化合物或细胞因子、生长因子及骨髓微环境的改变都可能会对造血产生不利影响。还可见造血系统与炎症或红细胞丢失等因素有关的应答性改变。造血系统毒性的临床表现包括贫血、凝血缺陷或明显出血引起的嗜睡及感染易感性升高。这些临床表现根据造血不足的严重程度可能会危及生命。鉴于骨髓对毒性损伤的易感性，以及造血毒性可能造成的严重后果，外周血和骨髓评价是非临床毒理学评价中不可或缺的一个组成部分。

由于循环中血细胞数量和造血之间的关系复杂，所以合理评估化合物对造血系统的影响应包括对临床病理学数据和组织病理学评价存活期所见、毒代动力学数据、基因组学，以及其他分子研究性结果的整合 / 评议。根据研究结果，临床病理学家与解剖病理学家进行讨论，这对于确定是否需要进行额外的造血系统评估（如对骨髓的细胞学检查）十分重要。本章将回顾造血系统的发育、造血过程、结构、功能、造血系统的大体和镜下形态，以及造血的改变，这些知识在评价血液毒性时必不可少。

13.2　个体发育

在出生前发育过程中，原始造血（指造血祖细胞产生含有胚胎血红蛋白的红细胞的造血）以一种协调的、有序的方式被永久造血（指成年动物中造血祖细胞能够增殖骨髓并生成所有系细胞的造血）取代。关于小鼠胚胎中造血祖细胞和成熟血细胞出现的位置和时期已有记录和总结（Speck et al. 2002）。在其他文献中也有关于造血系统个体发育的详细综述（Speck et al. 2002; Baron 2003; Badillo and Flake 2006）。

在胚胎发育过程中，造血最初发生在脏层卵黄囊的胚外血岛中。小鼠和人类的胚外血岛首次出现血细胞分别是胚胎期第 7 天（embryonic day, ED）7.0 和妊娠期第 16 天，这些血细胞由一批批同步成熟的大的成红细胞组成（Lux et al. 2008; Oberlin et al. 2010; Palis et al. 2010）。在小鼠中，初始阶段的血细胞形成于 ED 7.5 和 ED 9.0 之间，这个阶段被称为原始造血，包括双潜能的巨核细胞系 – 红系祖细胞（megakaryocyte-erythroid progenitor, MEP）分化为巨核细胞，以及非单核细胞衍生的原始巨噬细胞（Shepard and Zon 2000; Tober et al. 2007）。在小鼠 ED 8.5 和人类 ED 21 心脏收缩活动开始之后，原始红系细胞、大的胚胎血小板和原始巨噬细胞开始进入循环。这些细胞在着床后的早期生存和生长时发挥作用，原始巨噬细胞还有助于发育中胚胎的组织重构（Palis 2008; Shepard and Zon 2000; Tober et al. 2007）。在这个卵黄囊造血阶段中，产生的主要细胞类型为原始的未成熟有核红系细
487 胞，它们非常大（400~700fL）。当这些细胞成熟并在胚胎循环中分裂，可以看到红系细胞成熟的典型的形态学改变，包括细胞体积减小，细胞核浓缩，血红蛋白含量增加，最终细胞核消失（reviewed in Palis et al. 2010）。小鼠原始红系细胞中除了含有低水平的成熟 α- 血红蛋白和 β- 血红蛋白之外，还含有胚胎血红蛋白（BH1- 珠蛋白，ζ- 珠蛋白和 εγ- 珠蛋白），胚胎血红蛋白有高的氧亲和力来促进胎盘氧交换（reviewed in Palis 2008; Palis et al. 2010）。

胚胎造血的第二阶段称为永久造血，也发生在卵黄囊中，小鼠该阶段的特点是在 ED 8.25 出现高度增殖的髓系 / 红系造血祖细胞（hematopoietic progenitor cells, HPCs），随后在 ED 8.25 和 ED 10.5 之间出现含有成熟血红蛋白的小的红系细胞（reviewed in Palis 2008）。到小鼠 ED 10.5 和人类妊娠期第 42 天，胚胎肝中也出现永久造血，包括髓系和淋巴系细胞（Valli and Jacobs 2010）。在小鼠 ED 10.5 和人类妊娠期第 27 天和妊娠期第 40 天之间，除了在卵黄囊中出现多系造血祖细胞以外，在胚胎内主动脉 – 性腺 – 中肾（aorta-gonad-mesonephros, AGM）区域中还首次出现了造血干细胞（hematopoietic stem cell, HSC）（Boyd and Bolon 2010; Tavian et al. 2010）。HSC 是自我复制、多系分化的造血祖细胞。造血细胞也出现在主要的脐带血管和卵黄血管及胎盘中（Samokhvalov et al. 2007）。示踪实验表明，永久造血的前体细胞（包括成年个体的造血干细胞）起源于在胚胎内造血部位和卵黄囊中产生的祖细胞（Lux et al. 2008; Palis 2008; Samokhvalov et al. 2007）。从小鼠 ED11 和人类妊娠期第 42 天起，造血主要发生在肝（Valli and Jacobs 2000），随后混合分布于肝、脾、胸腺和骨髓，在小鼠出生后 4 天和人类妊娠的后半期，造血作用主要位于骨髓（Bloom and Brandt 2008; Boyd and Bolon 2010）。

卵黄囊血岛和胚胎内造血部位（如 AGM）被认为形成于成血管细胞，一种在小鼠妊娠 12~18 小时后在原条后端短暂出现的中胚层血管和造血祖细胞（Huber et al. 2004; Lancrin et al. 2010; Park et al. 2005）。成血管细胞迁移至胚外和胚内造血部位，形成这些部位的内皮细胞和造血细胞，并通过一种表达内皮标志物（Tie2）和造血标志物（c-kit）的造血 – 内皮中间细胞来生成造血前体细胞（Lancrin et al. 2009, 2010; Oberlin et al. 2010; Zovein et al. 2008）。一个由生长因子、激素和转录因子组成的复杂的、相互关联的系统参与了起于成血管细胞胚胎和胎儿造血的启动、导向和调控（Boyd and Bolon 2010; Chen et al. 2009; Lancrin et al. 2009, 2010; Yokomizo et al. 2008）。关键的转录因子，包括干细胞白血病基因（*Scl*）/ T 细胞急性淋巴细胞性白血病 1 基因（*Tal1*），是原始造血和永久造血中所有血

细胞生成的关键，*Runx1* 基因 / 急性髓系白血病 1 基因（*AML1*）对于永久造血的祖细胞和造血干细胞的生成是必不可少的（Lancrin et al. 2009, 2010）。Wnt 蛋白，一组对胚胎发育和造血干细胞的自我更新都很重要的富含半胱氨酸的分泌型信号蛋白，已被证明参与了原始造血；Notch 受体，用于选择已有的发育程序，是 I 型单次跨膜蛋白，对永久造血有积极作用（Kopan and Ilagen 2009; Kumar et al. 2005; reviewed in Lancrin et al. 2010; Wodarz and Nusse 1998）。在造血系统发育的各个关键点发生突发事件或毒物暴露可能会导致胚胎或胎儿死亡，或双系或多系血细胞减少，并可能发生贫血，增加感染或出血的风险，或改变对新生抗原或自身抗原的反应性。

488

13.3 解剖学和生理学

13.3.1 造血部位和大体外观

骨髓是成年动物造血的主要部位，也是一个初级淋巴器官。骨髓是一种弥散性器官，重量约占大鼠体重的 3%、犬体重的 2% 和人体重的 5%（reviewed in Travlos 2006a）。在年轻的动物和人类中，大部分骨髓是活跃的。然而，骨髓活性随着年龄的增长而减少，成年个体的造血主要发生在中轴骨和长骨的中央腔。在造血活跃的年轻动物中，骨髓呈红色，随着骨髓活性的减弱，骨髓中脂肪细胞的含量增加，导致骨髓呈现灰白色或黄色。如果血细胞的需求量增加，骨髓活性增强并恢复红色外观，但是，从脂肪骨髓（黄骨髓）到红骨髓的转换过程是缓慢的。成年动物和人类出现红骨髓说明血细胞的需求升高已持续数月（Valli and Jacobs 2000）。在血细胞的需求突然增加时（如发生出血或急性感染），造血索收缩伴随静脉窦扩张引起骨髓出现红色，如果造血存在潜在缺陷，这并不一定导致血细胞的产生增多（Valli and Jacobs 2000）。脾是小鼠和其他实验动物的造血活跃部位。髓外造血部位可能出现在脾红髓中，在造血应激的情况下也可发生于肝（比较少见）。

13.3.2 微观结构和细胞组成

骨髓组织由血窦系统、造血细胞、脂肪组织、支持性的网状细胞及包含在骨皮质内并由骨小梁网支撑的细胞外基质组成（Sharkey and Hill 2010）。骨髓的血管供应是由通过一个或多个滋养孔的滋养动脉提供。动脉分支和环绕主要静脉和中央纵向静脉形成穿透骨内膜表面的微动脉和毛细血管。毛细血管与源自为局部肌肉组织供血的动脉分支的皮质毛细血管相连，便于骨和造血细胞之间的营养交换（Sharkey and Hill 2010; Travlos 2006a）。在骨的附近，微动脉与骨髓静脉窦汇合，将血液排入中心静脉窦，随后引入来自导静脉的外周循环，并通过滋养孔引出。因此，骨髓的血流是循环的，从中心流到边缘，再流回到中心（Travlos 2006a）。骨髓受通过滋养孔进入的有髓和无髓神经纤维的支配。神经束沿着微动脉支配血管的平滑肌或终止于造血细胞区域（Travlos 2006a）。骨髓中没有淋巴引流（Travlos 2006a）。

骨腔的内表面和骨腔中的小梁网或骨针表面内衬骨内膜细胞和一薄层结缔组织（Sharkey and Hill 2010）。在骨内膜层靠近造血干细胞的位置可见成骨细胞和破骨细胞，它们被认为可以影响骨内微环境，对造血干细胞的增殖和运动起到调控作用（Frisch et al. 2008; Kollet et al. 2007; Lorenzo et al. 2008）。纺锤样或星状间质细胞从骨内膜表面伸入造血空间，产生参与造血的因子，另外它还可以通过产生结构原纤维（胶原蛋白、网硬蛋白、层黏连蛋白、纤维连接蛋白）为造血细胞、脂肪细胞和血管提供支撑网（Sharkey and Hill 2010）。骨髓内的脂肪细胞有棕色脂肪细胞和白色脂肪细胞两种类型，可以提供结构和造血的支持（Sharkey and Hill 2010）。

造血室（hematopoietic compartment）是指位于骨髓静脉窦之间的血管外空间。在成年个体中，造血与骨组织和细胞（成骨细胞和破骨
489 细胞）密切相关，在骨中两者距离在 200 μm 内（Valli and Jacobs 2000）。造血细胞和静脉内衬细胞（包括扁平的内皮细胞和网状外层）之间也有密切的关系。血窦和造血细胞之间的基底膜薄且不连续。内皮细胞没有紧密连接，一种特化的骨髓内皮细胞可以促进血细胞进入血管（Lichtman 1981）。在造血室内，红系细胞和巨核系细胞与静脉窦相邻，而髓系细胞（粒细胞、单核 / 巨噬细胞）和淋巴细胞位于骨内膜和微动脉的附近（Sharkey and Hill 2010）。图 13.1 是骨髓腔内造血室的示意图。图 13.2 显示正常骨髓的组织学外观。

13.3.3 造血细胞的细胞学外观

红系细胞系的特点是细胞含有圆形、深嗜碱性、居中细胞核，胞质嗜碱性。可识别的最早的红系前体细胞是原红细胞，其次是早幼红细胞、嗜碱性中幼红细胞、多染性中幼红细胞、晚幼红细胞、网织红细胞和红细胞。在成熟过程中，红系细胞体积减小、核浓缩，导致核质比逐渐降低。此外，红系细胞失去细胞器并获取血红蛋白，使得其胞质嗜碱性逐渐减弱，同时发生核固缩，最终核被推出胞外形成网织红细胞。红细胞生成发生在幼红细胞岛（erythroblastic 490
islands），特点为成熟中的红系细胞围绕着中央一个巨噬细胞。髓系前体细胞的细胞核为圆形到锯齿形到分叶型，位于一侧，胞质中度嗜碱性。第一个可识别的髓系前体细胞为原（始）粒细胞，其次是早幼粒细胞、中幼粒细胞、晚幼粒细胞、杆状核（中性粒细胞）和成熟的分叶核中性

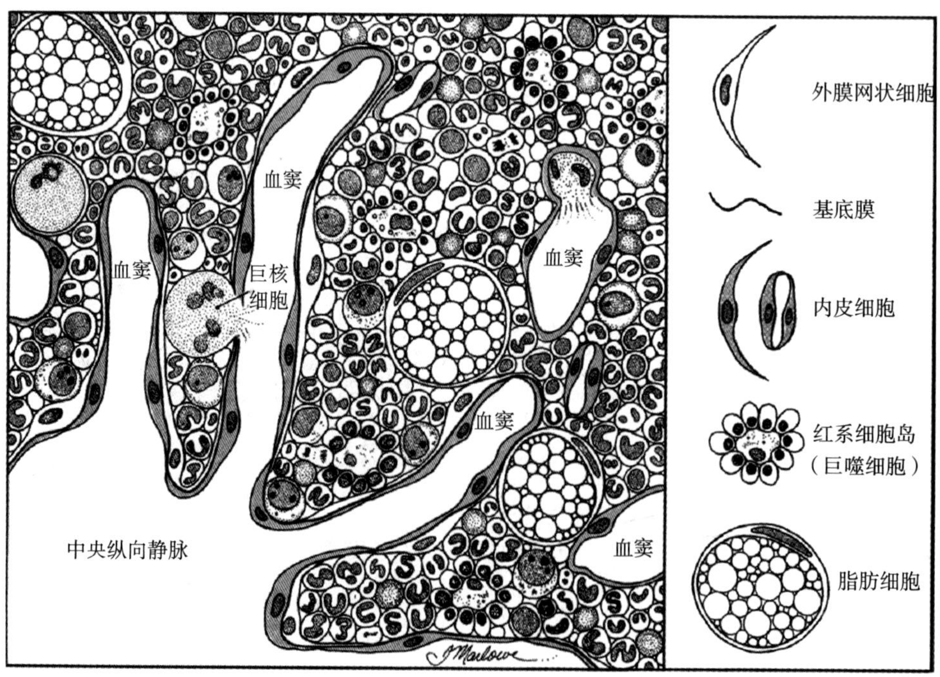

图 13.1 骨髓腔造血室示意图。造血发生在由分化的造血干细胞、基质细胞、外膜网状细胞、脂肪细胞和内皮细胞组成的条索上。巨核细胞（MeGa）位于静脉窦附近，其脱落的血小板直接进入血窦。红细胞生成发生在巨噬细胞周围，称为“红系细胞岛”，一些证据表明，原始细胞与分化细胞的位置有结构差异，细胞越原始就越靠近骨表面（经许可转载自 Sieff, C. and D. Williams, Hemopoiesis, in *Blood: Principles and Practice of Hematology*, Philadelphia: JB Lippincott, 1995.）

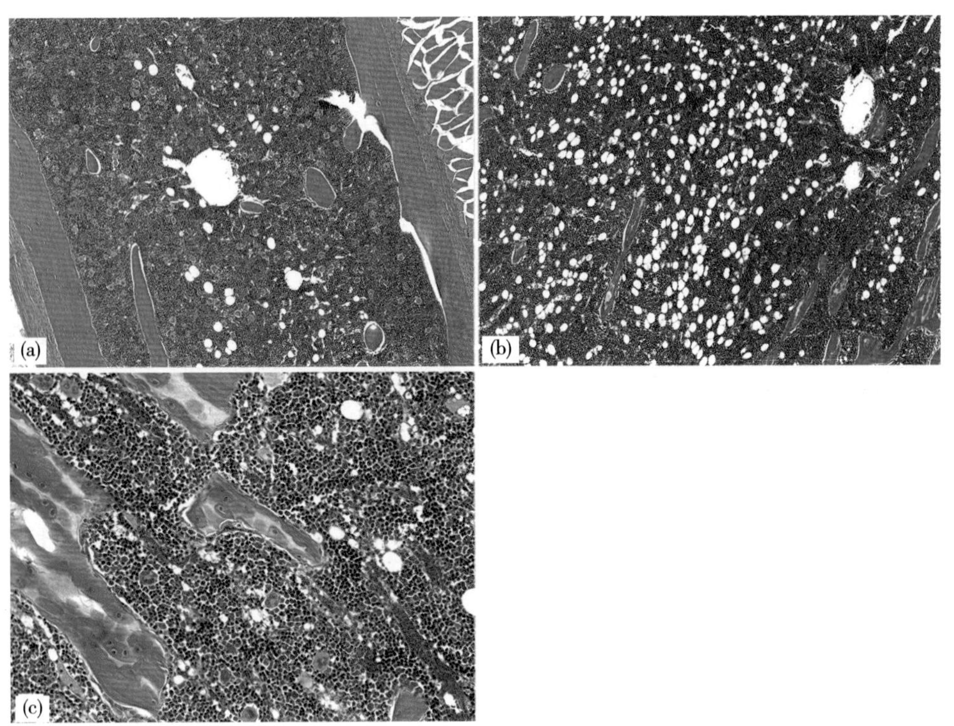

图 13.2　给予溶媒对照 2 周的雄性 Wistar Hannover 大鼠骨髓纵切切片。(a) 胸骨。切面中央可见中心静脉。年轻动物中，骨髓细胞与脂肪比可能接近 80%。成年动物中，骨髓细胞与脂肪比约为 50%。(b) 股骨。与胸骨切片相比，股骨的脂质更明显。解剖学位置不同，骨髓的形态学外观可能也不同。(c) 股骨切片的高倍视野显示造血室与骨小梁和静脉窦。在正常骨髓中，髓系细胞（浅染的细胞）与红系细胞（深染的细胞）的比例约为 1∶1，成熟的巨核细胞明显可见，遍布整个造血室

粒细胞、嗜酸性粒细胞和嗜碱性粒细胞。与红系细胞类似，髓系细胞的成熟过程也伴随着体积减小和核质比降低。原（始）粒细胞和早幼粒细胞具有特征性的胞质初级颗粒。随着细胞逐渐成熟，出现与粒细胞类型一致的次级颗粒，即中性颗粒、嗜酸性颗粒或嗜碱性颗粒。在大鼠和小鼠中，随着髓系细胞的成熟，从早幼粒细胞阶段开始，细胞可以呈现“环形”，其特征为通常为圆形的细胞核的中央有一个“孔”。随着细胞的不断成熟，核孔的直径增加，到杆状核阶段，细胞核只剩下一个细圆边（Provencher Bolliger 2004）。在骨髓制备中，髓系的“环形”通常与典型的锯齿状或杆状的髓系细胞一起出现。单核细胞从成单核细胞（译者注：原单核细胞）发育而来，成单核细胞的外观与早期的髓系 / 粒细胞前体细胞类似。未成熟的淋巴细胞比成熟的淋巴细胞更大、嗜碱性更强，后者在造血室中均匀分布。红系细胞和淋巴细胞很难用常规的组织切片检查来区分。

血小板生成开始于成巨核细胞（译者注：或称为原巨核细胞），成巨核细胞是一种大的单个
核细胞，胞质强嗜碱性。成巨核细胞经过核内有 491
丝分裂成为一种更大的多核细胞，伴随着中度嗜碱性的胞质增多。随着逐渐成熟，巨核细胞的胞质内出现许多嗜酸性颗粒。伸入运动，即巨核细胞内部出现血细胞（中性粒细胞、红细胞、淋巴细胞）的运动是很常见的，在人类正常骨髓中高达 5% 的巨核细胞都因其伸入运动而含有血细胞（Centurione et al. 2004; Harvey 2001）。伸入运动不同于吞噬作用，只是血细胞暂时存在于巨核细胞内（Harvey 2001）。伸入运动被描述为一个随机过程，但也有其他解释，包括伸入运动可以促进细胞穿越血 – 骨髓屏障，尤其是当对血细胞需求较高时，或者在骨髓环境不利的情形下，巨

核细胞可作为正常粒细胞的避难所（reviewed in Tanaka et al. 1997）。Tanaka 等人（1997）表明，在雄性 Sprague-Dawley 大鼠中，伸入运动与中性白细胞功能相关抗原 1（neutrophil leukocte function-associated antigen 1, LFA-1）（Cd11a/CD18）和巨核细胞间黏附分子 1（megakaryocytic intercellular adhesion molecule 1, ICAM-1）之间的相互作用有关，并且给予脂多糖后伸入运动增加。有趣的是，这些结果与文献报道中的与 C11b / CD18 和 ICAM-1 的相互作用有关的中性粒细胞通过血 – 脑脊液屏障迁移（包括形成胞质漏斗状结构）和中性粒细胞通过内皮细胞迁移是类似的（Engelhardt and Wolburg 2004; Wewer et al. 2011）。红系细胞、髓系细胞和巨核系细胞的细胞学外观，包括啮齿动物“环形”的示例参见图 13.3 和图 13.4。

13.3.4　造血

造血是一个复杂的过程，涉及多能造血干细胞的复制和分化为各种红系、髓系和巨核细胞系的细胞。干细胞有两个本质特征：自我更新的能力和形成分化的或特定细胞类型的能力（Overmann et al. 2010）。当造血干细胞分裂时，
产生的其中一个子细胞是母代干细胞的复本，另 492
一个子细胞按照程序分化。这种不对称的细胞分裂既可以保持一组未分化的干细胞，又可保证谱系特异性造血前体细胞的发育（Overmann et al. 2010）。造血干细胞可以通过其细胞表面标志物来鉴别，这些细胞表面标志物包括 CD34（干细胞黏附调节剂）、c-kit（CD117、干细胞因子受体）和干细胞抗原 -1（Sca-1）；也可以通过表达某些转录因子（如 Oct-4、Nanog 和 Sox-2）或谱系特异性标志物呈阴性（Lin-）来鉴别（Alison et al. 2006; Bradfute et al. 2005; Darr and

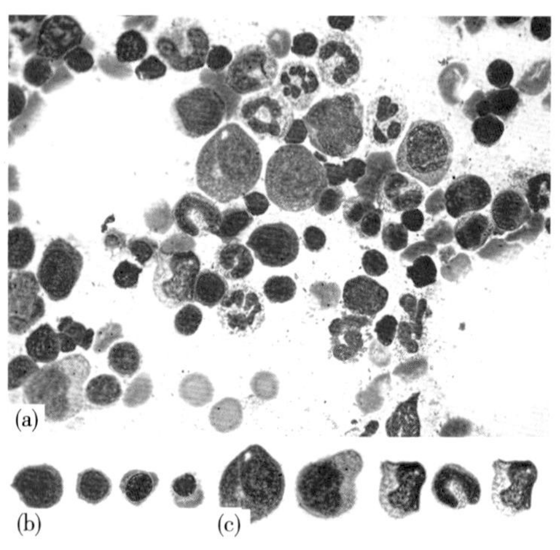

图 13.3 （a）骨髓细胞学。溶媒对照组雄性食蟹猴，溶媒处理 4 周后制备的骨髓涂片。罗氏染色。图中可见混合的成熟和未成熟的红系细胞和髓系细胞。与啮齿类动物和犬相比，非人灵长类动物的髓系细胞的胞质颗粒更为明显。（b）红系细胞的成熟过程（从左至右）：早幼红细胞、嗜碱性中幼红细胞、多染性中幼红细胞、晚幼红细胞。（c）髓系细胞的成熟过程（从左到右）：早幼粒细胞、中幼粒细胞、晚幼粒细胞、带状核中性粒细胞、分叶核中性粒细胞

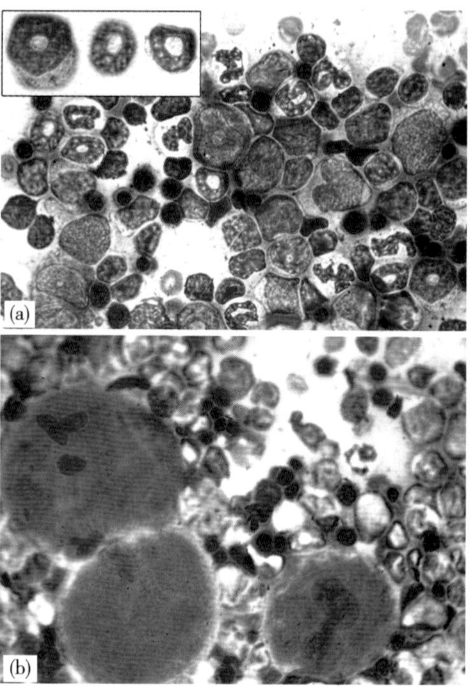

图 13.4 （a）骨髓细胞学。溶媒对照组雄性 Wistar Hannover 大鼠，溶媒处理 2 周后制备的骨髓涂片。罗氏染色。图中可见混合的未成熟和成熟的红系细胞和环形髓系细胞，少量小淋巴细胞（注意右上角区域的两个淋巴细胞）。插图照片显示环形晚幼粒细胞的中央孔随成熟进展逐渐扩大。髓系细胞的“环形”在啮齿类动物骨髓涂片中是正常的，但在其他实验动物种属中被认为是一种发育不良。（b）3 个成熟的巨核细胞，可见分叶核和颗粒状胞质

Benvenisty 2006; Healy et al. 1995）。此外，一些被称为侧群（side population, SP）细胞的 CD34 阴性细胞能外排荧光染料，也被认为是最原始的造血干细胞（Overmann et al. 2010）。

在胚胎发育过程中，造血干细胞迁移至造血组织的适当位置（包括骨髓），能够通过物理接触、细胞间相互作用和产生可溶性介质来维持和调节干细胞（Morrison and Spradling 2008）。这些局部的微环境（包括外膜网状细胞、内皮细胞、巨噬细胞、脂肪细胞、成骨细胞和细胞外基质）位于骨内膜和骨髓血窦的附近（Gasper 2000; Morrison and Spradling 2008; Travlos 2006a）。外在因素（细胞因子）和内在因素（转录因子、小 RNA）都参与了造血干细胞的存活并维持其多能性（Arai et al. 2004; Darr and Benvenisty 2006; Houbaviy et al. 2003; Kaushansky 2006; Overmann et al. 2010）。

根据组织的需求，骨髓局部微环境和生长因子刺激造血干细胞分化为具有有限自我更新能力的多能祖细胞（multipotential progenitor cell, MPP），随后分化为具有最小自我复制能力的谱系定向祖细胞，然后再分化为没有自我更新能力的谱系特异性前体细胞（Car 2010; Radin and Wellman 2010）。干细胞和祖细胞的细胞学外观类似小淋巴细胞，前体细胞是首个通过细胞学外
493 观辨别细胞谱系的细胞（Car 2010）。多能祖细胞分化成两种类型的祖细胞：一种为髓系共同祖细胞（common myeloid progenitor, CMP），负责形成粒细胞、红系细胞、单核细胞和巨核细胞（集落形成单位 GEMM）；另一种为淋巴共同祖细胞（common lymphoid progenitor, CLP）（Car 2010; Kaushansky 2006; Travlos 2006a）。另外在小鼠中还鉴别出一种共同髓系－淋巴系祖细胞（common myelolymphoid progenitor, CMLP）（Lu et al. 2002）。在细胞因子和生长因子的适当刺激下，CMP 会形成双潜能粒细胞－单核细胞祖细胞（granulocyte-monocyte progenitor, GMP）和巨核细胞－红系祖细胞（megakaryocyte-erythroid progenitor, MEP）（Kaushansky 2006; Radin and Wellman 2010）。中性粒细胞单向分化祖细胞和嗜酸性粒细胞单向分化祖细胞（NeuP，EoP）及嗜碱性粒细胞－肥大细胞双潜能祖细胞（basophil/mastcell bipotential progenitor, BMCP）来源于 GMP，但是肥大细胞也可以直接来自于 MPP（Radin and Wellman 2010）。来源于 BaP（嗜碱性粒细胞单向分化祖细胞）的嗜碱性粒细胞在骨髓中成熟，而肥大细胞祖细胞离开骨髓进入血液循环，在外周组织中成熟（Radin and Wellman 2010）。双潜能和定向分化祖细胞将继续分化为形态学可鉴别的原红细胞、原巨核细胞、原粒细胞或原单核细胞的前体细胞。前体细胞将继续分裂和分化形成成熟的红细胞、血小板、粒细胞或单核细胞。多能淋巴祖细胞（CLP）会生成 B 淋巴细胞和 T 淋巴细胞的祖细胞。B 淋巴细胞继续在骨髓中生成，而 T 淋巴细胞干细胞则迁移到胸腺（Kaushansky 2006; Overmann et al. 2010; Travlos 2006a）。这个由谱系特异性祖细胞向成熟血细胞的分裂和分化过程受到一系列生长因子的调控，包括干细胞因子、IL-7、促红细胞生成素和促血小板生成素、IL-3、IL-5、粒细胞单核细胞－集落刺激因子（granulocyte monocyte-colony sitimulating factor, GM-CSF）、G-CSF、M-CSF 和 IL-2（Kaushansky 2006），这些生长因子由多种细胞和组织产生。图 13.5 展示了造血干细胞和祖细胞的分化过程及各个步骤所涉及的细胞因子和生长因子。

在骨髓造血室中，红细胞生成于幼红细胞岛，幼红细胞岛由红系细胞和一个中央巨噬细胞组成，位于静脉窦附近。中央巨噬细胞为血红蛋白的合成提供铁，可能还会提供其他营养物质和细胞因子，从而协助红细胞生成。中央巨噬细胞在红系细胞的成熟过程中去除细胞核，以及在吞噬有缺陷的细胞方面也发挥重要作用

494

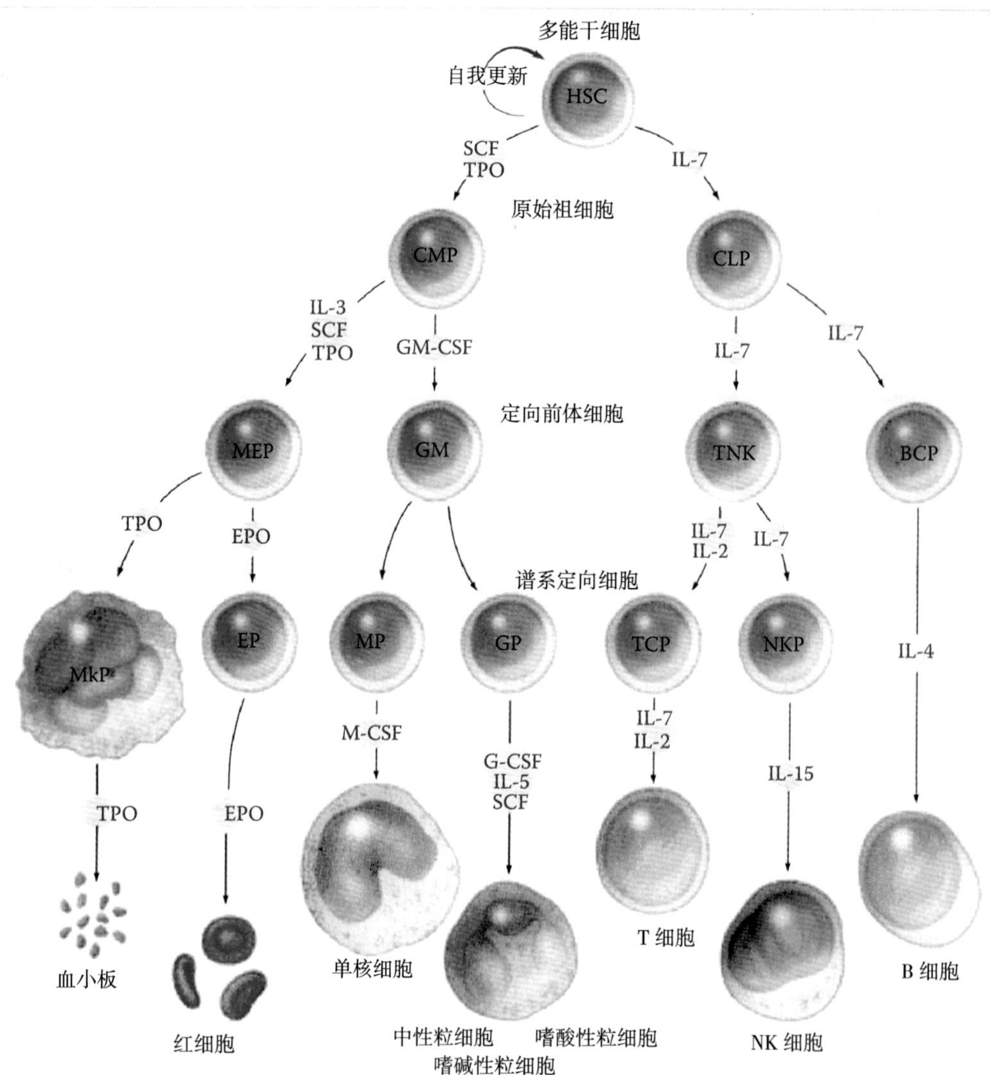

图 13.5 血细胞发生的一般模式图。血细胞的发育过程起始于一个造血干细胞（HSC），它既可以进行自我复制，又可以分化成多谱系的定向祖细胞：一个 CLP（共同淋巴祖细胞）或 CMP（髓系共同祖细胞）。这些细胞随后产生分化程度更高的祖细胞，包括一些为分化为双谱系定向祖细胞，包括 T 细胞 – 自然杀伤细胞（TNK）、粒细胞 – 巨噬细胞（GM）及巨核细胞 – 红系细胞（MEP）。最终，这些细胞生成单谱系定向祖细胞，包括 B 细胞祖细胞（BCP）、NK 细胞祖细胞（NKP），T 细胞祖细胞（TCP）、粒细胞祖细胞（GP）、单核细胞祖细胞（MP）、红细胞祖细胞（EP）和巨核细胞祖细胞（MKP）。支持每种类型细胞生存、增殖或分化的细胞因子和生长因子都用红色字体显示。为简单起见，三种类型的粒系祖细胞没有在图中展示：实际上，中性粒细胞、嗜酸性粒细胞和嗜碱性粒细胞或肥大细胞的祖细胞存在并分别由不同的转录因子和细胞因子支持［如 IL-5 支持嗜酸性粒细胞祖细胞，干细胞因子（SCF）支持嗜碱性粒细胞或肥大细胞的祖细胞，G-CSF 支持中性粒细胞祖细胞］。图中 IL 代表白介素，TPO 代表促血小板生成素，M-CSF 代表巨噬细胞集落刺激因子，GM-CSF 代表粒细胞 – 巨噬细胞集落刺激因子，EPO 代表促红细胞生成素（经许可转载自 K., *N Engl J Med* 354:2034–2045, 2006.）

（Abboud and Lichtman 2001; Chasis and Mohandas 2008; Sharkey and Hill 2010）。幼红细胞岛中包含处于同一发育阶段的红系细胞，当它们成熟时便开始向血窦迁移（Chasis and Mohandas 2008; Yokoyama et al. 2003）。粒细胞生成并不呈现明显的灶状，巨核细胞生成于血窦内皮附近（Travlos 2006a）。成熟的红系细胞和髓系细胞通过静脉窦迁移进入血液循环，而血小板通过巨核细胞突入静脉窦的胞质突起直接释放到血液中（Gasper 2000; Travlos 2006a）。可识别的红系和髓系前体细胞，原红细胞和原粒细胞，在经历了大约 4 次细胞分裂后，形成第一个不能再进行细胞分裂的近成熟红系细胞或髓系细胞，分别为晚幼红细胞和晚幼粒细胞（Harvey 2001; Olver 2010）。这些细胞再经过 1~3 个成熟步骤后形成成熟的红细胞和粒细胞（中性粒细胞、嗜酸性粒细胞或嗜碱性粒细胞）（Harvey 2001）。胞质中含有 RNA（网硬蛋白）的网织红细胞（未成熟的红细胞），从实验动物种属（犬、猪、啮齿类动物和非人灵长类动物）的骨髓中释放，这与其他家畜动物种属（如反刍动物和马）是不同的。从骨髓释放之后，网织红细胞在血液或脾中于 24 ~ 48 小时内成熟为红细胞（Fernandez and Grindem 2000）。红细胞的生成在 4 天内完成，粒细胞的生成在 6 天内完成，血小板的生成在 4 天内完成（Valli et al. 2002）。成熟红细胞的寿命在小鼠中约为 30 天，在大鼠中约为 50 天，在犬和人类中约为 120 天（Valli et al. 2002）。成熟粒细胞每天更新 3~4 次，在外周循环的时间为 6 ~ 8 小时，一旦进入组织以后，它们便不会再重新进入血液循环。血小板寿命在家兔和大鼠中为 3 ~ 5 天，在大型种属中为 7 ~ 9 天（Valli et al. 2002）。

495

13.4　骨髓评价

非临床研究中骨髓评价的最佳规范近期出版，为骨髓的组织病理学样本和细胞学样本的制备和评价提供了建议（Reagan et al. 2011）。造血系统的非临床毒理学评价从评价血液学结果和骨髓组织病理学检查开始。在大多数情况下，从存活期所见、毒代动力学数据和血液学数据中获取的信息，加上对骨髓的组织病理学评价，足以确定化合物相关的对造血的影响。如果需要，还可以进行骨髓涂片的细胞学评价。是否进行骨髓涂片细胞学检查应按照具体情况具体分析来决定，需要解剖病理学家和临床病理学家进行讨论并与专题负责人及项目团队的安评专家进行协商之后进行。是否进行骨髓涂片需要考虑的其他注意事项包括化合物相关发现的剂量反应、耐受性、严重程度和可逆性，以及化合物研发的阶段和细胞学评价对临床试验计划的影响或作用（（Reagan et al. 2011）。如果在早期毒性研究中就已进行涂片评估，那么在后续的研究中可能就不再需要进行细胞学检查，但是也应根据具体情况具体分析。在致癌试验中不推荐进行常规的骨髓涂片评价（Reagan et al. 2011）。对骨髓组织的其他评价手段包括流式细胞术分析（可以与骨髓涂片评价相结合，也可以独立进行分析）、电子显微镜检查及克隆形式试验，用来进行化合物相关造血改变的机制分析（Reagan et al. 2011）。流式细胞术及其他骨髓检测技术将在本节稍后讨论。

骨髓组织病理学检查用来评估骨髓细胞数量、巨核细胞的数量和形态、出现的局灶性病变（如炎症或坏死）、髓系和红系细胞的比例，以及评估铁的存储量（特别结合铁染色）。组织病理学还可以评估造血室（包括骨内膜、骨、间质、脂肪组织和血管）的结构改变（Reagan et al. 2011）。可以进行骨髓涂片的细胞学检查来评价对早期祖细胞的影响，造血细胞的成熟或形态的变化，外周红细胞、白细胞或血小板数量不明原因的增加或减少，对红系细胞或对淋巴系细胞影响的区分，以及评价外周血红细胞指数或形态的变化，或进一步描述外周血白细胞形态的变化，即出现杜勒小体（Dohle bodies，残留的粗面内质网聚集体，呈现为蓝色的胞质包涵物）、白细胞胞质嗜碱性或空泡形成及反应性淋巴细胞（Harvey 2012; Reagan et al. 2011）。在下列情况下不需要进行骨髓细胞学检查：由于红细胞更新加快、炎症或血小板破坏 / 消耗引起的红系细胞或髓系细胞和（或）巨核细胞的相应改变；由应激引起的适当的外周血中性粒细胞增加和（或）嗜酸性粒细胞减少（Reagan et al. 2011）。由于外周血淋巴细胞计数并不能反映淋巴细胞生成的改变，所以淋巴细胞计数发生改变也不需要进行骨髓涂片评价（Reagan et al. 2011）。此外，因为骨髓细胞的减少已被证明与摄食量减少或饮食限制成比例，所以出现与摄食量减少或体重降低或体重增加量减少并发的骨髓细胞改变时，可能也无需进行骨髓细胞学评价（Reagan et al. 2011）。

13.4.1 组织病理学样本的采集、处理和评价

准确的骨髓组织病理学评价需要采集和制备良好的组织样本。如在 Reagan 等人（2011）的综述中描述的，对组织病理学样本的采集、处理和制备应注意一些关键点。应在实施安乐死后 20 分钟以内采集样本，以保证获取高质量的样本；然而，如果还需制备细胞学样本的话，需要
496 在更短的时间内（即 5 分钟内）采集样本。对于啮齿类动物和其他小型实验动物，评价造血所需的样本应在具有活跃骨髓的骨内采集，如胸骨、肋骨、肱骨、股骨，最常规的采集部位是胸骨和股骨远端。应避免在大鼠胫骨远端采集骨髓，因为这个部位的造血不活跃（Cline and Maronpot 1985）。对于大型实验动物，可以在肋骨、胸骨、椎骨、肱骨近端、股骨近端和髂骨等造血活跃的部位采集样本。在大型动物的骨髓腔中央（骨干）不适宜采集样本，因为这些区域通常主要由脂肪组成。如果需要存活期评价造血，可以进行大型动物的骨髓穿刺活检。在犬和非人灵长类动物中，推荐在髂嵴及肱骨部位进行骨髓活检灌注吸引法已有报道在非人灵长类动物中可以帮助采集骨髓样本用于流式细胞术（Kushida et al. 2002; Penny and Carlisle 1970）。

在常规非临床毒理学试验中，推荐将骨髓组织以 10% 中性缓冲福尔马林固定，石蜡包埋，脱钙切片。在常规的研究中，推荐用螯合剂［如乙二胺四乙酸（ethylenediaminetetraace tic acid, EDTA）］或弱有机酸（如甲酸或乙酸）浸泡脱钙（Reagan et al. 2011）。对于常规的评价，约 5 μm 厚的，苏木素 – 伊红（HE）染色的切片就已经足够了，但还可用其他的染色来鉴别红系前体细胞、浆细胞和肥大细胞，区分中性粒细胞颗粒和嗜酸性粒细胞颗粒（吉姆萨染色），以及评价铁存储量（Perls 染色）（Reagan et al. 2011）。由于酸脱钙方法会导致在吉姆萨染色时嗜碱性染色丧失，所以使用螯合剂（如 EDTA）脱钙可提高吉姆萨染色的质量（Reagan et al. 2011）。

骨髓组织病理学评价最佳规范要求应采取系统的方式进行，将给药组动物与同期对照组动物的骨髓相比较，并将这些结果与动物存活期的发现和临床病理学结果相关联。首先，在低倍镜下（40 ×）观察切片的染色质量、皮质骨和相关骨髓的成分，以及是否存在皱褶人工假象。同时在低倍镜下估测骨髓中细胞成分与脂肪成分的比例、评估巨核细胞的数目和形态、识别任何局灶性病变（肉芽肿或炎症灶、坏死、转移浸润），以及确定是否存在骨髓纤维化（Reagan et al. 2011）。然后在 100 × 到 400 × 高倍镜下检查局灶性病变、造血成分和间质成分及铁储存（含铁血黄素）情况。如果骨髓切片是唯一进行评价的骨组织，那么还应评价骨小梁厚度和成骨细胞、破骨细胞及 Howship 陷窝（Howship's lacunae）的存在和数量（Reagan et al. 2011）。一般需要估计髓系细胞与红系细胞的比［估计髓系 / 红系（M/E）比］或在啮齿类动物中，估测髓系细胞与红系细胞 / 淋巴系细胞的比，接下来是评价髓系细胞和红系细胞。需要评价是否出现巨核细胞簇及其出现的位置，评价巨核细胞的形态，包括畸形，如伸入运动增加或核质比不同步（小巨核细胞）。在评价髓系细胞和红系细胞方面，需要评价成熟池与增殖池的相对比例、是否出现未成熟细胞数量增多或成熟细胞数量增多、成熟的同步性、形态学改变的证据和肿瘤。髓系细胞和红系细胞、脂肪细胞、巨噬细胞和巨核细胞的

某些阶段是很容易识别的。然而，造血干细胞，早期髓系和红系祖细胞、肥大细胞、淋巴细胞、单核细胞、间质细胞可能难以识别（Reagan et al. 2011）。如果需要的话，可能要进行细胞学检查，但细胞学检查也不能很容易地识别干细胞或区分髓系祖细胞、单核祖细胞、淋巴祖细胞和红系祖细胞，这时候可能就要考虑进行其他检查，包括流式细胞术、免疫组织化学或细胞化学技术（Reagan et al. 2011）。在 HE 染色切片中很难区分淋系细胞和红系细胞；但淋巴滤泡比较易于识别，并且可以出现在健康的犬和非人灵长类动物中（Ito et al. 1992; Weiss 1986）。

记录受试物相关的变化应采用描述性的或半定量的术语，如造血细胞减少，而不采用诊
497 断性词语，如增生、发育不全或未发育（Elmore 2006; Haley et al. 2005; Reagan et al. 2011）。这是特别重要的，因为在初始的组织学检查中可能难以区分造血细胞群中的相对改变与绝对改变。例如，估计的 M/E 比明显增加可能是由于髓系的绝对数增加，也可能是由于红系的绝对数减少。因为 M/E 比变化的原因需要结合存活期发现、血液学和对其他组织的检查来判断，所以组织学结果应记录为髓系细胞增加和（或）红系细胞减少。对 M/E 比发生明显变化的解释（如髓系细胞增生或红系细胞生成低下）应纳入病理学报告中。病理学报告应总结、描述和解释与存活期所见、临床病理学和任何其他检查（包括流式细胞术、免疫组织化学或电子显微镜）相关的变化（Reagan et al. 2011）。

13.4.2　细胞学样本的采集、处理和评价

用于细胞学检查的骨髓涂片应该是在剖检中首先进行采集，理想状况下，应该在安乐死后 5 分钟内采集。由于动物死后细胞学细节会快速消失，所以动物死亡后再采集骨髓进行涂片是不恰当的。从濒死动物中采集骨髓涂片，其价值是值得商榷的，如果做涂片应谨慎进行评估和解释（Reagan et al. 2011）。巨核细胞出现核皱缩、核凝聚是自溶的早期和易于识别的特征（MacKenzie and Eustis 1990）。用于细胞学检查的骨髓应采集自组织病理学评价样本采集的同一部位，这样可以在帮助解释观察结果之间的相关性（Reagan et al. 2011）。正如前面的小节中所述，对于小型实验动物而言，可以从股骨和胸骨采集骨髓制备涂片；对于大型实验动物，可以采集股骨近端的活跃骨髓（红骨髓）或最好从肋骨或胸骨（因其骨髓活性更加均一）采集骨髓制备涂片（Reagan et al. 2011）。暴露骨髓腔以后，用镊子或钳子挤压骨，挤出骨髓，然后立即用合适的制片技术制备涂片（Reagan et al. 2011）。通常是首选使用画笔技术（paintbrush technique）制备骨髓涂片，因为这种方法一直都能制备高质量的涂片，尤其是制备小型实验动物的骨髓涂片。这种方法采用一把干净的天然猪鬃（貂毛）画笔蘸取少量蛋白［5% 牛血清白蛋白（bovine serum albumin, BSA）］、异源血清或胎牛血清）与 7.5% EDTA 以 2∶1 混合的混合物从暴露的骨髓腔中获得骨髓（Reagan et al. 2011）。需要注意的是，每只动物都要更换一把新的毛刷，或者每只动物采集完毕后用蒸馏水彻底清洗画笔，以防止交叉污染。其他的骨髓涂片制备方法包括推片法（也可用于制备血涂片），与其他诊断细胞学标本制备方法相似的压拉法，以及细胞离心法。细胞离心法是采用冲洗骨髓的方法从小鼠和年轻大鼠的股骨或肱骨采集样本。去除骨的近端和远端，并用装有适当缓冲液的带针头的注射器将骨髓冲入采集管中。样本经过再悬浮和细胞离心后进行细胞学检查，可用血液分析仪或流式细胞仪和进行造血细胞绝对计数（Provencher Bolliger 2004; Valli et al. 2002）。用于细胞学检查的涂片应与盛放福尔马林的容器分开存放，以防涂片暴露于福尔马林蒸气中而使

染色质量下降。将涂片在空气中晾干，并在数天之内进行染色，这样可以为细胞学染色提供优质的标本。如果在涂片晾干以后不立即进行染色的话，那么应将涂片放置在切片盒、切片盘中，避免暴露于光线和灰尘中，以防对染色产生不利影响。骨髓涂片在染色前不需要用甲醇固定，除非预计数周到数月之内不会进行染色（Reagan et al. 2011）。在全自动血液分析仪中经常使用的改良瑞氏－吉姆萨染色（Wright-Giemsa stain），是涂片染色和评价首选方法，当然也可选用其他的罗
498 氏染色（Romanowsky-type stain）方法，如吉姆萨染色或迈格林华（May-Grunwald）染色（Reagan et al. 2011）。骨髓涂片因其涂片制备较厚，所以其染色时间应比常规的血涂片染色时间有所延长。在少数情况下，用于细胞学评价的骨髓可以从活体动物（犬、非人灵长类动物）中获得，通常是从它们的髂嵴或肱骨近端采集样本（Harvey 2001; Kushida et al. 2002）。

骨髓涂片细胞学评价应该由一名合格的临床病理学家通过比较给药动物和同期对照动物来开展。进行评价的骨髓涂片应当制备均匀，并且有足够的细胞数（即具有良好染色的细胞排列成单层），涂片上的细胞挤压人工假象少，保证有合适数量的完整细胞以进行评价。初始检查应包括低倍镜（100×～200×）浏览，评估染色、细胞排列和样本量是否充足。在低倍镜下可以看到巨核细胞，其形态有时也可以进行评估。高倍镜（500×～1000×）下，评价髓系细胞、红系细胞、单核细胞、淋巴细胞和巨核细胞的比例、形态及细胞是否成熟或发育不良。对髓系细胞和红系细胞的成熟池和增殖池的相对比例进行定性评估。定性评估对于评价观察到的组织学变化、形态异常、成熟同步的改变，以及估计 M/E 比（Reagan et al. 2011）通常是足够的。其他类型细胞（如肥大细胞、单核细胞、浆细胞或巨噬细胞）的增多也应被描述。定量评估可以提供有关细胞比例和估算 M/E 比的额外信息，并且在化合物相关细胞比例变化比较细微或影响多个细胞系时尤为有用。分类计数应需要至少 200 个细胞，以 300~500 个细胞更佳。基本的定量评估应包括造血细胞（髓系、红系、淋巴细胞）分类计数和计算 M/E 比。最详细地评价每一个细胞系需要将髓系细胞和红系细胞完全细致地分类到各自可识别的成熟阶段，然而这通常是无需进行的。对于髓系细胞，可识别阶段包括原粒细胞、早幼粒细胞、中幼粒细胞（未成熟池/增殖池）、晚幼粒细胞、杆状核中性粒细胞及成熟中性粒细胞（成熟池）。没有必要区分嗜酸性粒细胞和嗜碱性粒细胞的成熟阶段。对红系细胞，可识别的阶段包括原红细胞、早幼红细胞、嗜碱性中幼红细胞（未成熟池/增殖池）和嗜多染中幼红细胞、晚幼红细胞（成熟池）。有一种改良的分类方法是将髓系细胞和红系细胞分别归类为未成熟/增殖池和成熟池，鉴别淋巴细胞消耗的时间可以更少，并不影响计算 M/E 比和髓系、红系细胞的成熟指数（MMI 和 EMI），即该系成熟细胞的总百分数除以该系不成熟细胞的总百分数（Hoff et al. 1985）。成熟指数可用于半定量评估髓系细胞或红系细胞成熟的变化。与组织病理学报告类似，描述性术语要比诊断性术语更可取，如使用成熟髓系细胞减少或未成熟红系细胞增多等描述性术语，而不使用髓系细胞生成低下或红系细胞增生等诊断性术语。

13.4.3 附加骨髓评价

骨髓流式细胞术分析可以代替骨髓涂片检查来分析细胞差异，而且具有评价细胞数量更多（流式细胞术分析 10 000~50 000 个细胞而骨髓涂片检查 200~500 个细胞）、分析更迅速的优势。流式细胞术依据细胞的前向散射或侧向散射特性，以及是否有细胞表面标志物 CD45 染色，

将细胞分为未成熟和成熟的红系细胞、未成熟的粒细胞、晚幼粒细胞、杆状核 / 分叶核中性粒细胞和巨核细胞（Weiss et al. 2000; Weiss 2004）。用荧光染料标记的抗体对细胞表面标志物进行标记，可以用来区分造血细胞的类型，另外还可以区分 T 淋巴细胞和 B 淋巴细胞（Kakiuchi et al. 2004; Kurata et al. 2007; Kushida et al. 2002;
499 Schomaker et al. 2002）。然而，由于流式细胞术检测不能长久保存标本，不能进行形态学评估，而且也不能区分所有显微镜下可识别阶段的髓系细胞和红系细胞，所以在流式细胞术分析的基础上还应制备骨髓涂片。此外，必须在剖检之前就要决定是否进行骨髓流式细胞术分析，因为用于流式细胞术分析的样本需要在样本收集时进行采集和分析。因此，不可能采用流式细胞仪对骨髓进行回顾性分析。

Reagan 等人（2011）最近发表的综述认为评价造血的化合物相关变化机制的专业技术包括克隆形成试验和电子显微镜。克隆形成试验先前已被用于评估人工培养的多系或单系细胞前体（集落形成单位）对造血细胞的增殖和分化的促进。随增殖而成比例变化的细胞内 ATP（intracellular ATP, iATP）浓度，或把购买的干细胞与镧系元素共轭结合抗体共同孵育，也可以用来评价不同成熟阶段的骨髓细胞群。电子显微镜，尤其是透射电子显微镜（transmission electron microscopy, TEM），可用于评估骨髓细胞学样本、组织病理样本或细胞培养样本。与其他所有的电子显微镜取材和评价一样，决定使用 TEM 对骨髓进行评价前最好先进行预试，以寻找适当的样本采集和处理方法。

13.5　造血的改变

造血的改变可能是细胞成分、骨髓微环境和（或）血管供应的原发性损伤，也可能是对外周血液学改变、组织损伤或代谢紊乱的继发性反应。内源性造血生长因子或细胞因子的改变或给予对造血有直接或间接作用的生物化合物可能会导致造血组织发生药理学作用或其他意外改变。造血系统损伤的严重性和可恢复性取决于受损细胞的类型。例如，化疗药物对增殖的祖细胞和分化的前体细胞的毒性可导致剂量依赖性的外周中性粒细胞减少和血小板减少。由于红细胞的寿命较长，所以外周血的红细胞减少发生迟缓或可能不明显，这与毒性暴露的持续时间有关（Weiss 2010a）。在停止骨髓毒性药物暴露后，外周血细胞减少一般是可逆的，并且可能会见到活跃的反弹反应，产生骨髓细胞数量增多和未成熟前体细胞数增加的现象（Rebar 1993）。多能干细胞或造血微环境受到毒性损伤产生的后果更加不可预测，是否可恢复也不确定（Weiss 2010a）。

与原发性损伤或代偿性反应相关的组织病理学所见或细胞学所见可以依据数量进行分类，包括红系细胞、髓系细胞、巨核细胞的数量的改变，或依据病变性质来分类，包括未成熟细胞或成熟细胞的形态学改变（发育不良、胞质毒性）、骨髓反应、炎症、坏死和（或）纤维化（Rebar 1993）。在大多数情况下，骨髓的组织病理学检查，结合对其他组织的评价、临床病理数据和临床体征，足够对造血的化合物相关作用进行分类和对临床用药进行适当的风险评估。如果血液学参数不相符或血液学结果和组织病理学结果之间不一致，怀疑存在骨髓细胞成熟异常或发育不良，或者如果骨髓细胞的变化比较细微或只影响到一个细胞系，那么可能就需要进行骨髓涂片细胞学评价。流式细胞术也可用来定量分析骨髓细胞的增加或减少。

接下来的小节中将会描述骨髓毒性相关的单个细胞系的定量和定性的变化及其预期的组织学、细胞学和血液学结果。造血系统肿瘤相对少见，尤其是在短期和中期的非临床研究中。

500 13.5.1 造血细胞普遍增多或减少

骨髓细胞数量的增多（细胞数量增多）或减少（细胞数量减少）是通过比较造血细胞所占骨髓空间的百分比与脂肪所占骨髓空间的百分比来确定的。一般情况下，在啮齿类动物和大型实验动物中，骨髓的细胞成分占据骨髓腔超过 75% 即被认为是骨髓细胞增多，而骨髓的细胞成分占据骨髓腔的 25% 或更少则被认为是骨髓细胞减少（Cline and Maronpot 1985; Harvey 2001; MacKenzie and Eustis 1990）。由于骨髓的细胞因年龄和部位而不同，所以给药动物骨髓的细胞应与合适的同期对照进行比较（MacKenzie and Eustis 1990）。在显著细胞数量增多的大鼠中，造血细胞充满骨髓，并且可能会通过滋养孔延伸进入邻近的脂肪组织（MacKenzie and Eustis 1990）。骨髓细胞的改变可能涉及所有细胞系（全系细胞数量增多或全系细胞数量减少），也可能只涉及一两个细胞系，应按照涉及的细胞系进行分类。

骨髓细胞数量增多通常是因组织对血细胞需求增加而出现的继发反应，但也可见于原发性骨髓疾病，包括骨髓增生异常或骨髓增殖性疾病、成熟改变或对先前骨髓毒性的反弹反应。骨髓细胞数量增多可能与外周血细胞计数的增加或减少相关，这取决于骨髓细胞数量增多的原因（原发疾病还是代偿性反应）、样本采集的时间和骨髓反应的强弱。骨髓细胞数量减少可能与一个或多个细胞系的直接毒性有关，也可能与间接毒性有关，如继发于免疫介导的对成熟细胞和（或）未成熟细胞的破坏、摄食量减少或全身性疾病（如高热、病毒感染）（Levin et al. 1993; Lowenstine 2003; Rebar 1993; Weiss 1986）。骨髓细胞减少经常与外周血细胞减少有关，如非再生性贫血、白细胞减少（粒细胞减少、单核细胞减少）和（或）血小板减少。重度骨髓细胞生成低下或再生障碍性贫血的特点是外周全血细胞减少和骨髓细胞生成低下，无原发性骨髓疾病的证据（Weiss 1986）。在再生障碍性贫血中，骨髓细胞多个细胞系的细胞数量重度减少，这与雌激素中毒和服用保泰松、化疗药物、磺胺嘧啶及电离辐射相关（Weiss 1986, 2010a; Harvey 2001）。有报道称，在年轻的成年大鼠和老龄化大鼠的骨髓中发现了病因不明的局灶性或多灶性“萎缩”，其特点为出现界限相对明确的区域性造血细胞和脂肪细胞减少，间质较明显（MacKenzie and Eustis 1990; Travlos 2006b）。这些病变，可见巨噬细胞数量增多，提示有细胞缺失引发的炎症反应（MacKenzie and Eustis 1990; Travlos 2006b）。全系骨髓细胞数量减少、造血降低，在非临床安全性评价中应考虑的一个间接原因是摄食量降低。在啮齿类动物中，限制饮食 25%~50% 可引起骨髓细胞数量的剂量依赖性降低（Levin et al. 501
1993）。严重限制饮食达 75% 可引起明显的骨髓细胞数量减少、骨髓脂肪消失、骨髓坏死和变性、胸腺萎缩和淋巴细胞减少（Levin et al. 1993）。骨髓变化的外周血表现为在严重限制饮食组粒细胞和单核细胞减少；在所有限制饮食组都出现了血小板减少。在饮食限制的犬中也报道了出现造血的降低（Hill et al. 2005; Lawler et al. 2006）。图 13.6 和图 13.7 分别展示了骨髓细胞数量增多和减少的组织学外观。

13.5.2 红系细胞、髓系细胞和巨核细胞系细胞数量增多 502

红系细胞增多（红系细胞增生）是骨髓由于失血或红细胞寿命缩短引起组织对红细胞需求增加产生预期、适当的反应。在非人灵长类动物非临床试验中，失血的常见原因是由于实验相关的毒代动力学、临床病理学和其他终点的采血所引起的。最常见的受试物相关的失血原因为胃肠道病变（Lund 2000）。红细胞寿命缩短（破坏增加）

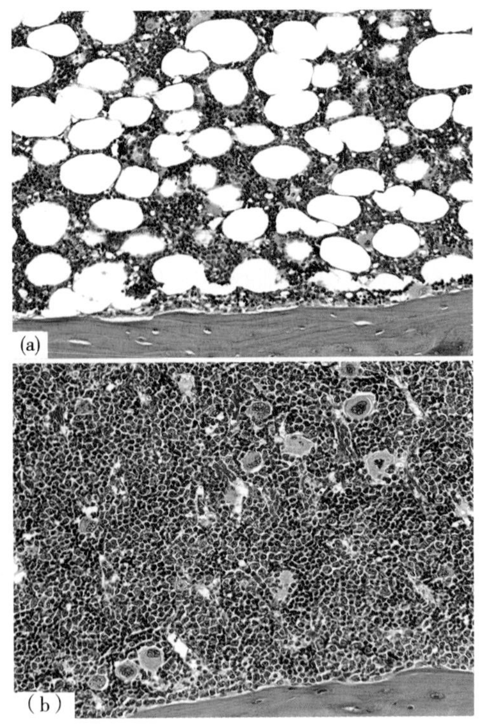

图 13.6 （a）雄性 Fischer344 大鼠，给予溶媒对照 2 年的股骨切片。在这只老龄动物的骨髓中可见明显占优势的脂肪成分。（b）雄性 Fischer344 大鼠，给予某种化合物 2 年的股骨切片。与同期对照的 a 图中样本相比，可见广泛的细胞密度增加，包括红系细胞、髓系细胞和巨核细胞系细胞（经许可转载自 Travlos, G., *Toxicol Pathol* 34:566–598, 2006.）

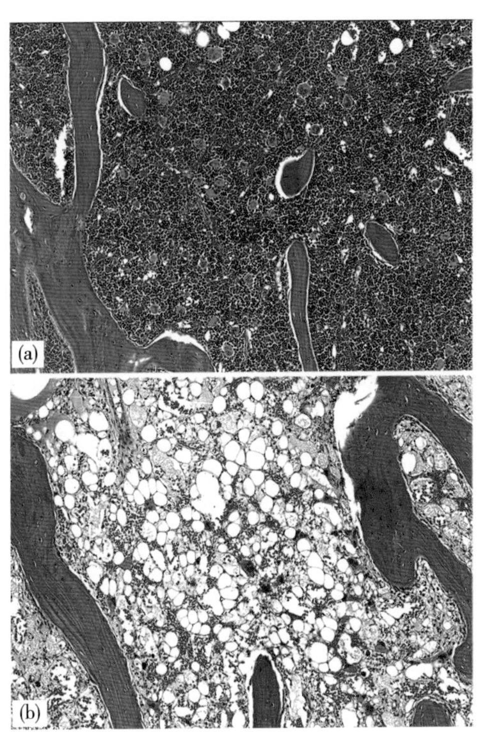

图 13.7 （a）雄性 Wistar Hannover 大鼠，分 4 次静脉滴注给予溶媒超过 2 周的胸骨切片。（b）雄性 Wistar Hannover 大鼠，分 4 次静脉滴注给予中剂量的某种化合物超过 2 周的胸骨切片。可见广泛的骨髓细胞减少（生成低下）。白细胞像的特征为粒细胞、单核细胞和淋巴细胞呈剂量依赖性减少

可能是由于免疫介导的破坏或氧化损伤、红细胞膜稳定性改变或血管内损伤（凝血病、免疫复合物沉积）所引起的（Rebar 1993; Lund 2000; Weiss 2010a）。在兽医学中，血液寄生虫病是引起反应性（再生性）贫血的一个重要原因。在来源于疟疾流行区的非人灵长类动物中偶见低水平的疟原虫寄生虫血症，反应性贫血并不常见，但在免疫抑制动物可能会发生。骨髓红系对失血或红细胞寿命缩短的反应特点为未成熟和成熟的红系细胞增多，成熟池占优势（即嗜多染中幼红细胞和晚幼红细胞）。由于红细胞的产生增多，有时可能会见到一些非典型细胞，如双核的中幼红细胞或染色质小体（Howell-Jolly body）（Weiss 1986）。铁储存量可正常或增多（Harvey 2001）。在啮齿类动物中，脾中也可见髓外造血（红细胞生成），偶尔也会发生于肝。骨髓的网织红细胞储存室较小，网织红细胞释放迅速。因此，对红细胞需求增加的反应根据其产生的增加不同导致外周血网织红细胞增多前有 3 ~ 4 天的潜伏期。外周血网织红细胞增多被认为是检测骨髓红系反应最有效的临床相关指标（Hoff et al. 1985），再加上骨髓的组织学检查，通常足够评估骨髓的再生性反应。外周红细胞参数（红细胞计数、血红蛋白浓度和血细胞比容）的变化取决于种属、研究时长、样本采集时间及血细胞丢失或破坏的严重程度。如果红系反应有效，那么计算出的 M/E 比应该减少，除非髓系造血室同步增加。此外，如果计算骨髓红系细胞成熟指数（erythroid maturation index, EMI），那么它应该是降低的，结合网织红细胞计数的升高，说明了红细胞的同步成熟和有效的红细胞生成（Hoff et al. 1985）。在红系细胞数量增多过程中出现网织红细胞轻微增多，并伴

有 EMI 值较低或升高，表明了存在无效的红细胞反应和（或）不同步成熟，例如在慢性失血导致的缺铁（Hoff et al. 1985）。红系细胞增生也与绝对红细胞增多（即与脱水无关的外周红细胞参数增加）相关。绝对红细胞增多可以是非促红细胞生成素依赖性的（原发性骨髓增生性疾病），也可以是促红细胞生成素依赖性的（继发性）。在非临床安全性试验中，由给予促红细胞生成素、慢性缺氧或肾疾病导致的局部组织缺氧引起的促红细胞生成素产量增加或分泌促红细胞生成素的肿瘤引发的继发性红细胞增多比原发性红细胞增多更常见（Meyer and Harvey 2004; Travlos 2006b）。铁储存量降低甚至缺失，可能与红细胞的生成增加相关（Weiss 1986）。图 13.8 和图 13.9 分别展示了髓外造血和红系细胞增生的例子。

在非临床安全性研究中，髓系细胞成分增多（髓系增生）最常起因于与炎症或组织损伤相关的白细胞组织需求增加或利用增加。反应的程度和表现取决于炎症的类型、持续时间和严重程度，以及采集骨髓的时间（Rebar 1993）。能刺激干细胞分化成粒细胞生成途径的粒细胞生成生长因子或细胞因子或化学物质（例如锂）处理也可能会直接刺激髓系细胞生成（Lund 2000）。骨髓髓系细胞应对炎症反应的过程特点是早期中性粒细胞储存池的消耗，同时伴随外周分叶型和杆状核中性粒细胞增多，严重的急性炎症时，会出 503
现以中性粒细胞减少为主的白细胞减少（Rebar 1993; Lund 2000; Weiss 1986）。由储存池耗尽导致的骨髓中成熟嗜中性粒细胞减少或消失不应被误解为成熟阻滞。在急性反应中髓系细胞的生成速率增加，此时可能会见到非典型细胞，包括巨细胞，在犬中出现的环形细胞（Travlos 2006b）。如果发生严重的炎症，在中性粒细胞的胞质中也可能会见到一些变化，包括胞质嗜碱

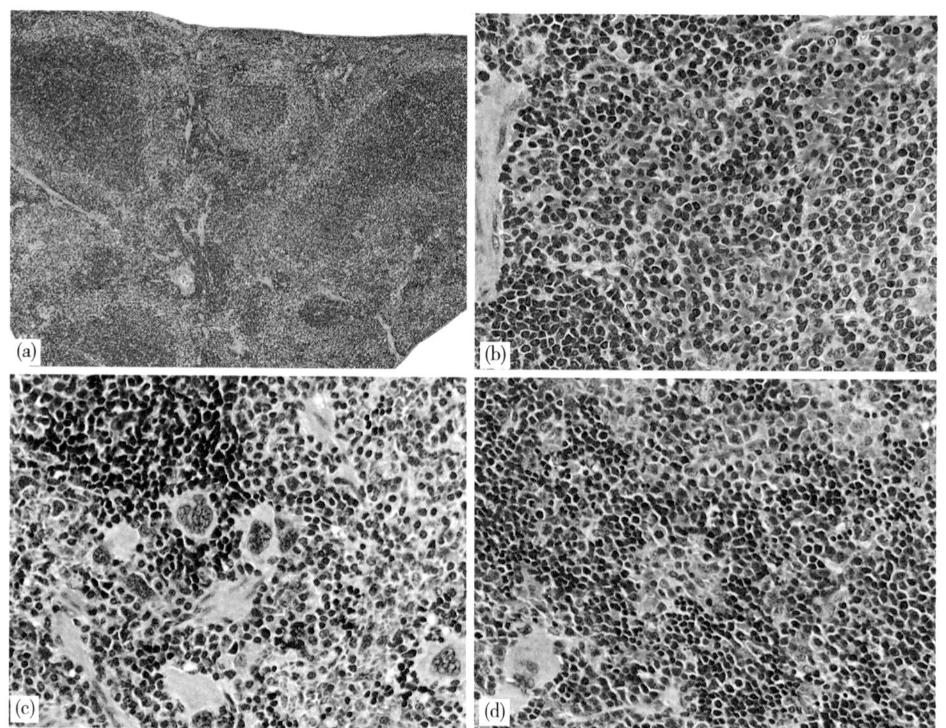

图 13.8 （a）给予溶媒对照的小鼠脾切片。（b）a 图切片的高倍视野。在脾红髓中可见混合类型的造血细胞群（髓外造血）。在小鼠整个成年期，脾的造血均比较活跃。（c）给予某种化合物的小鼠脾切片。可见造血细胞的数量增加，尤其是红系前体细胞和巨核细胞（2 级）。（d）给予某种化合物的小鼠脾切片。可见深染的红系前体细胞（4 级）数量明显增多（照片由 Dr. Kristen Hobbe, Integrated Laboratory Systems, Inc. 提供）

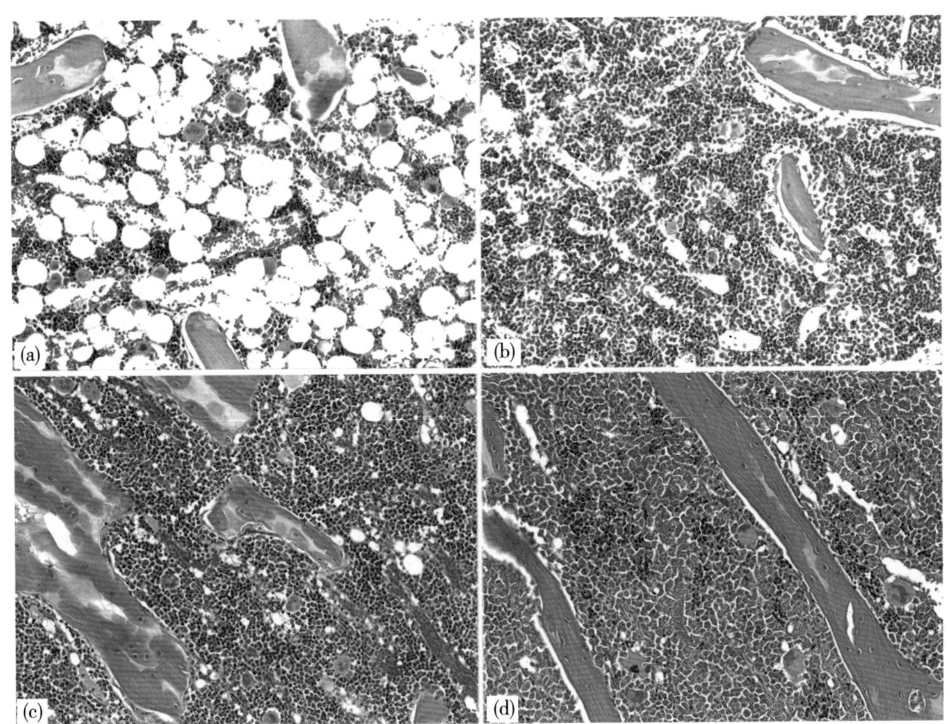

图 13.9 （a）雌性 Fischer 344 大鼠，给予溶媒对照 90 天的股骨切片。（b）雌性 Fischer 344 大鼠给予某种化合物 90 天的股骨切片。与同期对照相比，可见小而深染的红系前体细胞数量增多（红系细胞增生）。（c）雄性 Wistar Hannover 大鼠，分 4 次静脉滴注溶媒对照超过 2 周的股骨切片。（d）雄性 Wistar Hannover 大鼠，分 4 次静脉滴注低剂量的某种化合物超过 2 周的胸骨切片。可见髓系细胞数量增多（髓系增生）伴随深染的红系细胞减少。白细胞像的特征为粒细胞、单核细胞和淋巴细胞呈剂量依赖性减少（a 图和 b 图经许可转载自 Travlos, G., *Toxicol Pathol* 34:566–598, 2006. With permission.）

性增强、杜勒小体和非典型的颗粒形成与空泡形成（Rebar 1993）。随着炎症的持续，在血液循环中出现未成熟的中性粒细胞，并且在骨髓中也可见未成熟的髓系细胞数量增多。髓系细胞对持续的炎症刺激会做出一种适当的反应，髓系造血室扩大伴随成熟池恢复、M / E 比升高及外周血白细胞增多（Rebar 1993）。在慢性炎症中，增殖的和成熟的髓系储存池扩大、M / E 比高，并且骨髓细胞过多，但为了平衡组织需求与骨髓生成，外周血白细胞计数可能只有轻微升高（Rebar 1993）。骨髓的组织学评价，结合血液学和临床体征，一般足以确定髓系增生的原因。如果炎症反应的起因不明或者髓系反应不同步或无效，那么可能需要评价骨髓涂片，同时计算 M/E 比，并且对发育不良进行细胞学评价。在犬中，不同的疾病过程中计算出来的髓系细胞成熟指数（myeloid maturation index, MMI）有很大不同，这可能是由于从存储池中释放出的粒细胞不 504
同的缘故（Hoff et al. 1985）。但是，MMI 可以用来表征无效的髓系反应（外周中性粒细胞减少伴随骨髓髓系增生）和不同步成熟（Hoff et al. 1985）。图 13.9 展现了髓系增生的组织学外观。

巨核细胞数量增多（巨核细胞增生）是循环血小板减少的预期骨髓反应。非临床试验中血小板减少最常见的原因是免疫介导的血小板破坏和消耗性凝血病（Rebar 1993）。给予外源性生长因子（促红细胞生成素或血小板生成素的刺激），作为对周围红细胞减少骨髓反应的一部分也可能会引发巨核细胞增生（Rebar 1993; Travlos 2006b; Weiss 1986）。评估巨核细胞数量的最佳方法是在低倍镜下进行组织病理学检查。

评价骨髓的其他细胞成分，如淋巴细胞、浆

细胞、肥大细胞和巨噬细胞，是定性评估的一部分，然而淋巴细胞通常包括在骨髓涂片分类中，可以通过流式细胞术进行评估。与同期对照相比，淋巴细胞的比例或数量增加可能表明反应性或免疫刺激或淋巴细胞增生性疾病。淋巴细胞增多应结合其他的血液学和组织学结果进行分析以作出最准确的解释。

505 **13.5.3 红系细胞、髓系细胞和巨核细胞系细胞数量减少**

红系细胞数量减少（红系细胞生成低下）可能源自于对红系细胞的直接损伤或是继发于全身性或代谢性疾病的间接红细胞生成减少。对红系细胞有直接毒性的化合物包括雌激素、氯霉素、抗病毒药物和细胞毒性药物（Harvey 2001; Travlos 2006b; Weiss 1986, 2010a）。间接红系细胞生成低下可能继发于慢性炎症、慢性失血、慢性肾疾病、内分泌不足和肿瘤（Harvey 2001; Rebar 1993; Travlos 2006b; Weiss 1986）。给予犬（Cowgill et al. 1998）、大鼠和非人灵长类动物（G. Elliott, 未公开发表数据）重组人促红细胞生成素，与免疫原性和导致中和内源性促红细胞生成素的交叉反应抗体出现有关，诱发显著红系细胞生成低下。外周血红细胞生成减少可能表现为网织红细胞计数下降，但也有可能网织红细胞计数接近或略高于对照组动物（非再生反应或再生不良性反应）。血红细胞参数可能降低或正常，这取决于研究持续时间和动物种属。啮齿类动物红细胞寿命为 30 ~ 50 天，比红细胞寿命约为 120 天的犬和非人灵长类动物更可能出现红细胞参数降低。伴随着红细胞生成减少，骨髓可能出现细胞数量减少，同时 M/E 比升高，细胞转向更成熟的或正常细胞的形式，尤其是在短期研究中（Travlos 2006b）。在慢性炎症 / 疾病性贫血中，骨髓中通常为正常细胞，有轻微的或没有红系细胞增生，由于同时会发生髓系增生，所以 M/E 比往往是升高的（Harvey Weiss 2001; 1986）。当红细胞更新减少和可利用的铁增多时，铁储存量增大导致巨噬细胞中含铁血黄素粗大颗粒为主（Hoff et al. 1985; Harvey 2001; Weiss 1986）。在慢性炎症 / 疾病中，红细胞生成减少的机制是多因素的，包括炎症介质抑制红细胞生成、血清铁降低、红细胞寿命缩短，以及对促红细胞生成素的反应迟钝（见 Harvey 2001 年综述）。在慢性失血性贫血中，骨髓细胞数量和红系细胞的数量依据失血的时间会有所不同，细胞数量减少或正常或增多都有可能，伴红系细胞生成低下或增生（Weiss 1986）。由于失血性贫血的机制是外部铁损耗导致血红蛋白生成减少，随之发生红细胞成熟缺陷，所以骨髓铁储存减少甚至耗竭（Harvey Weiss 2001；1986）。髓系细胞选择性减少（髓系细胞生成低下）比红系细胞减少罕见，但化合物相关的髓系细胞生成低下，可见于服用化疗药物、氯霉素、头孢菌素类、磺胺类药物、抗高血压药、苯巴比妥和灰黄霉素的案例中（Harvey 2001; Travlos 2006b; Weiss 1986, 2010a）。一些药物诱导性髓系细胞生成低下的案例可能是继发性的或免疫介导的（保泰松和磺胺类药物）；然而据推测，保泰松、头孢菌素、卡托普利与髓系细胞生成的原发性缺陷有关（Harvey 2001; reviewed in Weiss 2010a）。骨髓细胞可能过少或正常，这取决于髓系细胞减少的严重程度，同时伴随 M/E 比值下降和同步或不同步成熟。MMI 对进一步评估髓系细胞潜在的成熟异常可能是有用的。预期出现外周粒细胞减少（中性粒细胞、嗜酸性粒细胞）伴或不伴单核细胞减少。

与骨髓巨核细胞减少相关的外周血小板减少大多是与双系血细胞减少或全血细胞减少，以及广义的骨髓发育不全有关。特发性无巨核细胞减少性血小板减少（idiopathic amegakaryocytopenic thrombocytopenia）在犬和猫中罕见，而且被认为是免疫介导的（reviewed in Harvey 2001）。药物或化合物暴露引起的巨核细胞数量选择性减少（巨核细胞生成低下）是很少见的，但是有报道称，氨苯砜处理过的犬可出现巨核细胞减少（Harvey 2001; Lees et al. 1979）。图 13.10 展示了慢性炎症 / 疾病性贫血和髓系细胞减少的例子。

506 13.5.4　造血细胞发育不良

红系细胞、髓系细胞和巨核细胞系细胞发育不良是由成熟缺陷导致的胞核和（或）胞质形态不正常所引起的。如果严重的话，成熟过程的改变可能会引起无效造血并伴随外周血受累细胞系的血细胞减少。红细胞指数可反映大红细胞症或小红细胞症。根据致病药物或刺激因素的不同，骨髓细胞数量可减少、正常或增多，并且经常出现与无效造血相关的前体细胞数量增加。细胞学制备（骨髓涂片，译者注）是鉴定造血细胞发育不良的最佳方法，但巨核细胞的变化在组织切片中就可以看到。造血细胞发育不良是骨髓增生异常综合征（myelodysplastic syndrome, MDS）和其他骨髓增生性疾病的一个明显特征，但也与药物或化学物质暴露、营养不良、慢性失血，以及从先前的细胞生成低下中恢复时的细胞生成增加有关。

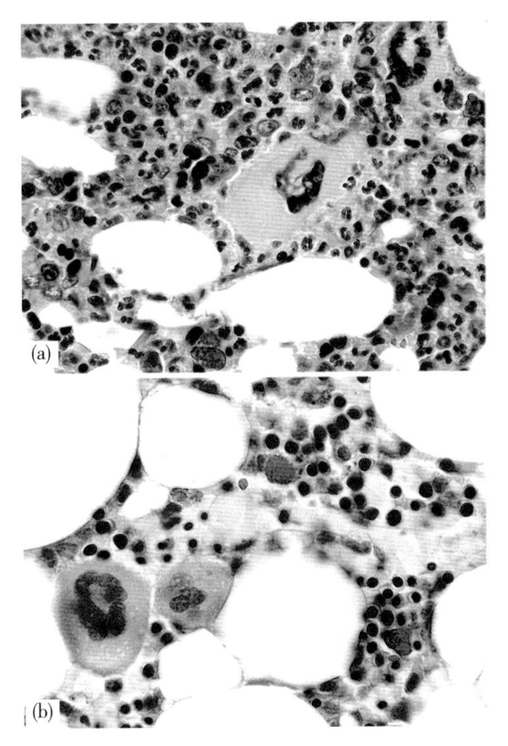

图 13.10　（a）犬慢性炎症性贫血。红系细胞减少伴随铁储备（含铁血黄素，图中染为橙色的物质）增多。（b）粒细胞生成低下，给予化疗药物（长春新碱、L- 天冬酰胺酶、泼尼松）后 6 天的犬。可见深染的红系前体细胞和两个成熟的巨核细胞。图中还可见含铁血黄素（*Veterinary Hematology: A Diagnostic Guide and Color Atlas*, Harvey, J.W. Copyright 2012, 经 Elsevier 许可转载）

在异常红系造血中发现的细胞学变化包括异常形状的核（花生状核）、不对称双核、细胞过早出现固缩、核碎裂、胞核胞质成熟不同步（不成熟的细胞核和含血红蛋白的胞质）、成熟停滞和铁阳性嗜碱性点彩（Harvey 2001）。红系细胞发育不良通常与 DNA 合成受到干扰引起的巨幼红细胞改变或大红细胞反应有关。例如，叶酸或钴胺素不足或给予抑制肠道吸收叶酸（乙醇、巴比妥类、苯妥英）或抑制细胞摄取叶酸（甲氨
蝶呤）的化合物导致巨幼红细胞性贫血，伴有 507
因抑制 DNA 合成、核成熟和细胞分裂停滞导致的无效红细胞生成（MacKenzie and Eustis 1990; Rebar 1993）。给予化疗药物长春新碱引起的红系发育异常包括细胞分裂增多、核结构异常和由结合微管蛋白和抑制有丝分裂纺锤体引起的核碎裂（Alleman and Harvey 1993）。铁缺乏最常见于慢性失血，与血红素合成减少有关，导致一种额外的细胞分裂和小于正常细胞的晚幼红细胞和红细胞（小红细胞症）。缺乏血红蛋白的晚幼红细胞胞质疏松，细胞边界不明显（Rebar 1993）。铅中毒也会干扰血红素的合成，导致铁在红系前体细胞中蓄积，可利用铁染色的方法来检测（如 Perls 普鲁士蓝染色）。该病变被称为铁粒幼细胞病变，受影响的红系细胞被称为高铁红细胞 / 铁粒幼细胞（Travlos 2006b）。

粒细胞生成障碍的特点有由于无效的粒细

胞生成而导致髓系前体细胞的蓄积；中幼粒细胞－晚幼粒细胞阶段的成熟停滞；巨大成熟髓系细胞（晚幼粒细胞、杆状核粒细胞、分叶核粒细胞）；多核细胞；大的初级颗粒或周围包绕有空泡的颗粒；细胞核分叶过少（伪 pelger Huet 异常）；细胞核分叶过多和细胞形态异常（Harvey 2001）。给予头孢菌素与犬的粒细胞生成障碍相关（Harvey 2001）。巨核细胞生成障碍的细胞学特征有成熟不同步，包含单个或多个核的颗粒型小巨核细胞形成和核分叶过少、分叶过多或多个圆形核的大巨核细胞形成（Harvey 2001）。巨核细胞发育不良很少与药物处理相关，最常见于 MDS 和急性粒间胞白血病中（Harvey 2001）。红系细胞、髓系细胞和巨核细胞系细胞发育不良的例子见图 13.11。

13.5.5 反应性和炎症

实验动物骨髓的化合物相关的急性和慢性炎症并不常见。犬报道的骨髓的急性炎症为渗出性病变，可能并不会出现炎症细胞（纤维蛋白性渗出）或出现中性粒细胞（急性骨髓炎）（Weiss 1986）。局灶性肉芽肿性炎症，由巨噬细胞聚集而成，可被密集的单形核细胞分隔开，在年轻的成年大鼠和老龄大鼠的骨髓和脾中有报道，尤其是在雌性动物中（MacKenzie and Eustis 1990）。据报道，骨髓、脾、淋巴结和肝的肉芽肿性炎症也可见于给予某种化合物的大鼠中（MacKenzie and Eustis 1990）。犬的肉芽肿性炎症的特征为巨噬细胞、巨细胞、小淋巴细胞或浆细胞的混合浸润，与播散性组织胞浆菌病和分枝杆菌感染有

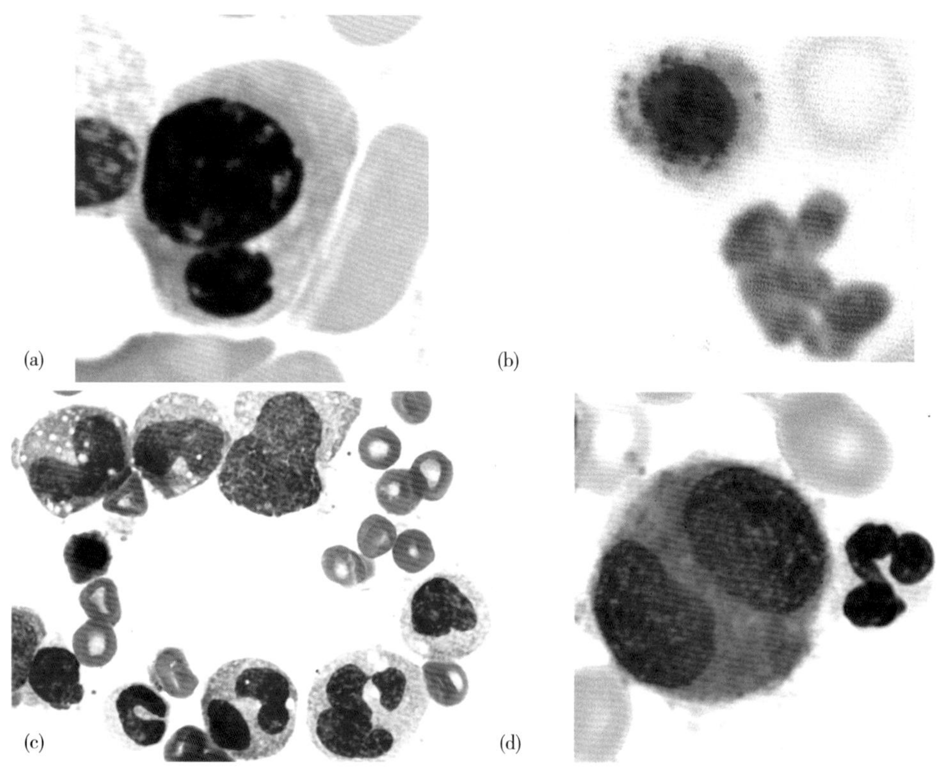

图 13.11 （a）犬的分叶状多染性中幼红细胞轻度红系细胞发育不良。瑞氏－吉姆萨染色。该犬未给予长春新碱处理。（b）给予犬氯霉素后出现的环形铁粒幼细胞（铁阳性晚幼红细胞）。普鲁士蓝染色。氯霉素阻碍了血红素的最后一步合成，导致铁蓄积（Lund 2000）。含有铁阳性（铁质沉着）包涵物的红细胞被称为高铁红细胞。（c）特发性粒细胞生成障碍的犬的髓系发育不良。可见巨大的晚幼粒细胞出现异常核分叶和胞质空泡。（d）骨髓增生性疾病（慢性髓系白血病）的犬中的小巨核细胞。可见细胞体积小和由成熟不同步导致的双核和颗粒状胞质。瑞氏－吉姆萨染色（*Veterinary Hematology: A Diagnostic Guide and Color Atlas*, Harvey, J.W. Copyright 2012, 经 Elsevier 许可转载）

关，孤立性肉芽肿中主要包含巨噬细胞（一些为上皮样细胞）（Weiss 2010b）。值得注意的是，人类骨髓肉芽肿被报道与各种药物过敏（包括苯妥英、普鲁卡因胺、保泰松、氯磺丙脲、柳氮磺胺吡啶、布洛芬、吲哚美辛、别嘌呤醇和卡马西平）有关（Weiss 2010b 年综述）。

造血系统的反应性是指与抗原刺激、骨髓损伤或坏死相关的淋巴细胞、浆细胞或巨噬细胞增多。淋巴细胞和（或）浆细胞的弥漫性增多代表了免疫增强或抗原刺激。虽然在健康的犬和非人灵长类动物的骨髓组织切片中可能会见到孤立的淋巴滤泡，但如果在犬和逆转录病毒感染的非人灵长类动物中出现了这些滤泡也可能是提示为免疫介导的血液系统疾病和免疫刺激（Ito et al. 1992; Lowenstine 2003; Weiss 1986, 2010b）。巨噬细胞数量增加与坏死碎片清除相关，或者在非临床试验中，与传染性病原体的清除相关（可能性较小）（Rebar 1993; Weiss 2010b）。在免疫介导的红细胞破坏或血液寄生虫病中可以看到巨噬细胞反应性和增强的噬红细胞作用（Weiss 1986）。骨髓中淋巴细胞反应性的例子如图 13.12 所示。

508　13.5.6　坏死

骨髓坏死可能是由于对造血细胞的直接毒性损伤而产生的原发性病变，也可能是与严重感染或退行性疾病、极度高热或骨髓血供缺血 / 梗死相关的继发性反应（MacKenzie and Eustis 1990; Rebar 1993; Weiss 1986）。坏死最好进行组织学鉴定，并且应该与自溶区分开来，自溶与定居白细胞释放溶酶体酶或由于骨组织存在而使固定剂的渗透性降低有关（MacKenzie and Eustis 1990）。巨核细胞的核皱缩及浓缩是自溶早期易于识别的特征（MacKenzie and Eustis 1990）。骨髓坏死可能呈片状、局灶性、多灶性或弥漫性的，其早期特征为核固缩、核碎裂，这在红

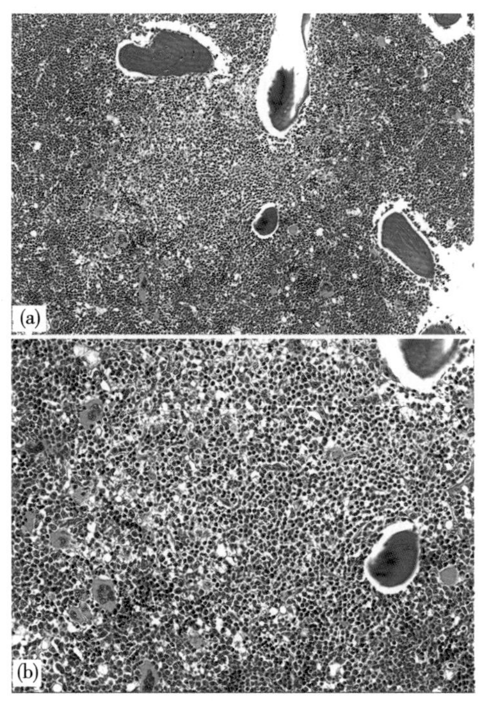

图 13.12　（a）每日一次灌胃给予高剂量某种化合物 4 周的雄性食蟹猴的胸骨切片。可见多灶性淋巴细胞聚集伴髓系增生，图中淋巴细胞在中央区域聚集。在其他器官中可见受试物相关的淋巴细胞增生和炎症，血象与全身性炎症一致。（b）淋巴细胞聚集的高倍镜下图

系细胞中最为突出，其次是胞质空泡形成和溶解，随后受累区域被无定形颗粒状的嗜酸性碎片所取代（MacKenzie and Eustis 1990; Rebar 1993; Weiss 1986）。骨髓坏死也可能会出现出血现象，并且含有吞噬碎片的巨噬细胞的数量明显增加（MacKenzie and Eustis 1990; Weiss 1986）。在慢性期，可能存在不同程度的纤维化（Weiss 1986）。坏死骨髓制备的涂片很难解释，因为少数前体细胞的细节和细胞核的细节缺失，而且背景中还存 509
在颗粒状细胞碎片和核碎片（Rebar 1993）。

13.5.7　间质的改变、增殖和纤维化

在 Fischer 344（F344）大鼠中曾报道过间质细胞增生和增殖。间质（可能为外膜细胞）的一种局灶性增生，其特点为小病灶中的细胞具有圆形泡状核、单个核仁和浅染的空泡状胞质，被分类为局灶性间质增生，这与骨髓间质增殖的描

述非常类似（MacKenzie and Eustis 1990; Travlos 2006b）。根据 MacKenzie 和 Eustis（1990）的描述，F344 大鼠的骨髓间质增殖少见，发生在多个中轴骨和四肢骨骼的骨髓中，其特点为间质网状细胞或组织细胞的弥漫性增殖，细胞具有椭圆形或轻微不规则的泡状核，单个明显的核仁，丰富细小空泡的胞质中偶尔可见铁阳性颗粒，细胞边界不清。没有或者极轻度细胞异型性，核分裂象不常见，可见少量可能为巨核细胞的多核细胞。这种病变与贫血和脾（较少情况下在肝）的代偿性髓外造血有关。虽然骨髓间质增殖不被看作是骨髓中一种形式的组织细胞肉瘤，但是据报道，即使是几位有经验的病理学家也很难分辨出骨髓间质增殖和组织细胞肉瘤之间的组织学差异，而且事实上这些病变可能代表了一系列的肿瘤性增殖（Travlos 2006b）。局灶性间质增生和骨髓间质增殖的例子如图 13.13 所示。

13.5.8 纤维化 / 骨髓纤维化 510

骨髓纤维化这个术语已被应用于人医和兽医学文献中描述骨髓中由反应性或增殖的成纤维细胞产生过量的胶原蛋白和（或）网硬蛋白（Harvey 2001）。在人类中，骨髓纤维化与原发性骨髓增生性疾病相关，也被称为特发性骨髓纤维化（idiopathic myelofibrosis, IMF）或病因不明的髓样化生，与起源于多能干细胞的恶性事件有关，导致了细胞因子介导的继发性成纤维细胞增殖和纤维化（reviewed in Chagraoui et al. 2002）。除了髓内纤维化以外，还会出现

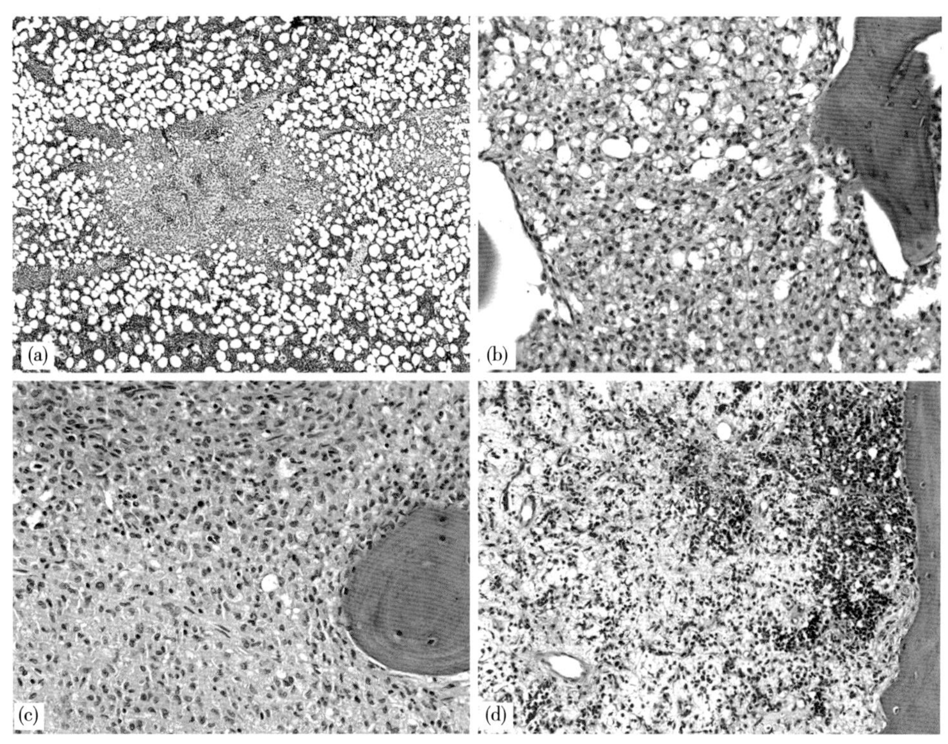

图 13.13 （a）给予溶媒对照的 Fischer 344 大鼠切片。视野中央可见明显的局灶性间质增生，其特点为细胞具有浅染的空泡化胞质和圆形泡状核。（b）给予溶媒对照的雄性 Fischer 344 大鼠骨髓切片。骨髓间质增殖明显，特征为造血细胞群被弥漫性增殖的细胞所取代，这些增殖的细胞可能来源于间质网状细胞。（c）给予溶媒对照的雄性 Fischer 344 大鼠骨髓切片。组织细胞肉瘤。与骨髓间质增殖相比，组织细胞肉瘤中的肿瘤细胞表现出更多的胞质多形性和胞核多形性，较少的胞质空泡，并且呈现多核化（该图中不明显）。组织细胞肉瘤通常涉及多个器官。（d）给予溶媒对照的 Fischer 344 大鼠骨髓切片。纤维化。可见造血细胞数量减少（细胞数量减少），大部分骨髓间隙被早期增殖的纤维组织所占据，外观松散，类似于黏液瘤的表现（图 b、c 和 d 经许转载自 Travlos, G., *Toxicol Pathol* 34:566–598, 2006.）

明显的血液系统紊乱综合征，包括髓外造血、血小板增多、循环造血前体细胞数量增多和脾肿大（Schmitt et al. 2000; Yan et al. 1996）。同时还可见异形性红细胞增多，主要由被称为泪细胞（dacryocyte）的泪滴状细胞组成（Reagan 1993）。在小鼠报道了一种具有类似临床表现的特发性骨髓纤维化样综合征具有促血小板生成素过表达或转录因子 GATA-1 中巨核细胞特异调控序列缺失（Centurione et al. 2004; Chagraoui et al. 2002; Schmitt et al. 2000; Yan et al. 1996）。在人类和动物中，骨髓纤维化也可能继发于骨髓损伤，包括坏死、血管损伤、炎症、全身辐照、骨髓增生性疾病、慢性溶血性贫血，以及骨髓源性或非骨髓源性的肿瘤（Courtney et al. 1991; Harvey 2001; MacKenzie and Eustis 1990; Reagan 1993; Yan et al. 1996）。在啮齿类动物中，局灶
511 性骨髓纤维化可见于老龄化大鼠中，这可能与骨髓损伤、炎症或坏死有关（MacKenzie and Eustis 1990）。“骨髓纤维化”这个术语在过去经常被用来描述感染鼠类白血病病毒和啮齿类动物接受全身辐照引起的病变（MacKenzie and Eustis 1990）。在化合物相关的骨髓毒性损伤中，继发性骨髓纤维化是对先前损伤的一种预期的愈合反应，就像在其他器官中产生的纤维组织或瘢痕形成，骨髓纤维化在非临床安全性研究中是一种最重要的终点（Rebar 1993）。

继发性骨髓纤维化犬中可发生血液学改变，这取决于纤维化的严重程度和持续时间。造血成分被纤维组织所取代（全骨髓萎缩），通常与非再生性贫血和白细胞减少有关，血小板可以减少、正常或增多（Reagan 1993; Rebar 1993）。与人类的 IMF 不同，异形红细胞增多在犬的骨髓纤维化中似乎并不是一种明显的特征；但犬的骨髓纤维化中也有形态异常的红细胞，包括泪细胞、卵形红细胞和裂红细胞（Reagan 1993; Rebar 1993）。在大鼠中，并未发现与人类特发性骨髓纤维化、小鼠 IMF 样综合征或犬继发性骨髓纤维化中类似的与组织学病变相关的血液学改变（MacKenzie and Eustis 1990）。因此，在大鼠中，最好避免使用“骨髓纤维化”这个诊断性术语，可以考虑将该病变描述为“纤维化”（Travlos 2006b）。

在原发性骨髓纤维化、小鼠 IMF 样综合征和与损伤相关的骨髓纤维化中，纤维组织增生和随后基质产生过量是一种继发的反应性过程。Courtney 等人（1991）提出，在非临床研究中，与抗癌化合物相关的新骨形成和骨髓纤维化是由炎症因子和生长因子的释放介导的。一些研究已经表明，纤维组织增生、胶原蛋白和网硬蛋白增多的机制与巨核细胞相关生长因子［即血小板衍生生长因子（platelet-derived growth factor, PDGF）和转化生长因子 - β 1（transforming growth factor beta-1, TGF- β 1）］的释放从而导致成纤维细胞的活性增加有关（Chagraoui et al. 2002; Centurione et al. 2004; Schmitt et al. 2000; Yan et al. 1996）。具体来说，促血小板生成素过表达的小鼠表现出 IMF 样综合征，可在循环中检测出高水平的 PDGF 和 TGF- β 1，而巨核细胞被证明是增多的生长因子的主要来源（Chagraoui et al. 2002; Yan et al. 1996）。Chagraoui 等人（2002）也强调了 TGF- β 1 在纤维化发生中的关键作用。此外，中性粒细胞伸入运动与骨髓纤维化发生的关系也已被证明。虽然在重度血小板增多的患者中可能会出现伸入运动增加，但无论它是骨髓增生性的还是反应性的，都不一定与纤维化有关（Centurione et al. 2004）。然而，在所有伴有血小板增多和纤维化的人类 IMF 病例或小鼠 IMF 样综合征病例中，都出现了伸入运动（Centurione et al. 2004）。在对小鼠 IMF 模型的研究和对人类 IMF 患者骨髓细胞的体外研究中，在巨核细胞内可见中性粒细胞（偶尔可见嗜酸性粒细胞）的病理性伸入运动（Centurione et al. 2004; Schmitt et al. 2000, 2002）。之所以将这种伸入运动认为是病理性的，是因为巨核细胞显示出了与细胞毒性损伤相一致的细胞学异常（Centurione et al. 2004）。在巨核细胞分界膜系统（demarcation membrane system, DMS）上发现了P- 选择素的定位异常，这与伸入运动发生率的增加有关（Centurione et al. 2004; Schmitt et al. 2000, 2002）。因此，粒细胞 P- 选择素配体 1（P-selectin ligand 1, PSGL-1）与定位异常的 P- 选择素相互作用，随后隔离粒细胞于 DMS 中，接着释放粒细胞蛋白水解酶，降解巨核细胞的 α 颗粒，并释放 PDGF 和 TGF-β1，被认为可能就是骨髓纤维化的机制（Centurione et al. 2004; Schmitt et al. 2000, 2002）。粒细胞蛋白酶可能也会分解造血前体细胞表面的黏附受体，导致前体细胞从骨髓中

512 排出，随后进入循环并发生髓外造血（Centurione et al. 2004）。在非临床安全性研究中，骨髓毒性损伤引起的骨髓纤维化可能与受损的巨核细胞中释放生长因子有关，并且巨核细胞与中性粒细胞相互作用的改变可能在肝纤维化的发生中起到一定的作用。图 13.13 展现了骨髓纤维化的组织学外观。

13.5.9 纤维 – 骨性增殖

过度的、无序的骨小梁的产生和胶原基质产生增多（纤维化）可见于小鼠、大鼠和犬。这些病变可能会因为新骨和胶原侵袭骨髓腔而导致造血减少。纤维 – 骨性增殖有多种不同的术语进行分类。骨硬化（骨髓硬化）是指过量的新骨小梁形成伴随骨密度增加，并且大多与骨髓纤维化有关（Weiss 2010b）。组织学上，骨硬化表现为出现含有成骨细胞和破骨细胞数量增多的骨刺，从骨小梁上延伸至髓内空隙（Weiss 2010b）。骨石骨症是犬类和人类的一种先天性疾病，其特征为严重的非再生性贫血或全血细胞减少和全身骨密度增加（Weiss 2010b）。

纤维性骨营养不良的特征是新骨形成伴有骨小梁增厚并侵入骨髓腔，皮质骨内膜表面附近的纤维化尤为明显（MacKenzie and Eustis 1990; Travlos 2006b）。纤维性骨营养不良是原发性或继发性甲状旁腺功能亢进的典型特征，也可能是药物诱导的病变（Travlos 2006b）。给予大鼠一种骨髓毒性的抗癌化合物可导致外观类似于纤维性骨营养不良的病变出现。这些病变的特点是由未成熟编织骨构成的新骨形成，或者在干骺端和骨干形成的拥有大成骨细胞的骨岛，或者发生于骨内膜附近并向内侵入骨髓腔（Courtney et al. 1991）。另外，新骨形成还与骨髓内梭形细胞数量增多有关。这些变化被分类为增殖性新骨形成伴随骨髓间质增殖（Courtney et al. 1991）。

在小鼠中，纤维 – 骨性病变（fibro-osseous lesion, FOL）被视为一种骨的纤维增殖性病变，最终侵入并造成骨髓腔狭窄，但不伴有相关的血液学改变（Travlos 2006b）。FOL 可以加速破骨细胞的骨吸收作用和纤维血管间质的增殖，因此，在组织学检查时类似于纤维性骨营养不良。然而，它与原发性或继发性甲状旁腺功能亢进无关（Travlos 2006b）。据报道，FOL 最常见于胸骨、长骨和椎骨，是雌性 B6C3F1 小鼠的一种常见的自发性病变，雄性小鼠较少受影响。其病因不明确，但可能与激素成分有关（Travlos 2006b）。

13.5.10 局灶性脂肪瘤病

在年轻成年和老龄 F344 大鼠的骨髓中，界限清楚的脂肪细胞灶被视为自发性病变，其意义不明，这种病变被称为局灶性脂肪瘤病（MacKenzie and Eustis 1990; Travlos 2006b）。脂肪细胞灶位于骨髓的中央，造血细胞集中于骨髓腔的周围区域，紧邻皮质骨（MacKenzie and Eustis 1990）。

13.5.11　脂肪浆液性萎缩 / 凝胶状转化

骨髓的脂肪浆液性萎缩 / 凝胶状转化是一种与饥饿或恶病质相关的病变，骨髓造血细胞和脂
513 肪细胞被基质所取代。骨髓表现为细胞数量减少或再生障碍，伴有脂肪萎缩和出现无定形嗜酸性颗粒状物质（Weiss 2010b）。在人类患者采集的骨髓样本中，颗粒状物质在 pH 2.5 的阿尔新蓝染色中显示强阳性染色，符合酸性黏多糖的特点（Bohm 2000）。

13.5.12　肿瘤

造血组织肿瘤可以是原发性造血细胞（红系细胞、髓系细胞、淋巴细胞、肥大细胞、单核细胞）白血病、间质细胞肿瘤（纤维肉瘤、组织细胞肉瘤）或血管性肿瘤（血管瘤、血管肉瘤）的形式出现（Travlos 2006b）。造血组织（包括脾和骨髓）中也可能会发生继发性肿瘤，包括从远处器官转移的肿瘤、从附近组织侵袭的肿瘤或多中心肿瘤（淋巴瘤、组织细胞肿瘤）。鉴别肿瘤类型依靠评价其光镜下特点及适当的辅助检测，包括免疫组织化学、免疫细胞化学和流式细胞术。

F344 大鼠的骨髓原发性肿瘤是罕见的（MacKenzie and Eustis 1990）。此外，原发性骨髓肿瘤（包括多中心肿瘤）的发生率在 NTP 数据库中也无收载（Travlos 2006b）。组织细胞肉瘤，在 Donryu 大鼠中被报道为一种原发性骨髓肿瘤，发生率约为 4.5%，其在 F344 大鼠可能也是一种原发性骨髓肿瘤，发生率约为 1.5%（Ogasawara et al. 1993; Travlos 2006b）。在一项对 Crl: CD-1 小鼠肿瘤的综述中指出，在致癌性研究中，小鼠最常见的死因是淋巴瘤；但是，没有发现明确起源于骨髓的肿瘤（Bradley and Petersen-Jones 2011）。在 NTP 数据库中，据报道骨髓血管肉瘤在雄性 B6C3F1 小鼠中的发生率约为 1%，雌性约为 0.5%（Travlos 2006b）。据报道，骨髓良性和恶性肥大细胞瘤在 B6C3F1 小鼠中的发生率分别为 0.04% 和 0.24%，其中，恶性肥大细胞瘤在雌性 B6C3F1 小鼠中的发生率为 0.04%（Travlos 2006b）。

（崔庆飞　译；刘克剑　孔庆喜　吕建军　校）

参考文献

Abboud C.N. and M.A. Lichtmann. 2001. Structure of the marrow and the hematopoietic microenvironment. In *William's Hematology*, 6th ed. eds. E. Beutler, B.S. Coller, M.A. Lichtman, T.J. Kipps, and U. Seligsohn. pp. 29–51. New York: McGraw-Hill.

Alison M.R., Brittan M., Lovell M.J. et al. 2006. Markers of adult tissue-based stem cells. *Handb Exp Pharmacol* 174:185–227.

Alleman A.R. and J.W. Harvey. 1993. The morphologic effects of vincristine sulfate on canine bone marrow cells. *Vet Clin Pathol* 22:36–41.

Arai F., Hirao A., Ohmura M. et al. 2004. Tie2/Angiopoietic-1 signaling regulates hematopoietic stem cell quiescence in the bone marrow niche. *Cell* 188:149–161.

Badillo A.T. and A.W. Flake. 2006. The regulatory role of stromal microenvironments in fetal hematopoietic ontogeny. *Stem Cell Rev* 2:241–246.

Baron M.H. 2003. Embryonic origins of mammalian hematopoiesis. *Exp Hematol* 31:1160–1169.

Bloom J. and J. Brandt. 2008. Toxic responses of the blood. In *Casarett and Doul's Toxicology: The Basic Science of Poisons*. pp. 455–484. New York: McGraw Hill.

Bohm J. 2000. Gelatinous transformation of the bone marrow. *Am J Surg Pathol* 24:56–65.

Boyd K.L. and B. Bolon. 2010. Embryonic and fetal hematopoiesis. In *Schalm's Veterinary Hematology,* 6th ed. eds. D.J. Weiss and K.J. Wardrup. pp. 3–7. Ames, IA: Wiley-Blackwell.

Bradfute S.B., Graubert T.A., and M.A. Goodell. 2005. Roles of Sca-1 in hematopoietic stem/progenitor cell function. *Exp Hematol* 33:836–843.

Bradley A. and M. Petersen-Jones. 2011. Spontaneous pathology of the lymphoid and hematopoietic system of Crl:CD-1 mice. Continuation Education Course: Histopathology of the rodent lymphoid and hematopoietic systems. Society of Toxicologic Pathology 30th Annual Symposium, Denver. 514

Car B.D. 2010. The hematopoietic system. In *Schalm's Veterinary Hematology*, 6th ed. eds. D.J. Weiss and K.J. Wardrup. pp. 27–35. Ames, IA: Wiley-Blackwell.

Centurione L., Di Baldassarre A., Zingariello M. et al. 2004. Increased and pathogenic emperipolesis of neutrophils within megakaryocytes associated with marrow fibrosis in GATA-1^{low} mice. *Blood* 104:3573–3580.

Chagraoui H., Komura E., Tulliez M. et al. Prominent role of TGF-1β in thrombopoietin-induced myelofibrosis in mice. 2002. *Blood* 100:3495–3503.

Chasis J.A. and N. Mohandas. 2008. Erythroblastic islands: niches for erythropoiesis. *Blood* 112:470–478.

Chen M., Yokomizo T, Zeigler B. et al. 2009. Runx1 is required for the endothelial to haematopoietic cell transition but not thereafter. *Nature* 457:887–892.

Cline M.J. and R.R. Maronpot. 1985. Variations in the histologic distribution of rat bone marrow cells with respect to age and anatomic site. *Toxicol Pathol* 13:349–355.

Courtney C., Kim S., Walsh K., et al. 1991. Proliferative bone lesions in rats given anti-cancer compounds. *Toxicol Pathol* 19:184–188.

Cowgill L., James K., Levy J. et al. 1998. Use of recombinant human erythropoietin for the management of anemia in dogs and cats with renal failure. *J Am Vet Med Assoc* 212:521–528.

Darr H. and N. Benvensity. 2006. Factors involved in self-renewal and pluripotency of embryonic stem cells. *Handb Exp Pharmacol* 174:1–19.

Elmore S.A. 2006. Enhanced histopathology of the bone marrow. *Toxicol Pathol* 34:666–686.

Engelhardt B. and H. Wolburg. 2004. Transendothelial migration of leukocytes: through the front door or around the side of the house? *Eur J Immunol* 34:2955–2963.

Fernandez F.R. and C.B. Grindem. 2000. Reticulocyte response. In *Schalm's Veterinary Hematology*, 5th ed. eds. B.F. Feldman, J.G. Zinkl, and N.C. Jain. pp. 110–116. Philadelphia: Lippincott Williams & Wilkins.

Frisch B.J., Porter R.L., and L.M. Calvi. 2008. Hematopoietic niche and bone meet. *Curr Opin Support Palliat Care* 2:211–217.

Gasper P.W. 2000. Hemopoietic microenvironment. In *Schalm's Veterinary Hematology*, 5th ed. eds. B.F. Feldman, J.G. Zinkl, and N.C. Jain, pp. 74–78. Philadelphia: Lippincott Williams & Wilkins.

Haley P., Perry R., Ennulat D. et al. 2005. STP position paper: best practice guideline for the routine pathology evaluation of the immune system. *Toxicol Pathol* 33:404–408.

Harvey J.W. 2001. *Atlas of Veterinary Hematology*. Philadelphia: W.B. Saunders.

Harvey J.W. 2012. *Veterinary Hematology: A Diagnostic Guide and Color Atlas*. St. Louis, Missouri: Elsevier.

Healy L., May G., Gale K. et al. 1995. The stem cell antigen CD34 functions as a regulator of hemopoietic cell adhesion. *Proc Natl Acad Sci USA* 92:12240–12244.

Hill R., Lewis D., Randell S. et al. 2005. Effect of mild restriction of food intake on the speed of racing Greyhounds. *Am J Vet Res* 66:1065–1070.

Hoff, B., Lumsden J.H., and V.E.O. Valli. 1985. An appraisal of bone marrow biopsy in assessment of sick dogs. *Can J Comp Med* 49:34–42.

Houbaviy H.B., Murray M.F., and P.A. Sharp. 2003. Embryonic stem cell-specific microRNAs. *Dev Cell* 5:531–358.

Huber T.L., Kouskoff V., Fehling H.J. et al. 2004. Haemangioblast commitment is initiated in the primitive streak of the mouse embryo. *Nature* 432:625–630.

Ito T., Fumio C., Sasaki S. et al. 1992. Spontaneous lesions in cynomolgus monkeys used in toxicity studies. *Exp Anim* 41:455–469.

Jain N.C. 1993. Hematopoiesis. In *Essentials of Veterinary Hematology*. pp. 72–81. Philadelphia: Lea & Febiger.

Kakiuchi S., Ohara S., Ogata S. et al. 2004. Flow cytometric analyses on lineage-specific cell surface antigens of rat bone marrow to seek potential myelotoxic biomarkers: status after repeated dose of 5-fluorouracil. *Toxicol Sci* 29:101–111.

Kaushansky K. 2006. Lineage-specific hematopoietic growth factors. *New Engl J Med* 354:2034–2045.

Kollet O., Dar A., and T. Lapidot. 2007. The multiple roles of osteoclasts in host defense: bone remodeling and hematopoietic stem cell mobilization. *Annu Rev Immunol* 25:51–69.

Kopan R. and M. Ilagan. 2009. The canonical notch signaling pathway: unfolding the activation mechanism. *Cell* 137:216–233.

Kumar V., Abbas A., and N. Fausto. 2005. Neoplasia. In *Robbins and Cotran Pathologic Basis of Disease*. pp. 269–342. Philadelphia: Elsevier.

Kurata M., Idaka T., Hamada Y. et al. 2007. Simultaneous measurement of nucleated cells counts and cellular differentials in rat bone marrow examination using flow cytometer. *Toxicol Sci* 32:289–299.

Kushida T., Inaba M., Ikebukuro K. et al. 2002. Comparison of bone marrow cells harvested from various cynomolgus monkeys at various ages by perfusion or aspiration methods: a preclinical study of human bone marrow transplantation. *Stem Cells* 20:155–162.

Lancrin C., Sroczynska P., Stephenson C. et al. 2009. The 515
haemangioblast generates haematopoietic cells through a haemogenic endothelium stage. *Nature* 457:892–896.

Lancrin C., Sroczynska P., Serrano A. et al. 2010. Blood cell generation from the hemangioblast. *J Mol Med* 88:167–172.

Lawler D., Ballam J.M., Meadows R. et al. 2006. Influence of lifetime food restriction on physiological variables in Labrador retriever dogs. *Exp Geron* 42:204–214.

Lees G., McKeever P., and G. Ruth. Fatal thrombocytopenic hemorrhagic diathesis associated with dapsone administration to a dog. 1979. *J Am Vet Med Assoc* 175:49–52.

Levin S., Semler D., and Z. Ruben. 1993. Effects of two weeks of feed restriction on some common toxicologic parameters in Sprague–Dawley rats. *Toxicol Pathol* 21:1–14.

Lichtman M.A. 1981. The ultrastructure of the hemopoietic environment of the marrow: a review. *Exp Hematol* 9:391–410.

Lorenzo J., Horowitz M., and Y. Choi. 2008. Osteoimmunology: interactions of the bone and immune system. *Endocr Rev* 29:403–440.

Lowenstine L.J. 2003. A primer of primate pathology: lesions and nonlesions. *Toxicol Pathol* 31 (Suppl.):92–102.

Lu M., Kawamoto H., Katsube Y. et al. 2002. The common myelolymphoid progenitor: a key intermediate stage in hemopoiesis generating T and B cells. *J Immunol* 169:3519–3525.

Lund J.E. 2000. Toxicologic effects on blood and bone marrow. In *Schalm's Veterinary Hematology*, 5th ed. eds. B.F. Feldman, J.G. Zinkl, and N.C. Jain. pp. 44–50. Philadelphia: Lippincott Williams & Wilkins.

Lux C.T., Yoshimoto M., McGrath K. et al. 2008. All primitive and definitive hematopoietic progenitor cells emerging before E10 in the mouse embryo are products of the yolk sac. *Blood* 111:3435–3438.

MacKenzie W.F. and S.L. Eustis. 1990. Bone marrow. In *Pathology of the Fischer Rat*. eds. G.A. Boorman, S.L. Eustis, M.R. Elwell, C.A. Montgomery, and W.F. MacKenzie. pp. 394–403. San Diego: Academic Press, Inc.

Meyer D.J. and J.W. Harvey. 2004. *Veterinary Laboratory Medicine*, 3rd ed. St. Louis: Saunders.

Morrison S.J. and A.C. Spradling. 2008. Stem cells and niches: mechanisms that promote stem cell maintenance throughout life. *Cell* 132:598–611.

Oberlin E., El Hafny B., Petit-Cocault L. et al. 2010. Definitive human and mouse hematopoiesis originates from the embryonic endothelium: a new class of HSCs based on VE-cadherin expression. *Int J Dev Biol* 54:1165–1173.

Ogasawara H., Mitsumori K., Onodera H. et al. 1993. Spontaneous histiocytic sarcoma with possible origin from the bone marrow and lymph node in Donryu and F-344 rats. *Toxicol Pathol* 21:63–70.

Olver C.S. 2010. Erythropoiesis. In *Schalm's Veterinary Hematology*, 6th ed. eds. D.J. Weiss and K.J. Wardrup, pp. 36–42. Ames, IA: Wiley-Blackwell.

Overmann J.A., Modiano J.F., and T.O. O'Brien. 2010. Stem cell biology. In *Schalm's Veterinary Hematology,* 6th ed. eds. D.J. Weiss and K.J. Wardrup. pp. 14–19. Ames, IA: Wiley-Blackwell.

Palis J. 2008. Ontogeny of erythropoiesis. *Curr Opinion Hematol* 15:155–161.

Palis J., Malik J., McGrath K.E. et al. 2010. Primitive erythropoiesis in the mammalian embryo. *Int J Dev Biol* 54:1011–1018.

Park C., Ma Y., and K. Choi. 2005. Evidence for the hemangioblast. *Exp Hematol* 33:965–970.

Penny R.H. and C.H. Carlisle. 1970. The bone marrow of the dog: a comparative study of biopsy material obtained from the iliac crest, rib, and sternum. *J Small Anim Pract* 11:727–734.

Provencher Bolliger A. 2004. Cytological evaluation of bone marrow in rats: indications, methods, and normal morphology. *Vet Clin Pathol* 33:58–67.

Radin M.J. and M.A. Wellman. 2010. Granulopoiesis. In *Schalm's Veterinary Hematology,* 6th ed. eds. D.J. Weiss and K.J. Wardrup. pp. 43–49. Ames, IA: Wiley-Blackwell.

Reagan W. 1993. A review of myelofibrosis in dogs. *Toxicol Pathol* 21:164–169.

Reagan W.J., Irizarry-Rovira A., Poitout-Belissent F. et al. 2011. Best practices for evaluation of bone marrow in nonclinical toxicity studies. *Toxicol Pathol* 39:435–448.

Rebar A.H. 1993. General responses of the bone marrow to injury. *Toxicol Pathol* 21:118–129.

Samokhvalov I.M., Samokhvalova N.I., and S. Nishikawa. 2007. Cell tracing shows the contribution of the yolk sac to adult hematopoiesis. *Nature* 446:1056–1061.

Schmitt A., Joualult H., Guichard J. et al. 2000. Pathologic interaction between megakaryocytes and polymorphonuclear leukocytes in myelofibrosis. *Blood* 96:1342–1347.

Schmitt A., Drouin A., Masse J.M. et al. 2002. Polymorphonuclear neutrophil and megakaryocyte mutual involvement in myelofibrosis pathogenesis. *Leuk Lymphoma* 43:719–724.

Schomaker S.J., Clemo F.A.S., and D. Amacher. 2002. Analysis of rat bone marrow by flow cytometry following in vivo exposure to cyclohexane oxime or daunomycin HCl. *Toxicol Appl Pharmacol* 185:48–54.

Sharkey L.C. and S.A. Hill. 2010. Structure of bone marrow. 516
In *Schalm's Veterinary Hematology,* 6th ed. eds. D.J. Weiss and K.J. Wardrup. pp. 8–13. Ames, IA: Wiley-Blackwell.

Shepard J.L. and L.I. Zon. 2000. Developmental derivation of embryonic and adult macrophages. *Curr Opin*

Hematol 7:3–8.

Speck N., Peeters M. and E. Dzierzak. 2002. Development of the vertebrate hematopoietic system. In *Mouse development patterning, morphogenesis, and organogenesis*. eds. J. Rossant and P.P.L. Tam. pp. 191–210. San Diego: Academic Press.

Tanaka M., Aze Y., and T. Fujita. 1997. Adhesion molecule LFA-1/ICAM-1 influences on LPS-induced megakaryocytic emperipolesis in the rat bone marrow. *Vet Pathol* 34:463–466.

Tavian M., Biasch K., Sinka L. et al. 2010. Embryonic origin of human hematopoiesis. *Int J Dev Biol* 54:1061–1065.

Tober J., Koniski A., McGrath K.E. et al. 2007. The megakaryocyte lineage originates from hemangioblast precursors and is an integral component both of primitive and of definitive hematopoiesis. *Blood* 109:1433–1441.

Travlos G. 2006a. Normal structure, function, and histology of the bone marrow. *Toxicol Pathol* 34:548–565.

Travlos G. 2006b. Histopathology of bone marrow. *Toxicol Pathol* 34:566–598.

Valli V.E. and R.M. Jacobs. 2000. Structure and function of the hemopoietic system. In *Schalm's Veterinary Hematology*, 5th ed. eds. B.F. Feldman, J.G. Zinkl, and N.C. Jain. pp. 225–239. Philadelphia: Lippincott Williams & Wilkins.

Valli V.E., McGrath J.P., and I. Chu. 2002. Hematopoietic system. In *Handbook of Toxicologic Pathology*, 2nd ed. eds. W.M. Haschek, C.G. Rousseaux, and M.A. Wallig. pp. 647–677. San Diego: Academic Press.

Weiss D. 1986. Histopathology of canine nonneoplastic bone marrow. *Vet Clin Pathol* 15:7–11.

Weiss, D. 2004. Flow cytometric evaluation of canine bone marrow based on intracytoplasmic complexity and CD45 expression. *Vet Clin Pathol* 33:96–101.

Weiss D. 2010a. Drug-induced blood cell disorders. In *Schalm's Veterinary Hematology*, 6th ed. eds. D.J. Weiss and K.J. Wardrup. pp. 98–105. Ames, IA: Wiley-Blackwell.

Weiss D. 2010b. Chronic inflammation and secondary myelofibrosis. In *Schalm's Veterinary Hematology*, 6th ed. eds. D.J. Weiss and K.J. Wardrup. pp. 112–117. Ames, IA: Wiley-Blackwell.

Weiss D., Blauvelt M., Sykes J., and D. McCenahan. 2000. Flow cytometric evaluation of canine bone marrow differential counts. *Vet Clin Pathol* 29:97–104.

Wewer C., Seibt A., Wolburg H. et al. 2011. Transcellular migration of neutrophil granulocytes through the blood-cerebrospinal fluid barrier after infection with *Streptococcus suis*. *J Neuroinflam* 8:51. http://www.jneuroinflammation.com/content/8/1/51.

Wodarz A. and R. Nusse. 1998. Mechanisms of wnt signaling in development. *Annu Rev Cell Dev Biol* 14:59–88.

Yan X., Lacey D., Hill D. et al. 1996. A model of myelofibrosis and osteosclerosis in mice induced by overexpressing thrombopoietin (mpl ligand): reversal of disease by bone marrow transplantation. *Blood* 88:402–409.

Yokomizo T., Hasegawa K., Ishitobi H. et al. 2008. Runx1 is involved in primitive erythropoiesis in the mouse. *Blood* 111:4075–4080.

Yokoyama T., Etoh T., Kitagawa H. et al. 2003. Migration of erythroblastic islands toward the sinusoid as erythroid maturation proceeds in rat bone marrow. *J Vet Med Sci* 65:449–452.

Zovein A.C., Hofmann J.J., Lynch M. et al. 2008. Fate tracing reveals the endothelial origin of hematopoietic stem cells. *Cell Stem Cell* 3:625–636.

第 14 章　淋巴系统

Patrick J. Haley

518 ## 14.1　引言

免疫系统的组织形态学评价是确定免疫毒性公认的基石。基于广泛的科学讨论，已形成了一份国际协调会议（International Conference on Harmonization, ICH）指南和“最佳操作”用以评估免疫系统（ICH S8 2006；Haley et al. 2005）。此外，很多优秀的文章及书籍的章节中也提供了详细的方法，帮助准确和一致地描述免疫系统中预期的或意外的药物诱导改变（Jones et al. 1990; Kuper et al. 1991, 1992, 1995; Greaves 2000; Gopinath et al. 1987; Sternberg 1997）。读者可以从 Maronpot（2006）发表的大量优秀文章中获取并参考这些方法。

本章主要用于帮助解剖病理学家对免疫系统的病变进行确定及分类，包括轻微的病变和明显的病变。淋巴器官的仔细和全面的组织病理学检查并结合临床病理和脏器重量数据，对于确定淋巴系统的生物学效应，以及确定“免疫抑制的程度或免疫调节过度”非常重要。

此外，本章节重点讨论了淋巴系统相关的分子和细胞的生物学特点，因为确定淋巴器官的组织形态学改变比较简单，而理解这些变化的病理学意义才是真正的难题。作为一线病理学家，至关重要的是我们不仅确定化合物诱导的组织学变化，而且能够在免疫生物学的背景下解释这些变化。

14.2　回顾《免疫系统常规病理学评估最佳操作指南》(*Best practice Guideline for the Rom fine pathology Evaluafion of the Immune sysfem*）以及淋巴器官按区分析的重要性

根据《ICHS8：人用药物的免疫毒性研究》(ICHS8: immunotoxicity Studies for human pharmaceutica)，所有研究性新药均需要进行潜在免疫毒性评价。第一步应先进行标准毒性研究（standard toxicity studies, STSs），在适当的情况下可进行附加的免疫毒性研究。应该通过对 STSs 观测的所有数据进行权重分析，包括临床病理学终点（标准的血液学分析，重点是白细胞计数及分类计数；临床生化学，重点是球蛋白和 A/G 比值），对淋巴器官 / 组织的大体病理学观察；胸腺和脾的脏器重量；对胸腺、脾、骨髓、派氏结（Peyer’s patches, PPs）、引流部位淋巴结，以及至少一个其他部位淋巴结的按区组织学分析，来确定是否存在潜在的免疫毒性。

美国毒性病理学会（Society of Toxicologic Pathology, STP）工作组（Working Group, WG）在免疫系统常规病理学评价的最佳操作指南中确定和讨论了大量相关问题，包括强化组织病理学的定义（Haley et al. 2005）。首先，工作组同意强化组织病理学检查不要求免疫组织化学检查、519
淋巴组织的盲法评分、淋巴组织的形态计量分析或者淋巴组织细胞悬浮液的流式细胞学检查。

这些特殊技术是非常有用的但无需常规使用，仅在标准毒性研究中观测到免疫系统效应时，为了回答特定的科学问题才会使用这些技术。

其次，所有的淋巴组织对组织损伤或刺激可能的反应是有限的，这些反应包括增生、肥大、萎缩、坏死、炎症和肿瘤。此外，有些淋巴组织的变化仅仅反映了特定淋巴组织的正常功能变化，也就是说，滤过淋巴结可能出现与对照组不同的变化，但本质上可能不是异常（病理）变化。例如，淋巴结髓窦红细胞增多（红细胞聚集）可能由于远处血管损伤而引流至淋巴结，这与淋巴结出血不同，淋巴结出血应该有血管损害的证据。抗原转运至淋巴结可导致正常的免疫刺激和滤泡增生，或颗粒物转移至淋巴结并在此聚集，导致非特异反应性淋巴细胞增生（reactive lymphoid hyperplasia, RLH）。淋巴组织不是静态器官，特别是淋巴结和脾中存在的定居细胞群和迁移细胞群，迁移细胞可以是正常通过淋巴组织的迁移细胞，也可能是远处组织损伤处或抗原暴露处迁移而来的细胞。认识淋巴组织中受累细胞群体的类型，对于了解组织形态学改变的意义至关重要。

关于测定淋巴器官重量的意义，免疫系统常规病理学评价最佳操作指南中提到以下几点：①应该常规记录并评估胸腺和脾的重量；②对于这些脏器重量的解释应该考虑研究中的所有其他临床数据、组织病理学数据和临床病理学数据；③脾和胸腺重量的改变（伴随组织病理学变化）是全身性免疫调节的可靠指标；④相比周围淋巴结的重量变化，脾和胸腺的重量变化是淋巴组织效应更为可靠的指标。实际上，并不推荐对淋巴结进行称重，因为很难对淋巴结一致性地取材和处理，并且缺乏这些数据的历史数据库。

外周淋巴结的正常组织学特征差异很大，并常常与有病理学改变的淋巴结特征相重叠。淋巴结取材、包埋和切片的细微差异，加上其固有差异较大，使得对外周淋巴结组织学特征的一致性评价变得困难（Haley 2008）。除了颌下淋巴结和肠系膜淋巴结外，并不推荐采集和检查其他外周淋巴结，除非这些淋巴结对外源性物质的给药部位进行引流，或者出现大体改变。引流给药部位的淋巴结代表了淋巴组织的药物高暴露和首过部位，因此可能提供一些对免疫系统潜在效应的线索。在任何标准剖检中都应该取材肠道相关淋巴组织（gut-associated lymphoid tissue, GALT），包括派氏结和肠系膜淋巴结，并且认为这些淋巴组织是经口给药最接近暴露的淋巴组织。同样地，在肺内给药时应该检查支气管相关淋巴组织（bronchus-associated lymphoid tissue, BALT）。气管支气管淋巴结在大多数 STSs 中并不是常规取材，但是评估肺暴露研究中需要进行取材。经鼻给药途径暴露的研究需要考虑取材鼻相关淋巴组织（nasal-associated lymphoid tissue, NALT）。

淋巴组织改变的半定量描述被认为是淋巴组织显微检查最佳操作指南的关键，也是强化组织病理学检查的核心。该方法是基于以下几个概念：①每个淋巴器官均有单独的区域行使特定的免疫功能；②这些区域的变化应该分别进行评估；③应该采用描述性术语而不是解释性术语来描述这些区域的变化。详细地进行组织变化的区域性评价可以深入了解病变的病理学和生物学意 520
义。在每个研究中设定年龄和性别匹配的对照组非常关键，以确保评价的准确性。此外，如果某一区域存在异常时，需要对该特定区域进行观察。如果所有组织区域均被认为在正常差异范围内时，就表明整个器官处于正常状态，此时就没有必要对每一区域单独进行评估。如果一个淋巴结所有区域的受累程度相似，那么就可采用像“淋巴细胞数量减少，总体严重程度分级，淋巴结（特定的淋巴结）”这样的术语。图 14.10b 和 14.10d 列举的淋巴结示例适合采用淋巴细胞普遍减少的描述。

对于免疫系统而言，组织病理学术语的一致性特别具有挑战性。在本文的撰写过程中，STP INHAND WG 正努力工作并即将完成免疫系统病理描述术语。在这一过程中，STP WG 意识到大体改变和镜下改变采用相同术语时会带来歧义，某些术语更强调的是诊断性解释而不是描述性解释。某些术语，如“萎缩”或“肥大”，更合适于大体改变的描述。由于最佳操作指南的主要目的是准确交流病理学所见，STP WG 提出了一些基本原则。强调采用描述性术语（即在尽可能的情况下指明何种特定类型的细胞数量增加或减少），而不是解释性术语，以便对于特定改变提供一个更客观的半定量的描述。例如，描述性术语可能是“细胞数量减少”，而解释性术语可能是“萎缩”“退化”或者“生成低下”。又例如，可以描述为“淋巴细胞，数量减少，皮质，淋巴结”，而不是“淋巴细胞生成低下”。其他描述性术语的例子可参见最佳操作指南，以及 Maronpot 发表的“淋巴器官组织形态学评价专论”这篇文章（Maronpot 2006）。

当开始评估免疫系统时，病理学家应该首先从这些基本问题开始：①淋巴器官大体观察比正常大还是小，即大体观察体积增大还是减小？②淋巴器官大体观察形状、重量、颜色或质地是否与正常背景和（或）对照组有无差异？③器官大小的变化是否因为镜下某一特定区域的组分出现明显改变（如细胞、间质、水肿液）所导致？④器官大小的改变是否由于一个或多个区域的细胞数量发生改变引起，也就是说，是否为镜下观察到的细胞数量增加或减少引起。如果是，那么是哪种细胞（淋巴细胞、巨噬细胞、间质细胞等）受累及？⑤哪一个特定区域受累及？⑥这些变化是由于该区域定居细胞还是外来迁移的细胞造成的？通过这种简单的方法或许能够揭示这些复杂和高塑性组织的组织形态学变化。在本章的下面小节中将以器官为基础逐个进行详细阐述。

14.3　胸腺

14.3.1　胸腺结构：历史视角

不同种属的胸腺大体形态相似，随着时间的推移，对胸腺的描述性术语没有太多改变。例如，1918 年 Gray 曾这样描述人类的胸腺：

“每个侧叶由纤细结缔组织连接的许多小叶组成，整个腺体由类似但更致密结构的被膜所包裹。主要的小叶大小差异较大，由针头大小至小豌豆大小，并且由大量的小结节或滤泡组成，这些结节或滤泡形态不规则，或多或少地融合在一起，尤其是腺体内部。”

14.3.2　胸腺结构：种属差异 521

在更现代的术语中，胸腺具有薄层结缔组织被膜，被膜包绕组织并穿透胸腺将胸腺分成多个小叶，这些小叶在大型种属（如犬或猴）中非常容易分辨。但是，小鼠并不具有这种小叶分隔（图 14.1a~d）。大多数哺乳动物，包括人类、犬和非人灵长类动物，胸腺是双叶淋巴器官，位于胸腔前侧心脏和冠状血管的颅侧。但是，大鼠胸腺的一叶或双叶均可以不同程度地延伸至颈部，豚鼠的胸腺位于颈部更前方（Dijkstra and 522
Sminia 1990），在小鼠中也有胸腺位于颈部的报道（Terszowski et al. 2006）。猪的胸腺也位于胸腔，在心包膜之上并延伸至胸廓的入口处。与其他种属动物一样，猪的胸腺也是双叶的。但是这两叶继续沿着左、右颈静脉凹槽，紧靠颈动脉，上延至咽部区域，这部分胸腺又称为“颈部胸腺”（Haley 2012）。

14.3.3　胸腺：生长和发育

大多数种属动物在性成熟前胸腺体积随时间推移逐渐增大，然后开始退化，这种改变在犬、猴和人类中非常明显（图 14.1e）。随着动物年龄的增长，功能性胸腺组织逐渐由脂肪组织所取代，称为萎缩或退化，可见明显的上皮结构（条索状、小管状、囊状），尤其是在髓质中。

在大多数急性和亚慢性重复给药毒性研究时使用的啮齿类动物胸腺很明显。但是，人类的胸腺在 10 岁以前就开始退化，到 30 岁时胸腺基本由脂肪和结缔组织所替代。因为成年人的胸腺基本上是缺如的，所以化合物诱导的胸腺细胞数量减少与人类的相关性可能存疑。但是，在非临床安全性评价中，实验动物胸腺的变化仍视为一个有意义的指标，提示可能会对免疫系统具有全身性效应。

组织学上，胸腺由深染的、致密排列的小淋巴细胞的外部皮质围绕并与其内浅染的髓质清楚地分隔开。在相邻的小叶之间髓质是连续的，但是在不同切面由皮质围绕的髓质可呈独立的岛状（图 14.1a~d）。髓质中可见上皮来源的扁平网状细胞组成的嗜酸性同心圆旋涡，被称为胸腺小体，其内充满透明角质和成束的角蛋白丝。

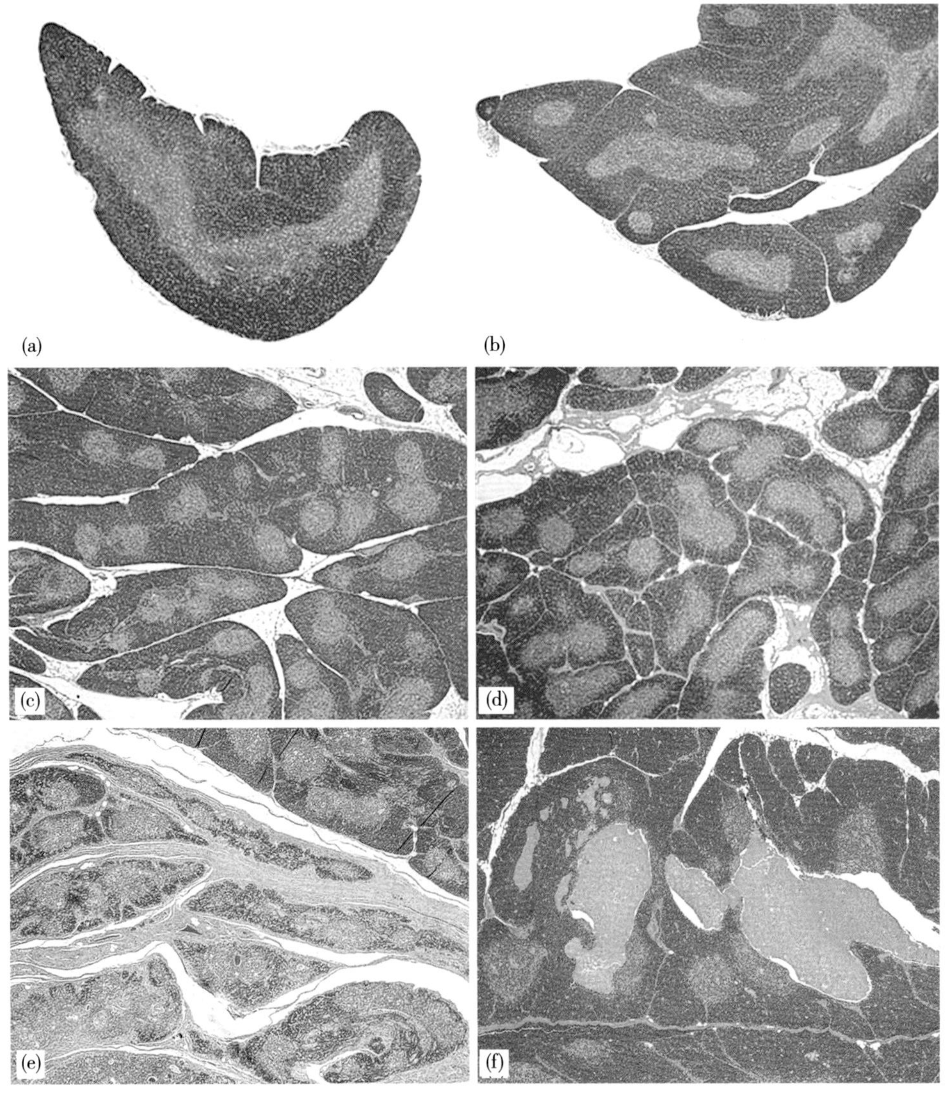

图 14.1 四个种属动物胸腺的显微照片。注意与小鼠（a）和大鼠（b）相比较，犬（c）和猴（d）的胸腺分叶数量更多。（a）小鼠胸腺的髓质是连续的没有分叶。（e）3 个月毒性研究中对照组犬胸腺的正常退化。（f）正常食蟹猴胸腺髓质中可见持续存在的胚胎残留，形成囊肿

犬、猪和猴的胸腺小体可出现明显角化，大鼠角化较不明显，而小鼠不发生角化（图 14.2c 和图 14.2d）。大鼠的角化在年轻动物（150~200g）中较少出现，但随着年龄增长会逐渐增多，并且随着器官的退化可能会出现囊性改变。上皮细胞（除了胸腺小体）为胸腺提供了一个结构框架，也是胸腺重要激素的来源，这些重要激素包括胸腺体液因子、胸腺肽、胸腺素和胸腺生成素，这些激素对于胸腺细胞的生长、成熟和分化是必不可少的（Anderson et al. 1996；van Ewijk et al. 1994）。人类胸腺中胸腺小体的囊性变性被认为是由于胸腺髓质导管上皮来源的结构对潜在的炎症过程的过度反应（Sternberg 1997）。大鼠和犬不常见胸腺髓质的囊性结构，但在食蟹猴中常见，这可能是其胚胎残留物持续存在的结果（图 14.1f）。

Pearse（2006a）及其他人的文章中已经描述了某些品系大鼠的胸腺中存在无上皮区（Epithelium-free areas, EFAs）或“孔洞”，在正常对照组比格犬中经常可见到大量较大的 EFAs（图 14.2a 和图 14.2b）。这些在被膜下聚集的淋巴细胞由于缺乏上皮细胞显得其比相邻皮质染色深。因为其常含有许多易染体巨噬细胞（巨噬细胞胞质内含有“易染的”或可染色的凋亡碎片），所以不能误诊为该区域的皮质凋亡增多。已有建议 EFAs 区是淋巴细胞在髓质和皮质间迁移的区域，缺乏上皮细胞接触，因此可逃避间质细胞介导的选择过程（Bruijntjes et al. 1993）。

大量的研究提示检测到胸腺重量的改变常常早于组织形态学改变（ICICIS 1998；Savino et al. 2002）。但是，与所有淋巴器官一样，胸腺重量可能是有问题的变量。胸腺及脾重量的差异可通
523 过由训练良好的实验操作人员采用一致性取材而解决。应该对所用每一个种属和品系的实验动物和采集数据动物的年龄、体重和性别建立并维护一个淋巴器官重量的历史数据库。即使在这样的条件下，正常性成熟的雄性或雌性 Sprague–Dawley 大鼠的胸腺重量中位数可存在高达 70% 或更高的差异，而正常雄性或雌性比格犬的胸腺重量中位数存在 120%~170% 的差异。

14.3.4　胸腺：功能 524

多年来，胸腺功能一直困扰着医学研究者，这促使研究者对该器官提出了一些非常创新和引人注目的观点：

“Watney 的重要发现是观察到胸腺中有血红蛋白存在，无论是在囊肿中，或是在同心圆血细胞附近或形成同心圆血细胞的部分细胞内。这种血红蛋白呈颗粒样或表现为与有色血细胞完全相似的圆形团块。他还发现，来自胸腺的淋巴液中有与腺体中细胞类似的细胞，这些细胞中也含有血红蛋白，以颗粒或团块的形式存在。根据这些事实，他得出结论，即胸腺是有色血细胞的来源之一。最近 Schaffer 在胸腺内观察到有核红细胞的存在。胸腺的功能不清楚，似乎在生长期可以提供一个与机体代谢的某些阶段相关（尤其与性腺相关）的内分泌功能。”（Gray 1918）

自 Watney 时代开始，人们对胸腺生物学的认识取得了许多进展。目前已经知道胸腺是初级淋巴器官，骨髓来源的 T 细胞前体，在胸腺经过多次变化而成熟，最终生成并释放成熟的 T 细胞（Anderson et al. 1996）。理解胸腺生物学功能的核心就是认识到胸腺对于 T 细胞的成熟，以及对于启动细胞介导的全身免疫应答举足轻重。胸腺的这种核心功能在各种属间没有差异，建议读者可以查阅关于该方面的许多文献（Lind et al. 2011；Anderson et al. 1996；Caponeet al. 2001）。

Lind 等人（2011）描述了胸腺中淋巴细胞前体发育分 4 个不同的功能区域。简而言之，骨髓来源的胸腺前体细胞迁移至胸腺，通过皮髓质交界处的血管进入胸腺。随后经历了 4 个阶段

而成熟，包括伴随 T 细胞受体基因重排、表面 T 细胞受体表达和白介素受体表达的增殖和分化。这些是在淋巴细胞由被膜下区域通过皮质到达髓质的过程中完成的，在此期间淋巴细胞通过与主要组织相容性复合体（major histocompatibility complex, MHC）/ 肽复合物的相互作用完成阳性和阴性选择，最终释放出成熟的 TCR^{high} $CD4^-$ $CD8^+$ 和 TCR^{high} $CD4^+CD8^-$ 的 T 淋巴细胞进入血液循环（Anderson et al. 1996；Capone et al. 2001）。胸腺的免疫组织化学染色显示髓质中含有大量的 $CD3^+$T 细胞。淋巴细胞的成熟依赖于皮质内与胸腺上皮细胞（thymic epithelial cells, TECs）的相互作用，其通过体液因子，如胸腺肽和胸腺生成素，或通过直接接触起作用。已证实 TEC 来源的 Stat3 对胸腺淋巴细胞的存活，以及对维持胸腺结构起关键作用，并且消除 TEC 中的 Stat3 会加速胸腺的老化和退化（Sano et al. 2001）。总之，Stat3 可抑制特定基因，该基因在对应激和老化的应答中可诱导胸腺淋巴细胞的凋亡。

生长激素（growth hormone, GH）对于胸腺的正常生长和发育至关重要，生长激素使淋巴细胞转运至胸腺哺育细胞，新的 T 淋巴细胞迁移进入胸腺，促进胸腺淋巴细胞的增殖，以及促进胸腺淋巴细胞与 TEC 的黏附（Savino et al. 2002）。GH 和胰岛素样生长因子（insulin-like growth factor, IGF-1）均对胸腺肽的分泌发挥作用。

上皮细胞中的一个特定亚群被称为哺育细胞，它可以同时吞噬大量的 T 细胞，因而为 T 细胞的成熟、分化和选择提供一个特殊的微环境。在 T 细胞成熟过程中，与 T 细胞相互作用的其他间质细胞包括巨噬细胞、树突状细胞（dendritic cells, DC）和成纤维细胞。因此，尽管在胸腺的组织病理学评价中皮质淋巴细胞很重要，但是基于胸腺淋巴细胞与间质细胞的双向相互作用，所以皮质和髓质的间质成分对于正常胸腺也同样重要（van Ewijk et al. 1994）。

在正常比格犬和非人灵长类动物的髓质中可 525
能也会见到具有发育良好的生发中心独特的淋巴小结（图 14.2f）。这些反应性淋巴小结在全身免疫中的作用尚不清楚。

14.3.5 胸腺：退化还是病理改变的难题

退化是胸腺淋巴细胞的生物程序性生理消除，该过程受许多激素的协调作用，尤其是在不同生长阶段变化的性激素，大多数种属胸腺在性成熟期开始退化（Sano et al. 2001）。胸腺退化的过程是通过 TEC 和胸腺淋巴细胞信号作用的胸腺微环境而介导的（Mackall et al. 1998）。胸腺淋巴细胞的减少是通过凋亡和吞噬清除皮质细胞碎屑而实现的，标志性改变就是出现“星空”现象，这是易染体巨噬细胞数量增加的结果。考虑受试动物的年龄、品系、性别及种属非常重要。特别是在啮齿类动物研究中，首先在同一性别进行比较，因为雌性动物相比雄性动物似乎具有更明显的上皮结构（Pearse 2006b）。老龄 Wistar 和 WAG 雌性大鼠的胸腺表现为含有少量上皮成分的淋巴细胞团，而老龄棕色挪威雌性大鼠的胸腺主要由索状及管状结构组成，含少量淋巴细胞。胸腺皮质淋巴细胞的背景性凋亡是正常退化过程的一部分，在大鼠的亚慢性或慢性研究期间（开始至结束时）该变化可能会出现显著增加，因此仔细地检测研究的对照组动物对于确定该变化是否由受试物诱导是非常重要的。

在犬的性成熟过程中，胸腺退化的程度差异很大。在 9~12 个月大的正常犬中，常见范围较大的胸腺发育和萎缩，使得确定受试物效应非常困难（图 14.1e）。

非人灵长类动物也表现出胸腺的巨大差异，但是这可能与动物来源有关（野外捕获与目的繁育），也与年龄和性成熟度有关。在犬和非人灵

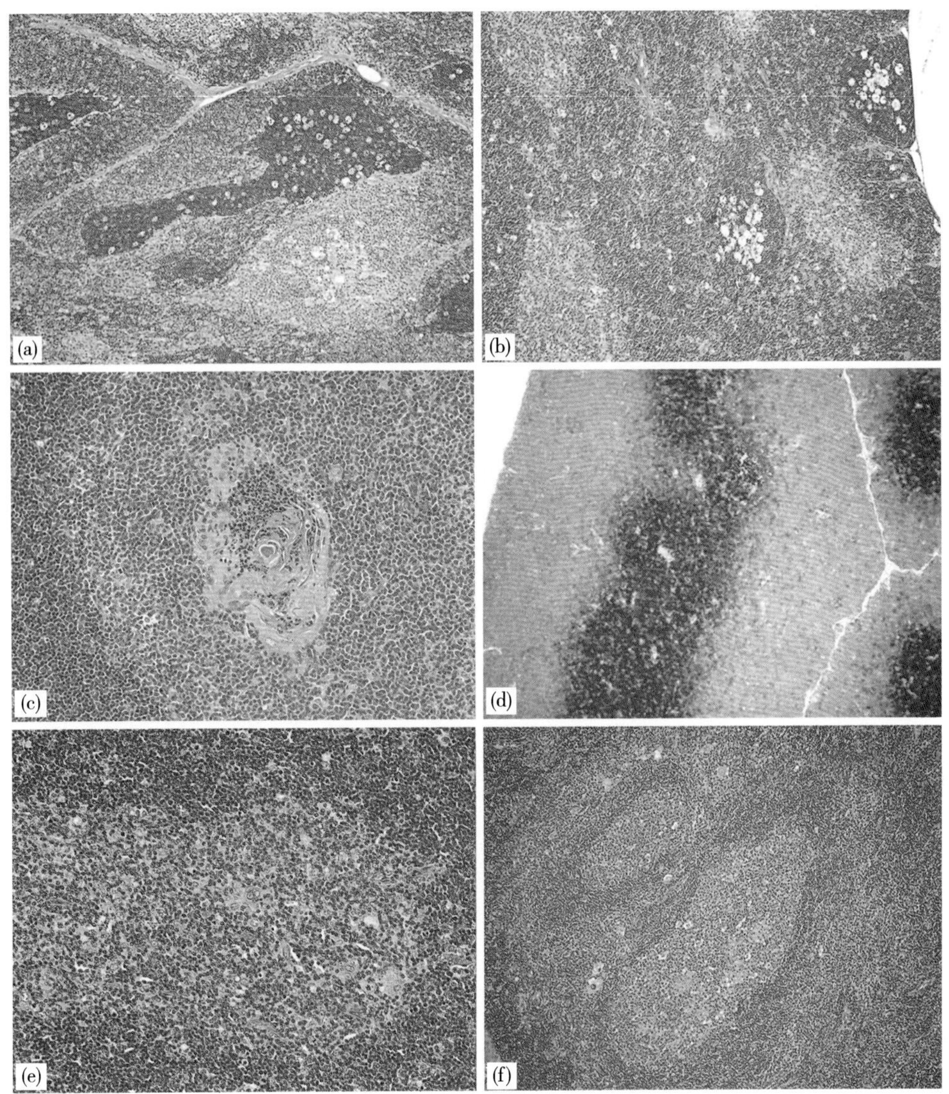

图 14.2　Sprague–Dawley 大鼠（a）和犬（b）的胸腺 EFAs。注意许多深染的淋巴细胞伴有凋亡和易染体巨噬细胞。（c）正常小型猪中出现较大的角化胸腺小体伴中性粒细胞浸润。（d）大鼠的胸腺髓质呈强 $CD3^+$ 染色。（e）正常大鼠的胸腺髓质中可见小的模糊的胸腺小体。（f）对照组比格犬的胸腺中含有两个较大的具有生发中心的淋巴滤泡

长类动物的胸腺退化过程中可见到脂肪细胞数量增多和更清晰的小叶间间质。即使在最佳的目的繁育食蟹猴中也可能会携带蠕虫、疟疾或病毒感染，这些反过来都会由于出现继发的慢性抗原刺激或应激而显著影响淋巴组织，从而导致胸腺的形态出现差异。

在毒性研究中，无论是直接效应（受试物诱导的）还是间接效应（应激导致的）引起胸腺皮质的典型组织学表现，特征是胸腺皮质细胞数量减少，伴有不同程度的皮质淋巴细胞凋亡增加和易染体巨噬细胞数量增加（星空现象），胸腺小体角化增加，以及皮髓质分界不清（图 14.3 和图 14.4）。随着这些变化的进展，胸腺可能变得破碎，在病变严重时，皮质和髓质的相对细胞比例可能会发生反转。但是，因为组织形态学检查基本上是观察某一个时间点的组织，所以在组织取材时所有上述改变不一定都呈现。如果能确定组织变化具有剂量反应关系，那么该病变就更可能与受试物相关。对镜下改变做出解释有时更困难，这是因为损伤和（或）应激的强度或持续时

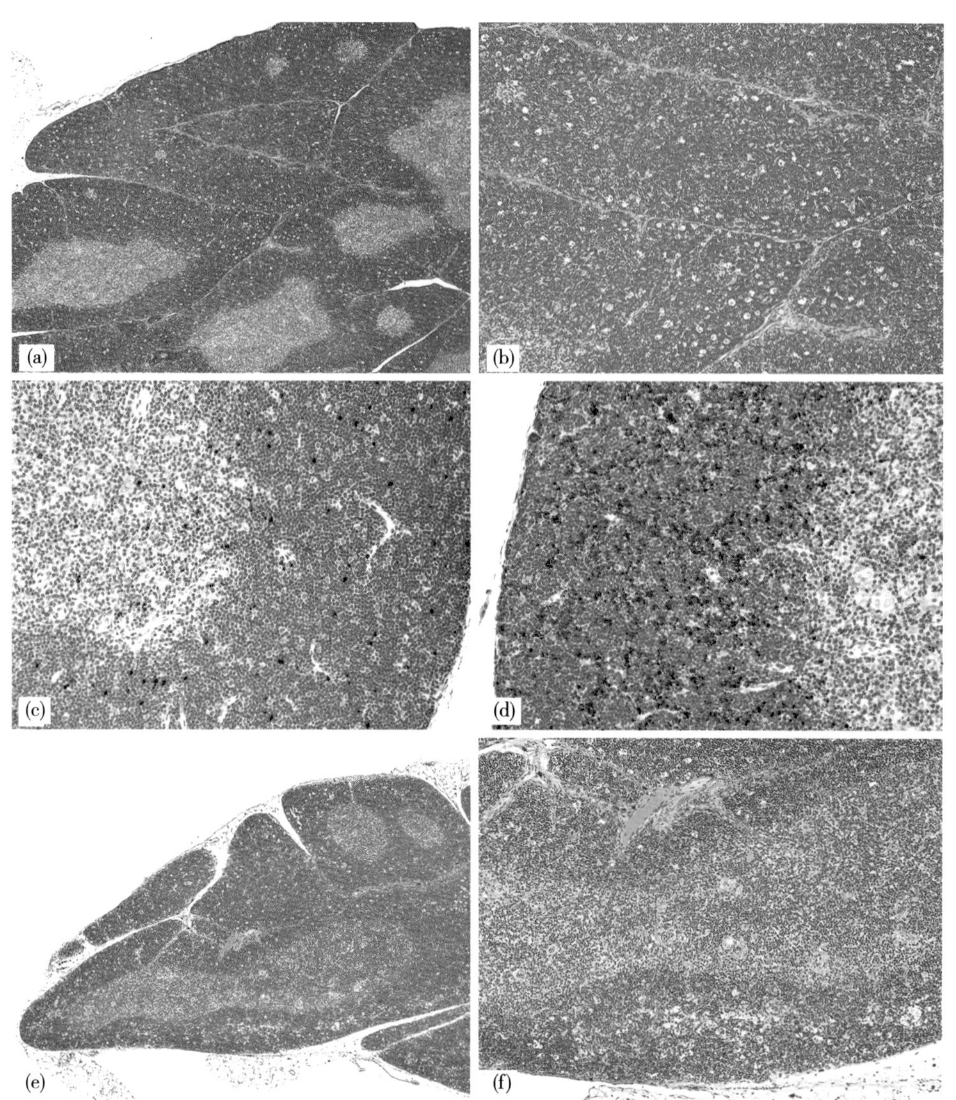

图 14.3 （a）成熟对照组 Sprague-Dawley 大鼠正常胸腺的 HE 染色切片。（b）典型的轻度背景皮质淋巴细胞凋亡的更高倍镜下照片。（c）对照组 Sprague-Dawley 大鼠胸腺的胱天蛋白酶 -3 染色，示正常低水平的背景凋亡。（d）给予靶向 T 细胞的免疫调节化合物的大鼠胸腺胱天蛋白酶染色，显示凋亡细胞数量显著增多。（e）给予免疫调节药物大鼠的胸腺。注意皮质变薄，但是排列有序，并且角化的胸腺小体增多。（f）e 图的更高倍镜下照片显示凋亡细胞形成的不规则斑块，导致皮质变薄和破碎

间，以及损伤和组织取材之间的时间间隔均会影响形态学表现。如果单次给予化合物后发生急性而严重的损伤，但是组织取材延后数日，那么整个器官可能突然出现的凋亡会快速被清除，所以仅可观察到细胞数量减少，而没有大量的凋亡小体或易染体巨噬细胞。相比之下，如果损伤是持续的并且很强，或者如果在损伤之后很快取材组织，那么在病变特征是存在大量明显的易染体巨
526 噬细胞（图 14.4a~ 图 14.4c）。啮齿类动物的胸腺是一个高度再生的器官，如果时间足够，即使最初损伤很严重，胸腺也能完全恢复（未公开发表数据）。

各种属（包括人类）间的其他胸腺病变通常相似，这些病变包括胸腺小体的囊性扩张伴细胞碎屑聚集、营养不良性钙化及泡沫样巨噬细胞聚集。大鼠中可出现角化胸腺小体数量增多和体积明显增大，并伴有皮质淋巴细胞凋亡和皮质细胞耗减（图 14.4f）。

527

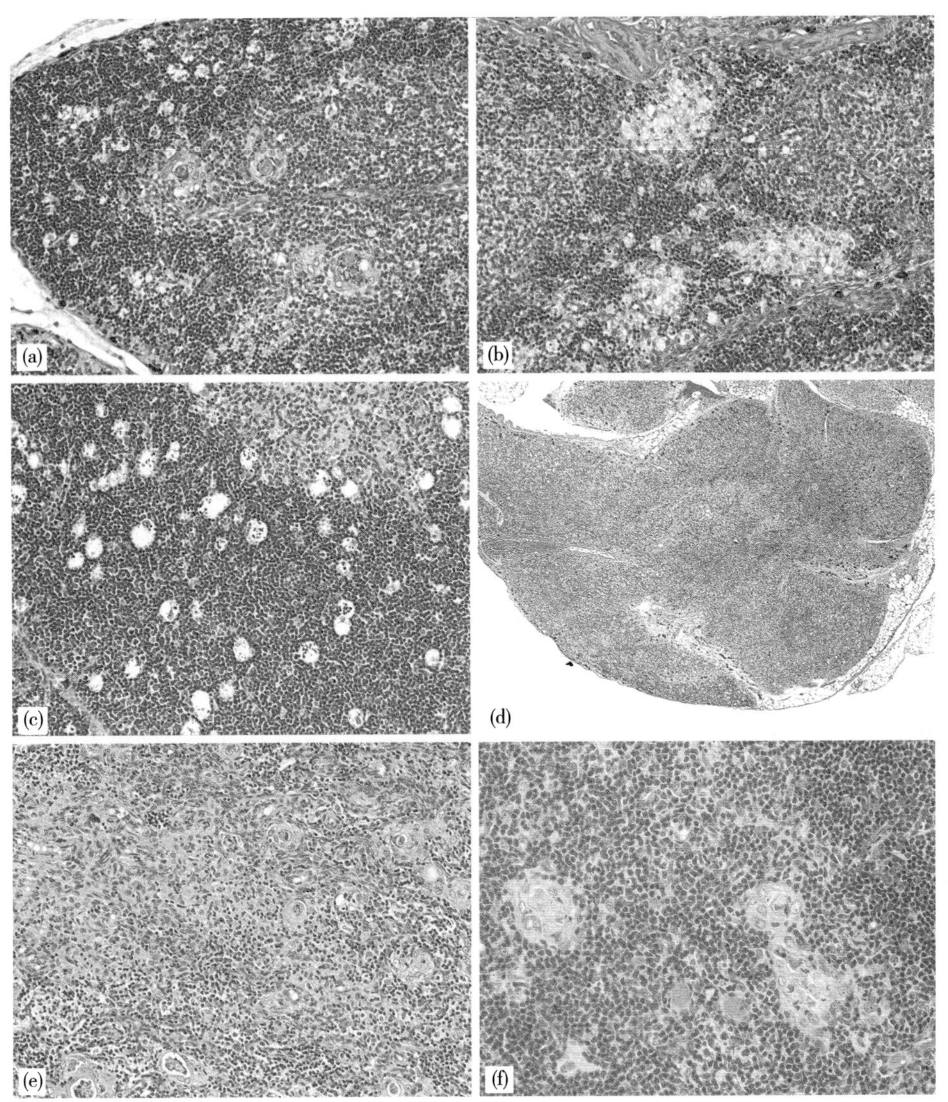

图 14.4 （a）给予高剂量免疫调节药物大鼠的胸腺。注意皮质厚度明显减少、皮质细胞数量减少、广泛的凋亡，导致皮质出现破碎样外观。（b）更高倍镜下照片显示皮质大量的易染体巨噬细胞，导致细胞缺失区域片状融合及细胞碎片增多。（c）皮质细胞不太严重的凋亡，伴有许多不同的形成良好的易染体巨噬细胞。（d）Sprague-Dawley 大鼠重复给予一种有效的免疫抑制化合物后出现的皮质细胞严重缺失。高倍镜下看不到易染体巨噬细胞。（e）大鼠胸腺的髓质可见胸腺小体增多。（f）e 图的更高倍镜下照片显示增大的胸腺小体角化增加，不管是何种原因引起的，该改变常伴有皮质细胞缺失

14.4　脾

14.4.1　脾：历史视角

脾的功能（写于 1923 年 10 月的一篇文章，并在 1924 年 2 月 21 日贝克萨尔县医学会之前投稿）。

528 贝克萨尔县医学会（Bexar County Medical Society）在 1919 年 10 月 23 日举行一次例会上，根据作者（未明确）的建议，在会议记录中收录了以下备忘录："我很幸运地发现，根据我在疟疾方面的经验让我得到以下结论：脾长期以来一直带给生理学家困惑和难题，人类脾的主要功能是防御疟疾。换句话说，脾含有对抗疟原虫的防御成分或激素，因此脾能抵抗最初的侵袭，因此具有免疫作用，其次脾可抵制寄生虫持续停留对机体的影响。"

我们已经经过了漫长的历程，由原来我们认为脾仅能防御疟疾，到现在我们认识到脾在免疫防御中具有核心作用，但是我们也认识到脾功能的不同反映了结构的差异。

14.4.2 脾：白髓

白髓区域的识别和组织学评价非常重要，脾白髓由动脉周围淋巴鞘（periarteriolar lymphoid sheath, PALS）、初级淋巴滤泡和次级淋巴滤泡、边缘区（marginal zone, MZ）和套区（mantle zone）组成，白髓也是脾评价的难点（图 14.6a 和 c）。不过，通过仔细地比较对照组动物和处理组动物，准确描述 PALS 的相对大小和细胞密度、淋巴滤泡的大小和成熟、MZ 细胞的存在或缺失，以及整个脾中散在分布的小淋巴细胞聚集体的相对数量，可以帮助理解受试物对脾的特异性免疫学影响。

14.4.2.1 动脉周围淋巴鞘（PALS）和淋巴滤泡

对白髓的经典描述重点在于 PALS 区密集的 $CD3^+$ 淋巴细胞聚集，沿中央动脉延伸伴随淋巴滤泡在中央微动脉分支处与 PALS 区汇合（图 14.5c）。小鼠的白髓最明显并且广泛分布，但是缺乏大鼠白髓可见的明确解剖结构和边界。虽然在这两个种属均有明显发育的 PALS，但小鼠中的淋巴滤泡比大鼠更难确定（Ward et al. 1999）。PALS 区有一个 T 细胞依赖内带，主要由 $CD4^+$ T 细胞及少量的 $CD8^+$ T 细胞和指状突 DCs 细胞组成，而 HE 染色较深的 PALS 外带由小 T 细胞、B 细胞、巨噬细胞及散在的浆细胞组成（Van Rees et al. 1996）。相比大鼠的脾，犬的脾白髓的 PALS 结构较不明显（图 14.5d），其仅出现在不同大小的淋巴滤泡附近。非人灵长类动物的脾与犬类似，与犬不同的是具有更多的淋巴滤泡，在某些情况下淋巴滤泡可能较大、不规则及形态异常（图 14.5e 和图 14.5f）。

14.4.2.2 边缘区、套区和边缘窦

比较不同种属脾白髓的三个组分时可能会令人困惑，包括套区或帽区、边缘窦和边缘区（MZ）。犬、非人灵长类动物和人类脾的套区是一圈围绕在次级淋巴滤泡的生发中心外深染的小淋巴细胞（Sternberg 1997），而大鼠的套区较难分辨或者缺乏。因此，在有关啮齿类动物的文献中常常不会提及套区（图 14.6a）。在有套区的种属中，套区是由 MZ 中等大小的淋巴细胞所围绕（图 14.6c）。在大鼠，淋巴滤泡通过一个独特的边缘窦与 MZ 分隔。人、小鼠、犬和非人灵长类动物的边缘窦在标准的显微镜下都不可见（Cesta 2006b；Han et al. 1997）。

边缘区是脾中不太被关注的淋巴区域，是一个高度有序的并具有不同功能的区域，它由一个网状结构和脾动脉末端组成，并将红髓与 PALS 及滤泡分隔开。边缘区主要由 B 细胞和 MZ 巨噬细胞（MZ macrophages, MZMs）组成。MZMs 位于 MZ 的外侧。第二类特化的巨噬细胞，即边缘区嗜金属巨噬细胞（marginal metallophilic 529
macrophage, MMM），位于 MZ 的内侧（Guo et al. 2007）。老龄大鼠的 MZ 可能会因为淋巴萎缩、组织细胞增生、浆细胞增生或者网状内皮增生而变得非常明显（Losco 1992）。

经过一系列复杂的步骤后，骨髓细胞促使 B 细胞系转移至脾成为过渡型 B 细胞，然后成熟为滤泡 B 细胞，或停留在红髓微静脉中并转变成边缘区 B 前体细胞（MZ B precursors, MZP）。这些 MZP 细胞然后再迁移至 MZ，并在此处根据随后的信号发育成 MZ B 细胞（Feng et al. 530
2007；Pillai and Cariappa 2009）。啮齿类动物的边缘区 B 细胞被确定为 IgD^- 和 IgM^+ 的细胞，而滤泡 B 细胞是 IgD^+ 和 IgM^+ 细胞（Van Rees

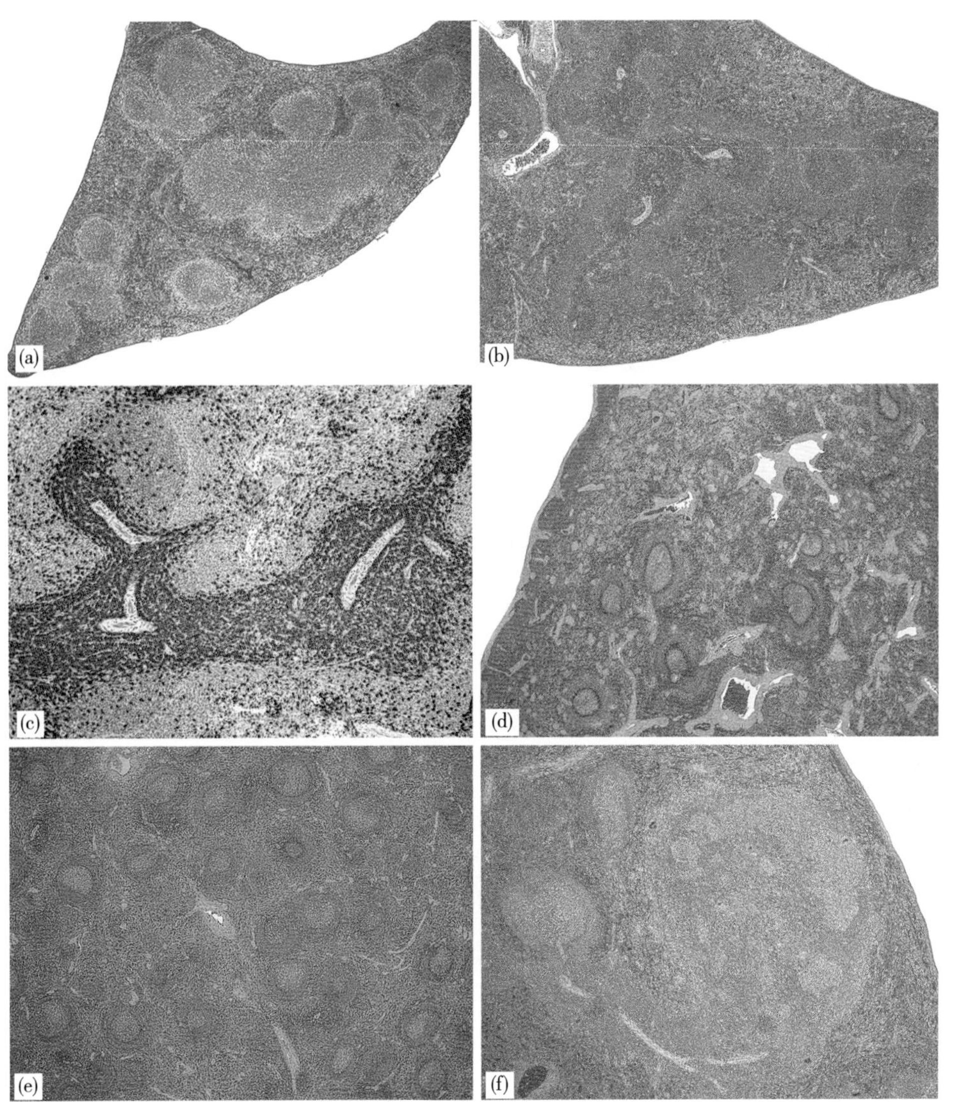

图 14.5 （a）对照组小鼠的脾，表现为大量的白髓中含有边界不清的滤泡，红髓和白髓间界限不清。（b）正常大鼠的防御型脾具有发育良好、界限清晰的白髓（PALS、淋巴滤泡）。（c）大鼠脾的更高倍镜下照片显示大量的 $CD3^+$ 细胞位于 PALS 区域。在 PALS 的一个分支中可见清晰的但未着色的淋巴滤泡。(d) 正常犬的脾与大鼠相比白髓较不发达，更大的肌小梁，与储存型脾一致。（e）非人灵长类动物的防御型脾含有发育良好的淋巴滤泡，但是无明显的 PALS。（f）对照组目的繁育食蟹猴的脾中可见多个较大发育良好的次级滤泡和一个不规则的、较大的、复杂的淋巴滤泡，后者中含有广泛的生发中心。这种复杂淋巴小结在目的繁育食蟹猴中较常见。在次级淋巴滤泡中可见明显的套区（帽区）和 MZ，与人类脾类似

et al. 1996）。与次级淋巴器官中再循环和归巢滤泡的 B 细胞不同，MZ B 细胞是相对固定的细胞群，它们不会再循环，但是暴露于诸如脂多糖（lipopolysaccharide, LSP）等细菌产物后，MZ B 细胞可被诱导迁移至白髓中，并向淋巴滤泡移动。MZ B 细胞以这种方式在天然免疫应答中发挥作用，主要针对血源性抗原产生初始抗体反应（Martin and Kearney 2000）。幼稚的 MZ B 细胞本质上具有类似于记忆细胞的特征（Pillai and Cariappa 2009）。众所周知，MZMs 参与清除微生物和病毒，并表达 Toll 样受体（toll-like receptors, TLRs）（Cesta 2006b）。因此，该区域的
淋巴细胞支持 T 细胞依赖的体液免疫应答，并容 531
易受到免疫调节化合物的影响，包括细胞耗减。疟疾和其他感染可以迅速消耗小鼠脾的 MZ B 细胞（Achtman et al. 2003）。给予免疫调节化合物

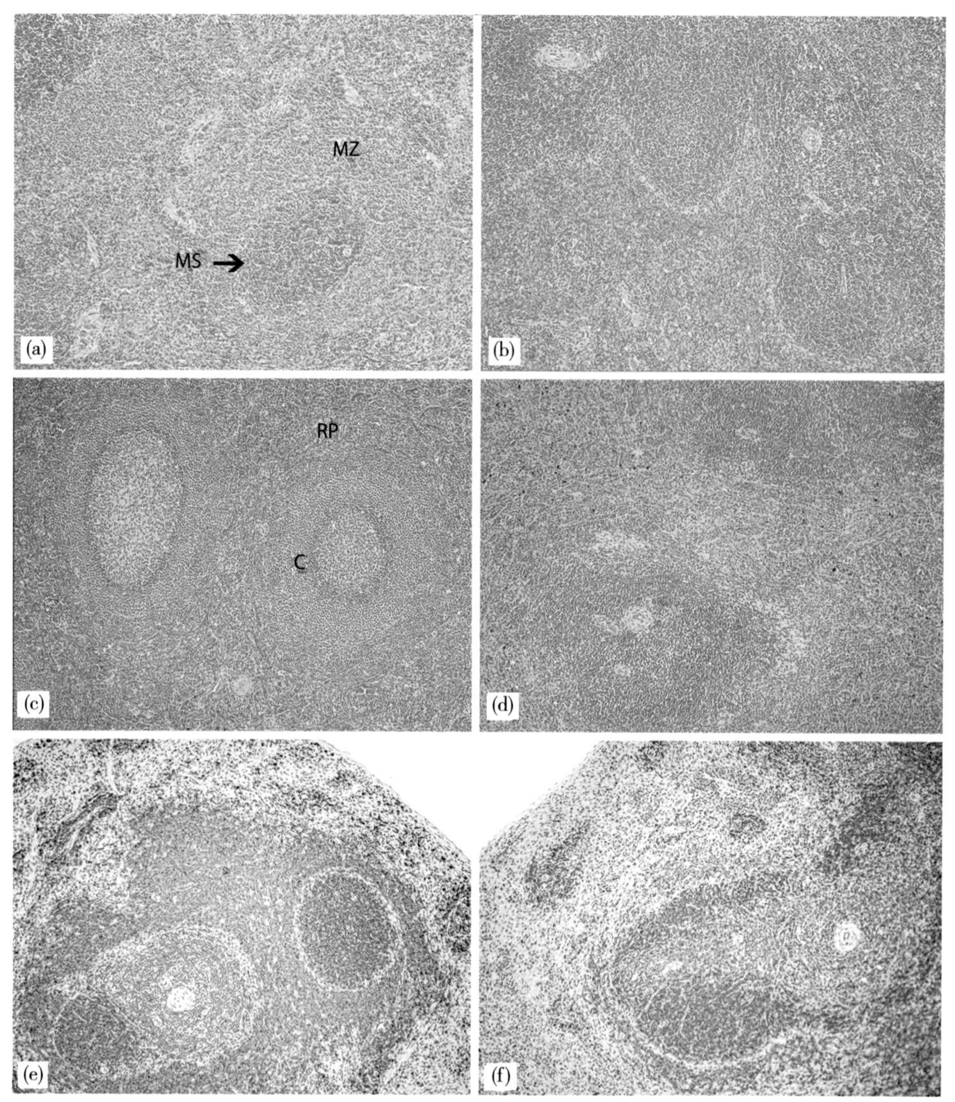

图 14.6 大鼠（a）和食蟹猴（c）脾的标记图像显示了边缘区（MZ）、边缘窦（MS）、套区或帽区（C）和红髓（RP）。（b 和 d）给予一种有效的免疫调节药物后，两个种属的边缘区均缺失。（e）（对照组）和（f）（处理组）采用 CD20 对 B 细胞染色，以确定 a 图和 b 图中观察到的对 B 细胞的选择性效应

后，啮齿类动物、非人灵长类动物和犬的 MZ 淋巴细胞可见到明显的细胞减少，但是缺乏免疫妥协的一致性证据（图 14.6a~f）。需要进行额外的工作，如 Guo 等人（2007）来进一步明确这些经常受影响的淋巴细胞群的功能和意义。

14.4.3 脾：红髓

所有种属的红髓都具有特征性的脾索和静脉窦三维网状结构（Cesta 2006b）。网状细胞及相关的纤维连同巨噬细胞一起组成了脾索，使脾具有过滤功能，可捕获衰老的红细胞和血源性微粒。在红髓的巨噬细胞内会有数量不等（有时相当大量的）铁色素（含铁血黄素），这代表了红细胞的回收，在红细胞清除增加时该色素增多。红髓和 MZ 区的巨噬细胞内也常见蜡样质和脂褐素，尤其在非人灵长类动物中。红髓也是啮齿类动物髓外造血的部位。因为血液通过红髓过滤，因而在其中也能见到其他类型的循环细胞。在淋巴细胞耗减时，固有细胞群和（或）迁移细胞群

可能变得更加明显，可能会被误认为是一种特殊细胞群的增加。

14.4.3.1　血流和滤过

脾的血管是复杂的，并有种属差异。一般情况下，血流经脾门流经脾需要依次经过以下顺序：脾动脉→小梁动脉→小动脉分支→红髓→中央微动脉→小微动脉分支→白髓毛细血管床，终止于 MZ 的边缘窦或红髓中。血液流过笔毛微动脉和微动脉经 MZ 至红髓，进入静脉窦（90%）或网状结构，该处的巨噬细胞吞噬衰老的红细胞和微粒（Dijkstra and Veerman 1990；Schmidt et al. 1993；Mebius and Kraal 2005）。大鼠和小鼠的 PALS 有大量的毛细血管，而犬却很少。猪脾的脾窦发育不良或没有脾窦，因此属于无血窦脾，而犬和大鼠是有血窦脾。小鼠脾没有真正的静脉窦衬覆细胞（Snook 1950）。大鼠的静脉窦比小鼠的更大、更容易确认，有时被称为髓微静脉（Schmidt et al. 1985）。

14.4.4　脾：与结构对应的功能

脾结构具有三种不同的功能，包括防御功能、储存功能和中间类型（Banks 1986）。虽然所有这三种形式执行血液滤过的必要功能，但是淋巴组分的作用各不相同。

14.4.4.1　防御型脾

防御型脾在啮齿类动物中最典型，特征是具有广泛的 PALS 区、大量的淋巴滤泡、较薄的被膜和收缩能力有限的小梁（图 14.5b）。防御型脾中突出的淋巴结构反映了其重点为免疫防御，而不是在人类、非人灵长类动物、小鼠、大鼠和家兔脾中可见的血液过滤或储存功能（图 14.5a、图 14.5b 和图 14.5e）。因为大多数一线病理学家在毒理学研究中常常需要观察大鼠的脾，所以鼓励大家对啮齿类动物的脾显微解剖学进行专门和详细的复习，可以参见 Cesta（2006b）的文章。

在食蟹猴中偶尔可见副脾，有时被称为异位脾或脾结节。这些副脾可位于胰腺内或与之相连。毒理学研究所采用的食蟹猴中高达 15% 的 532
食蟹猴可见异位脾。人类也可见到类似的结构，被称为“副脾”。根据 Han 等人（1997）的报道，在 25% 的人类尸体解剖中可发现副脾。

14.4.4.2　储存型脾

犬的脾是储存型脾，特征是具有一个较厚的被膜及由许多发育良好的平滑肌组成的肌小梁（图 14.5d）。平滑肌可使脾收缩，所以其除了具有血液过滤功能（即捕获和清除衰老的红细胞）以外，还可以储存高达 1/3 的循环血量，并且可以迅速清空。储存型脾的淋巴组织（与啮齿类动物比较）相对较少，表现为相对小的 PALS 和少量形成不佳的淋巴滤泡。

14.4.4.3　中间型脾

中间型脾的特征是小梁和淋巴组织的发育介于其他两型之间，见于反刍动物和猪。但是，猪的脾在宏观和微观上均与犬具有一些类似的特征（Haley 2012）。这两个种属的脾均呈窄长形，大小差异很大。中间型脾有一个平滑肌和弹性纤维交错组成的厚被膜，以及中等数量的类似肌小梁深入脾实质中。与犬相比，猪脾的淋巴组分中含有小的、不太明显的淋巴滤泡，但是具有发育良好的 PALS。对于猪而言，髓动脉的分支被称为鞘毛细血管，它来自中央动脉，被动脉周围同心层巨噬细胞鞘（椭圆体）所环绕，在 MZ 区很容易看见。这些分支相当大并且数量多。在犬中也可见椭圆体，但是大鼠没有。如前所述，猪的脾发育不良或缺乏脾窦，因此被称为无血窦脾。猪脾的整个红髓中都可见平滑肌束（Bacha and Wood 1990）。

14.4.4.4　造血

小鼠的脾终生都是主要的造血器官，其证据是在成熟小鼠的脾中可见大量的髓系和红系前体细胞。相对而言，大鼠脾的造血要弱很多，而人类和家兔仅胚胎期的脾具有较弱的造血活性，成年后脾基本上不具备造血功能，除非在疾病状态下才会具有造血功能（Dijkstra and Veerman 1990）。但是，在需求增加的情况下，成年大鼠脾的髓外造血（extramedullary hematopoiesis, EMH）活性也会显著性地增加。大型动物种属如毒理学研究中的犬或非人灵长类动物，即使骨髓是毒性作用的靶器官，脾脏也不存在 EMH（Irons 1991）。EMH 常见于啮齿类动物中，在年轻的未处理动物中更为常见，但是在骨髓毒性、全身性炎症、肿瘤或贫血等情况下也能出现（Losco 1992）。

14.4.4.5　淋巴细胞生成

大多数种属成年后脾的主要功能是淋巴细胞生成而非造血（Dellman and Brown 1987），但是人类过了 20 岁后脾就很少有活跃的生发中心（Han et al. 1997）。大多数哺乳动物脾中产生的淋巴细胞迁移至多个淋巴器官和骨髓。通过放射性标记脾细胞已证实，由脾新形成的淋巴细胞可迁入骨髓、PPs 的 T 细胞和 B 细胞区、淋巴结和扁桃体，以及肠黏膜固有层和肠上皮内（上皮内淋巴细胞）（Pabst and Nowara 1982）。迁移至骨髓的脾淋巴细胞转化为浆细胞。骨髓和脾接受最多数量的再循环淋巴细胞（Binns and Pabst 1994）。再循环淋巴细胞通过边缘窦，穿过表达 MAdCAM-1 的脾窦衬覆细胞屏障进入脾（Kraal et al. 1995）。

533 最后，应该指出的是许多已知的关于脾的分子生物学知识均来自于小鼠。但是，目前认为人类和小鼠脾的 B 细胞群存在显著差异，包括 MZ B 细胞的个体发育及脾大体解剖学。而且除了小鼠外，对种属间差异的细节了解甚少。因此，基于对小鼠的观察发现的脾组织形态学的变化推断功能性改变时必须慎重。

14.4.5　脾：组织病理学

与大多数器官一样，脾对损伤的反应所表现出的形态学改变有限。这些形态学改变包括 PALS、MZ 和滤泡（白髓）中的细胞减低；伴有或不伴凋亡和易染体巨噬细胞增加；PALS 或白髓细胞增加（增生）；年龄相关性萎缩；被膜纤维化；髓外造血减少或增加；梗死；炎症和坏死（图 14.7c 至图 14.7e）。其他可能的组织形态学改变还包括淀粉样变、磷脂质沉积、脂肪沉积（脂肪细胞浸润）和色素沉着。这些改变的识别与在其他组织没有区别，但是还需额外注意一些问题。白髓的增生可以是弥漫性或结节状并且较显著，导致对周围组织的压迫。局灶性白髓增生，也称为结节状增生或淋巴组织细胞（淋巴细胞和巨噬细胞混合型）增生，可自发于 F344 大鼠，也可继发于外源性物质处理后（Stefanski et al. 1990）。

如上所述，非人灵长类动物具有防御型脾，通常存在许多发达的次级淋巴滤泡（图 14.5e）。在某些淋巴滤泡的中心可能含有无定形的嗜酸性物质，可能是持续性抗原刺激和抗原抗体复合物沉积的结果。在野外捕获和目的繁育食蟹猴中均常可观察到大的、形状多变的淋巴滤泡，其生发中心不规则且形状奇特（图 14.5f）。这可能是慢性寄生虫（包括疟疾）、细菌或病毒感染的结果。

评估任一种属动物脾的改变时一个主要挑战是有时所有区域都发生相似的变化，而不是仅单一区域受累。所以，脾脏组织学上与对照组相似，但是大体观察体积较对照组略小。仔细地评估脏器重量是有帮助的，在大多数情况下，脏器重量下降 25%~35% 才能在脾脏发现组织学相关性改变。将对照组和给药组动物的脾脏组织学切片并排放在一张白纸上，对脾的相对大小和形状进行亚大体评估也是非常有帮助的。然后回答这些问题：①给药组动物的脾是否明显小于对照组动物？②横截面脾脏边缘是钝圆的还是尖锐的？③表面是否凹陷、扁平或膨胀（隆起）？回答上述问题可以帮助确定对脾的效应，以及这种效应是局灶性的还是弥漫性的。

过多的巨噬细胞色素沉着可来自于含铁血黄素（普鲁士蓝染色证实）或蜡样质 / 脂褐素（抗酸染色证实），需要仔细比较对照组动物和给药组动物来确定。局灶性较强或弥漫性细胞核及细胞的碎片，但却没有明显的易染体巨噬细胞，可能提示直接的细胞坏死（图 14.7e）。

在免疫毒性分析中脾重量，尤其是相对于脑的相对重量，是一个非常重要的指标。已经发现脾重量的减轻是啮齿类动物系统性免疫毒性的一个可靠指标，尤其是伴有组织形态学变化时。但是，犬的脾放血不完全时会被误认为其脾重量增

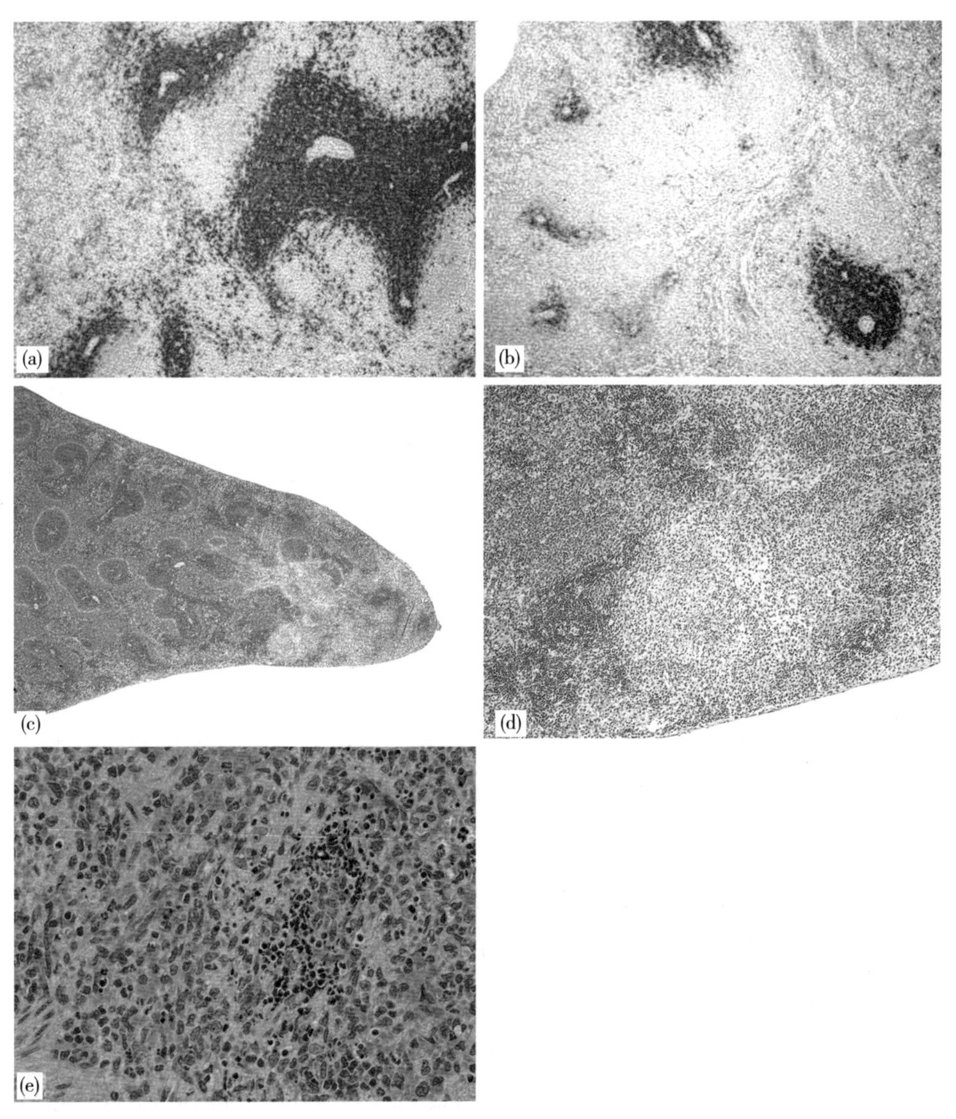

图 14.7　大鼠脾显示 PALS 的 CD3 染色（a），在给予免疫抑制化合物处理后表现为显著减少（b）。（c）脾梗死和局灶性坏死的例子。（d）为 c 的更高倍下图像。（e）脾小面积、散在性细胞坏死。注意坏死区域没有易染体巨噬细胞，提示该病变是坏死而不是凋亡

加，此时评估犬的脾重量会有问题。放血不完全还会使得淋巴细胞减少，因为大量的 RBC 堆积并压迫白髓。仔细地组织学检查能帮助确定是否放血完全，以及必须解释是否存在组织学人工假象。

强烈推荐读者参阅 Suttie（2006）发表的文章，该文对啮齿类动物脾病变提供了非常好的图片实例，并进行了说明和讨论。

534 14.5 淋巴结

14.5.1 淋巴结：历史视角

淋巴腺（*lymphoglandulæ*）："淋巴腺是小的椭圆形或豆形小体，位于淋巴管和乳糜管的通路中，所以淋巴和乳糜在抵达血液的过程中会经过淋巴结……淋巴管中的淋巴液在通过淋巴窦时，由于网状结构的存在而延缓，因此无论是正常还是病态的形态学成分都很容易在淋巴窦中受阻和沉积。许多淋巴细胞与输出淋巴液一起汇入全身血流中。"（Gray 1918）

535 14.5.2 淋巴结：结构和种属差异

经典的生物医学解剖学表明所有种属的淋巴结都与小鼠的淋巴结相似，特征是相对比较简单、豆形、均质状髓质外周围绕着一圈连续的皮质（Job1915；Dunn 1954；Ioachim1994）。过去几年里，人们对淋巴结的认知发生了改变，从普遍小而简单的结构（如对小鼠淋巴结的描述）到单只动物内和不同种属间淋巴结的明显不同结构非常显著的变异范围。因此，尽管通常淋巴结结节状组织形态学和功能的基本前提保持不变，但是病理学家必须要准备应对许多变量因素，这些因素取决于检查的特定淋巴结，以及被检查动物的年龄、种属和品系。正确了解引流淋巴结和局部淋巴管的数量、部位和解剖学特点，对于准确评估淋巴系统的潜在外源性物质损伤非常重要。

与其他种属相比，小鼠的淋巴结相对较少（约 22 个），并排列成简单的链状（Dunn 1954）。相反，动物种属体型越大，淋巴结数量变得越多（人类约有 450 个）并排列成更为复杂的链状，每个淋巴结成比例地对较小范围的组织单独进行淋巴引流。例如，大鼠的肺由两个后纵隔淋巴结引流（Tilney 1971），而犬的肺则由 3~5 个气管支气管淋巴结进流（Hare 1975），人类的肺由 35 个或更多的气管支气管淋巴结分成 5 组进行引流。

与体型较小的种属相比，体型较大种属的小淋巴结数量更多，伴有淋巴结链内的输入淋巴管的吻合数量增多。Sainte-Marie 等人（1982）证实淋巴管吻合程度的差异会转变为处理转运到淋巴结的颗粒或抗原的根本差异（Sainte-Marie et al. 1982）。大鼠是一种相对缺乏淋巴管吻合的动物，转运少量的物质至淋巴结的某一部位，而不是整个淋巴结。体型较大种属中广泛的淋巴管吻合致使特定位置的淋巴液混合，最后在淋巴结形成更一致的引流模式，并使多个淋巴结区域同时接触到淋巴液。

Bélisle 和 Sainte-Marie（1981a, b, c）通过细致的工作已经描述了淋巴结的复杂性，尽管某些淋巴结具有连续的被膜下淋巴窦及周围皮质，但大多数淋巴结由于髓窦延伸至被膜下淋巴窦而出现高度可变的分隔区域。理解这种差异对于认识组织病理学检查发现给予受试物后淋巴结轻微变化的局限性非常重要。Bélisle 和 Sainte-Marie 首先描述了淋巴结内的"功能性复合体"，该复合体由半圆形的结构组成，中心是密集的淋巴细胞群，其周边为疏松的淋巴细胞群、网状组织、毛细血管后微静脉和淋巴窦。这些复合体可以是单个的，也可以是多个并融合成一个大的单位，由多个淋巴滤泡和一个淋巴细胞组成的膨胀性隆起组成，延伸至髓质并在本质上构成副皮质区（图 14.8a~c）。小鼠、豚鼠、仓鼠、家兔、犬和人类的淋巴结具有相似的三维结构（Bélisle and Sainte-Marie 1981d），但是体型较大种属的淋巴结功能单位更多，而不是单个体积更大的单位。因此，体型较大动物与体型较小动物相比微观的复杂性反映在大体检查所见。

淋巴结的显微解剖学差异可出现在同一只动物不同部位的淋巴结（即中央淋巴结和周围淋巴结），也可以出现在同一种属的不同个体间。实验动物所处的环境条件会影响淋巴结的外观，例如与体型较大种属相比，无特定病原体（specific pathogen-free, SPF）级大鼠和小鼠的淋巴结显示为静息状态的结构特征，初级淋巴滤泡数量较少，几乎无次级淋巴滤泡（图 14.9a）。例外情况是，高度暴露于外部微生物或病原体组织的引流淋巴结（如颌下淋巴结和肠系膜淋巴结）， 536
常常含有较大的次级淋巴滤泡及生发中心，髓索增宽，其内充满浆细胞（如颌下淋巴结，图 14.9b）并伴髓窦内充满巨噬细胞（窦组织细胞增多，如肠系膜淋巴结，图 14.9d）。喂养于犬舍和犬笼中的正常犬的外周淋巴结常常具有大量

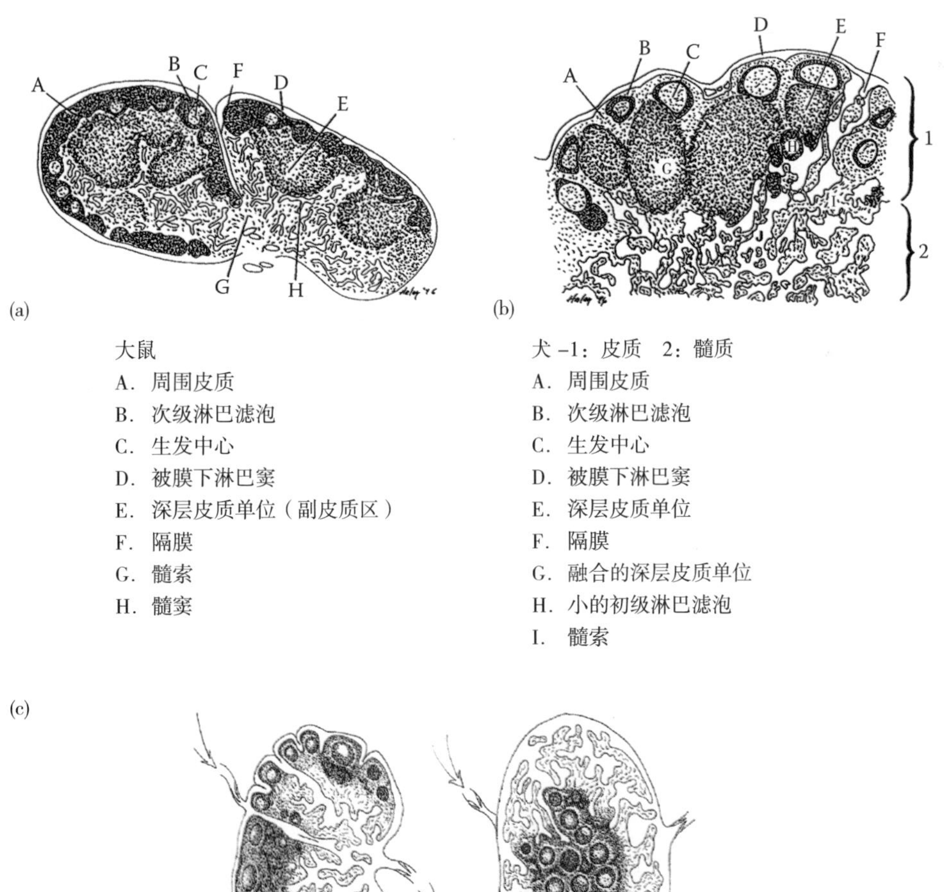

图 14.8　大鼠（a）和犬（b）淋巴结的显微解剖学示意图。注意深层皮质单位的相似性。（c）猪淋巴结示意图，显示了与犬和大鼠的解剖学差异。注意，猪淋巴结的皮质组织位于中央

发育良好的次级淋巴滤泡，以及大的反应性生发中心，甚至可能延伸至深层皮质。同样，非人灵长类动物的所有淋巴结常常有大量发育良好的生发中心。所有种属（包括人类）与年龄相关的淋巴结改变可严重至淋巴结萎缩并由纤维结缔组织和脂肪所取代。啮齿类动物的淋巴结可见残留造血活性，但人类、犬和 NHP 的淋巴结中都没有残留造血活性。

从不同动物取材相同的淋巴结会表现出显著的差异。正是这种差异一直是解剖病理学家确定特定淋巴结中与受试物相关变化的挑战。不同的取材和切片技术会进一步扩大这种内在结构的差异（Haley 2008）。淋巴结逐步的连续切片可以展现淋巴结明显不同比例的皮质和髓质区域。当淋巴结取材不足，并且重新切片未能提高切片质量时，需要谨慎判断。通过对同一动物的其他淋巴组织的组织形态学观察可以帮助确定淋巴结组织减少的意义。

猪的淋巴结表现出为典型皮质和髓质成分解剖学位置相反（Dellmann and Brown 1987）。

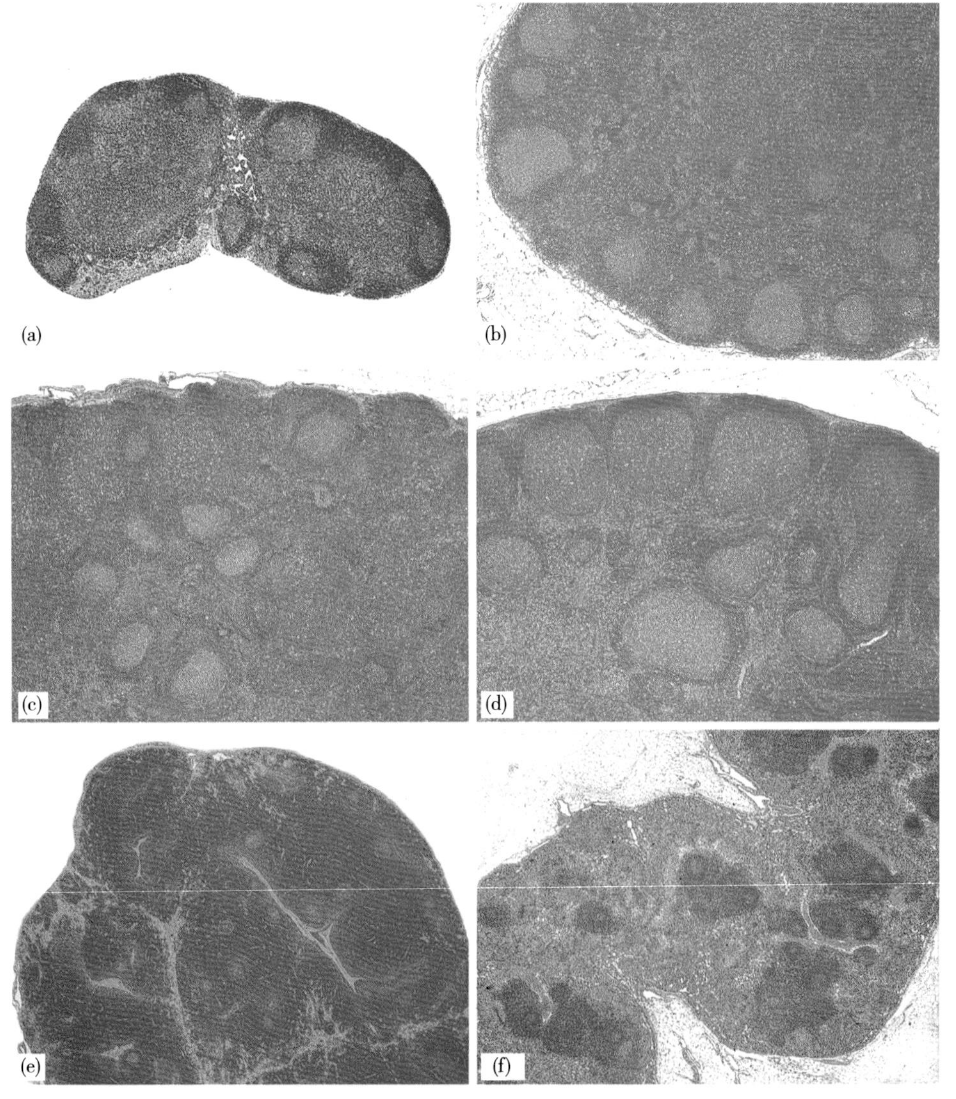

图 14.9 （a）CD-1 小鼠的颌下淋巴结。（b）SD 大鼠的颌下淋巴结。（c）目的繁育比格犬的颌下淋巴结。（d）目的繁育食蟹猴的肠系膜淋巴结。注意每一个种属动物的引流黏膜部位淋巴结的特征是可见许多大淋巴滤泡。（e）辛克莱小型猪的颌下淋巴结。淋巴结几乎完全由皮质组织组成，只在被膜的下方有一小圈髓质组织。（f）对照组辛克莱小型猪的肠系膜淋巴结切片，显示位于中央的小皮质组织岛。周围的髓窦和髓索充满巨噬细胞

T 细胞依赖副皮质区和 B 细胞依赖的淋巴滤泡
538 区都位于淋巴结的中央，而髓窦和髓索位于周围（图 14.9e 和图 14.9f）。但是，即使这种现象也是高度可变的，髓窦也可不规则地进入中心部位或是占据淋巴结的某一端的大部分区域。猪的淋巴液通常由淋巴结中心处流入，并由淋巴结被膜表面下的输出淋巴管流出淋巴结。

14.5.3　淋巴滤泡：功能解剖动力学

淋巴结的皮质包含淋巴滤泡，其又可分为初级淋巴滤泡和次级淋巴滤泡。初级淋巴滤泡的由小的、深染的淋巴细胞聚集而成的清晰的圆形结构。次级淋巴滤泡的特点为形成由免疫母细胞（大的、浅染的、活化的 B 淋巴细胞）组成的生发中心，表明抗原经由抗原呈递细胞，如滤泡 DCs（follicular DCs, FDCs）或 T 淋巴细胞进行了抗原呈递。之后，细胞进行有丝分裂并分化为浆细胞或小的记忆性 B 淋巴细胞。记忆性 B 淋巴细胞最终位于次级淋巴滤泡的套区，并且长时间存在。T 淋巴细胞迁移至淋巴结的副皮质区，而剩余皮质细胞主要是 B 淋巴细胞。髓索由密集的淋巴细胞和大量的浆细胞组成。髓索周围的髓窦连接着输出淋巴管，将淋巴液输出淋巴结。

当检查淋巴滤泡时，可能会明显发现由大的浅染的中心细胞和 FDCs 组成的明区，由深染的中心母细胞组成的暗区，以及周围由小而深染的 B 淋巴细胞组成的套区。当它们变成位于明区的中心细胞时，体细胞的高频变异致使中心母细胞的 Ig 可变基因多样化，退出细胞周期，并重新表达 B 细胞受体。然后中心细胞根据与 FDC 呈递抗原结合的能力而被选择。低亲和力的中心细胞返回暗区，发生凋亡，而高亲和力的细胞在生发中心生存并分化和增殖，成为抗体分泌细胞和记忆性 B 细胞。在静息状态淋巴结滤泡的暗区中，常常可以看到背景性较少的淋巴细胞凋亡，呈星空现象。但是当抗体生成需求增加时，细胞更新加速伴浅染的生发中心中易染体巨噬细胞数量增多，星空现象变得更为明显。B 细胞的成熟和分化形成早期的浆细胞，这些细胞迁移至髓索，在髓索进一步成熟后产生和释放抗体。

正如胸腺部分所描述的，T 细胞来源于骨髓，然后迁移至胸腺，在胸腺经历一系列复杂的成熟步骤，最终释放成熟的 T 细胞。这些 T 细胞进入次级淋巴器官如淋巴结，在淋巴结内它们参与细胞介导的免疫应答和体液介导的免疫应答。但是，一旦进入淋巴结，T 细胞功能动力学在形态学方面的表现不如上述 B 细胞那么明显。T 细胞通过高内皮细胞微静脉（high endothelial venules, HEV）的血管或局部输入淋巴管中的引流淋巴进入淋巴结。详细描述淋巴结动力学中 HEV 的作用超出了本章的范围，读者可查阅 Gretz 等人（2000）和 Ohtani 等人（2003）及 Yang 等人（2007）的文章。一旦在淋巴结内，T 细胞迁移入滤泡之间的皮质区域或者进入副皮质区，与抗原呈递 DCs 相遇。DCs 在远处部位（即皮肤）主动采集抗原，然后迁移至局部淋巴结寻找并将抗原呈递给副皮质区内的 T 细胞（Bsdketter et al. 1999）。

14.5.4　淋巴结：组织病理学

如前所述，与功能活化或疾病状态相关的淋巴结形态变化非常有限，这些改变包括淋巴细胞数量增多或减少、炎症、坏死、凋亡和肿瘤。值 539
得注意的是毒理学研究中发现的许多淋巴结的改变反映了正常的功能而不是病理改变，例如滤泡增生、窦组织细胞增多、窦红细胞增多或微粒蓄积（Losco and Harlemen 1992）。RLH 是淋巴结中常见的一种改变。RLH 可以是特异性的（如病毒或细菌驱动的抗原），也可以是非特异性的（如化学污染物、微粒或组织损伤驱动的）。

RLH 能表现出复杂的改变，可累及一个、多个或是所有的解剖亚单位，因此，RLH 可表现为滤泡型、髓窦型、弥漫性或混合型（Ioachim 1994）。RLH 可累及一个或多个定居细胞群和（或）迁移细胞群，不仅可以提示局灶性病变，也可以提示全身性病变。引流皮肤或黏膜部位的外周淋巴结（如颌下淋巴结或腘窝淋巴结）相比深部淋巴结（如肝淋巴结）常常表现出明显的 RLH，因为该部位的淋巴结可对通过皮肤和（或）皮肤黏膜表面暴露于抗原或非特异性刺激发生反应。在非 SPF 条件下饲养的体型较大远交系动物中更常见 PLH，尤其是外周淋巴结，这并不奇怪。因为笼养的比格犬常见笼疮和足皮炎，所以腘窝淋巴结和（或）腋窝淋巴结常见炎性浸润和 RLH（Kovacs et al. 2005）。滤泡增生表现为次级淋巴滤泡的体积增大和数量增多，提示这是一种体液免疫应答。长期抗原刺激可引起淋巴滤泡明显增大和融合，在犬或 NHP 中也常见。弥漫性淋巴组织增生可导致淋巴结结构不清晰，通常与病毒性淋巴结炎有关（Ioachim 1994）。

细菌、真菌或寄生虫感染 / 侵扰淋巴结可引起混合型肉芽肿和化脓性肉芽肿性病变，其中的炎症反应可导致部分或全部淋巴结结构消失或破坏。微生物或寄生虫（如犬中蠕形螨）的迁移可导致输入淋巴管和局部引流淋巴结严重的破坏性改变，包括脓肿形成、弥漫性化脓性炎症或化脓性肉芽肿性炎症和（或）肉芽肿性炎症。这种肉芽肿性炎症可能是局灶性的，有时呈现结节状，经常伴有增大的上皮样巨噬细胞（伴或不伴多核巨细胞）在淋巴结的间质和髓索内聚集。该病变不要与窦组织细胞增多相混淆，窦组织细胞增多是指空泡化 / 泡沫样的巨噬细胞在髓窦内聚集，被认为是肠系膜淋巴结的正常所见（Elmore 2006）。但是，如果窦组织细胞增多的发生率增加或严重程度加重就提示可能与给予受试物相关。髓索中浆细胞增生可出现在上述任意一种改变，但是也常在啮齿类动物的颌下淋巴结中单独出现。

在小鼠（特别是 CD-1 小鼠）的被膜下淋巴窦和副皮质区中可出现以均质浅染的嗜酸性物质蓄积为特征的淀粉样变，NHP 罕见，刚果红染色可以确认这种病变。淀粉样变是一种全身性病变，其他组织（如脾）也可出现相似的沉积。在目的繁育的比格犬中很少出现淀粉样变，但是可发生于累及脾的幼年性多动脉炎的犬中（Snyder et al. 1995）。小鼠的淀粉样变具有遗传倾向，而在 NHP 中可能与慢性抗原 - 抗体反应和（或）慢性炎症有关。

本文作者在回顾比格犬淋巴结的过程中发现，外周淋巴结（颌下淋巴结、腋窝淋巴结和腘窝淋巴结）可见大量嗜酸性粒细胞，而中央淋巴结（肠系膜淋巴结和肝淋巴结）未见。推测嗜酸性粒细胞的这种特定分布的基础是无临床表现的，大多数犬都常见蠕形螨感染，包括目的繁育比格犬。事实上，蠕形螨肉芽肿可偶见于对照组犬的外周淋巴结，而没有蠕形螨病的临床表现。因此，外周淋巴结中的嗜酸性粒细胞浸润反映了局部引流淋巴结的功能性变化，而不是淋巴结本身病理变化的一个指标（即嗜酸性淋巴结炎）。采用“嗜酸性粒细胞浸润，重度，指定淋巴结”记录所观察的病变并在病理报告中进行简短的讨论，这是在适当的背景下记录这些观察结果比较恰当的做法。

不论在哪种情况下，最好尽可能具体地描述 540
与受累区域相关的病变，例如当病变局限于皮质时采用“细胞数量减少或淋巴细胞数量减少，皮质”，或当滤泡明确受累时，采用“细胞数量减少，淋巴滤泡，皮质”这些术语来描述改变（Webb et al. 2010）。如果所有区域出现相似的改变时，可简单描述为“淋巴细胞数量减少，弥漫性，淋巴结（部位）”（图 14.10b 和 d）。

即使在低倍镜下观察到淋巴结的整体细胞处

于正常范围时，仍需要在高倍镜检查淋巴结，以确认除了没有解剖结构的破坏以外，正常的定居细胞是否被其他细胞所替代。正如上述的犬淋巴结的嗜酸性粒细胞的例子一样，如果一个淋巴结中出现中性粒细胞数量增多时，那么确定这些细胞是由于其他组织的炎症而迁移至此，还是因为淋巴
541 结本身存在活动性炎症，或者两种情况并存，是非常重要的。确定淋巴结内活跃的坏死和（或）微生物是证明淋巴结直接受影响的确凿证据。

14.6　黏膜相关淋巴组织

在功能和解剖上，淋巴系统的一个重要组成部分是黏膜相关淋巴组织（mucosal-associated lymphoid tissue, MALT）。MALT 由黏膜内分散性无包膜的淋巴组织聚集而成，对于维持黏膜表面的局部免疫应答是必不可少的，其功能性整合形成共同黏膜免疫系统。MALT 具有很多亚型，最主要的就是 BALT、NALT 和 GALT。MALT

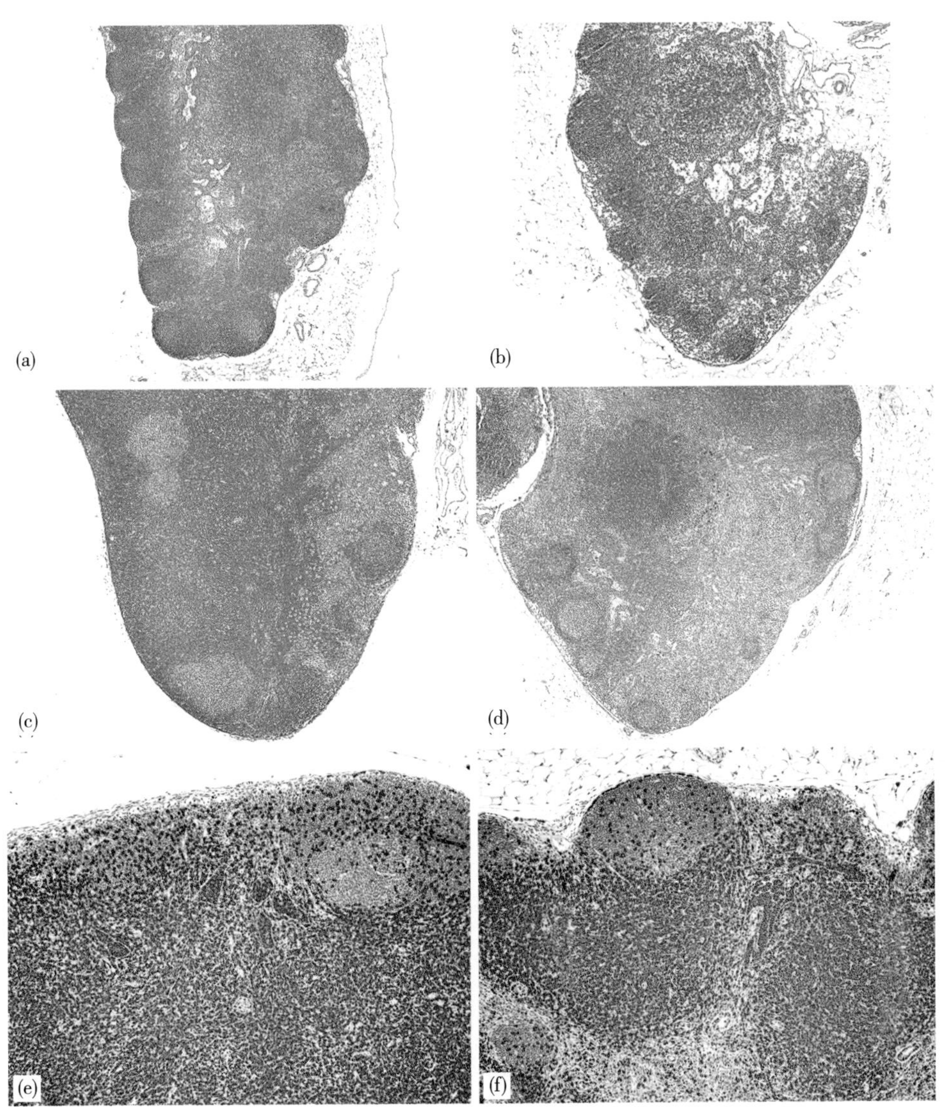

图 14.10　大鼠肠系膜淋巴结（b）和颌下淋巴结（d）的照片显示了在同一研究中暴露于一种有效的免疫抑制化合物后所有区域的淋巴细胞数量普遍减少。二者各自的对照分别为（a）和（c），这两张照片为细胞减少的程度和范围提供了一个参考。（e）显示了对照组大鼠的淋巴结皮质区和副皮质区淋巴细胞呈现广泛的 $CD3^+$ 染色，而给予同一免疫抑制化合物后该类细胞数量明显减少（f）

的其他代表包括结膜相关淋巴组织（conjunctiva-associated lymphoid tissue, CALT）、喉相关淋巴组织（larynx-associated lymphoid tissue, LALT）及唾液腺导管相关淋巴组织（salivary duct-associated lymphoid tissue, DALT），并且随着形态和功能评价的不断深入还会有更多的亚型被添加到此类组织列表中（Cesta 2006a）。

Cesta（2006a）描述了MALT如何根据功能特征进一步细分为诱导部位MALT（MALT表现出IgA类别转化、B细胞扩增及T细胞活化的部位）和效应部位MALT（接受来自于诱导部位MALT的B细胞和T细胞的部位）(Cesta 2006a)。在MALT的效应部位，分泌型IgA分子通过J链与一种分泌组分相连接，该分泌组分随后穿过黏膜上皮被释放（Pabst 1987）。

BALT、GALT和NALT的组织形态学具有相似的解剖特征和功能特征，包括不同的淋巴滤泡、滤泡间区域、上皮下圆顶区和被覆的滤泡相关的上皮（follicle-associated epithelium, FAE或淋巴上皮），有些含有M细胞或微褶细胞（图14.11a和b）。M细胞负责从黏膜表面采集腔内抗原，并将它传递给淋巴组织中的抗原呈递细胞。除了M细胞和FAE，MALT是其他淋巴组织中的典型细胞归巢之处，包括B细胞、$CD4^+$和$CD8^+$T细胞及DCs。MALT中没有输入淋巴管，但是有HEVs。

14.6.1 支气管相关淋巴组织

BALT最初由Bienenstock等人（1973a, b）描述为形态类似于其他MALT的有序的支气管淋巴细胞聚合或滤泡。BALT位于家兔、大鼠、豚鼠、小鼠、犬、鸡和人类的支气管黏膜下层，常常位于气道的分叉处。Pabst和Gehrke（1990）发现不是所有种属都有大量的BALT。他们认为家兔和大鼠BALT数量最多，小鼠和豚鼠具有中等数量的BALT，而人类很少或没有。SPF条件的优化导致正常健康啮齿类动物的BALT明显减少，因此，啮齿类动物的BALT很有限，并且难以用常规方法一致性取材。

14.6.2 鼻相关淋巴组织

NALT被定义为鼻腔内局灶性黏膜下淋巴细胞的聚集。与PPs相似，NALT也有FAE和M细胞。M细胞表达特定的表面标志物，因此可作为鼻腔内的抗原采集部位（Takata et al. 2000; Jeong et al. 2000）。大鼠的NALT在似乎仅局限于鼻咽管开口的腹侧壁，但NHPs的NALT非常明显，并且位于近鼻咽的侧壁和中隔壁（Harkema 1991）。人类的咽扁桃体（腺样体），以及位于软腭的鼻咽表面、鼻咽侧壁和后壁与咽鼓管开口周围的不太明显的黏膜下淋巴滤泡集合，都是NALT的一部分（Mills and Fechner 1997）。

小鼠、大鼠和仓鼠的NALT功能和结构相似（Giannasca et al. 1997: Wu and Russell 1997; Asanuma
et al. 1997: Asakura et al. 1998; van der Ven and Sminia 542
1993; Kuper et al. 1990; Hameleers et al. 1989）。正常犬中存在NALT，在经鼻吸入皮质类固醇后的犬中可见NALT细胞减少（Nasonex, Summary Basis of Approval for NDA, 20-762, 1997）。

14.6.3 肠道相关淋巴组织

GALT可能是实验动物中最常见形式的MALT，特征是在小肠游离壁黏膜层内散在分布的被称作派氏结的淋巴滤泡，但是GALT还包括分散在固有层的淋巴细胞（lymphocytes
scattered throughout the lamina propria, LPL）、 543
上皮内淋巴细胞（intraepithelial lymphocytes, IEL）、小肠的隐窝小结及结肠的淋巴腺复合体

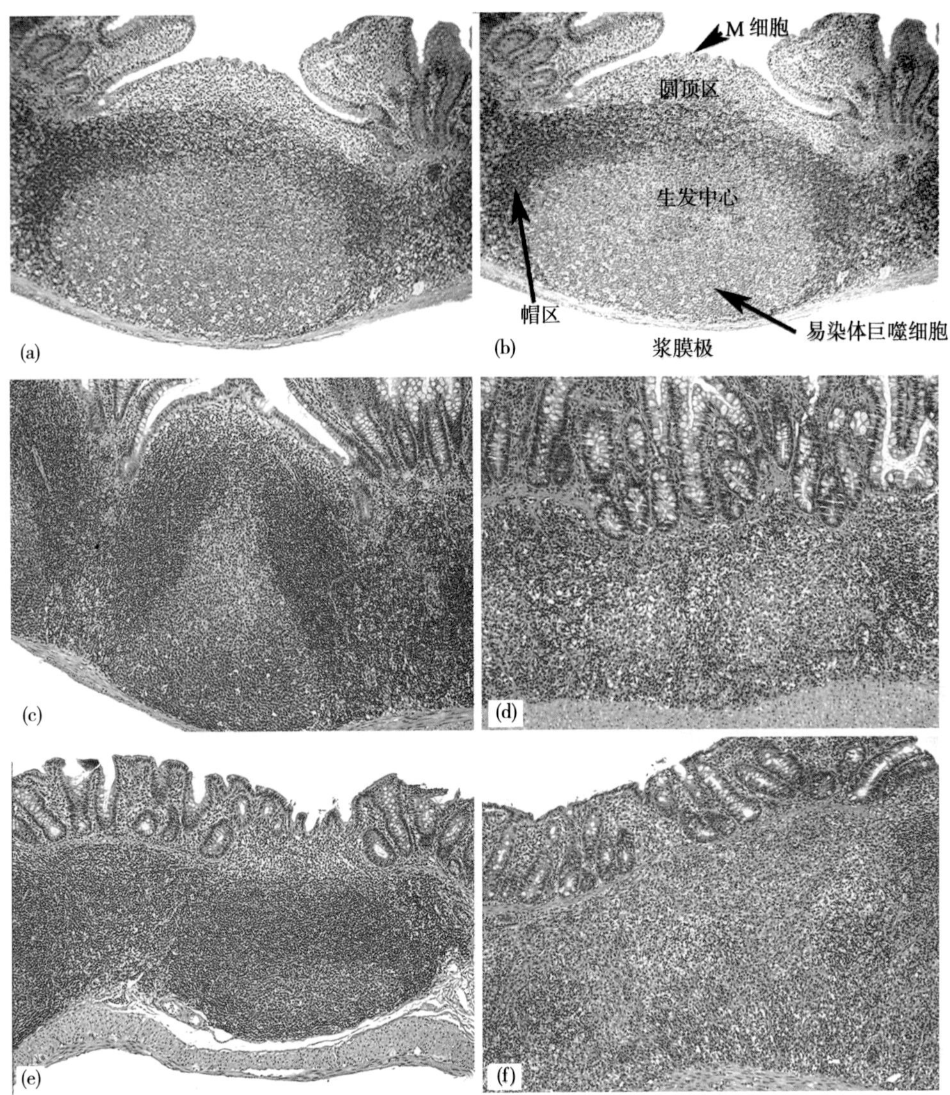

图 14.11（a 和 b）未标注的和已标注的小鼠派氏结（PP）照片，显示其基本结构。（c）正常大鼠的 PP，显示与小鼠的 PP 结构非常相似，但是小鼠的 PP 往往是单个或两三个在一起呈小片状，而大鼠的 PP 往往数量多且范围广泛。（d）大鼠给予某种免疫调节化合物后可见 PP 滤泡和滤泡间淋巴细胞减少。（e）对照组大鼠盲肠的正常形态的淋巴小结。（f）给药组大鼠一个相似的盲肠淋巴小结显示淋巴细胞减少

（图 14.11 和图 14.12）。特化上皮（FAE）被覆 PP 含有 M 细胞，M 细胞可从肠腔内容物中主动采集抗原，并将抗原物质传递给滤泡中的淋巴细胞（Bockman and Stevens 1977）。家兔的被覆细胞中大约有 50% 是 M 细胞，而大鼠和人类的被覆细胞仅有 5%~10% 是 M 细胞，这种差异的生物学意义不详。滤泡 B 细胞和相邻的 T 细胞区位于 FAE 的下方。

LPL 数量众多，其总体重量可能与脾相当。LPL 合成 IgA 并且能循环回到原点。这个不够被重视的淋巴组织可能在初级黏膜组织的免疫防御中起着至关重要的作用，所以应该仔细检查，尤其是在评估经口给予的新型免疫调节化合物的效应时（图 14.12）。

不同种属中 GALT 的部位、大小和外观均存在差异，特别是 PP，但是相应的功能差异还没有被确定。例如，小鼠和大鼠小肠内的滤泡大小是均匀一致的，在一个 PP 中有 6~12 个滤泡

（Pospischil 1989），而猪、犬和反刍动物的滤泡具有两种不同类型的PP。这两种类型在空肠和回肠上段表现为分散的小结，在回肠末端则呈现连续的长片块。微生物的暴露并不一定会引起猪的空肠和回肠PP生长，其滤泡数量和大小随着年龄的增长均会增加，原因是空肠和回肠长度增加。近1月龄猪的滤泡数量可达到75000个，大部分位于回肠。老年动物回肠的PP会退化成少数分散性小滤泡（Pabst et al. 1988）。犬、人类和啮齿类动物的近端PP形态相似（HogenEsch and Felsburg 1992）。与猪不同，啮齿类动物PP的发育需要细菌（Cornes 1965）。在青春期之前，人的PP滤泡随着年龄的增长其数量和大小均会增加，青春期之后小肠所有部位的PP数量呈现一致性下降。人类的十二指肠PP非常小，仅含有极少的滤泡，但是远端肠道PP的滤泡大小和数量均会增加，在回盲瓣处到达最大尺寸。成年人的末端回肠PP中可含有900~1000个独立滤泡（Cornes 1965）。

PP是IgA阳性淋巴细胞的来源。猪PP的圆顶区缺乏IgA浆细胞，人类或大鼠的PP中也很少见IgA阳性细胞（Sminia et al. 1983）。人阑尾的圆顶区和犬所有PP的圆顶区中有许多IgG浆细胞，但是啮齿类动物PP的圆顶区中该细胞却相当少（HogenEsch and Felsburg 1992）。大鼠在出生时就有T细胞和IgA、IgG和IgM阳性B细胞，并且都是Ia⁺细胞。圆小囊是环绕于人类回肠末端的一个特殊的肥大型PP。人类和家兔的回盲瓣处均有一个被称作阑尾的大淋巴集合。而小鼠和大鼠的阑尾缺如，这些种属在盲肠壁有大量淋巴细胞集合。

结肠和直肠有许多单个和聚集的淋巴小结，尤其在犬中比较突出。直肠附近的组织学变化必须谨慎解释，因为自发性创伤和（或）相邻肛门腺的病理学改变可导致明显的局部损伤和炎症。

14.6.4 GALT：组织病理学

经口给予免疫调节化合物和免疫毒性化合物后可能对肠道相关淋巴组织（GALT）有显著影响，表现为滤泡间区域和（或）淋巴滤泡内淋巴细胞数量减少。凋亡细胞和易染体巨噬细胞数量增加与其他淋巴组织相似（图14.11b~e，图14.12a和b）。详细记录GALT的这些改变是描述免疫毒性化合物或免疫调节化合物效应的重要部分，所以在每项研究的设计中都应该包括识别和收集PP进行组织病理学检查。

在犬和猴中GALT淋巴细胞数量减少可能与 544
条件致病微生物和（或）寄生虫侵袭黏膜有关，如果未处理，可能会导致明显的胃肠道病理改变（局部黏膜糜烂和溃疡）及病原体全身扩散。即使PP的小灶性急性炎症也会致使微生物进入局部引流肠系膜淋巴结。在这种情况下，应该仔细检查肠系膜淋巴结相关的炎症证据。对于NHP而言是一种特定的风险，原因是条件寄生虫和（或）特定寄生虫及细菌的存在会使野外捕获的猕猴高发慢性胃炎和肠炎。许多种细菌可导致反复性腹泻，包括弯曲杆菌属、福氏志贺菌、小肠结肠炎耶尔森菌，腺病毒和费氏类圆线虫，是NHP患病并 545
需要兽医护理的主要原因（Sestak et al. 2003）。背景性侵扰/感染的程度可随着研究带来的应激和（或）给予免疫调节化合物而加重。由于犬和NHP胃肠道黏膜下层中有高背景性的混合性炎症细胞浸润，所以很难区分正常水平的背景性炎症和受试物造成的早期轻度效应。如果存在幽门螺杆菌，那么犬和NHP不同的胃GALT（GGALT）可能会特别明显（Lowenstine 2003）。

14.7 骨髓：淋巴细胞生成

骨髓在免疫应答的发生和维持中起着举足轻重的作用，因此建议在测试免疫毒性的所有研究

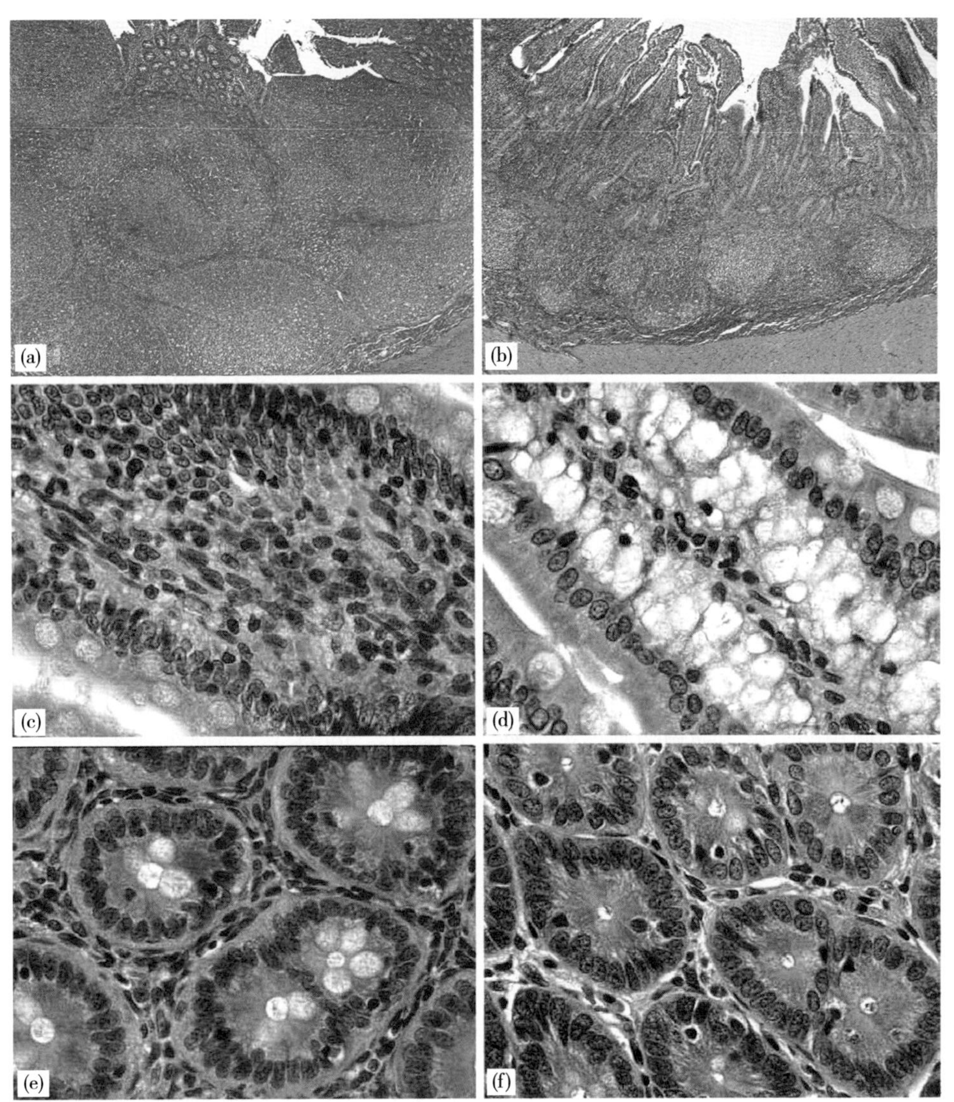

图 14.12 （a）显示正常犬大而复杂的 PP。（b）给予一种化合物（与 d 图给予大鼠的化合物相同）处理后可见滤泡淋巴细胞和滤泡间淋巴细胞的明显减少。（c）对照组 SD 大鼠的十二指肠显示大量的固有层淋巴细胞（LPL）。（d）处理组大鼠给予一种有效的免疫抑制药物 9 天后，十二指肠出现 LPL 减少。（e）与 c 图同一对照组动物的回肠横切面，显示绒毛间存在大量的 LPL，但是药物处理后明显减少（f）。当评估全身免疫抑制影响时常常会忽视 LPL 的改变

中均应该进行评价。但是，对大量的文献中关于骨髓解剖和复杂生物学的详细回顾已经超出了本章的范围。Travlos（2006a,b）这两篇优秀的参考文献值得推荐。骨髓的造血功能已在第 13 章中进行了阐述。

简单来说，不同种属的骨髓是相似的。骨髓腔内含有松质骨的骨小梁，骨小梁衬覆骨内膜（位于一个纤细的网状层上的一单层细胞），并伴有破骨细胞和成骨细胞的聚集。骨髓内的微血管很明显，但是却没有淋巴管。正常情况下，骨髓的实质之间由纤细的分支状网状纤维组成的有限网络，实质中含有红系、髓系及淋巴细胞的前体细胞和成熟细胞。

骨髓是多能干细胞的起源部位，多能干细胞能产生淋巴干细胞，然后产生 B 细胞组细胞和 T 细胞组细胞。B 细胞在充满生长因子和大量细胞因子的骨髓营养微环境中，经过一系列的非抗原依赖步骤成为成熟 B 细胞，然后被释放和迁移至外周淋巴组织的 B 细胞区。骨髓来源的 T 细胞和相应的干细胞转移至胸腺，在胸腺它们

经历一个非抗原依赖的选择过程，发生表面标志物的改变及自我选择的清除步骤。然后迁移至外周淋巴组织的 T 细胞依赖区。T 细胞在红系前体细胞和髓系前体细胞的成熟和发育中起到重要作用，T 细胞通过产生和释放爆式集落促进活性（burst promoting activity, BPA）和 IL-3，连同各种集落刺激因子（包括 B 细胞生长因子、B 细胞分化因子和大多数其他白介素）一起发挥作用（Travlos 2006a)。

尽管不同种属的骨髓结构基本相同，但这种简单化会导致经验不足的病理学家误诊或漏诊骨髓标本的变化。不同年龄、种属、品系和用于评价的特定骨和常规检查的特殊骨（即股骨与胸骨）的骨髓存在一定的组织学差异。例如，急性和亚慢性研究中使用的啮齿类动物的股骨头、股骨干、胸骨和肋骨中均有丰富的造血组织，而在犬和非人灵长类动物的股骨头和远端股骨干中往往仅有少量的造血组织。

解剖病理学家在进行骨髓切片的显微评价时，第一印象是它的细胞及在毒性情况下的细胞减少。遗憾的是，在 HE 染色的切片上明确区分淋巴细胞和其他骨髓细胞非常困难。骨髓毒性包括全部典型的组织病变，包括所有细胞或特定细胞亚型数量的增多或减少、脂肪浸润（脂肪沉积）、坏死、梗死、纤维化和出血。在大鼠长期研究中，使确定化合物效应变得复杂化的骨髓与年龄相关性改变包括增生性和萎缩性变化，以及间质增生性改变，这些变化包括骨髓纤维化、骨髓硬化、纤维化、骨硬化、石骨症和骨化生（Stromberg 1992）。正常啮齿类动物在 3~6 个月的时间内即可出现淋巴细胞生成组织明显减少，所以强制要求只能采用年龄匹配的对照动物来评估外源性物质诱导的改变。犬和 NHP 的骨
546 髓中偶尔会出现排列不同的淋巴细胞聚集，可形成或不形成淋巴滤泡。有人认为 NHP 中的这种淋巴细胞聚集与 D 型逆转录病毒感染有关，正如之前讨论的脾内普遍存在的淋巴细胞增生（Lowenstine 2003）。Frith 等人（2000）报道了在给予一种受试物的大鼠骨髓中出现了类似的淋巴细胞聚集，并具有发达的生发中心。

骨髓中淋巴细胞群的减少与其他淋巴组织的变化通常是平行的，所以应加强对其他淋巴组织（如脾和胸腺）的受试物效应的观察。骨髓细胞早期或轻度减少常伴有脂肪细胞数量和大小的明显增加，还不同程度的伴有小的、散在的凋亡小体聚集。但是，除了对骨髓的直接毒性效应（如由几种细胞毒性抗肿瘤药物诱导）外，细胞数量减少（包括淋巴细胞减少）可见于热量摄入明显减少、慢性炎症、肿瘤、甲状腺功能减退、肾上腺皮质功能减退、慢性肾病或慢性肝病的情况下（Travlos 2006b）。彻底的骨髓坏死可见于严重热量限制，即热量摄入为对照组动物的 25% 至少 2 周（Levin et al. 1993）。据报道骨髓耗减可发生于恶病质或严重衰弱的动物中（MacKenzie and Eustis 1990）。

只要有可能，解剖病理学家就应该尝试去确定受累细胞群，确定是红系、髓系还是淋巴系细胞受累。一旦出现明显的效应，建议有经验的临床病理学家进行骨髓涂片评价，以确定髓系与红系的比例及出现的任何细胞学异常。

14.8 免疫毒性还是应激，毒理病理学的难点

在淋巴病理学中，很少有话题能像区分应激诱导效应和直接淋巴毒性一样让人感到如此困惑和担忧。目前文献支持应激诱导的内源性皮质类固醇的释放可造成胸腺淋巴细胞凋亡，已有研究认为胸腺是对应激最敏感的器官，胸腺淋巴细胞大量死亡是急性应激的主要反应之一（Savino et al. 2002; Pearse 2006a）。化学性、心理性和物理性应激源均可以激活下丘脑 – 垂体 – 肾

上腺轴，最终增加内源性糖皮质激素的水平，然后导致胸腺淋巴细胞凋亡（Crabtree et al. 1979; Tecoma and Huey 1985）。因此，内源性皮质类固醇增加或应用皮质类固醇可导致胸腺改变似乎是有科学道理的（Greaves 2000; Everds et al. 2012）。

国际协调会议（ICH）指南规定，如果怀疑免疫系统的变化是应激所导致的，则必须提供相关证据支持这种解释。此外，ICH S8《人用药物的免疫毒性研究》指南规定，非临床安全性评价研究中免疫毒性的证据可能决定需要对免疫毒性进行额外评价。因此，确定免疫系统效应是直接的免疫毒性效应还是间接的应激相关效应至关重要。

应激效应的标志包括体重下降、摄食量减少、胸腺重量减轻、肾上腺重量增加、中性粒细胞和单核细胞数量增多，伴有淋巴细胞和嗜酸性粒细胞数量减少（应激白细胞象）。对确定应激特别有帮助的其他发现包括明确的全身性改变或可引起濒死的非免疫器官的病变。如果动物显示出明确的全身性毒性证据，如图 14.13a~f 所

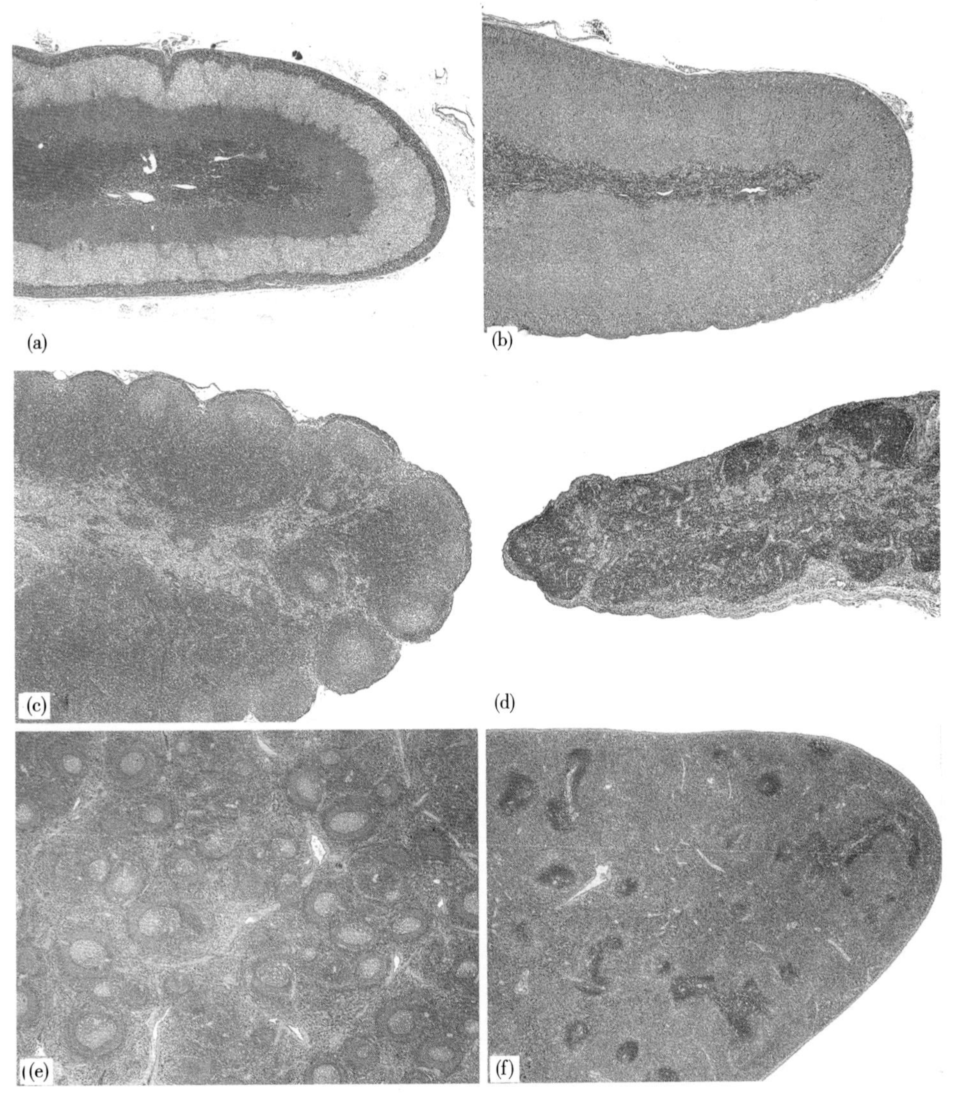

图 14.13　（a~f）对照组食蟹猴组织（a、c、e）和给药过程中发生食管严重创伤的中剂量组食蟹猴组织（b、d、f）的比较。创伤导致食管破裂，随后发生严重的细菌性食管炎和心内膜炎，导致对动物实施安乐死。本研究中给予的化合物没有已知的免疫学效应，并且其他食蟹猴均未发生免疫系统的改变。（b）重度肾上腺皮质增生；淋巴结（d）和脾（f）重度淋巴细胞耗减。这些改变符合严重应激诱导的，糖皮质激素介导的淋巴组织改变

示，那么淋巴系统组织形态学的变化很可能是继发性效应而不是原发性效应（Smialowicz et al. 1985）。应激诱导的白细胞变化在非人灵长类动物中可持续个几小时到几天的时间，因为非人灵长类动物对于外界的刺激和条件变化非常敏感（Everds et al. 2012）。

547 糖皮质激素、应激和免疫抑制之间关系是被公认的，并由糖皮质激素作用的分子基础所支持。糖皮质激素通过细胞膜扩散，与糖皮质激素受体结合，之后它们被转运至细胞核内，抑制细胞因子基因的表达。分子研究结果表现为白细胞迁移改变、嗜酸性粒细胞和T细胞凋亡、黏附分子表达受抑制、细胞因子产生受抑制、Th1功能受抑制、急性期反应增强和淋巴细胞伪足延伸（Chrousos 1995; Almawi and Melemedjiian 2002; Fukuda et al. 2004）。有人认为糖皮质激素
548 可能通过糖皮质激素受体和T细胞受体复合物之间一种非转录通路的直接相互作用发挥作用（Lowenberg et al. 2007）。

外源性糖皮质激素效应一直是评估新化学实体免疫抑制效应的参照，其特征是诱导淋巴细胞凋亡增多，淋巴组织细胞数量普遍减少，以及淋巴器官重量下降，最终导致对病毒、细菌和寄生虫的易感性增加（图 14.14a~d）。即使在内源性糖皮质激素的情况下，糖皮质激素诱导（通过应激源）的强度和持续时间会产生不同的组织学表现，涵盖了从淋巴细胞轻度慢性减少（伴有限的细胞凋亡）到急性、重度、广泛的淋巴细胞凋亡的整个范围。但是，应激效应不仅限于内源性皮质类固醇的增加，还包括儿茶酚胺增加导致的继发性改变。如果想要对应激的复杂病理学特征及其对免疫系统的效应做一个详细全面的了解，推荐读者参阅 Everd 等人（2012）发表的文章。

除了免疫毒性和应激以外，还必须要了解过量的药理学作用引起的结果，以便能准确地确定未观察到有害作用剂量（no observed adverse effect levels, NOAEL）并建立人类适当的治疗安全范围。有大量报道指出，给予经典的广谱小分子免疫抑制剂后可见多个淋巴器官细胞数量减少。但是，随着新型高选择性免疫调节药物的出现，病理学家识别免疫毒性、剂量相关的药理作用，以及继发于应激的剂量相关性内源性皮质类固醇增多引起的病变三者之间的差异越来越困难。下文将介绍多个已知免疫毒性药物的组织病理学。

环磷酰胺是一种 DNA 烷化剂，当给予高剂量环磷酰胺时会造成淋巴组织（如脾 PALS）中T细胞和B细胞普遍耗减。但是在中剂量时B细
胞区比T细胞区受累更明显，在非常低的剂量下 549
可见抑制性T细胞耗减（Gopinath et al. 1987）。

另外一个经典的免疫抑制药物是环孢素 A（cyclosporine A, CycA），它是一种环状多肽，来源于真菌雪白白僵菌，可以直接干扰正常T细胞的功能。虽然B细胞不会直接被抑制，但是继发于 Th 功能的变化而导致体液免疫应答受到抑制。组织学上表现为胸腺髓质明显减少，髓质间质的 MHC- Ⅱ表达减少，DC 缺失和胸腺皮质细胞凋亡受阻（阻碍胸腺皮质细胞的克隆性清除）（Greaves 2000）。皮质的上皮网状细胞表现出重度变性和溶解的超微结构特征。单阳性的髓质胸腺细胞出现明显的耗减，而不成熟的 CD4$^+$CD8$^+$ 双阳皮质淋巴细胞未受影响，CD4$^+$ 细胞减少与髓质的 CD8$^+$ 细胞减少成比例，而与皮质 CD8$^+$ 细胞减少不成比例。髓质B细胞似乎是增加的，而胸腺小体减少。髓质的细胞角蛋白网减少，皮质局部萎缩（Rossmann et al. 1997）。这使得胸腺呈现出不正常的外观，即皮质形成良好但髓质不明显。Cyc A 同样也能诱导大鼠脾 PALS 和 MZ 的淋巴细胞耗减。

FK-506（他克莫司、普乐可复、他克莫司缓释胶囊、普特彼）是一种从筑波链霉菌发酵液中提取的一种免疫抑制药物，主要用于减少

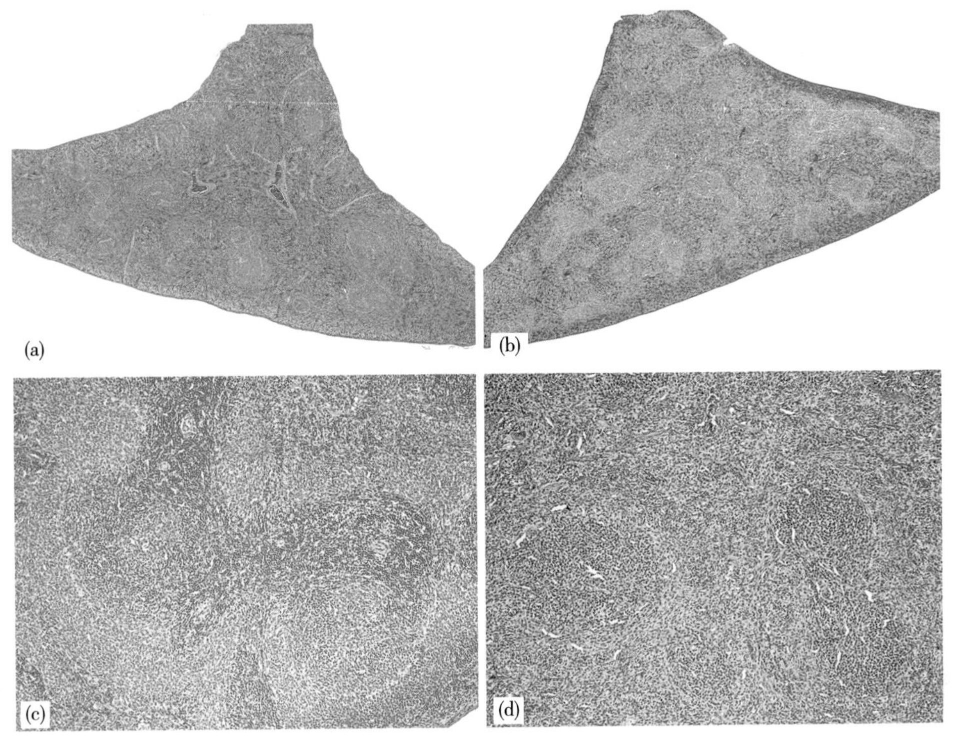

图 14.14　（a 和 c）对照组 SD 大鼠的脾。（b 和 d）给予地塞米松的大鼠的脾，地塞米松导致脾所有区域出现重度普遍性淋巴细胞耗减

器官移植排斥反应。尽管 FK-506 与 CycA 具有不同的结构特点，但是 FK-506 的作用范围却与 CycA 相似。经口给予大鼠 FK-506 13 周后，可见剂量相关性胸腺细胞数量减少伴皮质淋巴细胞溶解，而到了 52 周以后，胸腺髓质细胞也出现减少。给予 13 周 FK-506 的狒狒表现出胸腺重量下降，原因是髓质淋巴细胞数量减少。但是，在淋巴结的副皮质区可见大淋巴细胞增殖、生发中心减少、派氏结滤泡细胞减少。潜在用于治疗特应性皮炎的 FK-506 软膏当经皮给予大鼠 26 周后，出现了胸腺髓质细胞数量减少，并伴有皮质淋巴细胞凋亡增多。颈部淋巴结的生发中心减少，伴有或不伴有生发中心凋亡增多。同样，脾 PALS 的淋巴细胞及循环中的 WBC 均减少（NDA 50-777）。

雷帕霉素是一种来源于吸水链霉菌的抗真菌物质，结构类似于 FK-506，可导致胸腺重量明显减轻，这是由于髓质区细胞减少，以及皮质 $CD4^+$ 和 $CD8^+$ 淋巴细胞一过性减少引起的（Zheng et al. 1991）。

在实验室中，大鼠给予以下药物（包括阿霉素、氟胞苷或紫杉醇）可引起胸腺组织学改变，包括皮质淋巴细胞明显减少，小而深染的淋巴细胞数量增多并可充满髓质。但是，相同研究中的脾和淋巴结似乎在正常范围内（图 14.15a~d）。

正在研发许多靶向特定激酶（如 PI3K δ ）的现代免疫调节药物。抑制大鼠的 PI3K δ 出现剂量相关的淋巴结和 PP 次级滤泡减少，以及脾边缘区 B 淋巴细胞数量明显下降（Webb et al. 2010）。对于许多选择性激酶抑制剂而言，在毒性研究中其选择性可能会下降或消失，因为为了达到最大耐受剂量（maximally tolerated doses, MTDs）会增加暴露量并超过药理学的 IC50 值。在 PI3K δ 抑制剂的例子中，高剂量组的 T 细胞群开始受到影响。

其他选择性较低的激酶抑制剂出现脱靶毒

性，包括对淋巴系统的效应。酪氨酸激酶抑制剂索拉非尼、伊马替尼、达沙替尼、吉非替尼和拉帕替尼都可导致淋巴细胞坏死和（或）萎缩，达沙替尼还能诱导多个器官（包括脾）的矿化。已有 p38 激酶抑制剂的种属特异性的免疫毒性的报道，该抑制剂可导致淋巴结和脾 B 淋巴细胞急性坏死，但仅见于犬中。该作用是由于犬 B 细胞的 p38 蛋白表达存在种属特异性差异导致的（Morris et al. 2010）。

14.9　大小鼠的淋巴肿瘤 550

J. Ward 对本节内容进行了全面地审阅和编辑，在此作者对 J. Ward 表示诚挚的感谢。

啮齿类动物淋巴肿瘤这个复杂领域一直在变化，大量的文献详细描述了淋巴肿瘤术语的演变。为了更详细地描述啮齿类动物的淋巴肿瘤，以及全面地回顾从前至今的术语变更历史，作者推荐读者参阅以下这些重要的参考文献：

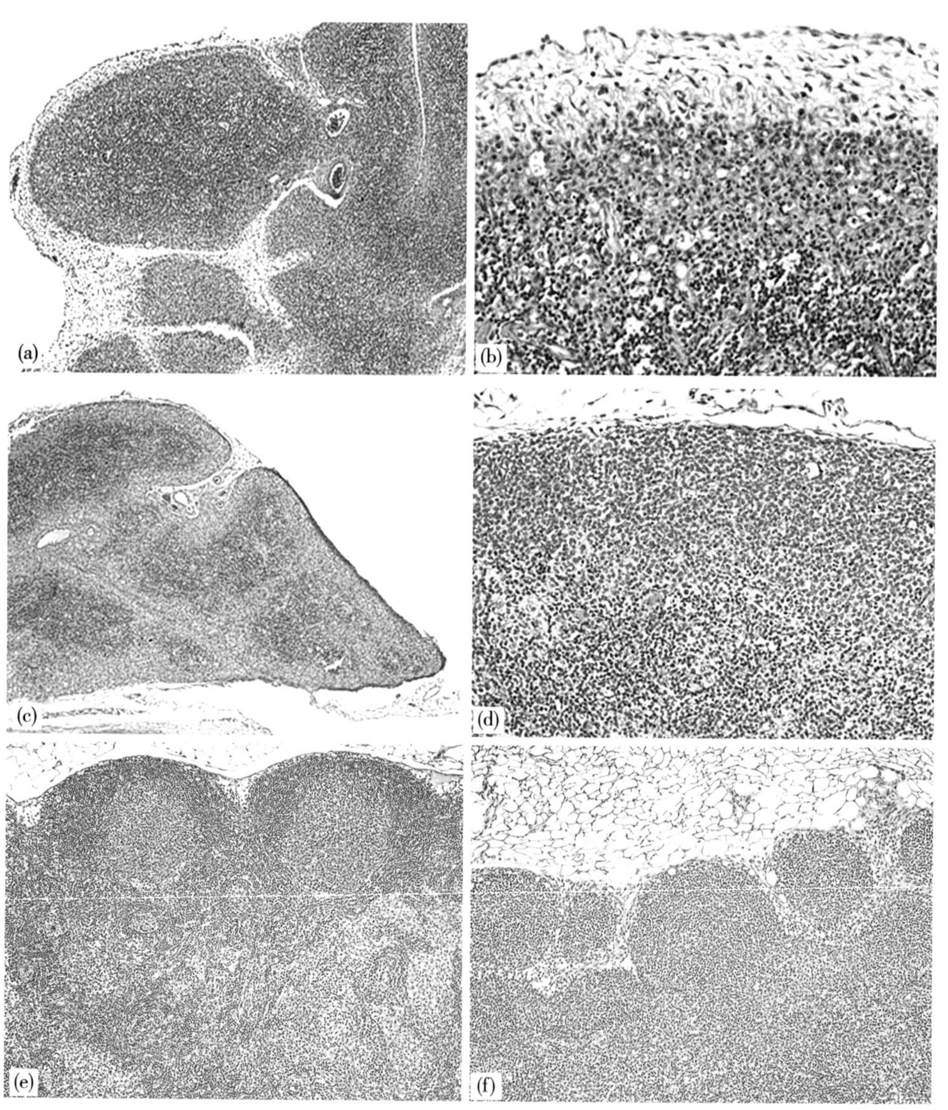

图 14.15　大鼠皮质淋巴细胞急性重度减少的两个例子，表现为皮质和髓质细胞密度的“反转”。（a）给予阿霉素的大鼠胸腺。（b）同一只大鼠的更高倍镜下图像。（c）给予紫杉醇的大鼠胸腺。（d）c 图同一只大鼠的更高倍镜下图像。这两个例子中皮质淋巴细胞几乎消失，凋亡小体和易染体巨噬细胞罕见。（e）对照组 SD 大鼠的肠系膜淋巴结。（f）给予阿霉素大鼠的肠系膜淋巴结。注意深染的 T 细胞减少及生发中心消失

（1）关于淋巴瘤的 STP 指南（Frith et al. 1996）；（2）“小鼠的淋巴瘤和白血病”（Ward 2006）；
551 （3）“Bethesda 推荐的小鼠淋巴肿瘤分类方法”（Morse Ⅲ et al. 2002）；（4）“小鼠和大鼠造血系统肿瘤的形态学、免疫组织化学和发生率”（Frith et al. 1993）；（5）“SD 大鼠造血系统肿瘤的形态学分类和发生率”（Frith 1988）。其他有价值的参考文献包括 2001 年 WHO 采纳的小鼠肿瘤术语（Frith et al. 2001）、Pattengale（1990）对小鼠淋巴细胞肿瘤分类的综述，以及 Kunder 等人（2007）、Ward 等人（2006）、Hao 等人（2010）和 Thomas 等人（2007）发表的文章。

病理学家全面正确地了解工作中采用的特定品系啮齿类动物的自发性肿瘤的发生率、肿瘤类型和典型的来源器官是非常重要的（Frith et al. 1993）。这些信息将帮助病理学家准确鉴别背景性肿瘤和化合物诱导性肿瘤。目前认为致癌试验经常使用的几个小鼠品系（CD-1、C57BL/6、B6C3F1）常自发淋巴瘤。C58 和 AKR 小鼠淋巴瘤和白血病的发生率也很高。据报道，Sprague–Dawley 大鼠可自发淋巴瘤，但是其发生率（<1%）明显低于小鼠，而大颗粒细胞淋巴瘤 / 白血病（large granular cell lymphoma/leukemia, LGL）在老龄化 Fischer344 大鼠很常见（Frith 1988）。

作者将基于上文所提及的参考文献在下文中提供一个啮齿类动物淋巴肿瘤的基本指南。在某些情况下，人们更感兴趣的是将这些啮齿类动物的肿瘤与人淋巴系统肿瘤相关联。为此，作者推荐读者参读 Morse Ⅲ 等人（2002）的文章和人类癌症小鼠模型协会（Mouse Models for Human Cancers Consortium）（http://emice .nci.nih.gov）的内容。

表 14.1 根据多个参考文献列举了啮齿类动物自发性淋巴系统肿瘤。

14.9.1　小淋巴细胞性淋巴瘤：B 细胞或 T 细胞来源 552

这种不常见的小鼠自发性肿瘤的特征是均一的、小到中等大小的和分化良好的细胞，与典型的循环淋巴细胞相似。肿瘤细胞胞质少，边缘窄，核染色质密集，核分裂象少见。肿瘤细胞无黏附性，可以浸润到多个器官，例如脾、肝或淋巴结，导致正常结构的消失，该特点尤其见于伴有白血病的病例（Morse Ⅲ et al. 2002）。

14.9.2　滤泡性 / 多形性淋巴瘤

滤泡性淋巴瘤在小鼠中很好确诊，主要来源于脾、肠系膜淋巴结和（或）回肠 PP 生发中心的 B 细胞。这些肿瘤可以是单发的或多中心的，滤泡性或弥漫性，当发生于脾时具有典型的明显的多结节状外观。如名称所示，这些肿瘤可能具有多形性，从小的到中等到大的淋巴细胞，后者也称作中心细胞和中心母细胞。这些肿瘤可以主要由小淋巴细胞构成，或者主要由大细胞构成，也可由两者混合构成。较大细胞的胞质可以很少也可以非常丰富，细胞核可分叶或不分叶并呈泡状，核仁一般比较明显。最初，这些肿瘤归类为 B 型网状细胞肉瘤或多形性 / 混合细胞型淋巴瘤，但是认识到这种肿瘤可产生免疫球蛋白，对 IgM、B220 和 CD19 染色呈阳性，并且该肿瘤在形态上与人类淋巴瘤相似，促使对其进行了重新分类（Frith et al. 1993; Ward 2006）。Sprague–Dawley 大鼠的滤泡性淋巴瘤极其罕见，但是在某些小鼠品系中该肿瘤是最常见类型的自发性淋巴瘤（Morse Ⅲ et al. 2002）。

14.9.3　边缘区（MZ）淋巴瘤

Ward 等人（1999）首次对 MZ 淋巴瘤进行

表 14.1 啮齿类动物造血系统肿瘤的分类和与一般种属的相关性

形态学类型	小鼠	大鼠
恶性淋巴瘤		
小淋巴细胞性：B 细胞或 T 细胞	√	
滤泡性 / 多形性（B 细胞）	大多数品系中最常见的淋巴瘤	√
边缘区	√，低发生率	
免疫母细胞性（B 细胞）	√	√
浆细胞（B 细胞）/ 浆细胞性	√	√
淋巴母细胞性（淋巴细胞性）（B 细胞或 T 细胞）	√	罕见
LGL 淋巴瘤（白血病）（非 T 细胞、非 B 细胞或裸细胞）		√；F344 大鼠常见；SD 大鼠少见
髓系白血病		
粒细胞	√	√
红细胞	罕见	非自发性
单核吞噬细胞系统		
组织细胞肉瘤	A 型网状细胞肉瘤；组织细胞性淋巴瘤和肉瘤	恶性纤维组织细胞瘤；组织细胞肉瘤
胸腺瘤		
淋巴细胞为主型	√	√
上皮细胞为主型	√	√
癌	√	√
肉瘤	√	√
其他		
肥大细胞瘤	罕见	

注：表格改编自 Frith 1988；Frith et al. 1993；Frith et al. 2001 和 Ward 2006 中相似的表格。

了描述，是小鼠较不常见肿瘤，在小鼠各品系中的发生率为 1%~2%，但是在 p53 敲除小鼠中该肿瘤最常见。如名称所示，这种肿瘤来源于脾的边缘区，肿瘤的生长方式导致 MZ 增宽，并且局部侵袭红髓。肿瘤细胞常常是均质、中等大小的细胞，也可能会在 MZ 融合后演变成较大的细胞。肿瘤细胞核呈圆形至椭圆形，具有点状至泡状染色质，核仁不明显，核分裂象少。因为是成熟 B 细胞的克隆，这些肿瘤细胞对 IgM、B220 和 CD19 染色呈阳性（Morse Ⅲ et al. 2002）。晚期肿瘤 PALS 和红髓可能完全消失。与脾小结不同，淋巴结通常不会被累及。

14.9.4 免疫母细胞性淋巴瘤

免疫母细胞性淋巴瘤起源于生发中心 B 细胞或生发中心后 B 细胞，特征是大的、无黏附性细胞，胞质丰富呈双染色性；细胞核大而圆，有时呈泡状；具有单个明显的核仁；常见核分裂象。部分肿瘤中含浆细胞和浆细胞样细胞。肿瘤细胞的分子表型与成熟的克隆 B 细胞一致（Morse Ⅲ et al. 2002）。这种高度侵袭性生长的肿瘤与滤泡性淋巴瘤具有相似的生长方式，但是对肺（沿血管树侵袭）、肝、肾和卵巢的侵袭性更强（Frith et al. 2001）。在大多数品系的小鼠和大鼠中，免疫母细胞性淋巴瘤均罕见。

14.9.5 浆细胞 / 浆细胞性淋巴瘤

该肿瘤是大鼠和小鼠一种罕见的自发性肿瘤，浆细胞性淋巴瘤的形态与其遗传特征一致。肿瘤细胞为大的、成熟的、无黏附性的浆细胞，

553 具有丰富的双染性的胞质和圆形的细胞核，排列成经典的车辐状外观。可见小的核周空晕（高尔基体），核分裂象罕见。

14.9.6　淋巴母细胞性 / 淋巴细胞性淋巴瘤

该肿瘤是小鼠中非常常见的肿瘤，但是大鼠不常见，淋巴母细胞性淋巴瘤是啮齿类动物原始类型的淋巴瘤，可以是 T 细胞或 B 细胞来源的。淋巴母细胞性淋巴瘤的特征是均质片状、大小不等的（通常中等大小）且均一无黏附性的细胞，胞质稀少；具有圆形的、明显的经常多个核仁；核分裂象中等到大量。这些肿瘤可发生于淋巴结、胸腺、骨髓和肾。白血病可能伴随着这种实性肿瘤侵袭中枢神经系统。在某些小鼠品系中，T 细胞性淋巴母细胞性淋巴瘤最早可以发生在 1 月龄的小鼠中，并且随着年龄的增长该肿瘤的发生率增加。化学物质、辐照或者逆转录病毒可以诱导发生 T 细胞或 B 细胞淋巴母细胞性淋巴瘤。

14.9.7　大颗粒细胞淋巴瘤（白血病）

该肿瘤在 F344 大鼠最常见，Sprague–Dawley 大鼠少见，小鼠未见该肿瘤。LGL 淋巴瘤最初被认为是一种单核细胞白血病。该肿瘤常表现出特殊的临床表现，包括抑郁、苍白、黄疸、体重下降、脾肿大、溶血性贫血和肿瘤细胞噬红细胞作用（Ward and Reynolds 1983）。肿瘤细胞为小的、多形性细胞，具有不规则形状到肾形的细胞核，少量的胞质，特征性的粉红 – 紫红色胞质内颗粒（罗氏染色的外周血中可见该颗粒）。虽然该肿瘤起源于脾 MZ，但可快速地扩散到其他组织中，尤其是肝。肝内肿瘤细胞的聚集类似于淋巴母细胞性淋巴瘤。F344 大鼠进行终生试验时，LGL 白血病的发生率可达 30%~50% 或更高（Losco and Ward 1984; Thomas et al. 2007），因此，有可能使得这些试验中与给予受试物相关的存活数据变得更加复杂。

14.9.8　组织细胞肉瘤（单核吞噬细胞系统）

这种肿瘤的术语随着时间的推移而演变，如表 14.1 所示。鼠科这种类型的肿瘤被称为 A 型网状细胞肉瘤、组织细胞性淋巴瘤或者组织细胞肉瘤。大鼠该肿瘤被归类为恶性纤维组织细胞瘤或组织细胞肉瘤。为了术语的一致性，本章推荐使用术语“组织细胞肉瘤”（根据 Frith et al. 1993，2001）。这些肿瘤明显不同于淋巴瘤，其特征为具有纤维结构，伴或不伴大的多核异物巨细胞，胞质丰富、嗜酸性，核大、嗜碱性。肿瘤很少显现出传统淋巴组织的特征，可能起源于腹膜后、肠系膜淋巴结、子宫（雌性小鼠最常见的发生部位）或肝（雄性小鼠最常见的发生部位）。其他的发生部位包括脾、骨髓、肺、肾、皮肤、皮下组织和卵巢。该肿瘤的细胞起源被认为是来自单核吞噬细胞系统的组织细胞。肿瘤性组织细胞对单核细胞抗原和溶菌酶染色呈阳性，而对 T 细胞或 B 细胞标志物的染色呈阴性。

14.9.9　髓系白血病

14.9.9.1　粒细胞白血病

该肿瘤是啮齿类动物罕见的自发性肿瘤，粒细胞白血病的发生与逆转录病毒和某些化学物质有关。循环中的白血病细胞可以呈较大、母细胞不成熟形态，也可以为较小的具有分叶核和分段核的成熟细胞。循环的细胞可能是成熟细胞形式或不成熟细胞形式，或者是两者的混合型。粒细胞白血病通常具有很高的 WBC 计数，并且明显累及脾。该肿瘤也可累及肝、淋巴结和骨髓。

554 **14.9.9.2 红细胞白血病**

红细胞白血病是红系（成红细胞）的自发性肿瘤，在小鼠中罕见，大鼠中未见报道。如果发生该肿瘤，那么可以在骨髓、脾、胸腺、淋巴结、肝和肾中发现成红细胞。弗罗德白血病病毒（Friend leukemia virus）和劳舍尔病毒（Rauscher virus）可诱导小鼠发生红细胞白血病。据报道，大鼠暴露于辐射或三甲基苯并 [a] 蒽后会诱导红细胞白血病的发生。

14.9.10 胸腺瘤

1. 胸腺瘤是 TEC 的肿瘤，通常根据相对细胞组成比例而划分为三大类。例如，Kuper 等人（1986）对 Wistar 大鼠的胸腺肿瘤进行了分类，分为伴有髓质分化的胸腺瘤、无髓质分化的胸腺瘤和淋巴瘤。相比之下，Frith 等人（1993）描述的啮齿类动物胸腺肿瘤主要来源于上皮细胞或胸腺小体，伴有不同程度的肿瘤性淋巴细胞。Greaves（2000）参考了 Rosai 和 Levine（1976）的文章，将胸腺瘤分为上皮细胞型、上皮细胞和淋巴细胞混合型，以及淋巴细胞为主型（淋巴细胞型）。胸腺瘤可表现为良性肿瘤或恶性的癌和肉瘤，但是这些肿瘤的转移都罕见。这些肿瘤中的网状组织的程度差异很大。传统大鼠和小鼠品系的胸腺瘤很罕见，但 Buffalo 和 Wistar/Neuherberg 大鼠例外。

2. 胸腺淋巴瘤不同于淋巴细胞型胸腺瘤，胸腺淋巴瘤具有大量的淋巴细胞和淋巴母细胞，可形成多结节状肿瘤，几乎没有上皮成分或髓质成分。大的肿瘤可能发生形态不规则、大面积的坏死，有时可能侵袭至周围的纵隔脂肪组织。胸腺 T 细胞淋巴瘤是 AKR 小鼠生命晚期的常见肿瘤，该品系小鼠被广泛用作化合物诱导性 T 细胞肿瘤的动物模型。

尽管文献对胸腺瘤的 4 个基本类型的描述相对一致，但胸腺瘤也可能表现出其他形态学特征，包括非角化鳞状上皮表皮样结节，囊性乳头状型，带状、索状或管状型，内分泌或腺样型，神经内分泌型，以及肌样（骨骼肌分化）型（Pearse 2006b）。

14.9.11 肥大细胞瘤

自发性、良性和恶性肥大细胞瘤在小鼠中很罕见，在大鼠中未见。肿瘤通常散发于皮肤、肝、脾和肾中。应用异染性染色通常可显示出明确的胞质内颗粒。

需要铭记的是，安全性评价研究中影响啮齿类动物白血病和淋巴瘤发生率的还有其他因素，包括笼具大小和笼架水平、饲养密度、摄食量（热量摄入）、氨基酸缺乏、矿物质缺乏、激素水平和免疫抑制。许多化学物质都与啮齿类动物淋巴组织（造血系统）肿瘤的发生有关，作者推荐读者参阅 Greaves（2000）和 Gold 等人（2001）的文章以了解更多内容。

致谢

特别感谢 Denise Hertel 和 Rebecca Stewart 一直以来的支持并为本章提供了大量高质量的组织学内容。

（张 頔 林 志 译；吕建军 杨秀英 校）

参考文献 555

Achtman, A.H., Khan, M., Maclennan, I.C., Langhorne, J. 2003. *Plasmodium chabaudi* infection in mice induces strong B cell responses and striking but temporary changes in splenic cell distribution. *J. Immunol.* 171:317–324.

Almawi, W.Y., Melemedjiian, O.K. 2002. Molecular

mechanisms of glucocorticoid antiproliferative effects; antagonism of transcription factor activity by glucocorticoid receptor. *J. Leukoc. Biol.* 71:9–15.

Anderson, G., Moore, N.C., Owen, J.J., Jenkinson, E.J. 1996. Cellular interactions in thymocyte development. *Annu. Rev. Immunol.* 14:73–99.

Asanuma, H., Thompson, A.H., Iwasaki, T., Sato, Y., Inaba, Y., Aizawa, C., Kurata, T., Tamura, S. 1997. Isolation and characterization of mouse nasal-associated lymphoid tissue. *J. Immunol. Methods* 202:123–131.

Asakura, K., Saito, H., Hata, M., Kataura, A. 1998. Antigen-specific IgA response of NALT and cervical lymph node cells in antigen-primed rats. *Acta Oto-Laryngol.* 118:859–863.

Bacha, W.J. Jr., Wood, L.M. 1990. Color *Atlas of Veterinary Histology*. Philadelphia: Lea & Febiger.

Banks, W.J. 1986. *Applied Veterinary Histology*, 2nd ed., Baltimore: Williams and Wilkins.

Basketter, D., Gerberick, F., Kimber, I., Willis, C. 1999. *Toxicology of Contact Dermatitis: Allergy, Irritancy, and Urticaria*. Current Toxicology Series. New York: John Wiley & Sons.

Bélisle, C., Sainte-Marie, G. 1981a. Tridimensional study of the deep cortex of the rat lymph node. I. Topography of the deep cortex. *Anat. Rec.* 199:45–59.

Bélisle, C., Sainte-Marie, G. 1981b. Tridimensional study of the deep cortex of the rat lymph node. II. Relation of deep cortex units to afferent lymphatic vessels. *Anat. Rec.* 199:61–72.

Bélisle, C., Sainte-Marie, G. 1981c. Tridimensional study of the deep cortex of the rat lymph node. III. Morphology of the deep cortex units. *Anat. Rec.* 199:213–226.

Belisle, C., Sainte-Marie, G. 1981d. Topography of the cortex of the lymph nodes of various mammalian species. *Anat. Rec.* 201:553–561.

Bienenstock, J., Johnston, N., Percy, D.Y.E. 1973a. Bronchial and lymphoid tissue. I. Morphologic characteristics. *Lab. Invest.* 28:686–692.

Bienenstock, J., Johnston, N., Percy, D.Y.E. 1973b. Bronchial and lymphoid tissue. II. Functional characteristics. *Lab. Invest.* 28:693–698.

Binns, R.M., Pabst, R. 1994. Lymphoid tissue structure and lymphocyte trafficking in the pig. *Vet. Immunol. Immunopathol.* 43:79–87.

Bockman, D.E., Cooper, M.D. 1973. Pinocytosis by epithelium associated with lymphoid follicles in the bursa of Fabricius, appendix and Peyer's patches. An electron microscopic study. *Am. J. Anat.* 136:455–477.

Bockman, D.E., Stevens, W. 1977. Gut-associated lymphoepithelial tissue: bidirectional transport of tracer by specialized epithelial cells associated with lymphoid follicles. *J. Reticuloendothel. Soc.* 21:245–254.

Bruijntjes, J.P., Kuper, C.F., Robinson, J.E., Schuurman, H. 1993. Epithelium-free area in the thymic cortex of rats. *Dev. Immunol.* 3:113–122.

Capone, M., Romagnoli, P., Beerman, F., MacDonald, H.R., van Meerwijk, J.P. 2001. Dissociation of thymic positive and negative selection in transgenic mice expressing major histocompatibility complex class I molecules exclusively on thymic cortical epithelial cells. *Blood* 97:1336–1342.

Cesta, M.F. 2006a. Normal structure, function and histology of mucosa-associated lymphoid tissue. *Toxicol. Pathol.* 34:599–608.

Cesta, M.F. 2006b. Normal structure, function and histology of the spleen. *Toxicol. Pathol.* 34:455–465.

Chrousos, G.P. 1995. The hypothalamic-pituitary-adrenal axis and immune-mediated inflammation. *N Engl J Med.* May 18;332(20):1351–1362.

Cornes, J.S. 1965. Number, size and distribution of Peyer's patches in the human small intestine. I. The development of Peyer's patches. *Gut* 6:225–229.

Crabtree, G.R., Gillis, S., Smith, K.A., Munck, A. 1979. Glucocorticoids and immune responses. *Arthritis Rheum.* 22:1246–1256.

Dellmann, H.D., Brown, E.M. 1987. *Textbook of Veterinary Histology*, pp. 174–175. Philadelphia: Lea & Febiger.

Dijkstra, C.D., Sminia, T. 1990. Thymus: normal anatomy, histology, ultrastructure, rat. In *Monographs on Pathology of Laboratory Animals, Hematopoietic System*, eds. T.C. Jones, J.M. Ward, U. Mohr, R.D. Hunt, pp. 249–256. Berlin: Springer-Verlag.

Dijkstra, C.D., Veerman, A.J.P. 1990. Spleen: normal anatomy, histology, ultrastructure, rat. In *Monographs on Pathology of Laboratory Animals, Hematopoietic System*, eds. T.C. Jones, J.M. Ward, U. Mohr, R.D. Hunt, pp. 185–193. Berlin: Springer-Verlag.

Dunn, T.B. 1954. Normal and pathologic anatomy of the 556
reticular tissue in laboratory mice. *J. Natl. Cancer Inst.* 14:1303–1395.

Elmore, S. 2006. Lymph node histopathology. *Toxicol. Pathol.* 34:425–454.

Everds, N.E., Snyder, P.W., Bailey, K.L., Bolon, B., Creasy, D.M., Foley, G.L., Rosol, T.J., Sellers, T. 2012. Interpreting Stress Responses during Routine Toxicology Studies: A Review of the Biology, Impact, and Assessment. Accepted for publication ToxPath.

Feng, G., Debra, W., Elke, M., Falk, W. 2007. Constitutive alternative NF-κB signaling promotes marginal zone B-cell development but disrupts the marginal sinus and induces HEV-like structures in the spleen. *Blood* 110:2381–2389.

Frith, C.H. 1988. Morphologic classification and incidence

of hematopoietic neoplasms in the Sprague–Dawley rat, *Toxicol. Pathol.* 16:451–457.

Frith, C.H., Ward, J.M. and Chandra, M. 1993. The morphology, immunohistochemistry, and incidence of hematopoietic neoplasms in mice and rats, *Toxicol. Pathol.* 21:206–218.

Frith, C.H., Ward, J.M., Chandra, M., and Losco, P. 2000. Non-proliferative lesions of the hematopoietic system in rats, HL-1. In *Guides for Toxicologic Pathology*, pp. 1–22. Washington, DC: STP/ARP/AFIP.

Frith, C.H., Ward, J.M., Harleman, J.H., Stromberg, P.C., Halm, S., Inoue, T., Wright, J.A. 2001. Hematopoietic system. In *International Classification of Rodent Tumors. The Mouse*, ed. U. Mohr, pp. 417–451. Berlin: Springer.

Frith, C.H., Ward, J.M., Fredrickson, T., Harleman, J.H. 1996. Neoplastic lesions of the hematopoietic system. In *Pathobiology of aging mice*, eds. U. Mohr, D.L. Dungworth, C.C. Capen, W.W. Carlton, J.P. Sundberg, J.M. Ward, pp. 219–235. Washington, DC: ILSI Press.

Fukuda, S., Mitsuoka, H., Schmid-Schonbein, G.W. 2004. Leukocyte fluid shear response in the presence of glucocorticoid. *J. Leukoc. Biol.* 75:664–670.

Gretz, J.E., Norbury, C.C., Anderson, A.O., Proudfoot, A.E.I., Shaw, S. 2000. Lymph-borne chemokines and other low molecular weight molecules read high endothelial venules via specialized conduits while a functional barrier limits access to the lymphocyte microenvironments in lymph node cortex. *J. Exp. Med.* 192:1425–1439.

Giannasca, P.J., Boden, J.A., Monath, T.P. 1997. Targeted delivery of antigen to hamster nasal lymphoid tissue with M-cell directed lectin. *Infect. Immunol.* 65:4288–4298.

Gold, L.S., Manley, N.B., Slone, T.H., Ward, J.M. (2001). Compendium of chemical carcinogens by target organs: results of chronic bioassays in rats, mice, hamsters, dogs, and monkeys. *Toxicol. Pathol.* 29:639–652.

Gopinath C., Prentice, D.E., Lewis, D.J. 1987. *Atlas of Experimental Toxicological Pathology*, vol. 13. Lancaster, UK: MTP Press Limited.

Gray, H. 1918. *Anatomy of the Human Body*, 20th ed. Philadelphia: Lea & Febiger.

Greaves, P. 2000. *Histopathology of Preclinical Toxicity Studies; Interpretation and Relevance in Drug Safety Evaluation*, 2nd ed., New York: Elsevier.

Guo, F., Weih, D., Meier, E., Weih, F. 2007. Constitutive alternative NK-κB signaling promotes marginal zone B-cell development but disrupts the marginal sinus and induces HEV-like structures in the spleen. *Blood* 110(7): 2381–2389.

Haley, P. 2008. Histomorphology of the immune system: a basic step in assessing immunotoxicity. In *Immunotoxicology Strategies for Pharmaceutical Safety Assessment*, eds. D.J. Herzyk and J.L. Bussiere, pp. 27–44. Hoboken, NJ: Wiley and Sons, Inc.

Haley, P. 2012. The immune system of pigs: structure and function. In *The Minipig in Biomedical Research*, eds. P.A. McAnulty, A.D. Dayan, N.-C. Ganderup, K. Hastings, pp. 343–356. Boca Raton: CRC Press, Taylor and Francis Group.

Haley, P., Perry, R., Ennulat, D., Frame, S., Johnson, C., Lapointe, J.-M, Nyska, A., Snyder, P.W., Walker, D., Walter, G. 2005. STP Position Paper: Best Practice Guideline for the Routine Pathology Evaluation of the Immune System. *Toxicol. Pathol.* 33:404–407.

Hameleers, D.M., van der Ende, M., Biewenga, J., Sminia, T. 1989. An immunohistochemical study on the postnatal development of rat nasal-associated lymphoid tissue (NALT). *Cell & Tissue Research* 256(2):431–438.

Han, J., van Krieken, J.M., te Velde, J. Spleen, Chapter 29. 1997. In *Histology for Pathologists,* 2nd edition, ed. S.S. Sternberg. Philadelphia: Lippincott-Raven.

Hare, W.C.D. 1975. Carnivore respiratory system. In: *Sisson and Grossman's The Anatomy of the Domestic Animals*, vol. 2, 5th ed., ed. Getty, R., p. 1573. Philadelphia: W.B. Saunders Company.

Harkema, J.R. 1991. Comparative aspects of nasal airway anatomy: relevance to inhalation toxicology. *Toxicol. Pathol.* 19:321–336.

Hao, X., Fredrickson, T.N., Chattopadhyay, S.K., Han, W., 557
Qi, C.F., Wang, Z., Ward, J.M., Hartley, J.W., Morse, H.C. 3rd. 2010. The histopathologic and molecular basis for the diagnosis of histiocytic sarcoma and histiocyte-associated lymphoma of mice. *Vet. Pathol.* May;47(3):434–445.

HogenEsch, H., Felsburg, P.J. 1992. Immunohistochemistry of Peyer's patches in the dog. *Vet. Immunol. Immunopharmacol.* 30:147–160.

ICICIS Group Investigators Report of validation study of assessment of direct immunotoxicity in the rat. 1998. *Toxicology* 125(2–3):183–201.

International Conference on Harmonization (ICH). 2006. *Guidance for Industry. S8 Immunotoxicity Studies for Human Pharmaceuticals.*

Ioachim, H.L. 1994. *Lymph Node Pathology,* 2nd ed. Philadelphia: J.B. Lippincott Company.

Irons, R., 1991. Chapter 16; Blood and bone marrow. In *Handbook of Toxicologic Pathology*, eds. W.M., Hashcek, C.G. Rousseau, pp. 389–419. San Diego, Academic Press.

Jeong, K.I., Suzuki, H., Nakayama, H., Doi, K. 2000. Ultrastructural study on the follicle-associated epithelium of nasal-associated lymphoid tissue in specific pathogen-free (SPF) and conventional environmentadapted (SPF-CV) rats. *Journal of Anatomy* 196(Pt 3):443–51.

Job, T.T. 1915. The adult anatomy of the lymphatic system in the common rat (*Epimy norvegicus*). *Anat. Rec.* 9:447–458.

Jones, T.C., Ward, J.M., Moher, U., Hunt, R.D. 1990. *Monographs on Pathology of Laboratory Animals. Hematopoietic System*, p. 270. New York: Springer-Verlag.

Kovacs, M.S., McKiernan, S., Potter, D.M., Chilappagari. S. 2005. An epidemiological study of interdigital cysts in a research Beagle colony. *Contemp. Top Lab. Animal Sci.* 44:17–21.

Kraal, G., Schomagel, K., Streeter, P.R., Holzman, B., Butcher, E.C. 1995. Expression of the mucosal vascular addressing, MAdCAM-1 on sinus-lining cells in the spleen. *Am. J. Pathol.* 147:763–771.

Kunder, S., Calzada-Wack, J., Holzlwimmer, G., Muller, J., Kloss, C., Howat, W., Schmidt, J., Hofler, H., Warren, M., and Quintanilla-Martinez, L. 2007. A comprehensive antibody panel for immunohistochemical analysis of formalin-fixed, paraffin-embedded hematopoietic neoplasms of mice: analysis of mouse specific and human antibodies cross-reactive with murine tissue. *Toxicol. Pathol.* 35:366–375.

Kuper, C.F., Beems, R.B., Hollanders, V.M.H. 1986. Spontaneous pathology of the thymus in aging Wistar (Cpb:WU) rats. *Vet. Pathol.* 23:270–277.

Kuper, C.F., Hameleers, D.M., Bruijntjes, J.P., van der Ven, I., Biewenga, J., Sminia, T. 1990. Lymphoid and non-lymphoid cells intranasal-associated lymphoid tissue (NALT) in the rat. An immuno- and enzyme–histochemical study. *Cell Tissue Res.* 259:371–377.

Kuper, C.F., deHeer, E., Van Loveren, H., Vos, J.G. 1991. Chapter 39, Immune system. In *Handbook of Toxicologic Pathology*, 2nd ed. eds. W. Haschek, C.G. Rousseaux, M.A. Wallig, vol. 2, pp. 585–646, San Diego: Academic Press.

Kuper, C.F., Beems, R.B., Bruijntnes, J.P., Schuurman, H.J., Vos, J.G. 1992. Normal development, growth, and aging of the thymus. In *Pathobiology of the Aging Rat*, vol. 1, eds. U. Mohr, D.L. Dungworth, C.C. Capen, pp. 25–48. Washington, DC: ILSI Press.

Kuper, C.F., Schuurman, H.-J., Vos, J.K.G. 1995. Pathology in immunotoxicology. In *Methods in Immunotoxicology*, eds. G.R. Burleson, J.H. Dean, A.E. Munson, vol. 1, pp. 378–436. New York: Wiley-Liss.

Levin, S., Semle, R.D., Ruben, Z. 1993. Effects of two weeks of feed restriction on some common toxicologic parameters in Sprague–Dawley rats. *Toxicol. Pathol.* 21:1–14.

Lind, E.F., Prockop, S.E., Porritt, H.E., Petrie, H.T. 2011. Mapping precursor movement through the postnatal thymus reveals specific microenvironments supporting defined stages of early lymphoid development. *J. Exp. Med.* 194:127–134.

Losco, P.E., Ward, J.M. 1984. The early stage of large granular lymphocyte leukemia in the F344 rat. *Vet. Pathol.* 21:286–291.

Losco, P., Harlemen, H. 1992. Normal development, growth, and aging of the lymph node. In: *Pathobiology of the Aging Rat*, vol. 1, eds. U. Mohr, D.L. Dungworth, C.C. Capen, pp. 49–73. Washington, DC: ILSI Press.

Losco, P. 1992. Normal development, growth, and aging of the spleen. In: *Pathobiology of the Aging Rat*, vol. 1, eds. U. Mohr, D.L. Dungworth, C.C. Capen, pp. 75–94. Washington, DC: ILSI Press.

Lowenberg, M., Verhaar, A.P., van der Brink, G.R., Hommes, D.W. 2007. Glucocorticoid signaling: a nongenomic mechanism for T-cell immunosuppression. *Trends Mol. Med.* 13:158–163.

Lowenstine, L.J. 2003. A primer of primate pathology: lesions and nonlesions. *Toxicol. Pathol.* 31: 92–102.

Mackall, C.L., Punt, J.A., Morgan, P., Farr, A.G., Gress, R.E. 1998. Thymic function in young/old chimeras: substantial thymic T-cell regenerative capacity despite irreversible age-associated thymic involution. *Eur. J. Immunol.* 28:1886–1893.

MacKenzie, W.F., Eustis, S.L. 1990. Bone marrow. In 558
Pathology of the Fischer Rat. eds. G.A. Boorman, S.L. Eustis, M.R. Elwell, C.A. Montgomery, and W.F. MacKenzie. pp. 395–403. San Diego, CA: Academic Press, Inc.

Maronpot, R.R. 2006. A monograph on histomorphologic evaluation of lymphoid organs. *Toxicol. Pathol.*, 34(5):409–696.

Martin, F., Kearney, J.F. 2000. B-cell subsets and the mature preimmune repertoire: marginal zone B1 B cells as part of the "natural immune memory." *Immunol. Rev.* 175:70–79.

Mebius, R.E., Kraal, G. 2005. Structure and function of the spleen. *Nat. Rev. Immunol.* 5:606–616.

Mebius, R.E., Nolte, M.A., Kraal, G. 2004. Development and function of the splenic marginal zone. *Crit. Rev. Immunol.* 24:449–464.

Mills, S.E., Fechner, R.E. 1997. Chapter 16. Larynx and pharynx. In *Histology for Pathologists*, 2nd ed., ed. S.S. Sternberg, pp. 391–404. Philadelphia: Lippincott-Raven.

Morris, D.L., O'Neil, S.P., Devraj, R.V., Portanova, J.P., Gilles, R.W., Gross, C.J., Curtiss, S.W., Komocsare, W.J., Garner, D.S., Happa, F.A., Kraus, L.J., Nikula, K.J., Monahan, J.B., Selness, S.R., Galluppi, G.R., Shevlin, K.M., Kramer, J.A.,

Walker, J.K., Messing, D.M., Anderson, D.R., Mourey, R.J., Whitely, L.O., Daniels, J.S., Yang, J.Z., Rowlands, P.C., Alden, C.L., Davis II, J.W., and Sagartz, J.E. 2010. Acute lymphoid and gastrointestinal toxicity induced by selective p38α Map kinase and Map kinase-activated protein kinase-2 (MK-2) inhibitors in the dog. *Toxicol. Pathol.* 38:606–618.

Morse III, H.C., Anver, M.R., Fredrickson, T.N., Haines, D.C., Harris, A.W., Harris, N.L., Jaffe, E.S., Kogan, S.C., MaLennan, I.C.M., Patttengale, P.K., Ward, J.M. 2002. Bethesda Proposal for Classification of Lymphoid Neoplasms in mice. *Blood* 100:246–258.

Nasonex. 1997. Summary basis of approval for NDA 20-762, SCH 32088, Mometasone furoate monohydrate.

Ohtani, O., Ohtani, Y., Carati, C., Gannon, B.J. 2003. Fluid and cellular pathways of rat lymph nodes in relation to lymphatic labyrinths and Aquapori-1 expression. *Arch. Histol. Cytol.* 66:261–272.

Pabst, R., Nowara, E. 1982. Organ distribution and fate of newly formed splenic lymphocytes in the pig. *Anat. Rec.* 202:85–94.

Pabst, R. 1987. The anatomical basis for the immune function of the gut. *Anat. Embryol.* (Berl). 176: 135–144.

Pabst, R., Gehrke, I. 1990. Is the bronchus-associated lymphoid tissue (BALT) an integral structure of the lung in normal mammals, including humans? *Am. Respir. Cell Mol. Biol.* 3:131–135.

Pabst, R., Geist, M., Rothkotter, H.J., Fritz, F.J., 1988. Postnatal development and lymphocytes production of jejunal and ileal Peyer's patches in normal and gnotobiotic pigs. *Immunology* 64:539–544.

Pattengale, P.K. 1990. Classification of mouse lymphoid cell neoplasms. In *Monographs on Pathology of Laboratory Animals, Hemopoietic System*, eds. T.C. Jones, J.M. Ward, U. Mohr, R.D. Hunt, pp. 137–143. New York: Springer-Verlag.

Pearse, G. 2006a. Normal structure, function and histology of the thymus. *Toxicol. Pathol.* 34:504–514.

Pearse, G. 2006b. Histopathology of the thymus. *Toxicol. Pathol.* 34:515–547.

Pillai, S., Cariappa, A. 2009. The follicular versus marginal zone B lymphocyte cell fate decision. *Nat. Rev. Immunol.* 9:767–777.

Pospischil, A. 1989. Struktur und funktion von Peyerschen platen im darm verschiedener tierarten. *Schweiz. Arch. Teirhekik.* 131:595–603.

Renoux, G. 1985. Immunomodulatory agents. In *Immunotoxicology and Immunopharmacology*, eds. J.H Dean, M.L. Luster, A.E. Munson, H. Amos, pp. 193–205. New York: Raven Press.

Rosai, J., Levine, G.D. 1976. Tumors of the thymus, Fasc 13, 2nd series, pp. 34–37. Washington, DC: Armed Forces Institute of Pathology.

Rossmann, P., Rihova, B., Strohalm, J., Ulbrich, K. 1997. Morphology of rat kidney and thymus after native and antibody-coupled cyclosporin A application (reduced toxicity of targeted drug). *Folia Microbiol (Praha)* 42(3):277–287.

Sack, W.O. 1982. *Essentials of Pig Anatomy.* New York: Veterinary Textbooks.

Sainte-Marie, G., Peng, F.S., Belisle, C. 1982. Overall architecture and pattern of lymph flow in the rat lymph node. *Am. J. Anat.* 164:275–309.

Sano, S., Takahama, Y., Sugawara, T., Kosaka, H., Itami, S., Yoshikawa, K., Miyazaki, J. Van Ewijk W., Takeda, J. 2001. Stat3 in thymic epithelial cells is essential for postnatal maintenance of thymic architecture and thymocytes survival. *Immunity* 15:261–273.

Savino, W., Postel-Vinay, M.C., Smaniotto, S., Dardenne, M. 2002. The thymus gland: a target organ for growth hormone. *Scand. J. Immunol.* 55:442–458.

Schmidt, E.E., MacDonald, I.C., Groom, A.C. 1985. Microcirculation in mouse spleen (nonsinusal) studied by means of corrosion casts. *J. Morphol.* 186:17–29.

Schmidt, E.E., MacDonald, I.C., Groom, A.C. 1993. 559
Comparative aspects of splenic microcirculatory pathways in mammals: the region bordering the white pulp. *Scanning Microsc.* 7:613–628.

Sestak, K., Merritt, C.K., Borda, J., Saylor, E., Schwamberger, S.R., Cogswell, F., Didier, E.S., Didier, P.J., Plauche, G., Bohm, R.P., Aye, P.P., Alexa, P., Ward, R.L., Lackner, A.A. 2003. Infectious agent and immune response characteristics of chronic enterocolitis in captive rhesus macaques. *Infect. Immun.*, 71, 4079–4086.

Smialowicz, R.J., Luebke, R.W., Riddle, M.M., Rodgers, R.R., Rowe, D.G. 1985. Evaluation of the immunotoxic potential of chlordecone with comparison of cyclophosphamide. *J. Toxicol. Environ. Health* 15:561–574.

Sminia, T., Janse, E.M., Plesch, B.E.C. 1983. Ontogeny of Peyer's patches of the rat. *Anat. Rec.* 207:309–316.

Snook, T. 1950. A comparative study of the vascular arrangements in mammalian species. *Am. J. Anat.* 87:31–77.

Snyder, P.W., Kazacos, E.A., Scott-Moncrieff, J.C., HogenEsch, H., Carlton, W.W., Glickman, L.T., Felsburg, P.J. 1995. Pathologic features of naturally occurring juvenile polyarteritis in beagle dogs. *Vet. Pathol.* 32(4):337–345.

Stefanski, S.A., Elwell, M.R., Stromberg, P.C. 1990. Spleen, lymph node, and thymus. In *Pathology of the Fischer Rat*, Eds. G. Boorman, C.A. Montgomery, W.F. MacKenzie. San Diego, CA: Academic Press.

Sternberg, S.S. 1997. *Histology for Pathologists*, 2nd ed. Philadelphia: Lippincott-Raven.

Stromberg, P.C. 1992. Changes in the hematologic system. In *Pathobiology of the Aging Rat*, vol. 1. eds. U. Mohr, D.L. Dungworth, C.C. Capen, pp. 15–24. Washington, DC: ILSI Press.

Suttie, A.W. 2006. Histopathology of the spleen. *Toxicol. Pathol.* 34:466–503.

Takata, S., Ohtani, O., Watanabe, Y. 2000. Lectin binding patterns in rat nasal-associated lymphoid tissue (NALT) and the influence of various types of lectin on particle uptake in NALT. *Arch. Histol. Cytol.* 63:305–312.

Tecoma, E.S., Huey, L.Y. 1985. Minireview: psychic distress and the immune response. *Life Sci.* 36:1799–1812.

Terszowski, G. Muller, S.M., Bleul, C.C., Blum, C., Schirmbeck, R., Reimann, J., Du Pasquier, L., Amagai, T., Boehm, T., Rodewald, H.R. 2006. *Science* 312:284–287.

Teske, E. 1994. Canine malignant lymphoma: a review and comparison with human non-Hodgkin's lymphomas. *Vet. Quat.* 4:209–219.

Thomas, J., Haseman, J.K., Goodman, J.I., Ward, J.M., Loughran, T.P. Jr., Spencer, P.J.A. 2007. Review of large granular lymphocytic leukemia in Fischer 344 rats as an initial step toward evaluating the implication of the endpoint to human cancer risk assessment. *Toxicol. Sci.* Sep;99(1):3–19.

Tilney, N.L. 1971. Patterns of lymphatic drainage in the adult laboratory rat. *J. Anat.* 109:369–383.

Travlos, G.S. 2006a. Normal structure, function and histology of the bone marrow. *Toxicol. Pathol.* 34:548–565.

Travlos, G.S. 2006b. Histopathology of bone marrow. *Toxicol. Pathol.* 34:566–598.

Valli, V.E., SanMyint, M., Barthel, A., Bienzle, D., Caswell, J., Colbatzky, F., Durham, A., Ehrhart, E.J., Johnson, Y., Jones, C., Kiupel, M., Labelle, P., Lester, S., Miller, M., Moore, P., Moroff, S., Roccabianca, P., Ramos-Vara, J., Ross, A., Scase, T., Tvedten, H., Vernau, W. 2011. Classification of canine malignant lymphomas according to the World Health Organization criteria. *Vet. Pathol.* 48(1):198–211.

Van der Ven, I., Sminia, T. 1993. The development and structure of mouse nasal-associated lymphoid tissue: an immuno- and enzyme histochemical study. *Reg. Immunol.* 5:69–75.

Van Ewijk, W., Shores, E.W., Singer, A. 1994. Crosstalk in the mouse thymus. *Immunol. Today* 15:214–217.

Van Rees, E.P., Sminia, T., Dijkstra, C.D. 1996. Structure and development of the lymphoid organs. In *Pathobiology of the Aging Mouse*. eds. U. Mohr, D.L. Dungworth, C.C. Capen, W.W. Caldron, J.P. Sundberg. J.M. Ward, vol. 1, pp. 173–187. Washington, DC: ILSI Press.

Ward, J.M. 2006. Lymphomas and leukemia in mice, experiment. *Toxicol. Pathol.* 57:377–381.

Ward, J.M., Reynolds, C.W. 1983. Large granular lymphocyte leukemia. A heterogenous lymphocytic leukemia of F344 rats. *Am. J. Pathol.* 111:1–10.

Ward, J.M., Mann, P.C., Morshima, H., Firth, C.H. 1999. Thymus, spleen and lymph nodes. In *Pathology of the Mouse*, ed. R.R. Maronpot. Vienna, IL: Cache River Press.

Ward, J.M., Erexson, C.R., Faucette, L.J., Foley, J.F., Dijkstra, C., Cattoretti, G. 2006. Immunohistochemical markers for the rodent immune system. *Toxicol. Pathol.* 34:616–630.

Webb, H.K., Ulrich, R.G., Puri, K.D., Chen, H., Sutherland, J.E., Hall, W.C. 2010. Effects of CAL-101, a selective inhibitor of the class 1 PI3K p110delta, on lymphocytes in spleen and lymph nodes. SOT abstract 1060. Presented at the 2010 SOT Annual Meeting, Salt Lake Utah.

Wu, H.Y., Russell, M.W. 1997. Nasal lymphoid tissue. Intranasal immunization and compartmentalization of the common mucosal immune system. *Immunol. Res.* 16:187–201.

Yang, B.-G., Tanaka, T., Ho Jang, M., Bai, Z., Hayasaka, H., 560
Miyasaka, M. 2007. Binding of lymphoid chemokines to collagen IV that accumulates in the basal lamina of high endothelial venules: its implications in lymphocyte trafficking. *J. Immunol.* 179:4376–4382.

Zheng, B., Shorthouse, R., Masek, M.A., Berry, G., Billingham, M.E., Morris, R.E. 1991. Effects of the new and highly active immunosuppressant rapamycin on lymphoid tissues and cells in vivo. *Transplanta. Proc.* 23:851–855.

第 15 章　骨、肌肉和牙齿

John L. Vahle、*Joel R. Leininger*、*Philip H. Long*、*D. Greg Hall* 和 *Heinrich Ernst*

562 ## 15.1　骨和关节

15.1.1　功能解剖学

骨和软骨是高度特化的结缔组织，它们共同构成机体的骨骼系统。骨骼具有多种功能，包括：①运动，构成骨架及为肌肉提供附着面；②保护，包裹重要器官和组织；③新陈代谢，作为钙、磷等矿物质的储备库。下文是关于骨骼解剖学的简要综述。关于骨骼结构和功能的全面介绍可查阅相关文献和参考资料（Marks and Popoff 1988; Bullough 2011）。

掌握不同部位骨的结构及其附属成分的相关特点，有助于毒理病理学家准确鉴别和描述骨的病变。在结构上，骨骼由两种类型的骨组成：扁骨，如颅骨、肩胛骨或髂骨；长骨，如肱骨或胫骨。典型的长骨两端各有一个膨大的骨骺，两个骨骺之间由圆柱状的骨干连接。骨干和骨骺的连接处称为干骺端。处于生长阶段的骨骼，在骨骺和干骺端之间由骺板或生长板分隔。骺板在解剖学上是一种复合组织，与干骺端一同主司骨的纵向生长。骨干由被称为骨皮质（或称密质骨）的致密层构成，致密层包裹形成骨髓腔，骨髓腔中含有具有造血功能的骨髓。在干骺端，骨皮质层变薄，骨的中心部位含有骨针、骨板和骨弓，相互连接成复杂的网，分别被称为小梁骨、松质骨或海绵状骨。本章将会用到骨皮质和骨小梁等术语。因所承受的生物学应力不同，不同骨骼内的骨小梁和骨皮质的相对比例有所不同。比如股骨因其在运动时起机械杠杆的作用而非常坚硬，呈圆柱状，且骨干主要由骨皮质构成。与此相反，椎骨需要具有减缓压力且不破裂的能力，因此椎骨富含骨小梁，仅有很薄的皮质外壳。在常规毒理学研究中，最常检查的骨是长骨［通常为股骨 563
和（或）胫骨］和胸骨。应对长骨近端或远端纵切取材和包埋，以利于同时评价干骺端的骨小梁和骨干的骨密质。

骨皮质和骨小梁均主要由板层骨构成，板层骨中胶原纤维呈高度有序的平行层状排列。与板层骨相对应的是编织骨，编织骨指的是不成熟骨，其内的胶原纤维呈随机方向排列，没有板层骨的组织结构。在损伤后的应答反应中，首先迅速形成编织骨，而后在正常情况下编织骨将被结构更健全的板层骨取代。一线病理学家对进行常规脱钙、石蜡包埋的骨组织切片简单地利用透射偏振光显微镜即可有效地观察到胶原纤维的排列方向。在犬和非人灵长类动物中，骨皮质围绕中央管呈同心层状排列。这样的一个排列单元被称为骨单位或者哈弗斯系统。相比之下，大鼠和小鼠的哈弗斯系统缺乏或发育不充分。

骨由不同类型的细胞构成，包括骨衬细胞、成骨细胞、骨细胞及破骨细胞。骨衬细胞被认为是骨原细胞，形态学上表现为骨表面的扁平状休眠细胞。与骨形成关系最密切的细胞是成骨细胞，然而成骨细胞同样与骨内其他细胞之间存在着复杂的联系，并且在骨的形成和吸收方面均发挥作用。成骨细胞分布于骨表面，形态学上表现为胞质丰富的圆形至卵圆形，属于“活跃”细胞。骨细胞分布于矿化骨基质内的陷窝中，细胞较小。尽管这些细胞较小且在组织学检查中难以辨认，但它们具有细长的细胞突起，突起通过骨小管系统呈辐射状排列，在一定程度上对于骨的机械负荷和局部骨更新具有重要作用。破骨细胞在组织切片上非常容易辨认，其本质是多核巨噬细胞，主要功能是吸收骨基质。破骨细胞可单个或成簇分布于骨表面的凹陷（吸收腔、豪希普陷窝）内。当破骨细胞的活性增强时，这些骨吸收腔使骨表面呈现出一种齿状外观，在常规光学显微镜下即可观察到。骨基质是由无机矿物离子（钙和磷）、各种胶原蛋白及糖蛋白等组成的复合物。对于毒理病理学家而言，能够辨认早期尚未矿化的基质（类骨质）沉积尤为重要，类骨质主要由胶原蛋白和黏多糖构成。随后，类骨质结合磷酸钙和碳酸盐而矿化，发生这个过程的界面被称为矿化前沿。骨的外表面覆有骨膜。骨膜内层由成骨细胞构成，其功能是在骨表面沉积类骨质，从而使骨的直径增加（外加骨生长）。骨膜的中间层由纤维细胞基质构成，其内被认为含有骨原细胞。骨膜外层由致密纤维结缔组织构成，通过被称为穿通纤维（Sharpey’s fiber）的许多突起与骨表面相连。

出生后，骺板（生长板）通过软骨内成骨的方式增加骨干的长度。由于许多常规毒性试验选择使用啮齿类动物，而啮齿类动物生长迅速，因此经常发现骺板的结构改变。正常骺板的结构是有序的，不同的区域功能不同。紧邻骺板的区域是储备区，由扁平状软骨细胞组成，这些细胞处于休眠状态。在增殖区，软骨细胞分裂形成明显的列，并且合成大量基质。当软骨细胞迁移到远端，它们就失去了复制的能力，软骨细胞体积开始增大，并成为肥大区的一部分。在肥大区内，软骨细胞的外观大而圆，并且细胞内钙含量开始增加。这个区域的氧含量低，刺激邻近干骺端的原始骨松质中新生血管形成。软骨细胞矿化，继而发生凋亡，留下钙化的软骨支架。毛细血管长入空的软骨细胞陷窝，带来成骨细胞和破骨细胞。成骨细胞在钙化软骨的表面形成一薄层新生骨，从而形成干骺端的初级松质骨。随着软骨内成骨过程，初级松质骨变为更大的次级松质骨。对骺板结构和软骨内成骨过程更为详细的描述 564
可参阅 Kronenberg（2003）和 Hall 等人（2006）的综述文章。

滑膜关节由内衬滑膜细胞的关节腔、下层的纤维关节囊、关节软骨和韧带构成。滑膜细胞通常 1~3 层厚，由数量不等的纤维结缔组织和脂肪组织支撑。在常规毒性试验的标准切片中可见到的滑膜数量有限。如果预期会出现关节改变，需要改进标准的取材和包埋方法以确保关节得到充分检查。透明软骨不仅存在于关节处，也存在于骺板和喉。健康的关节软骨是实性而柔韧的组织，由大量的细胞外基质和相对较少的细胞组成。软骨细胞位于边界清楚的陷窝内，关节软骨内的软骨细胞排列成 4 层结构。靠近表面的区域是卵圆形或稍长的软骨细胞和胶原纤维。在中间过渡区域，细胞呈圆形到卵圆形，并且胶原形成开放的网状组织。更深层的放射状区域的软骨细胞大而圆，这些细胞可排列呈短柱状。最深层为矿化区，毗邻软骨下的骨组织。有一个明显的嗜碱性界限将矿化区与放射状区域分隔开。透明关节软骨重量的大部分为水，Ⅱ型、Ⅸ型胶原与多种蛋白聚糖一起组成大部分的基质。

15.1.2 种属差异

与其他器官系统相似，骨的解剖学和生理学在种属间存在很大差异。尤其是许多毒性试验中使用的大鼠，年龄恰处于软骨内骨生长非常迅速的阶段。例如，有研究报道 6 周龄的大鼠胫骨生长板每天生长 300μm（Hansson et al. 1972）。大鼠在 8 周龄后，尽管骨的纵向生长速度变慢，但某些程度的生长仍在继续，直到 10 月龄后才认为大鼠的骨骼成熟（Lelovas et al. 2008）。在药物安全性试验中，啮齿类动物骨生长迅速是化合物经常引起啮齿类动物骺板出现形态学改变的原因之一，而非啮齿类动物骺板很少受到损害。需要注意的另一个因素是，不同部位骨骼的骺板闭合时间在种属内及种属间存在广泛的差异。例如，在雄性大鼠中，某些骺板直到 30 月龄仍不会闭合，而胫骨远端的骺板在大约 3 月龄时就闭合。犬在大约 5 月龄时骨骼停止快速生长（Yonamine et al. 1980），而猴在 5 ~ 6 岁出现生长板闭合（Zoetis et al. 2003）。

另一个需要注意的种属差异是啮齿类和非啮齿类动物的骨（尤其骨皮质）形成方式的差异。大鼠和非人灵长类动物之间的这些骨骼差异特点已被广泛地研究，这是因为它们常被用于非临床阶段骨质疏松症治疗的研究。大鼠，特别是在传统毒性试验中使用生长期年轻大鼠，其主要骨活动是骨塑建。骨塑建指的是骨形成和骨吸收之间彼此互不依赖的过程。非人灵长类动物与人类相似，主要骨活动是骨重建，骨重建指的是在特定部位骨形成与骨吸收紧密偶联。这种偶联过程形成了活化 – 吸收 – 形成循环（Parfitt 1984; Eriksen 2010; Jerome and Peterson 2001; Lelovas et al, 2008）。

15.1.3　评价方法

在绝大多数的常规毒性试验中，福尔马林固定、脱钙、石蜡包埋、苏木素 – 伊红（hematoxylin and eosin, HE）染色的骨组织切片足够进行组织学评价。标准的骨组织切片在各个实验室之间有差异，但通常包括胸骨和一个长骨，长骨常是股骨远端和（或）胫骨近端。最常见的技术问题包括脱钙过度导致染色质量差、组织切面不一致、组织碎裂和扭曲。由于毒理病理学家需要评价不 565
同组分的相对含量，如将干骺端骨的数量或骺板的厚度与对照切片比较，因此，一致的部位和修块对于准确评价是非常重要的。长骨的修块应该能保证对关节面、骨骺、骺板、干骺端及一部分骨干的评价。对于啮齿类动物，在一张切片上获取所有这些区域不是一件难事，但对于犬和非人灵长类动物而言比较困难。在初步评价中，病理学家应注意保证切片能充分代表上述各个区域。

除了常规的组织学处理外，还有多种方法可用来完整地显示骨的结构特征。这些技术最好由专业的实验室完成，这些实验室需具有这些独特的组织技术领域的专业知识。也应该意识到其中的许多操作都属于时间和资源密集型的。这些技术包括：

1. 不脱钙切片：如果需要评估矿化状态，有必要将样品包埋到塑料介质（如甲基丙烯酸甲酯）中制备不脱钙的骨组织切片。这种切片通常用茜素红（染含钙的成分）或者 von Kossa（染含磷酸盐的成分）染色。
2. 组织化学染色：在常规石蜡切片中特殊染色并不常用，但是可用三色染色显示胶原，用阿尔新蓝或甲苯胺蓝显示蛋白聚糖。这些染色常被用于评价关节软骨以及动物关节炎模型。
3. 荧光标记：四环素、茜素红或者钙黄绿素等试剂与矿化表面具有亲和力，在剖检前按照一定的时间间隔给予动物，可作为一种体外活体染料。通过荧光显示骨形成区来检查切片。
4. 组织形态计量学：骨组织形态计量学为不同的测量参数和衍生参数提供重要的定量信息，如松质骨体积、皮质区、骨形成速率及激活频率等。骨组织形态计量学具有相对标准化的术语和实践方法，应该根据已建的标准进行管理（Parfitt et al. 1987）。当组织形态计量学与荧光标记联合使用时被称为动态组织形态计量学。当在非荧光标记的切片上进行时，被称为静态组织形态计量学。

除了上述基于组织学的方法外，毒理病理学家还应了解一些其他的方法，这些方法有助于深刻理解骨的结构和功能。一些血液中骨形成和吸收的生物标记物，如Ⅰ型前胶原氨基末端前肽（amino-terminal propeptide of Type Ⅰ Procollagen, P1NP）、骨特异的碱性磷酸酶及N-端肽等可用于一些临床前实验种属中，且容易转化应用于临床试验中（Allen 2003）。另外一个重要工具是使用成像技术定量评估骨量，比如双能X射线吸收法（dual energy x-ray absorptiometry, DEXA）和定量计算机断层扫描（quantitative computed tomography, QCT）。常见的测量参数包括骨矿物质含量（bone mineral content, BMC）和骨矿物质密度（bone mineral density, BMD）。这些方法可用于在动物实验时进行活体扫描，也可用于对骨组织样本的离体分析（Sato et al. 2002; Smith et al. 2009）。活体测量的优势在于可以随时间观察出现的变化特征，每只实验动物可与自身进行对照，因此检测变化的灵敏度更高。因为骨骼表面被肌肉和其他软组织覆盖，在剖检时可能难以发现局灶性损伤，因此在专业研究中可使用平片（plain film radiographs）技术。最后，如果关注骨结构的完整性，可小心切下骨组织并制作骨样本进行生物力学测试来研究组织的性质特征（Turner and Burr 2007）。

566 与骨骼相似，也有多种特殊技术可用来检测和描述关节结构的改变。虽然在常规毒性研究中不常用，但是它们被广泛用于多种动物关节炎模型（Bendele 2011）。在许多这些模型中，额状面修切被认为是检查关节中间和侧面部分的首选方式。最常采用HE染色来常规评价所有关节的组织学特征，用阳离子染料甲苯胺蓝来评价透明软骨，包括检测蛋白多糖的含量改变。可用番红O和其他特殊染色及免疫组化来评价胶原纤维的类型。

15.1.4 骨的非增生性病变

15.1.4.1 骨质增生

毒性试验中最常见的骨病变之一是骨量增加。这种病变可由先天性因素或者外源性物质引起骨形成和吸收异常所致。病变常表现为干骺端成熟的板层骨弥漫性增加，在组织切片中可见松质骨的数量和厚度增加，以及随之出现的骨髓腔减小（图15.1a 和 b）。在先天性疾病（如骨硬化病）中或者给予促进骨合成代谢的药物后，由
于连续的骨沉积可能导致骨骺、干骺端和骨干几 567
乎被完全填充。病变虽然在干骺端最先出现，但也可在骨骺和骨干中观察到。通常情况下骺板结构不受影响。采用常规的评价方法不能确定骨量增加的原因是骨吸收被抑制还是骨形成增强。区分骨量增加是由于骨质增生还是骨肿瘤引起的比较容易，因为在骨质增生中没有细胞（成骨细胞）增殖，且基质是成熟的板层骨而不是肿瘤性类骨质。成熟矿化骨的出现有助于将骨质增生与类骨质增多症等其他情况区分开，在发生类骨质增多症时未矿化的类骨质异常增加。当骨质增生病变足够严重时，在剖检时即有可能被发现，因为这时骨相当坚硬且更难切断。

骨质增生常常作为老龄化啮齿类动物的一种自发性病变而被报道，尤其好发于2年致癌性研究的雌性大鼠。在这些病例中，胸骨病变较常见，股骨和胫骨切片中也可见病变。任何种属都可能出现自发性局灶性松质骨增多，但该病变最常作为对陈旧性骨折、骨坏死或其他疾病反应的一部分而出现，因此，通常不能把它作为一个独

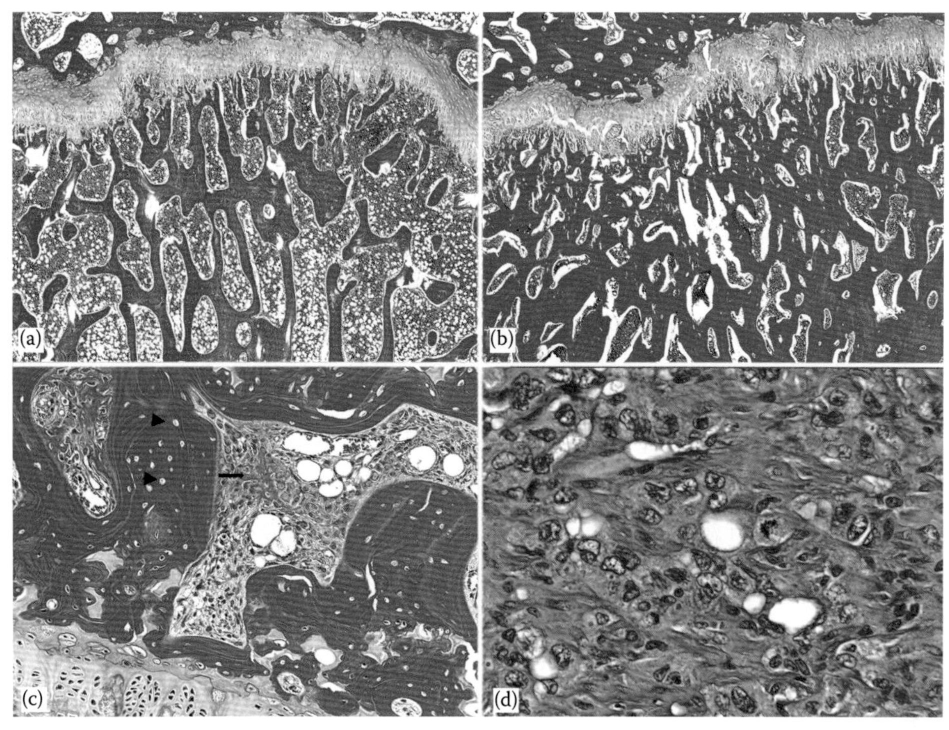

图 15.1 （a）一只对照组食蟹猴的骺板（生长板）和干骺端，显示干骺端正常的骨小梁。（b）给予一种骨合成代谢剂后，食蟹猴骺板和干骺端出现骨小梁厚度增加，由此诊断为骨质增生或小梁骨增加。可见骨髓腔相应减小。（c）一只未经处理的对照组 Sprague-Dawley 大鼠的股骨近端骨骺，12 周龄。出现骨坏死。可见空的陷窝（短箭头）和骨髓腔内新的编织骨形成（长箭头）。骨髓腔的改变表明空的陷窝是骨坏死而不是人工假象。在病变的晚期，会出现破骨细胞吸收增加的证据。（d）2 年致癌性研究中一只 F344 大鼠的骨肉瘤。可见细胞数量明显多、细胞多形性，伴有细针状的肿瘤类骨质。如果未见肿瘤类骨质，那么一些这样的肿瘤可被诊断为肉瘤（未特定分类）。啮齿类动物骨肉瘤的诊断特征通常与其他种属动物相似

立的诊断。骨质增生或全身性骨质增加也可诱导发生。据报道，给予某些抑制破骨细胞吸收的药物（如双膦酸盐）（Movsowitz et al. 1990）、骨合成代谢剂（如甲状旁腺激素和相关多肽）（Vahle et al. 2002; Jolette et al. 2006）或者骨硬化蛋白抑制剂（Ominsky et al. 2010）后可引起骨质增生或全身性骨质增加。在 2 年的致癌试验中，氟化钠可导致骨硬化，然而，松质骨增生伴有骨内膜吸收增加和骨膜区域增生（Bucher et al. 1991）。对于松质骨和皮质骨的数量变化，组织病理学可提供有用的定性数据；药理学研究中，如果预期会诱导骨的改变，那么通常需要联合使用更敏感和定量检测骨量和结构的方法（骨密度测定法、组织形态计量学）。

15.1.4.2 骨萎缩（骨质减少）

全身性或局灶性的骨量相对减少被称为骨萎缩或骨质减少，其不如骨质增生多见。在大多数情况下，使用组织病理学词典中的描述性术语（如“骨小梁，减少”）是最恰当的。在某些情况下保留使用术语“骨质减少”，如使用骨密度测定法等精确定量检测骨量时。在有些情况下应保留使用“萎缩”，如骨基质成分的组织结构正常但数量减少时。这种改变容易在干骺端骨小梁中发现；然而，对于松质骨相对数量的轻微减少，毒理病理学家解释需要小心，因为制片方向的细微差别也可能会引起误判。有报道认为萎缩或骨质减少是一种自发性的年龄相关性疾病（Kiebzak et al. 1988），但在致癌试验中通常不能

被记录为或被看作是一种老龄化啮齿类动物的常见背景病变。在先前的报道中，可诱导全身性骨量减少的因素包括摄食量减少、可的松毒性、甲状腺功能亢进、吡哆醇缺乏、肝素、B-氨基丙腈及硫酸葡聚糖。多种试验操作也可引起骨质减少，如卵巢切除术或肢体固定；然而，在这些状况下，通常多使用定量检测而不是常规组织学方法进行评价。

15.1.4.3 骨吸收增加

骨形成和吸收都是骨更新的正常组成部分；但有时，显微镜下可见到以骨表面破骨细胞数目增加（破骨细胞增生）和骨表面因吞噬出现不规则锯齿状外观为特征的骨吸收增加的部位。在许多情况下，骨吸收增强是纤维性骨营养不良等病理过程或坏死骨清理应答反应的一部分。若怀疑
568 骨吸收增强是由受试物引起的，可能需要利用特殊的试验对破骨细胞及骨形成和吸收的各方面进行定量检测。

15.1.4.4 坏死

显微镜下，骨坏死的标志是陷窝中无骨细胞，以及骨表面无成骨细胞（图 15.1c）。在坏死的早期，骨细胞成分减少是唯一可检测的改变；然而，在大部分病例中也可在毗邻骨髓处发生骨坏死。低倍镜下，骨细胞缺失可能不明显，病理学家首先发现的可能是骨髓成分缺失。当坏死过程进入修复阶段，可见多种特征，包括间叶细胞和骨表面毛细血管的数量增加、小梁周围和（或）骨髓纤维化、坏死骨的表面边缘编织骨沉积。还可能出现的其他特征包括邻近骨密度灶性增加（硬化），有时，坏死骨碎片可脱落成为死骨片。

骨坏死在机制上常归因于局部缺血，并且已在股骨头无菌性坏死动物模型中做过广泛研究（Boss and Misselevich 2003）。大多数毒性研究未对股骨头进行常规检查。对于毒性试验常用的动物种属而言，任何位置的骨坏死都不是常见的自发性病变。Wistar Kyoto 大鼠（WKR）和自发性高血压大鼠（spontaneously hypertensive rat, SHR）的股骨头坏死已被报道（Naito et al. 2009; Hirano et al. 1988）。常规毒性研究中未经处理的年轻（6~8 周龄）SD 大鼠可观察到局灶性骨坏死（图 15.1d，未公开发表数据）。皮质醇和双膦酸盐可导致人和多种动物发生骨坏死（Jones and Allen 2011）。据报道，给予 2- 丁氧基乙醇诱导的血栓形成可继发骨坏死和骨骺病变（Nyska et al. 1999）。

15.1.4.5 骨折和骨痂形成

毒性试验中可发生骨的机械性损伤，这时大体和（或）显微镜下可见骨折及随后发生的骨痂形成。在早期阶段主要表现为出血、纤维蛋白渗出和坏死。随着进一步发展，间叶细胞核增大、有丝分裂象增多。值得注意的是，这些细胞特征为损伤的正常应答反应，而非代表癌前病变。根据骨膜是否完整，可通过软骨模式或编织骨模式形成成熟的骨痂。当修复过程结束时，编织骨被板层骨取代，并且骨折处被重建。在常规研究中，骨折和（或）骨痂形成的组织学证据并不常见；然而据报道，在非人灵长类动物毒性研究中骨折和（或）骨痂形成被视为骨的罕见背景病变之一（Chamanza et al. 2010）。

15.1.4.6 骨囊肿

显微镜下，骨囊肿是孤立的、大小和形状不定的腔隙，常常出现在长骨的干骺端。囊肿通常内衬一薄层纤维膜；但内衬细胞可能难以清楚辨认。在人医和兽医诊断病理学中，骨囊肿具有多种亚型。在毒性研究中可观察到的最具代表性的亚型是动脉瘤性骨囊肿，它包含许多大小不等的囊性腔隙，腔内含有血液，但是并没有明显的血管

内皮。在骨骺处可能还会发现软骨下骨囊肿，但这并不是真正的囊肿，因为其没有明确的内衬细胞，且通常与关节的退行性改变有关。由于两者的结构典型，容易鉴别。在溶解性骨病变中有时可出现不规则的腔隙；这种结构界限不清楚、无内衬细胞，不需要进行单独诊断。骨囊肿的起源通常不明确。单纯性骨囊肿一般被认为是一种局部骨发育缺陷。动脉瘤性骨囊肿可能是因为骨髓中血
569 流紊乱所致。软骨下骨囊肿被认为是一种假性囊肿，是炎症或者关节退行性变过程的继发反应。

根据以往的报道，在常规毒性研究中真正的骨囊肿相对少见。美国国家毒理学项目中心病理学数据库（National Toxicology Program Pathology Database）的一篇在线综述显示，在啮齿类动物的致癌试验中，不同部位的骨囊肿仅见零星报道，且雄性和雌性大、小鼠都如此。外源性物质诱导的骨囊肿病例更是少见。大鼠给予氨基丙腈，可诱导下颌骨发生动脉瘤样骨囊肿（Baden 1987）。在人类，骨囊肿可在甲状旁腺功能亢进引起的纤维性骨营养不良情况下发生（囊性纤维性骨炎），但这种病变在啮齿类动物中并不常见。

15.1.4.7　纤维性骨营养不良

纤维性骨营养不良以破骨细胞性骨吸收增加伴骨髓纤维结缔组织增多为特征。骨吸收增加在组织学切片中表现为破骨细胞数量增加及骨松质和骨皮质表面的凹陷数量增多、凹陷增大。有时，此过程可能会将原有的骨松质或骨皮质从中剖开。骨髓纤维结缔组织增多（骨小梁周围纤维化）可仅呈一薄层状覆盖于骨内膜表面，也可在骨髓腔内形成明显的宽带状纤维化。当骨出现纤维性骨营养不良的组织学特征时，寻找原发性或继发性甲状旁腺功能亢进的形态学或生物化学证据（晚期肾病、甲状旁腺增生、弥漫性组织矿化等）非常重要。在小鼠中，一个重要的鉴别诊断是纤维－骨性病变（详见下文）。骨髓纤维化是一种相对非特异性的病变，可以通过缺乏明显的破骨细胞性骨吸收增加进行鉴别诊断。

在 2 年期毒理学试验中出现的慢性肾功能衰竭伴肾性继发性甲状旁腺功能亢进情况中常可观察到纤维性骨营养不良。虽然血液循环中甲状旁腺激素增加是一个重要的发病机制，但其他因素（如代谢性酸中毒）也可能刺激骨吸收。给予镉（Uchida et al. 2010）或氢氯噻嗪（Bucher et al. 1990）等可导致晚期肾疾病的实验操作或肾切除模型（Mandalunis and Ubios 2005），可增加纤维性骨营养不良的发生率。对于患有甲状旁腺功能亢进的患者，晚期可出现类似肿瘤（甲状旁腺功能亢进性棕色瘤）的大（骨质）溶解性病变；但这在啮齿类动物中并不是一个典型特征。

15.1.4.8　纤维－骨性病变

纤维－骨性病变是一种特殊的病变，在多个品系的小鼠中可以自发产生，也可被诱导发生。这种病变主要出现在雌性动物，并且可累及多个骨骼部位。在受累动物的骨髓腔内可见纤维细胞浸润并伴有大量的嗜伊红基质。可能形成小的针状类骨质和（或）小灶状编织骨或板层骨区域。病变严重时，有更多的板层骨形成，这时的形态外观与骨质增生或骨硬化相似。该病变的镜下表现类似于纤维性骨营养不良。如果同时并发肾疾病，或者具有甲状旁腺增生和（或）破骨细胞性骨吸收增强的证据，通常可诊断为纤维性骨营养不良。纤维性骨营养不良最常见于小鼠的 2 年致癌试验中，且被认为是一种自发背景病变。导致小鼠纤维－骨性病变发生率增加的最典型原因是给予雌激素（Highman 1981）。如果观察到药物可加重这种病变，可能有必要进一步研究药物的潜在雌激素样作用。

15.1.4.9　骨骺发育不良

骨骺发育不良用于描述药物引起的骺板改

变，特别是正处于生长期的年轻大鼠。依据分子
药理学特性和对分子标靶或通路调控的程度，可
使用“骨骺发育不良”“骨骺肥大”及“软骨肥
570 大”等术语来描述一系列的此类不同改变。众所
周知，抑制血管生成的药物可导致骨骺改变（见
Hall 等的综述，2006），这是因为血管的长入对
于软骨内成骨过程非常重要。在骨骺发育不良
中，骺板增厚，主要是由于软骨细胞肥大区增
宽，相似的改变也可在邻近骨骺关节面的生长软
骨中见到。初级和次级松质骨的骨小梁数量和厚
度也可减少，并且在初级松质骨内有肥大的软骨
细胞长期滞留。尽管这些病变最常见于生长期的
啮齿类动物，但在非人灵长类动物中也有血管生
成抑制剂对骨骺影响的报道（Ryan 1999）。干扰
软骨内成骨的其他重要通路，如 bFGF（Brown
et al. 2005）、ALK5（Frazier et al. 2007），以及
猬因子（Kimura et al. 2008）等信号通路均可引 571
起骨骺发育不良。虽然这种病变的特征通常为
骺板厚度增加，但也可出现其他特征（如影响
初级或次级松质骨）和年龄依赖性的改变，这
取决于受干扰的信号通路。ALK5（Frazier et al.
2007）和 bFGF（Brown et al. 2005）抑制剂对骺
板的形态学影响特点已有非常详细的报道（见图
15.2a~d）。除了上述可直接损害细胞信号通路药

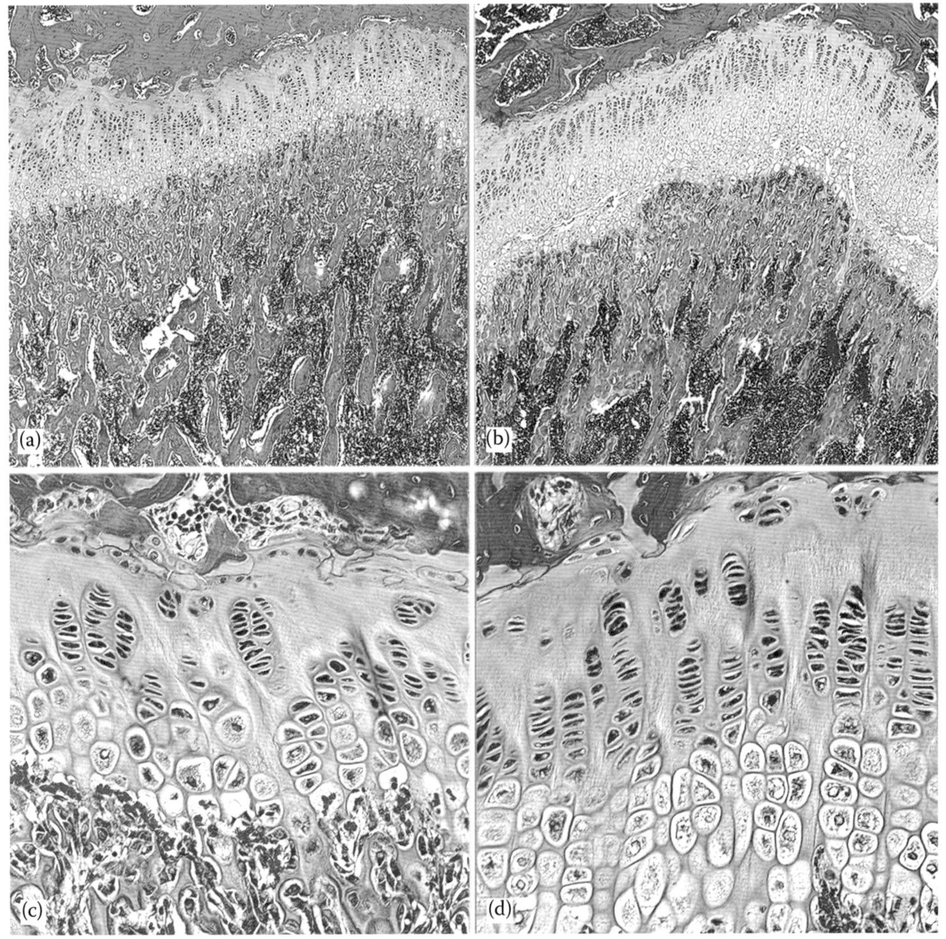

图 15.2 Sprague-Dawley 大鼠近端股骨骺板。与同期对照组动物（a）比较，给予 10 周龄大鼠一种 ALK5 抑制剂处理（b）可导致骺板明显增厚及干骺端下骨小梁增加。据报道，多种影响软骨内成骨重要信号通路的外源性物质可导致相似的病变。这种效应在年轻的生长期大鼠中更显著。c 图和 d 图显示了年龄的影响。9 月龄（c）和 10 周龄（d）大鼠均给予一种 ALK5 抑制剂处理。可见与年长大鼠相比，年轻大鼠的骨骺厚度显著增加（经许可转载自 Frazier, K. et al. Toxicologic Pathology, 35:284–295,2007）

物之外，骨骺和（或）关节软骨病变也可被其他药物诱导。给予胺基脲可导致骨骺和关节软骨出现一系列骨软骨损伤（Takahashi et al. 2010）。除了骺板增厚以外，还可出现肥大区软骨细胞变性和关节软骨变形及断裂。马马司他是一种广谱基质金属蛋白酶抑制剂（matrix metalloproteinase inhibitor, MMP），可造成大鼠骨骺软骨显著增厚，主要表现为软骨成熟区和肥大区增厚（Renkiewicz et al. 2003）。紧邻骺板的干骺端骨质肥厚且排列紊乱。关节软骨未见增厚，但是关节软组织出现异常，包括血管翳形成和关节滑膜增厚。这些发现被认为是肌肉骨骼综合征模型的特征，且已出现在给予 MMP 抑制剂的患者中。

自发性骨骺异常相对不常见。在老龄化 F344 大鼠，骨骺和骺板之间局灶性的退行性变和断裂已有报道（Yamasaki and Inui 1985）。Chamanza 等人（2010）调查了常规毒性研究中对照组食蟹猴后，认为干骺端异常的发生率较低。在犬的毒性研究中，可观察到骨骺软骨局部缺陷和（或）明显坏死（Yamasaki 1995）。

15.1.5　骨的增生性病变

15.1.5.1　成骨细胞增生

成骨细胞增生是一种不常见的局灶性病变，在甲状旁腺激素或其相关多肽的 2 年期大鼠致癌试验中有成骨细胞增生的报道（Jolette et al. 2006; Vahle et al. 2002）。成骨细胞增生以单个或多个分化良好的成骨细胞灶为特征。这种局灶性病变可填充已增大的骨小梁腔隙，但邻近骨无明显的破坏。

15.1.5.2　骨瘤

显微镜下，骨瘤起源于骨皮质的骨膜表面，由致密、硬化的骨（主要为板层骨）组成。病灶内部无细胞成分，且陷窝内可能也没有细胞。在病变的边缘常有纤细的骨小梁，表面覆有一层成骨细胞。肿瘤的外表面光滑，并且没有侵袭性。在大鼠或小鼠的 2 年期致癌性研究中，对照组骨瘤的发生率较低，但是给予糖皮质激素（Zwicker and Eyster 1996）和甲状旁腺激素片段（Vahle et al. 2002; Jolette et al. 2006）可观察到骨瘤发生率增加。在小鼠中，逆转录病毒诱导的骨瘤已得到广泛研究（Gimbel et al. 1996）。

15.1.5.3　骨母细胞瘤

人类骨母细胞瘤是一种特征明显的良性骨肿瘤，但是在毒性研究中，骨母细胞瘤仅被报道与给予骨合成代谢药有关（Jolette et al. 2006；Vahle et al. 2002）。显微镜下该病变具有如下特征：骨髓内不成熟骨由排列不规则骨小梁组成，常伴有纤维血管间质。通常沿着小梁表面排列有中等数量且分化良好的成骨细胞，细胞体积大，通常仅 572
有轻微的细胞异型性，可能出现少量核分裂象。在出现骨母细胞瘤的研究中，该病变在低倍镜下常常首先被认为是局部骨小梁排列紊乱。

15.1.5.4　骨肉瘤

虽然所有的骨增生性病变很少作为背景病变发生，但骨肉瘤似乎是啮齿类动物致癌试验中最常见的骨肿瘤。啮齿类动物的骨肉瘤与其他物种的骨肉瘤的形态学相似之处在于肿瘤具有高度侵袭性，由多形性梭形细胞和肿瘤类骨质组成，细胞异型性明显（图 15.1d）。肿瘤类骨质的出现是诊断的必要特征。肿瘤类骨质可能仅限于在高度细胞性病变中的少量细丝状基质。虽然根据多种诊断方法可鉴别出多种肿瘤亚型（如成骨细胞型、成纤维细胞型、毛细血管扩张型），但在大多数毒理学研究中区分亚型无特别意义。因骨肉瘤的体积常常很大且具有破坏性，所以通常在尸检中即可发现，大体和显微镜下可见到其肺转移。骨肉瘤最常影响四肢骨骼，但也可出现于其他多个部位，并且还可作为一种骨外骨肉瘤出现，但比较罕见（Pace et al. 1995）。啮齿类动物的骨肉瘤可被各种因素诱导产生，包括辐射、病毒、糖皮质激素（Zwicker and Eyster 1996）及甲状旁腺激素（Vahle et al. 2002; Jolette et al. 2006）。

15.1.5.5 软骨瘤和软骨肉瘤

在啮齿类动物的鼻甲中偶尔可出现软骨瘤，软骨瘤呈膨大状且具有明显界限，由较成熟的透明软骨构成（Wadsworth 1989; Jori and Cooper 2001）。软骨细胞分化良好，零星分散在丰富的基质中。软骨肉瘤是恶性的软骨瘤。软骨肉瘤细胞丰富，通常由陷窝内分化良好的、大的嗜碱性细胞组成，周围包绕有数量不等的软骨基质。软骨肉瘤中可含有核异型性的多核软骨细胞。这种肿瘤被认为侵袭性低，但容易转移到肺脏（Gregson and Offer 1981）。

15.1.5.6 骨软骨瘤

尽管骨软骨瘤在诊断病理学实践中是一种单独的病变，但在毒性试验中，自发性或诱发性的骨软骨瘤都不常见（Ernst et al. 1992; Iwata et al. 1995）。骨软骨瘤是板层骨的局灶性增生，其外覆盖一个软骨帽，软骨帽由排列不规则的肥大软骨细胞构成。此病变应与骨赘相区别，骨赘是退行性关节病中发生在骨骺的病变。据以往的文献报道，骨软骨瘤可由辐射和氯乙烯诱导引起。

15.1.5.7 原发性骨纤维肉瘤

尽管以前在大多数的啮齿类动物病变分类中不包含骨纤维肉瘤，但在美国国家毒理学项目中心（National Toxicology Program, NTP）开展的啮齿类动物 2 年致癌试验中，对照组和处理组均发现了骨纤维肉瘤，并且这种病变曾被报道为大鼠的一种诱发性病变（Jolette et al. 2006）。

该肿瘤的组织学特征为多形性细胞中混有数量不等的胶原基质。与发生于其余部位的纤维肉瘤相似，该肿瘤有丝分裂指数增加，细胞学特征包括细胞核和细胞呈现明显多形性。细胞常常呈交错状排列（编织状）。一个关键特征是肿瘤具有膨胀性，伴随邻近的骨小梁和皮质骨溶解。如果可能的话，获得充足的切片来确认该病变是否真的是原发性骨肿瘤而不是软组织纤维肉瘤的浸润扩散非常重要。该肿瘤应主要与骨肉瘤进行鉴别，特别是与含有大量成纤维细胞成分的骨肉瘤，但是骨肉瘤应至少包含一定数量的肿瘤类骨质。

15.1.6 关节 / 关节软骨的非增生性病变 573

15.1.6.1 骨关节炎（退行性关节疾病）

骨关节炎（退行性关节疾病）是一种复杂疾病包含了一系列广泛的组织学特征。病变早期，可见关节软骨着色减弱或者着色不均。虽然可以用常规 HE 染色下局灶性嗜碱性降低的特点来检测这种病变，但是早期病变最好通过特殊染色来鉴别，如甲苯胺蓝染色。病变可进一步发展成关节表面纤维化、不规则、糜烂和溃疡，以及邻近软骨的软骨细胞呈簇状或巢状排列。随着软骨持续受损，生物力学应力开始直接作用于软骨下骨组织，导致软骨下骨板厚度和密度增加。在某些情况下，受累关节软骨的下方区域会形成囊性间隙（软骨下骨囊肿）。该病变的其他后遗症可包括关节周围的骨表面形成骨刺、滑膜细胞增生及关节囊纤维化和骨化。由于可能出现的组织学特征多种多样，因此在毒性试验中，病变列表中所用的术语可以使用骨关节炎这个通用术语，也可以列出病变的具体特征。采用哪种术语取决于病变的本质和严重程度。如果在研究中采用骨关节炎这个术语，那么通常会对该病变的各种特征进行计分统计（Glasson et al. 2010; Gerwin et al. 2010）。

自发性骨关节炎的发生频率随着动物年龄和种属的变化而改变，并且在毒理学研究常用的任何一种实验动物中均可见到。多种品系的小鼠可自发年龄相关的软骨变性，最常影响膝关节内侧面且可能非常严重。大鼠的自发性骨关节炎通常在 13 月龄时出现。在常规毒性研究中，犬和食蟹猴的自发性骨关节炎病例并不常见；但是在老龄食蟹猴群体（8~16 岁）中可被发现。

15.1.6.2 软骨黏液变性

在常规毒性研究中，啮齿类动物的软骨黏液变性是较常见的自发性背景病变，可影响胸骨的不动关节及长骨的骨骺和关节软骨。随着年龄增长，该病变的发生率和严重程度随之增加。该病变在胸骨尤其突出，其组织学特征包括局灶性坏死伴软骨细胞缺失、基质碎裂、病变邻近部位的软骨细胞巢状增生，有时可见明显的空洞区域。重症病例的病变体积大到在剖检中就可被发现。据报道限制热量摄入可能会降低该病变的严重程度（Kawahara et al. 2002）；然而对于化合物诱导的该病，有关其发生率或严重程度的公开报道并不常见。

15.1.6.3 软骨变性

与骨关节炎和软骨黏液变性明显不同的是关节软骨变性与多种外源性物质有关。软骨变性经常被称为药物性关节病，病变的主要特征为关节软骨变性且无明显的炎症成分。喹诺酮诱导的关节病是最典型的关节软骨毒性之一（Burkhardt et al. 1990, 1992）。在重症病例中，这些病变与存活期评估时的跛行现象密切相关，在动物剖检中，肉眼可见受累动物的多个关节软骨浅层出现囊泡形成或脱落。关节 – 骨骺复合体中的软骨过渡区似乎尤为敏感，其组织学病变表现为局灶性骨基质缺失、空洞形成及软骨糜烂。有人认为其发病机制是因为蛋白多糖合成受抑制（Yabe et al. 2004）。给予氨基脲可导致一系列连续的骨软骨病变，包括软骨细胞变性，以及关节软骨变形和断裂（Takahashi et al. 2010）。

15.1.6.4 关节炎症 574

在毒性研究中，关节炎症病变并不常见，但在大量的风湿和骨关节炎动物模型中已对关节炎症进行了深入的研究和详细的描述（Bendele 2011）。关节受到感染后，通常会出现水肿、淤血、滑膜中多种炎症细胞成分渗出，并可扩展至关节周围软组织。关节腔内常可见纤维蛋白化脓性渗出物。随着时间的推移，关节炎症可导致滑膜增生、关节翳形成、纤维化，最终关节软骨糜烂或溃疡伴软骨下骨缺失。在退行性关节疾病（见上文）中，炎症病变通常仅限于滑膜内轻度的淋巴细胞和巨噬细胞浸润，不会出现感染时所见的渗出物。

15.1.7 关节 / 关节软骨的增生性病变

15.1.7.1 滑膜增生

滑膜细胞增生是各种退行性或炎症疾病的常见组成部分，但通常不是主要组成部分。据报道，给予啮齿类动物一种基质金属蛋白酶抑制剂后，可出现滑膜厚度增加及一系列的关节和骨骺病变（Renkiewicz et al. 2003）。

15.1.7.2 滑膜肉瘤

在毒理病理学工作中，大鼠滑膜肉瘤是一种罕见的肿瘤，在形态学上与人的滑膜肉瘤相似，表现在它们均呈现上皮细胞样和间叶细胞样分化。间叶细胞区域由密集的梭形细胞束组成，而上皮细胞区域由立方状至柱状细胞形成的实性条索结构组成。这些病变在剖检中可能会见到，大体表现为滑膜内衬面呈现粗糙样外观或分叶状外观。自发性和诱发性肉瘤似乎都比较罕见。在NTP在线数据库的对照组动物中未发现滑膜肉瘤的病例。

15.2 骨骼肌

15.2.1 基础组织学

骨骼肌的主要代表是起源并附着于骨骼上的横纹肌。未附着于骨骼的横纹肌存在于食管、舌及眼的球后肌肉。肌细胞（同义词：肌纤维）是骨骼肌中的主要细胞类型，它来源于单个成肌细胞的融合，形成长的圆柱状多核细胞。单个肌纤维的直径可能只有10~120μm，但是长度可以达到整个肌束的全长。肌纤维的主要成分是高度有序的收缩性成分由交错排列的肌丝肌动蛋白和肌球蛋白，以及其他的连接蛋白、锚定蛋白和调节蛋白组成。肌丝排列成高度有序的结构，光学显微镜下具有特征性的横纹，超微结构中含有独特的带和区。小群的肌丝构成肌原纤维，肌质内的单个肌原纤维被高度特化的滑面内质网（肌质网）包绕。肌细胞的质膜（肌膜）含有大量向胞质内凹陷的膜性网状物（T小管）。这些膜性网状物去极化，导致钙离子进入到肌质内，激发收缩过程。虽然线粒体的数量随动物种属和肌肉类型不同而变化，但是线粒体是肌细胞的一种关键细胞器，为肌肉收缩提供所需的能量。细胞核周围及胞质中散在分布的核糖体主要负责合成肌
575 细胞肥大和再生时所需的大量蛋白。完全成熟骨骼肌细胞的细胞核呈扁平状至卵圆形，位于肌纤维周边靠近肌膜处。邻近肌膜但位于其基底膜内的是卫星细胞，这种细胞通常体积较小且难以辨认，在模糊不清的胞质有一个小而深染的扁平状细胞核。因为具有巨大的增殖和分化成肌细胞的能力，所以卫星细胞在肌纤维修复过程中扮演着重要角色。

肌纤维通常采用组织化学方法（可展现产生能量的酶在各种pH条件下的不同活力，如肌球蛋白ATP酶）或通过免疫组织化学方法标记不同肌球蛋白重链进行分类。一般来说，Ⅰ型肌纤维指的是慢缩/不易疲劳、富含肌红蛋白和许多线粒体的纤维，主要通过氧化代谢产生ATP。ⅡB型肌纤维是快缩/易疲劳、肌红蛋白和线粒体含量较少的纤维，依靠糖酵解产生能量。ⅡA型（中间型）肌纤维是快缩/易疲劳的纤维，但是其能够通过氧化代谢和糖酵解的联合方式产生能量。不同类型肌纤维的相对比例随肌群种类（如股二头肌和比目鱼肌相比）和动物种属不同而变化（Schiaffino and Reggiani 2011）。此外，不同肌群这些独特的表型使得它们对外源性物质诱导损伤的敏感性不同。比如，通常认为，需氧的慢缩纤维对过氧化物酶体增殖物激活受体α（peroxisome proliferator-activated receptor alpha, PPARα）介导的毒性特别敏感（De Souza et al. 2006），而无氧酵解的快缩纤维对他汀类药物诱导的毒性更敏感（Westwood et al. 2005, 2008）。

在常规毒性研究中仅采集数量有限的几种肌肉，如股二头肌、胸肌和（或）股四头肌；然而，一些研究中，额外采集膈肌、比目鱼肌和（或）腓肠肌等肌肉可提供更广泛的检查范围和更全代表性的肌纤维类型。常规研究中，标准的HE染色切片足以识别重要的与处理因素相关的肌肉效益；但有时也可能会用到特殊染色，如用过碘酸–希夫染色（periodic acid-Schiff, PAS）来检测糖原，或者用磷钨酸苏木素（phosphotungstic acid-hematoxylin, PTAH）染色来显示横纹，后者对一些肿瘤的分类可能有帮助。在有些时候可能需要进行肌肉的透射电子显微镜（transmission electron microscopy, TEM）检查，尤其是需要对光学显微镜下发现的肌质内空泡及物质蓄积进行详细描述时，或者需要显示肌丝结构时。如果需要显示线粒体的潜在异常特征，也有必要进行

TEM 检查（Westwood et al., 2008 列举的瑞舒伐他汀例子）。

毒性研究设计中应重点考虑应用血清生物标志物来检测和描述肌肉毒性的特征。然而，经典的诊断标志物长期依赖于检测分析肌酸激酶（creatine kinase, CK）、天冬氨酸氨基转移酶（aspartate aminotransferase, AST），以及较少使用的丙氨酸氨基转移酶（alanine aminotransferase, ALT）；目前新标志物的开发已获重大突破，可更特异和（或）更敏感地检测多个种属的肌肉毒性。可能有用的标志物包括骨骼肌肌钙蛋白Ⅰ（fsTnⅠ）、肌球蛋白轻链 3（Myl3）、尿肌红蛋白及脂肪酸结合蛋白3（Fabp3）（Pritt et al. 2008; Vassallo et al. 2009）。虽然这些研究性标志物当前还不是常规毒性研究中的标准标志物，但是可在具体问题具体分析的基础上使用这些标志物。

15.2.2　肌肉病变

15.2.2.1　变性、坏死和再生

肌肉毒性药物引起的典型并且很可能是最常见的反应是肌纤维变性和坏死，以及随之而来的再生。肌肉变性和再生的组织学特征具有可预测性、阶段性、顺序性（图 15.3 a~e）。在单一刺激的情况下，如局部创伤或者单次暴露于一种肌肉毒性外源性物质时，大多数受检区域的组织学
改变是单相的，受累肌细胞处于病变过程的相似 576
阶段。在重复给药毒性研究和许多化合物诱导的肌肉损伤中，组织学改变常为多相的，在组织学切片中肌细胞可处于变性或再生过程的不同阶段。虽然此处讨论的这个病理过程可被看作是连续的，但毒理病理学家可分别记录观察到的变性、坏死和肌纤维再生，也可根据特定的研究中的表现或特定研究目的来选择采用一个组合术

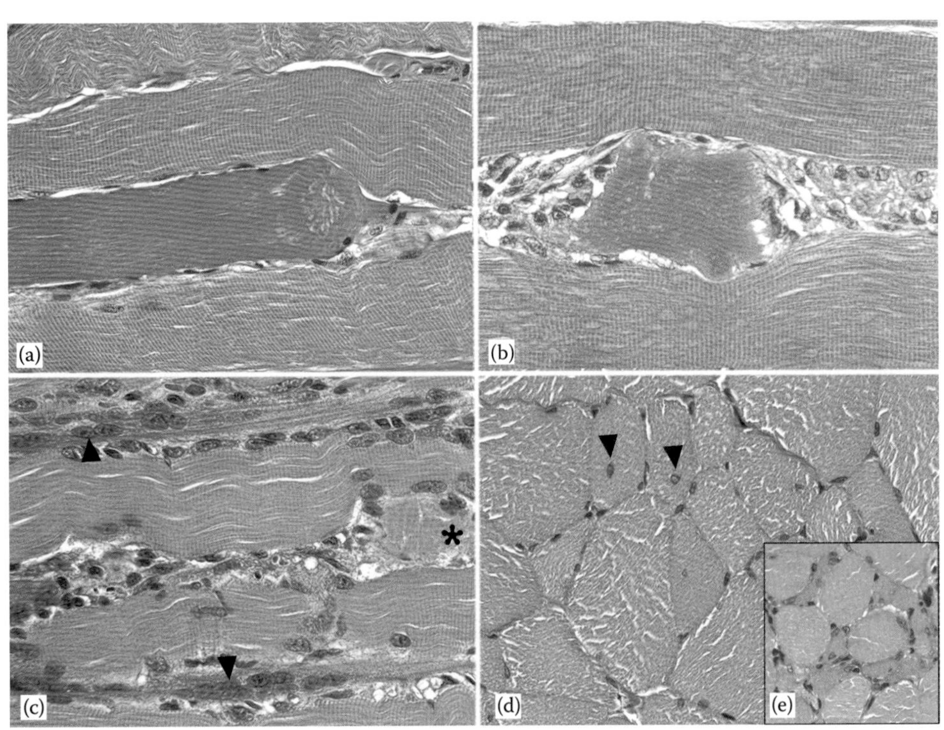

图 15.3　单次给予一种肌肉毒性药物后，表现肌肉变性和再生的各个阶段的组织学特征。给药后第 1 天（a）：出现以肌质嗜酸性增强和透明变性为主的急性改变。给药后第 2 天（b）：可见明显的巨噬细胞浸润。给药后第 4 天（c）：病变处于再生阶段，细胞数量增多（箭头所示）；但退行性改变依然存在（* 所示）。给药后第 8 天（插图 e）：肌纤维横切面检查可见较小的、多角状且嗜碱性的再生肌纤维。给药后第 15 天（d）：病变几乎完全恢复；但仍可见核居中的现象（箭头所示）

语。由于肌细胞是一个多核的合胞体细胞，贯穿整块肌肉，所以在组织学切片的一个视野中几乎不可能见到整个肌细胞，因此，识别单个肌细胞的形态学改变是节段的还是整体的，以及整个肌细胞是否发生坏死是困难的或者是不可能的。此外，组织切片中肌细胞的特征通常有早期阶段（坏死前阶段）和晚期阶段（坏死阶段）。由于这两方面的原因，“变性 / 坏死”这两个术语被频繁地组合使用。肌肉毒性的另一个特点是绝大多数诱导性损伤呈多灶性，加上毒性研究重复给药的模式，导致任何时间观察变性和再生都呈现多相性，即在同一块肌肉中经常可同时观察到从急性到慢性的形态学改变。在这种常见情况下，如果单独记录变性或坏死的不同特征及并发的再生，将会导致组织病理学发生率记录表格出现不必要的复杂性。

在损伤的早期，肌纤维常常变得圆而透明，并伴随核固缩。这时，药物诱导的损伤与偶发的
577 嗜酸性增强肌纤维（自发性改变，甚至是人工假象）难以鉴别。随着损伤的进一步发展，肌纤维开始出现局灶性或节段性坏死，伴有横纹消失和肌质破碎。坏死的肌纤维可伴随不同程度的出血和水肿。在伴有线粒体矿化的病例中，肌质中可见嗜碱性颗粒。随着肌纤维出现破碎，损伤应答的早期标志之一是肌纤维中出现巨噬细胞。随着病变进一步发展，巨噬细胞变得更明显，最终成肌细胞也加入其中，成肌细胞可以形成长链状的细胞核。当修复反应占主导地位时，再生的肌纤维胞质嗜碱性很强，因此很容易被识别。随着肌纤维的成熟，细胞体积逐渐扩大，可恢复典型的肌细胞表型。有时明显保留细胞核位于肌纤维中央。许多药物已被证实可引起肌肉毒性（Greaves 2000）。除了经典的肌肉毒性药物（如莫能菌素和硒）以外，在评价降脂药，如他汀类药物和 PPAR α 时，也需要着重考虑肌肉毒性（Westwood et al. 2008; De Souza et al. 2006）。

15.2.2.2 肥大

肌细胞肥大是由于收缩蛋白和支撑性细胞器的增加而导致的肌质扩大，肌细胞横截面增大通常是最有说服力的诊断依据。由于轻度的弥漫性细胞增大在常规光学显微镜下可能难以发现，所以可能需要采用定量方法（形态计量学）来准确地识别这种变化。在适当且一致的解剖技术下，肌肉湿重可以为肌肉肥大提供一种有用的且敏感的数据。肌肉肥大是一种可以由锻炼引起的预期生理反应。长久以来人们已经认识到，给予生长因子和激素等外源性物质可诱导肌肉肥大，如生长激素（Prysor-Jones and Jenkins 1980）和最近发现的肌生成抑制蛋白抑制剂（Whittemore et al. 2003）。很少见肌细胞肥大作为一种非预期的毒性或脱靶毒性的报道。

15.2.2.3 萎缩

组织学上，骨骼肌萎缩表现为在无其他肌质变化（如空泡形成）的情况下肌纤维直径减小。除非极其严重，否则肌细胞直径的改变，不管是增加（肥大）还是减少（萎缩），在显微镜下都很难识别，因此需要进行定量形态计量评估。肌肉萎缩的发病机制可以是原发于对肌细胞的直接损伤，也可以继发于（肌肉）制动、恶病质或神经支配缺失。尽管在毒性试验中高剂量组经常出现体重或摄食量的显著减少，但组织学观察到的肌肉萎缩通常不会被认为是由此引起的。自发性肌肉萎缩常在老龄化大鼠中可见，其发生机制不明（Yarovaya et al. 2002）。如果发现受试物相关的肌肉萎缩，需要仔细检查周围神经，以排除是原发性神经病变引起的改变。去神经性萎缩通常表现为出现小而多角状肌纤维群。神经支配恢复后，受神经纤维支配的肌纤维类型可发生再生，重建神经 – 肌细胞连接。

15.2.2.4　空泡形成

虽然空泡形成可作为肌纤维变性的一部分，但本节中的空泡形成表示的是肌质内出现空泡但却没有其他组织学变化的一种退行性损伤。在药物的毒性病理学研究中，磷脂质沉积是引起各种类型细胞的胞质内空泡形成的最常见原因之一。根据反应的程度，磷脂质沉积可表现为整个肌质内出现数量较少的散在小空泡至大小不等的大量空泡。在常规的 HE 染色切片中，空泡中通常不
578 含内容物；在塑料包埋甲苯胺蓝染色的切片中，空泡被染成深蓝色；透射电镜检查显示为板层样的膜性溶酶体包涵物。人们早就已知阳离子双亲性药物（Halliwell 1997）可引起磷脂质沉积，在众多受影响的组织中，骨骼肌是一种受影响比较明显的组织（Vonderfecht et al. 2004）。具有这些理化特征的分子被认为可与膜磷脂结合，由此形成的膜复合物易于蓄积和被溶酶体吞噬。

15.2.2.5　炎症

自发性或毒性研究中诱导产生的原发弥漫性肌肉炎症性病变均不常见。然而在肌内注射和皮下注射的部位却常出现局灶性肌肉炎症。炎症浸润的严重程度和细胞学特征根据刺激物的性质而有所差异。因此，专题病理学家了解药物肠外给药的试验操作程序非常重要。例如，多种实验方案均需肌内注射镇静剂或麻醉剂，这种操作可导致组织学评价时采集的肌肉标本出现炎症。由于各动物间注射的不一致性和不精确性，注射部位病变的发生率在各处理组之间可能不同，而且可导致病变是一种受试物效应的假象。认识到一些相对简单的操作程序（如重复进针或注射生理盐水）也会导致局灶性肌肉变性和炎症非常重要。

15.2.2.6　横纹肌肉瘤

尽管多种软组织肿瘤可浸润骨骼肌，但在毒理病理学工作中原发性肌肉肿瘤（横纹肌肉瘤）是非常罕见的自发性肿瘤（Chang et al. 2008）。这种高度多形性肿瘤由异质性梭形细胞群构成，细胞中含有数量不等的嗜酸性胞质。诊断时，如果发现长形细胞（带状细胞）或卵圆形细胞（球拍状细胞），尤其是当胞质中含有可识别的横纹时，即可确诊。然而，病理学家应注意残留和再生中的非肿瘤性肌细胞也具有相似的特征。横纹肌肉瘤具有侵袭性，并且常常发生远端转移。对于分化程度低的肿瘤，可采用多种辅助诊断手段，包括可帮助识别胞质内横纹的磷钨酸苏木素（PTAH）染色和标记肌红蛋白或肌动蛋白的免疫组化染色。注射化学致癌物或一种鼠肉瘤病毒可诱导发生横纹肌肉瘤；但外源性化合物肠外给药诱导出现横纹肌肉瘤的几率极其低。

15.3　牙齿

15.3.1　功能解剖学

牙齿的胚胎学及出生后早期生长特征在哺乳动物的不同种属和已经研究的特殊类型的牙齿之间是不同的。本章节涉及小鼠和大鼠的切齿，在毒理学研究中它最常被检查。啮齿类动物的切齿毒理病理学变化的详细综述可查阅 Kuijpers 等人（1996）的文章、其他书的章节及毒理病理学术语指南（Long and Leininger 1999; Long et al. 1993; Brown and Hardisty 1990）。

图 15.4 a 显示的是小鼠完全发育的切齿结构（HE 染色切片）。产生牙釉质的成釉细胞呈单层柱状排列，分布于切片的外周区域。成釉细胞的外侧是一层复层上皮，它是胚胎牙齿器官的残留。成釉细胞的内侧是牙釉质，但经脱钙处理后在牙齿切片中可能呈现为透明区域；这是由于在脱钙过程中牙釉质丢失所致。牙周韧带是含有血
管和神经的结缔组织区域，分布于牙骨质覆盖的 579

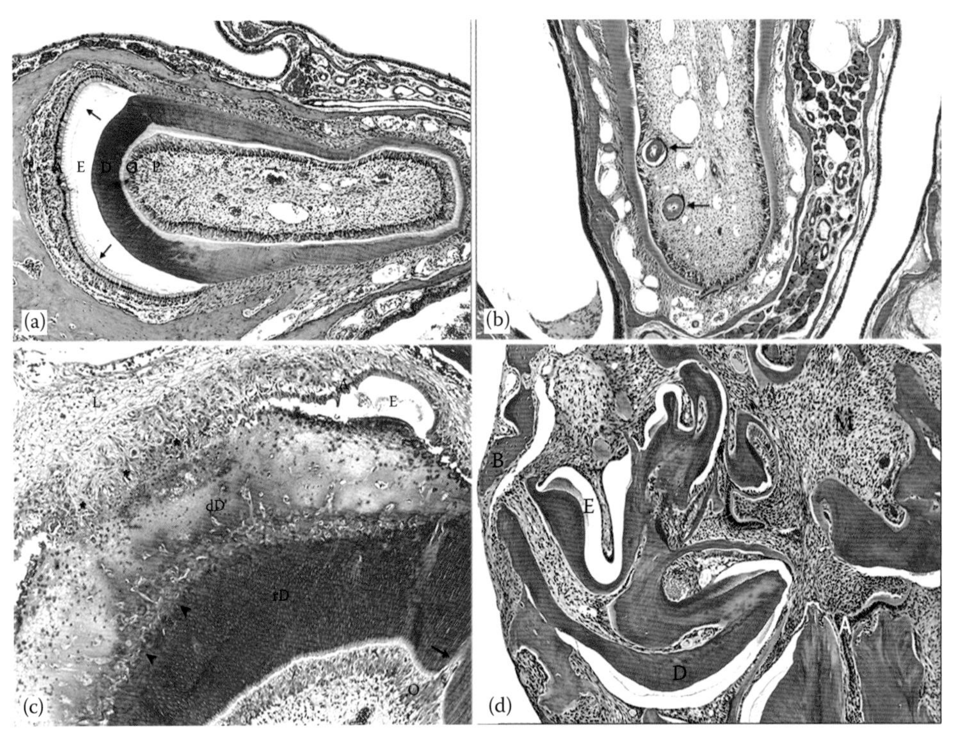

图 15.4 （a）正常小鼠切齿横断面（颈区）。从左至右：牙周韧带（L）、形成牙釉质的成釉细胞（A）、牙釉质层 / 间隙（E）、牙本质层（D）、形成牙本质的成牙本质细胞（O）、牙髓间充质（P）。牙本质可见完全矿化的外带和矿化不全的内带（= 前期牙本质），后者与成牙本质细胞相邻。可见因组织处理过程中组织收缩和牙釉质溶解造成的牙釉质层变窄（箭头所示）。（b）小鼠切齿显示多个髓内小齿（箭头所示）。该病变来自成釉上皮细胞病理性地突入牙髓组织，并随之诱导其周围间叶细胞向产生牙本质的成牙本质细胞分化。（c）给予一种血管生成抑制剂后的大鼠切齿。内层牙本质绝大多数是规则的（rD），与外层牙本质不同（dD），外层牙本质显示出重度变性和不规则矿化（短箭头指示过渡区）。局灶性成牙本质细胞（O）变性导致牙本质龛形成（长箭头所示）；由于成釉细胞（A）变性，牙釉质间隙（E）局部塌陷，牙周韧带（L）炎症细胞浸润且局部与发育不良的牙本质相连（*）。（d）小鼠上切齿牙瘤（混合性）。病变表现为形态低分化特征，与正常牙齿结构几乎没有相似之处。牙本质小梁（D）排列杂乱，与髓样间充质（M）混合，可见小面积的外观正常的成釉上皮（A），这些上皮会形成牙釉质新月体（E）。上颌骨（B）因为肿瘤的压迫而明显萎缩（备注：图 15.4 b 和图 15.4 c 由美国国家毒理学项目中心——NTP、NIEHS、NIH 友情提供）

牙本质外周。牙周韧带也包含参与形成牙骨质的细胞，牙骨质是无血管的骨样组织，帮助将牙齿固定在牙槽中。啮齿类动物的牙骨质只出现在切齿的凹面或舌面。

牙本质偏嗜酸性、无细胞结构，位于牙釉质内侧，或位于牙釉质脱钙后遗留的空隙内侧。牙本质或前期牙本质（牙本质内未矿化的物质，紧邻成牙本质细胞）由成牙本质细胞产生，成牙本质细胞呈圆柱状，来源于牙髓的间叶细胞，位于牙髓 / 牙髓腔的周围表面。

牙髓由结缔组织、血管和淋巴管及神经组成。臼齿的牙髓腔随着年龄的增长逐渐减小。

啮齿类动物切齿的尖部及舌面 / 内面无釉质 580
覆盖。只有唇面 / 外面才有釉质覆盖，在牙本质和牙釉质之间有一薄层铁沉积，使啮齿类动物的切齿外观呈黄色。牙本质（和新生牙本质）覆盖切齿尖部；啮齿类动物切齿的成牙本质细胞持续不断地产生牙本质，所以这类种属需要不断磨损切齿。啮齿类动物的臼齿除了尖部（隆脊）以外，其余部位均有牙釉质覆盖，其尖部与切齿的尖部一样，也被牙本质覆盖。

15.3.2　牙齿的非增生性病变

15.3.2.1　炎症

炎症可累及整颗牙齿或仅累及牙齿的一部分，例如牙髓腔或牙周组织，牙周组织包含牙骨质、牙周韧带、牙槽骨和部分牙龈。整颗牙齿的炎症通常发生于牙齿断裂 / 创伤并随之继发感染时，尤其发生于因为过度生长而被修整过的切齿。牙髓腔的炎症通常继发于牙齿断裂和（或）邻近的鼻组织或骨的炎症。牙周炎常是因为牙齿表面和牙龈下的细菌积累而发生。牙菌斑指的是黏附在牙齿上的细菌菌团。当牙菌斑矿化时，形成所谓的牙结石或牙垢。当牙周韧带被破坏以及牙槽骨被吸收时，牙龈上皮细胞沿着牙根表面向下迁移，形成所谓的牙周袋。已证实，饲料因素（如所含纤维类型和加工方式）可影响大鼠牙周疾病的发生率和严重程度（Robinson et al. 1991）。牙内和牙周纤维化可发生在长期炎症之后。

15.3.2.2　变性

成釉细胞减少或变性可能是弥漫性的，也可能是局灶性的，可导致成釉细胞层不规则。釉质形成（或缺乏）反映了成釉细胞层的改变，因此也可能引起齿轮廓不规则。在慢性氟中毒时（US National Toxicology program 1996），成釉细胞缺失可伴有其下的中间层扁平，成釉细胞突入釉质形成疝，以及成釉细胞层内出现釉质包涵物（Maurer et al. 1990）。

据报道，氟化物处理的大鼠可见牙齿内有嗜碱性颗粒，表明牙齿 / 骨样本脱钙时形成了氟化钙结晶（Lindemann et al. 1979）。据报道，给予嘌呤霉素和盐酸四环素可引起大鼠成釉细胞退行性变（Weinstock 1970; Westergaard 1980）。另外，有报道证实，秋水仙碱（破坏微管形成）可干扰牙釉质形成和引起色素沉着（Hashimoto 1984）。六氯苯可诱导 SD 大鼠切齿变性（Long et al. 2004）。

轻微的成牙本质细胞变性可导致极轻度的牙本质形成不规则（见 15.3.2.4 节），而严重的成牙本质细胞变性可引起成牙本质细胞移位至牙髓（见 15.3.2.5 节），并在牙髓中产生异位牙本质。在毒理学研究中也可见到成牙本质细胞梗死 / 凝固性坏死及牙本质形成障碍。

15.3.2.3　坏死

牙齿坏死可影响所有的细胞；但最常在牙髓腔 / 室中出现。坏死可能伴随炎症。牙齿坏死常见的原因包括牙齿断裂和感染。凝固性坏死可继发于牙髓血管血栓形成（Nyska et al. 1999）。

15.3.2.4　牙本质龛

成牙本质细胞变性及随之出现的牙本质形成障碍通常呈局灶性或多灶性，可能导致牙本质内形成凹陷（图 15.4c）。记录该病变推荐使用“牙本质龛”这个术语。

15.3.2.5　牙本质减少（普遍性） 581

成牙本质细胞活性的普遍性下降可致牙齿（通常是切齿）的牙本质形成减少，最终导致整个牙齿壁的厚度异常薄，与牙本质龛时的局灶性变薄截然相反。牙本质普遍性减少会使牙齿容易断裂。一种类型的二噁英与牙本质形成缺陷有关（Alaluusua et al. 1993）。

15.3.2.6　牙本质基质改变

成牙本质细胞变性及随后的修复过程可能导致牙本质外观的改变，并且可形成细胞内包涵物。虽然这种改变是继发的，但也可能很明显。

15.3.2.7　发育不良

啮齿类动物的切齿终生生长。这种特性与感染、慢性炎症、营养 / 代谢 / 血管的改变，以及损伤 / 断裂相结合，可导致牙源性组织的异常发育（Losco 1995）。某种类型的牙齿发育不良和变性与暴露于血管生成抑制剂药物有关（Fletcher et al. 2010; Hall 2005）。图 15.4 c 是血管生成抑制剂诱导的一种发育不良的案例。

不同的发育不良性病变之间差异非常大，这取决于受损的性质和程度、受累组织，以及组织切片的切面。牙槽骨、牙骨质、牙本质、牙釉质和（或）牙乳头样结缔组织可形成多种组合和病变类型。一些病例中，牙槽由大块不规则的骨性牙本质填充，骨性牙本质周围围绕着原有牙齿的不规则碎片。也可形成牙齿样结构（小齿）和牙乳头样组织，但是常常体积较小且单独存在。牙齿发育不良需要与牙肿瘤仔细鉴别。牙齿发育不良（异常发育）可引起牙齿断裂，但有时用显微镜难以观察到，因为牙齿进行组织处理 / 制片的区域可能没有包含断裂面。发育不良和断裂也可能由于牙槽骨和牙齿融合而导致关节强直。

15.3.2.8 吸收

牙齿硬组织［牙骨质、牙本质和（或）骨］吸收表现为破骨细胞介导的上述硬组织缺失。一些起始诱发因素包括咬合不正、感染 / 炎症，以及创伤 / 损伤。吸收可进展成为牙齿完全缺失并被纤维结缔组织取代，可伴有残存牙源性组织的异常发育（牙齿发育不良）。

15.3.2.9 小齿

在啮齿类动物的切齿中可能会见到小齿（Long and Herbert 2002）。小齿形成于从上皮细胞鞘断开的芽状突起（图 15.4b），呈圆形或稍椭圆形，由牙本质组成且具有牙本质小管，呈中空状，可含有成釉细胞或成釉细胞碎片。其外缘可排列有成牙本质细胞，也可没有。一些小齿可能触碰到牙齿的内壁，在此处可引起沿着牙髓腔内壁排列的牙本质轮廓不规则。有时，小齿可与牙壁融合。

15.3.2.10 髓石

髓石（单个或多个）发生在牙髓组织中，由围绕死亡 / 受损细胞或胶原纤维的同心层状排列的矿物质构成。牙髓组织内也可出现营养不良性矿化的不规则（线性或同心状）区域，被称为假髓石。

15.3.2.11 囊肿

牙齿囊肿通常表现为牙齿结构或牙槽中离散的、内衬薄膜的、充满液体的腔室。

15.3.2.12 血栓 582

据报道，2- 丁氧基乙醇可引起大鼠切齿牙髓血管内血栓形成（Nyska et al. 1999）。血栓可呈颗粒状或层状，且部分机化。血栓中包含数量不等的纤维蛋白、红细胞及白细胞。血栓形成可导致成牙本质细胞和（或）牙髓间叶细胞发生凝固性坏死。

15.3.3 牙齿的增生性病变

15.3.3.1 牙瘤

牙瘤（Brown and Hardisty 1990）（图 15.4d）被分为“混合性（complex）”或“组合性（compound）”两种类型（Dayan et al. 1994）。两者之间的不同在于，混合性牙瘤呈低分化性，然而组合性牙瘤向正常牙齿方向分化。在两型牙瘤中，牙的所有硬组织，如牙釉质、牙本质和牙骨质及成牙本质细胞、成牙骨质细胞和牙髓间叶细胞都可出现。牙瘤中没有明显的、与牙硬组织无关的成釉细胞（成釉细胞瘤样）上皮区域。

混合性和组合性牙瘤可能都是发育畸形（错构瘤）而不是真正的肿瘤，但是已证实两者均可由化学物质诱导产生，如给予不同的 N- 亚硝基脲衍生物。Nozue 和 Kayano（1978）及 Goessner

和 Luz（1994）描述的牙源性肿瘤被认为是牙瘤而不是牙本质瘤。

发生于腭部的牙瘤，如果瘤内存在牙骨质样骨组织，可以诊断成“牙骨质瘤”。如果牙骨质样结构周围包绕着纤维组织并伴有成牙骨质细胞，这种肿瘤可被诊断为“成牙骨质细胞瘤”。

15.3.3.2　成釉细胞牙瘤

这种类型的牙瘤在瘤体的周边部有成釉细胞（成釉细胞瘤样）上皮增生，与牙硬组织并无关联性。这种肿瘤常常具有侵蚀性，通常边界清楚，呈同心状生长（Barbolt and Bhandari 1983; Ernst and Mohr 1991; Fitzgerald 1987）。

所有的牙组织均可在肿瘤内见到，包括成釉细胞上皮、星形网状细胞、釉基质、牙釉质、牙本质、成牙本质细胞、牙骨质、成牙骨质细胞及牙髓组织。牙硬结构通常位于肿瘤的中央区域。牙源性上皮细胞（“影细胞”）可发生变性、角化和钙化。肿瘤组织中可出现由角蛋白碎片聚积引起的反应性多核巨细胞。成釉细胞牙瘤常具有局部侵蚀性（侵袭性和破坏性），但是不会转移。据报道，给予 N- 丁基亚硝基脲可诱导发生这种肿瘤（Wang et al. 1975）。

15.3.3.3　成釉细胞瘤

成釉细胞瘤（Ernst and Mirea 1995）不会产生牙的硬组织；这是成釉细胞瘤与牙瘤最大的区别。成釉细胞瘤来源于牙源性囊肿的上皮、牙板和成釉器的残留物，以及口腔黏膜的基底层细胞。

成釉细胞瘤通常体积较大且呈同心状生长。这种肿瘤常具有局部侵袭性和破坏性，但是不会发生转移。

583 肿瘤由包裹在胶原基质中的岛状、巢状或交织成条索状的上皮细胞构成。肿瘤上皮细胞分成两部分，周边层上皮细胞呈高柱状，与内层釉上皮细胞类似，中央的细胞排列松散，与星状细胞网类似。上皮细胞岛可以是实性的（实体型），也可因星状细胞退行性变而形成囊肿（囊型）。基质可出现局部透明变性，但是不会产生牙硬组织（牙釉质、牙本质或牙骨质）。

大鼠和小鼠自发性的成釉细胞瘤非常罕见。在大鼠中，应用不同的 N- 亚硝基脲衍生物可化学诱导产生成釉细胞瘤（Berman and Rice 1980; Eisenberg et al. 1983; Pearl and Takei 1981; Smulow et al. 198；Stoica and Koestner 1984）。多瘤病毒（Stanley et al. 1964, 1965; Gollard et al. 1992）和局部应用 3- 甲基胆蒽（Greene et al. 1960）也可诱导小鼠发生成釉细胞瘤样肿瘤［成釉细胞癌、釉质母细胞瘤（adamantoblastoma）］（Zegarelli 1944）。

15.3.3.4　牙源性纤维瘤

这是一种界限清楚的膨胀性肿瘤，通常发生于持续生长的切齿牙髓（Ernst et al. 1998）。肿瘤主要由原始样细胞旋涡和牙滤泡样间充质组成，两者间被明显的胶原区域分隔。

整个肿瘤中散在分布着一些非肿瘤性未分化上皮细胞，这些细胞较小，排列呈条索状或岛状，是牙源性上皮细胞残基。

肿瘤中偶尔可见到鳞状上皮细胞和影细胞形成的上皮细胞巢。

在肿瘤的间充质组织中也可见到圆形或不规则形状的牙骨质样物小灶。大鼠和小鼠的自发性牙源性纤维瘤已有报道。在 Fischer 大鼠中，饲喂黄曲霉毒素和一种基于琼脂的饲料可诱发形态学特征相似的牙源性肿瘤，但是它们不能被归类为牙源性纤维瘤。

15.3.3.5　牙骨质化 / 骨化纤维瘤

这是一种界限清楚的肿瘤，仅发生于小鼠和人的颌骨（Luz et al. 1991）。肿瘤常常发生于切齿周围，含有牙骨质小体，通常认为它起源于牙周膜。肿瘤的外观类似于纤维瘤，瘤内的纤维结缔组织通过骨化生形成骨或牙骨质。肿瘤的增生部分由梭形细胞组成，这种细胞与正在向立方状成骨细胞 / 成牙骨质细胞转化的成纤维细胞相似，增生部分形成多个圆形的边缘蓝染的牙骨质样小体或牙骨质样骨小梁。细胞的突起垂直伸向硬组织表面。呈“C”或“Y”字形的骨针几乎全部由编织骨组成。肿瘤常由新生皮质骨形成的一层薄壳包绕，与周围组织相互隔离。

（邱　爽　陈　珂　陈　涛　何　杨　译；
刘兆华　刘克剑　胡春燕　校）

参考文献

Alaluusua, S., Lukinmaa, P.L., Pohjanvirta, R., Unkila, M., and Tuomisto, J. (1993). Exposure to 2,3,7,8-tetrachlorodibenzo-para-dioxin leads to defective dentin formation and pulpal perforation in rat incisor tooth. *Toxicology 81*(1), 1–13.

Allen, M.J. (2003). Biochemical markers of bone metabolism in animals: uses and limitations. *Veterinary Clinical Pathology 32*, 101–113.

Baden, E.B.H. (1987). Experimental lathyrism: exostoses and aneurysmal-like bone cysts of the mandible in the rat. *Annales de Pathologie 4*, 297–303.

Barbolt, T.A. and Bhandari, J.C. (1983). Ameloblastic odontoma in a rat. *Lab Anim Sci 33*, 583–584.

Bendele, A.M. (2011). Animal models of rheumatoid arthritis. *Journal of Musculoskeletal and Neuronal Interaction 1*(4), 377–385.

Berman, J.J. and Rice, J.M. (1980). Odontogenic tumours produced in Fischer rats by a single intraportal injection of methylnitrosourea. *Arch Oral Biol 25*, 213–220.

Boss, J.H. and Misselevich, I. (2003). Osteonecrosis of the femoral head of laboratory animals: the lessons learned from a comparative study of osteonecrosis in man and experimental animals. *Veterinary Pathology Online 40*, 345–354.

Brown, A.P., Courtney, C.L., King, L.M., Groom, S.C., and Graziano, M.J. (2005). Cartilage dysplasia and tissue mineralization in the rat following administration of a FGF receptor tyrosine kinase inhibitor. *Toxicologic Pathology 33*, 449–455.

Brown, H.R. and Hardisty, J.F. (1990). Oral Cavity, Esophagus and Stomach. *In*: Pathology of the Fischer Rat, eds. Boorman, G.A., Montgomery, C.A., and MacKenzie, W.F., 1st ed., p. 16, Academic Press, Inc., San Diego, CA.

Bucher, J.R., Huff, J., Haseman, J.K., Eustis, S.L., Elwell, 584
M.R., Davis, W.E., and Meierhenry, E.F. (1990). Toxicology and carcinogenicity studies of diuretics in F344 rats and B6C3F1 mice 1. Hydrochlorothiazide. *Journal of Applied Toxicology 10*, 359–367.

Bucher, J.R., Hejtmancik, M.R., Toft, J.D., Persing, R.L., Eustis, S.L., and Haseman, J.K. (1991). Results and conclusions of the national toxicology program's rodent carcinogenicity studies with sodium fluoride. *International Journal of Cancer 48*, 733–737.

Bullough, P.G. (2011). *Orthopaedic Pathology*. Maryland Heights, Missouri: Mosby/Elsevier.

Burkhardt, J.E., Hill, M.A., Carlton, W.W., and Kesterson, J.W. (1990). Histologic and histochemical changes in articular cartilages of immature beagle dogs dosed with difloxacin, a fluoroquinolone. *Veterinary Pathology Online 27*, 162–170.

Burkhardt, J.E., Hill, M.A., Turek, J.J., and Carlton, W.W. (1992). Ultrastructural changes in articular cartilages of immature beagle dogs dosed with difloxacin, a fluoroquinolone. *Veterinary Pathology Online 29*, 230–238.

Chamanza, R., Marxfeld, H.A., Blanco, A.I., Naylor, S.W., and Bradley, A.E. (2010). Incidences and range of spontaneous findings in control cynomolgus monkeys (*Macaca fascicularis*) used in toxicity studies. *Toxicologic Pathology 38*, 642–657.

Chang, S.C., Inui, K., Lee, W.C., Hsuan, S.L., Chien, M.S., Chen, C.H., Chang, S.J., and Liao, J.W. (2008). Spontaneous rhabdomyosarcoma in a young Sprague–Dawley rat. *Toxicologic Pathology 36*, 866–870.

Dayan, D., Waner, T., Harmelin, A., and Nyska, A. (1994). Bilateral complex odontoma in a Swiss (CD-1) male mouse. *Lab Anim 28*, 90–92.

De Souza, A.T., Cornwell, P.D., Dai, X., Caguyong, M.J., and Ulrich, R.G. (2006). Agonists of the peroxisome proliferator-activated receptor alpha induce a fiber-type-selective transcriptional response in rat skeletal muscle. *Toxicological Sciences 92*, 578–586.

Eisenberg, E., Krishna Murthy, A.S., Vawter, G.F., and Krutchkoff, D.J. (1983). Odontogenic neoplasms in Wistar rats treated with N-methylnitrosourea. *Oral Surg 55*, 481–486.

Eriksen, E. (2010). Cellular mechanisms of bone remodeling. *Reviews in Endocrine & Metabolic Disorders 11*, 219–227.

Ernst, H. and Mirea, D. (1995). Ameloblastoma in a female Wistar rat. *Exp Toxic Pathol 47*, 335–340.

Ernst, H. and Mohr, U. (1991). Ameloblastic odontoma of

the mandible, rat. In: Jones, T.C., Mohr, U., and Hunt, R.D. (eds). Monographs on pathology of laboratory animals. Cardiovascular and musculoskeletal systems. Springer, Berlin Heidelberg New York Tokyo, pp. 218–224.

Ernst, H., Sander, E., Karbe, E., Nolte, T., and Mohr, U. (1992). Osteochondroma in laboratory rats: a report of 3 cases in a Fischer-344, a Sprague–Dawley, and a Wistar rat. *Toxicologic Pathology 20*, 264–267.

Ernst, H., Scampini, G., Durchfeld-Meyer, B., Brander-Weber, P., and Rittinghausen, S. (1998). Odontogenic fibroma in Sprague-Dawley rats: a report of 2 cases. *Exp Toxic Pathol 50*, 384–388.

Fitzgerald, J.E. (1987). Ameloblastic odontoma in the Wistar rat. *Toxicol Pathol 15*, 479–481.

Fletcher, A.M., Bregman, C.L., Woicke, J., Salcedo, T.W., Zidell, R.H., Janke, H.E., Fang, H., Janusz, W.J., Schlze, G.E., and Mense, M.G. (2010). Incisor degeneration in rats induced by vascular endothelial growth factor/fibroblast growth factor receptor tyrosine kinase inhibition. *Toxicol Pathol 38*, 267–279.

Frazier, K., Thomas, R., Scicchitano, M., Mirabile, R., Boyce, R., Zimmerman, D., Grygielko, E., Nold, J., DeGouville, A.C., Huet, S., Laping, N., and Gellibert, F. (2007). Inhibition of ALK5 signaling induces physeal dysplasia in rats. *Toxicologic Pathology 35*, 284–295.

Gerwin, N., Bendele, A.M., Glasson, S., and Carlson, C.S. (2010). The OARSI histopathology initiative—recommendations for histological assessments of osteoarthritis in the rat. *Osteoarthritis and Cartilage 18*[Supplement 3], S24–S34.

Gimbel, W., Schmidt, J., Brack-Werner, R., Luz, A., Strauss, P.G., Erfle, V., and Werner, T. (1996). Molecular and pathogenic characterization of the RFB osteoma virus: lack of oncogene and induction of osteoma, osteopetrosis, and lymphoma. *Virology 224*, 533–538.

Glasson, S.S., Chambers, M.G., Van Den Berg, W.B., and Little, C.B. (2010). The OARSI histopathology initiative—recommendations for histological assessments of osteoarthritis in the mouse. Osteoarthritis and Cartilage *18*[Supplement 3], S17–S23.

Goessner, W. and Luz, A. (1994). Tumours of the jaws. In: Turusov, V.S. and Mohr, U. (eds). Pathology of tumours in laboratory animals. Vol 2. Tumours of the mouse, 2nd edition. IARC Scientific Publications No. 111, Lyon, pp. 141–165.

Gollard, R.P., Slavkin, H.C., and Snead, M.L. (1992). Polyoma virus-induced murine odontogenic tumors. *Oral Surg Oral Med Oral Pathol* 74, 761–767.

Greaves, P. (2000). *Histopathology of Preclinical Toxicity Studies: Interpretation and Relevance in Drug Safety Evalution*. Amsterdam, The Netherlands: Elsevier Scientific.

Greene, G.W., Collins, D.A., and Bernier, J.L. (1960). 585
Response of embryonal odontogenic epithelium in the lower incisor of the mouse to 3-methylcholanthrene. *Arch Oral Biol 1*, 325–332.

Gregson, R.L. and Offer, J.M. (1981). Metastasizing chondrosarcoma in laboratory rats. *Journal of Comparative Pathology 91*, 409–413.

Hall, A.P. (2005). The role of angiogenesis in cancer. *Comp Clin Path 13*, 95–99.

Hall, A.P., Westwood, F.R., and Wadsworth, P.F. (2006). Review of the effects of anti-angiogenic compounds on the epiphyseal growth plate. *Toxicologic Pathology 34*, 131–147.

Halliwell, W.H. (1997). Cationic amphiphilic drug-induced phospholipidosis. *Toxicologic Pathology 25*, 53–60.

Hansson, L.I., Menander-Sellman, K., Stenstrom, A., and Thorngren, K.-G. (1972). Rate of normal longitudinal bone growth in the rat. *Calcified Tissue International 10*, 238–251.

Hashimoto, K. (1984). The effect of colchicine of the pigmentation of the enamel surface in rat incisors. *Bull Tokyo Med Dent Univ 31*, 115–126.

Highman, B.R.S.G.D. (1981). Osseous changes and osteosarcomas in mice continuously fed diets containing diethylstilbesterol or 17B-estradiol. *Journal of the National Cancer Institute 67*, 653–662.

Hirano, T., Iwasaki, K., and Yamane, Y. (1988). Osteonecrosis of the femoral head of growing, spontaneously hypertensive rats. *Acta Orthopaedica Scandinavica 59*, 530–535.

Iwata, H., Yamamoto, S., Mikami, A., Yamakawa, S., Hirouchi, Y., Kobayashi, K., and Enomoto, M. (1995). A case of multiple osteochondroma in the rat. *The Journal of Veterinary Medical Science 57*(2), 339–340.

Jerome, C.P. and Peterson, P.E. (2001). Nonhuman primate models in skeletal research. *Bone 29*(1), 1–6.

Jolette, J., Wilker, C.E., Smith, S.Y., Doyle, N., Hardisty, J.F., Metcalfe, A.J., Marriott, T.B., Fox, J., and Wells, D.S. (2006). Defining a noncarcinogenic dose of recombinant human parathyroid hormone 1-84 in a 2-year study in Fischer 344 rats. *Toxicologic Pathology 34*, 929–940.

Jones, L. and Allen, M. (2011). Animal models of osteonecrosis. *Clinical Reviews in Bone and Mineral Metabolism 9*, 63–80.

Jori, F. and Cooper, J.E. (2001). Spontaneous neoplasms in captive African cane rats (*Thryonomys swinderianus* Temminck, 1827). *Veterinary Pathology Online 38*, 556–558.

Kawahara, T., Shimokawa, I., Tomita, M., Hirano, T., and Shindo, H. (2002). Effects of caloric restriction on development of the proximal growth plate and metaphysis of the caput femoris in spontaneously hypertensive rats: microscopic and computer-assisted image analyses. *Microscopy Research and Technique 59*, 306–312.

Kiebzak, G.M., Smith, R., Howe, J.C., Gundberg, C.M., and Sacktor, B. (1988). Bone status of senescent female rats: chemical, morphometric, and biomechanical analyses. *Journal of Bone and Mineral Research 3*, 439–446.

Kimura, H., Ng, J.M.Y., and Curran, T. (2008). Transient inhibition of the hedgehog pathway in young mice causes permanent defects in bone structure. *Cancer Cell 13*, 249–260.

Kronenberg, H.M. (2003). Developmental regulation of the growth plate. *Nature 423*, 332–336.

Kuijpers, M.H.M., van de Kooij, A.J., and Slootwig, P.J. (1996) The rat incisor in toxicologic pathology. *Toxicol Pathol 24*, 346–360.

Lelovas, P.P., Xanthos, T.T., Thoma, S.E., Lyritis, G.P., and Dontas, I.A. (2008a). The laboratory rat as an animal model for osteoporosis research. *Comparative Medicine 58*, 424–430.

Lindemann, G. and Nylen, M.U. (1979). Calcium fluoride containing granules produced in-vitro in rat bones. *Scand J Dent Res 87*, 381–389.

Long, P.H. and Herbert, R.A. (2002). Epithelial-induced intrapulpal denticles in B6C3F1 mice. *Toxicol Pathol 30*, 744–748.

Long, P.H., Herbert, R.A., and Nyska, A. (2004). Hexachlorobenzene-induced incisor degeneration in Sprague-Dawley rats. *Toxicol Pathol 32*, 35–40.

Long, P.H. and Leininger, J.R. (1999). Teeth. In: Maronpot, R.R., Boorman, G.A., Gaul, B.W. (eds). Pathology of the mouse. Reference and atlas. Cache River Press, Vienna, pp. 13–28.

Long, P.H., Leininger, J.R., Nold, J.B., and Lieuallen, W.G. (1993). Proliferative lesions of bone, cartilage, tooth, and synovium in rats, MST-2. In: Guides for toxicologic pathology. STP/ARP/AFIP, Washington.

Losco, P.E. (1995). Dental dysplasia in rats and mice. *Toxicol Pathol 23*(6), 677–688.

Luz, A., Goessner, W., and Murray, A.B. (1991). Ossifying fibroma, mouse. In: Jones, T.C., Mohr, U., Hunt, R.D. (eds). Monographs on pathology of laboratory animals. Cardiovascular and musculoskeletal systems. Springer, Berlin Heidelberg New York Tokyo, pp. 228–232.

Mandalunis, P.M. and Ubios, A.M. (2005). Experimental renal failure and iron overload: a histomorphometric study in rat tibia. *Toxicologic Pathology 33*, 398–403.

Marks, S.C. and Popoff, S.N. (1988). Bone cell biology: the regulation of development, structure, and function in the skeleton. *The American Journal of Anatomy 183*, 1–44.

586 Maurer, J.K., Cheng, M.C., Boysen, B.G., and Anderson, R.L. (1990). Two-year carcinogenicity study of sodium fluoride in rats. *J Natl Cancer Inst 82*, 1118–1126.

Movsowitz, C., Epstein, S., Fallon, M., Ismail, F., and Thomas, S. (1990). Hyperstosis induced by the bisphosphanate (2-PEBP) in the oophorectomized rat. *Calcified Tissue International 46*, 195–199.

Naito, S., Ito, M., Sekine, I., Ito, M., Hirano, T., Iwasaki, K., and Niwa, M. (2009). Femoral head necrosis and osteopenia in stroke-prone spontaneously hypertensive rats (SHRSPs). *Bone 14*, 745–753.

Nozue, T. and Kayano, T. (1978). Effects of mitomycin C in postnatal tooth development in mice with special reference to neural crest cells. *Acta Anat 100*, 85–94.

Nyska, A., Maronpot, R.R., Long, P.H., Roycroft, J.H., Hailey, J.R., Travlos, G.S., and Ghanayem, B.I. (1999). Disseminated thrombosis and bone infarction in female rats following inhalation exposure to 2-butoxyethanol. *Toxicologic Pathology 27*, 287–294.

Ominsky, M.S., Vlasseros, F., Jolette, J., Smith, S.Y., Stouch, B., Doellgast, G., Gong, J., Gao, Y., Cao, J., Graham, K., Tipton, B., Cai, J., Deshpande, R., Zhou, L., Hale, M.D., Lightwood, D.J., Henry, A.J., Popplewell, A.G., Moore, A.R., Robinson, M.K., Lacey, D.L., Simonet, W.S., and Paszty, C. (2010). Two doses of sclerostin antibody in cynomolgus monkeys increases bone formation, bone mineral density, and bone strength. *Journal of Bone and Mineral Research 25*, 948–959.

Pace, V., Persohn, E., and Heider, K. (1995). Spontaneous osteosarcoma of the meninges in an albino rat. *Veterinary Pathology Online 32*, 204–207.

Parfitt, A. (1984). The cellular basis of bone remodeling: the quantum concept reexamined in light of recent advances in the cell biology of bone. *Calcified Tissue International 36*, S37–S45.

Parfitt, A.M., Drezner, M.K., Glorieux, F.H., Kanis, J.A., Malluche, H., Meunier, P.J., Ott, S.M., and Recker, R.R. (1987). Bone histomorphometry: standardization of nomenclature, symbols, and units: report of the ASBMR histomorphometry nomenclature committee. *Journal of Bone and Mineral Research 2*, 595–610.

Pearl, G.S. and Takei, Y. (1981). Transplacental induction of ameloblastoma in rat using ethylnitrosourea (ENU). *J Oral Path 10*, 60–62.

Pritt, M.L., Hall, D.G., Recknor, J., Credille, K.M., Brown, D.D., Yumibe, N.P., Schultze, A.E., and Watson, D.E. (2008). Fabp3 as a biomarker of skeletal muscle toxicity in the rat: comparison with conventional biomarkers. *Toxicological Sciences 103*, 382–396.

Prysor-Jones, R.A. and Jenkins, J.S. (1980). Effect of excessive secretion of growth hormone on tissues of the rat, with particular reference to the heart and skeletal muscle. *Journal of Endocrinology 85*, 75–82.

Renkiewicz, R., Qiu, L., Lesch, C., Sun, X., Devalaraja, R., Cody, T., Kaldjian, E., Welgus, H., and Baragi, V. (2003).

Broad-spectrum matrix metalloproteinase inhibitor marimastat-induced musculoskeletal side effects in rats. *Arthritis & Rheumatism 48*, 1742–1749.

Robinson, M., Hart, D., and Pigott (1991). The effects of diet on the incidence of periodontitis in rats. *Lab Animals 25*, 247–253.

Ryan, A.M., Eppler, D.B., Hagler, K.E., Bruner, R.H., Thomford, P.J., Hall, R.L., Shopp, G.M., and O'Neill, C.A. (1999). Preclinical Safety Evaluation of rhuMAbVEGF, an Antiangiogenic Humanized Monoclonal Antibody. *Toxicologic Pathology 27*, 78–86.

Sato, M., Vahle, J., Schmidt, A., Westmore, M., Smith, S., Rowley, E., and Ma, L.Y. (2002). Abnormal bone architecture and biomechanical properties with near-lifetime treatment of rats with PTH. *Endocrinology 143*, 3230–3242.

Schiaffino, S. and Reggiani, C. (2011). Fiber types in mammalian skeletal muscles. *Physiological Reviews 91*, 1447–1531.

Smith, S.Y., Jolette, J., and Turner, C.H. (2009). Skeletal health: primate model of postmenopausal osteoporosis. *American Journal of Primatology 71*, 752–765.

Smulow, J.B., Konstantinidis, A., and Sonnenschein, C. (1983). Age-dependent odontogenic lesions in rats after a single i.p. injection of N-nitroso-N-methylurea. *Carcinogenesis 4*, 1085–1088.

Stanley, H.R., Baer, P.N., and Kilham, L. (1965). Oral tissue alterations in mice inoculated with the Rowe substrain of polyoma virus. Periodontics *3*, 178–183.

Stanley, H.R., Dawe, C.J., and Law, L.W. (1964). Oral tumors induced by polyoma virus in mice. *Oral Surg 17*, 547–558.

Stoica, G., and Koestner, A. (1984). Diverse spectrum of tumors in male Sprague-Dawley rats following single high doses of N-ethyl-N-nitrosourea (ENU). *Am J Pathol 116*, 319–326.

Takahashi, M., Yoshida, M., Inoue, K., Morikawa, T., and Nishikawa, A. (2010). Age-related susceptibility to induction of osteochondral and vascular lesions by semicarbazide hydrochloride in rats. *Toxicologic Pathology 38*, 598–605.

Turner, C.H. and Burr, D.B. (2007). Basic biomechanical measurements of bone: a tutorial. *Bone 14*, 595–608.

587 Uchida, H., Kurata, Y., Hiratsuka, H., and Umemura, T. (2010). The effects of a vitamin D-deficient diet on chronic cadmium exposure in rats. *Toxicologic Pathology 38*, 730–737.

US National Toxicology Program. (1996). Toxicology and carcinogenesis studies of Sodium Fluoride (CAS NO. 7681-49-4) in F344/N Rats and B6C3F1 Mice (Drinking Water Studies) (TR No. 393), Research TrianglePark, NC, National Institute of Environmental Health Sciences.

Vahle, J.L., Sato, M., Long, G.G., Young, J.K., Francis, P.C., Engelhardt, J.A., Westmore, M.S., Linda, Y., and Nold, J.B. (2002). Skeletal changes in rats given daily subcutaneous injections of recombinant human parathyroid hormone (1-34) for 2 years and relevance to human safety. *Toxicologic Pathology 30*, 312–321.

Vassallo, J.D., Janovitz, E.B., Wescott, D.M., Chadwick, C., Lowe-Krentz, L.J., and Lehman-McKeeman, L.D. (2009). Biomarkers of drug-induced skeletal muscle injury in the rat: troponin I and myoglobin. *Toxicological Sciences 111*, 402–412.

Vonderfecht, S.L., Stone, M.L., Eversole, R.R., Yancey, M.F., Schuette, M.R., Duncan, B.A., and Ware, J.A. (2004). Myopathy related to administration of a cationic amphiphilic drug and the use of multidose drug distribution analysis to predict its occurrence. *Toxicologic Pathology 32*, 318–325.

Wadsworth, P.F. (1989). Tumours of the bone in C57BL/10J mice. *Laboratory Animals 23*, 324–327.

Wang, H., Terashi, S., and Fukunishi, R. (1975). Ameloblastic odontoma in rats induced by N-butylnitrosourea. Gann *66*, 319–321.

Weinstock, J. (1970). Cytotoxic effects of puromycin on the golgi apparatus of pancreatic acinar cells, hepatocytes, and ameloblasts. *J Histochem Cytochem 18*, 875–876.

Westergaard, J. (1980). Structural changes induced by tetracycline in secretory ameloblasts in young rats. *Scand J Dent Res 88*, 481–495.

Westwood, F.R., Bigley, A., Randall, K., Marsden, A.M., and Scott, R.C. (2005). Statin-induced muscle necrosis in the rat: distribution, development, and fibre selectivity. *Toxicologic Pathology 33*, 246 257.

Westwood, F.R., Scott, R.C., Marsden, A.M., Bigley, A., and Randall, K. (2008). Rosuvastatin: characterization of induced myopathy in the rat. *Toxicologic Pathology 36*, 345–352.

Whittemore, L.A., Song, K., Li, X., Aghajanian, J., Davies, M., Girgenrath, S., Hill, J.J., Jalenak, M., Kelley, P., Knight, A., Maylor, R., O'Hara, D., Pearson, A., Quazi, A., Ryerson, S., Tan, X.Y., Tomkinson, K.N., Veldman, G.M., Widom, A., Wright, J.F., Wudyka, S., Zhao, L., and Wolfman, N.M. (2003). Inhibition of myostatin in adult mice increases skeletal muscle mass and strength. *Biochemical and Biophysical Research Communications 300*, 965–971.

Yabe, K., Satoh, H., Ishii, Y., Jindo, T., Sugawara, T., Furuhama, K., Goryo, M., and Okada, K. (2004). Early pathophysiologic feature of arthropathy in juvenile dogs induced by ofloxacin, a quinolone antimicrobial agent. *Veterinary Pathology Online 41*, 673–681.

Yamasaki, K. (1995). Histologic study of the femoral growth plate in beagle dogs. *Toxicologic Pathology 23*, 612–616.

Yamasaki, K. and Inui, S. (1985). Lesions of articular, sternal and growth plate cartilage in rats. *Veterinary Pathology Online 22*, 46–50.

Yarovaya, N., Kramarova, L., Borg, J., Kovalenko, S., Caragounis, A., and Linnane, A. (2002). Age-related atrophy of rat soleus muscle is accompanied by changes in fibre type composition, bioenergy decline and mtDNA rearrangements. *Biogerontology 3*, 25–27.

Yonamine, H., Ogi, N., Ishikawa, T., and Ichiki, H. (1980). Radiographic studies on skeletal growth of the pectoral limb of the beagle. *Japanese Journal of Veterinary Science 42*, 417–425.

Zegarelli, E.V. (1944). Adamantoblastomas in the Slye stock of mice. *Am J Pathol 20*, 23–87.

Zoetis, T., Tassinari, M.S., Bagi, C., Walthall, K., and Hurtt, M.E. (2003). Species comparison of postnatal bone growth and development. *Birth Defects Research Part B: Developmental and Reproductive Toxicology 68*, 86–110.

Zwicker, G.M. and Eyster, R.C. (1996). Proliferative bone lesions in rats fed a diet containing glucocorticoid for up to two years. *Toxicologic Pathology 24*, 246–250.

第 16 章　心血管系统

Calvert Louden 和 *Divid Brott*

590 ## 16.1　心脏

16.1.1　引言

心脏是肌肉泵，负责肺循环和体循环中营养性和功能性血液供应，因此，关乎所有组织的生存。循环中外源性物质的影响可以表现为心脏及多种器官和组织的血管结构和功能的改变。因为充足的血流量是维护器官正常功能的要求，所以引起心脏功能极轻度改变都可能引起其他器官，如脑和肾的重度病变。外源性物质可以引起心脏功能障碍，如心律失常可能引起严重的症状，包括猝死综合征，但是没有明显的心脏结构损伤。此外，对于人类患者，先前存在无明显症状的隐匿性心脏疾病可以增加由心脏毒性引起的心肌病的可能性。肝和肾血流量的改变能够显著地影响外源性物质的代谢和清除，从而改变血管内皮细胞（endothelial cell, EC）的结构和功能，导致严重的血管损伤。除了功能障碍以外，心脏暴露于外源性物质的反应还包括发育异常和结构异常。结构异常包括肥大、各种类型的变性和（或）坏死、纤维化、后续的修复和心肌病的发生，以及心力衰竭。

理解引起毒性的潜在作用机制需要完全了解心血管系统的胚胎学、解剖学、生理学、生物化学、药理学和分子生物学知识。在临床前开发早期，利用了大量的检测方法和监测系统评价潜在的心血管毒性，以进行危害鉴别和候选药物的选择。一些专业的方法，如长期遥测、超声心动图、磁共振成像、电生理学和心电图，常与体温、身体活动和体重（body weight, BW）监测联合使用。然而，毒理学中，监测收缩功能、电活动、心率（heart rate, HR）和平均动脉压（mean arterial pressure, MAP），以及评价心脏和血管结构改变是心血管安全性评价的基石。

16.1.2　胚胎学结构和功能

在爬行动物、鸟类和哺乳类动物中，圆锥形肌肉结构的心脏进化形成带有 4 个瓣膜的四腔泵（Manasek 1976）。在原肠胚形成过程
中，上胚层细胞形成“原基分布图”，心脏区 591
域映射为两个分开的双侧对称区域，该区域是随着双侧间叶细胞组成的中胚层板迁移而来（Garcia-Martinez and Schoenwold 1993; Stalsberg and DeHaan 1969）。间叶细胞形成间皮层，心肌的祖细胞在间皮层保持着相互固定（Garcia-Martinez and Schoenwold, 1993）。胚盘与生心板的间皮和内胚层一起经过后续的折叠形成被称为原始心管的“C”型结构 (De Jong et al. 1997)。生心板的中心部分将形成流出道、胚胎心室、房室（atrioventricular, AV）管和部分胚胎心房（De Jong et al. 1997）。随后发生分隔作用，导致左右心房和心室腔的形成，而主动脉和肺动脉是由共同的动脉干分离形成（De Jong et al. 1997）。

心脏位于具有保护性的纤维囊（即心包）内，心包包含少量浆液。心包可以防止心脏突

然扩张，确保整个心室的舒张末期透壁压均等，限制右心室的搏出功，减少摩擦力，维持心脏位置和使心脏血流成流线型。心包分为脏层和壁层，背侧附着于心脏基部的大动脉，腹侧通过胸骨心包韧带与胸骨相连，但犬例外，它们是通过横膈心包韧带附着于膈肌（Maxie and Robinson 2007）。心包内层内陷，形成心脏外层的心外膜。

在哺乳类动物、鸟类和爬行类动物中，四腔心脏由左右心房和左右心室组成，心房和心室由房室瓣分开。心肌和瓣膜由心脏基部的心骨骼支持（Robinson et al. 1983）。心骨骼由4个纤维环、纤维三角，以及室间隔的纤维或膜部分组成。纤维三角填充了房室开口和主动脉基部之间的空间。根据种属的不同，纤维三角分别由致密纤维结缔组织（猪和猫）、纤维软骨（犬）、透明软骨（马）和心骨（反刍动物）组成，而纤维环在老龄化动物中可以化生形成骨。

每个心腔的心肌厚度直接与压力相关，因此，心房薄而心室厚。虽然心室的厚度有所不同，但是一般来说，左心室壁和室间隔的厚度是右心室游离壁厚度的2~4倍。体循环比肺循环压力高是左右心室间厚度的显著差异的主要原因。

房室瓣允许血液由心房流入心室，并且防止血液回流进入心房。通常瓣膜较薄且半透明，关闭时游离缘重叠，因此瓣膜边缘的穿孔没有什么意义。瓣膜由腱索和乳头肌支持。乳头肌是腱索嵌入的部位，突出于心室腔表面。

右心房具有光滑的心内膜表面和位于大静脉和心耳之间的流入道开口（静脉窦）。静脉窦具有由梳状肌形成的小梁表面（Van Vleet et al. 2002）。全身静脉血由颅腔静脉、尾腔静脉、奇静脉、冠状窦流入右心房。右心室具有一个流入道（或称静脉窦）和一个被称为圆锥或漏斗的流出道。室上嵴是厚的肌性嵴，将静脉窦和圆锥分开。流出道由右房室瓣（或称三尖瓣）控制。瓣膜小叶附着于房室口的纤维环周围，瓣膜的心房面光滑，而心室面粗糙，是腱索附着的部位。右心室呈三角形，大部分腔表面都有小梁状肌束和被称为肉柱的隆起。心室进入肺动脉的流出道由肺动脉瓣控制。肺动脉瓣为3个半月形瓣，允许血液流入肺。来自肺的血液由肺静脉流入左心房，经过由左房室瓣（二尖瓣）控制的左房室口 592
流入左心室。左房室瓣比右房室瓣大且厚，并且和右房室瓣一样，通过少而大的纤维性腱索与乳头肌连接。左心室呈圆锥形，伴有较厚的肌肉壁，如果在心脏收缩时固定，那么心室腔会明显减小。左心室流出道由室间隔的上1/3和二尖瓣小叶心室面形成。主动脉口由3个半月形的主动脉瓣控制。与肺动脉瓣相比，主动脉瓣较厚，但在瓣膜游离缘的中心有类似的纤维结节。

心脏的营养性血液供应来自两条主要的动脉：左、右冠状动脉。这两条动脉起源于主动脉基部主动脉窦处主动脉瓣左右瓣后面。当动脉在房室或冠状沟处包绕心脏基部时容易形成环状或冠状。左冠状动脉形成左降支和左回旋支。心外膜冠状动脉形成穿透心肌的壁内动脉。冠状动脉辐射整个心脏，并且在心外膜下，形成贯穿于心肌内动脉，给丰富的毛细血管床提供营养性血供。在毛细血管床内，有大量的走行与心肌细胞平行的吻合支，在横切面上非常明显，可以观察到1：1的毛细血管和心肌细胞（Maxie and Robinson 2007）。

心脏的传导系统由高度特化的传导纤维网组成，它们启动和传导贯穿整个心脏的电脉冲。窦房结（sinoatrial node, SA）或起搏点位于颅腔静脉和右心耳交界处的心外膜下。起搏点发出的电脉冲引起心房去极化和收缩，同时电脉冲通过结间束传入房室结。房室结位于房间隔，冠状窦的头侧，刚好处于三尖瓣隔瓣叶下面。电脉冲在房室结处传递延迟，然后通过房室束（希氏束）传入左右传导束支。左右传导束支沿室间隔心肌两侧向下终止于浦肯野纤维。浦肯野纤维是高度特化改良的心肌细胞，能够将去极化的电脉冲传到心室肌细胞。有报道称，犬浦肯野纤维样细胞密度的增加是一种自发性偶发病变（Ainge and Clarke 2000）。这种自发性病变必须要与传导系统发育异常导致的组织细胞样心肌病或错构瘤相区别（Ainge and Clarke 2000）。

心壁由不同的 3 层组成：心外膜（最外层）、心肌膜（中间较厚的肌层）和心内膜（最内层）。心内膜与进出心脏的大血管内膜相连。心外膜也被称为心包脏层，与心包壁层连续。心外膜由富含弹性纤维和结缔组织（与心肌膜的弹性纤维和结缔组织融合）的一薄层间皮组成。紧贴心肌的心外膜下层含有一薄层纤维结缔组织、脂肪组织、血管、神经和淋巴管。心包脏层和壁层之间的腔内含有浆液，可以润滑表面，减少其搏动时的摩擦。心肌膜由心肌细胞组成。心肌为一种特化的横纹肌，嵌入血管丰富、含神经的结缔组织网中。心肌细胞呈重叠的螺旋状排列，附着于心骨骼上。心室肌细胞呈分支、圆柱状结构，大小不同，长为 80~100 μm，宽为 15~20 μm（Sommer and Johnson 1979；Van Vleet et al. 2002）。单个心肌细胞在闰盘处互相紧密连接，使它们能够作为一个单位发挥作用。闰盘使心肌细胞的端与端相连，形成阶梯样结构。通过酶消化分离制备的心肌细胞样品，在扫描电子显微镜下很容易观察到这样的结构（Van Vleet et al. 2002）。每个心肌细胞由位于中央的细胞核、线粒体，以及主要为肌动蛋白和肌球蛋白的收缩肌丝组成（Ferrans and Thiedeman 1983）。每个心
593 肌细胞由肌膜包围，肌膜是由质膜和外板组成的结构。质膜是一个三层结构，宽度大约为 99 nm（Sommer and Johnson 1979）。外板由层状表面、基底膜、基板和糖萼组成（Borg et al. 1996）。外板中含有典型的基底胶原蛋白（Ⅰ型和Ⅳ型）和糖蛋白。肌膜内陷形成的网被称为 T 系统（横管系统）。在横切面上，T 小管从游离面横向延伸贯穿细胞（Van Vleet et al. 2002）。传导需要肌膜、T 小管和收缩时需要的储存在肌质网内的钙。不同种属的心肌细胞不同，心肌细胞可以为双核（犬）或多核（猪）。心内膜是心脏的最内层，衬于 4 个心腔，延伸至如瓣膜、腱索和乳头肌这类突出结构的表面。

16.1.3　细胞外、细胞和亚细胞组分

心房和心室的心肌膜形成含有间质的致密组织。间质内含有具有独特功能和目的的多种类型的细胞。心肌细胞主要负责产生收缩力，该收缩力可以衡量心肌的功能。心肌细胞周围是间质。间质含有血管、毛细血管、淋巴管和神经，是纤维结缔组织基质的主要成分。间质中定居的结缔组织细胞包括肥大细胞、组织细胞、成纤维细胞、周细胞和未分化的间充质（干）细胞（Davis et al. 2007; Robinson et al. 1983; Weber et al. 1992）。

16.1.4　解剖和评价方法

解剖时应进行彻底的外观检查；应测定体重（BW），记录一般身体状况和营养状态。特别要注意腹腔、胸腔和心包内异常积液，因为这可能提示潜在心脏病变。剖检时，应检查心脏在大小、形状或颜色方面的任何异常，仔细检查冠状动脉的回旋支和降支。为了能观察正常工作的心脏功能状态下的关键解剖结构，需要用正确的解剖方法打开心脏。打开心脏时，从肺动脉主干切入，沿着右心室游离壁和室间隔连接处延伸到右心室，到达心尖，再沿着室间隔壁和心脏后缘终止于右心房。打开左心房，检查心内膜表面和二尖瓣，然后剪开二尖瓣环。对于犬，腱索断裂很容易发现，并且能观察到心内膜表面的异常。左

心室最好在后乳头肌和室间隔之间剪开（这样可以避免剪断腱索），然后继续剪开到主动脉。对于大型动物，在大体检查中应该彻底检查所有瓣膜和心内膜表面。

由于心脏某些解剖区域对能导致特有的药物诱导损伤的毒性损伤具有较高敏感性，所以用于组织学检查心脏取材方式非常重要（Keenan and Vidal 2006）。心腔和冠状血管的大体和显微改变能够提供重要的线索和有价值的作用机制方面的信息。应检查所有 4 个心腔、室间隔、乳头肌和内膜下区域的代表性切片。这对发现缺血的证据很重要（Greaves 2000）。已有几种不同的心脏切片的推荐方法（Morawietz et al. 2004; Piper 1981）。最近，检查关键结构的标准化方法已经发表（Keenan and Vidal 2006）。对于评估犬的心脏传导系统，已有简化方法，包括窦房结和房室结的 5 个矢状切面（Palate et al. 1995)。

594 其他用于确定药物引起的心脏结构改变的技术包括特殊染色（表 16.1）、形态测量分析、免疫组织化学、酶化学和用于检测亚细胞器（如线粒体）的电子显微镜技术。鉴别弹性蛋白和不同类型胶原蛋白的传统特殊染色方法，对于判定纤维化、心内膜增厚和心肌纤维损伤是十分有用的（Bishop and Louden 1997）。利用福尔马林固定的组织进行免疫组织化学染色的方法，可以检测以缺失 ATP 酶、肌酸激酶、乳酸脱氢酶、肌球蛋白、原肌球蛋白和 ATP 为特征，以及出现补体 C9 为特征的极早期心肌损伤（Block et al. 1983; Doran et al. 1996; Hayakawa et al. 1984; Spinale et al. 1989）。苏木素 – 碱性品红 – 苦味酸染色能使受损的心肌纤维呈红色，苏木素染色切片通过荧光检查也能检测到心肌损伤。在非人灵长类动物中，免疫组织化学染色已经用于检测神经标志物（如神经细丝）、谷氨酸受体和基因 9.5 蛋白产物（Mueller et al. 2003）。

16.1.5 心脏重量、扩张和肥大

动物和人类心脏重量（heart weight, HW）随体重（BW）和其他因素（如年龄、性别及身长）而显著变化。就 HW：BW 比而言，年轻动物高于成年动物。同种属动物中，雄性动物 HW：BW 比高于雌性动物（Maxie and Robinson 2007）。不同品系大鼠之间的 HW 存在很大的差异（Tanase et al. 1982a, b）。生理因素如血压和遗传也能影响心脏的大小和心脏增大潜在可能

表 16.1 心脏毒性评价中使用的组织学特殊染色

感兴趣组织或细胞成分	组织学染色方法
酸性黏多糖	阿尔新蓝、PAS
基底膜糖蛋白	六胺银 / 金染色（微波）
胶原蛋白	Gomori、Masson、Goldner、Milligan、苦味酸天狼星红 F3BA（三色染色）
传导组织（窦房结、房室结、浦肯野纤维）	三色染色、PAS（糖原）
钙（矿化）	茜素红 S 染色、von Kossa
弹性组织	Gomori 醛品红法、Weigert 染色、伟郝夫・范吉森染色、地衣红、May-Greu 染色
早期心肌损伤（缺血）	苏木素 – 碱性品红 – 苦味酸、Gomori 醛品红法、Gomori 三色法、Gomori 三色法 – 苯胺蓝、脂肪酸结合蛋白和肌钙蛋白免疫组化法
纤维蛋白	Gram-Weigert、Mallory 磷钨酸苏木素法、三色染色
糖原	PAS（淀粉酶）
脂褐素	齐尔 – 尼尔森抗酸染色、Kinyoun 苯酚品红染色
脂质	油红 O（冰冻切片）、四氧化锇、苏丹黑

性（Tanase et al. 1982a, b）。大鼠心脏的重量也受饮食限制的影响（Kemi et al. 2000）。通常使用 HW：BW 比来标准化数值。然而，使用不受身体状况影响的参数（如脑重量）可能更有意义（Sellers et al. 2007）。因此，为了计算这个比，
595 在解剖时应记录终末体重，而不是记录解剖当日早晨的体重。在心脏的探索性研究中，为了评价潜在的心脏风险，测量右心室重量（RV），左心室和室间隔总重量（LV+S），计算 RV 与 LV+S 的比，对精确定位对心脏左侧或右侧的影响有很大的价值。

通常心脏的扩张和肥大是对机械性、血流动力性、激素性或病理性刺激的一种适应性反应（Greaves 2007）。房室容量超负荷急性增加将导致预期的生理性扩张，而慢性容量超负荷刺激则导致肥大（Berenji et al. 2005；Grossman 1980）。心脏瓣膜关闭不全导致的舒张期负荷增加也能引起扩张（Hunter and Chien 1999）。扩张是对生理和病理状态下工作负荷增加的一种反应（Grossman 1980）。这种容量的增加引起心肌纤维的拉伸和心脏收缩力的增加，导致每搏输出量和心输出量的增加。慢性扩张能导致心脏肥大和心脏形状改变（Dorn 2005；Grossman 1980）。

可逆性心肌细胞体积的增加而不是细胞数量的增加被称为心脏肥大。引发该反应的应激因素决定了肥大的类型（向心性或离心性），引起体循环高血压的化合物作用于左心室，而引起肺动脉高压的化合物主要作用于右心室。心脏离心性肥大，形式上与正常的心肌生长相似，主要是由舒张末期容积增加和房室扩张导致的容量超负荷所致（Grant et al. 1965；Grossman et al. 1975）。在心脏离心性肥大和扩张中，虽然有心肌体积增加，但是心壁通常较薄，心脏倾向于形成球状（Grant et al. 1965；Grossman 1980；Grossman et al. 1975）。心脏向心性肥大是心室壁厚度不同比例的增加，舒张末期容积和心室容量正常或减少。由于新肌原纤维的增加，心室壁厚度的增加将使收缩期心壁压力正常（Grant et al. 1965；Grossman 1980；Grossman et al. 1975）。心室容量超负荷时，舒张期心壁压力增加，这会导致肌节增加、纤维伸长和心室增大（Grossman 1980；Grossman et al. 1975）。慢性心室增大使收缩压增加，为了使收缩压正常，心室壁增厚。由于心内膜下层的纤维化，大体观察时肥大的心内膜可表现为不透明（Greaves 2007）。

对心肌纤维的收缩压和舒张压发生异常，心脏会产生肥大。心脏体积和大小的增加是由机械性和营养性刺激引起的。最近的证据表明，机械性刺激激活了生长因子相关表面受体，该受体诱导了影响生长和分化的胚胎和即早期反应基因的转录（Akazawa and Komuro 2003；Cooper 1997；Dorn 2005；Hunter and Chien 1999）。基因表达能通过诱导心房利钠肽，将 β 肌球蛋白和骨骼 α 肌动蛋白从成年形式转变为胎儿形式来改变心肌细胞的表型（Maxie and Robinson 2007）。在此转变过程中，即早期基因（C-fos、c-jun、erg-1）、生长因子相关基因（TGF-β、IGF、FGF）的改变和血管活性药发挥着重要作用（Maxie and Robinson 2007）。信号转导在心脏肥大重构过程中也起了重要的作用，因为在对体循环高血压的反应中，心肌细胞中缺乏 gp130 细胞因子受体的小鼠不发生心脏肥大，相反，可见心肌细胞凋亡显著增加、扩张型心肌病和心力衰竭（Hirota et al. 1999；Yamauchi-Takihara 2002）。PDGFR-β 上游信号调节应激引起的旁分泌血管生成潜能（paracrine angiogenic potential），这在心肌对超负荷压力引起的应激的代偿性反应中是一个关键事件（Chintalgattu et al. 2010）。

通常认为心脏肥大是一种减少壁压力和耗氧量的适应性和代偿性反应（Berenji et al. 2005；Kang 2006；Pelliccia et al. 1991）。人类心室肥大是发生心力衰竭风险增加的标志（Berenji et al.

2005；Kang 2006）。来自人类的一些试验数据提示，生理性肥大和病理性肥大之间有明显的差异（Pelliccia et al. 1991；Scharhag et al. 2004；Weber et al. 1992）。对运动、高血压和心肌梗死的代偿性反应的试验性心肌肥大已经建成。长期给予合成类固醇、睾酮、儿茶酚胺、甲状腺素和生长激素也能产生相似的反应（Craft-Cormney and Hansen 1980；Gilbert et al. 1985；Laks and Morady 1976；Rona 1985；Rubin et al. 1983；Sullivan et al. 1998）。虽然包括内分泌、旁分泌或自分泌作用在内的多种因素可以造成心脏体积的增加，但是血液动力学压力和它们的相互作用如何决定心脏肥大尚不清楚。

596 间质细胞在心脏增大过程中也扮演着重要的角色。有报道，心肌纤维化增多是功能障碍的 y 原因之一（Weber et al. 1991）。动脉高压，外加血浆中血管紧张素Ⅱ和醛固酮显著增加，与心肌成纤维细胞增殖的增加有关（Greaves 2007）。在形态学和形态计量学上，成纤维细胞增殖与胶原蛋白异常沉积增加有关，该变化可能是心肌硬度增加和最终功能障碍的原因（Weber et al. 1991）。

16.1.6 药物诱导的心脏肥大

HW 的测定是毒理学研究中的一种常规检测。有报道称，心脏活性或血管活性化合物可引起剂量相关性 HW 增加（Greaves 2007）。这些具有药理学活性的化合物，包括抗心律失常药、拟交感神经药、钙离子通道阻滞剂、血管扩张抗高血压药、α 和 β 肾上腺素能阻滞剂，以及干扰心肌细胞能量代谢的药物，如羟苯甘氨酸（Case et al. 1984；Cruickshank et al. 1984；French et al. 1983；Gomi et al. 1985；Hoffman 1984；Sutton et al. 1986；Whitehead et al. 1979；Womble et al. 1982）。HW 增加也可被看作是一种脱靶反应，如在抗过敏 / 抗炎药 CI-959 试验中所观察到的 HW 增加（Low et al. 1995）。人类患者服用上述药物很多年未见心脏不良反应或增加舒张期心力衰竭的风险（Greaves 2007）的报道。人长期使用可卡因能引起药理学介导的心脏负荷增加、心脏增大和 HW 增加（Brickner et al. 1991；Pozner et al. 2005）。在临床前高剂量毒理学试验中，不伴有心脏负荷增加或心肌细胞形态改变的 HW 增加应该被考虑为一种适应性反应，与人类无关（Greaves 2007）。相反，还必须考虑对心肌结构和（或）功能的直接作用，如果有必要，应进行专门的探索性研究。

据报道，药理学上引起心肌细胞能量代谢紊乱的化合物能使心脏重量增加。S-4- 羟基苯基甘氨酸（羟苯甘氨酸）是一种心肌选择性的长链脂肪酸氧化抑制剂，在大鼠和犬的临床前毒理学研究中，该化合物能引起显著的 HW 增加，心内膜下小灶性损伤，以及极轻度脂肪变性（提示脂质蓄积），但是没有任何细胞损伤或变性的超微结构形态学或生物化学证据（Greaves et al. 1984；Higgins et al. 1985）。对这些数据的证据权重分析显示，发生在犬和大鼠的这种适应性反应是由于放大的药理学作用（Bachmann et al. 1984；Greaves 2007）。methyl-2-tetradecylglycidate（McNeil 3716），另一种选择性长链脂肪酸氧化抑制剂，给予大鼠后可以观察到心脏重量增加，心肌颜色异常，以及心室扩张和松弛（Bachmann et al. 1984）。在阐明作用机制（mechanism of action, MOA）的代谢研究中，methyl-2-tetradecylglycidate 可引起线粒体膜结构和功能的进行性和剂量依赖性损伤（Bachmann et al. 1984）。基于这些发现，可以得出这种对心脏的作用是对心肌细胞能量代谢直接作用的结果（Zbinden 1986）。

大鼠静脉注射（而不是经口）给予抗过敏药物 CI-959，可以引起心脏重量升高 20%、左心室游离壁厚度增加和心肌细胞肥大（Greaves 2007）。光镜和透射电镜下没有显示出任何细胞损伤的证据。停药 2 周后，这种作用完全消失（Greaves 2007）。在探索性研究中，静脉给予 CI-959 可引起循环中血浆内儿茶酚胺水平增加，长期持续的低血压，以及反射性心动过速抑制（Low et al. 1995）。给予 α 和 β_2 肾上腺素能受体阻滞剂不能防止对心脏的作用，但是当给予交感神经阻滞剂（非选择性 β 和 β_1 肾上腺素能受体阻滞剂）时，可以防止这些作用的产生（Greaves 2007）。基于这些数据，可以得出结论：大鼠心肌肥大是由于内源性心脏 β_1 肾上腺素能受体间接刺激的一种脱靶反应，这是因为 CI-959 的药理学性质就是抗炎药，旨在阻断反应 – 偶联机制，该机制可以下调炎性介质的产生
597 和白细胞中自由基的产生（Greaves 2007；Low et al. 1995）。

16.1.7 心脏肥大的噻唑烷二酮机制

噻唑烷二酮类药物，包括罗格列酮和曲格列酮，是具有口服活性的抗糖尿病药物，能通过核过氧化物酶体增殖物激活受体 α、γ 和 δ（也被称为 PPAR β）提高肝细胞对葡萄糖的利用和糖酵解。在临床前毒理学试验中，大鼠和小鼠给予曲格列酮后会出现与之相关的心脏肥大，但是猴试验中没有出现（Breider et al. 1999；Oguchi et al. 2000）。在人类临床试验中没有任何证据表明曲格列酮对心脏有影响，可能是由于在得到充分的上市后数据前，该药物已撤市。相比之下，罗格列酮对人心脏的影响存在争议（Delea et al. 2003；Nikolaids and Levine 2004；Peraza et al. 2006）。

心脏肥大和外周水肿是这类药物的两个主要的安全考虑。心脏肥大并不总是有心肌细胞的 PPAR γ 表达，因为在野生型小鼠和 PPAR γ 缺失小鼠中均能观察到心脏肥大（Duan et al. 2005）。其他模型显示 PPAR γ 配体能抑制心肌细胞肥大（Asakawa et al. 2002；Yamamoto et al. 2001），这个结果符合 PPAR γ 干扰了 NF- κ B 的特征（Wang et al. 2002）。虽然 PPAR 诱导的心脏作用的特定 MOA 尚未阐明，但是可以明确的是 PPAR γ /NF- κ B 信号的参与。因为心脏肥大是诱发充血性心力衰竭（congestive heart failure, CHF）的风险因素，并且糖尿病患者发生充血性心力衰竭的发生率高，所以临床前毒理学试验中要求对心脏肥大进行进一步说明。

在机制研究中，罗格列酮和其他 PPAR γ 配体可引起心脏重量增加、血浆容量增加和血液稀释，与利尿药合用时能预防血液稀释。这些临床前试验结果在临床患者中表现为水肿，可能会也可能不会造成心脏毒性（Peraza et al. 2006）。在水肿的发生过程中，通过依赖 PPAR γ 调节上皮钠通道表达受体介导的 PPAR γ 活性可能起着重要作用；因为清除肾集合管中的 PPAR γ 不会出现心脏重量的增加和液体的蓄积（Guan et al. 2005；Zhang et al. 2005）。这些数据提示，在作用机制上，PPAR γ 依赖性调节肾集合管中的蛋白，可间接影响调节心脏功能的液体潴留。

与 PPAR γ 配体相比，给予具有药理学活性的 PPAR β / δ 配体或许可以防止心肌病（Cheng et al. 2004）。小鼠心肌细胞中特定的 PPAR β / δ 配体缺失可导致存活率降低，这是由于心功能障碍、进行性心肌脂肪变性、心脏肥大和 CHF（Cheng et al. 2004）。在机制上，这种作用是由于 PPAR β / δ 依赖性调节了控制脂肪酸氧化的基因，结果基础的心肌脂肪酸氧化减少，最终导致功能降低。在实验性研究中，PPAR β / δ 的活化通过抑制 NF- κ B 的活化和（或）信号传送抑制心脏肥大（Planavila et al. 2005）。

16.1.8 酪氨酸激酶诱导的心脏毒性

与这类新型化合物（包括一些抗肿瘤药）相关的心脏毒性涉及了一系列不良临床反应，包括左心室功能障碍（left ventricular dysfunction, LVD）、心力衰竭、心肌缺血和心肌梗死（Brave et al. 2008；Chen et al. 2008；Escudier et al. 2009；Llovet et al. 2008；Miller et al. 2007；Motzer et al. 2007；Seidman et al. 2002；Telli et al. 2008）。能引起这些不良反应的上市药物包括舒尼替尼、曲妥珠单抗、达沙替尼和索拉非尼。虽然心脏毒性的分子机制尚未阐明，但是涉及了线粒体干扰和调节单磷酸腺苷活化蛋白激酶的活性（Mellor et al. 2011）。因为治疗分子靶点的信号通路和维持心脏功能和稳态之间有明显的重叠，所以理解酪氨
酸激酶（tyrosine kinase, TK）的心脏毒性具有挑 598
战性（Mellor et al. 2011）。这种复杂的相互作用和重叠使得由临床前毒理学数据预测临床心脏毒性非常困难。已批准用于人类的酪氨酸激酶抑制剂的临床前和临床作用汇总见表 16.2。

表 16.2 靶向酪氨酸激酶抑制剂的临床前和临床心脏作用

药物 / 生物制品	靶点	体外	安全药理学	临床前毒性	临床	参考文献
贝伐单抗（阿瓦斯汀）	VEGF				动脉血栓形成，高血压	Bhargava 2009; Kilickap et al. 2003; Sica 2006
达沙替尼（施达赛）	Bcr-Abl, Src, ckit, PBGF-β, EPHA2		QT 间期延长，BP ↑	心脏肥大，心房和心室出血，心肌坏死、炎症和纤维化，瓣膜出血	QT 延长和 HF	Brave et al. 2008
甲磺酸伊马替尼（格列卫）	Bcr-Abl, PDGF-α/β, c-kit		大鼠 BP 短暂↓，对犬没有影响；ECG 没有变化	可逆性心脏肥大	LVEF 下降；LVD 和 HF	Kerkela et al. 2006
拉帕替尼（泰立沙）	EFGR-1 (Erb-1) 和 EFGR-2 (Erb-2)		犬的收缩压、舒张压和动脉压↑；对大鼠和犬的 QT 没有影响	心肌细胞局灶性纤维化和变性	LVEF 下降；HF, QT 延长	Perez et al. 2008
尼罗替尼	c-kit, Bcr-Abl, PDGFR α 和 β		QT 间期延长		QT 间期延长和心室复极化（?）	Weisberg et al. 2005
索拉非尼（多吉美）	c-Raf, b-Raf, VEGFR 1-3, PDGFR α, β 和 c-kit	影响单个浦肯野纤维的动作电位；影响 hERG 和离子通道	ECG、BP 或 HR 均无变化	出血和瘀血，变性和炎症	梗死、缺血，BP ↑和 ECG 改变	Escudier et al. 2009
苹果酸舒尼替尼（索坦）	VEGFR 1-3, PDGFR-α 和 β, c-kit, FLT3, RET 激酶	↑犬浦肯野纤维动作电位的持续时间；影响 hERG	QT 间期延长，HR ↓；LVEF 时间减少	心包炎症，心肌空泡形成，毛细血管增殖增加	QT 间期延长，BP ↑，LVEF 下降、LVD 和 HF	Motzer et al. 2007; Telli et al. 2008
曲妥珠单抗（赫赛汀）	Erb-2（表皮生长因子受体 -2）		大鼠和犬的 QT 没有变化，对非人灵长类动物没有影响；剂量相关的收缩压、舒张压和动脉压升高	大鼠和犬中局灶性心肌细胞变性和纤维化	LVEF 下降和 HF	Seidman et al. 2002

16.1.9　酪氨酸激酶诱导心脏毒性的机制

靶向酪氨酸激酶的药物，特别是酪氨酸激酶抑制剂，作为挽救生命的癌症治疗药取得成功，促使我们需要更好地理解与心脏毒性有关的 MOA，来明显提高从临床前到临床的转化（Zhang et al. 2009）。绘制蛋白激酶组成员的重要信号通路图，用于药物治疗靶点的选择，以及改善心脏毒性安全性的二级药理学筛选，是主要的难题。因为激酶是很重要的调节蛋白，通过一个庞大的、相互连接的细胞进程网发挥作用，毒性可能由预期靶点或非预期“继发性（bystander）”靶点引起，后者对期望的生物学效应没有作用，如肿瘤发生。确定这些脱靶激酶中哪种激酶在维持心脏正常生理和功能上起重要作用，将有助于低风险心脏毒性的药理活性靶点和（或）分子的选择。这些信号通路的识别使在临床前毒理学试验中二级药理学筛选的开发和利用成为可能，并且这种投入能够显著减少药物损耗。很明显，酪氨酸激酶诱导的心脏毒性与此不是同一类作用，因为表皮生长因子受体（epidermal growth factor receptor, EGFR）家族的靶向激酶抑制剂似乎不能引起心脏毒性（Force et al. 2007）。因此，对酪氨酸激酶抑制剂新出现靶点的潜在心脏毒性的评价，必须具体情况具体分析（Force et al. 2007）。

16.1.10　心肌变性和坏死、炎症和纤维化

很多损伤因素，包括传染、缺血、缺氧、化学或物理试剂，都能引起心肌损伤；然而，心肌细胞对损伤的反应形式非常有限。这些反应中某些可能是可逆的（如胞质空泡形成）。由于心肌细胞缺乏再生能力，持续性胞质改变将导致变性、坏死、炎症和最终的纤维结缔组织修复。炎症的等级和严重性取决于引起损伤的物质，心肌细胞持续性收缩在瘢痕组织的形成中发挥了很重要的作用（Vracko et al. 1989）。

一般来说，心肌坏死、心肌炎和心肌梗死是心脏中可辨认的组织学损伤形式（图 16.1）。“坏死”这个术语的使用不具有特异性，它适用于许多不同类型的心肌损伤，然而心肌梗死是指由缺血导致的坏死。“心肌炎”这个术语的使用表明病因为感染；药物和毒素也可能导致“心肌炎”，但原因可能不明（Feldman and McNamara 2000）。在毒理学研究中，自发性的年龄相关的心肌改变常表现为炎症，因为明确的潜在病因不清楚，所以在长期毒性研究中出现这种情况会使解释复杂化。

在非人灵长类动物的毒理学研究中，心肌炎症细胞浸润在对照组动物中很常见。最常见的心脏所见包括炎症细胞浸润、局灶性心肌炎、心肌纤维化、心内膜炎和心包炎（Chamanza et al. 2006；Drevon-Gaillot et al. 2006；Lowenstine 2003；Qureshi 1979；Vidal et al. 2010）。已报道的非炎症变化包括核大小不等、巨大核、矿化、鳞状上皮囊肿和异位甲状腺组织（Chamanza et al. 2006, 2010; Keenan and Vidal 2006）。有报道称，自发性心肌病以心肌细胞排列混乱、胞质苍白、巨核、肌束膜结缔组织空泡形成和血管周围纤维化为特征（Zabka et al. 2009）。猴的这些自发性病变的病因不清楚，并且存在着这样的争论：自发性心肌病的形态学特征是否与慢性儿茶酚胺引起的实验性心肌病或应激诱导的心肌病有相似性（Nyska and Gruebbel 2010；Vidal et al. 600
2010；Zabka et al. 2009）。为了支持该病变是与儿茶酚胺 / 应激相关的假设，有必要进行血生化检测。

据报道称，在对照组 9~20 月龄目的繁育的比格犬中，对所有心脏腔室进行标准的组织学制片，心肌炎症占雌性动物的 2%，雄性动物的 5%（Keenan and Vidal 2006）。在毒理学研究常规的心脏切片中，可以观察到小灶性心肌变性

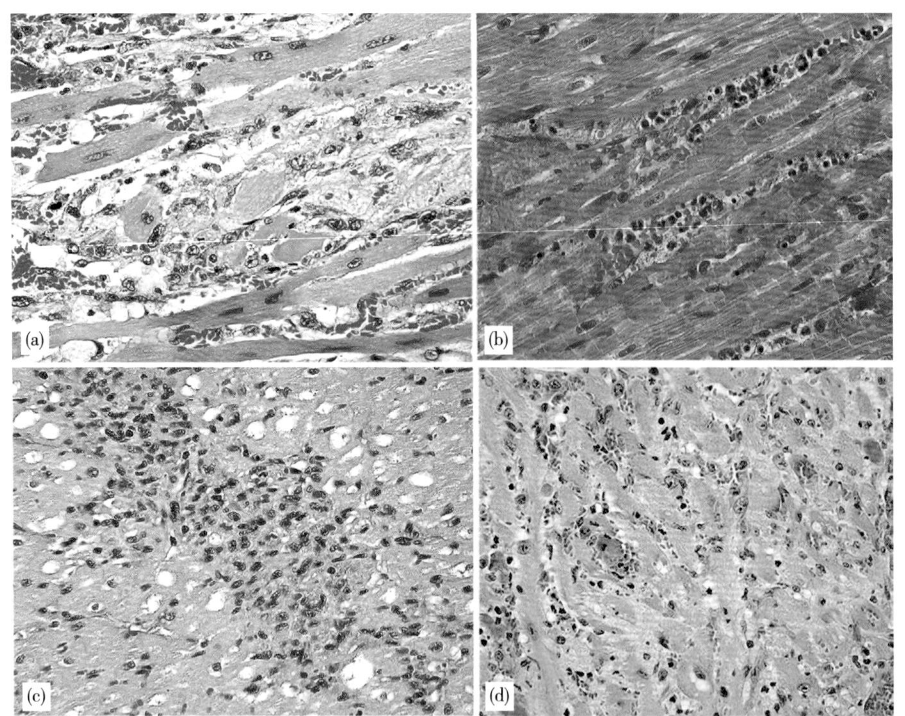

图 16.1 （a）HE 染色，400×，大鼠心肌坏死。（b）HE 染色，400×，犬急性心肌炎症。（c）HE 染色，400×，心肌细胞坏死。（d）HE 染色，400×，心肌细胞变性、坏死和凋亡

和坏死，伴有或不伴有炎症和纤维瘢痕组织。这种病变可能伴或不伴矿化。矿化考虑为自发性偶发性变化，在解剖学上没有特定的好发部位（Keenan and Vidal 2006）。局灶性心肌坏死可能是由于心肌壁内小动脉或冠状动脉大的分支狭窄（Luginbühl and Detweiler 1965），或者是由于犬细小病毒感染，该病毒在老龄化犬中能引起心肌炎症和（或）纤维化（Robinson et al. 1980; Thompson et al. 1979）。

在多数品系的大鼠，随着年龄的增加常有坏死灶、局灶性炎症和纤维化的报道，这些变化是自发性、非药物相关性病变（Cornwell et al. 1991; Greaves and Faccini 1992）。组织学上，该病变以大小不等的致密心肌纤维嗜酸性灶为特征，核固缩或缺失，伴有主要由巨噬细胞组成的炎症细胞浸润和纤维化（Greaves 2007）。在某些陈旧性病变中可见含色素巨噬细胞和矿物质沉积。这些病变通常见于心内膜下和靠近乳头肌的区域，这些区域容易发生缺血。然而啮齿类动物这种常见病理变化的作用方式尚不清楚，试验数据提示这些病变可能与心肌功能障碍引起的缺血有关（Greaves 2007）。对日本自发性高血压大鼠（spontaneously hypertensive rat, SHR）的研究表明，与血压正常的大鼠相比，上述病变在该品系中的发生率和严重程度均增加，尤其是在伴有血管疾病的老龄化大鼠中（Yamori and Okomoto 1976）。由于心肌微血管在调节血管紧张度中起作用，所以推测心肌的微血管在这些病变的发展中起着重要的作用（Factor et al. 1984; Yamori and Okomoto 1976）。另一个潜在的作用方式可能与代谢和摄食有关，因为在限制饮食和随意摄食的 601
Sprague-Dawley 大鼠或 Wistar 大鼠中，限制饮食的动物心肌病变的发生率和严重程度都有所下降（Cornwell et al. 1991; Keenan et al. 1995）。

年龄相关的心肌变性、炎症和纤维化在用于常规毒理学研究的小鼠中能观察到。CD-1 品系小鼠中这些病变在整个心肌中均匀分布（Faccini et al. 1990; Ward et al. 1979）。与大鼠相比，这些

病变的背景发生率在小鼠中较低，在老龄化小鼠中，更显著的特征是局灶性纤维化，而不是坏死和炎症（Faccini et al. 1990; Ward et al. 1979）。这种自发性病变通常发生在二尖瓣插入环下面的心室肌，必须与柯萨奇病毒或鼠巨细胞病毒引起的病毒性心肌炎相区别。柯萨奇病毒或鼠巨细胞病毒引起的独特病变以显著的淋巴浆细胞浸润，伴有或不伴有坏死为特征（Gang et al. 1986; Godeny and Gauntt 1987）。某些品系的小鼠会发生以局灶性心肌纤维坏死为特征的遗传性心肌病（Van Vleet and Ferrans 1986）。

相关的毒理学显示，小鼠体内抑制或缺乏维生素 K 活性能诱发多灶性心肌出血，伴随继发性水肿和炎症（Allen et al. 1991）。该病变最有可能反映了对凝血途径的影响，在常规的毒理学研究中，病理学家对伴有维生素 K 介导的凝血酶原时间（prothrombin time, PT）延长的心肌病变的解释，具有一定挑战性（Allen et al. 1991）。

在仓鼠中，具有品系特异性背景心脏病变，包括心肌坏死、炎症、纤维化和矿化，最后会导致心肌病和 CHF（Jasmin and Eu 1979; Karliner et al. 1981）。这些品系中心肌细胞对去甲肾上腺素反应增强或高反应性，酸性磷酸酶和其他溶酶体酶类活性增强可能都是病理生理学中很重要的内容（Karliner et al. 1981）。除了在心脏中可观察到组织病理学改变以外，在骨骼肌中也能观察到病变，并且血清和（或）血浆酶活性升高能反映肌变性。仓鼠的这种遗传性疾病是由于常染色体隐性基因 δ-肌聚糖基因的突变（Greaves 2007）。人类的该基因与肢带型肌营养不良有关（Nigro et al. 1997; Okazaki et al. 1996）。值得我们注意的是当使用传统的仓鼠品系进行常规毒理学研究时，可以观察到自发性心脏背景病变，但是频率和发生率比较低（Greaves 2007）。这些病变以局灶性坏死、炎症和纤维化为特征，可以影响心脏大部分区域，包括心内膜下区域。可观察到伴有弥漫性炎症的心房血栓形成，并且会影响到瓣膜，包括黏液样瓣膜变性、炎症、纤维化和钙化。在长期毒理学研究中，这些病变会影响对心脏组织病理学变化的解释。

心肌坏死可以由心脏缺血引起，心脏缺血的结局不仅取决于缺血刺激的强度、大小和持续时间，还取决于心肌固有的防御机制（Ravingerova 2007）。心肌固有保护机制提供了一种被称为“耐受”的机制来对抗心肌缺血 / 灌注，并且在缺血发生期间限制心肌受损的程度和级别（Peart and Headrick 2008）。这种保护机制被称为“缺血性耐受”，是由缺血预处理诱导的一种适应性反应。当心肌暴露于短暂性和（或）周期性的缺血 / 再灌注时，发生缺血预适应，从而减缓了心肌 ATP 消耗，而当心脏暴露于随后的缺血损伤时，心肌的生存能力增强（Murry et al. 1986; Reimer et al. 1986）。

缺血预适应对心脏的保护性作用是双相的。第一阶段是经典的预适应，在受“刺激”后几分钟内开始，持续到 2 小时（Murry et al. 1986; Reimer et al. 1986）。第二个阶段是后期预适应或“预适应的第二个窗口期”，在刺激预处理后 24 小时开始，持续到 96 小时（Marber et al. 1993）。经过一段时间的长期缺血后，也能发生缺血后适应（Zhao et al. 2003）。

心脏缺血性耐受反映了心肌储备功能，当组 602
织有合适的含氧量时不启动该作用，它由信号转导通路、转录因子和汇聚于主要作用靶点（线粒体）的细胞酶调节（Golomb et al. 2009）。因此，干扰这些通路的药物和（或）化学物质可以损害心脏的缺血性耐受，而不影响正常供氧情况下心肌的完整性或正常功能（Dzeja et al. 2007）。这些潜在作用在目前的临床前安全性评价研究中不会发现，但是对临床有心血管疾病风险的患者心脏发生缺血性变化的结局会产生影响（Golomb et al. 2009）。这种现象被描述为“隐匿性心脏毒性”，是心脏发病率和死亡率的一个潜在来源（Golomb et al. 2009）。因此，在临床前安全性研究中，特别是在长期、重复给药的毒理学研究中，当有明确的生理学和形态学证据显示有心脏损伤时，心血管评价应该包括心脏缺血耐受的评价。

缺血预适应在许多种属中都能再现，包括一些用于常规安全性评价的动物，这有助于将这个概念作为研究心肌保护机制的标准来建立（Ferdinandy et al. 2007）。经典的预适应是通过对已有蛋白质的修饰来实现的，而后期预适应起因于适应性转录调控和蛋白质合成，而该过程需要心肌表达的一系列基因的改变（Boli 2007）。调节该现象的一些基因和蛋白质包括 Bcl2、线粒体 -ATP 依赖性钾通道、间隙连接蛋白 43、乙醛脱氢酶、蛋白激酶 C、磷脂酰肌醇 3 激酶和促分裂原活化蛋白激酶（Golomb et al. 2009）。心脏的缺血耐受是启动和调节心肌细胞暴露信号的过程，它通过信号转导通路控制各种受体，最终将信息发送到细胞内末端效应器，如线粒体。

16.1.11 心脏活性药物的毒性

虽然目前尚不清楚心脏毒性发生的潜在 MOA，但是药物引起的心脏毒性可分为两大类：①直接细胞毒性，如蒽环类药物（Singal et al. 1987）；②功能改变影响灌注（Greaves 2000；表 16.3）。

细胞毒性抗癌药物（如蒽环类药物）与心肌 603
细胞内亚细胞器的直接损伤有关，导致心肌变性和坏死的组织学改变。这种病理学改变被公认为是一种“类效应”。基于累积剂量，给予人治疗剂量的蒽环类药物可引起不良的心脏毒性。虽然作用方式尚不清楚，但是目前的证据提示蒽环类药物通过产生自由基引起心脏毒性（Kalyanaraman et al. 1980；Singal et al. 1987；VasquezVivar et al. 1997），导致线粒体 DNA 功能障碍（Lebrecht and Walker 2007）和（或）凋亡（Arola et al. 2000；Shi et al. 2011；Wouters et al. 2005）。其他潜在的机制包括蛋白质合成减少（Arena et al. 1979）、心血管基因表达减少（Tong et al. 1991）和改变血管活性胺（Bristow et al. 1980；Olson and Mushlin 1990；Tong et al. 1991）。

据报道，结构和药理学活性不同的多种药物可以引起心脏毒性，这些心脏毒性具有以下一个或所有特征：①左心室乳头肌和心内膜下区域坏死；②右心房出血；③壁外冠状动脉中层坏死和出血（表 16.4）。一些心脏活性药物，如降压药、支气管扩张药、血管扩张药、肌力药和儿茶酚胺类药物，能产生心肌病变，与放大的药理学

表 16.3 具有潜在生物化学作用和（或）心血管作用的细胞和分子靶点

可能的作用方式	作用
线粒体损伤	氧化磷酸化作用和 ATP 水平下降；细胞色素 c 释放和胱天蛋白酶 -9 活化；线粒体通透性转换孔开放
抑制 AMP- 活化蛋白激酶	细胞 ATP 内稳态破坏；胱天蛋白酶活化
抑制 PDGFR	对负荷和应激诱导的心脏血管生成的作用，心肌保护作用
抑制血管激酶（如 VEGF 或 VEGFR）	抑制 NO 和环前列素的生成，高血压性血管改变；PI3K 下游效应
抑制离子通道	hERG 通道，酪氨酸磷酸化，电压门控心脏钠电流；容积敏感性氯电流
抑制腺苷受体	A_1 和 A_3 受体保护效应缺失，磷脂酶 C 和 D 下游激活
Raf-1 功能缺失	心肌细胞凋亡和 Bax/Bcl2 比增加
ErB2 功能缺失	扩张性心肌病，心肌细胞空泡形成，线粒体功能障碍

表 16.4　药物类别和心脏毒性之间的关系

药物类别	主要靶点	第二信使	化合物 / 药物举例	心脏毒性	毒性试验种属	参考文献
钾通道开放剂	SMC K^+ 通道	cAMP	米诺地尔、肼酞嗪、尼可地尔和 ZD6169	低血压；反射性心动过速；心房、心内膜下和乳头肌坏死出血；冠状动脉中膜坏死和出血（药物诱导的血管损伤）	犬、大鼠	Chelly et al. 1986；Herman et al. 1989；Mesfin et al. 1987
Na^+-K^+-ATP 酶泵抑制剂	Na^+-K^+-ATP 酶泵	不明	强心苷、地高辛、洋地黄	没有明显的血流动力学改变；心内膜下出血、乳头肌坏死出血；冠状动脉中膜坏死和出血（药物诱导的血管损伤）	犬	Bourdois et al. 1982
PDE 抑制剂	PDE Ⅲ，Ⅳ和Ⅴ	cAMP	SK&F94418、SK&F95654、SK&F 94836、米力农、可可碱、万艾可、西洛司特	低血压、反射性心动过速、心内膜下出血、乳头肌坏死出血；冠状动脉中膜坏死和出血（药物诱导的血管损伤）	犬	Hanton et al. 1995；Joseph 2000
NOS 通路	NOS	cAMP	硝普钠	低血压、反射性心动过速、心内膜下出血、乳头肌坏死出血；冠状动脉中膜坏死和出血（药物诱导的血管损伤）	大鼠	Bassil and Anand-Srivastava 2006；Brott 2006
ETRA	ET_{A1} 或 ET_{B1} 受体	cAMP	SB209670；ZD1611；AZD2574；CI-1020；博生坦	轻微的血流动力学改变；心内膜下出血、乳头肌坏死出血；冠状动脉中膜坏死和出血（药物诱导的血管损伤）	犬和猴	Albassam et al. 1999；Albassam et al. 2001；Jones et al. 2003；Louden et al. 2000；Teerlink et al. 1994
腺苷激动剂	A1 或 A2 受体	cAMP	CI-947、环已基腺苷	低血压、心动过速、心内膜下出血、乳头肌坏死出血；冠状动脉中膜坏死和出血（药物诱导的血管损伤）	犬和猴	Albassam et al. 1998；Metz et al. 1991
多巴胺和多巴胺能激动剂	DA1 和 DA2 受体	cAMP	非诺多泮	低血压、心动过速、心内膜下出血、乳头肌坏死出血；冠状动脉中膜坏死和出血（药物诱导的血管损伤）	大鼠	Bugelski et al. 1989；Hanton et al. 1995；Kerns et al. 1989b；Yuhas et al. 1985
玻连蛋白受体拮抗剂	αVβ3 和 αVβ5	不明	SB-273005	血管平滑肌细胞坏死（主动脉和肾门动脉）、血管平滑肌细胞中层肥大、缺血性心脏病变（药物诱导的血管损伤）	啮齿类动物	Rehm et al. 2007
组胺受体激动剂	组胺 H_2 受体	不明	英普咪定（SK&F 92676）	低血压、血管扩张和心动过速	犬和小鼠	Durant et al. 1978

作用影响心脏灌注相关（Greaves 1998, 2000）。

16.1.11.1 儿茶酚胺诱导的心脏毒性

在使用大鼠、家兔和犬的实验动物研究中，儿茶酚胺诱导的心脏毒性已经有很详细的描述，使用这类模型的化合物有异丙肾上腺素、肾上腺素、去甲肾上腺素、沙丁胺醇、特布他林和麻黄碱（Boor 1987；Kline 1961；Rona et al. 1959；Simons and Downing 1985；Van Vleet and Ferrans 1986）（图 16.2）。胺类引起的心脏病变的特征为左心室、心内膜下、多灶性心肌变性，并累及乳头肌。组织学上可见伴随收缩带的局灶性心肌变性和巨噬细胞浸润，未见多形核白细胞（polymorphonuclear leukocyte, PMN）。在毒理学研究中，这种形式的心肌损伤必须与人类和实验动物冠状动脉闭塞时观察到的透壁性缺血性心肌损伤相区别（Greaves 2007）。后者以出现 PMN 为主要特征。人体内高循环水平的内源性儿茶酚胺与嗜铬细胞瘤相关，可卡因滥用与收缩带的坏死相关（Boor 1987；Karch and Billingham 1988；Kline 1961）。这一发现提高了动物病变能在人类中体现的可能性。

虽然儿茶酚胺诱导的心脏毒性的潜在 MOA 很复杂，但是普遍认为，常用于毒理学研究的实验动物给予高剂量儿茶酚胺类药物，导致放大的药理学和药效学活性，引起血管收缩和缺血，导

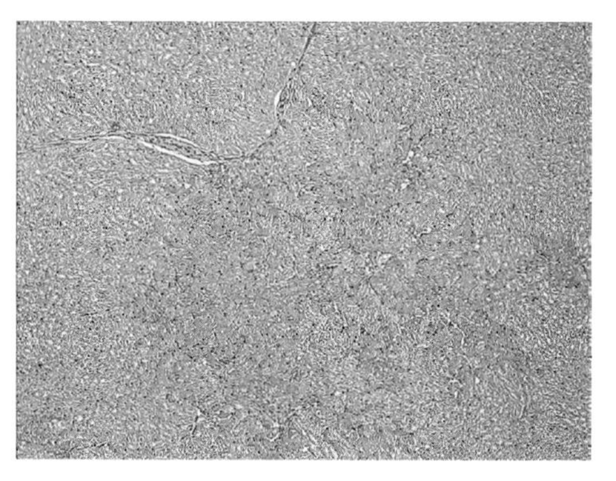

图 16.2 HE 染色，200×，异丙肾上腺素处理后的心肌

致冠状动脉灌注压降低或舒张期灌注时间缩短，心肌耗氧量和（或）壁内压力增加（Dogterom et al. 1992）。由于儿茶酚胺类药物的药理学活性多样，可作用于 α 和 β 肾上腺素能受体，因此不同的药物可通过不同的机制介导缺血性心脏毒性作用。例如，激动剂可以作用于血管细胞表面的 α 受体引起血管收缩，也可以作用于血管 β_2 受体引起血管扩张（Dogterom et al. 1992）。比较药理学研究的数据显示，与去甲肾上腺素或肾上腺素相比，β_2 受体激动剂（异丙肾上腺素）引起的血管扩张伴随更明显的心脏毒性。去甲肾上腺素或肾上腺素主要作为 α 受体激动剂，引起血管收缩和血管扩张两种反应（Rona 1985）。此外，比格犬连续输注高剂量的去甲肾上腺素，会产生与给予异丙肾上腺素相似的心肌坏死；但是就药理学来讲，去甲肾上腺素引起心动过速，而异丙肾上腺素引起心动过缓（Sandusky et al. 1990）。基于这种多样和复杂的药理学作用，高剂量下的放大的药理学作用可因“心内膜下盗血假说”而导致缺血。“心内膜下盗血假说”包括冠状动脉痉挛、低血压和反射性心动过速，导致灌注压低、舒张期灌注时间缩短、心脏耗氧量需求增加和透壁血流受干扰（Rona et al. 1959； 605
Simons and Downing 1985；Winsor et al. 1975）。

总之，儿茶酚胺类药物通过引起过度的血管扩张和（或）过度的血管收缩而诱导心脏毒性缺血。药理学研究显示血管收缩可发生在大、小冠状动脉，从而支持了上述假说。在大动脉，血管收缩主要由 α_1 受体介导，而在较小的阻力血管中，该反应主要是由 α_1 和 α_2 受体控制。此外，冠状动脉也表达能介导血管扩张的 β 受体。因此，在高剂量给药的毒理学研究中，如果受体的特异性缺失，竞争和不平衡的放大药理学作用会导致心脏毒性，只引起冠状动脉的血管收缩。

16.1.11.2　血管扩张药和正性肌力药

在犬中，结构和药理学特性不同的血管扩张类降压药和钙通道阻滞剂可以引起严重的低血压、反射性心动过速、心房和心室心内膜下出血、心肌细胞坏死、乳头肌坏死和冠状动脉中层坏死（见章节 16.2）。虽然人类心肌梗死中常见的变化是出血和坏死，但是并没有 PMN 浸润的特征。在毒理学研究中，这些病变通常发生在给药阶段的极早期，而在持续了 1 个月或者更长时间的研究中，病变通常由纤维结缔组织组成并伴有出血导致的含铁和色素巨噬细胞出现。慢性病变的特征不是坏死，而是纤维化和随后的修复，可以认为是对给药阶段早期出现的坏死的一种反应（Herman et al. 1979）。

有大量的文献描述了血管扩张降压药、强心苷类、非苷类肌力药、钙通道阻滞剂、混合离子和钾通道开放剂、内皮素受体拮抗剂（endothelin receptor antagonist, ETRA）和磷酸二酯酶（phosphodiesterase, PDE）抑制剂等药物诱导的心脏病变（Dogterom et al. 1992；Louden et al. 2000；Louden and Morgan 2001；Slim et al. 2002）。其中一些人用药物虽然具有不同的化学结构和药理学种类，但已知能引起犬不伴临床不良症状的心脏病变（Albassam et al. 1999；Chelly et al. 1986；Gans et al. 1980；Greaves 1998；Louden et al. 2000；Louden and Morgan 2001；Mesfin et al. 1989）。在犬中，通过描述易感毒性部位与心脏和冠状动脉中血管活性内皮素受体的分布、密度、类型及比例之间关系的数据，有助于我们理解心脏毒性病理生理学和潜在的作用方式（Louden et al. 2000）。对受体亚型、mRNA 表达和局部血流量测定的综合分析，明确支持了这一假说，即受影响的损伤部位的局部血流量存在明显的功能差异是由受体分布不成比例造成的（Chelly et al. 1986；Louden et al. 2000）。放射性配体蛋白结合试验测绘并量化了正常犬心脏中的内皮素（endothelin, ET）受体（ET_A 和 ET_B）的分布，结果表明心房内皮素受体的密度比心室多 2 倍。内皮素受体的分布在左、右心房也存在显著不同。当给予一种 606
ETRA 时，由于内皮素受体的不成比例分布，导致流入左右心房的血液量显著不同。总之，这些数据联合其他已报道的数据共同强烈表明，犬类中选择性和部位特异性的心血管损伤，是由于放大的药理学作用导致了明显的局部血管扩张、局部血流量增加和动脉张力调节异常（Chelly et al. 1986；Louden et al. 2000）。

一些心脏活性药物能产生血液动力学作用，介导缺血事件，从而导致心肌损伤。在犬类，地高辛和其他强心苷类药物可以引起心内膜下改变，不伴有严重的低血压和反射性心动过速，而这更可能是局部血管收缩的一种反映（Bourdois et al. 1982）。也有证据显示 ETRA 能引起乳头肌坏死和左心室心内膜下出血，不伴有明显的低血压和反射性心动过速（Albassam et al. 1999；Louden et al. 2000）。

现在被广泛接受的是，犬的心血管功能中，血液动力学紊乱有助于形成犬心脏独特的病理形态学变化，来源于其他种属的数据支持了这一观点。米诺地尔主要引起犬的右心房病变，但在小型猪却引起左心房病变，而在大鼠或猴却不引起心房病变（Carson and Feenstra 1977；Herman et al. 1989）。种属差异性反应可能与解剖学上血液供应的优先区域分布有关，因为犬是左冠状动脉占优势，使得右心房更易受影响，而小型猪则相反，使得左心房更易受影响（Detweiler 1989）。大鼠的右心房不发生病变，是由于大鼠是外冠状动脉血供，外冠状动脉血供由心脏纵隔动脉提供。心脏纵隔动脉是内乳动脉的一个分支（Detweiler 1989）。

心内膜下出血和乳头肌坏死也是由于血流动力学因素的改变。显著的心动过速可以引起舒张期缩短和心内膜下灌注时间减少。血管扩张药能影响冠状动脉的自主调节，引起灌注减少，并且因心率增加和心室收缩力而被加重（Detweiler 1989）。因此，给予犬正性肌力药可观察到血流动力学引起的二尖瓣“射流病变”的组织病理学改变（Schneider 1991）。

16.1.11.3 与放大的药理学作用相关的心脏毒性：犬的易感性和相关性

给予高剂量的血管活性化合物常常产生生化紊乱和放大的功能性反应，导致心血管系统结构损伤。毒理学研究设计应该考虑受试物的药理学特性，剂量选择和合适种属选择。这一点很重要，因为当毒理学研究高剂量中发现病变时，药理学特性的知识能为理解作用机制和评价潜在人类不良反应的相关性提供非常重要的线索。右心房和左心室心内膜下出血、乳头肌坏死和冠状动脉中膜出血，是给予犬高剂量强效血管扩张药特有的特点，也能引起反射性心动过速。现在人们普遍认为，在多数情况下，这种药物引起的犬心脏毒性与该种属对心脏活性药物放大的药效学作用有独特的敏感性相关（Detweiler 1989；Dogterom et al. 1992；Louden and Morgan 2001；Louden et al. 2000；Mesfin et al. 1989）。

由于交感神经系统的刺激，通过反射机制能诱导心率增加，这是血管扩张的结果。这种生理反应在药物引起的心脏毒性中起着重要作用，因为清醒犬中，硝酸甘油引起的反射性心动过速是对全身性低血压结果的一种反应。在这种情况下，反射性心动过速是通过交感神经和副交感神经影响联合作用介导的，因为 β - 肾上腺素和胆碱能的阻滞剂完全抑制了心动过速，对由硝酸甘油引起的低血压没有任何作用（Vatner et al. 1974）。米诺地尔也能引起犬的严重心动过速，该变化是由副交感神经消退介导的，而不是交感神经刺激介导的（Mesfin et al. 1989）。相反，米诺地尔引起人类的心动过速主要是由交感神经刺激引起的（Lowenthal and Affrime 1980）。种属差异性反应主要由于犬的迷走神经张力高，而人类不存在这种机制（Lowenthal and Affrime 1980；Mesfin et al. 1989）。

复杂的心脏生理机制调节心率、MAP 和心输出量。在正常血压和高血压个体中，直接的血管扩张刺激了压力感受性反射的反作用力，从而激活了交感神经，引起血管收缩。结果，由于这两种竞争力，净血流动力学血管扩张可能受到限制。正常的心脏生理反应也有种属特异性差异。种属特异性反应在外周血管扩张药 SK&F 24260 中有描述（Dogterom et al. 1992），因为与大鼠相比，犬诱发性心动过速仅在一定程度上是由于交感神经活性的增强（Balazs et al. 1981；Fielden et al. 1974）。外周血管扩张药 SK&F 24210 和肼苯哒嗪引起的大鼠心动过速完全是由于交感神经系统刺激而引起（Balazs et al. 1981；Fielden et al. 1974）。此外，普萘洛尔完全阻断了肼苯哒嗪引起的大鼠心动过速，而 β 受体阻断剂仅可部分有效抵抗二氮嗪引起的犬心动过速（Balazs et al. 1975）。在高血压患者中，二氮嗪引起的心率改变依赖于副交感神经而不是交感神经的刺激（Man int Veld et al. 1980）。

综上所述，这些数据提供了让人信服的证据，即潜在的反射性心动过速没有共同的作用机制。我们所观察到的作用是相互作用力的结果，因为血管扩张药没有对心脏的直接刺激作用（Rubin et. al. 1983）。因此，反射性心动过速是自主神经系统、心房压力感受性反射机制、交感神经活动增强、副交感神经消退（犬）和心房机械性感受器刺激，以及随后的心房牵张反射激活之间相互作用的结果。

总之，血管扩张药引起的犬心脏毒性变化 607
受下列因素的联合影响：①舒张期缩短；②全身 MAP 下降引起的心肌灌注压下降；③收缩力

刺激增加了心肌需氧量；④供氧量不足引起的缺血，可引起乳头肌和局灶性心肌坏死；⑤心内膜下出血（Harleman et al. 1986）。

16.1.11.4　犬心脏毒性的意义和与人类的相关性

在毒理学研究中，化合物诱导的犬心脏病变是监管部门和临床药理学家的关注点。然而，新出现的科学资料提供了可信的证据，证明犬出现的药物相关病变通常并不预示在治疗剂量下对人类患者有明显危害（Sobota 1989）。结构和药理学特性不同的药物，如洋地黄糖苷类、米诺地尔、肼苯哒嗪、可可碱、米力农、尼可地尔、博沙坦、多巴胺和多巴胺能激动剂能引起犬特征性心脏病变，包括右心房和左心室心内膜下出血、乳头肌坏死和冠状动脉中膜出血，以及大鼠肠系膜动脉的病变。这些药物已经广泛应用于人类，但是犬中所见的特征性病变在人没有报道（Sobota 1989）。对长期服用米诺地尔的患者的心脏进行检查，未观察到与毒理学研究中给予相同药物的犬所观察到典型特征的心脏病变（Sobota 1989）。人类不存在这种心脏作用，不能仅通过全身性暴露的不同来解释，因为许多这些已经批准在人类使用药物具有低的和（或）没有临床前至临床安全范围（Kerns et al. 2005）。

到目前为止，实验动物的毒理学数据与预测转化为人类不良的心血管作用之间有着合理的相关性，尤其是在Ⅰ期临床试验中（Greaves et al. 2004）。将 25 种抗癌药物对人的不良心脏毒性与在犬和猴毒理学研究中的发现进行对比研究，据报道 10 个案例中有 1 个案例未能预测出人的心脏毒性（Schein et al. 1970）。部分研究数据提
608 示，生理学参数的监测具有较高的灵敏度，能够在临床前安全性试验的极早期确定潜在的心脏危害（Schein et al. 1970；Zbinden 1986），并且比格犬可能是药物引起人心电图改变的最敏感的动物模型。与大鼠和猴相比，犬易于进行心电图监测，这使得犬成为新型心血管药物药理特性的模型（Mitchell 2000）。在一项研究中，通过犬心电图监测发现的有害心脏作用预测出了所有测试化合物在人心脏毒性的结果（Olsen et al. 2000）。这些数据为使用犬作为模型，通过心电图来识别人类的心脏危害，提供了额外的支持证据。

16.1.12　非心脏活性药物的心脏毒性

非用于治疗心血管疾病的药物可能与心脏毒性有关，并且对人安全造成威胁。非心血管药物与心血管作用有关的作用方式很常见；某些作用方式了解很少，而另一些作用方式模棱两可。此外，药物的相互作用可以间接产生心血管毒性。虽然在选择对尖端扭转型室性心动过速和心律失常低风险的药物方面取得了进展，仍然有显著的心脏安全障碍必须克服，许多这些问题根据临床前毒理学数据是不可预测的。潜在的心脏毒性效应、作用方式和相关的药物和（或）药物分类见表 16.5。

16.1.12.1　抑制环氧合酶（COX1 和 COX2）诱导的心血管毒性

非甾体抗炎药（non-steroidal anti-inflammatory drugs, NSAIDs），包括一些环氧合酶选择性抑制剂，多年来已在临床上用于治疗慢性疼痛，这类药物与血栓性疾病，特别是心肌梗死和脑卒中有关。COX1 是结构性表达，且与胃肠道毒性相关，而 COX2 是在炎症过程中诱导产生的，且不可能出现与 COX1 抑制相关的胃肠道安全风险，这使得 COX2 抑制成为一个有吸引力的治疗靶点（Bombardier 2002；Grosser et al. 2006；Masferrer et al. 1992；O'Banion et al. 1992）。已患有血管炎症疾病的患者，当使用 COX2 抑制剂治疗时，发生血栓性不良事件的风险会增加，

表 16.5　非心脏活性药物的作用方式和潜在心脏毒性

心脏毒性效应	药物和（或）类别	毒性作用方式	参考文献
房颤	（1）皮质类固醇/糖皮质激素，（2）双膦酸盐类，（3）ACH 抑制剂	（1）细胞 K^+ 流出/盐皮质激素受体刺激，（2）炎症细胞因子增加和 Ca^{++} 调节异常，（3）交感－迷走神经平衡改变	(1) Fujimoto et al. 1990；Wei et al. 2004 (2) Cummings et al. 2007；(3) van der Hooft et al. 2004
不伴有反射性心动过速的低血压	磷酸二酯酶 V 抑制剂	VSMC 中细胞内 cAMP 增加	Cheitlin et al. 1999
肺循环和体循环高血压	（1）文拉法辛，（2）麻黄生物碱，（3）非甾体抗炎药（NSAID），（4）芬弗拉明和右芬弗拉明，（5）甘草甜素	（1 和 2）交感神经活动增加，（3）抑制肾前列腺素和肾灌注，导致钠盐潴留性水肿和高血压，（4）血清素 2B 受体激动剂活化引起的肺动脉高压，（5）11β－羟基－甾体脱氢酶的抑制，使皮质醇增加，随后盐皮质激素增加和高血压	(1 and 2) Mbaya et al. 2007；Le Corre et al. 2004；(3) Slordal and Spigset 2006；(4) Newman-Tancred et al. 2002；Rich et al. 2000；(5) Olukoga an Donaldson 2000
心脏瓣膜病	芬弗拉明，芬特明，多巴胺激动剂	血清素水平增加	Raj et al. 2009；Zolkowska et al. 2006
心肌病和心力衰竭	（1）EGFR（曲妥珠单抗），（2）TKI，（3）TNF α 抑制剂，（4）NSAID，（5）噻唑烷二酮类	（1）未知，（2）线粒体损伤（氧化磷酸化作用）和凋亡，（3）凝血级联反应，（4）抑制肾前列腺素和肾灌注，导致钠潴留性水肿和高血压，（5）PPAR γ 诱导的上皮钠通道刺激，促进钠盐吸收和水肿	(1) Rajagopalan et al. 2008；(2) Chu et al. 2007；(3) Raj et al. 2009；(4) Slordal and Spigset 2006；(5) Guan et al. 2005
动脉粥样硬化	蛋白酶抑制剂，如利托那韦、茚地那韦、安普那韦	上调巨噬细胞上的胆固醇摄取受体 CD36，损害内皮的舒张功能；增加颈动脉内膜－中膜的厚度	Chironi et al. 2003；Dressman et al. 2003；Stein et al. 2001

因为血管壁内的炎症会促进局部 COX2 的表达，该表达与一种有效的内源性抗血栓形成因子前列环素生成有关（Mitchell and Evans 1998）。因为 COX2 抑制降低了前列环素的产生和抗血栓形成活性，所以最终结果能增加血栓性疾病。当塞来昔布（McAdam et al. 1999）和罗非昔布（Catella-Lawson et al. 1999）引起尿液中前列环素代谢物明显减少（而不是血栓素代谢物）时，血栓事件的关注程度就会增加。对人类的一些研究结果提示，这类药物能够使因血栓形成而引起的药物相关心肌梗死和脑卒中的风险增加（Cairns 2007；Fitzgerald 2004；Horton 2004；Topol 2004）；因此，监管机构推荐添加“黑框”警告。内皮细胞是前列环素合成酶的主要来源，而血小板是血栓素合成酶的主要来源（Hamberg et al. 1975；Moncada et al. 1976）。前列环素是一种血管扩张药，抑制血小板的聚集和黏附，降低胆固醇的摄取和代谢，并且抑制平滑肌的增生和重构（Mitchell and Warner 2006）。相反，血栓素 A_2 是一种有效的血管收缩药，是促血栓形成的，因为它促进血小板的聚集，利于加载胆固醇，刺激平滑肌的增殖和血管的重构（Fitzgerald and Patrono 2001；Vane et al. 1998；Warner and Mitchell 2004）。通过血小板产生的血栓素和内皮细胞产生的前列环素之间的平衡，在健康和疾病中维持着心血管保护作用。虽然阿司匹林不可逆地抑制 COX，但更具选择性地抑制血小板，因为血小板没有细胞核，不能新合成 COX 酶来取代非活化的酶，因此血小板中的 COX 在其整个生命周期都是受抑制的（Cairns 2007；Patrono 2001）。经口给予阿司匹林在进入肝脏代谢前要
通过门静脉，血小板在此处暴露于峰值水平的 609
阿司匹林（Cairns 2007；Pedersen and Fitzgerald 1984）。相反，内皮细胞有细胞核，所以它们有能力持续合成 COX 酶（Patrono 2001）。因此，定期给予低剂量阿司匹林可以对血小板血栓素产

生累积抑制，而对内皮细胞产生的前列环素很少或没有作用，从而在血管壁内创造了一个抗血栓形成环境，这就实现了该药物的血管保护作用（Cairns 2007）。因为阿司匹林是 NSAID 家族中唯一的不可逆 COX 抑制剂，所以它在 NSAID 家族是独一无二的（Cairns 2007）。

16.1.12.2　选择性 COX2 诱导的心脏毒性的作用机制

一些传统的 NSAID 和不抑制 COX1 但对 COX2 选择性抑制的抑制剂在高风险患者中引起的心脏毒性的基本机制不太清楚（Cairns 2007; Vane and Warner 2000）。炎症和血管生成过程中，小血管内皮的 COX2 表达受生长因子和细胞因子刺激（Crofford et al. 1994），而大血管的层流剪切引起 COX2 的组成性表达，推测是为了维持体内稳态。新出现的科学数据提示，内源性
610 大麻素的代谢是通过内皮 COX2，结合前列环素合酶，活化核激素受体过氧化物酶体增殖物激活受体 δ（peroxisomal proliferatoractivated receptor delta, PPAR δ）。内皮细胞中的这种活化作用下调组织因子的表达，而组织因子是凝血级联反应的主要触发因子。选择性 COX2 抑制剂，抑制 PPAR δ 活性，并且这种抑制引起内皮细胞中组织因子表达的调控缺失，引起循环水平的组织因子显著升高（Ghosh et al. 2007）。这种净效应，选择性 COX2 抑制剂在体内通过抑制 PPAR δ，增加内皮及循环中组织因子水平，从而促进了血栓形成（Ghosh et al. 2007）。此外，PPAR δ 激动剂非常有效地逆转这种作用，使组织因子水平回到正常范围（Ghosh et al. 2007）。此外，随着局部和全身前列环素水平的降低，会出现血栓素的不平衡，导致血小板聚集和血栓形成。

综上所述，通过 COX2 通路的内源性大麻素代谢活化 PPAR δ，PPAR δ 反过来抑制组织因子的表达。因此，在内皮细胞中，COX2 与前列环素合酶一起活化 PPAR δ，这种生物学效应引起组织因子数量的减少，而组织因子是生成凝血酶和凝血级联反应活化的关键步骤。药理学上，COX2 抑制剂阻碍了这种级联反应，引起 PPAR δ 活性降低，由此增加了组织因子水平，从而增加了血栓形成的风险（Ghosh et al. 2007）。

16.1.13　瓣膜病变

开发过程中，某些类别的化合物及一些上市药物均与严重的药物诱导心脏瓣膜病有关（Elangbam 2010）。临床上，这种人类的不良作用已经导致 anorexigens 和培高利特从美国撤市（Elangbam 2010）。然而诱发这种心脏瓣膜病的发病机制尚不清楚，主流的证据权重法表明，这种反应是一种“脱靶”作用，在常规临床前毒理学研究中未能预测到。而且，毒理学研究中没有成熟的动物模型或预测性筛选来精准地鉴别这种危害。

正性肌力药物能够引起瓣膜病变，主要发生在二尖瓣，以局灶性出血，含有含铁血黄素的巨噬细胞和（或）一些基质的沉积为特征（Greaves 2007）。这些表现被称为“射流病变”，是局部血流改变或瓣膜机械性损伤的结果，因为形态学改变可能和肌力作用强度有关系（Greaves 2007）。

在临床前毒理学研究中，小分子的转化生长因子 β1 型受体类抑制剂，如 ALK5，可引起心脏瓣膜病变，特征为出血、炎症、变性和瓣膜间质细胞增殖（Anderton et al. 2011）。免疫组织化学分析显示 ALK5 在瓣膜上有表达，而在心肌细胞上无表达（Anderton et al. 2011）。

对于人类，食欲抑制剂与药物诱导瓣膜疾病有关，大体特征为瓣膜增厚，色泽光亮和（或）不透明至灰白色。瓣膜厚度的增加能导致瓣膜反流，芬弗拉明和芬特明会引起该变化（Connolly et al. 1997）。在人类的类癌心脏病中可见厚度增加、色泽光亮、白色瓣膜病变，这种病变与长期持续的血管活性物质（包括血清素）的分泌增加有关。长期给予动物模型血清素能引起类似的形态学瓣膜病变（Raj et al. 2009）。此外，芬特明和芬弗拉明能引起循环中血清素水平的增加（Zolkowska et al. 2006）。用于治疗帕金森病的麦角衍生的多巴胺激动剂培高利特和卡麦角林，能产生相似的瓣膜病变（Pritchett et al. 2002）。因为培高利特和卡麦角林是血清素 2B 受体有效的激动剂，所以多巴胺激动剂和食欲抑制剂引起的心脏瓣膜疾病可能有相似的机制（Newman-Tancredi et al. 2002）。

基于我们目前的知识和与 5HT-2B 受体有关的潜在机制，对这种受体的功能性筛选，以及一致性心脏瓣膜取材和组织病理学评价，可以提高对潜在引起瓣膜病化合物的危害识别。

611 **16.1.14 肿瘤**

在大鼠的毒理学研究中，心脏的原发性肿瘤很少，一般是来源于间叶细胞，分化很低。这种肿瘤常常表现为沿着心脏内膜表面增生的各种各样梭形肿瘤细胞。虽然普遍认为这些肿瘤是心内膜施万细胞瘤，但是许多细胞类型中 S100 蛋白的表达多样，该标志物作为这种肿瘤诊断的有效性受到了质疑。有人认为这种肿瘤更合适的术语应该为心内膜肉瘤（Greaves 2007）。

在 2 年的啮齿类动物致癌试验中，长期口服给予与 PPAR 相互作用的分子，会引起皮下血管瘤和血管肉瘤（Cohen et al. 2009；Hardisty et al. 2007）。PPAR 的药理学作用影响皮下组织中的脂肪细胞（肿瘤发生的部位）；照此而言，该肿瘤的发生可能与 PPAR 刺激引起的特有干细胞群增殖和（或）分化丧失有关。

16.1.15 心血管效应的生物标志物

心血管疾病是导致死亡的主要原因。临床评价是疾病管理的基础，但它也仅限于以 ECG、病史和体检作为主要诊断工具（Chun and McGee 2004；Panju et al. 1998；Pope et al. 2000；Swap and Nagurney 2005）。其他工具，如“生物标志物”有助于临床评价，提高临床前和临床试验中不良事件的诊断和预后。对心血管疾病生物标志物的整体期望是它可以提高管理患者（尤其是有风险的患者）的能力。

在毒理学研究中，心肌变性和坏死、心脏肥大和扩张是最值得关注的问题。在安全性试验中，需要有无创性的、特异性的和敏感的转化生物标志物来评价心肌的损伤和重构。毒理学研究中面临的挑战，是这样的标志物及分析方法必须适合多种属，包括人（表 16.6）。传统意义上，心肌损伤的评价集中在组织学和功能方面来预测人类风险。然而，血浆生物标志物最近引起了人们的兴趣，因为根据动物模型的数据，已经认识到这类实验室生物标志物对预测临床前和临床心脏毒性的价值（Vasan 2006；Walker 2006）。

生物标志物领域的科学进步使开发新的合 612
格标志物成为可能，当与组织病理学结合使用时，将为心肌危害的鉴别提供一级评价（Walker 2006）。然后再根据这些数据开发二级探索性研究来更好地描述发现和解决问题，如发病时间和系统暴露关系的问题。一级和二级数据的组合可用于制订适当的临床风险评估和风险管理策略。

16.1.15.1 心肌肌钙蛋白

在人类临床药物及某些用途的兽药和临床前毒理学研究中，血清和（或）血浆中心肌肌钙蛋白（cardiac troponin, cTn）浓度的测定已被广泛接受作为监测心肌损伤的诊断生物标志物（Collinson et al. 2001；O’Brien et al. 2006）。肌

表 16.6　心脏损伤和重构的血清和（或）血浆生物标志物

心肌变性和坏死
乳酸脱氢酶（LD1、LD2）
肌酸激酶（CK-1、CK-2、CK-3）
肌红蛋白
心脏脂肪酸结合蛋白
心肌肌钙蛋白
肌球蛋白轻链
心脏肥大（左心室重构）
CITP
CTP
MMPs-1,2,3,7,8,9
骨桥蛋白
PINP
PIIINP
TIMP-1,2,3,4
sRAGE
NT-proBNP

钙蛋白是细胞内的球状蛋白，与心肌细胞收缩单位（细肌丝）有关，有 10~30 个氨基酸不同于骨骼肌中的亚型（Townsend et al. 1994；Wallace et al. 2004）。肌钙蛋白会从由多种损伤因素（包括心肌梗死和缺血性坏死）引起的损伤的心肌细胞释放出来（Feng et al. 2005；O'Brien et al. 2006）。心肌肌钙蛋白在各动物种属间高度保守，因此是心肌毒性损伤有效的转化生物标志物，因为人和多数实验动物中，心肌细胞膜完整性的缺失和（或）破坏会引起这种蛋白释放进入体循环，这在毒理学研究和人临床试验中很容易检测（O'Brien 2008；Thygesen et al. 2007）。此外，在实验动物和人类，肌钙蛋白（cTn T 和 I）检测具有相似的心脏特异性（Fredericks et al. 2001；O'Brien et al. 1997）。然而，用于安全性试验的各种临床前种属需要进行生物验证试验提供数据来确认循环 cTn 的诊断窗和动力学，以及与组织病理学和与血浆水平增加幅度的相关性（Walker 2006）。cTn 对于以纤维化、修复和重构为主要特征的慢性心肌损伤来说不是一个可靠的指标。

在非临床安全性研究中，已有心肌肌钙蛋白检测应用于鉴别心脏毒性危害的报道（Bertinchant et al. 2000, 2003；Bleuel et al. 1995；Cummins and Cummins 1987；Schultze et al. 2011；Walker 2006)。然而，有报道称该分析在种属交叉反应、精确度和 cTn 检测抗体动态范围上存在差异（Apple et al. 2008；Petit et al. 2007）。最近，有人已试图提高 cTn 分析的性能，包括降低灵敏限度和减少样本容量以便更好地匹配非临床和临床分析（Schultze et al. 2008, 2009；Todd et al. 2007；Wu et al. 2006, 2009）。

对于相似类型的心肌损伤，cTn T 和 cTn I 的分析在向人类良好转化一致性方面表现相似（Bertinchant et al. 2000；O'Brien et al. 1997）。在心脏毒性的临床前安全性动物模型中，已经对浓度达到峰值的时间、清除率和与组织病理学的相关性进行了研究（Bertinchant et al. 2000；O'Brien et al. 1997），这些数据与临床上同样心肌损伤的患者中所见的数据具有相似的特点。尽管cTn具有特异性，但是交叉验证试验结果显示犬和食蟹猴及恒河猴的交叉反应存在差异，几个自动化临床检测显示Han Wistar或Sprague-Dawley大鼠的cTn阳性血清很少或没有反应性（Walker 2006）。因此，当使用临床商品化试剂盒分析非人样本时，必须小心谨慎，因为存在不可预期的交叉反应和可能的不相容性（York et al. 2007）。现在已有啮齿类动物专用试剂盒，正在研制犬和非人灵长类动物专用试剂盒。

当使用3种远交系Sprague-Dawley大鼠进行死亡率、心脏组织学和心脏生物标志物反应比较时，会发现它们对共同的心脏毒性分子存在不同的反应（Schultze et al. 2011）。这些结果表明在临床前安全性评价试验中需要认识到不同的Sprague-Dawley大鼠种群对心脏毒性的反应可能存在差异，并且当选择大鼠进行心血管安全性试验时，特别是如果怀疑存在心血管毒性时，应考虑这一点（Schultze et al. 2011）。

613 #### 16.1.15.2　心脏脂肪酸结合蛋白

最近，心脏脂肪酸结合蛋白（heart fatty acid–binding protein, H-FABP）作为一种早期心肌细胞损伤的生物标志物被研究，并且与人和实验动物（如大鼠）细胞膜的破坏有关（Knowlton et al. 1989；Meng et al. 2006；Zhen et al. 2007）。这种低分子量蛋白大量存在于肌肉中（心肌和骨骼肌），在发生损伤时快速释放，当该蛋白检测与cTn检测结合使用时，可以为心肌损伤提供了强有力的诊断证据（Meng et al. 2006）。然而，对于非临床安全性试验，这种标志物缺乏心肌特异性，因为它在大鼠中明显分布于骨骼肌，特别是Ⅰ型肌纤维，如比目鱼肌（Zhen et al. 2007）。

病理学家和毒理学家最关心的是确定心肌特异性标志物水平升高和心肌坏死的形态学改变之间的时间进程。伴有血清中H-FABP和cTn升高及心脏组织cTn免疫反应性缺失的形态学心肌损伤，最早可在损伤后30分钟监测到；而心肌细胞死亡的超微结构和形态学证据直到之后的时间点才出现（Clements et al. 2010）。在后面的时间点，病变组织病理学评分的严重程度和cTn及H-FABP下降之间会出现明显的暂时性脱节（Clements et al. 2010）。虽然cTn和H-FABP是急性心肌损伤的灵敏生物标志物，但是这些分析物用于监测慢性心肌损伤的性能存在质疑。

综上所述，H-FABP是一个心肌损伤好的早期低灵敏度和低特异性标志物，在心肌坏死前释放（Clements et al. 2010）；在临床前安全性试验中，当与cTn联合使用时，可为鉴别潜在心肌毒性危害提供充分的信息。

16.1.15.3　肥大和心脏重构

在临床前毒理学研究中，我们目前对导致心脏肥大和重构的病理生理学和血生化变化的理解存在分歧。普遍认为人类左心室肥大的形成是发展为舒张期心力衰竭的重要风险因素，这两者都与心血管发病率和死亡率的增加有关（Chobanian et al. 2003；Vasan et al. 2002）。因为一些药物能引起心脏肥大，因此转化生物标志物的识别可能有助于临床监测和候选药物的非临床选择。心肌重构是对长期压力超负荷的结构性和功能性反应（De Simone et al. 2008；Levy et al. 1996；Verdecchia et al. 1998）。由于心肌重构涉及了心肌细胞和细胞外基质，因此诊断性生物标志物必须同时考虑这两个要素（Levy et al. 1990；Zile et al. 2011）。这些特异性生物标志物可以建立一个非临床使用的范围，但也可以用于患有隐匿性心脏病变的潜在人类受试者的分层（Zile et al. 2011）。

理解心肌结构性和功能性重构的病理生理学

对于确定可以预测或者早期报告关键事件（如细胞外基质成分的改变，特别是纤维状胶原）的候选生物标志物是必不可少的（Ahmed et al. 2006；Diez 2009；Gonzalez et al. 2009；Mak et al. 2009；Singh et al. 2010；Spinale 2007；Zile et al. 2011）。胶原蛋白稳态能通过测量裂解产物、合成速率、加工、翻译后修饰和降解来评价（Ahmed et al. 2006；Diez 2009；Gonzalez et al. 2009；Singh et al. 2010；Spinale 2007）。除了研究细胞外基质重构通路以外，还可以研究其他的标志物，如利尿钠肽（Zile et al. 2011）。有人认为，在使用这个方法时，包含细胞外基质中纤维状胶原稳态改变的一套多生物标志物在评价结构性重构的过程中具有重要价值（Zile et al. 2011）。这些试验中得出的数据能用于评价其在非临床心肌重构模型中的有效性和适用性。这种非临床研究方法是建立心脏肥大和重构预测算法的基础，可用于探索性的临床前安全性试验。

614 16.2　血管

16.2.1　引言

结构上，血管壁由内皮细胞（EC）、内外弹性膜、平滑肌细胞（smoothmuscle cells, SMC）和包含多能间充质细胞的血管周围外膜胶原蛋白（Ⅳ型）组成。EC、SMC 和胶原蛋白在维持血管壁完整性中起了很重要的作用，它们也是损伤和修复的主要靶点。例如，COL4A1 基因（在胶原蛋白组装中发挥作用）遗传缺陷小鼠可引起小血管脆性增加（Gould et al. 2006）。

内皮细胞是血管壁最内层的内衬细胞，它们具有合成和代谢活性，并有对血流动力学压力的物理屏障功能（Gotlieb 1990）。在血管床的不同区域，内皮细胞具有表型和功能多样性（Galley and Webster 2004），并且具有合成抗凝血分子和促凝血分子，以及细胞因子和生长因子的能力（Cines et al. 1998）。剪切应力和层流到湍流的改变，能引起如组织因子、血小板衍生生长因子（platelet-derived growth factor, PDGF）β 和细胞内黏附因子的基因表达（Gotlieb 1990）。内皮细胞也能通过产生旁分泌、自分泌和（或）对一氧化氮（nitric oxide, NO）及内皮素 -1、内皮素 -2 或内皮素 -3 的反应来调节血管张力（Arnal et al. 1999；Cines et al. 1998；Clozel et al. 1992；Teerlink et al. 1994）。黏附分子的表达刺激炎症细胞附壁和黏附，这种反应有助于细胞迁移和疾病中（如动脉粥样硬化）血管壁内的脂质蓄积（Ross 1999）。

平滑肌细胞主要通过调节血管直径、血压和由收缩引起的血管张力来调节血流分布（Owens et al. 2004）。它们的胚胎起源似乎不同，胸主动脉起源于神经外胚层，腹主动脉起源于间充质，而冠状动脉起源于心内间充质（Ross 1999）。在成年动物，这些终末分化细胞能显示出收缩和合成的表型（Miano et al. 1993），并且对离子通道和表面受体信号有响应。雌激素通过偶联和活化平滑肌细胞及内皮细胞上的受体能产生的直接的血管扩张作用，而且也能负向调节血管对损伤的反应（Mendelsohn and Karas 1999）。相比之下，合成代谢类固醇与血管痉挛和血管反应性增加有关（Sullivan et al. 1998）。

在毒理学研究中，血管系统的潜在危害性确定主要是通过对大鼠、犬和猴的生理学血流动力学测定（血管收缩 / 血管扩张）和形态学评价来完成的。一般来说，动物的毒理学研究通常是识别具有直接作用的血管毒物，而像 COX2 抑制剂这类药物可导致患者心血管疾病死亡率的增加，这种现象在正常健康动物的常规试验中不太可能发现。因此，在涉及高风险心血管疾病患者的临床试验中，需要仔细设计心血管安全性试验（Goldfine 2008）。

对于心血管系统，选用比格犬进行血管毒性评价是特别相关的，因为比格犬丰富的非临床历史数据和临床转化数据能用于确定与人类相关性和风险。

细胞毒性、免疫系统活化或血流动力学活性过度（如血管收缩和血管扩张）可引起血管损伤。在临床前试验中，多数药物相关的血管病变，是通过与血流动力学作用相关的功能性损害，引起中膜坏死和出血（血管损伤）。相反，在人类，药物性血管炎（drug-induced vasculitis, DIV）是免疫介导的。“血管炎”这个术语通常用于描述发生在血管壁和周围组织的改变，其特征为①伴有或不伴有血栓形成的血管腔闭塞；②血管内皮细胞肥大和内膜增殖；③血管壁坏死、出血和炎症；④血管外膜和血管周围炎症。血管活性药物引起的不伴有显著炎症的急性动脉
615 病变时，由于发生机制和形态学上与血管炎有差异，所以不建议采用“血管炎”这个术语。

在人类、猴和犬（在犬中少见）中，免疫介导反应导致的 DIV 涉及的血管范围很广，从小的皮肤动脉到微静脉（Chelly et al. 1986；Morris and Beale 1999）（图 16.3）。肉眼可观察到皮疹，而且可能累及其他器官的血管，最常见于肾（Gao and Zhao 2009）。人类 DIV 比较复杂，包含了几种发病机制（Gao and Zhao 2009），包括小分子抗体的生成和免疫复合物的形成，这些复合物能沉积在血管壁内（ten Holder et al. 2002）。与中性粒细胞的胞质起反应的抗体，能引起髓过氧化物酶（myeloperoxidase, MPO）和过氧化氢从活化的中性粒细胞中释放，将药物转变成一种细胞毒素（Jiang et al. 1994），最终产生抗中性粒细胞胞质抗体（antineutrophil cytoplasmic antibody, ANCA）（von Schmiedeberg et al. 1995）。抗中性粒细胞胞质抗体可能的靶点是髓过氧化物酶、蛋白酶 -3 和在这些颗粒中发现的其他丝氨酸蛋白酶（Jennette and Falk 1997；Saleh and Stone 2005；Savage et al. 1997）。人类 DIV 是过敏性非坏死类型，以微动脉、毛细血管、微静脉和小静脉壁的炎症细胞浸润为特征，浸润的细胞由单形核细胞、嗜酸性粒细胞、散在的多形核细胞组成。不涉及较大的肌性动脉（Mullick et al. 1979）。一些结构和药理学不同的药物，如青霉素、磺胺类、二甲胺四环素、别嘌呤醇、噻嗪类、吡唑酮类、类视黄醇类、喹诺酮类、乙内酰脲类、丙基硫氧嘧啶、肼苯哒嗪、集落刺激因子和甲氨蝶呤，它们能引起人过敏性血管炎（Jennette and Falk 1997；Johnson and Grimwood 1994；ten Holder et al. 2002；表 16.7）。

最常见的组织学和血浆标志物是 ANCA，并且基于免疫化学，它分为胞质着色的 ANCA（C-ANCA）和核周围着色的 ANCA（P-ANCA）。C-ANCA 通常是由蛋白酶 -3 诱导的，P-ANCA 与抗 -MPO、弹性蛋白酶、溶菌酶和乳铁蛋白的抗体有关。

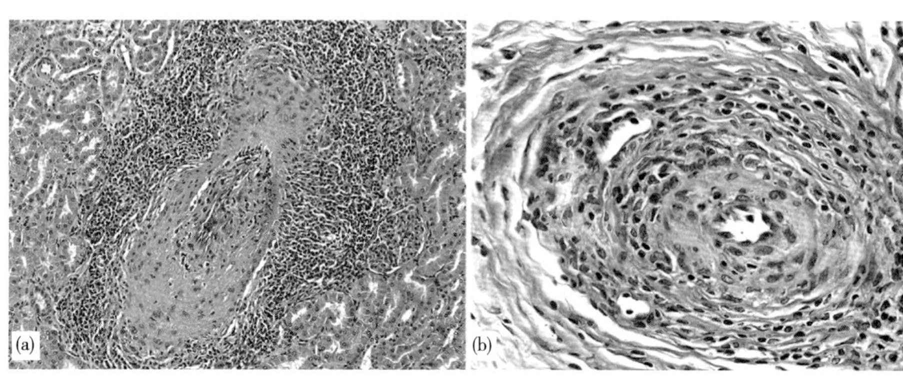

图 16.3 （a）HE 染色，100×，犬的药物性血管炎（DIV）。（b）HE 染色，200×，药物性血管炎（DIV）

表 16.7　与人类临床 DIV 有关的药理学和结构不同的获批药物

类别	药物举例	参考文献
镇痛药	对乙酰氨基酚、萘普生	Jahangiri et al. 1992
抗生素	头孢噻肟、二甲胺四环素	Feriozzi et al. 2000
抗惊厥药	苯妥英、卡马西平、乙琥胺、三甲双酮、普里米酮、丙戊酸	Drory and Korczyn 1993
抗菌剂	青霉素、氟喹诺酮类	Maunz et al. 2009
抗甲状腺药	苄硫尿嘧啶、卡比马唑、甲巯咪唑、丙基硫氧嘧啶	Pandey et al. 2008
抗 -TNFa	阿达木单抗、依那西普、英夫利昔单抗	Downes et al. 2011
抗肺结核药	利福平、吡嗪酰胺、异烟肼	Kim et al. 2010
抗哮喘药	安可来（扎鲁司特）、顺尔宁（孟鲁司特）、Azlaire（普鲁司特）	Doyle and Cuellar 2003
心血管药	肼苯哒嗪、胺碘酮、阿替洛尔	Bass 1981
CNS 药	苯丙醇胺、氯氮平、甲硫哒嗪	Fallis and Fisher 1985; Penaskovic et al. 2005
免疫抑制剂	他克莫司（FK-506）	Nalesnik et al. 1987
其他	别嘌呤醇、D- 青霉胺、左旋咪唑、苯妥英、异维 A 酸、甲氨蝶呤	Bienaime et al. 2007; Choi et al. 1998, 2000; Epstein et al. 1987; Halevy et al. 1998; Laux-End et al. 1996; ten Holder et al. 2002
抗骨质疏松症药	利塞膦酸盐（Risedronate）	Belhadjali et al. 2008

16.2.2　实验动物自发性血管损伤

大鼠和犬的自发性应激相关的特发性动脉病变，使得对药物诱导血管损伤的解释变得更加困难和复杂，并且给缺乏经验的病理学家的诊断带来了挑战性。因此，熟悉药物诱导血管改变和自发性血管改变的不同表现形式是非常重要的，特别是对于犬。血管的形态学变化范围有限，以中膜变性、内膜和外膜增殖和炎症为特征。犬的退行性和增生性动脉疾病常与年龄相关，并且通
616 常伴有其他的疾病状态（Kelly 1989）。虽然感染（细菌、真菌和寄生虫）或免疫介导的炎症性血管改变在毒理学研究中少见，但是在犬中已经有报道（Bishop 1990；Morris and Beale 1999）。比格犬自发性特发性多动脉炎，有时称为“比格犬疼痛综合征”，是一个最棘手的问题，它使得对药物诱导血管损伤的诊断和解释变得非常复杂（Clemo et al. 2003；Louden and Morgan 2001）。

16.2.2.1　比格犬特发性多动脉炎

犬特发性多动脉炎是一种慢性自发性病因不明的动脉疾病综合征，主要发现于试验用比格犬中（Kerns et al. 2001）。这种综合征有不同的临床和组织病理学表现，被描述为比格犬疼痛综合征（Hayes et al. 1989）、幼犬多动脉炎综合征（Snyder et al. 1995）、坏死性血管炎（Stejskal et al. 1982）、多动脉炎（Albassam et al. 1989；Harcourt 1978）、动脉炎（Hartman 1987; Morishima et al. 1990）、动脉周围炎（Spencer and Greaves 1987）、全身动脉炎（Kemi et al. 1990; Ruben et al. 1989）和特发性发热性坏死性动脉炎（Hayes et al. 1989）。

临床上，这种综合征表现为反复发热、体重下降、弓背及由于颈部疼痛而表现出步态僵硬、颈部僵硬。这种综合征不一定有明显的临床症状，但是在急性发热期，临床病理学可表现出广

泛的炎症，并伴有急性期蛋白升高，如IL-6（HogenEsch et al. 1995）。这种综合征的病因未明；然而，病理形态学所见包括急性、亚急性和慢性反应，提示这是一种免疫介导的损伤，但是并没有得到免疫学相关数据的确认。

组织学上，动脉病变的性质不尽相同，取决于病变的数量、频率和发热持续时间。犬特发性多动脉炎表现为急性到慢性、多器官、多系统动脉疾病，主要影响小到中等大小的动脉。虽然这种病变没有器官特异性倾向，但是心脏、颅侧纵隔、颈髓脊膜和膀胱的动脉常受影响（Kerns et al. 2001；Snyder etal. 1995）。透壁中性粒细胞炎症常见于心脏壁外的冠状动脉分支，表现为纤维
617 蛋白样坏死及动脉周围和外膜组织细胞－淋巴细胞浸润。有时在一些急性病变中能观察到血栓形成。在处于亚急性和慢性病变恢复过程的犬中，动脉病变表现为内膜增厚和（或）增生，中膜肥大、内弹性膜破裂和（或）断裂，以及血管周围单形核炎症细胞浸润（Kerns et al. 2001；Snyder et al. 1995）。

16.2.2.2 大鼠肠系膜和内脏自发性多动脉炎综合征

大鼠年龄相关的自发性肠系膜、精索和内脏中型动脉的多动脉炎已经得到普遍认识。在长期试验的老龄化大鼠中，剖检时有时可发现多动脉炎，受影响严重的动脉表现为增厚和扭曲，形成多个坚硬的结节。有时该病变被称为“结节性多动脉炎”。该病变组织学的形态学特征，从急性到慢性活动性或慢性炎症各不相同，并且在某些情况下会累及静脉，所以经常被称为多血管炎（polyangitis）。在急性病变中，会有中性粒细胞和嗜酸性粒细胞浸润、中膜纤维蛋白样坏死和内弹性膜破坏。慢性病变的特征是动脉血栓形成、伴有正常中膜结构缺失的纤维化和外膜炎症。外膜成纤维细胞大量增殖引起该病变进一步发展，导致动脉壁增厚，管腔狭窄最终闭塞。在年轻未给药的对照组Sprague-Dawley大鼠中，有自发性肝门动脉中膜变性和动脉周围炎的报道（Short et al. 1998）。组织学上，该病变以受影响的动脉中膜出血和血管平滑肌空泡变性为特征。偶尔会出现以中性粒细胞或单形核炎症细胞浸润为特征的动脉周围炎。肝门处的这些病变与多动脉炎有一些共同的形态学特征；然而，尚不知道大鼠的这种自发性肝门动脉病变是否为肠系膜/内脏多动脉炎综合征的一部分。

16.2.2.3 其他种属

在非人灵长类动物中有自发性多动脉炎的报道（Porter et al. 2003），在食蟹猴的毒理学研究中有累及冠状动脉的无症状多动脉炎的报道（Albassam et al. 1993；Ito et al. 1992）。在非临床研究中也有自发性冠状动脉壁中膜变性和（或）出血的报道（Chamanza et al. 2006；Vidal et al. 2010）。组织学上，病变出现在右心室或左心室的壁内血管，具有下列一种或多种特征：①心壁局灶性出血；②心壁可见细胞碎片；③中膜平滑肌细胞（SMC）变性/再生；④极轻度血管周围单形核细胞浸润（图16.4）。在肾、肺、脑膜和坐骨神经的血管中也曾观察到血管周围炎或血管
炎样病变（Chamanza et al. 2006）。猴动脉粥样 618
硬化样病变也有报道（Jones and Hunt 1983)）。猪自发性血管病变罕见；但也有主动脉、冠状动脉和大血管内膜不规则增厚的报道（Jones and Hunt 1983）。

16.2.3 药物诱导血管病变

由于候选药物在非临床安全性研究中会出现无临床症状的沉默性病理过程，所以新型挽救生命疗法的临床开发常受到阻碍。而且，目前还没有对隐匿性病理过程进行临床监测的无创方法。

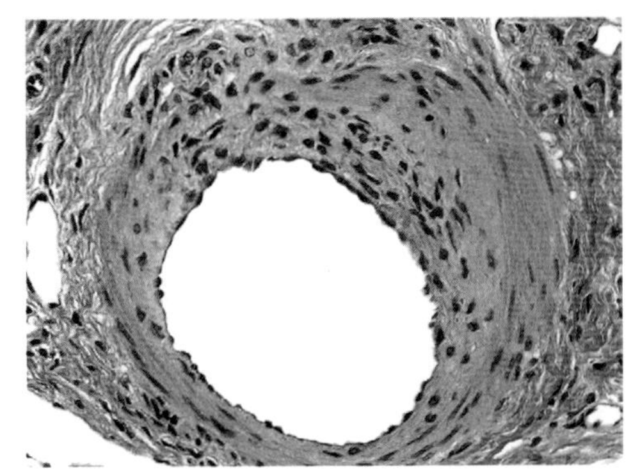

图 16.4　HE 染色，200×，猴的自发性血管病变

毒理学研究中药物引起的血管损伤就是这样一个例子，没有血生化标志物可以临床监测这种形态学改变，并且我们在病理生理学上对这种病变的理解也很有限（图 16.5）。这种类型的血管毒性通常是由对血管床具有药理学活性的候选药物引起（表 16.4）。其中有一些获批的药物具有不同的化学结构属于不同的药理学类型，但已知可分别引起啮齿类和非啮齿类动物不伴有不良临床症状的隐匿性肠系膜或冠状动脉血管病变（Albassam et al. 1999；Chelly et al. 1986；Gans et al. 1980；Greaves 1998；Joseph 2000；Kerns et al. 1989a,b, 2000；Louden and Morgan 2001；Louden et al. 2000；Mesfin et al. 1989）。

16.2.3.1　犬的药物诱导血管损伤

犬对动脉病变的发生具有独特的敏感性，这些动脉病变可由结构和药理学不同的血管活性药物引起（Chelly et al. 1986；Dogterom et al. 1992；
Gans et al. 1980; Louden et al. 2000；Mesfin et al. 619
1989）。高剂量药物在犬中能引起明显的冠状动脉形态学病变。一般来说，药物引起的心血管毒性呈区域性，易发于心脏右侧，特别是右侧壁外冠状动脉。肉眼观察可见右心房的出血区域，表现为在右侧壁外冠状动脉分支的上方或邻近部位可见点状出血或短的线性出血条纹。类似的小区域出血也可见于左心房，但是很少见。心室

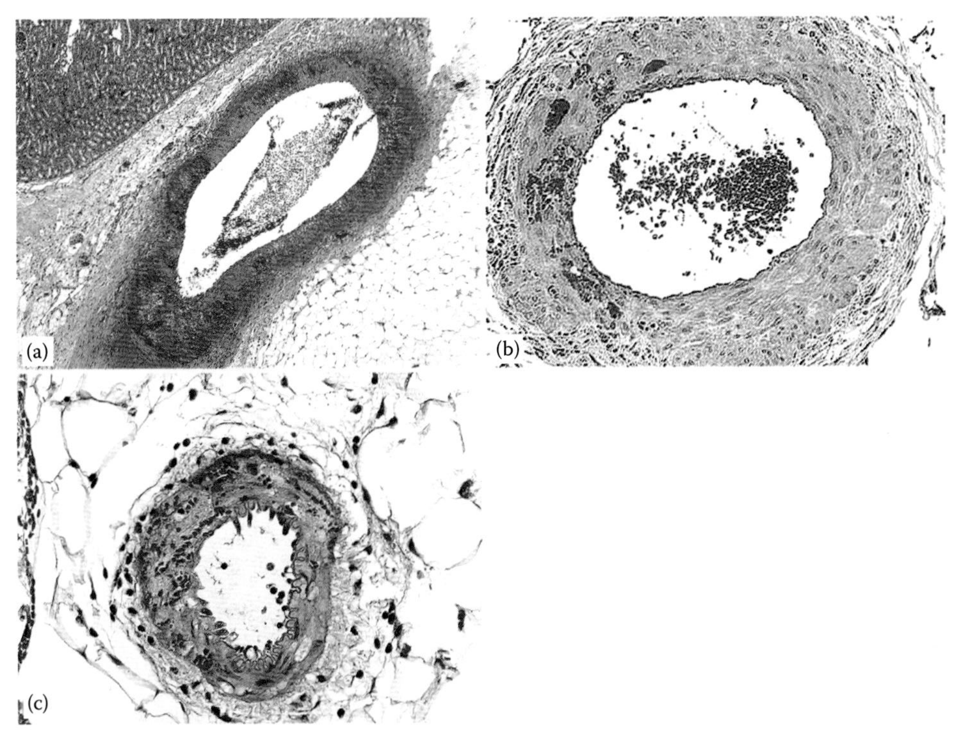

图 16.5　（a）HE 染色，400×，反义寡核苷酸诱导血管病变。（b）HE 染色，400×，给予犬 ETRA 处理后 24 小时出现的药物性血管损伤（drug-induced vascular injury, DIVI）。（c）HE 染色，400×，给予大鼠非诺多泮（多巴胺激动剂）处理后 24 小时出现的药物诱导血管损伤（DIVI）

通常不受影响（Louden et al. 2000；Mesfin et al. 1989）。

血管扩张药和（或）正性肌力药，如米诺地尔、肼苯哒嗪、PDE 抑制剂（PDE Ⅲ）或ETRA，可引起独特组织学特征的冠状动脉病变，以急性节段性中膜坏死和出血为特征，这些特征最早可在静脉注射给药后12~24小时发生（Isaacs et al. 1989；Louden et al. 2000）和经口给药后3~7天之间发生（Mesfin et al. 1989）。中膜出血可以是透壁型和（或）环型，可见形态完好的渗出红细胞和血管周围水肿。血管病变主要见于冠状动脉肌性分支、冠状微动脉，也可能见于毛细血管（Mesfin et al. 1989）。右冠状动脉的心外膜下分支有5~8层细胞厚度，是最常受影响的部位，而左右冠状动脉的壁支较少受影响。终末小动脉和毛细血管，特别是那些在右心房壁外1/3处的终末微动脉和毛细血管，由于内皮细胞的肿胀和（或）活性化而增大，变得十分明显。慢性病变包括内膜增殖、伴有黏液性基质的平滑肌细胞增生和伴有不同程度混合型单形核炎症细胞浸润的外膜纤维增生。

16.2.3.2　非人灵长类动物的药物诱导血管损伤

给予非人灵长类动物一种降血压的腺苷受体激动剂ETRA（CI-1020）或PDE Ⅳ抑制剂，在壁外冠状动脉会出现节段性中膜坏死和出血，以及炎症和纤维增生性反应（Albassam et al. 1998, 1999）。标准的心率和（或）平均动脉压测量不能揭示任何主要的血流动力学改变，因此在非人灵长类动物中观察到的血管病变和血流动力学改变之间的关系尚不清楚。

亚慢性皮下给予重组人白介素-4可以引起多种组织的血管病变（Barbolt et al. 1991；Gossett et al. 1993）。这类血管病变的特征为，动脉闭塞/狭窄和动脉内平滑肌细胞增殖，透壁或节段性血管内膜和中膜嗜酸性粒细胞浸润（Barbolt et al. 1991；Gossett et al. 1993）。

16.2.3.3　猪的药物诱导血管损伤

钾离子通道开放剂米诺地尔可引起小型猪的左心房和左冠状动脉病变，该病变的镜下特征为中膜坏死、出血和依据发病持续时间而不同的急性至慢性炎症（Herman et al. 1989）。这些病变与心动过速和低血压有关（Herman et al. 1989）。虽然这种血管病变的作用方式不清楚，但主流的理论假设认为这是由过度和持久的血管扩张造成血管壁过度拉伸引起的（Herman et al. 1989）。

16.2.3.4　大鼠的药物诱导血管损伤

对于大鼠，药理学和结构不同的多种外源性物质，如抗生素、免疫抑制剂、细胞毒类抗癌药、心脏活性药和外源性蛋白，能够引起血管病变，最常见的是内脏（肠系膜、胰腺、胃、脾和肝）的血管床（Kerns et al. 1989a；Yuhas et al. 1985）。普遍认为大鼠的药物诱导血管损伤是由有效的血流动力学改变药物引起的。然而，这种观点没有任何通过生理学或血流动力学测定获取的客观数据支持。

持续性静脉滴注非诺多泮（一种多巴胺激 620
动剂）后24小时可引起大体和组织学上的血管病变，该病变主要见于含有4~5层平滑肌细胞的动脉（Joseph 2000；Joseph et al. 1997；Kerns et al. 1989a,b；Yuhas et al. 1985）。非诺多泮持续性诱导的大鼠病变在发生率和严重程度上具有剂量反应关系。不管给予多少剂量，在输注非诺多泮24小时后才可能观察到明显的血管病变。大鼠的这种病变特征为透壁性节段性或环型大小不等的局灶性中膜平滑肌细胞坏死和出血。局部病灶常有红细胞渗出，在血管内侧壁界限清晰的部位可见一些多形核白细胞和少量单核细胞。纤维蛋白血栓和内弹性膜断裂不常见，但是在严重的病变中也能观察到。超微结构上，可见内皮细胞分离、大范围坏死，缺口处填满渗出的红细胞、白细胞，和黏附于残留基板上的血小板（Bugelski et al. 1989；Joseph 2000）。大鼠经口给予 PDE4，包括原型抑制剂咯利普兰，在肠系膜动脉可以观察到形态学相似的病变（Larson et al. 1996；Slim et al. 2002）。但是，经口给予一种选择性 PDE4 抑制剂 IC542 则会引起大鼠肠系膜血管的促炎血管反应。在给予 IC542 的同时给予地塞米松可以完全阻止大鼠肠系膜的促炎血管反应（Dietsch et al. 2006）。这些结果与其他使用相似试验设计的已发表的研究结果形成对比（Slim et al. 2002）。反应上的差异可能与 PDE 家族中的成员对不同分子的选择性有关。

血管加压药和血管收缩药也能引起大鼠中型动脉的中膜坏死（Greaves 2007）。例如，连续静脉滴注或重复注射强力的血管收缩药血管紧张素，能引起内脏和肾中一些血管中膜坏死，在机制上，动脉损害是由持续和强力的血管收缩介导的（Nemes et al. 1980；Thorball and Olsen 1974）。血管收缩药主要影响多个器官的小型动脉，并且该病变以中膜平滑肌细胞纤维蛋白样坏死，伴有极轻度出血为特征（Clemo et al. 2003）。

在毒理学研究中，PPAR-γ 激动剂 GI262570X 可引起大鼠棕色脂肪组织中，独特但一致的血管改变（Elangbam et al. 2002），在该处微动脉和中型动脉的中膜会出现清晰的圆形空泡。偶尔，空泡会出现在中膜平滑肌细胞内的周边区域，形态学上类似脂肪细胞（Elangbam et al. 2002）。然而，连续 2 年每天给予大鼠该化合物，这些病变不会进展形成动脉粥样硬化类型的病变，并且严重程度和发生率会降低，提示在短期试验中，该变化是一种适应性 / 代偿性反应（Elangbam et al. 2002）。

血管内皮生长因子（vascular endothelial growth factor, VEGF）的中和抗体或小分子酪氨酸激酶抑制剂（VTK）抑制 / 阻断受体都可引起高血压、血管收缩和血管病变（未公开发表数据）。大鼠全身给予麦角胺和相关生物碱时，可引起尾动脉病变。该病变以内皮细胞肿胀、内膜增厚和内膜增殖为特征。尾部还能发展形成静脉血栓、缺血和坏疽性坏死。该病变由中央尾动脉强烈和持久的收缩介导，并且类似于尾部局部注射内源性血管收缩药肾上腺素时所观察到的病变（Lund 1951）。

16.2.4　主动脉瘤

人类遗传性和家族性主动脉夹层动脉瘤主要涉及胸主动脉，被报道为 Marfan 综合征和 Ehlers-Danlos Ⅳ型综合征等疾病（Milewicz et al. 2000；Spigset 2011）。据报道，动脉导管区域的自发性夹层动脉瘤可出现在 4 日龄的大鼠幼仔中（Treumann et al. 2011）、山黧豆中毒试验中（Boor and Langford 1997），以及给予某些能引起主动脉瘤的有机胺类（图 16.6），如氨基脲（Langford et al. 1999）。

在毒理学研究中，给予外源性物质能引起主 621
动脉坏死、炎症和动脉瘤形成。虽然药物引起的主动脉改变不常见，但是有报道血管紧张素Ⅱ、儿茶酚胺、烯丙胺和 β - 氨基丙腈能引起主动脉损害和动脉瘤形成［伴有或不伴有坏死和（或）炎症］（Daugherty et al. 2000；Haft 1974；Haft et al. 1972；Kumar et al. 1998；Lu et al. 2008）。主动脉瘤的特征为动脉中膜平滑肌细胞局灶性坏死、弹性膜破碎和断裂及主动脉血管壁结构完整性破坏，导致主动脉"外突"或结节性突出，并可向胸腔或腹腔破裂。长期给予高剂量的肾上腺素能引起主动脉钙化、反应性炎症和主动脉囊状扩张（Haft et al. 1972）。有报道称，主动脉瘤发生的一种可能作用方式为血管重构和基质金属蛋白酶的表达改变（Nordon et al. 2009）。抑制 MMP2 和 MMP9 可引起主动脉瘤形成支持了这一假说。香豌豆（*Lathyrus odoratous*）的摄入引

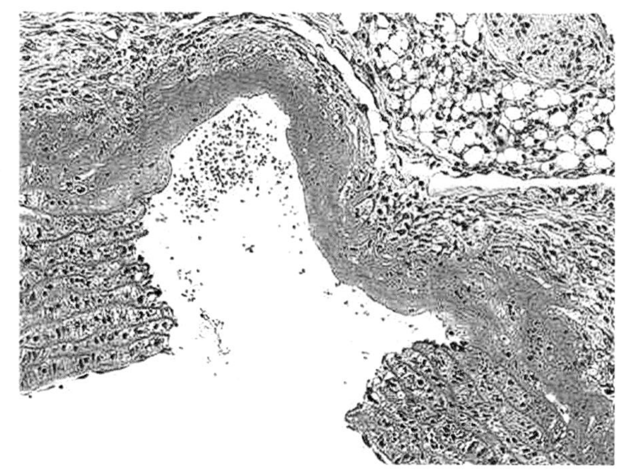

图 16.6 HE 染色，200 ×，主动脉瘤

发的主动脉瘤是由于 β - 氨基丙腈导致的赖氨酰氧化酶抑制。赖氨酰氧化酶对结缔组织中胶原蛋白和弹性蛋白的交联起着重要作用。因此，它在维持弹性动脉（如主动脉）的结构完整性中至关重要（Boor et al. 1995）。

16.2.5 其他部位的血管病变

给予小鼠一种非肽类玻连蛋白受体拮抗剂 SB273005，可引起种属特异性的主动脉和肾门动脉血管平滑肌细胞坏死。血管病变的特征为坏死、再生、心肌纤维化和中膜平滑肌细胞肥大，伴有中膜中 PAS 阳性物质沉积（Rehm et al. 2007）。因为该化合物对大鼠或猴的血管没有作用，并且其他具有相似药理学活性的化合物不能在小鼠中产生该病变，所以可以得出结论，该病变与玻连蛋白受体的拮抗作用无关（Rehm et al. 2007）。

在常规毒理学研究中，β - 淀粉样物质免疫治疗剂 AN1792 与不良毒性无关（Schenk et al. 1999）。该化合物在临床Ⅰ期安全性和耐受性试验中具有很好的耐受性；然而，在临床Ⅱ a 期试验中，因为大约 6% 的志愿者的脑中出现伴有微出血的不良炎症事件，所以进一步的开发被暂停（Orgogozo et al. 2003；Patton et al. 2006；Uro-Coste et al. 2010）。转基因小鼠中，这种免疫治疗剂引起了脑中伴有含铁血黄素沉积的微出血，普鲁士蓝染色呈阳性，进一步确认为脑微血管的出血（Pfeifer et al. 2002）。脑微血管出血的机制不清楚，但是可能与下列因素有关：①血管 NO 功能障碍；②金属蛋白酶 -9 降解血管细胞外基质；
③载脂蛋白 E 脂质代谢改变；和（或）④线粒 622
体膜电位缺失伴端粒酶活性降低（Chiu et al. 2011；Horsburgh et al. 2000；Lee et al. 2005；Miller et al. 2010）。

16.2.6 自发性和药物诱导血管病变的鉴别

在临床前安全性试验中，比格犬散发的和（或）发生率呈剂量依赖性增加的特发性犬多动脉炎，可能会混淆对药物诱导血管改变的解释。当对此类病变进行解释时，记录和描述明显的大体改变的性质和位置至关重要，尤其在心脏和冠状动脉。在显微镜下，应该特别注意组织病理学整体情况、好发部位、发病类型的详细特征和解剖学分布。血管扩张药（米诺地尔、肼苯哒嗪、PDE Ⅲ - Ⅴ抑制剂和 ETRA）引起的动脉病变，常常仅发生在壁外冠状动脉，主要是右冠状动脉，在左冠状动脉和左心房的发生率较低。相比之下，在比格犬的特发性多动脉炎综合征中，除了冠状动脉以外，病变还累及全身多脏器的中小型动脉。血管扩张药引起的急性动脉病变的特征为中膜出血和坏死，出血可能累及内皮、中膜和外膜。炎症不是药物诱导急性血管损伤的显著特征。急性特发性多动脉炎的标志是明显的炎症（动脉周围和动脉），但没有出血。此外，纤维蛋白性坏死和动脉血栓形成也很常见（Snyder et al. 1995）。特发性多动脉炎与继发性心肌改变无关，由血管扩张药引起的血管损伤可引起继发性心肌水肿。间歇性发热、颈部疼痛和不适是特发性多动脉炎的可以识别的临床症状，而血管扩张药引起的血管损伤一般没有临床症状。伴有代偿性反射性心动过速的低血压性血流动力学改变，是血管扩张药的预期药理学反应，但血流动力学改变不是特发性多动脉炎的特征。

当慢性和（或）慢性活动性血管改变仅表现为病变发生率的增加，且形态学上不易与犬的特发性多动脉炎区别时，将药物引起的犬的血管病变与自发性的血管病变进行鉴别可能会出现问题。连续给予内皮素受体拮抗剂（ETRA）（Albassam et al. 2001）和米诺地尔（Mesfin et al. 1989）就是这样的例子。在这种情况下，病变与药物处理关系的判定仅能依据剂量反应和血流动力学改变。此外，一种非核苷类逆转录酶抑制剂可引起犬的慢性血管病变（Clemo et al. 2003）。因为逆转录酶没有人类同源性，所以这些化合物的血管毒性最可能是由于对亚细胞器的作用引起的。因此，这种作用应该考虑为“脱靶”作用。还应该考虑到，不合理设计为血管活性的化合物，也可能会产生足以引起血管病变的继发性“脱靶”的血流动力学作用。血流动力学应力（Isaacs et al. 1989；Joseph et al. 1997）、免疫调节药物（Stejskal et al. 1982）和苯二氮䓬类药物（Schlaeppi et al. 1991）可能会加重犬的特发性多动脉炎。

16.2.7　药物诱导血管损伤的作用机制

虽然引起血管损伤的原因有很多，但是显微形态学表现却是有限的。动脉损伤是一系列复杂相互作用的最终结果，包括正常血管生理紊乱、血管稳态张力的缺失及局部和全身代偿机制的启动。药物和（或）化学物质通过与血管壁成分的直接相互作用，或与血管壁内的细胞药理学靶点和分子药理学靶点的直接或间接相互作用引起动脉损害（图 16.7）。

623 #### 16.2.7.1　直接作用的药物

与血管壁直接相互作用的外源性物质的形态学变化，通常为急性坏死、血栓形成和炎症。抗真菌剂烯丙胺是一种直接作用于血管的毒物，因为它作用于血管平滑肌细胞（Boor and Hysmith 1987）而不作用于内皮细胞。毒性机制可能与平滑肌细胞中高浓度的苄胺氧化酶有关（Boor and Hysmith 1987）。用苯乙肼抑制这种酶可阻止烯丙胺诱导的血管损伤（Hysmith and Boor 1988）。直接作用于血管的毒物可使用体外试验进行检测 / 预测（Boor et al. 1990；Ramos et al. 1988）。其他直接作用的药物引起损伤的机制尚不明确，可能导致的病变的形态学特征为中膜透明变性、矿化和平滑肌细胞肥大 / 增生（Boor et al. 1995）。

16.2.7.2　血管收缩药

全身或局部血管的收缩是生理性或化学性诱导的血管阻力增加的结果，最终导致局部性或全身性高血压。对持续性和（或）显著性高血压的反应，光学显微镜下可以观察到中膜厚度 624
增加［由肥大和（或）增生造成］、坏死、透明变性和细胞质空泡形成，超微结构下可见细胞间突出（Joris and Majno 1981）。这种血管反应由内源性分子介导，如 L- 去甲肾上腺素、内皮素 -1、血管紧张素Ⅰ和Ⅱ、肾上腺素、5- 羟色胺和血栓素。大鼠和犬试验，给予内源性血管收缩药或激动剂能导致动脉病变，并且无论是何种刺激因素，由此产生的生理性高血压引起形态学上相似的动脉病变（Golby and Beilin 1972；Joris and Majno 1981；Wiener and Giacomelli 1973）。例如，静脉注射超药理学剂量的内皮素 -1（endothelin-1, ET-1），一种有效的 ET_A 激动剂，能引起显著的血管收缩和与其他高血压药物引起的形态学相似的动脉中膜病变（Louden and Morgan 2001）。此外，在麻醉的犬中，静脉注射低剂量的 ET-1 可引起明显的冠状动脉收缩、冠状血流减少和冠状动脉损伤（Cannan et al. 1995）。另一个例子是 VEGF 的药理学介导

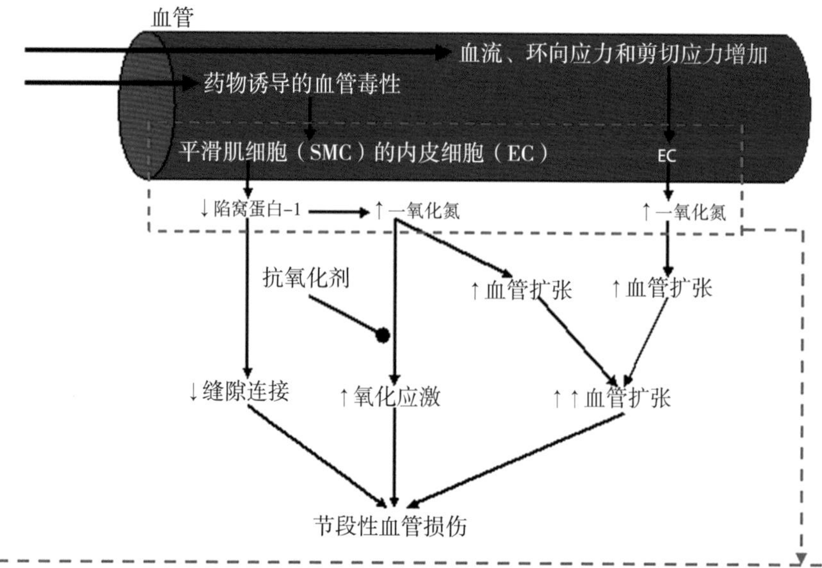

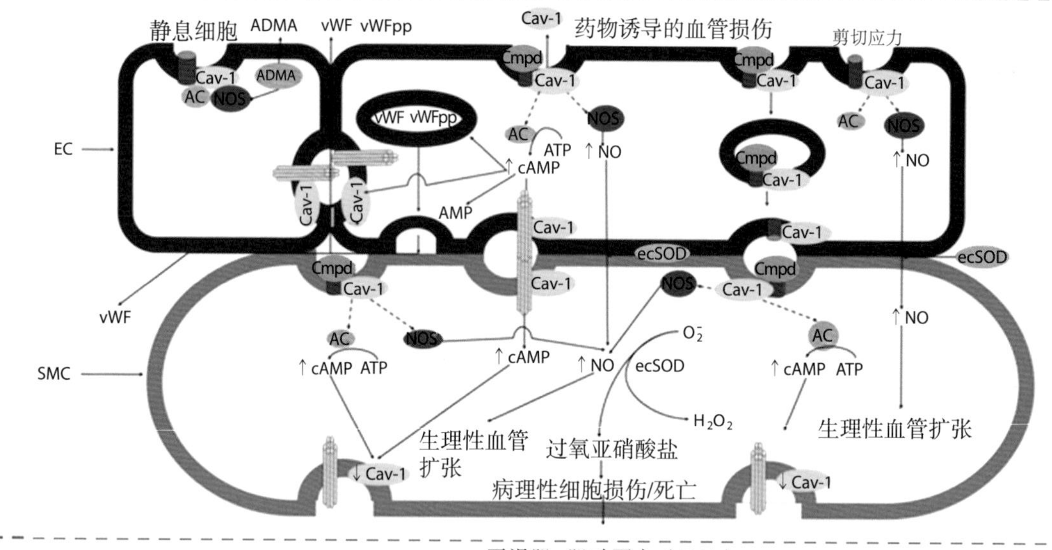

图 16.7 药物诱导血管损伤的潜在作用方式和生物标志物，包括陷窝蛋白 -1 调节的一氧化氮（NO）通路。

的作用。在生理条件下，激动剂刺激 VEGF 受体可引起下游的平滑肌细胞内 NO 合成酶（no synthase, NOS）活化，释放 NO，介导平滑肌细胞松弛和血管扩张（Bouloumie et al. 1999; Bussolati et al. 2001）。由于在血管生成中的作用，又是血管酪氨酸激酶家族的成员，VEGF 和血管内皮生长因子受体（VEGFR）已成为癌症治疗的热门靶点。在非临床安全性试验中，已观察到高血压，伴有蛋白尿的肾小球毛细血管损伤和血管损伤（未公开发表数据）。在临床受试者中已观察到了高血压和蛋白尿（Pridjian and Puschett 2002；Roberts et al. 1989；Roberts and Cooper 2001）。

16.2.7.3 血管扩张药

血管扩张药被合理地设计作为高血压和其他心血管疾病（如 CHF）治疗策略的一部分。这些血管扩张药通过以下方式发挥其预期的药理学作用：①通过细胞表面受体直接松弛动脉壁的平滑肌细胞；②开放 K^+ 通道，有效地抵抗神经递质和（或）激素的血管收缩反作用力；③增加细胞内 NO 的可用量和（或）产量；④抑制细胞内

PDF Ⅲ和Ⅳ，引起血管平滑肌细胞的 cAMP 增加；⑤通过阻断血管收缩内皮素受体有效地诱导血管扩张。值得注意的是，虽然药理学靶点非常多样化，但是通常存在共同的胞内第二信使，因此，会有共同的药理学反应和毒性反应（表 16.4）。许多已知可引起血管损伤的化合物，都拥有钙离子和 cAMP 这两种共同的第二信使，通过细胞表面陷窝蛋白 -1 调节这些分子（Park et al. 2000；Yamamoto et al. 1999）。

一般情况下，血管扩张剂显著降低犬的平均动脉压，增加心率（反射性心动过速），并增加冠状动脉的局部血流量，伴有被认为是毒性的病理生理基础关键组成部分的血流动力学效应。事实上，许多已经上市的药物，如米诺地尔、尼可地尔、肼苯哒嗪和可可碱，均可引起这些作用（Gans et al. 1980；Mesfin et al. 1987, 1989）。然而，给予 ETRA 可引起药物诱导冠状动脉病变，但是没有 HR 和 MAP 方面的明显血流动力学改变（Greaves 2000；Jones et al. 2003；Louden et al. 2000）。通过描述犬心脏和冠状动脉中容易产生毒性作用的部位，血管活性内皮素受体的分布、密度、类型和比率之间的关系等数据，有助于理解 ETRA 引起的血管损伤、病理生理学和潜在的作用方式（Louden et al. 2000）。此外，受体亚型结构、mRNA 表达和局部血流量的测定的综合分析，明确支持了这样的假设，即受体分布不成比例是损伤部位（右心房和右冠状动脉）局部血流量存在显著功能差异的原因（Chelly et al. 1986；Louden et al. 2000）。
625 在犬的冠状动脉，ET 受体密度是心房和心室的 5~6 倍（Louden et al. 2000）。内皮素受体亚型的特征表明，与左冠状动脉相比，右冠状动脉中 ET_B 受体比左冠状动脉多 3 倍，原位杂交研究证实这些受体位于平滑肌细胞。因此，内皮素受体表达情况的综合数据表明，犬右冠状动脉中 ET_B 受体的分布不成比例，从而解释了局部血流量的不同（Louden et al. 2000；Sumner et al. 1992；Teerlink et al. 1994）。在平滑肌细胞上，ET_B 受体介导收缩，导致纯粹的血管扩张作用（Louden et al. 2000；Moreland et al. 1992；Sumner et al. 1992；Teerlink et al. 1994）。综合这些数据和其他已发表的数据，共同有力地表明了血管扩张的机制是放大的药理学作用引起了显著的局部血管扩张、局部血流量增加和动脉张力调节异常，为解释大鼠和犬的选择性和部位特异性肠系膜或冠状动脉损害提供了依据（Chelly et al. 1986；Joseph 2000；Louden et al. 2000）。

内皮细胞上的内皮素受体可以介导 NO 的释放（Chabrier 1993；Pernow and Modin 1993），从而介导由内皮素受体拮抗作用和（或）钾通道开放引起的血管扩张（Kuhlmann et al. 2004；Tirapelli et al. 2005；Yamaguchi et al. 2003）。非诺多泮是多巴胺能 -1 激动剂，通过 NO 通路介导肾的血管扩张（Venkatakrishnan et al. 2000），在临床前可引起肾和肠系膜的动脉病变（Bugelski et al. 1989；Yuhas et al. 1985）。越来越多的证据表明，一些受体和（或）离子通道，直接或间接通过 NOS 通路作用引起的血管损伤，是一种放大的药理学反应的结果（Brott 2006；Kerns et al. 2005；Louden and Morgan 2001）。在药物诱导血管损伤中，NO 可能介导长期和持续的血管扩张，该扩张引起动脉张力的调节异常，导致动脉损害（Joseph et al. 1997；Louden et al. 2000）。与此同时，出现内皮细胞和平滑肌细胞中关键性生化通路的调节和控制的缺失、细胞和细胞间连接的破坏，最终导致动脉壁结构受损（Brott 2006）。输注一种 NO 供体可引起与非诺多泮相似的肠系膜血管病变，而通过 L-NAME 直接干扰 NO 通路，或通过四甲基哌啶（tempol）间接阻断它的毒性自由基硝基酪氨酸，可缓解这种血管病变（Brott et al. 2007；Brott 2006）。

对于小鼠，靶向陷窝蛋白 -1 基因的破坏能引起心血管系统中 NOS、NO 和钙离子信号的损害，从而引起内皮细胞依赖性舒张、收缩和维持血管肌原性张力的失常（Drab et al. 2001）。陷窝蛋白 -1 功能缺失还可引起全身 NO 水平升高 5 倍，而 NOS 的表达没有大的改变（Drab et al. 2001；Zhao et al. 2002），这提示 NOS 失调或过度活跃是 NO 产量大量增加的原因。陷窝蛋白 -1 在血管壁内表达，特别是在药物诱导血管损伤的主要表型锚定靶点（内皮细胞和平滑肌细胞）上（Drab et al. 2001；Zhao et al. 2002）。在这些细胞中，陷窝蛋白是许多信号转导通路的一个重要介质，包括调节血管张力的信号转导通路（Martens et al. 2001；Yu et al. 2004）。功能上，对于许多受体而言，陷窝似乎是划分、组织和调节信号转导活动的关键点（Linder et al. 2005；Martens et al. 2001；Yu et al. 2004），这些受体包括腺苷、多巴胺能 -1 和内皮素，以及包括 PDE、NOS 和腺苷酸环化酶（adenylyl cyclase, AC）的酶类（表 16.8）。在内皮细胞和（或）平滑肌细胞中，通过陷窝蛋白 -1 调节的这些分子或酶的放大的药理学作用可引起药物诱导血管损伤。综合这些数据表明，陷窝蛋白 -1 在调节 NOS 活性和潜在调节血管张力中起重要作用。有证据显示，平滑肌细胞和（或）内皮细胞中陷窝蛋白 -1 表达的缺失和（或）减少是药物诱导血管损伤的关键点（Brott et al. 2005a,b）。体外试验显示，陷窝蛋白 -1 的缺失是平滑肌细胞凋亡前的一个早期事件。这些数据表明药物诱导血管损伤可能在某种程度上是通过 NO 陷窝蛋白 -1 调节通路介导的。

16.2.8　肥大和增生 626

高血压的组织学特征为肌性动脉的中膜增厚和（或）平滑肌细胞增生。中膜肥大和增生是对长期系统性高血压的适应性反应，在自发性高血压大鼠（spontaneously hypertensive rat, SHR）中

表 16.8　陷窝蛋白 -1 共定位或调节的多种蛋白质和分子

离子通道
钾通道
受体
腺苷 A1 受体
血管紧张素Ⅱ受体
多巴胺能受体
内皮素 B 受体
表皮生长因子（EGF）受体
VEGF 受体 -Flk-1
其他
腺苷酸环化酶
胱天蛋白酶 3
缝隙连接
血红素氧合酶 -1
一氧化氮合成酶（eNOS）
紧密连接——ZO1，封闭连接

可以自然发生。该品系大鼠的疾病过程具有人类缓慢发展的高血压性血管疾病的形态学特征，也具有一些快速发展型试验诱导动物高血压的特征。高血压性肌性动脉，出现血管壁内压增加，血管壁厚度增加和管腔减小，导致其动脉壁张力降低（Limas et al. 1980）。持续性高血压导致血管重构，内皮细胞剥脱和（或）损伤，血小板和炎症细胞的交互作用和黏附增加，旁分泌与血管活性介质相互作用增加，产生局部细胞因子，以及血管壁内儿茶酚胺活性的直接作用（Coflesky et al. 1988；Fried and Reid 1985）。

SHR 是一种公认的高血压和相关血管重构模型，不同的血管床形态学特征显著不同（Ibayashi et al. 1986；Lima et al. 1985）。对该模型的一些研究数据显示，在外周肌性动脉主要发生增厚，而在主动脉则是内膜和中膜均增厚（Limas et al. 1980）。主动脉的平滑肌细胞增大和肥大，引起内皮下间隙黏液样物质沉积增多和层间距增厚，不伴有内弹性膜的改变。相比之下，在肌性动脉和微动脉中，同心的平滑肌细胞数量增加，超微结构显示含有大量的胞质细胞器，这与增生和肥大的表型相符。不同血管床和动脉对局部体液、毒性和（或）神经原性因子的反应不同，提示细胞和细胞器的改变是受单个细胞的增殖能力和（或）发生肥大的影响。此外，支撑结构组织的生化性质可改变影响血管壁厚度的生理学事件（如高血压）和形态学事件（Nordborg et al. 1985）。

627 在毒理学研究中，肌性动脉中膜改变在组织学上很难进行评价。当怀疑有血管毒性时，非灌流固定组织的平面方法能用于肌性动脉的形态学分析（Lowe 1984）。然而，更佳且更准确的评估方法是收集足够数量的在适当压力下灌流固定的血管组织，进行形态学分析（Lowe 1984）。

伴有管腔缩小的中膜平滑肌细胞层增厚是高血压的标志。尽管新型候选药物可引起一些血管床局部血压升高，也可以引起中膜平滑肌细胞层增厚，但不伴有全身性血压显著升高。经口给予活性肌力血管扩张药 ICI153110 处理长达 6 个月，可引起动脉和静脉壁均增厚，这是血管壁中膜平滑肌细胞改变的结果。虽然形态学改变提示有高血压，但也有可能是显著的血管壁张力（由于放大的药理学作用，血管过度扩张的结果）引起了以中膜平滑肌肥大为特征的血管适应性反应（Wagenaar and Wagenvoort 1978；Weibel 1958）。

在肌性动脉的内膜内，特别是人类，纵行平滑肌纤维可发生肥大。这种类型的肥大在人类支气管动脉中能观察到，而且也能在实验大鼠的一些全身血管中观察到，以纵行排列、非同心性的平滑肌细胞增大为特征（Wagenaar and Wagenvoort 1978；Weibel 1958）。局部手术损伤和操作也能引起大鼠肠系膜动脉产生上述改变（Wagenaar and Wagenvoort 1978；Weibel 1958）。

16.2.9　肺血管

肺组织通过肺循环和支气管循环提供功能和营养供血。肺动脉和肺静脉是高血流量和低血管阻力的大血管，组织学上，肺静脉血管壁周围可能会有心肌，没有内弹性膜，位于肺泡周边。大鼠的一个特有的特征是节段性肺动脉，被称为厚壁斜肌动脉（Davies et al. 1986；Meyrick et al. 1978）。以一段肺动脉被一层倾斜的平滑肌呈螺旋状包裹在正常肌层周围为特征（Davies et al. 1986；Meyrick et al. 1978）。肌性动脉沿肺泡前段的支气管和细支气管气道（包括终末细支气管）行走。相比之下，肺泡内动脉可能是肌性的、非肌性的或部分肌性的，在正常大鼠肺，在到达毛细血管床之前肌纤维消失（Hislop and Reid 1978）。这些小型肺泡内血管在肺血流动力学上和肺血管毒性反应中起着重要作用。内衬内皮细胞的肺毛细血管，不仅在氧合和气体交换中起重要作用，而且可能是导致肺水肿的主要毒性靶点。

在探索性毒理学研究中，应该仔细评估肺血管的病理学改变，包括测量右心室的HW，因为这样能够为肺循环血流动力学改变提供证据。肺动脉压由肺血流、左心房压力和左肺静脉压力及肺动脉的管腔大小决定。

实验动物的一种创伤性检查方法是测量肺动脉压。该参数是肺动脉高压的可靠生物标志物，肺动脉高压也能引起肺血管结构的改变。人的重度肺动脉高压的特征为丛状病变，被称为致丛性动脉病。致丛性病变在已证实有肺动脉高压的实验动物中非常罕见。然而，在一种杂交系新西兰小鼠（NZBxNZW）中报道了一例伴有丛状形态学特征的肺血管炎综合征（Harbeck et al. 1986；Staszak and Harbeck 1985）。该综合征的发病机制与B细胞和T细胞都参与的自身免疫介导过程有关，早在4月龄时就开始出现（Harbeck et al.
628 1986；Staszak and Harbeck 1985）。该病变主要影响微动脉、静脉和微静脉，很少涉及肌性动脉。血管腔变窄和（或）部分狭窄、弹性膜破碎伴显著淋巴细胞浸润是关键的组织学特征（Staszak and Harbeck 1985），而坏死不是明显的特征。

16.2.9.1 药物诱导肺血管改变

小鼠给予高剂量人源重组白介素-2（interleukin 2, IL-2），可引起小血管性肺血管炎（Anderson and Hayes 1989）。该病变的特征是间质及微静脉和微动脉血管壁内淋巴细胞浸润。大鼠给予IL-2可引起淋巴细胞和嗜酸性粒细胞浸润（Anderson and Hayes 1989）。给予免疫抑制性大环内酯类药物（FK-506，他克莫司）也可引起小血管周围嗜酸性粒细胞浸润（Nalesnik et al. 1987）。虽然对嗜酸性粒细胞出现的解释尚不清楚，但有人认为与IL-2刺激下淋巴细胞释放一种嗜酸性细胞粒细胞因子有关。这种非临床毒理学发现良好地转化到临床试验上，并且肺血管的改变仍然是IL-2的剂量限制性毒性。

大鼠的肺血管内皮细胞是丝裂霉素衍生物BMY-25282的可疑靶点（Bregman et al.1987）。BMY-25282毒性的组织学特点包括局灶性内皮细胞破坏（变性、坏死）和增殖，伴有内膜下中性粒细胞浸润、单形核细胞浸润和纤维蛋白沉积。也可见伴有单形核细胞的外膜纤维化（Bregman et al.1987）。

静脉注射量过大，如滴注生理盐水速度过快，或滴注大分子量物质（如多糖类），能引起肺血管炎（Johnsonet al.1984；Morton et al.1997）。毒理学研究中，在实验动物的肺血管中经常可见注射操作过程引入的皮肤、毛发或角蛋白碎片（Morton et al.1977；Tekeli 1974）。

16.2.9.2 肺动脉高压

有多种原因可引起肺动脉高压，包括特发性肺静脉高压（与肺疾病和低氧血症有关）、血栓性和栓塞性高血压，以及由于机械性梗阻和炎症引起的肺血管损害形成的高血压（Kumar and Holden 1986；Simonneau et al.2004）。毒理学研究中，可以通过测量右心室重量与左心室加室间隔重量的比来对肺血管的组织病理学改变进行评估。肺动脉高压与右心室肥大和以中膜肥大为特征的血管重构有关。细支气管、肺泡管和肺泡壁周围的肌性动脉，可以出现典型的成比例地增加（Louden et al.1998；Meyrick and Reid 1981）。缺氧和血管收缩在肺高血压形成过程中起了重要的作用（Coflesky et al.1988；Fride and Reid 1985）。高氧也会引起右心室肥大和肺血管中膜肥大，包括肺泡区域小静脉肌化（Coflesky et al.1988；Hu and Jones 1989）。

人给予食欲抑制剂，如阿米雷司、芬特明、扑尔敏、芬氟拉明和右芬氟拉明均可引起肺动脉高压（Greaves 2007）。犬给予安非他命和阿米雷司能引起暂时性肺动脉压升高（Will and Bisgard 1972）。虽然单次静脉给予大鼠吡咯野百合碱能引起肺动脉高压，但是其组织学改变与人类特征明显的丛状病变并不相同，正因为如此，没有人肺动脉高压相关的动物模型。野百合碱诱导的大鼠肺动脉高压可能部分是由有效的内源性血管收缩药内皮素 -1 介导的（Miyauchi et al.1993）。其他研究提示重构蛋白（如骨桥蛋白）在野百合碱引起的肺动脉高压中起了重要作用（Louden et al.1998）。

629 **16.2.10　血管毒性的生物标志物**

毒理学研究中，药物诱导血管损伤所见会引起来自监管方面的压力，需要提供数据来确认人服用该候选药物是合理安全的，特别是当安全范围很低或为负值时。鉴于一些已知在非临床安全性研究中能引起啮齿类和非啮齿类动物血管损伤的已批准药物，对人是没有影响的。

内皮细胞和平滑肌细胞在调节血管张力方面起着重要作用，而且这些细胞是毒性损伤的主要靶点。因此，需要对内皮细胞和平滑肌细胞的生理学和血生化标志物进行评价，以识别和开发转化标志物（translational markers）（表 16.9）。

16.2.10.1　血管毒性的生理学生物标志物

16.2.10.1.1　心率（HR）和平均动脉压（MAP）

在非临床安全性试验中，多种结构和药理学作用不同的药物均可引起血管毒性。犬血管毒性常伴随心血管血流动力学参数 MAP 和 HR 的显著改变。这些参数已经作为生物标志物用来监测人类治疗剂量中潜在的血管毒性（Dogterom et al. 1992）。在犬非临床试验中，有效的抗高血压药物米诺地尔能引起 MAP 的显著降低，HR 代偿性增加及血管病变（Mesfin et al. 1989）。类似的发现也曾在给予肼苯哒嗪的试验中报道过（Mesfin et al. 1989）。然而近期，犬 ETRA（一种新型血管活性药）试验提示，与米诺地尔比较，显著的血流动力学改变（MAP 和 HR）并不是犬发生冠状动脉病变的先决条件（Albassam et al. 2001；Louden et al. 2000）。对于 ETRA 来说，心率和 MAP 的变化在不同种属间缺乏一致性，提示将潜在风险外推至人类时，只能基于犬是非常敏感的种属（Albassam et al. 2001; Dogterom et al.1992；Louden et al. 2000）。这种种属敏感性反应得到 ETRA CI-1020 猴试验数据的支持。该试验中以较高的全身暴露量和较长的给药时间给予猴 ETRA CI-1020，发生了严重程度较低的冠状动脉病变（Albassam et al. 2001）。

16.2.10.1.2　局部血流量

犬的药物诱导血管损伤与血管扩张和血流量增加有关，这些改变出现在动脉损害之前。据报道，米诺地尔（Humphrey and Zins 1984；Mesfin et al. 1989）、肼苯哒嗪（Chelly et al. 1998；Mesfin et al. 1987）、SB209670（Louden et al. 2000）和腺苷激动剂（Albassam et al. 2001；Metz et al. 1991）能引起冠状动脉局部血流量增加。大鼠给予米诺地尔、非诺多泮和 SKF95654（Joseph 2000）可引起肠系膜动脉损伤和肠系膜动脉血流量增加。犬和人类运动时能引起冠状动脉血流量增加，提示生理调节在维持血管完整性中起到关键作用。由于人类血管扩张和血流量之间的关系，血流介导的血管扩张可用于确定和测量局部血流量和药物相关效应。

16.2.10.2　血管毒性的血生化生物标志物

16.2.10.2.1　内皮细胞生物标志物

对内皮细胞的损伤能引起多种分子和（或）蛋白的释放，这些分子和（或）蛋白能做为血管损伤的生物标志物。这些生物标志物包括血管假性血友病因子（von Willebrand factor, vWF）、vWF 前肽（vWF pro peptide, vWFpp）、血管内皮生长因子（vascular endothelial growth factor, VEGF）、内皮素（endothelin, ET）、非对

表 16.9　血管系统的潜在生物标志物

生物标志物（类型和来源）	适用范围（R 代表大鼠，D 代表犬，H 代表人类）	生物标志物（参考文献）
功能性生物标志物	R、D、H	血流量（Louden et al. 2000）；血压（收缩压、舒张压、脉搏）（Dogterom et al.1992）；红细胞沉降率（Finke et al. 2011）；心率（Dogterom et al.1992）
血生化生物标志物		
内皮细胞	R、D、H	陷窝蛋白 -1（Brott et al.2005b）；嗜酸性粒细胞趋化因子（Øynebråten et al. 2004）；e- 选择素（Zhang et al. 2010）；PDGF（Paulus et al. 2011）；血小板内皮细胞黏附分子 -1（PECAM-1）(Zhang et al. 2010）；P- 选择素（Zhang et al. 2010）；前列环素（PGI2）(Blank et al. 2002）；血清亚硝酸盐（Sheth et al. 2011）；可溶性细胞间黏附分子（sICAM-1）(Tesfamariam and DeFelice 2007）；可溶性凝血调节蛋白（sTM）(Blank et al. 2002; Kerns et al. 2005; Tesfamariam and DeFelice 2007）；可溶性血管细胞黏附蛋白 -1（sVCAM-1）(Tesfamariam and DeFelice 2007）；血小板应答蛋白 1（Moxon et al. 2011）；组织纤溶酶原激活物（tPA）(Tesfamariam and DeFelice 2007）；尿激酶纤溶酶原激活物（uPA）(Paulus et al. 2011）；血管细胞黏附分子 1（VCAM-1）(Zhang et al. 2011b）；VEGF（Tesfamariam and DeFelice 2007）；VWF（Brott 2005b; Newsholme et al. 2000）
	R、H	内皮细胞特异性分子 1（ESM-1）(Paulus et al. 2011）；内皮细胞微粒（Kerns et al. 2005）；连接黏附分子 A（JAM-A；CD321）(Zhang et al. 2010）；血小板活化因子（PAF）(Zhang et al. 2011b）；sE- 选择素（Kerns et al. 2005）；sVEGF- 受体 -1（sFlt-1）(Paulus et al. 2011）
	D、H	VWF 前肽（Katein et al. 2008; van Mourik et al. 1999）
	H	α 1,3- 岩藻糖基转移酶Ⅵ（Schnyder-Candrian et al. 2000）
平滑肌细胞	R、D、H	非对称二甲基精氨酸（ADMA）(Zhang et al. 2010）；陷窝蛋白 -1（Brott et al. 2005b）；平滑肌 α 肌动蛋白（Brott et al. 2005b）
	R、H	H- 钙调蛋白结合蛋白（Smolock et al. 2009）；平滑肌细胞分化特异性抗原（Van Eys et al. 2007）；SM22/ 肌动蛋白结合蛋白（Li et al. 1996）
	H	H1- 钙调理蛋白（Qu et al. 2008）
炎症或细胞因子	R、D、H	急性期蛋白（Watterson et al. 2009）；CCL2/MCP-1（Lee et al. 2011）；CCL3/MIP1（Labonte et al. 2009）；CCL19（Yang et al. 2007）；C- 反应蛋白（Brott et al. 2005a）；结合珠蛋白（Brott 2006a）；IL-1a（Zhang et al. 2011a）；IL-1b（Zhang et al. 2011a）；IL6（Blank et al. 2002）；IL-8（Zhang et al. 2010）；MCP1（Aplin et al. 2010）；MIP-1（Ozer et al. 2005）；TNF α（Tesfamariam and DeFelice 2007）
	R、H	生腱蛋白 -C（Suzuki et al. 2011）
	D、H	血清淀粉样物质 A（Kerns et al. 2005）
凝血或血小板	R、D、H	APTT 或 PTT（Brott et al. 2005a）；CD61（Galindo et al. 2009）；D- 二聚体（Paulus et al. 2011）；纤维蛋白原（Brott 2006）；同型半胱氨酸（Yan et al. 2010）；凝血酶原时间（PT）(Brott 2006）；血栓素 A2（TXA2）(Blank et al. 2002）；组织因子（Kerns et al. 2005）；组织型纤维酶原激活物（tPA）(Huber et al. 2002）
	R、H	CD63（Doi et al. 2001）；纤维酶原激活物抑制剂 -1（PAI-1）(Tesfamariam and DeFelice 2007）；sCD40L（Tesfamariam and DeFelice 2007）
	R	α 2- 巨球蛋白（Zhang et al. 2006）
	H	凝血因子 XⅢ a（Schaumburg-Lever et al. 1994）
细胞外基质	R、D、H	MMP9（Ramos-Fernandez et al. 2011）；sCD44（透明质酸）(Kerns et al. 2005）；金属蛋白酶组织抑制剂 -1（TIMP-1）(De la Sierra and Larrousse 2010）
	R、H	MMP8（基质金属蛋白酶）(Pradhan-Palikhe et al. 2010）
循环	R、D、H	ANCA（Kerns et al. 2005）；降钙素基因相关蛋白（CGRP）(Zheng et al. 2010）；循环内皮细胞（Kerns et al. 2005）；内皮祖细胞（Kerns et al. 2005）；FasL（CD95L）(Kerns et al. 2005）；组胺（Kerns et al. 2005）；中性粒细胞计数（Kerns et al. 2005）；中性粒细胞明胶酶相关脂质运载蛋白（NGAL）(Chen et al. 2009)；NO（Zhang et al. 2011）；胎盘生长因子（PLGF）(van Steenkiste et al. 2009）
	R、H	血管紧张素Ⅱ转换酶（ACE 1）(Prosser et al. 2010）；护骨因子（Zannettino et al. 2005）
	D、H	抗弹性蛋白酶抗体（Savige et al. 1991）；抗溶酶体抗体（Savige et al. 1991）；抗髓过氧化物酶抗体（Kerns et al. 2005）；抗蛋白酶 3 抗体（Kerns et al. 2005）
免疫组织化学	R、D、H	膜联蛋白Ⅴ（Kerns et al. 2005）；胱天蛋白酶 3（Chiu et al. 2011）；密封蛋白（Brott 2006）；簇集素（Moxon et al. 2011）；胶原蛋白染色（Cho et al. 2010）；硝基酪氨酸（Zhang et al. 2011）；三色染色（Cho et al. 2010）；TUNEL（Kerns et al. 2005）

称二甲基精氨酸（asymmetric dimethylarginine, ADMA）、一氧化氮（NO）和陷窝蛋白 -1。也有人认为，动脉损伤导致内皮细胞和（或）微粒从损伤部位释放，所以也可以测定内皮细胞或微粒作为血管损伤的生物标志物（McFarland et al. 2004；Scicchitano et al. 2003）。

632 由于 vWF 及其前肽（vWFpp）是在组成明确和受调控的通路及生化过程的控制下释放进入循环，因此 vWF 和 vWFpp 已经被用作内皮细胞紊乱（van Mourik et al. 1999）和药物诱导血管损伤（Louden et al. 2006）的潜在标志物。然而，由于 vWFpp 比 vWF 的半衰期短，所以 vWFpp 在血浆中水平较低 (van Mourik et al. 1999)。vWF 和 vWFpp 的血浆水平和 vWF/vWFpp 比能用于区别急性和慢性内皮细胞紊乱（van Mourik et al. 1999）。

在大鼠和犬的药物诱导血管损伤模型中，可以通过检测血浆 vWF 来评估其作为潜在标志物的实用性（Brott et al. 2005a；Newsholme et al. 2000）。给予钾通道开放剂（Brott et al. 2005a）和非诺多泮（Newsholme et al. 2000）后可以观察到血浆中 vWF 轻微升高。该观察结果结合其他报道，提出了一种可能性，即循环中 vWF 在 2~6 小时内的短暂增加是内皮细胞活化 / 紊乱的一个指征，该指征出现在血管损伤的形态学证据之前（Brott et al. 2005a；Newsholme et al. 2000），因为在血管损伤的组织学变化被确认之前，vWF 水平已回到基线（Brott et al. 2005b）。其他犬的试验表明钾通道开放剂引起的极轻度病变不能导致 vWF 含量增加（Katein et al. 2008）；因此，vWF 好像不太适用于在毒理学研究中用作监测进行性血管损伤标志物。有人提出分析人、犬和狒狒中 vWF/vWFpp 比能辨别内皮细胞紊乱、活化和损伤的慢性期及急性期（Brott et al. 2005b；Louden et al. 2006；van Mourik et al. 1999）。

VEGF 和 ADMA 是内皮细胞，以及体内影响内皮功能和平滑肌细胞功能的其他细胞的分泌产物，因此，它们能被用作血管损伤的诊断标志物。生化药理学揭示 VEGF 激活血管酪氨酸激酶受体，引起血管扩张，从而通过 NO 通路导致低血压（Bussolati et al. 2001；Hennequin et al. 1999）。

ADMA 被证明可以抑制所有三种形式的 NOS，并且临床上肺动脉高压患者中的 ADMA 水平会升高，这使人们对 ADMA 产生了极大的研究兴趣（Gorenflo et al. 2001；Saitoh et al. 2003）。因此，抑制 NOS、VEGF 和（或）VEGF 血管酪氨酸激酶受体的化合物，可能会引起在机制上与高血压相关的药物诱导血管病变，加上血浆中 ADMA 很容易测定，使得 ADMA 成为一种很好的血生化学生物标志物。

内皮细胞的活化在药物诱导血管损伤的发展过程中也起着关键作用。这种刺激和活化可引起内皮细胞释放内皮特异性物质，该物质可以作为损伤的生物标志物。这些潜在生物标志物包括黏附分子、细胞因子、趋化因子、促凝血和抗凝血分子、NO 衍生产物，以及急性期反应物（Zhang et al. 2010）。现已提出利用病理学基础来鉴定内皮细胞活化生物标志物的有效策略。包括推荐的有活化作用的替代标志物、潜在有用但未经确认或验证的标志物，以及新兴的标志物（Zhang et al. 2010）。

16.2.11　探索性体内研究

16.2.11.1　小 RNA（miRNA）

因为人们对开发新型的方法来监测器官毒性有着浓厚的兴趣，所以调节基因表达的非编码小 RNA（也称为 miRNA）的发现引起了极大的关注，因为它们有可能成为生物标志物。Hartmann

和 Thum（2011）确定 miRNA 的改变能反映血管功能（和功能紊乱）。Thomas 等人（2011）探究了 miRNA 作为一种由非诺多泮和多巴胺引起的血管损伤的新兴诊断标志物的实用性。需要进行更多的研究来进一步定性和验证这些药物诱导血管毒性中出现的标志物，从而确定它们在预测人类的安全性方面的非临床实用性。

633 16.2.12 药物诱导血管病变对人类的影响

药物对特定细胞群潜在有害作用的定量和（或）定性分析是确定风险评估方法的关键要素。当所有的相关科学数据，包括危害识别、已识别的危害的剂量反应、等量全身暴露，以及风险表征都能够进行定量和定性分析时，才能最好完成对人风险的充分评估。当使用实验动物评估药物对人类是否有潜在不良作用时，种属特异性代谢物特征，分子靶点的分布、敏感性和功能的差异，以及治疗指数都是必须要考虑的重要因素。同样重要的是注意动物试验中给予高剂量时引起的有害心血管毒性变化可能与人的治疗剂量没有相关性。尽管通过局部给药来治疗高血压，米诺地尔在人体内的暴露量较高，却没有在人类观察到特征性的心血管病变。对米诺地尔的生理和毒理反应存在种属差异，据推测，是由于犬调节血管张力和血管扩张的生化机制和控制力与人类不同。

为了在实验动物和人之间建立动脉毒性的相关性，还应该考虑临床经验和流行病学因素。基于目前的临床数据，地高辛、肼苯哒嗪、非诺多泮、可可碱和米诺地尔等药物都可引起实验动物的血管病变，然而这些药物已经被患者安全服用很多年。至于 ETRA，值得注意的是犬和人类内皮素受体分布和功能存在种属差异，因此，可以预测犬和人类对这些药物的血管反应存在差异（Louden et al. 2000）。基于对犬特有的种属特异性心血管毒性的经验和认识，在动脉毒性剂量下使用该种属进行慢性毒性试验的合理性受到了挑战，因为这些结果与人类不相关；因此，这些数据很少有助于对人类风险的全面评价。

毒理学研究中的动脉病变对临床提出了特殊的挑战，因为没有明确的用于监测和（或）确认人动脉病变的血生化诊断标志物。因此，在评估引起犬有害心脏毒性药物对人的风险时，必须要考虑以下因素：①种属特异性反应；②等量全身性暴露；③种属间比例；④相关毒理学种属中的无作用剂量；⑤治疗剂量范围；⑥风险 – 收益比。如果动物的探索性研究数据显示损伤机制可能不适用于人类，那么这种风险的评估就能够得到很大程度的提升。与临床经验相关的累积毒理学数据表明，如果将犬的冠状动脉病变外推至人，会导致不正确和不相关的外推结论。

（王 蕾 译；乔俊文 杨秀英 校）

参考文献

Ahmed, S. H., Clark, L. L., Pennington, W. R., Webb, C. S., Bonnema, D. D., Leonardi, A.H., McClure, C. D., Spinale, F. G., Zile, M.R. 2006. Matrix metalloproteinases/tissues inhibitors of matalloproteinases: relationship between changes in proteolytic determinants of matrix composition and structural, functional and clinical manifestations of hypertensive heart disease. *Circulation* 113:2089–2096.

Ainge, G., Clarke, C. J. 2000. Spontaneous myocardial concentration of Purkinje fiber-like cells in a beagle dog. *Toxicol Pathol*, 28:827–828.

Akazawa, H., Komuro, I. 2003. Roles of cardiac transcription factors in cardiac hypertrophy. *Circ Res* 92:1079–1088.

Albassam, M. A., Metz, A. L., Potoczak, R. E., Gallagher, K. P., Haleen, S., Hallak, H., McGuire, E. J. 2001. Studies on coronary arteriopathy in dogs following administration of CI-1020, an endothelin A receptor antagonist. *Toxicol Pathol* 29:277–284.

Albassam, M. A., Metz, A. L., Gragtmans, N. J., King, 634
L. M., Macallum, G. E., Hallak, H., McGuire, E. J. 1999. Coronary arteriopathy in monkeys following administration of CI-1020, an endothelin A receptor

antagonist. *Toxicol Pathol* 27:156–164.

Albassam, M. A., Smith, G. S., Macallum, G. E. 1998. Arteriopathy induced by adenosine agonist-antihypertensive in monkeys. *Toxicol Pathol* 26:375–380.

Albassam, M. A., Lillie, L. E., Smith, G. S. 1993. Asymptomatic polyarteritis in a cynomolgus monkey. *Lab Anim* Sci 43:628–629.

Albassam, M. A., Houston, B. J., Greaves, P., Barsoum, N. 1989. Polyarteritis in a beagle. *J Am Vet Med Assoc* 194:1595–1597.

Allen, A. M., Hansen, C. T., Moore, T. D., Knapka, J., Ediger, R. D., Long, P. H. 1991. Hemorrhagic cardiomyopathy and hemothorax in vit K deficient mice. *Toxicol Pathol* 19:589–596.

Anderson, T. D., Hayes, T. J. 1989. The toxicity of human recombinant interleukin-2 in rats. Pathologic changes are characterized by marked lymphocytic and eosinophilic proliferation and multisystem involvement. *Lab Invest* 60:331–346.

Anderton, M. J., Mellor, H. R., Bell, A., Sadler, C., Pass, M., Powell, S., Steele, S. J., Roberts, R. A., Heier, A. 2011. Induction of heart valve lesions by small molecule ALK5 inhibitors. *Toxicol Pathol* 39:916–924.

Aplin, A. C., Fogel, E., Nicosia, R. F. 2010. MCP-1 promotes mural cell recruitment during angiogenesis in the aortic ring model. *Angiogenesis* 13:219–226.

Apple, F. S., Murakami, M. M., Ler, R., Walker, D., York, M. 2008. HESI Technical Committee of Biomarkers Working Group on Cardiac Troponins. Analytical characteristics of commercial cardiac troponin I and T immunoassays in serum of rats, dogs and monkeys with induced myocardial injury. *Clin Chem* 54:1982–1989.

Arena, E., D'Alessandro, N., Dusonchet, L., Geraci, M., Rausa, L., Sanguedolce, R. 1979. Repair kinetics of DNA, RNA and proteins in the tissues of mice treated with doxorubicin. *Arzneimittelforschung* 29:901–902.

Arnal, J. F., Dinh-Xuan, A. T., Pueyo, M., Darblade, B., Rami, J. 1999. Endothelium-derived nitric oxide and vascular physiology and pathology. *Cell Mol Life Sci* 55:1078–1087.

Arola, Q. J., Saraste, A., Pulkki, K., Kallajoki, M., Parvinen, M., Voipio-Pulkki, L. M. 2000. Acute doxorubicin cardiotoxicity involved cardiomyocyte apoptosis. *Cancer Res* 60:1789–1792.

Asakawa, M., Takano, H., Nagai, T., Uozumi, H., Hasegawa, H., Kubota, N., Saito, T., Masuda, Y., Kadowaki, T., Komuro, I. 2002. Peroxisome proliferator-activated receptor gamma plays a critical role in inhibition of cardiac hypertrophy in vitro and in vivo. *Circulation* 105:1240–1246.

Bachmann, E., Weber, E., Zbinden, G. 1984. The effect of methyl-2-tetradecylglycidate (McNeil 3716) on heart mitochondrial metabolism in rats. *Biochem Pharmacol* 33:1947–1950.

Balazs, T., Ferrans, V. J., El-Hage, A., Ehrreich, S. J., Johnson, G. L., Herman, E. H., Atkinson, J. C., West, W. L. 1981. Study of the mechanism of hydralazine-induced myocardial necrosis in the rat. *Toxicol Appl Pharmacol* 59:524–534.

Balazs, T., Herman, H. E., Earl, F. L., Wolff, F. W. 1975. Cardiotoxicity studies with diazoxide, reserpine, guanethidine, and combinations of diazoxide and propranolol in dogs. *Toxicol Appl Pharmacol* 33:498–503.

Barbolt, T. A., Gossett, K. A., Cornacoff, J. B. 1991. Histomorphologic observations for cynomolgus monkeys after subchronic subcutaneous injection of a recombinant human interleukin-4. *Toxicol Pathol* 21:251–257.

Bass, B. H. 1981. Hydralazine lung. *Thorax* 36:695–696.

Bassil, M., Anand-Srivastava, M. B. 2006. Nitric oxide modulated Gi-protein expression and adenylyl cyclase signaling in vascular smooth muscle cells. *Free Radic Biol Med* 41:1162–1173.

Belhadjali, H., Slim, R., Aouam, K., Youssef, M., Zili, J. 2008. Cutaneous vasculitis induced by risedronate. *Allergy* 63:1405.

Berenji, K., Drazner, M. H., Rothermel, B. A., Hill, J. A. 2005. Does load-induced ventricular hypertrophy progress to systolic heart failure Am *J Physiol-Heart and Circ Phys* 289:H8–H16.

Bertinchant, J. P., Polge, A., Juan, J. M., Oliva-Laurarie, M. C., Giuliani, I., Marty-Double, I., Marty-Double, C., Burdy, J. Y., Fabbro-Peray, P., Laprade, M., Bali, J. P., Granier, C., de la Coussaye, J. E., Dauzat, M. 2003. Evaluation of cardiac troponin I and T levels as markers of myocardial damage in doxorubicin-induced cardiomyopathy rats, and their relationship with echocardiographic and histological findings. *Clin Chem Acta* 329:39–51.

Bertinchant, J. P., Robert, E., Polge, A., Marty-Double, I., Fabbro-Peray, P., Poirey, S., Aya, G., Juan, J. M., Ledermann, B., de la Coussaye, J. E., Dauzat, M. 2000. Comparison of the diagnostic value of cardiac troponin I and T determinations for detecting early myocardial damage and the relationship with histological findings after isoprenaline-induced cardiac injury in rats. *Clin Chem Acta* 298:13–28.

Bhargava, P. 2009. VEGF kinase inhibitors: How do they 635
cause hypertension? *Am J Physiol Regul Integr Comp Physiol* 297:R1–R5.

Bienaime, F., Clerbaux, G., Plaisier, E., Mougenot, B., Ronco, P., Rougier, J. P. 2007. D-penicillamine-induced ANCA-associated crescentic glomerulonephritis in Wilson disease. *Am J Kidney Dis* 50:821–825.

Bishop, S. P., Louden, C. 1997. Morphologic evaluation

of the heart and blood vessels. In *Comprehensive Toxicology* (eds. Bishop, S. P. and Kerns, W. D.), vol. 6, pp. 5–26. Elsevier Science, New York.

Bishop, S. P. 1990. Animal models of vasculitis. *Toxicol Pathol* 17:109–117.

Blank, M., Shoenfeld, Y., Tavor, S., Praprotnik, S., Boffa, M. C., Weksler, B., Walenga, M. J., Amiral, J., Eldor, A. 2002. Anti-platelet factor 4/heparin antibodies from patients with heparin induced thrombocytopenia provoke direct activation of microvascular endothelial cells. *Int Immunol* 14:121–129.

Bleuel, H., Deschl, U., Bertsch, T., Bolz, G., Rebel, W. 1995. Diagnostic efficiency of troponin T measurements in rats with experimental myocardial cell damage. *Exp Toxicol Pathol* 47:121–127.

Block, M. I., Said, J. W., Siegel, R. J., Fishbein, M. C. 1983. Myocardial myoglobin following coronary artery occlusion. An immunohistochemistry study. *Am J Pathol* 111:374–379.

Boli, R. 2007. Preconditioning: A paradigm shift in the biology of myocardial ischemia. *Am J Physiol* 292:H19–H27.

Bombardier, C. 2002. An evidence-based evaluation of the gastrointestinal safety of coxibs. *Am J Cardiol* 89:3D–9D.

Boor, P. J., Langford, S. D. 1997. Pathogenesis of medial lesions caused by chemical agents. In *Comprehensive Toxicology* (eds. Snipes, G., McQueen, C., and Gandolfi, J.), pp. 309–332. Elsevier Science, New York, NY.

Boor, P. J., Gotlieb, A. I., Joseph, E. C., Kerns, W. D., Roth, R. A., Tomaszewski, K. R. 1995. Chemical-induced vasculature injury. *Toxicol Appl Pharmacol* 132:177–195.

Boor, P. J., Hysmith, R. M., Sanduja, R. 1990. A role for a new vascular enzyme in the metabolism of xenobiotic amines. *Circ Res* 66:249–252.

Boor, P. J., Hysmith, R. M. 1987. Allylamine cardiovascular toxicity. *Toxicology* 44:129–145.

Boor, P. J. 1987. Amines and the heart. *Arch Pathol Lab Med* 111:930–932.

Borg, T. K., Rubin, K., Carver, W., Samarel, A., Terracio, L. 1996. The cell biology of the cardiac interstitium. *Trends Cardiovasc Med* 6:65–70.

Bouloumie, A., Schini-Kerth, V. B., Busse, R. 1999. Vascular endothelial growth factor up-regulates nitric oxide synthase expression in endothelial cells. *Cardiovasc Res* 41:773–780.

Bourdois, P. S., Dancla, J. L., Faccini, J. M., Nachbaur, J., Monro, A. M. 1982. The subacute toxicology of digoxin in dogs: clinical chemistry and histopathology of heart and kidneys. *Arch Toxicol* 51:273–283.

Brave, M., Goodman, V., Kaminskas, E., Farrell, A., Timmer, W., Pope, S., Harapanhall, R., Saber, H., Morse, D., Bullock, J., Men, A., Noory, C., Ramchandani, R., Kenna, L., Gobburu, J., Jiang, X., Sridhara, R., Justice, R., Pazdur, R. 2008. Sprycel for chronic myeloid leukemia and Philadelphia chromosome-positive acute lymphoblastic leukemia resistant to or intolerant of imatinib mesylate. *Clin Cancer Res* 14:352–359.

Bregman, C. L., Comereski, C. R., Buroker, R. A., Hirt, R. S., Madissoo, H., Holtendorf, G. H. 1987. Single-dose and multiple-dose intravenous toxicity studies of BMY-25282 in rats. *Fundam Appl Toxicol* 9:90–109.

Breider, M. A., Gough, A. W., Haskins, J. R., Sobocinski G., de la Iglesia, F. A. 1999. Troglitazone-induced heart and adipose tissue cell proliferation in mice. *Toxicol Pathol* 27:545–552.

Brickner, M. E., Willard, J. E., Eichorn, E. J., Black, J., Grayburn, P. A. 1991. Left ventricular hypertrophy associated with chronic cocaine abuse. *Circulation* 84:1130–1135.

Bristow, M. R., Sageman, W. S., Scott, R. H., Billingham, M. E., Bowden, R. E., Kernoff, R. S., Snidow, G. G., Daniels, J. R. 1980. Acute and chronic cardiovascular effects of doxorubicin in the dog: the cardiovascular pharmacology of drug-induced histamine release. *J Cardiovasc Pharmacol* 2:487–515.

Brott, D., Foster-Brown, L., Richardson, R. J., Louden, C. 2007. The role of nitric oxide pathway in fenoldopam-induced vascular injury. *Toxicologist*, 2110A.

Brott, D. A. 2006. Mechanistic studies and potential diagnostic markers of drug-induced vascular injury. PhD Dissertation, The University of Michigan.

Brott, D. A., Jones, H. B., Gould, S., Valentin, J. P., Evans, G., Richardson, R. J., Louden, C. 2005a. Current status and future directions for diagnostic markers of drug-induced vascular injury. *Cancer Biomark* 1:15–28.

Brott, D., Gould, S., Jones, H., Schofield, J., Prior, H., Valentin, J. P., Bjurstrom, S., Kenne, K., Schuppe-Koistinen, I., Katein, A., Foster-Brown, L., Betton, G., Richardson, R., Evans, G., Louden, C. 2005b. Biomarkers of drug-induced vascular injury. *Toxicol Appl Pharmacol* 207:S441–S445.

Bugelski, P. J., Vockley, C. M., Sowinski, J. M., Arena, E., 636
Berkowitz, B. A., Morgan, D. G. 1989. Ultrastructure of an arterial lesion induced in rats by fenoldopam mesylate, a dopaminergic vasodilator. *Br J Exp Pathol* 70:153–165.

Bussolati, B., Dunk, C., Grohman, M., Kontos, C. D., Mason, J., Ahmed, A. 2001. Vascular endothelial growth factor receptor-1 modulates vascular endothelial growth factor-mediated angiogenesis via nitric oxide. *Am J Pathol* 159:993–1008.

Cairns, J. A. 2007. The coxibs and traditional nonsteroidal anti-inflammatory drugs: a current perspective on cardiovascular risks. *Can J Cardiol* 23:125–131.

Cannan, C. R., Burnett, J. C. Jr., Brandt, R. R., Lerman, A. 1995. Endothelin at pathophysiological concentrations mediates coronary vasoconstriction via the endothelin-A receptor. *Circulation* 92:3312–3317.

Carson, R. G., Feenstra, E. S. 1977. Toxicologic studies with the hypotensive agent minoxidil. *Toxicol Appl Pharmacol* 39:1–5.

Case, M. T., Sibiniski, L. J., Steffen, G. R. 1984. Chronic oral toxicity and oncogenicity studies of flecainide an antiarrhythmic, in rats and mice. *Toxicol Appl Pharmacol* 73:232–242.

Catella-Lawson, F., McAdam, B., Morrison, B. W., Kapoor, S., Kujubu, D., Antes, L., Lasseter, K. C., Quan, H., Gertz, B. J., FitzGerald, G. A. 1999. Effects of specific inhibition of cyclooxygenase-2 on sodium balance, hemodynamics, and vasoactive eicosanoids. *J Pharmacol Exp Ther* 289:735–741.

Chabrier, P. E. 1993. The role of endothelin in the vessel wall. *Bailleres Clin Hematol* 6:577–563.

Chamanza, R., Marxfeld, H. A., Blanco, A. I., Naylor, S. W., Bradley, A. E. 2010. Incidences and range of spontaneous findings in control cynomolgus monkeys (*Macaca fascicularis*) used in toxicity studies. *Toxicol Pathol* 38:642–657.

Chamanza, R., Parry, N. M., Rogerson, P., Nicol, J. R., Bradley, A. E. 2006. Spontaneous lesions of the cardiovascular system in purpose-bred laboratory nonhuman primates. *Toxicol Pathol* 34:357–363.

Cheitlin, M. D., Hutter, A. M. Jr., Brindis, R. G., Ganz, P., Kaul, S., Russell, R. O. Jr., Zusman, R. M. 1999. ACC/AHA expert consensus document: use of sildenafil (Viagra) in patients with cardiovascular disease: American College of Cardiology/American Heart Association. *J Am Coll Cardiol* 33:273–282.

Chelly, J. E., Doursout, M. F., Begaud, B., Tsao, C. C., Hartley, C. J. 1986. Effects of hydralazine on regional blood flow in conscious dogs. *J Pharmacol Exp Ther* 238:665–669.

Chen, M., Wang, F., Zhao, M. H. 2009. Circulating neutrophil gelatinase-associated lipocalin: a useful biomarker for assessing disease activity of ANCA-associated vasculitis. *Rheumatology (Oxford)* 48:344–348.

Chen, M. H., Kerkela, R., Force, T. 2008. Mechanism of cardiac dysfunction associated with tyrosine kinase inhibitor cancer therapeutics. *Circulation* 118:84–95.

Cheng, L., Ding, G., Qin, Q., Huang, Y., Lewis, W., He, N., Evans, R. M., Schneider, M. D., Brako, F. A., Xiao, Y., Chen, Y. E., Yang, Q. 2004. Cardiomyocyte restricted peroxisome proliferator-activated receptor-delta deletion perturbs myocardial fatty acid oxidation and leads to cardiomyopathy. *Nat Med* 10:1245–1250.

Chintalgattu, V., Ai, D., Langley, R. R., Zhang, J., Bankson, J. A., Shih, T. L., Reddy, A. K., Coombes, K. R., Daher, I. N., Pati, S., Patel, S. S., Pocius, J. S., Taffet, G. E., Buja, L. M., Entman, M. L., Khakoo, A. Y. 2010. Cardiomyocyte PDGFR-beta signaling is an essential component of the mouse cardiac response to load-induced stress. *J Clin Invest* 120:472–484.

Chironi, G., Escaut, L., Gariepy, J., Cogny, A., Teicher, E., Monsuez, J. J., Levenson, J., Simon, A., Vittecoq, D. 2003. Brief report: carotid-intima media thickness in heavily pretreated HIV-infected patients. J *Acquir Immune Defic Syndr* 32:490–493.

Chiu, W. T., Shen, S. C., Yang, L. Y., Chow, J. M., Wu, C. Y., Chen, Y. C. 2011. Inhibition of HSP90-dependent telomerase activity in amyloid b-induced apoptosis of cerebral endothelial cells. *J Cell Physiol* 226:2041–2051.

Cho, G. S., Roelofs, K. J., Ford, J. W., Henke, P. K., Upchurch, G. R. Jr. 2010. Decreased collagen and increased matrix metalloproteinase-13 in experimental abdominal aortic aneurysms in males compared with females. *Surgery* 147:258–267.

Chobanian, A. V., Bakris, G. L., Black, H. R., Cushman, W. C., Green, L. A., Izzo, J. L. Jr., Jones, D. W., Materson, B. J., Opaaril, S., Wright, J. T. Jr., Roccella, E. J. 2003. National Heart, Lung and Blood Institute Joint National Committee on Prevention, Detection, Evaluation and Treatment of High Blood Pressure; National High Blood Pressure Education Program Coordinating Committee. The seventh Report of the Joint National Committee on Prevention, Detection, Evaluation, and Treatment of High Blood Pressure: *the JNC 7 report. JAMA* 289:2560–2572.

Choi, H. K., Merkel, P. A., Walker, A. M., Niles, J. L. 2000. Drug-associated antineutrophil cytoplasmic antibody-positive vasculitis: prevalence among patients with high titers of antimyeloperoxidase antibodies. *Arthritis Rheum* 43:405–413.

Choi, H. K., Merkel, P. A., Niles, J. L. 1998. ANCA-positive vasculitis associated with allopurinol therapy. *Clin Exp Rheumatol* 16:743–744.

Chu, T. F., Rupnick, M. A., Kerkela, R., Dallabrida, S. M., 637
Zurakowski, D., Nguyen, L., Woulfe, K., Pravda, E., Cassiola, F., Desai, J. 2007. Cardiotoxicity associated with tyrosine kinase inhibitor sunitinib. *Lancet* 370:2011–2019.

Chun, A. A., McGee, S. R. 2004. Bedside diagnosis of coronary artery disease: a systematic review. *Am J Med* 117:334–343.

Cines, D. B., Pollak, E. S., Buck, C. A, Loscalzo, J., Zimmerman,

G. A., McEver, R. P., Pober, J. S., Wick, T. M., Konle, B. A., Scwartz, B. S., Barnathan, E. S., Mcrae, K. R., Hug, B. A., Schmidts, A. M., Stern, D. M. 1998. Endothelial cells in physiology and in the pathophysiology of vascular disorders. *Blood* 91:3527–3561.

Clements, P., Brady, S., York, M., Berridge, B., Mikaelian, I., Nicklaus, R., Gandhi, M., Roman, I., Stamp, C., Davies, D., McGill, P., Williams, T., Pettit, S., Walker, D., ILSI HESI Cardiac Troponins Working Group Turton J. 2010. Time course characterization of serum cardiac troponins, heart fatty acid-binding protein, and morphologic findings with isoproterenol-induced myocardial injury in the rat. *Toxicol Pathol* 38:703–714.

Clemo, F. S., Evering, W. E., Snyder, P. W., Albassam, M. A. 2003. Differentiating spontaneous from drug-induced vascular injury in the dog. *Toxicol Pathol* 31S:25–31.

Clozel, M., Gray, G. A., Breu, V., Loffler, B. M., Osterwalder, R. 1992. The endothelin B receptor mediates both vasodilation and vasoconstriction in vivo. *Biochem Biophys Res Commun* 186:867–873.

Coflesky, J. T., Adler, K. B., Woodcock-Mitchell, J., Mitchell, J., Evans, J. N. 1988. Proliferative changes in the pulmonary arterial wall during short-term hyperoxic injury to the lung. *Am J Pathol* 132:563–573.

Cohen, S. M., Storer, R. D., Criswell, K. A., Doerrer, N. G., Dellarco, V. L., Pegg, D. G., Wojcinski, Z. W., Malarkey, D. E., Jacobs, A. C., Klaunig, J. E., Swenberg, J. A., Cook, J. C. 2009. Hemangiosarcoma in rodents: Mode-of-action evaluation and human relevance. *Toxicol Sci* 111(1):4–18.

Collinson, P. O., Boa, F. G., Gaze, D. E. 2001. Measurement of cardiac troponins. *Ann Clin Biochem* 38:423–449.

Connolly, H. M., Crary, J. L., McGoon, M. D., Hensrud, D. D., Edwards, B. S., Edwards, W. D., Schaff, H. V. 1997. Valvular heart disease associated with fenfluramine-phentermine. *N Engl J Med* 337:581–588.

Cooper, G. 1997. Basic determinants of myocardial hypertrophy: a review of molecular mechanisms. *Annu Rev Med* 48:13–23.

Cornwell, G. G., Thomas, B. P., Snyder, D. L. 1991. Myocardial fibrosis in aging germ-free and conventional Lobund-Wistar rats: the protective effects of diet restriction. *J Gerentol* 46:B167–B169.

Craft-Cormney, C., Hansen, J. T. 1980. Early ultrastructural changes in the myocardium following thyroxine-induced hypertrophy. *Virchows Arch B Cell Pathol Incl Mol Pathol* 33:267–273.

Crofford, L. J., Wilder, R. L., Ristimaki, A. P., Sano, H., Remmers, E. F., Epps, H. R., Hla, T. 1994. Cyclooxygenase-1 and -2 expression in rheumatoid synovial tissues. Effects of interleukin-1 beta, phorbol ester, and corticosteroids. *J Clin Invest* 93:1095–1101.

Cruickshank, J. M., Fitzgerald, J. D., Tucker, M., Love, S. 1984. Beta-adrenoreceptor blocking drugs: pronethalol, propanol and practolol. In *Safety Testing of New Drugs, Laboratory Predictions and Clinical Performance* (eds. Lawerence, D. R., McLean, A. E. M., and Weatheral, M.), pp. 93–123. Academic Press, London.

Cummings, S. R., Schwartz, A. V., Black, D. M. 2007. Alendronate and atrial fibrillation. *N Engl J Med* 356:1895–1896.

Cummins, B., Cummins, P. 1987. Cardiac specific troponin-I release in canine experimental myocardial infarction: development of a sensitive enzyme-linked immunoassay. *J Mol Cell Cardiol* 19:999–1010.

Daugherty, A., Manning, M. W., Cassis, L. A. 2000. Angiotensin Ⅱ promotes atherosclerotic lesions and aneurysms in apolipoprotein E-deficient mice. *J Clin Invest* 105:1605–1612.

Davies, P., Burke, G., Reid, L. 1986. The structure of the wall of the rat intraacinar pulmonary artery: an electron microscopic study of microdissected preparations. *Microvasc Res* 32:50–63.

Davis, D. R., Wilson, K., Sam, M. J., Kennedy, S. E., Mackman, N., Charlesworth, J. A., Erlich, J. H. 2007. The development of cardiac fibrosis in low tissue factor mice is gender-dependent and is associated with differential regulation of urokinase plasminogen activator. *J Mol Cell Cardiol* 42:559–571.

De Jong, F., Moorman, A. F. M., Viragh, S. 1997. Cardiac development: Prospects for a morphologically integrated molecular approach. In *Comprehensive Toxicology* (eds. Bishop, S. P. and Kerns, W. D.), vol. 6, pp. 5–26. Elsevier Science, New York.

De la Sierra, A., Larrousse, M. 2010. Endothelial dysfunction is associated with increased levels of biomarkers in essential hypertension. *J Hum Hypertens* 24:373–379.

De Simone, G., Gottdiener, J. S., Chinali, M., Maurer, M. S. 2008. Left ventricular mass predicts heart failure not related to previous myocardial infarction: The Cardiovascular Health Study. *Eur Heart J* 29:741–747.

Delea, T. E., Edelsberg, J. S., Hagiwara, M., Oster, G., Phillips, L. S. 2003. Use of thiazolidinediones and risk of heart failure in people with type 2 diabetes: a retrospective cohort study. Diabetes Care 26:2983–2989.

Detweiler, D. K. 1989. Spontaneous and induced arterial 638
disease in the dog: pathology and pathogenesis. *Toxicol Pathol* 17:94–108.

Dietsch, G. N., Diplma, C. R., Eyre, R. J., Pham, T. Q., Poole, K. M., Pefaur, N. B., Welch, W. D., Trueblood, E., Kerns, W. D., Kanaly, S. T. 2006. Characterization of the inflammatory response to a highly selective PDE4 inhibitor in the rat and the identification of biomarkers that correlate with toxicity. *Toxicol Pathol* 34:39–51.

Diez, J. 2009. Towards a new paradigm about hypertensive heart disease. *Med Clin North Am* 93:637–645.

Dogterom, P., Zbinden, G., Rezik, G. K. 1992. Cardiotoxicity of vasodilators and positive inotropic/vasodilating drugs in dogs: An overview. *Crit Rev Toxicol* 22:203–241.

Doi, Y., Kudo, H., Nishino, T., Kayashima, K., Kiyonaga, H., Nagata, T., Nara, S., Morita, M., Fujimoto, S. 2001. Synthesis of calcitonin gene-related peptide (CGRP) by rat arterial endothelial cells. *Histol Histopathol* 16:1073–1079.

Doran, J. P., Howie, A. J., Townend, J. N., Bonser, R. S. 1996. Detection of myocardial infarction by immunohistochemical staining for C9 on formalin fixed paraffin wax embedded sections. *J Clin Pathol* 49:34–37.

Dorn, G. W. 2005. Physiological growth and pathological genes in cardiac development and cardiomyopathy. *Trends Cardiovasc Med* 15:185–189.

Downes, M. R., Prendiville, S., Kiely, C., Lenane, P., Mulligan, N. 2011. Cutaneous reactions to adalimumab administration. *Ir Med J* 104:122–123.

Doyle, M. K., Cuellar, M. L. 2003. Drug-induced vasculitis. *Expert Opin Drug Saf* 2:401–409.

Drab, M., Verkade, P., Elger, M., Kasper, M., Lohn, M., Lauterbach, B., Menne, J., Lindschau, C., Mende, F., Luft, F. C., Schedl, A., Haller, H., Kurzchalia, T. V. 2001. Loss of caveolae, vascular dysfunction, and pulmonary defects in Caveolin-1 gene-disrupted mice. *Science* 293:2449–2452.

Dressman, J., Kincer, J., Matveev, S. V., Guo, L., Greenberg, R. N., Guerin, T., Meade, T., Li, X. A., Zhu, W., Uittienbogaard, A., Wilson, M. E., Smart, E. J. 2003. HIV protease inhibitors promote atherosclerotic lesion formation independent of dyslipidemia by increasing CD36-dependent cholesteryl ester accumulation in macrophages. *J Clin Invest* 111:389–397.

Drevon-Gaillot, E., Perron-Lepage, M. R., Clement, C., Burnett, R. 2006. A review of background findings in cynomolgus monkeys (*Macaca fascicularis*) from three different geographical origins. *Exp Toxicol Pathol* 58:77–88.

Drory, V. E., Korczyn, A. D. 1993. Hypersensitivity vasculitis and systemic lupus erythematosus induced by anticonvulsants. *Clin Neuropharmacol* 16:19–29.

Duan, S. Z., Ivashchenko, C. Y., Russell, M. W., Milstone, D. S., Mortensen, R. M. 2005. Cardiomyocyte-specific knockout and agonist of peroxisome proliferator-activated receptor-gamma both induce cardiac hypertrophy in mice. *Cir Res* 97:372–379.

Durant, G. J., Duncan, W. A., Ganellin, C. R., Parsons, M. E., Blakemore, R. C., Rasmussen, A. C. 1978. Impromidine (SK&F 92676) is a very potent and specific agonist for histamine H2 receptors. *Nature* 276:403–404.

Dzeja, P. P., Bast, P., Pucar, D., Wieringa, B., Terzic, A. 2007. Defective metabolic signaling in adenylate kinase AKI gene knock-out hears compromises post-ischemic coronary reflow. *J Biol Chem* 282:31366–31372.

Elangbam, C. S. 2010. Drug-induced valvulopathy: an update. *Toxicol Pathol* 38:837–848.

Elangbam, C. S., Brodie, T. A., Brown, H. R., Nold, J. B., Raczniak, T. J., Tyler, R. D., Lightfoot, R. M., Wall, H. G. 2002. Vascular effects of GI262570X (PPAR-γ agonist) in brown adipose tissue of Han Wistar Rats: a review of 1-month, 13 week, 27 week and 2-year oral toxicity studies. *Toxicol Pathol* 30:420–426.

Epstein, E. H. Jr., McNutt, N. S., Beallo, R., Thyberg, W., Brody, R., Hirsch, A., LaBraico, J. M. 1987. Severe vasculitis during isotretinoin therapy. *Arch Dermatol* 123:1123–1125.

Escudier, B., Eisen, T., Stadler, W. M., Szczylik, C., Oudard, S., Siebels, M., Negrier, S., Chevreau, C., Solska, E., Desai, A. A., Rolland, F., Demkow, T., Hutson, T. E., Gore, M., Freeman, S., Schwartz, B., Shan, M., Simantov, R., Bukowski, R. M.; TARGET Study Group. 2009. Sorafenib in advanced clear-cell renal-cell carcinoma. *N Engl J Med* 356:125–134.

Faccini, J. M., Abott, D. P., Paulus, G. J. 1990. Cardiovascular System. In *Mouse Histopathology. A Glossary for Use in Toxicity and Carcinogenicity Studies*, pp. 64–65. Elsevier, Amsterdam.

Factor, S. M., Minase, T., Cho, S., Fein, F., Capasso, J. M., Sonnenblick, E. H. 1984. Coronary microvascular abnormalities in the hypertensive-diabetic rats. A primary cause of cardiomyopathy? *Am J Pathol* 116:9–20.

Fallis, R. J., Fisher, M. 1985. Cerebral vasculitis and hemorrhage associated with phenylpropanolamine. *Neurology* 35:405–407.

Feldman, A. M., McNamara, D. 2000. Myocarditis. *N Engl J Med* 343:1388–1398.

Feng, X., Taggart, P., Hall, L., Bryant, S., Sansone, J., 639
Kemmerer, M., Herlich, J., Lord, P. 2005. Limited additional release of cardiac troponin I and T in isoproterenol-treated beagle dogs with cardiac injury. *Clin Chem* 51:1305–1307.

Ferdinandy, P., Schulz, R., Baxter, G. F. 2007. Interaction of cardiovascular risk factors with myocardial ischemia/reperfusion injury, preconditioning, and postconditioning. *Pharmacol Rev* 59:418–458.

Feriozzi, S., Muda, A. O., Gomes, V., Montanaro, M., Faraggiana, T., Ancarani, E. 2000. Cephotaxime-associated allergic interstitial nephritis and MPO-ANCA positive vasculitis. *Ren Fail* 22:245–251.

Ferrans, V. J., Thiedeman, K. U. 1983. Ultrastructure of the normal heart. In *Cardiovascular Pathology* (eds. Silver, M.

D.), vol. I, pp. 31–86. Churchill Livingstone, New York.

Fielden, R., Owen, D. A., Taylor, E. M. 1974. Hypotensive and vasodilator actions of SK&F 24260, a new dihydropyridine derivative. *Br J Pharmacol* 52:323–332.

Finke, C., Schroeter, J., Kalus, U., Ploner, C. J. 2011. Plasma viscosity in giant cell arteritis. *Eur Neurol* 66:159–164.

Fitzgerald, G. A. 2004. Coxibs and cardiovascular disease. *N Engl J Med* 351:1709–1711.

Fitzgerald, G. A., Patrono, C. 2001. The coxibs, selective inhibitors of cyclooxygenase-2. *N Engl J Med* 345:443–442.

Force, T., Krause, D. S., Van Etten, R. A. 2007. Molecular mechanisms of cardiotoxicity of tyrosine kinase inhibition. *Nat Rev Cancer* 7:332–344.

Fredericks, S., Merton, G. K., Lerena, M. J., Heining, P., Carter, N. D., Holt, D. W. 2001. Cardiac troponins and creatine kinase content of striated muscle in common laboratory animals. *Clin Chem Acta* 304:65–74.

French, W. J., Adomian, G. E., Averill, W. K. 1983. Chronic infusion of verapamil produces increased heart weight in conscious dogs. *Clin Res* 31:184A.

Fried, R., Reid, L. M. 1985. The effects of isoproterenol on the development and recovery of hypoxic pulmonary hypertension. A structural and haemodynamic study. *Am J Pathol* 121:102–111.

Fujimoto, S., Kondoh, H., Yamamoto, Y., Hisanaga, S., Tanaka, K. 1990. Holter electrocardiogram monitoring in nephritic patients during methylprednisolone pulse therapy. *Am J Nephrol* 10:231–236.

Galindo, M., Gonzalo, E., Martinez-Vidal, M. P., Montes, S., Redondo, N., Santiago, B., Loza, E., Pablos, J. L. 2009. Immunohistochemical detection of intravascular platelet microthrombi in patients with lupus nephritis and anti-phospholipid antibodies. *Rheumatology* 48:1003–1007.

Galley, H. F., Webster, N. R. 2004. The physiology of the endothelium. *Br J Anaes* 93:105–113.

Gang, D. L., Barrett, L. V., Wilson, E. J., Rubin, R. H., Medearis, D. N. 1986. Myopericarditis and enhanced dystrophic cardiac calcification in in murine cytomegalovirus infection. *Am J Pathol* 124:207–215.

Gans, J. H., Korson, R., Cater, M. R., Ackerly, C. C. 1980. Effects of short-term and long-term theobromine administration to male dogs. *Toxicol Appl Pharmacol* 53:481–496.

Gao, Y., Zhao, M. H. 2009. Review article: drug-induced anti-neutrophil cytoplasmic antibodies associated vasculitis. *Nephrology (Carlton)* 14:33–41.

Garcia-Martinez, V., Schoenwolf, G. C. 1993. Primitive-streak origin of the cardiovascular system in avian embryos. *Dev Biol* 19:128–159.

Ghosh, M., Wang, H., Ai, Y., Romeo, E., Luyendyk, J. P., Peters, J. M., Mackman, N., Dey, S. K., Hla, T. 2007. COX-2 suppresses tissue factor expression via endocannabinoid-directed PPARδ activation. *J Exp Med* 204:2053–2061.

Gilbert, P. L., Siegel, R. J., Melmed, S., Sherman, C. T., Fishbein, M. C. 1985. Cardiac morphology in rat with growth hormone-producing tumors. *J Mol Cell Cardiol* 17:805–811.

Godeny, E. K., Gauntt, C. J. 1987. In situ immune autoradiographic identification of cells in heart tissues of mice with coxsackievirus B3-induced myocarditis. *Am J Pathol* 129:267–276.

Golby, F. S., Beilin, L. J. 1972. New thoughts on essential hypertension. *Br Med J* 2:594–595.

Goldfine, A. B. 2008. Assessing the cardiovascular safety of diabetes therapies. *N Engl J Med* 359:1092–1095.

Golomb, E., Nyska, A., Schwalb, H. 2009. Occult cardiotoxicity— toxic effects on cardiac ischemic tolerance. *Toxicol Pathol* 37:572–593.

Gomi, T., Yamamoto, H., Ozeki, M., Fujikura, M., Hirao, A., Kobayashi, M., Tateishi, T., Yumoto, S., Okumura, M., Aikawa, K. 1985. Acute and subacute toxicity of 2,6-dimethyl-3,5-dimethoxycarbonyl-4-(o-difluoromethoxyphenyl)-1, 4-dihydropyridine (PP-1466). *Arzneimittel-Forschung* 35:915–922.

Gonzalez, A., Lopez, B., Ravassa, S., Beaumont, J., Arias, T., Hermida, N., Zudaire, A., Diez, J. 2009. Biochemical markers of myocardial remodeling in hypertensive disease. *Cardiovasc Res* 81:509–518.

Gorenflo, M., Zheng, C., Werle, E., Fiehn, W., Ulmer, H. E. 2001. Plasma levels of asymmetrical dimethyl-L-arginine in patients with congenital heart disease and pulmonary hypertension. *J Cardiovasc Pharmacol* 37:489–492.

Gossett, K. A., Barbolt, T. A., Carnnacoff, J. B., Zelinger, 640
D. J., Dean, J. H. 1993. Clinical–pathologic alterations associated with subcutaneous administration of recombinant interleukin-4 to cynomolgus monkeys. *Toxicol Pathol* 21:46–53.

Gotlieb, A. I. 1990. The endothelial cytoskeleton: organization in normal and regenerating endothelium. *Toxicol Pathol* 18:603–617.

Gould, D. B., Phalan, F. C., van Mil, S. E., Sundberg, J. P., Vahedi, K., Massin, P., Bousser M. G., Heutink, P., Miner, J. H., Tournier-Lasserve, E., John, S. W. 2006. Role of COL4A1 in small-vessel disease and hemorrhage and stroke. *N Engl J Med* 354:1489–1496.

Grant, C., Greene, D. G., Bunnell, I. L. 1965. Left ventricular enlargement and hypertrophy. A clinical and angiocardiographic study. *Am J Med* 39:895–904.

Greaves, P. 2007. *Histopathology of Preclinical Toxicity Studies*. Elsevier Academic Press, Amsterdam.

Greaves, P., Williams, A., Eve, M. 2004. First dose of potential new medicines to humans: how animals help. *Nat Rev Drug Disc* 3:226–236.

Greaves, P. 2000. Patterns of cardiovascular pathology induced by diverse cardioactive drugs. *Toxicol Lett* 112–113:547–552.

Greaves, P. 1998. Patterns of drug-induced cardiovascular pathology in the beagle dog: relevance for humans. Exp *Toxicol Pathol* 40:283–293.

Greaves, P., Faccini, J. M., Cardiovascular System. 1992. *A Glossary for Use in Toxicity and Carcinogenicity Studies*, pp. 91–104. Elsevier, Amsterdam.

Greaves, P., Martin, J., Mitchell, M. C. 1984. Cardiac hypertrophy in the dog and rat induced by oxfenicine, an agent which modifies muscle metabolism. *Arch Toxicol Suppl* 7:488–493.

Grosser, T., Fries, S., FitzGerald, G. A. 2006. Biological basis for the cardiovascular consequences of COX-2 inhibition: therapeutic challenges and opportunities. *J Clin Invest* 116:4–15.

Grossman, W. 1980. Cardiac hypertrophy: useful adaption or pathological process? *Am J Med* 69:576–584.

Grossman, W., Jones, D., McLaurin, L. P. 1975. Wall stress and patterns of hypertrophy. *J Clin Invest* 56:56–64.

Guan, Y., Cha, C., Rao, R., Lu, W., Kohan, D. E., Magnuson, M. A., Redha, R., Zhang, Y., Breyer, M. D. 2005. Thiazolidinediones expand body fluid volume through PPAR gamma stimulation of ENaC-mediated renal salt absorption. *Nat Med* 11:861–866.

Haft, J. I. 1974. Cardiovascular injury induced by sympathetic catecholamines. *Prog Cardiovasc Dis* 17:73–86.

Haft, J. I., Kranz, P. D., Albert, F. J., Fani, K.L. 1972. Intravascular platelet aggregation in the heart induced by norepinephrine. *Circulation* 46:698–708.

Halevy, S., Giryes, H., Avinoach, I., Livni, E., Sukenik, S. 1998. Leukocytoclastic vasculitis induced by low-dose methotrexate: in vitro evidence for an immunologic mechanism. *J Eur Acad Dermatol Venereol* 10:81–85.

Hamberg, M., Svensson, J., Samuelsson, B. 1975. Thromboxanes: a new group of biologically active compounds derived from prostaglandin endoperoxides. *Proc Natl Acad Sci USA* 72:2994–2998.

Hanton, G., Le Net, J. L., Ruty, B., Leblanc, B. 1995. Characterization of the arteritis induced by infusion of rats with UK-61,260, an inodilator, for 24 h. A comparison with the arteritis induced by fenoldopam mesylate. *Arch Toxicol* 69:698–704.

Harbeck, R. J., Launder, T., Staszak, C. 1986. Mononuclear cell pulmonary vasculitis in NZB/W mice. Immunohistochemical characterization of infiltrating cells. *Am J Pathol* 123:204–211.

Harcourt, R. A. 1978. Polyarteritis in a colony of beagles. *Vet Rec* 102:519–522.

Hardisty, J. F., Elwell, M. R., Ernst, H., Greaves, P., Kolenda-Roberts, H., Malarkey, D. E., Mann, P. C., Tellier, P. A. 2007. Histopathology of hemangiosarcomas in mice hamsters and liposarcomas/fibrosarcomas in rats associated with PPAR agonists. *Toxicol Pathol* 35:928–941.

Harleman, J. H., Joseph, E. C., Eden, R. J., Walker, T. F., Major, I. R., Lamb, M. S. 1986. Cardiotoxicity of a new inotrope/vasodilator drug (SK&F 94120) in the dog. *Arch Toxicol* 59:51–55.

Hartman, H. A. 1987. Idiopathic extramural coronary arteritis in beagle and mongrel dogs. *Vet Pathol* 24:537–544.

Hartmann, D., Thum, T. 2011. MirocRNAs and vascular (dys) function. *Vascul Pharmacol* 55:92–105.

Hayakawa, B. N., Jorgensen, A. O., Gotlieb, A. I., Zhao, M. S., Liew, C. C. 1984. Immunofluorescent microscopy for identification of human necrotic myocardium. *Arch Pathol Lab Med* 198:284–286.

Hayes, T. J., Roberts, G. K., Halliwell, W. H. 1989. An idiopathic febrile necrotizing arteritis syndrome in the dog: beagle pain syndrome. *Toxicol Pathol* 17:129–137.

Hennequin, L. F., Thomas, A. P., Johnstone, C., Stokes, E. S., Ple, P. A., Lohman, J. J., Ogilvie, D. J., Wedge, S. R., Curwen, J. O., Kendrew, J., Lambert-van der Brempt, C. 1999. Design and structure-activity relationship of a new class of potent VEGF receptor tyrosine inhibitors. *J Med Chem* 42:5369–5389.

Herman, E. H., Ferrans, V. J., Young, R. S., Balazs, T. 1989. 641
A comparative study of minoxidil-induced myocardial lesions in beagle dogs and miniature swine. *Toxicol Pathol* 17(1):182–192.

Herman, E. H., Balazs, T., Young, R., Earl, F. L., Krop, S., Ferrans, V. J. 1979. Acute cardiomyopathy induced by the vasodilating antihypertensive agent minoxidil. *Toxicol Appl Pharmacol* 47:493–503.

Higgins, A. J., Faccini, J. M., Greaves, P. 1985. Coronary hyperemia and cardiac hypertrophy following inhibition of fatty acid oxidation. Evidence of a regulatory role for cytosolic phosphorylation potential. In *Advances in Myocardiology* (eds. Dhalla, N. S., Hearse, D. J.), pp. 329–338, Plenum Press, New York.

Hirota, H., Chen, J., Betz, U. A., Rajewsky, K, Gu, Y., Ross, J. Jr., Müller, W., Chien, K. R. 1999. Loss of a gp130 cardiac muscle cell survival pathway is a critical event in the onset of heart failure during biochemical stress. *Cell* 97:189–198.

Hislop, A., Reid, L. 1978. Normal structure and dimensions of the pulmonary arteries in the rat. *J Anat* 125:209–221.

Hoffman, K. 1984. Toxicological studies with nitrendipine.

In *Nitrendipine* (eds. Scriabine, A., Vanov, S., Deck, K.), pp. 25–31, Urban Schwarzenberg, Baltimore, MD.

HogenEsch, H., Snyder, P. W., Scott-Moncrief, C. R., Glickman, L. T., Felsburg, P. J. 1995. Interleukin -6 activity in dogs with juvenile polyarteritis syndrome: effect of corticosteroids. *Clin Immunol Immunopathol* 77:107–110.

Horsburgh, K., McCarron, M. O., White, F., Nicoll, J. A. 2000. The role of apolipoprotein E in Alzheimer's disease, acute brain injury and cerebrovascular disease: evidence of common mechanisms and utility of animal models. *Neurobiol Aging* 21:245–255.

Horton, R. 2004. Vioxx, the implosion of Merck, and aftershocks at the FDA. *Lancet* 364:1995–1996.

Hu, L. M., Jones, R. 1989. Injury and remodeling of pulmonary veins by high oxygen. A morphometric study. *Am J Pathol* 134:253–462.

Huber, D., Cramer, E. M., Kaufmann, J. E., Meda, P., Massé, J. M., Kruithof, E. K., Vischer, U. M. 2002. Tissue-type plasminogen activator (t-PA) is stored in Weibel-Palade bodies in human endothelial cells both in vitro and in vivo. *Blood* 99:3637–3645.

Humphrey, S. J., Zins, G. R. 1984. Whole body and regional hemodynamic effects of minoxidil in the conscious dogs. *J Cardiovasc Pharmacol* 6:979–988.

Hunter, J. J., Chien, K. R. 1999. Mechanisms of disease-signalling pathways for cardiac hypertrophy and failure. *N Engl J Med* 341:1276–1283.

Hysmith, R. M., Boor, P. J. 1988. Role of benzylamine oxidase in the cytotoxicity of allylamine toward aortic smooth muscle cells. *Toxicology* 51:133–145.

Ibayashi, S., Ogata, J., Sadoshima, S., Fujii, K., Yao, H., Fujishima, M. 1986. The effect of long-term anti-hypertensive treatment on medial hypertrophy of cerebral arteries in spontaneously hypertensive rats. *Stroke* 17:515–519.

Isaacs, K. R., Joseph, E. C., Betton, G. R. 1989. Coronary vascular lesions in dogs treated with phosphodiesterase III inhibitors. *Toxicol Pathol* 17:153–163.

Ito, T., Chatani, F., Sasaki, S., Ando, T., Miyajima, H. 1992. Spontaneous lesion in cynomolgus monkeys used in toxicity studies. *Exp Anim* 41:455–469.

Jahangiri, M., Jayatunga, A. P., Bradley, J. W., Goodwin, T. J. 1992. Naproxen-associated vasculitis. *Postgrad Med J* 68(803):766–767.

Jasmin, G., Eu, H. Y. 1979. Cardiomyopathy of hamster dystrophy. *Ann NY Acad Sci* 317:46–58.

Jennette, J. C., Falk, R. J. 1997. Small-vessel vasculitis. *N Engl J Med* 337:1512–1523.

Jiang, X., Khursigara, G., Rubin, R. L. 1994. Transformation of lupus-inducing drugs to cytotoxic products by activated neutrophils. *Science* 266:810–813.

Johnson, K. J., Glovsky, M., Schrier, D. 1984. Pulmonary granulomatosis vasculitis induced in rats by treatment with glucan. *Am J Pathol* 114:515–516.

Johnson, M. L., Grimwood, R. E. 1994. Leukocyte colony stimulating factors. A review of associated neutrophilic dermatoses and vasculitides. *Arch Derm* 130:77–81.

Jones, H. B., Macpherson, A., Betton, G. R., David, A. S., Siddall, R., Greaves, P. 2003. Endothelin antagonist-induced coronary and systemic arteritis in the beagle dog. *Toxicol Pathol* 31(3):263–272.

Jones, T. C., Hunt, R. D. 1983. *Veterinary Pathology* 5th ed. Lea & Febiger, Philadelphia.

Joris, I., Majno, G. 1981. Medial changes in arterial spasm induced by L-norepinephrine. *Am J Pathol* 105:212–222.

Joseph, E. C. 2000. Arterial lesions induced by phosphodiesterase Ⅱ (PDE Ⅲ) inhibitors and DA1 agonist. *Toxicol Lett* 112–113:537–546.

Joseph, E. C., Mesfin, G., Kerns, W. D. 1997. Pathogenesis 642
of arterial lesions caused by vasoactive compounds in laboratory animals. In *Cardiovascular Toxicology* (eds. Bishop, S. P., Kerns, W. D.), pp. 279–307. Pergamon, New York.

Kalyanaraman, B., Perez-Reyes, E., Mason, R. P. 1980. Spin-trapping and direct electron spin resonance investigations of the redox metabolism of quinine anticancer drugs. *Biochim Biophys Acta* 630:119–130.

Kang, Y. J. 2006. Cardiac hypertrophy: a risk factor for QT-prolongation and cardiac sudden death. *Toxicol Pathol* 34:58–66.

Karch, S. B., Billingham, M. E. 1988. The pathology and etiology of cocaine-induced heart disease. *Arch Pathol Lab Med* 112:225–230.

Karliner, J. S., Alabaster, C., Stephens, H., Barnes, P., Dollery, C. 1981. Enhanced noradrenaline response in cardiomyopathic hamsters: a possible relation to changes in adrenoreceptors studied by radioligand binding. *Cardiol Vasc Res* 15:296–304.

Katein, A., Brott, D., Richardson, R. J., Louden, C. 2008. Plasma von Willebrand factor (VWF) as a potential preclinical drug-induced vascular injury (DIVI) biomarker. *Toxicologist* 388A.

Keenan, C. M., Vidal, J. D. 2006. Standard morphologic evaluation of the heart in the laboratory dog and monkey. *Toxicol Pathol* 34:67–74.

Keenan, K. P., Soper, K. A., Hertzog, P. R., Gumprecht, L. A., Smith, P. F., Mattson, B. A., Ballam, G. C., Clark, R. L. 1995. Diet, overfeeding, and moderate dietary restriction in control Sprague–Dawley rats: Ⅱ. Effects on age-related proliferation and degenerative lesions. *Toxicol Pathol* 23:287–302.

Kelly, D. F. 1989. Classification of naturally occurring

arterial disease in the dog. *Toxicol Pathol* 17:77–93.

Kemi, M., Keenan, K. P., McCoy, C. Hoe, C. M., Soper, K. A., Ballam, G. C., van Zwieten, M. J. 2000. The relative protective effects of moderate dietary restriction versus dietary modification on spontaneous cardiomyopathy in male Sprague–Dawley rats. *Toxicol Pathol* 28:285–296.

Kemi, M., Usui, T., Narama, I., Takahashi, R. 1990. Histopathology of spontaneous panarteritis in beagle dogs. *Jpn J Vet Sci* 52:55–61.

Kerkela, R., Grazette, L., Yacobi, R., Iliescu, C., Patten, R., Beahm, C., Waalters, B., Shevtsov, S., Pesant, S., Clubb, F. J., Rosenzweig, A., Salomon, R. N., Van Etten, R. A., Alroy, J., Curande, J. B., Force, T. 2006. Cardiotoxicity of the cancer therapeutic agent imatinib mesylate. *Nat Med* 12:908–916.

Kerns, W., Schwartz, L., Blanchard, K., Burchiel, S., Essayan, D., Fung, E., Johnson, R., Lawton, M., Louden, C., MacGregor, J., Miller, F., Nagarkatti, P., Robertson, D., Snyder, P., Thomas, H., Wagner, B., Ward, A., Zhang, J. Expert Working Group on Drug-Induced Vascular Injury. 2005. Drug-induced vascular injury—a quest for biomarker. *Toxicol Appl Pharmacol* 203:62–87.

Kerns, W. D., Roth, L., Hosokawa, S. 2001. Idiopathic canine polyarteritis. In *Pathology of the Ageing Dog* (eds. Mohr, U., Carlton, W. W., Dungworth, D. L., Benjamin, S. A., Capen, C. C., Hahn, F. F.), vol. 2, pp. 118–126. Iowa State University Press, Ames, IA.

Kerns, W. D., Arena, E., Macia, R. A., Bugelski, P. J., Matthews, W. D., Morgan, D. G. 1989a. Pathogenesis of arterial lesions induced by dopaminergic compounds in the rat. *Toxicol Pathol* 17:203–213.

Kerns, W. D., Arena, E., Morgan, D. G. 1989b. Role of dopaminergic and adrenergic receptors in the pathogenesis of arterial lesions induced by fenoldopam mesylate and dopamine in the rat. *Am J Pathol* 135:339–349.

Kilickap, S., Abali, H., Celik, I. 2003. Bevacizumab, bleeding, thrombosis and warfarin. *J Clin Oncol* 21:3542.

Kim, J. H., Moon, J. L., Kim, J. E., Choi, G. S., Park, H. S., Ye, Y. M., Yim, H. 2010. Cutaneous leukocytoclastic vasculitis due to anti-tuberculosis medications, rifampin and pyrazinamide. *Allergy Asthma Immunol Res* 2:44–48.

Kline, I. K. 1961. Myocardial alterations associated with pheochromocytomas. *Am J Pathol* 38:539–551.

Knowlton, A. A., Apstein, C. S., Saouf, R., Brecher, P. 1989. Leakage of heart fatty acid-binding protein with ischemia and reperfusion in the rat. *J Moll Cell Cardiol* 21:577–583.

Kuhlmann, C. R., Trumper, J. R., Abdallah, Y., Wiebke, L. D., Schaefer, C. A., Most, A. K., Backenkohler, U., Neumann, T., Walther, S., Piper, H. M., Tillmanns, H., Erdogan, A. 2004. The K^+ channel opener NS1619 increases endothelial NO-synthesis involving p42/p44 MAP-kinase. *Thromb Haemost* 92:1099–1107.

Kumar, D., Trent, M. B., Boor, P. J. 1998. Allylamine and beta-aminopropionitrile induced aortic medial necrosis: mechanisms of synergism. *Toxicology* 125:107–115.

Kumar, D., Holden, W. E. 1986. Drug-induced pulmonary vascular disease—mechanisms and clinical patterns. *West J Med* 145:343–349.

Labonte, L., Li, Y., Yang, L., Gillingham, A., Halpenny, M., Giulivi, A., Sills, T., Evans, K., Zanke, B., Allan, D. S. 2009. Increased plasma EPO and MIP-1 alpha are associated with recruitment of vascular progenitors but not CD34(+) cells in autologous peripheral blood stem cell grafts. *Exp Hematol* 37:673–678.

Laks, M. M., Morady, F. 1976. Norepinephrine-the myocardial hypertrophy hormone? *Am Heart J* 91: 674–675.

Langford, S. D., Trent, M. B., Balakumaran, A., Boor, P. J. 643
1999. Developmental vasculotoxicity associated with inhibition of semicarbazide-sensitive amine oxidase. *Toxicol Appl Pharmacol* 155:237–244.

Larson, J. L., Pino, M. V., Geiger, L. E., Simeone, C. R. 1996. The toxicity of repeated exposures to rolipram, a type IV phosphodiesterase inhibitor, in rats. *Pharmacol Toxicol* 78:44–49.

Laux-End, R., Inaebnit, D., Gerber, H. A., Bianchetti, M. G. 1996. Vasculitis associated with levamisole and circulating autoantibodies. *Arch Dis Child* 75:355–356.

Le Corre, P., Parmer, R. J., Kailsman, M. T., Kennedy, B. P., Skaar, T. P., Ho, H., Leverage, R., Smith, D. W., Ziegler, M. G., Insel, P. A., Schork, N. J., Flockhart, D. A., O'Connor, D. T. 2004. Human sympathetic activation by alpha2-adrenergic blockade with yohimbine: bimodal, epistatic influence of cytochrome P450-mediated drug metabolism. *Clin Pharmacol Ther* 76:139–153.

Lebrecht, D., Walker, U. A. 2007. Role of mtDNA lesions in anthracycline cardiotoxicity. *Cardiovasc Toxicol* 7(2):108–113.

Lee, H. Y., Lee, S. Y., Kim, S. D., Shim, J. W., Kim, H. J., Jung, Y. S., Kwon, J. Y., Baek, S. H., Chung, J., Bae, Y. S. 2011. Sphingosylphosphorylcholine stimulates CCL2 production from human umbilical vein endothelial cells. *J Immunol* 186:4347–4353.

Lee, J. M., Yin, K., Hsin, I., Chen, S., Fryer, J. D., Holtzman, D. M., Hsu, C. Y., Xu, J. 2005. Matrix metalloproteinase-9 in cerebral-amyloid-angiopathy-related hemorrhage. *J Neurol Sci* 229–230:249–254.

Levy, D., Larson, M. G., Vasan, R. S., Kannel, W. B., Ho, K. K. 1996. The progression from hypertension to congestive heart failure. *JAMA* 275:1557–1562.

Levy, D., Labib, S. B., Anderson, K. M., Christiansen, J. C., Kannel, W. B., Castetelli, W. P. 1990. Determinants of sensitivity and specificity of electrocardiographic criteria for left ventricular hypertrophy. *Circulation* 81:1144–1146.

Li, L., Miano, J. M., Cseriesi, P., Olson, E. N. 1996. SM22 alpha, a marker of adult smooth muscle, is expressed in multiple myogenic lineages during embryogenesis. *Circ Res* 78:188–195.

Lima, J. A., Becker, L. C., Melin, J. A., Lima, S., Kallman, C. A., Weisfeldt, M. L., Weiss, J. L. 1985. Impaired thickening of nonischemic myocardium during acute regional ischemia in the dog. *Circulation* 71:1048–1059.

Limas, C., Westrum, B., Limas, C. J. 1980. The evolution of vascular changes in the spontaneously hypertensive rat. *Am J Pathol* 98:357–384.

Linder, A. E., McCluskey, L. P., Cole, K. R. 3rd, Lanning, K. M., Webb, R. C. 2005. Dynamic association of nitric oxide downstream signaling molecules with endothelial caveolin-1 in rat aorta. *J Pharmacol Exp Ther* 314:9–15.

Llovet, J. M., Ricci, S., Mazzafero, V., Hilgard, P., Gane, E., Blanc, J. F., de Oliveria, A. C., Santaro, A., Raoul, J. L., Forner, A. 2008. Sorafenib in advanced hepatocellular carcinoma. *N Engl J Med* 359:378–390.

Louden, C., Brott, D., Katein, A., Kelly, T., Gould, S., Jones, H., Betton, G., Valentin, J. P., Richardson, R. J. 2006. Biomarkers and mechanisms of drug-induced vascular injury in non-rodents. *Toxicol Pathol* 34:19–26.

Louden, C., Morgan, D. G. 2001. Pathology and pathophysiology of drug-induced arterial injury in laboratory animals and its implications on the evaluation of novel chemical entities for human clinical trials. *Pharmacol Toxicol* 89:158–170.

Louden, C. S., Nambi, P., Pullen, M. A., Thomas, R. A., Tierney, L. A., Solleveld, H. A., Schwartz, L. W. 2000. Endothelin receptor subtype distribution predisposes coronary arteries to damage. *Am J Pathol* 157:123–134.

Louden, C., Murphy, D., Thomas, H., Ellison, J., Wang, X., Gossett, K., Solleveld, H. 1998. Temporal and spatial expression of osteopontin following experimental pulmonary hypertension in the rat. *Cardiovasc Pathobiol* 2:135–148.

Low, J. E., Metz, A. L., Mertz, T. E., Henry, S. P., Knowlton, P., Lowen, G., Sommers C. S., Robertson, D. G., Olszewski, B. J., Schroeder, R. L., 1995. Cardiac hypertrophy in rats after intravenous administration of CI-959, a novel anti inflammatory compound, morphologic features and pharmacokinetic and pharmacodynamic mechanisms. *J Cardiovasc Pharm* 25:930–939.

Lowe, J. 1984. Method for morphometric analysis of arterial structure. *J Clin Pathol* 37:1413–1415.

Lowenstine, L. J. 2003. A primer of primate pathology: lesions and nonlesions. *Toxicol Pathol* 31 Suppl:92–102.

Lowenthal, D. T., Affrime, M. B. 1980. Pharmacology and pharmacokinetics of minoxidil. *J Cardiovasc Pharmacol* 2(Suppl 2):S93–S106.

Lu, H., Rateri, D. L., Cassis, L. A., Daugherty, A. 2008. The role of the renin–angiotensin system in aortic aneurysmal diseases. *Curr Hypertens Rep* 10:99–106.

Luginbühl, H., Detweiler, D. K. 1965. Cardiovascular lesions in dogs. *Ann NY Acad Sci* 127:517–540.

Lund, F. 1951. Vasodilator drugs against experimental 644
peripheral gangrene. A method of testing the effect of vasodilator drugs on constricted peripheral vessels. *Acta Physiol Scand* 2 (Suppl 82):4–79.

Mak, G. J., Ledwidge, M. T., Watson, C. J., Phelan, D. M., Dawkins, I. R., Murphy, N. F., Patle, A. K., Baugh, J. A., McDonald, K. M. 2009. Natural history of markers of collagen turnover in patients with early diastolic dysfunction and impact of eplerenone. *J Am Coll Cardiol* 54:1674–1682.

Man int Veld, A. J., Wenting, G. J., Boomsma, M. A., Verhoeven, R. P., Schalekamp, M. P. 1980. Sympathetic and parasympathetic components of reflex cardiostimulation during vasodilator treatment of hypertension. *Br J Clin Pharmacol* 9:547–551.

Manasek, F. J. 1976. In *The Cell surface in Animal Embryogenesis and Development* (eds. Poste, G., Nicolson, G. L.), pp. 546–596. Elsevier Biomedical, Amsterdam.

Marber, M. S., Latchman, D. S., Walker, J. M., Yellon, D. M. 1993. Cardiac stress protein elevation 24 hours after brief ischemia or heat stress is associated with resistance to myocardial infarction. *Circulation* 88:1264–1272.

Martens, J. R., Sakamoto, N., Sullivan, S. A., Grobaski, T. D., Tamkun, M. M. 2001. Isoform-specific localization of voltage-gated K^+ channels to distinct lipid raft populations. Targeting of Kv1.5 to caveolae. *J Biol Chem* 276:8409–8414.

Masferrer, J. L., Seibert, K., Zweifel, B., Needleman, P. 1992. Endogenous glucocorticoids regulate an inducible cyclooxygenase enzyme. *Proc Natl Acad Sci USA* 89:3917–3921.

Maunz, G., Conzett, T., Zimmerli, W. 2009. Cutaneous vasculitis associated with fluoroquinolones. *Infection* 37:466–468.

Maxie, M. G., Robinson, W. F. 2007. The cardiovascular system. In *Maxie, Jubb, Kennedy and Palmer's Pathology of Domestic Animals* (eds. Maxie, M. G., Jubb, K. V., Kennedy, P. C., Palmer, N. C.), pp. 1–10. Elsevier, Saunders.

Mbaya, P., Alam, F., Ashim, S., Bennett, D. 2007. Cardiovascular effects of high dose venlafaxine XL in patients with major depressive disorder. *Hum Psychopharmacol* 22:129–133.

McAdam, B. F., Catella-Lawson, F., Mardini, I. A., Kapoor, S., Lawson, J. A., FitzGerald, G. A. 1999. Systemic biosynthesis of prostacyclin by cyclooxygenase (COX)-2: the human pharmacology of a selective inhibitor of COX-2. *Proc Natl Acad Sci USA* 96:272–277.

McFarland, D. C., Scicchitano, M. S., Thomas, R. A., Narayanan, P. K., Schwartz, L. W., Thomas, H. C. 2004. 6-color flow-sorting of rat circulating endothelial cells and Taqman real-time PCR analysis. *Cytometry* 59A:65.

Mellor, H. R., Bell, A. R., Valentin, J. P., Roberts, R. A. 2011. Cardiotoxicity associated with targeted kinase pathways in cancer. *Toxicol Sci* 120:14–32.

Mendelsohn, M. E., Karas, R. H. 1999. The protective effects of estrogen on the cardiovascular system. *N Engl J Med* 340:1801–1811.

Meng, X., Ming, M., Wang, E. 2006. Heart fatty acid binding protein as a marker for postmortem detection of early myocardial damage. *Forensic Sci Int* 150:11–16.

Mesfin, G. M., Piper, R. C., DuCharme, D. W., Carlson, R. G., Humphrey, S. J., Zins, G. R. 1989. Pathogenesis of cardiovascular alterations in dogs treatment with minoxidil. *Toxicol Pathol* 17:164–181.

Mesfin, G. M., Shawaryn, G. G., Higgins, M. J. 1987. Cardiovascular alterations in dogs treated with hydralazine. *Toxicol Pathol* 15:409–416.

Metz, A. L., Dominick, M. A., Suchanek, G., Gough, A. W. 1991. Acute cardiovascular toxicity induced by an adenosine agonist-antihypertensive in beagles. *Toxicol Pathol* 19:98–107.

Meyrick, B., Reid, L. 1981. The effect of chronic hypoxia on pulmonary arteries in young rats. *Exp Lung Res* 2:257–271.

Meyrick, B., Hislop, A., Reid, L. 1978. Pulmonary arteries of normal rats: the thick walled oblique muscular segment. *J Anat* 12:209–221.

Miano, J. M., Vlasic, N., Tota, R. R., Stemerman, M. B. 1993. Smooth muscle cell immediate-early gene and growth factor activation follows vascular injury. A putative in vivo mechanism for autocrine growth. *Arterioscler Thromb* 13:211–219.

Milewicz, D. M., Urban, Z., Boyd, C. 2000. Genetic disorders of the elastic fiber system. *Matrix Biol* 19:471–480.

Miller, A. A., Budzyn, K., Sobey, C. G. 2010. Vascular dysfunction in cerebrovascular disease: mechanisms and therapeutic intervention. *Clin Sci (Lond)* 119:1–17.

Miller, K., Wang, M., Gralow, J., Dickler, M., Cobleigh, M., Perez, E. A., Shenkier, T., Cella, D., Davidson, N. E. 2007. Paclitaxel plus bevacizumab versus paclitaxel alone for metastatic breast cancer. *N Engl J Med* 357:2666–2676.

Mitchell, A. R. 2000. Hypertension in dogs: the value of comparative medicine. *J Royal Soc Med* 93:451–452.

Mitchell, J. A., Evans, T. W. 1998. Cyclooxygenase-2 as a 645
therapeutic target. *Inflamm Res* 47(Suppl 2):S88–S92.

Mitchell, J. A., Warner, T. D. 2006. COX isoforms in the cardiovascular system: understanding the activities of non-steroidal anti-inflammatory drugs. *Nat Rev Drug Discov* 5:75–86.

Miyauchi, T., Yorikane, R., Sakai, S., Sakurai, T., Okada, M., Nishikibe, M., Yano, M., Yamaguchi, I., Sugisshita, Y., Goto, K. 1993. Contribution of endogenous endothelin-1 to the progression of cardiopulmonary alterations in rats with monocrotaline-induced pulmonary hypertension. *Circ Res* 73:887–897.

Moncada, S., Gryglewski, R., Bunting, S., Vane, J. R. 1976. An enzyme isolated from arteries transforms prostaglandins endoperoxides to an unstable substance that inhibits platelet aggregation. *Nature* 263:663–665.

Morawietz, G., Ruel-Fehlert, C., Kitteel, B., Bube, A., Keane, K., Halm, S., Heuser, A., Hellmann, J. 2004. Revised guides for organ sampling and trimming in rats and mice. Part 3: A joint publication of the RITA and NACAD groups. *Exp Toxicol Pathol* 55:433–449.

Moreland, S., McCullen, D. M., Delaney, C. L., Lee, V. G., Hunt, J. T. 1992. Venous smooth muscle cell contains vasoconstrictor like ETB like receptors. *Biochem Biophys Res Commun* 184:100–106.

Morishima, H., Nonoyama, T., Sasaki, S., Miyajima, H. 1990. Spontaneous lesions in beagle dogs used in toxicity studies. *Exp Anim* 39:239–248.

Morris, D. O., Beale, K. M. 1999. Cutaneous vasculitis and vasculopathy. *Vet Clin North Am Small Anim Pract* 29:1325–1335.

Morton, D., Safron, J. A., Glosson, J., Rice, D. W., Wilson, D. M., White, R. D. 1997. Histologic lesions associated with intravenous infusions of large volumes of isotonic saline in rats for 30 days. *Toxicol Pathol* 25:390–394.

Motzer, R. J., Hutson, T. E., Tomczak, P., Michaelson, M. D., Bukowski, R. M., Rixe, O., Oudard, S., Negrier, S., Szczylik, C., Kim, S. T., Chen, I., Bycott, P. W., Baum, C. M., Figlin, R. A. 2007. Sunitinib versus interferon alfa in metastatic renal-cell carcinoma. *N Engl J Med* 356:115–124.

Moxon, J. V., Padula, M. P., Clancy, P., Emeto, T. I., Herbert, B. R., Norman, P. E., Golledge, J. 2011. Proteomic analysis of intra-arterial thrombus secretions reveals a negative association of clusterin and thrombospondin-1 with abdominal aortic aneurysm. *Atherosclerosis* 219:432–439.

Mueller, R. W., Gill, S. S., Pulido, O. M. 2003. The monkey

heart (Macaca fascicularis) neural structures and conducting system: an immunochemical study of selected neural biomarkers and glutamate receptors. *Toxicol Pathol* 31:227–234.

Mullick, F. G., McAllister, H. A., Wagner, B. M., Fenoglio, J. J. Jr. 1979. Drug-related vasculitis: clinico-pathological correlations in 30 patients. *Hum Pathol* 10:313–325.

Murry, C. E., Jennings, R. B., Reimer, K. A. 1986. Preconditioning with ischemia: a delay of lethal cell injury in ischemic myocardium. *Circulation* 74:1124–1136.

Nalesnik, M. A., Todo, S., Murase, N., Gryzan, S., Lee, P. H., Makowka, L., Starzl, T. E. 1987. Toxicology of FK-506 in Lewis rat. *Transplant Proc* 5(Suppl 6):89–92.

Nemes, Z., Dietz, R., Mann, J. F., Luth, J. B., Gross, F. 1980. Vasoconstriction and increased blood pressure in the development of accelerated vascular disease. *Virchow Arch A Pathol Anat Histol* 386:161–173.

Newman-Tancredi, A., Cussac, D., Quenteric, Y., Touzard, M., Verrile, L., Carpenter, N., Millan, M. J. 2002. Differential action of anti Parkinson agents at multiple classes of monaminergic receptor Ⅲ: Agonists and antagonist properties of serotonin, 5-HT(1) and 5-HT(2), receptor subtypes. *J Phamacol Exp Ther* 303:815–822.

Newsholme, S. J., Thudium, D. T., Gossett, K. A., Watson, E. S., Schwartz, L. W. 2000. Evaluation of plasma von Willebrand factor as a biomarker for acute arterial damage in rats. *Toxicol Pathol* 28:688–693.

Nigro, V., Okazaki, Y., Belsito, A., Piluso, G., Matsuda, Y., Politano, L., Nigro, G., Ventura, C., Abbondanza, C., Molinari, A. M., Acampora, D., Nishimura, M., Hayashizaki, Y., Puca, G. A. 1997. Identification of the Syrian hamster cardiomyopathy gene. *Hum Mol Gen* 6:601–607.

Nikolaids, L. A., Levine, T. B. 2004. Peroxisome proliferator activator receptor (PPAR), insulin, and cardiomyopathy: friends or foes for the diabetic patient with heart failure? *Cardiol Rev* 12:158–170.

Nordborg, C., Fredriksson, K., Johansson, B. B. 1985. Internal carotid and vertebral arteries of spontaneously hypertensive and normotensive rats. A morphometric study on extracranial, intraosseous, and intracranial arterial segments. *Acta Pathol Microb Immunol Scan A* 93:153–158.

Nordon, I. M., Hinchliffe, R. J., Holt, P. J., Loftus, I. M., Thompson, M. M. 2009. Review of current theories for abdominal aortic aneurysm pathogenesis. *Vascular* 17:253–263.

Nyska, A., Gruebbel, M. M. 2010. Letter to the editor. *Toxicol Pathol* 38:511.

O'Banion, M. K., Winn, V. D., Young, D. A. 1992. cDNA cloning and functional activity of a glucocorticoid-regulated inflammatory cyclooxygenase. *Proc Natl Acad Sci USA* 89:4888–4892.

O'Brien, P. J. 2008. Cardiac troponin is the most effective translational safety biomarker for myocardial injury in cardiotoxicity. *Toxicology* 245:206–218.

O'Brien, P. J., Smith, D. E., Knechtel, T. J., Marchak, M. A., 646
Pruimboom-Brees, I., Brees, D. J., Spratt, D. P., Archer, F. J., Butler, P., Potter, A. N., Provost, J. P., Richard, J., Synder, P. A., Regan, W. J. 2006. Cardiac troponin I, is a sensitive, specific biomarker of cardiac injury in laboratory animals. *Lab Anim* 40:153–171.

O'Brien, P. J., Dameron, G. W., Beck, M. L., Kang, Y. J., Erickson, B. K., Di Battista, T. H., Miller, K. E., Jackson, K. N., Mittelstadt, S. 1997. Cardiac troponin T, is a sensitive, specific biomarker of cardiac injury in laboratory animals. *Lab Anim Sci* 47:486–495.

Oguchi, M., Wada, K., Homna, H., Tanka, A., Kaneko, T., Sakakibara, S., Ohsumi, J., Serizawa, N., Fujiwara, T., Horikoshi, H. 2000. Molecular design, synthesis and hypoglycemic activity of a series of thiazolidine-2-4-diones. *J Med Chem* 43:3052–3066.

Okazaki, Y., Okuizumi, H., Ohsumi, T., Nomura, O., Takada, S., Kamiya, M., Sasaki, N., Matsuda, Y., Nishimura, M., Tagaya, O., Muramatsu, M., Hayashizaki, Y. 1996. A genetic linkage map of the Syrian hamster and localization of cardiomyopathy locus on chromosome 9qa2.1-bl using RLGS spot mapping. *Nat Gen* 13:87–90.

Olsen, H., Betton, G., Robinson, D., Thomas, K., Monro, A., Kolaja, G., Lilly, P., Sanders, J., Sipes, G., Bracken, W., Dorato, M., Van Deun, K., Smith, P., Berger, B., Heller, A. 2000. Concordance of toxicity of pharmaceuticals in humans and in animals. *Reg Toxicol Pharm* 32:56–67.

Olson, R. Mushlin, P. 1990. Doxorubicin cardiotoxicity: analysis of prevailing hypothesis. *FASEB J* 4:3076–3086.

Olukoga, A,. Donaldson, D. 2000. Liquorice and its health implications. *J R Soc Health* 120:83–89.

Orgogozo, J. M., Gilman, S., Dartigues, J. M., Laurent, B., Puel, M., Kirby, L. C., Jouanny, P., Dubois, B., Eisner, L., Flitman, S., Michel, B. F., Boada, M., Frank, A., Hock, C. 2003. Subacute meningoencephalitis in a subset of patients with AD after Abeta42 immunization. *Neurology* 61:46–54.

Owens, G. K., Kumar, M. S., Wamhoff, B. R. 2004. Molecular regulation of vascular smooth muscle cell differentiation in development and disease. *Physiol Rev* 84:767–801.

Øynebråten, I., Bakke, O., Brandtzaeg, P., Johansen, F. E., Haraldsen, G. 2004. Rapid chemokine secretion from endothelial cells originates from 2 distinct compartments. *Blood* 104:314–320.

Ozer, H. T., Erken, E., Gunesacar, R., Kara, O. 2005. Serum

RANTES, MIP-1alpha, and MCP-1 levels in Behcet's disease. *Rheumatol Int* 25:487–488.

Palate, B. M., Denoël, S. R., Roba, J. L. 1995. A simple method for performing routine histopathological examination of the cardiac conduction tissue in the dog. *Toxicol Pathol* 23:56–62.

Pandey, S., Kushwaha, R. S., Mehndiratta, P., Mehndiratta, M. M. 2008. Carbimazole induced ANCA positive vasculitis. *J Assoc Phys India* 56:801–803.

Panju, A. A., Hemmelgarn, B. R., Guyatt, G. H., Simel, D. L. 1998. A rational clinical examination. Is this patient having a myocardial infarction? *JAMA* 280:1256–1263.

Park, H., Go, Y. M., Darji, R., Choi, J. W., Lisanti, M. P., Maland, M. C., Jo, H. 2000. Caveolin-1 regulates shear stress-dependent activation of extracellular signal-regulated kinase. *Am J Physiol Heart Circ Physiol* 278:H1285–H1293.

Patrono, C. 2001. Aspirin: new cardiovascular uses for an old drug. *Am J Med* 110:62S–65S.

Patton, R. L., Kalback, W. M., Esh, C. L., Kokjohn, T. A., Van Vickle, G. D., Luehrs, D. C., Kuo, Y. M., Lopez, J., Burne, D., Ferrer, I., Masliah, E., Newel, A. J., Beach, T. G., Castano, E. M., Roher, A. E. 2006. Amyloid-beta peptide remnants in AN-1792-immunized Alzheimer's disease patients: a biochemical analysis. *Am J Pathol* 169:1048–1063.

Paulus, P., Jennewein, C., Zacharowski, K. 2011. Biomarkers of endothelial dysfunction: can they help us deciphering systemic inflammation and sepsis? *Biomarkers* 16:4311–4521.

Peart, J. N., Headrick, J. P. 2008. Sustained cardioprotection: exploring unconventional modalities. *Vascul Pharmacol* 49:63–70.

Pedersen, A. K., FitzGerald, G. A. 1984. Dose-related kinetics of aspirin. Presystemic acetylation of platelet cyclooxygenase. *N Engl J Med* 311:1206–1211.

Pelliccia, A., Maron, B. J., Spataro, A., Proschan, M. A., Spirito, P. 1991. The upper limit of physiologic cardiac hypertrophy in highly trained elite athletes. *N Engl J Med* 324:295–301.

Penaskovic, K. M., Annamraju, S., Kraus, J. E. 2005. Clozapine-induced allergic vasculitis. *Am J Psych* 162:1543.

Peraza, M. A., Burdick, A. D., Marin, H. E., Gonzalez, F. J., Peters, J. M. 2006. The toxicology of ligands for peroxisome proliferator-activated receptors (PPAR). *Toxicol Sci* 90:269–295.

Perez, E. A., Koehler, M., Byrne, J., Preston, A. J., Rappold, E., Ewer, M. S. 2008. Cardiac safety of lapatinib: pooled analysis of 3689 patients enrolled in clinical trials. *Mayo Clin Proc* 83:679–686.

Pernow, J., Modin, A. 1993. Endothelin regulation of coronary vascular tone in vitro: contribution of endothelin receptor subtypes and nitric oxide. *Eur J Pharmacol* 243:281–286.

Petit, S., York, M., Walker, D., Apple, F., Herman, E., Brady, 647
S., Turton, J., Berridge, B., Nicklaus, R., Clements, P., Mikaelian, I., and HESI Biomarker Committee, Cardiac Troponin Expert Working Group. 2007. Comparison of commercial cardiac troponin (cTn) assays for evaluation of myocardial injury in the laboratory rat and dog and cynomolgus and rhesus monkey, and kinetics properties of serum cTn in rats with acute cardiotoxicity. *Toxicologist* [CD ROM]:48.

Pfeifer, M., Boncristiano, S., Bondolfi, L., Stalder, A., Deller, T., Staufenbiel, M., Mathews, P. M., Jucker, M. 2002. Cerebral hemorrhage after passive anti-Abeta immunotherapy. *Science* 298:1379.

Piper, R. C. 1981. Morphologic evaluation of the heart in toxicology studies. In *Cardiac Toxicology* (ed. Balazs, T.), vol. 3, pp. 111–136. CRC Press, Boca Raton.

Planavila, A., Laguna, J. C., Vazques-Carrera, M. 2005. Atorvastatin improves peroxisome proliferator-activated receptor signaling in cardiac hypertrophy by preventing nuclear factor-kappa B activation. *Biochim Biophys Acta* 1687:76–83.

Pope, J. H., Aufderheide, T. P., Ruthazer, R., Woolard, R. H., Feldman, J. A., Beshansky, J. R., Griffith, J. L., Selker, H. P. 2000. Missed diagnoses of acute cardiac ischemia in the emergency department. *N Engl J Med* 342:1163–1170.

Porter, B. F., Frost, P., Hubbard, G. B. 2003. Polyarteritis nodosa in a cynomolgus macaque (*Macaca fascicularis*). *Vet Pathol* 40:570–573.

Pozner, C. N., Levine, M., Zane, R. 2005. The cardiovascular effects of cocaine. *J Emerg Med* 29:173–178.

Pradhan-Palikhe, P., Vikatmaa, P., Lajunen, T., Palikhe, A., Lepantalo, M., Tervahartiala, T., Salo, T., Saikhu, P., Leinonen, M., Pussinen, P. J., Sorsa, T. 2010. Elevated MMP-8 and decreased myeloperoxidase concentrations associate significantly with the risk for peripheral atherosclerosis disease and abdominal aortic aneurysm. *Scand J Immunol* 72:150–157.

Pridjian, G., Puschett, J. B. 2002. Preeclampsia Part 1: clinical and pathophysiologic considerations. *Obstet Gynecol Surv* 57:598–618.

Pritchett, A. M., Morrison, J. F., Edwards, W. D., Schaff, H. V., Connolly, H. M., Espinosa, R. E. 2002. Valvular heart disease in patients taking pergolide. *Mayo Clin Proc* 77:1280–1286.

Prosser, H. C., Richards, A. M., Forster, M. E., Pemberton, C. J. 2010. Regional vascular response to proangiotensin-12 (PA12) through the rat arterial system. *Peptides* 31:1540–1545.

Qu, M. J., Liu, B., Qi, Y. X., Jiang, Z. L. 2008. Role of rac and rho-gdi alpha in the frequency-dependent expression of h1-calponin in vascular smooth muscle cells under cyclic mechanical strain. *Ann Biomed Eng* 36:1481–1488.

Qureshi, S. R. 1979. Chronic interstitial myocarditis in primates. *Vet Pathol* 16:486–487.

Raj, S. R., Stein, M., Saavedra, P. J., Roden, D. M. 2009. Cardiovascular effects of non-cardiovascular drugs. *Circulation* 120:1123–1132.

Rajagopalan, V., Zucker, I. H., Jones, J. A., Carlson, M., Ma, Y. J. 2008. Cardiac ErbB1/ErbB2 mutant expression in young adult mice leads to cardiac dysfunction. *Am J Physiol Heart Circ Physiol* 295:H543–H554.

Ramos, K., Grossman, S. L. Cox, L. R. 1988. Allylamine-induced vascular toxicity in vitro: prevention by semicarbazide-sensitive amine oxidase inhibitors. *Toxicol Appl Pharmacol* 95:61–71.

Ramos-Fernandez, M., Bellolio, M. F., Stead, L. G. 2011. Matrix metalloproteinase-9 as a marker for acute ischemic stroke: a systematic review. *J Stroke Cerebrovasc Dis* 20:47–54.

Ravingerova, T. 2007. Intrinsic defensive mechanisms in the heart: a potential novel approach to cardiac protection against ischemic injury. *Gen Physiol Biophys* 26:3–13.

Rehm, S., Thomas, R. A., Smith, K. S., Mirabile, R. C., Gales, T. L., Eustis, S. L., Boyce, R. W. 2007. Novel vascular lesions in mice given a non-peptide vitronectin receptor antagonist. *Toxicol Pathol* 35:958–971.

Reimer, K. A., Murry, C. E., Yamasawa, I., Hill, M. L., Jennings, R. B. 1986. Four brief periods of myocardial ischemia cause no cumulative ATP loss or necrosis. *Am J Physiol* 251:H1306–H1315.

Rich, S., Rubin, L., Walker, A. M., Schneeweiss, S., Abenhaim, L. 2000. Anorexigens and pulmonary hypertension in the United States: results from the surveillance of North American pulmonary hypertension. *Chest* 117:870–874.

Roberts, J. M., Cooper, D. W. 2001. Pathogenesis and genetics of pre-eclampsia. *Lancet* 357:53–56.

Roberts, J. M., Taylor, R. N., Musci, T. J., Rodgers, G. M., Hubel, C. A., McLaughlin, M. K. 1989. Preeclampsia: an endothelial cell disorder. *Am J Obstet Gynecol* 161:1200–1204.

Robinson, T. F., Cohen-Gould, L., Factor, S. M. 1983. Skeletal framework of mammalian heart muscle. Arrangement of inter- and pericellular connective tissue structures. *Lab Invest* 49:482–498.

Robinson, W. F., Huxtable, C. R., Pass, D. A. 1980. Canine parvovirus myocarditis. A morphologic description of the natural disease. *Vet Pathol* 17:282–293.

Rona, G. 1985. Catecholamine cardiotoxicity. *J Mol Cell Cardiol* 17:291–306.

Rona, G., Chappel, C. I., Balazs, T., Gaudry, R. 1959. 648
An infarct like myocardial lesion and other toxic manifestations produced by isoproterenol in the rat. *Arch Pathol* 67:443–459.

Ross, R. 1999. Atherosclerosis—an inflammatory disease. *N Engl J Med* 340:115–126.

Ruben, Z., Deslex, P., Nash, G., Redmond, N. I., Poncet, M., Dodd, D. C. 1989. Spontaneous disseminated panarteritis in laboratory beagle dogs in a toxicity study: possible genetic predilection. *Toxicol Pathol* 17:145–152.

Rubin, S. A., Fishbein, M. C., Swan, H. J. 1983. Compensatory hypertrophy in the heart after myocardial infarction in the rat. *J Am Coll Cardiol* 1:1435–1441.

Saitoh, M., Osanai, T., Kamada, T., Matsunaga, T., Ishizaka, H., Hanada, H., Okumura, K. 2003. High plasma level of asymmetric dimethylarginine in patients with acute exacerbated congestive heart failure: role in reduction of plasma nitric oxide level. *Heart Vessels* 18:177–182.

Saleh, A., Stone, J. H. 2005. Classification and diagnostic criteria in systemic vasculitis. *Best Pract Res Clin Rheumatol* 19:209–221.

Sandusky, G. E., Means, J. R., Todd, G. C. 1990. Comparative cardiovascular toxicity in dogs given inotropic agents by continuous intravenous. *Toxicol Pathol* 18:268–278.

Savage, C. O., Harper, L., Adu, D. 1997. Primary systemic vasculitis. *Lancet* 349:553–558.

Savige, J. A., Gallicchio, M., Chang, L., Parkin, J. D. 1991. Autoantibodies in systemic vasculitis. *Aust N Z J Med* 21:433–437.

Scharhag, J., Urhausen, A., Kindermann, W. 2004. Suggested new upper limit of physiologic cardiac hypertrophy determined in Japanese ultramarathon runners must be interpreted cautiously. *J Am Coll Cardiol* 44:470–471.

Schaumburg-Lever, G., Gehring, B., Kaiserling, E. 1994. Ultrastructural localization of factor XIII a. *J Cutan Pathol* 21:129–134.

Schein, P. S., Davis, R. D., Carter, R. S., Newman, J., Schein, D. R., Rall, D. P. 1970. The evaluation of anticancer drugs in dogs and monkeys for the prediction of qualitative toxicities in man. *Clin Pharmacol Ther* 11:3–40.

Schenk, D., Barbour, R., Cunn, W., Gordon, G., Grajeda, H., Guido, T., Hu, K., Huang, J., Johnson-Wood, K., Khan, K., Kholodenko, D., Lee, M., Liao, Z., Lieberburg, I., Motter, R., Mutter, L., Soriano, F., Shopp, G., Vasquez, N., Vandevert, C., Walker, S., Woqulis, M., Yednock, T., Games, D., Seubert, P. 1999. Immunization with amyloid-beta attenuates Alzheimer-disease-like pathology in the PDAPP mouse. *Nature* 400:173–177.

Schlaeppi, B., Roncari, G., Zahm, P. 1991. Vascular

toxicity in dogs associated with overdose of a novel benzodiazepine receptor partial agonist. *Arc Toxicol* 65:73–80.

Schneider, P. 1991. Hemodynamically induced heart lesions in the dog after administration of cardioactive substances. *Exp Pathol* 40:155–159.

Schnyder-Candrian, S., Borsig, L., Moser, R., Berger, E. G. 2000. Localization of alpha 1,3-fucosyltransferase Ⅵ in Weibel-Palade bodies of human endothelial cells. *Proc Natl Acad Sci USA* 97:8369–8374.

Schultze, A. E., Bradley, W., Main, D., Hall, D. G., Wherly, P., Hoffman, H. Y., Lee, C., Ackerman, B. L., Pritt, M. L., Smith, H. W. 2011. A comparison of mortality and cardiac biomarker response between three outbred stocks of Sprague Dawley rats treated with isoproterenol. *Toxicol Pathol* 39:576–588.

Schultze, A. E., Carpenter, K. H., Wians, F. H., Agee, S. J., Minyard, J., Lu, Q. A., Todd, J., Konrad, R. J. 2009. Longitudinal studies of cardiac troponin-I concentrations in serum from male Sprague-Dawley rats: baseline reference ranges and effects of handling and placebo dosing on biological variability. *Toxicol Pathol* 37:754–760.

Schultze, A. E., Konrad, R. J., Credille, K. M., Lu, Q. A., Todd, J. 2008. Ultra sensitive cross-species measurement of cardiac troponin-I using the Erenna immunoassay system. *Toxicol Pathol* 36:777–782.

Scicchitano, M., Thomas, R., McFarland, D., Narayanan, P., Thomas, H., Tierney, L., Schwartz, L. 2003. Transcriptional phenotyping of circulating endothelial cells from sorted rat whole blood. *Vet Pathol* 40:626a.

Seidman, A., Hudis, C., Pierri, M. K., Shak, S., Paton, V., Ashby, M., Murphy, M., Stewart, S. J., Keefe, D. 2002. Cardiac dysfunction in the trastuzumab clinical trials experience. *J Clin Oncol* 20:1215–1221.

Sellers, R. S., Morton, D., Michael, B., Roome, N., Johnson, J. K., Yano, B. L., Perry, R., Schafer, K. 2007. Society of Toxicologic Pathology position paper: organ weight recommendations for toxicology studies. *Toxicol Pathol* 35:751–755.

Sheth, C. M., Enerson, B. E., Peters, D., Lawton, M. P., Weaver, J. L. 2011. Effects of modulating in vivo nitric oxide production on the incidence and severity of PDE4 inhibitor-induced vascular injury in Sprague-Dawley rats. *Toxicol Sci* 122:7–15.

Shi, J., Abdelwahid, E., Wei, L. 2011. Apoptosis in anthracycline cardiomyopathy. *Curr Pediatr Rev* 7(4):329–336.

649 Short, B., Louden, C., Schwartz, L. S., Solleveld, H. 1998. Degeneration and periarteritis of hepatic arteries in young Sprague–Dawley rats. *Toxicol Pathol* 26:483(abstract).

Sica, D. A. 2006. Angiogenesis inhibitors and hypertension: an emerging issue. *J Clin Oncol* 24:1329–1331.

Simonneau, G., Galie, N., Rubin, L. J., Langleben, D., Seeger, W., Domenighetti, G., Gibbs, S., Lebrec, D., Speich, R., Beghetti, M., Rich, S., Fishman, A. 2004. Clinical classification of pulmonary hypertension. *J Am Coll Cardiol* 43:5S–12S.

Simons, M., Downing, S. E. 1985. Coronary vasoconstriction and catecholamine cardiomyopathy. *Am Heart J* 109:297–304.

Singal, P. K., Deally, C. M., Weinberg, L. E. 1987. Subcellular effects of adriamycin in the heart: a concise review. *J Mol Cell Cardiol* 19:817–828.

Singh, M., Foster, C. R., Dalal, S., Singh, K. 2010. Osteopontin role in extracellular matrix deposition and myocardial remodeling post-MI. *J Mol Cell Cardiol* 48:538–543.

Slim, R. M., Robertson, D. G., Albassam, M., Reily, M. D., Robosky, L., Dethloff, L. A. 2002. Effect of dexamethasone on the metabonomics profile associated with phosphodiesterase inhibitor-induced vascular lesions in rats. *Toxicol Appl Pharmacol* 183:108–116.

Slordal, L., Spigset, O. 2006. Heart failure induced by non-cardiac drugs. *Drug Saf* 29:567–586.

Smolock, E. M., Trappanese, D. M., Chang, S., Wang, T., Titchenell, P., Moreland, R. S. 2009. siRNA-mediated knockdown of h-caldesmon in vascular smooth muscle. *Am J Physiol Heart Circ Physiol* 297:H1930–H1939.

Snyder, P. W., Kazacos, E. A., Scott-Moncrieff, J. C., HogenEsch, H., Carlton, W. W., Glickman, L. T., Felsburg, P. J. 1995. Pathologic features of naturally occurring juvenile polyarteritis in Beagle dogs. *Vet Pathol* 32:337–345.

Sobota, J. T. 1989. Review of cardiovascular findings in humans treated with minoxidil. *Toxicol Pathol* 17:193–202.

Sommer, J. R., Johnson, E. A. 1979 Ultrastructure of cardiac muscle. In *Hand of Physiology* (eds. Berne, R. M., Sperelakis, N., Geiger, S. R.), vol. I, pp. 113–118. The American Physiology Society, Bethesda, MD.

Spencer, A., Greaves, P. 1987. Periarteritis in a beagle colony. *J Comp Pathol* 97:121–128.

Spigset, O. 2011. Drug-induced aortic aneurysms, ruptures and dissections. In *Etiology, Pathogenesis and Pathophysiology of Aortic Aneurysms and Aneurysm Rupture* (ed. Grundmann, R.), pp. 159–174. InTech Open Access Publisher. ISGM: 978-953-307-523-5.

Spinale, F. D., Schulte, B. A., Crawford, F. A. 1989. Demonstration of early ischemic injury in porcine right ventricular myocardium. *Am J Pathol* 134:693–704.

Spinale, F. G. 2007. Myocardial matrix remodeling and the matrix metalloproteinases: influence on cardiac form and function. *Physiol Rev* 87:1285–1342.

Stalsberg, H., DeHaan, R. L. 1969. The precardiac areas and formation of the tubular heart in the chick embryo. *Dev Biol* 19:128–159.

Staszak, C., Harbeck, R. J. 1985. Mononuclear-cell pulmonary vasculitis in NZB/W mice. Histopathologic evaluation of spontaneously occurring pulmonary infiltrates. *Am J Pathol* 120:99–105.

Stein, J. H., Klein, M. A., Bellehumeur, J. L., McBride, P. E., Wiebe, D. A., Otvos, J. D., Sosman, J. M. 2001. Use of human immunodeficiency virus-1 protease inhibitors is associated with atherogenic lipoproteins changes and endothelial dysfunction. *Circulation* 104:257–262.

Stejskal, V., Havu, N., Malmfors, T. 1982. Necrotizing vasculitis as an immunological complication in toxicity study. *Arch Toxicol Suppl* 5:283–286.

Sullivan, M. L., Martinez, C. M., Gennis, P., Gallagher, E. J. 1998. The cardiotoxicity of anabolic steroids. *Prog Cardiovasc Dis* 41:1–15.

Sumner, M. J., Cannon, T. R., Mundin, J. W., White, D. G., Watts, I. S. 1992. Endothelin ETA and ETB receptors mediate vascular smooth muscle contraction. *Br J Pharmacol* 107:858–860.

Sutton, T. J., Darby, A. J., Johnson, P., Leslie, G. B., Walker, T. F. 1986. Dyspnoea and thoracic spinal deformation in rats after prizidilol (SK&F 92657). *Hum Toxicol* 5:183–187.

Suzuki, H., Kanamaru, K., Shiba, M., Fujimoto, M., Imanaka-Yoshida, K., Yoshida, T., Taki, W. 2011. Cerebrospinal fluid tenascin-c in cerebral vasospasm after aneurismal subarachnoid hemorrhage. *J Neurosurg Anesthesiol* 23:310–317.

Swap, C. J., Nagurney, J. T. 2005. Value and limitations of chest pain history in the evaluation of patients with suspected acute coronary syndromes. *JAMA* 294:2623–2629.

Tanase, H., Yamori, Y., Hansen, C. T., Lovenberg, W. 1982a. Heart size in inbred strains of rats. Part 1: Genetic determination of the development of cardiovascular enlargement in rats. *Hypertension* 4:864–872.

Tanase, H., Yamori, Y., Hansen, C. T., Lovenberg, W. 1982b. Heart size in inbred strains of rats. Part 2: Cardiovascular DNA and RNA contents during the development of cardiac enlargement in rats. *Hypertension* 4:872–880.

650 Teerlink, J. R., Breu, V., Sprecher, U., Clozel, M., Clozel, J. P. 1994. Potent vasoconstriction mediated by endothelin ETB receptors in canine coronary arteries. *Circ Res* 74:105–114.

Tekeli, S. 1974. Occurrence of hair fragment emboli in the pulmonary vascular system of rats. *Vet Pathol* 11:482–485.

Telli, M. L., Witteles, R. M., Fisher, G. A., Srinivas, S. 2008. Cardiotoxicity associated with cancer therapeutic agent sunitinib malate. *Ann Oncol* 19:1613–1618.

ten Holder, S. M., Joy, M. S., Falk, R. J. 2002. Cutaneous and systemic manifestations of drug-induced vasculitis. *Ann Pharmacother* 36:130–147.

Tesfamariam, B., DeFelice, A. F. 2007. Endothelial injury in the initiation and progression of vascular disorders. *Vasc Pharmacol* 46:229–237.

Thomas, R. A., Frazier, K. S., Thomas, H. C., Scicchitano, M. S. 2011. microRNA changes in rat mesentery and plasma associated with drug-induced vascular injury. *Toxicologist CD*, 120:2725A (late-breaking).

Thompson, H., McCandlish, I. A., Cornwell, H. I., Wright, N. G., Rogerson, P. 1979. Myocarditis in puppies. *Vet Record* 104:107–108.

Thorball, N., Olsen, F. 1974. Ultrastructural pathological changes in intestinal submucosal arterioles in angiotensin induced acute hypertension in rats. *Acta Pathol Microbiol Immunol Scand A* 82:703–714.

Thygesen, K., Alpert, J. S., White, H. D., Joint ESC/ACCF/AHA/WHF Task Force for the Redefinition of Myocardial Infarction. 2007. Universal definition of myocardial infarction. *Circulation* 116:2634–2653.

Tirapelli, C. R., Casolari, D. A., Yogi, A., Montezano, A. C., Tostes, R. C., Legros, E., D'Orleans-Juste, P., de Oliveira, A. M. 2005. Functional characterization and expression of endothelin receptors in rat carotid artery: involvement of nitric oxide, a vasodilator prostanoid and the opening of K^+ channels in ETB-induced relaxation. *Br J Pharmacol* 146:903–912.

Todd, J., Freese, B., Lu, A., Held, D., Morey, J., Livingston, R., Goix, P. 2007. Ultra-sensitive femtogram level flow-based immunoassays using single molecule counting clinical chemistry. *Clin Chem* 53:1990–1995.

Tong, J., Ganguly, P. K., Singal, P. K. 1991. Myocardial adrenergic changes at two stages of heart failure due to adriamycin treatment in rats. *Am J Physiol Heart Circ Physiol* 260:H909–H916.

Topol, E. J. 2004. Failing the public-rofecoxib, Merck and the FDA. *N Eng J Med* 351:1707–1709.

Townsend, P. J., Farza, H., MacGeoch, C., Spurr, N. K., Wade, R., Gahlmann, R., Yacoub, M. H., Barton, P. J. 1994. Human cardiac troponin T: identification of fetal isoforms and assignment of the TNNT2 locus to chromosome 1q. *Genomics* 21:311–316.

Treumann, S., Schneider, S., Gröters, S., Moore, N. P., Boor, P. J. 2011. Spontaneous occurrence of dissecting aneurysms in the region of the ductus arteriosus in four-day-old Wistar rat pups. *Toxicol Pathol* 39:969–974.

Uro-Coste, E., Russano de Paiva, G., Guibeau-Frugier, C., Sastre, N., Ousset, P. J., da Silva, N. A., Lavialle-

Guilotreau, V., Vellas, B., Delisle, M. B. 2010. Cerebral amyloid angiopathy and microhemorrhages after amyloid beta vaccination: case report and brief review. *Clin Neuropathol* 29:209–216.

van der Hooft, C. S., Heeringa, J., van Herpen, G., Kors, J. A., Kingma, J. H., Stricker, B. H. 2004. Drug-induced atrial fibrillation. *J Am Coll Cardiol* 44:2117–2124.

Van Eys, G. J., Niessen, P. M., Rensen, S. S. 2007. Smoothelin in vascular smooth muscle cells. *Trends Cardiovasc Med* 17:26–30.

van Mourik, J. A., Boertjes, R., Huisveld, I. A., Fijnvandraat, K., Paikrt, D., van Genderen, P. J., Fijnheer, R. 1999. Von Willebrand factor propeptide in vascular disorders: a tool to distinguish between acute and chromic endothelial cell perturbation. *Blood* 94:179–185.

van Steenkiste, C., Geerts, A., Vanheule, E., Van Vlierberghe, H., De Vos, F., Olievier, K., Cateleyn, C., Laukens, D., De Vos, M., Stassen, J. M., Carmeliet, P., Colle, I. 2009. Role of placental growth factor in mesenteric neoangiogenesis in a mouse model of portal hypertension. *Gastroenterology* 137:2112–2124.

Van Vleet, J. F., Ferrans, V. J., Herman, E. 2002. Cardiovascular and skeletal systems. In *Handbook of Toxicologic Pathology*, 2nd ed. (eds. Haschek, W., Rousseaux, C. G., Wallig, M. A.), pp. 363–455. Academic Press, San Diego CA.

Van Vleet, J. F., Ferrans, V. J. 1986. Myocardial diseases of animals. *Am J Pathol* 124:98–178.

Vane, J. R., Warner, T. D. 2000. Nomenclature for COX-2 inhibitors. *Lancet* 356:1373–1374.

Vane, J. R., Bakhle, Y. S., Botting, R. M. 1998. Cyclooxygenase 1 and 2. *Annu Rev Phamacol Toxicol* 38:97–120.

Vasan, R. S. 2006. Biomarkers of cardiovascular disease. Molecular basis and practical considerations. *Circulation* 113:2335–2362.

Vasan, R. S., Beiser, A., Seshadri, S., Larson, M. G., Kannel, W. B., D'Agostino, R. B., Levy, D. 2002. Residual lifetime risk for developing hypertension in middle-aged women and men: the Framingham Heart Study. *JAMA* 287:1003–1010.

651 Vasquez-Vivar, J., Martasek, P., Hogg, N., Masters, B. S., Pritchard, K. A. Jr., Kalyanaraman, B. 1997. Endothelial nitric oxide synthase-dependent superoxide generation from adriamycin. *Biochemistry* 36:11293–11297.

Vatner, S. F., McRitchie, R. J, Maroko, P. R., Patrick, T. A., Braunwald, E. 1974. Effects of catecholamines, exercise, and nitroglycerin on the normal and ischemic myocardium in conscious dogs. *J Clin Invest* 54:563–575.

Venkatakrishnan, U., Chen, C., Lokhandwala, M. F. 2000. The role of intrarenal nitric oxide in the natriuretic response to dopamine-receptor activation. *Clin Exp Hypertens* 22:309–324.

Verdecchia, P., Schillaci, G., Borgioni, C., Ciucci, A., Gattobigio, R., Zampi, I., Porcellati, C. 1998. Prognostic value of new electrocardiographic method for diagnosis of left ventricular hypertrophy in essential hypertension. *J Am Coll Cardiol* 31:383–390.

Vidal, J. D., Drobatz, L. S., Holliday, D. F., Geiger, L. E., Thomas, H. C. 2010. Spontaneous findings in the heart of Mauritian-origin cynomolgus macaques (Macaca fascicularis). *Toxicol Pathol* 38:297–302.

Von Schmiedeberg, S., Goebel, C., Gleichmann, E., Uetrecht, J. 1995. Neutrophils and drug metabolism. *Science* 268:585–586.

Vracko, R., Thorning, D., Frederickson, R. G. 1989. Connective tissue cells in healing rat myocardium. A study of cell reactions in rhythmically contracting environment. *Am J Pathol* 134:99–106.

Wagenaar, S. S., Wagenvoort, C. A. 1978. Experimental production of longitudinal smooth muscle cells in the intima of muscular arteries. *Lab Invest* 39:37–374.

Walker, D. 2006. Serum chemical biomarkers of cardiac injury for nonclinical safety testing. *Toxicol Pathol* 34:94–104.

Wallace, K. B., Hausner, E., Herman, E., Holt, G. D., Macgregor, J. T., Metz, A. L., Murphy, E., Rosenblum, I. Y., Sistare, F. D., York, M. J. 2004. Serum troponins as biomarkers of drug-induced cardiac toxicity. *Toxicol Pathol* 32:106–121.

Wang, N., Verna, L., Chen, N. G., Chen, J., Li, H., Forman, B. M., Stemerman, M. B. 2002. Constitutive activation of peroxisome proliferator-activated receptor-gamma suppresses pro-inflammatory adhesion molecules in human vascular endothelial cells. *J Biol Chem* 277:34176–34181.

Ward, J. M., Goodman, D. G., Squire, R. A., Chu, K. C., Linhart, M. S. 1979. Neoplastic and non-neoplastic lesions in ageing (C57B/6NX C3H/HeN) F1 (B6C3F1) mice. *J Natl Cancer Inst* 63:849–854.

Warner, T. D., Mitchell, J. A. 2004. Cyclooxygenase: new forms, new inhibitors and lessons from the clinic. *FASEB J* 18:790–804.

Watterson, C., Lanevschi, A., Horner, J., Louden, C. 2009. A comparative analysis of acute-phase proteins as inflammatory biomarkers in preclinical toxicology studies: implications for preclinical to clinical translation. *Toxicol Pathol* 37:28–33.

Weber, K. T., Brilla, C. G., Campbell, S. E., Zhou, G., Matsubara, L., Guarda, E. 1992. Pathologic hypertrophy with fibrosis: structural basis for myocardial failure. *Blood Pressure* 1:75–85.

Weber, K. T., Brilla, C. G., Janicki, J. S. 1991. Signals for the remodeling of the cardiac interstitium in systemic hypertension. *J Cardiovasc Pharmacol* 17(Suppl 2):S14–S19.

Wei, L., MacDonald, T. M., Walker, B. R. 2004. Taking glucocorticoids by prescription is associated with subsequent cardiovascular disease. *Ann Intern Med* 141:764–770.

Weibel, E. 1958. Entstehung der Längsmuskulatur in den Ästen der A. Bronchialis. *Zschr Zellforsch* 47: 440–468.

Weisberg, E., Manley, P. W., Breitenstein, W., Bruggen, J., Cowan-Jacob, S. W., Raay, A., Huntlt, B., Fabbro, D., Fendrich, G., Hall-Myeres, E., Kung, A. L., Mestan, J., Daley, G. Q., Callahan, L., Catley, L., Cavazza, C., Azam, M., Neuberg, D., Wright, R. D., Gillilan, D. G., Griffin, J. D. 2005. Characterization of AMN107 a selective inhibitor of native and mutant Bcr-Abl. *Cancer Cell* 7:129–141.

Whitehead, P. N., Chesterman, H., Street, A. E. 1979. Toxicity of nicardipine hydrochloride, a new vasodilator, in the beagle dog. *Toxicol Lett* 4:57–59.

Wiener, J., Giacomelli, F. 1973. The cellular pathology of experimental hypertension, VII. Structure and permeability of the mesenteric vasculature in angiotensin-induced hypertension. *Am I Path* 72:221–240.

Will, J. A., Bisgard, G. E. 1972. Haemodynamic effects of oral aminorex and amphetamine in unanaesthetized beagle dogs. *Thorax* 27:120–126.

Winsor, T., Mills, B., Winbury, M. M., Howe, B. B., Berger, H. J. 1975. Intramyocardial diversion of coronary blood flow: effects of isoproterenol-induced subendocardial ischaemia. *Micro Vasc Res* 9:261–278.

Womble, J. R., Larson, D. F., Copeland, J. G. 1982. Low-dose oral terbutaline therapy rapidly induces significant cardiac hypertrophy. *Clin Pharmacol Ther* 31:283–284.

Wouters, K. A., Kremer, L. C. Miller, T. L., Herman, E. H., Lipshultz, S. E. 2005. Protecting against anthracyclin-induced myocardial damage: a review of the most promising strategies. *Br J Haematol* 131(5): 561–578.

Wu, A. H., Lu, Q. A., Todd, J., Moecks, J., Wians, F. 2009. Short and long-term biological variation in cardiac troponin I with a high sensitivity assay: Implication for clinical practice. *Clin Chem* 55:52–58.

652 Wu, A. H., Fukushima, N., Puskas, R., Todd, J., Goix, P. 2006. Development and preliminary clinical validation of a high sensitivity assay for cardiac troponin using a capillary flow (single molecule) fluorescence detector. *Clin Chem* 52:2157–2159.

Yamaguchi, T., Murata, Y., Fujiyoshi, Y., Doi, T. 2003. Regulated interaction of endothelin B receptor with caveolin-1. *Eur J Biochem* 270:1816–1827.

Yamamoto, K., Ohki, R., Lee, R. T., Ikeda, U., Shimada, K. 2001. Peroxisome proliferator-activated receptor gamma activators inhibit cardiac hypertrophy in cardiac myocytes. *Circulation* 104:1670–1675.

Yamamoto, M., Okamura, S., Oka, N., Schwencke, C., Ishikawa, Y. 1999. Downregulation of caveolin expression by cAMP signal. *Life Sci* 64:1349–1357.

Yamauchi-Takihara, K. 2002. Gp-130 mediated pathway and left ventricular remodeling. *J Cardiac Failure* 8:S374–S378.

Yamori, Y., Okomoto, K. 1976. The Japanese spontaneously hypertensive rat (SHR). *Clin Exp Pharmacol Physiol Suppl* 3:1–4.

Yan, T. T., Li, Q., Zhang, X. H., Wu, W. K., Sun, J., Li, L., Zhang, Q., Tan, H. M. 2010. Homocysteine impaired endothelial function through compromised vascular endothelial growth factor/Akt/endothelial nitric oxide synthase signaling. *Clin Exp Pharmacol Physiol* 37:1071–1077.

Yu, P., Yang, Z., Jones, J. E., Wang, Z., Owens, S. A., Mueller, S. C., Felder, R. A., Jose, P. A. 2004. D1 dopamine receptor signaling involves caveolin-2 in HEK-293 cells. *Kidney Int* 66:2167–2180.

Yang, B. G., Tanaka, T., Jang, M. H., Bai, Z., Hayasaka, H., Miyasaka, M. 2007. Binding of lymphoid chemokines to collagen Ⅳ that accumulates in the basal lamina of high endothelial venules: its implications in lymphocyte trafficking. *J Immunol* 179:4376–4382.

York, M., Scudamore, C., Brady, S., Chen, C., Wilson, S., Curtis, M., Evans, G., Griffiths, W., Whayman, M., Williams, T., Turton J. 2007. Characterization of troponin responses in isoproterenol-induced cardiac injury in the Hanover Wistar rat. *Toxicol Pathol* 35(4):606–617.

Yuhas, E. M., Morgan, D. G., Arena, E., Kupp, R. P., Saunders, L. Z., Lewis, H. B. 1985. Arterial medial necrosis and hemorrhage induced in rats by intravenous infusion of fenoldopam mesylate, a dopaminergic vasodilator. *Am J Pathol* 119:83–91.

Zabka, T. S., Irwin, M., Albassam, M. A. 2009. Spontaneous cardiomyopathy in cynomolgus monkeys (Macaca fascicularis). *Toxicol Pathol* 37:814–818.

Zannettino, A. C., Holding, C. A., Diamond, P., Atkins, G. J., Kostakis, P., Farrugia, A., Gamble, J., To, L. B., Findlay, D. M., Haynes, D. R. 2005. Osteoprotegerin(OPG) is localized to the Weibel-Palade bodies of human vascular endothelial cells and is physically associated with von Willebrand factor. *J Cell Physiol* 204:714–723.

Zbinden, G. 1986. Detection of cardiotoxic hazards. *Arch Toxicol Suppl* 9:178–187.

Zhang, H., Zhang, A., Kohan, D. E., Nelson, R. D., Gonzalez, F. J., Yang, T. 2005. Collecting-duct specific deletion of peroxisome proliferator-activated receptor gamma blocks thiazolidinedione-induced fluid retention. *Proc Natl Acad Sci USA* 102:9406–9411.

Zhang, J., Defelice, A. F., Hanig, J. P., Colatsky, T. 2010. Biomarkers of endothelial cell activation serve as potential surrogate markers for drug-induced vascular injury. *Toxicol Pathol* 38:865–871.

Zhang, J., Yang, P. L., Gray, N. S. 2009. Targeting cancer with small molecule kinase inhibitors. *Nat Rev Cancer* 9:28–39.

Zhang, L., Li, H. Y., Li, H., Zhao, J., Su, L., Zhang, Y., Zhang, S. L., Miao, J. Y. 2011a. Lipopolysaccharide activated phosphatidylcholine-specific phospholipase C and induced IL-8 and MCP-1 production in vascular endothelial cells. *J Cell Physiol* 226:1694–1701.

Zhang, Y., Ge, G., Greenspan, D. S. 2006. Inhibition of bone morphogenetic protein 1 by native and altered forms of alpha2-macroglobulin. *J Biol Chem* 281:39096–39104.

Zhang, Z., Chu, G., Wu, H. X., Zou, N., Sun, B. G., Dai, Q. Y. 2011b. IL-8 reduces VCAM-1 secretion of smooth muscle cells by increasing p-ERK expression when 3-D co-cultured with vascular endothelial cells. *Clin Invest Med* 34:E138–E146.

Zhao, Y. Y., Liu, Y., Stan, R. V., Fan, L., Gu, Y., Dalton, N., Chu, P. H., Peterson, K., Ross, J. Jr., Chien, K. R. 2002. Defects in caveolin-1 cause dilated cardiomyopathy and pulmonary hypertension in knockout mice. *Proc Natl Acad Sci USA* 99:11375–11380.

Zhao, Z. Q., Corvera, J. S., Halkos, M. E., Kerendi, F., Wang, N. P., Guyton, R. A., Vinten-Johansen, J. 2003. Inhibition of myocardial injury by ischemic postconditioning during reperfusion: comparison with ischemic preconditioning. *Am J Physiol Heart Circ Physiol* 285:H579–H588.

Zhen, E. Y., Berna, M. J., Jin, Z., Pritt, M. L., Watson, D. 653
E., Ackermann, B. L., Hale, J. E. 2007. Quantification of heart fatty acid-binding protein as a biomarker for drug-induced cardiac and musculoskeletal necroses. *Proteomics* 1:661–671.

Zheng, S., Li, W., Xu, M., Bai, X., Zhou, Z., Han, J., Shyy, J. Y., Wang, X. 2010. Calcitonin gene related peptide promotes angiogenesis via AMP-activated protein kinase. *Am J Physiol Cell Physiol* 299:C1485–C1492.

Zile, M. R., Desantis, S. M., Baicu, C. F., Stroud, R. E., Thompson, S. B., McClure, C. D., Mehurg, S. M., Spinale, F. G. 2011. Plasma biomarkers that reflect determinants of matrix composition identify the presence of left ventricular hypertrophy and diastolic heart failure. *Circ Heart Fail* 4:246–256.

Zolkowska, D., Rothman, R. B., Baumann, M. H. 2006. Amphetamine analogs increase plasma serotonin: implications for cardiac and pulmonary disease. *J Pharmacol Exp Ther* 318:604–610.

第 17 章　内分泌腺

Sundeep Chandra、Mark J. Hoenerhoff 和 Richard Peterson

656 ## 17.1　引言

内分泌系统是人体主要的稳态控制系统之一，其职责是维持机体正常的功能和发育以应对不断变化的环境。内分泌系统与主要负责快速和及时反应的神经系统协作，倾向于以一种较慢和更持久的方式来调节机体多种过程。许多内分泌腺相互协同作用，形成复杂的反馈回路，严格地调控重要的生理过程。像所有的稳态控制系统一样，内分泌系统将生理参数维持在正常范围之内的能力是有限的，当用化学物质或药物，或者环境刺激超出了内分泌系统的调控能力，可能会出现不良后果。化学物质可通过不同的机制引起机体内分泌异常，包括直接改变激素的产生，改变激素轴的调节，影响激素的转运、结合、信号传导以及引起反调节激素系统类似的改变。本章的目的是对啮齿类动物为主的内分泌器官（垂体、肾上腺、甲状腺、甲状旁腺和胰岛）常见的自发性形态学改变，以及外源性物质诱导的改变为例进行全面的概述。

17.2　垂体

17.2.1　正常结构与功能

垂体（或称脑下垂体）位于颅骨蝶鞍内，与下丘脑一起协调其他内分泌腺的结构完整性和功能。垂体柄作为与下丘脑的解剖学和
657 功能性连接（图 17.1a）。下丘脑中含有神经元胞体，可以合成促垂体释放激素和抑制激素及垂体后叶的神经垂体激素［精氨酸后叶加压素（arginine vasopressin, AVP）或抗利尿激素或催产素（oxytocin, OT）］。

垂体分为前叶、后叶，两部分的胚胎学、解剖学和功能均不相同。垂体前叶（或称腺垂体）源于胚胎期的外胚层外翻形成的垂体隐窝或拉特克囊（Rathke's pouch），而垂体后叶（或称神经垂体）来源于间脑的神经外胚层。垂体前叶由前部（远侧部）、中间叶（中间部）和结节部构成，结节部是细胞的背侧突出或套袖，位于漏斗柄周围或沿着漏斗柄分布（图 17.1a）。灰结节正中隆起、漏斗柄和漏斗突共同构成了神经垂体或垂体后叶。腺体的血液供应有数个来源。

垂体前叶是一个具有多种细胞类型的异质性腺体，分泌具有独特功能的激素。垂体前叶由 5 种主要细胞类型，产生传统公认的 6 种激素：①分泌促肾上腺皮质激素（adrenocorticotropic hormone, ACTH）的促肾上腺皮质激素细胞；②分泌促甲状腺激素（thyroid-stimulating hormone,TSH）的促甲状腺激素细胞；③分泌黄体生成素（luteinizing hormone, LH）和卵泡刺激素（follicle-stimulating hormone, FSH）的促性腺激素细胞；④分泌生长激素（growth hormone, GH）的促生长激素细胞；⑤分泌催乳素（prolactin, PRL）的催乳激素细胞。根据 HE 染色特性和其他技术，这些分泌激素的细胞通常被分为嗜酸性细胞、嗜碱性细胞和嫌色细

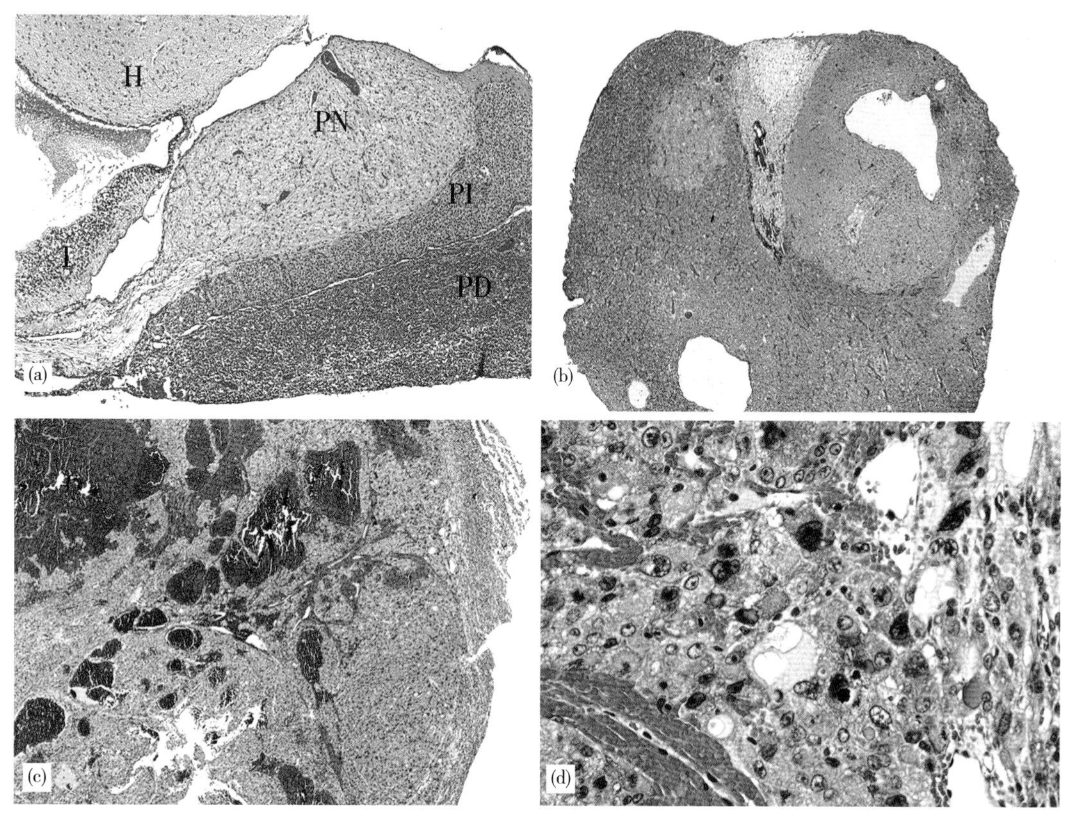

图 17.1 （a）垂体和下丘脑（hypothalamus, H）的矢状切片，显示漏斗（infundibulum, I）、神经部（pars nervosa, PN）、中间部（pars intermedia, PI）和远侧部（pars distalis, PD）。（b）老龄大鼠的垂体，显示远侧部的 1 个增生性灶（左）和 1 个腺瘤（右）。（c 和 d）低倍镜和高倍镜下源于大鼠垂体远侧部垂体癌的照片

胞。然而，染色特性不能准确反映由这些细胞合成的激素类型。表 17.1 概述了各种垂体细胞类型、分泌激素以及激素产物的调节和生物学作用。

垂体后叶（神经垂体）不含神经内分泌细 658
胞，相反由能分泌 AVP 和 OT 的两组下丘脑神经元的轴突末端构成。神经垂体包含固有细胞群、垂体细胞和胞体位于下丘脑视上核和室旁核

表 17.1 垂体细胞类型、分泌激素、激素产物的调节及生物学作用

	促性腺激素细胞	促甲状腺激素细胞	催乳激素细胞	促生长激素细胞	促肾上腺皮质激素细胞
主要激素	FSH，LH	TSH	PRL	GH	ACTH
分泌产物	糖蛋白 αβ 亚基	糖蛋白 αβ 亚基	多肽	多肽	多肽
细胞特征 着色细胞群	嗜碱性细胞 10%~15%	嗜碱性细胞 10%	嗜碱性细胞 15%~20%	嗜酸性细胞 30%~50%	嗜碱性细胞 15%~20%
靶组织	卵巢、睾丸	甲状腺	乳腺	肝、骨、肌肉	肾上腺
分泌的主要抑制剂（负反馈）	雌激素、孕酮、睾酮、抑制素	T3、T4	多巴胺	生长抑素	糖皮质激素
刺激剂	GnRH、雌激素	TRH	雌激素、TRH	GHRH、GHS	CRH、VP

注：GnRH= 促性腺激素释放激素；TRH= 促甲状腺激素释放激素；GHRH= 生长激素释放激素；GHS= 生长激素促分泌素；CRH= 促肾上腺皮质激素释放激素；VP= 后叶加压素。

的分泌神经元轴突末端。这些细胞的纤维汇聚到正中隆起，顺着漏斗柄进入漏斗突，末端与毛细血管密切相关。纤维中也存在一些大小各异的球形小体，被称为赫林体（Herring bodies），代表分泌性物质。作为特化的星形胶质细胞，垂体细胞是神经叶的主要胶质细胞。垂体细胞与血窦血管周围间隙紧密相连。垂体细胞的特征是表达阿片类药物、后叶加压素和 β - 肾上腺素能受体的特异性膜结合受体（Wittkowski 1988）。当禁水及补液后给予等渗锂，垂体细胞的有丝分裂活动将明显增加。在这些情况下有丝分裂活动与一种维持稳态生理活动有关，而不是对损伤或发生肿瘤的反应（Levine et al. 2000, 2002）。神经垂体通过漏斗柄与下丘脑相连。AVP 和 OT 均以前激素原的形式被合成。随着生物合成前体分子在神经分泌神经元的分泌颗粒中沿着轴突运行，前体激素被切割成活性激素。随着在内质网中去除信号肽及多肽的糖基化，生成相应的前激素原并被包裹进入神经内分泌颗粒。血浆渗透压通过位于这些区域的渗透压感受器成为从 SON 和 PVN 释放 AVP 的主要刺激因素。已知雌激素可调节各种种属的 OT 基因表达。与其他的下丘脑神经元一样，AVP 和 OT 的分泌受大量神经和内分泌控制（Cheung and Lustig 2007; Sam and Frohman 2008）。

17.2.2　非增生性病变

除垂体囊肿外，腺垂体或神经垂体罕见自发性非增生性背景病变。垂体囊肿是实验大鼠和比
659 格犬常见的自发性病变，衬覆有纤毛的立方到柱状上皮或鳞状上皮。成年大鼠的垂体中可能残留部分最终形成垂体的胚胎性结构——拉特克囊（Rathke's pouch）。残留的拉特克囊通常与分隔垂体远侧部和中间部的拉特克裂（Rathke's cleft）密切相关。拉特克囊残留表现为大小不等的衬覆有纤毛或鳞状上皮的管状或腺样结构。

17.2.2.1　萎缩

当需求减少情况下，垂体前叶细胞团也减少，这种减少可能与体重降低有关。大鼠的衰老与下丘脑释放激素含量的减少及垂体合成或释放 FSH、LH 和 TSH 的能力下降有关，这些差异可能部分是由于垂体肿瘤发生率的差异及其空间占位效应的不同（Bedrak et al. 1983; Chen 1984）。引起下丘脑活性增强的生理改变，如禁水或哺乳，可能会导致垂体中间部退化。大鼠给予多巴胺受体激动剂溴隐亭，可减少垂体中间部的细胞数量和厚度，这与阿黑皮素衍生的肽类和 mRNA 的合成减少有关（Chronwall et al. 1987）。

17.2.2.2　肥大

主要影响垂体的直接由药物诱导的非增生性病变不常见。垂体所见形态学改变继发于药物的药理学作用和（或）反映了通过反馈机制与垂体相关联的性腺或内分泌组织的改变。

如前所述，垂体是由几种细胞类型构成，每种细胞负责产生特定的激素。过去人们认为一种细胞仅可以产生一种激素，对多激素（plurihormonality）细胞的概念知之甚少。然而，决定激素产生的分子因素现已被破译，并已发现靶向特定激素基因的转录因子。这些因素已阐明了细胞分化的 3 个主要通路。产生 ACTH 的促肾上腺皮质激素细胞由促肾上腺皮质激素上游转录结合元件（corticotropin upstream transcriptionbindingElement, CUTE）蛋白（包括 neuroD1/beta 2）决定。双激素促性腺激素细胞需要类固醇生成因子 -1（steroidogenic factor-1, SF-1）的表达。Pit-1 表达细胞复合物家族成熟后可分化为促生长激素细胞、促催乳生长激素细胞、催乳激素细胞或额外表达雌激素受体（estrogen receptor, ER）α 的促甲状腺激素细胞

（可增强 PRL 分泌）或促甲状腺激素细胞胚胎因子（thyrotroph embryonic factor, TEF）（可刺激 TSH-β 产生）。对这些腺垂体细胞分化分子决定因素的认识阐明了多激素模式（Asa and Ezzat et al. 1999）。

腺垂体细胞并不是不可逆地产生单一激素，细胞表型可根据功能需求而改变。垂体形态学改变继发于相关组织的改变。患有长期原发性甲状腺功能减退的患者，垂体由于缺乏甲状腺激素的反馈抑制而增大，并有促甲状腺激素细胞增生，形成“甲状腺切除术”或“甲状腺缺陷”（“thyroid deficiency”）细胞。长期原发性甲状腺功能减退导致的垂体促甲状腺激素细胞增生在人类、大鼠和小鼠中均有报道。例如，甲状腺激素耗竭（如甲状腺切除术后）或继发于肝细胞微粒体酶的诱导的甲状腺激素清除增加，可导致促甲状腺激素细胞肥大和垂体对 TSH 的染色强度下降（Zabka et al. 2011; Ozawa 1991）。许多甲状腺切除术细胞对生长激素也有免疫反应性，表明存在同时含有 GH 和 TSH 的双激素细胞，提示生长激素细胞可以转化为促甲状腺激素细胞。因此，除了促甲状腺激素细胞的增加，生长激素细胞转分化为促甲状腺激素细胞也会使促甲状腺激素分泌细胞增加，这些双激素细胞被称为“促甲状腺激素生长激素细胞（thyrosomatotrophs）”。此外，甲状腺功能减退时，在啮齿类动物和人类垂体中的促甲状腺激素细胞增生期间，生长激素细胞通过双激素中间体促甲状腺激素生长激素细胞转分化为促甲状腺激素细胞，生长激素细胞和促甲状腺激素细胞二者之间的相对数量有变化（Nolan et al.2004; Vidal et al. 2001）。

660 孕妇的腺垂体中，催乳激素细胞增生显著，并伴有催乳素（PRL）、催乳素免疫反应细胞的 mRNA 和有丝分裂增加。在妊娠期间，生长激素细胞能够产生 PRL，表达 PRL mRNA，并转化为双激素的促催乳生长激素细胞，后期可能转化为催乳激素细胞，有助于催乳素的产生（Stefaneanu et al. 1992）。与甲状腺功能减退时生长激素细胞转分化为促甲状腺激素细胞类似，妊娠期间妊娠催乳激素细胞增生可见生长激素细胞转化为双激素的促催乳生长激素细胞。

性腺切除术对垂体促性腺激素细胞的影响已有广泛研究。卵巢切除术（ovariectomy, OVX）或去势后可见促性腺激素细胞肥大，并且卵巢切除术后促性腺激素的释放随着时间的推移而增加。超微结构和免疫组化研究表明，受影响的促性腺激素细胞的分泌颗粒数量减少、粗面内质网空泡形成，均含有 FSH 和 LH（Tixier-Vidal et al. 1975）。一些内质网扩张的残留物融合形成大液泡，呈现“去势细胞”典型的印戒样外观。大鼠用抗雄激素氟他胺处理，产生 FSH 细胞的肥大 – 增生和 LH 分泌细胞的肥大，伴有超微结构水平的显著改变，提示为过度刺激阶段（Cónsole et al.2001）。在发生低钠血症和（或）尿毒症的大鼠的垂体前叶可观察到类似的形态学改变（水样变性）。

雌激素处理可逆转 OVX 对促性腺激素细胞的大小、形态和对促性腺激素分泌的影响（Sánchez-Criado et al. 2006）。雌激素刺激产生催乳素的催乳激素细胞的增殖，提高催乳激素细胞的存活时间。用己烯雌酚或雌二醇处理长达 16 周的大鼠垂体的形态学及免疫组化研究表明腺体增大充血，含有较大的催乳素阳性垂体细胞，细胞核大，核分裂象多（Lloyd 1983; Lloydand Mailloux 1987; Niwa et al. 1987）。

催乳激素细胞增生的程度似乎具有时间依赖性。雌激素处理的大鼠血清中催乳素水平的增加与垂体增生相一致（Lyle et al. 1984）。不同品系大鼠垂体对雌激素作用的敏感性不同。此外，雌激素还能调节垂体的血管生成和增强促血管生成因子的表达（Lombardero et al. 2009）。通过上述雌激素对催乳激素细胞的增殖和存活的作用，雌激素可诱发或促进几种大鼠品系中发生产生催乳素的垂体肿瘤。试验性雌激素诱发的垂体肿瘤可早期观察到。雌性 Fischer 344 大鼠皮下注射 5mg/ 只的二丙酸雌二醇（estradiol dipropionate, ED），每 2 周 1 次，连续注射 13 周，最早在第 5 周就发生腺瘤，在处理后第 7 周出现癌（Satoh et al. 1997）。雌激素对体外垂体细胞增殖有双相效用，高浓度的雌二醇对细胞生长呈抑制作用，而低浓度则刺激催乳素分泌（Lloyd et al. 1991 ）。

17.2.3 增生性病变

17.2.3.1 增生

局灶性和弥漫性增生。中间部和神经部的增生性病变罕见。虽然垂体腺瘤是一种常见的增生性病变，但局灶性和弥漫性增生代表了增生性病变的连续性，两者的组织学特点有重叠（图 17.1b）。弥漫性增生影响一个或多个垂体细胞群，病变细胞通常散布于正常细胞之间，而局灶性增生的特征是染色特性改变的垂体细胞灶，对周围正常组织几乎没有压迫。弥漫性增生可自发于老龄化大鼠，并且哺乳、手术切除内分泌组织、服用性激素、口服避孕药、营养因子和引起内分泌系统长期改变的其他药物也可引起弥漫性增生（Furth et al. 1973）。

661 原发性甲状腺功能减退的犬垂体增大伴促甲状腺激素细胞增生（Diaz-Espiñeira et al. 2008）。显微镜下可观察到体积大且空泡形成的甲状腺缺陷细胞，催乳激素细胞数量减少，并且有些细胞同时对 GH 和 TSH 着色，表明发生转分化。促肾上腺皮质激素细胞腺瘤可伴发促甲状腺激素细胞增生（Teshima et al. 2009）。使用高剂量醋酸环丙孕酮（合成孕酮）处理切除卵巢的比格犬可引起分泌生长激素细胞的增生和肥大，而含催乳素的细胞一般不受影响（El Etreby 1978b）。与之相反，犬给予猪生长激素可以增加垂体重量，组织学上表现为生长激素染色阳性的增大、空泡形成细胞（Laroque et al. 1998）。雌激素处理的雌性比格犬中可见含催乳素的细胞发生的肥大和增生（El Etreby 1978a）。老龄化犬中可见含生长激素的细胞弥漫性肥大和增生同时伴乳腺的增生性改变。

17.2.3.2 肿瘤

自发性垂体腺瘤在某些品系的实验大鼠中常见，雌性更易感。远侧部腺瘤（图 17.1b）是大鼠相当常见的一种增生性病变，Sprague–Dawley 大鼠发生率高达 70%。垂体腺瘤也是 Sprague-Dawley 大鼠最常见的死亡原因，尤其是致癌试验中的雌性大鼠（Son and Gopinath 2004a, 2004b）。垂体肿瘤可早在 19 周龄的年轻成年 Sprague-Dawley 大鼠中观察到（Ikezaki et al. 2011），在一个致癌试验中，第 33 周可观察到远侧部腺瘤，到第 50 周雌性大鼠的发生率接近 35%（Son and Gopinath 2004b）。Sprague–Dawley 大鼠最常见的早期肿瘤发生在雌性动物的垂体，而 Han Wistar 大鼠最常见的早期肿瘤是在雌雄动物都发生的恶性淋巴瘤（Son et al. 2010），表明肿瘤的发生存在品系差异。Han 大鼠的垂体腺瘤也很常见，雄性动物的发生率为 33.9%，雌性动物的发生率为 54.6%（Carlus et al .2011）。

大鼠垂体的大多数肿瘤被认为是远侧部的嫌色细胞腺瘤，组织学表现有差异（Helminski et al. 1989）。老龄化雄性 Wistar 大鼠的自发性垂体腺瘤可起源于未分化的细胞、催乳素分泌细胞、生长激素分泌细胞、促甲状腺激素分泌细胞，发生频率依次递减（Fong et al. 1982）。虽然 Sprague–Dawley 大鼠和 Fischer 344 大鼠的大多数自发性垂体肿瘤对催乳素（PRL）有免疫反应性，但也有缺乏任何特异免疫反应性的报道（Sandusky et al. 1988; McComb et al. 1984, 1985）。催乳素分泌细胞增生和肿瘤的发生伴随血清催乳素水平的升高。在大鼠中常见血清催乳素升高导致的乳腺肿瘤。催乳素升高引起的啮齿类动物乳腺肿瘤被假定是啮齿类动物特有的现象，与人类不一定有相关性（Sistare et al. 2011）。然而，最近的报道与以前的假设相矛盾，表明如果暴露也会导致人类催乳素分泌增加，那么在啮齿类动物中导致催乳素诱发乳腺癌发生的药物和化学物质，可能会通过相同的机制对人类产生风险（Harvey 2005, 2012）。

由于大多数肿瘤含有催乳素细胞，所以有人提出老龄化大鼠下丘脑中多巴胺含量的降低可能是肿瘤发生的一个重要因素，因为多巴胺是催乳素的主要抑制因子（Prysor-Jones et al. 1983）。雌性大鼠垂体腺瘤的高发生率表明，雌激素可能通过直接影响垂体细胞或通过抑制多巴胺来参与肿瘤发生。大鼠的少数自发性垂体腺瘤来源于垂体中间叶的细胞，免疫组化染色表明对 ACTH 有免疫反应性（McComb et al. 1984, 1985）。

多项研究表明饮食因素对大鼠垂体肿瘤的发生率和发生时间均有影响（Keenan et al. 1995a,b; Duffy et al. 2008）。垂体肿瘤在限制饮食的大鼠中发生率低，并与血循环中催乳素、雌激素、
662 LH 和胰岛素样生长因子 -1（IGF-1）的水平下降，含生长激素和催乳素的细胞体积减小，以及垂体较低的增殖指数有关（Molon-Noblot et al. 2003）。

垂体癌与垂体腺瘤难以根据细胞的性质和肿瘤的结构模式上进行区分（图 17.1c、17.1d）。垂体腺瘤和垂体癌的鉴别依据包括出现远处转移或对邻近的脑或蝶骨的侵蚀性局部侵袭，后者为恶性肿瘤的最常见证据。局部侵袭必须区别于腺瘤中常见的膨胀性生长（Majka et al. 1990）。

其他增生性病变，包括颅咽管瘤（Pace et al. 1997; Heider 1986）和垂体细胞瘤（Satoh et al. 2000）都是罕见肿瘤，已有个案报道。大鼠垂体中间部腺瘤不常见。小鼠的自发性垂体肿瘤也不常见。FVB/N 品系小鼠分泌催乳素的垂体增生性病变（增生和腺瘤）的发生率较高，并对乳腺产生继发性效应（Wakefield et al. 2003）。与大鼠相似，限制饮食的 B6C3F1 小鼠与自由摄食的对照组相比，限制饮食可减少该品系小鼠垂体肿瘤和其他肿瘤的发生率。垂体腺瘤在比格犬中已有报道。犬的肿瘤以小结节（直径 2~3.5mm）形式出现，组织学上肿瘤由 ACTH 细胞、未成熟细胞或中间部的细胞组成（Attia 1980）。在一项回顾性研究中，491 只食蟹猴中有 14 只动物发生引起了大体检查垂体增大的自发性垂体腺瘤或组织学检查发现的微小腺瘤。这些肿瘤导致垂体重量增加。总共发现了 35 例腺瘤，这些腺瘤的组织学表现和激素表达多种多样，但大多数肿瘤都对催乳素免疫组化染色呈阳性（Remick et al. 2006）。

17.3　甲状腺

17.3.1　正常结构与功能

甲状腺对体内许多生理过程起着重要的调节作用，包括正常的生长发育和基本的代谢过程。甲状腺是最大的仅具内分泌功能的器官（Capen et al. 2002）。在哺乳动物中，甲状腺由负责合成两种不同激素的两个内分泌细胞群组成，第一个细胞群是滤泡上皮细胞，合成和分泌甲状腺激素，包括三碘甲状腺原氨酸（triiodothyronine, T_3）和甲状腺素（thyroxine, T_4）。滤泡的不同形态取决于几个因素，包括营养或内分泌状态、环境、年龄、性别、种属及其他。例如，与雌性大鼠相比，雄性大鼠的甲状腺总体上更大，滤泡上皮细胞的体积更大，而雌性大鼠的滤泡中常常含有更多的胶质（Hardisty and Boorman 1990）。

随着年龄的增加，滤泡更加多变，体积增大，间质的量也有所增加，胶质染色变得嗜酸性更强（Hardisty and Boorman 1999），许多带有扁平上皮不活跃的滤泡散布在活跃的滤泡之间。

甲状腺内的第二个细胞群是由 C 细胞构成的，之所以如此命名是因为 C 细胞能产生降钙素，降钙素是一种在调控钙、磷稳态，以及正常骨代谢中起着关键作用的激素（Hardisty and Boorman 1990, 1999; Capen et al.2002）。C 细胞的数量约占滤泡细胞的 10%，常单独或成簇位于滤泡上皮细胞基底部区域和滤泡基底膜之间。C 细胞呈多边形至圆形，并伴有较大的位于中央的圆形细胞核和中等量的浅色胞质，胞质中包含大量含有降钙素和儿茶酚胺的分泌颗粒。这些颗粒不明显，在 HE 染色中不易发现，但由于其中含有儿茶酚胺，可通过使用各种（嗜）银染色（Grimelius 银染）或用降钙素抗体进行免疫标记来显示（Hardisty and Boorman 1999），在透射电子显微镜（transmission electron microscopy, TEM）下其电子密度高。

663 **17.3.2　甲状腺激素**

甲状腺与机体所有其他器官的独特之处在于甲状腺可以累积大量的碘并将碘合成激素（Capen and Martin 1989a）。此外，甲状腺与其他内分泌腺的不同之处在于其最终激素产物的合成是在细胞外的腺腔内以胶质的形式合成，而不在细胞内合成（Capen and Martin 1989a; McClain 1992）。虽然这个细胞外区域对内分泌腺分泌激素来说是个非同寻常的储存部位，但滤泡腔的激素储存能力大，可以存储大量可用的重要代谢激素，从而使哺乳动物可以耐受长期的碘缺乏（Greco and Stabenfeldt 2007）。

大多数（>99%）的甲状腺激素与血浆蛋白结合。在大鼠中，甲状腺激素主要结合到甲状腺素转运蛋白和白蛋白，而在人类、犬和非人灵长类动物（nonhuman primates, NHP）中，甲状腺激素会与另外一种蛋白结合，即甲状腺素结合球蛋白（thyroxine binding globulin, TBG），代表了甲状腺激素功能的一种重要的种属差异，这也使得长期 TSH 刺激引起的增生性病变也会有明显的种属差异（稍后讨论）。只有那些不与蛋白结合的游离激素能够结合细胞受体而保持激素活性。游离甲状腺激素是调控代谢的主要介质，释放后可对机体内不同的靶组织发挥作用。甲状腺激素可以增加碳水化合物、蛋白质和脂质的代谢，促进糖酵解、糖异生，并能增加肠道葡萄糖吸收、耗氧量和产热量（Capen and Martin 1989a; Greco and Stabenfeldt 2007）。它们对于中枢神经系统（central nervous system, CNS）的正常生长和发育以及成年动物的正常神经功能是必不可少的。在心血管系统中，甲状腺激素可以提高心率、心输出量和血压，并且对心肌的正常收缩是必不可少的（Capen and Martin 1989a）。通过垂体和下丘脑的负反馈机制，游离甲状腺激素的增加会导致循环中的 TSH 减少，相反，游离甲状腺素的减少也会引起 TSH 的生成增加。

17.3.3　非增生性病变

17.3.3.1　先天性病变

由于甲状腺在发育过程中非常靠近主动脉囊，所以在颈腹侧的中线或纵隔处有时可见副甲状腺组织（Capen and Martin 1989b）。这些胚胎残基由外观正常的具有分泌激素功能但不含有 C 细胞的滤泡构成。在犬中，这种副甲状腺组织相当常见，高达 50% 的犬有异位甲状腺残留物，并被认为与犬的肿瘤性转化有关。同时在甲状腺内或紧邻甲状腺处可以观察到由正常淋巴组织群组成的含典型皮质和髓质区的异位胸腺

（Hardisty and Boorman 1990）。

甲状腺囊肿可见于所有种属，大鼠和犬最常见，可衬覆角化或非角化鳞状上皮（鳃后体）或立方到柱状上皮，偶见有纤毛上皮细胞（甲状舌管）（Capen et al. 2002）。在鳃后体发生的囊肿（鳃后体囊肿）位于甲状腺的中央，衬覆纤薄鳞状上皮并含有细胞碎片。不常见的甲状舌管囊肿发生在沿腹中线的颅腹侧颈部，这是由于一部分甲状舌管发育过程中被保留了下来。犬的甲状舌管囊肿可能会引起乳头状癌（Capen and Martin 1989a）。

17.3.3.2 萎缩 / 变性

甲状腺萎缩可由于慢性炎症、甲状腺激素合成受阻或由于缺乏 TSH 导致刺激减少而引发。例如，在慢性淋巴细胞性甲状腺炎中，炎症导致的慢性损伤和变性会引起滤泡上皮萎缩。因
664 TSH 刺激减少而引起的萎缩属于滤泡上皮细胞的原发性萎缩。功能性滤泡性甲状腺肿瘤可能由于甲状腺激素产生过多而导致对侧腺体明显萎缩，伴循环中 TSH 水平的代偿性降低。另外，导致促甲状腺激素释放激素（TRH）和促甲状腺激素（TSH）产生减少的下丘脑病变或垂体病变可分别导致弥漫性甲状腺萎缩和甲状腺功能减退（Capen et al. 2002）。改变甲状腺功能和引起甲
665 状腺激素水平低下的药物、化学物质或饮食不均衡可导致甲状腺萎缩。萎缩性改变可能包括低立方状到扁平状滤泡上皮细胞伴随胶质的特有的内吞作用的缺失。滤泡上皮细胞可能会退化，出现核固缩或核碎裂的细胞碎片，或在滤泡腔内出现脱落细胞（图 17.2a）。在几个品种的犬中可出现特发性滤泡萎缩，其特征是甲状腺滤泡缺失，由脂肪组织和轻微炎症所替代，但并不涉及甲状腺 C 细胞。暴露于多种药物、化学物质及营养失衡可影响甲状腺激素的合成和功能，可能导致甲状腺萎缩。给雄性大鼠注射棉酚［一种由棉花植物产生的天然酚醛（棉属）］，会导致其甲状腺激素水平显著下降，以及与剂量相关性甲状腺变性和萎缩（Rikihisa and Lin 1989）。

17.3.3.3 色素沉着和蓄积

多种药物和化学物质处理可导致甲状腺色素沉着（图 17.2b）。甲状腺黑色色素沉着已在给予米诺环素（通常用于治疗青少年痤疮）（Benitz et al. 1967; Enochs et al. 1993; Medeiros et al. 1984; Sanchez et al. 2004）和其他四环素类衍生物（Deichmann et al. 1964; Moller and Rausing 1980）的大鼠、小鼠、犬、猴及人类中有过报道。米诺环素与甲状腺功能改变相关，在滤泡中蓄积的棕色色素被认为是米诺环素被甲状腺过氧化物酶的氧化产物（Taurog et al. 1996）。大鼠长期给予米诺环素会导致甲状腺功能不全，以及发生滤泡增生 / 甲状腺肿（Capen 1997）。甲状腺对 Masson-Fontana 组织化学染色阳性，对高锰酸钾脱色敏感，这是黑色素的特性（Reid 1983; Tajima et al. 1985）。大鼠给予氯氮平（一种抗精神病药物）处理，由于脂褐素的蓄积其甲状腺呈棕色变色。Gunn 大鼠的甲状腺呈深褐色到黑色变色且变大，这被认为是由于滤泡上皮细胞中变性的胶质蛋白的蓄积，是甲状腺一种酶缺陷导致胶质蛋白水解异常所造成的（Gomba et al. 1976）。脂褐素蓄积可自发于老龄化犬、猴和豚鼠（Gordon et al. 1984），也可发生于人类（Dempsey 1949; Heimann 1966）。如上所述，脂褐素蓄积也发生在给予氯氮平及其他抗精神病药物（Sayers and Amsler 1977）和某些苯胺类镇痛药（Pataki et al. 1975）处理的大鼠中。甲状腺黑色色素沉着发生于 60% 的老龄化 B6; 129 小鼠中，通常对甲状旁腺也有影响（Haines et al. 2001）。

淀粉样变在 2 年致癌试验的 CD1 小鼠中经常可见（在其他品系的小鼠和仓鼠中比较少

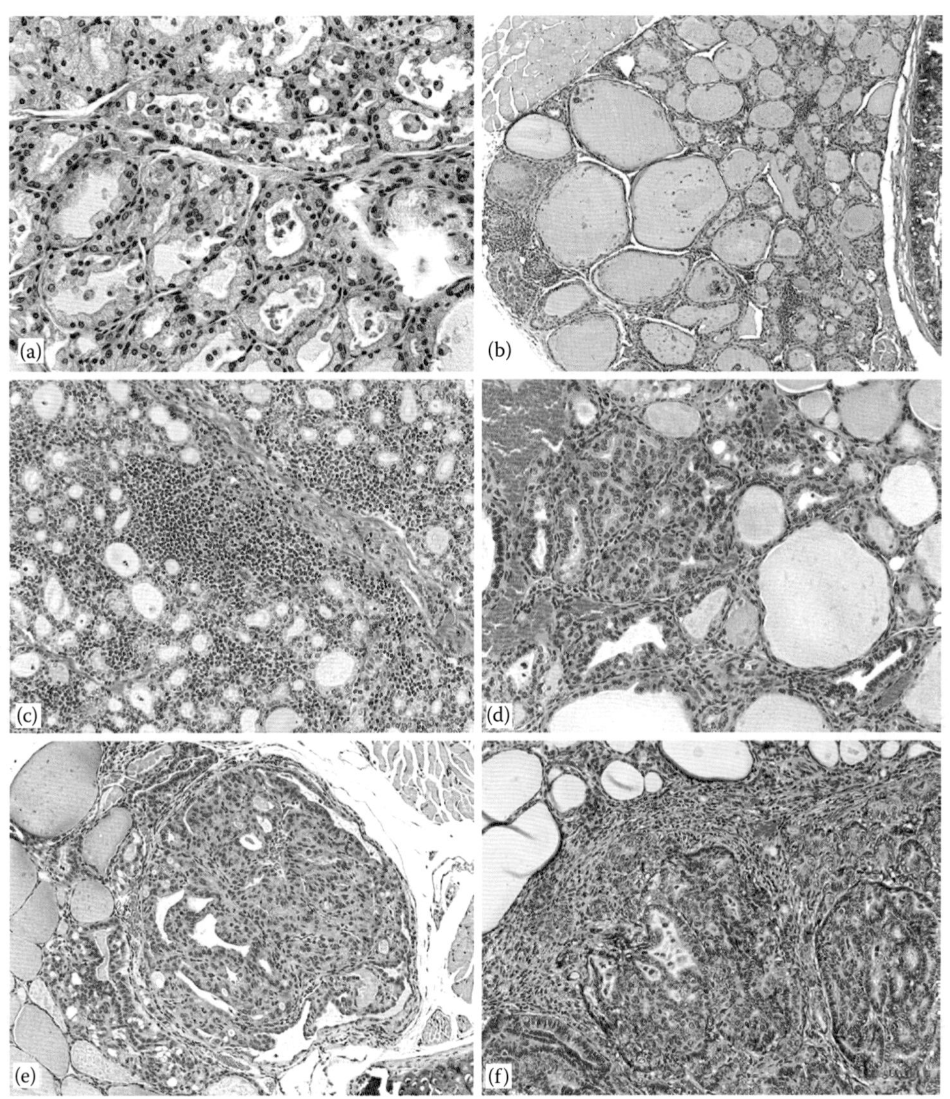

图 17.2 （a）大鼠甲状腺弥漫性滤泡萎缩和变性。上皮细胞不规则，核固缩，细胞间连接缺失，细胞脱落进滤泡腔。（b）小鼠甲状腺弥漫性滤泡色素沉着，胶质颜色改变，多灶性颗粒化。（c）大鼠中度至重度甲状腺炎，特点是淋巴细胞和浆细胞多灶性到融合性浸润。（d）小鼠局灶性滤泡增生。注意较小的不规则的滤泡，它们由含较大深染细胞核的拥挤的上皮细胞构成，但没有对相邻实质的压迫。（e）小鼠甲状腺滤泡腺瘤。注意分化相对好的甲状腺滤泡上皮细胞界限明确的膨胀性增殖。（f）小鼠甲状腺癌。注意含有大的多形核的低分化滤泡上皮细胞的巢状和管状侵袭

见），而且是引起该品系动物的一个主要死亡原因，这是因为淀粉样变引起的肾小球淀粉样物质蓄积和慢性肾脏病（chronic renal disease, CRD）（Frith and Chandra 199;Majeed 1993）。在严重的病例中，淀粉样物质会在甲状腺和甲状旁腺及其他器官中蓄积，其特征表现为间质组织弥漫性扩张，并伴有弱嗜酸性的无定形物质，以及甲状腺滤泡和（或）甲状旁腺主细胞分离并可能萎缩和缺失。在大鼠甲状腺 C 细胞腺瘤中偶尔可见淀粉样物质（Hardisty and Boorman 1990）。作为慢性肾脏病的原因之一，淀粉样变可通过引起肾中的钙流失间接促进甲状旁腺增生。

17.3.3.4　炎症性病变

在未经处理的实验动物中，甲状腺炎症性病变通常不常见。由局灶性炎症灶构成的轻度病变（图 17.2c）可偶见于啮齿类动物、犬和灵长类动物的甲状腺，但通常意义不大（La Perle

and Capen 2007）。炎症性病灶可能只是相邻组织炎症的延伸，也可能是全身性疾病的一部分，或可能伴偶发性滤泡囊性变或退行性变。在大鼠中，血管中膜和外膜的炎症性病变可见于结节性多动脉炎（Hardisty and Boorman 1990）。甲状旁
666 腺炎症性病变的发生率和特征通常与之类似。尽管大多数的甲状腺炎症性病变是轻度和散发的，但一种自身免疫性淋巴细胞性甲状腺炎已经在犬、某些品系的大鼠、肥胖品系的鸡和狨猴中被鉴别出来，其导致甲状腺功能减退，形态学上类似于人类的桥本病（Hashimoto's disease）（Capen 2001; Conaway et al. 1985; Gosselin et al. 1981; Guzman and Radi 2007; Levy et al. 1972; Tucker 1962）。桥本病的特征是循环中存在抗甲状腺自身抗体，以及淋巴细胞、浆细胞和巨噬细胞弥漫性或多灶性浸润，且在甲状腺内形成显著的生发中心。滤泡上皮细胞和胶质明显减少，可见增大的滤泡上皮细胞和多核巨细胞（Fritz et al. 1970）。比格犬的慢性甲状腺炎可能会继发鳞状上皮化生（Zayed et al. 1998）。Buffalo 和 BioBreeding/Worchester（BB/W）品系的大鼠易于自发或在给予致癌物或免疫调节药物后发生淋巴细胞性甲状腺炎（Silverman and Rose 1974, 1975; Yanagisawa et al. 1986）。自身免疫性甲状腺炎的易感性在不同种属或品系的啮齿类动物之间差异显著（Rose 1985）。大多数大鼠品系，包括 Fischer 344（Hardisty and Boorman 1990）和 Wistar（La Perle and Capen 2007）品系，不发生这种疾病；然而，一些耐受品系在受到全身辐射或其他方式的免疫抑制后会发病（Kitchen et al. 1979; Penhale et al. 1973）。在犬中，这种情况在比格犬中最常见且可能与人类相似，是家族性的（Capen 2001; Musser and Graham 1968）。在甲状腺和甲状旁腺中极轻度至轻度的淋巴细胞性炎症已经被报道出现于一大群对照组食蟹猴的少数几只中，其组织学特征为淋巴滤泡形成和甲状腺滤泡缺失，导致少数剩余的滤泡衬覆肥大的上皮细胞（Chamanza et al. 2010）。有报道描述了食蟹猴甲状腺的炎症性病变在形态学上类似于桥本病（Guzman and Radi 2007）。

17.3.4　增生性病变

17.3.4.1　甲状腺滤泡上皮

自发性甲状腺滤泡肿瘤在大鼠和小鼠中均罕见，且大多数是良性的（Thomas and Williams 1999）。所有小鼠品系的总体发生率约为 1%（Thomas and Williams 1996）。跟据 NTP 历史数据库（2011 年 5 月，所有给药途径，所有溶媒）显示，在 B6C3F1 品系小鼠中，雄鼠滤泡腺瘤的发生率为 7/1143（0.61%），雌鼠为 5/1187（0.42%）。同时，滤泡癌的发生率也非常低：雄鼠的发生率为 4/1143（0.96%），雌鼠为 6/1187（0.51%）。与小鼠相比，大鼠的甲状腺滤泡增生性病变更常见，且与雌鼠相比，雄鼠由于应对长期的 TSH 刺激而更容易发生此病（Capen 1994）。甲状腺滤泡增生性病变在大鼠的总体发生率小于 3%（Thomas and Williams 1994），根据 NTP 数据库，甲状腺滤泡腺瘤在 F344 品系大鼠中雄鼠的发生率为 13/1239（1.05%），雌鼠为 8/1186（0.67%）。滤泡癌在 F344 大鼠中雄鼠的发生率为 10/1239（0.81%），雌鼠为 5/1186（0.42%）。在一项 930 只对照组 Wistar 大鼠的研究中，甲状腺滤泡腺瘤在雄鼠中的发生率为 3.9%，雌鼠为 2.8%（Poteracki and Walsh 1998）。

滤泡细胞增生可能是局灶性、多灶性 / 结节性或弥漫性。甲状腺弥漫性增生通常表现为双侧增大，颜色可能呈暗红色到红褐色。小的局灶性增生可能肉眼不可见。局灶性或多灶性增生可能出现在原先的弥漫性增生，以及组织学结构正常的腺体中，可能与邻近的组织混合在一起（图

17.2d）。滤泡大小可能不一，但保持了正常滤泡结构。啮齿类动物常见从局灶性或弥漫性增生进展为腺瘤（Capen et al. 2002）。弥漫性增生的特征是双侧甲状腺中滤泡上皮细胞数量增多，通常形成一种微滤泡模式，由衬覆立方上皮细胞的腺体构成，可能会以乳头状内陷或突入腺腔。弥
667 漫性增生无异型性。肥大的特征是滤泡上皮细胞高度增加，经常与长期 TSH 刺激引起的增生有关。滤泡上皮的高度 / 大小反映了甲状腺的激素活性，活跃的腺体都含有较高的柱状上皮，而不活跃的滤泡衬覆扁平或低立方状上皮细胞。

滤泡细胞腺瘤的颜色呈红褐色至灰黄色，质地柔软。组织学上，滤泡细胞腺瘤表现为分化良好的甲状腺滤泡上皮细胞呈膨胀性、界限清楚、无包膜的增殖，并排列成复杂的分支乳头状突起、呈扩张性的囊性增殖，或者形成衬覆单层或多层高分化上皮细胞的大小不一滤泡的实性片状，并压迫邻近正常的甲状腺组织（图 17.2e）。对相邻近组织的压迫可能会形成假包膜。由含有较少胞质的小滤泡组成的滤泡型或实性腺瘤被称为“微滤泡细胞腺瘤”，而那些包含大的或不规则滤泡的腺瘤则称为“巨滤泡细胞腺瘤”（Botts et al.1991）。腺瘤细胞多呈立方状到柱状，核较大且深染，核质比高。罕见核分裂象。腺瘤可以为单发、多发、单侧或双侧。由 TSH 长期刺激引起的病变可能会进展为非激素依赖性病变，通常会进展成为一个更具侵袭性的表型。去除 TSH 的刺激后可能会引起激素依赖性肿瘤的退化（Capen et al. 2002）。分泌甲状腺激素的滤泡细胞腺瘤可能会因为抑制 TSH 的分泌而导致相邻滤泡的退化。

甲状腺滤泡细胞癌（图 17.2f）血管丰富，颜色通常呈红褐色，质地较软。组织学上可能与腺瘤表现出相似的形态学模式，并且可能是高度分化的，很难与腺瘤区分。实性甲状腺滤泡细胞癌可能很难与 C 细胞肿瘤相鉴别，但往往胞质更致密，细胞边界更清晰，且染色质更粗糙（Capen et al. 2002）。甲状腺癌往往有更可变或不一致的细胞生长模式，可能会表现出细胞异型性，以及侵袭血管、淋巴管或邻近甲状腺和相关组织的证据。高度恶性的甲状腺滤泡细胞癌可能无法辨认滤泡结构，并且可能会导致硬癌反应。甲状腺癌可能会有包膜并且显示出包膜侵袭的证据。这些肿瘤往往血管丰富，常见坏死。有丝分裂象可变，但可能会相当多，并且罕见远处转移（主要是局部淋巴结和肺）。当动物被饲喂低碘饲料或暴露于可改变甲状腺激素稳态的化学物质时，良性和恶性肿瘤的发生率会显著增加。给予诱变剂可进一步增加致甲状腺肿物质引发肿瘤的发生率。

17.3.4.2　甲状腺 C 细胞

局灶性和弥漫性 C 细胞增生及腺瘤是老龄大鼠相当常见的病变（Botts et al. 1991; Hardisty and Boorman 1990）。相反，C 细胞增生性病变在小鼠中不常见。C 细胞增生可以是局灶性、多灶性或弥漫性。局灶性增生性病变可能很难与小的 C 细胞腺瘤相鉴别，前者由高分化的多边形到圆形的细胞构成，细胞含有丰富的浅色胞质和位于中央的圆形细胞核（图 17.3a）。增生灶对周围组织的压迫可能不同，从而导致鉴别更加困难。弥漫性 C 细胞增生的特征是组织学上正常的 C 细胞在滤泡间比较均匀地增加（图 17.3b）。一般在增生灶中观察不到细胞异型性，但在腺瘤中可能会观察到。在人类中，C 细胞增生可能与多发性内分泌肿瘤形成（multiple endocrine neoplasia, MEN）和 C 细胞髓样癌的发生有关（La Perle and Capen 2007）。当 C 细胞增生出现于高钙血症或甲状旁腺功能亢进时，其性质通常是弥漫性的。在人类和大鼠中，当增生与肿瘤的发生相关时，增生通常呈现出弥漫性和结节性，并可导致血清降钙素水平升高。缺乏维生素 D 饲料可引起 C 细胞肿瘤的发生率下降，然而动物高蛋白

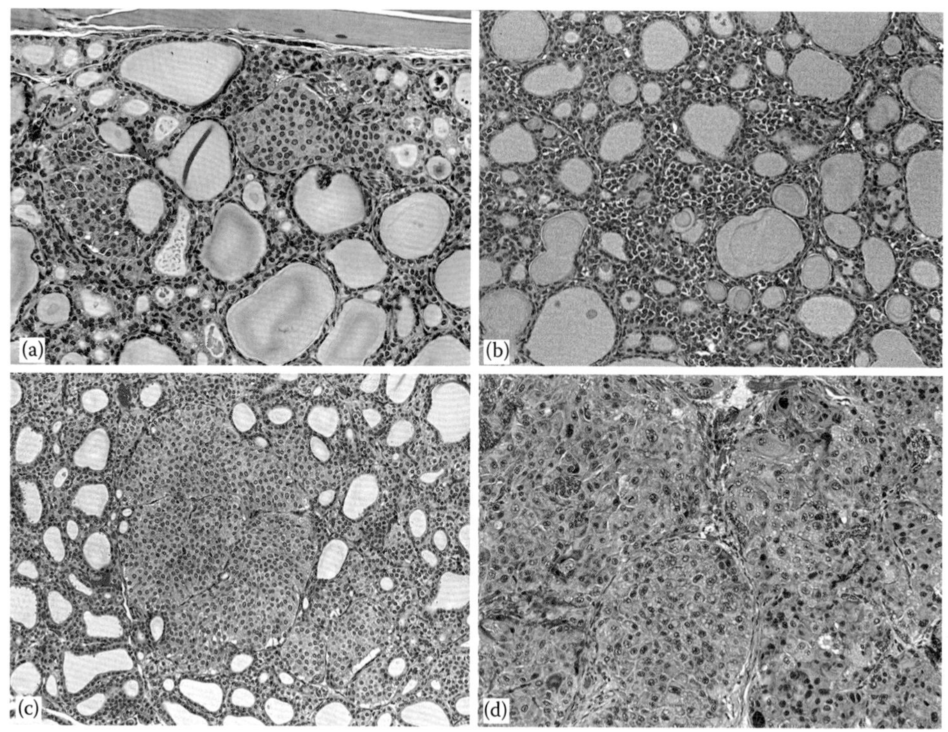

图 17.3 （a）大鼠局灶性 C 细胞增生，注意多个分散的形态正常的 C 细胞灶使间质扩张。（b）大鼠弥漫性 C 细胞增生，其间质组织因高分化的 C 细胞数量增加而呈弥漫性扩张。（c）大鼠 C 细胞腺瘤，由片状和小叶状高分化的 C 细胞构成，对相邻实质组织有轻度压迫。（d）C 细胞癌，特征为低分化的 C 细胞形成侵袭性小叶，表现出显著的细胞大小不一和核大小不一、多核细胞，并偶见核分裂象

饲料可导致增生性 C 细胞病变增加。

668 C 细胞腺瘤在老龄 F344 大鼠中很常见且雄性比雌性的发生率高（Capen et al. 2002; Hardisty and Boorman 1990）。NTP 历史数据库显示，自发性 C 细胞腺瘤在雄鼠的发生率为 191/1239（15.42%），雌鼠为 144/1186（12.14%）。C 细胞腺瘤在 B6C3F1 小鼠中尚未见报道（NTP 历史对照，2011 年 5 月）。在一项 930 只对照组 Wistar 大鼠的研究中，甲状腺 C 细胞腺瘤在雄鼠的发生率是 5.8%，雌鼠为 8.4%（Poteracki and Walsh 1998）。这些肿瘤大体观察通常为白色至淡黄色，质硬。与滤泡腺瘤相同，C 细胞腺瘤也可以是单发、多发、单侧或双侧发生，且往往是膨胀性的，对邻近实质有压迫，但无侵袭（图 17.3c）。肿瘤细胞排列成簇状或片状，间质较少，通常高分化且无包膜。以前规定用体积大小来区分局灶性增生和腺瘤，直径小于 5 个滤泡的病变被认为是增生，直径大于 5 个滤泡的病变则被认为是腺瘤。然而，当区分较大的局灶性增生和较小的腺瘤时，应考虑压迫、异型性，以及肿瘤的其他特点。在人类肿瘤的诊断中出现的淀粉样物质在啮齿类动物中是非常罕见的（Capen et al. 2002）。

在 F344 大鼠中报道有低发生率的自发性 C 细胞癌（髓样癌），雄鼠为 28/1239（2.26%），雌鼠为 14/1186（1.18%）。在 B6C3F1 小鼠中这些肿瘤极其罕见，在 NTP 数据库中仅有一例（一只雄性小鼠）报道。C 细胞癌质硬，淡黄色至浅褐色，血管少。类似于腺瘤，C 细胞癌可为单侧或双侧。细胞可排列成片状、条索状和小叶状，由纤细的纤维血管性间质分隔，可能看起来高分化难以与腺瘤相鉴别，或者表现多形 669
性、常见核分裂象（图 17.3d）。低分化的肿瘤可能有纺锤样外观，对于降钙素表现出较弱的免疫反应性（DeLellis et al. 1979, 1987）。可见局

部侵袭或远处转移到区域淋巴结和肺。C 细胞增生性病变已在多个种属有描述，包括犬、公牛、猫、大鼠、小鼠和仓鼠（Capen and Black 1974; DeLellis et al. 1979; Leav et al. 1976; Van Zwieten et al. 1983）。在大鼠中，Long–Evans 品系发生的 C 细胞增生可以类似于人类家族性疾病的方式进展为肿瘤，人类的这种家族性疾病是多发性内分泌肿瘤形成（MEN）综合征的一部分，是由 Ret 原癌基因突变导致的（Wilhelm and Prinz 2004）。化学物质诱发的 C 细胞肿瘤非常罕见，在 F344 大鼠中已证实与多个 NTP 记录的化学物质有关，包括 2,4- 二氨基苯甲醚硫酸盐、4,4′- 亚甲基二苯胺二盐酸盐、1,5- 萘二胺、磷胺、氯化亚锡、四氯乙烯林和福美锌。

17.3.4.3　化学诱导甲状腺滤泡细胞增生和肿瘤形成的机制

在啮齿类动物中有许多能增加肿瘤发生的药物、化学物质和生理性改变。当大鼠和小鼠致癌试验的数据外推到人类时，我们必须记住一点，与人类相比，啮齿类动物甲状腺激素的合成、转运和代谢存在明显的种属差异，这些差异会影响啮齿类动物种属的肿瘤发生（Capen 1994; Capen and Martin 1989a; McClain 1995; Thomas and Williams 1999）。一般情况下，与小鼠相比，大鼠对甲状腺增生性病变的发生更为敏感。与人类相比，大鼠对于药物和其他化合物暴露所产生的反应更为敏感。而且，雄性大鼠由于较高循环水平的 TSH 导致其比雌鼠更敏感。在某种程度上，啮齿类动物增生性甲状腺病变发生率的增加与 TSH 刺激的敏感性增加有关，原因是甲状腺激素半衰期，以及血清蛋白结合和转运存在种属特异性差异。另外，与人类相比，啮齿类动物中甲状腺激素代谢的差异在甲状腺增生中发挥了作用。

与人类 T4 血浆半衰期（5~9 天）相比，大鼠的 T4 血浆半衰期明显较短（12~24 小时）。这导致了啮齿类动物体内甲状腺激素更替的增加，啮齿类动物血清 TSH 水平比人类高 25 倍，及后续的对甲状腺滤泡上皮细胞刺激的增强（McClain 1995）。啮齿类动物和人类之间甲状腺激素血清蛋白转运存在着显著的差异。啮齿类动物（以及鸟类、两栖类和鱼类）缺乏甲状腺素结合球蛋白（thyroxinebindingglobulin, TBG），但在犬、人类和非人灵长类动物，TBG 是一种对 T_4 有高度亲和力的结合蛋白（对 T_3 的亲和力较小）。尽管在啮齿类动物中大多数甲状腺激素与白蛋白结合，但在灵长类动物 TBG 是 T_4 主要的结合蛋白。对于 T_4 的亲和力 TBG 显著高于白蛋白或前白蛋白（高 1000 倍），它们是啮齿类动物主要的转运蛋白（Capen 1994）。犬、非人灵长类和人类的 T_3 被转运结合到 TBG 和白蛋白，而大鼠和小鼠的 T_3 仅仅被转运结合到白蛋白（Capen 1994）。在啮齿类动物，随着 TSH 对滤泡上皮细胞刺激的增强，导致了甲状腺激素更快速的更替（Alison et al. 1994; Capen 1997; McClain 1995; Thomas and Williams 1999）。在啮齿类动物中，这种较高的活性也反映在甲状腺的组织学外观上，即小滤泡伴有相对少量的胶质和立方上皮，而位于周边的大滤泡则往往含有更多的胶质，相比之下，灵长类动物的甲状腺其总体结构是由大的、扩张的滤泡组成，这些滤泡含有丰富的胶质，衬覆扁平滤泡上皮（McClain 1992）。

在啮齿类动物中，TSH 对甲状腺的长期刺激是甲状腺滤泡细胞增生和肿瘤形成的一个主要机制。过量的 TSH 刺激本身足以诱导啮齿类动物高发生率的甲状腺肿瘤（Capen 1997），但是与人类相比，啮齿类动物对外源性物质代谢的差异显著地影响了其甲状腺对于各种药物和化学物质的增生性反应。虽然在实验动物中直接作用于甲状腺的致癌物很少，但一些非遗传毒性化合物，包括天然致甲状腺肿物质、药物、环境化学

物质和其他药物，显著地影响了啮齿类动物甲状
670 腺增生性病变的发生。促进甲状腺增生、肥大和肿瘤形成常见的机制是 TSH 对甲状腺的长期刺激，其原因是甲状腺激素平衡的改变，以及甲状腺负反馈系统被破坏。实际上所有诱导啮齿类动物甲状腺滤泡肿瘤的化合物均已被证明能够干扰这种负反馈系统（Thomas and Williams 1999）。任何干扰甲状腺激素合成、分泌或代谢的化合物都会显著损害下丘脑－垂体－甲状腺轴，并可能导致甲状腺滤泡细胞增生和肿瘤发生。

17.3.4.4　致甲状腺肿的化合物对甲状腺功能的影响

甲状腺滤泡细胞增生（甲状腺肿）可能发生于所有种属，是由于饲料中碘缺乏、碘过量或干扰甲状腺激素合成致甲状腺肿的化合物所导致的。致甲状腺肿的化合物或通过干扰甲状腺激素的合成、分泌、排泄或外周代谢来发挥其作用（Capen 1994），从而导致循环中 T_3 和 T_4 水平的下降，并伴有代偿性的 TSH 分泌增加和对甲状腺滤泡上皮细胞刺激增强。缺碘的饲料会导致循环中甲状腺素水平长期较低，诱发下丘脑－垂体－甲状腺轴的反馈机制，导致 TSH 的分泌（Axelrad and Leblond 1955）。改变甲状腺激素合成、分泌或代谢中任一步骤的外源性化合物都可以导致易感种属的甲状腺肿或肿瘤。

17.3.4.4.1　甲状腺激素合成的抑制

啮齿类动物暴露于某些化合物会抑制甲状腺激素的合成，这些化合物或干扰甲状腺对碘的摄取（截留），这是甲状腺激素合成的第一步；或抑制甲状腺过氧化物酶（有机化作用），这是甲状腺激素合成的第二步（Alison et al. 1994; Capen 1997）。当啮齿类动物暴露于具有碘转运竞争性抑制剂作用的阴离子（包括高氯酸盐、硫氰酸盐和高锝酸盐）时，会干扰甲状腺对碘的摄取（Capen 1994; Crofton 2008）。高氯酸盐与碘竞争性地被甲状腺摄取，导致甲状腺中可用的碘减少，进而导致甲状腺功能减退（Yu et al. 2002）。人类和啮齿类动物高氯酸盐抑制碘摄取的动力学非常相似。然而，啮齿类动物和人类之间甲状腺激素生物学上的种属差异阻止了在人类下游不良反应方面的外推（Miller et al. 2009）。

干扰甲状腺过氧化物酶是由各种硫代酰胺类（硫脲嘧啶、硫脲、丙基硫氧嘧啶、甲巯咪唑、氨基三唑、卡比马唑）、苯胺衍生物（磺胺类药物、对氨基苯甲酸、对氨基水杨酸、氨苯丁酮）和酚类（间苯二酚、间苯三酚、2,4- 二羟基苯甲酸）引起的（Capen 1994; Heath and Littlefield 1984; Takayama et al. 1986; Todd 1986）。通过抑制甲状腺过氧化物酶来干扰碘有机化从而阻止碘化物到碘的氧化，以及阻止由一碘酪氨酸（monoiodo-tyrosine, MIT）和二碘酪氨酸（diiodotyrosine, DIT）分子形成 T_3 和 T_4（Capen 1998）。大鼠、小鼠、仓鼠、猪和犬是对磺胺类药物诱导的甲状腺激素紊乱敏感的种属，而豚鼠、非人灵长类动物和人类则对其有抵抗性，通过这种机制使得大鼠和小鼠的甲状腺对于增生性病变更加易感（Alison et al. 1994; Capen 1994; McClain 1995）。然而，在甲亢患者中，硫脲类药物（甲巯咪唑、丙硫氧嘧啶、卡比马唑）用于阻断甲状腺激素的合成，并且对接触具有相似化学结构的化学物质（氨基三唑除草剂，硫脲）的工人们来说，职业暴露会导致甲状腺功能减退（Baccarelli et al. 2000; Hood et al. 1999）。

17.3.4.4.2　甲状腺激素分泌的抑制

干扰甲状腺激素分泌的化学物质相对较少。已知饮食中过量的碘会造成动物和人类甲状腺激素合成的抑制，结果导致甲状腺激素水平下降、甲状腺肿和甲状腺功能减退（Capen 1994）。碘过量通过降低溶酶体蛋白酶活性来干扰甲状腺摄入碘以及干扰正常胶质的蛋白质水解，从而阻断 T_3 和 T_4 从甲状腺球蛋白的释放。过量的碘也会

671 破坏碘化物到碘的过氧化反应，以及破坏从一碘酪氨酸（MIT）形成二碘酪氨酸（DIT）（Capen and Martin 1989a）。同样地，在人类和动物中，锂通过抑制胶质滴形成所必需的 cAMP 的释放来干扰甲状腺激素的释放，导致甲状腺功能减退和甲状腺肿大。如上所述，例如由如米诺环素、其他四环素衍生物或抗精神病药物氯氮平等化合物代谢产生的各种色素积聚在甲状腺中，并改变甲状腺的功能。Gunn 大鼠的异常胶质蛋白质水解会抑制甲状腺激素分泌，从而导致甲状腺功能改变（Gomba et al. 1976）。

17.3.4.4.3 甲状腺激素代谢和清除的改变

增加甲状腺激素外周代谢率的外源性化合物包括 5′- 脱碘酶抑制剂和肝微粒体酶诱导剂。5′- 脱碘酶是负责 T_4 向活化的 T_3 转化的主要的酶，它的抑制最初会导致血清中 T_4 升高。接下来，T_4 被相同的酶即 5′- 脱碘酶转化，导致无活性的 T_3（反向 T_3）（reverse T_3, rT_3）显著增加。此外，由于 rT_3 不能进一步降解为 DIT 这就导致了 5′- 脱碘酶的抑制，从而使 rT_3 发生蓄积（Alison et al. 1994; Capen and Martin 1989a）。有活性 T_3 的循环低水平会刺激垂体分泌 TSH，导致慢性刺激甲状腺滤泡上皮、增生及肿瘤发生。食物中添加非遗传毒性的食品色素添加剂 FD&C 红色 3 号（赤藓红，即一种众所周知的 5′- 脱碘酶抑制剂和大鼠甲状腺致癌物），与雄性大鼠的甲状腺滤泡上皮细胞增生和良性腺瘤有关，但小鼠或沙鼠未见（Alison et al. 1994; Borzelleca et al. 1987; Capen and Martin 1989a）。几种碘化物（四碘荧光素、胺碘酮、碘化造影剂）、紫外线抑制剂（甲氧基肉桂酸辛酯）、丙基硫氧嘧啶和硒缺乏饲料也都可抑制 5′- 脱碘酶的活性（Crofton 2008; McClain 1995）。

在啮齿类动物中，外源性物质诱导肝微粒体酶是一个众所周知的现象，这是由于甲状腺激素代谢的种属特异性差异而导致的。肝微粒体酶的化学诱导导致甲状腺激素代谢和分泌增加。长期给予这些化合物导致血清中甲状腺激素持续降低，并刺激下丘脑 – 垂体 – 甲状腺轴，随后 TSH 刺激甲状腺，增加增生性病变的发生率（Alison et al. 1994; Capen 1997; Hood et al. 1999; Richardson and Klaassen 2010a,b; Yoshizawa et al. 2007）。在大鼠，与肝微粒体酶诱导甲状腺激素代谢相关的化合物包括作用于中枢神经系统的药物（苯巴比妥、苯二氮䓬类药物）、钙通道阻滞剂（尼卡地平、苄普地尔）、类固醇（螺内酯）、类视黄醇、氯化烃类［氯丹、二氯二苯三氯乙烷（dichlorodiphenyltrichloroethane, DDT）、2,3,7,8- 四氯二苯并二噁英（2,3,7,8-tetrachlorodibenzodioxin, TCDD）］和多卤联苯（PCBs）（Capen 1994）。通过增加甲状腺激素的更替来促使 TSH 持续增加，这一机制主要发生于啮齿类动物，这是因为 UDP- 葡萄糖醛酸转移酶（即负责 T_3 和 T_4 醛酸化和胆汁排泄）易在啮齿类动物种属中被诱导（Capen 1997; Hood et al. 1999, 1999; McClain 1989; Richardson and Klaassen 2010b）。长期暴露于 TCDD 会引起雄性 Osborne-Mendel 大鼠和 B6C3F1 小鼠的甲状腺滤泡腺瘤呈剂量相关性的增加，以及导致 F344 大鼠的甲状腺滤泡细胞肥大（Yoshizawa et al. 2007, 2010）。此外，在啮齿类动物中，由于半衰期和血清蛋白结合及转运的差异造成甲状腺激素频繁更替，由于长期 TSH 刺激使得啮齿类动物的甲状腺对增生性病变的发生明显更敏感。

在肝中诱导肝微粒体酶的化合物［如苯巴比妥、PCBs、孕烯醇酮 -16a- 甲腈（pregnenolone-16a-carbonitrile, PCN）］也会导致甲状腺激素的代谢和排泄增加（Hood et al. 1999; Vansell et al. 2004）。在啮齿类动物中，苯巴比妥由于醛酸化作用增加了 T_4 的肝清除从而诱导甲状腺滤泡细胞肥大和增生，以及甲状腺的重量增加。与苯巴比妥相比，PCBs 在较大程度上增加了甲状腺激素的代谢和排泄，也干扰了正常胶质的蛋白水解和甲状腺激素的分泌，从而成为甲状腺增生性病变更有效的诱导剂（Alison et al. 1994; McClain 1989）。PCN 和苯巴比妥会增加 T_4 的葡萄糖醛
672 酸化，以及增加血清中 TSH 水平，导致甲状腺滤泡增殖（Vansell et al. 2004）。非人灵长类动物的甲状腺在肝微粒体酶诱导剂的作用下并没有观察到相似的效应（Waechter et al. 1999），但是在人类接触肝酶诱导剂的研究中显示出与甲状腺功能改变相悖的证据（Baccarelli et al. 2000），全面的流行病学研究未能显示出暴露于肝微粒体酶诱导剂和甲状腺肿瘤发生风险增加这两者之间有联系（Curran and DeGroot 1991; Olsen et al. 1989; Shirts et al. 1986; Yoshizawa et al. 2007）。

由于干扰甲状腺激素合成、分泌或代谢步骤中的一个或多个步骤引起慢性 TSH 刺激，会导致甲状腺滤泡肥大、增生，随后发生腺瘤或癌，通常与非遗传毒性化合物有关。此外，暴露于这些化合物的啮齿类动物中可确立未观察到有害作用剂量（no observable adverse effect level, NOAEL），表明在垂体 – 甲状腺轴上存在一个阈值效应，低于这个阈值，甲状腺肿瘤形成的风险就最小（Paynter et al. 1988）。由于甲状腺激素结合和代谢的种属差异，啮齿类动物的甲状腺比非人灵长类动物或人类的甲状腺对长期 TSH 刺激产生的致瘤作用显著更敏感。即使在人类受试者报道严重缺碘和地方性甲状腺肿的地区，也没有证据表明甲状腺肿瘤形成的风险增加。这些数据表明，引起甲状腺轴不平衡、导致长期 TSH 刺激的化合物似乎对人类的甲状腺肿瘤发生的影响很小（Alison et al. 1994; Capen 1997）。有人提出 TSH 对甲状腺的刺激只有在合并其他代谢或免疫异常情况时才可能导致甲状腺肿瘤发生。此外，这类在暴露前可能对人类有明显的毒性作用化合物会增加甲状腺肿瘤发生的风险（McClain 1995）。

17.3.4.5 直接作用甲状腺的诱变剂

大多数诱导啮齿类动物甲状腺肿瘤发生的化学物质都是非遗传毒性的，并通过上述机制发挥作用，而由遗传毒性化合物诱导肿瘤发生不常见。然而，许多诱变剂已被用于诱导实验动物的甲状腺肿瘤。芳香胺类、多环烃类、偶氮染料、二氯苯、2- 乙酰氨基芴、亚硝胺类和亚硝基脲类都被用于诱导啮齿类动物的甲状腺肿瘤（McClain 1989; Thomas and Williams 1999）。在人类和实验动物中，甲状腺肿瘤一个重要的突变诱导剂是辐射（X 射线或碘放射性同位素）。研究表明，在核事故发生地区的儿童及暴露在高强度辐射下的人们，如切尔诺贝利核电站（Jargin 2011）、马绍尔群岛（Land et al. 2010）和广岛 / 长崎（Nakachi et al. 2008），甲状腺肿瘤的发生率增加。辐射对甲状腺滤泡上皮细胞有诱变效应，以及由于垂体释放 TSH 有促生长作用。由辐射诱导的滤泡癌在雄性的发生率要高于雌性，然而与雌性相比，去势会降低受辐射的雄性滤泡癌发生率（Capen 1994）。致甲状腺肿物质（包括饮食中碘缺乏或碘过量）是甲状腺肿瘤发生有力的促进剂，被用以显著增加甲状腺肿瘤的诱发（Kanno et al. 1992; McClain 1995; Ohshima and Ward 1986; Thomas and Williams 1999）。

17.4 甲状旁腺

17.4.1 正常结构与功能

甲状旁腺是调节机体内钙和磷稳态的主要器官。与甲状腺 C 细胞协同作用，甲状旁腺负责维持充分的骨骼完整和基础代谢过程所必需的生理水平的钙和磷。导致钙稳态改变的疾病或化合物可以改变甲状旁腺的反应，导致包括肿瘤形成在内的增生性病变发生。

甲状旁腺的功能单位是主细胞。这些细胞

负责产生甲状旁腺激素（parathyroid hormone, PTH），PTH 是一个负责维持钙稳态的关键激
673 素，与甲状腺 C 细胞产生的降钙素协同作用。透射电镜下，主细胞含有大量高电子密度的卵圆形分泌颗粒，颗粒直径为 100~300nm、外有界膜（Hardisty and Boorman 1999）。这些颗粒含有少量预先形成的 PTH，可以立即释放，但甲状旁腺可根据需要合成和分泌大量激素。大鼠主细胞的分泌颗粒相对较少，而小鼠很多（Capen and Rosol 1989）。活跃的主细胞内细胞器和分泌颗粒的数量较多，导致细胞质的电子密度增加。在一些种属（如犬和大鼠），活跃的腺体中也可以观察到多核细胞（Capen 1983; Meuten et al. 1984; Oksanen 1980）（图 17.4a）。静止的主细胞，也称为“透明细胞”，呈小簇状出现或单个散在于主细胞之间，细胞较大、胞质较丰富淡染、胞核大深染（Hardisty and Boorman 1999）。在人类和其他种属（包括牛和马），这些细胞也称为“嗜酸性细胞”（Greco and Stabenfeldt 2007; La Perle and Capen 2007），往往随着年龄增加而

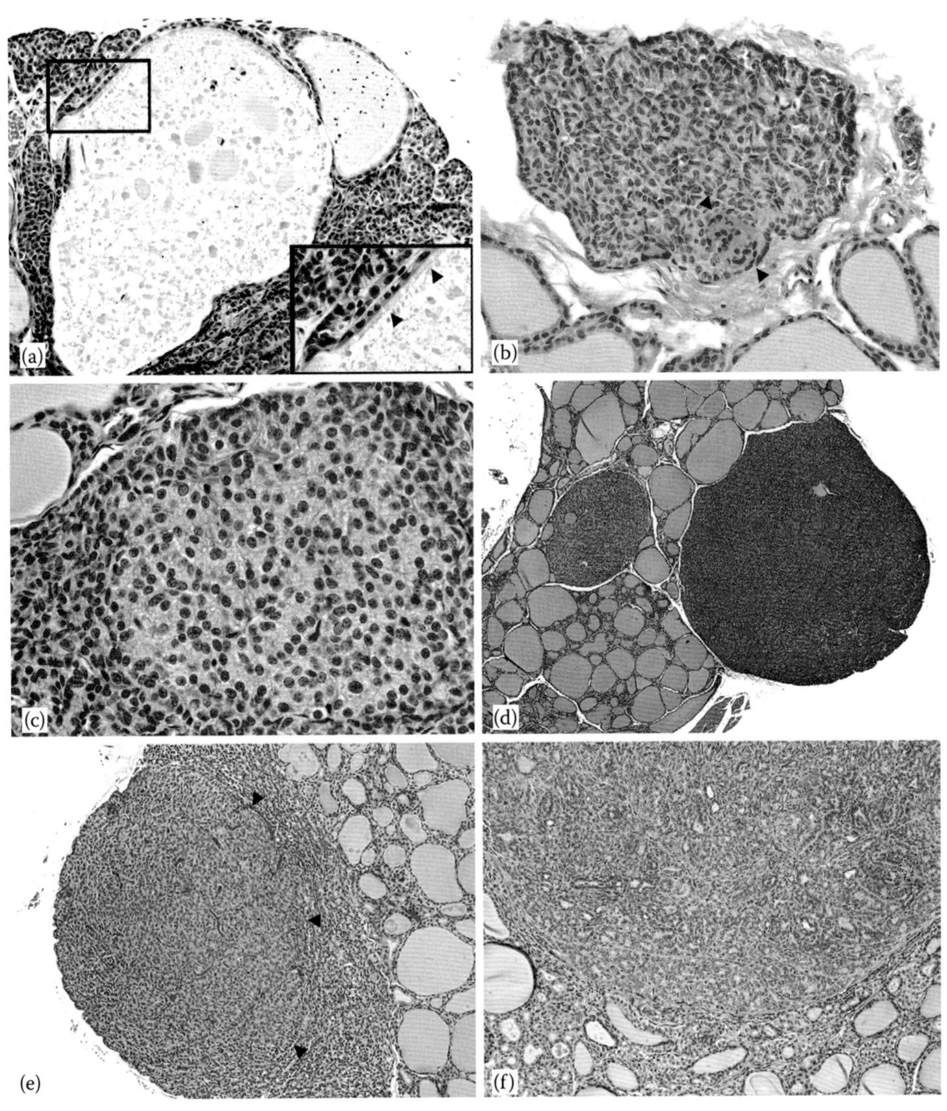

图 17.4　（a）大鼠甲状旁腺囊肿，衬覆有纤毛的上皮（箭头所示）。（b）大鼠的多核合胞体细胞（箭头所示），以多个甲状旁腺主细胞融合为特征。（c）大鼠局灶性主细胞肥大；注意变大的细胞轻度的嗜碱性胞质增加、细胞核高分化，不压迫邻近实质。（d）大鼠甲状旁腺弥漫性增生，导致甲状旁腺明显膨大突出于甲状腺表面，注意左侧相邻的甲状腺 C 细胞腺瘤。（e）大鼠甲状旁腺腺瘤，由高分化膨胀性簇状主细胞构成、压迫邻近的甲状旁腺实质（箭头所示）。（f）大鼠甲状旁腺癌，由呈栅栏状排列的条状、管状或菊形团低分化的主细胞构成

增多，在透射电镜下与主细胞相比含有不发达的细胞器和很少量的分泌颗粒，但有大量的大线粒体，对血清钙的变化无反应，有人认为这些嗜酸性细胞可能反映了正常主细胞与年龄相关的改变（Capen and Rosol 1989）。

17.4.2 降钙素和甲状旁腺激素

钙和磷的稳态分别由甲状腺和甲状旁腺分泌的关键激素即降钙素和甲状旁腺激素调节。甲状旁腺激素（parathormone, PTH）是一种含 84 个氨基酸的多肽，是负责钙稳态的主要激素。PTH 由甲状旁腺主细胞中的分泌颗粒迅速分泌，以应对血钙相对小幅下降（Capen and Rosol 1989）。PTH 半衰期短（2~5 分钟），快速地作用于骨和肾中的靶细胞，也间接地作用于肠道，以升高细胞外液中钙的水平和降低细胞外液中磷的水平（Greco and Stabenfeldt 2007）。PTH 作用于骨，通过影响破骨细胞和成骨细胞的功能以促进骨吸收，作用于肾的远端小管和髓袢来增加肾对钙和镁的重吸收。长期分泌 PTH 导致骨中的破骨细胞和成骨细胞数量增多、导致伴有骨吸收和骨形成增加为特征持续性骨改建。此外，PTH 通过抑制刷状缘中的钠依赖的磷酸盐协同转运也可以降低肾中磷、钠和碳酸氢盐在近端小管的重吸收，导致磷、钠和碳酸氢盐尿中的排泄增加（Capen 1983）。PTH 通过增加 α-1 羟化酶的活性来调节维生素 D_3 在肾中的活化作用，α-1 羟化酶的作用是负责羟基化（激活）近端小管中无活性的维生素 D（25- 羟基维生素 D、骨化三醇）。通过 PTH 的作用增强维生素 D 的活化作用，从而增加肠道内钙的吸收。为应答血清钙维持在正常的水平，通过活化甲状旁腺主细胞上的钙敏感受体（calcium sensing receptor, CaSR）来负反馈作用于甲状旁腺，从而抑制 PTH 分泌、基因表达，以及主细胞增殖并促进甲状腺 C 细胞分泌降钙素（Kantham et al. 2009）。

降钙素，是一种含 32 个氨基酸的多肽，对血钙有拮抗作用。降钙素存在于甲状腺 C 细胞的分泌颗粒中，应对细胞外组织内的钙水平升高时而释放，可对抗甲状旁腺激素起代偿性作用。降钙素主要通过对骨的作用来降低血钙、促进血钙进入细胞，并通过抑制破骨细胞的功能和增加磷酸盐动员转化为骨从而降低骨的吸收。此外，它能阻碍肾对钙和磷的重吸收并增加钙和磷的排泄，并通过抑制胃泌素和胃酸的分泌以减少肠道吸收（Greco and Stabenfeldt 2007）。餐后，由于胃肠激素（胃泌素、促胰酶素、胰高血糖素）的刺激使降钙素有规律地出现生理性释放，以防止餐后高血钙并保护妊娠期间孕妇的骨骼免受过多的钙磷损失（Capen and Martin 1989a）。虽然缺乏外源性物质会影响降钙素功能的证据，但是任何干扰钙稳态的化合物都可能改变 C 细胞的功能。

17.4.3 维生素 D_3 674

负责维护体内钙水平的第 3 种主要激素是维生素 D_3（1,25- 二羟维生素 D）或称胆骨化醇。从小肠近端吸收钙、从小肠远端吸收磷都需要维生素 D_3。维生素 D_3 完全在皮肤中产生，通过一种维生素原（7- 脱氢胆固醇）转换成无活性的维生素 D_3（25- 羟基维生素 D），这一过程是通 675
过暴露于紫外线下的表皮内的裂解实现的。无活性的维生素 D_3 先在肝中然后在肾中水解为活性分子 1,25- 二羟维生素 D。血液中钙水平低会刺激 PTH 的分泌，增加维生素 D_3 的合成并随后增加肠道中钙的吸收。虽然 PTH 会增加维生素 D_3 的合成，但降钙素能抑制其在肾中的活化。由于 CRD 减少了维生素 D_3 的生成，导致肠道内的钙吸收下降。维生素 D_3 水平的变化对于钙稳态有显著的影响。

17.4.4　非增生性病变

17.4.4.1　先天性病变

异位甲状旁腺组织可见于所有种属的颈前部，或者因其在发育过程中极为贴近胸腺，在胸腺内也可观察到。相反，异位胸腺也可能存在于甲状旁腺内或邻近甲状旁腺。在心前纵隔内发生的甲状旁腺肿瘤起源于异位甲状旁腺组织（Rosol and Capen 1989）。在犬、大鼠及偶尔其他种属中，甲状旁腺囊肿作为自发性病变已有报道，原因是由于在发育过程中连接甲状旁腺到胸腺原基的导管残留。囊肿衬覆立方到柱状上皮细胞，可有纤毛（Capen and Rosol 1989）（图 17.4b）。在给予双氢速甾醇和乙酸钙的大鼠致癌试验中，报道甲状旁腺囊肿继发于主细胞的坏死、随后坏死的细胞碎片和分泌物滞留（Hardisty and Boorman 1999）。Chamanza 等人（2010）研究表明，在一系列 570 只用于毒理学研究对照组的食蟹猴，甲状旁腺和甲状腺的囊肿，以及位于甲状旁腺或甲状腺内的异位胸腺是最常见的自发性病变（Chamanza et al. 2010）。先天性甲状腺囊肿和扩张的囊性滤泡在雄性中的发生率是雌性的 2 倍。

17.4.4.2　炎症性病变

食蟹猴甲状旁腺（和甲状腺）轻度淋巴细胞浸润已有报道（Chamanza et al. 2010）。与甲状腺相似，弥漫性淋巴细胞性甲状旁腺炎与淋巴细胞、浆细胞，以及巨噬细胞的浸润有关，严重的病例，整个甲状旁腺组织最终会被淋巴细胞和纤维化所替代。

17.4.4.3　萎缩 / 变性

甲状旁腺萎缩可继发于直接损伤（如淋巴细胞性甲状旁腺炎）（Lupulescu et al. 1968）或肿瘤（包括甲状旁腺肿瘤），或由激素因素如慢性高钙血症（Goedegebuure and Hazewinkel 1986）。尽管甲状旁腺不是化学物质直接损伤常见的靶器官，但任何改变钙稳态的化合物都可能导致这个器官发生变化。患有弥漫性淋巴细胞性甲状旁腺炎的动物的甲状旁腺可能发生明显的变性和随后的萎缩，导致主细胞缺失并被纤维化替代（Lupulescu et al. 1968）。功能性甲状旁腺肿瘤（通常是腺瘤）可分泌大量的 PTH。作为对主细胞负反馈作用的结果，在一侧甲状旁腺中存在这样肿瘤会导致邻近和对侧甲状旁腺弥漫性萎缩（Rosol and Capen 1989）。最后，癌相关的高钙血症可能与高血钙状态和甲状旁腺萎缩有关。原发性血液学恶性肿瘤引起局部骨破坏和吸收，导致血清钙水平升高。同样地，转移到骨的实性肿瘤通过骨改建可能引起明显的高钙血症（Komatsu et al. 2005）。最后，恶性肿瘤体液性高钙血症（humoral hypercalcemia of malignancy, HHM）与某些分泌一种甲状旁腺激素相关肽（parathyroid hormone-related peptide,PTH-rP）的肿瘤有关，这种肽通过作用于骨、肾和肠来促进高钙血症（Rosol and Capen 1989）。所有这些情形导致了萎缩性改变包括胞质损失、细胞器和分 676
泌颗粒减少，以及胞质中脂质增加和脂褐素沉积（La Perle and Capen 2007）。由于重度萎缩，甲状旁腺可能无法见到或减小到以至于仅仅少数无活性的主细胞残存散布于结缔组织间质和丰富的脂肪组织中。大鼠急性、亚慢性或慢性暴露于一种合成的抗氧化剂 2,2′- 亚甲基双硫代乙酸（4- 乙基 -6- 叔 - 丁基苯酚），可见甲状旁腺主细胞发生空泡化改变（Takagi et al. 1992, 1996）。

17.4.5　增生性病变

17.4.5.1　主细胞增生

甲状旁腺增生通常是由于钙调节紊乱引起

的（Botts et al. 1991）。F344 大鼠随着年龄增长常见增生，通常是由于慢性进行性肾病（chronic progressive nephropathy, CPN），尤其是雄鼠（Hardisty and Boorman 1990）。局灶性增生比弥漫性增生较少，可发生于单侧或双侧，并可能出现在先前存在的弥漫性增生内。局灶性增生性病变可轻微压迫或与周围正常组织很好地融合（图 17.4c）。大的局灶性增生性病变可能与小的腺瘤难以区分，区分这些病变唯一的特征可能是增生缺乏对周围组织的压迫（Botts et al. 1991）。局灶性增生在实验动物种属中不常见，且通常是无功能的（Rosol and Capen 1989）。相反，继发于肾病的双侧弥漫性主细胞增生和肥大是 F344 大鼠最常见的甲状旁腺病变，在仓鼠和一些品系小鼠中也很常见，最常与其肾的淀粉样变有关（Frith and Chandra 1991; Hardisty and Boorman 1999; Pour 1983）。甲状旁腺很少是化学物质毒性作用的靶器官，但是给予干扰钙稳态的化合物或长期的低钙饮食都能导致对主细胞的慢性刺激和弥漫性增生。由于钙稳态失调或肾病导致的增生是双侧的、弥漫性的，与肿瘤形成无关（Rosol and Capen 1989）。弥漫性增生时甲状旁腺整体变大，组织学上表现为突出生长至甲状腺表面（图 17.4d）。主细胞为多边形，具有数量增加的轻微嗜酸性至苍白的空泡形成胞质，以及圆形至梭形的细胞核。取决于其激素活性的不同，细胞染色可表现为强嗜碱性到嗜酸性或透明性。除了慢性肾病外，主细胞增生还与辐射、各种化学物质和激素（醋酸去氧皮质酮、四氧嘧啶、降钙素），以及其他生理性改变（肾上腺切除、肾切除）有关（Hardisty and Boorman 1990）。

17.4.5.2　主细胞肿瘤

甲状旁腺肿瘤在所有种属中都不常见，但在犬、大鼠、小鼠及叙利亚仓鼠中发生率较低（Rosol and Capen 1989）。甲状旁腺暴露于化学物质出现的肿瘤性反应的资料很少。实际上，NTP 没有研究证实大鼠或小鼠暴露于化学物质会在甲状旁腺发生致癌性反应（Hardisty and Boorman 1990, 1999; Huff et al. 1991）。与主细胞增生相似，大鼠偶见因肾病引起慢性钙流失导致的主细胞腺瘤。根据 NTP 历史对照数据库，F344 大鼠自发性主细胞腺瘤在雄鼠的发生率为 5/1186（0.42%），雌鼠为 5/1123（0.45%）。在一项 930 只对照 Wistar 大鼠的研究中，甲状旁腺腺瘤仅见于雄鼠（发生率为 1.9%）（Poteracki and Walsh 1998）。NTP 尚未报道 B6C3F1 小鼠发生自发性甲状旁腺腺瘤。大鼠的甲状旁腺腺瘤呈红褐色至灰白色、有包膜、单发，导致单侧甲状旁腺增大。组织学上，通常具有膨胀性和压迫性，由片状和团状致密排列、高分化的主细胞组成，这些主细胞被纤薄的纤维血管间质所分隔（图 17.4e）。主细胞的细胞学外观可能与增生相似并取决于肿瘤的功能状态。无功能性肿瘤倾向于由片状、小叶状或腺泡样立方到多边形的 677
细胞组成，而功能性肿瘤的细胞则更密集排列成簇、轻微嗜酸性、胞质体积可能增加（Rosol and Capen 1989）。腺瘤的细胞形态也可能与增生性病变很相似，可排列成以乳头状、囊状或腺泡状。多形性和核分裂通常较低，但可能会有差别。在出现功能性甲状旁腺腺瘤动物的甲状腺中可见有多个白色针尖样大小的病灶，这些是对长期高钙血症反应性 C 细胞增生区域（Botts et al. 1991; Rosol and Capen 1989）。

甲状旁腺癌在实验动物和家畜中极其罕见。实际上，这些肿瘤如此罕见以至于在 NTP 啮齿类动物致癌试验数据库中都没有相关报道。在 1 只 OFA 大鼠报道发生了 1 例甲状旁腺癌（Pour et al. 1983），在 1 只 Wistar 大鼠报道发生了第 2 例甲状旁腺癌（Pace et al. 2003），其特征是低分化和多形性的细胞排列成片状和结节状，伴被膜的局部侵袭（图 17.4f）。

17.4.5.3　钙稳态和甲状旁腺功能的改变

17.4.5.3.1　原发性甲状旁腺功能亢进

人类、犬和猫的原发性主细胞肿瘤可能是功能性 PTH 分泌性病变，但大鼠通常是无功能性的（Capen et al. 2002; Rosol and Capen 1989）。功能性甲状旁腺肿瘤中过多的 PTH 分泌并不受循环中的钙水平影响，并会导致持续性的高钙血症、肾钙和磷排泄过多，以及骨吸收过多。肾钙排泄过多可能会导致结石形成，骨吸收会导致长骨或椎骨的普遍脆弱和骨折（Capen and Rosol 1989）。

人类骨质疏松症常见治疗方法包括应用抑制骨中破骨细胞吸收和成骨细胞功能的激素和药物，包括雌激素类、降钙素和双膦酸盐类（Sato et al. 2002）。重组 PTH 治疗已证实可减少患骨质疏松症女性的骨折，并且在人类重组 PTH 已被证明是能增加骨量和骨形成率并减少骨折发生率的唯一化合物（Neer et al. 2001; Sato et al. 2002）。用人类重组 PTH 处理大鼠已被证实能增加股骨和椎骨的骨量和骨强度，但会降低中段股骨的强度。然而，PTH 对皮质骨的效应有种属依赖性，PTH 对大鼠骨的效应程度远大于对人类的效应（Vahle et al. 2002, 2008）。在人类和非人灵长类动物中，PTH 刺激皮质内的骨改建而不显著增加皮质骨量。经 PTH 治疗后，会导致骨皮质内改建、增加朝向皮质内表面的孔隙，保留其生物力学强度（Lotinun et al. 2004）。大鼠缺乏哈弗斯管，由于缺乏皮质孔隙，所以皮质骨不会出现骨改建。这就导致了不伴有骨皮质改建发生的沿着现有皮质内表面和骨膜表面出现附着骨形成、骨量增加、骨髓腔减少、骨结构改变，以及随后的骨强度丧失（Lotinun et al. 2004; Vahle et al. 2002）。此外，生长板和纵向骨骼生长在大鼠整个生命周期内一直持续存在，非人灵长类动物与之不同，非人灵长类动物 18 岁 ~30 岁时生长板闭合、纵向骨骼生长停止（Vahle et al. 2002）。在使用 PTH 的啮齿类动物长期研究中，可见骨肉瘤和其他增生性骨病变（Jolette et al. 2006; Vahle et al. 2004），而在非人灵长类动物未见增生性骨病变（Vahle 2008）。PTH 对人类的骨的效应与对非人灵长类的骨效应非常相似，啮齿类动物的骨病变认为是由于长期激素受体介导的刺激导致骨量增加而引起，由于显著的种属差异，在人类给予 PTH 未见骨病变（Vahle et al. 2002）。而且，PTH 暴露的效应与剂量相关并取决于处理时间，人类 PTH 暴露通常是短期的并且在骨骼成熟以后会对机体产生较好结果。啮齿类动物在骨骼成熟期间接近终生给予高水平的 PTH，并不能反映人类的暴露水平（Vahle et al. 2004, 2007）。啮齿类动物和灵长类动物的骨骼生理学上的显著差异、灵长类动物缺乏肿瘤性病变和处理时间，以及剂量上的差异表明人类给予 PTH 和 PTH 样化合物治疗骨质疏松症，肿瘤形 678
成的风险较小（Hodsman et al. 2005; Vahle et al. 2007）。

17.4.5.3.2　继发性甲状旁腺功能亢进

长期饮食失衡或 CRD 是弥漫性甲状旁腺增生及继发性甲状旁腺功能亢进的原因之一（Rosol and Capen 1989）。当给 NHP、犬、猫和实验啮齿类动物饲喂配方不合理饲料时会发生营养性甲状旁腺功能亢进。长期饲喂低钙或高磷饮食或给予室内圈养的新大陆灵长类动物（无紫外线暴露）维生素 D_3 含量低的饮食会促成低钙血症、甲状旁腺增生及过度分泌 PTH，从而试图升高血清钙水平，导致继发性甲状旁腺功能亢进（Capen 2001）。低钙饮食明显限制了钙离子的摄入，导致低钙血症并刺激甲状旁腺分泌 PTH。继发性甲状旁腺功能亢进最常见的原因是饲喂高磷饮食（La Perle and Capen 2007）。磷通过降低血钙水平间接刺激甲状旁腺。与旧大陆灵长类动物和人类相比，新大陆灵长类动物表现出靶器官对维生素 D 的耐受性，原因是一种维生素 D 反应元件结合蛋白会抑制 DNA 结合，以及维生素 D 信号的下游功能（Angelo et al. 2002; Chen et al. 2000）。因此，这些动物极其需要大量的维生素 D 并暴露于紫外线下以吸收充足的钙，以防止骨吸收和骨软化症。长期饲喂高磷饮食会降低血清钙，导致 PTH 刺激和骨吸收。新大陆灵长类动物给予高磷低钙饮食与骨软化症和一种被称为“猴骨病”的疾病综合征有关（Liu 2002）。患有这种疾病的动物驼背、长骨骨折发生率增加、上颌骨和下颌骨增厚并伴有牙齿移位。

在 CRD 中，由于功能性肾单位数量减少导致肾小球滤过率（glomerular filtration rate, GFR）降低。肾小球滤过率的降低导致磷潴留，钙经肾小管流失导致钙重吸收减少，导致高血磷的效应。CRD 也会削弱肾中维生素 D 的活化，继而降低肠道对钙的吸收。功能性维生素 D 的缺失和磷的潴留会导致低钙血症和对甲状旁腺的慢性刺激、PTH 过度分泌及骨骼中的钙被动员。在犬会导致骨吸收伴随成骨细胞增殖、矿化不良的类骨质，以及纤维结缔组织沉积，主要见于骨更新增强的区域，如颜面骨、上颌骨和下颌骨，导致牙齿松动和纤维性骨营养不良综合征（Capen and Rosol 1989）。在大鼠，由多种化合物导致 CPN 加重而造成的甲状旁腺增生可引起多种器官的转移性钙化，包括心脏、主动脉和其他软组织（Bucher et al. 1990; Hooth et al. 2004）。一些被 NTP 评价过的化合物已证明可通过加重大鼠的 CPN 来诱导甲状旁腺主细胞增生（即，继发性肾性甲状旁腺功能亢进），这些化合物包括二丙二醇、速尿（呋塞米）、氢氯噻嗪、对乙酰氨基酚、槲皮素、氯化汞、C.I. 颜料红、C.I. 酸性橙 3、扑痫酮、酚酞、邻苄基对氯苯酚、呋喃妥因和香豆素。

17.4.5.3.3 假性甲状旁腺功能亢进（恶性肿瘤体液性高钙血症）

人类和动物各种恶性肿瘤具有类似 PTH 分泌过量的全身效应，原因是产生 PTH-rP 可作用于 PTH 受体通过骨吸收以促发高钙血症、肾对钙的潴留和对磷的排泄、维生素 D 激活增加，以及肠道中钙的吸收增加，从而导致 HHM 综合征（Rosol and Capen 1989）。HHM 是动物（特别是犬）和人类一个公认的综合征，特征是高钙血症、低磷血症，以及由于肿瘤细胞分泌 PTH-rP 而导致的骨吸收增加（Capen 2001）。伴有高钙血症的癌症患者高达 88% 发现体内 PTH-rP 水平有升高（Komatsu et al. 2005），并且 HHM 是 679
动物高钙血症最常见的原因（La Perle and Capen 2007）。其他蛋白质可与 PTH-rP 协同作用以促进高钙血症，例如 TGF-a、TGF-b、IL-1，TNF-α，1,25- 二羟维生素 D 和前列腺素（Grone et al. 1992; Rosol and Capen 1989）。人类最常与 HHM 有关的肿瘤包括鳞状细胞癌、肾细胞癌和淋巴肉瘤，犬的 HHM 与淋巴肉瘤、肛门腺的顶浆分泌腺腺癌和其他实性癌有关（Capen et al. 2002; Rosol and Capen 1989）。已经构建了体外和啮齿类动物模型来研究这一临床病理学特征与人类疾病相似的综合征，包括大鼠睾丸间质细胞瘤细胞系、大鼠沃克乳腺癌肉瘤、裸鼠的犬顶浆分泌肛门腺腺癌移植瘤模型（Grone et al. 1992; Rosol et al. 1986）和大鼠肺腺癌移植瘤模型（Gittes and Radde 1966; Komatsu et al. 2005）。其他已构建并用以研究 HHM 和人类原发性甲状旁腺功能亢进的啮齿类动物模型还涉及滴注 PTH 或 PTH-rP（Doppelt et al. 1981; Endo et al. 2000; Grone et al. 1992; Jaeger et al. 1987; Komatsu et al. 2005）或植入部分甲状旁腺（Gittes and Radde 1966）。PTH-rP 的破骨效应并不局限于骨，有报道称，植入表达 PTH-rP 的人类大细胞肺癌细胞系的裸大鼠可发生切牙骨折，特征是钙化过度和牙本质变薄，这是由于 PTH-rP 对成牙本质细胞的效应引起的（Kato et al. 2003, 2005）。

17.4.5.4　辐照、外源性物质、重金属和甲状旁腺功能的改变

在长期啮齿类动物致癌试验中，与诱导甲状旁腺肿瘤发生相关的外源性物质相对较少。给予杀虫剂鱼藤酮与高剂量组雄性大鼠发生甲状旁腺腺瘤有关，但是并不确定在这些高剂量组中肿瘤发生率的增加是否与暴露效应或增加的生存率有关，特别是该试验缺乏增生性病变（Capen and Rosol 1989）。在大鼠，甲状旁腺腺瘤可通过放射性碘或 X 射线暴露而诱发（Capen 2001; Capen and Rosol 1989; Greaves 2007; Hardisty and Boorman 1990），饲喂低钙或低维生素 D 的饮食可增加其发生率（Wynford-Thomas et al. 1983）。暴露于几种金属时会发生伴有钙稳态破坏的甲状旁腺功能受损（Baccarelli et al. 2000）。据报道镉是可致骨质疏松症的一种环境危险因子，可干扰肾对维生素 D 的活化，抑制肾重吸收钙、肠吸收钙，以及骨结合钙，从而会导致大鼠的长骨骨折发生增加和骨质减少（Brzoska and Moniuszko-Jakoniuk 2005）。大鼠静脉注射给予乳酸铁会导致 PTH 分泌颗粒的快速脱颗粒和 PTH 发挥作用（elaboration），导致短暂性地增加破骨细胞的活性和骨吸收（Matsushima et al. 2005）。铝能抑制猪的甲状旁腺主细胞释放 PTH（Bourdeau et al. 1987），与抑制破骨细胞和成骨细胞的活性有关，结果会导致骨软化症（Jeffery 1996; Baccarelli et al. 2000）。铅暴露与直接的骨毒性、维生素 D 缺乏，以及继发性的甲状旁腺功能亢进有关（Rosen et al. 1980）。

17.5　肾上腺

17.5.1　正常结构与功能

据报道，肾上腺是最常见的与化学物质诱导的病变相关的内分泌器官（Ribelin 1984）。基于体内毒理学研究中可见的由化学物质诱导的内分泌器官病变的研究结果，据报道内分泌器官毒性效应的频率顺序如下：肾上腺 > 睾丸 > 甲状腺 > 卵巢 > 胰腺 > 垂体 > 甲状旁腺（Ribelin 1984; Colby and Longhurst 1992）。肾上腺皮质而非髓质是最常见的毒性作用部位。

肾上腺包含两个截然不同的内分泌区域，皮质和髓质。肾上腺皮质是维持生命所必需的，特别是醛固酮的分泌，但髓质的功能并不是维持生命所必需的（Rosol et al. 2001）。哺乳动物的肾上腺皮质和髓质在胚胎发育期由来源于中胚层和神经外胚层两种不同细胞群所形成（Hammer 680
et al. 2005）。肾上腺皮质来源于附着在泌尿生殖嵴邻近体腔的间叶细胞。肾上腺髓质来源于胚胎期神经嵴的外胚层组织，最初的发育完全独立于皮质。最后，前体髓质细胞进入发育中的皮质细胞群并被皮质细胞包围从而形成胚胎期肾上腺，然后迁移、重新定居于肾附近。髓质占肾上腺体积的 10%~20%，并分泌儿茶酚胺类激素肾上腺素和去甲肾上腺素。

17.5.2　肾上腺皮质

肾上腺皮质分为特征性三个带：球状带（ZG）、束状带和网状带，但是这些带的组织结构有着种属差异。实验动物的束状带构成了皮质的大部分区域。人类的网状带较明显，但一些啮齿类动物尤其是小鼠不能清晰可辨。促肾上腺皮质激素（ACTH）是胚胎肾上腺发育和成年肾上腺功能的主要调节器。ACTH 主要通过存在于肾上腺皮质细胞质膜上 1 个鸟嘌呤核苷酸结合蛋白（guanine nucleotide binding protein, G 蛋白）– 偶联受体，即 ACTH 受体（ACTH receptor, ACTHR），来发挥效应。现已证明 ACTHR 在人类及啮齿类动物肾上腺的所有三个皮质区域均有表达，但是每个区域中的表达水平似乎存在种属

差异（Xia and Wikberg 1996; Reincke et al. 1998; Müller et al. 2001）。

ACTH 通过 ACTHAR 刺激糖皮质激素、盐皮质激素和肾上腺雄激素的合成和分泌（Kater et al. 1989），同时诱导肾上腺皮质细胞增殖（Imai et al. 1990）。ACTH 促有丝分裂作用的主要部位是球状带。长期 ACTH 分泌过多会引起双侧肾上腺弥漫性增生（Bland et al. 2003），因此 ACTH 被认为是一种促肾上腺有丝分裂的激素。束状带外侧是负责补偿性生长的主要肾上腺区域，但是在早期阶段在球状带中可观察到增殖性细胞（Engeland et al. 2005）。老龄动物的肾上腺皮质细胞对 ACTH 缺乏较不敏感，可能是由于其功能水平的下降（Almeida et al. 2006）。

17.5.2.1 皮质中类固醇生成

肾上腺是最重要的生成类固醇的器官，类固醇的生成过程发生在肾上腺皮质，皮质在组织学和功能上分为 3 个同心圆的区域：球状带外带、束状带中间带和网状带内带。肾上腺的类固醇生成的简化过程如下图所示：

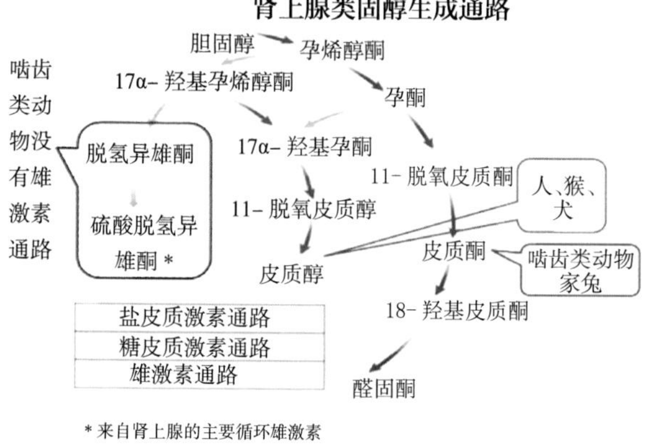

肾上腺皮质类固醇对生命必不可少。肾上腺皮质产生如下 3 种主要激素：糖皮质激素（皮质醇、皮质酮）、盐皮质激素（醛固酮、脱氧皮质酮）和性类固醇［主要是雄激素前体脱氢异雄酮（dehydroepiandrosterone, DHEA）和雄烯二酮］。盐皮质激素对于维持生命是至关重要的，因为盐皮质激素紧密调节着细胞外液中 Na^+/K^+ 平衡，
以及血压稳态。糖皮质激素在葡萄糖稳态和机体 681
对应激的反应很重要，在胚胎肺发育、免疫调节和维持多种组织的正常功能上也很重要。

类固醇的产生通过特定的外部刺激来调节，例如 ACTH，主要增加糖皮质激素，并在较小的程度上通过 cAMP 介导的蛋白激酶 A（protein kinase A, PKA）通路诱导雄激素产生（Rainey 1999），还激活诸如类固醇生成急性调节（steroidogenic acute regulatory, StAR）蛋白（Stocco 2001）和类固醇生成因子 -1（steroidogenic factor-1, SF-1）等因子（Morohashi and Omura 1996; Morohashi et al. 1992）。血管紧张素Ⅱ和钾离子通过三磷酸肌醇 / 甘油二酯介导的蛋白激酶 C（proteinkinase C,PKC）通路（Rainey 1999）选择性地增加盐皮质激素的合成（Schimmer and Parke 1996）。

胆固醇是所有肾上腺类固醇生成的前体。胆固醇的主要来源是循环中的低密度脂蛋白（low-density lipoprotein, LDL）胆固醇。LDL 由肾上腺组织上特定的细胞表面 LDL 受体摄取，随后通过受体介导的胞吞作用进入细胞内。产生的囊泡与溶菌酶融合，水解产生游离胆固醇。胆固醇也能在肾上腺皮质内由乙酰辅酶 A 重新生成。最初的激素依赖性限速步骤是细胞内胆固醇从线粒体外膜转运到内膜，通过细胞色素 P450scc 转化为孕烯醇酮。胆固醇进入线粒体的运动受 StAR 蛋白调解。ACTH 与其同源受体结合后细胞内的 cAMP 增加可诱导 StAR，这是肾上腺类固醇生成的第一个重要的限速步骤。

胆固醇摄取进入线粒体后，在细胞色素 P450 胆固醇侧链裂解酶（P450scc 或 CYP11A）的作用下被裂解形成孕烯醇酮。如前所述，这是类固醇激素生物合成的一个最重要的限速步骤。胞质中孕烯醇酮在Ⅱ型同工酶 3β - 羟类固

醇脱氢酶（3β-hydroxy steroid dehydrogenase, 3β-HSD）的作用下转化为孕酮。通过 P450c17 的活性将孕酮羟基化为 17OH- 孕酮。17- 羟基化是糖皮质激素合成必不可少的先决条件（球状带不表达 P450c17）。P450c17 还具有 17，20- 裂解酶的活性，从而导致了 C19 肾上腺雄激素前体（即 DHEA 和雄烯二酮）的产生。肾上腺分泌雄烯二酮取决于由 3β-HSD 将 DHEA 转化为雄烯二酮。CYP17 的 17, 20- 裂解酶活性在成人肾上腺皮质中较低并是网状带所特有的，在网状带将这两类 17α- 羟基化的类固醇转化为弱雄激素（DHEA 和雄烯二酮）。

孕酮（球状带）或 17-OH- 孕酮（束状带）的 21- 羟基化作用均是由 CYP21A2 基因的产物 P450c21（CYP21）完成的，其发挥 21- 羟化酶活性分别产生脱氧皮质酮或 11- 脱氧皮质醇。CYP21 是一种肾上腺皮质独有的酶，是盐皮质激素和糖皮质激素生物合成必不可少的。它在肾上腺皮质 3 个带的滑面内质网中均有表达，负责将孕酮和 17α- 羟孕酮分别转化为 11- 脱氧皮质酮（盐皮质激素通路）和 11- 脱氧皮质醇（糖皮质激素通路）（Sasano et al.1988）。这些前体分别通过醛固酮合成酶（CYP11B2）和类固醇 11β- 羟化酶（CYP11B1）在线粒体中依次被转化为具有生物活性的激素 – 醛固酮和皮质醇。这两种线粒体酶也是肾上腺皮质所特有的。CYP11B1 在束状带和网状带表达（Erdmann et al. 1995）只具有 11β 羟化酶活性，然而 CYP11B2 仅在球状带表达（Pascoe et al. 1995），具有额外的 18- 羟化酶 / 醛固酮合成酶活性，这就解释了肾上腺皮质类固醇生物合成的区域选择性。弱肾上腺雄激素是由 CYP17 形成的，一种具有 17α- 羟化酶和 17，20- 裂解酶活性的唯一酶。孕烯醇酮和孕酮在 CYP17 的作用下羟化形成各自的 17α- 羟类固醇，这一过程发生在网状带和束状带但不发生在球状带（Reincke et al. 1998）。大鼠肾上腺中 CYP17 的表达微乎其微，因此，大鼠肾上腺分泌皮质酮而不是皮质醇，并且无明显的雄激素分泌（Hinson and Raven 2006）。

醛固酮合成发生在球状带。循环中的肾 682
素 – 血管紧张素系统（renin–angiotensin system, RAS）是醛固酮分泌的主要调节器。RAS– 醛固酮系统在控制水盐平衡和血压方面十分重要。除了球状带局部的 RAS，RAS 的活性主要通过控制肾中的肾素分泌来确定（Mulrow et al. 1988）。肾上腺皮质存在完整的 RAS：包括肾素原、肾素、血管紧张素原、血管紧张素Ⅰ和Ⅱ，以及转化酶。大鼠肾素的产生受生理性调控，可受 ACTH、电解质平衡的变化和动物遗传背景的影响（Mulrow 1998）。肾上腺肾素与醛固酮的产生之间有着密切相关性。血管紧张素可结合两种类型的 G 蛋白偶联受体，即 AT1 和 AT2 受体。两种受体在合成醛固酮的球状带的细胞上都有发现。血管紧张素Ⅱ通过 AT1 受体起作用，在通路早期和晚期刺激醛固酮的合成。它对醛固酮的效应受许多其他因素的影响，例如血浆钾水平、钠的状态、其他肽如心钠素（atrial natriuretic peptide, ANP），以及肾上腺髓质素和肾上腺髓质素前体氨基末端肽（Mulrow 1999）。低钠或高钾饮食或肾切除术，均能显著增加球状带细胞内的肾上腺肾素的浓度而对束状带 – 髓质的细胞无任何作用。血管紧张素Ⅱ，除了是醛固酮分泌的主要激动剂之一外，还能通过促分裂原活化蛋白激酶（mitogen-activated protein kinase, MAPK）介导的过程刺激球状带细胞的增殖。醛固酮控制跨上皮细胞的钠转运，但近来已报道了醛固酮对心脏的新效应（Lumbers 1999）。

17.5.2.2　作用于下丘脑 – 垂体 – 肾上腺轴的外源性物质

下丘脑 – 垂体 – 肾上腺轴（hypothalamic–pituitary–adrenal, HPA）调节机体对应激的反应，

是借助于一些激素以负反馈的方式通过下丘脑、垂体和肾上腺三者之间的相互作用来介导。促肾上腺皮质激素释放激素（Corticotropin-releasing hormone, CRH）是由下丘脑产生的以应对脑源性刺激，而它又反过来刺激垂体中 ACTH 的产生。ACTH 继而刺激肾上腺中皮质醇 / 皮质酮的释放。皮质醇 / 皮质酮与下丘脑上的受体结合，进一步抑制 CRH 和 ACTH 的释放，从而抑制进一步的皮质醇 / 皮质酮的产生。血流中外源性皮质类固醇会减少内源性皮质醇 / 皮质酮的产生，从而扰乱 HPA 轴的正常功能。与直接作用于肾上腺皮质一样，某些药物通过抑制下丘脑或垂体水平上内分泌轴较高部位的激素来抑制肾上腺皮质的功能，但最终糖皮质激素分泌不足的结果与直接作用于肾上腺皮质酶抑制剂的结果相同。例如，在人类和大鼠中，丙戊酸、溴隐亭、赛庚啶、酮色林、利坦色林、生长抑素类似物和糖皮质激素可抑制垂体 ACTH 的分泌，进而抑制肾上腺糖皮质激素的分泌来作为终点，丙戊酸也可抑制下丘脑促肾上腺皮质激素释放激素（Mercado-Asis et al. 1997; Kasperlik-Załuska et al. 2005; Sonino et al. 2005）。重要的是，这些化合物抑制肾上腺的机制只能通过体内试验才可能探究，活体具有完整的 HPA 轴功能，反过来又会影响到对肾上腺功能的评价策略。

17.5.2.3 为什么肾上腺是一个毒性靶器官

肾上腺表达多种外源性物质的代谢酶且富含脂质，有潜在的蓄积亲脂性化合物的特性，因此肾上腺易受化合物毒性的影响。已确认的体内肾上腺对毒性损伤的诱因包括大量的潜在毒理学靶点，如受体、酶类和外周激素载体分子；血管丰富和单位质量接受的不成比例的异常大血容量；肾上腺皮质细胞膜内高含量的易受脂质过氧化影响的不饱和脂肪酸；由于富含胆固醇和类固醇而具有的亲脂性；以及肾上腺皮质内存在的高含量细胞色素 P450（CYP）酶，该酶通常催化类固醇生成，但也可以产生毒物的活性代谢物，以及产生可生成自由基的羟基化反应（Hinson and Raven 2006）。糖皮质激素水平的改变对患有肾上腺功能不全（Addison 病）或库欣（Cushing）综合征（一个用于因各种原因引起糖皮质激素分泌过量表现的通用术语），以及 Cushing 病（皮质醇增多症，特别是由于垂体 ACTH 分泌过多引起）患者的影响临床已有详尽描述。

17.5.2.4 种属差异

与其他哺乳动物相比，小鼠和大鼠没有功能明确的网状带且缺乏 17α- 羟化酶的表达。因此，小鼠和其他啮齿类动物的肾上腺缺乏肾上腺雄激素的分泌。小鼠（和家兔）肾上腺皮质有一个特征性的所谓 X- 带，普遍认为是胚胎肾上腺带分娩后的残留、位于皮质和髓质交界处。雄性动物 X- 带在青春期（5 周龄）快速消失，而雌性动物 X- 带持续增大并在大约 9 周龄时达到最大，达到性成熟时逐渐退化（图 17.5a）。肥胖高血糖小鼠的肾上腺 X- 带延迟消失，很可能与性腺功能减退有关（Naeser 1975）。小鼠肾上腺的生长和功能受性别和年龄的显著影响。雌性小鼠肾上腺重量较大，束状带体积也较大，5~11 周龄雌性小鼠与雄性小鼠比较，总循环皮质酮水平更高（Bielohuby et al. 2007）。同样，雌性大鼠肾上腺匀浆产生的皮质酮比相应年龄的雄性大鼠产生的更多，与小鼠类似，雌性大鼠肾上腺重量高于雄性大鼠。与小鼠和大鼠不同，成年雄性仓鼠的肾上腺比雌性更大并且分泌更多的皮质醇，雄性肾上腺重量也更高（Malendowicz and Nussdorfer 1984）。位于肾上腺皮质和髓质交界处的钙化（矿化）灶常见于药物安全性试验中使用的各种非人灵长类动物，认为是胚胎期肾上腺带的残留物（Majeed and Gopinath 1980; Kast et al. 1994）。

17.5.3　非增生性病变

常规毒性试验中所见的肾上腺皮质常见的自发性病变如下所述。

副皮质组织。这是指肾上腺被膜外或肾上腺周围组织中存在伴随的肾上腺皮质组织。副皮质组织由正常的皮质组成，或远离肾上腺或附着于肾上腺但通过完整的纤维包膜与之分隔开（图 17.5b）。这些结节通常缺乏肾上腺皮质明显的带状分布，并且没有髓质组织。

血管扩张 / 毛细血管扩张（图 17.5c）。老龄大鼠和小鼠的肾上腺皮质都发生毛细血管扩张，这是由于实质细胞缺失后皮质毛细血管显著扩张引起的。这是老龄化雌性大鼠一种常见病变，然而小鼠罕见（Frith et al. 2000）。

髓外造血。髓外造血偶见于啮齿类动物的肾上腺皮质，可能含有红系细胞和（或）粒系细胞。髓外造血需与炎症进行区分。当肾上腺发现髓外造血时，通常脾也会出现显著的髓外造血（Frith et al. 2000）。

淀粉样变。在几个品系的老龄化小鼠中，

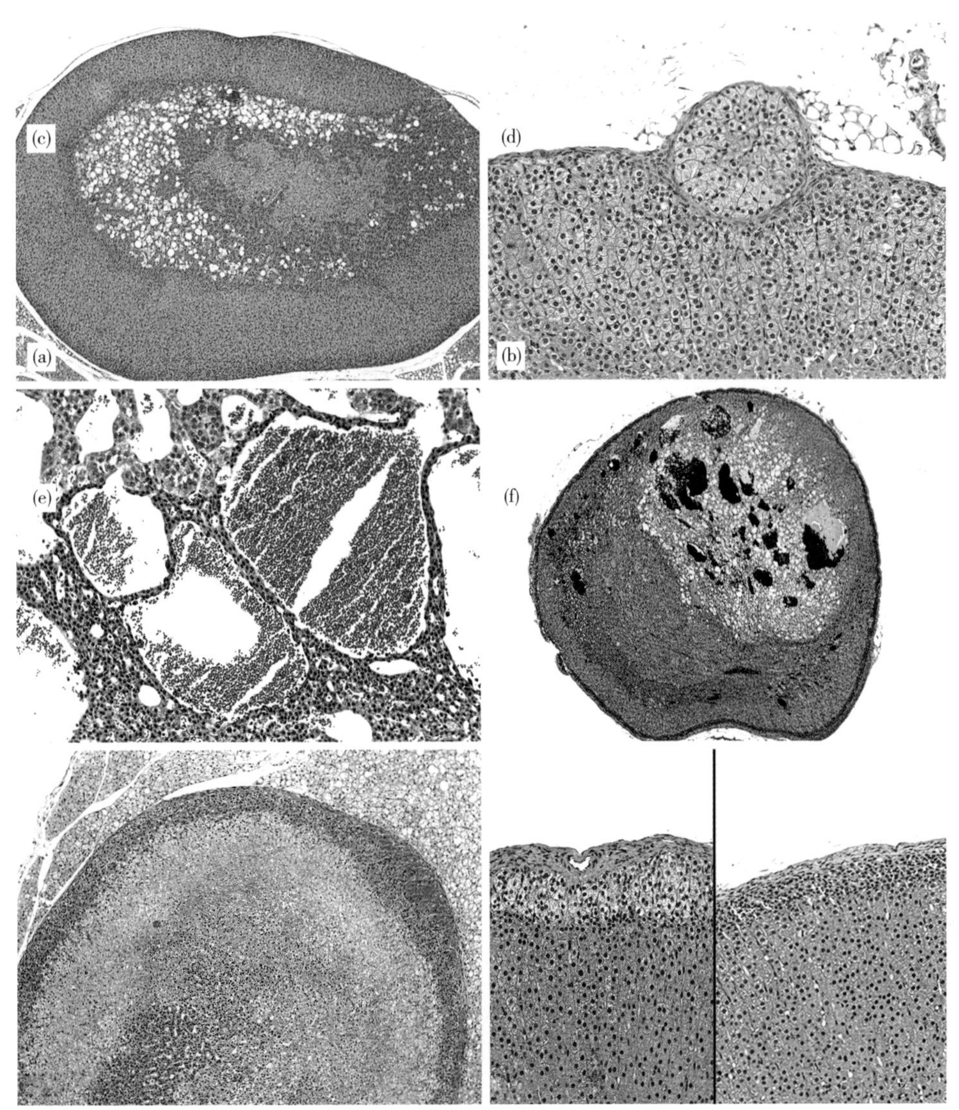

图 17.5　（a）年轻雌性小鼠肾上腺 X- 带表现空泡形成。（b）小鼠副肾上腺皮质结节。结节围以一层薄的包膜。（c）老龄化雌性大鼠血管扩张（紫癜）。（d）老龄大鼠肾上腺囊性变性。（e）外源性物质给予小鼠后束状带弥漫性坏死。（f）左图为雌性大鼠球状带空泡形成的增加和肥大，由于肾素 – 血管紧张素系统紊乱所导致这一镜下所见。右图所示为未受影响的球状带

都常见肾上腺淀粉样变，最常发生于A、L、C3H、C57和CBA品系的小鼠。相比之下，大鼠罕见肾上腺淀粉样变。据报道F344大鼠不存在淀粉样变。淀粉样物质沉积通常从网状带开始，严重时可取代大部分的网状带（Nyska and Maronpot 1999）。

脂褐素沉积。老龄小鼠和大鼠都可能在其肾上腺的皮质细胞和网状带的巨噬细胞内出现脂褐素沉积（即"褐色变性"）（Rosol et al. 2001）。然而，出现于年轻大鼠中可能提示细胞器更新过
684 度或有缺陷的细胞代谢。脂褐素沉着可能与激素引起的严重萎缩有关，并且给予雌激素类和肾上腺皮质类固醇类药物可增强病变的严重程度。小鼠的蜡样色素蓄积主要在皮质髓质交界处退化的X-带内，并且在一些品系中，特别是BALB/c小鼠，蜡样色素蓄积是相对常见的一种病变。在老龄仓鼠，蜡样色素的致密积聚也可能发生在皮质髓质交界处（Nickerson 1979）。

局灶性皮质空泡形成（局灶性脂肪变）和囊性变性。相对于可能继发于外源性物质处理或由于应激导致的弥漫性皮质空泡形成，局灶性皮质空泡形成改变是一种自发性病变，尤其是老龄大
685 鼠。局灶性皮质空泡形成的组织学表现为从多个小空泡到单个大的透明胞质空泡（Frith et al. 2000）。囊性变性被认为是局灶性皮质空泡形成的连续统一体，特别是在严重的形态改变中有细胞缺失，结果形成囊性和（或）血液充填的空腔。囊性变性（图17.5d）主要见于老龄化雌性Sprague-Dawley大鼠，囊性变性与因化学毒性诱导产生的空泡变性相似。如果空泡变性严重，将会有皮质细胞缺失、可能出现矿化和血管扩张（Hamlin and Banas 1990）。

17.5.3.1 肥大

17.5.3.1.1 束状带肥大

肾上腺皮质肥大［体积增大；通常包括束状带厚度增加、细胞体积和（或）数量增加］是毒理学试验中一种常见的病变。大鼠通过ACTH处理容易诱发肾上腺皮质肥大，去除ACTH刺激后可恢复（Akana et al. 1983）。由于皮质宽度的增加，肾上腺皮质肥大大体可见肾上腺体积增大和重量增加（Rosol et al. 2001; Harvey and Sutcliffe 2010; Harvey et al. 2007）。根据试验设计，肾上腺重量相对不敏感，其脏脑系数可能最有助于判断肾上腺重量的变化（Bailey et al. 2004）。皮质肥大时束状带最常受到影响。肾上腺皮质肥大通常是ACTH过度刺激和应激反应的结果，但也可能是由于肾上腺皮质的毒性导致ACTH对糖皮质激素反馈调节不足而发生。组织学上表现为束状带的细胞有较大的泡状核、明显的核仁，以及脂质空泡减少的致密嗜酸性胞质。当应激中止或停止给予ACTH后，以一种始于束状带和网状带交界处并向外的方式发生脂质补充。长期不同的应激会诱导束状带外带增生、束状带内带和髓质肥大及球状带细胞体积减小（Ulrich-Lai et al. 2006）。

与直接毒性及糖皮质激素类固醇生成抑制所导致的肾上腺皮质肥大相比较，区分应激诱导的肾上腺皮质肥大至关重要。在应激反应中，HPA轴的激活将会导致糖皮质激素分泌增加（大鼠和小鼠的皮质酮，犬、NHP和人类的皮质醇），这通常会对其他部位产生可见的效应，表明腺体的功能。糖皮质激素生成增加应该对其他组织例如淋巴系统有可见的效应。通常可见胸腺淋巴细胞裂解导致胸腺萎缩。试验中胸腺萎缩是应激的一个众所周知的结果（Buckingham 2008），已通过大鼠重复给予皮质酮所证实（Harvey et al. 1992）。试验中大鼠给予模仿生理条件下达到近似应激水平相应血液浓度的皮质酮使体重增长降低伴胸腺、前列腺和精囊腺重量下降。这些改变归因于皮质酮的直接效应（对体重、胸腺重量有影响），以及皮质酮对LH和睾酮抑制的作

用（Harvey et al. 1992; Kamel and Kubajak 1987; Sankar et al. 2000）。上述所见的组合，包括体重降低和胸腺、前列腺，以及精囊腺重量下降表明受皮质酮的效应，结合肾上腺增大表明 ACTH 的刺激，可证明是肾上腺皮质类固醇生成进而体现肾上腺皮质功能的有用的标志物，尤其是在缺乏直接的数据，例如血液中皮质酮浓度的情况下。除了导致皮质肥大外，真正的应激也会引起肾上腺髓质肥大（Ulrich-Lai et al. 2006）。

尿皮质酮及其代谢物可能是大鼠应激潜在的生物标志物。包括尿皮质酮增加、血液中淋巴细胞和中性粒细胞分类计数变化、伴随胸腺重量降低或细胞数量减少在内的这些所见的组合，有助于识别药物诱导的应激反应（Pruett et al. 2008）。

686 肾上腺皮质肥大可在没有其他皮质病变的情况下出现，以至于没有明显的毒理病理作用机制可寻，例如，在生物化学水平上对类固醇生成的药理学抑制。血中 ACTH 增加和（或）伴随肾上腺皮质肥大提示肾上腺皮质毒性，但无诸如胸腺萎缩等附加证据。在这种情况下，即使血液中糖皮质激素水平处于正常范围内，也可能会提示肾上腺皮质类固醇生成障碍，因为可能这种情况下要求更高水平的内源性 ACTH 来维持低水平的肾上腺皮质类固醇生成（Harvey and Sutcliffe 2010）。

应激会增加 ACTH 的分泌（Buckingham 2008），与直接作用于肾上腺皮质具有抑制类固醇生成作用的毒物一样，例如氨鲁米特（Akana et al. 1983），由于反馈调节受损导致 ACTH 增加。应激的内分泌学特点是 ACTH 和糖皮质激素均增加（Buckingham 2008）。因此，如果血液中 ACTH 和糖皮质激素水平都增加，那么就可以考虑是由应激引起的，但重要的是要认识到某些药物在下丘脑的水平（Colagiovanni et al. 2006; Colagiovanni and Meyer 2008; Kumari et al. 1997）通过药理学作用机制（Kumari et al. 1997）可增加 ACTH 的分泌。

17.5.3.1.2　球状带肥大

血管紧张素 Ⅱ（Angiotensin Ⅱ，Ang Ⅱ）是促进大鼠肾上腺球状带细胞肥大但不增殖最重要的刺激因素之一（Otis et al. 2005）。在缺乏其他营养因子时，ACTH 也会刺激球状带的生长，尽管它是束状带的营养因子。给予肾素或血管紧张素 Ⅱ 会增加醛固酮的分泌和球状带的厚度（即肥大）（图 17.5e）。同样，盐缺乏、钾负荷、缺血、肾血管性高血压，以及给予 ACTH 都能使细胞变大和球状带变宽（Nussdorfer 1986; McEwan et al. 1996）。网状带的上皮细胞也对 Ang Ⅱ 和限制钠摄入有反应（McEwan et al. 1996）。

17.5.3.1.3　萎缩

双侧萎缩通常是由于垂体破坏性病变导致 ACTH 缺乏而引起。毒性研究中束状带萎缩通常是由于内源性皮质类固醇增多引起的，其来源于类固醇产生的肿瘤或外源性给予皮质类固醇。单侧萎缩可能发生在对侧肾上腺皮质存在某种皮质类固醇分泌性肿瘤性病变的情况下。慢性肾上腺皮质萎缩伴随着被膜纤维组织增厚。大鼠给予一种细胞色素 P450 芳香化酶（$P450_{arom}$）抑制剂——依西美坦，可导致肾上腺重量降低、束状带和垂体远侧部的细胞体积减小（Mirsky et al. 2011）。同样，大鼠给予 PD 138142-15（一种替代尿素降血脂兼具有潜在抗动脉粥样硬化药），可降低 ACTH 刺激的皮质醇水平和并发萎缩，主要见于束状带和网状带（Wolfgang et al. 1995）。

网状带萎缩伴肾上腺重量降低可见于给予 1-α- 甲基睾酮的雌性大鼠（Okazaki et al. 2002）。干扰 RAS 与球状带萎缩有关。大鼠给予心钠素表现出球状带萎缩（Mazzocchi et al. 1987）。同样，大鼠给予血管紧张素转换酶抑制剂卡托普利会使球状带细胞体积变小，与其胞核变小、线粒体体积变小，以及线粒体嵴和内质网膜的表面积减少相关（Mazzocchi and Nussdorfer 1984; McEwan et al. 1996）。同时给予血管紧张素Ⅱ这些效应会完全消除。大鼠持续滴注心钠素可诱导球状带萎缩、血浆醛固酮浓度降低并伴有血浆肾素活性的改变（Nussdorfer et al. 1988）。

687 17.5.3.1.4 坏死

大鼠和小鼠的肾上腺皮质自发性坏死不常见，外源性物质相关的皮质坏死不在本章讨论范围（图 17.5e）。引起肾上腺皮质毒性的化合物的案例及其分子靶点在一些出版物中已有报道（Ullerås et al. 2008; Harvey and Everett 2003; Harvey et al. 2007; Nishizato et al. 2010; Szabo and Lippe 1989）。除了外源性物质 DDT 衍生物 o,p'-DDD，还有药物如酰基辅酶 A：胆固醇酰基转移酶（acyl-coenzyme A:cholesterol acyltransferase, ACAT）和酪氨酸激酶抑制剂，均由于对肾上腺皮质细胞的直接毒性而导致坏死（Patyna et al. 2008; Dominick et al. 1993）。ACAT 抑制剂引起皮质坏死可在多个种属中观察到，包括犬、家兔、猴和豚鼠（Dominick et al. 1993; Reindel et al. 1994）。而且，健康大鼠给予外源性 ACTH 可导致剂量依赖性的肾上腺变性（Burkhardt et al. 2011）。

17.5.3.1.5 空泡形成

肾上腺皮质 3 个带通常出现某种程度的空泡形成，不同带空泡形成的程度不同反映了细胞的活性状态。正常大鼠的束状带所含空泡最明显。这些空泡含中性脂质和胆固醇，并在一些品系中随着年龄增长变得更大或更明显（Hamlin and Banas 1990; Ribelin et al. 1984）。皮质空泡形成增加是一种常见的形态学改变（图 17.6a），可能是由于胆固醇生物合成或代谢受到抑制，以及细胞色素 P450 酶受到干扰造成胆固醇和类固醇前体的蓄积。对参与皮质类固醇合成的酶有抑制作用的化合物可增加对未动员类固醇前体的储存，并通过刺激 ACTH 分泌的负反馈机制诱导肾上腺皮质增生。该增生过程伴有胆固醇和类固醇前体在肾上腺皮质细胞胞质中蓄积，导致泡沫样外观的透明细胞聚集，有时伴有胆固醇结晶形成。

三芳基磷酸酯是导致胆固醇代谢障碍、胞质脂质空泡形成增加的一组有机磷酸酯类的一个实例（Latendresse et al. 1994）。DMNM［-（1,4-二氧 -3- 甲基喹喔啉 -2- 基）-N- 甲基硝酮］是一种会导致类固醇合成障碍的抗生素，很可能通过阻断胆固醇转化为孕烯醇酮来实现。急性暴露后，导致束状带和网状带细胞胞质空泡形成（Yarrington et al. 1981, 1985）。大鼠和犬给予酮康唑和另一种抗真菌药物克霉唑处理，可见束状带和网状带脂滴增多。这些抗真菌药物抑制皮质内的一些细胞色素 P450 依赖的类固醇合成酶（Pont et al. 1982; Mason et al. 1985; Houston et al. 1988）。氨鲁米特，是催眠用苯乙哌啶酮的一种氨基酸衍生物，可抑制肾上腺皮质内几种 P450 介导的羟基化步骤，导致由胞质含有脂滴的细胞构成的束状带增宽（Zak et al. 1985）。大鼠给予类固醇合成抑制剂 U-8113（一种氨苯丁酮 B 的类似物）可观察到类似的改变，伴有肾上腺重量增加，以及束状带和网状带肥大和空泡形成（Sharawy et al. 1978）。

此外，束状带和网状带的空泡形成在给予导致全身性磷脂质沉积的阳离子两性化合物时也可见，但是其生物化学机制是不同的。大鼠给予一种多巴胺 D3 受体拮抗剂 PNU-177864 可见由于磷脂质沉积导致肾上腺皮质细胞空泡形成（Rudmann et al. 2004）。肾上腺皮质超微结构的评价常可以提供光镜检查以外重要的机制线索。例如，胞质板层状溶酶体（髓样结构）为磷脂质沉积的诊断特征，破坏细胞色素 P450 酶活性的化学物质可引起滑面内质网或线粒体发生改变。长期持续给予引起重度空泡变性的化合物可导致细胞死亡、胆固醇蓄积、纤维化和巨噬细胞中出现脂滴。

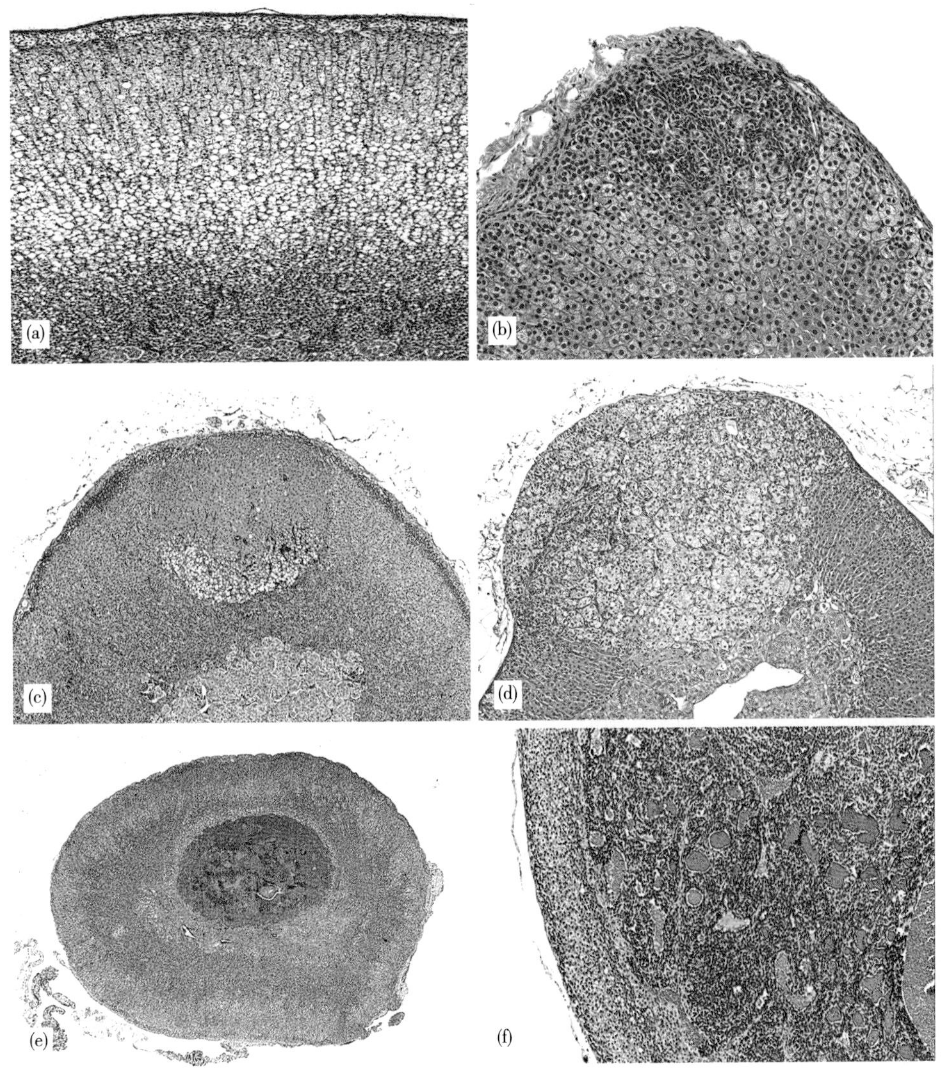

图 17.6　（a）大鼠肾上腺束状带空泡形成增加。（b）小鼠被膜下细胞增生。（c）大鼠局灶性皮质增生。类似的局灶性病变也可诊断为局灶性皮质肥大和细胞变异灶。（d）小鼠由 A 型细胞（梭形细胞）和 B 型细胞（多边形细胞）组成的被膜下细胞腺瘤。（e 和 f）分别为大鼠良性嗜铬细胞瘤低倍和高倍放大倍数照片

688 ### 17.5.4　增生性病变

17.5.4.1　被膜下细胞增生

被膜下细胞增生（梭形细胞增生）是小鼠常见的、与年龄相关的一种改变，且性腺切除术后会加重。这些梭形细胞的功能尚不清楚。被膜下增生（图 17.6b）可呈局灶性或弥漫性，这些增生灶由梭形细胞（A 型细胞）或多边形细胞（B 型细胞）或两者兼有组成。被膜下增生表现为被膜相当均匀的增厚，继而发展为被膜下局部的楔形增殖，或变成一个取代大部分皮质的广泛的肿块。被膜下腺瘤源于相同的细胞群，但组合不同（Nyska and Maronpot 1999）。

17.5.4.2　局灶性增生、局灶性肥大和细胞变异灶 689

肾上腺皮质弥漫性增生是一种化学物质诱导的相对罕见的病变（Rosol et al. 2001）。在大鼠、小鼠，以及犬和非人灵长类动物的束状带常见细胞学上与周围正常实质细胞相比小或肥大的、局

灶性、小到大的细胞聚集灶。这些细胞变异灶可表现出多种胞质改变（嗜碱性、嗜酸性或空泡形成）并对邻近的实质细胞有轻微压迫，与腺瘤不同（图 17.6c）。局灶性增生和局灶性肥大的形态学特征往往很相似，并且目前还不清楚这些局灶性病变是真正的增生灶还是功能状态改变的细胞集合，抑或两者均有。其分类一直存有争议。局灶性增生必须与腺瘤相鉴别。

17.5.4.3 腺瘤和癌

大鼠和小鼠自发性皮质腺瘤和癌不常见。被膜下细胞腺瘤（图 17.6d）可见于老龄小鼠，这些腺瘤由 A 型（梭形）和 B 型（多边形）细胞组成，类似于被膜下细胞增生。局灶性（结节性）增生和腺瘤的形态学特征往往很相似，因此对周围组织的压迫作为腺瘤的诊断特征。皮质癌比较大、压迫周围实质，由胞质嗜酸性或空泡形成的大的、多边形或多形性细胞组成。常见充满血液的腔和局部坏死区域。如果肾上腺皮质癌是功能性的并分泌皮质类固醇，那么对侧的肾上腺皮质可能会出现萎缩。虽然肾上腺特别是皮质，据报道是最常见的与化学物质诱导病变有关的内分泌器官，但 NTP 数据库的综述显示只有极少数化学物质与肾上腺皮质内部位特异性肿瘤的诱导相关。化学物质诱导的肿瘤大多为腺瘤并主要见于大鼠。与肾上腺皮质内诱导肿瘤发生有关的化学物质包括 2- 二溴 -3- 氯丙烷、对硫磷杀虫畏、3,3′,4,4′- 四氯偶氮苯、3,3′,4,4′,5- 五氯联苯和 4- 乙烯基环己烯。

17.5.4.4 确定毒性机制的体外方法

一旦发现肾上腺皮质的直接毒性，体外试验系统对探讨确切的机制将十分有用。人肾上腺皮质癌来源的 H295R 细胞系已被广泛用于研究肾上腺皮质功能、类固醇生成的调节及酶抑制剂的筛选（Johansson et al. 2002; Sanderson et al. 2002; Müller-Vieira et al. 2005）。该细胞系表达所有类固醇生成的关键酶并产生所有的主要类固醇，如孕酮、雄激素、雌激素、糖皮质激素和盐皮质激素醛固酮（Zhang et al. 2005）。与体内的人肾上腺皮质细胞相比，H295R 细胞表达芳香化酶并产生性激素，如睾酮和雌二醇（Rainey et al. 1994）。在肾上腺毒理学研究中，虽然重点是识别导致肾上腺功能抑制的化合物，但体外细胞系也被用来检测类固醇生成的上调及下调。鉴于许多受试化学物质已被定性为或多或少的类固醇细胞色素 P450 酶的特异性抑制剂，其抑制类固醇生成和激素的分泌的一般效应也就不足为奇。H295R 体外系统具有高通量筛选的潜能，不仅能够描述化学物质对内分泌系统的影响而且能确定化学物质进行附加试验的优先顺序。这种体外试验通常可用于检测对肾上腺细胞的直接效应。这种模型的一个局限性是化学物质需要代谢激活或由于干扰 HPA 轴导致对肾上腺的间接效应不能被充分识别。除了 H295R 细胞系，原代培养的犬肾上腺皮质细胞已被使用。犬原代培养细胞系的一个额外优势是与体内毒理学研究数据的直接相关性（Morishita et al. 2001）。

17.6 肾上腺髓质 690

17.6.1 正常结构与功能

髓质约占肾上腺体积的 10%~20%，起源于神经嵴，包括 3 种细胞：嗜铬细胞、神经元（神经节样）和支持细胞（Carney 1992; Cormack, 1989）。嗜铬细胞和神经节样细胞是从一个共同的交感神经肾上腺神经母细胞前体分化而来（Tischler et al. 1977），表达神经元细胞骨架蛋白，并显示出儿茶酚胺能性质。支持细胞是间质或支持性细胞，其形态学、功能和抗原特性类似于施万细胞和卫星细胞。嗜铬细胞是儿茶酚胺合成与储存的场所。大鼠有 3 种类型的嗜铬细胞：肾上腺素（epinephrine, E）细胞（主要细胞）、去甲肾上腺素（norepinephrine, NE）细胞和小型含颗粒细胞（Pace et al. 2002; Rosol et al. 2001）。E/NE 细胞比和存储的 E/NE 比在年轻成年大鼠中均约为 4/1（Tischler 1989）。

髓质最重要的激素是儿茶酚胺，包括肾上腺素、去甲肾上腺素和多巴胺。其生物合成始于酪氨酸，一个由酪氨酸羟化酶（tyrosine hydroxylase, TH）参与的限速步骤的合成代谢，形成 3,4- 二羟基苯丙氨酸（多巴）。多巴通过脱羧酶转化为多巴胺，多巴胺羟基化产生去甲肾上腺素。去甲肾上腺素在髓质通过苯基乙醇胺 N- 甲基转移酶（phenylethanolamine N-methyltransferase, PNMT）甲基化生成肾上腺素。高浓度的肾上腺素和去甲肾上腺素存储在肾上腺髓质细胞内和外周神经细胞的膜结合分泌泡中。髓质中的分泌泡主要释放肾上腺素进入血液。被释放到血液中的儿茶酚胺与器官和血管中的受体结合，进而通过膜结合的 G 蛋白反过来激活细胞内信号链。儿茶酚胺刺激受体导致血液中葡萄糖和游离脂肪酸增多，基础代谢率、心肌肌肉灌注收缩力、心率和血压升高。

儿茶酚胺的分泌受交感神经支配控制。儿茶酚胺的产生和分泌由突发事件触发，如应激、创伤和休克，以及禁食、缺氧、低血糖或药理学活性物质，如尼古丁、利血平或视黄酸。急性和慢性释放儿茶酚胺的主要症状是血压升高。

除了儿茶酚胺，肾上腺嗜铬细胞还产生多种神经肽，存储在相同的分泌泡中。例如，神经降压素和神经肽 Y（neuropeptide-Y, NPY）存在于 NE 型细胞，而脑啡肽在两种类型的细胞中都有。5- 羟色胺和组胺也可能存在（Tischler 1989）。

17.6.2　非增生性病变

虽然髓质增生性病变在啮齿类动物，尤其是大鼠中常见，但肾上腺髓质不常见化学诱导的非增生性病变。关于肾上腺髓质的急性毒性和（或）非增生性病变的科学文献相当有限。大鼠髓质肾上腺嗜铬细胞易受沙利霉素诱导而发生急性坏死和细胞溶解，随后在 24 小时内再生（Chen-Pan et al. 1999）。据报道小鼠给予雪卡毒素或雪卡毒素 -4c 可发生肾上腺髓质变性（Terao et al. 1991）。

17.6.3　增生性病变

肾上腺髓质的自发性增生性病变在老龄化大鼠中常见，而小鼠的自发性和化学诱导性嗜铬细胞瘤（肿瘤起源于嗜铬细胞）均罕见。病变包括局灶性（结节性）增生、弥漫性增生和嗜铬细胞瘤，最常发生在雄性大鼠，有报道称，Wistar 大鼠发生率超过 80%，Fischer 344 和 Sprague-Dawley 691
大鼠的发生率超过 30%（Strandberg 1996）。在许多品系的大鼠中无论因老龄化自发或经长时间暴露于各种激素、药物和其他物质均可发生肾上腺髓质的弥漫性和结节性增生，在某些情况下肿瘤形成。这些物质包括影响下丘脑 – 内分泌轴或自主神经系统的激素与药物、饮食因素、各种药物和毒素及辐射。其多样性表明可能在某些情况下作为全身应激源间接影响肾上腺髓质。在所有品系的大鼠中，肾上腺髓质增生与肿瘤形成最常发生在较老龄动物和雄性动物。肾上腺髓质增生性改变的进展，从弥漫性增生到弥漫性和结节性增生再到肿瘤形成伴有 NE 生成增加和 E/NE 比下降（Tischler 1989）。啮齿类动物髓质病变诊断比较困难，因为增生与肿瘤生长（嗜铬细胞瘤）形成一个连续的组织学表现。这个困难使得监管部门在引起大鼠髓质增生的外源性物质的安全性方面出现争议。弥漫性增生的特征是髓质嗜铬细胞数量增加、体积增大、不形成结节，而局灶性增生的特征是出现髓质细胞局部聚集，与周围正常实质细胞不同。在啮齿类动物中，这些病灶内的细胞通常胞质较少并呈嗜碱性，核增大。

嗜铬细胞瘤（图 17.6 e 和 17.6 f）是啮齿类动物中最常见的肾上腺髓质肿瘤，而且这些肿瘤通常在弥漫性肾上腺髓质增生的背景下出现（Tischler et al. 1985）。嗜铬细胞瘤的发生率具有高度品系依赖性，发生率从 0%~86%。一些品系（如 F344 大鼠、Sprague-Dawley 大鼠）特别易出现局灶性增生和髓质肿瘤形成，二者都可随年龄增加而自发或在给予外源性物质后诱发。良性嗜铬细胞瘤的形态学特征是形态单一小嗜碱性细胞，有丝分裂少；而恶性嗜铬细胞瘤表现多形性、有丝分裂率较高、多核巨细胞、坏死、侵袭性生长，并且在极少数情况下转移到肺、淋巴结或骨髓。恶性嗜铬细胞瘤富含血管并伴出血和坏死，细胞较大并富含胞质（所谓的“分泌”细胞）或细胞小、胞质少呈嗜碱性。所有嗜铬细胞瘤与 TH（儿茶酚胺合成的限速酶）呈很强的免疫反应性。嗜铬细胞亚群阳性表达嗜铬粒蛋白 A（chromogranin A, CGA）（Pace et al. 2002）。

大鼠给予外源性物质如降压药利血平、维生素 D_3 等进行长期处理，会刺激嗜铬细胞增殖诱导大鼠产生嗜铬细胞瘤（Rosol et al. 2001）。雄性大鼠嗜铬细胞瘤发生率相对较高，尤其在下列情况下：缺氧（呼吸功能受损或肺毒性）；氧化磷酸化的解偶联；钙稳态紊乱（如在肾损伤的情况下）；下丘脑内分泌轴紊乱；急性应激和过度喂饲。钙稳态的改变间接参与嗜铬细胞瘤的发病机制。高剂量的缓慢吸收或不易吸收的糖，如乳糖或糖醇（如甘露醇、山梨醇、木糖醇、乳糖醇），可增加大鼠小肠对钙的吸收。虽然机制还不完全清楚，但推测钙应该发挥了作用。钙离子上调 TH，因此增加儿茶酚胺的合成。基本的生化机制表明，能够干扰这些生化终点的其他物质也可导致嗜铬细胞瘤（Greim et al. 2009）。大鼠一系列非遗传毒性机制导致肾上腺嗜铬细胞的增殖。有报道称，F344 雄性大鼠的慢性肺部病变、纤维化、炎症和低氧血症与诱导嗜铬细胞瘤有关（Ozaki et al. 2002）。此外遗传背景、与垂体肿瘤相关的长期高水平的生长激素或催乳素、饮食因素，以及自主神经系统的刺激也起对髓质肿瘤起到诱导作用。

大鼠的肿瘤具有比人类肿瘤更多的表型多样性，并且不限于去甲肾上腺素能表型（Powers et al. 2008）。大鼠嗜铬细胞瘤细胞的基因表达谱
揭示了大鼠和人类肿瘤之间的一般和特定相似之 692
处（Elkahloun et al.2006），但是人类罕见嗜铬细胞瘤。据报道，大鼠嗜铬细胞瘤作为人的嗜铬细胞瘤模型相关性是不确定的。没有迹象表明，动物的嗜铬细胞瘤由化学物质通过遗传机制引起（Ozaki et al. 2002）。在动物试验中给予有毒物质后嗜铬细胞瘤发生应该被评估为继发效应，与人类风险的相关性不大（Greim et al. 2009）。

主要由嗜铬细胞瘤释放儿茶酚胺引起的嗜铬细胞瘤诱导的心肌病（Kassim et al. 2008），是众所周知的人类疾病，并已在大鼠中被实验性诱导。儿茶酚胺及其氧化产物可以引起心肌的直接毒性作用。该病的特征是心脏重量的增加、收缩压增高伴有多灶性增强的间质纤维化病变、胞质颗粒化、收缩带坏死，以及混合性炎症细胞浸润（Mobine et al. 2009; Rosenbaum et al. 1988; Hoffman 1987）。除了心脏病变，肝坏死和肾硬化也与嗜铬细胞瘤有关（Cheng 1980）。尿或血浆中分离的儿茶酚胺、3- 甲氧基肾上腺素、血清嗜铬粒蛋白 A 水平已被作为人类嗜铬细胞瘤的血清生物标志物。血清标志物在髓质增生的情况下也很常见（van der Harst et al. 2002）。

自发和化学诱导的嗜铬细胞瘤在小鼠中罕见。与大鼠相似，大多数肿瘤呈 TH 免疫反应

性，此外，肿瘤对 PNMT 和 CGA 呈可变的阳性反应（Tischler et al. 1996; Hill et al. 2003）。有人建议基于发生率、形态和免疫表型，小鼠（与大鼠相比）可能是一个更合适的人类肾上腺髓质病理模型（Tischler et al. 1996）。

其他的髓质增生性病变，包括神经节细胞瘤和神经母细胞瘤在啮齿类动物中罕见。神经节细胞瘤是由高分化的神经节细胞伴有卫星细胞、施万细胞和嗜酸性神经原纤维基质中的神经突构成，往往与嗜铬细胞瘤一起被发现。神经节细胞瘤的发生率非常低，必须与更为常见的复合型嗜铬细胞瘤相鉴别，复合型嗜铬细胞瘤含有的神经成分较少（< 肿块的 80%）（Reznik et al. 1980; Goelz et al. 1998; Pace et al. 2002）。神经节细胞具有外周蛋白和 β-微管蛋白免疫反应性。神经母细胞瘤是由圆形至卵圆形、核深染、胞质少的小细胞构成。实验大鼠的神经母细胞瘤是非常罕见的肿瘤（Reznik and Germann 1996）。自发性肿瘤中未见远处转移的报道。自发性神经母细胞瘤在小鼠中罕见（Maita et al. 1988）。Aguzzi 等人（1990）报道，携带胸苷激酶启动子的多瘤病毒中间 T 抗原 cDNA 的转基因小鼠，到 2~3 月龄时发生多器官的神经母细胞瘤，包括肾上腺。这些肿瘤表达 N-myc 原癌基因并可转移。

17.7　胰岛

17.7.1　正常结构与功能

由多种细胞构成的朗格汉斯岛（胰岛）嵌入胰腺外分泌部“海洋”中。在哺乳动物中，内分泌组织（胰岛）占胰腺体积不到 5%，外分泌组织占胰腺体积超过 95%。在所有哺乳动物中，胰腺位于腹腔的左侧，脾和胃幽门之间的区域。胰腺沿十二指肠分布并终止于肠系膜 / 大网膜。胰腺一般由分界不清的体和尾构成，但种属间差异较大，解剖术语差异也很大。胰岛的分布和数量在胰腺不同区域和不同种属之间存在差异。

胚胎发育过程中，胰腺起源于十二指肠内胚层（发育为背胰）和肝憩室的内胚层（发育为腹胰），然后融合形成发育中的胰腺。成熟的胰腺主要由腺泡组织（本书其他章节有所讨论）和胰岛（朗格汉斯岛），通过从发育中腺泡出芽的方式多灶性发生，并通过基因转换以合成某些蛋白质激素如胰岛素、胰高血糖素、胰多肽、生长激素释放肽和生长抑素（Carlson 1988）。胰岛细胞通过一系列分化步骤发育而来，即从原始的多潜能祖细胞发育为次级多潜能前体细胞，而后分化成腺泡细胞和双潜能祖细胞。双潜能祖细胞进一步分化为导管细胞和内分泌前体细胞。内分泌前体细胞根据某些转录因子的存在，经过一系列细胞的分裂和分化步骤成为内分泌细胞，分化为 α 细胞、δ 细胞、ε 细胞、胰多肽（pancreatic peptide,PP）细胞或不成熟的 β 细胞。不成熟的 β 细胞在如下转录因子存在的情况下分化为成熟细胞 β 细　胞：Pdx1^{HI}、Mnx1、Nkx6.1、NeuroD、Nkx2.2、MafA、Pax4、Foxa1 和 Foxa2（Pan and Wright 2011）。

胰岛是结构清晰的内分泌细胞群，分布在整个胰腺外分泌部。大多数内分泌细胞位于胰岛内，但有单独或小簇的胰岛激素免疫反应性细胞（主要表达胰岛素）散布在胰腺外分泌部，尤其是靠近腺泡导管（图 17.7a）。有几种合成和分泌特定的肽类激素的细胞，包括 α 细胞（胰高
血糖素）、β 细胞（胰岛素）、δ 细胞（生长抑 694
素）、ε 细胞（生长激素释放肽）和 PP 细胞（胰多肽）（图 17.7b）。

在所有种属中，胰岛的特征是有一个明显的毛细血管网组成的微循环结构，这对胰岛激素在全身迅速分布（即内分泌）非常重要。围绕胰岛的毛细血管与所有细胞类型（α 细胞、β 细胞、δ 细胞、ε 细胞和 PP 细胞）紧密接触，同时允许

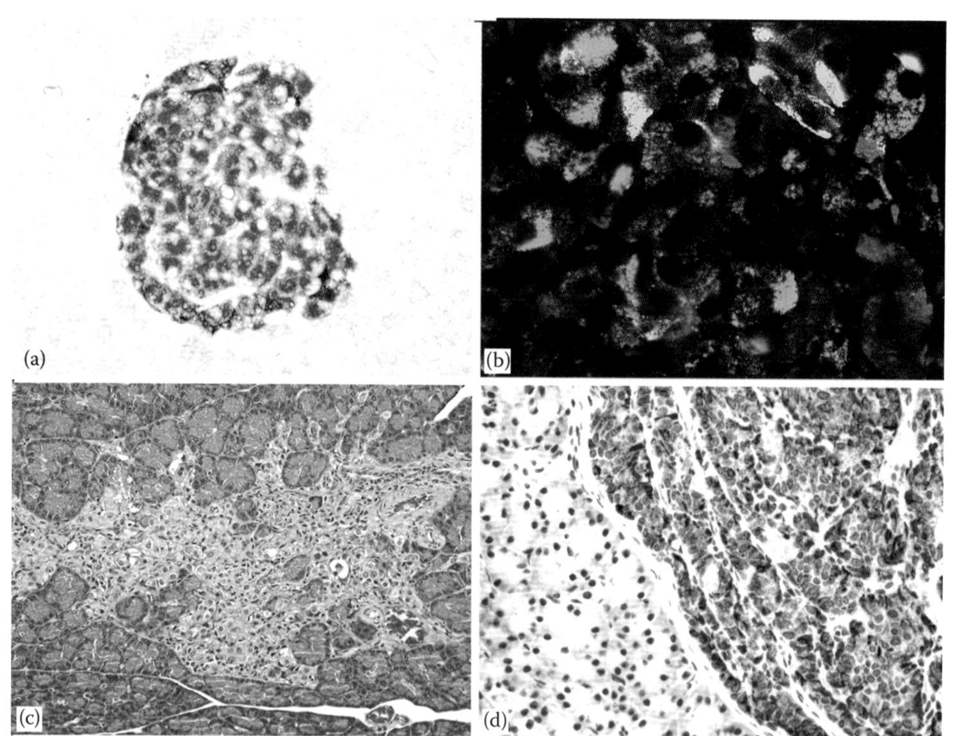

图 17.7 （a）Sprague-Dawley 大鼠，胰岛，胰岛素（红色）、胰高血糖素（棕色）和生长抑素（蓝色）的三重染色免疫组化。链霉亲和素 – 生物素复合物标记。（b）C57BL/6 小鼠，胰岛（外周），胰岛素（绿色）、胰高血糖素（红色）和生长抑素（黄色）的三重免疫荧光。注意啮齿类动物胰岛外周三种胰岛细胞的胞质中特征性分泌颗粒，以及三种细胞的相互作用。（c）ZDF fa/fa 大鼠，17 周龄，胰岛，HE 染色。注意胰岛排列紊乱，存在纤维化和 β 细胞的数量减少。可见 β 细胞空泡形成，存在 β 细胞凋亡的证据。（d）雪貂（学名 Mustela putorius furo），胰岛细胞腺瘤（胰岛瘤），胰岛素免疫组化，链霉亲和素 – 生物素复合物法。注意存在高分化的胰岛肿瘤细胞（β 细胞）排列成“团块状（packets）”，肿块有包膜，缺乏细胞异型性和侵袭

胰岛内的旁分泌相互作用，从而紧密调节稳态控制血糖水平（Kanno et al. 2002）。毛细血管围绕胰岛的方式存在种属间差异。

胰岛包含少量间质成分但在胰岛损伤时会变得明显（即纤维化 / 纤维增生）。根据种属不同，胰岛也可以有纤维包膜来隔开周围的外分泌组织。

电镜下，胰岛细胞外观比较一致。它们呈多面体状，有丰富的胞质和许多神经内分泌颗粒。不同细胞类型的神经内分泌颗粒内容物超微结构不同：α 细胞含有中心电子密度高且具有透明环的颗粒；β 细胞含有中心电子密度高的晶体颗粒；δ 细胞具有大小不同的颗粒，致密到絮状。可见适度的粗面内质网、偶见线粒体和高尔基复合体。超微结构可见颗粒迁移到细胞膜准备释放（Ghadially 1997）。

胰岛内细胞间相互作用相当复杂，在血中葡萄糖水平（即血糖）的调节上是一个整体（Jain and Lammert 2009）。β 细胞借助缝隙彼此相连（6 个连接蛋白形成管状结构，称为连接小体，来自相邻细胞的连接小体形成管道）。离子和代谢物可在细胞间传递从而导致同步反应，并且对控制 β 细胞合成、储存和分泌胰岛素方面很重要（Charollais et al. 2000）。对基因敲除小鼠的研究表明连接蛋白 36（Cx36）在这方面至关重要（Ravier et al. 2005）。已被证明在小鼠和人类的胰岛细胞交流 / 相互作用中很重要的另一组分子是 Ephs，一个酪氨酸激酶受体家族，分为 EphA 和 EphB 两种类型和它们相应的配体（配体 A 和配体 B）。这使得控制胰岛素分泌的 β 细胞间双向信号得以传送（Konstantinova et al. 2007; Pasquale 2008）。缺乏配体 -A5 的小

鼠对葡萄糖不耐受，它们的β细胞不能分泌适当水平的胰岛素以应对葡萄糖负荷（challenge）（Konstantinova et al. 2007; Pasquale 2008）。α细胞通过神经细胞黏附分子（neural cell adhesion molecule, NCAM）而发生相互作用，已被NCAM基因敲除小鼠的研究证实，NCAM基因敲除小鼠胰岛内α细胞与β细胞混合共存，而野生型小鼠的α细胞则主要位于胰岛的周边（Esni et al. 1999）。β细胞和α细胞也可以交流/相互作用。β细胞分泌Zn^{2+}、γ-氨基丁酸（γ-aminobutyric acid，GABA）和胰岛素，这些对α细胞均为抑制作用（Franklin et al. 2005）。α细胞表达胰岛素受体，其中胰岛素作为α细胞旁分泌抑制剂（Kawamori et al. 2009）。生长抑素由δ细胞分泌，是通过生长抑素受体发挥作用的一种α细胞和β细胞的旁分泌抑制剂（Cejvan et al. 2003）。生长激素释放肽由ε细胞分泌，也是小鼠、大鼠和人类的β细胞分泌胰岛素的旁分泌抑制剂（Dezaki et al. 2007）。

17.7.2 种属差异

大鼠和小鼠有类似的胰腺解剖学和胰岛形态学（表17.2）。啮齿类动物胰岛的不同类型细胞呈区域性分布。β细胞是主要的细胞类型，位于胰岛中央，而α细胞、δ细胞和PP细胞数量较少并位于胰岛外围。δ细胞与胰岛周围区域的α细胞和β细胞密切相关。PP细胞数量是可变的，易感品系/模型动物在糖尿病发生过程中δ细胞数量增加，并且位于胰岛中央（Adeghate and Ponery 2002）。家兔与啮齿类动物的胰岛形态学相似。

695 形态学上，犬胰腺由3部分组成：左叶或脾叶、右叶或十二指肠叶和中间的胰体。通过免疫组化检测β细胞标志物——胰岛素，并使用计算机辅助形态计量学进行定量，Govendir等人（1999）证明三部分的β细胞体积有差异，胰体[（0.98±0.05）mm^3]和左叶（0.97±0.08mm^3）的β细胞体积均明显高于右叶[（0.67±0.06）mm^3]。这个研究小组也表明在测定β细胞体积时的潜在缺陷，他们的结果取决于胰腺切片的方向（Govendir et al. 1999; Wieczorek et al. 1998）。

犬中大而紧密的胰岛主要存在于左叶，较小的胰岛和单个的内分泌细胞主要位于右叶（Wieczorek et al. 1998）。这与右叶β细胞体积减小的结果相一致（Govendir et al. 1999）。右叶中PP-细胞为主，并有散在的较小β细胞群和极少量α细胞和δ细胞（Wieczorek et al. 1998）。β细胞（>胰岛细胞的60%）和α细胞主要位于胰腺左叶胰岛的中心或外周，而δ细胞和PP细胞也以较低频率存在胰岛中，或散布在胰腺外分泌部。

猪（哥廷根小型猪）胰腺由两叶组成，右叶或胰头（十二指肠叶）和左叶或胰尾（脾叶）。猪胰岛体积大小不等，与其他种属相比其结构更加疏松。猪胰岛也缺乏一个将胰腺外分泌细胞与内分泌细胞分开的完整包膜。β细胞是最常 696 见的细胞类型，它具有3种不同的模式：含较少β细胞的小胰岛、β细胞位于中央的大胰岛（类似于啮齿类动物）及模式相反的大胰岛（β细胞位于外周，非β细胞位于中央）（Wieczorek et al. 1998）。

非人灵长类动物的胰腺包括胰头、胰体和胰尾，胰岛的排列不同于啮齿类动物、小型猪和犬。β细胞位于外周，α细胞和一些散在的δ细胞位于胰岛中央，极少量PP细胞位于外周。与人类胰岛有一些相似之处（见下文）。NHP胰头与胰体和胰尾相比，胰头中胰岛PP细胞数量较多。NHP的胰岛特征为富含PP细胞或富含β细胞，富含PP的胰岛位于胰头后侧，而富含β细胞的胰岛分布在其余胰腺中（Wieczorek et al. 1998）。在NHP中，胰岛淀粉样物质蓄积被认为

表 17.2 胰腺和胰岛形态学的种属差异

种属	品系	胰腺形态学	胰岛内分泌细胞分布
大鼠	Wistar	胰体（背胰） 左叶（背胰） 右叶（背胰、腹胰）	β 细胞在中央，α 细胞在外周形成套，外周极少数 δ 细胞和 PP 细胞
小鼠	Balb/c-nu/nu SKH-1	脾叶 十二指肠叶	β 细胞在中央，α 细胞在外周形成套，外周极少数 δ 细胞和 PP 细胞
犬	比格犬 其他品系	左叶（脾叶） 右叶（十二指肠叶） 胰体	左叶和胰体：α 细胞和 β 细胞在中央和（或）外周，少量 δ 细胞和 PP 细胞（10%） 右叶：单个或小群 β 细胞，单个 α 细胞，极少数 δ 细胞，大量 PP 细胞（90%）
小型猪	哥廷根	右叶或胰头（十二指肠叶） 左叶或胰尾（脾叶）	小胰岛具有少量 β 细胞，大胰岛 β 细胞在中央。大胰岛伴 β 细胞在外周。α 细胞在右叶中极少数，在左叶中较多。胰岛外周极少数 δ 细胞。右叶中 PP 细胞呈单个或小群分布在胰岛外周
非人灵长类动物	食蟹猴	胰头 胰体 胰尾	β 细胞（胰岛总面积的 70%~80%）位于胰腺外周，单个或小群位于胰腺外分泌部。α 细胞（胰岛总面积的 7%）位于胰岛中央或单个散布于胰腺外分泌部。δ 细胞（胰岛总面积 5%）分散在胰岛内。PP 细胞（胰岛总面积的 4%~5%）位于胰岛外周或分散在胰腺外分泌部
人类	人类	胰头 胰体 胰尾	组成高度可变，胰岛细胞排列复杂。非糖尿病患者 β 细胞体积为 52%~75%。胰岛钩突含大量 PP 细胞和少量 β 细胞

是发生 2 型糖尿病的一个标志物，在人类糖尿病患者（Schneider et al. 1980）和糖尿病猫中也有报道。也有相互矛盾的证据表明胰岛内淀粉样物质的蓄积［可能来自 β 细胞与胰岛素共同分泌的胰岛相关的多肽（islet-associated polypeptide, IAPP）］是否为 2 型糖尿病特征性 β 细胞功能障碍的原因或效应（De Koning et al. 1993）。

人类胰岛缺乏其他哺乳动物存在的更有条理的细胞组织。β 细胞在胰岛内以随机方式与 α 细胞和 δ 细胞混合，并与微血管有关。β 细胞没有其他哺乳动物常见的簇状排列。尽管人类大多数胰岛细胞是 β 细胞，但它们与其他类型的细胞（如 α 细胞和 δ 细胞）紧密相联系，这表明人类胰岛细胞之间存在复杂的旁分泌相互作用。事实上，与微血管相关的胰岛细胞类型随意排列表明旁分泌效应不是基于距胰岛毛细血管距离的远近。在分离的人胰岛试验中观察到，与啮齿类动物和其他哺乳动物相比，人类 β 细胞比例较低、α 细胞比例较高，以及细胞间活动的协调度较低。除了存在淀粉样物质之外，糖尿病患者的胰岛与非糖尿病患者没有形态学差别。总之，人类胰岛和其他哺乳动物胰岛之间的差异主要为功能性差异，这使得难以确定适当的糖尿病动物模型（Bonner-Weir and O'Brien 2008; Cabrera et al. 2006）。

17.7.3 临床生化学参数

在实验动物模型中，血清中的葡萄糖和胰岛素最常用于评估胰岛功能。糖化血红蛋白
（HbA1c）的水平也可以在糖尿病动物模型中进 697
行测定。胰岛素由免疫测定法（常规使用）或生物测定法（方法复杂，结果不一致）进行测定。较不常用的技术包括高效液相色谱（high-performance liquid chromatography, HPLC）和稳定同位素稀释质谱法（Chevenne et al. 1999）。血糖水平通常保持在一个相当窄的范围内。随着糖尿病的发展，动物出现高血糖，当血清葡萄

糖水平超过阈值并通过肾排泄时，糖尿可被检测到。普通实验动物血清胰岛素参考范围如表 17.3 所示。由于来源不同，参考范围单位有所不同（Blonz et al. 1985; Reimers 1998; Giridharan et al. 1997; Wagner et al. 1996; Hannon et al. 1990; Marshall BioResources 2006）。

17.7.4 非增生性病变

胰岛炎症（同义词：胰岛炎，炎症细胞浸润）：炎症细胞（主要是单形核细胞）有时可在正常胰岛内看到，但是它们在 1 型糖尿病模型中更常见，导致 β 细胞的破坏和缺失。最常见的炎症细胞浸润为淋巴细胞和（或）巨噬细胞（Anderson 1970; Marliss et al. 1982; Yale and Marliss 1984; Stokes 1986; Wagner et al. 2001）。

继发于急性胰腺炎的损伤：在急性胰腺炎中，胰岛细胞会发生继发性效应（bystander effect），最常见于犬。急性胰腺炎可伴有水肿、混合性炎症细胞浸润、脂肪皂化、胰岛和外分泌组织坏死。重症急性胰腺炎可导致 1 型糖尿病。

自发性胰岛纤维化/出血：在 Sprague-Dawley［CD（SD）IGS］大鼠中，胰岛出血和纤维化通常为自发性，雄性比雌性更常发生，发生率随年龄增加而增长。自发性出血常伴有含有含铁血黄素的巨噬细胞与不同程度的炎症细胞浸润。纤维结缔组织最终导致胰岛细胞分隔（Imaoka et al. 2007）。病变有明显的性别差异，Imaoka 等人研究了雌二醇处理，以及卵巢切除术的效应，他们发现，雌激素处理雄性大鼠或雌性大鼠卵巢切除术都未能阻止自发性胰岛出血的发生，但确实抑制了胰岛炎症及纤维化的发生。雌二醇处理的雄性大鼠胰岛出血的发生率没有变化，但是雌性大鼠切除卵巢术的确导致病变的发生率增加（Imaoka et al. 2009）。

胰岛细胞空泡形成：胰岛细胞的空泡形成有多种原因，可以代表糖原的蓄积，也可以是一些啮齿类动物模型在糖尿病发生时自发性水样变性，或是一些品系给予四氧嘧啶和链脲霉素处理后（Lenzen 2008; Kim and Steinberg 1984），甚至代表了固定引起的人工假象。

淀粉样变：胰岛淀粉样多肽（Islet amyloid polypeptide, IAPP；同义词：胰淀素）与胰岛素共同由 β 细胞分泌，并且可以在猫、非人灵长类动物和人类的胰岛中蓄积并聚合（Butler et al. 1990; Westermark et al. 1987; Palotay and Howard

表 17.3　文献报道的血清葡萄糖和胰岛素水平的参考范围值

种属	品系	胰岛素参考值范围	葡萄糖参考值范围	参考文献
大鼠	Wistar	12 ± 1μU/ml		Giridharan et al. 1997
	ZDF, Lean, Fa/Fa	51.2 ± 4.7μU/ml		Blonz et al. 1985
	ZDF, Obese, fa/fa	177.1 ± 32.0U/ml		Blonz et al. 1985
	GK			
犬	各种品种	5~25μU/ml	60~120 mg/dl	Reimers 1998
	比格	N/A	97.3 ± 9.1 mg/dl	Marshall Bio.
	杂种	N/A	104.1 ± 9.2 mg/dl	Marshall Bio.
雪貂		10~40μU/ml	115.2 ± 24.2 mg/dl	Reimers 1998 Marshall Bio.
小型猪	哥廷根	1.0~11.0μg/100 ml	94.6 ± 12.8 mg/dl	Hannon et al. 1990 Marshall Bio.
NHP	食蟹猴	459 ± 409pmol/L		Wagner et al. 1996

1982）。IAPP 纤维已被证明可诱导培养的 β 细胞凋亡（Lorenzo et al. 1994）。胰岛淀粉样物质蓄积通常见于小鼠的慢性毒性研究中，与多系统淀粉样变有关，而与 IAPP 积聚 / 聚合不相关（Williams 1964）。

几种病毒已被证明对实验动物种属和人类的 β 细胞有感染和溶解的倾向，最终导致 1 型糖尿病（Jun and Yoon 2003）。这些病毒包括小鼠、非人灵长类动物与人类柯萨奇 B 病毒（Hou et al. 1993; Yoon et al. 1978），小鼠和仓鼠的脑心肌炎病毒（Yoon et al. 1980; Craighead and McLane 1968）。小鼠的呼吸道肠道病毒（Onodera et al. 1978）与克氏大鼠病毒（Guberski et al. 1991）都没有被证明可直接感染啮齿类动物的 β 细胞，但可能是抗 β 细胞自身免疫的诱导剂。

698 #### 17.7.4.1　毒性表现

17.7.4.1.1　导致胰岛细胞变性 / 坏死的药物

四氧嘧啶（多种属）：四氧嘧啶是一种已被证明对胰岛细胞有毒性的嘧啶衍生物。四氧嘧啶通过抑制葡萄糖激酶，导致葡萄糖诱导的胰岛素分泌的抑制从而导致 β 细胞坏死；并通过诱导 β 细胞内活性氧的形成导致氧化应激和坏死（Lenzen 2008）。给予四氧嘧啶处理后 β 细胞出现空泡形成 / 肿胀，然后发生坏死（Deeds et al. 2011; Patent and Alfert 1967; Dunn et al. 1943）。

链脲霉素（多种属）：链脲霉素（Streptozotocin, STZ）是一种广谱、氨基葡萄糖 – 亚硝基脲抗生素，对 β 细胞有毒性（雄性 > 雌性、C57BL/6 和 CD-1 小鼠敏感）。STZ 具有与葡萄糖相似的结构，并通过 GLUT2 葡萄糖转运蛋白优先运送到 β 细胞，导致 DNA 和蛋白的烷基化和 NO 释放，最终导致 β 细胞坏死（Deeds et al. 2011; Bugger and Abel 2009; Lenzen 2008; Kim and Steinberg 1984）。给予 STZ 处理后 β 细胞出现空泡形成 / 肿胀，然后发生坏死（Deeds et al. 2011; Patent and Alfert 1967; Dunn et al. 1943）。

环孢素 A（小鼠、大鼠和人类）：大鼠给予环孢素 A 处理 7 天导致严重的 β 细胞空泡形成和脱颗粒，超微结构可见内质网扩张，血清和胰腺的胰岛素水平显著降低，以及血清葡萄糖显著升高（Helmchen et al. 1984; Bani-Sacchi et al. 1990）。已证明一种前列腺素 E1 类似物可以防止这些改变出现（即 β 细胞形态学变化，以及随后胰岛素和葡萄糖变化），或许是通过对溶酶体和（或）细胞作为一个整体的膜稳定效应而发挥作用（Löhr et al. 1989）。

锌螯合剂：锌螯合剂如双硫腙和 8- 羟基 – 喹啉能诱导啮齿类动物及家兔发生糖尿病，可能是通过对 β 细胞的氧化作用。锌与胰岛素由 β 细胞的分泌颗粒共同释放，螯合锌可能使 β 细胞易于发生氧化损伤（Thompson 2008; Taylor 2005）。

17.7.5　增生性病变

胰岛母细胞增生症是一种胰岛功能性亢进的改变，胰岛体积增大或正常大小。其特征性改变是胰岛 β 细胞肥大和胰腺导管细胞增殖（Capen 2002）。

胰岛 / 胰岛细胞增生：在胰岛再生性反应中可见胰岛的数量增加或胰岛细胞的数量 / 质量增加和（或）核分裂象增加（Capen 2002）。

胰岛细胞腺瘤：胰岛细胞腺瘤（同义词：胰岛素瘤、胰高血糖素瘤、生长抑素瘤等）是胰岛细胞的一种良性肿瘤，与周围胰腺外分泌组织由纤维包膜明确分隔（图 17.7d）。这些肿瘤通常是单发且直径小于 2cm。肿瘤细胞由纤薄的纤维血管间质分隔成小块 / 小叶或小梁。肿瘤细胞高度分化，罕见核分裂象（Capen 2002）。多发性胰岛细胞腺瘤比较罕见，但在一些种属中常与肾上腺嗜铬细胞瘤共同出现，可能代表多发性内分泌肿瘤（multiple endocrine neoplasm, MEN）综合征（Capen 2002）。胰岛细胞腺瘤通常是由产生单一激素（胰岛素、胰高血糖素、生长抑素或胰多肽）的一种内分泌细胞组成。自发性胰岛细胞腺瘤在啮齿类动物中相对罕见。Charles River 实验室的历史数据库（78~104 周龄）显示，CD-1［Crl:CD-1（ICR）］小鼠雄鼠的发生率为 0.14%，雌鼠发生率为 0.25%（Giknis and Clifford 2005）。在 Wistar Han 大鼠中（104 周龄），雄鼠发生率为 7.39%，雌鼠发生率为 1.77%（Giknis and Clifford 2003）。在 Sprague-Dawley［Crl:CD（SD）］大鼠中，胰岛细胞腺瘤雄鼠的发生率为 6.91%，雌鼠为 3.42%（Giknis and Clifford 2004）。基于这些发生
699 率，大鼠可能更易产生自发性胰岛细胞腺瘤。胰岛细胞腺瘤常见于犬和雪貂（Capen 2002）。非人灵长类动物很少发生胰岛细胞腺瘤（McClure and Chandler 1982; Beniashvili 1989; Capen 2002）。

胰岛细胞癌：胰岛细胞癌是胰岛细胞的一种恶性肿瘤，可局部侵袭到周围胰腺外分泌组织并可能伴有血管侵袭。肿瘤界限不清，缺乏完整的纤维包膜，有细胞异型性，并可转移至肝和局部引流淋巴结（Capen 2002）。啮齿类动物非常罕见自发性胰岛细胞癌（Capen 2002）。Charles River 实验室（Giknisand Clifford 2005）的历史数据库显示（78~104 周龄），CD-1［Crl:CD-1（ICR）］小鼠雄鼠的发生率为 0.0%，雌鼠为 0.03%。Charles River 实验室报道 Wistar Han 大鼠（104 周龄），雄鼠发生率为 0.36%，雌鼠为 0.18%（Giknis and Clifford 2003）。 在 Sprague-Dawley［Crl:CD（SD）］大鼠中，胰岛细胞癌雄鼠的发生率为 2.43%，雌鼠的发生率为 0.04%（Giknis and Clifford 2004）。胰岛细胞癌在犬、雪貂和非人灵长类动物中相对罕见（McClure and Chandler 1982; Beniashvili 1989; Capen 2002）。

17.7.5.1　胰岛细胞致癌作用

下述药物已被证明在大鼠胰腺发生外源性物质诱导的致癌作用：二乙氨基甲基 -4- 羟氨基喹啉 -1- 氧化物、天芥菜碱和谷硫磷，主要引起 β 细胞腺瘤（Wilson and Longnecker 1999）。四氧嘧啶和 STZ 也被证明大鼠给药后 7 个月可诱导产生胰岛细胞肿瘤。尼克酰胺与四氧嘧啶或 STZ 同时给药，可以增加胰岛细胞肿瘤的发生率（Wilson and Longnecker 1999）。小鼠似乎对胰岛细胞致癌作用不易感（Wilson and Longnecker 1999）。

17.7.6　糖尿病动物模型

1 型糖尿病常用的两个啮齿类动物模型包括非肥胖性糖尿病（non-obese diabetic,NOD）小鼠和 BB Wistar 大鼠。其他较不常用的模型包括 Long Evans 德岛瘦（Long Evans Tokushima Lean, LETL）大鼠及衍生的 KDP 亚系大鼠和 LWE-iddm 大鼠品系（Chatzigeorgiou et al.2009）。NOD 小鼠品系源自 JcI-ICR 小鼠的选择育种（Makino et al.1980）。动物在 4~5 周龄时就能发生胰岛炎症（胰岛炎），并随后进展出现 β 细胞减少和血清胰岛素水平降低，到 12~30 月龄时临床诊断为糖尿病。雌性小鼠糖尿病的发生率（90% 发生率）高于雄性小鼠（60% 发生率）（Atkinson and Leiter 1999）。BB Wistar 大鼠是非肥胖型，来源于 Wistar 大鼠。重度淋巴细胞性胰岛炎在雌雄大鼠性成熟时发生。炎症引起 β 细胞选择性坏死发生在开始发病的几小时或几天内，一般在 7~21 天内出现胰岛 β 细胞缺乏，通常散发且体积小，不出现炎症（Marliss et al. 1982; Yale and Marliss 1984）。动物出现重度高血糖症，对负荷缺乏胰岛素反应并可能出现以轴突萎缩为特征的神经病。发病机制被认为是针对 β 细胞的细胞介导的免疫反应，但体液组分也可能参与其中（Yale and Marliss 1984）。化学诱导的 1 型糖尿病可以在许多动物模型中通过给

予链脲佐菌素（STZ）或四氧嘧啶处理而构建。两者都是腹腔注射或静脉注射，在 STZ 或四氧嘧啶处理后 2~5 天后发生高血糖症，临床糖尿病变得明显（Deeds et al. 2011; Bugger and Abel 2009; Lenzen 2008; Kim and Steinberg 1984; Dunn et al. 1943）。根据这两种化学物质的作用机制，这种处理方案在验证后很可能被用于诱导任何种属动物发生糖尿病。

常用的 2 型糖尿病啮齿类动物模型包括 Zucker 糖尿病肥胖（Zucker diabetic fatty, ZDF）大鼠、Goto-Kakizaki（GK）大鼠、*ob/ob* 小鼠和 *db/db* 小鼠。Chatzigeorgiou 等人的综述中已经报道了不常使用的模型（2009）。ZDF 大鼠是 2 型糖尿病的常用的动物模型。ZDF 大鼠有瘦蛋白受体基因（*Lepr* 或 *Fa*）的错义突变，导致非活
700 性受体及摄食过量，导致循环中高水平的甘油三酯和肥胖（Phillips et al. 1996）。ZDF 大鼠来源于高血糖 ZF 大鼠的选择育种，具有 β 细胞特异性基因的第 2 个突变，导致雄性大鼠在 7~10 周龄出现高胰岛素血症。雌性大鼠需要致糖尿病饮食才能出现高血糖。雄性 ZDF 大鼠是肥胖的、抗胰岛素、高血糖（约 6 周龄时开始）、高甘油三酯血症和高胰岛素血症（7~10 周龄时达到胰岛素水平峰值），在这之后胰岛素水平显著下降，与 β 细胞群明显缺失有关（Nugent et al. 2008; Unger and Orci 2001; Unger 1997）。在野生型啮齿动物中胰岛因胰岛细胞缺失类型和胰岛细胞的相互作用出现变形（图 17.7c）。β 细胞空泡形成、变性和凋亡显著，胰岛纤维化的量随时间增加而增多（Nugent et al. 2008; Unger and Orci 2001; Unger 1997）。在模型致糖尿病作用中，α 细胞和 δ 细胞的量保持相对稳定。肥胖 ZDF 大鼠，胰岛细胞的脂肪蓄积导致 β 细胞过载和功能障碍 / 变性（脂毒性），这可能是通过细胞内一氧化氮生成增加所介导的（Unger 1997; Unger and Orci 2001）。阻断甘油三酯在 β 细胞的蓄积也阻碍了这个模型的糖尿病进展（Unger 1997; Unger and Orci 2001）。

GK 大鼠是 NOD 大鼠品系的一种，在两个性别中有原发性 β 细胞缺陷和外周胰岛素抗性（Portha 2005; Östenson 2001; Bisbis et al. 1993）。自发性 2 型糖尿病表型被认为是由于调节空腹血糖、空腹胰岛素水平、葡萄糖耐量、胰岛素分泌，以及肥胖，包括大鼠 1 号染色体上 Niddm1 位点的基因的一些突变引起（Galli et al. 1996; Gauguier et al. 1996）。这些突变导致 β 细胞的胰岛素分泌受损。妊娠期出现的 β 细胞新生降低可传给后代，由于慢性高血糖（糖毒性）导致获得性 β 细胞功能障碍伴 β 细胞分化减少。因此，GK 大鼠的表型取决于遗传因素，以及表观遗传因素（Portha 2005; Östenson 2001; Bisbis et al. 1993）。

db/db 小鼠是一种肥胖和 2 型糖尿病模型。这个模型中肥胖 / 糖尿病发生是由于瘦蛋白受体缺陷导致的缺乏瘦蛋白（下丘脑）作用（Chen et al. 1996）。由于瘦蛋白受体转录子的异常剪接，一个提前“终止”密码子的插入导致受体截短异构体（Ob-Ra）（Lee et al. 1996）。该品系在 8 周龄时发生肥胖和严重的糖尿病，该模型也会发生高胰岛素血症和高甘油三酯血症（Buchanan et al. 2005; Chen et al. 1996; Lee et al.1996）。

ob/ob 小鼠的瘦蛋白基因有隐性突变，导致或缺乏成熟瘦蛋白（*ob/ob*^{2J} 品系）或合成可在脂肪细胞中降解的截短瘦蛋白（*ob/ob*^{1J} 品系）（Zhang et al. 1994; Moon and Friedman 1997）。肥胖和糖尿病是由瘦蛋白缺乏引起，瘦蛋白缺乏使下丘脑长期缺乏对食欲的抑制，从而导致摄食过量。小鼠在 4 周龄开始肥胖，葡萄糖耐量受损发生高胰岛素血症，到 15 周龄时发生 2 型糖尿病（Buchanan et al. 2005; Friedman and Halaas 1998; Moon and Friedman 1997）。

转基因和基因敲除动物已在糖尿病发病机

制和药理学模型的研究中得到了一定的应用。这些模型包括靶向破坏 / 缺失基因，如胰岛素受体底物 1（insulin receptor substrate 1, IRS1）（Tamemoto et al. 1994）、胰岛素受体底物 2（insulin receptor substrate 2, IRS2）（Withers et al. 1998）、肌肉人胰岛素受体转基因（Chang et al. 1994）和显性抑制葡萄糖激酶（Grupe et al. 1995）。这些模型可以在出生后存活，从而使其非常有用。其他基因如葡萄糖激酶（Grupe et al. 1995）和胰岛素受体（Joshi et al. 1996）缺失时，导致因高血糖和酮症酸中毒引起的围生期死亡。具有组织特异性（如 β 细胞、肌肉、肝等）的基因（如胰岛素受体、PPARγ、GLUT4 和 IGF1）也被敲除，可避免动物的早期死亡（Rees and Alcolado 2005）。

（乔艺然　罗　曼　译；孔庆喜　吕建军　校）

701 参考文献

Adeghate E., Ponery A.S. (2002). Ghrelin stimulates insulin secretion from the pancreas of normal and diabetic rats. *J Neuroendocrinol* 14:555–60.

Aguzzi A., Wagner E.F., Williams R.L., Courtneidge S.A. (1990). Sympathetic hyperplasia and neuroblastomas in transgenic mice expressing polyoma middle T antigen. *New Biol* 2:533–43.

Akana S.F., Shinsako J., Dallman M.F. (1983). Drug-induced adrenal hypertrophy provides evidence for reset in the adrenocortical system. *Endocrinology* 113:2232–7.

Akanishi M., Sawamoto O., Kawashima M., Kuwamura M., Yamate J. (2004). Morphological changes in the parathyroid gland of rats with humoral hypercalcaemia of malignancy. *J Comp Pathol* 131:92–7.

Alison R.H., Capen C.C., Prentice D.E. (1994). Neoplastic lesions of questionable significance to humans. *Toxicol Pathol* 22:179–86.

Almeida H., Matos L., Ferreira J., Neves D. (2006). Age-related effects of dexamethasone administration in adrenal zona reticularis. *Ann N Y Acad Sci* 1067:354–60.

Anderson A.C. (1970). General pathology. In *The Beagle as an Experimental Dog* (A.C. Anderson and L.S. Good, eds.), pp. 520–46. Iowa State University Press, Ames.

Angelo G., Wood R.J., Mayer J. (2002). Novel intracellular proteins associated with cellular vitamin D action. *Nutr Rev* 60:209–11.

Asa S.L., Ezzat S. (1999). Molecular determinants of pituitary cytodifferentiation. *Pituitary* (3–4):159–68.

Atkinson M., Leiter E.H. (1999). The NOD mouse model of insulin dependent diabetes: as good as it gets? *Nat Med* 5:601–4.

Attia M.A. Cytological study on pituitary adenomas in senile untreated beagle bitches. Arch Toxicol 46(3–4):287–93

Axelrad A.A., Leblond C.P. (1955). Induction of thyroid tumors in rats by a low iodine diet. *Cancer* 8:339–67.

Baccarelli A., Pesatori A.C., Bertazzi P.A. (2000). Occupational and environmental agents as *endocrine disruptors: experimental and human evidence. J Endocrinol Invest* 23:771–81.

Bailey S.A., Zidell R.H., Perry R.W. (2004). Relationships between organ weight and body/brain weight in the rat: what is the best analytical endpoint? *Toxicol Pathol* 32:448–66.

Bani-Sacchi T., Bani D., Filipponi F., Michel A., Houssin D. (1990). Immunocytochemical and ultrastructural changes of islet cells in rats treated long-term with cyclosporine at immunotherapeutic doses. *Transplantation* 5:982–7.

Bedrak E., Chap Z., Brown R. (1983). Age-related changes in the hypothalamic-pituitary-testicular function of the rat. *Exp Gerontol* 18(2):95–104.

Beniashvili D.S. (1989). An overview of the world literature on spontaneous tumors in nonhuman primates. *J Med Primatol* 18:423–37.

Benitz K.F., Roberts G.K., Yusa A. (1967). Morphologic effects of minocycline in laboratory animals. *Toxicol Appl Pharmacol* 11:150–70.

Bielohuby M., Herbach N., Wanke R., Maser-Gluth C., Beuschlein F., Wolf E., Hoeflich A. (2007). Growth analysis of the mouse adrenal gland from weaning to adulthood: time- and gender-dependent alterations of cell size and number in the cortical compartment. *Am J Physiol Endocrinol Metab* 293(1): E139–46.

Bisbis S., Bailbe D., Tormo M.A., Picarel-Blanchot F., Derouet M., Simon J., Portha B. (1993). Insulin resistance in the GK rat: decreased receptor number but normal kinase activity in the liver. *Am J Physiol* 265:E807–13.

Bland M.L., Desclozeaux M., Ingraham H.A. (2003). Tissue growth and remodeling of the embryonic and adult adrenal gland. *Ann N Y Acad Sci* 995:59–72.

Blonz E.R., Stern J.S., Curry D.L. (1985). Dynamics of pancreatic insulin release in young Zucker rat: a heterozygote effect. *Am J Physiol* 248:E188–93.

Bonner-Weir S., O'Brien T.D. (2008). Perspectives in diabetes, islets in type 2 diabetes: in honor of Dr. Robert C. Turner. *Diabetes* 57:2899–904.

Borzelleca J.F., Capen C.C., Hallagan J.B. (1987). Lifetime toxicity/carcinogenicity study of FD & C Red No. 3

(erythrosine) in rats. *Food Chem Toxicol* 25:723–33.

Botts S., Jokinen M.P., Isaacs K.R., Meuten D.J., Tanaka N. (1991). Proliferative lesions of the thyroid and parathyroid glands. Guidelines for Toxicologic Pathology, 1–8.

Bourdeau A.M., Plachot J.J., Cournot-Witmer G., Pointillart A., Balsan S., Sachs C. (1987). Parathyroid response to aluminum in vitro: ultrastructural changes and PTH release. *Kidney Int* 31:15–24.

Brzoska M.M., Moniuszko-Jakoniuk J. (2005). Effect of low-level lifetime exposure to cadmium on calciotropic hormones in aged female rats. *Arch Toxicol* 79:636–46.

702 Buchanan J., Mazumder P.K., Hu P., Chakrabarti G., Roberts M.W., Yun U.J., Cookey R.C., Litwin S.E., Abel E.D. (2005). Reduced cardiac efficiency and altered substrate metabolism precedes the onset of hyperglycemia and contractile dysfunction in two mouse models of insulin resistance and obesity. *Endocrinology* 146:5341–9.

Bucher J.R., Huff J., Haseman J.K., Eustis S.L., Davis W.E., Jr., Meierhenry E.F. (1990). Toxicology and carcinogenicity studies of diuretics in F344 rats and B6C3F1 mice. 2. Furosemide. *J Appl Toxicol JAT* 10:369–78.

Buckingham J.C. (2008). The hypothalamo–pituitary–adrenocortical axis: endocrinology, pharmacology, pathophysiology and developmental effects. In *Adrenal Toxicology* (P.W. Harvey, D.J. Everett, C.J. Springall, eds.), pp. 77–107, Informa Healthcare, New York.

Bugger H., Abel E.D. (2009). Rodent models of diabetic cardiomyopathy. *Disease Models Mech* 2:454–66.

Burkhardt W.A., Guscetti F., Boretti F.S., Todesco A.I., Aldajarov N., Lutz T.A., Reusch C.E., Sieber-Ruckstuhl N.S. (2011). Adrenocorticotropic hormone, but not trilostane, causes severe adrenal hemorrhage, vacuolization, and apoptosis in rats. *Domest Anim Endocrinol* 40(3):155–64.

Butler P.C., Chou J., Carter W.B., Wang Y.N., Bu B.H., Chang D., Chang J.K., Rizza R.A. (1990). Effects of meal ingestion on plasma amylin concentration in NIDDM and nondiabetic humans. *Diabetes* 39:752–6.

Cabrera O., Berman D.M., Kenyon N.S., Ricordi C., Berggren P.-O., Caicedo A. (2006). The unique cytoarchitecture of human pancreatic islets has implications for islet cell function. *Proc Natl Acad Sci* 103(7):2334–9.

Capen C.C. (1983). Structural and biochemical aspects of parathyroid function in animals. In *Endocrine System* (T.C. Jones, U. Mohr, R.D. Hunt, eds.), pp. 217–47, Springer-Verlag, Berlin.

Capen C.C. (1994). Mechanisms of chemical injury of the thyroid gland. In *Receptor-Mediated Biological Processes: Implications for Evaluating Carcinogenesis*, pp. 173–91. Wiley-Liss, Inc. New York.

Capen C.C. (1997). Mechanistic data and risk assessment of selected toxic end points of the thyroid gland. *Toxicol Pathol* 25:39–48.

Capen C.C. (1998). Correlation of mechanistic data and histopathology in the evaluation of selected toxic endpoints of the endocrine system. *Toxicol Lett* 102–3, 405–9.

Capen C.C. (2001). Overview of structural and functional lesions in endocrine organs of animals. *Toxicol Pathol* 29:8–33.

Capen C.C. (2002). Tumors of the pancreatic islet cells. In *Tumors of Domestic Animals* (D.J. Meuten ed.), 4th edition, pp. 684–8, Iowa State Press, Ames, IA.

Capen C.C., Black H.E. (1974). Animal model of human disease. Medullary thyroid carcinoma, multiple endocrine neoplasia, Sipple's syndrome. Animal model: ultimobranchial thyroid neoplasm in the bull. *Am J Pathol* 74:377–80.

Capen C.C., Martin S.L. (1989a). The effects of xenobiotics on the structure and function of thyroid follicular and C-cells. *Toxicol Pathol* 17:266–93.

Capen C.C., Martin S.L. (1989b). Mechanisms that lead to disease of the endocrine system in animals. *Toxicol Pathol* 17:234–49.

Capen C.C., Rosol T.J. (1989). Recent advances in the structure and function of the parathyroid gland in animals and the effects of xenobiotics. *Toxicol Pathol* 17:333–45.

Capen C.C., DeLellis R.A., Yarrington J.T. (2002). Endocrine system. In *Handbook of Toxicologic Pathology* (W.M. Haschek, C. Rousseaux, M.A. Wallig, eds.), vol. 2, pp. 719–71, Academic Press, San Diego.

Carlson B.M. (1988). *The Digestive System in Patten's Foundations of Embryology*, 5th edition, pp. 518–20, McGraw Hill Publishing Company, New York.

Carlus M., Elies L., Fouque M.C., Maliver P., Schorsch F. (2011). Historical control data of neoplastic lesions in the Wistar Hannover Rat among eight 2-year carcinogenicity studies. *Exp Toxicol Pathol* 63:519–606.

Carney J.A. (1992). Adrenal gland. In *Histology for Pathologists* (S.S. Sternberg, ed.), Raven Press, New York.

Cejvan K., Coy D.H., Efendic S. (2003). Intra-islet somatostatin regulates glucagon release via type 2 somatostatin receptors in rats. *Diabetes* 52:1176–81.

Chamanza R., Marxfeld H.A., Blanco A.I., Naylor S.W., Bradley A.E. (2010). Incidences and range of spontaneous findings in control cynomolgus monkeys (*Macaca fascicularis*) used in toxicity studies. *Toxicol Pathol* 38:642–57.

Chang P.Y., Benecke H., Le Marchand-Brustel Y., Lawitts J.,

Moller D.E. (1994). Expression of a dominantnegative mutant human insulin receptor in the muscle of transgenic mice. *J Biol Chem* 269:16034–40.

Charollais A., Gjinovci A., Huarte J., Bauquis J., Nadal A., Martin F., Andreu A., Sanchez-Andres J.V.,

Calabrese A., Bosco D., Soria B., Wollheim C.B., Herrera P.L., Maeda P. (2000). Junctional communication of pancreatic beta cells contributes to the control of insulin secretion and glucose tolerance. *J Clin Invest* 106:235–43.

703 Chatzigeorgiou A., Halapas A., Kalafatakis K., Kamper E.F. (2009). The use of animal models in the study of diabetes mellitus. *In Vivo* 23(2):245–58.

Chen H., Charlat O., Tartaglia L.A., Woolf E.A., Weng X., Ellis S.J., Lakey N.D., Culpepper J., Moore K.J., Breitbart R.E., Duyk G.M., Tepper R.I., Morgenstern J.P. (1996). Evidence that the diabetes gene encodes the leptin receptor: identification of a mutation in the leptin receptor gene in db/db mice. *Cell* 84:491–5.

Chen H.J. (1984). Age and sex difference in serum and pituitary thyrotropin concentrations in the rat: influence by pituitary adenoma. *Exp Gerontol* 19(1):1–6.

Chen H., Hu B., Allegretto E.A., Adams J.S. (2000). The vitamin D response element-binding protein. A novel dominant-negative regulator of vitamin D-directed transactivation. *J Biol Chem* 275:35557–64.

Cheng L. (1980). Pheochromocytoma in rats: incidence, etiology, morphology and functional activity. *J Environ Pathol Toxicol* 4(5–6):219–28.

Chen-Pan C., Pan I.J., Yamamoto Y., Sakogawa T., Yamada J., Hayashi Y. (1999). Prompt recovery of damaged adrenal medullae induced by salinomycin. *Toxicol Pathol* 27:563–572.

Cheung C.C., Lustig R.H. (2007). Pituitary development and physiology. *Pituitary* 10(4):335–50.

Chevenne D., Trivin F., Porquet D. (1999). Insulin assays and reference values. *Diabet Metab (Paris)* 25:459–76.

Chronwall B.M., Millington W.R., Griffin W.S., Unnerstall J.R., O'Donohue T.L. (1987). Histological evaluation of the dopaminergic regulation of proopiomelanocortin gene expression in the intermediate lobe of the rat pituitary, involving in situ hybridization and [3H] thymidine uptake measurement. *Endocrinology* 120(3):1201–11.

Colby H.D., Longhurst P.A. (1992). Toxicology of the adrenal gland. In *Endocrine Toxicology* (C.K. Atterwill, J.D. Flack, eds.), pp. 243–281, Cambridge University Press, Cambridge.

Colagiovanni D.B., Drolet D.W., Dihel L., Meyer D.J., Hart K., Wolf J. (2006). Safety assessment of 4-thiobeta-d-arabinofuranosylcytosine in the beagle dog suggests a drug-induced centrally mediated effect on the hypothalamic–pituitary–adrenal axis. *Int J. Toxicol* 25:119–26.

Colagiovanni D.B., Meyer D.J. (2008). Hypothalamic–pituitary–adrenal toxicity in dogs. In *Adrenal Toxicology* (P.W. Harvey, D.J. Everett, C.J. Springall, eds.), pp. 161–73, Informa Healthcare, New York.

Conaway D.H., Padgett G.A., Bunton T.E., Nachreiner R., Hauptman J. (1985). Clinical and histological features of primary progressive, familial thyroiditis in a colony of borzoi dogs. *Vet Pathol* 22:439–46.

Console G.M., Jurado S.B., Rulli S.B., Calandra R.S., Gómez Dumm C.L. (2001). Ultrastructural and quantitative immunohistochemical changes induced by nonsteroid antiandrogens on pituitary gonadotroph population of prepubertal male rats. *Cells Tissues Organs* 169(1):64–72.

Cormack M.J. (1989). The endocrine system. In *Ham's Textbook of Histology*, 9th edition, pp. 611–5, Harper and Row, New York.

Craighead J.E., McLane M.F. (1968). Diabetes mellitus: induction in mice by encephalomyocarditis virus. *Science* 162:913–5.

Crofton K.M. (2008). Thyroid disrupting chemicals: mechanisms and mixtures. *Int J Androl* 31:209–23.

Curran P.G., DeGroot L.J. (1991). The effect of hepatic enzyme-inducing drugs on thyroid hormones and the thyroid gland. *Endocr Rev* 12:135–50.

De Koning E.J., Bodkin N.L., Hansen B.C., Clark A. (1993). Diabetes mellitus in *Macaca mulatta* monkeys is characterized by islet amyloidosis and reduction in beta cell population. *Diabetologia* 36:378–84.

Deeds M.C., Anderson J.M., Armstrong A.S., Gastineau D.A., Hiddinga H.J., Jahangir A., Eberhardt N.L., Kudva Y.C. (2011). Single dose streptozotocin-induced diabetes: considerations for study design in islet transplantation models. *Lab Anim* 45:131–40.

Deichmann W. B., Bernal E., Anderson W.A., Keplinger M., Landeen K., Macdonald W., McMahon R., Stebbins R. (1964). The chronic oral toxicity of oxytetracycline Hc1 and tetracycline Hc1 in the rat, dog and pig. *Ind Med Surg* 33:787–806.

DeLellis R.A., Wolfe H.J., Mohr U. (1987). Medullary thyroid carcinoma in the Syrian golden hamster: an immunohistochemical study. *Exp Pathol* 31:11–6.

DeLellis R.A., Nunnemacher G., Bitman W.R., Gagel R.F., Tashjian A.H., Jr., Blount M., Wolfe H.J. (1979). C-cell hyperplasia and medullary thyroid carcinoma in the rat. An immunohistochemical and ultrastructural analysis. *Lab Invest* 40:140–54.

Dempsey E.W. (1949). The chemical cytology of the thyroid gland. *Ann N Y Acad Sci* 50:336–57.

Dezaki K., Kakei M., Yada T. (2007). Ghrelin uses Galphai2 and activates voltage-dependent K+ channels to attenuate glucose-induced Ca2+ signaling and insulin release in islet beta cells: novel signal transduction of ghrelin. *Diabetes* 56:2319–27.

Diaz-Espiñeira M.M., Mol J.A., van den Ingh T.S., van der Vlugt-Meijer R.H., Rijnberk A., Kooistra H.S. (2008). Functional and morphological changes in the adenohypophysis of dogs with induced primary hypothyroidism: loss of TSH hypersecretion, hypersomatotropism, hypoprolactinemia, and pituitary enlargement with transdifferentiation. *Domest Anim Endocrinol* 35(1):98–111.

704 Dominick M.A., McGuire E.J., Reindel J.F., Bobrowski W.F., Bocan T.M., Gough A.W. (1993). Subacute toxicity of a novel inhibitor of acyl-CoA: cholesterol acyltransferase in beagle dogs. *Fundam Appl Toxicol* 20(2):217–24.

Donckier J.E., Michel L. (2010). Phaeochromocytoma: state-of-the-art. *Acta Chir Belg* 110(2):140–8.

Doppelt S.H., Neer R.M., Potts J.T., Jr. (1981). Human parathyroid hormone 1-34-mediated hypercalcemia in a rat model, and its inhibition by dichloromethane diphosphonate. *Calcif Tissue Int* 33:649–54.

Duffy P.H., Lewis S.M., Mayhugh M.A., Trotter R.W., Hass B.S., Latendresse J.R., Thorn B.T., Tobin G., Feuers R.J. (2008). Neoplastic pathology in male Sprague–Dawley rats fed AIN-93M diet ad libitum or at restricted intakes. *Nutr Res*. 28(1):36–42.

Dunn J.S., Sheenan H.L., McLetchie N.G.B. (1943). Necrosis of islets of Langerhans produced experimentally. *Lancet* 1:484–7.

El Etreby M.F., El Bab M.R. (1978a). Effect of 17 beta-estradiol on cells stained for FSH beta and/or LH beta in the dog pituitary gland. *Cell Tissue Res* 193(2):211–8.

El Etreby M.F., Fath El Bab M.R. (1978b). Effect of cyproterone acetate, d-norgestrel and progesterone on cells of the pars distalis of the adenohypophysis in the beagle bitch. *Cell Tissue Res* 191(2):205–18.

Elkahloun A.G., Powers J.F., Nyska A., Eisenhofer G., Tischler A.S. (2006). Gene expression profiling of rat pheochromocytoma. *Ann N Y Acad Sci* 1073:290–9.

Endo K., Katsumata K., Hirata M., Masaki T., Kubodera N., Nakamura T., Ikeda K., Ogata E. (2000). 1,25-Dihydroxyvitamin D3 as well as its analogue OCT lower blood calcium through inhibition of bone resorption in hypercalcemic rats with continuous parathyroid hormone-related peptide infusion. *J Bone Miner Res* 15:175–81.

Engeland W.C., Ennen W.B., Elayaperumal A., Durand D.A., Levay-Young B.K. (2005). Zone-specific cell proliferation during compensatory adrenal growth in rats. *Am J Physiol Endocrinol Metab* 288(2):E298–306.

Enochs W.S., Nilges M.J., Swartz H.M. (1993). The minocycline-induced thyroid pigment and several synthetic models: identification and characterization by electron paramagnetic resonance spectroscopy. *J Pharmacol Exp Ther* 266:1164–76.

Erdmann B., Denner K., Gerst H., Lenz D., Bernhardt R. (1995). Human adrenal CYP11B1: Localization by in situ-hybridization and functional expression in cell cultures. *Endocr Res* 21:425–35.

Esni F., Taljedal I., Perl A. et al. (1999). Neural cell adhesion molecule (NCAM) is required for cell type segregation and normal ultrastructure in pancreatic islets. *J Cell Biol* 144:325–37.

Fong A.C., Hardman J.M., Porta E.A. (1982). Immunocy tochemical hormonal features of pituitary adenomas of aging Wistar male rats. *Mech Ageing Dev* 20(2):141–54.

Franklin I., Gromada J., Gjinovci A., Theander S., Wollheim C.B. (2005). Beta-cell secretory products activate alpha-cell ATP-dependent potassium channels to inhibit glucagon release. *Diabetes* 54:1808–15.

Friedman J.M., Halaas J.L. (1998). Leptin and the regulation of body weight in mammals. *Nature* 395:763–70.

Frith C.H., Chandra M. (1991). Incidence, distribution, and morphology of amyloidosis in Charles Rivers CD-1 mice. *Toxicol Pathol* 19:123–7.

Frith C.H., Botts S., Jokinen M.P., Eighmy J.J., Hailey J.R., Morgan S.J., Chandra M. (2000). Non-proliferative lesions of the endocrine system in rats. In: *Guides for Toxicologic Pathology*, pp 1–22, STP/ARP/AFIP, Washington, DC.

Fritz T.E., Zeman R.C., Zelle M.R. (1970). Pathology and familial incidence of thyroiditis in a closed beagle colony. *Exp Mol Pathol* 12:14–30.

Furth J., Ueda G., Clifton K.H. (1973). The pathophysiology of pituitaries and their tumors: methodological advances. In *Methods in Cancer Research* H. Busch, ed.), vol. 10, Academic Press, New York.

Galli J., Li L., Glaser A., Östenson C.G., Jiao H., Fakhrai-Rad H., Jacob H.J., Lander E.S., Luthman H. (1996). Genetic analysis of non-insulin dependent diabetes mellitus in the GK rat. *Nat Genet* 12:31–7.

Gauguier D., Froguel P., Parent V., Bernard C., Bihoreau M., Portha B., James M.R., Penicaud L., Lathrop M., Ktorza A. (1996). Chromosomal mapping of genetic loci associated with non-insulin dependent diabetes in the GK rat. *Nat Genet* 12:38–43.

Ghadially F.N. (1997). *Ultrastructural Pathology of the Cell and Matrix*, 4th edition, vol. 1, pp. 394–7, Butterworth-Heinemann Medical Publications, Boston, MA.

Giknis M.L.A., Clifford C.B. (2003). *Spontaneous Neoplasms and Survival in Wistar Han Rats: Compilation of Control Group Data*. Charles River Laboratories, Wilmington, MA.

Giknis M.L.A., Clifford C.B. (2004). *Compilation of Spontaneous Neoplastic Lesions and Survival in*

Crl:CD®(SD) Rats from Control Groups. Charles River Laboratories, Wilmington, MA.

Giknis M.L.A., Clifford C.B. (2005). *Spontaneous Neoplastic Lesions in the Crl:CD-1 (ICR) Mouse in Control Groups from 18 Month to 2 Year Studies*. Charles River Laboratories, Wilmington, MA.

705 Giridharan N.V., Lakshmi C.N., Raghuramulu N. (1997). Identification of impaired-glucose-tolerant animals from a Wistar inbred rat colony. *Lab Anim Sci* 47:428–31.

Gittes R.F., Radde I.C. (1966). Experimental model for hyperparathyroidism: effect of excessive numbers of transplanted isologous parathyroid glands. *J Urol* 95:595–603.

Goedegebuure S.A., Hazewinkel H.A. (1986). Morphological findings in young dogs chronically fed a diet containing excess calcium. *Vet Pathol* 23:594–605.

Goelz M., Dixon D., Myers P., Clark J., Forsythe D. (1998). Ganglioneuroma in the adrenal gland of a rat. *Contemp Top Lab Anim Sci* 37(2):75–7.

Gomba S., Gautier A., Lemarchand-Beraud T., Gardiol D. (1976). Pigmentation and dysfunction of Gunn rat thyroid: correlation between morphological and biochemical data. *Virchows Arch B Cell Pathol* 20:41–54.

Gordon G., Sparano B.M., Kramer A.W., Kelly R.G., Iatropoulos M.J. (1984). Thyroid gland pigmentation and minocycline therapy. *Am J Pathol* 117:98–109.

Gosselin S.J., Capen C.C., Martin S.L. (1981). Histologic and ultrastructural evaluation of thyroid lesions associated with hypothyroidism in dogs. *Vet Pathol* 18:299–309.

Govendir M., Canfield P.J., Church D.B. (1999). Morphometric study of the β-cell volume of the canine pancreas with consideration of the axis of tissue transection. *Anat Histol Embryol* 28:351–4.

Greaves P. (2007). *Histopathology of Preclinical Toxicity Studies*. Academic Press, Amsterdam.

Greco D., Stabenfeldt G.H. (2007). Endocrine glands and their function. In *Textbook of Veterinary Physiology* (J.G. Cunningham, B.G. Klein, eds.), pp. 428–463. Elsevier, St. Louis.

Greim H., Hartwig A., Reuter U., Richter-Reichhelm H.B., Thielmann H.W. (2009). Chemically induced pheochromocytomas in rats: mechanisms and relevance for human risk assessment. *Crit Rev Toxicol* 39(8):695–718.

Grone A., Rosol T.J., Baumgartner W., Capen C.C. (1992). Effects of humoral hypercalcemia of malignancy on the parathyroid gland in nude mice. *Vet Pathol* 29:343–50.

Grupe A., Hltgren B., Ryan A., Ma Y.H., Bauer M., Stewart T.A. (1995). Transgenic knockouts reveal a critical requirement for pancreatic β cell glucokinase in maintaining glucose homeostasis. *Cell* 83:69–78.

Guberski D.L., Thomas V.A., Shek W.R. Like A.A., Handler E.S., Rossini A.A., Wallace J.E., Welsh R.M. (1991). Induction of type I diabetes by Kilham's rat virus in diabetes-resistant BB/Wor rats. *Science* 254:1010–3.

Guzman R.E., Radi Z.A. (2007). Chronic lymphocytic thyroiditis in a cynomolgus macaque (*Macaca fascicularis*). *Toxicol Pathol* 35:296–9.

Haines D.C., Chattopadhyay S., Ward J.M. (2001). Pathology of aging B6;129 mice. *Toxicol Pathol* 29:653–61.

Hamlin M.H. 2nd, Banas D.A. (1990). *Pathology of the Fischer Rat, Reference and Atlas, Adrenal Gland* (G.A. Boorman, S.L. Eustis, M.R. Elwell, C.A. Montgomery Jr., W.F. MacKenzie, eds.), pp. 501–18. Academic Press, San Diego.

Hammer G.D., Parker K.L., Schimmer B.P. (2005). Minireview: transcriptional regulation of adrenocortical development. *Endocrinology* 146(3):1018–24.

Hannon J.P., Bossone C.A., Wade C.E. (1990). Normal physiological values for conscious pigs used in biomedical research. *Lab Anim Sci* 40:293–8.

Hardisty J.F., Boorman G. (1990). Thyroid gland. In *Pathology of the Fischer Rat: Reference and Atlas* (Boorman, G., Eustis, S.L., Elwell, M.R., Montgomery, C.A., and MacKenzie, W.F. eds.), pp. 519–34. Academic Press, San Diego.

Hardisty J.F., Boorman G. (1999). Thryoid and parathyroid. In *Pathology of the Mouse* (Maronpot, R., Boorman, G., and Gaul, B.W. eds.), pp. 537–52. Cache River Press, St. Louis.

Harvey P.W. (2005). Human relevance of rodent prolactin-induced non-genotoxic mammary carcinogenesis: prolactin involvement in human breast cancer and significance for toxicology risk assessments. *J Appl Toxicol* 25(3):179–83.

Harvey P.W. (2012). Hypothesis: prolactin is tumorigenic to human breast: dispelling the myth that prolactininduced mammary tumors are rodent-specific. *J Appl Toxicol* Jan;32(1):1–9.

Harvey P.W., Everett D.J. (2003). The adrenal cortex and 706
steroidogenesis as cellular and molecular targets for toxicity: critical omissions from regulatory endocrine disrupter screening strategies for human health? *J Appl Toxicol* 23(2):81–7. Review.

Harvey P.W., Sutcliffe C. (2010). Adrenocortical hypertrophy: establishing cause and toxicological significance. *J Appl Toxicol* 30(7):617–26.

Harvey P.W., Er J., Fernandes C., Rush K.C., Major I.R., Cockburn A. (1992). Corticosterone does not cause testicular toxicopathology in the rat: relevance to methylxanthines, ACTH and stress. *Hum Exp Toxicol* 11(6):505–9.

Harvey P.W., Everett D.J., Springall C.J. (2007). Adrenal

toxicology: a strategy for assessment of functional toxicity to the adrenal cortex and steroidogenesis. *J Appl Toxicol* 27(2):103–15.

Heath J.E., Littlefield N.A. (1984). Morphological effects of subchronic oral sulfamethazine administration on Fischer 344 rats and B6C3F1 mice. *Toxicol Pathol* 12:3–9.

Hecker M., Newsted J.L., Murphy M.B., Higley E.B., Jones P.D., Wu R., Giesy J.P. (2006). Human adenocarcinoma (H295R) cells for rapid in vitro determination of effects on steroidogenesis: hormone production. *Toxicol Appl Pharmacol* 217(1):114–24.

Heider K. (1986). Spontaneous craniopharyngioma in a mouse. *Vet Pathol* 23(4):522–3.

Heimann P. (1966). Ultrastructure of human thyroid. A study of normal thyroid, untreated and treated diffuse toxic goiter. *Acta Endocrinol (Copenh)* 53(Suppl 110).

Helmchen U., Schmidt W.E., Siegel E.G., Creutzfeldt W. (1984). Morphological and functional changes of pancreatic B cells in cyclosporin A-treated rats. *Diabetologia* 27:416–8.

Helminski M., Solecki R., Petter H. (1989). Immunohistochemical studies on pituitary adenomas in Wistar rats. 1. Demonstration of ACTH, LH, neurophysin, oxytocin and vasopressin in the pituitary of Ico:WIST rats from chronic toxicity studies. *Arch Geschwulstforsch* 59(6):433–40.

Higley E.B., Newsted J.L., Zhang X., Giesy J.P., Hecker M. (2010). Assessment of chemical effects on aromatase activity using the H295R cell line. *Environ Sci Pollut Res Int* 17(5):1137–48.

Hill G.D., Pace V., Persohn E., Bresser C., Haseman J.K., Tischler A.S., Nyska A. (2003). A comparative immunohistochemical study of spontaneous and chemically induced pheochromocytomas in B6C3F1 mice. *Endocr Pathol* 14(1):81–91.

Hinson J.P., Raven P.W. (2006). Effects of endocrine-disrupting chemicals on adrenal function. *Best Pract Res Clin Endocrinol Metab* 20(1):111–20. Review.

Hodsman A.B., Bauer D.C., Dempster D.W., Dian L., Hanley D.A., Harris S.T., Kendler D.L., McClung M.R., Miller P.D., Olszynski W.P., Orwoll E., Yuen C.K. (2005). Parathyroid hormone and teriparatide for the treatment of osteoporosis: a review of the evidence and suggested guidelines for its use. *Endocr Rev* 26:688–703.

Hoffman B.B. (1987). Observations in New England Deaconess Hospital rats harboring pheochromocytoma. *Clin Invest Med* 10(6):555–60.

Hood A., Liu J., Klaassen C.D. (1999). Effects of phenobarbital, pregnenolone-16alpha-carbonitrile, and propylthiouracil on thyroid follicular cell proliferation. *Toxicol Sci Official J Soc Toxicol* 50:45–53.

Hood A., Allen M.L., Liu Y., Liu J., Klaassen C.D. (2003). Induction of T(4) UDP-GT activity, serum thyroid stimulating hormone, and thyroid follicular cell proliferation in mice treated with microsomal enzyme inducers. *Toxicol Appl Pharmacol* 188:6–13.

Hooth M.J., Herbert R.A., Haseman J.K., Orzech D.P., Johnson J.D., Bucher J.R. (2004). Toxicology and carcinogenesis studies of dipropylene glycol in rats and mice. *Toxicology* 204:123–40.

Hou J., Sheikh S., Martin D.L., Chatterjee N.K. (1993). Coxsackie virus B4 alters pancreatic glutamic decarboxylase expression in mice soon after infection. *J Autoimmun* 6:529–42.

Houston J.B., Humphrey M.J., Matthew D.E., Tarbit M.H. (1988). Comparison of two azole antifungal drugs, ketoconazole, and fluconazole, as modifiers of rat hepatic monooxygenase activity. *Biochem Pharmacol* 37(3):401–8.

Huff J., Cirvello J., Haseman J., Bucher J. (1991). Chemicals associated with site-specific neoplasia in 1394 long-term carcinogenesis experiments in laboratory rodents. *Environ Health Perspect* 93:247–70.

Ikezaki S., Takagi M., Tamura K. (2011). Natural occurrence of neoplastic lesions in young Sprague–Dawley rats. *J Toxicol Pathol* 24(1):37–40.

Imai T., Seo H., Murata Y., Ohno M., Satoh Y., Funahashi H., Takagi H., Matsui N. (1990). Alteration in the expression of genes for cholesterol side-chain cleavage enzyme and 21-hydroxylase by hypophysectomy and ACTH administration in the rat adrenal. *J Mol Endocrinol* 4(3):239–45.

Imaoka M., Satoh H., Furuhama K. (2007). Age- and sex-related differences in spontaneous hemorrhage and fibrosis of the pancreatic islets in Sprague–Dawley rats. *Toxicol Pathol* 35:388-94.

Imaoka M., Kato M., Tago S., Gotoh M., Satoh H., Manabe S. (2009). Effects of estradiol treatment and/ or ovariectomy on spontaneous hemorrhagic lesions in the pancreatic islets of Sprague–Dawley rats. *Toxicol Pathol* 37:218–26.

Jaeger P., Jones W., Kashgarian M., Baron R., Clemens T.L., Segre G.V., Hayslett J.P. (1987). Animal model of primary hyperparathyroidism. *Am J Physiol* 252:E790–8.

Jain R., Lammert E. (2009). Cell–cell interactions in the endocrine pancreas. *Diabetes Obes Metab* 11(Suppl 4):159–67.

Jargin S.V. (2011). Validity of thyroid cancer incidence data following the Chernobyl accident. *Health Phys* 101:754–7.

Jeffery E.H., Abreo K., Burgess E., Cannata J., Greger J.L. 707
(1996). Systemic aluminum toxicity: effects on bone, hematopoietic tissue, and kidney. *J Toxicol Environ*

Health 48(6):649–65.

Johansson M.K., Sanderson J.T., Lund B.O. (2002) Effects of 3-MeSO2-DDE and some CYP inhibitors on glucocorticoid steroidogenesis in the H295R human adrenocortical carcinoma cell line. *Toxicol In Vitro* 16(2):113–21.

Jolette J., Wilker C.E., Smith S.Y., Doyle N., Hardisty J.F., Metcalfe A.J., Marriott T.B., Fox J., Wells D.S. (2006). Defining a noncarcinogenic dose of recombinant human parathyroid hormone 1-84 in a 2-year study in Fischer 344 rats. *Toxicol Pathol* 34(7):929–40.

Joshi R.L., Lamothe B., Cordonnier N., Mesbah K., Monthioux E., Jami J., Bucchini D. (1996). Targeted disruption of the insulin receptor gene in the mouse results in neonatal lethality. *EMBO J* 15:1542–7.

Jun H.-S., Yoon J.-W. (2003). A new look at viruses in type 1 diabetes. *Diabetes/Metab Res Rev* 19:8–31.

Kamel F., Kubajak C.L. (1987). Modulation of gonadotropin secretion by corticosterone: interaction with gonadal steroids and mechanism of action. *Endocrinology* Aug;121(2):561–8.

Kanno T., Gopel S., Roraman P. (2002). Cellular function in multicellular system for hormone-secretion: electrophysiological aspect of studies on a-, b-, and d-cells of the pancreatic islet. *Neurosci Res* 42:79–90.

Kanno J., Onodera H., Furuta K., Maekawa A., Kasuga T., Hayashi Y. (1992). Tumor-promoting effects of both iodine deficiency and iodine excess in the rat thyroid. *Toxicol Pathol* 20:226–35.

Kantham L., Quinn S.J., Egbuna O.I., Baxi K., Butters R., Pang J.L., Pollak M.R., Goltzman D., Brown E.M. (2009). The calcium-sensing receptor (CaSR) defends against hypercalcemia independently of its regulation of parathyroid hormone secretion. *Am J Physiol Endocrinol Metab* 297:E915–23.

Kasperlik-Załuska A.A., Zgliczyński W., Jeske W., Zdunowski P. (2005). ACTH responses to somatostatin, valproic acid and dexamethasone in Nelson's syndrome. *Neuro Endocrinol Lett* 26(6):709–12.

Kassim T.A., Clarke D.D., Mai V.Q., Clyde P.W., Mohamed Shakir K.M. (2008). Catecholamine-induced cardiomyopathy. *Endocr Pract* 14(9):1137–49.

Kast A., Peil H., Weisse I. (1994). Calcified foci at the junction between adrenal cortex and medulla of rhesus monkeys. *Lab Anim* 28(1):80–9.

Kater C.E., Biglieri E.G., Brust N., Chang B., Hirai J., Irony I. (1989). Stimulation and suppression of the mineralocorticoid hormones in normal subjects and adrenocortical disorders. *Endocr Rev* 10(2): 149–64.

Kato A., Suzuki M., Karasawa Y., Sugimoto T., Doi K. (2003). Histopathological study on the PTHrP-induced incisor lesions in rats. *Toxicol Pathol* 31:480–5.

Kato A., Suzuki M., Karasawa Y., Sugimoto T., Doi, K. (2005). Histopathological study of time course changes in PTHrP-induced incisor lesions of rats. *Toxicol Pathol* 33:230–8.

Kawamori D., Kurpad A.J., Hu J., Liew C.W., Shih J.L., Ford E.L., Herrera P.L., Polonsky K.S., McGuinness O.P., Kulkami R.N. (2009). Insulin signalling in alpha cells modulates glucagon secretion in vivo. *Cell Metab* 9:350–61.

Keenan K.P., Soper K.A., Smith P.F., Ballam G.C., Clark R.L. (1995a). Diet, overfeeding, and moderate dietary restriction in control Sprague–Dawley rats: I. Effects on spontaneous neoplasms. *Toxicol Pathol* 23(3):269–86.

Keenan K.P., Soper K.A., Hertzog P.R., Gumprecht L.A., Smith P.F., Mattson B.A., Ballam G.C., Clark R.L. (1995b) Diet, overfeeding, and moderate dietary restriction in control Sprague–Dawley rats: II. Effects on age-related proliferative and degenerative lesions. *Toxicol Pathol* 23(3):287–302.

Kim Y.T., Steinberg C. (1984). Immunologic studies on the induction of diabetes in experimental animals. Cellular basis for the induction of diabetes by streptozotocin. *Diabetes* 33:771–7.

Kitchen D.N., Todd G.C., Meyers D.B., Paget C. (1979). Rat lymphocytic thyroiditis associated with ingestion of an immunosuppressive compound. *Vet Pathol* 16:722–9.

Komatsu Y., Imai Y., Itoh F., Kojima M., Isaji M., Shibata N. (2005). Rat model of the hypercalcaemia induced by parathyroid hormone-related protein: characteristics of three bisphosphonates. *Eur J Pharmacol* 507:317–24.

Konstantinova I., Nikolova G., Ohara-Imaizumi M., Maeda P., Kucera T., Zarbalis K., Wurst W., Nagamatsu S., Lammert E. (2007). EphA-ephrin-A-mediated beta cell communication regulates insulin secretion from pancreatic islets. *Cell* 129:359–70.

Kumari M., Cover P.O., Poyse R.H., Buckingham J.C. (1997). Stimulation of the hypothalamo-pituitary–adrenal axis in the rat by three selective type-4 phosphodiesterase inhibitors: in vitro and in vivo studies. *Br J Pharmacol* 121:459–68.

La Perle K.M.D., Capen C.C. (2007). Endocrine system. In *Pathologic Basis of Veterinary Disease* (M.D. McGavin, J.F. Zachary, eds.), pp. 693–741. Elsevier, St. Louis.

Land C.E., Bouville A., Apostoaei I., Simon S. L. (2010). 708
Projected lifetime cancer risks from exposure to regional radioactive fallout in the Marshall Islands. *Health Phys* 99:201–15.

Laroque P., Molon-Noblot S., Prahalada S., Stabinski L.G., Hoe C.M., Peter C.P., Duprat P., van Zwieten M.J. (1998). Morphological changes in the pituitary gland of dogs chronically exposed to exogenous growth hormone. *Toxicol Pathol* 26(2):201–6.

Latendresse J.R., Brooks C.L., Capen C.C.(1994). Pathologic effects of butylated triphenyl phosphate-based hydraulic fluid and tricresyl phosphate on the adrenal gland, ovary, and testis in the Fischer-344 rat. *Toxicol Pathol* 22(4):341–52.

Leav I., Schiller A.L., Rijnberk A., Legg M.A., der Kinderen P.J. (1976). Adenomas and carcinomas of the canine and feline thyroid. *Am J Pathol* 83:61–122.

Lee G.H., Proenca R., Montez J.M., Carroll K.M., Darvishzadeh J.G., Lee J.I., Friedman J.M. (1996). Abnormal splicing of the leptin receptor in diabetic mice. *Nature* 379:632–5.

Lenzen S. (2008). The mechanisms of alloxan- and streptozotocin-induced diabetes. *Diabetologia* 51:216–26.

Levine S., Saltzman A. (2004). Hydropic degeneration of the anterior pituitary gland (adenohypophysis) in uremic rats. *Toxicol Lett* 1;147(2):121–6.

Levine S., Saltzman A., Klein A.W. (2000). Proliferation of glial cells in vivo induced in the neural lobe of the rat pituitary by lithium. *Cell Prolif* 33(4):203–7.

Levine S., Saltzman A., Katof B., Meister A., Cooper T.B. (2002). Proliferation of glial cells induced by lithium in the neural lobe of the rat pituitary is enhanced by dehydration. *Cell Prolif* 35(3):167–72.

Levy B.M., Hampton S., Dreizen S., Hampton J.K., Jr. (1972). Thyroiditis in the marmoset (*Callithrix* spp. and *Saguinus* spp.). *J Comp Pathol* 82:99–103.

Liu S.K. (2002). Metabolic disease in animals. Semin *Musculoskelet Radiol* 6:341–6.

Lloyd R.V. (1983). Estrogen-induced hyperplasia and neoplasia in the rat anterior pituitary gland. An immunohistochemical study. *Am J Pathol* 113(2):198–206.

Lloyd R.V., Mailloux J. (1987). Effects of diethylstilbestrol and propylthiouracil on the rat pituitary. An immunohistochemical and ultrastructural study. *J Natl Cancer Inst* 79(4):865–73.

Lloyd R.V., Jin L., Fields K., Kulig E. (1991). Effects of estrogens on pituitary cell and pituitary tumor growth. *Pathol Res Pract* 187(5):584–6.

Lohr M., Muller M.K., Goebell H., Klöppel. (1989). Prostaglandin analogue protects pancreatic B-cells against cyclosporin A toxicity. *Experientia* 45:351–4.

Lombardero M., Quintanar-Stephano A., Vidal S., Horvath E., Kovacs K., Lloyd R.V., Scheithauer B.W. (2009). Effect of estrogen on the blood supply of pituitary autografts in rats. *J Anat* 214(2):235–44.

Lorenzo A., Razzaboni B., Weir G.C., Yankner B.A. (1994). Pancreatic islet cell toxicity of amylin-associated with type-2 diabetes mellitus. *Nature* 368:756–60.

Lotinun S., Evans G.L., Bronk J.T., Bolander M.E., Wronski T.J., Ritman E.L., Turner R.T. (2004). Continuous parathyroid hormone induces cortical porosity in the rat: effects on bone turnover and mechanical properties. *J Bone Miner Res* 19:1165–71.

Lumbers E.R. (1999). Angiotensin and aldosterone. *Regul Pept* 80(3):91–100.

Lupulescu A., Potorac E., Pop A., Heitmanek C., Merculiev E., Chisiu N., Oprisan R., Neacsu C. (1968). Experimental investigations on immunology of the parathyroid gland. *Immunology* 14:475–82.

Lyle S.F., Wright K., Collins D.C. (1984). Comparative effects of tamoxifen and bromocriptine on prolactin and pituitary weight in estradiol-treated male rats. *Cancer* 1;53(7):1473–7.

Maita K., Hirano M., Harada T., Mitsumori K., Yoshida A., Takahashi K., Nakashima N., Kitazawa T., Enomoto A., Inui K., Shirasu Y. (1988) Mortality, major cause of moribundity, and spontaneous tumors in CD-1 mice. *Toxicol Pathol* 16:340–9.

Majeed S.K., Gopinath C. (1980). Calcification in the adrenals and ovaries of monkeys. *Lab Anim* 14(4):363–5.

Majeed S.K. (1993). Survey on spontaneous systemic amyloidosis in aging mice. *Arzneimittelforschung* 43:170–8.

Majka J.A., Solleveld H.A., Barthel C.H., Van Zwieten M.J. (1990). Proliferative lesions of the pituitary in rats. Guidelines for Toxicologic Pathology, STP/AFIP, Washington, DC, 1–8.

Makino S., Kunimoto K., Munaoko Y., Mizushima Y., Katagiri K., Tochino Y. (1980). Breeding of a non-obese diabetic strain of mice. *Exp Anim* 29:1–13.

Malendowicz L.K., Nussdorfer G.G. (1984). Sex differences in adrenocortical structure and function. XV. Cellular composition and quantitative ultrastructural study of adrenal cortex of adult male and female hamster. *J Submicrosc Cytol* 16(4):715–20.

Marliss E.B., Nakhooda A.F., Poussier P., Sima A.A.F. (1982). The diabetic syndrome of the "BB" Wistar rat: possible relevance to type 1 (insulin-dependent) diabetes in man. *Diabetologia* 22:225–32.

Marshall BioResources Reference Data Guide (2006). North Rose, NY, USA.

Mason J.I., Murry B.A., Olcott M., Sheets J.J. (1985). 709
Imidazole antimycotics: inhibitors of steroid aromatase. *Biochem Pharmacol* 34(7):1087–92.

Matsushima S., Tsuchiya N., Fujisawa-Imura K., Hoshimoto M., Takasu N., Torii M., Ozaki K., Narana I., Kotani T. (2005). Ultrastructural and morphometrical evaluation of the parathyroid gland in iron-lactateoverloaded rats. *Toxicol Pathol* 33:533–9.

Mazzocchi G., Nussdorfer G.G. (1984). Long-term effects of captopril on the morphology of normal rat adrenal zona glomerulosa. A morphometric study. *Exp Clin*

Endocrinol 84(2):148–52.

Mazzocchi G., Rebuffat P., Nussdorfer G.G. (1987). Atrial natriuretic factor (ANF) inhibits the growth and the secretory activity of rat adrenal zona glomerulosa in vivo. *J Steroid Biochem* 28(6):643–6.

McClain R.M. (1989). The significance of hepatic microsomal enzyme induction and altered thyroid function in rats: implications for thyroid gland neoplasia. *Toxicol Pathol* 17:294–306.

McClain R.M. (1992). Thyroid gland neoplasia: non-genotoxic mechanisms. *Toxicol Lett* 64–65(Spec No):397–408.

McClain R.M. (1995). Mechanistic considerations for the relevance of animal data on thyroid neoplasia to human risk assessment. *Mutat Res* 333:131–42.

McClure H.M., Chandler F.W. (1982). A survey of pancreatic lesions in nonhuman primates. *Vet Pathol* 19(Suppl 7):193–209.

McComb D.J., Kovacs K., Beri J., Zak F. (1984). Pituitary adenomas in old Sprague–Dawley rats: a histologic, ultrastructural, and immunocytochemical study. *J Natl Cancer Inst* 73(5):1143–66.

McComb D.J., Kovacs K., Beri J., Zak F., Milligan J.V., Shin S.H. (1985). Pituitary gonadotroph adenomas in old Sprague–Dawley rats. *J Submicrosc Cytol* 17(4):517–30.

McEwan P.E., Lindop G.B., Kenyon C.J. (1996). Control of cell proliferation in the rat adrenal gland in vivo by the renin-angiotensin system. *Am J Physiol* 271(1 Pt 1):E192–8.

Medeiros L.J., Federman M., Silverman M.L., Balogh K. (1984). Black thyroid associated with minocycline therapy. *Arch Pathol Lab Med* 108:268–9.

Mercado-Asis L.B., Yanovski J.A., Tracer H.L., Chik C.L., Cutler G.B. Jr. (1997). Acute effects of bromocriptine,cyproheptadine, and valproic acid on plasma adrenocorticotropin secretion in Nelson's syndrome. *J Clin Endocrinol Metab* 82(2):514–7.

Meuten D.J., Capen C.C., Thompson K.G., Segre G.V. (1984). Syncytial cells in canine parathyroid glands. *Vet Pathol* 21:463–8.

Miller M.D., Crofton K.M., Rice D.C., Zoeller R.T. (2009). Thyroid-disrupting chemicals: interpreting upstream biomarkers of adverse outcomes. *Environ Health Perspect* 117:1033–41.

Mirsky M.L., Sivaraman L., Houle C., Potter D.M., Chapin R.E., Cappon G.D. (2011). Histologic and cytologic detection of endocrine and reproductive tract effects of exemestane in female rats treated for up to twenty-eight days. *Toxicol Pathol* 39(4):589–605.

Mobine H.R., Baker A.B., Wang L., Wakimoto H., Jacobsen K.C., Seidman C.E., Seidman J.G., Edelman E.R. (2009). Pheochromocytoma-induced cardiomyopathy is modulated by the synergistic effects of cellsecreted factors. *Circ Heart Fail* 2(2):121–8.

Moller H., Rausing A. (1980). Methacycline hyperpigmentation: a five-year follow-up. *Acta Derm Venereol* 60:495–501.

Molon-Noblot S., Laroque P., Coleman J.B., Hoe C.M., Keenan K.P. (2003). The effects of ad libitum overfeeding and moderate and marked dietary restriction on age-related spontaneous pituitary gland pathology in Sprague–Dawley rats. *Toxicol Pathol* 31(3):310–20.

Moon B.C., Friedman J.M. (1997). The molecular basis of the obese mutation in ob2J mice. *Genomics* 42: 152–6.

Morishita K., Okumura H., Ito N., Takahashi N. (2001). Primary culture system of adrenocortical cells from dogs to evaluate direct effects of chemicals on steroidogenesis. *Toxicology* 28;165(2–3):171–8.

Morohashi K., Honda S., Inomata Y, Handa O., Omura T. (1992). A common trans-acting factor, Ad4-binding protein, to the promoters of steroidogenic P-450s. *J Biol Chem* 267:17913-9.

Morohashi K.I., Omura T. (1996). Ad4BP/SF-1, a transcription factor essential for the transcription of steroidogenic cytochrome P450 genes and for the establishment of the reproductive function. *FASEB J* 10:1569–77.

Muller M.B., Preil J., Renner U., Zimmermann S., Kresse A.E., Stalla G.K., Keck M.E., Holsboer F., Wurst W. (2001). Expression of CRHR1 and CRHR2 in mouse pituitary and adrenal gland: implications for HPA system regulation. *Endocrinology* 142(9):4150–3.

Muller-Vieira U., Angotti M., Hartmann R.W. (2005). The adrenocortical tumor cell line NCI-H295R as an in vitro screening system for the evaluation of CYP11B2 (aldosterone synthase) and CYP11B1 (steroid-11beta-hydroxylase) inhibitors. *J Steroid Biochem Mol Biol* 96(3–4):259–70.

Mulrow P.J. (1998). Renin–angiotensin system in the adrenal. *Horm Metab Res* 30(6–7):346–9.

Mulrow P.J. (1999). Angiotensin II and aldosterone 710
regulation. *Regul Pept* 80(1–2):27–32.

Mulrow P.J., Kusano E., Baba K., Shier D., Doi Y., Franco-Saenz R., Stoner G., Rapp J. (1988). Adrenal renin: a possible local hormonal regulator of aldosterone production. *Cardiovasc Drugs Ther* 2(4):463–71.

Musser E., Graham W. R. (1968). Familial occurrence of thyroiditis in purebred beagles. *Lab Anim Care* 18:58–68.

Naeser P. (1975). Structure of the adrenal glands in mice with the obese-hyperglycaemic syndrome (gene symbol ob). *Acta Pathol Microbiol Scand A* 83(1):120–6.

Nakachi K., Hayashi T., Hamatani K., Eguchi H., Kusunoki Y. (2008). Sixty years of follow-up of Hiroshima and Nagasaki survivors: current progress in molecular epidemiology studies. *Mutat Res* 659:109–17.

Neer R.M., Arnaud C.D., Zanchetta J.R., Prince R., Gaich G.A., Reginster J.Y., Hodsman A.B., Eriksen E.F., Ish-Shalom S., Genant H.K., Wang O., Mitlak B.H. (2001). Effect of parathyroid hormone (1-34) on fractures and bone mineral density in postmenopausal women with osteoporosis. *New Engl J Med* 344:1434–41.

Nickerson P.A. (1979). Adrenal cortex in retired breeder Mongolian gerbils (*Meriones unguiculatus*) and golden hamsters (*Mesocricetus auratus*). *Am J Pathol* 95(2):347–58.

Nikicicz H., Kasprzak A., Malendowicz L.K. (1984). Sex differences in adrenocortical structure and function. XIII. Stereologic studies on adrenal cortex of maturing male and female hamsters. *Cell Tissue Res* 235(2):459–62.

Nishizato Y., Imai S., Yabuki M., Kido H., Komuro S. (2010). Development of relevant assay system to identify steroidogenic enzyme inhibitors. *Toxicol In Vitro* 24(2):677–85.

Niwa J., Minase T., Hashi K., Mori M. (1987). Immunohistochemical, electron microscopic and morphometric studies of estrogen-induced rat prolactinomas after bromocriptine treatment. *Virchows Arch B Cell Pathol Incl Mol Pathol* 53(2):89–96.

Nolan L.A., Thomas C.K., Levy A. (2004). Permissive effects of thyroid hormones on rat anterior pituitary mitotic activity. *J Endocrinol* 180:35–43.

Nugent D.A., Smith D.M., Jones H.B. (2008). A review of islet of Langerhans degeneration in rodent models of type 2 diabetes. *Toxicol Pathol* 36:529–51.

Nussdorfer G.G., Mazzocchi G., Meneghelli V. (1988). Effect of atrial natriuretic factor (ANF) on the secretory activity of zona glomerulosa in sodium-restricted rats. *Endocr Res* 14(4):293–303.

Nussdorfer G.G. (1986). Cytophysiology of the adrenal cortex. *Int Rev Cytol* 98:1–405.

Nyska A., Maronpot R.R. (1999). Adrenal gland. In *Pathology of the Mouse* (Maronpot, R.R., Boorman, G.A., and Gaul, B.W. eds.), pp. 509–36, Cache River Press, Vienna, IL.

Ohshima M., Ward J.M. (1986). Dietary iodine deficiency as a tumor promoter and carcinogen in male F344/NCr rats. *Cancer Res* 46:877–83.

Okazaki K., Imazawa T., Nakamura H., Furukawa F., Nishikawa A., Hirose M. (2002). A repeated 28-day oral
dose toxicity study of 17alpha-methyltestosterone in rats, based on the enhanced OECD Test Guideline 407′ for screening the endocrine-disrupting chemicals. *Arch Toxicol* 75(11–12):635–42.

Oksanen A. (1980). The ultrastructure of the multi-nucleated cells in canine parathyroid glands. *J Comp Pathol* 90:293–301.

Olsen J.H., Boice J.D. Jr., Jensen J.P., Fraumeni J.F. Jr. (1989). Cancer among epileptic patients exposed to anticonvulsant drugs. *J Natl Cancer Inst* 81:803–8.

Onodera T., Jenson A.B., Yoon J.W., Notkins A.L. (1978). Virus-induced diabetes mellitus: reovirus infection of pancreatic beta cells in mice. *Science* 301:529–31.

Ostenson C.G. (2001). The Goto–Kakizaki rat. In *Animal Models of Diabetes, A Primer* (Sima, A.A.A.F., Shafrir, E. eds.), pp. 197–212. Harwood Academic Publishers, Newark, NJ.

Otis M., Campbell S., Payet M.D., Gallo-Payet N. (2005). Angiotensin II stimulates protein synthesis and inhibits proliferation in primary cultures of rat adrenal glomerulosa cells. *Endocrinology* 146(2):633–42.

Ozaki K., Haseman J.K., Hailey J.R., Maronpot R.R., Nyska A. (2002). Association of adrenal pheochromocytoma and lung phatology in inhalation studies with particulate compounds in the male F344 rat–the National Toxicology Program experience. *Toxicol Pathol* 30(2):263–70.

Ozawa H. (1991). Changing ultrastructure of thyrotrophs in the rat anterior pituitary after thyroidectomy as studied by immuno-electron microscopy and enzyme cytochemistry. *Cell Tissue Res* 263:405–12.

Pace V., Heider K., Persohn E., Schaetti P. (1997). Spontaneous malignant craniopharyngioma in an albino rat. *Vet Pathol* 34(2):146–9.

Pace V., Perentes E., Germann P.G. (2002). Pheochromocytomas and ganglioneuromas in the aging rats: morphological and immunohistochemical characterization. *Toxicol Pathol* 30(4):492–500.

Palotay J.L., Howard C.F.J. (1982). Insular amyloidosis in spontaneously diabetic non-human primates. *Vet Pathol* 19(Suppl. 7):181–92.

Pan F.C., Wright C. (2011). Pancreas organogenesis: from bud to plexus to gland. *Dev Dynam* 240:530–65.

Pascoe L., Jeunemaitre X., Lebrethon M.C., Curnow K.M., 711
Gomez-Sanchez C.E., Gasc J.M., Saez J.M., Corvol P. (1995). Glucocorticoid-suppressible hyperaldosteronism and adrenal tumors occurring in a single French pedigree. *J Clin Invest* 96:2236–46.

Pasquale E.B. (2008). Eph-ephrin bidirectional signaling in physiology and disease. *Cell* 133:38–52.

Pataki A., Donatsch P., Hodel C., Rentsch G. (1975). Relevance of enzyme histochemistry of rat thyroid gland. *Acta Histochem Suppl* 14:159–65.

Patent G.J., Alfert M. (1967). Histological changes in the pancreatic islets of alloxan-treated mice, with comments on beta-cell regeneration. *Acta Anat* 66:504–19.

Patyna S., Arrigoni C., Terron A., Kim T.W., Heward J.K., Vonderfecht S.L., Denlinger R., Turnquist S.E., Evering

W. (2008). Nonclinical safety evaluation of sunitinib: a potent inhibitor of VEGF, PDGF, KIT, FLT3, and RET receptors. *Toxicol Pathol* 36(7):905–16.

Paynter O.E., Burin G.J., Jaeger R.B., Gregorio C.A. (1988). Goitrogens and thyroid follicular cell neoplasia: evidence for a threshold process. *Regulat Toxicol Pharmacol RTP* 8:102–19.

Penhale W.J., Farmer A., McKenna R.P., Irvine W.J. (1973). Spontaneous thyroiditis in thymectomized and irradiated Wistar rats. *Clin Exp Immunol* 15:225–36.

Phillips M.S., Liu Q., Hammond H.A., Dugan V., Hey P.J., Caskey C.J., Hess J.F. (1996). Leptin receptor missense mutation in the fatty Zucker rat. *Nat Genet* 13:18–9.

Pont A., Williams P.L., Loose D.S., Feldman D., Reitz R.E., Bochra C., Stevens D.A. (1982). Ketoconazole blocks adrenal steroid synthesis. *Ann Intern Med* 97(3):370–2.

Portha B. (2005). Programmed disorders of β-cell development and function as one cause for type 2 diabetes? The GK rat paradigm. *Diabet/Metab Res Rev* 21:495–504.

Poteracki J., Walsh K.M. (1998). Spontaneous neoplasms in control Wistar rats: a comparison of reviews. *Toxicol Sci Official J Soc Toxicol* 45:1–8.

Pour P.M. (1983). Hyperplasia, parathyroid, hamster. In *Endocrine System* (Jones, T.C., Mohr, U., and Hunt, R.D. eds.), pp. 265–268. Springer-Verlag, Berlin.

Pour P.M., Wilson J.T., Salmasi S. (1983). Adenoma, carcinoma, parathyroid, rat. In *Endocrine System, Monographs on Pathology of Laboratory Animals* (Jones, T.C., Mohr, U., and Hunt, R.D. eds.), pp. 281– 287. Springer-Verlag, Berlin.

Powers J.F., Picard K.L., Nyska A., Tischler A.S. (2008). Adrenergic differentiation and Ret expression in rat pheochromocytomas. *Endocr Pathol* Spring;19(1):9–16.

Pruett S., Lapointe J.M., Reagan W., Lawton M., Kawabata T.T. (2008). Urinary corticosterone as an indicator of stress-mediated immunological changes in rats. *J Immunotoxicol* 5(1):17–22.

Prysor-Jones R.A., Silverlight J.J., Jenkins J.S.. (1983). Hypothalamic dopamine and catechol oestrogens in rats with spontaneous pituitary tumours. *J Endocrinol* 96(2):347–52.

Rainey W.E. (1999) Adrenal zonation: clues from 11[beta]-hydroxylase and aldosterone synthase. *Mol Cell Endocrinol* 151:151.

Rainey W.E., Bird I.M., Mason J.I. (1994). The NCI-H295 cell line: a pluripotent model for human adrenocortical studies. *Mol Cell Endocrinol* 100(1–2):45–50. Review.

Ravier M., Guldenagel M., Charollais A., Gjinovci A., Caille D., Sohl G., Wollheim C.B., Willecke K., Henquin J.C., Maeda P. (2005). Loss of connexin36 channels alters beta-cell coupling, islet synchronization of glucose-induced Ca2+ and insulin oscillations, and basal insulin release. *Diabetes* 54:1798–807.

Rees D.A., Alcolado J.C. (2005). Animal models of diabetes mellitus. *Diabet Med* 22:359–70.

Reid J.D. (1983). The black thyroid associated with minocycline therapy. A local manifestation of a druginduced lysosome/substrate disorder. *Am J Clin Pathol* 79:738–46.

Reimers T.J. (1998). Endocrine Reference Values for Normal Animals, unpublished data.

Reincke M., Beuschlein F., Menig G., Hofmockel G., Arlt W., Lehmann R., Karl M., Allolio B. (1998). Localization and expression of adrenocorticotropic hormone receptor mRNA in normal and neoplastic human adrenal cortex. *J Endocrinol* 156(3):415–23.

Reindel J.F., Dominick M.A., Bocan T.M., Gough A.W., McGuire E.J. (1994). Toxicologic effects of a novel acyl-CoA:cholesterol acyltransferase inhibitor in cynomolgus monkeys. *Toxicol Pathol* 22(5):510–8.

Remick A.K., Wood C.E., Cann J.A., Gee M.K., Feiste E.A., Kock N.D., Cline J.M. (2006). Histologic and immunohistochemical characterization of spontaneous pituitary adenomas in fourteen cynomolgus macaques (*Macaca fascicularis*). *Vet Pathol* 43(4):484–93.

Reznik G., Germann P.-G. (1996). Neuroblastoma, adrenal, rat. In *Monographs on Pathology of Laboratory Animals. Endocrine System* (Jones, T.C., Capen, C.C., and Mohr, U. eds.), 2nd edition, pp. 433–5. Springer, Berlin.

Reznik G., Ward J.M., Reznik-Schuller H. (1980). Ganglioneuromas in the adrenal medulla of F344 rats. *Vet Pathol* 17(5):614–21.

Ribelin W.E. (1984). The effects of drugs and chemicals 712
upon the structure of the adrenal gland. *Fundam Appl Toxicol* 4(1):105–19.

Richardson T.A., Klaassen C.D. (2010a). Disruption of thyroid hormone homeostasis in Ugt1a-deficient Gunn rats by microsomal enzyme inducers is not due to enhanced thyroxine glucuronidation. *Toxicol Appl Pharmacol* 248:38–44.

Richardson T.A., Klaassen C.D. (2010b). Role of UDP-glucuronosyltransferase (UGT) 2B2 in metabolism of triiodothyronine: effect of microsomal enzyme inducers in Sprague–Dawley and UGT2B2-deficient Fischer 344 rats. *Toxicol Sci Official J Soc Toxicol* 116:413–21.

Rikihisa Y., Lin Y.C. (1989). Effect of gossypol on the thyroid in young rats. *J Comp Pathol* 100:411–7.

Rose N.R. (1985). The thyroid gland as source and target of autoimmunity. *Lab Invest* 52:117–9.

Rosen J.F., Chesney R.W., Hamstra A., DeLuca H.F., Mahaffey K.R. (1980). Reduction in 1,25-dihydroxyvitamin D in children with increased lead absorption. *N Engl J Med* 302(20):1128–31.

Rosenbaum J.S., Billingham M.E., Ginsburg R., Tsujimoto G., Lurie K.G., Hoffman B.B. (1988).

Cardiomyopathy in a rat model of pheochromocytoma. Morphological and functional alterations. *Am J Cardiovasc Pathol* 1(3):389–99.

Rosol T.J., Yarrington J.T., Latendresse J., Capen C.C. (2001). Adrenal gland: structure, function, and mechanisms of toxicity. *Toxicol Pathol* 29(1):41–8. Review.

Rosol T.J., Capen C.C. (1989). Tumors of the parathyroid gland and circulating parathyroid hormone-related protein associated with persistent hypercalcemia. *Toxicol Pathol* 17:346–56.

Rosol T.J., Capen C.C., Weisbrode S.E., Horst R.L. (1986). Humoral hypercalcemia of malignancy in nude mouse model of a canine adenocarcinoma derived from apocrine glands of the anal sac. Biochemical, histomorphometric, and ultrastructural studies. *Lab Invest* 54:679–88.

Rudmann D.G., McNerney M.E., VanderEide S.L., Schemmer J.K., Eversole R.R., Vonderfecht S.L. (2004). Epididymal and systemic phospholipidosis in rats and dogs treated with the dopamine D3 selective antagonist PNU-177864. *Toxicol Pathol* 32(3):326–32.

Sam S., Frohman L.A. (2008). Normal physiology of hypothalamic pituitary regulation. *Endocrinol Metab Clin North Am* 37(1):1–22, vii. Review.

Sanchez A.R., Rogers R.S. 3rd, Sheridan P.J. (2004). Tetracycline and other tetracycline-derivative staining of the teeth and oral cavity. *Int J Dermatol* 43:709–15.

Sanchez-Criado J.E., de Las Mulas J.M., Bellido C., Navarro V.M., Aguilar R., Garrido-Gracia J.C., Malagon M.M., Tena-Sempere M., Blanco A. (2006). Gonadotropin-secreting cells in ovariectomized rats treated with different oestrogen receptor ligands: a modulatory role for ERbeta in the gonadotrope? *J Endocrinol* 188(2):167–77.

Sanderson J.T., Boerma J., Lansbergen G.W., van den Berg M. (2002). Induction and inhibition of aromatase (CYP19) activity by various classes of pesticides in H295R human adrenocortical carcinoma cells. *Toxicol Appl Pharmacol* 182(1):44–54.

Sandusky G.E., Van Pelt C.S., Todd G.C., Wightman K. (1988). An immunocytochemical study of pituitary adenomas and focal hyperplasia in old Sprague–Dawley and Fischer 344 rats. *Toxicol Pathol* 16(3):376–80.

Sankar B.R., Maran R.R., Sivakumar R., Govindarajulu P., Balasubramanian K. (2000). Chronic administration of corticosterone impairs LH signal transduction and steroidogenesis in rat Leydig cells. *J Steroid Biochem Mol Biol* 72(3–4):155–62.

Sasano H., White P.C., New M.I., Sasano N. (1988). Immunohistochemical localization of cytochrome P-450C21 in human adrenal cortex and its relation to endocrine function. *Hum Pathol* 19:181–5.

Sato M., Vahle J., Schmidt A., Westmore M., Smith S., Rowley E., Ma L.Y. (2002). Abnormal bone architecture and biomechanical properties with near-lifetime treatment of rats with PTH. *Endocrinology* 143:3230–42.

Satoh H., Kajimura T., Chen C.J., Yamada K., Furuhama K., Nomura M. (1997). Invasive pituitary tumors in female F344 rats induced by estradiol dipropionate. *Toxicol Pathol* 25(5):462–9.

Satoh H., Iwata H., Furuhama K., Enomoto M. (2000). Pituicytoma: primary astrocytic tumor of the pars nervosa in aging Fischer 344 rats. *Toxicol Pathol* 28(6):836–8.

Sawano F., Fujita H. (1981). Some findings on the cytochemistry of the thyroid follicle epithelial cell in rats and mice. *Arch Histol Jpn* 44:439–52.

Sayers A.C., Amsler H.A. (1977). Clozapine. In *Pharmacological and Biochemical Properties of Drug Substances* (Goldberg, M.E. ed.), vol. 1, pp. 1–31. American Pharmaceutical Association, Academy of Pharmaceutical Sciences, Washington, DC.

Schimmer B.P., Parke K.L. (1996). Adrenocorticotropic hormone; adrenocortical steroids and their synthetic analogs: inhibitors of the synthesis and actions of adrenocortical hormones. In *Goodman & Gilman's The Pharmacological Basis of Therapeutics* (Chapter 59) (Hardman, J.G., and Limbird, L.E. eds.), pp. 1459– 85, McGraw-Hill, New York.

Schneider H.M., Storkel S., Will W. (1980). Das Amyloid 713
der Langerhansschen Inseln und seine Beziehung zum Diabetes mellitus. *Dtsch med Wschr* 105:1143–7.

Sharawy M., Penney D.P., Dirksen T.R., Averill K. (1978). Changes in the adrenal cortex of the rat after chronic administration of the steroidogenic inhibitor U-8113. *Cell Tissue Res* 26;190(1):123–34.

Shirts S.B., Annegers J.F., Hauser W.A., Kurland L.T. (1986). Cancer incidence in a cohort of patients with seizure disorders. *J Natl Cancer Inst* 77:83–7.

Silverman D.A., Rose N.R. (1974). Neonatal thymectomy increases the incidence of spontaneous and methylcholanthrene-enhanced thyroiditis in rats. *Science* 184:162–3.

Silverman D., Rose N.R. (1975). Spontaneous and methylcholanthrene-enhanced thyroiditis in BUF rats. II. Induction of experimental autoimmune thyroiditis without completed Freund's adjuvant. *J Immunol* 114:148–50.

Sistare F.D., Morton D., Alden C., Christensen J., Keller D., DeJonghe S., Storer R.D., Reddy M.V., Kraynak A., Trela B., Bienvenue J.G., Bjurstrom S., Bosmans V., Brewster D., Colman K., Dominik M., Evans J., Hailey J.R., Kinter L., Liu M., Mahrt C., Marien D., Myer J.,

Perry R., Potenta D., Roth A., Sherratt P., Singer T., Slim R., Soper K., Fransson-Steen R., Stolz J., Turner O., Turnquist S., van Heerden M., Woicke J., DeGeorge J.J. (2011). An analysis of pharmaceutical experience with decades of rat carcinogenicity testing. Support for a proposal to modify current regulatory guidelines. *Toxicol Pathol* 39:716–44.

Son W.C., Bell D., Taylor I., Mowat V. (2010). Profile of early occurring spontaneous tumors in Han Wistar rats. *Toxicol Pathol* 38(2):292–6.

Sonino N., Boscaro M., Fallo F. (2005). Pharmacologic management of Cushing syndrome: new targets for therapy. *Treat Endocrinol* 4(2):87–94. Review.

Spady T.J., McComb R.D., Shull J.D. (1999). Estrogen action in the regulation of cell proliferation, cell survival, and tumorigenesis in the rat anterior pituitary gland. *Endocrine* 11(3):217–33.

Stefaneanu L., Kovacs K., Lloyd R.V., Scheithauer B.W., Young W.F. Jr, Sano T., Jin L. (1992). Pituitary lactotrophs and somatotrophs in pregnancy: a correlative in situ hybridization and immunocytochemical study. *Virchows Arch B Cell Pathol Incl Mol Pathol* 62(5):291–6.

Stocco D.M. (2001). StAR protein and the regulation of steroid hormone biosynthesis. *Annu Rev Physiol* 63:193–213.

Stokes W.S. (1986). Spontaneous diabetes mellitus in a baboon (*Papio cynocephalus* Anubis). *Lab Anim Sci* 36:529–33.

Strandberg J.D. (1996). Hyperplasia and pheochromocytoma, adrenal medulla, rat. In *ILSI Monograph on Pathology of Laboratory Animals, Endocrine System*, 2nd edition (Jones, T.C., Capen, C.C., and Mohr, U. eds.), pp. 411–21. Springer-Verlag, Berlin.

Szabo S., Lippe I.T. (1989). Adrenal gland: chemically induced structural and functional changes in the cortex. *Toxicol Pathol* 17(2):317–29.

Tajima K., Miyagawa J., Nakajima H., Shimizu M., Katayama S., Mashita K., Tarui S. (1985). Morphological and biochemical studies on minocycline-induced black thyroid in rats. *Toxicol Appl Pharmacol* 81:393–400.

Takagi A., Momma J., Aida Y., Takada K., Suzuki S., Naitoh K., Tobe M., Hasegawa R., Kurokawa Y. (1992). Toxicity studies of a synthetic antioxidant, 2,2'-methylenebis (4-ethyl-6-tert-butylphenol) in rats. 1. Acute and subchronic toxicity. *J Toxicol Sci* 17:135–53.

Takagi A., Takada K., Sai K., Momma J., Aida Y., Suzuki S., Naitoh K., Tobe M., Hasegawa R., Kurokawa Y. (1996). Chronic oral toxicity of a synthetic antioxidant, 2,2'-methylenebis(4-ethyl- 6-tert-butylphenol), in rats. *J Appl Toxicol JAT* 16:15–23.

Takayama S., Aihara K., Onodera T., Akimoto T. (1986). Antithyroid effects of propylthiouracil and sulfamonomethoxine in rats and monkeys. *Toxicol Appl Pharmacol* 82:191–9.

Tamemoto H., Kadowaki T., Tobe K., Kagi T., Sakura H., Hayakawa T. Terauchi Y., Ueki K., Kaburagi Y., Satoh S., Sekihara H., Yoshioka S., Horikoshi H., Furuta Y., Ikawa Y., Kasuga M., Yazaki Y., Aizawa S. (1994). Insulin resistance and growth retardation in mice lacking insulin receptor substrate-1. *Nature* 372:182–6.

Taurog A., Dorris M.L., Doerge D.R. (1996). Minocycline and the thyroid: antithyroid effects of the drug, and the role of thyroid peroxidase in minocycline-induced black pigmentation of the gland. *Thyroid* 6:211–9.

Taylor C.G. (2005). Zinc, the pancreas, and diabetes: insights from rodent studies and future directions. *Biometals* 18:305–12.

Terao K., Ito E., Oarada M., Ishibashi Y., Legrand A.M., Yasumoto T. (1991). Light and electron microscopic studies of pathologic changes induced in mice by ciguatoxin poisoning. *Toxicon* 29(6):633–43.

Teshima T., Hara Y., Shigihara K., Takekoshi S., Nezu Y., Harada Y., Yogo T., Teramoto A., Osamura R.Y., Tagawa M. (2009). Coexistence of corticotroph adenoma and thyrotroph hyperplasia in a dog. *J Vet Med Sci* 71(1):93–8.

Thomas G.A., Williams E.D. (1994). Changes in structure 714
and function of thyroid follicular cells. In *Pathobiology of the Aging Rat* (Mohr, U., Dungworth, D.L., and Capen, C.C. eds.), pp. 269–84. ILSI, Washington, DC.

Thomas G.A., Williams E.D. (1996). Changes in structure and function of thyroid follicular cells. In *Pathobiology of the Aging Mouse* (U. Mohr, D.L. Dungworth, C.C. Capen, J.P. Sundberg, J.M. Ward, eds.), pp. 87–102. ILSI, Washington, DC.

Thomas G.A., Williams E.D. (1999). Thyroid stimulating hormone (TSH)-associated follicular hypertrophy and hyperplasia as a mechanism of thyroid carcinogenesis in mice and rats. Species Differences in Thyroid, Kidney, and Urinary Bladder Carcinogenesis. *IARC Sci Publ* 147:45–59.

Thompson C.S. (2008). Animal models of diabetes mellitus: relevance to vascular complications. *Curr Pharm Design* 14:309–24.

Tischler A.S., DeLellis R.A., Perlman R.L., Allen J.M., Costopoulos D., Lee Y.C., Nunnemacher G., Wolfe H.J., Bloom S.R. (1985). Spontaneous proliferative lesions of the adrenal medulla in aging Long–Evans rats. Comparison to PC12 cells, small granule-containing cells, and human adrenal medullary hyperplasia. *Lab Invest* 53(4):486–98.

Tischler A.S. (1989). The rat adrenal medulla. *Toxicol Pathol*

17(2):330–2.

Tischler A.S., Sheldon W., Gray R. (1996). Immunohistochemical and morphological characterization of spontaneously occurring pheochromocytomas in the aging mouse. *Vet Pathol* 33(5):512–20.

Tischler A.S., Dichter M.D., Biales B. (1977). Neuroendocrine neoplasms and their cells of origin. *N Engl J Med* 296:919–25.

Tixier-Vidal A., Tougard C., Kerdelhue B., Jutisz M. (1975). Light and electron microscopic studies on immunocytochemical localization of gonadotropic hormones in the rat pituitary gland with antisera against ovine FSH, LH, LHalpha, and LHbeta. *Ann N Y Acad Sci* 254:433–61.

Todd G.C. (1986). Induction and reversibility of thyroid proliferative changes in rats given an antithyroid compound. *Vet Pathol* 23:110–7.

Tucker W.E., Jr. (1962). Thyroiditis in a group of laboratory dogs. A study of 167 beagles. *Am J Clin Pathol* 38:70–4.

Ullerås E., Ohlsson A., Oskarsson A. (2008). Secretion of cortisol and aldosterone as a vulnerable target for adrenal endocrine disruption—screening of 30 selected chemicals in the human H295R cell model. *J Appl Toxicol* 28(8):1045–53.

Ulrich-Lai Y.M., Figueiredo H.F., Ostrander M.M., Choi D.C., Engeland W.C., Herman J.P. (2006). Chronic stress induces adrenal hyperplasia and hypertrophy in a subregion-specific manner. *Am J Physiol Endocrinol Metab* 291(5):E965–73.

Unger R.H. (1997). How obesity causes diabetes in Zucker diabetic fatty rats. *Trends Endocrinol Metab* 8(7):276–82.

Unger R.H., Orci L. (2001). Diseases of liporegulation: new perspective on obesity and related disorders. *FASEB J* 15:312–21.

Vahle J.L., Sato M., Long G.G., Young J.K., Francis P.C., Engelhardt J.A., Westmore M.S., Linda Y., Nold J.B. (2002). Skeletal changes in rats given daily subcutaneous injections of recombinant human parathyroid hormone (1-34) for 2 years and relevance to human safety. *Toxicol Pathol* 30:312–21.

Vahle J.L., Long G.G., Sandusky G., Westmore M., Ma Y.L., Sato M. (2004). Bone neoplasms in F344 rats given teriparatide [rhPTH(1-34)] are dependent on duration of treatment and dose. *Toxicol Pathol* 32:426–38.

Vahle J.L., Sato M., Long G.G. (2007). Variations in animal populations over time and differences in diagnostic thresholds used can impact tumor incidence data. *Toxicol Pathol* 35:1045–6.

Vahle J.L., Zuehlke U., Schmidt A., Westmore M., Chen P., Sato M. (2008). Lack of bone neoplasms and persistence of bone efficacy in cynomolgus macaques after long-term treatment with teriparatide [rhPTH(1-34)]. *J Bone Miner Res* 23:2033–9.

van der Harst E., de Herder W.W., de Krijger R.R., Bruining H.A., Bonjer H.J., Lamberts S.W., van den Meiracker A.H., Stijnen T.H., Boomsma F. (2002). The value of plasma markers for the clinical behaviour of phaeochromocytomas. *Eur J Endocrinol* 147(1):85–94.

Van Zwieten M.J., Frith C.H., Nooteboom A.L., Wolfe H.J., Delellis R.A. (1983). Medullary thyroid carcinoma in female BALB/c mice. A report of 3 cases with ultrastructural, immunohistochemical, and transplantation data. *Am J Pathol* 110:219–29.

Vansell N.R., Muppidi J.R., Habeebu S.M., Klaassen C.D. (2004). Promotion of thyroid tumors in rats by pregnenolone-16alpha-carbonitrile (PCN) and polychlorinated biphenyl (PCB). *Toxicol Sci Official J Soc Toxicol* 81:50–9.

Vidal S., Horvath E., Kovacs K., Lloyd R.V., Smyth H.S. (2001). Reversible transdifferentiation: interconversion of somatotrophs and lactotrophs in pituitary hyperplasia. *Mod Pathol* 14(1):20–8.

Waechter F., Beilstein P., Burger A.G., O'Connell M., 715
Fabreguettes C., Forster R., Weideli H. (1999). Subchronic toxicity study with ethylene-bis-(oxyethylene)-bis-(3-tert-butyl-4-hydroxy-5-methylhydrocinnamate) in the cynomolgus monkey: lack of stimulation of the pituitary–thyroid–liver axis. *Toxicol Sci* 51:36–43.

Wagner J.D., Carlson C.S., O'Brien T.D., Anthony M.S., Bullock B.C., Cefalu W.T. (1996). Diabetes mellitus and islet amyloidosis in cynomolgus monkeys. *Lab Anim Sci* 46:36–41.

Wagner J.D., Cline J.M., Shadoan M.K. et al. (2001). Naturally occurring and experimental diabetes in cynomolgus monkeys: a comparison of carbohydrate and lipid metabolism and islet pathology. *Toxicol Pathol* 29:142–8.

Wakefield L.M., Thordarson G., Nieto A.I., Shyamala G., Galvez J.J., Anver M.R., Cardiff R.D. (2003). Spontaneous pituitary abnormalities and mammary hyperplasia in FVB/NCr mice: implications for mouse modeling. *Comp Med* 53(4):424–32.

Westermark P., Wernstedt C., Heldin C.-H., Wilander E., Hayden D.W., O'Brien T.D., Johnson K.H. (1987). Amyloid fibrils in human insulinoma and islets of Langerhans of the diabetic cat are derived from a novel neuropeptide-like protein also present in normal islet cells. *Proc Natl Acad Sci USA* 84:3881–5.

Wieczorek G., Pospischil A., Perentes E. (1998). A comparative immunohistochemical study of pancreatic islets in laboratory animals rats, dogs, minipigs, nonhuman primates. *Exp Toxic Pathol* 50:151–72.

Wilhelm S., Prinz R.A. (2004). Editorial review of

"Malignant progression from C-cell hyperplasia to medullary thyroid carcinoma in 167 RET germline mutations." *Surgery* 135:447–8.

Williams G. (1964). Amyloidosis in parabiotic mice. *J Pathol Bacteriol* 88:35–41.

Wilson G.L., Longnecker D.S. (1999). Pancreatic toxicology. In *Endocrine and Hormonal Toxicity* (P.W. Harvey, K.C. Rush, A. Cockburn, eds.), pp. 125–53. Wiley, London.

Withers D.J., Gutierrez J.S., Towery H., Burks D.J., Ren J.M., Previs S. Zhang Y., Bernal D., Pons S., Shulman G.I., Bonner-Weir S., White M.F. (1998). Disruption of IRS-2 causes type 2 diabetes in mice. *Nature* 391:900–4.

Wittkowski W. (1988). Tanycytes and pituicytes: morphological and functional aspects of neuroglial interaction. *Microsc Res Tech* 1;41(1):29–42.

Wolfgang G.H., Robertson D.G., Welty D.F., Metz A.L. (1995). Hepatic and adrenal toxicity of a novel lipid regulator in beagle dogs. *Fundam Appl Toxicol* 26(2):272–81.

Wynford-Thomas V., Wynford-Thomas D., Williams E.D. (1983). Experimental induction of parathyroid adenomas in the rat. *J Natl Cancer Inst* 70:127–34.

Xia Y., Wikberg J.E. (1996). Localization of ACTH receptor mRNA by in situ hybridization in mouse adrenal gland. *Cell Tissue Res* 286(1):63–8.

Yale J.F., Marliss E.B. (1984). Altered immunity and diabetes in the BB rat. *Clin Exp Immunol* 57(1):1–11.

Yanagisawa M., Hara Y., Satoh K., Tanikawa T., Sakatsume Y., Katayama S., Kawazu S., Ishii J., Komeda K. (1986). Spontaneous autoimmune thyroiditis in Bio Breeding/Worcester (BB/W) rat. *Endocrinol Jpn* 33:851–61.

Yarrington J.T., Huffman K.W., Gibson J.P. (1981). Adrenocortical degeneration in dogs, monkeys, and rats treated with alpha-(1,4-dioxido-3-methylquinoxalin-2-YL)-N-methylnitrone. *Toxicol Lett* 8(4–5):229–34.

Yarrington J.T., Loudy D.E., Sprinkle D.J., Gibson J.P., Wright C.L., Johnston J.O. (1985). Degeneration of the rat and canine adrenal cortex caused by alpha-(1,4-dioxido-3-methylquinoxalin-2-yl)-N-methylnitrone (DMNM). *Fundam Appl Toxicol* 5(2):370–81.

Yoon J.W., McClintock P.R., Onodera T., Notkins A.L. (1980). Virus-Induced diabetes mellitus. XVIII. Inhibition by a nondiabetogenic variant of encephalomyocarditis virus. *J Exp Med* 152:878–92.

Yoon J.W., Onodera T., Notkins A.L. (1978). Virus-induced diabetes mellitus. XV. Beta cell damage and insulin-dependent hyperglycemia in mice infected with coxsackie virus B4. *J Exp Med* 148:1068–80.

Yoshizawa K., Heatherly A., Malarkey D.E., Walker N.J., Nyska A. (2007). A critical comparison of murine pathology and epidemiological data of TCDD, PCB126, and PeCDF. *Toxicol Pathol* 35:865–79.

Yoshizawa K., Walker N.J., Nyska A., Kissling G.E., Jokinen M.P., Brix A.E., Sells D.M., Wyde M.E. (2010). Thyroid follicular lesions induced by oral treatment for 2 years with 2,3,7,8-tetrachlorodibenzo-p-dioxin and dioxin-like compounds in female Harlan Sprague–Dawley rats. *Toxicol Pathol* 38:1037–50.

Yu K.O., Narayanan L., Mattie D.R., Godfrey R.J., Todd P.N., Sterner T.R., Mahle D.A., Lumpkin M.H., Fisher J.W. (2002). The pharmacokinetics of perchlorate and its effect on the hypothalamus–pituitary–thyroid axis in the male rat. *Toxicol Appl Pharmacol* 182:148–59.

Zabka T.S., Fielden M.R., Garrido R., Tao J., Fretland A.J., Fretland J.L., Albassam M.A., Singer T., Kolaja K.L. (2011) Characterization of xenobiotic-induced hepatocellular enzyme induction in rats: anticipated thyroid effects and unique pituitary gland findings. *Toxicol Pathol* 39(4):664–77.

Zak M., Kovacs K., McComb D.J., Heitz P.U. (1985). Aminoglutethimide-stimulated corticotrophs. An immunocytologic, ultrastructural and immunoelectron microscopic study of the rat adenohypophysis. *Virchows Arch B Cell Pathol Incl Mol Pathol* 49(1):93–106.

Zayed I., van Esch E., McConnell R.F. (1998). Systemic and 716
histopathologic changes in beagle dogs after chronic daily oral administration of synthetic (ethinyl estradiol) or natural (estradiol) estrogens, with special reference to the kidney and thyroid. *Toxicol Pathol* 26:730–41.

Zhang X., Yu R.M., Jones P.D., Lam G.K., Newsted J.L., Gracia T., Hecker M., Hilscherova K., Sanderson T., Wu R.S., Giesy J.P. (2005). Quantitative RT-PCR methods for evaluating toxicant-induced effects on steroidogenesis using the H295R cell line. *Environ Sci Technol* 15;39(8):2777–85.

Zhang Y., Proenca R., Maffei M., Barone M., Leoplold L, Friedman J.M. (1994). Positional cloning of the mouse obese gene and its human homologue. *Nature* 372: 425–32.

第 18 章　生殖系统和乳腺

Justin D. Vidal、*Michael L. Mirsky*、*Karyn Colman*、*Katharine M. Whitney* 和 *Dianne M. Creasy*

720 ## 18.1　引言

生殖系统的化合物相关效应在药物开发过程中很重要。如同对其他器官系统一样，病理学家对生殖系统组织的生理学、背景病变以及显微特征的种属差异的理解对于准确地进行风险评估也非常关键。然而，生殖系统有几个独有的特征需给予特别关注，包括对下丘脑和垂体激素的依赖、激素反馈、青春期、衰老、雌性周期、精子发生分期评价，以及显著的种属差异。这需要病理学家熟知正常的生理学和内分泌学知识。在本章中，我们纳入了比病理学教科书中更多的正常解剖学、组织学、生理学和内分泌学知识。牢固掌握正常特征会使我们更好地发现潜在的生殖危害，并提供尽可能最好的风险评估。此外，我们认为雌性和雄性生殖系统及乳腺的背景知识是贯穿这些脏器系统许多基本概念的基础。不能单独对生殖器官进行有效地评价。比如，睾丸，特别是精子发生，受到了最多的关注，也是雄性生殖毒物最常见的靶点，但附睾和下丘脑 – 垂体 – 性腺（hypothalamic–pituitary–gonada, HPG）轴也必须给予关注。有时它们可能是主要的毒性部位，而睾丸的改变却是一种次要结果。同样在雌性，阴道上皮的改变需要结合对生殖周期、HPG 轴和乳腺的理解来进行评价。背景病变和成熟状态对所有种属动物的毒性判定都是混淆因素，特别是对于雄性犬和雌性非人灵长类动物（NHP，除非特别说明，NHP 一般指食蟹猴）。已有指导原则用于识别背景病变并与药物引起的改变相鉴别。脏器重量、精子参数、生育力、内分泌指标以及生殖周期数据是其他可用于评价生殖毒性的重要终点，而且在某些情况下，这些终点在发现毒性方面比组织病理学更为敏感。虽然在常规的毒性试验中，病理学家不总是能够获得这些参数，但是理解这些参数对总体风险评估的相关性和适用性也很重要。

18.2　雄性胚胎学和性成熟

18.2.1　宫内发育

生殖道起源于中胚层中段的中肾。在胚胎发生期间（小鼠早在妊娠第 2 周），原始生殖细胞（primordial germ cell, PGC；生殖母细胞）从卵黄囊壁靠近发育中尿囊的地方，穿过后肠背系膜，到达中肾（Noden and De Lahunta 1985）。生殖腺嵴为在中肾的中段形成的一个腹内侧隆起物，约由 100 个生殖母细胞构成。由覆盖在生殖腺嵴表面的体腔上皮延伸而来的上皮细胞
（Pelliniemi et al.1993），聚集在生殖母细胞周 721
围，合并形成生殖腺索（原始性索），后者从体腔上皮延伸到中肾小管。这种生殖腺索组成未分化性腺，除非 *Sry*（与性别相关的 Y 染色体）基因指导转录影响雄性性腺发生的因子，否则该类生殖腺索会通常注定发育形成卵巢。在 Sry 启动的指导下，生殖腺索通过一个间充质层与生殖腺

嵴体腔表面的上皮相互分离，结缔组织结构的原始白膜将作为一个“支架”，以后将为睾丸提供血管供应。生殖腺索会排列成环状结构（大鼠20～30个），每个生殖腺索的末端会通过睾丸网连接到输出小管，后两者均来自于中肾小管。在啮齿类动物妊娠第2周，生殖母细胞开始增殖。生殖腺索的上皮成分（支持细胞、早期塞托利细胞），在啮齿类动物妊娠的后半期围绕着中央的生殖母细胞最大程度地增殖。

莱迪希细胞（睾丸间质细胞）是睾酮的来源，位于小管之间的间质内，起源于生殖腺嵴的体细胞祖细胞。胚胎期莱迪希细胞的分化开始于性索形成之后，在大鼠中开始于妊娠第15天，增殖持续到妊娠第19天，此后开始退化并一直持续到出生后天数（postnatal day, PND）第4天（Chen et al. 2010）。胚胎期莱迪希细胞产生的高水平睾酮影响妊娠后期生殖器官发生。

中肾管（沃尔夫管）位于胎儿中胚层中段纵向排列，中肾小管向内延伸。在睾酮的影响下，中肾小管与生殖腺索融合形成输出小管。中肾管形成附睾、输精管和精囊。塞托利细胞（Sertoli cell）产生的抗米勒管（Müllerian）激素可引起中肾旁管（米勒管）的退化。

前列腺、凝固腺和尿道球腺以及外生殖器来源于泌尿生殖窦，泌尿生殖窦由分别来源于中胚层和内胚层的间充质和上皮层中线凹陷形成。在雄激素的作用下，啮齿类动物的生殖器官发生约开始于妊娠第18天。睾酮启动5α-还原酶的表达，从而在靶组织产生了更强的双氢睾酮（dihydrotestosterone, DHT）。5α-还原酶同工酶在原始腺体的上皮细胞和间叶细胞均有表达（Berman et al. 1995）。前列腺形成包括成对的上皮芽（将来的叶）从泌尿生殖窦的尿道部分突出进入周围的中胚层，随后形成分支。基底细胞沿基底膜排列，柱状细胞衬于管腔内。周围的间充质形成平滑肌和纤维被膜成分。

18.2.2 出生后发育

不同动物种属出生后睾丸的发育不同，就如青春期的时间点不同一样。在啮齿类动物中（大鼠和小鼠具有相似的明确时间表），在大约PND3开始一个快速演变的发育阶段（图18.1），此时正在有丝分裂的生殖母细胞从生殖腺索的中间位置向周围迁移（Clermontand Perey 1957; Nebel et al. 1961），在约PND9退化或分化成A型精原细胞（大鼠）（图18.2a）。大鼠的塞托利细胞在PND15～18前持续进行有丝分裂（Orth 1982），此时，生殖腺索由连续分化的A型精原细胞填充，在生殖腺索周围产生中间型和B型精原细胞，在向着生殖腺索的中间产生细线前期、细线期、偶线期和粗线期精母细胞（图18.2b）。这个被称为第一波精子发生的开始（图18.1），代表A型精原细胞向粗线期精母细胞的类似加速进展，在成年动物中持续约超过3周（Russell 1992）。塞托利细胞有丝分裂结束后，约在PND15，初步形成塞托利细胞间基底部外侧的紧密连接（构成血睾屏障，blood–testis barrier, BTB）开始新一波形成（Russell et al.1989），首先发生在这些含有粗线期精母细胞的生殖腺索片段。在BTB形成时，很多精母细 722
胞会通过凋亡被生理性清除（Jahnukainen et al. 2004；Zheng et al. 2006），从而实现生殖细胞与塞托利细胞间比例的平衡。通常，在第一波精子发生中某一类型生殖细胞的首批代表易于发生变性（Russell et al. 1989）。BTB约在PND20完全形成，此时塞托利细胞开始具有分泌功能，生殖腺索通过形成中间的管腔变为生精小管（Morales et al. 2007）（图18.2c）。在PND26首次出现圆形精子细胞，然后是长形精子细胞连续步骤，直到PND45，精子细胞经过第19步成熟后出现在生精小管，表明大鼠进入青春期（约在PND43出现包皮分离）（图18.2d）。

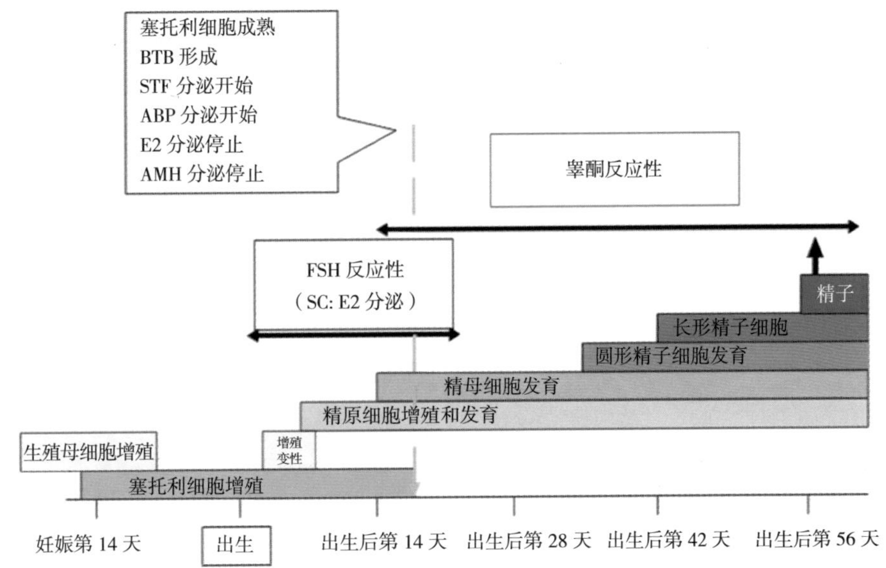

图 18.1　本图概括了精子发生前后的主要发育事件。这些事件的所指时间点均为大鼠。塞托利细胞在妊娠阶段经历增殖，一直到 PND18 时，塞托利细胞的最终数量确定下来。塞托利细胞在后续生命周期中不能继续分裂，即便在被破坏的情况下。在 PND18 之前，大量的成熟过程持续进行，包括血睾屏障（BTB）的形成和生精小管液（seminiferous tubule fluid, STF）分泌的开始。卵泡刺激素（follicle-stimulating hormone, FSH）是调节早期精子发生的主要激素，它通过刺激塞托利细胞分泌雌二醇（E2）发挥上述作用。PND18 前后，黄体生成素（luteinizing hormone, LH）开始取代 FSH，刺激莱迪希细胞产生睾酮，睾酮驱动精子发生和雄性的性行为。在 PND25 时，睾酮成为主要的激素。精子发生开始受到 FSH 和睾酮的控制，FSH 的重要性下降，在成年动物中仅承担着调节 / 支持精子发生的作用。可作用于发育期睾丸的化合物通常与其影响成熟睾丸的方式是完全不同的，因两者之间调控过程有显著差异

胚胎期莱迪希细胞群退化后，约在 PND4，一种新的起源于间充质干细胞的细胞群开始在间质内缓慢生长。莱迪希细胞定向祖细胞存在 2 周，具有高水平类固醇代谢能力的不成熟莱迪希细胞在出生后第 4 周开始快速生长（Chen et al. 2010）。在 PND50 ~ 56 以前，不成熟的莱迪希细胞会经历 1 次或者 2 次有丝分裂，变成完全分化的成熟莱迪希细胞。成熟莱迪希细胞（每个成年大鼠的睾丸中约有 2500 万个）是终末分化细胞，很少死亡或分裂，但是可能会被一些至今未明确的细胞群所替代，比如未分化的间充质祖细胞、管周肌样细胞或血管平滑肌细胞。

在年轻大鼠的试验中，了解每个年龄段大鼠的正常睾丸形态很重要，包括：①在 PND9 前存在生殖母细胞；②在 PND18 前塞托利细胞发生有丝分裂；③精原细胞第一波增殖加速；④早期可见少量的莱迪希细胞，随后会看到有丝分裂活
动及数量增加；⑤精母细胞凋亡增加，特别是在
PND15 ~ 20；⑥正在成熟的生殖细胞具有特定的 723
顺序外观。熟悉这些年龄相关的特征有助于识别受试物相关的改变。

其他动物种属具有类似的睾丸发育过程，只是时间点不同；在啮齿类动物发生数天的事件，在犬可能是数周，非人灵长类动物和人类可能是数月到数年，在个体动物间也存在明显的差异（表 18.1）。

18.3　睾丸 724

18.3.1　功能解剖学

成熟的睾丸是由紧密排列且迂曲的生精小管构成，这些生精小管由含有莱迪希细胞、血管、巨噬细胞、富含蛋白和睾酮的超滤液，以及少量

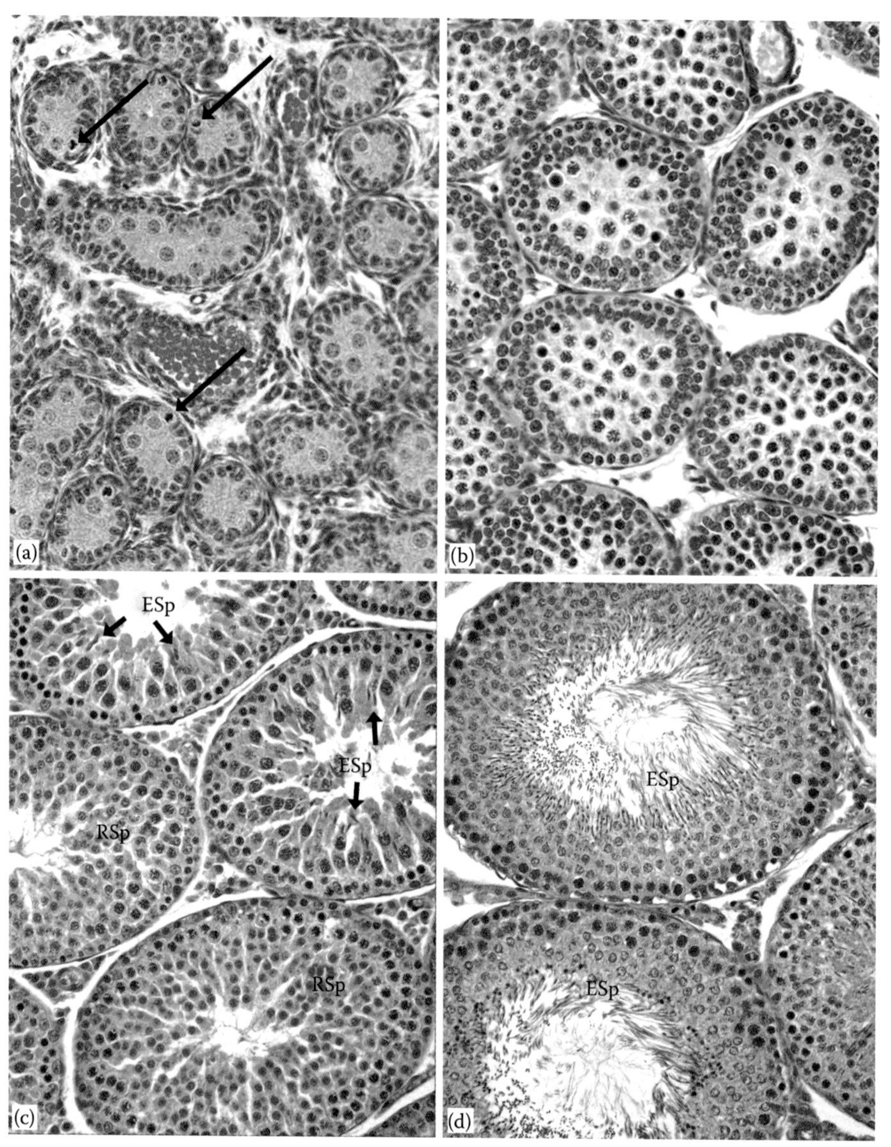

图 18.2 （a）PND2 大鼠睾丸（左上）可见大的、淡染的、圆形生殖母细胞位于生殖腺索的中央。箭头所指为有丝分裂的塞托利细胞。（b）PND22 大鼠睾丸（右上）可见位于基底部的精原细胞和早期精母细胞，中间的更为成熟的精母细胞中间有塞托利细胞核组成的栅栏样结构。在第一个生精周期中会存在较高的生殖细胞损耗率。（c）PND35 大鼠睾丸（左下）可见圆形精子细胞（round spermatids,RSp），但未见早期长形精子细胞，后期的粗线期精母细胞，可见少量的早期长形精子细胞（elongating spermatids, ESp）。（d）PND70 大鼠睾丸（右下）可见成熟的生精小管，具有完整的生殖细胞成分，包括在接近精子释放点的早期小管内可见成熟的长形精子细胞（ESp）

支持间质的间质分隔开来。在啮齿类动物中，生精小管呈环状排列，而犬和灵长类动物的生精小管呈小叶状排列。生精小管上皮由基底部的塞托利细胞支撑着一系列连续同步成熟的生殖细胞构成（精原细胞、精母细胞、圆形精子细胞和长形精子细胞）。生精小管周围包裹一层基底膜，外层为可收缩的肌样细胞，生精小管通过每个环状小管末端的直精小管汇集在睾丸网，与输出小管和附睾连接。成熟的睾丸位于腹腔外阴囊内，被覆厚的纤维白膜和脏层鞘膜，与壁层腹膜相连。

睾丸动脉（主动脉的分支）与输精管的动脉（起源于髂内动脉）相吻合，为睾丸提供血液供应。睾丸静脉围绕精索内的动脉形成广泛的（蔓状）静脉丛，从而产生了一种逆流热交换系统，用以维持阴囊内的低温。在犬和非人灵长类动 725
物中，白膜内的血管穿过纤维层到达纵隔，向间质发出分支（小管间微动脉），从而产生小管间和小管周围毛细血管。大鼠睾丸的尾背侧上的睾丸网区域血管呈放射分支状排列。一种富含蛋白的滤液从间质毛细血管中逸出（取决于种属）进入淋巴管或间质（Fawcett at al. 1973），用以供给生精小管。渗出液穿过肌样细胞层和生精小管基底膜到达塞托利细胞和精原细胞。

18.3.1.1　生殖细胞和精子发生

各种生殖细胞在倍性、形态学及对于有害影响的敏感性（包括对特定药物的敏感性）方面具有独特性。精原细胞是独特的，表现在其是生精小管上皮中唯一的增殖细胞群，且位于由塞托利细胞间紧密连接形成的血睾屏障的外面。功能上，啮齿类精原细胞被分类为干细胞，可以增殖或分化。从形态学角度（根据核被膜上的染色质增加量），精原细胞被分为 A 型、中间型和 B 型（Russell et al.1990）。不同种属间精原细胞的分类和增殖动力学各不相同（Glermont 1972）。尽管精原细胞数量不同，并且有时在生精周期的过程中不明显，但是精原细胞在正常睾丸的所有小管横切面上都可以出现。

表 18.1　不同种属间出生前 / 出生后睾丸发育比较

	大鼠	犬	食蟹猴	人
原始生殖细胞迁移	GD8 ~ 10			约 6 周
器官发生	GD6 ~ 17			3 ~ 7 周
性腺发生	GD12 ~ 15	GD36		4 ~ 20 周
胚胎 LC 明显	GD16			8 周
SC 分裂顶点	GD19			
外生殖器发育				10 ~ 26 周
T 顶点	GD19			14 ~ 18 周
LH 顶点	GD21			12 周
出生	GD21	GD63	22 周龄	40 周
仅 SC 和生殖母细胞	＜ PND4	＜ 16 周龄	＜ 1 岁龄	＜ 2 月
LC 最低点	PND4			1.5 岁
精原细胞增加	PND4 ~ 12	16 周龄		出生到 10 岁
早期精母细胞	PND 9	20 周龄	36 ~ 48 月龄	
成年 LC 明显	PND11	16 周龄		11 岁
SC 分裂停止	PND15		约 32 月龄	约 15 岁
血睾屏障形成	PND15 ~ 20	20 周龄	约 34 月龄	青春期
睾丸下降	PND22	5 ~ 6 周龄	约 36 月龄	出生前
成年 LC 增殖	PND22			
精子细胞	PND26	22 周龄	44 ~ 57 月龄	
成熟精子	PND45	约 28 周龄	44 ~ 52 月龄	11 ~ 15 岁

注：LC 代表莱迪希细胞；SC 代表塞托利细胞；T 代表睾酮；LH 代表黄体生成素；GD 代表妊娠天数；PND 代表出生后天数；BTB 代表血睾屏障

资料来源：Clermont, Y. and Perey, B., Am J Anat 100:241–68, 1957; Cortes, D. et al., Int J Androl 10:589–96, 1987; Dang, D.C. and Meusy-Dessolle, N., Arch Androl 12(Suppl):43–51, 1984; Haruyama, E. et al., A Toxicol Pathol 40:935–42, 2012; Kawakami, E. et al., J Vet Med Sci 53:241–8, 1991; Marty, M.S. et al., Birth Defects Res B Dev Reprod Toxicol 68:125–36, 2003; Pryor, J.L. et al., Environ Health Perspect 108(Suppl 3):491–503, 2000.

B 型精原细胞分裂形成细线前期精母细胞，后者构成Ⅶ期大鼠小管的明显的基底层的绝大多数细胞。细线前期精母细胞通过塞托利细胞紧密连接的移位，从基底部位向隔离的近腔室移动；它们同时进行着 DNA 合成，变成四倍体，启动减数分裂过程，并持续进行到下 1.5 个生精周期（大鼠约 20 天），继而转化成不同减数分裂期的初级精母细胞。如同其他生殖细胞，精母细胞易受多种条件的影响而启动凋亡，包括由生理性、雄激素缺乏和细胞毒作用等引起的损耗。此外，它可以是终变期干扰剂的靶点。初级精母细胞分裂 2 次［这两次的减数分裂发生间隔很短（大鼠XIV期）］，形成单倍体的圆形精子细胞。

精子细胞仍然通过精原祖细胞之间建立的细胞间桥连接，后经历从圆形到长形的形态学显著转变（精子形成），然后伸长再到胞质固缩和细胞器脱落，依赖塞托利细胞实现终末分化并释放。依据不同的形态学表现，精子细胞的形成在大鼠分为 1 ~ 19 步（非人灵长类动物为 1 ~ 14 步，犬为 1 ~ 12 步），可通过 PAS 染色阳性的顶体精子（包裹着单倍体遗传物质）形状的改变来鉴别。圆形精子细胞的群出现于每一个小管的横切面，代表早期（精子释放前）。成熟精子细胞（大鼠第 19 步）释放入生精小管管腔（大鼠Ⅷ期），此精子释放过程由塞托利细胞调节。残余体（是精子细胞在精子释放过程中脱落的致密胞质残留物）被塞托利细胞重吸收。长形精子细胞出现于正常成熟睾丸所有生精小管的横切面。

精子发生（图 18.3）是指未分化的干细胞精原细胞变成高分化的具有活动能力的精子过程。该过程通过精原细胞经历一系列快速的有丝分裂完成，有丝分裂使得精原细胞的数量大幅增加。最终精原细胞分裂产生了精母细胞，精母细胞经历减数分裂，包括 DNA 复制，染色体配对，染色体浓缩和最终的两次快速分裂，第一次分裂形成寿命较短的次级精母细胞，第二次分裂形成单倍体圆形精子细胞。圆形精子细胞继而经历变形，从具有圆形中央核的规则的圆形细胞，到具 726
有边缘核的椭圆形细胞，最终形成形似镰状且致密的细胞核的细胞，该细胞核形成精子的头部，附着一个由线粒体排列、且由薄层的胞质包围的鞭毛形成的鞭子样的尾部。精子细胞的这个形态转变过程叫作“精子形成”，且已被分成许多“精子形成步”（大鼠为 19 步，小鼠为 16 步，非人灵长类动物为 14 步，犬为 12 步），上述步被用于区分确定生精周期的期（大鼠为 14 期，小鼠为 12 期，非人灵长类动物为 12 期，犬为 8 期）（Dreef et al. 2007; Russell et al.1990）。

随着精子发生的进展，生殖细胞的连续发育期在生精上皮中向上移动，且每个不同的细胞类型（精原细胞、精母细胞和精子细胞）从底部向管腔形成界限明确的层次。层次的规律性和精确的细胞组成是识别“生精周期的期”的关键，对于识别生精过程的异常也很关键。对小管的任何横切面进行检查均会看到同步发育且形成不连续层次的四代细胞。每一代的发育均是同步的，从而使细胞间产生特定的组合。例如，包含将要释放的成熟长形精子细胞的小管总是会伴随有圆形精子细胞，后者有顶体，覆盖着细胞核膜的一 727
半。此外还有处于粗线期发育中间的精母细胞和由最终精原细胞分裂形成的细线前期精母细胞。这一特定的细胞组合是构成大鼠生精周期的 14 个细胞组合当中的一个（表 18.2）。四代细胞中的每一代的形态发生轻微变化即进入周期的下一个期。圆形精子顶体形态的详细变化及长形精子头部形状的变化（即精子形成步）常被病理学家用来确定任何切片中小管的确切精子发生的期。

为了详细地评价精子发生，病理学家需要具有丰富的生精周期及其动力学知识，以及生精周期不同期形态学特征的知识。同样需要了解周

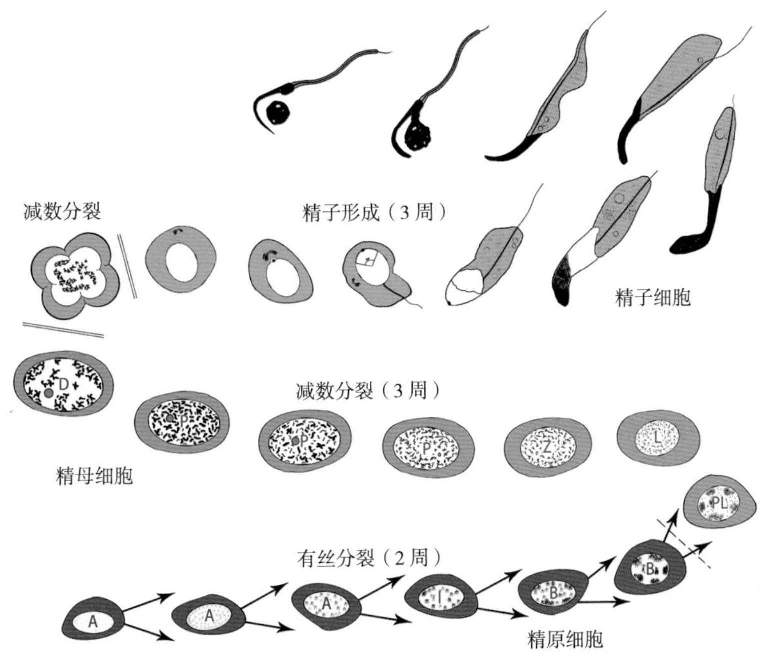

图 18.3　精子发生是指原始干细胞精原细胞发育形成成熟的精子的过程。该过程包括精原细胞的多次有丝分裂，从而使得祖细胞群扩大。精原细胞按照形态学特点可分为三类：A 型精原细胞（A），中间型精原细胞（I）和 B 型精原细胞（B）。最终分裂产生精母细胞，精母细胞经历减数分裂前期，包括细线前期（preleptotene, pL）精母细胞，细线期（leptotene, L）精母细胞，偶线期（zygotene, Z）精母细胞和粗线期（pachytene, P）精母细胞，粗线期精母细胞又可分为发育早期、中期和后期精母细胞。在经过双线期和终变期（diakinesis, D）后，四倍体精母细胞经历两次快速减数分裂；第一次分裂产生二倍体的次级精母细胞，第二次分裂后产生单倍体的圆形精子细胞。对于大鼠，圆形精子细胞向可释放的长形成熟精子细胞的形态转变过程被分为 19 个“精子形成步”，这些发育中的精子细胞的详细特征被用于区分精子发生的 14 期。大鼠整个过程耗时 8 周：精原细胞分裂 2 周，精母细胞发育 3 周，精子形成 3 周

期的种属差异。已有很多的综合性文献，提供了如何对小管进行分期的指导（Clermont 1972; Creasy and Foster 2002; Dreef et al. 2007; Hess 1990; Leblond and Clermont 1952; Oakberg 1956; Russell et al. 1990），建议读者花一些时间来搞清
728 楚这一过程。在实际工作中，只要病理学家熟悉大概 5 或 6 个生殖细胞发育的期，以及出现处于“生精周期”起初、中间和结束的小管，那么大多数的精子发生紊乱都可以识别。

形态学上，有 6 个生殖细胞发育期易于识别：①早期（A 型和中间型）精原细胞；②后期（B 型）精原细胞和早期（细线前期、细线期和偶线期）精母细胞；③粗线期精母细胞；④正在分裂的精母细胞；⑤圆形精子细胞；⑥长形精子细胞（图 18.4 和图 18.5）。精子发生在所有哺乳动物种属间基本上是类似的，但在时间点、调控、期划分和不同类型细胞的形态特征方面有些细微不同。

当评价不同持续时间的毒性研究中生殖细胞耗减形式及其恢复情况时，精子发生时间点是重点需要被考虑的。一旦进入精子发生，则大鼠需要大概 8 周的时间（时间具有种属特异性）来完成从精原细胞到发展成为可释放入管腔的精子。单个精原细胞发育成为成熟的精子细胞需经历 4 个生精周期（每个周期持续约 2 周时间）。在评价精子发生时，这一过程的实际意义很重要。如果你跟踪一个精原细胞的发育过程，在第 1 天它开始精子发生过程，此时为 A 型精原细胞，染色较淡，在基板上不明显。2 周过后，它将会变成细线前期精母细胞（明显、深染、小的精母细胞，有一点脱离基板）；再过 2 周，它会变成中 – 粗线期精母细胞（大

表 18.2　大鼠精子发生

	基底层				近腔层		
		1		2		3	4
				生殖细胞类型			
期		精原细胞		精母细胞		精子细胞	
Ⅸ		A_1（有丝分裂）		L	P		步 9
Ⅹ		A_2		L	P		10
Ⅺ		A_2		L	P		11
Ⅻ		A_2（有丝分裂）		L～Z	P		12
XIII		A_3		Z	D		13
XIV		A_3（有丝分裂）		Z		减数分裂	14
Ⅰ	A	In		P		步 1	15
Ⅱ	A_1	In		P		2	16
Ⅲ	A_1	In		P		3	17
Ⅳ	A_1	In（有丝分裂）		P		4	17
Ⅴ	A_1	B		P		5	18
Ⅵ	A_1	B（有丝分裂）		P		6	19
Ⅶ	A_1		pL	P		7	19
Ⅷ	A_1		pL	P		8	精子释放

资料来源：Leblond, C.P. and Clermont, Y., Ann NY Acad Sci 55:548–73, 1952.
注：生殖细胞发育沿着从左至右的连续列进行，从 A 型精原细胞开始，到步 19 精子释放精子细胞结束。注明了有丝分裂和减数分裂。细胞组合对应于每一期的行。一个完整的列（一个周期）涵盖所有期，耗时约 2 周。近腔层位于由塞托利细胞紧密连接形成的 BTB 内。

A 代表 A 型精原细胞；In 代表中间型精原细胞；B 代表 B 型精原细胞。
pL 代表细线前期精母细胞；L 代表细线期精母细胞；Z 代表偶线期精母细胞；P 代表粗线期精母细胞；D 代表双线期精母细胞。

的精母细胞，具有清晰的染色体，位于上皮的上
729 1/3 处），再过 2 周，它成为圆形精子细胞（染色较淡，外形规则，具有一个仅可通过 PAS 染色可见、覆盖一半细胞核的顶体帽）。在另外 2 周结束时，细胞会变成完全成熟的长形精子细胞（第 19 步），此时即将释放入管腔。当评价不同持续时间的试验中的细胞变性和耗减时，这个时间点是非常重要的。

18.3.1.2　塞托利细胞

塞托利细胞、（又称睾丸支持细胞，译者注）是较大的后增殖细胞，约占成熟生精小管上皮内细胞的 10%，是精子发生过程中必不可少的细胞。它们对卵泡刺激素（FSH）有反应，且具有多种复杂作用，包括维持精原干细胞龛，同时支持四代生殖细胞的同期分化，维持血睾屏障，分泌生精小管液，生成分泌化合物（包括抗米勒管激素、雄激素结合蛋白、抑制素、生长因子和内皮素），释放成熟精子细胞，及吞噬残余体和凋亡精子细胞残留物（Gondos 和 Berndtson 1993）。维持血睾屏障可以阻止毒物的渗透，并可以保护近腔生殖细胞对抗原的免疫暴露。毒物作用于塞托利细胞可能表现出多种形态学改变，包括影响它们支持的生殖细胞。与生殖细胞相比，成熟的塞托利细胞较少发生凋亡或坏死，且通常是受到各种损伤过程后生精小管中唯一存活的细胞。塞托利细胞通过半桥粒附着在生精小管基底膜上，具有丰富的胞质，呈锥体形，具有一个大的位于基底部且折叠的细胞核，核仁明显，塞托利细胞具有复杂的表面膜结构，这个表面膜结构通常被其包绕的生殖细胞所遮蔽。在小鼠，一个塞托利细胞可以支

持约 50 个生殖细胞（Radovsky et al.1999），而对于非人灵长类动物，这个数量大概是小鼠的一半，且动物个体间存在很大差异（Zhengwei et al.1997），因此不同种属动物的日精子产量也不尽相同（Weinbauer and Nieschlag 1999）。

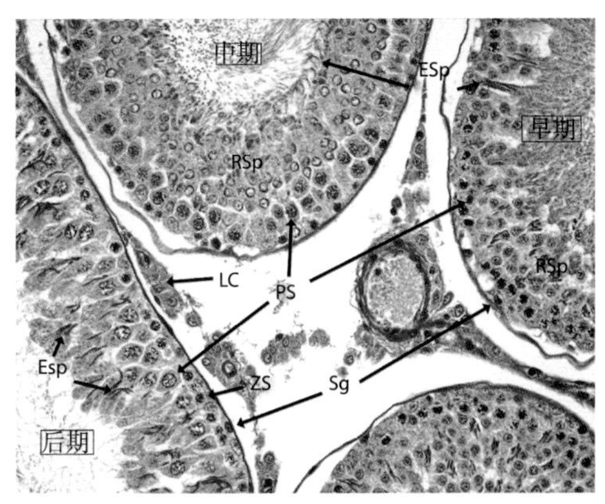

图 18.4　大鼠睾丸早期、中期和后期小管的正常细胞组合。ESp，长形精子细胞；RSp，圆形精子细胞；PS，粗线期精母细胞；ZS，偶线期精母细胞；Sg，精原细胞；LC，莱迪希细胞。早期小管（Ⅰ～Ⅵ期）中含有长形精子细胞，头部包埋在圆形精子细胞群间。粗线期精母细胞在发育早期，体积较小。中期小管（Ⅶ和Ⅷ期）中含有与早期小管中类似的细胞类型，但是长形精子细胞的头部在管腔内形成一层，其间散在分布着残余体。粗线期精母细胞正处于发育中期，且体形较大，下面还有一层细线前期精母细胞。在后期小管（Ⅸ～ⅪⅤ期）中只有一代精子细胞，就是长形精子细胞。随着粗线期精母细胞即将减数分裂，它们逐渐变大，下面的细线前期精母细胞处于细线期和偶线期发育阶段。间质腔内含有一个血管，血管周围围绕莱迪希细胞

18.3.1.3　管周细胞 730

管周肌样细胞围绕着生精小管，为精液和精子细胞的运动提供动力。梭形的肌样细胞具有细长形的细胞核，紧挨着小管基底膜的另一侧，相邻细胞间具有缝隙连接，也是 BTB 的一小部分。像塞托利细胞一样，肌样细胞也含有雄激素受体，对睾酮有反应。塞托利细胞周期性释放内皮素，刺激肌样细胞收缩（Tripiciano et al.1996）。由莱迪希细胞产生的磷酸二酯酶 -5 也可以刺激肌样细胞收缩。肌样细胞对由组胺受体拮抗剂引起的损伤比较敏感（Franca et al. 2000）。

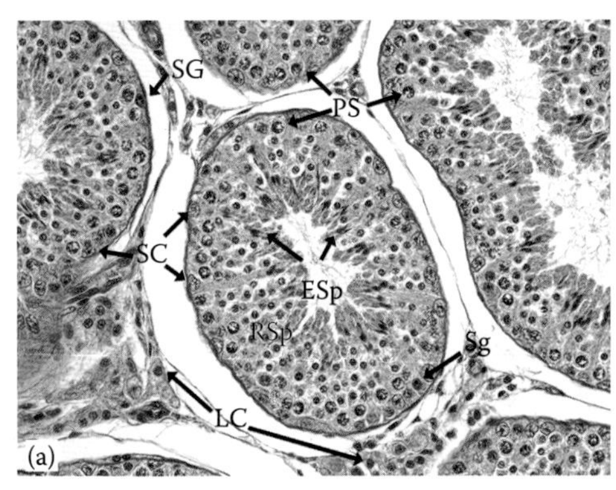

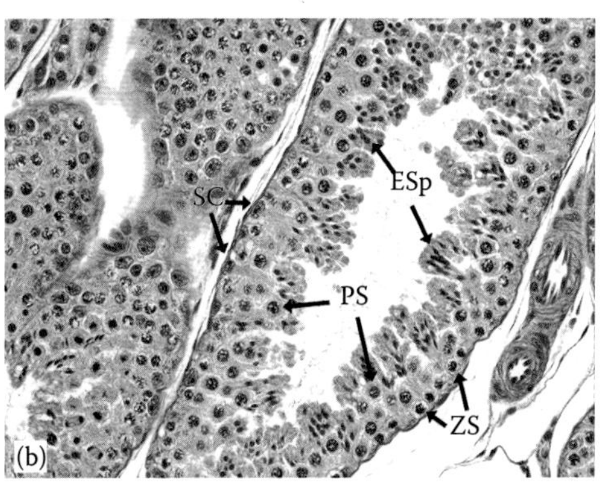

图 18.5　犬睾丸早期和后期小管的正常细胞组合。（a）早期小管（Ⅰ～Ⅴ期）的基底部含有一层塞托利细胞（SC），具有较大的淡染的核，其间偶见散在的中间型精原细胞（Sg），比塞托利细胞的细胞核体积小且染色较深。上一层生殖细胞由粗线期精母细胞（PS）组成，粗线期精母细胞核较大，核染色质明显。再上一层生殖细胞由淡染的圆形精子细胞（RSp）构成，近腔层衬覆一层长形精子细胞（ESp）。注意长形精子细胞具有不连续的短的头部，并有相对短而粗的尾部，部分埋在圆形精子细胞之间。（b）后期小管（Ⅶ～Ⅷ期）中含有两代精母细胞，由基底层小的偶线期精母细胞（ZS）和较接近管腔的大的粗线后期精母细胞（PS）组成。仅有一层精子细胞为长形精子细胞（ESp）

18.3.1.4 莱迪希细胞

睾丸内莱迪希细胞雄激素水平对生殖细胞具有维持作用，莱迪希细胞位于小管间的间质内。莱迪希细胞通常成簇分布，与间质的血管相连，胞质嗜酸性且含有小空泡，内含丰富的滑面内质网（与其分泌活性相对应），卵圆形细胞核位于细胞中央。在黄体生成素（LH）的作用下，莱迪希细胞合成睾酮，并将其释放到间质液中，随后被塞托利细胞摄取，并通过精索静脉进入体循环。睾丸间质内的莱迪希细胞相对数量和淋巴管的发育程度在不同动物种属间有差异（Fawcett et al.1973）。

18.3.1.5 激素调节

雄性生殖功能的整体调控是通过由 HPG 轴介导的内分泌调节而实现的。肽类和生长因子通过旁分泌和自分泌的局部调控同等重要，但较少被人们理解。睾酮是主要的雄激素，主要在莱迪希细胞内合成，具有睾丸内效应（作用于精子发生）和外周效应（作用于副性腺器官及非生殖系统器官，比如肌肉、皮肤和骨仅举几例）。睾丸内睾酮的浓度要远高于体循环中的水平。比如，睾丸间质液中的类固醇水平可达血浆水平的 100 倍，且这两个地方的浓度并不成正比。因此，血浆样本中的睾酮水平并不能代表睾丸内的睾酮水平。尽管维持最大量精子发生潜能可能需要睾丸内具有高水平的睾酮，但在很低的睾丸内睾酮浓度下也可以维持正常的精子发生（Sharpe 1994）。

刺激睾酮生成的主要因素来源于血液中的垂体产生的 LH 水平。LH 和下丘脑分泌的促性腺激素释放激素（gonadotropin-releasing hormone, GnRH）的反馈抑制通过循环水平的睾酮和其代谢产物 DHT 和雌二醇进行调节。睾酮经过芳构化过程最终变为雌二醇，该过程发生在睾丸（雌二醇对于正常的睾丸功能的确非常重要），也发生在许多的外周组织，比如脂肪组织和中枢神经系统，而通过 5α- 还原酶活性向 DHT 的转化大部分发生在雄激素依赖的组织，比如附睾、前列腺和精囊，这些组织利用 DHT 而非睾酮。

18.3.2 药物相关毒性与背景病变和性未成熟的区别

如对其他脏器系统一样，熟悉被检查种属预期的背景病变范围至关重要，这样才能将药物诱导的改变与偶发病变相区分。另外一个需要考虑的因素是生殖系统组织的成熟状态。如果一项研 731
究所用的动物在给药结束还处于性未成熟状态，则其睾丸的毒性不能进行评价，此时药物具有睾丸毒性的可能性还是存在的。如果一项研究所使用的动物在给药结束时处于围青春期，或是动物处于性未成熟、青春期左右和性成熟的混合状态，则该研究可能非常难以解释或不可能解释，而且还存在出现睾丸毒性假阳性或假阴性结果的风险。

幸运的是，年轻的啮齿类动物生殖道的背景病变相对较少，且每组具有相对较大的动物数量（5 ~ 10 只动物 / 组），因此，混淆的问题并不常见。同样，在啮齿类动物研究中，很少会因为动物性未成熟而令人困惑，因为动物在 8 ~ 10 周龄就会成熟，而毒性研究中啮齿类动物标准的开始年龄为 5 ~ 7 周龄，在持续 4 周甚至更长周期的研究结束时，通常动物会足够成熟。然而，当这些年龄段的动物用于仅持续 1 ~ 2 周的研究时，就会出现问题。

对于比格犬来说，当处理背景病变和性未成熟状态时，一个主要存在的问题是正常犬的睾丸退行性病变的发生率高，实际研究在开始时常会使用 5 ~ 6 月龄的犬，这会导致在 4 周或 13 周研究结束时犬仍处于性未成熟状态或围青春期。这两个问题（背景病变和性未成熟）会严重干扰病理学家确定药物引起毒性的能力。

18.3.2.1　大鼠和小鼠背景病变

在 6 个月或更短期的试验中，有些为数不多的背景病变和年龄相关的改变，都会干扰评价。

- 小管偶发萎缩是大鼠睾丸中常见的病变，在发生该病变的睾丸中，每个睾丸横切面出现一个或几个（<5）受累小管，提示为节段性的生殖细胞耗减。这种病变很少会被认为是药物引起的改变，但在子宫内暴露于毒素后的 F1 代和 F2 代动物的发育过程中该病变的发生率会增加。该病变在小鼠更为常见，受累的小管经常表现为片状耗减。
- 不同程度的多灶性或弥漫性小管变性 / 萎缩偶见于正常大鼠的睾丸，小鼠更常见。可能发生于单侧或双侧睾丸。单侧睾丸小管完全萎缩最可能继发于输出小管的梗阻（图 18.6b）。在整个研究中，超过 1 只或 2 只动物的小管变性 / 萎缩不常见，因此如果看到剂量相关的发生率明显增加，则该改变应该考虑为可能与药物相关。同样的，单侧的变性 / 萎缩发生率增加可能提示存在药物相关的输出小管毒性（在 18.3.3.1.2.5 小节中详细讨论）。
- 不同程度的弥漫性小管扩张偶见于正常大鼠和小鼠的单侧或双侧睾丸（图 18.6a）。通常它反映的是部分输出小管的梗阻，如果梗阻时间延长或梗阻变得更加严重，则会发展成为严重的萎缩。在一项研究中很少看到发生率超过 1 ~ 2 只动物的弥漫性小管扩张。如发生率高于这个数字，特别是一些动物单侧或双侧睾丸的严重小管萎缩的发生率增加，则需考虑药物相关的输出小管毒性，需要进行专项试验对此进行研究。
- 附睾中精子肉芽肿是大鼠和小鼠较为常见的改变，由于附睾管的精子进入周围的间质组织中引起。它可发生在附睾的任何部位，但更常见于附睾尾部。它可由药物或化学物质引起；因此，应该注意任何剂量相关的发生率增加。
- 附睾内脱落的（睾丸的）生殖细胞 / 管腔 732
细胞碎片在小鼠附睾中不多，但在大鼠附睾中罕见，因此是一个非常敏感的生精紊乱指标。附睾头部是最容易观察到脱落细胞的地方。如果在大鼠中这种现象持续出现，且显示出剂量相关性的发生率和程度增加，则基本上可以反映出睾丸存在细胞变性和缺失，即使这在睾丸本身可能很难

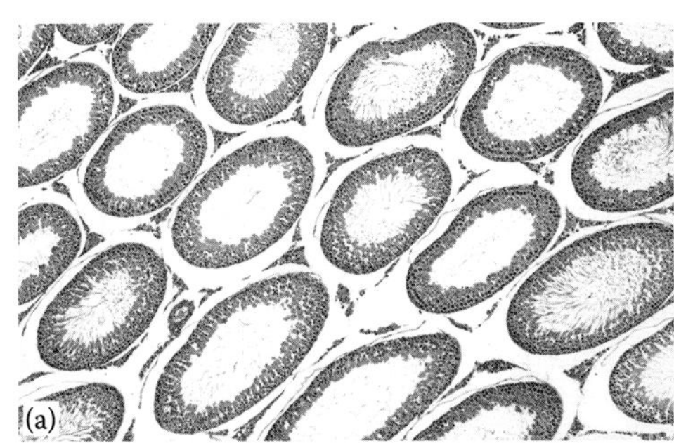

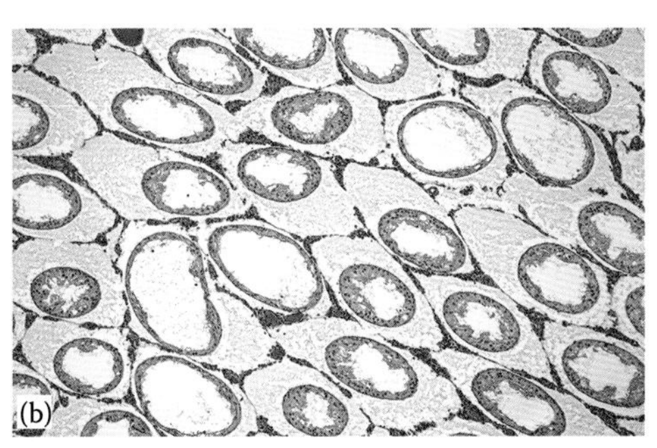

图 18.6　（a）肉芽肿性炎症和输出小管梗阻引起的大鼠弥漫性小管扩张。该病变可分布于单侧或双侧睾丸，可以是一种背景病变，也可由药物诱发。小管扩张由管腔内液体的反压引起，一般会发展为萎缩。（b）图中萎缩的小管仍具有扩张的管腔，但仅内衬塞托利细胞（由于压迫性萎缩）。当药物引起输出小管梗阻，则睾丸小管扩张和严重小管萎缩的发生率会增加，且常常是单侧的

看出。小鼠的情况基本类似，但小鼠脱落细胞的背景水平较高，差异较大。

- 前列腺炎症细胞浸润在大鼠和小鼠常见。病变程度通常较轻。腹侧前列腺通常以间质和淋巴细胞浸润为主，但背外侧前列腺以腺泡内或上皮内和中性粒细胞浸润为主。

18.3.2.2 犬背景病变

与啮齿类动物相比，犬的精子发生相对效率较低且不规律，精子发生低下的发生率较高（生殖细胞层的片状缺失，反映了精子发生效率低下；图 18.7）。此外，一些小管发育不全，管内根本无生殖细胞（小管发育不全；图 18.7c）。这些病变在 6 ~ 36 月龄的正常比格犬约有 30% 的发生率（Goedken et al. 2008; Rehm 2000）。变性的生殖细胞（多核或凋亡细胞）存在于几乎所有犬的睾丸，但数量不多。基于这样的背景病变及每组犬数量少的事实，病理学家须尽可能识别药物引起的改变。根据这些作者和 Rehm（2000）的经验，这些背景病变在超过 12 月龄犬中出现的频率与在 10 月龄的犬中一样，但与经常出现在 7 ~ 10 月龄犬中的改变不同，后者的病变表现出与性未成熟和青春期前后相关。区分精子发生低下与性未成熟很重要，因为精子发生低下也可以是药物诱发的病变，需要一致的记录，确保能够识别出与药物相关的发病率增加。

- 精子发生低下：该改变的特征提示是由精原细胞分裂和产生子代的间歇性失败引起的。它具有一切“成熟减少”的特征在受累的小管通常可见一代或多代生殖细胞（比如，粗线期精母细胞和圆形精子细胞）几乎完全缺失，但近腔层的长形精
733 子细胞和基底层的精原细胞还存在（图 18.7b 和 c）。而且，通常也未见变性的生殖细胞数量的增加，这支持了以下建议，即该病变是由精原细胞分裂失败而不是细胞变性活跃引起的。间歇性的精原细胞分裂失败导致不同小管内不同代次的生殖细胞减少，而且由于这些改变常常呈节段性，精子发生低下的小管呈散在的多灶性分布。几乎所有的犬睾丸会有一些小管呈现这种改变，但在一些犬的病变程度会非常严重。基于作者的经验，这些改变在不同的犬种群间也存在差异，与年龄无关，可能反映了这种品种犬精子发生能力不同程度的先天性低下。在受影响更严重的睾丸中，精子发生低下可能伴有空泡形成和小管萎缩。

对精子发生低下这种病变进行一致性的记录

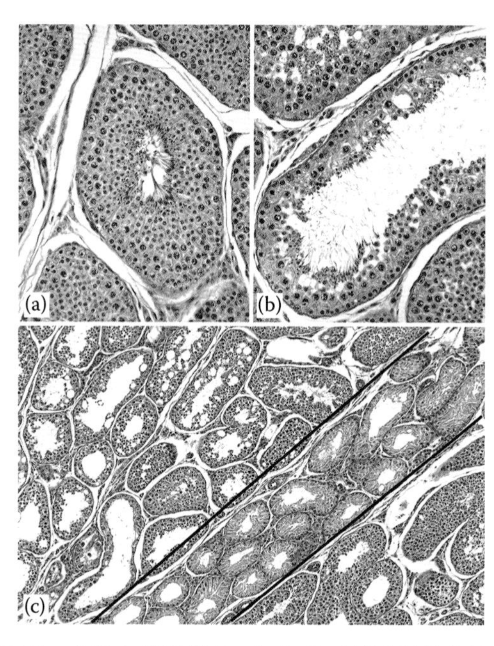

图 18.7 犬睾丸背景病变。(a) 处于精子释放点的正常中期（V 期）小管，可见一近腔层成熟长形精子细胞，一层圆形精子细胞、一层粗线期精母细胞及一基底层细线前期精母细胞。(b) 同期小管，长形精子细胞局部耗减，圆形精子细胞几乎不可见，粗线期精母细胞局部耗减，但细线前期精母细胞未受影响。犬睾丸精子发生低下的特征为一代或多代生殖细胞缺失，但是变性（多核）生殖细胞的数量未见明显增加。(c) 中间对角线处为发育不全的小管，将正常小管（右下）与精子发生低下的小管（左上）分割开来。精子发生低下通常伴随空泡形成背景改变，发育不全的小管呈收缩状态，无生殖细胞，常位于被膜下呈楔形区域

和分级很重要，因为作用于精原细胞增殖的药物也可以引起或加重这种改变。如果精子发生低下的发生率和程度呈剂量相关性增加，则需要考虑可能是药物诱导的。

注意，“精子发生低下”（hypospermatogenesis）这一术语已经被应用于家兔睾丸的类似改变（Morton et al.1987），而且被用于描述涉及明显生殖细胞减少或非特异性退行性改变的啮齿类动物睾丸；然而，该术语最好用于犬来具体说明特征性改变。

734 • 小管发育不全的特征为一组小管出现皱缩，管腔几乎不可见，无生殖细胞（图 18.7c）。这些小管的集合通常呈楔形分布，底部处于被膜下区域，提示发育不全累及 1 个或 2 个小管的整体长度。绝大多数情况下，受累区域小而单一，通常为单侧，但是偶见睾丸大部分区域受累。
• 在多数正常成熟的睾丸都能见到多核变性生殖细胞，偶见凋亡的生殖细胞，但通常不常见。这类细胞的数量的增加通常提示毒性，因为它们代表生殖细胞正在发生活跃的退行性变过程。如果这些变性细胞的数量呈剂量相关性增加则应该考虑可能与药物相关。
• 多数犬的附睾中可见脱落的（睾丸）生殖细胞或细胞碎片，数量也会很多，特别是在围青春期的犬。睾丸的退行性改变通常伴随这些脱落细胞的数量增加；因此，评价这些对照组动物的背景改变水平并注意何时增加是很重要的。
• 精子含量减少：犬附睾精子含量变异范围很大，特别是在附睾尾部。与大鼠不同，犬附睾的头部或附睾体部近端看不到精子，因为这些区域精子太稀薄。仅在附睾体部下方开始可见，且在体部远端密度很高（是评价精子含量的较好部位）。附睾尾部的精子含量很低，或者有时在组织处理过程中会脱落。在评价精子减少时需要特别注意。
• 精子肉芽肿和精子淤滞：与啮齿类动物相同，精子肉芽肿可作为犬正常的背景病变出现。精子淤滞，常与肉芽肿性炎症相关，在输出小管很常见，犬的输出小管嵌入附睾初始段。该区域的精子淤滞是由于犬经常发生的“盲端小管”现象所致（Foley et al. 1995；Hess 2002）。
• 前列腺淋巴组织细胞性炎症细胞浸润和局灶性腺泡萎缩及局灶性囊性腺泡是犬前列腺很常见的改变。

18.3.2.3　非人灵长类动物背景病变

绝大多数非人灵长类动物试验使用的是性未成熟动物，或性成熟和性未成熟动物的混合群。下文会详细讨论由于在非人灵长类动物间存在性成熟的差异而导致的相关问题。性成熟非人灵长类动物的背景病变很少，而且与犬相比，精子发生更为规律且易于评估。偶见呈楔形区域的一群小管（提示 1 个或 2 个小管受累）出现扩张、片状生殖细胞减少和变性。这些改变似乎常常发生在近期性成熟的动物中。局灶性或多灶性的小管空泡形成有时也会被看作是一种背景病变。与犬相比，非人灵长类动物附睾的精子含量更加一致，并且在管腔内有相对较少的脱落的生殖细胞。目前毒性试验常使用的是食蟹猴，这是一种非季节性繁殖的猕猴，而恒河猴是一种季节性繁殖的猕猴，它们通常在 3 月份左右进入季节性繁殖期，其余时间的恒河猴的睾丸可能会显示出不同程度的退化（变性和萎缩），伴随附睾的精子减少或无精症；因此，此类猕猴（恒河猴）不适用于评价雄性生殖系统的毒性。

18.3.2.4　性未成熟的大鼠和小鼠

大鼠在 8 ~ 10 周龄性成熟，但至少在 12 周龄之前，其附睾尾部中并未充满精子。8 周龄时，睾丸通常有正常的外观形态，但是偶见个别
735 小管内成熟的精子细胞减少、少量的精子细胞滞留和一些变性的长形精子细胞。附睾在 8 周龄时显示最明显的变化，脱落的变性生殖细胞数量增加（尾部最明显）和附睾尾部精子含量相对较低。在 7 和 8 周龄时，个别大鼠的附睾尾部精子含量可能会有差异；因此，重要的是不要将这些与药物相关的改变相互混淆；当然，如果该年龄段大鼠附睾中脱落细胞数量和精子减少具有明显的剂量关系，那么此改变应该被考虑为可能与药物相关，且应该在年龄较大的大鼠中重新开展该项试验。同样的情况也适用于小鼠，但后者通常性成熟较早，大约在 6 ~ 8 周龄。

18.3.2.5　性未成熟的犬

犬在性未成熟方面的问题最明显。比格犬可在 7 ~ 12 月龄之间性成熟，但大多在 10 月龄性成熟（James and Heywood 1979；Kawakami et al.1991）。性成熟的年龄根据供应商的不同也有所差异。Dorso 等人（2008）报道，由 Harlan France 供应的 31 ~ 40 周龄的犬有 90% 是性成熟的，而由美国 Marshall Farm 供应的同等年龄的犬只有 10% 性成熟。这种差异同样反映在体重上，Marshall 犬与同等年龄 Harlan 犬相比，体重较轻。处于成熟期的犬（如 24 ~ 28 周龄），其睾丸重量变化较大，反映了不同个体动物间精子发生状态的不同。

犬的首轮精子发生效率相对低下，并非所有的小管在同一时间成熟。结果处于围青春期的睾丸会有一些小管含有相对数量较少的生殖细胞，另一些则含有几乎完整的精子发生，然而另外一些小管频繁可见变性的细胞，处于成熟期的精子细胞很少。附睾管腔内几乎无精子，但可能会含有大量的脱落的睾丸生殖细胞。该现象与毒物引起的睾丸生殖细胞缺失和变性难以区分。杜绝该不确定性的最好的办法是使用在解剖时至少达到 10 月龄的犬。如已使用了较年轻的犬，病理学家需要区分性未成熟和毒物引起的改变，最好的方式是检查附睾中精子的含量，同时需查看附睾管的相对直径大小。附睾体部远端通常是评价精子密度最一致的部位，应连同评价附睾尾部是否出现精子，是否有脱落的细胞碎片及附睾管是否扩张。如果有精子出现，且附睾管显示出扩张，则可推测动物已性成熟，睾丸内任何生殖细胞变性和减少不是药物引起的就是背景病变。如发生率和严重程度具有剂量相关性，则应该推测是药物诱导的毒性。前列腺的分泌物量对于犬性成熟的判定不是一个可靠的指标，因为在睾丸精子发生完全和附睾充满精子的犬中也可出现性未成熟外观的前列腺，反过来一样。

18.3.2.6　性未成熟的非人灵长类动物

绝大多数非人灵长类动物试验中使用的雄性动物为完全性未成熟，或是性未成熟、部分性成熟和完全性成熟的混合群体。准确的出生日期常常不能获得，导致据称相似年龄的动物群其性成熟状态差异很大。雄性非人灵长类动物直到 4.5 ~ 5 岁龄时才会性成熟，且此时体重通常会超过 5kg（Smedley et al.2002）。尽管要求所有试验都使用性成熟动物不切实际，但当其他试验已显示有可能的睾丸毒性或该类药物可能作用于精子发生时，则该考虑显得非常重要。在青春期前发育过程中，常见一小簇小管具有较为成熟的或完全的精子发生，而其他小管还未开始精子发生（图 18.8）。该情况在性未成熟的非人灵长类动物中是正常的。

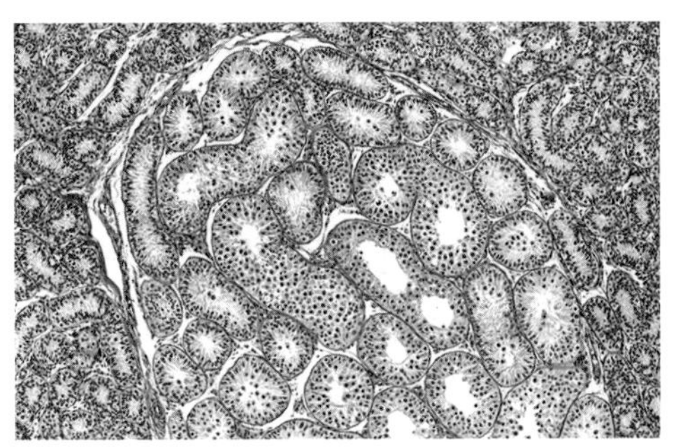

图 18.8　青春期前的食蟹猴常可见局灶性一簇小管正在趋近性成熟，而其余的小管则完全性未成熟

736 18.3.3　睾丸组织病理学

18.3.3.1　生精小管改变

18.3.3.1.1　期特异性改变

通常，早期的受试物相关的生精上皮改变局限于生精周期的特定期。这些改变常常会为受试物对睾丸的作用机制提供线索，因此识别这些改变很重要。此类期特异性改变在 4 周或更短的试验中常常可以识别出来，但在长期的试验中可能会被掩盖掉。在报告该类病变时，记录哪个期和哪种生殖细胞受累很重要。

18.3.3.1.1.1　生殖细胞变性（凋亡）　大多数生殖细胞通过凋亡死亡，但形态学上一般不出现凋亡细胞的典型特征（Brinkworth et al. 1995; Lee et al. 1997）。在缺乏确诊技术的情况下（如末端脱氧核苷酸转移酶介导的 dUTP 缺口末端标记或裂解的胱天蛋白酶 -3 免疫组织化学），生殖细胞变性这一术语用于表示与凋亡一致的形态学改变。睾丸的生殖细胞在各种不同因素作用下，易于发生程序性细胞死亡（Blanco-Rodriguez and Martinez-Garcia 1998），这些因素包括雄激素缺乏（Troiano et al. 1994）、生长因子抑制（Brinkworth et al. 1995; Nurmio et al. 2007）、抗有丝分裂剂（Shinoda et al. 1999）、细胞毒性药物和促凋亡介质（Yan et al. 2000）。生殖细胞这种先天性的凋亡死亡趋势是一种减少子代细胞过多产生及确保清除有缺陷生殖细胞的一种生理性手段。由于凋亡过程的性质（包括细胞质、细胞核物质的膜结合型皱缩并被塞托利细胞快速吸收），显微镜下可识别的作用甚是轻微。当变性生殖细胞的分布局限于特定的期和特定类型的生殖细胞时，则可能与受试物有关；如果细胞类型能够被证实，则损伤的机制有时可被推测出来。因此，对于毒理病理学家评价短期研究的睾丸来说，对生精小管按期进行仔细评价是很重要的一部分（Creasy 1997）。当相关改变出现时，受影响的生殖细胞类型和所处的期应该明确说明。

精原细胞和精母细胞中的受累细胞可见胞质嗜酸性增强（图 18.9）及皱缩的形态学变化，通常会显示出一种均质化或透明样的外观（图 18.10）及圆形精子细胞变性，而长形精子细胞的变性可能表现为细胞核畸形（图 18.11）。细胞皱缩的结果是形成一个光滑而圆的轮廓，周围通常有一个狭窄的透明空隙。变性的生殖细胞由于体积快速减少，细胞核精细结构丢失，塞托利细胞吞噬作用，导致在生精小管内的位置向基底
层偏移而使得其具体特征可能不明显。需要注意 737
不要将变性生殖细胞与残余体相混淆；大鼠Ⅸ或Ⅹ期的任何生殖细胞变性的诊断都需要慎重考虑。

生殖细胞的背景性耗损是很不明显的，但比较常见，特别是在围青春期的啮齿类动物，可与受试物诱发的变性相混淆。大鼠Ⅻ到ⅩⅣ期精原

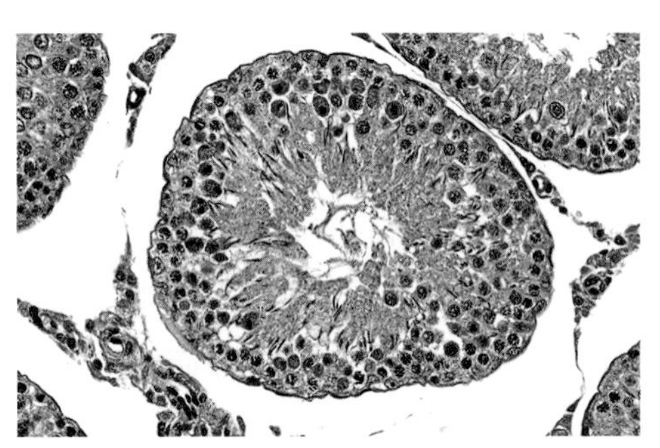

图 18.9　大鼠ⅩⅣ期小管中正在发生减数分裂的许多精母细胞可见胞质嗜酸性增强，表明变性。下方的偶线期精母细胞和上方的长形精子细胞正常

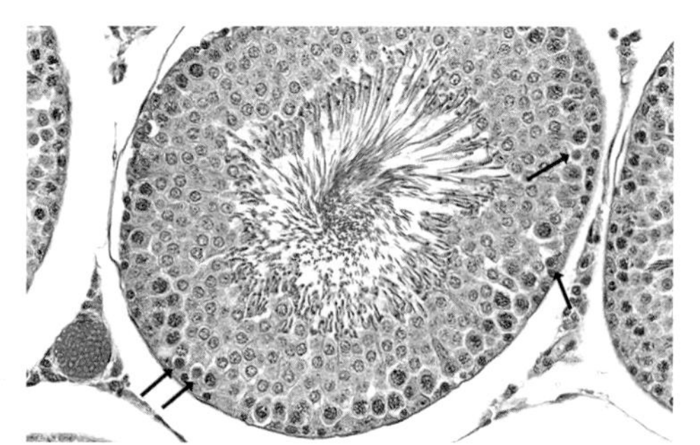

图 18.10 大鼠睾丸Ⅶ期小管可见由睾丸内睾酮水平低而引起的粗线期精母细胞变性（箭头示）。可见萎缩的莱迪希细胞胞质稀少（与图 18.11 相比）

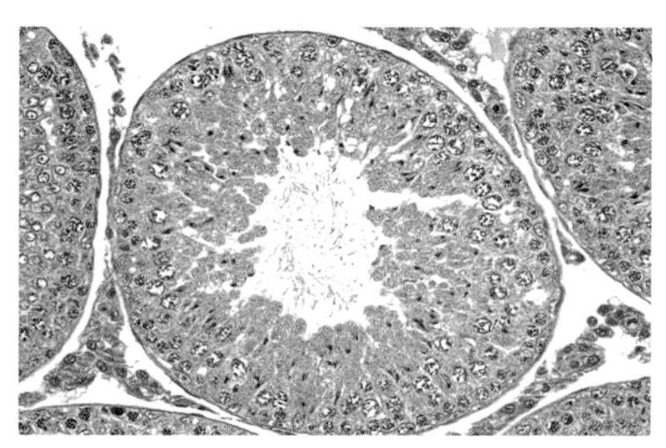

图 18.11 大鼠睾丸后期（Ⅷ期）小管中可见长形精子细胞变性，特征为精子细胞头部畸形、碎裂和染色质浓缩

细胞通过凋亡进行清除，而精母细胞正在ⅩⅣ期进行减数分裂（Kerr 1922）。给予受试物后发生的改变尽管与之类似，但表现出更明显的期特异性和细胞特异性，一个明显的例子是给予乙二醇
738 醚对终变期精母细胞及特定期粗线期精母细胞发育的影响（Creayet al.1985），需要仔细与对照组睾丸相比较以证实化合物相关性作用。据报道，正常成年的非人灵长类动物早期生殖细胞向精子细胞转化的效率高（Zhengwei et al.1997）；因此，在该种属动物中，背景水平的生殖细胞变性不太可能成为一个混淆因素。

生殖细胞变性最好的例子可能是由雄激素缺乏导致的。不论是由于下丘脑、垂体或莱迪希细胞的作用，还是雄激素受体阻滞而引起，大鼠睾酮暴露量降低的一个特征是Ⅶ / Ⅷ期小管粗线期精母细胞或圆形精子细胞变性（图 18.10）（Kerr et al. 1993; Russell et al. 1981; Sharpe 1994）。在年轻的限制饮食的大鼠中也可偶见由于睾酮水平低而引起的Ⅶ / Ⅷ期小管粗线期精母细胞变性（Rehm et al. 2008）。

增殖的精原细胞，作为仅有的一类具有分裂活跃的生殖细胞，不受血睾屏障的保护，特别易于发生与给予细胞毒性药物相关的凋亡（Meistrich 1986）。

18.3.3.1.1.2 生殖细胞耗减 在某个期相当数量的一种类型生殖细胞变性会导致部分或全部细胞层缺失。有时，缺失的细胞由于残留透明空腔会显得更为明显，表明这些由塞托利细胞衬覆的小管之前由缺失的细胞所占据。识别生殖细胞短期耗减需要熟悉特定的小管中有哪些细胞层。特定期的粗线期精母细胞完全缺失能导致形成管状外观，低倍镜下的整体小管外观并不会产生明显的异常，除非知道预期的上皮成分（图 18.12）。随着持续给药，受试物相关的生殖细胞耗减会变得更加明显，因为特定类型的生殖细胞持续的缺失和缺失细胞发育的失败（成熟减少）会导致连续的细胞层缺失。“成熟停滞”（maturation arrest）一词具有误导性，不推荐用来描述这种连续的生殖细胞层缺失（Creasy and Foster 2002）。精子发生是一个持久而连续的过程；细胞可以发生死亡，但是该过程不会停滞，除非精原干细胞消失或塞托利细胞功能被完全

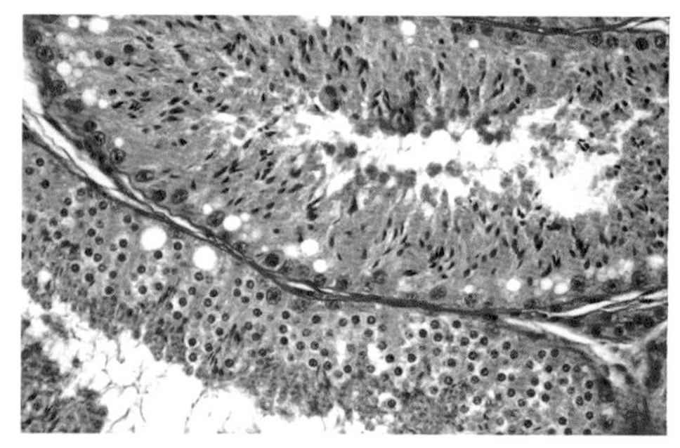

图 18.12 这是给予一种精原细胞毒物 4 周后犬的睾丸外观。早期小管（下面的小管）仍含有圆形和长形精子细胞，但缺少粗线期和细线前期精母细胞。后期小管（上面的小管）含有长形精子细胞，但缺少偶线期和粗线期精母细胞。该病变称为“成熟减少”

破坏。

明显的粗线期精母细胞层和近腔精子细胞层的缺失非常容易识别，但精原细胞缺失较难发现。即将释放精子的小管（如大鼠的Ⅶ期小管）具有由精原细胞和细线前期精母细胞构成
739 的一个界限清晰的生殖细胞基底层（图 18.4 和图 18.10）。应该对Ⅶ期小管基底生殖细胞层的完整性进行检查，以排除精原细胞缺失的情况。怀疑某类特定的生殖细胞耗减，应该即刻寻找上一期前体生殖细胞变性的证据。伴随有生殖细胞变性的生殖细胞的耗减最好用组合术语“生殖细胞变性 / 耗减”来描述。4 ~ 6 周给药引起的精原细胞变性会导致小管仅衬覆有长形精子细胞和塞托利细胞。长期给予作用于精原干细胞的药物可导致小管中仅有塞托利细胞（小管萎缩）。

根据生殖细胞耗减的累及程度和长期性，其对睾丸重量和精子计数可表现出轻微至明显的影响。

18.3.3.1.1.3　精子细胞滞留　精子释放指成熟的精子细胞释放到生精小管管腔（大鼠：第 19 步；小鼠：第 16 步；非人灵长类动物：第 14 步；犬：第 12 步），通常发生在大鼠的Ⅷ期。当成熟的精子细胞在超过Ⅸ期后依旧贴附在管腔表面时（图 18.13），则被称为精子细胞滞留，代表精子释放失败。这些滞留的精子细胞随后被塞托利细胞吞噬，并在塞托利细胞胞质内向小管基底膜方向移动，在此处精子细胞核可能出现随机方向排列（图 18.13）。此类在基底层不规则排列的精子细胞是异常的，不管处于哪个期，都被认为是滞留。大鼠Ⅸ ~ Ⅺ期小管在组织学切片上很少见，因为它们持续的时间很短，但是识别并检查它们对于寻找精子细胞滞留的证据很重要。围青春期的动物可能出现精子释放缓慢（Lee et al. 1993），偶见正常成年动物的小管中也有一些滞留的精子细胞，因此，仔细比较对照组动物对于确认药物相关作用很重要。

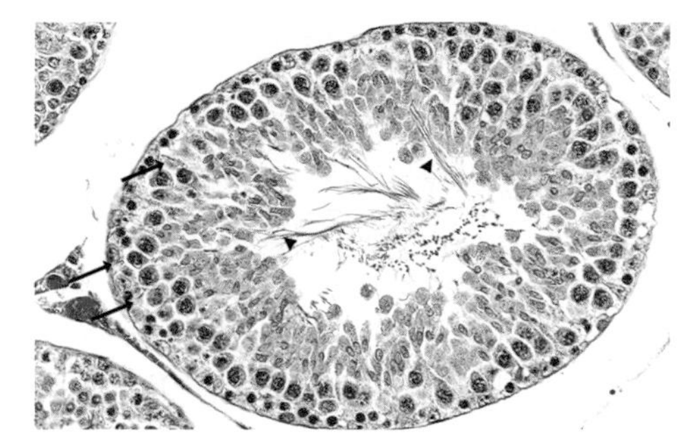

图 18.13　大鼠Ⅹ期小管横切面，由睾酮水平低引起的精子细胞滞留在基底层（长箭头示）和贴附在管腔表面（短箭头示）（注意莱迪希细胞萎缩）

精子细胞滞留可能预示塞托利细胞功能障碍或长形精子细胞缺陷。精子细胞滞留也是雄激素缺乏的表现（Saito et al. 2000）。尽管精子细胞滞留改变轻微，但常常与精子参数异常和生育力下降有关。这种改变主要局限于啮齿类动物。

在大型动物中（即犬和非人灵长类动物），更为成熟的长形精子细胞的核形状是扁平的（竹片状），相比较而言，啮齿类动物的核形状更像针尖状。这类精子细胞核在不同切面的平面上类似于多个长形精子细胞的外观，因此让人误以为是精子细胞滞留。在犬中，被吞噬细胞的精子细胞在基底层蓄积常作为一种背景改变出现于睾丸网中心附近的生精小管内。

18.3.3.1.2　非特异性改变 740

很多因素导致的生精小管改变并非通过损伤特定生殖细胞类型和特定期来实现。如果给予足够的时间，可引起期特异性作用的大多数因素可导致生精小管产生无线索的初始损害。另外，一些因素，如缺氧、血管损伤、炎症和塞托利细胞毒性可能会侵害更为广泛的多个期的生殖细胞，且表现出多种形态学改变。背景病变和给予超过 4 周的睾丸毒物后引起的病变常无期特异性。

18.3.3.1.2.1　生精小管变性 / 萎缩　生殖细胞变性、生殖细胞缺失和精子细胞滞留及睾丸支持细胞胞质空泡形成、多核生殖细胞合胞体形

成、生殖细胞层次紊乱和生殖细胞脱落入管腔可独立或合并出现。单个组织样本中这些不同形式的改变最好总体描述为小管变性（图 18.14）。这些改变通常伴有附睾管腔内细胞碎片的出现和睾丸重量的下降。当一种形态学改变占据主导地位（通常在短期试验），应单独使用相应的特异性描述术语。

随着时间推移，小管退行性效应常常会导致小管内多个生殖细胞类型耗减，或导致小管仅由或主要由塞托利细胞衬覆，称作生精小管萎缩
741 （图 18.15a）。在对照组动物以及给药后动物的正常小管中通常会见到孤立的萎缩小管；为了区别更弥漫的化合物相关效应，这些自发性改变可被描述为“局灶性”或者“节段性”小管萎缩。在退行性变小管间也会发现散在的萎缩的小管，表明这是一个连续的作用过程，此时可描述为“小管变性 / 萎缩”（图 18.15b）。

自溶或因操作或固定不良引起的人工假象易与小管变性相混淆。对未固定的组织施予过多的压力会导致局部大面积的细胞紊乱和核变形，但不伴随生殖细胞胞质染色改变、多核细胞或空泡形成；偶尔可见小管内生精上皮收缩的人工假象（Foley 2001）。固定不良会导致被膜下生殖细胞脱落入管腔，但不出现小管变性的其他证据。自溶表现为细胞和细胞核细节消失、塞托利

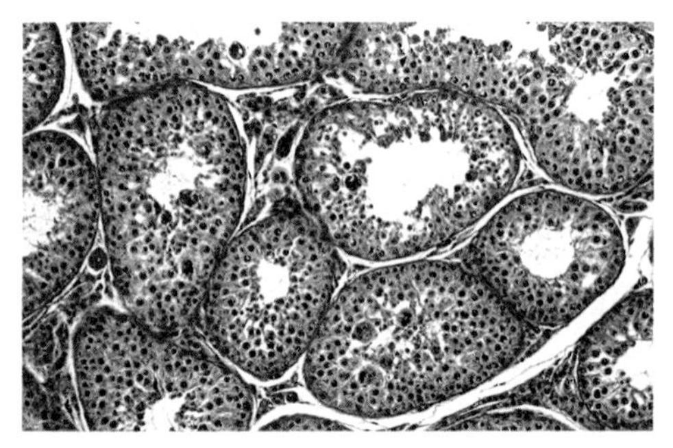

图 18.14 尽管正常犬的睾丸中偶尔变性 / 多核生殖细胞一种背景病变，但凋亡和多核变性生殖细胞数量的增加是药物诱导退行性改变的一个很好的提示。如果变性细胞数量呈剂量相关性增加，此改变应该被认为与受试物相关

细胞孤立以及生殖细胞核染色质边集（Bryantand Boekelheide 2007）。这些混杂因素会使睾丸网或附睾中的生殖细胞变得不明显。

18.3.3.1.2.2 生精小管空泡形成 化合物介导的作用可导致塞托利细胞胞质出现大小不同、透明的小空泡，通常靠近基底膜（图 18.16）。生精上皮内不同层次的大且透明的间隙在生殖细胞退行性缺失或生殖细胞和塞托利细胞之间无黏附时会看到。后者形式的少量空泡形成可与自发的生理性生殖细胞耗损表现一致，需要仔细判断比较对照组的发生情况。胞质内空泡可由塞托利细胞液体稳态失衡或磷脂质沉积引起的过度溶酶体蓄积所导致的。雄性生殖系统内其他常见的磷脂质沉积靶点是睾丸间质巨噬细胞和附睾的上皮细胞。空泡形成常常伴随其他的小管退行性改变，在这种情况下推荐使用小管变性这个诊断术语。

18.3.3.1.2.3 多核生殖细胞 通过有丝分裂中不完全的胞质分裂，早期精原细胞的子代形成同步发育的生殖细胞群，这些细胞通过窄的细胞质桥连接起来，塞托利细胞起到了维持作用。塞托利细胞受损会导致细胞质桥的变宽，并形成多核巨细胞（图 18.14 和图 18.15b）。这些合胞体细胞或共质体中含有精母细胞或圆形精子细胞的细胞核（啮齿类动物中可多达 100 个细胞核）。在无其他退行性改变的情况下，如存在大量的多核生殖细胞，则提示为原发性塞托利细胞损伤。更为多见的是，合胞体细胞是非特异性小管变性引起
的改变的一部分。此时可自发出现少量巨细胞，特 742
别是在不太性成熟的动物中。多核生殖细胞发生变性，由塞托利细胞吞噬或脱落入管腔。

18.3.3.1.2.4 坏死 尽管生殖细胞的凋亡性细胞死亡常见，但可导致细胞能量降低的状况（如缺血）会在形态学上表现为坏死。术语“小管坏死”适用于细胞精细结构的大量丢失，涵盖所有生殖细胞类型及塞托利细胞，整体小管结构尚存，与凝固性坏死的表现相一致。5- 羟色胺

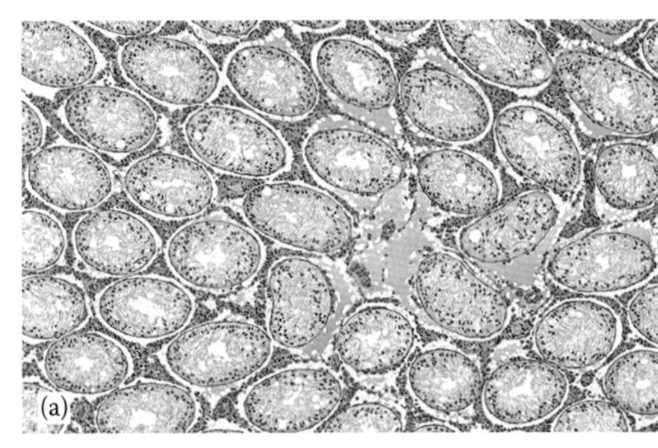

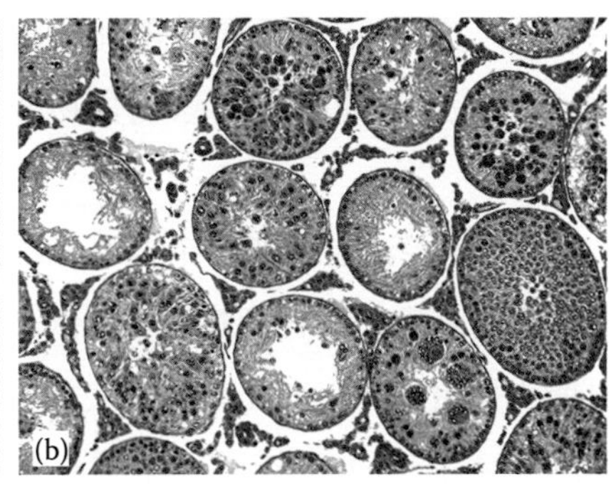

图 18.15 （a）大鼠重复给予一种睾丸毒物后典型的后期病变。小管皱缩，内衬塞托利细胞和少量剩余的生殖细胞。推荐使用小管萎缩作为诊断术语。可见莱迪希细胞数量相对增加。（b）生殖细胞变性、部分生殖细胞耗减和全部的生殖细胞耗减的一种混合型小管病变，最好用“小管变性 / 萎缩”术语来描述

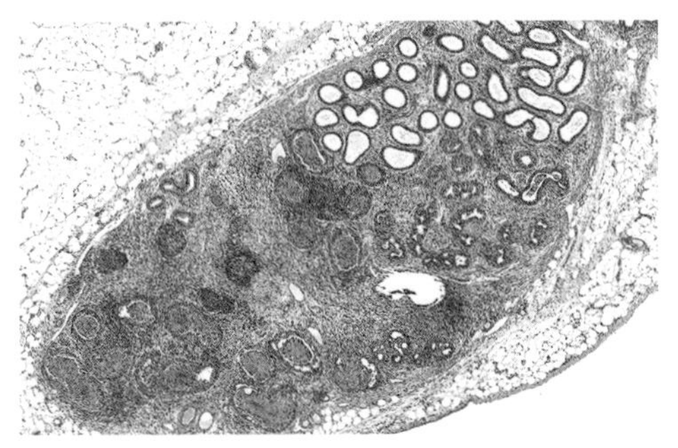

图 18.16　输出小管肉芽肿性炎症和梗阻引起睾丸液体流出受阻，导致与输出小管相连睾丸的小管扩张或萎缩。可以是背景或者药物诱导性改变

或组胺等血管活性化合物可引起局灶性小管坏死（Creasy 2001）。随着塞托利细胞完整性丢失和及血睾屏障的“解体”，由于“免疫豁免”抗原暴露，小管坏死常伴有炎症。在有显著缺血效应（比如睾丸扭转）时，除了小管外，间质成分（包括血管和塞托利细胞）也会受累，此时可以使用睾丸坏死这个术语。

18.3.3.1.2.5　生精小管扩张　生精小管液体动力学的改变会导致管腔大小增加或小管扩张（图 18.6a）。液体吸收能力降低或输出管系统（睾丸网、输出小管和附睾）堵塞会导致管内压力升高，压迫生精上皮。尽管常可见小管衬覆上皮变窄，但通常所有的生殖细胞还存在；然而，更为严重的小管扩张可导致生殖细胞丢失并最终引起小管萎缩（图 18.6b）。睾丸网通常也会扩张，根据病变起因的部位，输出小管和附睾也可出现这种情况。对睾丸网扩张的观察可能会受到解剖时摘取了附睾引起生精小管液体丢失这一情况的影响（Foley 2001）。降低输出小管和附睾液体吸收功能的药物可导致小管扩张，同样对于可降低管周肌样细胞收缩力的药物也有类似的作用（Yuan et al, 1994）；然而，小管扩张也常常是由于精子淤滞或者精子肉芽肿引起的梗阻所导致的自发性后续效应（La et al. 2011）。给予大鼠超过药效学剂量的 5- 羟色胺激动剂会导致小管扩张，这归因于睾丸纵隔的血管收缩导致睾丸网和输出小管的吸收能力降低（Piner et al. 2002）。

18.3.3.1.2.6　精子淤滞 / 精子肉芽肿　管内塞托利细胞分泌液体功能受损，输出小管液体吸收过多，或由于管周肌样细胞功能障碍导致的小管活动性降低（Yuan et al.1994）均可能会引起成熟精子细胞的嵌塞。精子淤滞常常发生在睾丸网附近生精小管内、睾丸网内或输出管系统。在啮齿类动物（特别是小鼠），聚集的精子如果大于两个小管直径，则被称作精液囊肿，这种情况并不少见。管内精子聚集导致生精上皮萎缩，偶见突破基底膜并引起针对暴露的精子细胞的炎症反应。此时间质巨噬细胞浸润和增生，从而导致精子肉芽肿。该病变的结局常为矿化和纤维化。

如果给药动物的精子淤滞和肉芽肿与对照组

相比发生率增加，则提示需要查看睾丸和附睾的流体动力学，从而来证实或排除化合物相关效应。

18.3.3.1.2.7　生殖细胞脱落　个别非变性的生殖细胞可能出现在生精小管管腔、睾丸网和附睾，原因可能为生殖细胞与塞托利细胞之间的黏附丧失。此改变与作用于塞托利细胞的毒性有关，比如秋水仙碱、长春花碱或多菌灵引起的微管破裂（Creasy and Foster 2002）。

18.3.3.2　莱迪希细胞改变

18.3.3.2.1　萎缩

LH 刺激下降可引起莱迪希细胞变小（Keeney et al.1988）。受累的莱迪希细胞含有较少的滑面内质网且类固醇生成受损；然而，
743 莱迪希细胞的数量并未减少。GnRH 拮抗剂、雄激素、雌激素、孕酮受体激动剂可引起促性腺激素释放减少（O'Connor et al. 2002）。大鼠给予一种芳香酶抑制剂（福美坦）可导致持续性莱迪希细胞萎缩，犬则正好相反，由于雌激素在促性腺激素控制中的重要作用，犬显示为莱迪希细胞肥大 / 增生（Juniewicz et al. 1988; Junker-Walker and Nogues 1994）。对莱迪希细胞 LH 受体的拮抗作用也可能会引起莱迪希细胞萎缩。

烷化剂乙烷二甲基磺酸盐单次给予大鼠后，会引起成年动物莱迪希细胞坏死和缺失（Bartlltt et al.1986; Molenaar et al.1986），随后出现 LH 和 FSH 升高和莱迪希细胞从间充质前体细胞再生。给予皮质酮的大鼠会发生莱迪希细胞的凋亡（Gao et al.2002）。

莱迪希细胞萎缩表现为与间质血管相连的小细胞，细胞质减少，细胞间间隙增大（图 18.10 和 18.13）。由于莱迪希细胞萎缩可伴雄激素水平下降，所以常伴随出现雄激素依赖组织（输出小管和附属性腺）的体积减小和重量下降，类似于睾酮水平低下时出现的生精小管改变（Ⅶ / Ⅷ期精母细胞 / 圆形精子细胞变性、精子细胞滞留）。

18.3.3.2.2　肥大

成年动物莱迪希细胞很少分裂，但可以通过间充质前体细胞再生。在对 LH 的初始应答中，成年动物莱迪希细胞肥大，伴随滑面内质网增多及类固醇生成能力增强。由于促性腺激素刺激导致的弥漫性莱迪希细胞肥大可类似于莱迪希细胞数量增加，常被诊断为增生或肥大 / 增生。实际上莱迪希细胞增生仅可使用无偏的定量分析方法来证实，需要预先进行组织取材。人类与非阻塞性无精子症有关的生精小管萎缩显示出莱迪希细胞的肥大而非增生（Tash et al. 2002）。生精小管萎缩导致睾丸组织内莱迪希细胞比例增加，表现为间质围绕小管切面呈环状桥接聚集（图 18.15a），而不是局限于邻近的小管间的小的三角区域（图 18.4）。在无确证性定量分析方法（需要用到体视学方法）的情况下，这类组织学变化应更准确地称为肥大而非增生（Mendis-Handagama 1992）。局灶性莱迪希细胞肥大可伴有局灶性小管萎缩；据推测该现象的一种机制为旁分泌影响了莱迪希细胞对 LH 的敏感性（Aoki and Fawcett 1978）。肥大而非增生的莱迪希细胞也会发生在年轻动物中，胞质嗜酸性增强，但在大鼠中不出现与增生细胞有关的脂质小滴。

18.3.3.3　血管改变

18.3.3.3.1　多动脉炎和“比格犬疼痛”综合征

睾丸和附睾是大鼠和犬自发性炎症性血管炎的好发部位、大鼠和犬分别为结节性多动脉炎和幼龄动物结节性多动脉炎综合征（Synder et al.1995；Son 2004）。结节性多动脉炎（动脉周围炎）发生于老龄化大鼠，累及胰腺动脉、精索

动脉和肠系膜动脉，常伴有中膜和外膜的炎症和变性、中膜和内膜的纤维蛋白样坏死以及弹性膜的破坏，在小到中型动脉中可能会出现血栓形成（Berg 1967）。

镉可引起睾丸和附睾血管的内皮坏死（Gunn et al.1963）；但此改变常被引起的睾丸坏死所掩盖。

18.3.3.4　增生性改变

18.3.3.4.1　*莱迪希细胞增生和腺瘤*

与小鼠和人类相比，老龄大鼠莱迪希细胞的增生性改变较常见。莱迪希细胞肿瘤在老龄化 F344 大鼠的发生率接近 100%，而在 Sprague-
744 Dawley 大鼠的发生率为 1% ~ 5%。在人类，睾丸肿瘤不多见，莱迪希细胞肿瘤更是极为罕见，发生率估计小于百万分之三。大鼠在长期给予一些化合物后其莱迪希细胞肿瘤发生率会升高，这些化合物包括可抑制睾酮合成的化合物（如乙烯菌核利）、可阻断睾酮向 DHT 转化的化合物（如非那雄胺）、雄激素受体拮抗剂（如氟他米特）或多巴胺能激动剂（如美舒麦角）（Clegg et al.1997）。大鼠的某些生物学特性有助于莱迪希细胞增生的发生率增加，包括循环中没有性激素结合球蛋白来调控游离睾酮的水平，莱迪希细胞由于 LH 受体数量多以及存在促黄体生成素释放激素（luteinizing homone releasing hormone, LHRH）受体而对激素的刺激敏感性增加（Cook et al.1999）。因为这些特征是大鼠特异性的，所以大鼠长期暴露于非遗传毒性化合物后引起的莱迪希细胞肿瘤发生率增加通常认为与人类不相关（Alison et al.1994）。

莱迪希细胞增生是指莱迪希细胞局灶性或多灶性数量增加，或（不常见）在整个睾丸弥漫性数量增加，需与莱迪希细胞腺瘤根据直径大小标准进行区别。增生的莱迪希细胞通常较正常莱迪希细胞肥大，有大的细胞核和增宽的细胞质，内含脂质小滴（Ettlin et al. 1992）。空泡形成的增生莱迪希细胞应当与空泡形成的间质巨噬细胞相区别，空泡化的间质巨噬细胞可能是磷脂质沉积的一种表现，而且可以出现在年轻动物中。依据 STP 区别于莱迪希细胞肿瘤的标准，增生的莱迪希细胞聚集并不会压迫邻近的小管，且占据的区域小于 3 个小管横切面。细胞增生呈现出来的外观大小肯定与每个病例的切面有关，这可能会进一步使得增生和腺瘤的区分变得模糊。

莱迪希细胞腺瘤可从小的结节灶到大的可取代性腺的肿块。细胞通常为单一形态，含有丰富的嗜酸性空泡形成胞质，核圆形、居中（正常和增生的莱迪希细胞核更偏椭圆形），含有单个核仁。细胞呈多角形或偶见梭型，形成巢状或条索状，排列在血管上，可形成扩张的充满血液的腔。腺瘤可能含有胶原间质，可能含有出血、坏死或矿化区域。据报道大鼠莱迪希细胞肿瘤可含有腺样结构或管样结构（Kanno et al.1987; Quereshi et al.1991）。腺瘤对邻近组织的压迫会引起生精小管萎缩。

与大鼠相比，小鼠通常有较大和较多数量的莱迪希细胞。小鼠中通常被叫作弥漫性莱迪希细胞增生的病变可能描述成莱迪希细胞肥大更为准确。小鼠的莱迪希细胞肿瘤并不常见，但特别在雌激素水平增高的情况下会发生（Huseby 1980）。过表达芳香酶的转基因小鼠循环雌激素水平是野生型小鼠的 2 倍，常常发生莱迪希细胞肿瘤（Fowler et al. 2000）。小鼠中的一种自发性莱迪希细胞肿瘤与一种推测表达雌激素的塞托利细胞肿瘤有关（Franks 1968）。然而，已知的可引起大鼠莱迪希细胞肿瘤的药物在小鼠上并不具有相同的作用，雌激素激动剂（比如己烯雌酚、雌二醇和乙炔雌二醇）的确可引起鼠科动物莱迪希细胞肿瘤发生率增加（Cook et al.1999）。据报道莱迪希细胞肿瘤在无类似睾丸肿瘤的老龄大鼠的附睾中也可自发（Mitsumori et al.1989）；然而，莱迪希细胞肿瘤和肾上腺残基瘤的鉴别会是问题（Mostofiand Bresler 1976）。莱迪希细胞恶性肿瘤在啮齿类动物罕见，此类肿瘤除了具有侵袭和转移的证据外，还具有间变性和异常核分裂象的特征。据报道，小鼠出生前暴露于己烯雌酚后可发生莱迪希细胞恶性肿瘤（Newbold et al.1987），但也可以自发（Ohnuma et al. 2010）。

老龄犬的莱迪希细胞肿瘤并不少见；但在使用目的繁殖比格犬的长期试验中罕见。对犬给予芳香酶抑制剂可引起莱迪希细胞肥大和增生（Junker-Walker and Nogues 1994）。

745 18.3.3.4.2 *睾丸网增生、腺瘤和癌*

睾丸网的增生性改变通常为自发性的，小鼠较大鼠更常见。鼠科动物子宫内暴露于己烯雌酚显示可引起睾丸网的肿瘤性病变（Newbold et al.1985），氯化铬与大鼠睾丸网的腺癌有关（Rehm and Waalkes 1988）。也有小鼠睾丸网自发肿瘤的报道（Yoshitomi and Morii 1984）。睾丸网的增生表现为局灶性或多灶性上皮细胞数量增多，伴有伸入管腔内的乳头状突起，由少量的间质支持。腺瘤的特征为对邻近组织有压迫和具有广泛的间质。癌呈现出细胞多形性，更多的核分裂象和出血、坏死，以及致密的胶原间质，可表现出明显侵袭。

18.3.3.4.3 *间皮瘤*

睾丸鞘膜（白膜外覆盖的间皮）是间皮瘤的常见发生部位，也可能是大鼠（而非小鼠）肿瘤的一个主要发生部位。肿瘤结构中有纤维和上皮细胞成分，形成实性片状、管泡状结构或乳头状突起（Tanigawa et al.1987）。在F344大鼠的一个种群中报道过睾丸鞘膜、附睾和精索起源的乳头状结构，可累及或不累及腹膜腔（Gould 1977）。

18.3.3.4.4 *其他睾丸肿瘤*

与给药无关的其他睾丸增生性改变很少发生，因此在本节中不做广泛讨论（Maekawa and Hayashi 1992）。已报道的肿瘤有精原细胞瘤（Kerlin et al.1998；Kim et al.1985; Nyska et al.1993）、塞托利细胞瘤（Boorman et al.1987; Rehm and Waalkes 1988; Wakui et al.2008）和畸胎瘤（Jamadagni et al. 2011; Sawaki et al. 2000; Tani et al.1997）。

18.3.4 毒性评价的非形态学终点

18.3.4.1 脏器重量

脏器重量是除了形态学以外对药物相关性毒性评价的一个重要的辅助方法。尤其是附属性器官（前列腺和精囊）的重量，是整个机体雄性激素水平的一个非常重要的指标，在啮齿类动物中比组织病理学评价更敏感（Creasy 2008a）。在称取前列腺和精囊重量时，重要的一点就是要包含所有分泌物，因为这些都是脏器重量的一部分，而且是腺体功能活性的一个检测指标。对于睾丸，重要是采用睾丸绝对重量和相对于脑重的相对重量，而不是相对于体重的相对重量，因为与脑一样，睾丸的生长和大小相对稳定，不易受体重降低的影响。在多数体重降低的情况下，睾丸重量（相对于体重）将较对照组增加。如果睾丸绝对重量显著性降低，镜下与之相对应的最有可能是生殖细胞数量减少和生精小管收缩（由于生精小管液减少）。多数情况下，组织形态学检查较脏器重量降低更敏感，但是液体含量（生精小管液或间质液体）的减少极少伴有形态学改变。一般情况下，附睾重量的变化会反映在睾丸，因为附睾重量的50%由精子和液体组成。

药物相关反应也能引起睾丸重量增加，并且

总是由液体含量增加引起，通常是由于生精小管液体增加，并且伴随生精小管扩张。给予外源性雄性激素或者在高催乳素血症时会发生附属性器官的重量增加。α 肾上腺素能受体拮抗剂可抑制分泌物的排出，导致脏器重量增加，同时由于分泌物蓄积引起腺泡 / 囊泡扩张。由于犬和非人灵长类动物个体间的睾丸和前列腺重量存在差异，
746 所以这两个种属的睾丸和前列腺重量改变较不敏感。特别是在相似年龄段犬个体间前列腺重量的差异可以很明显（Dorso et al. 2008）。对于附属性器官重量意义的其他讨论见 18.5.2.1 小节。

18.3.4.2　精子参数

常规药物安全性评价试验中一般不检测精子参数。相反，通常在生育力研究中要检测精子参数，但不进行组织病理学检查。在研究生殖毒性的试验中加入精子检测是非常有用的，可提供仅靠组织病理学检查无法得到的独特信息。附睾尾部精子计数检测为睾丸精子输出及精子通过附睾的时间提供一个完整的检测。对睾丸精子输出量的一个更直接的检测方法就是通过对睾丸中的精子细胞头部计数（组织匀浆抗性精子细胞计数）。该方法是计数睾丸中特定的成熟长形精子细胞亚群（16~19 步），可表达为精子发育所需时间（日精子产量）的函数。当精子发生减少时该值将降低，但精子细胞滞留该值会升高。对于睾丸精子发生，睾丸精子细胞头部计数是一种较容易的定量检测，且较病理学家通过显微镜人工计数更好。此方法最大的缺点就是需要一整个睾丸来检测，那么组织病理学评价就无法进行。另外两个主要检测参数就是精子活力和精子形态学。形态学检测精子质量，而精子活力检测功能。对附睾的直接毒性作用可改变精子活力，从而干扰精子成熟，但干扰睾丸精子发生也会改变精子活力。啮齿类动物异常精子的发生率通常非常低（一般小于 2%~3%），因此精子形态是一项敏感的检测终点。异常精子增加一般反映了睾丸精子发生紊乱。根据毒性的性质，精子检测经常可作为确定药物诱导性改变的 NOEL（未观察到作用剂量）的一个较为敏感和定量的检测终点。例如，如果药物引起的主要改变为长形精子细胞的变性或畸形，在睾丸变现为精子细胞头部畸形和凝聚，那么运用精子活力和形态学检测来检测和定量这种改变可能要比在睾丸切片上对这些细胞进行评价容易得多。

啮齿类动物由于产生交配栓，这使得无法对可用的射出精子进行采集。所以精子采集是整个过程的终末步骤，对于犬和非人灵长类动物，可在给药前、给药中和给药结束，以及恢复期阶段采集和检测精子。精子检查可用于监测毒性的功能效应和恢复速率。对于犬和非人灵长类动物，精子检查还有助于确认性成熟。对于大型动物采集好样本是具有挑战性的，动物个体差异及同一动物不同射精间的差异也会影响评价。

18.3.4.3　临床病理学：激素测定和生物标志物

虽然在研究毒性可能的内分泌介导的机制或者在临床作为毒性潜在生物标志物来证实激素改变时，激素水平测定是一个容易且具有吸引力的选择，但是需要严谨的试验设计。主要关注的激素（FSH、LH 和睾酮）在分泌物中是有波动的。啮齿类动物的波动性非常不规则，事实证明睾酮的脉冲只在一系列密集的 LH 脉冲之后才出现，LH 脉冲也具有不规则性（Ellis and Desjardins 1982）。同一大鼠在不同环境下以及不同大鼠在同一环境下的激素表达谱均具有很大差异。根据大鼠各种激素的变异系数，据估算为睾酮改变提供一个合理可能性（80% 出现 25% 改变的可能性）每组需要 20 ~ 30 只大鼠，而 FSH 和 LH 变异较小，每组 10 ~ 20 大鼠就能获得相似的可

能性，对于催乳素则每组需要 15 ~ 20 只大鼠（Chapin et al. 2011）。如果每组使用 5 ~ 10 只大鼠，将得到错误的结论。

747 犬的激素也有波动，但是波动较规则。LH 脉冲每 1 ~ 1.5 小时出现一次，而睾酮脉冲约在 50 分钟后出现一次。根据犬各种激素的变异系数，需要使用相似的动物数量（每组 20 只）才有机会在单个采样时间点测定出变化。每组这些动物数量明显不切实际；处理这个问题比较合理的方式就是将 2 小时内多个样品合并（Chapin et al. 2011）。

非人灵长类动物的 LH 和睾酮分泌模式与犬类似，但是具有明显的昼夜节律，需要注意的是晚上激素水平最高。等级和统治问题也需要考虑，因为处于统治地位的雄性将会压制低等级雄性的睾酮水平和精子发生。当非人灵长类动物群养时，可观察到被统治的雄性动物睾酮水平明显降低，睾丸体积下降可高达 45%（Czoty et al. 2009; Niehoff et al. 2010）。

抑制素 B 作为生精受损和塞托利细胞功能的可能生物标志物而被人们所重视（reviewed by Buzzard et al. 2004, Chapin et al. 2011, and Meachem et al. 2001）。直到最近还没有检测大鼠血清中抑制素 B 的简便方法，因为仅有的商品化酶联免疫吸附试剂盒不与大鼠或者犬激素发生交叉反应。一种新的针对抑制素 B 的 Beckman Coulter 试剂盒最近发布并且似乎可用于大鼠血清抑制素 B 检测，但不适用于犬（Chapin et al. 2011）。已证明在人类中抑制素 B 在将个体按治疗目的进行分类治疗方面非常有用，但在预测生育力或者作为生精健康的有用指标方面仍具有一定的局限性（Chapin et al. 2011; Mabeck et al. 2005; Meachem et al. 2001）。

激素改变可由药物直接作用于内分泌系统引起，但也可以是药物诱发精子发生紊乱后引起的继发反应。区分以上两种反应对于理解任何激素紊乱的意义十分重要。

除了激素和精子参数，目前在临床前试验或者临床试验中很少有检测损伤的其他有用的生物标志物（Chapin 2011）。

18.3.4.4 毒理基因组学

关于成功应用“组学”来研究睾丸毒性作用机制的报道较少。可能会建立对于一种或者一类化合物有反应的“标记基因”，到目前为止几乎没有证据表明“标记基因”是如何与药物引起病变的形态学特征或者功能改变相联系的。已报道有 4 种明确的睾丸毒物会改变睾丸基因的表达［环磷酰胺、2,5- 己二酮、乙二醇单甲醚（ethyleneglycol monomethyl ether, EGME），柳氮磺胺吡啶］，发生于给药后 6 小时，大多数在发生形态学改变之前。这 4 种毒物引起的基因表达存在差异，这些差异与已知的病变形态学特征有关系，所有化合物影响 3 个精子发生相关的基因（热休克蛋白 70-2、胰岛素生长因子结合蛋白 3、谷胱甘肽 S- 转移酶 π），这三个基因并被推荐作为睾丸毒性潜在生物标志物（Fukushima et al. 2005; Rouquie et al. 2009）。Rouquie 等人（2009）采用明确的抗雄激素氟他米特来评价选择基因（那些在功能上与睾丸病变相关的基因）表达的改变，并且表明在标准的 28 天毒性试验设计中根据转录改变所确定的未观察到有害作用剂量（NOAEL）与根据形态学改变和激素改变所确立的 NOAEL 相同。

18.3.5 睾丸毒性对其他脏器的预期效应

多数影响睾丸精子发生的干扰因素将导致精子参数改变并时常会导致附睾中出现脱落的生殖细胞。定性评价可能会也可能不会检测到精子输 748
出减少。如果莱迪希细胞产生睾酮受影响，一般会在附属性器官中看到改变（脏器重量下降或者萎缩）。原发或者继发内分泌紊乱将会增加或者减少垂体远侧部促性腺激素的分泌。当激素干扰很明显或者作用持久时，可能会出现形态学可检测到的垂体促性腺激素细胞肥大和可能的脏器重量改变，但一般情况下，如果不使用定量免疫组织化学方法很难检测到这些改变。雄性大鼠的乳腺是内分泌紊乱异常敏感的指标，对于怀疑有抗雄激素活性或者高催乳素血症者可增加此额外检测终点（Creasy 2008b, 也可参见本章）。

18.4　附睾和输出小管

18.4.1　功能解剖学

18.4.1.1　输出小管

输出小管通过连接睾丸网和附睾来输送精子。输出小管由多个（大鼠约 6 个，犬约 14 个）卷曲的、小口径内衬较矮的纤毛上皮的小管组成（Ilio and Hess 1994）。大鼠输出小管沿一个长的弯曲的通道，穿过附睾脂肪垫后汇合成一个总管，再进入附睾的初始段。犬输出小管保持分离且很短，开始的部分是包裹在结缔组织中。每个输出小管均和附睾管有个独立的连接或者形成一个盲端结构，该结构可能容易形成精子聚集和精子肉芽肿（Foley et al. 1995）。输出小管来源于中肾管，和肾小管一样具有吸收功能，可以重吸收 90% 生精小管液。液体吸收是通过氯化钠离子交换机制介导主动转运及通过充足的血液供应带走液体。雌激素对于液体吸收起重要调节作用，内皮素也被认为参与此过程（Harneit 1997; Hess 2002）。

18.4.1.2　附睾和输精管

每个附睾均由内衬假复层上皮偶见纤毛细胞的单根卷曲的管组成（大鼠的卷曲的管长 3 米）。附睾的三个主要区域（附睾头、附睾体和附睾尾）在形态学上有明显区分，可根据功能活动进一步划分。输出小管到附睾头是突然过渡，管腔直径和上皮高度均增加。继续向远处延伸，上皮高度降低且管腔直径增加。随着精子转运进程，组成附睾上皮的细胞类型（主细胞、基细胞、狭窄细胞、亮细胞和晕细胞）随之改变。附睾上皮随着精子转运的进行，其分泌或吸收功能也有差异，以维持精子成熟环境的稳定。相邻上皮细胞间的连接维持一个血液屏障，类似于塞托利细胞的连接，但是没有那么紧密。附睾屏障功能可以调节管腔液体成分使其适合于被转运精子的成熟，同时保持其免疫隔离状态。尾部的管腔扩张，有助于储存成熟精子，精子离开睾丸 1 ~ 2 周后成熟；尾部平滑肌层在输精管处呈连续性且厚度增加，有助于精子推进。输精管将精子引至尿道，在壶腹与其他附属性腺的分泌物汇合。

18.4.2　输出小管和附睾组织病理学

18.4.2.1　输出小管改变

在毒性研究中输出小管不是常规检查的脏器，但需要注意的是输出小管可作为一个毒性靶点受影响，经常会引起睾丸的继发病变。输出小管的主要功能就是吸收生精小管液。药物会干扰 749
吸收过程，可引起过度吸收导致精子淤滞或抑制吸收导致输出小管扩张。无论哪种情况，病变都会破坏上皮细胞间的紧密连接及失去血 - 上皮屏障导致抗原性外源精子与宿主的炎症细胞接触。结果将形成进行性肉芽肿性炎症而阻塞小管（图 18.17）。如果被阻塞小管达足够数目或者阻塞远端总管，睾丸压力将会增加，并且生精小管会扩张。压力会迅速导致生精小管上皮萎缩，使睾丸内的小管全部萎缩，这些萎缩的小管通常管腔扩张。除非检查输出小管，否则睾丸萎缩的原因不明显，但是这类毒性机制的一个特性就是生精小

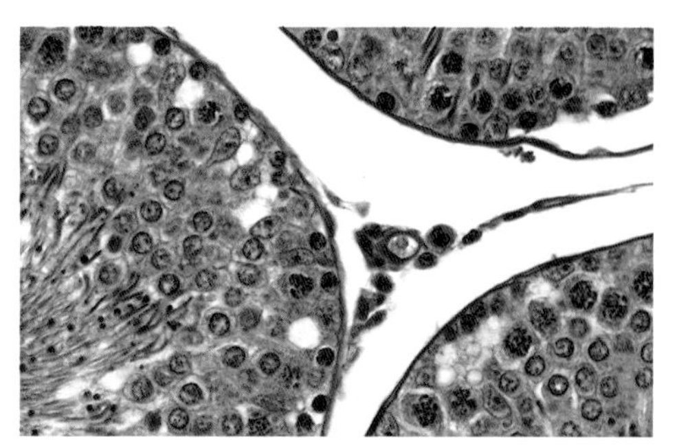

图 18.17　生精小管空泡形成可有多种形式。在绝大多数案例中，这些空泡出现在塞托利细胞内或者塞托利细胞之间。生精小管空泡形成通常为塞托利细胞损伤的早期表现，但是有时候也可代表凋亡生殖细胞留下的空位，比如图中大鼠睾丸

管扩张或者生精小管萎缩经常都是单侧的。损伤经常涉及单侧是由于生精小管扩张或者萎缩仅发生于足够数目小管被阻塞或者远端总管损伤，而这些经常仅发生于一侧睾丸。

多种机制均可导致输出小管阻塞。一种 5- 羟色胺激动剂已经被证实可以导致睾丸网和输出小管上的血管收缩，进而抑制液体吸收并引起生精小管、睾丸网和输出小管的扩张（Piner et al. 2002）。La 等人（2011）证实白三烯 A4 水解酶抑制剂与输出小管炎症和睾丸扩张和萎缩（主要为单侧）密切相关。相似的是，Tani 等人（2005）报道在一项 2- 甲基咪唑小鼠 2 年致癌试验中，大部分单侧睾丸萎缩与输出小管和附睾起始段的精子肉芽肿有关。输出小管毒物引起继发于液体重吸收受损的睾丸萎缩的一个最典型的例子就是杀真菌剂苯菌灵和其代谢产物多菌灵（Gotoh et al. 1999; Hess and Nakai 2000; Nakai et al. 1992）。输出小管扩张和生精小管扩张可发生于给予雌激素拮抗剂的小鼠，相似改变也可见于雌激素受体敲除的小鼠（Hess et al. 2002）。

上述改变的报道仅见于啮齿类动物，很可能是由于啮齿类动物输出小管解剖结构特殊（输出小管长而扭曲，最终汇入一个总管），导致啮齿类动物比其他哺乳类动物对输出小管完全阻塞和液体反压入睾丸更敏感。相比之下，大型哺乳动物，包括犬、非人灵长类动物及人类的输出小管或者非常短或者被包裹于附睾的起始段，并且有多个开口进入附睾起始段（La et al. 2011）。

18.4.2.2　附睾改变 750

18.4.2.2.1　上皮细胞凋亡

上皮细胞凋亡发生是对睾酮水平降低的反应。睾酮减少后，凋亡在附睾内自上而下移动，从起始段开始，接着波及附睾头、附睾体，最后到附睾尾（Ezer and Robaire 2002; Robaire and Fan 1998）。上皮细胞凋亡是睾酮减少的早期改变；附睾萎缩是终末期病变。

18.4.2.2.2　上皮细胞空泡形成

上皮细胞空泡形成可见于多种不同机制的毒性反应中。通常见于附睾的特定节段，可能反映了附睾功能特定节段细胞生理学紊乱。在绝大多数病例中，空泡内容物不能确定并且此改变通常很容易恢复。可导致其他组织磷脂质沉积的药物有时可在附睾上皮产生泡沫样空泡形成。细胞内空泡经常见于大鼠和犬附睾体和附睾尾的连接处，并且有时可能形成筛状外观。此变化常见于对照组，一般与药物无关，但如果精子含量下降，此改变可能更显著。输出小管阻塞常可引起附睾头筛状改变伴无精症。

18.4.2.2.3　上皮细胞变性

药物引起上皮细胞变性不常见。给予氯甲烷可见此改变（Chapin et al. 1984），随后会出现炎症反应及精子肉芽肿形成。

18.4.2.2.4　精子肉芽肿

精子肉芽肿可作为偶发的背景改变发生，但也可见于药物或者化学品诱导。输精管结扎或者阻塞几乎会 100% 导致附睾精子肉芽肿（Flickinger and Howard 2002）。在绝大多数案例中，诱发的精子肉芽肿似乎发生于特定的区域，2- 甲基咪唑引起的精子肉芽肿发生于近附睾头

部和输出小管（Tani et al. 2005），而氯甲烷引起的位于附尾睾（Chapin et al. 1984）。胍乙啶引起的精子肉芽肿发生于附睾尾和输精管交界处，并且认为是由于输精管平滑肌上的肾上腺素能受体抑制（Evans et al. 1977）。高剂量的 L- 半胱氨酸主要引起附睾体和附睾尾精子肉芽肿（Sawamoto et al. 2003）。对于绝大多数案例，这种病变的机制尚不清楚，但是在一些案例中，精子肉芽肿似乎是由最初的附睾上皮细胞损伤导致管破裂并使得精子泄漏至间质引起的。

18.4.2.2.5 炎症和水肿

炎症和水肿可能是原发病变，也可能继发于上皮细胞变性。据报道，炎症可继发于由氯甲烷引起的上皮细胞变性，早于精子肉芽肿形成（Chapin et al. 1984; Chellman et al. 1986）。L- 半胱氨酸在导致精子肉芽肿前也可引起水肿（Sawamoto et al. 2003）。

18.4.2.2.6 萎缩

萎缩是对睾丸精子发生减少及生精小管液生成减少的一种常见继发反应。由于附睾是雄激素依赖的组织，所以附睾萎缩也可由睾酮水平降低引起。附睾萎缩的特点为管腔收缩及内衬上皮细胞变薄。在睾酮水平降低的案例中，萎缩通常发生于上皮细胞凋亡之后并伴有附属性器官重量的降低。

751 18.4.2.2.7 管腔内生殖细胞碎片 / 脱落的睾丸生殖细胞

大鼠附睾管腔内生殖细胞碎片 / 脱落的睾丸生殖细胞可作为睾丸生精紊乱的一种非常敏感的指标。对于正常的成年大鼠，很少有脱落细胞与精子混合，因此通常脱落细胞的任何增加都反映了睾丸内细胞的缺失。在精子发生过程中，细胞碎片有时比实际的组织形态学改变更加敏感（也可参见 18.3.2.1 小节）。附睾中脱落细胞的数量一般在正常围青春期动物中会明显增加。

18.4.2.2.8 增生性改变

附睾增生性改变非常少，且未见有药物引起此类改变。未见有附睾增生的报道。据报道附睾莱迪希细胞腺瘤是 B6C3F1 小鼠一种罕见的肿瘤，但是此肿瘤的诊断有待明确，因为附睾中通常不含有莱迪希细胞。组织细胞肉瘤也曾被报道为小鼠附睾的一种原发性肿瘤（Baldrick and Reeve 2007; Yano et al. 2008）。

18.5 附属性腺

18.5.1 功能解剖学

18.5.1.1 前列腺和凝固腺

前列腺是一种附属性腺，在毒理学研究常规使用的所有种属动物中都存在。起源于盆腔尿道芽的复管泡状腺衬覆柱状上皮，位于膀胱颈部尿道周围，释放含有蛋白水解酶的浆液，通过多个管道进入尿道。啮齿类动物的前列腺有多个叶（成对的腹叶、背叶及侧叶），精囊附近有成对的凝固腺（前叶）。前列腺腺泡内衬的上皮由大量柱状分泌细胞和少量不分泌的基细胞、淋巴细胞和巨噬细胞组成。犬的前列腺有两个紧密并排排列的叶，被从被膜延伸出的小梁分成多个小叶。被膜内有平滑肌纤维。前列腺（以及附睾和精囊）的发育和维持依靠雄激素的刺激。在成年动物中，由睾酮通过靶组织上皮细胞内 5α- 过原酶活化形成的 DHT 是效应雄激素。

18.5.1.2 精囊

精囊由中肾管外翻形成位于输精管远端。在具有精囊的种属中（如大鼠、小鼠、家兔和 NHP），精囊分泌物在精液中占有很大的比例。精囊是成对、弯曲的囊状结构，衬覆假复层柱状上皮或者柱状上皮，上皮内褶形成蜂巢状黏膜，能产生一种黏性的碱性分泌物通过射精管进入尿道。

18.5.2 精囊和前列腺组织病理学

18.5.2.1 萎缩和分泌物减少

萎缩和分泌物减少可视为药物诱发的主要改变。此改变可以是雄激素刺激减少引起的原发效应或是由药物所致动物临床状态恶化而导致的睾酮水平降低引起的继发效应。在绝大多数案例中，在检测功能活性降低方面脏器重量较组织病理学更敏感（Creasy 2008a）。虽然萎缩在某种程度上是由上皮细胞凋亡所介导的，但在啮齿类动物的萎缩过程中上皮细胞凋亡不明显。对于
752 犬，至少在前列腺萎缩早期是比较明显的。啮齿类动物的前列腺腺泡充满分泌物且上皮细胞呈高柱状并在顶端有灰白色分泌小滴。明显的脏器重量降低主要是由于前列腺腺泡或精囊囊泡内储存的分泌物减少引起的，但是由于腺泡大小的差异及精囊切面不同，故从形态学评价上不容易看出这种改变。在犬中，前列腺腺泡不储藏分泌物并且顶端分泌小滴较显著且染色深。细胞内分泌物含量的任何减少都比较明显，并且通常伴有细胞凋亡增加。然而，犬前列腺上皮细胞内分泌颗粒的量及背景凋亡具有区域差异，评价时容易造成混淆。由于动物个体差异及组内动物数少，犬和NHP的脏器重量改变对于功能状态不是很敏感的指标。NHP的前列腺萎缩也很难评价，因为储存的分泌物少且前列腺和精囊分泌上皮的高度较犬和啮齿类动物相对较低。

18.5.2.2 炎症

尽管啮齿类动物前列腺间质和腺泡单个核炎症细胞浸润很常见，尤其作为老龄化改变，但是前列腺炎症也可由雌激素类化合物引起。前列腺背外侧叶特别好发此反应。

18.5.2.3 增生性改变

最常见的前列腺和精囊增生性改变是腺泡上皮或者囊上皮对炎症的反应性增生，通常继发于泌尿生殖器感染。啮齿类动物前列腺背景改变中癌前增生及肿瘤不常见，但据报道与给予外源性DHT及一些致癌物质有关。通过给予雄激素和雌激素混合物诱导的犬前列腺增生被用作研究人类前列腺良性增生的试验模型（Mahapokai et al. 2000）。在小鼠精囊中曾报道过一例罕见的“间叶增生性反应”。它由位于腺体黏膜下层的非典型的及有时呈高度多形性的上皮样细胞形成的局灶性聚集构成。间叶增生性反应在小鼠膀胱比较常见，在第12章中已有讨论。虽然它的来源不清楚，但是它与子宫的蜕膜反应具有很多相似之处；目前，不认为这是一种肿瘤反应。

18.6 雄性生殖系统改变与人类的相关性

由于在人类缺乏可靠的睾丸毒性生物标志物，所以仅有极少量的动物睾丸毒物确认对人也具有毒性。仅在少数结合了充分流行病学证据的案例中（例如，乙二醇醚、铅、1,2-二溴氯丙烷），动物模型和人之间具有很好的一致性。绝大多数毒性试验采用大鼠，较少采用犬，NHP就更少了。这些种属的精子发生效率和总体生育力远远高于人类，特别是大鼠。通常，监管部门的观点认为任何可检测到的药物诱导的精子发生或精子参数的改变都是有害作用，不管这些改变是否对受试种属的生育力产生影响。这个观点基于的事实是，人类作为一个物种，其生育力已近乎临界，任何一个小的功能缺陷将会引起一定比例暴露人群从几乎不育到彻底不育。一般认为在受试动物上的任何改变一般也会在相似暴露剂量的人身上发生，除非能够提供好的证据则可以另当别论。因为在睾丸的毒性机制证实方面存在困难，所以一般不太可能存在这样的证据。睾丸毒物通常在大鼠和犬之间存在种属差异，一个可能 753

敏感，而另外一个则可能显示没有作用。因为哺乳动物种属的精子发生及其调控基本类似，所以并不认为大鼠或犬与人的相关性谁高谁低。在与人的相关性方面，并不认为非人灵长类动物比大鼠或犬更高，不论有多少种属不敏感或敏感，风险评估一般要基于最敏感的种属。

18.7　雌性胚胎学和功能解剖学

18.7.1　胚胎学

雌性生殖道发育开始于卵黄囊中的原始生殖细胞（PGC）发育。PGC 随后迁移并植于生殖嵴进而刺激生殖嵴的脏壁中胚层发育成性腺。对于雌性，PGC 植于生殖嵴失败导致成年个体的卵巢较小，仅含有间质成分（McLaren 1991）。在卵巢发育过程中，PGC 继续增殖，发育成为卵原细胞并进入减数分裂 I，出生前休止于核网期。如果无 *Sry* 基因表达（此基因活化雄性分化通路），在性腺形成过程中次级性索发育，产生前颗粒细胞（它与卵母细胞形成原始卵泡有关）（McLaren 1991; Pepling 2006）。关于卵巢发育和分化及强调这些过程中的现有分子机制的综述已发表（Edson et al. 2009）。缺乏雄性激素刺激时，中肾管（沃尔夫管）退化，中肾旁管（米勒管）发育成雌性生殖道上部（输卵管、子宫、子宫颈及阴道前部）。生殖道下部包括阴道后部、外阴和阴蒂来源于尿生殖窦。

18.7.2　卵巢

在啮齿类动物和犬中，子宫阔韧带（或卵巢系膜）将卵巢连接至肾附近的背侧体壁上，输卵管漏斗部和卵巢系膜形成的囊将卵巢包裹，使其与腹腔分离（Walker and Homberger 1997; Wimsatt and Waldo 1945）。相比之下，人类和NHP 的卵巢位于盆腔，无卵巢囊（Beck 1972; Buse et al. 2008; Yuan and Foley 2002）。在性成熟的啮齿类动物和犬的正常的动情周期中，卵巢表面多个卵泡或者黄体突出使其形状不规则，而 NHP 外观比较规则，具有单一显著的结构（卵泡或者黄体）。组织学上，卵巢被覆单层腹膜间皮，也可称之为卵巢表面上皮。间皮层一般呈扁平状到立方状，但是在对全身激素或局部产生的卵巢因子反应的周期过程中，其外观会发生变化（Gaytán et al. 2005）。犬的卵巢表明上皮也在卵巢皮质内褶或者内陷形成表面下上皮结构（subsuface epithelial structure, SES）（O'Shea 1966）。卵巢的外部（即皮质）含有卵泡和黄体，而内部或者中间部（即髓质）含有间质腺和大口径血管，神经纤维从卵巢门进入。正常动情周期的啮齿类动物卵巢皮质和髓质边缘通常不清楚，但是犬和 NHP 较容易观察到；然而，明显的周期结构（卵泡或黄体）可在卵巢中占据重要的比例并延伸至髓质。卵巢间质由椭圆形或者梭形的间叶细胞、胶原纤维及基质组成，它们形成一种高度可变性的基质来适应卵泡的重复周期和黄体的生长和退化（详见下文）。卵巢网位于卵巢髓质或者卵巢门，可不同程度地延伸至周围组织，是胚胎期中肾小管的残留，呈管状结构，内衬立
方或者柱状上皮（Wenzel and Odend'hal 1985）。754
在卵巢系膜和输卵管系膜中也可出现其他的中肾残留物。

最小的卵泡（即原始卵泡）通常位于皮质外部，由小卵母细胞组成，原始卵泡休止于减数分裂 I 的核网期，被单层扁平的前颗粒细胞和外部的基板包裹。维持原始卵泡处于发育休止状态的因素不是很清楚。在每个动情周期中，一小簇原始卵泡被"激活"开始变大成为初级卵泡；卵母细胞生长被启动，前颗粒细胞变成立方形，开始出现 FSH 受体并开始增殖。随着继续生长，发育形成含有两层或多层颗粒细胞的次级卵泡，这

些颗粒细胞包裹着增大的卵母细胞，并在卵母细胞和邻近的颗粒细胞间分泌形成厚层糖蛋白（透明带）（Wassarman et al. 1999）。生长中的卵泡释放的因子刺激细长细胞周围间质中在卵泡基膜外聚集形成一个鞘（即卵泡膜）（Magoffin 2005）。最靠近卵泡基膜的这些细胞（即卵泡膜内层）展现出类固醇激素分泌细胞的超微结构特征，与其产生雄性激素的作用一致。最外面的膜细胞（卵泡膜外层）由一排疏松排列的非类固醇生成细胞组成，它们具有成纤维细胞和平滑肌细胞的超微结构特征（Magoffin 2005; O'Shea 1981; Young and McNeilly 2010）。最后阶段，卵泡越来越依赖促性腺激素（特别是 FSH）维持生长。如果没有足够的刺激，颗粒细胞就会变性，卵泡发生闭锁（Kumar et al. 1997; Markstrom et al. 2002; Messinis et al. 2010; Osmun 1985）。随着闭锁卵泡的退化，卵泡膜内层残留细胞形成间质腺，其中可能包含透明带的残留物。小鼠的间质腺通常比大鼠的明显。间质腺细胞保留类固醇合成功能，作为雄激素和受 LH、催乳素及儿茶酚胺调节的其他生长因子的来源（Peluso 1992）。在那些继续生长的卵泡中，颗粒细胞继续增殖和分裂，颗粒细胞层开始出现裂隙；这些裂隙最终融合，形成一个充满液体的腔，三级卵泡形成。卵母细胞此时达到其最大状态，并继续被形成丘状隆起突入囊腔的颗粒细胞（卵丘）包围。卵丘细胞层紧邻透明带（放射冠），在排卵后与卵母细胞保持在一起。三级卵泡的卵泡膜内层细胞可增大，从椭圆形至多角形并因为胞质空泡形成而更加明显。在适当的发育阶段，仅有一个（NHP）或者几个卵泡（啮齿类动物和犬）响应 FSH 水平的迅速上升，并且这些卵泡被募集继续发育成排卵前卵泡（格拉夫卵泡）（Fortune 1994）。随着排卵前卵泡继续生长，囊腔继续扩大，卵丘分解，卵母细胞和与之相连的放射冠从其依附的卵泡壁上释放出来。在 FSH 影响下，壁颗粒细胞产生越来越多的雌激素并出现 LH 受体，LH 受体进一步促使颗粒细胞增殖和雌激素产生（Edson et al. 2009）在动情的前一天，雌激素水平的升高反馈至下丘脑并且触发 LH 达到高峰，启动卵泡准备排卵的最后阶段。在动情期清晨释放卵母细胞以后，卵泡壁塌陷，基膜分解，颗粒细胞和膜细胞的混合，膜微血管迅速内向生长（Stouffer 2006）。随后主要通过黄素化细胞的分化和肥大使黄体增大，仅有很少量是通过细胞增殖（Stouffer 2006）。

在 NHP 中，双侧卵巢中只有一侧卵巢有一个黄体，但是啮齿类动物和犬的每个卵巢中有多个黄体。对于犬和 NHP，黄体退化发生于下个动情周期开始前；然而，在啮齿类动物中可同时存在来自不同动情周期的卵泡和黄体，从而形成一张复杂的组织学图片。在啮齿类动物卵泡和黄体发育、生理学、形态学和分类方面有许多文献可供查阅（Boling 1942; Hirshfield and Midgley 755
1978; Hirshfield and Schmidt 1987; Kagabu and Umezu 2004; Niswender et al. 2000; Oakberg 1979; Pedersen and Peters 1968; Rajkovic et al. 2006; Stouffer 2006）。对于啮齿类动物，每一代黄体可在卵巢中持续存在 3 ~ 4 个卵巢动情周期，可通过大小、形态及组织化学特征来区分（Boling 1942; Guraya 1975; Westwood 2008）。最新的黄体在动情间期达到最大尺寸且维持至下一个动情后期。啮齿类动物最新排卵的黄体外观出现的预期变化可反映动情周期的时间。在下一个排卵期，新的黄体形成，而先前的一群黄体通过凋亡耗减而发生退化（Matsuyama et al. 1996）。因为黄体完全退化需要反复暴露于催乳素中（Bowen and Keyes 2000），所以在成熟的动情周期规律的啮齿类动物的卵巢中明显可见 3 ~ 4 代的黄体。退化中的黄体逐渐变小并含有轻微嗜酸性的黄体细胞、巨噬细胞、增多的胶原及数量不等的黄褐色色素。最终退化使黄体消失，在卵巢中无残留。

18.7.3　输卵管

输卵管根据结构的局部差别可分为三个主要的部分：漏斗部（与卵巢相邻，包括伞部）、壶腹部和峡部（与子宫角相连）(Lee et al. 1976)。所有部分的输卵管都由黏膜层、固有层、肌层和被覆的浆膜层组成。排卵之后，伞部和漏斗部会收集卵母细胞并将其送到壶腹部，交配动物的受精作用通常在壶腹部完成。

18.7.4　子宫

啮齿类动物的子宫是双角子宫，由两个独立的子宫角组成，随着接近宫颈，它们沿中线融合，但是每一个子宫角都有自己独立通向阴道的子宫颈开口，大体上看像是一个子宫颈，实则在显微镜下是两个子宫颈管。犬的子宫是双角子宫，两个子宫角在连入宫颈之前在尾侧合并成一个单一短小的子宫体。非人灵长类动物的子宫是单角子宫，和人类子宫的解剖结构类似。子宫壁有三层：子宫内膜、子宫肌层和浆膜层。子宫内膜由单层立方上皮到柱状上皮组成，其下为血管丰富的子宫内膜间质。数量不等的子宫内膜腺内衬立方上皮，与子宫内膜上皮相连并穿过间质。子宫肌层由两层平滑肌组成：内环层和外纵层。子宫的尺寸、重量和显微镜下表现随着生殖周期的不同而有很大差异，代表了对循环中卵巢激素水平改变的响应。上皮细胞和间质细胞都会表达激素受体，通常上皮增殖受间质的受体调控，而功能分化通过上皮的受体调控（Cunha et al. 2004）。

18.7.5　宫颈

啮齿类动物子宫结合处宫颈的内衬黏膜为高立方状到柱状上皮，并和子宫内膜相连。黏膜向后逐渐变成复层鳞状上皮。贯穿整个宫颈的间质由致密胶原和平滑肌纤维的混合物组成，并有从子宫肌层延伸过来的一个厚的平滑肌隔膜将两个宫颈管分开。在动情周期中，宫颈变化最明显的是鳞状上皮，通常与阴道上皮的变化相似，不过没有阴道的变化显著。

犬的子宫体在尾侧与宫颈相连，宫颈长度有1.5 ~ 2 cm，相对于子宫和阴道而言，宫颈显得
又厚又实。子宫颈管会在动情前期、动情期、分 756
娩时和产后初期打开，除此之外的其他时间通常都是闭合的。组织学上，宫颈由表层的上皮（有时会有纤毛细胞）、含有宫颈腺（黏液腺）和血管的固有层以及周围环绕的大量平滑肌组织构成。动情期可见上皮厚度增加并伴有肌层的肥大，在动情间期可见腺体和静脉血管大小和数量的增加（Goericke - Pesch et al. 2010）。

在食蟹猴中，宫颈有一个弯曲且有许多腺丘的内宫颈管和一个向阴道突出的明显的外宫颈。内宫颈管和腺丘都内衬分泌黏液的柱状上皮细胞，而外宫颈则内衬复层鳞状上皮细胞。鳞柱交界部（squamocolumnar junction, SCJ）将两种不同类型上皮分开，SCJ 的位置会随着年龄和内分泌状态而变化（Wood 2008）。

18.7.6　阴道

阴道黏膜由复层鳞状上皮和其下的一薄层胶原固有层组成。剩余的阴道壁由界限不明显的平滑肌层和最外面的外膜组成，背侧附着于直肠，腹侧附着于尿道。在啮齿类动物阴道颅侧面，两个分离的宫颈口开口于共同的阴道管。宫颈口向外延伸一小段进入阴道管，导致外周出现凹陷或者形成穹窿，如果切面正好在宫颈和阴道这两个脏器的连接处，则可能被误认为是子宫颈管。犬的阴道是有纵向褶皱的肌性管，对于一条体重为 11.4 kg 的犬而言，从阴道前庭到宫颈口的平

均长度为 10～14cm，此处管径较窄，因为背中线处的黏膜有皱褶。在雌激素的影响下，阴道壁在动情期会呈现明显的变化，如水肿或肿胀，在大体观察时往往会被误认为是异常改变。显微镜下啮齿类动物和犬的阴道会随着动情周期有显著变化，显微镜下变化是最有用且可信的判断动情周期阶段的组织学标志（Rehm et al. 2007b; Westwood 2008）。相对而言，非人灵长类动物阴道的周期性变化比较难辨认。

18.8 普通生理学和性成熟

18.8.1 啮齿类动物

实验大鼠和小鼠是连续多次动情的哺乳动物。全年每 4～5 天排卵一次。虽然雌性啮齿类动物的性成熟年龄与品系有很大关系，但一般情况下，雌性小鼠在 5～7 周龄性成熟，雌性大鼠在 5～8 周龄性成熟。根据激素引起的生殖道变化，实验啮齿类动物的动情周期通常被分为 4 个持续时间不同的期。采取体内阴道细胞学和体外生殖道组织学检查可以区分这些不同的期（Allen 1922; Goldman et al. 2007; Long and Evans 1922; Westwood 2008）。周期最开始是动情前期（卵泡期），接着是动情期（排卵期），然后是动情后期和动情间期（黄体期）。通常动情间期是持续时间差异最大的期，因此，对于正常动情周期的长度影响最大（Allen 1922; Mandl 1951）。

随着啮齿类动物的年龄增长，动情周期开始变得越来越不规则并越来越长。周期变长的确切原因目前仍不清楚，但似乎与下丘脑对雌激素的应答和促性腺激素释放激素（GnRH）释放的改变有关（Downs and Wise 2009）。引起的激素变化可能因种属而略有不同（Downs and Wise 2009；Maffucci and Gore 2006; Nelson et al. 1981）。小鼠动情周期时间的增加通常与动情间期的延长有关（Nelson et al. 1981）。大鼠动情周
期时间的增加常涉及动情前期的延长，但也可能 757
包括动情间期的延长（LeFevre and McClintock 1988; Nass et al. 1984; Peluso and Gordon 1992）。大鼠和小鼠动情周期时间的增加导致动情周期不规律，包括持续性动情期、反复假孕，最终导致在生命后期持续不动情（Felicio et al. 1984; Peluso and Gordon 1992; vom Saal et al. 1994）。这些衰老变化开始的年龄以及衰老的顺序都会受种属、品系和饲养条件的影响（Felicio 1984; LeFevre and McClintock 1991; vom Saal et al. 1994）。持续性动情期指的是动情持续数月之久，此时阴道上皮有角化持续，伴随循环水平孕酮较低、一直分泌雌二醇以及缺乏 LH 高峰。这些内分泌变化反映了卵巢中多个卵泡囊肿的出现，持续的卵泡发育和黄体的缺乏（vom Saal et al.1994）。反复假孕指阴道反复出现动情间期，常会连续大约 14 天，其间可能会被简短的动情期或动情前期隔开。这一状态通常发生在非妊娠动物的卵巢中黄体持续存在时，与血液中高水平的孕酮、正常的动情间期水平雌激素和轻微升高的催乳素有关。反复假孕动物中持续存在的黄体中通常缺乏在正常动情周期中出现嗜碱性变细胞，并可能会出现少细胞区域或无细胞区域（Peluso and Gordon 1992）。持续不动情期是卵巢衰退的最终阶段，此时周期性活动消失，血液中雌激素和孕酮水平较低，阴道细胞学以白细胞为主。这一阶段生殖道的组织学特征包括黄体缺失，少量或无卵泡发育，子宫小，腺体萎缩（Peluso and Gordon 1992; vom Saal et al. 1994）。

18.8.2 犬

犬科动物（包括驯养犬）的生殖生物学通常在许多方面与其他哺乳动物不同。饲养在严格控制光照和室温的实验室环境下的比格犬非季节

性动情（即它们可在一年的任何一个时间段排卵），在两次连续的排卵周期之间可能有长时间的不动情期或者静止期（时间从 3 ~ 12 个月不等）。在排卵期，初级卵母细胞必须在输卵管内停留 72 小时直至发育成熟才可受精（Reynaud et al. 2005）。最后，未受孕犬的动情间期持续时间（受孕酮影响）会延长，至少持续到和妊娠期一样长。Heape（1900）将犬的动情周期分为 4 个期（动情前期、动情期、动情后期和不动情期），多年来这些术语已被广泛接受和使用。然而，因为动情后期的激素分泌活跃，所以应更确切地称之为动情间期，本章中也是采用了动情间期的术语（Johnston et al. 2001）。对动情周期中不同期的确认，习惯上依靠行为表现和临床特征而不是激素水平或者细胞学特征，本章的目的在于帮助读者了解毒理学试验中不同动情周期的期的特定的内分泌特征和形态学特征。犬的整个动情周期的激素变化（包括从青春前期或者不动情期到动情前期、动情期和动情间期）都有详细报道（Concannon 2011; Concannon et al. 1989; Graf 1978; Johnston et al. 2001）。

比格犬的青春期通常开始于 6 月龄左右，并在 8 ~ 14 月龄能出现第一个“周期”（即开始第一个动情前期）（Wildt et al. 1981）。因此，在犬的标准毒理学试验中，在试验开始时（甚至在持续时间≤ 6 个月的短期试验的动物解剖时）雌性犬经常仍处于围青春期。在解释给予外源性物质后出现的可能的影响时，这是一个重要的考虑因素，因为周期性活动中的假性不平衡可能仅与所使用犬的年龄有关。青春期雌犬动情前期到动情期这一阶段的持续时间和特征都不如完全性成熟的雌犬（>18 月龄）容易预测，青春期雌犬的持续时间更短，血清雌二醇、LH 和孕酮水平更低或者不稳定，导致出现“间歇动情”“假性动情”“安静动情”等行为模式（Johnston et al. 2001）。间歇动情或假性动情的雌犬会出现动情前期的临床特征，包括浆液血性分泌物、肿胀，甚至吸引雄性，但不会真的过渡到有排卵的动情期。在间歇动情中，临床症状会在数天或数周后随着恢复动情行为和排卵而消失。在假性动情中或者间歇动情的最初阶段，不会出现排卵，卵泡也不会黄素化。这被认为是青春期卵泡发育而使雌二醇水平增加引起的，这可能是临床症状出现的原因，但是确切的原因至今也不清楚。在安静动情中，虽然雌犬不会出现任何的临床体征，包括外阴肿胀、与卵泡的持续发育、卵泡的黄素化和激素的改变有关，但会排卵且内部生殖器官会呈现与真正周期的阶段相关的的典型形态学特征。因此，在毒理学试验使用青春期雌犬时，体内临床观察不是犬激素水平状态或周期性活动的可靠指标。

大多数情况下，雌犬都不是用于评价外源性物质对人类生殖道影响的一个好模型，尤其不适用于评价激素对动情周期和生殖器官的影响。此外，因不动情期延长导致动情周期持续时间改变、标准毒理学试验中所使用的犬的年龄以及分配到每组的犬数量较少都会对结果解释和安全性评估带来不确定性。在短期试验中，犬可能没有完全性成熟到开始有动情期活动的能力，或者也没有足够的时间完成一个动情周期，因为这种不同犬之间的青春期年龄和动情周期不同阶段的持续时间都有所差异，所以不同期之间的不平衡都可能是正常生物学差异的一部分。

18.8.3　非人灵长类动物

食蟹猴的月经周期及内分泌特征基本和人类女性相同。食蟹猴在 2.5 ~ 4 岁之间达到性成
熟并在 20 ~ 25 岁时进入绝经期。月经周期平均 758
长度为 30 天，可分为卵泡期、围排卵期、黄体期和月经期。食蟹猴全年中都经历月经周期循

环，而恒河猴则有明显的季节性，因此可能使解释恒河猴潜在的生殖系统改变复杂化。食蟹猴和恒河猴在排卵期前后性皮肤都会出现明显肿胀和红斑；然而恒河猴的这些改变会因季节不同而不同，在某些食蟹猴中会前后不一致，变化多样甚至可能不出现相关改变（Engelhardt et al. 2005; Ghosh and Sengupta 1992）。驯化时间的长短、群养动物之间的社交互动都会对猕猴的月经周期产生很大的影响。在改变饲养条件之后 6 个月后，新群养的食蟹猴生理周期延长（Weinbauer et al. 2008），在建立的群体中，被统治的动物比占据统治地位的动物排卵周期少、黄体期缺陷多。

18.9 卵巢周期的激素基础

18.9.1 啮齿类动物

雌性啮齿类实验动物（特别是大鼠）动情周期的神经内分泌调节已有很详细的描述（Freeman 2006）。在雌性啮齿类动物中，下丘脑整合很多生理信号，与环境因素一起来调节促性腺激素释放激素（GnRH，也可以被称为黄体生成素释放激素 LHRH）的生成和释放。在动情前期，雌激素水平升高，与和光周期有关的允许性神经刺激联合，促进 GnRH 的释放激增。GnRH 激增反过来会刺激脑垂体前叶释放高水平 LH 和 FSH，驱动卵巢中的卵泡生长和类固醇生成。除了卵巢类固
759 醇和光周期外，很多其他因素也会影响促性腺激素的分泌，包括信息素（Dudley et al. 1996; Kelliher and Wersinger 2009）、能量平衡（Martin et al. 2008; McShane and Wise 1996; Nakanishi et al. 1976）、应激（Brann and Mahesh 1991; Rivier and Rivest 1991; Tilbrook et al. 2002）、免疫应答 / 炎症反应（Kalra et al. 1998; Karsch et al. 2002）和外源性物质（Mattison 1993）。动情前期 LH 的释放激增会启动卵泡的排卵机制并刺激卵泡膜内层细胞增加雄激素（特别是雄烯二酮）的生成，这是雌二醇生成的底物。同时 FSH 释放激增能刺激生长卵泡中颗粒细胞的生长和增殖，在闭锁卵泡中，刺激雌激素和抑制素的生成增加，并通过颗粒细胞上调 LH 受体的表达。FSH 分泌的第二个高峰出现在动情期的清晨，被认为促进了前囊状卵泡的选择，前囊状卵泡将开始发育，在下一个排卵期排卵（Hoak and Schwartz 1980）。第二个 FSH 高峰可能是卵泡破裂和血清抑制素水平快速下降的结果（Rivier et al. 1990）。排卵之后进入动情间期早期，卵巢雌激素和抑制素反馈到下丘脑和脑垂体，进一步抑制 LH 和 FSH 的释放。在动情间期后期和动情前期早期，雌激素水平再次快速升高，为下丘脑中下一个周期做好准备。卵巢中产生的雌激素和孕酮会引起生殖道管状器官的生理和形态学的变化。

在大鼠的动情周期中，卵泡和黄体都产生孕酮。动情前期的 LH 激增之后，卵泡的颗粒细胞会生成第一个孕酮的高峰，为卵泡排卵做准备，并有助于抑制垂体内促性腺素的释放（Freeman 2006）。在这个阶段，孕酮生成的抑制或者孕酮受体信号传送的抑制都会影响排卵（Robker et al.2009）。循环中孕酮的第二个高峰发生在动情后期的后期 / 动情间期的早期，这归因于新形成的黄体所分泌的孕酮（Smith et al. 1975）。在妊娠动物的整个孕程中，孕酮使子宫内膜做好胚胎着床的准备，抑制子宫肌层的收缩，并抑制母体对胚胎抗原的免疫反应（Mc Cracken et al. 1999）。

当不存在宫颈刺激的情况下，啮齿类动物中新形成的黄体被认为没有功能，因为它们产生孕酮的能力是有限的，也不能帮助子宫的蜕膜化（Freeman 2006）。在未交配的啮齿类动物中，黄体会在排卵后的 1 ~ 2 天内生成孕酮，但是之后孕酮水平开始下降并主要释放 20α- 羟孕酮（20α-hydro xy pro-gesterone, 20α-OHP），20α- 羟孕酮不支持子宫的蜕膜化，也不抑制促性腺激素的释放（Ichikawa et al. 1974; Smith et al. 1975）。

啮齿类动物中孕酮产量的早期下降是动情周期短的基础。与之相比，如果啮齿类动物受到人为或者交配引起的宫颈刺激，神经内分泌反射会在接下来的 10 ~ 11 天中刺激垂体每日释放催乳素来“挽救”黄体（Smith and Neill 1976）。催乳素会刺激黄体细胞的发育和肥大，上调孕酮持续产生所需要的 LH-R 的表达，并抑制 20α- 羟基类固醇脱氢酶的表达，该酶可介导孕酮转化成 20α-羟孕酮（Risk and Gibori 2001）。在交配而不受孕或者人为刺激的啮齿类动物中，黄体的短暂发育（假孕）(图 18.18a）会随着垂体停止分泌催乳素而终止。在成功交配之后，孕期的下半程中孕体分泌的胎盘催乳素将取代催乳素来维持黄体的功能。

虽然催乳素在维持啮齿类动物黄体功能中扮演着重要角色，但它也对黄体的退化起着关键作用。在动情前期，雌激素水平升高引起脑垂体催乳激素细胞释放更多的催乳素从而促进黄体的退化。如果在动情前期抑制催乳素的激增将会影响黄体的退化，从而导致其在卵巢中蓄积（Rehm et al. 2007c; Smith et al. 1975）。有人认为催乳素引起的黄体退化是通过 Fas/FasL- 介
760 导的通路由 T 淋巴细胞引起黄体细胞凋亡，伴有趋化因子的局部表达和黄体中巨噬细胞的汇集（Bowen et al. 1996; Risk and Gibori 2001）。

18.9.2　犬

临床上，犬的动情前期被定义为犬的行为或者外生殖器可以观察到动情期即将到来的期。体征可包括阴道浆液血性分泌物和外阴进行性肿胀。这一期持续时间不等，可从 0 天一直到 27 天，平均长度为 9 天左右。在这一期，FSH 水平下降，雌激素水平上升达高峰，并伴随卵巢中卵泡发育。动情前期即将结束时，雌激素水平下降，孕酮水平开始升高，卵泡黄素化（排卵前）开始，颗粒细胞被黄体细胞所取代（Concannon et al. 1977）。在动情前期的后期，血清中睾酮水平也增加并在 LH 激增时达到峰值，几乎与雄犬的睾酮水平一致（Concannon and Castracane 1985; Olson et al.1984）。在排卵前 2 ~ 3 天，LH 出现激增并可以持续 24 ~ 96 小时（Phemister et al. 1973）。LH 达峰前后时，FSH 也出现短暂增加（Olson et al. 1982; Reimers et al. 1978）并且在动情前期雄烯二酮（雌二醇或者睾酮的一种类固醇前体，由膜细胞产生）也增加，在

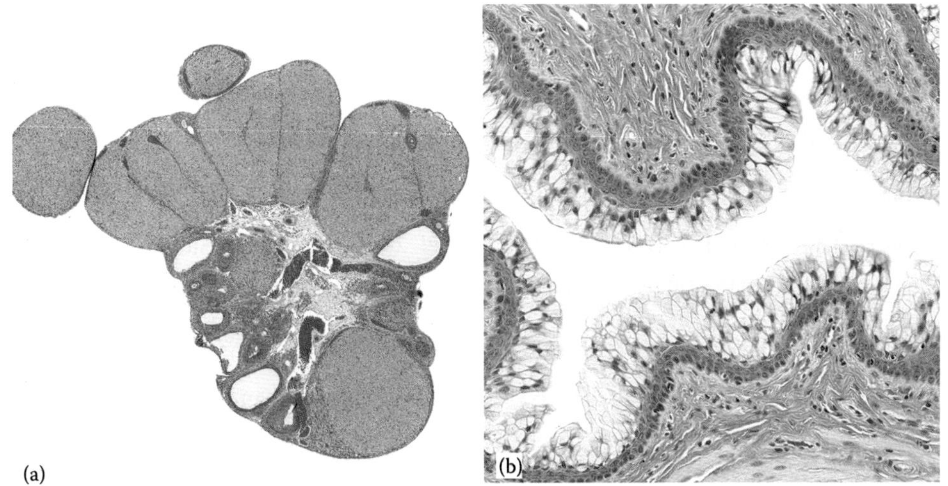

图 18.18　一只假孕大鼠的组织。(a）可见多个较大的黄体；(b）阴道黏液化。注意角质层缺失，这在正常的动情前期可以出现

LH 达峰前后达到峰值，然后在动情期逐渐减少（Concannon and Castracane 1985）。

犬的动情期通常被认为始于雌性开始允许雄性与之交配，结束于雌性不愿意交配。动情期可持续 4～24 天，平均水平为 9 天左右。这一期通常发生排卵，排卵通常会持续超过 72 小时，但是排卵的时间并不一致，可发生在 LH 达峰数天之前或者数天之后。动情期的行为与雌激素水平的降低伴孕酮水平的快速升高密切相关。LH 达峰后睾酮水平下降到基础水平，且由于垂体 LH 的耗减，LH 水平比动情周期中的其他任何时间都低（Fernandes et al. 1987）。在动情期可见不同程度浆液血性阴道分泌物或淡黄色的阴道分泌物和外阴肿胀。

临床上将动情间期定义为雌性不接受雄性交配时。然而，许多作者更倾向于通过阴道细胞学改变来定义动情间期（Holst and Phemister 1974），在毒理学试验中利用阴道和卵巢的形态学特征作为分期的依据似乎才是更为严谨的做法。在这一时期，外阴体积变小，阴道分泌物变
761 干。黄体发育进入黄体期，孕酮水平在 LH 达到高峰后的 2～4 周升高，然后在 5～6 周内水平逐渐下降，雄烯二酮也出现类似的特征。无论是否受孕，犬在整个黄体期的孕酮和雄烯二酮水平都相似（Concannon et al. 1989）。黄体期催乳素水平逐渐升高，在动情间期末期临床上经常可见乳腺的发育。即使在非妊娠动物中也可以观察到泌乳现象，这与孕酮水平的降低和催乳素的升高有关。动情间期后期，在已孕或未孕的犬中均能观察到 LH 水平略微升高。临床上，在非妊娠雌犬的动情间期的结束通常不会那么明显，动物通常会悄悄地进入不动情期。

在不动情期，外生殖器体积小，且观察不到分泌物，此时雌性对雄性不具有吸引力。这一阶段的持续时间差异较大，可从 1 个月到 2 年不等（Allen 1992），但通常约 4～6 个月（Bouchard et al. 1994; Sokolowski 1977）。尽管这一阶段被认为是周期中静止或不活跃期，但激素的情况并非如此。在不动情期 FSH 水平会升高，不动情期后期的 FSH 水平和动情期排卵前的峰值一样高（Olson et al. 1982）。在不动情期后期，LH 的水平呈脉冲式升高，且可能会促进下一个动情前期的启动（Concannon et al. 1986; Olson et al. 1982; Shille et al. 1987）。在不动情期，雌激素水平有波动，据报道在动情前期开始前约 7 周时会上升（至少在某些犬类中是这样）（Jeffcoate 1992; Mellin et al. 1976; Olson et al. 1982）。雌二醇水平的这些改变可能与卵泡发育有关，并且可能会引起所谓的间歇动情或假性动情。

18.9.3 非人灵长类动物

非人灵长类动物的月经周期与人的月经周期类似，通常持续时间在 28～32 天之间，并在周期中间大约第 14 天发生排卵。周期的上半程被称为卵泡期，在这个阶段，促性腺激素水平较低，来源于发育中优势卵泡的雌二醇水平升高（Weinbauer et al. 2008; Zeleznik and Pohl 2006）。抑制素 B 水平在卵泡期早期最高，并随排卵临近逐渐降低（Fraser et al. 1999; Shimizu et al. 2002）。雌二醇水平进一步上升直到第 12 天左右，随后 FSH 和 LH 快速升高，引起格拉夫卵泡的排卵（Weinbauer et al. 2008; Zeleznik and Pohl 2006）。在围排卵期，孕酮水平开始升高，并可在卵母细胞成熟、排卵和黄体化过程中发挥作用（Borman et al. 2004; Chaffin and Stouffer 2002）。排卵后，黄体期开始，雌二醇和促性腺激素水平迅速降低，孕酮和抑制素 A 水平随着黄体的发育而继续升高（Suresh and Medhamurthy 2009）。在黄体期，促性腺激素始终维持低水平，与人类不同，非人灵长类动物的雌二醇水平在黄体期不升高（Shimizu 2008）。循环中孕酮在第 22 天左右到达最高峰，

如果母体没有识别到妊娠，那么黄体功能就会衰退，月经期开始（Weinbauer et al. 2008）。在月经期，孕酮和抑制素 A 水平下降，FSH 水平有一个短暂升高，为下一个周期的卵泡发育做准备（Gougeon 1996; Jabbour et al. 2006; Weinbauer et al. 2008; Zeleznik and Pohl 2006）。

18.10　雌性生殖系统的组织学

18.10.1　啮齿类动物

正常周期的大鼠和小鼠动情周期雌性生殖道的组织学相似，且在前文中已有详细描述（Greaves 2007; Li and Davis 2007; Westwood
763 2008; Yoshida et al. 2009; Yuan and Carlson 1985; Yuan and Foley 2002）。因此，此处对周期中每一期的主要组织学改变仅做简要总结。当得到一个样本时，利用组织学区分不同周期的期的关键是了解在激素环境下发生在每个器官的可预见的和同步的变化（表 18.3）。理应知晓一个特定期的所有特征可能由于周期的期本身的差异性或组织切片的切面不同而未呈现出来。因为啮齿类动物的动情周期与光周期有关，所以我们必须认识到一天中的采样时间能显著影响生殖道的组织学特征（Yuan and Carlson 1985）。

18.10.1.1　动情前期

在卵巢中，存在排卵前的卵泡和最近周期的大黄体，其中含有零星的凋亡细胞，偶尔可见大片区域的空泡变性（图 18.19a）。这时宫腔大小
764 不一，但经常显示出明显扩张。宫腔上皮呈柱状（但有时可能被压扁），通常可见少量核分裂象，没有明显的细胞凋亡；子宫内膜腺体可扭曲或者扩张并被覆立方上皮。小鼠子宫内膜间质水肿经常十分明显，在大鼠中没有这么明显。阴道上皮为复层扁平上皮，表面有角化（角质层）层和黏液化（黏液层）层细胞（图 18.20a）。动情前期一个有用的标志物就是颗粒层的形成（Westwood 2008）。

18.10.1.2　动情期

卵巢中含有独特的早期嗜碱性黄体（图 18.19b），偶尔出现一个中央腔和少量闭锁的囊状卵泡。早期黄体中含有许多变性 / 凋亡的细胞。输卵管中可能含有来自于近期排卵的一个或多个卵丘 – 卵母细胞复合体和黏液样物质。子宫腔塌陷，宫腔上皮通常为高柱状，腺上皮为立 765
方状，两者中通常都会看到明显的细胞变性和凋亡。间质中有大量的粒细胞，腺体中也可出现粒细胞；在小鼠可见轻微间质水肿。阴道黏液层从上皮脱落，但角质层仍在（图 18.20b），并且在动情期末期开始脱落。

18.10.1.3　动情后期

在卵巢，嗜碱性黄体体积增大且大都为实性的，但中央腔仍可见（图 18.19c）。仍可能在输卵管中观察到卵丘 – 卵母细胞复合体。子宫腔狭窄且被覆含有少数核分裂象的柱状上皮，散在分布的空泡变性灶或细胞凋亡残留物；子宫内膜腺上皮经常呈大立方状，伴有大量的核分裂象。子宫内膜间质中经常可见许多粒细胞，子宫内膜腺体也可出现粒细胞。阴道上皮角质层和颗粒层缺失（图 18.20c），上皮内经常可见轻度到中度中性粒细胞和淋巴细胞浸润。

18.10.1.4　动情间期

该时期卵巢中最新形成的嗜碱性黄体体积达到最大（图 18.19d）。黄体中没有凋亡细胞，这可以帮助区分动情间期和动情前期。子宫腔狭窄且被覆矮柱状上皮，核分裂象常见，粒细胞在内膜间质中开始变得不明显。在动情后期末期和动情间期初期，阴道上皮到达最薄的状态，其生发

表 18.3 啮齿类雌性动物生殖器官在动情周期不同期的主要组织学特征

	性未成熟－年轻	动情前期	动情期	动情后期	动情间期
卵巢					
卵泡	原始卵泡、初级卵泡、次级卵泡和三级卵泡（囊状卵泡）。接近青春期时囊状卵泡增多。可见闭锁卵泡	原始卵泡、初级卵泡、次级卵泡加上早期和后期（三级）囊状卵泡。可见闭锁卵泡	原始卵泡、初级卵泡、次级卵泡和早期囊状卵泡。常见很少体积大的囊状卵泡闭锁	原始卵泡、初级卵泡、生长中次级卵泡。生长中囊状卵泡很少。可见闭锁卵泡	原始卵泡、初级卵泡、次级卵泡和生长中三级卵泡。可见闭锁卵泡
黄体	缺失	3～4 代黄体。最大的（最新生成的）轻微嗜酸性黄体可能显示出空泡变性或者细胞凋亡。早期生成的黄体较小、嗜酸性并且通常缺乏凋亡	3～4 代黄体。最新生成的小黄体具有深嗜碱性的梭形细胞，核分裂象，有时出现中央腔。早期生成的嗜酸性黄体中可见细胞凋亡	3～4 代黄体。最新生成的黄体嗜碱性，通常为实性的，但某些黄体中可见中央腔。可见少量的核分裂象。更早的黄体嗜酸性	3～4 代黄体。最新生成的黄体体积最大，细胞轻微嗜碱性，具有泡沫样胞质。没有细胞凋亡。更早的黄体嗜酸性
输卵管			可出现卵丘－卵母细胞复合体和黏液样物质	可出现卵丘－卵母细胞复合体和黏液样物质	
子宫					
子宫内膜	子宫腔狭窄。子宫内膜薄、可见腺体。上皮立方状，没有核分裂象，间质致密，子宫肌层薄	子宫腔扩张，被覆肥大的立方上皮或者柱状上皮，核分裂象常见。间质可明显水肿（特别是小鼠）。可出现数量不等的中性粒细胞	子宫腔塌陷，被覆高柱状上皮，腺上皮立方状。上皮细胞明显变性和凋亡。少数核分裂象。腺体中可出现大量间质粒细胞。小鼠中还可见间质水肿	子宫腔狭窄，被覆矮柱状上皮，可见少量核分裂象和散在的凋亡细胞碎片。腺体上皮呈大立方状伴有大量分裂象。间质中可见大量粒细胞，也可见于腺体中	子宫腔狭窄，被覆矮柱状细胞，从早期到后期核分裂象逐渐增多。腺体被覆立方上皮。间质相对致密，通常含有较少的粒细胞
阴道					
上皮	单层或复层矮立方状上皮，2～3 层厚	复层鳞状上皮，早期有颗粒层和黏液层，后期有角质层。基底部常见核分裂象	早期：黏液层与表面分离，通常缺失不可见。角质层明显 后期：角质层与表面分离 一般很少见到核分裂象	角质层缺失。颗粒层和表面生发层进行性缺失，伴有数量不等的中性粒细胞和淋巴细胞浸润。在小鼠中，白细胞浸润可能十分明显	早期：一开始上皮最薄，随后逐渐变厚 后期：表面轻微嗜碱性的多角形细胞具有早期黏液化，但没有颗粒层 从早期到后期粒细胞逐渐减少

注：由于动情周期每一期的差异或者组织切片的切面不同，某一特定期的所有特征可能不会全部出现。

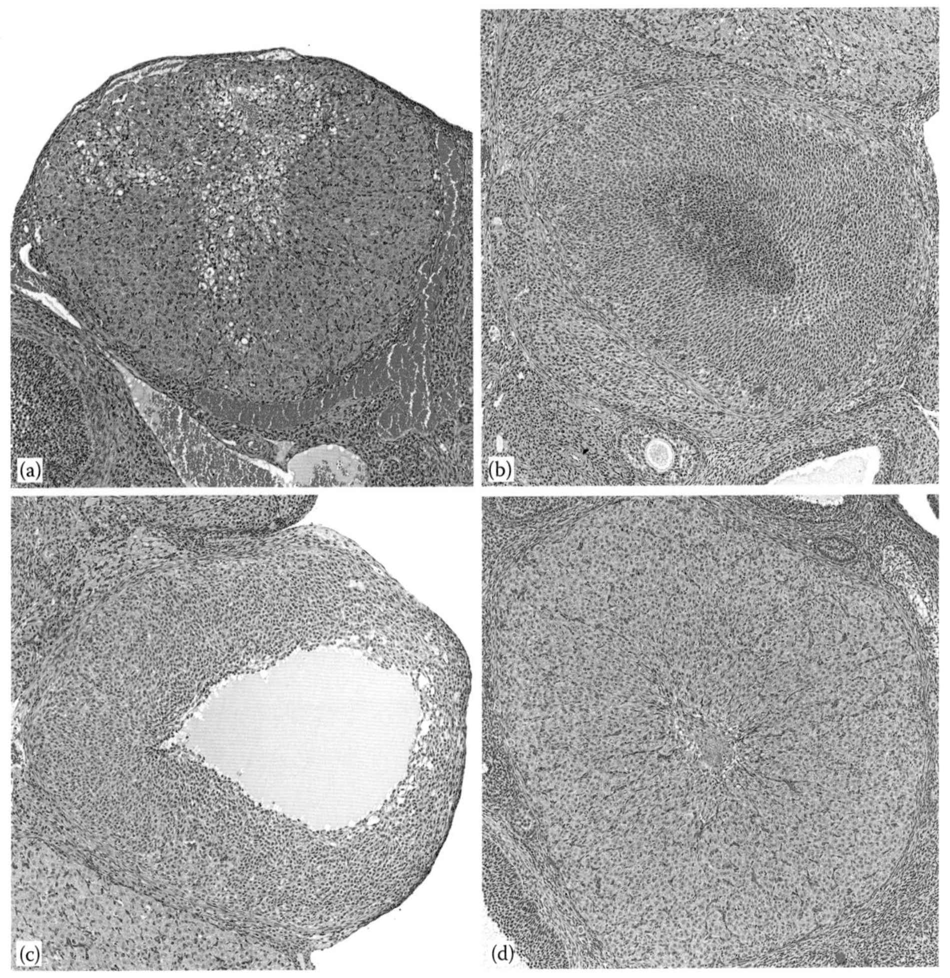

图 18.19　大鼠动情周期黄体的形态学特征。（a）动情前期，之前周期的大黄体中可见细胞凋亡和空泡变性。（b）动情期，新形成的嗜碱性黄体。（c）动情后期，发育并增大的嗜碱性黄体中可见中央腔。（d）动情间期，大而轻微嗜碱性的黄体中央可见少量纤维结缔组织

层由 3 ~ 6 层细胞组成（图 18.20d）。在动情间期进展过程中，阴道上皮开始逐渐增厚达 8 ~ 10 层，随着早期黏液化的发生，表层细胞开始变为多边形并轻微嗜碱性。

18.10.2　犬

犬动情周期中生殖道的组织学近期有多篇综发表（Barrau et al. 1975; Chandra and Adler 2008; Fowler et al. 1971; Rehm et al. 2007b; Steinhauer et al. 2004），基本改变详见下述及表 18.4（另请参阅图 18.21 至 18.26）。

18.10.2.1　动情前期

在动情前期，皮质区形成大量囊状卵泡（图 18.23a 和 18.23b）。如果犬之前经历过动情周期，则该时期的卵巢中会出现闭锁黄体。在动情前期和进入动情期时，子宫血管逐渐增多且子宫壁明显增厚，在横切面中可发现宫腔呈 X 形。子宫腔内可见溢出的红细胞（RBC）（图 18.23e），子宫内膜表面也可见游离的 RBC，这些红细胞被认为来自于微静脉而不是表层毛细血管（Walter et al. 2011）。子宫表面和内膜腺细胞增殖，导致腺体更加扭曲，并且细胞内含有均质

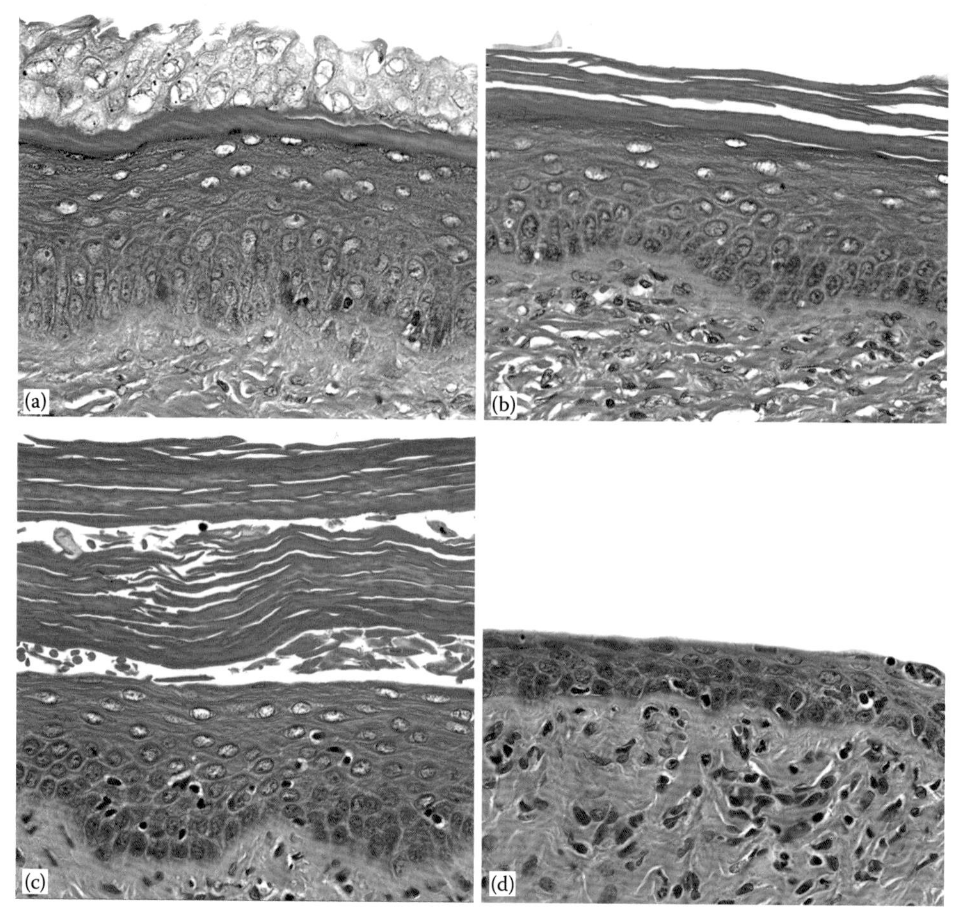

图 18.20 大鼠动情周期阴道的形态学特征。（a）动情前期（后期），较高的复层鳞状上皮具有角质层和表面黏液化。（b）动情期，复层鳞状上皮具有显著的角质层，表面黏液化完全消失。（c）动情后期，角质层和颗粒层缺失，腔内有明显的脱落细胞碎片，上皮内可见一些中性粒细胞和淋巴细胞浸润。（d）动情间期，此时阴道上皮最薄，伴有上皮内一些中性粒细胞和淋巴细胞

的嗜酸性胞质。在雌激素的刺激下，阴道上皮开始逐渐增厚，逐渐变为复层扁平上皮，在基底层可见肥大和核分裂的细胞。在动情前期早期，阴道黏膜无角化（图 18.23f），但在动情前期的后期，上皮有角化，并具有明显的颗粒层，角质层厚度可达 20 ~ 30 层细胞。

18.10.2.2 动情期

在排卵前，囊状卵泡体积增大，颗粒层出现明显折叠；犬的卵巢颗粒细胞开始黄素化并开始生成孕酮（图 18.24a）。黄素化卵泡在 72 小时内开始排卵，被排出的卵细胞经过卵巢表面进入
卵巢囊，在卵巢囊停留几个小时后进入输卵管 768
（Concannon 2011）。

在动情期的子宫，随着雌激素水平回落和孕酮上升，水肿程度下降，腺体数量增多且结构越来越复杂（图 18.24d 和 e）。仍然可见一些溢出的红细胞，但是它们变得越来越少越来且不太明显，并在原来红细胞的位置经常可见含色素巨噬细胞。角化的阴道上皮到达到最厚，黏膜下层越来越厚并因水肿而扩张，肌层肥厚（图 18.24f）。接近动情期结束，角化上皮开始脱落

表 18.4 犬雌性生殖器官在动情周期各期的组织学特征

	性未成熟	动情前期	动情期	动情间期	不动情期
卵巢					
卵泡	原始卵泡、初级卵泡和次级卵泡（早期囊状卵泡），多卵卵泡，闭锁卵泡常见	原始卵泡、初级卵泡加早期和后期（三级）囊状卵泡	原始卵泡、初级卵泡加排卵前黄素化卵泡，血管化卵泡膜	原始卵泡和初级卵泡	原始卵泡、初级卵泡和次级卵泡（不动情期后期）
黄体（皮质）	缺失	缺失	动情期后期可见黄体：形成空腔，中央可能含有液体和红细胞	黄体明显（动情间期早期形成空腔），后期（20 多天）：随着空泡形成和凋亡逐渐退化	可见黄体：高度空泡形成并伴有巨噬细胞和脂褐素
白体（靠近髓质）	缺失	如果先前经历过动情周期则可见白体	如果先前经历过动情周期则可见白体	如果先前经历过动情周期则可见白体	如果先前经历过动情周期则可见白体
输卵管					
黏膜（漏斗部 / 颅侧）	立方上皮，固有层 / 间质不发达	柱状上皮，黏膜下水肿逐渐增多，上皮皱褶越来越复杂	高柱状上皮具有明显的纤毛和分泌分化，黏膜下水肿（早期），上皮皱褶 / 腺体明显	同时存在分化和未分化的上皮细胞，上皮皱褶 / 腺体减少	矮立方上皮，间质致密、细胞丰富，简单上皮发生内褶
黏膜（尾侧峡部）	立方上皮	立方上皮	柱状上皮，偶见纤毛细胞	立方上皮，罕见纤毛细胞	立方上皮
子宫					
子宫内膜	腺体少，间质少	表面和基底部（后期）腺体增殖，间质水肿逐渐增加，红细胞溢出进入子宫腔内并有上皮下出血	表面和基底部腺体增殖和成熟 腺体分泌 间质水肿逐渐减少，出血 / 红细胞溢出逐渐减少伴有色素巨噬细胞	突出的腺样子宫内膜含有两个区： 1. 基底层有卷曲的腺体 2. 腔内的隐窝 后期（第 21 天后）：间质胶原逐渐减少，子宫内膜凋亡	静止的腺体组织
子宫肌层	未发育	肥大和水肿	增殖和肥大	肥大的	静止
宫颈					
颅侧上皮	单层立方上皮	1 ~ 2 层立方上皮	2 ~ 3 层立方上皮	2 ~ 3 层立方上皮（早期）	1 ~ 2 层立方上皮
尾侧上皮	1 ~ 2 层立方上皮	复层立方上皮	复层扁平上皮	复层立方上皮	复层立方上皮
间质	未发育，腺体少	致密，细胞多，腺体少	水肿，发育的腺体逐渐增多	腺体多，血管丰富	致密，细胞多，腺体少

续表

	性未成熟	动情前期	动情期	动情间期	不动情期
阴道					
上皮	复层鳞状上皮，未角化，约2～3层	复层鳞状上皮，未角化，约5～7层并逐渐增多	早期：复层扁平上皮伴有厚的角蛋白层 后期：角蛋白层脱落	立方状到柱状假复层上皮，约3～5层，可见黏液细胞（早期到中期）、中性粒细胞浸润	立方状到鳞状上皮，约1～2层
间质	疏松结缔组织	水肿逐渐增加，胶原多	致密胶原增厚	中性粒细胞浸润，进行性退化	减少
肌层	薄	逐渐肥大	肥大	进行性减少	薄

注：由于动情周期各期的差异或者组织切片切面不同，某一特定期的所有特征可能不会全部出现。

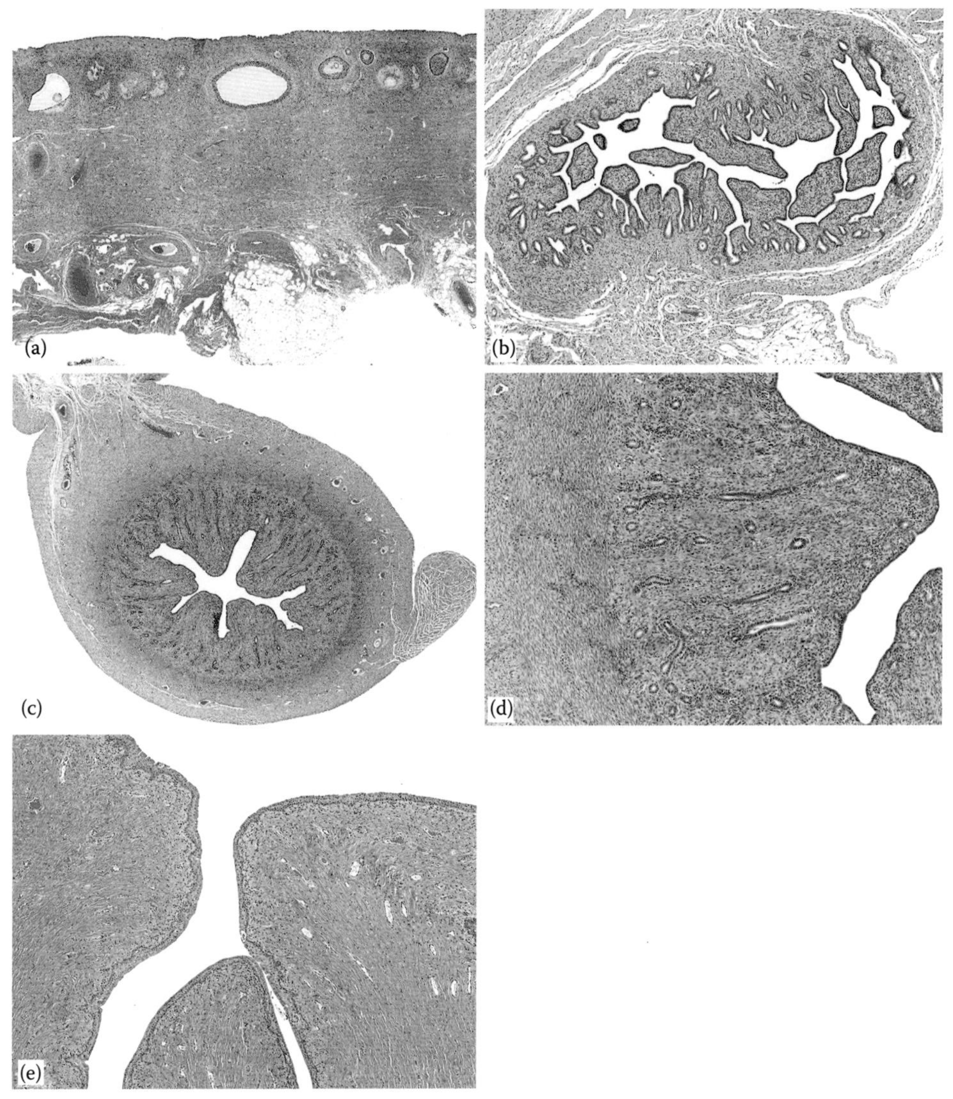

图 18.21　（a）性未成熟卵巢，可见次级卵泡和早期三级卵泡以及明显的闭锁卵泡（犬）。注意白体缺失。（b）性未成熟输卵管（犬）。（c）性未成熟子宫（犬，低倍镜视野）。（d）性未成熟子宫（犬，高倍镜视野）。注意腺体发育缺失。（e）性未成熟阴道（犬），注意薄的复层鳞状上皮

进入腔内，随着液体离开间质，黏膜开始回缩。

769 **18.10.2.3　动情间期**

排卵之后，卵泡不会塌陷，而是开始从外向里由增殖的黄体组织填充，进而形成黄体（图 18.25a 和 18.25b）（England and Allen 1989）。黄体的空腔通常在排卵之后约 20 天被充满；因此，在比格犬动情间期早期，正常的黄体会有一个中央腔，而真正的黄体囊肿很少见（Andersen and Simpson 1973）。在动情间期子宫的体积和重量达到最高水平，通常出现在动情开始后约 7 ~ 9 周。在动情间期子宫出现一个特殊的扭曲样（螺
旋形）外观（图 18.25c），这主要是受孕酮和腺 770
体增殖的影响。在黄体产生的孕酮的越来越大影响下，腺体继续增殖且子宫内膜分化成两层（图 18.25d）。内层可见表面的隐窝和伸长的绒毛状突起向覆有空泡形成上皮的宫腔内延伸，而外层区域位于疏松的间质内，含有许多具有分泌性并有些扩张的腺体。在动情间期后期，随着孕酮水平下降，子宫内膜通过腺体组织的进行性凋亡而

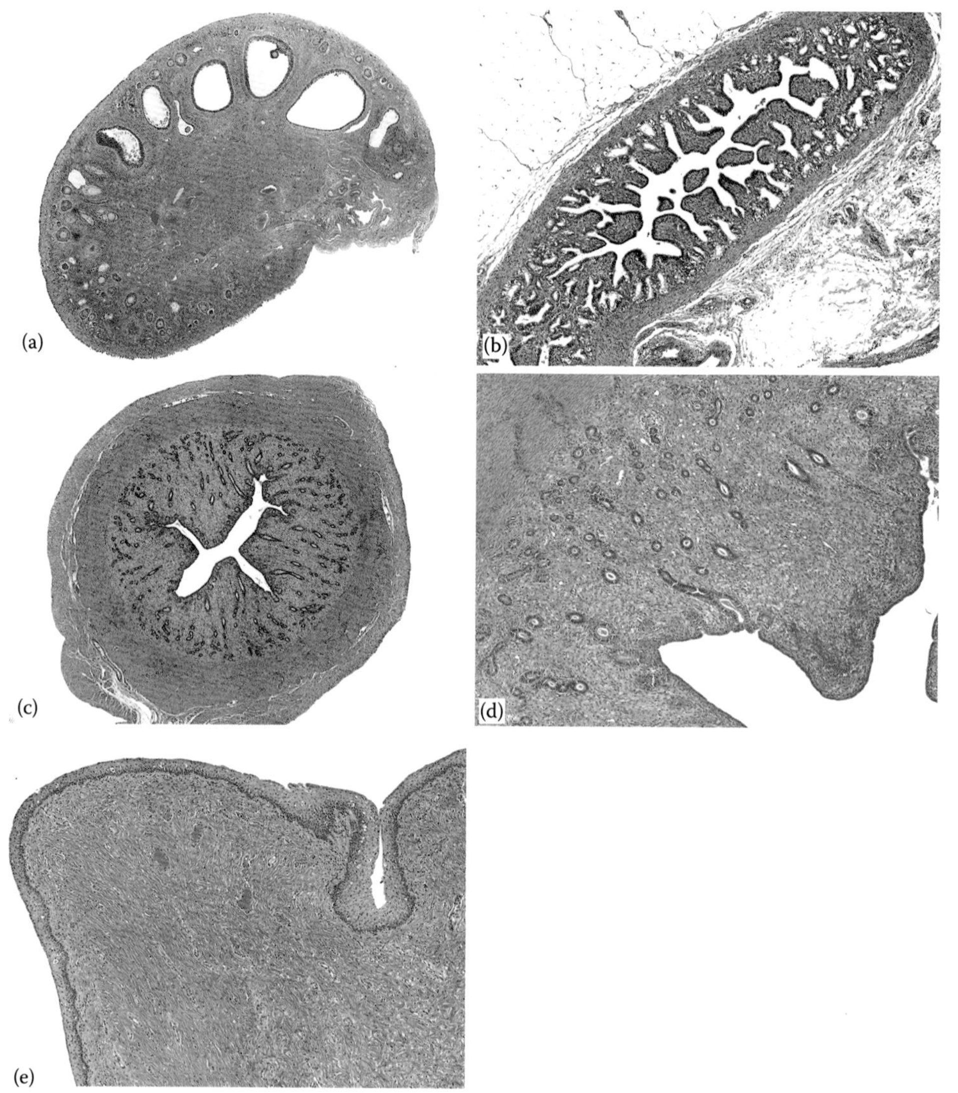

图 18.22 （a）围青春期的卵巢含有明显的三级卵泡和一些卵泡闭锁（犬）。注意没有黄体和后期 / 大的三级卵泡。（b）围青春期输卵管，含有早期发育的纤毛细胞和分泌细胞，与动情前期早期类似（犬）。（c）围青春期子宫（犬，低倍镜视野）。可见子宫内膜厚度增加，子宫肌层更明显，与动情前期早期类似。（d）围青春期子宫（犬，高倍镜视野）。可见子宫内膜表面红细胞溢出 / 出血，与动情前期（不一定总出现）相似。（e）围青春期阴道，与动情前期早期相似（犬）

逐渐退化（Chu et al. 2006, 2002; van Cruchten et
771 al. 2003）并伴有表层的脱落和变性，至动情间
期结束，子宫变小且不活跃。在动情间期伊始，阴道上皮厚度减少至 3 ~ 6 层细胞（图 18.25f），为柱状外观，伴有上皮和固有层中显著的粒细胞浸润。在动情间期中期，阴道与不动情期相似。

18.10.2.4 不动情期

在雌犬中缓慢发生黄体溶解，仅在大约 60
天后出现清晰的黄体变性的特征（Hoffmann et
al. 2004）。导致退化的确切机制目前尚不清楚 772
（Concanno 2011; Hoffmann et al.2004; Kowalewski
et al. 2006; Luz et al. 2006）。随后不活跃的白体
慢慢完全退化，整个不动情期均可见残留物（图 773
18.26a），并可能保留至下两个动情周期（Dore 1989）。在不动情期，周围皮质区小的初级卵泡形成一条狭窄的条带（图 18.26a）覆盖在深层退化白体的上面。整个不动情期，子宫小且不活

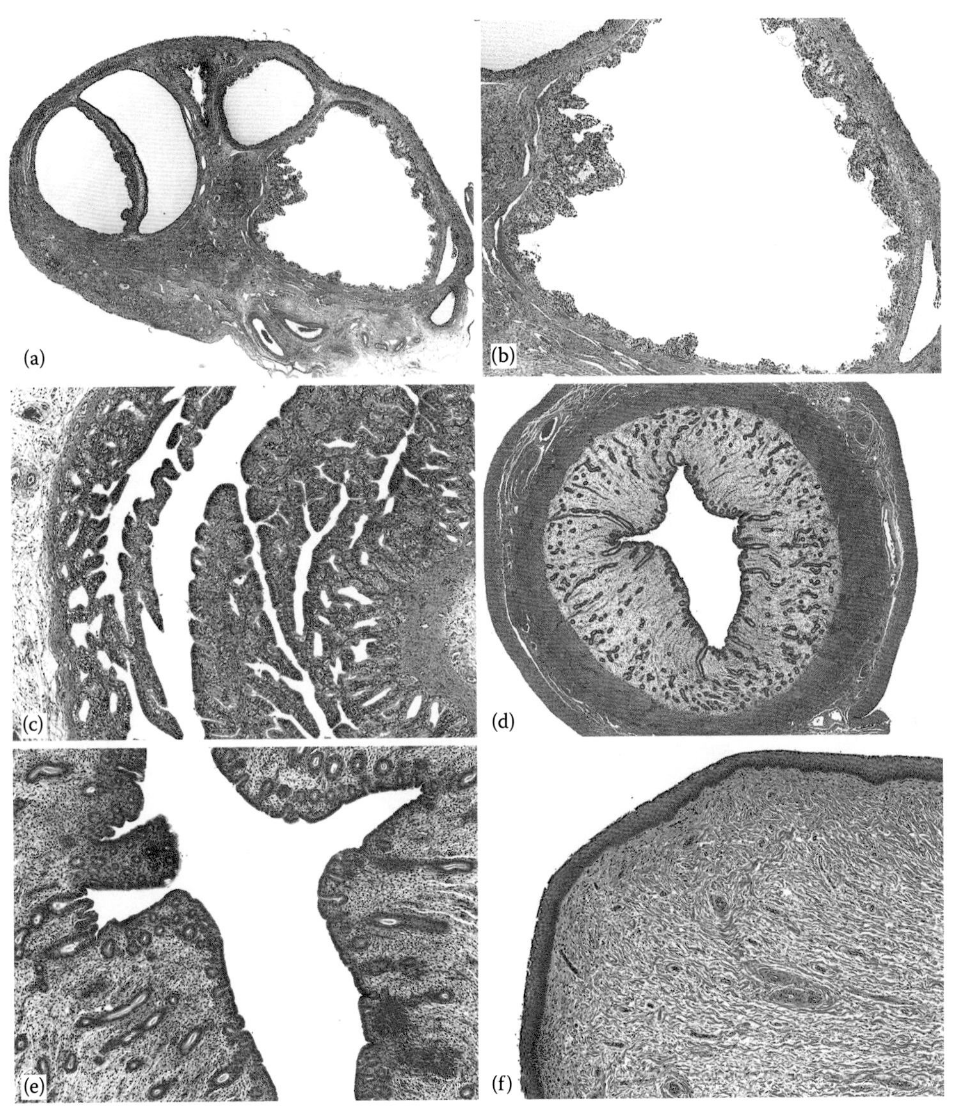

图 18.23 （a）动情前期后期的卵巢，有大的（后期）三级卵泡显示排卵前黄素化（犬）。（b）排卵前，在动情前期卵巢中黄素化的卵泡（犬）。（c）动情前期的输卵管（犬），注意出现分泌细胞以及上皮内褶 / 复杂性增加。（d）动情前期子宫（犬，低倍镜视野），注意子宫内膜水肿，表层腺体增殖和更加明显的子宫肌层。(e) 动情前期子宫，腺体增殖、水肿，表面红细胞溢出 / 出血（犬，高倍镜视野）。（f）动情前期阴道，上皮下水肿和增厚的鳞状上皮

跃，腺体组织稀疏且表层上皮为立方状至矮柱状上皮，与青春期前雌犬的表现类似，但是不像青春期前那样未发育（图 18.26c 和 d）。阴道上皮表现为静止状态，有 2 ~ 3 层立方细胞（图 18.26e），某些情况下外层表现出假复层外观，伴有致密且薄的上皮下间质和边界清楚的平滑肌层（肌层）。

18.10.3　非人灵长类动物

一般来说，非人灵长类动物与女性在月经周期时生殖道的组织学改变类似，先前已有相关报道（Bartelmez 1951; Brenner and Slayden 1994; Buse et al. 2008; Koering 1969; Poonia et al. 2006; Watanabe et al. 2006; van Esch et al. 2008）。正常周期的非人灵长类动物月经周期的主要组织学改变见下文和表 18.5，但由于很多非临床毒理学

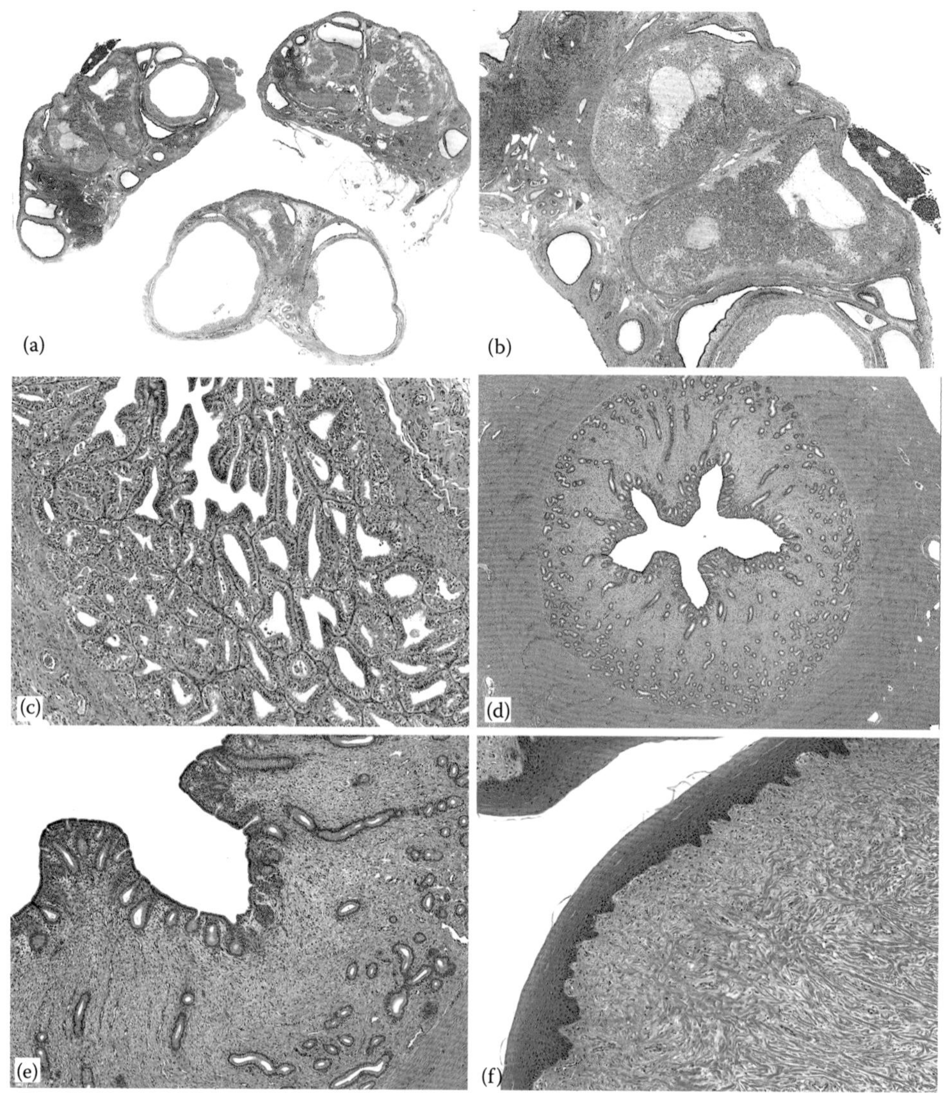

图 18.24 （a）动情期卵巢，大的三级卵泡显示排卵前黄素化，排卵后卵泡显示不同程度的黄素化（犬）。（b）动情期卵巢，排卵后、进行性黄素化的卵泡 / 中央腔被液体和红细胞充满的黄体（犬）。（c）动情期输卵管（犬），可见分泌细胞和纤毛细胞的出现，上皮有明显的内褶 / 复杂性。（d）动情期子宫（犬，低倍镜视野），可见子宫内膜水肿减少，表面和深层子宫内膜腺体增殖，子宫肌层增殖 / 肥大。（e）动情期子宫（犬，高倍镜视野）。（f）动情期阴道，角化鳞状上皮细胞脱落

试验的动物处于青春期前或刚到月经（见章节
775 18.14），所以组织学改变可能与正常周期的动物
有所不同。在非人灵长类动物中，卵巢和子宫内膜是确定月经周期最重要的器官，因为其组织学改变明显且于低倍镜下即容易辨认。常规组织学制片时，阴道和宫颈的周期性改变不明显。

18.10.3.1 青春期前 / 性未成熟

性未成熟卵巢中通常可见多个小到中等大小的闭锁程度不一的囊状卵泡，不见黄体，说明还没有排卵（图 18.27b）。可见大量原始卵泡和初级卵泡，常在皮质内形成一个明显的条带。子宫小，子宫内膜为致密的间质及少量小而直的腺体（图 18.28a）。与处于月经周期中的动物相比，性未成熟的非人灵长类动物阴道通常较薄，宫颈不活跃；但随着青春期临近，发育中的卵泡产生
的雌二醇可以诱导阴道上皮增生形成钉突（表皮 776
突）并出现角蛋白层（图 18.27d），宫颈内出现

表 18.5　非人灵长类动物雌性生殖器官在月经周期不同期的主要组织学特征

	青春期前 / 性未成熟	卵泡期	围排卵期	黄体期	月经期	修复期 / 卵泡期早期
卵巢						
	多个小到中等大小的闭锁程度不一的囊状卵泡。大量的原始卵泡和初级卵泡常在皮质内形成明显的条带 不见黄体	一个卵巢中可见单个巨大的优势卵泡，其他较小的卵泡可见不同程度的闭锁 可能会出现上个月经周期的较大的退化黄体，以及以前周期的较小的黄体残留物	一个卵巢的大部分被单个优势卵泡占据，或见新形成的常伴有中央腔及出血的黄体	两个卵巢中的一个可见大的活跃的黄体。在黄体期的早期，可见小的中央腔，伴或不伴出血，随黄体期的发展，中央腔可包含纤维结缔组织	一个卵巢中可见大的黄体，但有退化表现	可见退化黄体
子宫						
子宫内膜	间质紧凑致密，少量小而直的腺体	内膜高度显著增加；常见明显的间质水肿；腺体直，可见大量核分裂象及假复层	可变卵泡期及黄体期的特征都可见。基底层腺体开始变得扭曲且呈囊状；可见核下空泡	腺体更加扭曲及囊状，包括基底层及表面的腺体，这种变化在整个黄体期逐渐进展；腺体内可能出现核下空泡；腺体常含分泌物；可见许多螺旋动脉	囊状腺体明显；间质表层开始分离，小的血池形成，大面积表层子宫内膜开始脱落，可见多灶性大的出血灶；可见大量炎症细胞	子宫内膜少而致密，可见直的腺体
阴道						
上皮	一般较薄，随青春期临近，可变厚、角化并出现钉突（表皮突）	厚的复层鳞状上皮，角蛋白层明显	厚的复层鳞状上皮，角蛋白层明显	厚的复层鳞状上皮，角蛋白层缺失或不明显	厚的复层鳞状上皮，角蛋白层缺失或不明显；可见不同数量的出血和细胞碎片	厚的复层鳞状上皮，角蛋白层缺失或不明显

注：由于月经周期各期的差异或组织学切片的切面不同，某一特定期的所有特征可能不会全部出现。

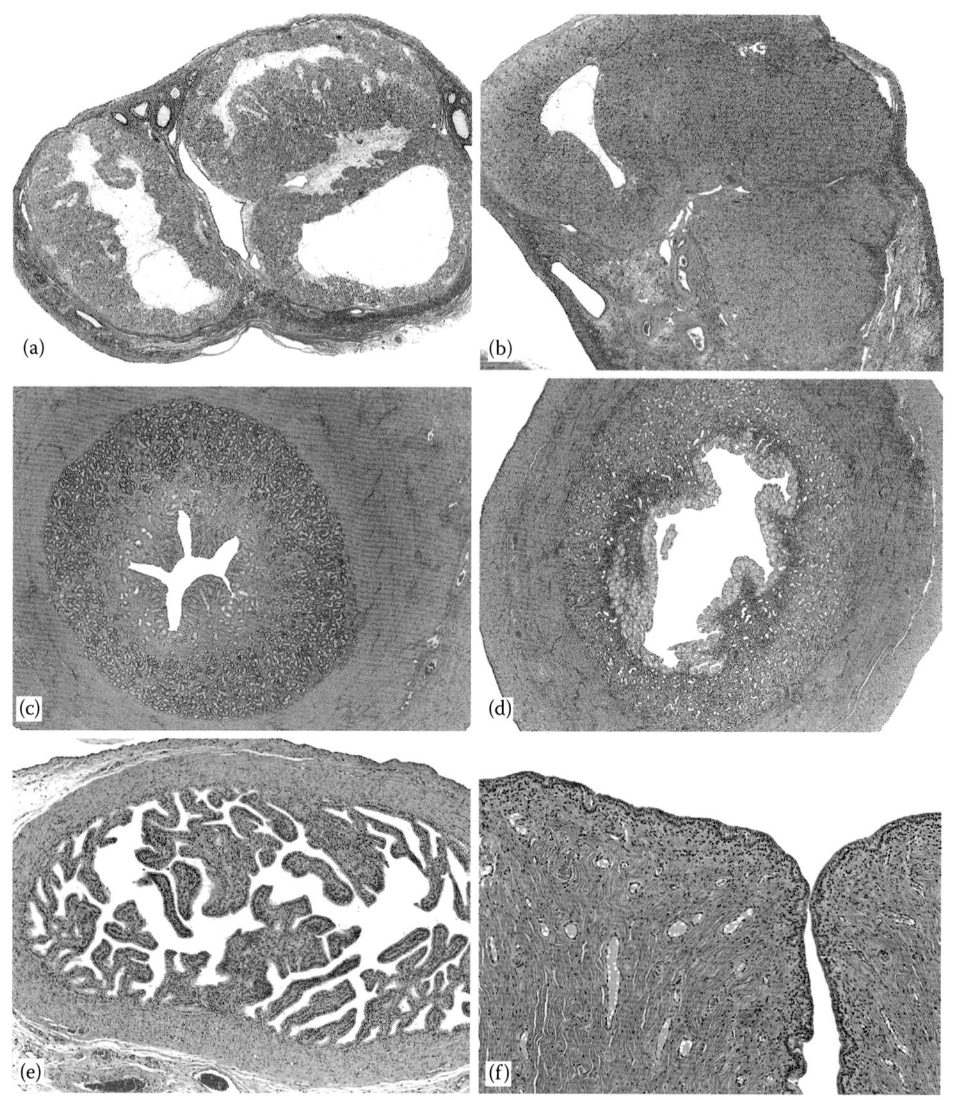

图 18.25 （a）动情间期早期的卵巢，含有早期的有空腔的黄体（犬）。（b）动情间期中期的卵巢，含有成熟的黄体（犬），注意这一阶段的黄体仍然有空腔。（c）动情间期早期的子宫，表面和深层的腺体增殖，子宫肌层肥大（犬）。（d）动情间期中期的子宫（犬）。注意子宫肌层肥大减少和 2 个不同的子宫内膜层。（e）动情间期的输卵管（犬），注意皱褶减少，同时具有分化 / 未分化的上皮细胞。（f）动情间期阴道，具有假复层上皮（含有黏液细胞）和炎症细胞浸润

鳞状上皮化生灶（图 18.27c）。

18.10.3.2　卵泡期

卵巢通常含有多个小到中等大小的囊状卵泡，随着卵泡期的发展，其中一个卵巢出现单个大的优势卵泡，其他较小的卵泡呈现不同程度的闭锁。可能会见到上个周期正在退化的黄体。子宫内膜显著扩张，间质水肿常较明显（图 18.28b）。腺体直，伴大量核分裂象，呈假复层化。由于可见大量核分裂象，卵泡期子宫内膜常被称为增生期。阴道为厚的复层鳞状上皮伴明显角蛋白层。

18.10.3.3　围排卵期 777

与人类相比，非人灵长类动物围排卵期的改变更多样化。在人类的子宫内膜，腺体呈囊状、

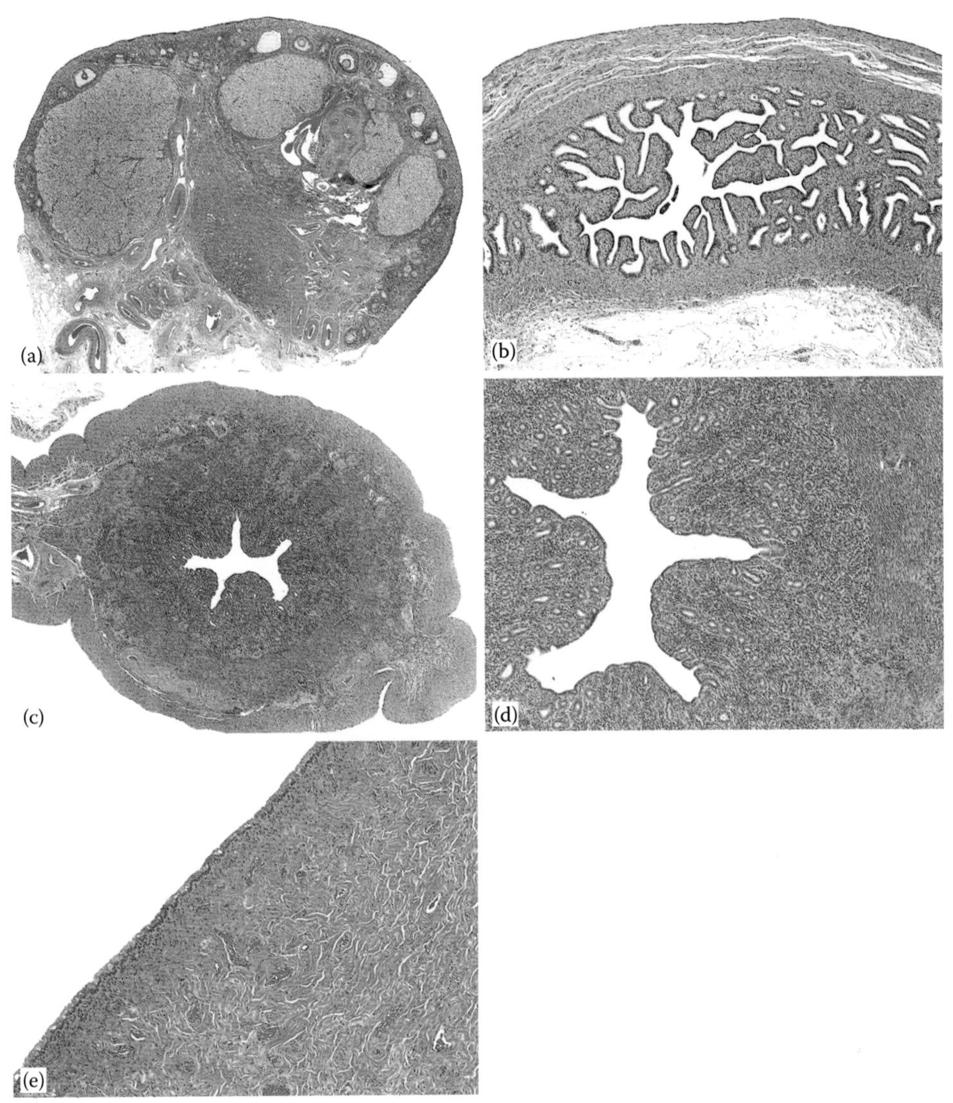

图 18.26 （a）不动情期卵巢，含早期囊状卵泡和黄体 / 白体（犬）。（b）不动情期输卵管（犬）。（c）不动情期子宫（犬，低倍镜视野）。（d）不动情期子宫（犬，高倍镜视野）。注意静止的腺体组织及致密的子宫肌层。（e）不动情期阴道（犬）。可见薄的上皮及上皮下单形核细胞浸润

出现核下空泡被看作是最近排卵的标志。然而，非人灵长类动物的这些变化可能在排卵前就很明显。由于这种多变性，为便于评价，可将卵泡后期和黄体期早期合并为一个围排卵期。

18.10.3.4　黄体期

两个卵巢中的一个可见大的、活跃的黄体。在黄体期早期，黄体中可能会出现一个小的中央腔，伴或不伴出血（血体）。随着黄体期的发展，中央腔内可出现纤维结缔组织。在整个黄体期，子宫内膜腺体出现明显的进行性改变。在围排卵期，基底腺开始扭曲及囊性（图 18.28c），这种改变在整个黄体期一直发展，包括基底部和表面的腺体。在黄体期的早、中期，腺体内可能会出现核下空泡，虽然这在人类中是一种特征性改变，但在非人灵长类动物中却不一定出现。整

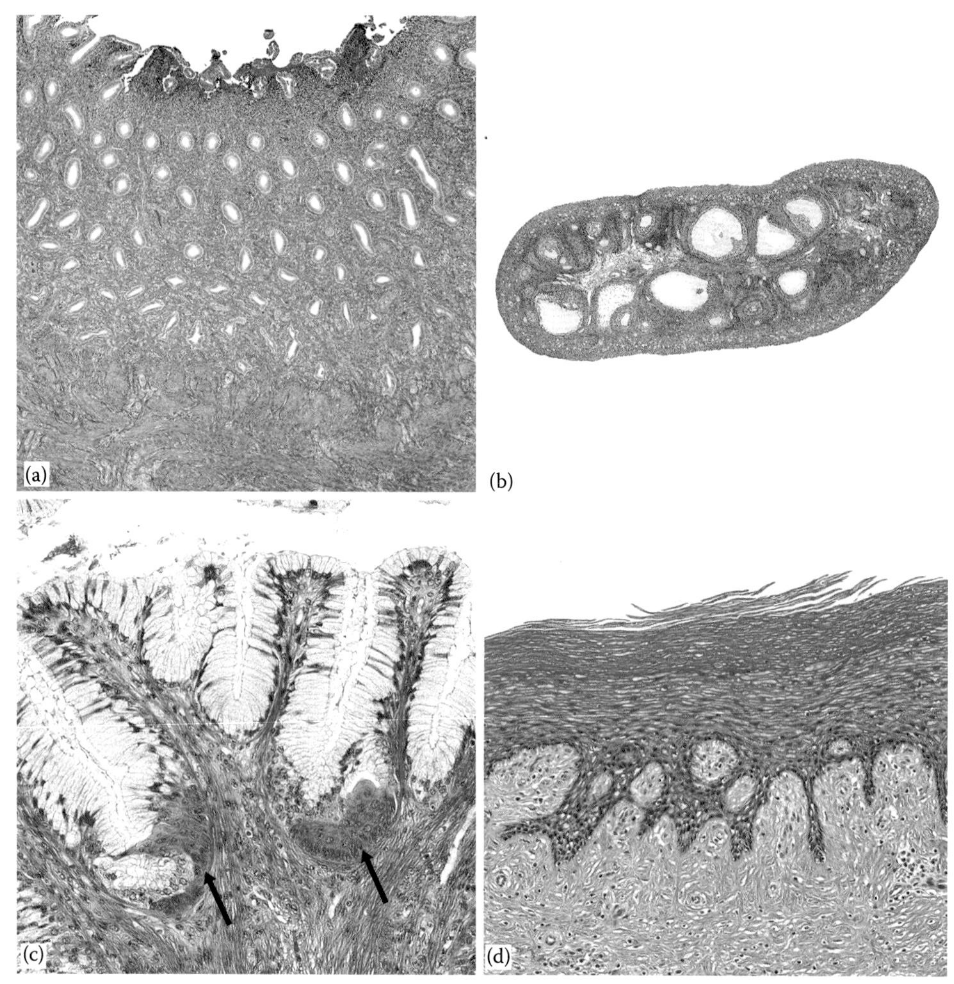

图 18.27　年轻非人灵长类动物雌性生殖道的典型外观和自发性改变。(a)浅表子宫内膜少量出血和腺体 / 间质破裂，子宫内膜表现出轻微的增生期外观，没有分泌期的形态及正常月经时内膜脱落的特征。(b)卵巢中可见多个小到中等大小的闭锁程度不一的三级卵泡，未见活跃或退化的黄体。(c)宫颈内腺体鳞状上皮化生(箭头示)。(d)阴道可见明显的角蛋白层和钉突(表皮突)

个黄体期，腺体常见分泌物，因此黄体期子宫内膜常被称为分泌期。在黄体期可见大量的螺旋动脉。阴道仍为厚的复层鳞状上皮，但没有角蛋白层或角蛋白层不明显。

18.10.3.5　月经期

两个卵巢中的一个仍可见一个大黄体，但开始出现退化的迹象。子宫内膜出现明显的囊状腺体，表层间质开始分离，形成小的血池(图 18.28d)。随月经期进展，浅表子宫内膜大片脱落，可见多个大出血灶。常可见大量炎症细胞。宫颈及阴道腔内可见多少不等的出血和细胞碎片。

18.10.3.6　修复期 / 卵泡期早期

月经期后，子宫内膜进行修复，下一个周期开始。子宫内膜少，致密，含有直腺体。虽然此时的子宫内膜有时和青春期前或无排卵周期的动物没有明显差别，但刚刚退化的黄体出现说明这是正常周期的动物。

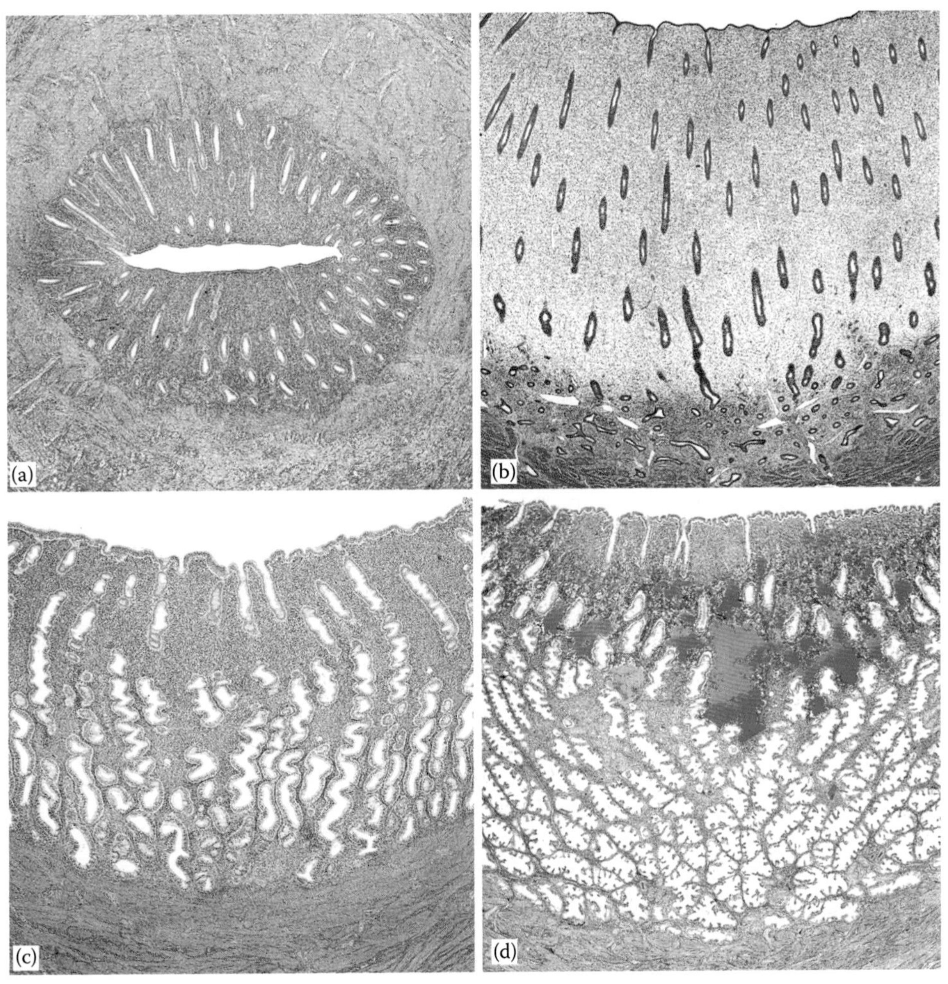

图 18.28　处于月经周期的非人灵长类动物子宫内膜的形态特征。（a）青春期前，子宫内膜短而紧凑，其内有致密的间质和少量小而直的腺体。（b）卵泡期，与青春期前相比，子宫内膜显著扩张（相同放大倍数），可见直的腺体和间质水肿。（c）黄体期，子宫内膜腺体变得越来越扭曲、呈囊状。（d）月经期，子宫内膜腺体弥漫性呈囊状，浅表子宫内膜开始脱落伴多个出血灶

18.10.4　生殖道的取材检查

雌性生殖道的组织学检查在理想情况下应包括所有主要器官（卵巢、输卵管、子宫、宫颈及阴道）的代表性切片。至少需要检查卵巢、子宫及阴道来评价周期的状态和组织的同步性。在解释药物相关的雌性生殖道所见时，检查乳腺及垂体前叶可以提供有价值的额外信息。啮齿类和非人灵长类动物生殖道评价时的组织选取及修块的推荐方法已有发表的文献（Kittel et al. 2004; van Esch et al. 2008）。对所有组织来说，组织选取及切片的一致性都对结果解释很重要。评价生殖道的管状器官时，应该包括黏膜、肌层及浆膜 / 外膜等所有层。对啮齿类动物来说，推荐对阴道的前部［根据 Berger 等（2005），选取第 4 和第 5 段］进行检查，因为前后轴（矢状轴）上黏膜的周期变化可能不一致，阴道后部的上皮常被覆连续的角化上皮（Yuan and Foley 2002）。可以采用上述同一个方向的横切面，也可采用从子宫体经过宫颈到阴道后部水平纵切。
由于正常卵巢形态具有与卵泡和黄体动力学相关 778
的固有差异，所以在常规组织学检查中卵巢的切

面应该为最大横切面。这样可以避免斜切切片不能完全体现出卵巢结构的所有部分，而且最有可能含有需要检查的髓质部分。

18.11 毒性评价的非形态学终点

18.11.1 脏器重量

在重复给药毒性试验中，对卵巢重量的评估可为评价雌性生殖系统提供有价值的额外信息（Ohtake et al. 2009；Rehm et al. 2007c；Tsujioka et al. 2009）。对所有种属来说，年龄及动情周期的期都可以对卵巢重量有显著的影响，卵巢重量最好结合组织病理学数据进行评价。对啮齿类动物和犬来说，需注意去除囊和输卵管，因为这些结构会明显影响卵巢的重量。对大多数重复给药毒性试验来说，一般不称量子宫重量，但如果预计化合物对生殖道有直接影响时，子宫重量也可具有价值（Tsujioka et al. 2009）。与卵巢重量一样，子宫重量在动情周期中的变化也很大。对啮齿类动物来说，子宫腔内的液体是雌激素引起重量增加的重要原因，在解剖时如果不小心会容易流失。由于动情周期中子宫重量差异很大，所以子宫重量在性未成熟或切除卵巢动物的试验中具有最大的应用价值。

18.11.2 阴道细胞学 / 阴道拭子

在啮齿类动物中，评估每日阴道细胞学样本是监测下丘脑 – 垂体 – 卵巢轴的一种简单有效的方法（Goldman et al. 2007），但在试验开始前需要使用成熟动物来进行基线数据的采集，并且需要多余动物以替代周期不正常的动物，因此在标准的重复给药毒性试验中不常也不推荐使用阴道细胞学方法。当在雌性生殖系统中描述病变时，阴道细胞学是关键而敏感的终点，可根据需要用于已知种类效应的化合物。应用阴道细胞学检查的优势在于可以纵向评估动情周期，并确保给药开始时用于试验的动物的动情周期是正常的。操作时需要小心，确保操作不会刺激宫颈而导致假孕。

对犬类来说，阴道细胞学可用来追踪动情周期，但由于犬类动情周期较长，且差异较大，因此，阴道细胞学对大多数临床前毒理学试验并不具有实际应用价值。

对非人灵长类动物来说，每天检查阴道拭子是一种有用的方法，可以确保使用的雌性动物是性成熟动物，并且可以追踪月经周期的长度和频率（Weinbauer et al. 2008）。为了确保使用性成熟的且月经周期正常的动物，在给药前需要获取多个月经周期的基线数据。虽然操作比较容易，但由于样本量少且非人灵长类动物无规律月经周期的发生率很高，因此在标准的重复给药毒性试验中受试物相关性效应的发现和对数据解释可能都比较困难。

18.11.3 卵泡计数

应用 HE 染色、免疫组织化学染色或免疫组织化学半自动法可以人工对原始卵泡和初级卵泡进行定量评价（Picut et al. 2008；Regan et al. 2005）。卵泡计数是用来检测卵泡储备改变的一种推荐方法，但该技术的变异性很大，非常费力，并且大多数卵泡的早期变性 / 耗减都出现于重复给药中，且用组织学定性方法同样可以检测 779
得到。因此，卵泡计数推荐在需要进一步描述所见时作为备用方法（Regan et al. 2005）。

18.11.4 激素测定

另一种评价下丘脑 – 垂体 – 卵巢轴的方法是测定整个生殖周期的各种激素。该方法比其他技术更费力，在标准的重复给药毒理学试验中不推荐将其作为一种额外的方法。由于激素具有周期特性且短时间内变化迅速，因此测定雌性生殖周期的激素分泌需要仔细计算时间点，并与每日阴道细胞学或阴道拭子结合起来，保证标本以受控的方式进行采集。对啮齿类动物来说，最常测定的激素是雌二醇、孕酮、LH、FSH 和催乳素，这些激素可以在动情前期、动情期、动情间期进行测量，但需要大量的动物。当不能采集到多个样本或预期操作应激会引起急性内分泌改变时，在特定的动情周期的期对动物断头处死后采集大血管的血液也是有帮助的。

对非人灵长类动物来说，最具测定价值的激素是雌二醇、孕酮、LH、FSH，典型的方法包括在卵泡期及黄体期每隔 2～3 天采集一次标本，在第 10～16 天之间每天采集一次标本，用于评价围排卵期促性腺激素的激增。

18.12　卵巢组织病理学

18.12.1　非增生性改变

18.12.1.1　发育不全

出生前原始生殖细胞迁移到生殖嵴失败可导致卵巢小，只含有间质成分。如果没有原始卵泡，周期性结构（卵泡或黄体）就不发育，全身雌二醇和孕酮水平就会较低，子宫及阴道会类似于青春期前的状态。负反馈减少可导致继发性的促性腺激素升高，可以刺激卵巢间质。在犬及非人灵长类动物的临床前毒理学试验中偶尔可以见到卵巢发育不全（Vidal，未公开发表数据）。

18.12.1.2　萎缩

后期的卵巢萎缩很容易辨认，主要包括体积小、间质和间质腺体明显、囊状卵泡或黄体缺失等特征。衰老或绝经期小卵泡减少或消失，但只要具有卵泡储备，生长的囊前卵泡可能很明显，因为即使没有促性腺激素刺激，囊前卵泡也可能会独自发育（McGee and Hsueh 2000）。

卵巢萎缩是生殖衰老或绝经期的最终表现，但削弱或抑制促性腺激素及卵巢类固醇正常分泌的外源性物质处理也可引起卵巢萎缩。萎缩也可由于对卵细胞和颗粒细胞的直接损伤，尤其是在小卵泡中，但这在药物开发中不常见。该过程被认为是暴露于直接作用或间接作用的毒物的结果（Davis and Heindel 1998；Mattison 1993）。由于卵母细胞不具有再生能力，在出生时就包裹于原始卵泡内，所以损伤原始卵泡的物质可以减少动物的生殖年限（Hirshfield 1997）。而且，卵母细胞的损伤程度决定了卵泡耗减和卵巢衰竭发生的速度（Lohff et al. 2006）。对短期啮齿类动物毒性试验来说，外源性物质诱导卵巢萎缩的早期，比如卵泡或黄体数量减少和体积变小等改变在标准卵巢切片中不容易辨认（Yuan and Foley 2002）。然而，间质细胞萎缩可能是激素调节 780
异常的一个有价值的指标（Mirsky et al. 2011；Yuan and Foley 2002）。犬类的卵巢萎缩可由抑制 FSH/LH 分泌或其活性的外源性物质（例如，给予孕激素）（Murakoshi et al. 2000；Sahara et al. 1994）、细胞增殖（细胞增殖在卵泡及黄体发育中起重要作用）、雌激素调节剂［如选择性雌激素受体调节剂（SERM）他莫昔芬或艾多昔芬］引起的动情周期抑制诱导引起（Brown et al. 1999a；Rehm et al. 2007a）；然而，在常规的犬非临床毒理学试验中，明确区分正常不动情期和外源性物质诱导的卵巢萎缩可能很困难，有时是不可能的。非人灵长类动物的卵巢萎缩通常不含优势周期结构（三级卵泡或黄体），具有多个闭锁程度不一的小卵泡，看起来与非排卵期类似。

给予外源性物质引起的卵巢萎缩伴子宫及阴道萎缩提示药物对促性腺激素或卵巢类固醇的产

生或活性有抑制作用，或者会加速卵母细胞和滤泡的缺失。应用外源性激素或其类似物引起的卵巢萎缩可能是由对促性腺激素分泌的反馈抑制导致的，但可出现激素受体的活化引起的子宫或阴道增生或肥大反应（Cartwright and Moreland 2008；Yuan and Foley 2002）。

18.12.1.3 卵泡闭锁

如前所述，未能排卵的卵泡就会发生闭锁，实际上这是大多数发育中卵泡的结局。很多作者讨论过啮齿类动物卵泡闭锁的形态学、分类及进展（Braw and Tasfriri 1980；Byskov 1974；Hirshfield 1988；Osmun 1985）。正常啮齿类动物卵巢的卵泡闭锁最常发生于囊状卵泡早期（大鼠的囊状卵泡直径 200～400 μm）（Hirshfield and Midgley 1978），卵泡闭锁最早的显微镜下证据是壁层颗粒细胞或卵泡腔出现单个细胞凋亡或核固缩。根据溴脱氧尿苷掺入方法的测定结果，颗粒细胞在闭锁时的进展表现与凋亡性 DNA 断裂增加和增殖能力降低有关（Durlinger et al. 2000）。非人灵长类动物的卵泡闭锁最常发生在三级卵泡，少数发生在次级卵泡（Buse et al. 2008），因此，非人灵长类动物的卵泡闭锁较易发现，并容易被误认为是受试物相关性改变。

尽管卵泡闭锁是卵巢正常的生理现象，但外源性物质处理也可以通过各种机制引起卵泡闭锁。在成年啮齿类动物（Fenwick and Hurst 2002）中不常见到小卵泡（原始卵泡或初级卵泡）闭锁，且药物开发中也不常见。然而，很多用于化疗细胞毒性物质及诱变剂、重金属、工业化学品及辐照（Generoso et al. 1971；Hooser et al. 1994；Hoyer 2004；Junaid et al. 1997；Nozaki et al. 2009；Plowchalk and Mattison 1992；Sakurada et al. 2009）容易对小卵泡造成损伤。

相比之下，外源性物质处理导致的大的生长卵泡闭锁比较常见。最近有报道，给予大鼠 2 或 4 周的许多卵巢毒物，可通过直接作用于卵泡成分（比如顺铂和环磷酰胺）或者间接通过代谢性或激素性卵泡功能失调（比如吲哚美辛、EGME、他莫昔芬和米非司酮）（Sanbuissho et al. 2009）引起中等的或大的卵泡与给药相关的闭锁。

18.12.1.4 矿化

非人灵长类动物初级卵泡的局灶或多灶性矿化常被视为卵巢皮质的一种偶发性变化，没有明确的功能性意义（Cline et al. 2008；Majeed and Gopinath 1980）。

18.12.1.5 囊肿

卵巢内和卵巢周围囊肿是常见的背景病变，在很多种属中都有详细描述（Cline et al. 2008；Cooper and Gabrielson 2007；Davis et al. 1999；Maekawa et al. 1996；Marr-Belvin et al. 2010；Montgomery and Alison 1987；Peluso and Gordon 781
1992）。啮齿类动物卵巢囊肿的发生率与品系相关，并且随年龄增加而增多。囊肿可以来源于周期中的卵巢结构（卵泡或黄体）、卵巢网、表面上皮、SES、卵巢囊或胚胎残留物。

卵泡囊肿的主要特征包括卵泡腔扩大、内衬细胞变薄，内衬细胞由不同程度变性的 1 层到数层扁平到立方形的颗粒细胞构成。卵泡腔中可能是空的，也可能含有均质、淡染、嗜酸性的残留物或血液，散在的细胞碎屑，一个退化的卵母细胞，含空泡或含色素的巨噬细胞。小囊肿常具有可辨认的膜，但随囊肿增大，膜开始变得不清晰，囊肿常由一薄层纤维膜包绕。在大的卵泡囊肿中，卵泡腔可内衬单层扁平细胞，这些细胞不带有卵泡的任何特征。

动情周期中的雌性啮齿类动物的大多数囊肿来源于未排卵的卵巢卵泡，过渡期已有描述（Brawer et al. 1989）。虽然未排卵的卵泡囊肿也可偶见于年轻的雌性动物，但在中年雌性动物中会变得更常见，这是由于激素失调导致动情期延长并开始出现持续动情期。这些卵泡囊肿的形成背景是 GnRH 调节通路对卵巢类固醇的反应性发生改变，以及 LH 峰值的延长或减弱（Gore et al. 2000；Lederman et al. 2010；Neal-Perry and Santoro 2006；Peluso et al. 1979；Temel et al. 2002）。一旦卵泡囊肿形成，低水平的持续性细胞增殖加上凋亡因子的表达降低可促使卵泡囊肿持续存在（Salvetti et al. 2009）。对老年（≥ 18 月龄）的啮齿类雌性动物来说，在生殖系统衰老的最后阶段，随着残存的卵泡的生长和发育逐渐减少，其他结构的囊肿也开始变得更常见。在卵巢中看到囊肿时，应尽可能确定其来源（发生于什么结构），这有助于明确其发生的潜在机制。在某些情况下，尤其是对老龄啮齿类动物来说，囊肿的来源可能不明显，这时可以诊断为“囊肿，未特定分类（not otherwise specified, NOS）”。

当大多数卵泡囊肿内衬细胞黄素化时，可诊断为黄素化卵泡囊肿或黄素化非破裂卵泡。与其他种属一样，啮齿类动物这些黄素化的未排卵卵泡结构似乎也有类固醇生成活性（Plas-Roser 1984；Westfahl 1993）。

啮齿类动物排卵后可产生的具有类固醇生成活性的真正黄体囊肿（也称为黄体囊肿或囊性黄体）很少作为自发性病变出现（Montgomery and Alison 1987）；但是，动情后期正常发育的黄体常见一个中央腔（Westwood 2008），极少数情况下，对照组大鼠中的中央腔可持续到动情间期（Yoshida et al. 2009）。此外，正常动情前期的黄体溶解也产生中央腔的外观，与囊性改变类似。在某些情况下，这些改变与黄素化卵泡及真正的囊性黄体难以区别。当黄素化结构的空腔中可见明显的卵母细胞时，这时辨别其起源于非排卵性或无排卵性卵泡是最直观的。McEntee（1990b）利用黄体细胞与囊性空腔间的纤维组织区域的出现来将囊性黄素化结构归类为黄体囊肿。然而，啮齿类动物无排卵的黄素化卵泡囊肿与不完全黄体结构外观类似（Walker et al. 1988；Yuan and Foley 2002）。当常规组织学切片不能明确区分黄体囊肿与黄素化卵泡（非排卵性卵泡）囊肿时，应用“黄素化囊肿”这个术语可能更合适。

已报道，有很多不同作用的外源性物质处理可导致卵泡囊肿（图 18.29）。虽然这些外源性物质大多可以改变正常动情周期，却未见某种因素持续出现在囊肿形成过程中的报道，但
是，循环促性腺激素水平（尤其是 LH）的失 782
调、雌激素 / 孕酮比的升高、循环雄激素水平的升高常与囊肿形成相关。可阻止雄激素向雌激素转化的芳香酶抑制剂可一直诱导啮齿类动物和犬卵泡囊肿的形成，且通常与循环 LH、FSH 和雄激素水平的增加以及雌二醇和孕酮水平的降低有关（Arthur et al. 1989; Kafali et al. 2004; Matsuda et al. 1997; Shirai et al. 2009）。相反，雌激素类似物（雌二醇戊酸酯）诱导产生的囊肿与高水平 FSH 伴低水平 LH 有关，与动情前期的情况类似（Grosser et al. 1987）。其他可引起卵巢囊肿的外源性物质包括多巴胺拮抗剂（Ishii et al. 2009；Ota et al. 1986）、多巴胺激动剂（Greaves 2007）、非甾体抗炎药（nonsteroidal anti-inflammatory drugs, NSAID）（Gaytán et al. 2003; Tsubota et al. 2009; Walker et al. 1988）、
SERM（Cohen et al. 2000；Tsujioka et al. 2009）、 783
孕酮受体拮抗剂（van der Schoot et al. 1987）和基于铂的化疗药物（Borovakaya et al. 2004；Yeh et al. 2009）。多数这些类型的化合物具有确切的通过破坏激素调节或代谢反应而改变卵泡发育的能力。当出现非排卵卵泡囊肿显著黄素化时，这可能表明对调控排卵通路产生影响，见于孕酮受体拮抗剂，NSAID 和过氧化物酶体增殖激活受体激动剂（Gaytán et al. 2003; Kim et al. 2008; Sánchez-Criado et al. 1993; Sato et al. 2009; Tsubota et al. 2009）。

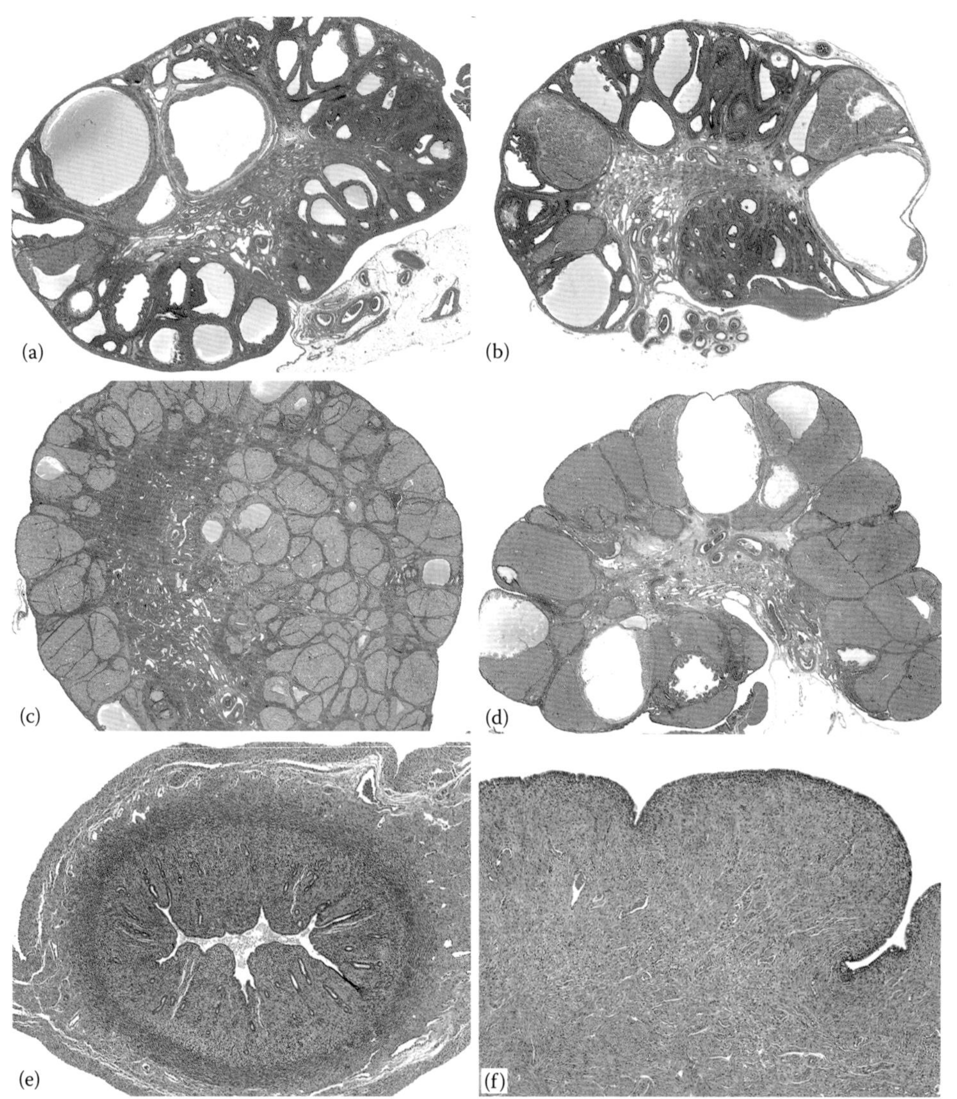

图 18.29 （a ~ d）一种芳香酶抑制剂以不同剂量处理 6 个月的犬卵巢，伴不同程度的卵泡异常发育、囊性卵泡、黄体囊肿和异常黄体。（e）一种芳香酶抑制剂处理 6 个月的犬子宫，显示内膜腺体缺乏、子宫肌层萎缩和少量蛋白性腔内容物。（f）一种芳香酶抑制剂处理 6 个月后的犬阴道——不动情期外观

源于中肾小管（卵巢网）或中肾管胚胎残留物的囊肿常见于很多种属（Cline et al. 2008; Long 2002; McEntee 1990b; Marr-Belvin et al. 2010; Wenzel and Odend'hal 1985）。源于卵巢网的囊肿内衬立方状或柱状上皮，有时内衬纤毛上皮，周围有纤细的纤维结缔组织，常出现于髓质 / 卵巢门，也可能延伸到附近的卵巢系膜和脂肪。源于中肾管的囊肿外观上类似，但局限于卵巢系膜，包围有一薄层平滑肌纤维，常被称作卵巢旁囊肿。囊肿可能大小不一，从几乎对功能无影响的显微镜下少见扩张到可使正常卵巢结构扭曲乃至丧失的大体可见的明显结构。源于胚胎残留物的囊肿在非人灵长类动物和老龄化小鼠中特别常见（Cline et al. 2008；Long 2002）。在输卵管系膜和子宫阔韧带也可能出现源于中肾旁管系统残留物的囊肿。

上皮包涵囊肿内衬单层立方或扁平上皮，可能出现于卵巢中央或皮质，如同其他囊肿一样，这种囊肿也常见于老龄啮齿类动物。其中的一些上皮包涵囊肿可能来源于卵巢表面上皮的内陷，但近来的观察结果表明绝大多数上皮包涵囊肿为卵巢网导管系统的延续（Burdette et al. 2007;

Davis et al. 1999; Fleming et al. 2007; Long 2002; Peluso and Gordon 1992）。

在犬中，源于表面上皮和 SES 的囊肿可出现于外侧皮质区，通常很小（约 5mm），内衬一层薄的单层立方上皮。SES 囊肿对于激素的影响较为敏感，因此可能会被认为是一种诱发的改变。

在啮齿类动物和犬中可出现源于卵巢囊的囊肿，并且在老龄动物中更常见。它们在大体观察时很容易被发现，组织的操作和处理过程可能会引起卵巢囊囊肿塌陷。

表皮样囊肿很少报道于啮齿类动物，但 Maekawa 等人（1996）认为这种囊肿在小鼠中常见。表皮样囊肿内衬复层鳞状上皮，其内常充满角蛋白。一些作者报道了表皮样囊肿与畸胎瘤有关（Davis et al. 1999; Greaves 2007）。人类的表皮样囊肿被认为有多种不同起源，可能源于高分化的或形成不佳的畸胎瘤、源于卵巢表面上皮来源的化生灶或子宫内膜异位灶的化生区域（Khedmati et al. 2009; Nogales and Silverberg 1976）。

18.12.1.6　多卵卵泡

在很多种属哺乳动物中可偶尔出现含有一个以上卵母细胞的卵泡（Mossman and Duke 1973）。多卵卵泡（或多个卵母细胞的卵泡）的形成机制还不清楚，但可偶见于一些品系的小鼠、年轻犬和恒河猴。在啮齿类动物中，随着围生期生殖细胞巢破裂，单个卵母细胞与机体的前颗粒细胞结合形成卵泡。有人认为含有一个以上卵母细胞的卵泡来源于生殖细胞巢分离不完全，或是由于在分离时卵母细胞和体细胞的发育差异所致（Bristol-Gould and Woodruff 2006）。据报道，过表达抑制素 α 亚基 McMullen et al. 2001 和破坏 Dmrt4（一种锌指状 DNA 结合模体）的转基因小鼠可发生多卵卵泡（Balciuniene et al. 2006）。另据报道，给予可引起胚胎期或围生期
激素失调的外源性物质，特别是破坏雌激素信 784
号通路的物质可引起多卵卵泡数量增加（Iguchi et al. 1986, 1988; Jefferson et al. 2007; Kirigaya et al. 2009; Rodriguez et al. 2010）。在犬中，发育中的卵泡可能含有一个以上的卵母细胞，特别是在卵泡发育的早期阶段（图 18.30a 和 18.30b）。在 1 ~ 2 岁的年轻雌犬中，含有 2 个或更多卵母细胞的生长卵泡的发生率在 14% ~ 40% 之间（McDougall et al. 1997; Payan-Carreira and Pires 2008; Telfer and Gosden 1987）。在恒河猴，暴露于外源性 FSH 可致多卵卵泡的发生率增加（van Wagenen and Simpson 1973）。

18.12.1.7　近期（嗜碱性）黄体缺乏

上文中已讨论了啮齿类动物中早期黄体和最新黄体的外观差异。在短期的非临床试验的评价中，近期黄体的缺乏可以看作是激素失调的一个早期特征。对这种现象可靠的检测方法通常需要
给药能够持续至少 5 天，从而确保所有动物能够 785
经历一个完整的动情周期。常规切片中，在个别动物中见不到嗜碱性黄体，可能是由于取材和切片不一致造成的。然而，大多数或全部给药组动物嗜碱性黄体缺失可提示为给药相关的无排卵效应，常常伴有阴道上皮的非周期性改变。

18.12.1.8　黄体大小 / 数量的改变

黄体大小 / 数量的增加可能是催乳素分泌调控改变的一个指征。如前所述，动情前期催乳素的激增可诱发早期黄体的退化（Rehm et al. 2007c; Wuttke and Meites 1971）。利用溴麦角环肽或其他多巴胺激动剂抑制动情前期的催乳素激增可导致黄体数量增加并蓄积，但黄体体积并无增加（Kumazawa et al. 2009; Rehm et al. 2007c; Wuttke and Meites 1971）。因为催乳素同样具有促黄体作用，所以可引起催乳素水平持续升高的

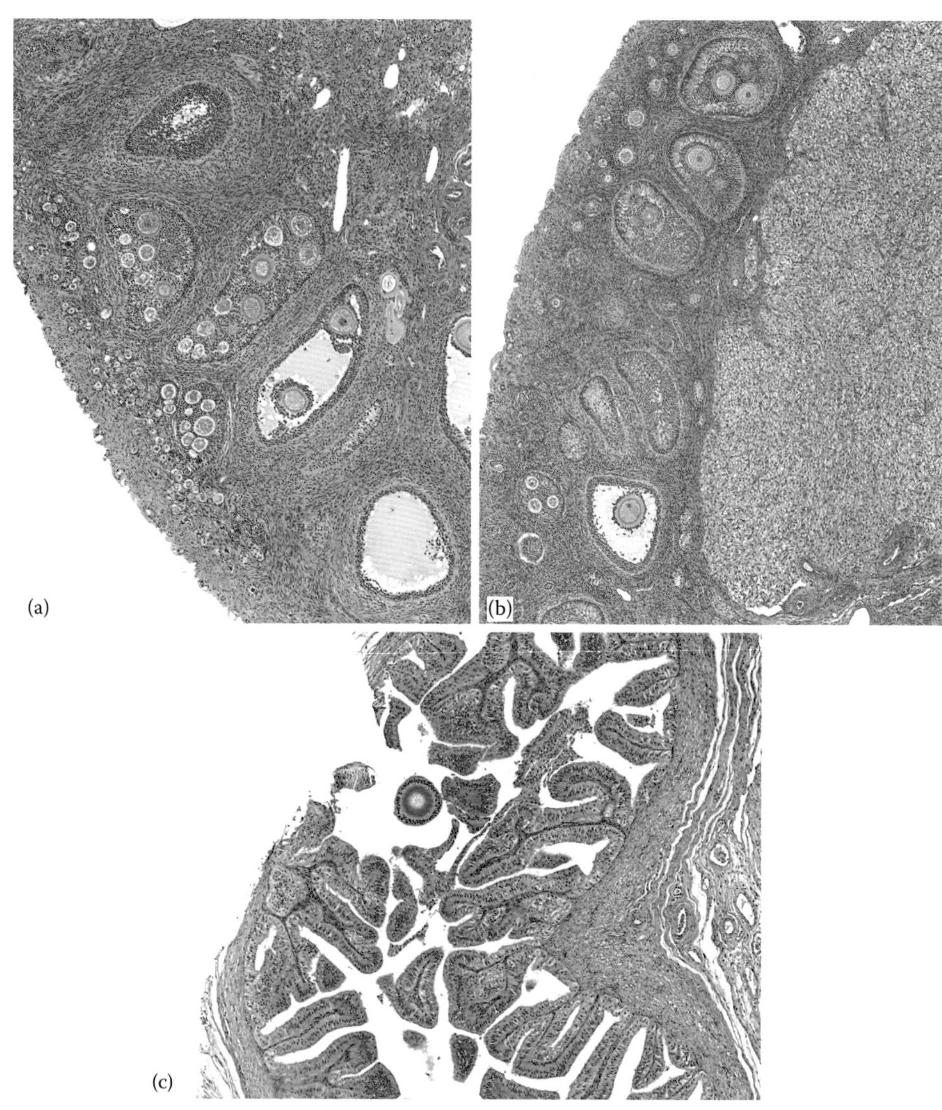

图 18.30 （a）多卵卵泡——性未成熟卵巢（犬）。（b）多卵卵泡——不动情期（犬）。可见黄体 / 白体。（c）动情期后期 / 动情间期早期输卵管内的成熟卵细胞

外源性物质，如多巴胺拮抗剂，也会增加卵巢黄体的数量。当这些黄体正在活跃地产生孕酮时，它们通常会比正常周期雌性啮齿类动物的黄体体积更大（Ishii et al. 2009; Rehm et al. 2007c; Taketa et al. 2011）。据报道，啮齿类动物在给予 EGME 或阿特拉津等化学品处理后也可见功能性黄体体积增大（Davis et al. 1997; Taketa et al. 2011）。近期的证据表明 EGME 间接通过上调催乳素分泌促进黄体存活和孕酮产生，而阿特拉津的效应似乎与催乳素无关（Taketa et al. 2011）。

18.12.1.9 黄体内的变性和出血

黄体的正常形态学发育和内分泌功能依赖于排卵之后卵巢膜血管的快速内生（Ferrara et al. 1998）。抑制血管生成显示可导致黄体形态学和功能的变化，并对子宫和阴道产生继发效应（Ferrara et al. 1998; Patyna et al. 2008; Ryan et al. 1999）。在大鼠中，抑制血管生成可导致卵巢重量降低，黄体数量减少，以及最新黄体的中央变性 / 坏死（图 18.31a）（Ferrara et al. 1998; Patyna et al. 2008）。在大鼠中，需注意将黄体中央变性 /

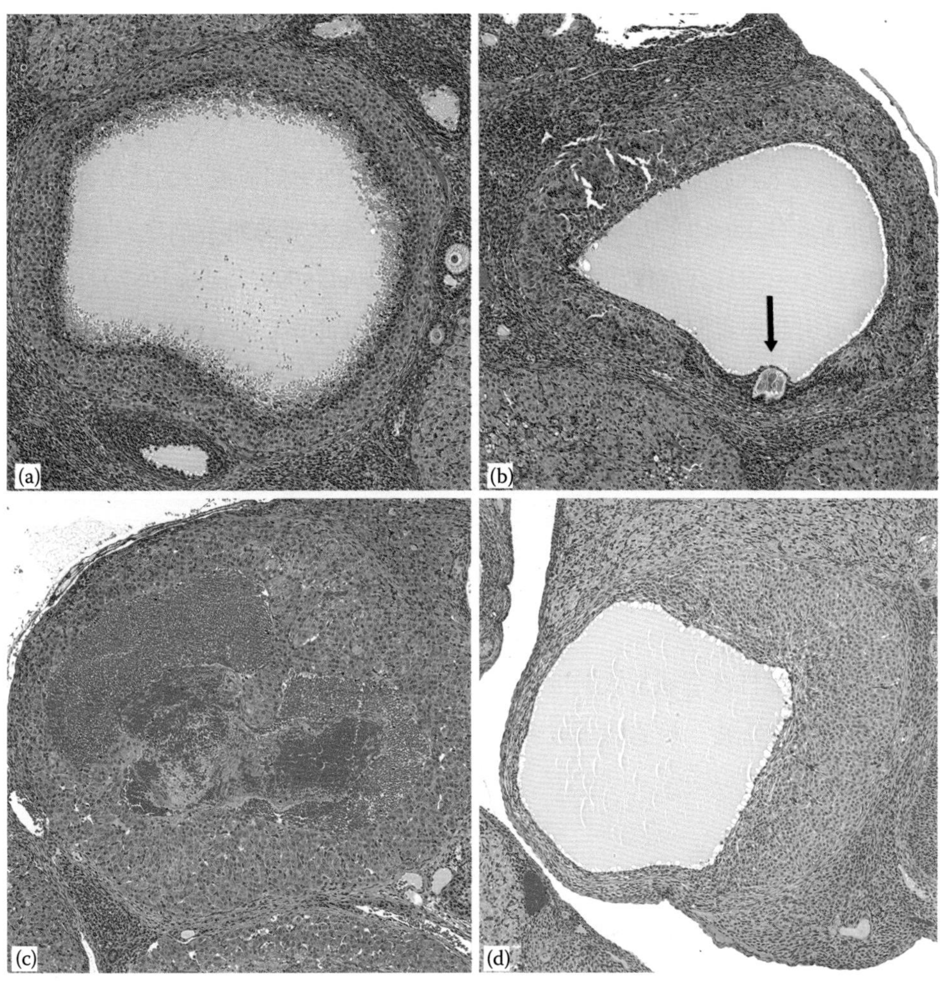

图 18.31 （a）给予一种血管内皮生长因子抑制剂的大鼠黄体出现明显的中央变性。（b）黄素化卵泡囊肿。注意颗粒细胞不同程度的黄素化，并可见一个卵母细胞（箭头示）。（c）给予一种受体酪氨酸酶抑制剂的大鼠黄体出现明显的中央出血。（d）黄体囊肿

坏死和在动情期 / 动情后期新生成的黄体、黄素化卵泡囊肿、黄体囊肿和正常动情前期的黄体溶解进行鉴别（图 18.19 和 18.31）。在非人灵长类动物中，子宫萎缩可伴有活跃黄体缺乏、发育中卵泡数量减少和闭锁卵泡增加（Patyna et al. 2008; Ryan et al. 1999）。对血管生成和其他肿瘤靶点的抑制常涉及对一系列受体酪氨酸激酶的抑制，这对黄体功能和发育具有不同的效应（Yaghmaei et al. 2009）。在这些情况下，黄体可增大伴随卵巢重量增加，也可数量减少，但是常含有不同程度的中央出血（图 18.31c），伴有或不伴有间质或卵巢囊出血（Sleer and Taylor 2007; Yaghmaei et al. 2009）。

18.12.1.10　间质腺

间质腺（或次级间质细胞）由膜 – 间质细胞形成，后者在卵泡闭锁后持续存在，对 LH 刺激保持响应并持续产生雄烯二酮（Erickson et al. 1985）。在动情周期正常的啮齿类动物中，间质腺由小的多角形细胞排列成实性巢状或索状构成，细胞具有浅嗜酸性的颗粒样胞质。在外源性物质诱导产生激素紊乱后，这些细胞可能会快速萎缩，体积变小，核拉长皱缩，胞质稀少（Mirsky et al. 2011; Yuan and Foley 2002）。老龄

化啮齿类动物卵巢的间质细胞肥大和增生较常见（Alison et al. 1990; Davis et al. 1999）。间质细胞肥大和增生也可由给予抗雌激素药物后引起
786 促性腺激素水平增加或下丘脑－垂体－卵巢轴改变而诱发（Peluso and Gordon 1992; Sourla et al. 1997）。乙烯菌核利（一种具有抗雄激素性质的杀虫剂），据报道可引起卵巢间质细胞增生，但未显示对促性腺激素或者卵巢类固醇有明显效应，但可引起甲状腺激素水平降低（Matsuura et al. 2005）。

18.12.2 增生性改变

卵巢的增生性和肿瘤性改变通常依据细胞来源进行分类，包括来源于上皮、性索间质或者生殖细胞的增生性病变。

18.12.2.1 上皮增生性改变

上皮来源的增生性和肿瘤性改变可源于表面上皮，且通常形成多个乳头状小叶和囊状结构。这些改变可从局灶性乳头状增生到囊腺瘤和囊腺癌。囊腺瘤 / 囊腺癌在小鼠中常见，但在大鼠中不常见（Alison et al. 1987; Lewis 1987）。

787 伴或不伴乳头状内褶的表面上皮增生据报道始终可出现在给予雌激素的犬中，且常伴卵巢萎缩（Brown et al. 1999a; Rehm et al. 2007）。该改变在对卵巢有效应的犬的子宫中也可出现。

在小鼠中，上皮增生性病变常观察到混合有间质成分，称作管状间质增生 / 管状间质腺瘤 / 管状间质腺癌（Alison et al. 1987）。该病变中包含表面上皮的向下生长和散在的一些黄素化程度不同的间质细胞聚集体。管状间质腺瘤 / 管状间质腺癌在小鼠中常被报道为自发性和外源性物质诱导改变，可能与促性腺激素水平升高有关，因为生殖细胞缺陷小鼠比对照组小鼠在较早的年龄可发生管状间质腺瘤（Alison et al. 1987; Dixon et al. 1999; Duncan and Chada 1993）

18.12.2.2 性索间质增生性改变

源于性索间质成分的增生性改变在非临床种属中是最为常见的类型之一（Alison et al. 1987; Dixon et al. 1999; Lewis 1987）。伴有不同程度黄素化的间质增生是一种与年龄有关的常见病变，可继发于不动情期或绝经期促性腺激素升高。起源于性索间质的肿瘤常具有不同的特征，可根据细胞来源进行分类，包括颗粒细胞瘤、卵泡膜细胞瘤和塞托利细胞瘤。颗粒细胞瘤是啮齿类动物最常见的原发性卵巢肿瘤，也可见于犬和非人灵长类动物（Alison et al. 1987; Cline et al. 2008; Dixon et al. 1999; Kennedy et al. 1994; Lewis 1987）。颗粒细胞瘤在小于 14 月龄的雌犬中很少见，在毒理学试验中偶尔可见自发性卵巢肿瘤的报道（图 18.32）（EcEntee 1990a）。绝大多数（约
80%）颗粒细胞瘤为良性（Dow 1960; Norris et al. 788
1970）和单侧肿瘤。实际情况中，鉴别性索间质肿瘤的不同亚类比较困难，可采用“混合性性索间质肿瘤”这个术语进行诊断。

18.12.2.3 生殖细胞肿瘤

来源于生殖细胞的肿瘤包括畸胎瘤、无性细胞瘤和卵黄囊癌。大多数生殖细胞瘤都只是零星出现，但是畸胎瘤在很多动物种属中都被报道偶发出现（Alison et al. 1987; Cline et al. 2008; Dixon et al. 1999; Kennedy et al. 1994; Lewis 1987）。

18.12.2.4 其他增生性改变

卵巢中多种其他增生性改变包括卵巢网增生 / 卵巢网腺瘤、血管瘤、纤维瘤和间皮瘤。纤维瘤在犬卵巢中是一种不常见的肿瘤，在连续给予有效剂量（但不是超药理学剂量）米勃龙（一种非促孕性雄激素类固醇）超过 9 年的老龄犬中可出现纤维瘤发生率增加（Seaman 1985）。该肿瘤表

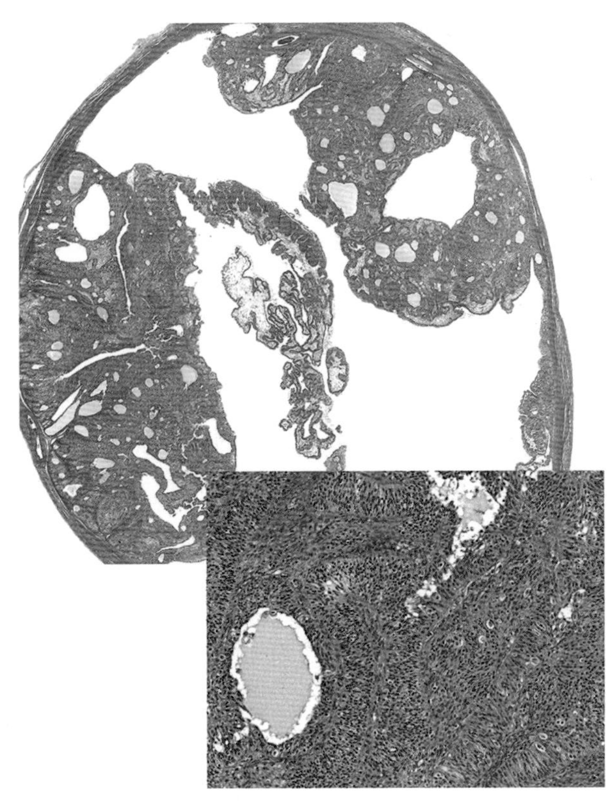

图 18.32　一只年轻比格犬的卵巢良性颗粒细胞瘤（塞托利细胞型）

现为在卵巢髓质或者卵巢门区中出现的单个或多个质实、圆形或有时表现为双侧结节状的肿块。另外，在从卵巢门延伸至卵巢系膜的平滑肌中也已经发现了增生性改变，给予多种 β 受体激动剂的大鼠会形成卵巢系膜平滑肌瘤（Gopinath and Gibson 1987; Jack et al. 1983）。

18.13　输卵管组织病理学

在非临床毒理学试验中常规检查输卵管的解剖结构会有一些问题。因为输卵管的卷曲结构和节段差异，在修块和制片中即使有轻微的不同都会难以保证输卵管检查的一致性。这些不一致性降低了微小的药物相关性改变被识别的可能，所以在实际中与药物相关的啮齿类动物输卵管形态学改变的报道不常见。然而，输卵管表达卵巢类固醇受体和催乳素受体，并且受体表达会随着功能水平和发育而变化（Okada et al. 2003; Shao et al. 2008）。因此，激素紊乱具有使输卵管改变的潜力。给予氯环嗪（一种具有抗组胺和降胆固醇性质的化合物）会诱导输卵管萎缩，并伴有其他激素紊乱相关改变（Hruban et al. 1972）。雌激素受体调节剂已被报道可引起输卵管的多种不同改变；他莫西芬可引起输卵管上皮空泡形成，而给予克罗米酚则会引起输卵管上皮增生和凋亡（Brown et al. 1999b; Shao etal. 2009）。甲氨蝶呤也可引起输卵管的炎症，与雌激素和孕酮受体表达的改变有关（Yang et al. 2009）。

18.14　子宫组织病理学

子宫和阴道的生理学和功能在很大程度上是通过卵巢类固醇来实现的。雌激素、孕酮和雄激素的受体已在啮齿类动物的子宫和阴道的上皮、间质和平滑肌中被发现，并且它们在整个动情周期中的表达已经有详细的报道（Ohta et al. 1993; Pelletier et al. 2000; Pessina et al. 2006; Tibbetts et al. 1998; Wang et al. 2000）。此外，已经开发特定针对这些激素受体的基因突变的小鼠来更好地理解由各种类固醇激素及其类似物介导的作用，以及各种受体亚型在生殖道中的作用（Hewitt and Korach 2003; Mulac-Jericevic and Conneely 2004; Walters et al. 2010）。由于子宫和阴道对激素依赖性，由老龄化或毒性作用引起的这些器官的大部分改变通常继发于激素失调。

789 18.14.1 非增生性改变

18.14.1.1 子宫萎缩

子宫萎缩是一种常见的改变，与生殖道衰老和卵巢功能衰退有关，可导致卵巢类固醇缺失；卵巢切除术可引起类似改变。子宫萎缩表现为体积缩小和重量降低、子宫内膜和子宫肌层变薄；子宫腔上皮呈矮柱状，子宫内膜腺体数量减少甚至消失，子宫肌层的平滑肌细胞体积减小，随着时间的推移，子宫肌层的间质逐渐被胶原取代（Alison et al. 1990; Davis et al. 1999）。子宫萎缩可由外源性物质导致的损伤引起。直接导致卵泡损伤的药物（如环磷酰胺）可引起卵巢功能衰退从而继发子宫萎缩（Plowchalk and Mattison 1992）。其他化合物可阻止卵巢类固醇产生或者抑制其受体结合。给予啮齿类动物芳香酶抑制剂可阻断雄激素向雌激素转化并导致子宫萎缩（Steele et al. 1987; Yano et al. 1996）。选择性雌激素受体调节剂（Selective Estrogen Receptor Modulator，SERM）也可导致大鼠和小鼠子宫萎缩，但是影响的子宫区域不同，这取决于种属、给药剂量和给药周期（Carthew et al. 1996; Greaves et al. 1993; Nephew et al. 2000）。长时间给予促孕性化合物被证实也可导致子宫萎缩（Bhowmik and Mukherjea 1988）。

18.14.1.2 子宫腔扩张

啮齿类动物子宫腔通常会在动情前期当天因积液而出现扩张。从动情间期后期开始，雌激素水平增加引起子宫积液，而动情前期孕酮增加促进液体吸收，这些作用都是通过类固醇驱使的离子转运改变所介导的（Armstrong 1968; Salleh et al. 2005）。病理性子宫腔扩张（子宫积水）在老龄啮齿类动物中十分普遍，与生殖道激素调节的改变有关（Brown and Leininger 1992; Maekawa and Maita 1996）。偶尔，外源性物质处理可通过引起全身激素失调、孕酮受体拮抗作用和对离子转运蛋白的直接调节而导致子宫腔扩张（Gopinath 1992; Mirsky et al. 2011; van der Schoot et al.1987; Walker et al. 1988）。尤其是在年轻的成年啮齿类动物中（不超过 6 月龄），须将药物效应与正常的子宫周期性改变相区分。

18.14.1.3 子宫内膜腺体扩张

局灶性子宫内膜腺体扩张偶尔作为自发性改变出现在啮齿类动物中。通常只有少量腺体会受累及，但在动情前期，这种改变可能会变得更广泛并伴有子宫腔扩张。受累及的腺体通常被覆纤细或扁平的上皮，原因是因浆液性或蛋白性残留物而导致子宫腔扩张。区别于囊性腺体增生是基于（子宫内膜腺体扩张）无腺上皮增殖。

18.14.1.4 炎症

子宫内膜间质中通常含有中性粒细胞、淋巴细胞和巨噬细胞。在啮齿类动物中，这些炎症细胞数量会随着动情周期的不同期而不同。研究卵巢切除术后的啮齿类动物可以发现这些炎症细胞因雌激素而增多，因孕酮而减少（Tibbets et al. 1998）。炎症细胞的增多特别是中性粒细胞，在动情期和动情后期对于雌激素应答而大量地汇集，不能将之误认为是子宫内膜炎（Cartwright and Moreland 2008; Yuan and Carlson 1985）。在黄体期，非人灵长类动物和人类会出现特异性的颗粒淋巴细胞（称作子宫内膜淋巴细胞或者子宫内膜颗粒细胞）数量增加（King et al. 1996; van Esch et al. 2008）。另外，月经时在子宫内膜中通常会出现不同数量的炎症细胞。在非临床毒理学
790 试验中，未生育动物的子宫炎症不常见，但有报道称子宫内膜增生或者持续性阴道隔与该病变有关（Brown and Leininger 1992; De Schaepdrijver et al. 1995;Lezmi et al. 2010）。给予具有激素活性的化合物，特别是雌激素，会导致子宫内膜炎和子宫积脓（Cline et al. 2004; Gopinath 1992; Greenman and Fullerton 1986; Ramos et al. 2005）。

18.14.1.5　非人灵长类动物的无排卵和不规律周期

月经初潮之后的月经周期通常时间长且不规律，报道称在初潮之后的恒河猴中只有 15% 在前 5 个月经周期中会排卵（Resko et al. 1982）。这些无排卵周期可能与子宫出血有关，虽然临床上有时不明显，但在阴道拭子、子宫组织学评估中可观察到或作为尿液样本的污染物出现，会被误认为是月经。组织学上，通常有少量的子宫内膜出血或者子宫腔出血，伴有子宫内膜出现轻微的增生期外观，但没有分泌期特征和正常月经期子宫内膜脱落的特征（图 18.27a）。这与人类初潮时无排卵月经周期中常见的伴出血的腺体和间质破裂相似（Strickland and Wall 2003）。此外，无退化的黄体表明无排卵，卵巢常显示出多个小到中等大小的闭锁程度不同的三级卵泡（图 18.27b）。这种卵巢和子宫内膜的表现在非临床毒理学试验中的所用非人灵长类动物中十分普遍，因为这些 NHP 往往非常年轻或者刚刚经历初潮。

无排卵月经周期或者月经周期不规律也可发生在性成熟规律月经周期的雌性 NHP 中，并且通常与社会交往有关。从属地位动物的无排卵月经周期和黄体期缺陷的发生率高，而研究开始之前的随机分组会破坏已建立的等级。在一项试验中，将单笼饲养动物更换到群体饲养，月经周期的时间从 31 天延长至 46 天，持续时间为 6 个月（Weinbauer et al. 2008）。组织学上，这种情况可表现为动物缺少一个明确的月经期、子宫内膜具有微弱的分泌期表现或者与上文描述的无排卵月经周期特征相同。

18.14.1.6　子宫内膜鳞状上皮化生

老龄化大鼠和小鼠中可出现自发性的鳞状上皮化生，常与子宫内膜增生或者子宫炎症有关（Baldrick and Reeve 2007;Brix et al. 2005; Gopinath 1992; Maekawa and Maita 1996）。腺上皮较易受影响，但子宫腔上皮也会受累及，特别是在化脓性子宫内膜炎中。在年轻大鼠中，鳞状上皮化生被报道发生在宫颈内膜过渡区的腺上皮或者子宫腔上皮（Cartwright and Moreland 2008）；然而，这是动情周期中这一区域解剖结构的正常变化。子宫内膜鳞状上皮化生在啮齿类动物中也可以是维生素 A 缺乏、雌激素处理、服用抗雌激素的他莫西芬或口服避孕药的反应（Greaves 2007; Karlsson et al. 1998; Mäntylä et al. 1996）。最近对于转基因小鼠的研究表明，雌激素介导的子宫上皮化生与转录因子 p63 和 β 联蛋白的表达和调控的改变相关（Kurita 2011）。

在犬中，联合给予不同的对犬子宫具有雌激素活性的外源性物质会引起子宫表面或者子宫内膜腺上皮的鳞状上皮化生、炎症、水肿、子宫内膜胶原增多、宫腔扩张、子宫内膜腺体萎缩和囊性腺体（Brown et al. 1999a; Jabara 1962; Rehm et al. 2007a）。

18.14.1.7　子宫腺肌病

子宫腺肌病表现为正常结构的子宫内膜腺体群出现在深层的子宫肌层内。腺体不会延伸到子宫浆膜外，这可与灵长类动物的子宫内膜异位症相区分。子宫腺肌病在大鼠中不常见，但是在某些品系的小鼠中有一定频率的发生（Maekawa and Maita 1996）。例如 6 月龄以上的 CD-1 小鼠
791 被报道子宫腺肌病发生率高（Greaves and White 2006）。成年啮齿类动物子宫腺肌病的发生（至少部分）与子宫激素调节紊乱有关，但其发病机制不是很清楚（Greaves and White 2006）。有报道称新生啮齿类动物暴露于雌激素、抗雌激素或者其他干扰内分泌的化合物中可导致子宫腺肌病。尽管长期暴露于外源性雌激素、高水平孕酮或者催乳素可诱导子宫腺肌病，但是成年啮齿类动物对外源性物质引起的子宫腺肌病似乎具有更强的耐受性（Greaves and White 2006; Lipschutz et al. 1967; Mori et al. 1991）。在非人灵长类动物中，小灶性子宫腺肌病可作为孤立的自发性改变出现，也可与子宫内膜异位症共同出现。子宫腺肌病也可表现为长期给予激素活性外源性物质（包括雌激素和雄激素合成代谢类固醇癸酸南诺龙）引起的继发改变（Baskin et al. 2002; Obasanjo et al. 1998）。有报道称子宫腺肌病在可作为一种不常见的自发性变化出现在比格犬中（Kim et al. 2010）；也有报道称长期给予孕酮可导致子宫腺肌病伴囊性子宫内膜增生（Johnson 1989）。

18.14.1.8　子宫内膜异位

子宫内膜异位症是恒河猴和食蟹猴一种常见的疾病，其定义为子宫外出现子宫内膜腺体和内膜间质。子宫切除术和长期雌激素治疗可增加恒河猴子宫内膜异位症的发生率（Hadfield et al. 1997）。尽管有报道称，在一些种群中子宫内膜异位症的发生率高达 30%（Ami et al. 1993; Zondervan et al. 2004），但在用于非临床毒理学试验的年轻食蟹猴中比较罕见。

18.14.2　增生性改变

18.14.2.1　子宫蜕膜反应（蜕膜瘤）

子宫蜕膜反应（蜕膜瘤）是非妊娠啮齿类动物子宫中发生的一种非肿瘤性增生性改变（Brown and Leininger 1992; Elcock et al. 1987; Gopinath 1992; Maekawa and Maita 1996; Ohta 1987）。子宫蜕膜反应依赖于以孕酮为主的激素环境，通常为对子宫内膜机械性刺激的反应（包括子宫内触诊）。大多数蜕膜反应发生于假孕早期，此时子宫内膜正为间质分化和上皮细胞增殖做准备。然而，自发性蜕膜反应的发生率低。啮齿类动物的蜕膜反应呈结节状、息肉状或者弥漫性生长，具有非常有序的组织结构，类似于妊娠时的子宫腺，可能延伸至子宫肌层（Elcock et al. 1987; Picut et al. 2009; Velardo et al. 1953）。尽管蜕膜反应在临床前安全性试验中比较罕见，但可偶发于持续时间 6 个月以上试验中的年轻大鼠，也可见于老龄小鼠。在大鼠中，一旦蜕膜反应形成，通常持续 8 ~ 14 天，而后退化。

18.14.2.2　子宫内膜增生

囊性子宫内膜增生是老龄大鼠和小鼠很常见的自发性改变。此改变的发生率与这两种种属的品系和年龄的增长有关，在小鼠中，有遗传易感性的中青年小鼠的发生率接近 100%（Brix et al. 2005; Brown and Leininger 1992; Davis et al. 1999）。在大鼠中，囊性子宫内膜增生通常呈弥漫性分布，Leininger 和 Jokinen（1990）曾报道过这种病变的发生。早期改变包括腺体数量和体积均增加，内衬拥挤的上皮，伴有许多核分裂

象。随着病变进展，腺体变得弯曲和扩张，间质逐渐胶原化，最终上皮变薄不再拥挤，不过仍可见腺体囊肿。小鼠可发生类似的改变，但还会出现核分裂活性程度不一和腺上皮分层现象
792 （Davis et al. 1999; Maekawa and Maita 1996）。子宫腺肌病可伴有囊性子宫内膜增生，在小鼠尤其明显。在老龄化大鼠中，自发性囊性子宫内膜增生似乎与长期激素刺激有关，且经常伴有卵巢囊肿；对于老龄化小鼠，其与长期雌激素刺激的关系较不明确（Davis et al. 1999; Greaves and Faccini 1984）。子宫内、青春期前或卵巢切除后暴露的动物中，（人们）对外源性物质引起的啮齿类动物囊性子宫内膜增生的发展已有了广泛的研究和认识（Kumasaka et al. 1994; Tang et al. 1984; Wordinger and Morrill 1985）。据报道，对成年小鼠长期给予己烯雌酚或 17β- 雌二醇可引起囊性子宫内膜增生（Greenman and Fullerton 1986; Greenman et al. 1983; Highman et al. 1978）。在成年大鼠 1 ~ 3 个月的短期研究中，给予具有雌激素活性的化合物通常可诱导腔上皮或者腺上皮肥大（主要引起上皮高度增加）伴子宫肌层肥大、子宫重量增加、卵巢重量下降和阴道上皮厚度增加（Andrews et al. 2002; Attia and Zayed 1989; Biegel et al. 1998; Okazakiet et al. 2001; Yamasaki et al. 2002）。据报道，在恒河猴和食蟹猴中，子宫内膜增生常见继发于给予多种雌激素类外源性物质后（Baskin et al. 2002; Cline et al. 2008）。

子宫内膜间质增生是老龄小鼠比较常见的一种自发性改变，在 F344 大鼠中也有报道（Leininger and Jokinen 1990; Reuber et al. 1981）。组织学上，由于梭形或星形间质细胞增加导致子宫内膜细胞数量增多；核分裂象可能较明显。子宫内膜结构通常是正常的，但子宫内膜腺体可被广泛分隔开，并且间质胶原可能增多。

18.14.2.3　犬囊性子宫内膜增生 / 子宫积脓

18.14.2.3.1　弥漫性子宫内膜增生

在犬中，伴有或不伴有子宫积液的弥漫性囊性子宫内膜增生是与长期孕激素刺激有关的一种常见改变，先前雌激素影响可加重其改变。联合给予雌激素和孕激素或者给予孕激素避孕药、孕酮动情抑制剂（如醋酸甲羟孕酮、醋酸甲地孕酮或者醋酸氯地孕酮）或其他可导致血清孕酮持续升高的药物均可导致囊性子宫内膜增生（El Etreby 1979; Johnson 1989; Murakoshi et al. 2000; Sahara et al. 1994; Sokolowski and Zimbelman 1973; Von Berky and Townsend 1993）。

18.14.2.3.2　节段性子宫内膜增生

犬的节段性子宫内膜增生是一种不常见的自发性改变，经常与怀孕或者假孕相混淆。年轻的犬可出现此改变并且在毒理学研究中有时会看到。该病变大体表现为局灶性子宫肿胀，其直径可从约 1cm 到 4 cm 不等。有一些参考文献中使用术语“蜕膜瘤”，但更准确的术语是节段性或局灶性囊性子宫内膜增生。该病变的组织学特征类似于胎盘形成的部位，但无孕体或任何胎儿胎盘组织（Koguchi et al. 1995; Schlafer and Gifford 2008）。因此，提示该病变不是怀孕或胎盘形成部位，而是局灶性或节段性囊性子宫内膜增生的一种形式。

18.14.2.3.3　子宫积脓

子宫积脓在动情间期的老龄化犬中是一种有充分文献记载的疾病，是持续性囊性子宫内膜增生的结局，在年轻犬中（例如用于毒理学试验的犬）很少被报道为自发性改变。在一项调查中显示，在一个繁殖种群中未处理的比格犬最早发病年龄为 4 岁龄（Fukuda 2001）。给予犬能刺激子宫内膜并导致囊性子宫内膜增生的雌激素类或者孕激素类化合物，也可产生典型的子宫积脓，

特别是长期给药情况下（Goyings et al. 1977; Nelson and Kelly 1976; Noakes et al. 2001; Withers and Whitney 1967）。

793 #### 18.14.2.4 子宫内膜息肉

子宫内膜息肉是大鼠和小鼠常见的良性与年龄相关的自发性改变，也可见于恒河猴和食蟹猴（Chandra and Frith 1992; Cline et al. 2008; Dixon et al. 1999; Goodman and Hildebrandt 1987b; Kaspareit et al. 2007; Poteracki and Walsh 1998）。子宫内膜息肉为无蒂或有蒂的肿物，含有不同数量的腺体和间质。在恒河猴和食蟹猴中，子宫内膜息肉的发生率随着暴露于内源性或者外源性雌激素而增加（Baskin et al. 2002; Cline et al. 2008）。

18.14.2.5 子宫内膜腺瘤 / 腺癌

一般而言，子宫内膜腺瘤 / 腺癌在临床前毒理学试验中所用的绝大多数常见种属和品系的动物均是不常见的肿瘤，但子宫内膜腺癌在 Han-Wistar 大鼠和家兔中的发生率高（Deerberg et al. 1981;Elsinghorst et al. 1984）。长期给予或在发育关键时期给予小鼠多种外源性物质（包括雌激素、溴乙烷、氯乙烷和环氧乙烷）可诱导发生子宫内膜腺瘤。

18.14.2.6 平滑肌瘤

平滑肌瘤为常见的、良性的、与年龄相关的自发性膨大的肿块，发生于子宫平滑肌内。该肿瘤在老龄化啮齿类动物、犬、非人灵长类动物和人类女性中均有广泛报道（Chandra and Frith 1992; Cline et al. 2008; Dixon et al. 1999; Kennedy et al. 1994）。人类的子宫平滑肌瘤通常被称为子宫肌瘤。据报道，长期给予雌激素化合物（7 年以上）可诱导犬的子宫和阴道发生平滑肌肿瘤（平滑肌瘤和平滑肌肉瘤）（Johnson 1989）。

18.14.2.7 间质肉瘤

在小鼠和大鼠中均有间质肉瘤的报道，但在其他非临床试验种属中罕有报道（Goodman and Hildebrandt 1987c; Reuber et al. 1981）。

18.15 宫颈和阴道的改变

大鼠和小鼠的阴道上皮在动情周期的每个期都有明显改变，但子宫颈上皮的改变不太明显。动情周期中上皮的增生和角化受雌激素影响，并且这种反应性是判断具有雌激素活性化合物的一种非常灵敏的指标（Reel et al. 1996）。动情前期观察到的黏液层细胞的发育需要孕酮和雌激素联合作用（Barker and Walker 1966）。这些黏液层细胞通常呈立方状至圆柱状，透明至嗜酸性，胞质中具有含唾液黏蛋白的空泡（Warren and Spicer 1961）。

18.15.1 非增生性改变

18.15.1.1 萎缩

如果缺乏雌激素刺激，例如在卵巢切除术后或者生殖衰老（不动情期）末期，阴道和宫颈上皮就会萎缩和变薄，仅衬覆 2 ~ 3 层立方上皮，通常无黏液化迹象。萎缩也可由衰弱引起，推测是由促性腺激素分泌减少引起（Maekawa and Maita 1996; Yuan and Foley 2002）。阴道或宫颈上皮萎缩也可见于任何外源性物质引起内分泌紊乱而影响雌激素的产生或作用时（Luo et al. 1998; Matsuda et al. 1997; Yuan and Foley 2002）。

18.15.1.2 黏液化 794

阴道和宫颈上皮细胞在孕酮的作用下会变得肥大，并在细胞质内产生透明至嗜碱性的黏液样物质包含于细胞质空泡内（Barker and Walker

1966）。当这些含有黏蛋白的细胞形成过度或不适当，而又与动情周期无关时，则被称作黏液化（图 18.18b）。黏液化通常在孕酮的影响下发生，在怀孕、假孕期间可自发，并且被视为与动情间期持续和雌激素与孕酮比降低相关的生殖衰老的一种表现。基底层通常由 1 ~ 2 层细胞组成，表面由 2 ~ 4 层肥大的立方状或圆柱状细胞构成，细胞内含有透明至嗜碱性的黏液样物质，可用 PAS 或阿尔新蓝等组织化学染色法着色。阴道上皮黏液化及较小程度的宫颈上皮黏液化是未交配啮齿类动物内分泌受干扰的常见特征，并且这在暴露于外源性孕酮、促性腺激素、雄激素（包括不可芳香化的雄激素）、抗雌激素药物、芳香酶抑制剂及增加催乳素水平的化合物中已有报道（Brown et al. 1999b; Daly and Kramer 1998; Lotz and Krause 1978; Mirsky et al. 2011; Rehm et al. 2007c; Sourla et al. 1998b）。区分阴道上皮黏液化是由内分泌受干扰引起的还是动情前期阴道的正常周期性外观很重要。非周期性黏液化可伴有阴道上皮萎缩或增生，并且这种黏液化通常没有颗粒层或角质层。

18.15.1.3　炎症

在宫颈和阴道的壁或腔中出现散在分布的不同类型的炎症细胞浸润并非罕见。在啮齿类动物中，动情期和动情间期早期经常出现的中性粒细胞增加不应被误认为是炎症。这种中性粒细胞的增加主要是由雌激素引起的，雌激素的减少可以引起中性粒细胞浸润减少。在非人灵长类动物中，阴道内可见淋巴细胞聚集和淋巴滤泡是正常的（Cline et al. 2008）。

18.15.1.4　宫颈内鳞状上皮化生

在年轻的非人灵长类动物中经常可见不同程度的子宫颈内腺体鳞状上皮化生（Cline et al. 2008）。鳞状上皮化生倾向于发生在子宫颈黏液腺的基底区，继发于围青春期动物发育卵泡中的雌二醇波动，而一些程度的子宫颈鳞状上皮化生在 2 ~ 4 岁的非人灵长类动物中被认为是正常的（图 18.27c）（Cline et al. 2008; Graham 1970; Wood 2008）。尽管宫颈鳞状上皮化生在年轻的非人灵长类动物中较常发生，但宫颈也可以是受试物相关变化的发生部位，且由雌激素化合物和二噁英导致的宫颈鳞状上皮化生已有报道（Graham 1970; Scott et al. 2001）。

18.15.1.5　囊肿

宫颈壁或阴道壁的囊肿在啮齿类动物中不常见。鳞状上皮囊肿在各年龄段的啮齿类动物中都偶尔可见（Leininger and Jokinen 1990; Yuan and Lund 1991）。这些囊肿通常位于黏膜上皮下，内衬鳞状上皮，且其内通常充满角蛋白。此外，上皮的外观可以随着动情周期的变化而变化。在老龄大鼠中偶尔可见阴道穹窿的囊性扩张伴腔内浓缩物蓄积，推测为一种品系特异性改变（Yoshitomi 1990）。

18.15.2　增生性改变

18.15.2.1　增生 / 角化过度

内源性雌激素升高（生殖衰老期间的持续性动情期）或给予外源性雌激素可诱导啮齿类动物宫颈和阴道上皮的增生和角化过度（Cartwright and Moreland 2008; Greenman and Fullerton 1986）。小鼠的腺病，一种宫颈和阴道上皮增殖性向下垂，已经被描述为雌激素刺激的结果（Greaves 2007; Highman et al. 1978）。孕酮受体拮抗剂米非司酮（RU486）处理可诱导阴道上皮增生和角化过度，因为尽管循环孕酮水平增加，但在阴道中雌激素活性不受抑制（van der Schoot et al. 1987）。大鼠用治疗逆转录病毒感染的核苷类似物处理后，也报道出现了宫颈和阴道上皮的增生（Woicke et al. 2007）。在犬中，任何具有雌激素活性的药物都会产生与动情期中观察到的宫颈和阴道上皮及间质相似的变化（Heywood and Wadsworth 1981）。这些改变包括出现增厚的多层鳞状上皮伴角化（Rehm et al. 2007b）。由于上皮细胞和间质中的雌激素受体活性有密切联系，故还可以观察到间质的变化，如肌层的水肿和肥大（Vermeirsch et al. 2002）。

18.15.2.2 鳞状细胞乳头状瘤 / 鳞状细胞癌

鳞状细胞乳头状瘤 / 鳞状细胞癌可发生在阴道或宫颈内，并且其特征与起源于皮肤的肿瘤相似（Dixon et al. 1999; Goodman and Hildebrandt 1987a）。

18.15.2.3 阴道息肉

阴道息肉是突出到阴道腔的有蒂的病变。通常具有一个纤维性或纤维肌性的轴心，上面被覆鳞状上皮（Dixon et al. 1999）。

18.15.2.4 颗粒细胞瘤

颗粒细胞瘤可表现为颗粒细胞小聚集灶到界限清楚的膨胀性肿块，通常出现于大鼠的宫颈壁或阴道壁内（Dixon et al. 1999；Markovits and Sahota 2000a）。颗粒细胞的组织发生不详，但通常具有丰富的淡染嗜酸性细胞质，PAS 染色呈阳性（抗淀粉酶）及 S100 呈阳性（Markovits and Sahota 2000a）。大鼠的颗粒细胞瘤发生率相对较高，并且已经证实，其发生率随着给予芳香酶抑制剂而下降，提示为内源性雌激素的作用（Markovits 和 Sahota 2000b）。

18.16 雌性生殖系统的改变与人类的相关性

在非临床一般毒理学研究中评价一种受试物对雌性生殖系统的潜在作用时，由于不同种属间的解剖学、生理学和生殖策略的差异，外推至人类可能是一个挑战。尽管本章节已经描述了相当多的种属差异，但在非临床一般毒性研究中，在雌性生殖道中发现的受试物相关变化通常与人类女性相关，因为许多基本机制（GnRH 诱导的促性腺激素释放、LH 诱导的排卵、类固醇激素反馈机制等）在种属间存在保守性。然而，种属之间的解剖和生理差异可能意味着在动物中观察到的特定变化可能对人类女性不具有实际的危害性，而只是用来提示潜在的机制。例如，在给予多巴胺受体拮抗剂的大鼠中所见到的一系列假孕样改变（黄体肥大、阴道黏液化和乳腺增生）与具有月经周期的人类不相关，但多巴胺能控制催乳素产生的机制在种属间具有保守性，并且可能与人类继发于高催乳素血症的乳溢或闭经相关。因此，必须联合内分泌轴和相关器官来评价雌性生殖系统中终末器官的毒性，以便真正描述危害并了解对人类女性的潜在风险。

在一般毒理学试验中，更大的挑战是受试物 796
相关改变不能被识别。在动物身上未发现的改变是否会发生在人类女性？最近的研究提示，2 周或 4 周的一般毒理学研究可以检测大多数生殖毒物（Sanbuissho et al. 2009）；然而这些研究采用的许多终点（动情周期、额外的卵巢切片、免疫组化）通常在大多数一般毒理学试验中都不使用。这些终点费时费力，且可能会使其他方面的研究变得复杂，在常规试验中不推荐使用。标准的一般毒理学试验可以有效地鉴定终末器官的毒性，但是在脏器重量和病理学评价的时间点上动物之间的周期并不同步，缺乏对周期的基线评价和纵向评价，所以检测周期紊乱（这是一个对内分泌失调非常敏感的终点），因而非常困难。此外，与雌性生育力研究不同，一般毒理学试验不对黄体功能进行评价，因为在宫颈未受刺激的情况下，处于动情周期中大鼠的黄体本质上是没有功能的，生育力研究是检测对配子转运、受精、着床及早期胚胎发育影响的唯一方法。因此，一般毒理学试验的试验数据最好结合现有的靶标生物学信息和来自遗传毒理学试验及生殖毒理学试验的数据，一起用来建立一种对人类女性生育力潜在风险评估的证据权重方法，而不作为独立的数据集来使用。

18.17　乳腺胚胎学和功能解剖学

乳腺已演化为一种修饰过的顶浆分泌腺，为后代提供营养物质（Lefèvre et al. 2010）。在过去的 50 年里，人们将研究的重点放在乳腺的起源、乳腺生物学及人类乳腺癌的病理生理学方面。然而，乳腺的形态学评估在新药或化学品的安全性评价中也起非常重要的作用。对生殖功能很重要的激素也可调节乳腺的功能，所以它可以作为可能与人类风险评估相关的提示激素紊乱的一个敏感指标。

我们对乳腺的了解大多来源于对啮齿类动物乳腺的研究。然而，在不同种属间，乳腺的发育、组织学和激素调节均不同。关于乳腺在生长期和哺乳期的组织学特征的种属特异性信息有大量可借鉴的文献资料，比如小鼠（Daniel and Silberstein 1987; Richert et al. 2000）、大鼠（Masso-Welch et al. 2000; Russo et al. 1989）、犬（Chandra et al. 2010; Nelson and Kelly 1974; Rehm et al. 2007b; Turner and Gomez 1934）和猕猴（Cline 2007）。

乳腺是位于腹中线两侧的成对腺体，不同种属间乳腺的数量不同。通常情况下，大鼠有 6 对乳腺（2 对在胸部，2 对在腹部，2 对在腹股沟处）；小鼠有 5 对（3 对在颈胸部，1 对在腹部，1 对在腹股沟处）；犬有 5 对（2 对在胸部，2 对在腹部，1 对在腹股沟处），非人灵长类动物有一对胸部乳腺。啮齿类动物乳腺在胚胎期及胎儿期的发育过程已经有广泛研究，这已经成为研究其他种属乳腺发育的一个很有用的模型（Hovey et al. 1999; Sakakura 1987; Topper and Freeman 1980）。简单而言，原始乳腺外胚层在胚胎中迁移，形成一条从颈部到腹股沟区向两侧延伸的乳线。这些分化的外胚层细胞在局部聚集形成与表皮乳头原基相关的乳腺芽。在出生前，每个乳腺芽的细胞增殖、空腔形成，形成一个初始的导管系统延伸到下面的间充质（将来发育为乳腺脂肪垫）。出生后到青春期前，小鼠、犬或猕猴的乳腺几乎不发育，而大鼠的导管会发生有限的生长（Cline 2007; Imagawa et al. 1990; Turner and Gomez 1934）。在青春期，受卵巢功能的影响，乳腺导管系统会迅速生长，逐渐延伸直至充满整个乳腺脂肪垫。青春期之后，未交配的雌性动物的乳腺进一步发育非常有限，在卵巢周期激素波动的影响下，乳腺会额外形成一些有限的导管分支、终末小导管和一些腺泡。

18.18　乳腺的结构 797

从乳头向下，输乳管开口于大的主导管并分支成小的二级和三级导管，最后连接到终末导管和分泌型腺泡。除了乳头处的输乳管部分内衬复层鳞状上皮以外，其他大大小小的导管和腺泡通常内衬两层单层上皮。管腔的内衬细胞不同，导管从立方上皮至柱状上皮，腺泡为立方上皮；分泌时可能会变薄。管腔细胞层下方邻近基底膜的细胞层由扁平的星形肌上皮细胞构成，它们在导管及腺泡周围形成基底膜，在乳汁排出过程中负责收缩腺泡和导管（Masso-Welch et al. 2000; Richert et al. 2000）。通常，乳腺上皮细胞表达细胞角蛋白中间丝，尤其是细胞角蛋白中间丝 8、18 和 19，而肌上皮细胞表达角蛋白 14、波形蛋白及平滑肌肌动蛋白（Masso-Welch et al. 2000; Sorenmo et al. 2010; Tsubura et al. 1991; Wood et al. 2007）。上皮基底膜细胞是连续的，包含层粘连蛋白和Ⅳ型胶原蛋白，识别这些蛋白可能有助于分辨侵袭性癌（Masso-Welch et al. 2000）。在乳腺的生长过程中，末端乳芽（terminal end bud, TEB）负责导管伸长、分支并生成腺泡芽（Hovey et al. 2002）。末端乳芽由未成熟的嗜碱性上皮细胞组成，有实性的或带空腔的棒状外观，在青春期时的数量最多，此后其数量会减少（Russo and Russo 1994; Sorenmo et al. 2010; Wood et al. 2007）。在组织学上，不能将末端乳芽与导管和腺泡的增生灶相混淆（Lucas et al. 2007）。在啮齿类动物导管系统的远端中，终末导管及其附属的腺泡芽构成了乳腺小叶腺泡单位（lobuloalveolar unit, LAU），并在泌乳期形成分泌小叶（Cardiff and Wellings 1999）。在灵长类动物中，类似的结构被称为终末导管小叶单位（terminal ductal lobular unit, TDLU），LAU和TDLU都是对激素刺激发生反应的主要部位（Cardiff and Wellings 1999）。乳腺上皮由结缔组织间质支持，这些结缔组织间质由不同比例的脂肪组织和胶原蛋白、血管、神经纤维及各种免疫细胞构成。在啮齿类动物中，导管和腺泡周围薄薄的一层间质主要由脂肪组织及相对少量的胶原蛋白构成。相比而言，胶原蛋白成分在犬和非人灵长类动物的乳腺中占比较高。除支持功能外，间质现在被认为是正常乳腺发育、生长及通过与上皮细胞的许多旁分泌作用而实现功能的必不可少组成部分（Hovey and Aimo 2010; Hovey et al. 1999; Imagawa et al. 2002; Parmar and Cunha 2004）。

与雌性动物相比，雄性动物的乳腺发育相对简单。在啮齿类动物中，从发育的睾丸中释放出来的睾酮诱导表达雄激素受体的间叶细胞破坏发育中的乳腺芽（Durnberger and Krotochwil 1980）。因此，很多品系的雄性小鼠缺乏乳头且乳腺导管系统大部分退化，而在大鼠中，乳腺导管系统仍然完整保留，但与外部不相通（Sakakura 1987）。雄性大鼠、犬和非人灵长类动物的乳腺导管系统在少年期的生长像雌性动物一样受限。在非人灵长类动物中，短暂的雄性乳房发育症在围青春期年轻雄性动物中已有报道，但这与在年轻男性中报道的是否相似尚不清楚（Cline 2008）。在青春期雄性大鼠，乳腺的发育受雄激素影响明显，而在犬和非人灵长类动物中，乳腺在青春期后的生长非常少（Ahren and Etienne 1957; Cline and Wood 2008; Turner and Gomez 1934）。尽管雄性犬和非人灵长类动物的乳腺发育停止，但乳腺仍保留着对外源激素的反应性（Biegel et al. 1998; Daane and Lyons 1954），这可作为衡量雌激素内分泌紊乱的一个有用标志物（Latendresse et al. 2009）。大鼠的乳腺具有独特的两性异形（图 18.33）。大鼠乳腺这种独特的性别依赖性形态使得在雌性大鼠中形成腺样结构，被称为“导管腺泡型”，因为它由散在的分支状的管状导管和少量腺泡组成。而在雄性大鼠中这种结构被称为“小叶腺泡型”，因为它由大的连续的腺泡小叶及少量导管组成（Lucas et al. 2007）。青春期后，雄性大鼠的乳腺上皮细胞在雄激素的作用下会肥大、空泡形成，往往会挤占导管腔和腺泡腔（Ahren and Etienne 1957; Cardy 1991; Lucas et al. 2007）。通常这种“雄性”的形态为主，但这种导管腺泡型外观的导管在青春期前的雄性大鼠及未交配的雌性大鼠中常见，尤其是终末分支导管和腺体周围的导管（Creasy 2008b）。Ahrén 和 Etienne（1957）以及 Latendresse 等人（2009）曾报道，某些年轻的围青春期雄性大鼠会主要表现出导管腺泡型形态，这提示可观察到的乳腺主要生长模式可能与取材时动物的年龄有关。

18.19　乳腺生长和功能的调节

乳腺的发育和结构高度依赖且与许多类固

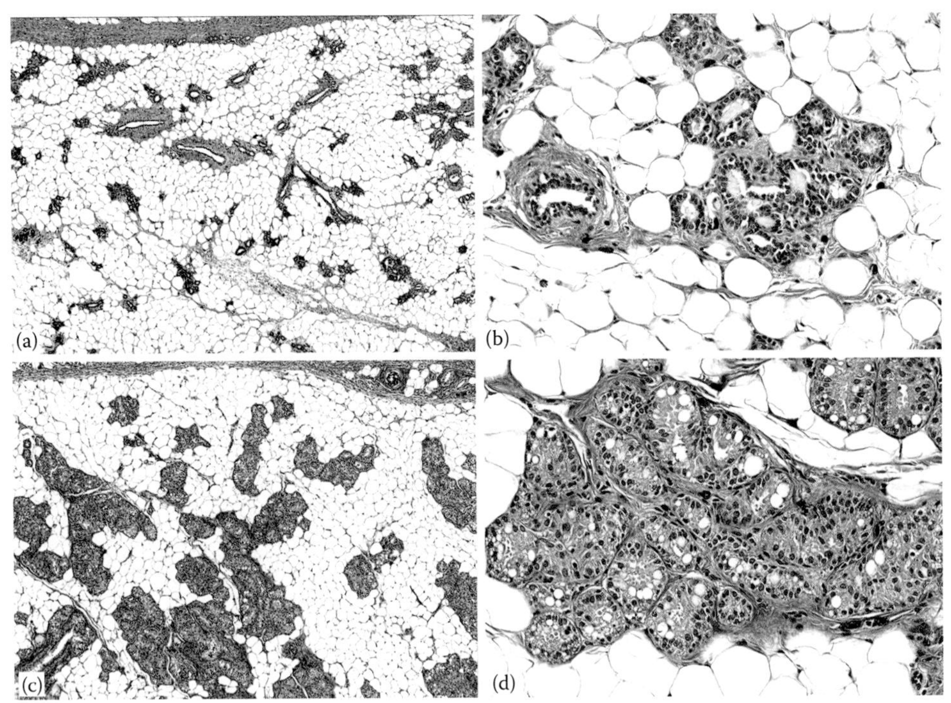

图 18.33　大鼠乳腺的两性异形形态学。成年雌性大鼠的乳腺（a 和 b）表现为由大量的导管和少量腺泡小叶组成的导管腺泡型外观，内衬立方上皮细胞，散布在脂肪垫中。成年雄性大鼠的乳腺（c 和 d）表现为由大的连续的腺泡小叶和少量的导管构成的小叶腺泡型结构，内衬肥大的立方至柱状上皮，有时可见空泡形成的上皮细胞

醇、蛋白质激素以及生长因子的相互作用密切相关。我们在乳腺发育内分泌调节方面的许多知识来源于啮齿类动物模型，在这些模型中，激素单独或联合给予切除各种内分泌器官的动物。近来，激素或激素受体基因敲除小鼠模型的使用极大地促进了我们对乳腺发育分子基础的认识。

在青春期，卵巢卵泡开始产生雌激素，刺激 TEB 长入乳腺脂肪垫中，从而使乳腺导管系统伸长。乳腺上皮中雌激素的活性由表达于上皮的 ERα（雌激素受体 α）信号介导（Mallepell et al. 2006）。虽然乳腺中也表达雌激素受体
799 β（ERβ），但它并不是乳腺导管生长所必需的（Förster et al. 2002）。在雌激素影响下，乳腺导管的最佳生长和分支还需要生长激素（growth hormone, GH），它通过诱导间质产生胰岛素样生长因子 1（insulin-like growth factor-1, IGF-1）而发挥作用（Kleinberg 1998; Sternlicht 2006）。糖皮质激素在导管生长过程中似乎通过促进上皮细胞增殖起作用，但它们的确切作用还有待进一步证实（Brisken and Rajaram 2006; Nandi 1958）。孕酮和催乳素也很重要，特别是在正常乳腺的泌乳期发育中，但它们在未交配雌性动物的乳腺发育过程中作用相对有限。孕酮主要通过导管上皮表达的孕酮 β 受体（PRβ）起作用，是导管侧支和腺泡形成所需的激素（Brisken and O'Malley 2010）。雌激素和孕激素似乎都是通过旁分泌机制刺激乳腺导管的生长和形态发生（Brisken et al. 1998; Mallepell et al. 2006）。尽管催乳素通过促进孕酮的合成对乳腺导管分支发挥间接作用，但它并不是乳腺导管分支和生长直接必需的激素（Ben-Jonathan et al. 2008）。然而，催乳素是小叶腺泡分化和哺乳所必需的（Ben-Jonathan et al. 2008）。乳腺上皮细胞和间质中都表达催乳素受体，且在妊娠期及哺乳期上皮细胞的催乳素受体表达会升高（Camarillo et al. 2001）。乳腺中还表达雄激素受体，该受体在乳腺生物学方面起

作用，并且与外源性物质的毒理学效应有一定的关系（Lucas et al. 2007; Pelletier 2000; Yeh et al. 2003）。在之前，人们已经认识到上皮－间质相互作用在乳腺发育和功能方面的重要性（Daniel and Silberstein 1987; Sakakura 1987）。最近已经开展工作来识别这种相互作用的一些介质，包括生长因子、细胞因子、旁分泌激素及调节其功能的信号通路（Hynes and Watson 2010; Imagawa et al. 2002; Kariagina et al. 2010; Kleinberg et al. 2009; Watson and Khaled 2008）。对哺乳期激素调节的讨论已超出了本章的范围，对此感兴趣的读者可以参考几篇有价值的文章（Anderson et al. 2007; Neville 2006; Neville et al. 2002）。

18.20　乳腺检查的注意事项

检查乳腺应该先了解其正常结构、腺体的预期大小和分布以及正常的差异范围。检查的乳腺样本需要来自同一部位以确保在同一研究和不同研究中腺体结构及腺体密度的一致性，并确保有足够数量的腺体被检查。最好切片中包括一个解剖标志物（如腹股沟淋巴结）来保证检查部位和解释的一致性（Lucas et al. 2007）。大鼠和犬的乳腺结构可能会出现一定程度的差异，这取决于检查的腺体和乳腺的切片方式（Chandra et al. 2010; Hvid et al. 2010; Russo et al. 1989）。乳腺组织学检查推荐的一种标准修块方法在工业毒理学动物数据注册数据库中已有介绍（Ruehl-Fehlert et al. 2003）。在一个种属内，乳腺的发育程度及对激素的反应性在不同个体动物间和不同品系间可有很大不同（Harvell et al. 2000; Imagawa et al. 1990; Naylor and Ormandy 2002; Topper and Freeman 1980）。此外，在卵巢周期的不同期，乳腺的组织学特征也不同（Chandra et al. 2010; Cline 2007; Nelson and Kelly 1974; Rehm et al. 2007b; Schedin et al. 2000; Strange et al. 2007）。在未交配的雌性啮齿类动物和非人灵长类动物中，这些特征相对微小，但在雌犬中，这些特征更明显一些，因为雌犬在排卵后会有一个相对较长的分泌孕酮和乳腺组织发育的黄体期为哺乳做准备。动物的年龄对乳腺的形态也有影响，虽然年轻的雌性性成熟未交配啮齿类动物与老龄动物的乳腺形态相似，但其腺导管分支、腺泡芽及乳腺小叶大小往往随年龄增长而增加（Russo et al. 1989）。

18.21　乳腺组织病理学 800

18.21.1　非肿瘤性改变

18.21.1.1　萎缩

雌激素缺乏或雌激素受体拮抗都会导致乳腺萎缩，造成腺体组织减少及其内衬上皮体积缩小（图 18.34）。氟维司群（ICI 182780）、EM-800、他莫西芬等强效抗雌激素类药物导致的雌雄啮齿类动物乳腺萎缩已有报道（Chan et al. 2001; Kennel et al. 2003; Luo et al. 1998）。雄激素受体拮抗剂氟他胺可诱导雄性大鼠乳腺萎缩（Toyoda et al. 2000）。此外，有人认为任何导致循环睾酮减少的化合物均可能造成雄性动物乳腺萎缩，但这尚未被试验所证实（Creasy 2008b; Lucas et al. 2007; Rudmann et al. 2005）。在雌性犬及非人灵长类动物中，由外源性物质导致的乳腺萎缩并不常见。

18.21.1.2　大鼠乳腺的性别依赖性改变

在激素的不适当刺激下，大鼠乳腺上皮细胞的形态特征可能会向异性靠拢。雄性大鼠在给予有雌激素活性或某些能提升催乳素水平的化合物（如多巴胺拮抗剂）后会导致其乳腺失去正常的小叶腺泡型结构，从而形成偏像雌性动物的导管腺泡型结构（Andrews et al. 2002; Biegel et al.

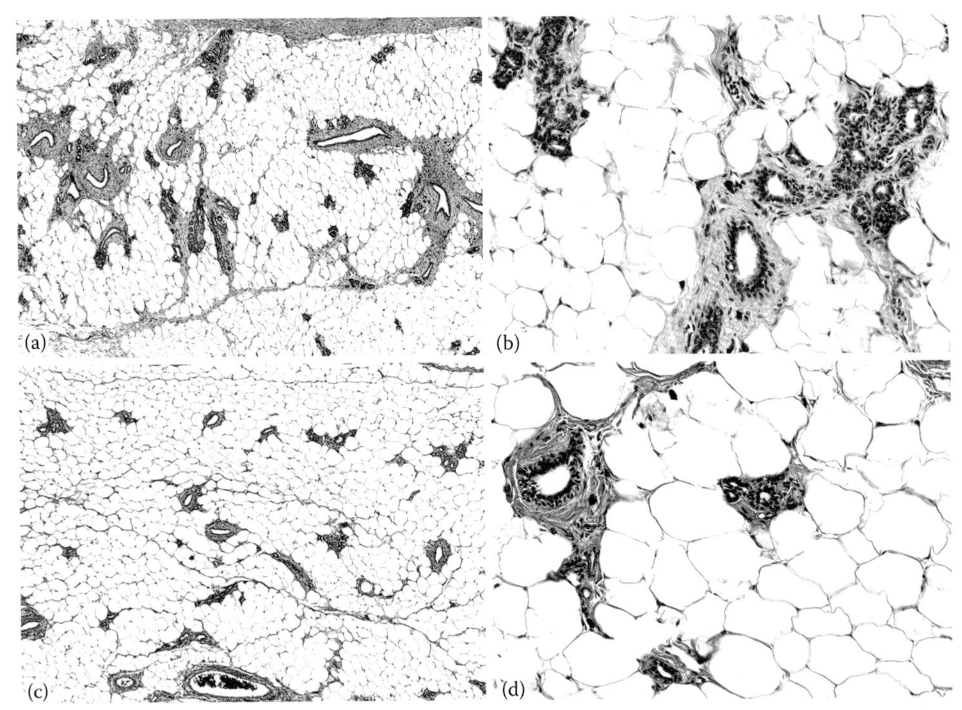

图 18.34　与对照组动情间期的雌性动物乳腺（a 和 b）相比，给予 GnRH 拮抗剂处理 4 周的雌性大鼠的乳腺（c 和 d）萎缩，特征为导管及腺泡数量减少、体积减小，上皮变薄，脂肪垫所占空间相对增加

801 1998; Cardy 1991; Wang et al. 2006）。因为在青春期雄激素刺激之前，雄性动物乳腺的形态学与雌性动物表现相似，所以丧失雄激素刺激也会导致雄性动物的乳腺形态学与雌性动物的相似。因此，这通常被称为"雌性化"，但是大鼠这种特有的现象不应与男性乳房发育症相混淆，并且应该详细告知临床医生和监管者。雄性乳腺的这种"雌性化"可更准确地被描述为萎缩，因为乳腺小叶腺泡组织体积会明显缩小，甚至转变为雌性动物的腺泡结构（Creasy 2008b）。弱的激素调节剂或低剂量的强激素调节剂可导致乳腺向雌、雄混合型分化，但结构的改变会影响整个腺体（Creasy 2008b; Latendresse 2009）。

雌性大鼠在给予雄激素（如 DHT、脱氢表雄酮、睾酮、17α 甲基睾酮）或某些选择性雌激素受体调节剂（如 LY2066948），一种强效雌激素受体拮抗剂并可引起高雄激素血症的物质后，乳腺形态会表现为小叶腺泡型（雄性表型）（Creasy 2008b; Rudmann et al. 2005）。这种雄性表型乳腺的出现被证明是由于雄激素对乳腺的直接作用，因为雄激素受体阻滞剂氟他胺可以阻断这种表型的产生（Rudmann et al. 2005; Sourla et al. 1998a）。给予外源性雄激素引起的雌性动物小叶腺泡增生，可能很难与雌激素类化合物或芳香酶抑制剂引起的内源性雄激素升高而诱导的小叶腺泡增生相区别（Creasy 2008b; Mirsky et al. 2011）。

18.21.1.3　炎症

乳腺的炎症（或称作乳腺炎）在非临床安全性研究中较为罕见，但在动物哺乳期间或之后感染细菌时可以看到。乳腺分泌的物质经导管系统进入乳腺间质引起的乳腺炎也有报道（Boorman et al. 1990）。在老龄雌性比格犬中可出现乳腺间质自发性的淋巴细胞性炎症（Cameron and Faulkin 1971）。应该注意的是，正常周期雌犬在首个动情期/动情后期的乳腺组织学特征可能会类似于一种炎症反应，因为随着间质增殖，腺体会增大，其特征为在水肿和黏液样的背景下成纤维细胞呈疏松的旋涡状排列，伴随局部红细胞溢出和散在分布的淋巴细胞（Chandra et al. 2010; Rehm et al. 2007b）。

18.21.1.4 导管和腺泡的扩张

许多术语，如囊肿、扩张、扩张症及积乳囊肿已被用来描述乳腺分泌系统的扩张。扩张的导管通常内衬扁平至立方细胞，有一个结缔组织薄壁，管腔内含有蛋白质残留物、细胞碎片，有时会出现炎症细胞。重度的导管或腺泡扩张在肉眼观察时可能会看到充满白色分泌物的囊，称为积乳囊肿（van Zwieten et al. 1994）。导管扩张在啮齿类动物非常常见，特别是在老龄雌性动物，但在2年期Sprague-Dawley大鼠致癌试验中雄性大鼠导管扩张的发生率可高达5%（van Zwieten et al. 1994）。乳腺小叶或导管成分的囊性变是猕猴常见的偶发病变，通常发生于妊娠期的雌性猕猴中（Cline 2007）。虽然乳腺导管系统的扩张曾被报道出现在普通犬科动物中（Hampe and Misdorp 1974; Miller et al. 2001），但这一发现在非临床研究中并不常作为自发病变出现，可能是因为动物相对较年轻。据报道在犬给予反应停（沙利度胺）（Teo et al. 2001）或小鼠给予角质形成细胞生长因子（Yi et al. 1994）等非临床安全性试验中偶尔可见与给药相关的乳腺导管系统的扩张。导管或腺泡囊性扩张伴分泌物可能是检测下丘脑–垂体–性腺轴紊乱的一项指标，因为在给予联合类固醇避孕药的雌激素成分或孕激素成分时或在高催乳素血症中可观察到此类病变（Creasy 2008b）。

802 #### 18.21.1.5 纤维化

纤维化是乳腺的一种病理性改变，与大型动物相比，在小鼠和大鼠的非临床毒理学研究中更容易观察到乳腺纤维化，这是因为大型动物的乳腺中脂肪组织相对于胶原结缔组织的比例更高。老龄大鼠中经常可见自发性乳腺纤维化，虽然在小叶内或小叶间区域也可以见到，但主要围绕在大的导管周围（Boorman et al. 1990）。据报道在老龄小鼠，纤维化取代脂肪组织可导致乳腺缩小（Kenney et al. 1996）。乳腺纤维化可由试验诱导，碘缺乏时也可以引起（Eskin et al. 1995），大鼠出生前给予有机氯也可引起（Foster et al. 2004），小鼠给予表皮生长因子后也可引起纤维化，同时会伴随导管的增生（Molinolo et al. 1998）。纤维化及炎症也可在乳腺植入异物的试验中见到（Greaves 2007）。

18.21.2 增生性改变

18.21.2.1 增生

术语“增生”已被应用于乳腺的多种变化中。在某些情况下，这源于需要寻找一种用于表达生理性反应（如激素处理导致的乳腺小叶腺泡增生）的客观术语，而在另外一些情况下，增生往往会被用作指代组织内异常的增生性病变。在兽医病理学中，该术语不够明确，原因有很多，包括种属和品系造成的真正的形态学差异，借鉴人类医学术语产生的不准确性及不一致性，以及在文献中描述得不够清晰（Cline 2007; Greaves 2007）。为了了解啮齿类动物及人类乳腺增生的性质，研究者已经做了很多工作。许多（如果不是全部）乳腺增生和肿瘤被认为起源于腺体的增殖区，包括人类的TDLU和啮齿类动物的TEB或末端导管（Allred et al. 2001; Cardiff 1998; Russo and Russo 1996）。此外，有相当多的证据表明，增生通常是导致癌发生连续体的一部分（Allred et al. 2001; Bombonati and Sgroi

2011）。因此，非临床安全性研究中识别并适当描述乳腺增生对于人类风险评估具有相当重要的意义。在实验动物中，乳腺增生通常分为小叶型和导管型。小叶型增生是局灶性或多灶性的，其特征为小叶单位增大（相对于周围组织），细胞类型和结构之间的关系正常，无异型性或仅有较小的异型性，具有分隔腺泡的少量纤维性间质。导管增生（ductal hyperplasia, DH）起源于小叶间或小叶内导管上皮，其特征为具有 3 层或更多层上皮（包括肌上皮），可以在基底膜上方形成实性或乳头状结构。当存在诸如异形细胞增多、核大小不等、上皮堆积或拥挤或细胞极性丧失的特征时，增生可以被认为是非典型的。

18.21.2.1.1　大鼠

已有给予各种各样药物引起雌、雄大鼠乳腺增生的报道，这些药物包括孕酮、雌激素和雌激素激动剂，雄激素和雄激素激动剂以及增加血清催乳素水平的化合物（Biegel et al. 1998; Chambô-Filho et al. 2005; Laqueur and Fluhmann 1942; Okazaki et al. 2001; Rehm et al. 2007c; Selye 1940）。这种外源性物质引起的增生通常为多灶性或弥漫性，而且往往与妊娠期或哺乳期的乳腺发育类似（图 18.35）。通常可见单位面积的导管和腺泡数量增多，偶见导管扩张，伴或不伴有导管或腺泡内分泌物（Creasy 2008b）。在老龄化大鼠，局灶性小叶型增生的特征表现为小叶体
803 积增大，腺泡外观相对正常，内衬单层分化良好的上皮，而非典型的增生表现为局灶性导管或腺泡内上皮不规则增生（Mann et al. 1996; van Zwieten et al. 1994）。在这些非典型病灶中，上皮细胞通常体积增加，核深染，胞质嗜碱性，增生细胞排列紊乱，可突入管腔。尽管人和非人灵长类动物的导管上皮增生是对激素紊乱的一种常见反应，但在大鼠中却不常见这种反应，除非长期暴露于外源性物质或作为一种年龄相关性改变出现（Creasy 2008b）。

18.21.2.1.2　小鼠

在小鼠中已报道过几种形式的乳腺增生，包括角化结节、增生性腺泡结节（hyperplastic alveolar nodules, HANs）、斑块和 DH。除角化结节外，鼠类的乳腺增生一般被认为是乳腺癌的癌前病变（Medina 2002）。角化结节是一种隐匿性病变，大体表现为灰白色充满角质的结节灶，组织学上由一些完全充满脱落细胞和角化物的腺泡构成，伴有间质的单形核细胞浸润和纤维化 804
（Tsubura et al. 2007）。Tsubura 等人（2007）描述的 HANs 为局灶性腺泡增生，在非妊娠动物的乳腺中表现为 1 ~ 2mm 的乳白色结节，与妊娠动物的乳腺结节在组织学形态上类似。HANs 腔上皮细胞中包含明显的脂质颗粒，可能表达小鼠乳腺肿瘤病毒（mouse mammary tumor virus, MMTV）的抗原（这决定于小鼠品系），而肌上皮细胞表达 α- 平滑肌肌动蛋白，分布在管腔细胞周围，位于表达Ⅳ型胶原蛋白的基底膜上。HANs 可由乳腺肿瘤病毒、化学致癌物、辐照或激素长期刺激引起（Medina 2008）。HANs 发生的潜在机制取决于其刺激因素。由 MMTV 引起的 HANs 经常显示出插入诱变，激活 *wnt*、*fgf* 或 *notch* 基因；由化学因素诱导的 HANs 往往与 *ras* 基因活化有关，自发性的 HANs 通常与细胞周期调控改变有关（Medina 2008）。斑块状增生通常为扁平的、可触及的盘状病变，后者由存在于纤细结缔组织间质中的放射状导管构成，这些间质中充满增生的细胞，比 HAN 中细胞含有的脂质颗粒少，MMTV 表达少。在这些病灶中往往缺乏表达角蛋白 14 的肌上皮细胞。斑块状增生一个独有的特征是它在激素的刺激下出现和消退（Tsubura et al. 2007）。还有一种类型的增生为 DH，特征为三级小导管的数目增多及腔内导管上皮增生，可由化学致癌物、辐照及体内孕激素引起（Medina 2002）。DH 与 MMTV 感染无关，其形态学特征与人类的乳腺导管原位癌相似（Medina 2002）。

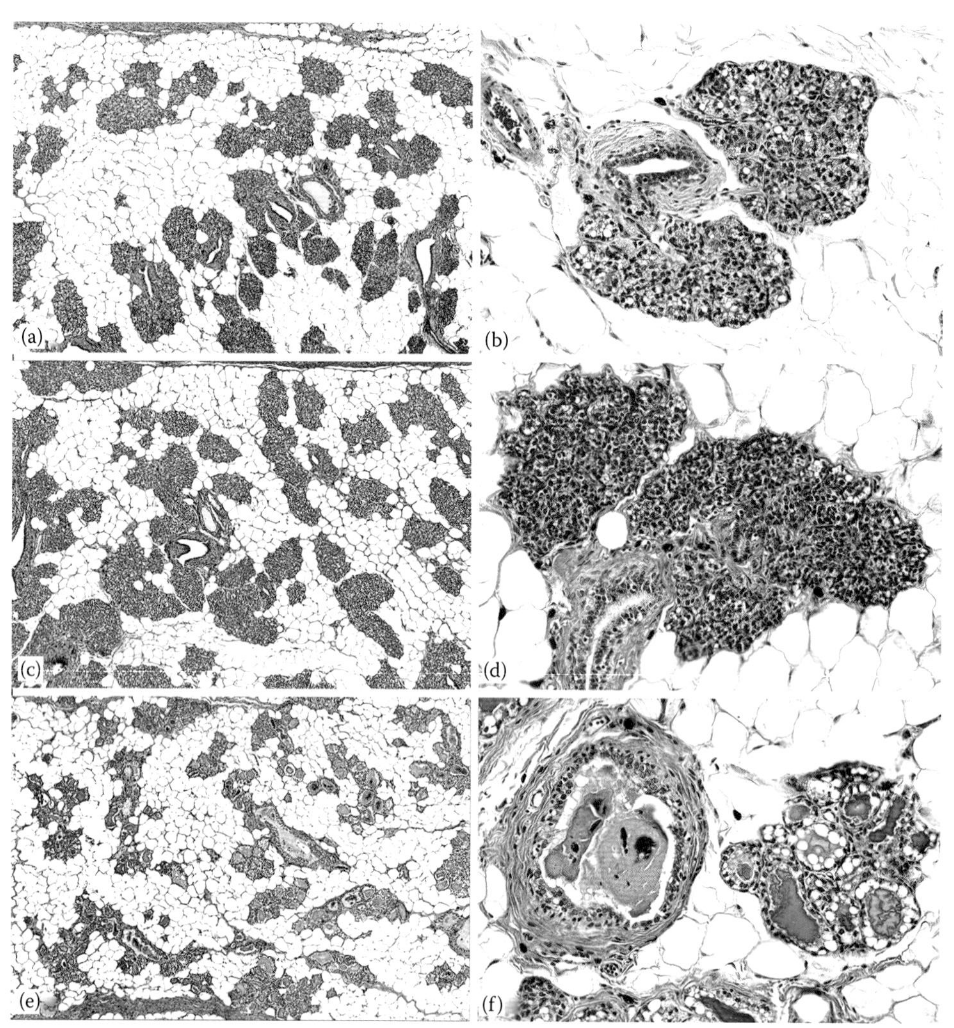

图 18.35 雌性大鼠用一种多巴胺拮抗剂（a 和 b），孕酮（c 和 d）或孕酮受体拮抗剂（e 和 f）处理 4 周后的乳腺小叶增生

18.21.2.1.3 犬

根据之前讨论的标准，犬类动物的乳腺增生也可分为小叶型和导管型（Cameron and Faulkin 1971; Misdorp et al. 1999）。近来，人们开始致力将人类乳腺的病理学分类方法（在组织学及免疫化学基础上）引用到犬的乳腺病变中，用于比较分析和临床预后（Ferreira et al. 2010, 2011; Mouser et al. 2010）。目前，这种方法在非临床安全性评价中是否实用还是未知的。犬自发性的乳腺增生在非临床安全性研究中不常看到，因为在这些试验中动物的年龄通常小于 4 岁龄（Warner 1976）。雌犬试验性给予外源性雌激素后显示出乳腺导管增生和扩张症，不伴有腺泡的增多，而试验性暴露于孕激素类会导致乳腺小叶腺泡生长和肿瘤（Bhatti et al. 2007; Concannon et al. 1981; El Etreby and Graf 1979）。孕激素类刺激犬的乳腺产生 GH，并导致循环 GH 和 IGF-1 升高，有人认为 GH（以及 GH 局部诱导的 IGF-1）的旁分泌效应可导致乳腺上皮增生（Selman et al. 1994）。

18.21.2.1.4 非人灵长类动物

在猕猴中偶见自发性乳腺增生的报道，近期已有关于其流行病学及特征方面的综述（Cline 2007;Wood et al. 2006）。与犬和大鼠相似的局灶性或多灶性小叶增生在老年猕猴中相当常见，可见一个或多个小叶变大，相对于小叶萎缩的背景来说，小叶结构和上皮细胞排列相对正常（Cline 2007）。借鉴人类乳腺的病理学标准，有人也采用非典型小叶增生这个术语，在该病变的受累小叶中，有 <50% 的腺泡因为上皮细胞的非典型而出现扩张和扭曲（O'Malley 2010; Wood et al. 2007）。已在未交配的或经激素处理的、卵巢切除术后的以及中年或老年的猕猴中报道过 DH，并被细分为“常规型”DH（意味着不存在异型性）和“非典型”DH（Wood et al. 2006）。猕猴乳腺导管内增生的发生频率因年龄和切片方式而不同，但在长期试验的对照组动物中据报道其发生率可高达 42%（Cline 2007; Tavassoli et al. 1988; Valerio 1989）。全身给予激素或生长因子可诱
805 导 NHP 乳腺比较普遍的改变。长期给予高剂量雌激素的未交配雌性恒河猴，在 2～4 周后会出现乳腺弥漫性增生伴多层导管上皮，到第 10 周会出现整个小叶发生增生伴导管内衬 1～2 层上皮，给药 5 个月后，形态学类似于假孕动物，明显可见含有分泌性腺泡的大的小叶（Geschickter and Hartman 1959）。在该研究中，经相同方式处理的未交配雄性动物的反应与雌性动物类似，但其反应稍有延迟（Geschickter and Hartman 1959）。虽然尚未证实单独使用孕激素类可诱导非人灵长类动物乳腺的形态学改变，但孕激素类与雌激素联合使用确实能使小叶和导管增生增多（Cline 2007）。GH 或 IGF-1 单独或联合使用均可诱导老龄雌性恒河猴的乳腺小叶增生，而表皮生长因子可诱导雌性和雄性食蟹猴的轻度导管和腺泡增生（Ng et al. 1997; Reindel et al. 2001）。

18.21.2.2 肿瘤性改变

在非临床毒理学中，乳腺肿瘤通常都是在啮齿类动物的慢性毒性试验或致癌试验中遇到的，而且许多关于乳腺肿瘤的数据也都来自这些试验。

在所有种属中，许多因素可影响发生药物相关乳腺肿瘤的易感性。例如，在小鼠中，乳腺肿瘤的发生率受 MMTV 的影响很大。通常，MMTV 阳性品系的乳腺肿瘤终生发生率较高。在 MMTV 阴性品系中，乳腺肿瘤的发生率是不同的，在致癌试验中，对照组雌性动物的发生率从 0% 至约 50% 不等（Rehm and Liebelt 1996）。尤其是在啮齿类动物中，其他因素，如暴露时的年龄、性别、激素状态和营养状况等，均可影响暴露于外源性物质或物理因素（如辐射）是否会诱导乳腺肿瘤的发生。这些因素对各种实验动物乳腺肿瘤发生的影响近期已有文章发表（Cline 2007; Greaves 2007）。

几十年来，对化学品和药物的安全性评价、对兽医动物自发性肿瘤的临床评估和对乳腺癌生物学的实验研究发表了在乳腺肿瘤详细分类、组织学特征和生物学特征方面的许多详细综述性论著包括大鼠（Boorman et al. 1990; Mann et al. 1996; Mohr 1993; Russo et al. 1989; van Zwieten et al. 1994）、小鼠（Bruner et al. 2001; Cardiff and Wellings 1999; Medina 1982; Rehm and Liebelt 1996）、犬（Benjamin 2001; Goldschmidt et al. 2011; Misdorp 2002; Misdorp et al. 1999）和猕猴（Cooper and Gabrielson 2007; Tarara 2007; Wood et al. 2006）。啮齿类动物乳腺肿瘤的其他线上资源包括工业毒理学动物数据注册数据库（Registry of Industrial Toxicology Animal-data database）和 INHAND 倡议发布的诊断术语文件。此外，已经构建了许多遗传修饰的小鼠品系用于研究乳腺生物学和肿瘤形成，并且其中许多近期已经有综述发表（Cardiff et al. 2007）。

正如预期的那样，在实验室不同动物种属之间乳腺肿瘤的类型、形态学和生物学行为存在差异。尽管存在异质性，但所有种属中的乳腺肿瘤一般都可使用相对简单的系统进行分类，首先基于它们是上皮起源还是间质（间充质）起源，其

次基于它们显示出良性还是恶性特征。尤其是在犬中，如果增殖性成分限于导管或腺泡结构，则可将上皮性乳腺肿瘤细分为“单纯性”肿瘤，如果在一种黏液样间质中同时存在腺样结构和肌上皮成分的增殖，则可将上皮性乳腺肿瘤细分为“复杂性”肿瘤。

18.21.2.2.1　腺瘤

在所有种属中，腺瘤被描述为膨胀性、界限清楚的肿块，主要由稀疏结缔组织间质支持的
806 上皮结构组成。肿瘤上皮细胞相对分化良好，上皮细胞排列成 1 层或 2 层的小管或腺泡样结构，有时含有分泌物。据报道，用类固醇避孕药处理后的犬的乳腺中可出现由类似于基底细胞的肿瘤细胞组成的“基底细胞样”腺瘤，这种形态近期已经明确（Goldschmidt et al. 2011; Kwapien et al. 1977）。在一些腺瘤中，肿瘤细胞可在胶原蛋白纤细轴心上排列成乳头状小叶结构，延伸至由胶原蛋白小梁分隔的多囊结构或囊性结构的腔内（乳头状腺瘤，乳头状囊腺瘤）。据报道良性乳头状瘤在啮齿类动物中更常见。

18.21.2.2.2　纤维腺瘤

啮齿类动物、犬和猕猴中已有纤维腺瘤的报道，并且在猕猴中也描述了类似的发现，被称为“纤维腺瘤样改变”（Wood et al. 2006）。在纤维腺瘤中，肿瘤细胞分化良好，排列成管状或腺泡状结构，其间被含有分化良好的纤维细胞的丰富胶原蛋白分隔开。在较大的腺瘤中，纤维成分可能占优势，故与纤维瘤的鉴别困难。一些作者的观点是纤维腺瘤是乳腺内起源的纤维瘤，其取代并最终破坏定居的腺体组织（Greaves 2007）。

18.21.2.2.3　癌

在所有种属中，恶性上皮肿瘤或腺癌可以表现出许多不同的形态，即使在同一个肿瘤中。这些腺癌最常见的亚型包括管状（主要是管状或腺泡状）、乳头状（主要为乳头状结构，内衬或充满肿瘤细胞）、筛状（具有分隔肿瘤细胞间隙的筛状结构）和实体性（致密的索状或片状肿瘤细胞，间质稀疏）癌。一些癌可能包含鳞状分化的区域，如果鳞状区域广泛，可以称为腺鳞癌。也可以根据小叶内与导管内的相对发育状况将癌细分为非侵袭性癌（不穿透基底膜；原位癌）和侵袭性癌（明显穿透基底膜）。然而一般来说，在常规啮齿类动物致癌性研究中，乳腺腺癌亚型分类尚未被证明具有生物学意义（Greaves 2007; van Zwieten 1994）。在分化良好的肿瘤中，乳腺癌可能难与具有局部细胞异型性的乳腺腺瘤区分开。与在其他组织中一样，乳腺癌恶性的组织学标准包括细胞极性的丧失、管腔内上皮的堆积、细胞和核多形性、核着色过深、核分裂象增多，以及出现局部组织或血管侵袭或远处转移的证据。在大鼠中，癌倾向于呈扩张性和局部侵袭性生长，但转移相对不常见。自发性乳腺癌通常发生在老龄大鼠中，在 10 周龄雌性对照组大鼠中也有偶发的报道（Oishi et al. 1995）。在通常用于毒理学研究的小鼠品系中，癌相对不常见（Greaves 2007）。与大鼠相反，小鼠的乳腺癌有一定概率通常通过血液转移至肺（Medina 2008）。在目的繁殖的比格犬中，Benjamin（2001）观察到自发性乳腺癌通常发生在 5 岁龄以上的雌犬中，其峰值发生在 8～10 岁龄。此外，来自该种群的数据表明乳腺癌的转移现象在雌性比格犬中相当常见，并且组织学类型与转移相关，导管癌表现出比其他肿瘤更具侵袭性的行为（Benjamin 2001）。在猕猴中，导管癌最常被报道（Wood et al. 2006）。原位导管癌的相对单一形态的外观可能有助于区分这种肿瘤。侵袭性导管癌可与硬癌反应、局部侵袭和远处转移相关。原位小叶癌可能看起来非常类似于非典型小叶增生，但是通常含有非典型细胞腺泡的比例更高（>50%）（Wood et al. 2006）。与其他实验动物相比，雌性猕猴乳腺肿瘤的终生发生率似乎较低（<10%）（Wood et al. 2006）。

807 18.21.2.2.4　纤维瘤 / 纤维肉瘤

已经报道了在乳腺中有纤维瘤和纤维肉瘤，并且其在外观上与在其他组织中出现的纤维瘤或纤维肉瘤类似，特别是在皮肤中。

18.21.2.2.5　良性 / 恶性混合型乳腺肿瘤

混合型乳腺肿瘤在雌性犬中相当普遍，在其他种属中很少观察到。在组织学上，除了胶原蛋白之外，这些肿瘤由至少一种上皮和一种间充质成分（如软骨或骨）组成。在大鼠中，腺脂瘤，一种由腺样脂肪组织和成熟脂肪组织组成的肿瘤，也属于这一类肿瘤。在良性混合型肿瘤中，肿瘤的两种成分都不具恶性特征，而在恶性混合型肿瘤中，至少一种成分显示出恶性的特征。在两种成分都显示出足够程度的异型性或出现侵袭性行为证据的情况下，肿瘤可以被分类为癌肉瘤。

18.22　乳腺改变与人类的相关性

当在非临床一般毒理学研究中评价一种受试物对乳腺的可能作用时，由于种属间的解剖学、生理学和生殖生物学的差异，外推至人类可能是一个挑战。如在雌性生殖系统中所讨论的，在乳腺中发现的许多常见变化可能与人相关，这不是因为非临床发现的性质，而是因为潜在的机制。例如，雄性大鼠乳腺的萎缩可以容易地解释为与人类是不相关的，因为萎缩对于正常情况下不经历乳腺发育的男性来说没有风险。然而，雄性大鼠乳腺的形态学发现可能提示是由于雄激素分泌 / 作用下降而引起的腺体萎缩，这在各种属间是相关的。因此，必须结合内分泌轴和整个生殖系统的变化一起评估乳腺中终末器官的毒性，以便真正表征其危害并理解对人类的潜在风险。在一些情况下，不太可能清楚地识别潜在的机制。对于在长期研究中识别的增生性病变更是如此。在这些情况下，在开发一种证据权重法确定对人类的潜在风险之前，清楚地了解动物模型是至关重要的。例如，大鼠或小鼠的品系、大鼠生殖衰老的时间点、犬局部产生 GH 的潜在作用和非人灵长类动物的年龄，都可以对解释乳腺中潜在的受试物相关发现产生显著影响。此外，从遗传毒理学研究和生殖毒理学研究中得出的可用靶标生物学信息和数据，对于开发一种证据权重法来评估对人类的潜在风险至关重要。

（乔俊文　陆姮磊　谭荣荣　兰秀花　译；
王　蕾　吕建军　校）

参考文献

Adams, M.R., J.R. Kaplan, and D.R. Koritnik. 1985. Psychosocial influences on ovarian endocrine and ovulatory function in *Macaca fascicularis*. *Physiol Behav* 35:935–40.

Ahren, K., and M. Etienne. 1957. The development of the mammary gland in normal and castrated male rats after the age of 21 days. *Acta Physiol Scand* 41:283–300.

Alison, R.H., C.C. Capen, and D.E. Prentice. 1994. Neoplastic lesions of questionable significance to humans. *Toxicol Pathol* 22:179–86.

Alison, R.H., K.T. Morgan, J.K. Haseman, and G.A. Boorman. 1987. Morphology and classification of ovarian neoplasms in F344 rats and (C57BL/6 X C3H) F1 mice. *J Natl Cancer Inst* 78(6):1229–43.

Alison, R.H., K.T. Morgan, and C.A. Montgomery. 1990. Ovary. In *Pathology of the Fischer Rat*, ed. G.A. Boorman, S.L. Eustis, M.R. Elwell, C.A. Montgomery, and W.F. MacKenzie, 429–42. San Diego: Academic Press.

Allen, E. 1922. The oestrus cycle in the mouse. *Am J Anat* 30:297–371.

Allen, W.E. 1992. Physiology of the reproductive cycle: 2.6 808
Anestrus. In *Fertility and Obstetrics in the Dog*, 10–11. Oxford: Blackwell Scientific Publications.

Allred, D.C., S.K. Mohsin, and S.A.W. Fuqua. 2001. Histological and biological evolution of human premalignant breast disease. *Endocr Relat Cancer* 8:47–61.

Ami, Y., Y. Suzaki, and N. Goto. 1993. Endometriosis in cynomolgus monkeys retired from breeding. *J Vet Med Sci* 55:7–11.

Andersen, A.C., and M.E. Simpson. 1973. *The Ovary and Reproductive Cycle of the Dog (Beagle)*. Los Altos, CA: Geron-X, Inc.

Anderson, S.M., M.C. Rudolph, J.L. McManaman, and M.C. Neville. 2007. Secretory activation in the mammary gland: it's not just about milk protein synthesis! *Breast Cancer Res* 9:204–17.

Andrews, P., A. Freyberger, E. Hartmann et al. 2002. Sensitive detection of the endocrine effects of the estrogen analogue ethinylestradiol using a modified enhanced subacute rat study protocol (OECD Test Guideline no. 407). *Arch Toxicol* 76:194–202.

Aoki, A., and D.W. Fawcett. 1978. Is there a local feedback from the seminiferous tubules affecting activity of the Leydig cells? *Biol Reprod* 19:144–58.

Armstrong, D.T. 1968. Hormonal control of uterine lumen fluid retention in the rat. *Am J Physiol* 214:764–71.

Arthur, A.T., G.G. McCormick, J.W. Rickig et al. 1989. Toxicology evaluation of an aromatase inhibitor CGS 18320B in dogs. *Toxicologist* 9:253.

Attia, M.A., and I. Zayed. 1989. Thirteen-weeks subcutaneous treatment with high dose of natural sex hormones in rats with special reference to their effect on the pituitary–gonadal axis. I. Oestradiol. *Dtsch Tierarztl Wschr* 96: 438–45.

Balciuniene, J., V.J. Bardwell, and D. Zarkower. 2006. Mice mutant in the DM domain gene Dmrt4 are viable and fertile but have polyovular follicles. *Mol Cell Biol* 26:8984–91.

Baldrick, P., and L. Reeve. 2007. Carcinogenicity evaluation: comparison of tumor data from dual control groups in the CD-1 mouse. *Toxicol Pathol* 35:562–9.

Barker, T.E., and B.E. Walker. 1966. Initiation of irreversible differentiation in vaginal epithelium. *Anat Rec* 154:149–60.

Barrau, M.D., J.H. Abel, H.G. Verhage, and W.J. Tietz. 1975. Development of the endometrium during the estrus cycle in the bitch. *Am J Anat* 142:47–65.

Bartelmez, G.W. 1951. Cyclic changes in the endometrium of the rhesus monkey (*Macaca mulatta*). *Contrib Embryol Carnegie Institut* 34:99–146.

Bartlett, J.M.S., J.B. Kerr, and R.M. Sharpe. 1986. The effect of selective destruction and regeneration of rat Leydig cells on the intratesticular distribution of testosterone and morphology of the seminiferous epithelium. *J Androl* 7:240–53.

Baskin, G.B., S.M. Smith, and P.A. Marx. 2002. Endometrial hyperplasia, polyps, and adenomyosis associated with unopposed estrogen in rhesus monkeys (*Macaca mulatta*). *Vet Pathol* 39:572–5.

Beck, L.R. 1972. Comparative observation on the morphology of the mammalian periovarial sac. *J. Morphol* 136:247–54.

Benjamin, S.A. 2001. Epithelial mammary gland neoplasia in beagles: lifetime morbidity and mortality. In *Pathobiology of the Aging Dog*, ed. U. Mohr, W.W. Carlton, D.L. Dungworth, S.A. Benjamin, C.C. Capen, and F.F. Hahn, 179–87. Ames: Iowa State University Press.

Ben-Jonathan, N., C.R. LaPensee, and E.W. LaPensee. 2008. What can we learn from rodents about prolactin in humans? *Endocr Rev* 29:1–41.

Berg, B.N. 1967. Longevity studies in rats. II. Pathology of ageing rats. In *Pathology of Laboratory Rats and Mice*, ed. E. Cotchin and F.J.C. Roe, 749–86. Oxford: Blackwell Scientific Publications.

Berger, L., M. El-Alfy, C. Martel, and F. Labrie. 2005. Effects of dehydroepiandrosterone, premarin, and acolbifene on histomorphology and sex steroid receptors in the rat vagina. *J Steroid Biochem Mol Biol* 96:201–15.

Berman, D.M., H. Tian, and D.W. Russell. 1995. Expression and regulation of steroid 5 alpha-reductase in the urogenital tract of the fetal rat. *Mol Endocrinol* 9:1561–70.

Bhatti, S.F.M., N.A.S. Rao, A.C. Okkens et al. 2007. Role of progestin-induced mammary-derived growth hormone in the pathogenesis of cystic endometrial hyperplasia in the bitch. *Dom Anim Endocrinol* 33:294–312.

Bhowmik, T., and M. Mukherjea. 1988. Changes in the ovary and uterus of rat after injectable contraceptive therapy. *Contraception* 37:529–38.

Biegel, L.B., J.A. Flaws, A.N. Hirshfield et al. 1998. 90-day feeding and one-generation reproduction study in Crl:CD BR rats with 17 beta-estradiol. *Toxicol Sci* 44:116–42.

Blanco-Rodriguez, J., and C. Martinez-Garcia. 1998. 809
Apoptosis pattern elicited by several apoptogenic agents on the seminiferous epithelium of the adult rat testis. *J Androl* 19:487–97.

Boling, J.L. 1942. Growth and regression of corpora lutea during the normal estrous cycle of the rat. *Anat Rec* 82:131–45.

Bombonati, A., and D.C. Sgroi. 2011. The molecular pathology of breast cancer progression. *J Pathol* 223: 307–17.

Boorman, G.A., D.P. Abbott, M.R. Elwell, and S.L. Eustis. 1987. Sertoli's cell tumor, testis, rat. In *Monographs on Pathology of Laboratory Animals, Genital System*, ed. T.C. Jones, U. Mohr, and R.D. Hunt, 212–17. New York: Springer.

Boorman, G.A., J.T. Wilson, M.J. van Zwieten, and S.L. Eustis. 1990. Mammary gland. In *Pathology of the Fischer rat*, ed. G.A. Boorman, S.L. Eustis, M.R. Elwell, C.A. Montgomery, Jr., and W.F. MacKenzie, 295–313. San Diego: Academic Press.

Borman, S.M., C.L. Chaffin, K.M. Schwinof, R.L. Stouffer, and M.B. Zelinski-Wooten. 2004. Progesterone promotes oocyte maturation, but not ovulation, in nonhuman primate follicles without a gonadotropin surge. *Biol Reprod* 71:366–73.

Borovskaya, T.G., V.E. Goldberg, T.I. Fomina et al. 2004. Morphological and functional state of rat ovaries in early and late periods after administration of platinum cytostatics. *Bull Exp Biol Med* 137:331–5.

Bouchard, G., R.S. Youngquist, and C.S. Reddy. 1994. Estrus induction in the bitch using DES. In *Proceedings of the Annual Meeting of the Society for Theriogenology, Kansas City, MO, August 25–27*, 176–184. Nashville: Society for Theriogenology.

Bowen, J.M, and P.L. Keyes. 2000. Repeated exposure to prolactin is required to induce luteal regression in the hypophysectomized rat. *Biol Reprod* 63:1179–84.

Bowen, J.M., P.L. Keyes, J.S. Warren, and D.H. Townson. 1996. Prolactin-induced regression of the rat corpus luteum: expression of monocytes chemoattractant protein-1 and invasion of macrophages. *Biol Reprod* 54:1120–7.

Brann, D.W., and V.B. Mahesh. 1991. Role of corticosteroids in female reproduction. *FASEB J* 5:2691–8.

Braw, R.H., and A. Tsafriri. 1980. Effect of PMSG on follicular atresia in the immature rat ovary. *J Reprod Fertil* 59:267–72.

Brawer, J., M. Richard, and R. Farookhi. 1989. Pattern of human chorionic gonadotropin binding in the polycystic ovary. *Am J Obstet Gynecol* 161:474–80.

Brenner, R.M., and O.D. Slayden. 1994. Cyclic changes in the primate oviduct and endometrium. In *The Physiology of Reproduction*, 2nd edition, ed. E. Knobil and J.D. Neill, 1213–314. New York: Raven Press.

Brinkworth, M.H., G.F. Weinbauer, S. Schlatt, and E. Nieschlag. 1995. Identification of male germ cells undergoing apoptosis in male rats. *J Reprod Fertil* 105:25–33.

Brisken, C., and B. O'Malley. 2010. Hormone action in the mammary gland. *Cold Spring Harbor Perspect Biol* 2:a003178.

Brisken, C., S. Park, T. Vass, J.P. Lydon, B.W. O'Malley, and R.A. Weinberg. 1998. A paracrine role for the epithelial progesterone receptor in mammary gland development. *Proc Natl Acad Sci USA* 95:5076–81.

Brisken, C., and R.D. Rajaram. 2006. Alveolar and lactogenic differentiation. *J Mammary Gland Biol Neoplasia* 11:239–48.

Bristol-Gould, S., and T.K. Woodruff. 2006. Folliculogenesis in the domestic cat (*Felis catus*). *Theriogenology* 66:5–13.

Brix, A., A. Nyska, J.K. Haseman, D.M. Sells, M.P. Jokinen, and N.J. Walker. 2005. Incidences of selected lesions in control female Harlan Sprague–Dawley rats from two-year studies performed by the National Toxicology Program. *Toxicol Pathol* 33:477–83.

Brown, A.P., R.L. Morrissey, J.A. Crowell, and B.S. Levine. 1999a. Thirteen-week oral toxicity study of difluoromethylornithine in combination with tamoxifen citrate in female dogs. *Cancer Chemother Pharmacol* 43:479–88.

Brown, A.P., R.L. Morrissey, J.A. Crowell, and B.S. Levine. 1999b. Difluoromethylornithine in combination with tamoxifen in female rats: 13-week oral toxicity study. *Cancer Chemother Pharmacol* 44:475–83.

Brown, H.R., and J.R. Leininger. 1992. Alterations of the uterus. In *Pathobiology of the Aging Rat*, ed. U. Mohr, D.L. Dungworth, and C.C. Capen, Vol. 1, 377–88. Washington, DC: ILSI Press.

Bruner, R., K. Kuttler, R. Bader et al. 2001. Integumentary system. In *International Classification of Rodent Tumors: The Mouse*, ed. U. Mohr, 1–22. Berlin: Springer-Verlag.

Bryant, B.H., and K. Boekelheide. 2007. Time-dependent changes in post-mortem testis histopathology in the rat. *Toxicol Pathol* 35:665–71.

Burdette, J.E., R.M. Oliver, V. Ulyanov et al. 2007. Ovarian 810
epithelial inclusion cysts in chronically superovulated CD1 and Smad2 dominant-negative mice. *Endocrinol* 148:3595–604.

Buse, E., M. Zöller, and E. van Esch. 2008. The macaque ovary, with special reference to the cynomolgus macaque (*Macaca fascicularis*). *Toxicol Pathol* 36:24S–66S.

Buzzard, J.J., K.L. Loveland, M.K. O'Bryan et al. 2004. Changes in circulating and testicular levels of inhibin A and B and activin A during postnatal development in the rat. *Endocrinology* 145:3532–41.

Byskov, A.G. 1974. Cell kinetic studies of follicular atresia in the mouse ovary. *J Reprod Fertil* 37:277–85.

Camarillo, I.G., G. Thordarson, J.G. Moffat et al. 2001. Prolactin receptor expression in the epithelia and stroma of the rat mammary gland. *J Endocrinol* 171:85–95.

Cameron, A.M., and L.J. Faulkin. 1971. Hyperplastic and inflammatory nodules in the canine mammary gland. *J Nat Cancer Inst* 47:1277–87.

Cardiff, R.D. 1998. Are the TDLU of the human the same as the LA of mice? *J Mammary Gland Biol Neopl* 3:3–5.

Cardiff, R.D., R.J. Munn, and J.J. Galvez. 2007. The tumor pathology of genetically engineered mice: a new approach to molecular pathology. In *The Mouse in Biomedical Research, Volume II, Diseases*, 2nd edition, ed. J.G. Fox, S.W. Barthold, M.T. Davisson, C.E. Newcomer, F.W. Quimby, and A.L. Smith, 581–622. San Diego: Academic Press.

Cardiff, R.D., and S.R. Wellings. 1999. The comparative pathology of human and mouse mammary glands. *J Mammary Gland Biol Neoplasia* 4:105–22.

Cardy, R.H. 1991. Sexual dimorphism of the normal rat mammary gland. *Vet Pathol* 28:139–45.

Carthew, P., R.E. Edwards, B.M. Nolan, E.A. Martin, and L.L. Smith. 1996. Tamoxifen associated uterine pathology in rodents: relevance to women. *Carcinogenesis* 17:1577–82.

Cartwright, J., and S. Moreland. 2008. Endocrine disruption: a guidance document for histologic evaluation of endocrine and reproductive tests. Part 3e: female reproductive system. Morphological patterns of endocrine disruption. Organization of Economic Cooperation and Development. http://www.oecd.org/dataoecd/30/19/43754876.pdf.

Chaffin, C.L., and R.L. Stouffer. 2002. Local role of progesterone in the ovary during the periovulatory interval. *Rev Endocr Metab Disord* 3:6–72.

Chambô-Filho, A., A.F. Camargos, and F.E.L. Pereira. 2005. Morphological changes induced by testosterone in the mammary glands of female Wistar rats. *Braz J Med Biol Res* 38:553–8.

Chan, T.W., M. Pollack, and H. Huynh. 2001. Inhibtion of insulin-like growth factor signaling pathways in mammary gland by pure antiestrogen ICI 182,780. *Clin Cancer Res* 7:2545–54.

Chandra, M., and C.H. Frith. 1992. Spontaneous neoplasms in aged CD-1 mice. *Toxicol Lett* 61:67–74.

Chandra, S.A., and R.A. Adler. 2008. Frequency of different estrus stages in purpose-bred beagles: a retrospective study. *Toxicol Pathol* 36:944–9.

Chandra, S.A., J.M. Cline, and R.R. Adler. 2010. Cyclic morphological changes in the beagle mammary gland. *Toxicol Pathol* 38:969–83.

Chapin, R.E. 2011. Whither the resolution of testicular toxicity. *Birth Defects Res (Part B)*. 92:504–7.

Chapin, R.E., D.M. Creasy, and J.C. O'Conner. 2011. The measurement of male reproductive hormones in laboratory animals. *Toxicol Pathol* (in press).

Chapin, R.E., R.D. White, K.T. Morgan, and J.S. Bus. 1984. Studies of lesions induced in the testis and epididymis of F-344 rats by inhaled methyl chloride. *Toxicol Appl Pharmacol* 76:328–43.

Chellman, G.J., K.T. Morgan, J.S. Bus, and P.K. Working. 1986. Inhibition of methyl chloride toxicity in male F-344 rats by the anti-inflammatory agent BW-755C. *Toxicol Appl Pharmacol* 85:365–79.

Chen, H., E. Stanley, S. Jin, and B. Zirkin. 2010. Stem Leydig cells: from fetal to aged animals. *Birth Defects Res (Part C)* 90:272–83.

Chu, Po-yin, C.S. Lee, and P.J. Wright. 2006. Degeneration and apoptosis of endometrial cells in the bitch. *Theriogenology* 66:1545–9.

Chu, Po-yin, P.J. Wright, and C.S. Lee. 2002. Apoptosis of endometrial cells in the bitch. *Reprod Fertil Dev* 14:297–305.

Clegg, E.D., J.C. Cook, R.E. Chapin, P.M.D. Foster, and G.P. Daston. 1997. Leydig cell hyperplasia and adenoma formation: mechanisms and relevance to humans. *Reprod Toxicol* 11:107–21.

Clermont, Y. 1972. Kinetics of spermatogenesis in mammals: seminiferous epithelium cycle and spermatogonial renewal. *Physiol Rev* 52:198–236.

Clermont, Y., and B. Perey. 1957. Quantitative study of the cell population of the seminiferous tubules in immature rats. *Am J Anat* 100:241–68.

Cline, J.M. 2007. Assessing the mammary gland of nonhuman primates: effects of endogenous hormones and exogenous hormonal agents and growth factors. *Birth Defects Res (Part B)* 80:126–46.

Cline, J.M., A.A. Franke, T.C. Register, D.L. Golden, and 811
M.R. Adams. 2004. Effects of dietary isoflavone aglycones on the reproductive tract of male and female mice. *Toxicol Pathol* 32:91–9.

Cline, J.M., and C.E. Wood. 2008. The mammary glands of macaques. *Toxicol Pathol* 36:130S–41S.

Cline, J.M., C.E. Wood, J.D. Vidal, R.P. Tarara, E. Buse, G.F. Weinbauer, E.P.C.T. de Rijk, and E. van Esch. 2008. Selected background findings and interpretation of common lesions in the female reproductive system in macaques. *Toxicol Pathol* 36:142S–163S.

Cohen, I., M.L. Sims, M.R. Robbins, M.C. Lakshmanan, P.C. Francis, and G.G. Long. 2000. The reversible effects of raloxifene on luteinizing hormone levels and ovarian morphology in mice. *Reprod Toxicol* 14:37–44.

Concannon, P.W. 2011. Reproductive cycles of the bitch. *Anim Reprod Sci* 124:200–10.

Concannon, P.W., and V.D. Castracane. 1985. Serum androstenedione and testosterone concentrations during pregnancy and nonpregnant cycle in dogs. *Biol Reprod* 33:1078–83.

Concannon, P.W., W. Hansel, and K. McEntee. 1977. Changes in LH, progesterone and sexual behavior associated with preovulatory luteinization in the bitch. *Biol Reprod* 17:604–13.

Concannon, P.W., J.P. McCann, and M. Temple. 1989. Biology and endocrinology of ovulation, pregnancy and parturition in the dog. *J Reprod Fert Suppl* 39:3–25.

Concannon, P.W., T.R. Spraker, H.W. Casey, and W. Hansel. 1981. Gross and histopathologic effects of medroxyprogesterone acetate and progesterone on the mammary glands of adult beagle bitches. *Fertil Steril* 36:373–87.

Concannon, P.W., S. Whaley, and S.P. Anderson. 1986. Increased LH pulse frequency associated with termination of anestrus during the ovarian cycle of the dog [Abstract]. *Biol Reprod Suppl* 34:119.

Cook, J.C., G.R. Klinefelter, J.F. Hardisty, R.M. Sharpe, and P.M.D. Foster. 1999. Rodent Leydig cell tumorigenesis:

a review of the physiology, pathology, mechanisms, and relevance to humans. *Crit Rev Toxicol* 29:169–261.

Cooper, T.K., and K.L. Gabrielson. 2007. Spontaneous lesions in the reproductive tract and mammary gland of female non-human primates. *Birth Defects Res B Dev Reprod Toxicol* 80:149–70.

Cortes, D., J. Muller, and N.E. Skakkebak. 1987. Proliferation of Sertoli cells during development of the human testis assessed by stereological methods. *Int J Androl* 10:589–96.

Creasy, D. 2008a. Endocrine disruption: a guidance document for histologic evaluation of endocrine and reproductive tests. Part 2: male reproductive system. Organization of Economic Cooperation and Development. http://www.oecd.org/dataoecd/29/35/43754701.pdf.

Creasy, D. 2008b. Endocrine disruption: a guidance document for histologic evaluation of endocrine and reproductive tests. Part 4: mammary gland. Organization of Economic Cooperation and Development. http://www.oecd.org/dataoecd/30/20/43754898.pdf.

Creasy, D.M. 1997. Evaluation of testicular toxicity in safety evaluation studies: the appropriate use of spermatogenic staging. *Toxicol Pathol* 25:119–31.

Creasy, D.M. 2001. Pathogenesis of male reproductive toxicity. *Toxicol Pathol* 29:64–76.

Creasy, D.M., J.C. Flynn, T.J.B. Gray, and W.H. Butler. 1985. A quantitative study of stage-specific spermatocyte damage following administration of ethylene glycol monomethyl ether in the rat. *Exp Mol Pathol* 43:321–36.

Creasy, D.M., and P.M.D. Foster. 2002. Male reproductive system. In *Handbook of Toxicologic Pathology*, ed. W.M. Haschek, C.G. Rousseaux, and M.A. Wallig, 785–846. San Diego: Academic Press.

Cunha, G.R., P.S. Cooke, and T. Kurita. 2004. Role of stromal–epithelial interactions in hormonal responses. *Arch Histol Cytol* 57:41–34.

Czoty, P.W., R.W. Gould, and M.A. Nader. 2009. Relationship between social rank and cortisol and testosterone concentration in male cynomolgus monkeys (*Macaca fascicularis*). *J Neuroendocrinol* 21:68–76.

Daane, T.A., and W.R. Lyons. 1954. Effect of estrone, progesterone and pituitary mammotropin on the mammary glands of castrated C3H male mice. *Endocrinology* 55:191–9.

Daly, T.J., and B. Kramer. 1998. Alterations in rat vaginal histology by exogenous gonadotrophins. *J Anat* 193:469–72.

Dang, D.C., and N. Meusy-Dessolle. 1984. Quantitavtive study of testis histology and plasma androgens at onset of spermatogenesis in the prepubertal laboratory-born macaque (*Macaca fascicularis*). *Arch Androl* 12(Suppl):43–51.

Daniel, C.W., and G.B. Silberstein. 1987. Postnatal development of the rodent mammary gland. In *The Mammary Gland*, ed. M.C. Neville and C.W. Daniel, 3–36. New York: Plenum Press.

Davis, B., J. Almekinder, N. Flagler, G. Travlos, R. Wilson, and R.R. Maronpot. 1997. Ovarian luteal cell toxicity of ethylene glycol monomethyl ether and methoxy acetic acid in vivo and in vitro. *Toxicol Appl Pharmacol* 142:328–37.

Davis, B.J., D. Dixon, and R.A. Herbert. 1999. Ovary, 812
oviduct, uterus, cervix, and vagina. In *Pathology of the Mouse*, ed. R.R. Maronpot, 409–43. Vienna, IL: Cache River Press.

Davis, B.J., and J.J. Heindel. 1998. Ovarian toxicants: multiple mechanisms of action. In *Reproductive and Developmental Toxicology*, ed. K.S. Korach, 373–95. New York: Marcel Dekker.

Deerberg, F., S. Rehm, and W. Pittermann. 1981. Uncommon frequency of adenocarcinomas of the uterus in virgin Han:Wistar rats. *Vet Pathol* 18:707–13.

De Schaepdrijver, L.M., J.L. Fransen, E.S. Van der Eycken, and W.C. Coussement. 1995. Transverse vaginal septum in the specific-pathogen-free Wistar rat. *Lab Anim Sci* 45:181–3.

Dixon, D., J.R. Leininger, M.G. Valerio, A.N. Johnson, L.G. Stabinski, and C.H. Frith. 1999. Proliferative lesions of the ovary, uterus, vagina, cervix and oviduct in rats. URG-5. In *Guides for Toxicologic Pathology*. Washington, DC: STP/ARP/AFIP.

Dore, M.A. 1989. Structural aspects of luteal function and regression in the ovary of the domestic dog. *J Reprod Fertil Suppl* 39:41–53.

Dorso, L., F. Chanut, P. Howroyd, and R. Burnett. 2008. Variability in weight and histologic appearance of the prostate of beagle dogs used in toxicology studies. *Toxicol Pathol* 36:917–25.

Dow, C. 1960. Ovarian abnormalities in the bitch. *J Comp Pathol* 70:59–69.

Downs, J.L., and P.M. Wise. 2009. The role of the brain in female reproductive aging. *Mol Cell Endocrinol* 299:32–8.

Dreef, H.C., E. van Esch, and E.P.C.T. de Rijk. 2007. Spermatogenesis in the cynomolgus monkey (*Macaca fascicularis*): a practical guide for routine morphological staging. *Toxicol Pathol* 35:395–404.

Dudley, C.A., G. Rajendren, and R.L. Moss. 1996. Signal processing in the vomeronasal system: modulation of sexual behavior in the female rat. *Crit Rev Neurobiol* 10:265–90.

Duncan, M.K. and K.K. Chada. 1993. Incidence of tubulostromal adenoma of the ovary in aged germ celldeficient mice. *J Comp Pathol* 109(1):13–9.

Durlinger, A.L., P. Kramer, B. Karels et al. 1999. Control of primordial follicle recruitment by anti-Mullerian hormone in the mouse ovary. *Endocrinology* 140:5789–96.

Durlinger, A.L., P. Kramer, B. Karels, J.A. Grootegoed, J.T. Uilenbroek, and A.P. Themmen. 2000. Apoptotic and proliferative changes during induced atresia of pre-ovulatory follicles in the rat. *Hum Reprod* 15:2504–11.

Durnberger, H., and K. Kratochwil. 1980. Specificity of tissue interaction and origin of mesenchymal cells in the androgen response of the embryonic mammary gland. *Cell* 19:465–71.

Edson, M.A., A.K. Nagaraja, and M.M. Matzuk. 2009. The mammalian ovary from genesis to revelation. *Endo Rev* 30:624–712.

El Etreby, M.F. 1979. Effect of cyproteroneacetate, levorgenestrol and progesterone on adrenal glands and reproductive organs in the beagle bitch. *Cell Tissue Res* 200:229–43.

El Etreby, M.F., and K.-J. Gräf. 1979. Effect of contraceptive steroids on mammary gland of beagle dog and its relevance to human carcinogenicity. *Pharmacol Ther* 5:369–402.

Elcock, L.H., B.P. Stuart, R.E. Mueller, and H.E. Hoss. 1987. Deciduoma, uterus, rat. In *Genital System*, ed. T.C. Jones, U. Mohr, and R.D. Hunt, 140–6. Berlin: Springer.

Ellis, G.B. and C. Desjardins. 1982. Male rats secrete luteinizing hormone and testosterone episodically. *Endocrinology* 110:1618–27.

Elsinghorst, T.A., H.J. Timmermans, and H.G. Hendriks. 1984. Comparative pathology of endometrial carcinoma. *Vet Q* 6:200–8.

Engelhardt, A., J.K. Hodges, C. Niemitz, and M. Heistermann. 2005. Female sexual behavior, but not sex skin swelling, reliably indicates the timing of the fertile phase in wild long-tailed macaques (*Macaca fascicularis*). *Horm Behav* 47:195–204.

England, G.C., and W.E. Allen. 1989. Ultrasonographic and histological appearance of the canine ovary. *Vet Rec* 125:555–6.

Erickson, G.F., D.A. Magoffin, C.A. Dyer, and C. Hofeditz. 1985. The ovarian androgen producing cells: a review of structure/function relationships. *Endocr Rev* 5:371–99.

Eskin, B.A., C.E. Grotkowski, C.P. Connolly, and W.R. Ghent. 1995. Different tissue responses for iodine and iodide in rat thyroid and mammary glands. *Biol Trace Elem Res* 49:9–19.

Ettlin, R.A., S.R. Qureshi, E. Perentes et al. 1992. Morphological, immunohistochemical, stereological and nuclear shape characteristics of proliferative Leydig cell alterations in rats. *Pathol Res Pract* 188:643–8.

Evans, B., B.J. Gannon, J.W. Heath, and G. Burnstock. 1977. Long lasting damage to the internal male genital organs and their adrenergic innervations in rats following chronic treatment with the antihypertensive drug guanethidine. *Fertil Steril* 23:657–67.

Ezer, N., and B. Robaire, B. 2002. Androgenic regulation 813
of the structure and function of the epididymis. In *The Epididymis: from Molecules to Clinical Practice*, ed. B. Robaire and B.T. Hinton, 297–316. New York: Kluwer Academic/Plenum Publishers.

Fawcett, D.W., W.B. Neaves, and M.N. Flores. 1973. Comparative observations on intertubular lymphatics and the organization of the interstitial tissue of the mammalian testis. *Biol Reprod* 9:500–32.

Felicio, L.S., J.F. Nelson, and C.E. Finch. 1984. Longitudinal studies of estrous cyclicity in aging C57BL/6J mice: II. Cessation of cyclicity and the duration of persistent vaginal cornification. *Biol Reprod* 31:446–53.

Fenwick, M.A., and P.R. Hurst. 2002. Immunohistochemical localization of active caspase-3 in the mouse ovary: growth and atresia of small follicles. *Reproduction* 124:659–65.

Fernandes, P.A., R.A. Brown, A.C. Kostas, H.R. Sawyer, T.M. Nett, and P.N. Olson. 1987. Luteal function in the bitch: changes during diestrus in pituitary concentration of and the number of luteal receptors for luteinizing hormone and prolactin. *Biol Reprod* 37:804–11.

Ferrara, N., H. Chen, T. Davis-Smyth, H.P Gerber, T.N. Nguyen, D. Peers, V. Chisholm, K.J. Hillan, and R.H. Schwall. 1998. Vascular endothelial growth factor is essential for corpus luteum angiogenesis. *Nat Med* 4:336–40.

Ferreira, E., H. Gobbi, B.S. Saraiva, and G.D. Cassali. 2010. Columnar cell lesions of the canine mammary gland: pathological features and immunophenotypic analysis. *BMC Cancer* 10:61–7.

Ferreira, E., H. Gobbi, B.S. Saraiva, and G.D. Cassali. 2011. Histological and immunohistochemical identifiecation of atypical ductal mammary hyperplasia as a preneoplastic marker in dogs. *Vet Pathol* DOI:10.1177/0300985810396105.

Fleming, J.S., H.J. McQuillan, M.J. Millier, C.R. Beaugie, and V. Livingstone. 2007. E-cadherin expression and bromodeoxyuridine incorporation during development of ovarian inclusion cysts in age-matched breeder and incessantly ovulated CD-I mice. *Reprod Biol Endocrinol* 5:14.

Flickinger, C.J., and S.S. Howard. 2002. Consequences of obstruction on the epididymis. In *The Epididymis: from Molecules to Clinical Practice*, ed. B. Robaire and B.T. Hinton, 503–22. New York: Kluwer Academic/Plenum Publishers.

Foley, G.L. 2001. Overview of male reproductive pathology. *Toxicol Pathol* 29:49–63.

Foley, G.L., N. Bassily, and R.A. Hess. 1995. Intratubular spermatic granulomas of the canine efferent ductules. *Toxicol Pathol* 23:731–5.

Forster, C., S. Makela, A. Warri et al. 2002. Involvement of estrogen receptor beta in terminal differentiation of mammary gland epithelium. *Proc Natl Acad Sci USA* 99:15578–83.

Fortune, J.E. 1994. Ovarian follicular growth and development in mammals. *Biol Reprod* 50:225–32.

Foster, W.G., E.V. Younglai, O. Boutross-Tadross, C.L. Hughes, and M.G. Wade. 2004. Mammary gland morphology in Sprague–Dawley rats following treatment with an organochlorine mixture in utero and neonatal genistein. *Toxicol Sci* 77:91–100.

Fowler, E.H., M.K. Feldman, and W.F. Loeb. 1971. Comparison of histologic features of ovarian and uterine tissues with vaginal smears of the bitch. *Am J Vet Res* 32:327–34.

Fowler, K.A., K. Gill, N. Kirma, D.L. Dillehay, and R.R. Tekmal. 2000. Overexpression of aromatase leads to development of testicular Leydig cell tumors. *Am J Pathol* 156:347–53.

Franca, L.R., M.C. Leal, E. Sasso-Cerri, A. Vasconcelos, L. Debeljuk, and L.D. Russell. 2000. Cimetidine (Tagamet) is a reproductive toxicant in male rats affecting peritubular cells. *Biol Reprod* 63:1403–12.

Franks, L.M. 1968. Spontaneous interstitial and Sertoli cell tumors of a testis in a C3H mouse. *Cancer Res* 28:125–7.

Fraser, H.M., N.P. Groome, and A.S. McNeilly. 1999. Follicle-stimulating hormone-inhibin B interactions during the follicular phase of the primate menstrual cycle revealed by gonadotropin-releasing hormone antagonist and antiestrogen treatment. *J Clin Endocrinol Metab* 84:1365–9.

Freeman, M.E. 2006. Neuroendocrine control of the ovarian cycle in the rat. In *Knobil and Neill's Physiology of Reproduction*, 3rd edition, ed. J.D. Neill, 2327–88. San Diego: Elsevier.

Fukuda, S. 2001. Incidence of pyometra in colony-raised beagle dogs. *Exp Anim* 50:325–9.

Fukushima, T., T. Yamamoto, R. Kikkawa et al. 2005. Effects of male reproductive toxicants on gene expression in rat testes. *J Toxicol Sci* 30:195–206.

Gao, H.-B., M.-H. Tong, Y.-Q. Hu, Q.-S. Guo, R. Ge, and M.P. Hardy. 2002. Glucocorticoid induces apoptosis in rat Leydig cells. *Endocrinology* 143:130–8.

Gaytán F., C. Bellido, M. Gaytán, C. Morales, and J.E. Sánchez-Criado. 2003. Differential effects of RU486 and indomethacin on follicle rupture during the ovulatory process in the rat. *Biol Reprod* 69(1):99–105.

Gaytan, M., M.A. Sanchez, C. Morales et al. 2005. Cyclic changes of the ovarian surface epithelium in the rat. *Reproduction* 129:311–21.

Generoso, W.M., S.K. Stout, and S.W. Huff. 1971. Effects of 814
alkylating chemicals on reproductive capacity of adult female mice. *Mutat Res* 13:171–84.

Geschickter, C.F., and C.G. Hartman. 1959. Mammary response to prolonged estrogenic stimulation in the monkey. *Cancer* 12:767–81.

Ghosh, D., and J. Sengupta. 1992. Patterns of ovulation, conception and preimplantation embryo development during the breeding season in rhesus monkeys kept under semi-natural conditions. *Acta Endocrinol (Copenh)* 127:168–73.

Goedken, M.J., R.L. Kerlin, and D. Morton. 2008. Spontaneous and age-related testicular findings in beagle dogs. *Toxicol Pathol* 36:465–71.

Goericke-Pesch, S., B. Schmidt, K. Failing, and A. Wehrend. 2010. Changes in the histomorphology of the canine cervix through the oestrus cycle. *Theriogenology* 74:1075–81.

Goldman, J. M., A.S. Murr, and R.L. Cooper. 2007. The rodent estrous cycle: characterization of vaginal cytology and its utility in toxicological studies. *Birth Defects Res B* 80:84–97.

Goldschmidt, M., L. Peña, R. Rasotto, and V. Zappulli. 2011. Classification and grading of canine mammary tumors. *Vet Pathol* 48:117–31.

Gondos, B., and W.E. Berndtson. 1993. Postnatal and pubertal development. In *The Sertoli Cell*, ed. L.D. Russell and M.D. Griswold, 115–54. Clearwater: Cache River Press.

Goodman, D.G., and P.K. Hildebrandt. 1987a. Squamous cell carcinoma, endometrium/cervix, rat. In *Monographs on Pathology of Laboratory Animals. Genital System*, eds. T.C. Jones, U. Mohr, and R.D. Hunt, 82–83. Berlin, Heidelberg, New York, Tokyo: Springer.

Goodman, D.G., and P.K. Hildebrandt. 1987b. Stromal polyp, endometrium, rat. In *Monographs on Pathology of Laboratory Animals. Genital System*, eds. T.C. Jones, U. Mohr, and R.D. Hunt, 146–148. Berlin, Heidelberg, New York, Tokyo: Springer.

Goodman, D.G., and P.K. Hildebrandt. 1987c. Stromal sarcoma, endometrium, rat. In *Monographs on Pathology of Laboratory Animals. Genital System*, eds. T.C. Jones, U. Mohr, and R.D. Hunt, 70–72. Berlin, Heidelberg, New York, Tokyo: Springer.

Gopinath, C. 1992. Susceptibility of the uterus to toxic substances. In *Pathobiology of the Aging Rat*, ed. U. Mohr, D.L. Dungworth, and C.C. Capen, Vol. 1, 389–94. Washington, DC: ILSI Press.

Gopinath, C., and W.A. Gibson. 1987. Mesovarian leiomyomas in the rat. *Environ Health Perspect* 73:107–13.

Gore, A.C., T. Oung, S. Yung, R.A. Flagg, and M.J. Woller. 2000. Neuroendocrine mechanisms for reproductive senescence in the female rat. *Endocrine* 13:315–23.

Gotoh, Y., J. Netsu, M. Nakai, and T. Nasu. 1999. Testicular damage after exposure to carbendazim depends on the number of patent efferent ductules. *J Vet Med Sci* 61:755–60.

Gougeon, A. 1996. Regulation of ovarian follicular development in primates: facts and hypotheses. *Endocr Rev* 17:121–55.

Gould, D.H. 1977. Mesotheliomas of the tunica vaginalis propria and peritoneum in Fischer rats. *Vet Pathol* 14:372–9.

Goyings, L.S., J.H. Sokolowski, R.G. Zimbelman, and S. Geng. 1977. Clinical, morphologic, and clinicopathologic findings in beagles treated for two years with melengestrol acetate. *Am J Vet Res* 38:1923–31.

Gräf, K.J. 1978. Serum oestrogen, progesterone and prolactin concentrations in cyclic, pregnant and lactating beagle dogs. *J Reprod Fertil* 52:9–14.

Graham, C.E. 1970. Response of the rhesus monkey uterine cervix to chronic estrogenic stimulation. *Am J Obstet Gynecol* 108:1192–96.

Greaves, P. 2007. *Histopathology of Preclinical Toxicity Studies*, 3rd edition. New York: Academic Press.

Greaves, P., and J.M. Faccini. 1984. *Rat Histopathology. A Glossary for Use in Toxicity and Carcinogenicity Studies*, 171–86. Amsterdam: Elsevier.

Greaves, P., R. Goonetilleke, G. Nunn, J. Topham, and T. Orton. 1993. Two-year carcinogenicity study of tamoxifen in Alderley Park Wistar-derived rats. *Cancer Res* 53:3919–24.

Greaves, P., and I.N.H. White. 2006. Experimental adenomyosis. *Best Pract Res Clin Obst Gynaecol* 20:503–10.

Greenman, D.L., and F.R. Fullerton. 1986. Comparison of histological responses of BALB/c and B6C3F1 female mice to estradiol when fed purified or natural-ingredient diets. *J Toxicol Environ Health* 19:531–40.

Greenman, D.L., D. Gaylor, B. Highman, J. Farmer, M.J. Norvell, and G. Gass. 1983. Nonneoplastic changes induced in female C3H mice by chronic exposure to diethylstilbestrol or 17 beta-estradiol. *J Toxicol Environ Health* 11:843–56.

Grosser, P.M., G.F. McCarthy, B. Robaire, R. Farookhi, and J.R. Brawer. 1987. Plasma patterns of LH, FSH and prolactin in rats with a polycystic ovarian condition induced by oestradiol valerate. *J Endocr* 114:33–9.

Gunn, S.A., T.C. Gould, and W.A.D. Anderson. 1963. The selective injurious response of testicular and epididymal blood vessels to cadmium and its prevention by zinc. *Am J Pathol* 42:685–702.

815 Guraya, S.S. 1975. Histochemical observations on the lipid changes in the rat corpus luteum during various reproductive states. *J Reprod Fertil* 42:59–65.

Hadfield, R.M., P.L. Yudkin, C.L. Coe, J. Scheffler, H. Uno, D.H. Barlow, J.W. Kemnitz, and S.H. Kennedy. 1997. Risk factors for endometriosis in the rhesus monkey (*Macaca mulatta*): a case–control study. *Hum Reprod Update* 3:109–15.

Hampe, J.F., and W. Misdorp. 1974. IX. Tumors and dysplasias of the mammary gland. *Bull WHO* 50:111–33.

Harneit, S., H.J. Paust, A.K. Mukhopadhyay, and S. Ergun. 1997. Localization of endothelin 1 and endothelin receptors A and B in human epididymis. *Mol Hum Reprod* 3:579–84.

Harvell, D.M.E., T.E. Strecker, M. Tochacek et al. 2000. Rat strain-specific actions of 17β-estradiol in the mammary gland: correlation between estrogen-induced lobuloalveolar hyperplasia and susceptibility to estrogen-induced mammary cancers. *Proc Natl Acad Sci USA* 97:2779–84.

Heape, W. 1900. The sexual season of mammals and the relationship of "pro-estrus" to menstruation. Part I. *Q J Microbiol Sci* 44:1–70.

Hess, R.A. 1990. Quantitative and qualitative characteristics of the stages and transitions in the cycle of the rat seminiferous epithelium: light microscopic observation of perfusion-fixed and plastic embedded testes. *Biol Reprod* 43:525–42.

Hess, R.A. 2002. The efferent ductules: structure and function. In *The Epididymis: From Molecules to Clinical Practice*, ed. B. Robaire and B.T. Hinton, 49–80. New York: Kluwer Academic/Plenum Publishers.

Hess, R.A., and M. Nakai. 2000. Histopathology of the male reproductive system induced by the fungicide benomyl. *Histol Histopathol* 15:207–24.

Hess, R.A., Q. Zhou, and R. Nie. 2002. The role of estrogens in the endocrine and paracrine regulation of the efferent ductules, epididymis and vas deferens. In *The Epididymis: from Molecules to Clinical Practice*, ed. B. Robaire and B.T. Hinton, 317–38. New York: Kluwer Academic/Plenum Publishers.

Hewitt, S.C., and K.S. Korach. 2003. Oestrogen receptor knockout mice: roles for oestrogen receptors α and β in reproductive tissues. *Reproduction* 125:143–9.

Heywood, R., and P.F. Wadsworth. 1981. The experimental toxicology of estrogens. In *Pharmacology of Estrogens. International Encyclopedia of Pharmacology and Therapeutics, Section 106*, ed. R.R. Chaudhury, 63–80. New York: Pergamon Press.

Highman, B., M.J. Norvell, and T.E. Shellenberger. 1978. Pathological changes in female C3H mice continuously fed diets containing diethylstilbestrol or 17beta-estradiol. *J Environ Pathol Toxicol* 1:1–30.

Hirshfield, A.N. 1988. Size-frequency analysis of atresia in cycling rats. *Biol Reprod* 38:1181–8.

Hirshfield, A.N. 1997. Overview of ovarian follicular development: considerations for the toxicologist. *Environ Mol Mutagen* 29:10–5.

Hirshfield, A.N., and A.R. Midgley, Jr. 1978. Morphometric analysis of follicular development in the rat. *Biol Reprod* 19:597–605.

Hirshfield, A.N., and W.A. Schmidt. 1987. Kinetic aspects of follicular development in the rat. *Adv Exp Med Biol* 219:211–36.

Hoak, D.C., and N.A.B. Schwartz. 1980. Blockade of recruitment of ovarian follicles by suppression of the secondary surge of follicle-stimulating hormone with porcine follicular fluid. *Proc Natl Acad Sci USA* 77:4953–6.

Hoffmann, B., F. Büsges, E. Engel, M.P. Kowalewski, and P. Papa. 2004. Regulation of corpus luteum-function in the bitch. *Reprod Dom Anim* 39:232–40.

Holst, P.A., and R.D. Phemister. 1974. Onset of diestrus in the beagle bitch: definition and significance. *Am J Vet Res* 35:401–6.

Hooser, S.B., D.P. Douds, D.G. DeMerell, P.B. Hoyer, and I.G. Sipes. 1994. Long-term ovarian and gonadotropin changes in mice exposed to 4-vinylcyclohexene. *Reprod Toxicol* 8:315–23.

Hovey, R.C., and L. Aimo. 2010. Diverse and active roles for adipocytes during mammary gland growth and function. *J Mammary Gland Biol Neoplasia* 15:279–90.

Hovey, R.C., T.B. McFadden, and R.M. Akers. 1999. Regulation of mammary gland growth and morphogenesis by the mammary fat pad: a species comparison. *J Mammary Gland Biol Neoplasia* 4:53–68.

Hovey, R.C., J.F. Trott, and B.K. Vonderhaar. 2002. Establishing a framework for the functional mammary gland: from endocrinology to morphology. *J Mammary Gland Biol Neoplasia* 7:17–38.

Hoyer, P.B. 2004. Ovarian toxicity in small pre-antral follicles. In *Ovarian Toxicology*, ed. P.B. Hoyer, 17–40. Boca Raton: CRC Press.

Hruban, Z., T.-W. Wong, and E. Hopkins. 1972. Chlorcyclizine-induced changes in the ovaries and the uterus of rats. *J Reprod Fert* 31:463–7.

Huseby, R.A. 1980. Demonstration of a direct carcinogenic effect of estradiol on Leydig cells of the mouse. *Cancer Res* 40:1006–13.

816 Hvid, H., I. Thorup, M.B. Oleksiewicz, I. Sjögren, and H.E. Jensen. 2010. An alternative method for preparation of tissue sections from the rat mammary gland. *Exp Toxicol Pathol* DOI:10.1016/j.etp.2010.02.005.

Hynes, N.E., and C.J. Watson. 2010. Mammary gland growth factors: roles in normal development and cancer. *Cold Spring Harbor Perspect Biol* 2:a003186.

Ichikawa, S., T. Sawada, Y. Nakamura, and H. Morioka. 1974. Ovarian secretion of pregnane compounds during the estrous cycle and pregnancy in rats. *Endocrinology* 94:1615–20.

Iguchi, T., N. Takasugi, H.A. Bern, and K.T. Mills. 1986. Frequent occurrence of polyovular follicles in ovaries of mice exposed neonatally to diethylstilbestrol. *Teratology* 34:29–35.

Iguchi, T., R. Todoroki, N. Takasugi, and Y. Petrow. 1988. The effects of an aromatase inhibitor and a 5 alphareductase inhibitor upon the occurrence of polyovular follicles, persistent anovulation, and permanent vaginal stratification in mice treated neonatally with testosterone. *Biol Reprod* 39:689–97.

Ilio, K.Y. and R.A. Hess. 1994. Structure and function of the ductuli efferentes: a review. *Microsc Res Technol* 29:432–67.

Imagawa, W., G.K. Bandyopadhyay, and S. Nandi. 1990. Regulation of mammary epithelial cell growth in mice and rats. *Endocr Rev* 11:494–523.

Imagawa, W., V.K. Pedchenko, J. Helber, and H. Zhang. 2002. Hormone/growth factor interactions mediating epithelial/stromal communication in mammary gland development and carcinogenesis. *J Steroid Biochem Mol Biol* 80:213–30.

Inoue, S., H. Watanabe, H. Saito, M. Hiroi, and A. Tonosaki. 2000. Elimination of atretic follicles from the mouse ovary: a TEM and immunohistochemical study in mice. *J Anat* 196:103–10.

Ishii, S., M. Ube, M. Okada et al. 2009. Collaborative work on evaluation of ovarian toxicity. 17. Two- or fourweek repeated-dose studies and fertility study of sulpiride in female rats. *J Toxicol Sci* 34:SP175–88.

Jabara, A.G. 1962. Some tissue changes in the dog following stilboestrol administration. *Austral J Exp Biol* 40:293–308.

Jabbour, H.N., R.W. Kelly, H.M. Fraser, and H.O. Critchley. 2006. Endocrine regulation of menstruation. *Endocr Rev* 27:17–46.

Jack, D., D. Poynter, and N.W. Spurling. 1983. Beta-adrenoceptor stimulants and mesovarian leiomyomas in the rat. *Toxicology*. 27:315–20.

Jahnukainen, K., D. Chrysis, M. Hou, M. Parvinen, S. Eksborg, and O. Söder. 2004. Increased apoptosis occurring during the first wave of spermatogenesis is stage-specific and primarily affects midpachytene spermatocytes in the rat testis. *Biol Reprod* 70:290–6.

Jamadagni, S.B., P.S. Jamadagni, S.N. Upadhyay, S.N. Gaidhani, and J. Hazra. 2011. A spontaneous teratocarcinoma in the testis of a Swiss albino mouse. *Toxicol Pathol* 39:414–7.

James, R.W., and R. Heywood. 1979. Age-related variations

in the testes and prostate of beagle dogs. *Toxicology* 12:273–9.

Jeffcoate, I.A. 1992. Concentrations of luteinizing hormone and oestradiol in plasma and response to injection of gonadotrophin-releasing hormone analogue at selected stages of anoestrus in domestic bitches. *J Reprod Fertil* 94:423–9.

Jefferson, W.N., E. Padilla-Banks, and R.R. Newbold. 2007. Disruption of the developing female reproductive system by phytoestrogens: genistein as an example. *Mol Nutr Food Res* 51:832–44.

Jöchle, W., and A.C. Andersen. 1977. The estrus cycle in the dog: a review. *Theriogenology* 7:113–40.

Johnson, A.N. 1989. Comparative aspects of contraceptive steroids—effects observed in beagle dogs. *Toxicol Pathol* 17:389–95.

Johnston, S.D., M.V. Root Kustritz, and P.N. Olson. 2001. The canine estrus cycle. In *Canine and Feline Theriogenology*, 16–31. Philadelphia: Saunders.

Junaid, M., D.K. Chowdhuri, R. Narayan, R. Shanker, and D.K. Saxena. 1997. Lead-induced changes in ovarian follicular development and maturation in mice. *J Toxicol Environ Health* 50:31–40.

Juniewicz, P.E., J.E. Oesterling, J.R. Walters, R.E. Steele, G.D. Niswender, D.S. Coffee, and L.L. Ewing. 1988. Aromatase inhibition in the dog. I. Effect on serum LH, serum testosterone concentrations, testicular secretions and spermatogenesis. *J Urology* 139:827–31.

Junker-Walker, U., and V. Nogues. 1994. Changes induced by treatment with aromatase inhibitors in testicular Leydig cells of rats and dogs. *Exp Toxicol Pathol* 46:211–3.

Kafali, H., M. Iriadam, I. Ozardah, and N. Demir. 2004. Letrozole-induced polycystic ovaries in the rat: a new model for cystic ovarian disease. *Arch Med Res* 35:103–8.

Kagabu, S., and M. Umezu. 2004. Histological analysis of the 'critical point' in follicular development in mice. *Reprod Medical Biol* 3:141–5.

Kalra, P.S., T.G. Edwards, B. Xu, M. Jain, and S.P. Kalra. 1998. The anti-gonadotropic effects of cytokines: the role of neuropeptides. *Dom Anim Endocrinol* 15:321–32.

817 Kanno, J., C. Matsuoka, K. Furuta, H. Onodera, A. Maekawa, and Y. Hayashi. 1987. Glandular changes associated with the spontaneous interstitial cell tumor of the rat testis. *Toxicol Pathol* 15:439–43.

Kariagina, A., J. Xie, J.R. Leipprandt, and S.Z. Haslam. 2010. Amphiregulin mediates estrogen, progesterone, and EGFR signaling in the normal rat mammary gland in hormone-dependent rat mammary cancers. *Horm Cancer* 1:229–44.

Karlsson, S., M.J. Iatropoulos, G.M. Williams, L. Kangas, and L. Nieminen. 1998. The proliferation in uterine compartments of intact rats of two different strains exposed to high doses of tamoxifen or toremifene. *Toxicol Pathol* 26:759–68.

Karsch, F.J., D.F. Battaglia, K.M. Breen, N. Debus, and T.G. Harris. 2002. Mechanisms for ovarian cycle disruption by immune/inflammatory stress. *Stress* 5:101–12.

Kaspareit, J., S. Friderichs-Gromoll, E. Buse, and G. Habermann. 2007. Spontaneous neoplasms observed in cynomolgus monkeys (*Macaca fascicularis*) during a 15-year period. *Exp Toxicol Pathol* 59:163–9.

Kawakami, E., T. Tsutsui, and A. Ogasa. 1991. Histoloogical observations of the reproductive organs of the male dog from birth to sexual maturity. *J Vet Med Sci* 53:241–8.

Keeney, D.S., S.M. Mendis-Handagama, B.R. Zirkin, and L.L. Ewing. 1988. Effect of long term deprivation of luteinizing hormone on Leydig cell volume, Leydig cell number, and steroidogenic capacity of the rat testis. *Endocrinology* 12:2906–15.

Kelliher, K.R., and S.R. Wersinger. 2009. Olfactory regulation of the sexual behavior and reproductive physiology of the laboratory mouse: effects and neural mechanisms. *ILAR J* 50:28–42.

Kennedy, P.C., J.M. Cullen, J.F. Edwards et al. 1994. *Histological Classification of Tumors of the Genital System of Domestic Animals*. Washington, DC: Armed Forces Institute of Pathology.

Kennel, P., C. Pallen, E. Barale-Thomas, G. Espuña, and R. Bars. 2003. Tamoxifen: 28-day oral toxicity study in the rat based on the Enhanced OECD Test Guideline 407 to detect endocrine effects. *Arch Toxicol* 77:487–99.

Kenney, N.J., H. Hosick, E. Herrington, and G.H. Smith. 1996. The aged mammary gland. In *Pathobiology of the Aging Mouse*, Vol. 2, ed. U. Mohr, D.L. Dungworth, C.C. Capen, W.W. Carlton, J.P. Sundberg, and J.M. Ward, 369–79. Washington, DC: ILSI Press.

Kerlin, R.L., A.R. Roesler, A.B. Jakowski, G.G. Boucher, D.L. Krull, and W.H. Appel. 1998. A poorly differentiated germ cell tumor (seminoma) in a Long Evans rat. *Toxicol Pathol* 26:691–4.

Kerr, J.B. 1992. Spontaneous degeneration of germ cells in normal rat testis: assessment of cell types and frequency during the spermatogenetic cycle. *J Reprod Fertil* 95:825–30.

Kerr, J.B., M. Millar, S. Maddocks, and R.M. Sharpe. 1993. Stage-dependent changes in spermatogenesis and Sertoli cells in relation to onset of spermatogenic failure following withdrawal of testosterone. *Anat Rec* 235:547–59.

Khedmati, F., C. Chirolas, and J.D. Seidman. 2009. Ovarian and paraovarian squamous-lined cysts (epidermoid cysts): a clinicopathologic study of 18 cases with comparison to mature cystic teratomas. *Int J Gynecol*

Pathol 28:193–6.

Kim, H.S., S.C. Kang, H.S. Zhang, J.S. Kang, J.H. Kim, K.H. Kim, B.H. Kang, and B.I. Yoon. 2010. Uterine adenomyosis in beagle dogs. *Lab Anim Res* 26:211–3.

Kim, J., M. Sato, Q. Li et al. 2008. Peroxisome proliferator-activated receptor gamma is a target of progesterone regulation in the preovulatory follicles and controls ovulation in mice. *Mol Cell Biol* 28:1770–82.

Kim, S.-N., J.E. Fitzgerald, and F.A. de la Iglesia. 1985. Spermatocytic seminoma in the rat. *Toxicol Pathol* 13:215–21.

King, A., T. Burrows, and Y.W. Loke. 1996. Human uterine natural killer cells. *Nat Immunol* 15:41–52.

Kirigaya, A., H. Kim, S. Hayashi, P. Chambon, H. Watanabe, T. Iguchi, and T. Sato. 2009. Involvement of estrogen receptor beta in the induction of polyovular follicles in mouse ovaries exposed neonatally to diethylsilbestrol. *Zoolog Sci* 26:704–12.

Kittel, B., C. Ruehl-Fehlert, G. Morawietz et al. 2004. Revised guides for organ sampling and trimming in rats and mice—Part 2: a joint publication of the RITA and NACAD groups. *Exp Toxicol Pathol* 55:413–31.

Kleinberg, D.L. 1998. Role of IGF-I in normal mammary development. *Breast Cancer Res* 47:201–8.

Kleinberg, D.L., T.L. Wood, P.A. Furth, and A.V. Lee. 2009. Growth hormone and insulin-like growth factor-I in the transition from normal mammary development to preneoplastic mammary lesions. *Endocr Rev* 30:51–74.

Koering, M.J. 1969. Cyclic changes in ovarian morphology during the menstrual cycle in *Macaca mulatta*. *Am J Anat* 126(1):73–101.

Koguchi A., K. Nomura, T. Zujiwara, Y. Kawai, and A. Okaniwa. 1995. Maternal placenta-like endometrial hyperplasia in a beagle dog (canine deciduoma). *Exp Anim* 44:251–3.

Kowalewski, M.P., G. Schuler, A. Taubert, E. Engel, and B. Hoffmann. 2006. Expression of cyclooxygenase 1 and 2 in the canine corpus luteum during diestrus. *Theriogenology* 66:1423–30.

818 Kumar, T.R., Y. Wang, N. Lu, and M.M. Matzuk. 1997. Follicle stimulating hormone is required for ovarian follicle maturation but not male fertility. *Nat Genet* 15:201–4.

Kumasaka, T., E. Itoh, H. Watanabe et al. 1994. Effects of various forms of progestin on the endometrium of the estrogen-primed, ovariectomized rat. *Endocr J* 41:161–9.

Kumazawa, T., A. Nakajima, T. Ishiguro et al. 2009. Collaborative work on evaluation of ovarian toxicity. 15. Two- or four-week repeated-dose studies and fertility study of bromocriptine in female rats. *J Toxicol Sci* 34:SP157–65.

Kurita, T. 2011. Normal and abnormal epithelial differentiation in the female reproductive tract. *Differentiation* doi:10.1016/j.diff.2011.04.008.

Kwapien, R.P., R.C. Giles, R.G. Geil, and H.W. Casey. 1977. Basaloid adenomas of the mammary gland in beagle dogs administered investigational contraceptive steroids. *J Natl Cancer Inst* 59:933–9.

La, D.K., C.A. Johnson, D.M. Creasy, R.A. Hess, E. Baxter, M. Pereira, and S.S. Snook. 2011. Efferent duct toxicity with secondary testicular changes in rats following administration of a novel leukotriene A4 hydrolase inhibitor. *Toxicol Pathol* 40:705–14.

Laqueur, G.L., and C.F. Fluhmann. 1942. Effects of testosterone propionate in immature and adult female rats. *Endocrinology* 30:93–101.

Latendresse, J.R., T.J. Bucci, G. Olson et al. 2009. Genistein and ethinyl estradiol dietrary exposure in multigenerational and chronic studies induce similar proliferative lesions in mammary gland of male Sprague– Dawley rats. *Reprod Toxicol* 28:342–53.

Leblond, C.P., and Y. Clermont. 1952. Definition of the stages of the cycle of the seminiferous epithelium in the rat. *Ann NY Acad Sci* 55:548–73.

Lederman, M.A., D. Lebesgue, V.V. Gonzalez et al. 2010. Age-related LH surge dysfunction correlates with reduced responsiveness of hypothalamic anteroventral periventricular nucleus kisspeptin neurons to estradiol positive feedback in middle-aged rats. *Neuropharmacology* 58:314–20.

Lee, J.-H., M. Sugimura, and N. Kudo. 1976. Segmentation of the rat oviduct. *Jpn J Vet Res* 24:77–86.

Lee, J., J.H. Richburg, S.C. Younkin, and K. Boekelheide. 1997. The Fas system is a key regulator of germ cell apoptosis in the testis. *Endocrinology* 138:2081–88.

Lee, K.-P., S.R. Frame, G.P. Sykes, and R. Valentine. 1993. Testicular degeneration and spermatid retention in young male rats. *Toxicol Pathol* 21:292–302.

Lefèvre, C.M., J.A. Sharp, and K.R. Nicholas. 2010. Evolution of lactation: ancient origin and extreme adaptation of the lactation system. *Ann Rev Genomics Hum Genet* 11:219–38.

LeFevre, J., and M.K. McClintock. 1988. Reproductive senescence in female rats: a longitudinal study of individual differences in estrous cycles and behavior. *Biol Reprod* 38:780–9.

LeFevre, J., and M.K. McClintock. 1991. Isolation accelerates reproductive senescence and alters its predictors in female rats. *Horm Behav.* 25:258–72.

Leininger, J.R., and M.P. Jokinen. 1990. Oviduct, uterus, and vagina. In *Pathology of the Fischer Rat*, ed. G.A. Boorman, S.L. Eustis, M.R. Elwell, C.A. Montgomery, and W.F. MacKenzie, 443–59. San Diego: Academic Press.

Lewis, D.J. 1987. Ovarian neoplasia in the Sprague–Dawley rat. *Environ Health Perspect* 73:77–90.

Lezmi, S., K. Thibault-Duprey, A. Bidaut et al. 2010. Spontaneous metritis related to the presence of vaginal septum in pregnant Sprague Dawley Crl:CD(SD) rats: impact on reproductive toxicity studies. *Vet Pathol* DOI: 10.1177/0300985810391113.

Li, S., and B. Davis. 2007. Evaluating rodent vaginal and uterine histology in toxicity studies. *Birth Defects Res (Part B)* 80:246–52.

Lipschutz, A., R. Iglesias, V.I. Panasevich, and S. Salinas. 1967. Pathological changes induced in the uterus of mice with the prolonged administration of progesterone and 19-nor-contraceptives. *Br J Cancer* 21:160–5.

Lohff, J.C., P.J. Christian, S.L. Marion, and P.B. Hoyer. 2006. Effect of duration of dosing on onset of ovarian failure in a chemical-induced mouse model of perimenopause. *Menopause* 13:482–8.

Long, G.G. 2002. Apparent mesonephric duct (rete anlage) origin for cysts and proliferative epithelial lesions in the mouse ovary. *Toxicol Pathol* 30:592–8.

Long, J.A., and H.M. Evans. 1922. The oestrous cycle in the rat and its associated phenomena. *Memoirs Univ Calif* 6:1–148.

Lotz, W., and R. Krause. 1978. Correlation between the effects of neuroleptics on prolactin release, mammary stimulation and the vaginal cycle in rats. *J Endocrinol* 76:507–15.

Lucas, J.N., D.G. Rudmann, K.M. Credille, A.R. Irizarry, A. Peter, and P.W. Snyder. 2007. The rat mammary gland: morphologic changes as an indicator of systemic hormonal perturbations induced by xenobiotics. *Toxicol Pathol* 35:199–207.

819 Luo, S., A. Sourla, C. Labrie et al. 1998. Effect of twenty-four-week treatment with the antiestrogen EM-800 on estrogen-sensitive parameters in intact and ovariectomized mice. *Endocrinology* 139:2645–56.

Luz, M.R., M.D. Cesário, M. Binelli, and M.D. Lopes. 2006. Canine corpus luteum regression: apoptosis and caspase-3 activity. *Theriogenology* 66:1448–53.

Mabeck, L.M., M.S. Jensen, G. Toft, M. Thulstrup, M. Andersson, T.K. Jensen, A. Giwercman, J. Olsen, J.P. Bonde, and the Danish First Pregnancy Planners Study Team. 2005. Fecundability according to male serum inhibin B—a prospective study among first pregnancy planners. *Hum Reprod* 20(10):2909–15.

Maekawa, A., and Y. Hayashi. 1992. Neoplastic lesions of the testis. In *Pathobiology of the Aging Rat*, ed. U. Mohr, D.L. Dungworth, and C.C. Capen, 413–8. Washington DC: ILSI Press.

Maekawa, A., and K. Maita. 1996. Changes in the uterus and vagina. In *Pathobiology of the Aging Mouse*, ed. U. Mohr, D.L. Dungworth, C.C. Capen, W.W. Carlton, J.P. Sundberg, and J.M. Ward, Vol. 1, 469–80. Washington, DC: ILSI Press.

Maekawa, A., K. Maita, and J.H. Harleman. 1996. Changes in the ovary. In *Pathobiology of the Aging Mouse*, ed. U. Mohr, D.L. Dungworth, C.C. Capen, W.W. Carlton, J.P. Sundberg, and J.M. Ward, Vol. 1, 451–67. Washington, DC: ILSI Press.

Maffucci, J.A., and A.C. Gore. 2006. Age-related changes in hormones and their receptors in animal models of female reproductive senescence. In *Handbook of Models for Human Aging*, ed. P.M. Conn, 533–52. San Diego: Elsevier.

Magoffin, D.A. 2005. Ovarian theca cell. *Int J Biochem Cell Biol* 37:1344–9.

Mahapokai, W., F.J. Van Sluijs, and J.A. Schalken. 2000. Models for studying benign prostatic hyperplasia. *Prostate Cancer Prostatic Dis* 3:28–33.

Majeed, S.K., and C. Gopinath. 1980. Calcification in the adrenals and ovaries of monkeys. *Lab Anim* 14:363–5.

Mallepell, S., A. Krust, P. Chambon, and C. Brisken. 2006. Paracrine signaling through the epithelial estrogen receptor alpha is required for proliferation and morphogenesis in the mammary gland. *Proc Natl Acad Sci USA* 103:2196–201.

Mandl, A.M. 1951. The phases of the oestrous cycle in the adult white rat. *J Exp Biol* 28:576–84.

Mann, P.C., G.A. Boorman, L.O. Lollini, D.N. McMartin, and D.G. Goodman. 1996. Proliferative lesions of the mammary gland in rats, IS-2. In *Guides for Toxicologic Pathology*. Washington, DC: STP/ARP/AFIP.

Mäntylä, E.T.E., S.H. Karlsson, and L.S. Nieminen. 1996. Induction of endometrial cancer by tamoxifen in the rat. In *Hormonal Carcinogenesis II. Proceedings of the Second International Symposium*, ed. J.J. Li, S.A. Li, J.A. Gustafsson, S. Nandi, and L.I. Sekely, 442–5. New York: Springer Verlag.

Markovits, J.E., and P.S. Sahota. 2000a. Granular cell lesions in the distal female reproductive tract of aged Sprague–Dawley rats. *Vet Pathol* 37:439–48.

Markovits, J.E., and P.S. Sahota. 2000b. Aromatase inhibitors prevent spontaneous granular cell tumors in the distal female reproductive tract of Sprague–Dawley rats. *Toxicol Pathol* 28:799–801.

Markström, E., E.C. Svensson, R. Shao, B. Svangerg, and H. Billig. 2002. Survival factors regulating ovarian apoptosis—dependence on follicle differentiation. *Reproduction* 123:23–30.

Marr-Belvin, A.K., C.C. Bailey, H.L. Knight, S.A. Klumpp, S.V. Westmoreland, and A.D. Miller. 2010. Ovarian pathology in rhesus macaques: a 12-year retrospective. *J Med Primatol* 39:170–6.

Martin, B., E. Golden, O.D. Carlson, J.M. Egan, M.P. Mattson, and S. Maudsley. 2008. Caloric restriction: impact upon pituitary function and reproduction. *Ageing Res Rev* 7:209–24.

Marty, M.S., R.E. Chapin, L.G. Parks, and B.A. Thorsrud. 2003. Development and maturation of the male reproductive system. *Birth Defects Res B Dev Reprod Toxicol* 68:125–36.

Masso-Welch, P.A., K.M. Darcy, N.C. Stangle-Castor, and M.M. Ip. 2000. A developmental atlas of rat mammary gland histology. *J Mammary Gland Biol Neoplasia* 5:165–85.

Matsuda, A., K. Higuchi, M. Karasawa, S. Yoneyama, J. Deguchi, and M. Miyamoto. 1997. Fourteen-day oral combination dose toxicity study of CGS 16949 A (aromatase inhibitor) with 5-fluorouracil or tamoxifen in rats. *J Toxicol Sci* 22:1–24.

Matsuura, I., T. Saitoh, M. Ashina et al. 2005. Evaluation of a two-generation reproduction toxicity study adding endpoints to detect endocrine disrupting activity using vinclozolin. *J Toxicol Sci* 30(Special Issue):163–88.

Matsuyama, S., K.T. Chang, H. Kanuka et al. 1996. Occurrence of deoxyribonucleic acid fragmentation during prolactin-induced structural luteolysis in cycling rats. *Biol Reprod* 54:1245–51.

Mattison, D.R. 1993. Sites of female reproductive vulnerability: implications for testing and risk assessment. *Reprod Toxicol* 7(Suppl 1):53–62.

McCracken, J.A., E.E. Custer, and J.C. Lamsa. 1999. Luteolysis: a neuroendocrine-mediated event. *Physiol Rev* 79:263–323.

820 McDougall, K., M.A. Hay, K.L. Goodrowe, C.J. Gartley, and W.A. King. 1997. Changes in the number of follicles and of oocytes in ovaries of prepubertal, peripubertal and mature bitches. *J Reprod Fertil Suppl* 51:25–31.

McEntee, K. 1990a. Ovarian neoplasms. In *Reproductive Pathology of Domestic Mammals*, 69–93. San Diego: Academic Press.

McEntee, K. 1990b. Cysts in and around the ovary. *Reproductive Pathology of Domestic Mammals*, 52–68. San Diego: Academic Press.

McGee, E.A., and A.J.W. Hsueh. 2000. Initial and cyclic recruitment of ovarian follicles. *Endocr Rev* 21:200–14.

McLaren, A. 1991. Development of the mammalian gonad: the fate of the supporting cell lineage. *Bioessays* 13:151–6.

McMullen, M.L., B.N. Cho, C.J. Yates, and K.E. Mayo. 2001. Gonadal pathologies in transgenic mice expressing the rat inhibin alpha-subunit. *Endocrinology* 142:5005–14.

McShane, T.M., and P.M. Wise. 1996. Life-long moderate caloric restriction prolongs reproductive life span in rats without interrupting estrous cyclicity: effects on the gonadotropin-releasing hormone/luteinizing hormone axis. *Biol Reprod* 54:70–5.

Meachem, S.J., E. Nieschlag, and M. Simoni. 2001. Inhibin B in male reproduction: pathophysiology and clinical relevance. *Eur J Endocrinol* 145:561–71.

Medina, D. 1982. Mammary tumors. In *The Mouse in Biomedical Research. Volume IV. Experimental Biology and Oncology*, ed. H.L. Foster, J.D. Small, and J.G. Fox, 373–96. New York: Academic Press.

Medina, D. 2002. Biological and molecular characteristics of the premalignant mouse mammary gland. *Biochim Biophys Acta* 1603:1–9.

Medina, D. 2008. Premalignant and malignant mammary lesions induced by MMTV and chemical carcinogens. *J Mammary Gland Biol Neoplasia* 13:271–7.

Meistrich, M.L. 1986. Components of testicular function and sensitivity to disruption. *Biol Reprod* 34:17–28.

Mellin, T.N., G.P. Orczyk, M. Hichens, and H.R. Behrman. 1976. Serum profiles of luteinizing hormone, progesterone and total estrogens during the canine estrus cycle. *Theriogenology* 5:175–87.

Mendis-Handagama, S.M. 1992. Estimation error of Leydig cell numbers in atrophied testes due to the assumption of spherical nuclei. *J Microsc* 168:25–32.

Messinis, I.E., C.I. Messini, and K. Dafopoulos. 2010. The role of gonadotropins in the follicular phase. *Ann NY Acad Sci* 1205:5–11.

Miller, M.A., S.J. Kottler, L.A. Cohn et al. 2001. Mammary duct ectasia in dogs: 51 cases (1992–1999). *J Am Vet Med Assoc* 218:1303–7.

Mirsky, M.L., L. Sivaraman, C. Houle, D.M. Potter, R.E. Chapin, and G.D. Cappon. 2011. Histologic and cytologic detection of endocrine and reproductive tract effects of exemestane in female rats treated for up to twenty-eight days. *Toxicol Pathol* 39:589–605.

Misdorp, W. 2002. Tumors of the mammary gland. In *Tumors in Domestic Animals*, 4th edition, ed. D.J. Meuten, 575–606. Ames: Iowa State Press.

Misdorp, W., R.W. Else, E. Hellmen, and T.P. Lipscomb. 1999. *Histological Classification of Mammary Tumors of the Dog and the Cat*, 2nd series, Vol VII, 1–59. Washington, DC: AFIP.

Mitsumori, K., F.A. Talley, and M.R. Elwell. 1989. Epididymal interstitial (Leydig) cell tumors in B6C3F1 mice. *Vet Pathol* 26:65–9.

Mohr, U. 1993. Integumentary system. In *International Classification of Rodent Tumors: Part I. The Rat*, ed. U. Mohr. Lyons: International Agency for Research on Cancer.

Molenaar, R., D.G. de Rooij, F.F. Rommerts, and H.J. van der Molen. 1986. Repopulation of Leydig cells in mature rats after selective destruction of the existent

Leydig cells with ethylene dimethane sulfonate is dependent on luteinizing hormone and not follicle-stimulating hormone. *Endocrinology* 118:2546–54.

Molinolo, A., M. Simian, S. Vanzulli et al. 1998. Involvement of EGF in medroxyprogesterone acetate (MPA)- induced mammary gland hyperplasia and its role in MPA-induced mammary tumors in BALB/c mice. *Cancer Lett* 126:49–57.

Montgomery, C.A., and R.H. Alison. 1987. Non-neoplastic lesions of the ovary in Fischer 344 rats and B6C3F1 mice. *Environ Health Perspect* 73:53–75.

Morales, A., F. Mohamed, and J.C. Cavicchia. 2007. Apoptosis and blood–testis barrier during the first spermatogenic wave in the pubertal rat. *Anat Rec* 290:206–14.

Mori, T., T. Singtripop, and S. Kawashima. 1991. Animal model of uterine adenomyosis: is prolactin a potent inducer of adenomyosis in mice? *Am J Obstet Gynecol* 165:232–4.

Morton, D.G., S.E. Weisebrode, W.E. Wyder, J.K. Maurer, and C.C. Capen. 1987. Spermatid giant cells, tubular hypospermatogenesis, spermatogonial swelling, and cytoplasmic vacuoles in testes of laboratory rabbits. In *Monographs on Pathology of Laboratory Animals, Genital System*, ed. T.C. Jones, U. Mohr, and R.D. Hunt, 212–7. New York: Springer.

821 Mossman, H.W., and K.L. Duke. 1973. *Comparative Morphology of the Mammalian Ovary*. Madison, WI: University of Wisconsin Press.

Mostofi, F.K., and V.M. Bresler. 1976. Tumours of the testis. In *Pathology of Tumours in Laboratory Animals, Vol. 1. Tumours of the Rat*, ed. V.S. Turusov, 135–50. Lyon: International Agency for Research on Cancer.

Mouser, P., M.A. Miller, E. Antuofermo, S.S. Badve, and S.I. Mohammed. 2010. Prevalence and classification of spontaneous mammary intraepithelial lesons in dogs without clinical mammary disease. *Vet Pathol* 47:275–84.

Mulac-Jericevic, B., and O.M. Conneely. 2004. Reproductive tissue selective actions of progesterone receptors. *Reprod* 128:139–46.

Murakoshi, M., R. Ikeda, M. Tagawa, T. Iwasaka, and T. Nakayama. 2000. Histopathalogical study of female beagle dogs for four year treatment with subcutaneous implantation of chlormadinone actetate (CMA). *J Exp Clin Med* 25:87–91.

Nakai, M., R.A. Hess, B.J. Moore, R.F. Guttroff, L.F. Strader, and R.E. Linder. 1992. Acute and long-term effects of a single dose of the fungicide carbendazim (methyl 2-benzimidazole carbamate) on the male reproductive system in the rat. *J Androl* 13:507–18.

Nakanishi, Y., J. Mori, and H. Nagasawa. 1976. Recovery of pituitary secretion of gonadotrophins and prolactin during re-feeding after chronic restricted feeding in female rats. *J Endocrinol* 69:329–39.

Nandi, S. 1958. Endocrine control of mammary-gland development and function in the C3H/He Crgl mouse. *J Natl Cancer Inst* 21:1039–63.

Nass, T.E., P.S. LaPolt, H.L. Judd, and J.K.H. Lu. 1984. Alterations in ovarian steroid and gonadotrophin secretion preceding the cessation of regular oestrous cycles in ageing female rats. *J Endocrinol* 100:43–50.

Naylor, M.J., and C.J. Ormandy. 2002. Mouse strain-sepecific patterns of mammary epithelial ductal side branching are elicited by stromal factors. *Dev Dyn* 225:100–5.

Neal-Perry, G., and N.F. Santoro. 2006. Aging in the hypothalamic–pituitary–ovarian axis. In *Knobil and Neill's Physiology of Reproduction*, 3rd edition, ed. J.D. Neill, 2729–55. San Diego: Elsevier.

Nebel, B.R., A.P. Amarose, and E.M. Hackett. 1961. Calendar of gametogenic development in the prepuberal male mouse. *Science* 134:832–3.

Nelson, J.F., L.S. Felicio, H.H. Osterburg, and C.E. Finch. 1981. Altered profiles of estradiol and progesterone associated with prolonged estrous cycles and persistent vaginal cornification in aging C578L/6J mice. *Biol Reprod* 24:784–94.

Nelson, L.W., and W.A. Kelly. 1974. Changes in canine mammary gland histology during the estrous cycle. *Toxicol Appl Pharmacol* 27:113–22.

Nelson, L.W., and W.A. Kelly. 1976. Progestogen-related gross and microscopic changes in female beagles. *Vet Pathol* 13:143–56.

Nephew, K.P., E. Osborne, R.A. Lubet, C.J. Grubbs, and S.A. Khan. 2000. Effects of oral administration of tamoxifen, toremifene, dehydroepiandrosterone, and vorozole on uterine histomorphology in the rat. *Proc Soc Exp Biol Med* 223:288–94.

Neville, M.C. 2006. Lactation and its hormonal control. In *Knobil and Neill's Physiology of Reproduction*, Vol. 2, 3rd edition, ed. J.D. Neill, 2993–3054. St. Louis: Elsevier.

Neville, M.C., T.B. McFadden, and I. Forsyth. 2002. Hormonal regulation of mammary differentiation and milk secretion. *J Mammary Gland Biol Neoplasia* 7:49–66.

Newbold, R.R., B.C. Bullock, and J.A. McLachlan. 1985. Lesions of the rete testis in mice exposed prenatally to diethylstilbestrol. *Cancer Res* 45:5145–50.

Newbold, R.R., B.C. Bullock, and J.A. McLachlan. 1987. Testicular tumors in mice exposed in utero to diethylstilbestrol. *J Urol* 138:1446–50.

Newbold, R.R., B.C. Bullock, and J.A. McLachlan. 1990. Uterine adenocarcinoma in mice following developmental treatment with estrogens: a model for hormonal carcinogenesis. *Cancer Res* 50:7677–81.

Ng, S.T, J. Zhou, O.O. Adesanya, J. Wang, D. LeRoith, and C.A. Bondy. 1997. Growth hormone treatment induces mammary gland hyperplasia in aging primates. *Nat Med* 3:1141–4.

Niehoff, M.O., M. Bergmann, and G.F. Weinbauer. 2010. Effects of social housing of sexually mature male cynomolgus monkeys during general and reproductive toxicity evaluation. *Reprod Toxicol* 29:57–67.

Niswender, G.D., J.L. Juengel, P.J. Silva, M.K. Rollyson, and E.W. McIntush. 2000. Mechanisms controlling the function and life span of the corpus luteum. *Physiol Rev* 80:2–29.

Noakes, D.E., G.K. Dhaliwal, and G.C.W. England. 2001. Cystic endometrial hyperplasia/pyometra in dogs: a review of the causes and pathogenesis. *J Reprod Fert Suppl* 57:395–406.

Noden, D.M. and A. De Lahunta. 1985. *Embryology of Domestic Animals*. Baltimore: Williams and Wilkins.

Nogales, F.F., Jr., and S.G. Silverberg. 1976. Epidermoid cysts of the ovary: a report of five cases with histogenetic considerations and ultrastructural findings. *Am J Obstet Gynecol* 124:523–8.

822 Norris, H.J., F.M. Garner, and H.B. Taylor. 1970. Comparative pathology of ovarian neoplasms. IV. Gonadal stromal tumours of canine species. *J Comp Pathol* 80:399–405.

Nozaki, Y., E. Furubo, T. Matsuno et al. 2009. Collaborative work on evaluation of ovarian toxicity. 6. Two- or four-week repeated-dose studies and fertility study of cisplatin in female rats. *J Toxicol Sci* 34:73–81.

Nurmio, M., J. Toppari, F. Zaman et al. 2007. Inhibition of tyrosine kinases PDGFR and c-kit by imatinib mesylate interferes with postnatal testicular development in the rat. *Int J Androl* 30:366–76.

Nyska, A., A. Harmelin, J. Sandbank, M. Scolnik, and T. Waner. 1993. Intratubular spermatic seminoma in a Fischer-344 rat. *Toxicol Pathol* 21:397–401.

O'Connor, J.C., J.C. Cook, M.S. Marty, L.G. Davis, A.M. Kaplan, and E.W. Carney. 2002. Evaluation of Tier 1 screening approaches for detecting endocrine-active compounds (EACs). *Crit Rev Toxicol* 32:521–49.

O'Malley, F.P. 2010. Lobular neoplasia: morphology, biological potential and management in core biopsies. *Mod Pathol* 23:S14–S25.

O'Shea, J.D. 1966. Histochemical observations on mucin secretion by subsurface epithelial structures in the canine ovary. *J Morphol* 120:347–58.

O'Shea, J.D. 1981. Structure–function relationships in the wall of the ovarian follicle. *Aust J Biol Sci* 34:379–94.

Oakberg, E. 1956. A description of spermiogenesis in the mouse, and its use in the analysis of the cycle of the seminiferous epithelium and germ cell renewal. *Am J Anat* 99:391–413.

Oakberg, E.F. 1979. Follicular growth and atresia in the mouse. *In Vitro* 15:41–9.

Obasanjo, I.O., J.M. Cline, S. Schmotzer, and D.S. Weaver. 1998. Nandrolone decanoate causes pathologic changes in the uterus of surgically postmenopausal female cynomolgus macaques. *Menopause* 5:163–8.

Ohnuma, A., T. Yoshida, N. Takahashi et al. 2010. Malignant Leydig cell tumor with spindle-shaped cells in a male CD-1 mouse. *J Vet Med Sci* 72:661–4.

Ohta, Y. Age-related decline in deciduogenic ability of the rat uterus. 1987. *Biol Reprod* 37:779–85.

Ohta, Y., T. Sato, and T. Iguchi. 1993. Immunocytochemical localization of progesterone receptor in the reproductive tract of adult female rats. *Biol Reprod* 48:205–13.

Ohtake, S., M. Fukui, and S. Hisada. 2009. Collaborative work on evaluation of ovarian toxicity. 1. Effects of 2- or 4-week repeated-dose administration and fertility studies with medroxyprogesterone acetate in female rats. *J Toxicol Sci* 34(Suppl 1):SP23–9.

Oishi, Y., K. Yoshizawa, J. Suzuki et al. 1995. Spontaneously occurring mammary adenocarcinoma in a 10-wkold female rat. *Toxicol Pathol* 23:696–700.

Okada, A., Y. Ohta, S. Inoue, H. Hiroi, M. Muramatsu, and T. Iguchi. 2003. Expression of estrogen, progesterone and androgen receptors in the oviduct of developing, cycling and pre-implantation rats. *J Mol Endocrinol* 30:301–15.

Okazaki, K., S. Okazaki, S. Nishimura, H. Nakamura, and Y. Kitamura. 2001. A repeated 28-day oral dose toxicity study of methoxychlor in rats, based on the 'Enhanced OECD Test Guideline 407' for screening endocrine-disrupting chemicals. *Arch Toxicol* 75:513–21.

Olson, P.N., R.A. Bowen, M.D. Behrendt, J.D. Olson, and T.M. Nett. 1982. Concentrations of reproductive hormones in canine serum throughout late anestrus, proestrus and estrus. *Biol Reprod* 27:1196–1206.

Olson, P.N., R.A. Bowen, M.D. Behrendt, and T.M. Nett. 1984. Concentrations of testosterone in canine serum throughout late anestrus, proestrus, estrus and early diestrus. *Am J Vet Res* 45:145–8.

Orth, J.M. 1982. Proliferation of Sertoli cells in fetal and postnatal rats: a quantitative autoradiographic study. *Anat Rec* 203:485–92.

Osmun, P. 1985. Rate and course of atresia during follicular development in the adult cyclic rat. *J Reprod Fertil* 73:261–70.

Ota, H., A. Wakizaka, and M. Fukushima. 1986. Modulation of ovarian LH receptor and serum hormone levels in rats with hyperprolactinemia induced by administration of ovine prolactin or sulpiride. *Tohoku J Exp Med*

148:213–27.

Parmar, H., and G.R. Cunha. 2004. Epithelial–stromal interactions in the mouse and human mammary gland *in vivo*. *Endocr Rel Cancer* 11:437–58.

Patyna, S., C. Arrigoni, A. Terron, T.W. Kim, J.K. Heward, S.L. Vonderfecht, R. Denlinger, S.E. Turnquist, and W. Evering. 2008. Nonclinical safety evaluation of sunitinib: a potent inhibitor of VEGF, PDGF, KIT, FLT3, and RET receptors. *Toxicol Pathol* 36:905–16.

Payan-Carreira, R., and M.A. Pires. 2008. Multioocyte follicles in domestic dogs: a survey of frequency of occurrence. *Theriogenology* 69:977–82.

Pedersen, T., and H. Peters. 1968. Proposal for a classification of oocytes and follicles in the mouse ovary. *J Reprod Fertil* 17:555–7.

Pelletier, G. Localization of androgen and estrogen receptors in rat and primate tissues. 2000. *Histol Histopathol* 15:1261–70.

823 Pelletier, G., C. Labrie, and F. Labrie. 2000. Localization of oestrogen receptor alpha, oestrogen receptor beta and androgen receptors in the rat reproductive organs. *J Endocrinol* 165:359–70.

Pelliniemi, L.J., K. Fröjdman, and J. Parank. 1993. Embryological and prenatal development and function of Sertoli cells. In *The Sertoli Cell*, ed. L.D. Russell and M.D. Griswold, 87–114. Clearwater: Cache River Press.

Peluso, J.J. 1992. Morphologic and physiologic features of the ovary. In *Pathobiology of the Aging Rat*, ed. U. Mohr, D.L. Dungworth, and C.C. Capen, Vol. 1, 337–49. Washington, DC: ILSI Press.

Peluso, J.J., and L.R. Gordon. 1992. Nonneoplastic and neoplastic changes in the ovary. In *Pathobiology of the Aging Rat*, ed. U. Mohr, D.L. Dungworth, and C.C. Capen, Vol. 1, 351–64. Washington, DC: ILSI Press.

Peluso, J.J., R.W. Steger, H. Huang, and J. Meites. 1979. Pattern of follicular growth and steroidogenesis in the ovary of aging cycling rats. *Exp Aging Res* 5:319–33.

Pepling, M.E. 2006. From primordial germ cell to primordial follicle: mammalian female germ cell development. *Genesis* 44:622–32.

Pessina, M.A., R.F. Hoyt, I. Goldstein, and A.M. Traish. 2006. Differential regulation of the expression of estrogen, progesterone, and androgen receptors by sex steroid hormones in the vagina: immunohistochemical studies. *J Sex Med* 3:804–14.

Phemister, R.D., P.A. Holst, J.S. Spano, and M.L. Hopwood. 1973. Time of ovulation in the beagle bitch. *Biol Reprod* 8:74–82.

Picut, C.A., H. Aoyama, J.W. Holder, L.S. Gold, R.R. Maronpot, and D. Dixon. 2003. Bromoethane, chloroethane and ethylene oxide induced uterine neoplasms in B6C3F1 mice from 2-year NTP inhalation bioassays: pathology and incidence data revisited. *Exp Toxicol Pathol* 55:1–9.

Picut, C.A., C.L. Swanson, K.L. Scully, V.C. Roseman, R.F. Parker, and A.K. Remick. 2008. Ovarian follicle counts using proliferating cell nuclear antigen (PCNA) and semi-automated image analysis in rats. *Toxicol Pathol* 36:674–9.

Picut, C.A., C.L. Swanson, R.F. Parker, K.L. Scully, and G.A. Parker. 2009. The Metrial gland in the rat and its similarities to granular cell tumors. *Toxicol Pathol* 37:474–80.

Piner, J., M. Sutherland, M. Millar, K. Turner, D. Newall, and R.M. Sharpe. 2002. Changes in vascular dynamics of the adult rat testis leading to transient accumulation of seminiferous tubule fluid after administration of a novel 5-hydroxytryptamine (5HT) agonist. *Reprod Toxicol* 16:141–50.

Plas-Roser, S., M.T. Kauffmann, and C. Aron. 1984. Progesterone secretion by luteinized unruptured follicles in mature female rats. *J Steroid Biochem* 20:441–4.

Plowchalk, D.R., and D.R. Mattison. 1992. Reproductive toxicity of cyclophosphamide in the C57BL/6N mouse: 1. Effects on ovarian structure and function. *Reprod Toxicol* 6:411–21.

Poonia, B., L. Walter, J. Dufour, R. Harrison, P.A. Marx, and R.S. Veazey. 2006. Cyclic changes in the vaginal epithelium of normal rhesus macaques. *J Endocrinol* 190:829–35.

Poteracki, J., and K.M. Walsh. 1998. Spontaneous neoplasms in control Wistar rats: a comparison of reviews. *Toxicol Sci* 45:1–8.

Pryor, J.L., C. Hughes, W. Foster, B.F. Hales, and B. Robaire. 2000. Critical windows of exposure for children's health: the reproductive system in animals and humans. *Environ Health Perspect* 108(Suppl 3):491–503.

Qureshi, S.R., E. Perente, R.A. Ettlin, M. Kolopp, D.E. Prentice, and A. Frankfurter. 1991. Morphologic and immunohistochemical characterization of Leydig cell tumor variants in Wistar rats. *Toxicol Pathol* 19:280–6.

Radovsky, A., K. Mitsumori, and R.E. Chapin. 1999. Male reproductive tract. In *Pathology of the Mouse, Reference and Atlas*, ed. R.R. Maronpot, G.A. Boorman, and B.W. Gaul, 381–407. Vienna, IL: Cache River Press.

Rajkovic, A., S.A. Pangas, and M.M. Matzuk. 2006. Follicular development: mouse, sheep, and human models. In *Knobil and Neill's Physiology of Reproduction*, ed. Neill, J.D., 3rd edition, 383–423. San Diego: Elsevier.

Ramos, A.M.G., S. Perazzio, A.F. de Camargos, and F.E.L. Pereira. 2005. Spontaneous inflammatory pelvic disease in adult non-castrated female rats treated with estrogen. *Braz J Inf Dis* 9:6–8.

Reel, J.R., J.C. Lamb, IV, and B.H. Neal. 1996. Survey and assessment of mammalian estrogen biological assays for hazard characterization. *Fund Appl Toxicol* 34:288–305.

Regan, K.S., J.M. Cline, C. Creasy et al. 2005. STP position paper: ovarian follicular counting in the assessment of rodent reproductive toxicity. *Toxicol Pathol* 33:409–12.

Rehm, S. 2000. Spontaneous testicular lesions in purpose-bred beagle dogs. *Toxicol Pathol* 28:782–7.

Rehm, S., and A.G. Liebelt. 1996. Nonneoplastic and neoplastic lesions of the mammary gland. In *Pathobiology of the Aging Mouse*, Vol. 2, ed. U. Mohr, D.L. Dungworth, C.C. Capen, W.W. Carlton, J.P. Sundberg, and J. M. Ward, 381–98. Washington, DC: ILSI Press.

824 Rehm, S., H.A. Solleveld, S.T. Portelli, and P.J. Wier. 2007a. Histologic changes in ovary, uterus, vagina, and mammary gland of mature beagle dogs treated with the SERM idoxifene. *Birth Defects Res B Dev Reprod Toxicol* 80:225–32.

Rehm, S., D.J. Stanislaus, and A.M. Williams. 2007b. Estrous cycle-dependent histology and review of sex steroid receptor expression in dog reproductive tissues and mammary gland and associated hormone levels. *Birth Defects Res B Dev Reprod Toxicol* 80:233–45.

Rehm, S., D.J. Stanislaus, and P.J. Wier. 2007c. Identification of drug-induced hyper- or hypoprolactinemia in the female rat based on general and reproductive toxicity study parameters. *Birth Defects Res B Dev Reprod Toxicol* 80:253–7.

Rehm, S., and M.P. Waalkes. 1988. Mixed Sertoli–Leydig cell tumor and rete testis adenocarcinoma in rats treated with CdCl2. *Vet Pathol* 25:163–6.

Rehm, S., T.E. White, E.A. Zahalka, D.J. Stanislaus, R.W. Boyce, and P.J. Weir. 2008. Effects of food restriction on testis and accessory glands in maturing rats. *Toxicol Pathol* 36:687–94.

Reimers, T.J., R.D. Phemister, and G.D. Niswender. 1978. Radioimunological measurement of follicle stimulating hormone and prolactin in the dog. *Biol Reprod* 19:673–9.

Reindel, J.F., A.W. Gough, G.D. Pilcher, W.F. Bobrowski, G.P. Sobocinski, and F.A. de la Iglesia. 2001. Systemic proliferative changes and clinical signs in cynomolgus monkeys administered a recombinant derivative of human epidermal growth factor. *Toxicol Pathol* 29: 159–73.

Resko, J.A., R.W. Goy, J.A. Robinson, and R.L. Norman. 1982. The pubescent rhesus monkey: some characteristics of the menstrual cycle. *Biol Reprod* 27:354–61.

Reuber, M.D., G. Vlahakis, and W.E. Heston. 1981. Spontaneous hyperplastic and neoplastic lesions of the uterus in mice. *J Gerontol* 36:663–73.

Reynaud, K., A. Fontbonne, N. Marseloo, S. Thournire, M. Chebrout, C.V. de Lesegno, and S. Chastant-Maillard. 2005. In vivo meiotic resumption, fertilization and early embryonic development in the bitch. *Reproduction* 130:193–201.

Richert, M.M., K.L. Schwertfeger, J.W. Ryder, and S.M. Anderson. 2000. An atlas of mouse mammary gland development. *J Mammary Gland Biol Neoplasia* 5:227–41.

Risk, M., and G. Gibori. 2001. Mechanisms of luteal cell regulation by prolactin. In *Prolactin*, ed. N.D. Horseman, 265–95. Boston: Kluwer Academic Publishers.

Rivier, C., H. Meunier, V. Roberts, and W. Vale. 1990. Inhibin: role and secretion in the rat. *Rec Prog Hormone Res* 46:231–59.

Rivier, C., and S. Rivest. 1991. Effect of stress on the activity of the hypothalamic–pituitary–gonadal axis: peripheral and central mechanisms. *Biol Reprod* 45:523–32.

Robaire, B., and X. Fan. 1998. Regulation of apoptotic cell death in the rat epididymis. *J Reprod Fertil Supp* l53:211–4.

Robker, R.L., L.K. Akison, and D.L. Russell. 2009. Control of oocyte release by progesterone receptor-regulated gene expression. *Nuclear Receptor Signaling* 7:e012. DOI:10.1621/nrs.07012.

Rodriguez, H.A., N. Santambrosio, C.G. Santamaria, M. Muñoz-de-Toro, and E.H. Lugue. 2010. Neonatal exposure to bisphenol A reduces the pool of primordial follicles in the rat ovary. *Reprod Toxicol* 30:550–7.

Rouquie, D., C. Friry-Santini, F. Schorsch, H. Tinwell, and R. Bars. 2009. Standard and molecular NOAELs for rat testicular toxicity induced by flutamide. *Toxicol Sci* 109:59–65.

Rudmann, D.G., I.R. Cohen, M.R. Robbins, D.E. Coutant, and J.W. Henck. 2005. Androgen dependent mammary gland virilism in rats given the selective estrogen receptor modulator LY2066948 hydrochloride. *Toxicol Pathol* 33:711–9.

Ruehl-Fehlert, C., B. Kittel, G. Morawietz et al. 2003. Revised guides for organ sampling and trimming in rats and mice—Part 1: a joint publication of the RITA and NACAD groups. *Exp Toxicol Pathol* 55:91–106.

Russell, L.D. 1992. Normal development of the testis. In *Pathobiology of the Aging Rat*, ed. U. Mohr, D.L. Dungworth, and C.C. Capen, 395–405. Washington, DC: ILSI Press.

Russell, L.D., L.E. Alger, and L.G. Nequin. 1987. Hormonal control of pubertal spermatogenesis. *Endocrinology* 120:1615–32.

Russell, L.D., A. Bartke, and J.C. Goh. 1989. Postnatal development of the Sertoli cell barrier, tubular lumen, and cytoskeleton of Sertoli and myoid cells in the rat, and their relationship to tubular fluid secretion and flow.

Am J Anat 184:179–89.

Russell, L.D., R.A. Ettlin, A.P. SinhaHikim, and E.D. Clegg. 1990. *Histological and Histopathological Evaluation of the Testis*. Clearwater: Cache River Press.

Russell, L.D., J.P. Malone, and S.L. Karpas. 1981. Morphologic pattern elicited by agents affecting spermatogenesis by disruption of its hormonal stimulation. *Tissue Cell* 13:369–80.

Russo, I.H., and J. Russo. 1994. Aging of the mammary gland. In *Pathobiology of the Aging Rat*. Vol. 2, ed. U. Mohr, D.L. Dungworth, and C.C. Capen, 447–58. Washington, DC, ILSI Press.

825 Russo, I.H., and J. Russo. 1996. Mammary gland neoplasia in long-term rodent studies. *Env Health Perpect* 104:938–67.

Russo, I.H., M. Tewari, and J. Russo. 1989. Morphology and development of the rat mammary gland. In: *Monographs on Pathology of Laboratory Animals. Integument and Mammary Glands*, ed. T.C. Jones, U. Mohr, and R.D. Hunt, 233–52. Berlin: Springer-Verlag.

Russo, J., I.H. Russo, M.J. van Zwieten, A.E. Rogers, and B.A. Gusterson. 1989. Classification of neoplastic and nonneoplastic lesions of the rat mammary gland. In *Monographs on Pathology of Laboratory Animals. Integument and Mammary Glands*, ed. T.C. Jones, U. Mohr, and R.D. Hunt, 275–304. Berlin: Springer-Verlag.

Ryan, A.M., D.B. Eppler, K.E. Hagler, R.H. Bruner, P.J. Thomford, R.L. Hall, G.M. Shopp, and C.A. O'Neill. 1999. Preclinical safety evaluation of rhuMAbVEGF, an antiangiogenic humanized monoclonal antibody.*Toxicol Pathol* 27:78–86.

Sahara, K., M. Murakoshi, T. Nishina, H. Kino, and T. Tsutsui. 1994. Pathologic changes related to subcutaneous implantation of chlormadinone acetate for preventing estrus in bitches. *J Vet Med Sci* 52:425–7.

Saito, K., L. O'Donnell, I. McLachlan, and D.M. Robertson. 2000. Spermiation failure is a major contributor to early spermatogenic suppression caused by hormone withdrawal in adult rats. *Endocrinology* 141:2779–85.

Sakakura, T. 1987. Mammary embryogenesis. In *The Mammary Gland*, ed. M.C. Neville and C.W. Daniel, 37–66. New York: Plenum Press.

Sakurada, Y., S. Kudo, S. Iwasaki, Y. Miyata, M. Nishi, and Y. Masumoto. 2009. Collaborative work on evaluation of ovarian toxicity. 5. Two- or four-week repeated-dose studies and fertility study of busulfan in female rats. *J Toxicol Sci* 34:65–72.

Salleh, N., D.L. Baines, R.J. Naftalin, and S.R. Milligan. 2005. The hormonal control of uterine luminal fluid secretion. *J Membrane Biol* 206:17–28.

Salvetti, N.R., C.G. Panzani, E.J. Gimeno, L.G. Neme, N.S. Alfaro, and H.H. Ortega. 2009. An imbalance between apoptosis and proliferation contributes to follicular persistence in polycystic ovaries in rats. *Reprod Biol Endocrinol* 7:68.

Sanbuissho, A., M. Yoshida, S. Hisada et al. 2009. Collaborative work on evaluation of ovarian toxicity by repeated-dose and fertility studies in female rats. *J Toxicol Sci* 34:SP1–22.

Sanchez-Criado, J., A. Sánchez, A. Ruiz, and F. Gaytán. 1993. Endocrine and morphological features of cystic ovarian condition in antiprogesterone RU486-treated rats. *Acta Endocrinol* 129:237–45.

Sato, N., K. Uchida, M. Nakajima, A. Watanabe, and T. Kohira. 2009. Collaborative work on evaluation of ovarian toxicity. 13. Two- or four-week repeated dose studies and fertility study of PPAR alpha/gamma dual agonist in female rats. *J Toxicol Sci* 34:SP137–46.

Sawaki, M., K. Shinoda, S. Hoshuyama, F. Kato, and K. Yamasaki. 2000. Combination of a teratoma and embryonal carcinoma of the testis in SD IGS rats: a report of two cases. *Toxicol Pathol* 28:832–5.

Sawamoto, O., J. Yamate, M. Kuwamura, T. Kotani, and Z. Kurisu. 2003. Development of sperm granulomas in the epididymides of Lcysteine-treated rats. *Toxicol Pathol* 31:281–9.

Schedin, P., T. Mitrenga, and M. Kaeck. 2000. Estrous cycle regulation of mammary epithelial cell proliferation, differentiation, and death in the Sprague–Dawley rat: a model for investigating the role of estrous cycling in mammary carcinogenesis. *J Mammary Gland Biol Neoplasia* 5:211–25.

Schlafer, D.H., and A.T. Gifford. 2008. Cystic endometrial hyperplasia, pseudoplacentational endometrial hyperplasia, and other cystic conditions of the canine and feline uterus. *Theriogenology* 70:349–358.

Scott, M.A., R.P. Tarara, A.G. Hendrickx, K. Benirschke, J.W. Overstreet, and B.L. Lasley. 2001. Exposure to the dioxin 2,3,7,8-tetrachlorodibenzo-*p*-dioxin (TCDD) induces squamous metaplasia in the endocervix of cynomolgus macaques. *J Med Primatol* 30:156–60.

Seaman, W.J. 1985. Canine ovarian fibroma associated with prolonged exposure to mibolerone. *Toxicol Pathol* 13:177–80.

Selman, P.J., J.A. Mol, G.R. Rutteman, and E. van Garderen. 1994. Progestin-induced growth hormone excess in the dog originates in the mammary gland. *Endocrinology* 134:287–92.

Selye, H. 1940. Effect of chronic progesterone over-dosage on the female accessory sex organs of normal, ovariectomized and hypophysectomized rats. *Anat Rec* 78:253–71.

Shao, R., M. Nutu, B. Weijdegard et al. 2008. Differences

in prolactin receptor (PRLR) in mouse and human fallopian tubes: evidence for multiple regulatory mechanisms controlling PRLR isoform expression in mice. *Biol Reprod* 79:748–57.

826 Shao, R., M. Nutu, B. Weijdegård et al. 2009. Clomiphene citrate causes aberrant tubal apoptosis and estrogen receptor activation in rat fallopian tube: implications for tubal ectopic pregnancy. *Biol Reprod* 80:1262–71.

Sharpe, R.M. 1994. Regulation of spermatogenesis. In *The Physiology of Reproduction*. 2nd edition, eds. E. Knobil and J.D. Neil, 1363–434. New York: Raven Press.

Shille, V.M., M.J. Thatcher, and M.L. Lloyd. 1987. Concentrations of LH and FSH during selected periods of anestrus in the bitch. *Biol Reprod Suppl* 36:184.

Shimizu, K. 2008. Reproductive hormones and the ovarian cycle in macaques. *J Mammal Ova Res* 25: 122–6.

Shimizu, K., C. Kojima, M. Kondo, W.Z. Jin, M. Ito, G. Watanabe, N.P. Groome, and K. Taya. 2002. Circulating inhibin A and inhibin B in normal menstrual cycle during breeding seasons of Japanese monkeys. *J Reprod Dev* 48:335–61.

Shinoda, K., K. Mitsumori, K. Yasuhara et al. 1999. Doxorubicin induces male germ cell apoptosis in rats. *Arch Toxicol* 73:274–81.

Shirai, M., K. Sakurai, W. Saitoh et al. 2009. Collaborative work on evaluation of ovarian toxicity. 8. Two-or four-week repeated-dose studies and fertility study of Anastrozole in female rats. *J Toxicol Sci* 34:SP91–9.

Sleer, L.S., and C.C. Taylor. 2007. Platelet-derived growth factors and receptors in the rat corpus luteum: localization and identification of an effect on luteogenesis. *Biol Reprod* 76:391–400.

Smedley, J.V., S.A. Bailey, R.W. Perry, and C.M. O'Rourke. 2002. Methods for predicting sexual maturity in male cynomolgus macaques on the basis of age, body weight, and histologic evaluation of the testes. *Contemp Top Lab Anim Sci* 41:18–20.

Smith, M.S., M.E. Freeman, and J.D. Neill. 1975. The control of progesterone secretion during the estrous cycle and early pseudopregnancy in the rat: prolactin, gonadotropin and steroid levels associated with rescue of the corpus luteum of pseudopregnancy. *Endocrinology* 96:219–26.

Smith, M.S., and Neill, J.D. 1976. Termination at midpregnancy of the two daily surges of plasma prolactin initiated by mating in the rat. *Endocrinology* 98:696–701.

Snyder, P.W., E.A. Kazacos, J.C. Scott-Moncrieff et al. 1995. Pathologic features of naturally occurring juvenile polyarteritis in beagle dogs. *Vet Pathol* 32:337–45.

Sokolowski, J.H. 1977. Reproductive patterns in the bitch. *Vet Clin North Am* 7:653–66.

Sokolowski, J.H., and R.G. Zimbelman. 1973. Canine reproduction: effects of a single injection of medroxyprogesterone acetate on the reproductive organs of the bitch. *Am J Vet Res* 34:1493–9.

Son, W.-C. 2004. Idiopathic canine polyarteritis in control beagle dogs from toxicity studies. *J Vet Sci* 5:147–50.

Sorenmo, K.U., R. Rasotto, V. Zappulli, and M.H. Goldschmidt. 2010. Development, anatomy, histology, lymphatic drainage, clinical features, and cell differentiation markers of canine mammary neoplasms. *Vet Pathol* 48:85–97.

Sourla, A., M. Flamand, A. Bélanger, and F. Labrie. 1998b. Effect of dehydroepiandrosterone on vaginal and uterine histomorphology in the rat. *J Steroid Biochem Mol Biol* 66:137–49.

Sourla, A., S. Luo, C. Labrie, A. Bélanger, and F. Labrie. 1997. Morphological changes induced by 6-month treatment of intact and ovariectomized mice with tamoxifen and the pure antiestrogen EM-800. *Endocrinology* 138:5605–17.

Sourla, A., C. Martel, C. Labrie, and F. Labrie. 1998a. Almost exclusive androgenic action of dehydroepiandrosterone in the rat mammary gland. *Endocrinology* 139:753–64.

Steele, R.E., L.B. Mellor, W.K. Sawyer, J.M. Wasvary, and L.J. Browne. 1987. In vitro and in vivo studies demonstrating potent and selective estrogen inhibition with the nonsteroidal aromatase inhibitor CGS 16949A. *Steroids* 50:147–61.

Steinhauer, N., A. Boos, and A.R. Gunzel-Apel. 2004. Morphological changes and proliferative activity in the oviductal epithelium during hormonally defined stages of the oestrus cycle in the bitch. *Reprod Dom Anim* 39:110–9.

Sternlicht, M.D. 2006. The cues that regulate ductal branching morphogenesis. *Breast Cancer Res* 8:201–11.

Stott, G.G. 1974. Granulosa cell islands in the canine ovary: histogenesis, histomorphologic features and fate. *Am J Vet Res* 35:1351–5.

Stouffer, R.L. 2006. Structure, function, and regulation of the corpus luteum. In *Knobil and Neill's Physiology of Reproduction*, 3rd edition, ed. J.D. Neill, 475–526. San Diego: Elsevier.

Strange, R., K.C. Westerlind, A. Ziemiecki, and A.-C. Andres. 2007. Proliferation and apoptosis in mammary epithelium during the rat estrous cycle. *Acta Physiol* 190:137–49.

Strickland, J.L., and J.W. Wall. 2003. Abnormal uterine bleeding in adolescents. *Obstet Gynecol Clin North Am* 30:321–35.

Suresh, P.S. and R. Medhamurthy. 2009. Dynamics of circulating concentrations of gonadotropins and ovarian hormones throughout the menstrual cycle in the bonnet monkey: role of inhibin A in the regulation of follicle-stimulating hormone secretion. *Am J Primatol* 10:817–24.

827 Taketa, Y., A. Inomata, S. Hosokawa et al. 2011. Histopathological characteristics of luteal hypertrophy induced by ethylene glycol monomethyl ether with a comparison to normal luteal morphology in rats. *Toxicol Pathol* 39:372–80.

Tang, F.Y., T.A. Bonfiglio, and L.K. Tang. 1984. Effect of estrogen and progesterone on the development of endometrial hyperplasia in the Fischer rat. *Biol Reprod* 31:399–413.

Tani, Y., P.M. Foster, R.C. Sills, P.C. Chan, S.D. Peddada, and A. Nyska. 2005. Epididymal sperm granuloma induced by chronic administration of 2-methyoimidazole in B6C3F1 mice. *Toxicol Pathol* 33:313–9.

Tani, Y., S. Murat, N. Maeda, J. Fukushige, and T. Hosokawa. 1997. A spontaneous testicular teratoma in an ICR mouse. *Toxicol Pathol* 25:317–20.

Tanigawa, H., H. Onodera, and A. Maekawa. 1987. Spontaneous mesotheliomas in Fischer rats—a histological and electron microscopic study. *Toxicol Pathol* 15:157–63.

Tarara, R.P. 2007. Review of mammary gland neoplasia in nonhuman primates. *Breast Dis* 28:23–7.

Tash, J.A., S. McCallum, M.P. Hardy, B. Knudsen, and P.N. Schlegel. 2002. Men with non-obstructive azoospermia have Leydig cell hypertrophy but not hyperplasia. *J Urol* 168:1068–70.

Tavassoli, F.A., H.W. Casey, and N.J. Norris. 1988. The morphologic effects of synthetic reproductive steroids on the mammary gland of rhesus monkeys. Mestranol, ethynerone, mestranol-ethynerone, chloroethynyl norgestrel-mestranol, and anagestone acetate-mestranol combinations. *Am J Pathol* 131:213–34.

Telfer, E., and R.G. Gosden. 1987. A quantitative cytological study of polyovular follicles in mammalian ovaries with particular reference to the domestic bitch (*Canis familiaris*). *J Reprod Fert* 81:137–47.

Temel, S., W. Lin, S. Lakhlani, and L. Jennes. 2002. Expression of estrogen receptor-alpha and cFos in norepinephrine and epinephrine neurons of young and middle-aged rats during the steroid-induced luteinizing hormone surge. *Endocrinology* 143:3974–83.

Teo, S.K., M.G. Evans, M.J. Brockman et al. 2001. Safety profile of thalidomide after 53 weeks of oral administration in beagle dogs. *Toxicol Sci* 59:160–8.

Tibbetts, T.A., M. Mendoza-Meneses, B.W. O'Malley, and O.M. Conneely. 1998. Mutual and intercompartmental regulation of estrogen receptor and progesterone receptor expression in the mouse uterus. *Biol Reprod* 59:1143–52.

Tilbrook, A.J., A.I. Turner, and I.J. Clarke. 2002. Stress and reproduction: central mechanisms and sex differences in non-rodent species. *Stress* 5:83–100.

Topper, Y.J., and C.S. Freeman. 1980. Multiple hormone interactions in the developmental biology of the mammary gland. *Physiol Rev* 60:1049–106.

Toyoda, K., M. Shibutani, T. Tamura, T. Koujitani, C. Uneyama, and M. Hirose. 2000. Repeated dose (28 days) oral toxicity study of flutamide in rats, based on the draft protocol for the 'Enhanced OECD Test Guideline 407' for screening for endocrine-disrupting chemicals. *Arch Toxicol* 74:127–32.

Tripiciano, A., A. Filippini, Q. Giustiniani, and F. Palombi. 1996. Direct visualization of rat peritubular myoid cell contraction in response to endothelin. *Biol Reprod* 55:25–31.

Troiano, L., M.F. Fustini, E. Lovato et al. 1994. Apoptosis and spermatogenesis: evidence from an in vivo model of testosterone withdrawal in the adult rat. *Biochem Biophys Res Comm* 202:1315–21.

Tsubota, K., K. Kushima, K. Yamauchi et al. 2009. Collaborative work on evaluation of ovarian toxicity. 12. Effects of 2- or 4-week repeated dose studies and fertility study of indomethacin in female rats. *J Toxicol Sci* 34:SP129–36.

Tsubura, A, T. Hatano, S. Hayama, and S. Morii. 1991. Immunophenotypic difference of keratin expression in normal mammary glandular cells from five different species. *Acta Anat* 140:287–93.

Tsubura, A., K. Yoshizawa, N. Uehara, T. Yuri, and Y. Matsuoka. 2007. Multistep mouse mammary tumorigenesis through preneoplasia to neoplasia and acquisition of metastatic potential. *Med Mol Morphol* 40:9–17.

Tsujioka, S., Y. Ban, L.D. Wise et al. 2009. Collaborative work on evaluation of ovarian toxicity. 3. Effects of 2- or 4-week repeated dose toxicity and fertility studies with tamoxifen in female rats. *J Toxicol Sci* 34:SP43–51.

Turner, C., and E. Gomez. 1934. The normal development of the mammary gland of the male and female albino mouse. *Mo Agr Exp Stn Res Bull* 182:3–20.

Valerio, M.G. 1989. Comparative aspects of contraceptive steroids: effects observed in the monkey. *Toxicol Pathol* 17:401–10.

van Cruchten S., W. Van den Broeck, L. Duchateau, and P. Simoens. 2003. Apoptosis in the canine endometrium during the estrous cycle. *Theriogenology* 60:1595–608.

van der Schoot, P., G.H. Bakker, and J.G.M. Klijn. 1987. Effects of the progesterone antagonist RU486 on ovarian activity in the rat. *Endocrinology* 121:1375–82.

van Esch, E., J.M. Cline, E. Buse, and G.F. Weinbauer. 2008. The macaque endometrium, with special reference to the cynomolgus monkey (*Macaca fascicularis*). *Toxicol*

Pathol 36:67S–100S.

828 van Wagenen, G., and M.E. Simpson. 1973. Postnatal development of the ovary in *Homo sapiens* and *Macaca mulatta* and induction of ovulation in the macaque. New Haven, CT: Yale University Press.

van Zwieten, M.J., H. HogenEsch, J.A. Majka, and G.A. Boorman. 1994. Nonneoplastic and neoplastic lesions of the mammary gland. In *Pathobiology of the Aging Rat*, Vol. 2., ed. U. Mohr, D.L. Dungworth, and C.C. Capen, 459–76. Washington, DC: ILSI Press.

Velardo, J.T., A.B. Dawson, A.G. Olsen, and F.L. Hisaw. 1953. Sequence of histological changes in the uterus and vagina of the rat during prolongation of pseudopregnancy associated with the presence of deciduomata. *Am J Anat* 93:273–305.

Vermeirsch, H., W. Van Den Broeck, and P. Simeons. 2002. Immunolocalization of sex steroid hormone receptors in canine vaginal and vulvar tissue and their relation to sex steroid hormone concentrations. *Reprod Fertil Dev* 14:251–8.

vom Saal, F.S., C.E. Finch, and J.F. Nelson. 1994. Natural history and mechanisms of reproductive aging in humans, laboratory rodents, and other selected vertebrates. In *The Physiology of Reproduction*, 2nd edition, ed. E. Knobil and J.D. Neill, 1213–314. New York: Raven Press.

Von Berky, A.G., and W.L.Townsend. 1993. The relationship between the prevalence of uterine lesions and the use of medroxyprogesterone acetate for canine population control. *Aust Vet J* 70:249–50.

Wakui, S., T. Muto, Y. Kobayashi et al. 2008. Sertoli–Leydig cell tumor of the testis in a Sprague–Dawley rat. *J Am Assoc Lab Anim Sci* 47:67–70.

Walker, R.F., L.W. Schwartz, and J.M. Manson. 1988. Ovarian effects of an anti-inflammatory–immunomodulatory drug in the rat. *Toxicol Appl Pharmacol* 94:266–75.

Walker, W.F. Jr., and D.G. Homberger. 1997. *Anatomy & Dissection of the Rat*, 3rd edition, 65–78. New York: W.H. Freeman and Co.

Walter, I., G. Galabova, D. Dimov, and M. Helmreich. 2011. The morphological basis of proestrus endometrial bleeding in canines. *Theriogenology* 75:411–20.

Walters, K.A., U. Simanainen, and D.J. Handelsman. 2010. Molecular insights into androgen actions in male and female reproductive function from androgen receptor knockout models. *Hum Reprod Update* 16:543–58.

Wang, H., H. Eriksson, and L. Sahlin. 2000. Estrogen receptors alpha and beta in the female reproductive tract of the rat during the estrous cycle. *Biol Reprod* 63:1331–40.

Wang, X.J., E. Bartolucci-Page, S.E. Fenton, and L. You. 2006. Altered mammary gland development in male rats exposed to genistein and methoxychlor. *Toxicol Sci* 91:93–103.

Warner, M.R. 1976. Age incidence and site distribution of mammary dysplasia in young beagle bitches. *J Natl Cancer Inst* 57:57–61.

Warren, L., and S.S. Spicer. 1961. Biochemical and histochemical identification of sialic acid containing mucins of rodent vagina and salivary glands. *J Histochem Cytochem* 9:400–8.

Wassarman, P., J. Chen, N. Cohen et al. 1999. Structure and function of the mammalian egg zona pellucida. *J Exp Zool* 285:251–8.

Watanabe, D., T. Hoshiya, J. Sato, Y. Yamaguchi, K. Horiguchi, Y. Nagashima, A. Okaniwa, and H. Yoshikawa. 2006. Changes in the reproductive organs depending on phases of reproductive cycle and aging in female cynomolgus monkeys. *J Toxicol Pathol* 19:169–77.

Watson, C.J., and W.T. Khaled. 2008. Mammary development in the embryo and adult: a journey of morphogenesis and commitment. *Development* 135:995–1003.

Weinbauer, G.F., M. Niehoff, M. Niehaus, S. Srivastav, A. Fuchs, E. Van Esch, and J.M. Cline. 2008. Physiology and endocrinology of the ovarian cycle in macaques. *Toxicol Pathol* 36:7S–23S.

Weinbauer, G.F., and E. Nieschlag. 1999. Testicular physiology of primates. In *Reproduction in Nonhuman Primates*, ed. G.F. Weinbauer and R. Korte, 13–26. Münster: Wasmann Verlag.

Wenzel, J.G., and S. Odend'hal. 1985. The mammalian rete ovarii: a literature review. *Cornell Vet* 75:411–25.

Westfahl, P.K. 1993. Comparison of luteinized unruptured follicles and corpora lutea: steroid hormone production and response to luteolytic and luteotropic agents. *Biol Reprod* 48:807–14.

Westwood, F.R. 2008. The female rat reproductive cycle: a practical histological guide to staging. *Toxicol Pathol* 36:375–84.

Wildt, D.E., S.W.J. Seager, and P.K. Chakraborty. 1981. Behavioral, ovarian and endocrine relationships in the pubertal bitch. *J Anim Sci* 53:182–91.

Wimsatt, W.A., and C.M. Waldo. 1945. The normal occurrence of a peritoneal opening in the bursa ovarii of the mouse. *Anat Rec* 93:47–57.

Withers, A.R., and J.C. Whitney. 1967. The response of the bitch to treatment with medroxyprogesterone acetate. *J Small Anim Pract* 8:265–71.

Woicke, J., S.K. Durham, and M.G. Mense. 2007. Lobucavir- 829
induced proliferative changes in mice. *Exp Toxicol Pathol* 59:197–204.

Wood, C.E. 2008. Morphologic and immunohistochemical features of the cynomolgus macaque cervix. *Toxicol Pathol* 36:119S–29S.

Wood, C.E., J.M. Hester, and J.M. Cline. 2007. Mammary gland development in early pubertal female macaques. *Toxicol Pathol* 35:793–803.

Wood, C.E., A.L. Usborne, M.F. Starost et al. 2006. Hyperplastic and neoplastic lesions of the mammary gland in macaques. *Vet Pathol* 43:471–83.

Wordinger, R.J., and A. Morrill. 1985. Histology of the adult mouse oviduct and endometrium following a single prenatal exposure to diethylstilbestrol. *Virchows Arch B Cell Pathol Incl Mol Pathol* 50:71–9.

Wuttke, W., and J. Meites. 1971. Luteolytic role of prolactin during the estrous cycle of the rat. *Proc Soc Exp Biol Med* 137:988–91.

Yaghmaei, P., K. Parivar, and F. Jalalvand. 2009. Effect of Imatinib on the oogenesis and pituitary–ovary hormonal axis in female Wistar rat. *Int J Fertil Steril* 3:11–6.

Yamasaki, K., M. Sawaki, S. Noda, N. Imatanaka, and M. Takatsuki. 2002. Subacute oral toxicity study of ethynylestradiol and bisphenol A, based on the draft protocol for the 'Enhanced OECD Test Guideline no. 407.' *Arch Toxicol* 76:65–74.

Yan, W., M. Samson, B. Jegou, and J. Toppari. 2000. Bcl-w forms complexes with Bax and Bak, and elevated ratios of Bax/Bcl-w and Bak/Bcl-w correspond to spermatogonial and spermatocyte apoptosis in the testis. *Mol Endocrinol* 14:682–99.

Yang, X.-J., H.-C.Wang, Y.-P. Chen, J. Zhao, and F.-Y. Zheng. 2009. Examination of the effects of methotrexate on histological and steroid receptor changes in the endosalpinx of the rat. *Eur J Obstet Gynecol Reprod Biol* 146:193–9.

Yano, B.L., J.F. Hardisty, J.C. Seely, B.E. Butterworth, E.E. McConnell, J.A. Swenberg, G.A. Williams, K.E. Stebbins, B.B. Gollapudi, and D.L. Eisenbrandt. 2008. Nitrapyrin: a scientific advisory group review of the mode of action of carcinogenicity in B6C3F1 mice. *Regul Toxicol Pharmacol* 51:53–65.

Yano, S., Y. Ikegami, and K. Nakao. 1996. Studies on the effect of the new non-steroidal aromatase inhibitor fadrozole hydrochloride in an endometriosis model in rats. *Arzneim Forsch* 46:192–5.

Yeh, J., B.S. Kim, Y.J. Liang, and J. Peresie. 2009. Gonadotropin stimulation as a challenge to calibrate cisplatin induced ovarian damage in the female rat. *Reprod Toxicol* 28:556–62.

Yeh, S., Y.C. Hu, P.H. Wang et al. 2003. Abnormal mammary gland development and growth retardation in female mice and MCF7 breast cancer cells lacking androgen receptor. *J Exp Med* 198:1899–908.

Yi, E.S., A.A. Bedoya, H. Lee et al. 1994. Keratinocyte growth factor causes cystic dilation of the mammary glands of mice. *Am J Pathol* 145:1015–22.

Yoshida, M., A. Sanbuissho, S. Hisada, M. Takahashi, Y. Ohno, and A. Nishikawa. 2009. Morphological characterization of the ovary under normal cycling in rats and its viewpoints of ovarian toxicity detection. *J Toxicol Sci* 34:SP189–97.

Yoshitomi, K. 1990. Cystic dilatation of the vaginal fornix in aged female Crj:F344/Du rats. *Vet Pathol* 27:282–4.

Yoshitomi, K., and S. Morii. 1984. Benign and malignant epithelial tumors of the rete testis in mice. *Vet Pathol* 21:300–3.

Young, J.M., and A.S. McNeilly. 2010. Theca: the forgotten cell of the ovarian follicle. *Reproduction* 140:489–504.

Yuan, Y.-D., and R.G. Carlson. 1985. Structure, cyclic change, and function vagina and vulva, rat. In *Genital System*, ed. T.C. Jones, U. Mohr, and R.D. Hunt, 161–8. Berlin: Springer-Verlag.

Yuan, Y.-D., and G.L. Foley. 2002. Female reproductive system. In *Handbook of Toxicologic Pathology*, 2nd edition, ed. W.M. Haschek, C.G. Rousseaux, and M.A. Wallig, Vol. 2, 847–94. San Diego: Academic Press.

Yuan, Y.-D., and J.E. Lund. 1991. Vaginal epithelial inclusion cyst in a rat. *Lab Anim Sci* 41:175–7.

Yuan, Y.D., A.H. Kennedy, and R. Ochoa. 1994. Testicular toxicity of theophylline in rats. *Toxicol Pathol* 22:655 (abstract).

Zeleznik, A.J. and C.R. Pohl. 2006. Control of follicular development, corpus luteum function, the maternal recognition of pregnancy, and the neuroendocrine regulation of the menstrual cycle in higher primates. In *Knobil and Neill's Physiology of Reproduction*, ed. J.D. Neill, 2449–510. St. Louis, MO: Elsevier.

Zheng, S., T.T. Turner, and J.L. Lysiak. 2006. Caspase 2 activity contributes to the initial wave of germ cell apoptosis during the first round of spermatogenesis. *Biol Reprod* 74:1026–33.

Zhengwei, Y., R.I. McLachlan, W.J. Bremner, and N.G. 830
Wreford. 1997. Quantitative (stereological) study in the adult monkey (*Macaca fascicularis*). *J Androl* 18:681–7.

Zondervan, K.T., D.E. Weeks, R. Colman, L.R. Cardon, R. Hadfield, J. Schleffler, A.G. Trainor, C.L. Coe, J.W. Kemnitz, and S.H. Kennedy. 2004. Familial aggregation of endometriosis in a large pedigree of rhesus macaques. *Hum Reprod* 19:448–55.

第 19 章　皮肤

Zbigniew W. Wojcinski、Lydia Andrews-Jones、Daher Ibrahim Aibo 和 Robert Dunstan

832 19.1　引言、皮肤胚胎学与解剖学

19.1.1　引言

在药物开发中，局部或全身性给药后可产生皮肤毒性，这可能是药物直接或间接作用的结果。皮肤毒性机制可能涉及化学毒性、免疫介导的原因或光敏作用。化合物的化学结构［如紫外线（ultraviolet，UV）吸收］和特性（如亲脂性和抗原性）、生物利用度（包括在皮肤中的代谢和分布）、皮肤部位和动物种属均能影响潜在的皮肤毒性，以及观察到的相关组织病理学改变的模式。

由于不同种属间（同一种属不同品系间）皮肤特征不同，当评价一种新化学实体对人类潜在安全性时，选择适合的动物模型能够明显影响临床前试验的毒性预测价值。皮肤反应也受年龄、性别、营养或激素状态、疾病状态和遗传背景的影响（Feingold and Elias 1988; Greaves 2000）。

对完整皮肤的渗透通常包括 3 种主要途径：大多数化合物通过细胞间脂质域渗透；其他化合物通过皮肤附属器或通过角质层中的角蛋白中间丝束（Godin and Touitou 2007）。皮肤被公认是对外界环境的保护性屏障，但也是一种具有生物转化功能的动态器官，对于可能通过生物活化产生的活性代谢产物引起毒性的某些化学物质或药物而言，这尤其令人担忧。Oesch 等人（2007）的综述文章中已经对人类、大鼠和猪皮肤中的代谢酶进行了比较。皮肤含有一些特异性药物代谢酶，大多数位于表皮，最常见于各分化层。药物诱导的皮肤毒性必须与传染病、自发性炎症、血管栓塞性疾病或医源性原因（如过度采血导致的皮肤损伤）相鉴别（Greaves 2000）。

皮肤对损伤的反应差异取决于初始损害的性质，从轻度急性炎症反应到慢性炎症和硬结形成。炎症和免疫反应能够改变皮肤的渗透性，慢性皮肤刺激也能够导致多种细胞的增殖。皮肤能够修复和再生，但不受控制的反应会导致瘢痕形成、产生过多的增生性组织或皮肤肿瘤形成。由 833
于局部和全身性疾病都可能有皮肤表现，所以皮肤的组织病理学评价是任何诊断评估必不可少的组成部分。

由于种属间皮肤特性的差异，使得皮肤毒性动物模型的预测性备受争议。动物模型包括小鼠、大鼠、兔、豚鼠、猪和猴。所有这些种属中，猪的皮肤结构与人类最接近（见下述和 19.2.1.2 小节内容）。猪具有与人类相似的角质层、表皮厚度和毛囊密度，角质层的化学成分也相近（Godin and Touitou 2007; Swindle et al. 2012）。啮齿类动物与人类相比皮肤较薄（尤其是表皮），其渗透性更高（Bartek et al. 1972; Wester et al. 1989）。

了解皮肤的胚胎学和功能性解剖学结构有助于基本理解皮肤对化学损伤的反应。

19.1.2　胚胎学

表皮、毛囊、汗腺、皮脂腺及神经组织起源

于外胚层。而真皮和血管起源于中胚层。黑色素细胞起源于胚胎神经嵴细胞。

19.1.3 功能解剖学

皮肤由表皮、下方的真皮、皮下组织及附属器组成，附属器包括毛囊，皮脂腺、汗腺及爪甲（图 19.1）。表皮模式、毛囊类型及分布、汗腺和皮脂腺及浅表血管丛存在与否，这些皮肤特征在不同种属间有差异（表 19.1）。

皮肤是机体最大的器官（占机体总重量的 15%~20%），能够保护下层软组织抵御机械损伤、日光照射及毒物。皮肤厚度种属间有差异（图 19.2a~ 图 19.2f），也因机体部位而有所不同，并受表皮有丝分裂活动调控（Bullough 1972）。通常，皮肤在背侧和外侧面较厚，在腹面和内侧面最薄。与地面接触的皮肤（如足垫和足跟）表皮最厚，除了具有保护性屏障功能外，皮肤也有一些其他功能，包括温度调节、感觉（如触觉、温度觉和痛觉）、分泌（如汗液）、

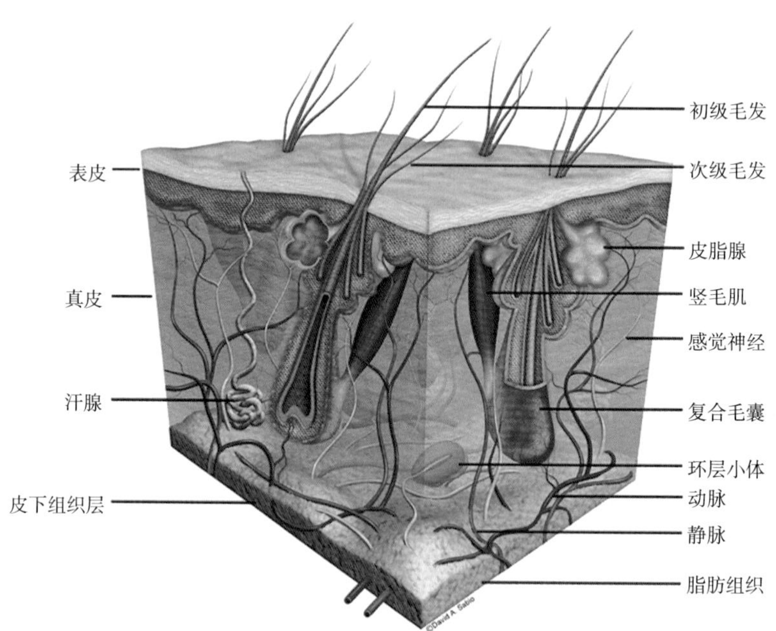

图 19.1 哺乳类动物皮肤结构示意图，概括了主要的解剖结构

表 19.1 不同种属间皮肤组分的比较

	人类 / 非人灵长类动物	猪	犬	大鼠	小鼠
表皮类型	表皮	表皮	大部分呈漏斗状[a]	大部分呈漏斗状[a]	大部分呈漏斗状[a]
复合毛囊	无	无	有（除了触须）	无[b]	无[b]
汗腺	全身分布的小汗腺；生殖器和腋下顶泌汗腺	腕腺的小汗腺；与所有毛囊有关的顶泌汗腺	足垫和鼻的小汗腺；与所有毛囊有关的顶泌汗腺，在肛周排入肛门腺	足垫的小汗腺；无顶泌汗腺	足垫的小汗腺；无顶泌汗腺
皮脂腺	与毛囊有关	与毛囊有关	与毛囊有关	与毛囊有关	与毛囊有关
浅表血管丛	有	有	有	有	无

注：[a] 由于毛囊的密度大，这些种属多数表皮主要由漏斗状上皮组成。
[b] 啮齿类动物常见单一毛囊中保留旧的静止期毛发，呈现复合毛发的外观。然而这不同于犬所见的复合毛发，犬的毛干由多个毛囊形成，进入同一个漏斗部。

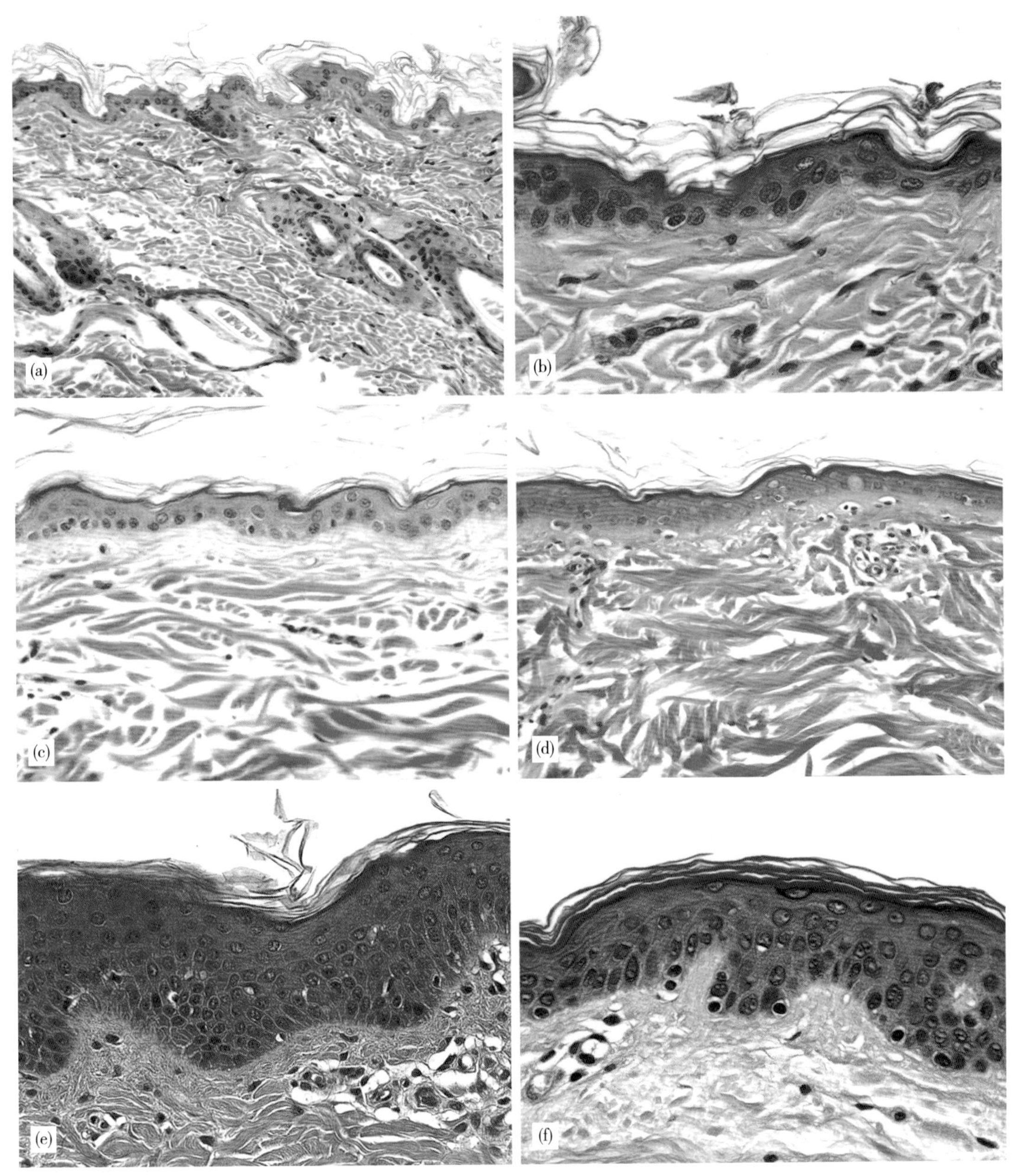

图 19.2　正常皮肤的比较组织学（a）小鼠；（b）大鼠；（c）犬；（d）猴；（e）猪；（f）人类

834 合成维生素 D（通过吸收紫外线照射）及钙磷代谢。皮肤的保护功能包括相对无渗透性的角蛋白层，以及细胞成分参与的炎症和免疫反应。

19.1.3.1　表皮

表皮是皮肤的最外层，由复层鳞状角化上皮（即角质形成细胞）和非角质形成细胞（即黑色素细胞、朗格汉斯细胞和梅克尔细胞）组成。表皮的厚度因种属和解剖部位不同而有所不同，被覆主要起结构性保护屏障作用的有毛发部位的表皮通常较薄，而无毛发部位（如足垫和黏膜皮肤交界处）表皮较厚（表 19.2）。

角化上皮排列为 4 层，由表皮细胞骨架支撑，但在多毛哺乳动物中可能不存在这 4 层的明显区别，尤其是啮齿类动物正常表皮可能有 2~3 层有核细胞层。

基底细胞层为表皮的最深层，紧靠基板或基底膜。由含有大细胞核及嗜碱性胞质的单层立方

表 19.2 10 个种属角质层和表皮厚度的比较及背部（胸腰部区域）的细胞层数

种属	角质层（μm）Mean ± SE	表皮（μm）Mean ± SE	细胞层数 Mean ± SE
猫	5.84 ± 1.02	12.97 ± 0.93	1.28 ± 0.13
牛	8.65 ± 1.17	36.76 ± 2.95	2.22 ± 0.11
犬	5.56 ± 0.85	21.16 ± 2.55	1.89 ± 0.16
马	7.26 ± 1.04	33.59 ± 2.16	2.50 ± 0.25
猴	12.05 ± 2.30	26.87 ± 3.14	2.67 ± 0.24
小鼠	2.90 ± 0.12	13.32 ± 1.19	1.75 ± 0.08
猪	12.28 ± 0.72	51.89 ± 1.49	3.94 ± 0.13
家兔	6.56 ± 0.37	10.85 ± 1.00	1.22 ± 0.11
大鼠	5.00 ± 0.85	21.66 ± 2.23	1.83 ± 0.17
人类[a]	15.11 ± 1.543[b]	86.18 ± 6.832[b]	4~5

资料来源：改编自 Monteiro-Riviere, N.A. et al, *Journal of Investigative Dermatology*, 95(5):582–6, 1990.
注：动物研究，$n = 6$；人类研究，$n = 20$；SE, 标准误差。
[a] 资料来源：Liu, Y. et al, *Comparative Medicine*, 60(2):142–8, 2010。
[b] 平均值 ± 标准差。

细胞组成。基底细胞是有丝分裂活跃的干细胞，能够补充表面不断脱落的被覆上皮细胞，一个健康中年人表皮的更替周期大约为 27 天。基底细胞含有大量的桥粒，将相邻的基底细胞与其上方的棘细胞层细胞相连。基底细胞通过半桥粒与基
835 板相连。超微结构显示，基底细胞含有大量游离核糖体、少量粗面内质网（RER）和 1 个小的高尔基复合体。外侧桥粒和基底半桥粒含有大量单一或成束的被称为张力微丝的中间丝。这层细胞合成 3 种角蛋白（角蛋白 5、角蛋白 14 和角蛋白 15），可用于区分表皮的各层（Moll et al. 2008; Porter 2006）。

棘细胞层覆于基底细胞层之上，是表皮最厚的一层。它由含有大量桥粒的多边形到扁平的细胞组成，通过细胞间桥相互交错，使棘细胞层呈现"棘细胞"或"刺状"外观。与基底细胞类似，棘细胞层细胞含有游离核糖体、粗面内质网及一个高尔基复合体，但与基底细胞不同的是，它们含有更多的张力微丝（即细胞角蛋白），从
836 核周区域向外辐射至相互交错的细胞突起，桥接细胞间隙。由于棘细胞层的角质形成细胞向外生长，并持续产生张力微丝并聚集在一起形成张力原纤维，使得这些细胞外观呈嗜酸性。这些角质形成细胞也含有胞质膜包裹的颗粒（又称板层颗粒），这些颗粒是扁平的囊泡，含有复合脂类、蛋白酶和脂肪酶（后者参与脱屑），通常呈层状模式排列（Fartasch 2004）。通常，棘细胞层底部的角质形成细胞仅当皮肤对损伤有反应时，有丝分裂才活跃，因此基底层以上出现有丝分裂时表明存在表皮增殖，是某些慢性皮肤病变的特征。

棘细胞层之上是颗粒细胞层，是有核表皮的最外层。颗粒细胞层细胞含有大、不规则、粗糙、与膜不结合的透明角质颗粒。透明角质颗粒使这些细胞嗜碱性更强。这些细胞含有膜包裹颗粒，又称板层小体，能够通过胞吐作用释放富含脂质的物质或蛋白酶，有助于皮肤防水屏障及抗菌防御（Fartasch 2004; Madison 2003）。棘细胞也含有细丝聚集蛋白，有利于角蛋白丝聚集成粗束。这些细胞对钙离子有渗透性，参与外膜和其他蛋白的交联，用以在质膜下形成一个厚而坚韧的层，被称为角质化包膜。

表皮最表面层是角质层，由于其形态特征也被称为“角质层（horny layer）”。角质层是最主要的皮肤屏障，可防止水分丢失及抵御包括局部给予药物在内的接触皮肤物质的渗透（Bouwstra et al. 2003; Freinkel and Woodley 2001）。这一层由多层扁平的死亡细胞（鳞屑）组成，是角化的不含有细胞核或细胞器的细胞，位于连续的胞外脂质基质中，称之为砖－浆墙样排列（brick-and-mortar arrangement）（Freinkel and Woodley 2001）。这一层更深的细胞含有桥粒，随着细胞移动到角质层表面逐渐消失和脱落（脱屑）。这些细胞内部的无定型基质中含有许多直径 10nm 角蛋白丝（Fuchs 1995）。

837 表皮细胞被称为角质形成细胞，其生长和发育受表皮生长因子（epidermal growth factor, EGF）和白介素（interleukin, IL）-1α 的影响，而转化生长因子（transforming growth factor, TGF）-β 则抑制其增殖和分化。环磷酸腺苷、蛋白激酶 C、肌醇磷酸、淋巴因子和 p63 基因表达也有助于表皮的稳态。细胞凋亡受紫外线辐射影响。角质细胞可特征性地合成细胞因子、趋化性多肽和黏附分子（Bos and Kapsenberg 1993）。除角质细胞外，表皮内还有具有抗原呈递功能的几种类型的细胞，包括黑色素细胞、朗格汉斯细胞，以及梅克尔细胞。

19.1.3.1.1　黑色素细胞

黑色素细胞存在于有色动物皮肤中，含有决定着皮肤和毛发颜色的黑色素颗粒。黑色素能够非特异性结合一些外源性物质（Onoet al. 2003），因此，色素是某些药物开发或毒性需要考虑的因素。药物对皮肤色素沉着的影响将在随后的小节中进行描述。

黑色素细胞位于基底细胞层、棘细胞深层及浅表真皮。黑色素细胞呈星形或细长形，具有长的波浪状突起伸入到棘细胞层的细胞间隙中。黑色素细胞含有粗面内质网，能够产生酪氨酸酶，经高尔基体包裹成圆形或卵圆形颗粒（黑色素体）。在超微结构上，可通过观察到黑色素体的存在来识别黑色素细胞，在某些病理状况下，黑色素体可能会有异常（Cheville 1994)。在黑色素体中，酪氨酸酶（被紫外线激活）经 3,4- 二羟基苯丙氨酸（多巴、甲基－多巴）和多巴醌反应将氨基酸酪氨酸转化成黑色素（Hirobe 2011)。黑色素体移动到细长突起的顶端，通过入胞分泌过程转移到棘细胞层内角质形成细胞的胞质中。然后黑色素体被传送到细胞核上区域形成核上保护帽，从而提供保护使其免受穿透皮肤表面的紫外线辐射。几天内，黑色素被这些细胞的溶酶体降解，随着角质形成细胞向表皮表面移动黑色素颗粒的数量逐渐减少。色素沉着的程度取决于黑色素体的大小，以及酪氨酸酶活性的多少，而不是黑色素细胞的数量。持续暴露于紫外线辐射将最终导致黑色素体数量和大小都增加。细胞内黑色素体的分布也影响色素沉着的程度。皮肤色素沉着的差异可能受表皮中黑色素数量和成分（如颜色），以及黑色素体大小的影响（Alaluf et al. 2002a）。

可通过特征性的免疫染色检测酪氨酸酶活性或者借助透射电子显微镜（transmission electron microscopy, TEM）以识别黑色素体。色素减退或是由于黑色素细胞缺失，或是由于黑色素细胞不能产生黑色素。与酪氨酸和多巴（即黑色素前体）有化学相关性的某些化合物，例如对叔丁基儿茶酚（p-tertiary butylcatechol）、对叔丁基苯酚（p-tertiary butyphenol）和对苯二酚，能够导致色素减退，而另一些化学品能够引起色素沉着过度。4-*S* 半胱氨基苯酚（4-*S*-cysteaminglphenol, 4-*S*-CAP）对黑色小鼠的毛囊黑色素细胞具有选择性细胞毒性，可导致黑色素细胞肿大和溶解，导致黑色毛囊色素脱失。而在白化小鼠未见相似改变，这表明活性黑色素及酪氨酸酶合成是 4-*S*-CAP 黑色素细胞毒性的关键（Ito and Jimbow 1987）。

黑色素细胞和生成黑色素的主要功能是保

护皮肤结构免受阳光中紫外线的有害辐射，并且对阻断最具破坏性的较短波长的日光特别有效（Rees 2003）。在动物中其他较为不重要的功能，包括伪装或与之相反，用来吸引同类的注意力（Rees 2003）。皮肤中黑色素越多，抵抗紫外线辐射导致的老化及致癌性作用的保护性潜能越强（Miyamura et al. 2007）。黑色素还能够分散入射的紫外线辐射，并且可起到滤光器的作用，减少紫外线通过表皮层的穿透（Kadekaro et al. 2003）。此外，黑色素可清除由紫外线暴露产生的导致表皮细胞 DNA 损伤的活性氧（Kadekaro
838 et al. 2003）。角质细胞衍生因子如α-黑色素细胞刺激素（α-melanocyte-stimulating hormone,α-MSH）和促肾上腺皮质激素（ACTH）对调节皮肤色素沉着起重要作用（Yamaguchi and Hearing 2009）。α-MSH 和 ACTH 均与黑色素细胞上的黑皮质素 1 受体（melanocortin 1 receptor, MC1R）相互作用（Yamaguchi and Hearing 2009）。黑皮质素 1 受体决定着人类及小鼠的黑色素产生的水平及类型（Rees 2004）。真黑色素在深肤色人种皮肤中是最常见的类型，而褐黑色素在凯尔特人或北欧血统的浅肤色人种中更为常见（Freinkeland Woodley 2001）。有趣的是，已经发现 MC1R 蛋白序列的改变与多种皮肤癌［包括鳞状细胞癌（squamous cell carcinoma, SCC）和黑色素瘤］有关，而且一些研究人员把这种关联归因于 MC1R 序列改变后引起真黑色素对紫外线辐射屏蔽作用的缺失，但也有人提出了其他理论（Rees 2003）。调节黑色素细胞分化和黑色素原生成最关键的转录因子（并且是 MC1R 的下游靶点）是小眼畸形转录因子（Lin and Fisher 2007）。

参与皮肤色素沉着稳态的其他因子包括来源于皮肤成纤维细胞并作为抑制剂（Dickkopf1 或 DKK1 和 TGF-β1）或激活剂（碱性成纤维细胞生长因子或 bFGF、干细胞因子或 SCF，或肝细胞生长因子或 HGF）（Yamaguchi and Hearing 2009）。雌激素的增加通常能够引起皮肤色素沉着增加，而雄性激素增加则作用相反（Tadokoro et al. 2003）。色素沉着增加或减少是一种病变，有时继发于皮肤炎症，镜检特征是黑色素细胞数量和黑色素生成量的增加或减少（Costin and Hearing 2007; Ruiz-Maldonado and Orozco-Covarrubias 1997）。花生四烯酸衍生物（前列腺素 E2 和前列腺素 F2α、白三烯 C4 和白三烯 D4，以及血栓烷 B2）似乎参与色素沉着相关的炎症，因为此类物质能够激活黑色素细胞（Costin and Hearing 2007）。药物对皮肤色素沉着的影响将在下面小节中进行叙述。

19.1.3.1.2 朗格汉斯细胞

由于朗格汉斯细胞是皮肤免疫功能的重要组成部分，将在皮肤免疫小节中对其进行详细的讨论（19.1.3.7 小节）。

19.1.3.1.3 梅克尔细胞

梅克尔细胞分散在基底细胞层的角质形成细胞之间，功能是机械性刺激感受器。他们通过桥粒附着于角质形成细胞，并具有与邻近的角质形成细胞相互交错的突起。梅克尔细胞的细胞核深凹，胞质深染含有中间角蛋白丝。梅克尔细胞的一个特征是存在位于细胞核周围的中心致密的囊泡，以及神经纤维附近的胞质突起。无髓感觉神经纤维穿透基板，与邻近的梅克尔细胞形成梅克尔细胞 – 神经元复合物，起机械刺激感受器的作用。梅克尔细胞也释放神经内分泌样物质（如 5- 羟色胺和 P 物质）。呈免疫阳性反应的细胞角蛋白 20 对皮肤梅克尔细胞具有高度特异性（Halata et al. 2003）。

19.1.3.2 真皮

表皮通过由Ⅳ型胶原蛋白、层粘连蛋白、巢蛋白、原纤蛋白和串珠蛋白聚糖组成的基底膜和真皮分离。表皮和真皮交界处在有致密毛发保护的区域中通常是平滑的，但在常受到机械性压力的区域（如足垫、口唇），表皮凸起与真皮乳头及脊状突起交错相接非常明显。在较大的哺乳动物种属中，这种交错相接形成钉突（rete peg）。表皮通过由Ⅳ型胶原蛋白组成的固定纤维与真皮相接。

真皮由两层组成：浅表的乳头层和较深的网织层。因解剖学部位的不同其厚度有所差异（即眼睑处较薄，足垫较厚）。真皮含有附属器、神经、血管（浅表、中层和深层血管丛）和淋巴管。

839 真皮浅层的乳头层主要由存在于糖胺聚糖基质中的Ⅱ型胶原纤维（网状纤维）和弹性纤维构成的疏松结缔组织网组成。乳头层也含有多种细胞类型，包括成纤维细胞、巨噬细胞、肥大细胞、真皮树突状细胞、浆细胞和淋巴细胞，偶见色素细胞和脂肪细胞。成纤维细胞产生胶原蛋白和细胞因子。大量的毛细血管袢（浅表血管丛）位于真皮乳头中，为无血管的表皮提供营养，在温度调节中也起作用。触觉小体（Meissner's corpuscle）起机械性刺激感受器的作用，位于真皮乳头中，对触觉刺激敏感。

浅表乳头层与更深的网织层相连，但界限不清。网织层由致密的不规则结缔组织构成，该结缔组织由Ⅰ型胶原纤维组成，聚集成较大的束并与皮肤表面平行排列。厚的弹性纤维、纤细的网状组织与胶原束混合排列。网织层间隙含有蛋白多糖（即硫酸皮肤素），能够保持水分，增加真皮的湿度。真皮网织层较乳头层细胞少，可能含有成纤维细胞、巨噬细胞、肥大细胞和淋巴细胞，偶见脂肪细胞（在更深层）。成纤维细胞除了产生真皮胶原蛋白，成纤维细胞还作为定居哨兵细胞产生炎症趋化因子以应对组织损伤、感染或其他环境因素（Smith et al. 1997）。成群排列的平滑肌细胞位于更深的网织层，可使皮肤产生皱纹。皮肤中的骨骼肌纤维（肉膜），穿入真皮并允许随意运动（Rose et al. 1977）。骨骼肌纤维与面部较大的触须有关。网织层也含有毛囊、汗腺和皮脂腺。竖毛肌附着于毛囊，当遇到寒冷刺激时，收缩导致毛发竖立。环层小体和罗菲尼小体也位于深部网织层，对牵拉有反应。真皮网织层也含有中层和深部的血管丛。

19.1.3.3 皮下组织

皮下组织含有大量的脂肪和疏松结缔组织（胶原纤维和弹性纤维）将真皮与下方筋膜、骨骼肌或骨连接起来。脂肪细胞排列成小簇或大团块（即脂膜）。皮下组织是否丰富因解剖部位和营养状况而异。脂肪组织在足垫中十分突出，主要起“减震器”和隔热层的作用（Lafontan 2012）。在过去 10 年里，研究不断发现皮下组织中脂肪细胞的作用，目前包括调节新陈代谢和能量稳态，以及在血管生成和免疫功能中的作用（Lafontan 2012; Miner 2004）。这些细胞分泌脂蛋白脂肪酶，能够将甘油三酯水解成极低密度的脂蛋白和乳糜微粒，或补体相关蛋白，包括降脂蛋白（或补体因子 D）。脂肪细胞衍生的激素有促炎症作用［IL-6、肿瘤坏死因子 -α（tumor necrosis factor alpha, TNF-α）、纤溶酶原激活物抑制剂 -1、血管紧张肽原、抗胰岛素蛋白、C 反应蛋白］或抗炎症作用（脂联蛋白和一氧化氮）（Lau et al. 2005; Miner 2004）。

瘦蛋白激素可能是研究最广泛的脂肪细胞衍生分子（Mantzoros et al. 2011）。这种激素维持食欲和摄食量，瘦蛋白水平下降将导致食欲增强和能量消耗减少、甲状腺激素生成减少（减慢代谢率）、生殖激素减少（节省能量）、胰岛素生长因子 -1 减少（降低生长率）、生长激素增加（利用能量），还能导致人类皮质醇水平升高（Dardeno et al. 2010）。

19.1.3.4 毛囊

毛囊由毛干、毛球、真皮乳头、基质细胞和外根鞘组成（Paus and Cotsarelis 1999）。毛发起

源于表皮向真皮和皮下组织内陷形成的毛囊。毛
840 囊由厚的基底膜（“玻璃膜”），将毛囊上皮与真皮分开，毛囊被胶原纤维和弹性纤维组成的致密的真皮结缔组织带所包围。毛囊的基部扩大形成内缩的毛根，含有真皮乳头，为了与表皮下的真皮乳头相区分，有时也称之为毛乳头。毛根和真皮乳头一起形成毛球。真皮乳头具有高度的神经支配和丰富血管并有控制毛囊的生理功能（Cotsarelis 1997）。毛根由增生的毛基质细胞组成，排列为外根鞘（朝向基底膜）和内根鞘。虽然毛基质细胞的增殖能力与正常表皮生发细胞有一定相似性，但它们产生硬角蛋白（与皮肤表皮产生软角蛋白截然相反），具有间歇性有丝分裂能力和角化，与正常表皮细胞连续有丝分裂能力和角化不同。毛发生长分三个时期：生长期、退化期和静止期（发生毛发脱落）。毛发生长速率和生长周期的持续时间因机体部位不同而有所差异，并受性激素和生长因子的影响。毛发生长也可受营养状态或某些药物的影响，毛发周期的改变能够成为药物作用的靶点，如治疗雄性型脱发。

外根鞘在毛球水平为单层细胞，靠近皮肤表面为类似棘细胞层的数层细胞。内根鞘仅延伸到皮脂腺开口处，由外层单层立方细胞（亨勒层），1~3 层含有透明毛质颗粒的扁平上皮细胞（赫胥黎层）和鞘小皮层（内根鞘的最内层）组成。较大毛囊的内根鞘在皮脂腺开口水平皱折形成一些毛囊皱褶，但随后变细，细胞融合成为皮脂腺的一部分。

毛干由疏松的立方或扁平细胞构成的内部髓质、致密排列的角质化细胞构成的皮质，以及外部毛小皮组成。毛小皮是由一层相互重叠的扁平角质化细胞构成，类似于屋顶的瓦片。髓质在根部是实性的，但在毛干的细胞之间有空泡。毛小皮细胞的表面模式和髓质细胞排列有种属特异性可用于种属鉴别。毛干的不同层起源于毛根基质的不同层。中央大部分基质细胞形成髓质，而外周的这些基质细胞逐渐形成皮质、毛小皮和内根鞘。皮质细胞通过桥粒连接，产生角蛋白丝和毛透明蛋白颗粒合并成无定形基质。黑色素细胞存在于基质中并通过树枝状突起将黑色素体转移至皮质细胞。毛发颜色取决于皮质细胞中黑色素的量。随着年龄增长，黑色素细胞失去产生酪氨酸酶和黑色素的能力，导致毛发褪色（变灰白）。竖毛肌（一种平滑肌）通过弹性纤维固定在真皮乳头层，倾斜贴附在由毛囊包围的结缔组织鞘上。这些肌肉通过自主神经纤维支配，肌肉收缩时使毛发“竖起”。当这些肌肉收缩形成小的气室，被认为有助于被毛的隔热能力。

动物的毛囊根据在皮肤中的形态学表现和组成进行分类。初级毛囊的特征是直径大，扎根于真皮深层，通常有皮脂腺、汗腺和竖毛肌。次级毛囊直径较小，扎根于真皮浅表，可能含有皮脂腺，但没有汗腺或竖毛肌。单个或简单毛囊仅有一根毛发外露，而复合毛囊在皮肤表面一个开口有几根毛发。复合毛囊的每一根毛发起源于自身毛乳头，而后几个毛发在皮脂腺开口的水平上汇合，单一毛孔中有多个毛干。毛囊的类型有动物
种属差异，如犬的复合毛囊由单个大的初级毛囊 841
和周围许多小的次级毛囊组成，在单个毛孔可形成多达 15 根毛发。已经建立了缺乏 TGF-α 的基因敲除小鼠模型，可以作为异常毛发发育的动物模型（“波浪型毛发”表型）（Cotsarelis 1997）。

19.1.3.5　汗腺

汗腺依据形态学外观和功能特点分为 2 种类型：顶泌汗腺和外泌汗腺（局泌汗腺）。

顶泌汗腺是简单的囊样或管状腺体，卷曲的分泌组分连接到一个直的导管，导管开口于皮肤表面开口下方的毛囊。分泌部有大的内腔，衬覆扁平立方或矮柱状上皮细胞，含有脂质、糖原或色素颗粒。通常分泌活动表现为这些细胞顶端表

面的胞质丰富（含有分泌小泡）。肌上皮细胞围绕腺体分泌部，由交感神经系统的节后纤维支配。导管部管腔狭窄，衬覆两层扁平细胞。顶泌汗腺分布于大多数哺乳动物的全身皮肤，而人类不同，顶泌汗腺主要分布于腋部、会阴部和肛周区域（被认为代表了退化的气味腺），或在啮齿类动物中仅存在于足底区域。在动物中，顶泌汗腺可能特化，如犬或猫的肛门囊腺、外耳道的耳垢腺和眼睑的莫尔腺。

小汗腺（局泌汗腺）也是简单的、卷曲的管状腺体，一个直的导管直接开口于表皮表面，不与毛囊相连。人类小汗腺遍布全身，但在动物中，这些汗腺仅限于食肉动物和啮齿类动物的足垫，猪和反刍动物的鼻唇部及猪的腕部。分泌上皮细胞含有两种不同的立方细胞：一种是细胞顶部含有许多糖蛋白液滴的倒锥形暗（黏液样）细胞，另一种是不含有分泌颗粒但含有丰富糖原并参与流体转运的明细胞。暗细胞分泌类黏蛋白，但明细胞产生水样分泌物。邻近的明细胞之间存在细胞间分泌小管，从上皮的底部通向腺腔。整个分泌单元被含有肌球蛋白丝和肌动蛋白丝的肌上皮细胞包围，并受节后交感神经纤维支配。直的导管由位于基底膜上的两层立方细胞组成，直接开口于皮肤表面。

19.1.3.6　皮脂腺

皮脂腺通过全质分泌产生皮脂，可能是简单的、分支的或复合的泡状腺。皮脂腺起源于毛囊外根鞘并穿透真皮。皮脂腺最常与毛囊相连，但也可见于黏膜与皮肤交界处。皮脂腺的分泌单元由上皮细胞实性团块组成，周围环绕结缔组织鞘。单层矮立方细胞沿着分泌单元外围的基板排列并构成生发层。随着细胞增殖，细胞向内移动并增大，呈多边形并蓄积脂滴。皮脂的成分具有高度种属特异性，由含有不同的胆固醇酯、甘油三酯、蜡酯和细胞碎片的油状混合物组成。皮脂通过内衬复层鳞状上皮的短导管排出，或进入毛囊腔，或直接排到黏膜与皮肤交界处的皮肤表面。在某些种属中，皮脂腺排列成簇状或可能与特化的汗腺（modified sweat gland）有关，如猫的肛门腺。

与表皮角质形成细胞类似，小鼠和人类皮肤的皮脂腺细胞通过细胞因子的加工和受体的表达，包括肿瘤坏死因子 α（TNF-α）、血管肠肽和 842
阿黑皮素原（proopiomelanocortin, POMC），来参与炎症反应和免疫应答（Bohm and Luger 1998）。zymbal 腺是啮齿类动物特化的皮脂腺，位于外耳道底部（前腹侧方向）（Haines and Eustis 1990）。zymbal 腺的细胞含有细胞色素 P450 同工酶和过氧化物酶，具有化学品的代谢能力。

19.1.3.7　皮肤免疫学

皮肤的免疫防御机制可分为物理屏障、先天性免疫和适应性免疫。屏障机制包括表皮对损伤和 UV 辐射的相对抵抗力、角质层的不透水性，以及存在抗氧化性和抗菌分子。皮肤先天性和适应性免疫功能由朗格汉斯细胞、角质形成细胞、肥大细胞、真皮树突状细胞，以及多种血源性细胞如 T 细胞和巨噬细胞来执行（Clark 2010; DiMeglio et al. 2011; Ilkovitch 2011）。本节主要回顾皮肤作为免疫器官的关键效应细胞的广为接受的知识，人类与动物模型的已知差异，以及皮肤免疫能够影响外源性物质的开发或毒性的已知领域。

皮肤免疫功能因部位、区域密度和年龄效应的不同而有所差异。上述细胞可参与多种皮肤防御反应，包括超敏反应、移植排斥，以及参与疾病发病机制如牛皮癣。通过治疗性干预试图调节皮肤免疫功能的科学家需要了解人与动物模型（如小鼠）之间皮肤免疫功能的种属特异性差异（DeMeglio et al. 2011）。

肥大细胞是皮肤定居的血管周围的真皮细

胞，在皮肤炎症和免疫调节中具有重要作用。肥大细胞胞质颗粒中的β-类胰蛋白酶有促炎或抗炎作用（Harvima and Nilsson 2011）。β-类胰蛋白酶促进血管生成及促炎症细胞因子生成并引起肥大细胞自激活。肥大细胞能够产生促炎症细胞因子，如TNF-α、干扰素-γ和IL-6。β-类胰蛋白酶和类糜蛋白酶能够裂解趋化因子和神经肽，从而抑制其活性并终止炎症过程。肥大细胞也能够产生抗炎症细胞因子如IL-10。根据小鼠中肥大细胞的部位，可将其分成黏膜肥大细胞或结缔组织肥大细胞。这两种类型的肥大细胞均位于皮肤内（Heib et al. 2008）。然而人类的肥大细胞则依据化学成分进行分类，如通常在肠道、鼻黏膜和肺泡壁中含类胰蛋白酶的细胞和位于皮肤（和肠道黏膜下层）的含类胰蛋白酶和类糜蛋白酶的细胞。肥大细胞自发性聚集在多种品系小鼠的皮下组织中都有报道，包括C3H小鼠、Balb/c小鼠和CFW/L1小鼠（Moskalewski et al. 1988）。

朗格汉斯细胞在皮肤免疫功能中起重要作用。朗格汉斯细胞（树突状细胞）起源于骨髓，主要发现于棘细胞层和真皮中。朗格汉斯细胞占表皮非角质形成细胞数量的2%~4%。这些细胞特点是有致密的细胞核、浅染的胞质、细胞体内发出细长的突起伸入角质形成细胞间隙，使得这些朗格汉斯细胞呈现特征性的树突状外观。超微结构显示，朗格汉斯细胞的核呈多形性，胞质电子密度低，含有少量的线粒体、粗面内质网，无中间丝但有大量的溶酶体、多泡体和小囊泡。朗格汉斯细胞的一个特征是含有由网格蛋白相关胞吞作用形成的膜结合的伯贝克颗粒，但功能不明（Itagaki et al. 1995; Romani et al. 2003）。朗格汉斯细胞对免疫反应性溶菌酶为阴性，相比之下，组织吞噬细胞溶菌酶染色为阳性（Moore 1986）。人类朗格汉斯细胞通过CD1、主要组织相容性复合体（major histocompatibility complex, MHC）Ⅱ和CD207（或朗格素）分子来识别（Ricklin et al. 2010）。在犬和猪的皮肤中，朗格汉斯细胞也表现出相似的特征，即表达CD1和MHC Ⅱ分子。朗格汉斯细胞产生的朗格素（CD207），是最近被发现的一种外源凝集素，正在逐渐成为免疫组化鉴别这些朗格汉斯细胞的标准，并已经在小鼠、猪和人类的朗格汉斯细胞中被发现（Valladeau et al. 2002）（图19.3a）。虽然具有有丝分裂的能力，但朗格汉斯细胞来源于骨 843
髓并不断补充，从血液中迁移至表皮，并从前体细胞分化而来。朗格汉斯细胞含有抗体结晶片段（crystalline fragment, Fc）和补体（C3）的细胞表面受体，能够吞噬和处理外源性抗原（Berman et al. 1983）。朗格汉斯细胞在表皮内行使抗原呈递细胞功能，迁移到局部淋巴结，在那里经过处理的外源性抗原的表位呈递给T淋巴细胞进而引发免疫应答（Toews et al. 1980）。朗格汉斯细胞是T细胞$CD4^+$和$CD8^+$反应的强效刺激分子，不仅在针对病毒和肿瘤细胞的免疫监视中发挥重要作用，而且在皮肤同种异体移植反应中也十分重要；朗格汉斯细胞暴露于皮肤表面抗原（epicutaneous antigens）后也能够导致接触性超敏反应（Stoitzner 2010; Zanni et al. 1998）。朗格汉斯细胞通过激活调节性T细胞（Romani et al. 2012）在自体抗原免疫耐受（Steinman et al. 2003），以及免疫机制下调中也起作用。小鼠实验表明朗格汉斯细胞在抗原的加工处理和呈递过程中并非是必不可少的，可被淋巴结来源的真皮树突状细胞高效地替代（Bosnjak et al. 2005）。

正常人类皮肤含有约200亿个T细胞（约$1 \times 10^6/cm^2$），是循环中的T细胞数量的2倍。皮肤中绝大多数这些定居的T细胞是辅助性T（T helper, Th）1效应记忆细胞，以及少量的Th2细胞、中央记忆细胞和FOXP3阳性调节性T细胞（Clark 2010）。小鼠一些表皮内定居的γδ T细胞专门处理来自皮肤固有菌群或失调的局部自 844
体抗原的抗原（Strid et al. 2009）。皮肤中定居的

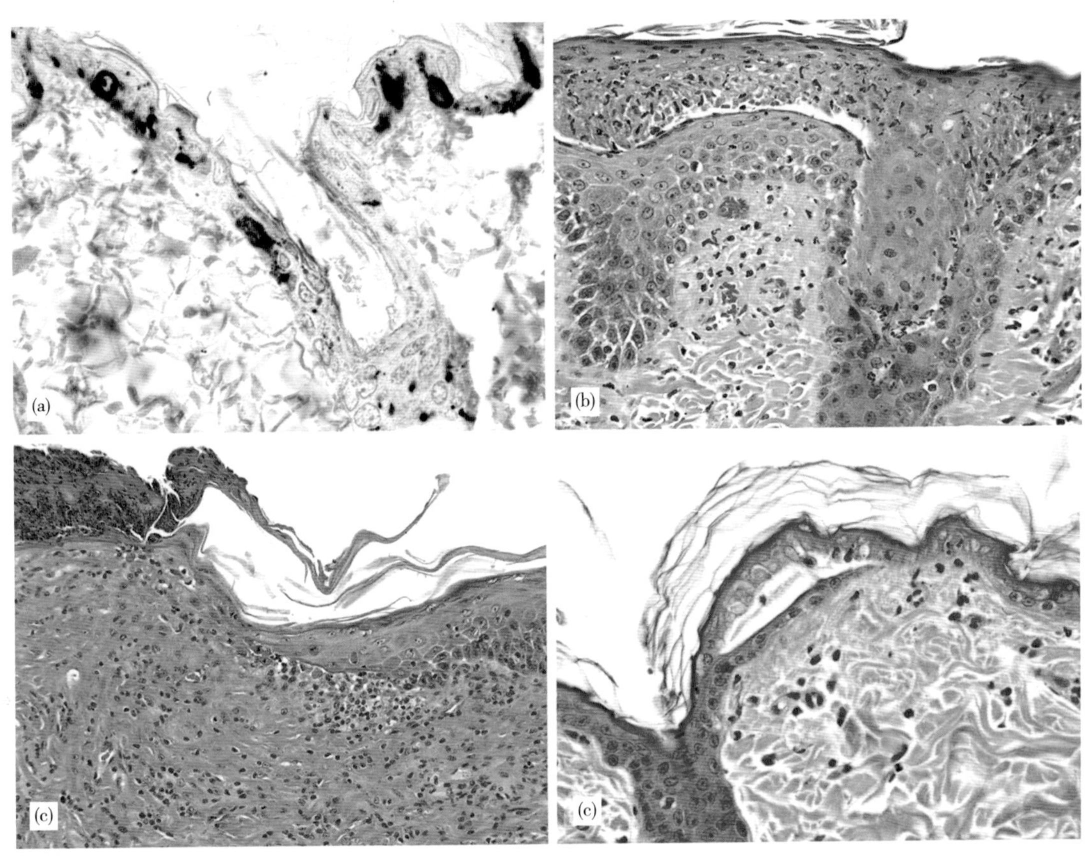

图 19.3 （a）免疫组化染色小鼠皮肤，用朗格素（CD207）鉴别朗格汉斯细胞。（b）小鼠非免疫性细胞毒性案例的表皮坏死。嗜酸性凝固性坏死的对面是再生的表皮。这些病变通常与“由外到内”的损伤有关，如化学性烧伤。（c）移植物抗宿主反应中免疫性皮肤毒性。注意表皮中角质形成细胞的单个坏死及表皮真皮交界处轻微裂隙。（d）大鼠皮肤表皮内水疱形成的特征是在表皮层间有一个轮廓良好的裂缝

记忆性（极化的 Th1）效应细胞能够局部增殖，并携带效应器功能，包括在牛皮癣模型中诱导表皮增殖（Nestle et al. 2005）。调节性 T 细胞负责耐受局部皮肤菌群，并参与炎症过程的控制。例如，转录因子 FOXP3 缺乏的小鼠可发生自身免疫样疾病，但是当重新引入野生型调节性 T 细胞可阻止这些动物的免疫系统显著激活（Khattri et al. 2003）。此外，调节性 T 细胞参与对肿瘤细胞的耐受，在人类一些皮肤 SCC 中一半的 T 细
845 胞被发现是调节性 T 细胞。另一半 T 细胞因其促肿瘤发生作用而受到密切监控（Clark 2010）。最终，一小部分 Th17 细胞位于皮肤，并参与皮肤感染控制及自身免疫。这些细胞的增殖和存活取决于 IL-23 的局部产生，这些细胞分泌 IL-17A、IL-17F、TNF-α 或 IL-22（van der Fits et al. 2009）。小鼠皮肤应用咪喹莫特，一种 toll 样受体 7/8 配体，会引起牛皮癣样综合征（van der Fits 2009）。这些研究人员表示咪喹莫特诱导的综合征取决于 IL-23 对 Th17 细胞的刺激，以及随后这些细胞产生的 IL-22。

角质形成细胞具有免疫功能是通过蛋白分泌的能力并作为抗原无关信号转换器与 T 细胞的相互作用、抗原及超抗原特异性辅助和呈递细胞，以及作为抗原特异性靶细胞来实现（Nickoloff 2006; Nickoloff and Turka 1993; Strid et al. 2009）。当受到刺激时，角质形成细胞上调抗菌肽和信号肽的合成和分泌，包括抗菌肽、防御素和 S100 蛋白或蛋白酶及蛋白酶抑制剂，如参与皮肤不渗透性相关的 LEKT1（Schauber and Gallo 2008; Strid et al. 2009）。角质形成细胞也分

泌细胞因子和趋化因子，如 CCL17、CCL20、CCL27 或 IL-15，它们参与 T 细胞和中性粒细胞导引到皮肤，或作为角质形成细胞自分泌因子及 T 细胞和单核细胞分化因子（Strid et al. 2009）。最后，角质形成细胞表达 MHC Ⅰ并能被诱导表达 MHC Ⅱ，但是通过这种表达随后诱导免疫活性细胞仍存在争议（Salmon et al. 1994）。活化的角质形成细胞上调黏附分子的表达，例如与 T 淋巴细胞表面整合素相互作用的细胞间黏附分子 1。这种激活已在多种疾病中得以证实，包括牛皮癣和超敏反应（Salmon et al. 1994）。主要皮肤免疫细胞及其最突出的功能见表 19.3 所示。

皮肤也包含复杂的神经介质网，在调控皮肤炎症反应和免疫应答，以及维持组织完整性方面起重要作用（Luger 2002）。皮肤的神经介质包括乙酰胆碱、儿茶酚胺和神经肽，如 P 物质、降钙素基因相关肽、血管活性肠肽及 POMC 衍生肽［如 α-MSH（Luger 2002）］。皮肤神经支配的丧失是一些药物或化学品（所谓“长袜 – 手套式”损伤；周围神经病）的典型效应。

19.2　皮肤病药物开发

19.2.1　皮肤病药物开发的特殊考虑

皮肤是抵御大多数外部损伤的第一道防线，对于防御危害因素进入机体十分有效。任一拟局部应用的化合物（包括化妆品）需考虑这个屏障功能的复杂程度及其许多组分，化合物的制剂取决于化合物所预期的吸收率和特性。皮肤是参与

表 19.3　选择性皮肤定居或诱导的免疫细胞功能

细胞	免疫功能	参考文献
角质形成细胞，毛囊上皮细胞	屏障功能：蛋白酶和蛋白酶抑制剂	见正文参考文献
	抗菌肽分泌；细胞因子 / 趋化因子分泌	见正文参考文献和 Frohm, M. et al., *Journal of Biological Chemistry* (1997); Marchini et al., British Journal of Dermatology (2002); Takahashi, M. et al., Experimental Dermatology (2004)
	激活朗格汉斯细胞	见正文参考文献和 Wood, G.S. et al., *Journal of Investigative Dermatology* (1986)
	T 细胞、嗜酸性粒细胞、单核细胞趋化因子	见正文参考文献和 Tokura, Y. et al., *Experimental Dermatology* (2008)
朗格汉斯细胞	抗原的加工处理和呈递	见正文参考文献
	通过诱导调节性 T 细胞对自体抗原和免疫抑制的耐受	见正文参考文献和 Romani, N. et al., *Journal of Investigative Dermatology* (2012)
	激活 Th17 细胞，诱导产生 IL-22 的 CD4 T 细胞	Fujita, H. et al., Proceedings of the National *Academy of Sciences of the United States of America* (2009); Igyarto, B.Z. et al., Immunity (2011)
	趋化因子生成	Tokura, Y. et al., *Experimental Dermatology* (2008)
真皮树突状细胞	真皮树突状细胞的 3 种亚型，抗原呈递及引发 T 细胞	Schakel, K. and Hansel, A., Current Opinion in *Allergy and Clinical Immunology* (2011)
	浆细胞样树突状细胞表达 Toll 样受体，可识别核酸和分泌Ⅰ型干扰素	Conrad, C. et al., *Seminars in Immunology* (2009)
T 细胞	小鼠表皮内 γδ T 细胞应答有限数量的病原体抗原或失调的自体抗原	见正文参考文献
	真皮的效应记忆性 T 细胞	见正文参考文献
	真皮内调节性 T 细胞，免疫耐受，控制局部炎症，癌细胞逃逸机制	见正文参考文献
	真皮 Th17 细胞产生依赖 IL-23 刺激的 Th17 细胞因子，感染控制，自身免疫中的作用	见正文参考文献

激素、能量和免疫功能调节的一种生理活跃的动态器官，并且具有代谢化合物的能力（Ⅰ相反应和Ⅱ相反应）。因此药物和化妆品安全性检测的试验设计中必须考虑皮肤的防御和新陈代谢功能。尽管皮肤刺激是任何局部应用物质的关键考虑因素，但皮肤给药后潜在的全身毒性也是药物开发中一个重要考虑因素。皮肤病变也能反映出严重的全身性疾病状况，如弥散性血管内凝血、血管炎，以及与致命菌感染相关的败血症（Kingston and Mackey 1986; Louden et al. 2006）。

由于皮肤暴露于外界环境的表面积较大，因此需特别关注皮肤可成为外界环境中外源性有毒物质和化学品的靶点，并成为全身毒性的途径之一。如果皮肤的物理屏障功能（即角质层）因损伤或疾病而减弱，或者如果皮肤的生物学功能受损，由皮肤吸收导致的全身毒性的概率将会增
846 加。皮肤也能成为全身毒性或免疫反应的靶器官，尤其当化合物在皮肤内代谢时。细胞色素 P450 同工酶的表达和诱导在人类器官型皮肤模型中已被证明（Neis et al. 2010）。

角质层是许多局部应用化合物经皮吸收的主要屏障。角质层的厚度在机体的不同部位（如面部和足垫）和种属间差异很大。在试验设计时，尤其当解释并试图将动物模型的吸收数据纳入报告中时，必须考虑厚度上的差异。

角质层是由富含蛋白、缺乏脂质、角化的角质形成细胞组成，嵌入很大程度疏水性脂质细胞外基质（extracellular matrix, ECM）中，呈所谓的砖 – 浆墙样排列（Freinkel and Woodley 2001）。角质层也含水（即角质形成细胞蛋白含 20% 的水），较长时间浸入水或吸收水后水含量可能增加，这可能会影响其渗透性。因此，除了药物的亲脂性、电离状态和分子大小以外，局部制剂的全部成分包括渗透性促进剂、表面活性剂和赋形剂，在皮肤毒性检测中都必须予以考虑。局部应用化合物配方的改变对吸收速率、吸收深度或程度都有深远的影响，从而改变化合物的局部和全身的药代动力学。

皮肤动力学（dermatokinetic）建模可用来评价皮肤对局部药物的摄取。摄取的速率和程度取决于配方（即常规溶媒或微乳液）、溶质浓度、溶解度、暴露时间、局部用药表面积和机体用药部位（Kreilgaard et al. 2000）。有研究表明选择性皮肤脂质的溶剂萃取会导致水分经表皮流失增加，这提供了一种重复剥离猪皮肤的替代方法（一种减少角质层厚度的方法），该研究还提出了一种改善局部给予物质吸收的替代措施（Monteiro-Riviere et al. 2001）。影响经皮吸收的其他因素包括疏水性（即通过辛醇 / 水分配系数测量表皮脂质分区的能力，K_{ow}）、经表皮扩散的速率和分子大小或分子体积。低分子量疏水性化合物的皮肤渗透性比亲水性或高分子量的化合物更好。

虽然皮肤的附属器结构（如毛囊皮脂腺单位和汗腺 / 皮脂腺）仅仅占（真皮和皮下组织）表面积的一小部分，但它们是化学品进入机体的另一个通道，能够成为药物作用的靶点，如治疗痤疮。因此，毛囊的密度和腺体的解剖结构可在一些动物模型中对一些化合物的可预测性有着深远的影响。与常见的实验动物相比，猪的毛囊密度与人类更相似，因此对于需要关注这方面的化合物，猪是更适合的模型。不同品系小型猪的毛囊密度不同（见 19.2.1.2 小节），这可能是品系选择的一个因素。目前有无毛啮齿类动物和豚鼠模型，当试验设计或解释这些模型的结果时，必须考虑无毛情况的原因。例如，hr/hr 小鼠有免疫活性，但它们无毛是由于皮下组织毛发生长的停滞（entrapment）引起的。这导致毛囊囊肿形成，以及毛发停滞引起的肉芽肿性异物反应（Jackson 实验室资料，本书作者之一的未公开发表数据）。皮肤药物的清除受血管分布的程度、血流速度，以及皮肤内新陈代谢的影响。疏水剂慢速转移至表皮深层的水相能够影响角质层的饱

和度，从而导致用药后药性持久及化学物质暴露时间延长。某些化学品与真皮内的胶原蛋白或黑色素细胞结合。

应用化学品引起的皮肤相关毒性必须与可能因环境条件或饲养操作引起的自发性或与饲养相关的皮肤病变相鉴别［大小鼠病变术语和诊断标准的国际协调（INHAND）2012］。后者包
847 括咬伤、自残、卷尾（与低湿度和高温有关）、传染性致病源（如皮肤真菌病和螨虫）、压疮和溃疡性蹄皮炎（与金属笼底有关）（INHAND 2012）。可能需要充分的控制来区分受试物相关的病变与环境相关的病变，尤其是在试验受到质疑的特殊情况下。

由于组织病理学诊断作为毒性一个指标的重要性，并且为了进行比较性评价，正在进行组织病理学术语命名的标准化，全球的专家都参与了该项目（Nishikawa et al. 2010）。INHAND 和全球编辑及指导委员会正在准备一套旨在供全球使用的病理学术语。

19.2.1.1 种属选择

根据动物大小、皮肤厚度、毛发密度和色素沉着情况选择合适的动物模型。色素沉着影响的细节在解剖学部分黑色素细胞中已有描述。对于研究黑色素的临床机构，比较代谢和动力学可能需要在白化体和有色品系中进行评价。

19.2.1.1.1 动物模型

非临床安全性评价的主要目的是决定临床试验的安全起始剂量并发现潜在的不良反应以便于监控。多年来的研究表明动物模型在药物开发过程中可合理有效地预测人类安全，但不总是能够预测毒性（Greaves et al. 2004; Olson et al. 2000）。遗憾的是，最近发表的两篇综述也均认为在所有组织中，皮肤在人类与动物所见毒性的一致率最低，而且皮肤超敏反应是最常见的不可预测的人类毒性（Greaves et al. 2004; Olson et al. 2000）。Greaves 等人（2004）表明犬和猴真阳性的一致率为 10%~15%，但假阴性的一致率为 50%~60%（未对猪进行综述）。这表明了非临床安全性研究选择最适合的动物模型来支持临床试验的重要性，尤其是拟局部用药的化合物。与药物开发的其他领域一样，皮肤毒性可能是由于固有（直接）的毒性作用或放大的药效学作用。溶媒（全身或局部用药）反应也必须考虑，如表面活性剂聚氧乙烯蓖麻油的超敏反应（Dorr 1994; Lorenz et al. 1982）。

在选择用于评价皮肤耐受性的最适合的动物模型时，已经评估了许多因素，包括个体大小、抓取、动物的伦理使用、皮肤形态和渗透性特征。依据皮肤渗透性从大到小排列的顺序是兔、大鼠、猪、人。尽管啮齿类动物仍被用于皮肤毒性测试，但基于猪和人类皮肤解剖学和生理学的相似性，目前认为小型猪是皮肤毒性评价首选动物模型。豚鼠与兔相当也被认为是评价皮肤效应可接受的动物模型，但通常仅用于致敏性的评估（Nixon et al. 1975）。充分理解比较解剖学及种属或品系特异性的不同或差异，以选择合适的种属、品系和动物模型对于正在研究的概念是至关重要的。

19.2.1.1.2 无毛症

无毛动物模型应特别考虑。这些模型因易于使用、特别是能够更易于观察皮肤改变而大受欢迎，在皮肤病学研究中广泛应用。但是，无毛症是这些种属动物皮肤异常的表现，因此当设计试验或解释这些模型的结果时，无毛病变的原因必须要考虑。例如，hr/hr 小鼠有免疫功能，但其无毛症是由皮下组织生长毛发的停滞引起的。这导致毛囊囊肿的形成，以及由毛发停滞而导致的肉芽肿性异物反应（Jackson 实验室信息表：http:// jaxmice.jax.org/ strain/000673.html，其中一位作者的未公开发表数据）。

在皮肤厚度、特定层数、齿状或非齿状基底 848
部角质形成细胞、较浅的真皮乳头，以及少量的

毫毛毛囊，无毛豚鼠［Crl: IAF (HA) BR，源自哈特利品系突变体］的皮肤形态学与人类相似，因此在皮肤毒性和实验病理学研究中，无毛豚鼠成为比有毛豚鼠或其他啮齿类动物模型更好的一种动物模型（Sueki et al. 2000）。

另一种无毛小鼠（Skh:Hairless-1）已经开发成为评价局部用药和化妆品的慢性毒性及研究 UV 照射后光损伤的模型（Kligman and Kligman 1998; Wilson and Agin 1982）。

墨西哥无毛犬为局部应用农药的皮肤毒性效应、粉刺治疗、色素沉着和脱毛，以及评价 UV 照射的皮肤反应提供了合适的模型（Kimura 1996; Kimura et al. 1998）。

已经建立了一种源于 Wistar 大鼠的无毛大鼠模型，其皮肤组织学特征非常明确（Itagaki et al. 1995）。Charles River（CR）无毛大鼠拥有与无毛小鼠等位基因 hr/hr 不同的表型（Panteleyev and Christiano 2001）。CR 无毛大鼠皮肤的特征是毛干异常角化，角质层形成一层厚的致密的角质形成细胞层，毛囊变性和毛囊萎缩。

19.2.1.2　比较解剖学（人类、猴、猪、犬、兔、大鼠和小鼠）

19.2.1.2.1　啮齿类动物

监管机构要求候选局部用药物的临床前安全性评价应使用两个动物种属（一个啮齿类动物和一个非啮齿类动物），且必须评价局部和全身效应。通常选择大鼠作为重复给药试验的啮齿类动物种属。如果选择小型猪评价皮肤耐受性，则大鼠只需要评估全身毒性，其给药方式可以是经皮或口服给药。大鼠常常选择口服给药方式，取决于生物利用度。啮齿类动物也是评估潜在致癌性和光致癌性（photo-cocarcinogenicity）所用的种属。除非需要研究药物代谢的差异，其他非啮齿类种属，如犬或非人灵长类动物很少使用（McAnulty et al. 2011; Swindle et al. 2012）。

19.2.1.2.2　小型猪

基于小型猪对多种药物和化学品的敏感性，以及与人类在解剖学、新陈代谢和生理学的相似性，在局部应用化合物的安全性评价时，小型猪通常优于犬或非人灵长类动物（McAnulty et al. 2011; Simon and Maibach 2000; Swindle et al. 2012; van der Laan et al. 2010）。由于猪的体型较大，所以比犬或猴需要更多的受试物。小型猪被开发成为一种体型更易管理的动物模型（McAnulty et al. 2011; Svendsen 2006），但是普通大小的家猪仍用于某些申报。

在所有常用的实验动物种属中，小型猪的皮肤与人类最接近。与人类相似，小型猪的皮肤仅被稀疏的毛覆盖。皮肤表面有纤细的交叉纹理，而且身体不同部位厚度不同。最显著的相似性是，小型猪表皮的厚度为 70~140μm，与人类表皮的厚度相近（50~120μm），而大鼠表皮的厚度为 10~20μm（McAnulty et al. 2011）。对具有可比的解剖结构的动物模型如小型猪的需求，是由于皮肤的厚度和毛囊密度对局部用药的化合物经皮吸收率有很大的影响，并影响局部生物利用度。例如卤普罗近在大鼠和兔大约 100% 经皮吸收，但人和猪只吸收 10%~20%（Bartek et al. 1972; McAnulty et al. 2011）。人类和小型猪皮肤其他相似性还包括真皮中存在大量的弹性组织和表皮中存在朗格汉斯细胞（McAnulty et al. 2011），并且皮肤紧贴附于下方的组织，这与实验啮齿类动物或犬疏松的皮肤截然相反。

商品化的小型猪品系中，哥廷根小型猪通常 849
用于药物开发，其次是尤卡坦、辛克莱和汉福德品系（表 19.4）。品系考虑因素包括皮肤颜色、毛发生长模式和生长速度。哥廷根小型猪生长速度最慢，皮肤呈浅粉色。尤卡坦小型猪几乎没有毛发，但皮肤颜色深且体型较大。一种微型尤卡坦品系也已培育出来，体型仅比哥廷根小型猪略大。辛克莱小型猪毛发和颜色多样（McAnulty

et al. 2011）。汉福德品系也是浅粉色皮肤，毛囊密度和人类相近。McAnulty 等人（2011）对小型猪的品系比较和起源进行了详细的综述。微型猪（4 个品种猪的杂交品种：Tamworth、Potbellied、Gloucester Old Spot 和 Kune Kune）现在也商品化了，并因其体型较小［成年微型猪体重 18~40 kg（资料来自网络）］而成为有吸引力的动物模型。

与任何毒理学一样，熟悉组织病理学背景病变是确定为潜在的药物诱导的病变还是自发性病变时一个重要的考虑因素。例如，自发性皮肤紫癜的全身病变在哥根廷小型猪已有报道（Maratea et al. 2006）。与血小板减少性紫癜综合征相关的血管病变（即血小板计数 <20000/μl）在 7 周龄到 1 年龄的哥廷根小型猪中可见，其发病机制不明。在组织病理学上，伴有动脉硬化形态学特征的退行性血管病变出现于皮肤和多个实质器官的小到中等大小的肌性动脉和微动脉中。血管周围出血伴细胞外及组织细胞内含铁血黄素色素小团块的聚集。小型到中型动脉的组织病理学改变包括管腔狭窄、环形新生内膜增殖、中膜增厚、血栓形成、中膜坏死、中膜沉积阿尔新蓝染色阳性的黏液样物质，以及内弹性膜破坏 / 断裂。微动脉的组织病理学所见包括同心层状（“洋葱皮”样）的血管壁增厚、在增生和空泡形成的平滑肌细胞层之间双嗜性基质蓄积、内皮细胞肥大、中膜坏死、管腔狭窄，以及血栓形成。血管周围轻度到中度淋巴细胞和组织细胞浸润，受影响的血管周围存在少量中性粒细胞和嗜酸性粒细胞（Maratea et al. 2006）。

19.2.1.2.3 猕猴

猕猴进行受试物局部用药常常需要特殊措施，包括套上马甲以防止动物干扰给药部位。作为人类皮肤的模型尤其是在药代动力学方面，猕猴皮肤不如猪皮肤好。因此，除非受试物具有需要在此种属进行试验的独一特性，否则猕猴不常用于局部试验。与任何种属相同，皮肤都可以是全身给药化合物的靶点，并且在注射部位有反应。实验室饲养的猕猴也可具有几种种属特异性疾病的皮肤表现，其中一些对人类健康有影响。这些疾病包括疱疹 B 病毒（www.cdc.gov/herpesbvirus/index.html）、麻风病和麻疹。任何与这些动物接触的研究人员都需要熟悉这些疾病及其他潜在的人畜共患性疾病。

猕猴皮肤一个独特的特征是具有“性皮肤”和位于雌性动物尾根和会阴周围动情期相关的肿

表 19.4 小型猪品系比较

品系	哥廷根	尤卡坦	微型尤卡坦	汉福德	辛克莱（Minn Min）	微型猪（茶杯猪）
出生重量（kg）	0.45	0.50~0.90	0.60~0.70	0.73	0.59	0.50
成年重量（kg）	45	70~83	55~70	80~95	55~70	18~40
颜色	白色	黑色、灰色（少量毛发）	黑色、灰色、一些白色（少量毛发）	白色（毛囊密度最接近人类）	黑色、红色、白色、杂色	白色、斑点、黑色、棕色
来源	59% 越南 PB、33% 辛克莱、8% 德国长白猪	墨西哥和中美洲	来自尤卡坦，选择育种	帕卢斯、皮特曼－穆尔、野生 LA 湿地猪、尤卡坦	49% 松林区、22% Ras-n-lansa、16% 卡塔林岛野生猪、13% 几内亚猪	塔姆沃斯猪、PB、格洛斯特郡花猪、Kune Kune
构建时间	1961	1960	1985	1958	1949	1996
供应商	玛斯生物资源	辛克莱 Cerdo Micro	辛克莱生物资源	辛克莱生物资源	辛克莱生物资源	宠物贸易

资料来源：McAnulty, P.A. et al. (eds.), *The Minipig in Biomedical Research*, CRC Press, Boca Raton, FL, 2011.

胀，并延伸到大腿背面及雌雄两性背部和腹部中线至前肢水平（Lowenstine 2003）。组织学上，这些部位的“性皮肤”肿胀，血管丰富，可能外观类似血管瘤。猕猴给予激素调节性化合物能够导致旺炽型增生（Lowenstine 2003）。较老的猕猴可见老年斑（1~3mm 粉红色到红色）及良性血管瘤（Lowenstine 2003）。

19.2.1.2.4 家兔

传统而言，白兔一直是评价局部刺激性和全身毒性的动物模型。然而，基于家兔皮肤相对人皮肤对皮肤刺激物更高的敏感性和更强的渗透性，用于局部用药的评价的相关性已经开始考虑使用其他动物模型。家兔皮肤测试潜在刺激性表明其对严重刺激物和非刺激物的效应与人类有很好的相关性，但不能预测轻度或中度皮肤刺激物的潜在刺激性（Phillips et al. 1972）。

19.2.1.2.5 豚鼠

无毛豚鼠在前面第 19.2.1.1.1 小节已经讨论。

19.2.1.2.6 犬

比格犬是药物开发毒性试验中常用的非啮齿类动物种属。药物诱发的皮肤毒性必须与犬的内分泌障碍性皮肤病中的非特异性组织病理学所见相区别，可能表现为表皮角化过度、毛囊角化病、毛囊扩张或萎缩、空毛囊、静止期毛囊为主、皮脂腺萎缩或表皮黑色素沉着病（Scott 1982）。

19.2.1.3 特殊病变

19.2.1.3.1 雄激素性脱发（雄性型脱发）

已开发了一些动物模型用于研究雄激素性脱发，包括短尾猕猴（短尾猴）、睾酮诱导脱毛的 B6C3F1AF1 小鼠、人－小鼠异种移植的 Hfh11^{nu}/Hfh11^{nu} 裸小鼠和 SCID prkdc^{scid}/prkdc^{scid} 小鼠，以及睾酮致敏的裸小鼠异种移植体（Sundberg et al.
851 1999）。脱毛皮肤的皮肤移植 C3H/HeJ 模型提供了 1 个斑秃模型，在明显脱毛开始前涉及免疫系统的激活（McElwee et al. 2003b）。

19.2.1.3.2 辐射暴露

小鼠重复 β 射线暴露可 100% 出现皮肤肿瘤，组织学上分类为 SCC、基底细胞癌、纤维肉瘤和骨肉瘤（Ootsuyama and Tanooka 1988）。依据应用的模式，电离辐射可作为致癌作用的引发剂和促进剂。在这种动物模型中，小鼠皮肤比大鼠皮肤对辐射的反应更类似于人类。裸 Ng$^{-/-}$ 小鼠长时间暴露于 UV 照射已被用作人类光化性弹性组织变性的模型，一种与长期日光暴露有关的疾病（Berger et al. 1980）。

19.2.1.4 皮肤毒性检测方法

19.2.1.4.1 体外试验

多年来一直在研究使用动物进行皮肤毒性试验的替代方法，以努力符合动物使用的替代、减少和优化（“3Rs” 原则）。体外替代方法包括细胞、组织和器官培养（Carere et al. 2002; Helman et al. 1986; Nemecek and Dayan 1999; Rogers and McDougal 2002; Semlin et al. 2011）。在评价化学物质的潜在刺激性、腐蚀性和接触致敏性时，细胞培养试验已被用于评价细胞因子和其他介质的释放（Liebsch and Spielmann 2002; Ryan et al. 2001; Spielmann and Liebsch 2001）。基于观察到的组织病理学和生物化学（如细胞内酶的泄露）变化的相似性，啮齿类动物皮肤器官培养已显示与体内的病变有很好的相关性（Kao et al. 1983）。皮肤器官培养，包括重组人类皮肤（如 Epiderm^{TM} 606），也已经被用于评价药物的潜在刺激性、经皮肤吸收和代谢（Jacobs et al. 2002; Kao et al. 1985; Monti et al. 2008），且已经商品化。基于对小鼠、大鼠、家兔、豚鼠、猕猴和人类器官培养研究的比较，认为局部应用的化合物必须考虑其扩散和代谢（即皮肤首过代谢）的特性（Kao et al. 1985）。人类皮肤器官细胞培养暴露于多种已知的接触刺激物［全反式视黄酸、十二烷基硫酸钠（sodium lauryl sulfate, SLS）和苯扎氯铵］会导致以表皮增生、角化不全、颗粒细胞层缺失、坏死和棘层松解为特征的组织学改变（Varani et al. 2007）。已开发了重组人类表皮模型（如 EpiDerm 和 EpiSkin）用于评价体外潜在刺激性，并已证明与人类体内刺激结果相一致（Jirova et al. 2010）。已开发了一种遗传修饰的人类皮肤等价物，其含有一个与角质形成细胞中的多药抗性基因相连接的治疗基因，通过双顺反子逆转录病毒载体提供用于研究基因治疗的长期体外模型（Therrien et al. 2008）。通过对重组人类表皮中 IL-1α 和 IL-8 表达与释放，以及体外 MTT 细胞毒性试验的联合分析表明，单次体外试验可进行潜在的体内刺激物和增敏剂的区别和分类（Coquette et al. 2003）。

毛囊已被证明是局部应用物质的长期储藏部位和药物输送的靶点。局部应用物质毛囊渗透性的体外评价，证实猪耳部皮肤优于人类皮肤，原因是与人类皮肤不同，猪耳部皮肤在切除后不会收缩（Lademann et al. 2010）。

体外试验也用于评价光毒性和免疫毒性。3T3 NRU 试验用于确定那些吸收长波紫外线（UVA）和可见光范围辐射化合物的潜在光毒性。已经开发了一个体外试验以评价迟发型超敏反应，包括受试物与朗格汉斯细胞结合、激活朗格汉斯细胞，以及随后的淋巴细胞母细胞化。

852 尽管已做了大量的尝试，但基于体外不能完全复制动物机体整体反应的复杂性，没有一种体外试验能够替代体内皮肤毒性试验。然而，皮肤器官细胞培养连同皮肤细胞单层培养可被用作筛选化合物潜在刺激性、腐蚀性（Varani et al. 2007），以及经皮吸收特征的最初方法。

19.2.1.4.2　体内试验

对于体内皮肤毒性试验，应考虑适当动物模型（种属和品系）的选择和试验目的（Auletta 2004）。皮肤毒性试验终点通常包括急性刺激/皮肤耐受性、慢性毒性、致癌性、免疫毒性和光安全。有一些指导性文件（见 CDER、ICH 和 EMA 网站）可用。必须考虑剂量（常表示为浓度、mg/ml 或者 mg/cm^2）、剂量体积、用药部位、溶媒（剂型）类型、用药持续时间和封闭或半封闭时间，以及阻止实验动物经梳理行为引起的经口摄入。全身暴露和毒性的评价与皮肤渗透性有关，在选择皮肤完整或皮肤破损的试验系统时需要考虑这个因素。从实际情况考虑，用药部位要限于体表面积的 10%。

皮肤刺激试验旨在评价化合物对皮肤不良效应的程度，并对产生轻度和可逆性炎症的次要刺激物、导致重度炎症的主要刺激物，以及造成皮肤大面积损伤或坏死的腐蚀剂进行区分（Fielder et al. 1987）。在动物试验中最常用且已被监管机构（即美国联邦法规 1980）认可的皮肤刺激程度的评价方法是 Draize 技术（Zbinden 1987）。其他技术包括小鼠耳模型，包含急性反应参数如耳厚度、血管通透性、血流改变，以及细胞浸润的评价（Patrick et al. 1985）。临床刺激性可通过人类皮肤斑贴试验来评价。

传统上，皮肤致敏性试验利用 3 项豚鼠试验，包括豚鼠最大化试验、封闭斑贴试验、开放式表皮分析（Kimber et al. 2001）。最近，局部淋巴结试验（local lymph node assay, LLNA）为风险评估中定量评价皮肤致敏效力提供了一个更敏感的方法（Kimber et al. 2001）。

近年来，显而易见的是组织切片中细胞总数的变化可能是药物或环境毒物毒理病理学评价的关键终点（Collan 1998）。鉴于此，改进的体视学方法用于识别在特定体积组织内细胞数量的微小变化。切片的厚度可用共聚焦显微镜或 Gschwendtner 等人（1994）提出的方法来估算。接着估算的细胞总数可使用 Ebbeson 和 Trang（1965）的公式来确定。体视学联合生物化学方法可用于来确定活性细胞相比非活性细胞和某一活性肽加工的相关性，与已应用于原癌基因扩增研究相同（Collan 1998）。

皮肤反射率或亮度的定量分析［使用灰度值 0（黑）~100（白）］、红色到绿色饱和度（–60~60），以及黄色至蓝色饱和度（–60~60）为表皮内黑色素提供了客观的测量方法（Alaluf et al. 2002b）。

19.2.1.5　皮肤病变分级标准

Draize 试验主要使用家兔和豚鼠，包括将受试物应用到受试种属背部（已剃毛）的受试部位。溶液直接应用于受试部位，而固体在应用前溶解在合适的溶剂中。在某些情况下，受试物给药前可能要擦伤皮肤。受试部位在 4 小时、24 小时和 72 小时时间点进行大体评估，并对红斑、焦痂和水肿形成的程度进行评分（表 19.5）。尽管不常用于化妆品或日用品（如肥皂）的筛选，但受试部位的组织病理学评估能够提供大体观察改变性质的额外信息。

853 高分辨率激光多普勒灌注成像是一种有效的新方法，用于单次化学刺激物暴露后皮肤刺激性（即炎症反应）的描述和评分（Fullerton et al. 2002）。

19.2.1.6　光安全性

19.2.1.6.1　评价光安全性的基本原则

光刺激性（光毒性）是一种光诱导的、应对光反应化学品的非免疫性反应，类似于原发性皮肤刺激。在光存在下，单次给予受试物足以引发反应（Maurer 1987）。光敏性药物包括氟喹诺酮类、四环素、胺碘酮、萘普生、补骨脂素和类视黄醇（Ferguson 2002）。机制在 19.3.6 小节进行讨论。监管机构为避免临床上出现这种不良效应，对光安全试验已经发布了指导性文件（Jacobs et al. 2004）。化学品在 UV 光谱中吸收光线不同：中波紫外线（UVB），290~320 nm；长波紫外线（UVA），320~400 nm；可见光波长，> 400 nm。已建立了 3T3 NRU 体外试验以评估吸收 UVA 和可见光范围化合物的潜在光毒性。遗憾的是，该试验不能支持吸收 UVB 化合物，原因是 UVB 照射对细胞培养物具有细胞毒性。在 3T3 NRU 试验中，Balb/c 3T3 细胞用不同浓度受试物孵育，或暴露于模拟日光下或避光

表 19.5　局部应用潜在的主要刺激物后皮肤反应的评分值（Draize 标准）

皮肤反应	分值
红斑和焦痂形成	
无红斑	0
极轻度红斑	1
界限清楚的红斑（轻度，译者注）	2
中度到重度红斑	3
重度红斑到轻度焦痂形成	4
水肿形成	
无水肿	0
极轻度水肿（勉强可见）	1
轻度水肿（边缘隆起的区域，界限清楚）	2
中度水肿（隆起约 1 mm 高）	3
重度水肿（隆起高于 1 mm 并延伸至受试区域外）	4

资料来源：修订自美国国家科学院 NAS 出版物 1138 修订委员会，《日用品毒性评估的原则和程序》（*Principles and procedures for Eraluating the toxicity of Honsehold substconce*），美国国家科学院，华盛顿特区，pp. 23–59, 1977.

培养。24 小时后用活性染料中性红测量光密度评价细胞活性［Charles River Laboratories（CRL）2009］。在暴露于或没有模拟日光条件下，通过比较 IC_{50}（即使细胞活性降低 50% 的受试物浓度）来测定受试物的光毒性潜能，并用公式表示为光刺激因子（photoirritancy factor, PIF）：

$$PIF=IC_{50}(-UVA)/IC_{50}(+UVA)$$

平均光效应（mean photo effect, MPE）被定义为代表一组光效应值的加权平均数，通过比较浓度－反应曲线被计算出来。当两个同等效应
854 （IC_{50}）浓度在避光（–UVA）和光照（+UVA）不能被确定，MPE 可测量光毒性潜能。

根据 ICH 指南，受试物质光毒性潜能解释见下表：

PIF	MPE	潜在光毒性
< 2	< 0.1	无光毒性
> 2 和 < 5	> 0.1 和 < 0.15	可能光毒性
> 5	> 0.15	光毒性

在体内，已建立了几种用于光毒性试验的一些动物模型，包括豚鼠（Lovell and Sanders 1992）、无毛小鼠或大鼠模型、Balb/Crj（Balb/c）小鼠耳皮肤模型和无毛有色犬模型（在 19.2.1.1 小节详细描述）。受试物应用于受试种属背部指定区域，给药部位暴露在太阳模拟器紫外线照射下。刺激潜能的反应使用 Draize 标准进行评分。在人类和动物药物毒性一致性的综述文章中指出，豚鼠光毒性反应与人类相关性较好（Olson et al. 2000）。

19.2.1.7 创伤愈合

创伤愈合是一个复杂的过程，为了达到最佳效果，需要许多生理过程以一种相互协调的方式启动和关闭。它也是除了生殖之外唯一需要在健康成年动物中需要新血管形成的生理过程。正常创伤愈合需要 4 种重叠的生理阶段：止血、炎症、增殖和重构。异常创伤愈合可能是过度愈合如瘢痕疙瘩或增生性瘢痕的结果，或愈合不良如慢性溃疡的结果（Grey et al. 2006; Shih et al. 2010）。改善创伤愈合的结果是许多治疗策略的热点（Gibran et al. 2007）。对创伤愈合能力的不利影响是许多药物或毒物的潜在问题，尤其是影响炎症、新血管形成或结缔组织重构过程的物质。

一些局部和全身性因素能够阻碍创伤愈合，因此必须考虑这些因素（Braiman-Wiksman et al. 2007）。局部因素包括创伤的大小和深度、部位、血液供应不足、活动过度、创伤开裂、异物反应和持续感染。全身因素包括年龄、营养不良、维生素缺乏、恶性肿瘤、化学疗法或免疫抑制药物、巨噬细胞活性受损和遗传性中性粒细胞疾病。创伤的细菌感染导致的炎症反应能够抑制创伤愈合（Corsetti et al. 2010）。创伤愈合是一个复杂的过程，涉及如下几个时期：①止血；②炎症；③增殖；④重构。止血期涉及在损伤部位的血小板聚集和纤维蛋白凝块形成以控制出血。随后是炎症期，细胞碎片和细菌通过吞噬作用和大量细胞因子被清除，这些细胞因子包括 TGFs、成纤维细胞源性生长因子、血小板源性生长因子、IL-1、TNF-α、集落刺激因子 1 和血管内皮因子，所有因子释放后影响细胞分裂和迁移（Singer and Clark 1999）。在增殖期发生血管形成、肉芽组织形成、胶原蛋白沉积、上皮形成和创伤收缩。成纤维细胞提供胶原蛋白和纤连蛋白形成临时的细胞外基质（ECM），细胞在其上增殖。肌成纤维细胞参与创伤收缩，当功能行使完最终发生凋亡。在重构期胶原蛋白沿张力线重新排列。

皮肤创伤模型分为几大类：局部和全层切除创伤、切口创伤和烧伤。目前有许多体外模型，从中可以获得有价值的信息，但它们不能模拟全部创伤愈合所必需的整个生理过程或系统因素对机体愈合能力的影响。切除创伤愈合涉及一个开 855
放性创面的愈合（二期愈合），而切口创伤有对

合的边缘（如通过缝合切口）是一期愈合。切除的皮肤创伤愈合在皮肤松弛的种属（如啮齿类动物和犬）主要是通过收缩，但人类皮肤紧实，因此人类创伤仅有轻微的收缩。实验室动物中最接近这种愈合的种属是猪，因此猪常被用来研究人类创伤愈合。

19.2.1.7.1　评价创伤愈合的特殊技术

在药物开发中，创伤愈合主要评价修复率和拉伸强度，瘢痕评价也可能是一个终点。目前研究者已经建立了体外技术，使用单细胞单层培养、生长在Ⅰ型胶原蛋白或纤维蛋白框架的三维细胞培养或皮肤移植物以提供各种受试物功效和对特定细胞类型浓度的初始提示。然而体外技术缺乏体内具有的细胞、血管、神经和组织因子间相互作用的复杂性。多种体内创伤模型已经建立，包括急性创伤（如皮肤水疱、胶带剥离、皮肤活检、切口、切除、创伤腔室）、慢性创伤（如缺血、皮肤捆扎、皮瓣），术后创伤愈合评价的方法（如创伤引流、创伤评分）和慢性创伤愈合评价技术（表面积、体积测量、创伤构成、评价工具 / 评分系统）（Davidson 1998; Koschwanez and Broadbent 2011）。在胶带剥离创伤模型中，通过除去角质层诱导有丝分裂，此外，还通过基底细胞层和棘细胞层缺失（即表皮生发层）诱导有丝分裂（Rovee et al. 1972）。局部或全层创伤能够使用电子角膜刀或钻取活组织检查，来模拟特定类型的临床创伤组织缺损。盐裂技术也已经成功应用于分离猪模型的表皮与真皮，用以建立一个局部创伤模型。最近，转基因和基因敲除小鼠及大鼠（如 db/db 小鼠、ob/ob 小鼠、SCID 小鼠、db/db 大鼠）已被用来研究创伤愈合过程中的分子机制（Fang and Mustoe 2008; Tkalcevic et al. 2009）。

在选择合适的动物模型来研究创伤愈合时，必须考虑每种模型的优点和缺点。使用小动物创伤愈合模型（即小鼠、大鼠、豚鼠和家兔）研究创伤愈合具有成本优势。然而，也有一些明显的局限性，包括造成创口的大小、相对于人类表皮和真皮的厚度、毛囊模式和毛发生长周期与人类不同。如前所述，还必须考虑皮肤创伤愈合的种属差异。

猪模型用于创伤愈合评价更受青睐，原因是其与人类皮肤有较大的相似性，包括表皮和真皮的厚度（和相关的比例）、毛囊和血管相似的模式、真皮胶原蛋白和弹性蛋白的含量、缺乏收缩性，以及对生长因子相似的生物学反应（Simon and Maibach 2000）。猪的体型大小、抓取困难性、费用和创伤收缩的多样性是这个模型的缺点。猪模型被用于多种皮肤创伤的评价，包括局部或全层切除创伤、切口损伤、激光诱导的创伤、缺血性创伤和Ⅱ度烧伤。这些创伤能被用于研究多种促进愈合、创口敷料和清创术的药物治疗。收集皮肤样本提取 RNA，然后通过逆转录聚合酶链反应分析参与愈合过程不同时期的生长因子（如血管内皮生长因子）（Yao et al. 2001）。

过度创伤愈合产生瘢痕疙瘩是大量研究的热点，研究目的是防止这种不良结果产生并达到更理想的美容效果。红杜洛克品系家养猪已被建议用作人类增生性瘢痕的动物模型，但这种模型仍存在争议（Xie et al. 2007; Zhu et al. 2007）。

19.2.2　赋形剂在评价皮肤毒性中的作用 856

在局部应用的药物开发中，皮肤刺激性和皮肤耐受性是最主要的安全问题之一。动物模型常用于评估潜在的刺激，但动物与人类皮肤的解剖学结构和敏感性差异较大。此外，赋形剂剂型和类型可能影响活性物质的效能及皮肤耐受性。在更昂贵而关键的非临床研究开始前，必须考虑临床前开发早期阶段所用的赋形剂。两种常用的赋形剂是肉豆蔻酸异丙酯（isopropyl nutmedate, IPM）和十二烷基硫酸钠（SLS）。

19.2.2.1 肉豆蔻酸异丙酯

IPM 是化妆品中广泛使用的软化剂，在潜在的刺激性上有种属特异性差异。家兔和人类斑贴应用 IPM 的比较性研究，在严格控制的条件下，包括 IPM 浓度、用量、斑贴封闭持续时间、评价时间和所用评分标准（Campbell and Bruce 1981），家兔表现出中度至重度的红斑反应，而人类只有非常轻微的红斑。与人类相比，小型猪对 IPM 非常敏感。

19.2.2.2 十二烷基硫酸钠

SLS 是一种阴离子表面活性剂，由于它的乳化性质常被用于许多卫生和清洁产品中，包括洗发水、牙膏、剃须泡沫（NICNAS 2007）。SLS 已被认为与人类皮肤刺激性有关，基于经表皮水分缺失的增加与区域性和年龄相关的皮肤敏感性有关，尤其是面部和颈部（Marrakchi and Maibach 2006）。SLS 被认为是家兔皮肤和眼睛的刺激物。

19.2.3 皮肤病药物开发中的特殊技术

19.2.3.1 纳米毒性

近年来，纳米粒子作为一种靶向药物传递和医学成像的方法越来越流行（Hubbs et al. 2011）。改进的纳米技术能够合成范围大小为 1~100nm 的粒子［International Organization for Standardization (ISO) 2008; Occupational Safety and Health Administration (OSHA) 2006; Scientific Committee on Emerging and Newly Identified Health Risks (SCENIHR) 2007］。纳米粒子的化学组成不同，物理特性也有差异（Nasir 2010a）。一些纳米粒子能够穿过皮肤和肺的上皮屏障，转运到感觉神经中，甚至与有丝分裂纺锤体相互作用。当粒子体积减小时，表面积与质量比增加。这将增加可溶性纳米粒子的溶解速率和活性纳米粒子反应的表面积。纳米粒子的毒性通常与质量有关。然而，纳米粒子的表面积和纳米粒子大小、形状及表面化学可能比纳米粒子的质量对评价暴露更重要（Hubbs et al. 2011; National Institute for Occupational Safety and Health [NIOSH] 2009）。

与其他领域一样，皮肤接触含纳米粒子的消费品可能会导致局部或全身性效应，目前已引起越来越多的兴趣和关注（Nasir 2010b）。纳米粒子存在于许多化妆品局部制剂和创伤敷料中（如防晒霜中 TiO_2 和 ZnO 纳米粒子，以及创伤敷料中的纳米晶体银有抗菌特性）。基于体外（人表皮角质形成细胞）和体内（猪皮肤）研究，银纳米粒子与皮肤变灰、局灶性炎症、水肿，以及与慢性刺激一致的表皮增生有关（Samberg et al. 2010）。通过透射电镜（TEM）可发现银纳米粒子仅分布于角质层的浅表层，提示局灶性慢性炎症是由于离子流进入表皮导致的。

在完整的皮肤中，小于 1μm 的纳米粒子能 857
够渗入表皮，特别是在运动中屈曲的部位，但很少到达真皮。皮肤擦伤、皮肤损伤或皮肤创伤会增加纳米粒子的全身暴露。

局部应用的纳米粒子的全身暴露受许多因素的影响，包括皮肤厚度，这可能影响试验动物种属的选择。把含有 TiO_2 纳米粒子的防晒霜涂抹于小型猪的完整皮肤上的研究表明没有全身暴露，原因是在肝或淋巴结中缺乏 TiO_2 浓度升高的证据。聚乙二醇包覆的硒化镉量子点纳米粒子应用于擦伤的皮肤，检测到肝中镉的含量达到 2%。无毛小鼠在局部应用 TiO_2 纳米粒子后存在全身暴露，表明种属差异性全身暴露可能与皮肤厚度有关。此外，局部制剂的其他成分也影响纳米粒子的皮肤渗透。含水制剂易导致 TiO_2 纳米粒子渗透性降低，然而含油制剂可能增加渗透性。

除了对全身暴露的考虑外，纳米粒子可能与皮肤中的抗原呈递细胞相互作用。纳米粒子免疫毒性评价的监管指南仍在制定中（Dobrovolskaia et al. 2009）。

19.2.3.1.1　*皮肤切片中纳米粒子检测方法*

使用常规染色和光学显微镜的方法不足以观察到皮肤切片中的纳米粒子。纳米粒子不与常规组织学染色起反应，需要高倍放大，纳米粒子在组织中可能高度分散，常规光学显微镜的视野深度是有限的（如，0.2 μm 深度视野在 100× 数值孔径放大倍数时任何时间仅捕获 5μm 切片厚度的 1/25）（Hubbs et al. 2011）。特殊标记技术已经建立以提高通过显微镜检测纳米粒子能力，包括胶体金标记、金标记银增强和荧光指示剂的使用。

如果粒子是惰性的，组织反应可能会辅助指导检测，但极其微弱。纳米粒子毒性效应的组织病理学研究主要集中在吸入暴露后的肺，观察到的主要改变是肉芽肿性炎症和纤维化，并伴有胸膜增厚和淋巴管扩张。小型猪给予粒子介导的 DNA 疫苗后，观察到的皮肤反应包括轻度局灶性的皮肤刺激、浅层真皮低度的血管周围单形核细胞浸润及少量的吞噬金粒子（Pilling et al. 2002）。

尽管传统的扫描电镜已经成为检测微米大小粒子的有用方法，但对纳米粒子的检测却不太理想。场发射扫描电镜显著地提高了检测纳米粒子的分辨率，因其独特的“冷”阴极设计能够产生低压图像，该设计产生的电荷可忽略不计，从而产生高质量图像。

19.2.3.2　植入性生物材料

植入性生物材料通常是惰性固体材料，如塑料、聚合材料、金属和合金，通常用作医疗器械（Darby 1987）。随着新技术的出现，目前生物材料包括生物聚合物、自组装系统、纳米粒子、碳纳米管和量子点（Williams 2009）。医疗器械包括相似的不同用途的各种各样的产品。这些生物材料通常不引起药理学反应（除非与药物结合），反应是时间依赖而非剂量依赖。与植入性生物材料相关的潜在安全风险可能与使用材料的类型、植入物的可析出性和局部或全身的反应有关（Jacobs and Urban 1996）。因此，局部组织反应（如刺激性、致敏性）被认为是生物材料植入物安全评价的关键参数。

与药物相似，医疗器械在用于人类之前也需 858
要经过分类和监管批准（Anderson and Langone 1999）。生物相容性检测使用的主要指导原则由 IOS 医疗器械生物评价技术委员会提供，并被大多数工业化国家所接受。ISO 10993 标准文件（2007）包含 20 个与医疗器械安全性评价有关的章节。这些文件基于产品的预期用途明确了试验要求。在这些文件的基础上，美国食品药品监督管理局医疗器械和放射健康中心（FDA CDRH 2007）已经采用了测试程序的流程图。

临床前试验旨在评价组织与器械或器械组件的接触及相互作用带来的潜在安全风险。体外程序可作为筛选工具，但体内研究则是完整试验所需。临床前评估可能包括细胞毒性试验；致敏作用；刺激性（或皮内反应性）；急性、亚慢性或慢性全身毒性；遗传毒性；植入；血液相容性；致癌性；生殖 / 发育毒性；产热源性和生物降解。在体内试验中，最常使用肌肉植入，并且动物模型包括家兔、大鼠和小鼠。植入部位通过临床观察、剖检时大体观察和显微镜检查进行评估。

对植入性生物材料的反应是时间依赖性而不是剂量依赖性，这在药物中更常见。组织对植入生物材料的反应本质上最常见的是炎症和修复。但有时植入性器械也能引起免疫学反应。组织病理学评价可能包括反应的形态学评估，并通过与对照组比较，使用评分来评价病变的程度（如坏死、炎症细胞浸润，包括多形核中性粒细胞、淋巴细胞、浆细胞、巨噬细胞、巨细胞、成纤维细胞、血管分布和纤维化）。植入性材料的主要反应是从急性到慢性的异物炎症反应，主要取决于植入性材料的性质和取材时植入的持续时间。组织周围变性、坏死及水肿随后可能伴随着修复过程，包括肉芽肿性炎症、多核巨细胞及纤维化。免疫系统和血管系统都涉及细胞浸润和分泌因子的释放，包括细胞因子、趋化因子、补体，以及组织和血管生长因子。对于一些生物材料（如乳胶），可能引起与迟发性超敏反应一致的免疫应答。某些医疗器械如乳房硅胶植入物可能会出现慢性免疫功能紊乱，可能出现潜在的严重全身表现（Hajdu et al. 2011; Shoenfeld and Agmon-Levin 2011）。犬皮下植入碳覆盖的 Millipore 过滤器，并连续 28 天给予血栓素受体拮抗剂（ICI 185，282），在植入部位发生与增大的上皮样巨噬细胞、改变的纤维素增生和单形核细胞浸润有关的异物肉芽肿（Westwood et al. 1995）。据推测肉芽肿反应是由于药物诱导的对亚临床炎症的巨噬细胞反应的紊乱或对巨噬细胞反应刺激的非典型反应（Westwood et al. 1995）。

细胞化学方法（如溶酶体活性）常被用来进一步描述局部反应。血液学和临床生化学参数评价可能有助于全身性效应的判断。

皮肤刺激试验可用于与皮肤相互作用的器械，通过将受试物（或提取物）直接应用于动物模型（如家兔）皮肤（完整或擦伤）。应用后 72 小时，对皮肤进行红斑和水肿评分。

生物材料可能致癌。恶性肿瘤，包括纤维肉瘤和肉瘤，在大鼠和豚鼠暴露于用于假体的金属合金的致癌试验中已被描述（Sunderman 1989）。在转基因 $p53^{+/-}$ 小鼠，植入的转换器与囊膜内皮化、炎症、间叶细胞嗜碱性变、异型增生和肉瘤有关（Blanchard et al. 1999）。在大鼠和小鼠长期致癌试验中，皮下炎症、纤维化或肿瘤性（主要是肉瘤）病变与植入的识别微芯片有关（Elcock et al. 2001; Le Calvez et al. 2006; Tillmann et al. 1997）。

19.2.3.3　致癌性 859

通过非肠道或局部长期给予任何药物均有可能诱发致癌反应。因此，致癌潜能评价必须包括在预期长期使用药物的安全性评价中。致癌试验通常通过对局部应用受试物（如小鼠皮肤涂抹试验）的啮齿类动物进行局部和全身性效应的评价（Bibby 1981）。小鼠和大鼠是通常用于致癌试验的常规动物模型，尽管其他种属，如无毛小鼠和大鼠、仓鼠或转基因小鼠也可被使用。用于致癌试验的常规小鼠品系包括 B6C3F1、BALB/c、CD-1 和 C3H，而转基因小鼠包括 $p53^{+/-}$、Tg.AC、RasH2 和 $XPA^{-/-}$ 小鼠。Lynch 等人（2007）专门综述了用于皮肤致癌性危害识别的 3 种小鼠品系：致癌性敏感（SENsitivity to CARcinogenicity, SENCAR）、Tg.AC 和 RasH2 小鼠（Tennant et al. 1998）。这些模型是很好的短期致癌性筛查工具，但必须根据已知的化合物和模型的信息来解释结果，尤其是化合物对皮肤有刺激性时。利用这些模型替代传统的 2 年致癌试验的实用性和可预测性仍在评估中。理想情况下，它们应该对致癌物表现为阳性，而对非致癌物表现为阴性，最好没有假阴性结果（Cohen 2001; Jacobson-Kram et al. 2004; Pritchard et al. 2003; Sistare et al. 2002; Storer et al. 2010）。

SENCAR 小鼠是远交品系（非基因工程），可特异性选择用于已知皮肤致癌物反应的模型，它可增加皮肤肿瘤的多样性和缩短肿瘤的潜伏期，而且自发性皮肤肿瘤的发生率较低（Aldaz et al. 1987）。

Tg.AC 小鼠是通过 v-Ha-ras 编码序列进行“基因启动”的，该序列与球蛋白基因启动子和猿猴病毒 40polyA 信号序列相连接。ras 转基因在诱导的乳头状瘤中表达，但在正常皮肤中不表达。ras^{Ha} 基因突变和激活是角质形成细胞转化导致良性肿瘤发生的早期事件（Yuspa 1998）。随后 *fos* 基因和 AP-1 转录活性上调与良性肿瘤的恶性转化有关（Yuspa 1998）。该模型用于致癌试验的实用性已在多篇文章中进行了综述（Cohen 2001; Jacobson-Kram et al. 2004; Pritchard et al. 2003; Sistare et al. 2002）。由于与受试物的皮肤刺激相关的假阳性率较高，Tg.AC 转基因小鼠模型不再建议用于局部药物的致癌试验。有色啮齿类动物品系（如 C57BL/6 小鼠）和金属硫因 - Ⅰ（MT）/ret 转基因小鼠可能用于评价黑色素细胞肿瘤（Kato et al. 1998）。

用于皮肤致癌试验的方法学包括连续 104 周每日给药，给药部位为动物模型背部的剃毛皮肤。以多个剂量来研究，最高剂量为最大耐受剂量，最大耐受剂量是由剂量探索试验确定的，不产生严重或不可逆病变（如坏死）的剂量。

小鼠皮肤已广泛用于多阶段致癌作用的研究（Argyris 1982; Hecker 1987; Yuspa 1998）。在化学致癌作用的 2 阶段模型中，启动和促进阶段能够在小鼠和大鼠模型中评价（Schweizer et al. 1982）。在促进阶段试验中，启动剂如 7,12-二甲基苯并 [a] 蒽（DMBA）、尿烷、苯并芘或 UV 光应用于皮肤。启动剂可导致角质形成细胞的 DNA 损伤，与终末分化的皮肤细胞不同，它看起来似乎正常但保留了增殖能力。然后将试验化学品重复应用数周以评价皮肤的促进过程。佛波酯（如 12-O- 十四烷酰 13- 醋酸盐）常被用作阳性促进剂对照。试验中阳性反应是发生皮肤乳头状瘤，可能进展为癌。为检测化学品的启动潜能，在应用促进剂如佛波醇酯之前先将受试物应用于皮肤上。在致癌作用多阶段模型中，将 DMBA 和佛波醇 12- 豆蔻酸盐 13- 醋酸盐给予 SENCAR 小鼠能够导致产生皮肤乳头状瘤（Aldaz et al. 1987）。用组织病理学和细胞遗传学分析来确定异倍体程度与乳头状瘤的侵袭性和异型性之间呈正相关。

PUVA（补骨脂素 + UVA）疗法是将 8- 甲 860
氧基补骨脂素（8-methoxypsoralen, 8-MOP）和 UVA（320~400 nm）辐射联合使用，通过光敏机制治疗慢性皮肤疾病，如牛皮癣和白癜风，但与皮肤癌的风险增加有关。C3H/HeN-hr 无毛小鼠灌胃给药 8-MOP 8 个月后给予 UVA 辐射产生红斑光毒性反应和瘢痕形成，但未导致肿瘤（Langner et al. 1977）。然而用 PUVA 给予 HRA/Skh 小鼠导致皮肤增生性病变和皮肤 SCC 明显增加（Lambertini et al. 2005）。这些小鼠皮肤变化的分析表明，在增生性病变和 SCC 中，p53 和 PCNA（增殖细胞核抗原）的蛋白表达升高，以及 p53 抑制基因的突变频率增加有关。有人提出 p53 突变导致 p53 蛋白的失活，以及随后的肿瘤发生（Lambertini et al. 2005）。

19.3　皮肤毒性机制

19.3.1　局部性皮肤毒性

局部应用某些化合物能够损伤皮肤表面并表现为刺激性皮炎。皮肤刺激的程度或严重性受很多因素的影响，包括毒物的类型、剂量和强度，暴露的时间和皮肤易感性。皮肤损伤可能涉及几种不同的机制，包括直接毒性（如强酸或强碱的化学灼伤）、免疫介导的反应（即过敏反应）、光毒性或光过敏反应和遗传毒性。与可逆性损伤有关的直接毒性被定义为“刺激”，而不可逆的皮肤损伤（即表皮全层坏死）被称为“腐蚀”（INHAND 2012）。

19.3.2　全身性皮肤毒性

全身性皮肤毒性可能是经皮吸收的化学品或其代谢产物引起全身性副作用的结果，或者原发性全身毒性可能表现为皮肤病变（Merk 2009）。某些化合物经皮肤吸收的程度会高于经胃肠道吸收的程度。化合物亲脂性和亲水性的程度将分别影响其在角质层的渗透及分别对表皮和真皮的穿透性。用于治疗葡萄球菌感染的六氯酚已被证明在动物试验中有神经毒性，并且取决于暴露的年龄而成为一种发育性神经毒物。局部应用皮质类固醇可抑制大鼠体重增加，总胆固醇和甘油三酯增多，特应性淋巴组织、肾上腺和肾病变增加。尽管一些局部应用的化学品可能导致局部超敏反应（如荨麻疹），而另一些化学物质可能导致更严重的过敏性反应。

皮肤病变作为原发性全身毒性的表现，可能是非免疫反应或免疫反应的结果，表现为皮肤反应（Alanko and Hannuksela 1998; Wintroub and Stern 1985）。

非免疫性的原因可能包括抗癌药、皮质类固醇、可能诱发皮肤血管收缩的药物、光敏药物或内分泌干扰物。抗癌药常导致的反应包括炎症、溃疡，以及在某些情况下的上皮增殖，是对表皮细胞的毒性作用或继发于细胞因子释放的结果。长期使用皮质类固醇可导致皮肤及其附属器萎缩，然而血管收缩剂可能由于局部缺血导致明显的坏死。有光敏性的药物或代谢产物如果分布于皮肤，当受累皮肤暴露于阳光或紫外线辐射下时，能够导致光敏反应。由于钙稳态失衡，某些内分泌干扰物可能通过影响黑色素生成或矿化而引起皮肤色素改变。

861 皮肤中的免疫反应可能继发于全身性反应（即过敏反应）或皮肤半抗原——载体复合体的反应或特异质反应的结果。全身性给药导致皮肤不良反应的例子不胜枚举，包括青霉素和复方新诺明。

特异质药物反应（Idiosyncratic drug reactions, IDRs）是药物安全的主要问题，表现为严重的皮肤反应，将在 19.3.5 小节中进行更详细讨论。

19.3.3　非免疫性皮肤毒性

非免疫性皮肤损伤可归因于创伤（如擦伤）、化学灼伤（如强酸、强碱或氧化剂）导致的直接损伤（图 19.3b），或加重先前存在的皮肤疾病（Wintroub and Stern 1985）。皮肤刺激较化学灼伤更常见，皮疹是最常见的药物不良反应（Bigby et al. 1986）。化学品如巴豆油、SLS 和苯扎氯铵都是已知的皮肤刺激物。皮肤刺激的程度受化学物质类型、渗透速率和炎症反应的时间过程，以及炎症过程的性质（细胞和血管反应）的影响。然而，化学结构可能不一定与所观察到的刺激程度完全对应。皮肤刺激的病理生理学还不是很清楚，许多化学品可能有共同的效应途径。类效应途径的非免疫激活（如与肥大细胞相互作用、激活补体、花生四烯酸代谢的改变）已经被认为是一种可能的机制（Haschek et al. 2010）。在某些情况下，皮肤刺激可能没有形态学表现。例如，遗传毒性药物可能经 DNA 烷基化导致表皮增殖细胞群的突变。

19.3.4　免疫性皮肤毒性

免疫学机制是皮肤疾病和皮肤异物反应中重要而常见的通路（Breathnach and Katz 1986）。皮肤中的免疫应答与皮肤相关淋巴组织（skin-associated lymphoid tissue, SALT）的信号通路网络有关（Streilein 1989）。SALT 由朗格汉斯细胞、角质形成细胞、皮肤趋向性 T 细胞（skin-seeking T cells）和肥大细胞相互作用组成（Streilein 1989）。

免疫反应可能涉及体液或细胞成分。体液反应包括皮肤过敏反应（通过 IgE 介导的Ⅰ型超敏反应）和免疫复合物反应（通过 IgG、IgM、补体介导的Ⅲ超敏反应、Arthus 反应）。细胞介导的免疫毒性是迟发型反应（Ⅳ型超敏反应），常常在受试物应用后 24~96 小时被观察到，或发生于移植物抗宿主反应中（图 19.3c）。接触性过敏反应是迟发型超敏反应，涉及经角质形成细胞和朗格汉斯细胞对抗原的捕获和代谢及半抗原 – 蛋白复合物的形成（Khan et al. 2006）。同时，角质形成细胞或朗格汉斯细胞分泌细胞因子（IL-1β、TNFα、IL-18 等）对朗格汉斯细胞迁移到局部淋巴结是至关重要的。这些朗格汉斯细胞上调受体（CCR7 等），对这些细胞因子的相互作用和其归巢到淋巴结很重要。在淋巴结中，朗格汉斯细胞呈递抗原给定居 T 细胞，使其活化、增殖并迁移至皮肤。一旦再次抗原暴露后，真皮树突状细胞或角质形成细胞呈递抗原给皮肤记忆 T 细胞，然后释放细胞因子（IFN-γ、IL-17 等）并招募巨噬细胞产生更多的细胞因子并引发炎症反应。脂溶性抗原能够通过细胞膜，经细胞内加工和修饰使其连接到 MHC Ⅰ，引发细胞毒性 T 细胞活化并杀死诱导细胞。化学品如 2,4- 二硝基氟苯和三硝基氯苯与过敏性接触性皮炎有关。迟发型超敏反应的临床表现包括皮疹、多形性红斑和 Stevens–Johnson 综合征（Stevens–Johnson Syndrome, SJS）或中毒性表皮坏死松解症（toxic epidermal necrolysis, TEN）。多形性红斑和 TEN 代表严重的、经常危及生命的免疫介导性疾病。不适当的激活细胞毒性 $CD8^+$ T 细胞被认为是引起这些疾病的一个原因（Haschek et al. 2010）。多种药物与多形性红斑和 TEN 的发生有关，包括磺胺类、青霉素类、头孢菌素类、伊维菌素、金硫葡萄糖、灰黄霉素、丙基硫氧嘧啶、右旋柠檬烯、抗惊厥剂、米诺地尔和非甾体抗炎药（NSAIDs）（Haschek et al. 2010; Karaoui and Chahine-Chakhtoura 2009; Paul et al. 1998）。

使用豚鼠评价体内致敏性，涉及诱导阶段与激发阶段（Andersen 1987）。一些因素可能影响接触致敏性，包括化学品的抗原效价、溶媒、总剂量、表面浓度、用药皮肤面积大小、用药部位的解剖学特征、皮肤疾病（创伤）、经皮渗透的程度、区域的引流淋巴结、暴露次数和封闭的效果（Boukhman and Maibach 2001）。迟发型超敏反应由受试物再次给予先前致敏过的皮肤所引起。起始致敏是通过为期 3 周的局部用药或皮内给药。休息 2 周后第 2 次局部用药（激发），在第 2 次局部用药后 24~48 小时对反应进行评估。如果第 2 次局部用药后的刺激比初次局部用药更严重，则能够确定为阳性反应。

人类患者非局部（全身性）给药后，可观察到过敏性皮肤药物反应，尤其是抗生素、血液制品和吸入黏液溶解剂后，抗生素阿莫西林、甲氧苄氨嘧啶 – 磺胺甲噁唑和氨苄青霉素等发生率最高（Khan et al. 2006）。引起皮肤药物反应的药物可能分子量较小，但它们能够经生物活化成为活性代谢产物，共价结合到细胞大分子生成可引发免疫反应的半抗原蛋白。致敏分子必须运送至皮肤，才能发生皮肤反应。在肝或体循环中发生生物活化，随后运送至皮肤，或者生物活化可能发生在皮肤本身（Khan et al. 2006）。尽管这些药物有可能发生药物反应，但绝大多数的服用药物的患者并不会发生皮肤药物反应（<1%，重度反应在 1：100000~1：1000000）之间）。因此，还涉及其他因素，比如遗传易感性和环境因素，尤其是病毒感染（Khan et al. 2006）。其他形式超敏反应的临床表现包括Ⅰ型反应，表现为从荨麻疹、血管性水肿到过敏性休克。皮肤免疫复合物反应或Ⅲ型超敏反应通常表现为血管炎和紫癜。

药物诱导性皮肤免疫反应必须与自身免疫皮肤疾病，如寻常型天疱疮、叶状天疱疮、增殖性天疱疮、大疱性类天疱疮、类天疱疮性红斑狼疮、全身性红斑狼疮及盘状红斑狼疮（所有均在犬中有报道）相区别（Parker 1981）。例如，天疱疮样反应与含有巯基的药物、卡托普利或 D-青霉胺有关，而红斑狼疮样综合征可在给予异烟肼、肼苯哒嗪或普鲁卡因治疗的患者中观察到，并且在几个案例中表现出抗组蛋白的自身抗体的作用（Merk et al. 2001）。

19.3.5 特异质药物反应

IDRs 被认为是 B 型药物不良反应，因为它们不可预期且与药物的已知药理性质无关。临床上，IDRs 相对不常见（占所有药物不良反应的 6%~10%），但由于其不可预期及不良反应的严重性甚至能导致死亡而备受重视。IDRs 可表现为全身性疾病（如肝毒性、溶血性贫血及粒细胞缺乏症）且有时出现严重的皮肤临床表现（如多形性红斑、TEN 或 SJS）。IDRs 与其他疾病有许多相同的临床和病理学特征，仅根据这些特征有可能误诊。大多数 IDR 诱导的皮疹与其他皮肤病不易区分，除非表现 IDRs 特定的诊断特征，如明确的药物反应和 TEN 特征。

IDRs 的机制并不明确，但通常分为非免疫和免疫介导两类。已经提出了几种 IDRs 发生的机制假说。在半抗原假说中，药物及其活性代谢产物本身并没有免疫原性，但当与内源性蛋白共价结合时可能会具有免疫原性。活性代谢产物假说认为，当解毒系统（如谷胱甘肽）被减弱或耗尽时，活性代谢产物可以充当半抗原。药物给药后开始不良反应发生的特征性延迟，以及再次激发时延迟减少提示大多数 IDRs 为免疫介导的机制。有间接证据表明代谢产物在非免疫和免疫介导的 IDRs 中起重要作用。因为大多数药物不能与蛋白质共价结合，因此药物的代谢对半抗原的形成是至关重要的。特定类型的活性代谢产物的形成与特异质反应发生的风险之间有很强的相关性，此类例子包括磺胺类、异烟肼和氟烷。含有巯基、芳基胺或其他易氧化基团的药物，在母体分子发生氧化后，极易形成活性代谢产物。

IDRs 在动物中已有报道（如犬磺胺类药物的毒性）。然而，与人类相似，IDRs 的不可预期性阻碍了动物模型的建立。尽管如此，动物模型仍被认为是了解 IDRs 机制的最佳方法。正在研究的两种动物模型，磺胺类药物诱导的犬超敏反应和奈韦拉平诱导的大鼠皮疹，与药物诱导皮肤 IDRs 有关（Funk-Keenan et al. 2012; Lavergne et al. 2006; Ng et al. 2012; Uetrecht 2006）。

19.3.5.1 磺胺类药物

在人类中，磺胺类药物超敏反应是一种众所周知的现象，以发热、皮肤病（即皮疹）、淋巴结病为主要特征，偶发嗜酸性粒细胞增多症、粒细胞缺乏症、血小板减少或再生障碍性贫血（Cribb et al. 1996）。磺胺类药物超敏反应在多个品系的犬中也有报道，临床表现为皮肤药疹、肝毒性、多发性关节炎、发热和血质不调。犬临床症状可能在给药开始后 5~36 天出现，再次刺激出现更快，与免疫介导的机制一致（Cribb 1989; Trepanier et al. 2003）。在磺胺类药物导致的犬超敏反应中抗药物、抗髓过氧化物酶和抗组蛋白酶 G 抗体的发生进一步印证了免疫介导的反应（Lavergne et al. 2006）。有人认为免疫反应被磺胺类药物代谢产生的羟胺诱导，再氧化为亚硝基衍生物，可能形成蛋白加合物引起抗体或细胞介导的免疫反应（Lavergne et al. 2008）。

19.3.5.2 奈韦拉平

奈韦拉平是一种非核苷类逆转录酶抑制剂，已经被用于治疗人类免疫缺陷病毒 1 型的感染（Popovic et al. 2010）。它的临床使用与高发生率的皮疹和肝毒性有关。临床上报道的皮疹发生率依给药方案的不同为 17%~48%，且高达 0.3% 的皮疹被认为是严重的（即 SJS、SJS/TEN 转换综合征，以及一种伴有嗜酸性粒细胞增多和全身症状的药物反应综合征）。据报道，在开始服用奈韦拉平后的 6 周内患者出现皮疹（Pollard et al. 1998）。奈韦拉平导致大鼠皮疹的发病率和严重程度与品系和性别有关（Uetrecht 2006）。棕色
864 挪威大鼠和 Sprague-Dawley 大鼠在给予奈韦拉平后也观察到皮疹，但 Lewis 大鼠似乎具有抵抗力。这个结果不仅支持了大鼠皮肤反应的特异质性，也表明遗传因素参与其中。奈韦拉平诱导的皮疹在雌性棕色挪威大鼠中发生率高于同剂量组的雄性大鼠，故认为与雄性大鼠比雌性大鼠代谢奈韦拉平的速度更快有关。皮肤病变出现于给药后 2~3 周，再次激发时皮疹出现得更早且更为严重（Popovic et al. 2006）。大鼠皮肤病变的组织病理学特征是以 $CD4^+$ 和 $CD8^+$ T 淋巴细胞和巨噬细胞为主的炎症细胞浸润（Shenton et al. 2003）。关于机制的研究已经证明了 $CD4^+$ T 细胞而非 $CD8^+$ T 细胞耗减具有部分保护作用（Shenton et al. 2005）。此外，结果表明过敏能够通过 $CD4^+$ T 细胞而不是 $CD8^+$ T 细胞，从已致敏大鼠转移至未致敏大鼠。

此外，如果在已知导致皮疹的高剂量给药前给予大鼠低剂量的奈韦拉平，则可诱导棕色挪威大鼠产生耐受性。已经确定皮肤皮疹的发生与奈韦拉平的 12- 羟基化有关，而与母体药物无关（Popovic et al. 2010）。据推测 12- 羟基化代谢物通过硫化作用转化为有活性的醌甲基化代谢物，并且由于皮肤中存在磺基转移酶，这为奈韦拉平诱导的皮疹发生提供了一个合理的解释。这些代谢物可能触发免疫反应的启动，因此认为人类发生奈韦拉平诱导的皮疹的机制与之相似。

19.3.6　光毒性

许多不同种类的局部应用或全身给药的药物，包括 NSAIDs、抗菌药、抗惊厥药、抗高血压药和利尿剂与人类和动物的光敏作用有关。光敏性药物包括吩噻嗪、四环素、磺胺类药、氯丙嗪、萘啶酸和氟香豆素（补骨脂素）。已经专门开发了一些化合物因其光敏性被应用于光动力疗法。例如，盐酸氨基戊酮酸甲酯一旦被适合波长的光激活，对癌前病变和癌细胞有细胞毒性（Health Canada 2009）。

光敏作用可能涉及非免疫（即光刺激性）或免疫介导（即光变态反应）机制。光变态反应与给予磺胺类、吩噻嗪类、香豆素衍生物和对氨基苯甲酸甘油酯有关。

光化学反应的靶点是成品药的发色团或皮肤细胞的 DNA。一旦暴露于阳光或 UV 照射下，母体药物或代谢物的光活化引发观察到的皮肤反应，具有与其他毒性类似的组织病理学反应。皮肤光刺激反应在性质上与原发性刺激反应相似。光刺激反应可能发生在单次暴露后，而光变态反应需要一段诱导时间才能发生反应。急性光刺激可能表现为轻度红斑（类似晒伤）或更严重的情况下皮肤起泡并脱落。白化 Balb/c 小鼠经口给予喹诺酮类抗菌药，随后给予 UVA 照射，能够诱导光毒性病变（Shimoda et al. 1993）。小鼠耳病变特征是表皮细胞变性、真皮水肿、中性粒细胞浸润和成纤维细胞变性，随时间推移越来越严重。光变态反应是免疫介导的，通常是特异质。值得注意的是导致光刺激的化合物也可能与变态反应有关，如苯佐卡因、对氨基苯甲酸和异丙嗪（Johnson and Grimwood 1994）。

一些光刺激物与紫外线诱导的皮肤致癌作用（如 8-MOP）有关。光化学疗法（PUVA）治疗牛皮癣，通过口服甲氧沙林（一种补骨脂素）联合 UVA 辐射，与不规则色素性皮肤病变、SCC 和恶性黑色素瘤的风险增加有关（Stern et al. 1997）。其他化合物可能通过间接机制提高 UV
相关的致癌作用，间接机制是通过改变皮肤的光 865
学或结构特征或生物学功能来降低皮肤的保护性质。

19.3.6.1 氟喹诺酮类药物

喹诺酮类抗菌药的毒性表现为对中枢神经系统、周围神经系统和心血管、胃肠道、肌肉骨骼系统的不良反应，尤其是光毒性在人类和动物中已得到充分证实。氟喹诺酮类药物是强效光敏感药，原因是分子 C8 位置卤化。除了引起初始光毒性反应，氟喹诺酮类药物也可使个体对随后的光变态反应敏感。氟喹诺酮类药物引起严重的皮疹也归因于超敏反应。大多数喹诺酮相关的光毒性反应是轻度的且为自限性，但是也报道了氟喹诺酮类药物具有严重的危及生命的光敏反应，包括 SJS、TEN 和 Sweet 综合征。氟喹诺酮光毒性特征是皮肤红斑（类似晒伤）、水肿、疼痛性水疱和皮肤脱落。已经在豚鼠和小鼠中研究了喹诺酮的光毒性和光变态反应。Balb/c 小鼠经口给予喹诺酮，随后经 UVA 照射，耳部皮肤观察到的形态学特征包括表皮基底细胞变性、真皮水肿、真皮成纤维细胞变性（伴有致密不规则形状的细胞核和嗜酸性颗粒），以及真皮中性粒细胞浸润（Shimoda et al. 1993）。

长期给予具有光敏性的喹诺酮与皮肤肿瘤发生风险的升高有关（Stern 1998）。与单独接受 UVA 照射的小鼠相比，Skh 无毛小鼠长期经口给予氟喹诺酮结合 UVA 照射导致良性皮肤肿瘤的发生率增加（Makinen et al. 1997）。观察到从日光角化病（以细胞异型性、核变大、染色深为特征）、角化棘皮瘤、良性乳头状瘤到 SCCs 的肿瘤进展。

19.4 皮肤毒性的生物标志物

生物标志物是一种可测量的特征，可作为正常生物过程、发病进程和对一种外源性物质的生物学反应的一个指标。生物标志物包括结构特征（分子到大体）、生化测量或器官系统功能检测（工业指南草案；生物标志物资格研究中使用组织学 2011 年 12 月；www.fda.gov/Drugs/GuidanceComplianceRegulatoryInformation/Guidances）。理想情况下，生物标志物对所研究的过程或组织具有高度敏感性（无假阴性）和特异性（无假阳性），具有与损伤程度成比例的可测量变化，并与过程的起始或发展相吻合，能在多种属间转化，任何取样都是微创的，而且取样程序快速、简单且廉价。事实上，目前许多生物标志物既不敏感也不特异，但这是一个快速发展的领域，不断发现和表征新型生物标志物。任何生物标志物的数据必须在全部可用数据的上下文中进行解读。

由于皮肤容易取样和检查，它可作为检测内部疾病或局部皮肤疾病的出发点，正在开发一些新技术如微贴微针装置（来源于互联网信息），用于对皮肤生物标志物取样或用于给药。特定皮肤疾病的生物标志物，与其他器官疾病的生物标志物一样，也正在开发全身性样本，例如在血液和尿液中进行检测（Paczesny et al. 2010）。指示多种疾病过程的皮肤结构生物标志物也能够被检测。

细胞化学技术已被用于检测皮肤炎症病变中的酶活性。已表明溶酶体酶活性升高与巨噬细胞和巨细胞有关，而琥珀酸和乳酸脱氢酶活性可能被毒性更强的化学物质所抑制（Greaves 2000）。已开发了多种抗体来帮助描述中间丝，包括波形 866
蛋白、结蛋白、胶质纤维酸性蛋白、神经丝多肽和人角蛋白多肽（Virtanen et al. 1981）。虽然目前没有合格的内皮细胞活化生物标志物，但是血管性假血友病因子前肽、E 选择素、不对称二甲基精氨酸和循环内皮细胞在评价药物诱导的血管损伤中被认为对活化的内皮细胞具有特异性（Zhang et al. 2010）。凝集素也可作为内皮细胞的标志物，猴与人类具有最大的组织化学相似性，其次是猪和牛，然后是猫、犬和绵羊（Roussel and

Dalion 1988）。使用导致色素减退的化学物质可以减少受影响区域的多巴反应（Greaves 2000）。皮肤残留物的分析能够作为杀虫剂（如涕灭威）暴露的生物标志物（Anwar 1997）。

体外技术已经成为评价化学品潜在刺激性的整体动物试验的替代方法，如前所述，能够用来生成生物标志物数据。

最近，转录组学和蛋白质组学已经被用于评价暴露于化学品的人类角质形成细胞的 mRNA 和蛋白质表达（Rogers et al. 2009）。当暴露于 SLS 时，人类角质形成细胞显示 20 种蛋白质的表达改变，包括小热休克蛋白 27（heat shock protein 27, HSP27）和超氧化物歧化酶（Cu–Zn）的下调，以及丝切蛋白 -1 的上调。在 HSP27 的蛋白和 mRNA 水平最显著的改变是 HSP27，并伴随核易位。角质形成细胞暴露于其他酸性和碱性化学品下能获得类似的结果。角质形成细胞受刺激后 IL-1 的生成增加。因此，这些蛋白可作为皮肤危害评价中有用的生物标志物，能够帮助更好地理解皮肤刺激的机制通路。

分离（培养）的人毛囊已成为肿瘤组织的替代物，其中免疫组化生物标志物，包括 Ki67、EGFR、磷 -p27、磷 – 组蛋白 H3、磷 -MAPK 和磷 -Rb 已被用于评价药物的药效学作用（Randall and Foster 2007）。

19.5　非肿瘤性皮肤改变

19.5.1　皮肤毒性的病理学所见

19.5.1.1　表皮

19.5.1.1.1　临床表现

机体外部的皮肤较内部器官更容易进行临床评价。皮肤正常外观的改变很容易进行观察和形态学描述。尽管皮肤病变的发病机制从临床观察难以确定，但其特征、严重程度和范围有助于鉴别诊断并对预后可能有价值。皮肤最初的不良反应可能是颜色的改变，表现为灰白、变白、红斑（发红）、色素减退或色素沉着过度。对附属器的影响可能表现为多毛症、少毛症、脱毛、油性皮肤或干性皮肤。更严重的皮肤病变可能表现为斑疹、丘疹、斑块、结节、风团（荨麻疹）、囊泡、大疱、糜烂、溃疡、脓疱、囊肿、萎缩、瘢痕、硬化、鳞屑、结痂、皲裂或坏疽。

19.5.1.1.2　临床病理学

与皮肤病变有关的临床病理学参数改变可能反映在血液学参数的改变，例如在急性（非免疫性）炎症反应中白细胞计数升高和中性粒细胞增多。免疫性皮肤反应常常伴随淋巴细胞亚型和免疫球蛋白水平的改变，这些改变取决于免疫反应的类型。在特应性皮炎（Ⅰ型超敏反应）中，过敏性反应由升高的 IgE 介导，促进肥大细胞和嗜碱性粒细胞脱颗粒，随后释放组胺、血清素和其 867
他急性炎症介质。皮肤 Arthus 反应（Ⅲ型超敏反应）也是一种抗体介导的反应，涉及补体结合 IgG 和 IgM。在这个反应中，抗原和抗体形成复合物，其在血流中沉淀并滞留在微血管系统中，从而触发补体活化，随后释放细胞因子、趋化因子和血管活性因子。在迟发型反应（Ⅳ型超敏反应）中，与载体蛋白结合的小分子抗原与抗原呈递细胞（如朗格汉斯细胞）相互作用，其将修饰的抗原呈递给 T 淋巴细胞。这个反应表现为淋巴细胞计数升高。多形性红斑和 TEN 与针对角质形成细胞的细胞毒性（CD8^{+}）T 淋巴细胞水平升高有关。TEN 严重的皮肤病变也与 TNF 和 IL-6 水平升高有关。

19.5.1.1.3　大体病理学 868

在大多数情况下，大体病理学所见与临床观察相似。皮肤颜色的改变可能是药物对皮肤血管作用的影响，例如急性刺激或炎性发作后的红斑，也可能是由于对黑色素局部影响导致色素的改变或可能继发于全身效应，如出现黄

表 19.6 基本大体皮肤病变

大体改变	定义
斑疹	扁平的、界限良好、色素沉着减退或过度的病变。由于血管紊乱、毛细血管扩张或梗死导致的颜色改变
丘疹	小实性皮肤隆起 <1 cm
斑块	隆起性病变常由丘疹汇合形成
结节	凸起、实性病变，特征为可触性、皮肤受累深度（即表皮、表皮－真皮、真皮、真皮－真皮下和皮下）
风团	扁平的丘疹或大小不等（3~4 mm 至 10~12 cm）的斑块，边界清晰
水疱	隆起性、界限良好病变，直径 < 0.5 cm，伴有薄的、常含有液体（如血清、淋巴液、血液或细胞外液）的半透明壁
大疱	形态类似水疱，但直径 > 0.5 cm
糜烂	局限的，由于表皮部分缺失引起的湿润的病变，通常凹陷于表面皮肤
溃疡	表皮深度破坏，并渗入真皮乳头层
脓疱	界限良好的病变，含有由白细胞、细胞碎片、可能存在或不存在细菌（无菌性）组成的脓性渗出液
囊肿	囊样、卵圆形或球形结节或丘疹，含有液体或细胞物质
萎缩	皮肤变薄，影响表皮和真皮
抓痕	表皮表面缺失，线状或点状外观，通常是擦伤导致的改变
裂隙	由于过度干燥，通常在掌部或足部皮肤出现线性裂纹
瘢痕	创伤或溃疡愈合后的结果，可呈肥大性、萎缩性或硬化性（硬化）
痂	由于血液、血清或脓性渗出物组成，厚度及颜色各异
坏疽	界限良好，皮肤蓝黑色变色，常是被细菌感染的结果，伴有血管闭塞，随后坏死脱落

疽。基本的皮肤病变包括斑疹、丘疹、斑块、结节、风团、水疱、大疱、糜烂、溃疡、脓疱、囊肿、萎缩、抓痕、裂隙、瘢痕、痂或坏疽（表 19.6）。

19.5.1.1.4 组织病理学

目前对啮齿类动物组织病理学术语的具体描述，读者可参考 INHAND 工作组正在进行的项目（INHAND 2012）。表皮的组织病理学改变通常反映细胞动力学、细胞分化或细胞一致性的紊乱。在正常皮肤中，增殖、分化和脱屑之间处于稳态平衡。有利于增殖的改变平衡的情况导致表皮增厚（即棘皮症），而增殖速率下降的改变平衡的情况（如由于皮质类固醇）导致表皮变薄（即萎缩）。萎缩时，所有非角质层的厚度减少，有核的表皮细胞减少，伴有有核层特征的缺失（INHAND 2012）。棘皮症在表皮可见有多个结构变化，包括角质层角化过度或过度正角化、生发层核分裂象数量增加、表皮突（rete ridge）伸长，结果使表皮真皮交界面的表面积增加。表皮细胞的不完全分化和成熟可能导致角化不全，其特征是角质层多个疏松层中保留了固缩核并且颗粒细胞层变薄。单个细胞成熟前角化导致角化不良，通常与皮肤棘层松解有关，表明一种不可逆的表皮损伤。由于角质形成细胞在角化过程中遵循程序性细胞死亡的有序过程，难以与凋亡区分，因此术语角化不良用于描述凋亡的角质形成细胞（INHAND 2012）。角化不良细胞特征是大的圆形细胞，含有丰富的嗜酸性细胞质（充满角蛋白丝）和固缩核。单个细胞坏死在自发性病变时被描述，如多形性红斑（INHAND 2012）。

桥粒解离（皮肤棘层松解）导致的表皮凝聚力缺失，以及细胞间质缺失，都能导致表皮内液体蓄积。液体可能源于真皮（即浆液性渗出物）或表皮白细胞浸润的结果。细胞间液体蓄积的最简单形式称为海绵层水肿，上皮细胞仍彼此相连，但表皮呈海绵状变性。随着液体不断蓄积、细胞连接被破坏、单个细胞溶解、液体被聚集在一个腔或囊泡中（图 19.3d）。囊泡的扩大或几个囊泡的融合能导致水泡或大疱形成。皮肤表面给予己烷、甲苯、四氯化碳和 2- 氯乙醇能够导致核固缩、海绵状变性（甲苯和四氯化碳），以及基底细胞与基底膜之间的连接分离（Kronevi et al. 1979）。

由于外伤或擦伤导致的浅表表皮细胞层的缺失被称为糜烂。表皮缺失延伸累及表皮整个厚度及浅表真皮被称为溃疡（图 19.4a）。刺激性或腐蚀性的化学物质（如强酸或强碱）能够导致变性和坏死，从而产生糜烂或溃疡，这取决于对皮肤损伤的严重程度。通过病变边缘的表皮细胞增殖和扩展（即“蔓延”）覆盖受累区域来进行糜烂的修复。溃疡最初通过形成肉芽组织进行修复，肉芽组织在表皮增殖之前覆盖伤口。表皮急性炎症可能是创伤、感染、直接细胞毒性或免疫反应的继发性结果。组织病理学上，急性炎症以中性粒细胞浸润为特征，可能是弥散性或局灶性聚集形成微小脓肿或脓疱。脓疱含有圆形有核的角质形成细胞，例如在天疱疮型疾病中所观察到的，被称为“皮肤棘层松解的脓疱”（INHAND 2012）。慢性炎症可能是非免疫或免疫机制的结果，特征是以淋巴细胞和组织细胞类型为主。

表皮增生性改变可能由多种原因引起的，包括对慢性刺激或生长因子（如 EGF、生长激素）刺激的反应（图 19.4b 和图 19.4c）。食蟹猴给予人尿 EGF4 周会导致皮肤脱屑和表皮增生（Maraschin et al. 1995）。猪皮肤局部应用 JP-8 喷气燃料中碳氢化合物成分导致红斑、表皮增厚 869

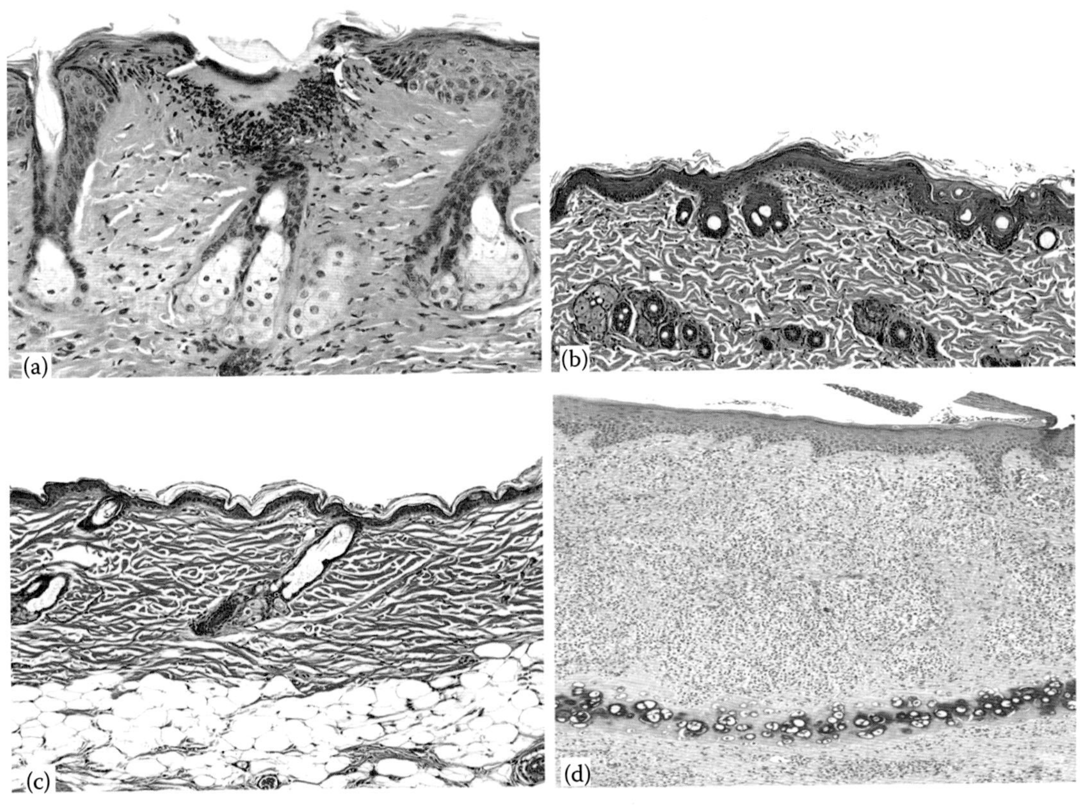

图 19.4 （a）小鼠皮肤局灶性溃疡，伴有透壁性表皮坏死和浅表真皮受累。（b 和 c）表皮增生（b）与正常小鼠皮肤相比（c），特征是中度表皮变厚及角化过度。（d）非人灵长类动物耳肉芽肿性炎症。致密的混合性单形核细胞浸润，以巨噬细胞为主，伴有上覆表皮和深层耳郭软骨之间的纤维化

及细胞层数增多（Muhammad et al. 2005）。

表皮包涵囊肿是在老龄 F344 和 Osborne–Mendel 大鼠中报道的一种常见的、自发性的、非肿瘤性病变（Goodman et al. 1979, 1980）。鳞状上皮囊肿发生在上层真皮，其特征是由复层角化构成的囊壁，腔内充满同心圆排列的层状角蛋白（INHAND 2012）。

19.5.1.2　真皮

19.5.1.2.1　组织病理学

真皮构成表皮的支撑结构，由整合成 ECM 的胶原纤维和弹性纤维网、定居组织细胞组成，并由向上投射到浅表真皮的血管支撑。皮肤的血管网是真皮病变的关键组成部分，为炎症细胞进入皮肤提供通道，同时也作为靶组织之一。真皮的急性炎症特征为由多形核白细胞、淋巴细胞、成纤维细胞和组织细胞组成的炎症浸润，血管扩张，毛细血管红细胞聚集和水肿。根据严重程度，这些改变与红斑、荨麻疹、风团和丘疹的临床表现有关。在 I 型超敏反应中，IgE 激活的肥大细胞释放细胞介质后，血管扩张和水肿是突出特征，并伴有少量白细胞和组织细胞。

皮肤坏死性血管炎可能影响所有类型的血管，并且可发生在真皮的所有区域，特征是中性粒细胞浸润和纤维状和无定形物质在受影响的血管壁沉积。随着血管壁的坏死和白细胞崩解，在血管壁可观察到细胞和胞核碎片，并且在血管周围的组织可能出现红细胞（即血管周围出血）。后期出现的淋巴细胞和组织细胞提示修复过程。

淋巴细胞浸润是大多数皮肤炎症病变的一个组分，但在某些情况下，可能是主要的细胞类型。浅表真皮中血管周围浸润可能延伸至表皮。真皮微静脉周围淋巴细胞袖套状浸润（Lymphoid cuffing）可能出现在药疹中，伴真皮水肿，但很少累及表皮－真皮交界处。真皮中非典型淋巴细胞聚集提示肿瘤发生。

肉芽肿性炎症中的主要细胞类型是组织细胞（图 19.4d）。肉芽肿是组织细胞的聚集物，可能包括多核巨细胞。肉芽肿可以是破坏性较大的病变，可导致萎缩、纤维化及瘢痕形成。犬全身性给予血栓素受体拮抗剂 ICI185，282 或豚鼠皮内注射 Hylan（一种修饰过的透明质酸），都能够导致肉芽肿性炎症（Sasaki et al. 2003; Westwood et al. 1995）。

真皮病变可能也影响网状纤维和 ECM。胶原纤维束致密堆积和均质化，以及伴随的弹性纤维损失是硬皮症的关键特征。对比格犬皮下注射猪生长激素引起剂量相关性真皮胶原纤维厚度增加，表现为前额和面部较大的皮肤褶皱，被认为是一种药理学效应（Prahalada et al. 1998）。日光性弹性组织变性是太阳损伤皮肤的结果（Knowles and Hargis 1986）或大鼠长期暴露于 UV 照射可能诱发出现（Berger et al. 1980; Fisher et al. 2002; Nakamura and Johnson 1968; Tsukahara et al. 2012），特征是浅表真皮厚的嗜碱性弹性纤维聚集。弹性组织变性也可能由青霉胺（用于治疗 Wilson 病）化学诱导弹性组织变性，其特征是可溶性胶原纤维增加、弹性纤维改变及垂直于弹性纤维长轴的突起出现（Smith 1994）。淀粉样物沉积的特征是刚果红染色在偏振光下观察可见苹果绿双折光性的淡嗜酸性物质，在真皮的任何区域均有可能观察到，常与全身性淀粉样变有关（Faccini et al. 1990）。

19.5.1.3　皮下组织

19.5.1.3.1　组织病理学

在皮下组织中也可观察到炎症性变化，通常涉及脂肪细胞或血管。SD 大鼠背部皮肤皮下注射生理盐水后不会明显影响注射部位的组织形态学（Wells et al. 2010）。尽管在未处理的雄性和雌性大鼠中观察到自发性的非细胞内膜增厚，但仅雄性大鼠内膜增生的发生率升高，表明雄性大鼠对注射部位的生理盐水注射或物理创伤有更高的敏感性。多种原因（如创伤、注射、血管周围炎症）导致的变性和脂肪坏死可引起脂肪酸的释放，脂肪酸是吸引炎症细胞如中性粒细胞和巨噬细胞的强刺激物，导致脂肪组织炎。在 C3H/St 雄性小鼠中，无关病毒（淋巴细胞性脉络丛脑膜炎病毒和牛痘病毒）的连续感染与肾盂、肠系膜和肾周脂肪广泛的坏死有关（Yang et al. 1985）。观察到的迟发型超敏反应支持这种动物模型可用于 Weber–Christian 病的研究，Weber-Christian 病在皮下脂肪中可观察到炎症性结节。对变性脂肪的吞噬作用能够导致形成脂肪肉芽肿。皮下注射橄榄油，一种亲脂性化合物的增溶剂，能够导致 Sprague-Dawley 大鼠的注射部位形成脂肪肉芽肿（Ramot et al. 2009）。

871 皮下矿化可能继发于皮下组织的炎症，或可能与饮食中高钙有关。双氢速甾醇可能通过动员钙储存的机制导致皮下组织矿化。

某些化学物质会对皮下脂肪有直接作用。重组人瘦蛋白能够导致 C57BL/6 小鼠白色和褐色脂肪萎缩（Sarmiento et al. 1997），而曲格列酮可增加小鼠褐色脂肪，但减少白色脂肪 (Breider et al. 1999)。食蟹猴给予重组人 IL-3 能够在其注射部位皮下组织产生髓外造血（Khan et al. 1996）。

19.5.1.4　附属器

19.5.1.4.1　组织病理学

毛发、鳞屑、羽毛、指甲、爪和角均源于皮肤，因此对毒物的反应与表皮相似。毛囊对毒物产生反应可能包括缺失（少毛症、脱毛）、增殖（多毛症）或颜色改变。脱毛剂如盐酸依氟鸟氨酸（Vaniqa™）已被开发用于治疗毛发过多（Hickman et al. 2001）。在中毒性脱发中，对毛囊的影响取决于毛发生长的阶段（即生长期、静止期或退化期）。在生长期，化学毒性是毛球内增殖细胞的有丝分裂活性受到抑制的结果。这种类型毒物对毛发的影响在数天或数周内表现出来，并且可能发生于秋水仙碱（抗痛风药）或化疗药物（如阿霉素）（图 19.5a）。静止期毒性发生的机制有所不同，可能在几个月后出现。例如长期暴露于重金属铊（之前用于杀鼠剂）可能导致脱毛、溃疡、皮肤和毛发上皮的角化过度或角化不全，机制是通过抑制半胱氨酸合成角蛋白并干扰毛球细胞能量产生，从而导致过早进入静止期，随后毛发脱落（Cavanagh and Gregson 1978）。通过类似机制长期暴露导致脱毛的其他毒物包括铜、汞、镉和砷（Haschek et al. 2010; Pierard 1979）。可能导致脱毛的有毒化学品相当多，包括类视黄醇、干扰素、锂、肝素、香豆素、β- 肾上腺素能阻断剂、雄激素、孕酮 – 雌激素复合物、细胞毒类药物（如阿昔洛韦）、溴隐亭、硒、含羞草碱、碘、普萘洛尔、三苯乙醇、苯基缩水甘油醚和地西拉嗪（Haschek et al. 2010; Moore et al. 1983）。雌性 Wistar 大鼠给予孕酮 – 雌激素复合物（即醋酸奎孕醇和炔雌醚）可导致脱毛，在停止处理后 30 周观察期未见恢复（Lumb et al. 1985）。已报道大鼠口服给予卡拉替尼（一种不可逆的 EGF 受体抑制剂）后出现一种化脓性到脓性肉芽肿性漏斗部毛囊炎（Brown et al. 2008）。甲氧滴滴涕及其代谢产物（单 -OH 甲氧滴滴涕和双 -OH 甲氧滴滴涕）抑制啮齿类动物和狒狒窦状毛囊生长并诱导闭锁（Gupta et al. 2007）。

在确定脱毛与药物暴露之间的关系时，必须排除其他原因造成的脱毛，如传染病、梳理过度、全身性疾病或激素失调如发生肾上腺皮质功能亢进（Cushing 病）（图 19.5b）（Militzer and Wecker 1986）。斑秃的病因尚未完全阐明，但认为与免疫系统紊乱（即自身免疫）、遗传因素（即 HLA Ⅱ类），以及可能精神因素（即应激）和环境因素有关（McDonagh and Messenger 1994, 1996）。C3H/HeJ 品系小鼠是人类斑秃的

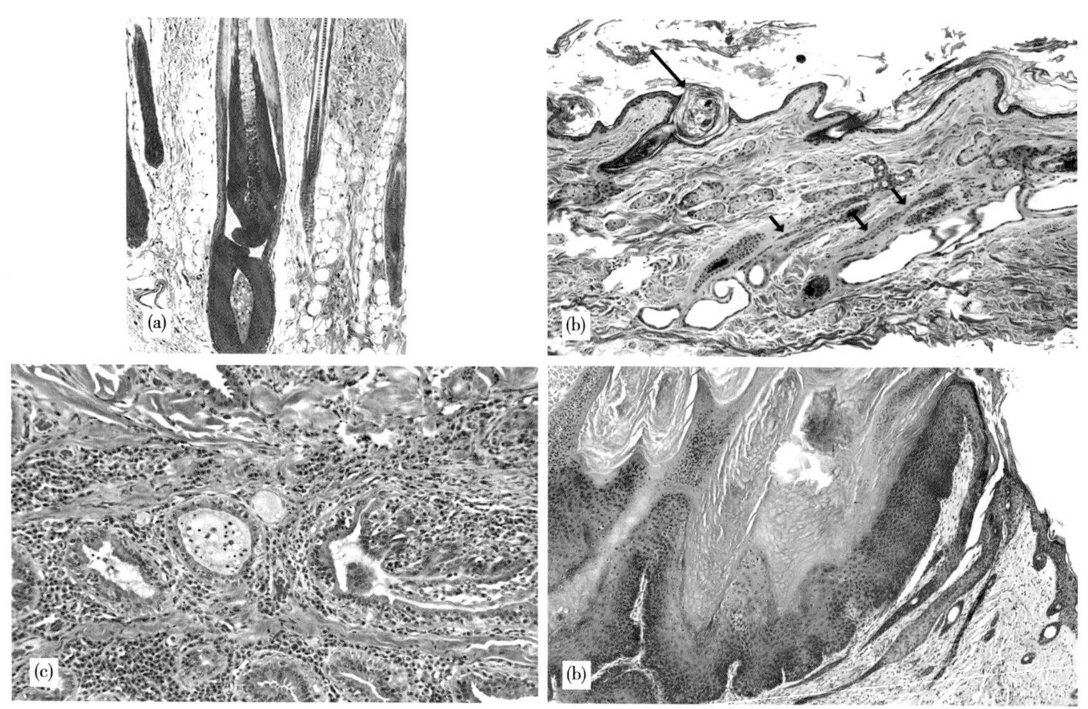

图 19.5 （a）大鼠给予阿霉素后，皮肤毛发生长期脱落的一个例子。毛囊处于生长期（毛发周期的活跃生长阶段），但由于有丝分裂短暂减少，当毛囊还处于生长期时毛干形成受影响，因此在毛球上毛囊“受压”。（b）与犬肾上腺皮质功能亢进有关的脱毛。毛囊明显萎缩，漏斗部大部分缺乏毛干（长箭头），毛囊仅仅是上皮细胞索（短箭头）。（c）犬汗腺炎。注意顶泌汗腺的扩张，一些含有丰富的管腔分泌物，其中掺杂炎症细胞。还出现以浆细胞为主的汗腺周围炎症。（d）角化棘皮瘤，一种毛囊上皮的良性肿瘤，界限良好，“杯状”腔内含有大量的致密角蛋白（B6C3F1 小鼠）

自发性模型，可发生局限性脱毛，与营养不良生长期毛囊的非瘢痕炎症有关（Carroll et al. 2002; McDonagh and Messenger 1994; McElwee et al. 2003a）。这种小鼠模型的基因阵列分析和免疫调节研究证实了 CD4$^+$ 和 CD8$^+$ 的表达细胞在细胞介导免疫应答中的作用与斑秃的发病机制有关。高达 70% 的 Dundee 实验性秃毛大鼠（Dundee Experimental Bald Rats, DEBR）产生的非瘢痕炎症性脱毛与人类脱发相似，人类脱发的发病机制被认为是一种自身免疫（McElwee et al. 2003a）。

872 核苷类似物 BW 134U 给予比格犬能够导致爪甲缺失及足垫糜烂，与生发层的类辐射缺陷有关（Szczech and Tucker 1985）。类似地，比格犬长期经口给予核苷类似物阿昔洛韦 1 年，能够导致足垫糜烂、爪甲破裂、裂开和松动，但在试验过程中可发生足垫愈合和爪甲再生，在研究结束时所有的足垫和爪甲是正常的（Tucker et al. 1983）。

几种化学品能够增加毛发生长。在雄激素控制区域之外的毛发过度生长被称作多毛症（hypertrichosis），而在女性中粗毛的过度生长被称作女性多毛症（hirsutism）。环孢素 A 导致人类移植患者面部和背部多毛症，在裸鼠产生类似的效果，其假定机制是诱导毛囊的异常角化（Greaves 2000）。女性多毛症与升高的催乳素水平有关。

氯痤疮是人类痤疮的一种严重形式，是暴露于卤代芳烃导致的，例如多氯联苯、四氯二苯并对二噁英和萘类（Tindall 1985）。临床上，氯痤疮表现为眼睛、耳朵、背部和生殖器周围的粉刺和囊肿，色素沉着过度，结膜炎和眼分泌物。毛囊漏斗部膨胀扩张、皮脂腺进行性变性、皮脂腺细胞角化、毛囊管角化过度、粉刺和脓疱形成。皮肤效应有种属差异。动物模型综述可见 873

Panteleyev 和 Bickers 发表的文章（2006）。类似的组织病理学改变可见于 Skh:HR-1 和 HRS/J 品系小鼠，除了皮脂腺角化过度外被认为是人类氯痤疮的诊断特点，与测试的其他致氯痤疮物质所观察到的不一致（Puhvel et al. 1982）。

汗腺毒性可能由许多化合物引起，包括细胞抑制剂（如阿糖胞苷、博来霉素）、甲醛、砷、铅、氟和铊。中性粒细胞小汗腺炎是由癌症化疗中使用的细胞毒性药物如阿糖胞苷和博来霉素引起的小汗腺的选择性毒性，其特征是急性导管周围中性粒细胞炎症，以及小汗腺导管细胞坏死和鳞状上皮化生（Haschek et al. 2010; Scallan et al. 1988）（图 19.5c）。

仓鼠侧腹器官（flank organ）已被用于研究药物和激素对皮脂腺的调节作用（Gomez 1975; Greaves 2000; Plewig and Luderschmidt 1977）。抗雄激素药物可导致仓鼠侧腹器官萎缩，与去势后观察的结果类似。最初的改变是腺体边缘残留的皮脂腺细胞变性伴随萎缩，侧腹器官的外观像正常仓鼠皮肤的小皮脂腺。螺内酯和视黄醇对这一器官产生类似的效应，然而完整雄性或不成熟的去势雌性仓鼠给予睾酮却产生相反的效应，侧腹器官体积增大及色素沉着（Gomez 1975; Greaves 2000; Luderschmidt et al. 1982）。豚鼠侧腹器官模型（flank model）已被用于评价拟除虫菊酯类引起的皮肤刺激和血管反应（McKillop et al. 1987）。

19.5.1.5 色素沉着

19.5.1.5.1 组织病理学

皮肤色素沉着过度的机制包括通过酶活性调节或调控机制的激活 / 抑制（如抑制性反馈机制缺失和增加 POMC 衍生激素的生成，如 MSH、ACTH 或 β- 促脂素），以及 MC1R 基因的显性突变，增加黑色素细胞数量和增加黑色素的合成（Fistarol and Itin 2010）。通过在皮肤结构中沉积非黑色素色素（药物或代谢产物、内源性色素如脂褐素或药物 / 代谢产物与内源性分子相互作用的产物）干扰或阻断巨噬细胞的黑色素清除机制，色素沉着过度也会发生。

皮肤色素沉着过度与多种局部应用和全身性给予的药物有关。例如口服避孕药、癌症化疗药（如博来霉素）、细胞毒类药物（如白消安）和抗疟药物可能通过对黑色素细胞直接作用或通过垂体的间接调节增加黑色素的产生（Greaves 2000; Hendrix and Greer 1992）。NSAIDs（如对乙酰氨基酚、水杨酸盐类或昔康衍生物）和其他药物（如巴比妥类药物和四环素）能够导致一种称为固定性药疹综合征，包括色素沉着过度（Dereure 2001）。目前认为这些药物使黑色素细胞蛋白成为半抗原，引起针对半抗原 – 蛋白复合体的特殊免疫反应和色素沉着增加。在 Long-Evans 大鼠致癌试验中，盐酸美沙洛尔（一种 β1/β2 肾上腺素能抗高血压药）与黑色素结合而导致有色毛发变灰（Sells and Gibson 1987）。

对于色素沉着减少有许多假设的机制，包括每单位面积的黑色素细胞数量减少、黑色素合成的抑制、黑色素沉着异常、黑色素转移角质形成细胞障碍或与黑色素合成途径中酶的相互作用（Bolognia and Pawelek 1988; Walsh and Gough 1989）。例如 4-n- 正丁基间苯二酚（噜忻嗒）是一种酪氨酸酶和 TRP-1 的强效抑制剂，有效抑制 B16 黑色素瘤细胞黑色素的生成而不产生细胞毒性，临床上可减少皮肤肝斑的色素沉着过度（Katagiri et al. 2001）。抗甲状腺药物甲巯咪唑局部应用时，导致褐色豚鼠耳色素脱失，这归因于其对过氧化物酶活性的抑制作用并且在黑色素生成中起关键作用（Kasraee 2002）。血小板 874
聚集抑制剂 PD-89454 给药 4 周后可导致 Long-Evans 大鼠口周有色皮肤色素缺失及比格犬鼻部皮肤、口周和眼周皮肤，以及口腔黏膜色素缺失（Walsh and Gough 1989）。镜检发现，Fontana–

Masson 染色显示在大鼠或犬皮肤受影响区域毛囊中的黑色素细胞和角质形成细胞中黑色素减少或消失。在超微结构上，受影响区域的黑色素细胞表现为带有小树枝状突起的球状体，黑色素体数量减少、体积较小而且不完全着色。假定的机制尚未确定，但根据超微结构所见提示干扰黑色素体的形成或黑色素体黑色素沉着。还报道了通过多种药物或化学物质对黑色素合成的分子通路的调节。特异性靶向黑色素细胞的药物包括向黑色素瘤相关抗原的疫苗，导致抗黑色素细胞免疫反应（某些化学物质已报道了类似的机制，包括 4- 叔丁基苯酚和三缩水甘油基对氨基苯酚）或咪喹莫特（Solano et al. 2006）。

已经开发了脱色剂，例如对苯二酚、视黄酸、维甲酸、曲酸、酚类 / 儿茶酚类和亚油酸，用来特异性治疗获得性色素沉着过度的疾病（例如黄褐斑和日光性色斑）（Briganti et al. 2003）。

用于治疗黑色素瘤的黑色素细胞毒性药物例如半胱胺苯酚和半胱氨酰苯酚，当 C57BL/6J 小鼠皮下注射或黑色豚鼠局部给药时，可导致黑色毛囊或皮肤色素脱失（Ito et al. 1987）。显微镜下可观察到 C57BL/6J 小鼠有色毛囊中黑色素细胞明显肿胀、溶解和坏死，黑色豚鼠表皮各层的黑色素减少。与此相反，在白化 A/J 小鼠中未出现退行性变。色素脱失的机制涉及黑色素细胞膜性细胞器破坏、黑色素体合成减少和功能性黑色素细胞数量减少（Ito et al. 1987）。

19.6　增生性、癌前性及肿瘤性皮肤改变

19.6.1　皮肤

啮齿类动物中自发性肿瘤发生率通常较低且类型也较少，但随着年龄的增长而增加，并且不同种属和品系有所不同。B6C3F1 小鼠和 CD-1 小鼠最常见的自发性皮肤肿瘤包括纤维瘤、纤维肉瘤、纤维组织细胞瘤、血管肉瘤、组织细胞肉瘤及未分化肉瘤。在 Fisher 344/N 大鼠、Wistar 大鼠、Han Wistar 大鼠、Osborne-Mendel 大鼠、Long-Evans 大鼠和 Sprague-Dawley 大鼠中最常见的肿瘤包括纤维瘤、纤维肉瘤、角化棘皮瘤、鳞状细胞乳头状瘤、鳞状细胞癌（SCC）和脂肪瘤（Baldrick 2005; Baldrick and Reeve 2007; Brix et al. 2005; Dinse et al. 2010; Goodman et al. 1979; Haseman et al. 1998; Maekawa et al. 1983; Sommer 1997; Son et al. 2010; Son and Gopinath 2004）。上皮内癌前病变包括日光性 / 光化性角化病。包皮及阴茎黏膜的假癌性增生是食蟹猴常见自发性病变（Chamanza et al. 2010）。其特征是重度表皮增生，伴有明显的钉突（rete peg）、色素沉着过度、严重的表皮炎症（淋巴浆细胞和嗜酸性细胞）并延伸至下面的组织。持续长时间暴露在日光下被认为是家畜动物皮肤肿瘤发生最重要的病因（Madewell 1981）。

化学物质诱导的皮肤肿瘤常与许多局部应用或全身性给予化合物相关。过氧化物酶体增殖物激活受体激动剂与小鼠和仓鼠的血管肉瘤，以及大鼠脂肪肉瘤和纤维肉瘤的发生有关（Hardisty et al. 2007）。尽管在犬中不常见，但据报道日光性弹性组织变性与皮肤 SCC 和血管瘤有关（Knowles and Hargis 1986）。

所选皮肤肿瘤的组织形态学外观及其鉴别诊断将在下面小节中述及。

19.6.1.1　表皮 875

19.6.1.1.1　鳞状细胞增生

鳞状细胞增生常与累及表皮的慢性炎症病变有关。病变的特征是高度可变的生长模式，可能表现为规则的、不规则的或乳头状特征，并伴有角化过度和显著的表皮突（rete ridge）形成。非角化层增多，棘细胞层的细胞数量增加。需

要与基底细胞增生、鳞状细胞乳头状瘤和 SCC 进行鉴别诊断（Bruner et al. 2001; goRENI 2012; INHAND 2012）。

19.6.1.1.2　鳞状细胞乳头状瘤

鳞状细胞乳头状瘤是表皮的良性肿瘤（Aldaz et al. 1987）。它们可能是扁平型（内生型）或有蒂型（外生型），带有明显基底细胞边界。鳞状细胞乳头状瘤生长模式有内生型、外生型或乳头状，并伴有不同程度的角化过度、一些角化不全，偶尔角化不良（即个别细胞过早角化）。间质高度血管化，内衬棘层上皮，伴有小灶性角化。细胞可能呈梭形或圆柱状且深染。核分裂象罕见。有蒂型具有特征性狭窄的蒂，而扁平型范围更广并与邻近增生的上皮形成分界不清、连续的过渡。偶尔可能存在增生性的皮脂腺。需要与鳞状细胞增生、角化棘皮瘤、SCC 和纤维瘤 / 纤维乳头状瘤进行鉴别诊断（Bruner et al. 2001; goRENI 2012; INHAND 2012）。

19.6.1.1.3　角化棘皮瘤

角化棘皮瘤是一种起源于毛囊上皮的良性肿瘤（Ramselaar et al. 1980）。它们通常界限清楚，但无包膜，含有单个或多个“杯状”腔，腔内充满层状的同心圆旋涡状排列（“层状角化珠”）或均质角蛋白（图 19.5d）。腔衬覆多层分化良好或棘层鳞状上皮细胞，毛囊形成不全。角化棘皮瘤特征是颗粒层细胞缺失，核质比低，可见核分裂象（Bruner et al. 2001; goRENI 2012; INHAND 2012）。旋涡状角蛋白可融合形成一个大的团块。在免疫缺陷的裸鼠（nu/nu）皮肤移植试验中，角化棘皮瘤的快速生长和退化似乎与毛发生长周期一致，在毛发生长期生长，在静止期退化，并非是免疫介导的（Ramselaar et al. 1980）。鉴别诊断包括囊肿、良性毛囊瘤（如毛囊瘤）、鳞状细胞乳头状瘤和 SCC。诱发性角化棘皮瘤在小鼠中可能消退，但大鼠不会消退（Bruner et al. 2001）。

19.6.1.1.4　鳞状细胞癌

SCC 是表皮一种恶性肿瘤，特征是可变鳞状细胞分化、核异型性、细胞间桥缺失、穿透基底膜，以及条索状或巢状肿瘤细胞侵袭真皮或下面的横纹肌。角化形式的 SCC 细胞排列成条索状或旋涡状伴中心角化，通常被称为“层状角化珠”（图 19.6a）。存在角化不良和角化过度伴有不同程度的角化。偶尔可能出现不伴有角化的巢状细胞。假腺样 SCC 由于皮肤棘层松解管状或腺泡状假腺样模式可能较明显，脱落的棘层细胞和碎片充满管腔。管腔可能衬覆一层或多层上皮细胞，伴有不同程度的角化。在非角化形式的 SCC 中很少发生角化。细胞表现为非典型、多角形或纺锤形并且胞质嗜酸性。核分裂象多可能出现非典型或异常（病理性）核分裂象。核异型性明显，可能出现巨大核、碎裂核或多个核。炎症和溃疡可能明显。鉴别诊断包括鳞状细胞乳 876
头状瘤、角化棘皮瘤、基底细胞癌和恶性乳腺腺棘皮癌（腺鳞癌）（Bruner et al. 2001; goRENI 2012; INHAND 2012）。犬的 SCC 与慢性皮肤病有关（Hargis et al. 1977）。食蟹猴唇部 SCC 已有报道（Chamanza et al. 2010）。

19.6.1.1.5　基底细胞瘤（良性）

良性基底细胞瘤起源于表皮或表皮附属器。它们界限良好，通常呈多叶状，由均一的片状或索状紧密排列的细胞组成（图 19.6b）。基底细胞瘤不穿透基底膜。细胞类似于典型的表皮基底细胞，胞质少。细胞核呈圆形到卵圆形，胞质较少，强嗜碱性染色。核分裂象罕见。角化、皮脂腺细胞或毛囊形成可能明显。基底细胞瘤可分为基底鳞状细胞型（即存在角化灶）、毛母细胞瘤型（即存在皮脂腺细胞或毛发生成灶）或颗粒型（即含有 PAS 阳性颗粒）。鉴别诊断包括基底细胞癌（Bruner et al. 2001; goRENI 2012; INHAND 2012）。

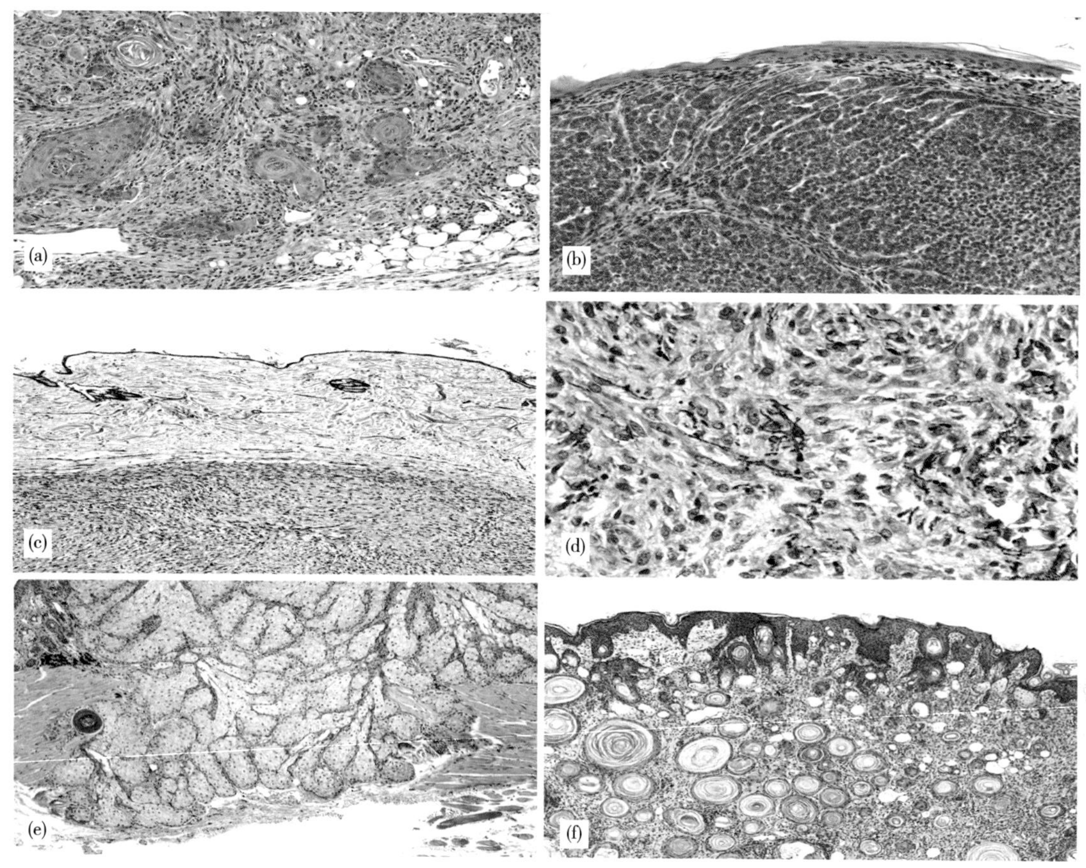

图 19.6 （a）SCC，侵袭性、可变的鳞状细胞分化、核异型性，以及特征性旋涡状角蛋白（层状角化珠）[Tg:AC 半合子小鼠（FBV/N）]。（b）基底细胞瘤（毛母细胞瘤），一种起源于毛囊基质细胞的良性肿瘤。本例由小角质形成细胞的条带和小梁组成（F344/N 大鼠）。（c）纤维瘤，由梭形细胞和成熟胶原纤维相互交织在一起的界限良好的结节（B6C3F1 小鼠）。（d）恶性黑色素瘤，特征是间变性、纺锤形、多边形、上皮样的和有色树突状细胞（B6C3F1 小鼠）。（e）皮脂腺腺瘤由多个皮脂腺细胞合并的小叶组成，表现出正常的全分泌分化并伴有排出至相关导管（B6C3F1 小鼠）。（f）毛发上皮瘤，一种良性毛囊肿瘤，主要表现为类似毛囊漏斗部和峡部的分化。肿瘤的特征是包含角蛋白的多个囊肿，其类型从网状到层状到致密（B6C3F1 小鼠）

877 19.6.1.1.6 基底细胞癌

基底细胞癌是起源于表皮或表皮附属器的恶性肿瘤。它们由不均一的片状或索状紧密排列的细胞组成，周边表现为栅栏状。界限范围非常不确定，可能有广泛的局部侵袭但很少发生转移。肿瘤细胞类似表皮或附属器基底细胞，体积小、胞质少、弱嗜碱性染色、核深蓝色。核分裂象可能很多。基底细胞癌可能是实性型，中央有坏死区域（“假性囊肿”）或是基底鳞状细胞型，含有鳞状细胞。周围的间充质组织可能有明显的结缔组织形成。鉴别诊断包括良性基底细胞瘤、良性毛囊瘤和皮脂腺细胞癌（Bruner et al. 2001; goRENI 2012; INHAND 2012）。音猬因子信号途径与人类基底细胞癌的发生有关，通过作为原癌基因 Smoothened 基因的突变激活 Patched 基因（Xie et al. 1998）。过表达突变的 Smoothened 跨膜蛋白的转基因小鼠可发生基底细胞癌（Xie et al. 1998）。

19.6.1.2 真皮 / 皮下组织（间充质）

19.6.1.2.1 纤维瘤

纤维瘤是皮下的、界限中度良好的密集交织的成熟胶原纤维束组成的实性结节或肿块，偶尔含有黏液样变性灶（Ernst et al. 2001; Greaves 2000; Zackheim 1973）（图 19.6c）。细胞通常呈梭形，含有细长深染的或带有一个或多个明显核仁的泡状核（Ernst et al. 2001）。一些小的成纤维细胞样或星状细胞可能散布于整个肿瘤中，但这些肿瘤外观通常均一，缺少多形性或核分裂象（Ernst et al. 2001; Greaves 2000）。鉴别诊断包括反应性纤维化或瘢痕、良性纤维组织细胞瘤、平滑肌瘤、良性施万细胞瘤和纤维肉瘤（Ernst et al. 2001; Zackheim 1973）。

19.6.1.2.2　*纤维肉瘤*

纤维肉瘤是由多形性梭形细胞组成的恶性肿瘤，通常呈特征性的“人字形”排列，可变数量的胶原纤维散布于细胞束之间（Ernst et al. 2001; Zackheim 1973）。大量核分裂象及出血和坏死区域。肿瘤可能有局部侵袭，但很少发生转移。鉴别诊断包括纤维瘤、血管肉瘤、恶性纤维组织细胞瘤（malignant fibrous histiocytoma, MFH）、平滑肌肉瘤和恶性施万细胞瘤。已经建立了可移植的小鼠纤维肉瘤，与人类 MFH 的组织学（即分化良好的席纹状）和超微结构相似。这些肿瘤可以作为化学致癌研究中的对照肿瘤（Becker et al. 1982; Brooks 1986）。

19.6.1.2.3　*良性纤维组织细胞瘤*

纤维组织细胞瘤是一种多潜能间充质干细胞的良性肿瘤，特征是成纤维细胞样细胞与组织细胞混合（Ernst et al. 2001）。细胞排列成特征性席纹状或车辐状，其间散布细小的胶原纤维束。肿
878 瘤细胞分化良好，多形性不明显或核分裂少。肿瘤可能含有散在的炎症细胞。鉴别诊断包括纤维瘤、良性施万细胞瘤和 MFH（Ernst et al. 2001）。

犬皮肤组织细胞瘤（Canine cutaneous histiocytoma, CCH）是幼龄犬的皮肤良性肿瘤，以多形性单核 – 巨噬细胞为特征（Cockerell and Slauson 1979; Kelly 1970; Taylor et al. 1969）。这些肿瘤通常是单发、不发生转移，且常自发性退化。浸润的淋巴细胞被认为是 CCH 的特征之一。肿瘤细胞的特征是存在不规则细胞核、溶酶体颗粒和核周细丝及 α- 萘醋酸酯酶阳性，符合单核 – 吞噬细胞系统起源特征（Glick et al. 1976）。

19.6.1.2.4　MFH（*恶性纤维组织细胞瘤*）/ *组织细胞肉瘤*

MFH 也被称为未分化多形性肉瘤，是由具有类似组织细胞和成纤维细胞特征的细胞组成的肿瘤。MFH 已在犬、猫和大鼠中报道，发生部位是头部、躯干或四肢的皮下组织（Choi et al. 2011; Gleiser et al. 1979; Goodman et al. 1980; Renlund and Pritzker 1984）。基于组织病理学特点 MFH 可分为四种亚型，包括席纹状多形性型、黏液型、巨细胞型和炎症型（Choi et al. 2011）。MFH 的亚型可能影响预后。犬巨细胞型 MFH 局部复发率较高，容易转移到皮下组织、淋巴结、肺和肝（Choi et al. 2011）。大鼠的自发性纤维组织细胞瘤是高度恶性肿瘤，容易发生转移（Greaves and Faccini 1981）。Sprague–Dawley 大鼠在植入 Millipore 过滤器的部位发生 MFH 的研究表明，这些肿瘤起源于多潜能间充质干细胞，而非单核 – 吞噬细胞。据推测，该动物模型 MFH 发生是由于慢性炎症和瘢痕形成，二者都是肿瘤发生的诱因（Greaves et al. 1985）。尽管动物 MFH 的免疫组化特征还没有明确，但 MFH 细胞通常呈波形蛋白阳性和 CD-18 阴性（Choi et al. 2011; Helm et al. 1993）。MEP-1 是一种特异性针对成纤维细胞样 MFH 细胞的单克隆抗体。在 DMBA- 诱导的 MFH 大鼠试验中，使用免疫组化定量染色表明大部分阳性细胞是成纤维细胞样细胞，组织细胞样细胞更类似于浸润的巨噬细胞（Tsuchiya et al. 1993）。大鼠自发性组织细胞肿瘤对 α_1- 抗胰蛋白酶、α_1- 糜蛋白酶、溶菌酶、结蛋白、神经元特异性烯醇化酶、S100、胶质细胞原纤维酸性蛋白和波形蛋白的免疫组化阳性有所不同（Wright et al. 1991）。

19.6.1.2.5　*肉瘤*

肉瘤是多潜能间充质干细胞的恶性肿瘤，由片状未分化的梭形细胞组成，显微镜下形态学特

征无法进行明确的分类（Ernst et al. 2001）。鉴别诊断包括多形性脂肪肉瘤、纤维肉瘤、平滑肌肉瘤、恶性施万细胞瘤和横纹肌肉瘤（Ernst et al. 2001）。新生大鼠单次皮下注射 DMBA 可诱导肉瘤发生（Taguchi et al. 2006）。

19.6.1.2.6 肥大细胞瘤

肥大细胞瘤是肥大细胞的良性或恶性肿瘤，通常在皮下组织形成结节（Frith et al. 2001）。肥大细胞瘤由含有特征性的异染颗粒（即甲苯胺蓝染色或吉姆萨染色）分化良好的肥大细胞组成。肿瘤可能含有不同数量的胶原纤维并有特征性的嗜酸性粒细胞浸润。基本的鉴别诊断是组织细胞肉瘤（Frith et al. 2001）。犬肥大细胞瘤常发生在真皮，表现为胶原纤维坏死（Hottendorf and Nielsen 1966）。已在猫中鉴别出两种不同的组织学亚型：一种是真皮中由轻度非典型肥大细胞构成的单个孤立的肿瘤；另一种是由含有少量甲苯胺蓝胞质颗粒的组织细胞样细胞构成的多个离散的皮下结节（Wilcock et al. 1986）。一些猫在 2 年内可观察到自发性退化。

879 **19.6.1.3 黑色素细胞**

19.6.1.3.1 痣

在人类中已经报道了许多黑色素细胞异型增生的多种亚型，偶尔也称为异型增生性痣（Cook and Robertson 1985）。它们可能是单发或多发，模式多样，包括雀斑样（以梭形细胞为主）或非雀斑样。黑色素细胞异型增生常发展为良性皮肤内色素痣，但偶尔也可能进展为恶性黑色素瘤。

19.6.1.3.2 良性黑色素瘤

良性黑色素瘤是存在于真皮的色素细胞结节状团块，可能与上覆的表皮有关。肿瘤细胞的形状（如多边形、上皮样或纺锤状）及色素沉着程度（即胞质内深褐色色素颗粒）有所不同。基本的鉴别诊断是恶性黑色素瘤（INHAND 2012）。良性黑色素瘤在多种家畜和实验室动物中已有报道，包括犬、猫和猪，但小鼠和大鼠非常罕见（Garma-Avina et al. 1981; INHAND 2012）。

19.6.1.3.3 恶性黑色素瘤

恶性黑色素瘤的特征是胞质内含有不同数量的深褐色色素颗粒的真皮密集黑色素细胞簇。细胞可能是梭形、多边形、上皮样或间变性并且通常具有多形性（图 19.6d）。小鼠最常见梭形细胞亚型。这些肿瘤局部侵袭。鉴别诊断包括基底细胞癌（Bruner et al. 2001; goRENI 2012; INHAND 2012）。已经提出了多种恶性黑色素瘤的分类系统（McGovern et al. 1986）。核酸指数（即通过测量相对周围胞质胞核中吖啶橙的荧光强度来计算，反映了 DNA 相对 RNA 的浓度）已成为分析组织切片中核酸紊乱的方法，从而为黑色素瘤的恶性分级（即黑色素细胞的异型增生）提供一种定量的检测方法（Berman et al. 2005）。也可根据恶性黑色素瘤的大小及垂直和水平生长阶段进行分类，凸起于皮肤被认为是潜在局部侵袭的一个指标，有转移的可能性（Drepper et al. 1980; Elder et al. 1980）。在给予 DMBA 和巴豆油处理后能够在 C57BL/6 小鼠诱导恶性黑色素瘤（Berkelhammer and Oxenhandler 1987）。通过 Tyr-SV40E 转基因在转基因小鼠中已经开发了恶性皮肤黑色素瘤动物模型，在转基因小鼠中靶向表达猿猴病毒 40 原癌基因（Mintz et al. 1993）。在雄性和雌性 F344/N 大鼠中已报道了自发性无黑色素黑色素瘤，累及耳、眼睑、阴囊和肛周区域，转移至肺和颌下淋巴结（Yoshitomi et al. 1995）。这些肿瘤起源于真皮，特征是以梭形细胞为主（罕见上皮样细胞），排列成交错的束状，位于血管周围。超微结构下，细胞含有大量胞质内前黑色素体，缺乏黑色素（Yoshimoto et al. 1995）。自发性无黑色素黑色素瘤（上皮样细胞型）在 F344 大鼠有描述（Nakashima et al. 1996）。辛克莱小型猪自发性皮肤黑色素瘤被认为与人类黑色素瘤在组织病理学外观、转移与消退模式相类似（Oxenhandler et al. 1982）。

19.6.2 附属器

19.6.2.1 皮脂腺细胞增生

大鼠皮脂腺细胞增生较小鼠更常发生。这种病变特征是大量皮脂腺细胞仍保留正常腺样结构。鉴别诊断是皮脂腺细胞腺瘤（Bruner et al. 2001; goRENI 2012; INHAND 2012）。

880 19.6.2.2 皮脂腺细胞腺瘤

皮脂腺细胞腺瘤的特征是失去皮脂腺正常结构，但仍保有清晰的、腺样或腺泡 – 小叶模式（图 19.6e）。肿瘤可能表现为内生性（即小的、扁平的表皮下结节）或外生性（即突出的乳头状结节）生长方式。腺泡细胞的成熟程度有所不同，腺泡细胞通常较小，含有大量、泡沫样、透明的胞质和固缩核。大量不成熟的生发细胞、基底细胞样细胞可能出现在某些腺泡或小叶外围或为主。核分裂象数量多少不等。鉴别诊断包括皮脂腺细胞增生、皮脂腺细胞癌和良性基底细胞瘤（Bruner et al. 2001; goRENI 2012; INHAND 2012）。

19.6.2.3 皮脂腺细胞癌

在皮脂腺细胞癌中，皮脂腺结构明显变形，但保留腺样或腺泡 – 小叶模式。肿瘤细胞分化不良，大小和形状不规则及明显的核异型性。有时，细胞可能局部分化良好，可能出现鳞状细胞分化和单个细胞坏死。胞质脂质空泡的大小差异较大。肿瘤具有高度局部侵袭性，并可能发生转移。鉴别诊断包括皮脂腺细胞腺瘤和基底细胞癌（Bruner et al. 2001; goRENI 2012; INHAND 2012）。在人类中，与基底细胞癌相比较，SCC 具有独特的模式和染色体缺失（Quinn et al. 1994）。

19.6.2.4 良性毛囊瘤（毛囊瘤、毛母质瘤、毛发上皮瘤、外毛根鞘瘤）

良性毛囊瘤起源于毛囊皮脂腺单位。它们界限清晰，表现出毛囊形成的不同阶段或含有单个或多个囊肿。良性毛囊瘤通常无局部侵袭性且无包膜。毛囊瘤含有生长期毛囊及单个或多个囊肿或分化良好的毛干。毛母质瘤也含有生长期毛囊的所有成分和囊肿，其区别在于存在大量“影细胞”及多核细胞。毛发上皮瘤表现为突然的角化，但不含有漏斗部、成熟的毛干或影细胞（图 19.6f）。外毛根鞘瘤仅含有基底细胞、毛母质细胞和外根鞘细胞。外根鞘细胞空泡形成并含有糖原。鉴别诊断包括囊肿、良性基底细胞瘤、角化棘皮瘤和基底细胞癌（Bruner et al. 2001; goRENI 2012; INHAND 2012）。眼周、口周及肛周区域的上皮瘤被描述为“疣样”病变，LVG 仓鼠中有报道，与未分类的仓鼠乳头多瘤空泡病毒感染有关（Coggin et al. 1985）。

（赵 煜 吕 艾 译；孔庆喜 吕建军 校）

参考文献

Alaluf, S., Atkins, D., Barrett, K. et al. 2002a. Ethnic variation in melanin content and composition in photoexposed and photoprotected human skin. *Pigment Cell Research*. 15(2):112–8.

Alaluf, S., Atkins, D., Barrett, K. et al. 2002b. The impact of epidermal melanin on objective measurements of human skin colour. *Pigment Cell Research*. 15(2):119–26.

Alanko, K., and M. Hannuksela. 1998. Mechanisms of drug reactions. In: Kauppinen, K., Alanko, K., Hannuksela, M., and Maibach, H.I. (eds.). *Skin Reactions to Drugs*. CRC Press, Boca Raton, FL.

Aldaz, C.M., Conti, C.J., Klein-Szanto, A.J. et al. 1987. Progressive dysplasia and aneuploidy are hallmarks of mouse skin papillomas: relevance to malignancy. *Proceedings of the National Academy of Sciences of the*

United States of America. 84(7):2029–32.

Andersen, K.E. 1987. Testing for contact allergy in experimental animals. *Pharmacology and Toxicology*. 61(1):1–8.

Anderson, J.M. and J.J. Langone. 1999. Issues and perspectives on the biocompatibility and immunotoxicity evaluation of implanted controlled release systems. *Journal of Controlled Release*. 57:107–13.

Anwar, W.A. 1997. Biomarkers of human exposure to pesticides. *Environmental Health Perspectives*. 105 Suppl 4:801–6.

881 Argyris, T.S. 1982. Tumor promotion by regenerative epidermal hyperplasia in mouse skin. *Journal of Cutaneous Pathology*. 9(1):1–18.

Auletta, C.S. 2004. Current in vivo assays for cutaneous toxicity: local and systemic toxicity testing. *Basic and Clinical Pharmacology and Toxicology*. 95(5):201–8.

Baldrick, P. 2005. Carcinogenicity evaluation: comparison of tumor data from dual control groups in the Sprague–Dawley rat. *Toxicologic Pathology*. 33(2):283–91.

Baldrick, P., and L. Reeve. 2007. Carcinogenicity evaluation: comparison of tumor data from dual control groups in the CD-1 mouse. *Toxicologic Pathology*. 35(4):562–9.

Bartek, M.J., LaBudde J.A., and H.I. Maibach. 1972. Skin permeability *in vivo*: comparison in rat, rabbit, pig and man. *Journal of Investigative Dermatology*. 58(3):114–23.

Becker, F.F., Nevares, D., and B. Mackay. 1982. Transplantable lines of spontaneous mouse fibrosarcomas. *Veterinary Pathology*. 19(2):206–9.

Berger, H., Tsambaos, D., and G. Mahrle. 1980. Experimental elastosis induced by chronic ultraviolet exposure. Light- and electron-microscopic study. *Archives of Dermatological Research*. 269(1):39–49.

Berkelhammer, J., and R.W. Oxenhandler. 1987. Evaluation of premalignant and malignant lesions during the induction of mouse melanomas. *Cancer Research*. 47(5):1251–4.

Berman, B., France, D.S., Martinelli., G.P. et al. 1983. Modulation of expression of epidermal Langerhans cell properties following in situ exposure to glucocorticosteroids. *Journal of Investigative Dermatology*. 80(3):168–71.

Berman, D.M., Wincovitch, S.S. Garfield, S.S. et al. 2005. Grading melanocytic dysplasia in paraffin wax embedded tissue by the nucleic acid index. *Journal of Clinical Pathology*. 58(11):1206–10.

Bibby, M.C. 1981. The specificity of early changes in the skin during carcinogenesis. *British Journal of Dermatology*. 104(4):485–8.

Bigby, M., Jick, S., Jick, H., and K. Arndt. 1986. Drug-induced cutaneous reactions. A report from the Boston Collaborative Drug Surveillance Program on 15,438 consecutive inpatients, 1975 to 1982. *JAMA*. 256(24):3358–63.

Blanchard, K.T., Barthel, C., French, J.E. et al. 1999. Transponder-induced sarcoma in the heterozygous p53+/−mouse. *Toxicologic Pathology*. 27(5):519–27.

Bohm, M., and T.A. Luger. 1998. The pilosebaceous unit is part of the skin immune system. *Dermatology*. 196(1):75–9.

Bolognia, J.L., and J.M. Pawelek. 1988. Biology of hypopigmentation. *Journal of the American Academy of Dermatology*. 19(2 Pt 1):217–55.

Bos, J.D., and M.L. Kapsenberg. 1993. The skin immune system: progress in cutaneous biology. *Immunology Today*. 14(2):75–8.

Bosnjak, I.L., Miranda-Saksena, M., Koelle, D.M. et al. 2005. Herpes simplex virusinfection of human dendritic cells induces apoptosis and allows crosspresentation via uninfected dendritic cells. *Journal of Immunology*. 174:2220–7.

Boukhman, M.P., and H.I. Maibach. 2011. Thresholds in contact sensitization: immunologic mechanisms and experimental evidence in humans—an overview. *Food and Chemical Toxicology*. 39(12):1125–34.

Bouwstra, J.A., Honeywell-Nguyen P.L., Gooris, G.S. et al. 2003: Review: structure of the skin barrier and its modulation by vesicular formulations. *Progress in Lipid Research*. 42:1–36.

Braiman-Wiksman, L., Solomonik, I., Spira, R. et al. 2007. Novel insights into wound healing sequence of events. *Toxicologic Pathology*. 35(6):767–79.

Breathnach, S.M., and S.I. Katz. 1986. Cell-mediated immunity in cutaneous disease. *Human Pathology*. 17(2):161–7.

Breider, M.A., Gough, A.W., Haskins, J.R. et al. 1999. Troglitazone-induced heart and adipose tissue cell proliferation in mice. *Toxicologic Pathology*. 27(5):545–52.

Briganti, S., Camera, E., and M. Picardo. 2003. Chemical and instrumental approaches to treat hyperpigmentation. *Pigment Cell Research*. 16(2):101–10.

Brix, A.E., Nyska, A., Haseman, J.K. et al. 2005. Incidences of selected lesions in control female Harlan Sprague–Dawley rats from two-year studies performed by the National Toxicology Program. *Toxicologic Pathology*. 33(4):477–83.

Brooks, J.J. 1986. The significance of double phenotypic patterns and markers in human sarcomas. A new model of mesenchymal differentiation. *American Journal of Pathology*. 125(1):113–23.

Brown, A.P., Dunstan, R.W., Courtney, C.L. et al. 2008. Cutaneous lesions in the rat following administration of an irreversible inhibitor of erbB receptors, including the epidermal growth factor receptor. *Toxicologic Pathology*.

36(3):410–9.

Bruner, R., Kuttler, K., Bader, R. et al. 2001. Integumentary system. In: Mohr, U. (ed.). *International Classification of Rodent Tumors. The Mouse*. Springer-Verlag, Heidelberg, pp. 1–22.

882 Bullough, W.S. 1972. The control of epidermal thickness. 2. *British Journal of Dermatology*. 87(4):347–54.

Campbell, R.L., and R.D. Bruce. 1981. Comparative dermatotoxicology. I. Direct comparison and human primary skin irritation responses to isopropylmyristate. *Toxicology and Applied Pharmacology*. 59:555–63.

Carere, A., Stammati, A., and F. Zucco. 2002. In vitro toxicology methods: impact on regulation from technical and scientific advancements. *Toxicology Letters*. 127(1–3):153–60.

Carroll, J.M., McElwee, K.J.E., King, L. et al. 2002. Gene array profiling and immunomodulation studies define a cell-mediated immune response underlying the pathogenesis of alopecia areata in a mouse model and humans. *Journal of Investigative Dermatology*. 119(2):392–402.

Cavanagh, J.B., and M. Gregson. 1978. Some effects of a thallium salt on the proliferation of hair follicle cells. *Journal of Pathology*. 125(4):179–91.

CDER (Center for Drug Evaluation and Research): http://www.fda.gov/Drugs/GuidanceComplianceRegulatoryInformation/Guidances/ucm065014.htm, date of publication.

Chamanza, R., Marxfeld, H.A., Blanco, A.I. et al. 2010. Incidences and range of spontaneous findings in control cynomolgus monkeys (*Macaca fascicularis*) used in toxicity studies. *Toxicologic Pathology*. 38(4):642–57.

Cheville, N. 1994. *Ultrastructural Pathology. An Introduction to Interpretation*. Iowa State University Press, Ames, IA.

Choi, H., Kwon, Y., Chang, J. et al. 2011. Undifferentiated pleomorphic sarcoma (malignant fibrous histiocytoma) of the head in a dog. *Journal of Veterinary Medical Science*. 73(2):235–9.

Clark, R.A. 2010. Skin-resident T cells: the ups and downs of on site immunity. *Journal of Investigative Dermatology*. 130(2):362–70.

Cockerell, G.L., and D.O. Slauson. 1979. Patterns of lymphoid infiltrate in the canine cutaneous histiocytoma. *Journal of Comparative Pathology*. 89(2):193–203.

Coggin, J.H. Jr., Hyde, B.M., Heath, L.S. et al. 1985. Papovavirus in epitheliomas appearing on lymphomabearing hamsters: lack of association with horizontally transmitted lymphomas of Syrian hamsters. *Journal of the National Cancer Institute*. 75(1):91–7.

Cohen, S.M. 2001. Alternative models for carcinogenicity testing: weight of evidence evaluations across models. *Toxicologic Pathology* 29(Suppl.):183–190.

Collan, Y. 1998. Alternatives for morphometric and stereologic analysis in toxicopathology. *Toxicology Letters*. 102–3:393–7.

Conrad, C., Meller, S., and M. Gilliet. 2009. Plasmacytoid dendritic cells in the skin: to sense or not to sense nucleic acids. *Seminars in Immunology*. 21(3):101–9.

Cook, M.G., and I. Robertson. 1985. Melanocytic dysplasia and melanoma. *Histopathology*. 9(6):647–58.

Coquette, A., Berna, N., Vandenbosch, A. et al. 2003. Analysis of interleukin-1alpha (IL-1alpha) and interleukin-8 (IL-8) expression and release in in vitro reconstructed human epidermis for the prediction of in vivo skin irritation and/or sensitization. *Toxicology In Vitro*. 17(3):311–21.

Corsetti, G., D'Antona, G., Dioguardi, F.S., and R. Rezzani. 2010. Topical application of dressing with amino acids improves cutaneous wound healing in aged rats. *Acta Histochemica*. 112(5):497–507.

Costin, G.E., and V.J. Hearing. 2007. Human skin pigmentation: melanocytes modulate skin color in response to stress. *FASEB Journal*. 21(4):976–94.

Cotsarelis, G. 1997. The hair follicle: dying for attention. *American Journal of Pathology*. 151(6):1505–9.

Cribb, A.E. 1989. Idiosyncratic reactions to sulfonamides in dogs. *Journal of the American Veterinary Medical Association*. 195(11):1612–4.

Cribb, A.E., Lee, B.L., Trepanier, L.A. et al. 1996. Adverse reactions to sulphonamide and sulphonamide-trimethoprim antimicrobials: clinical syndromes and pathogenesis. *Adverse Drug Reactions and Toxicology Reviews*. 15:9–50.

CRL (Charles River Laboratories) Technical Sheet. 2009. The 3T3 Neutral Red Uptake in vitro Photoirritation Test. http://www.criver.com/SiteCollectionDocuments/pc_dis_3T3_NRU_Test.pdf.

Darby, T.D. 1987. Safety evaluation of polymer materials. *Annual Review of Pharmacology and Toxicology*. 27:157–67.

Dardeno, T.A., Chou, S.H., Moon, H.S. et al. 2010. Leptin in human physiology and therapeutics. *Frontiers in Neuroendocrinology*. 31(3):377–93.

Davidson, J.M. 1998. Animal models for wound repair. *Archives of Dermatological Research*. 290(Suppl.):S1–11.

Dereure, O. 2001. Drug-induced skin pigmentation. *American Journal of Clinical Dermatology*. 2(4):253–62.

DiMeglio, P., Perer, G.K., and F.O. Nestle. 2011. Review: the multitasking organ: recent insights into skin immune function. *Immunity*. 35(6):857–69.

Dinse, G.E., Peddada, S.D., Harriset S.F. et al. 2010. Comparison of NTP historical control tumor incidence rates in female Harlan Sprague Dawley and Fischer 344/N rats. *Toxicologic Pathology*. 38(5):765–75.

Dobrovolskaia, M.A., Germolec, D.R., and J.L. Weaver. 883

2009. Evaluation of nanoparticle immunotoxicity. *Nature Nanotechnology*. 4(7):411–4.

Dorr, R.T. 1994. Pharmacology and toxicology of Cremophor EL diluent. *The Annals of Pharmacotherapy*. 28(5 Suppl):S11–4.

Drepper, H., Lindemann, M., and D. Obst. 1980. A new classification of malignant melanoma proposed according to the TNM-system. *Journal of Cancer Research and Clinical Oncology*. 96(3):223–9.

Ebbeson, S.O.E. and D. Tang. 1965. A method for estimating the number of cells in histological sections. *Journal of Microscopy*. 84:449.

Elcock, L.E., Stuart B.P., Wahle, B.S. et al. 2001. Tumors in long-term rat studies associated with microchip animal identification devices. *Experimental and Toxicologic Pathology*. 52(6):483–91.

Elder, D.E., Jucovy, P.M., Tuthillet, R.J. et al. 1980. The classification of malignant melanoma. *American Journal of Dermatopathology*. 2(4):315–20.

EMA (European Medicines Agency): http://www.ema.europa.eu/ema/index.jsp?curl=pages/regulation/general/ general_content_000397.jsp&mid=WC0b01ac058002956f.

Ernst, H., Carlton, W.W., Courntey, C. et al. 2001. Soft tissue and skeletal muscle. In: Mohr, U. (ed.). *International Classification of Rodent Tumors. The Mouse*. Springer-Verlag, Heidelberg, pp. 361–88.

Faccini, J.M., Abbott, D.P., and G.J.J. Paulus. 1990. *Mouse Histopathology. A Glossary for Use in Toxicity and Carcinogenicity Studies*. Elsevier, Amsterdam.

Fang, R.C., and T.A. Mustoe. 2008. Animal models of wound healing: utility in transgenic mice. *Journal of Biomaterials Science, Polymer Edition*. 19(8):989–1005.

Fartasch, M. 2004. The epidermal lamellar body: a fascinating secretory organelle. *Journal of Investigative Dermatology*. 122(5):XI–XII.

FDA CDRH (Center for Devices and Radiologic Health). 2007. Blue Book Memorandum #695-1. http://www .fda.gov/MedicalDevices/DeviceRegulationandGuidance/GuidanceDocuments/ucm080742.htm.

Feingold, K.R., and P.M. Elias. 1988. Endocrine–skin interactions. Cutaneous manifestations of adrenal disease, pheochromocytomas, carcinoid syndrome, sex hormone excess and deficiency, polyglandular autoimmune syndromes, multiple endocrine neoplasia syndromes, and other miscellaneous disorders. *Journal of the American Academy of Dermatology*. 19(1 Pt 1):1–20.

Ferguson, J. 2002. Photosensitivity due to drugs. *Photodermatology, Photoimmunology and Photomedicine*. 18(5):262–9.

Fielder, R.J., Gaunt, I.F., Rhodes, C. et al. 1987. A hierarchical approach to the assessment of dermal and ocular irritancy: a report by the British Toxicology Society Working Party on Irritancy. *Human Toxicology*. 6(4):269–78.

Fisher GJ, Kang S, Varani J, Bata-Csorgo Z, Wan Y, Datta S, Voorhees JJ 2002. Mechanisms of photoaging and chronological skin aging. *Archives of Dermatology*. 138:1462–70.

Fistarol, S.K., and P.H. Itin. 2010. Disorders of pigmentation. *Journal der Deutschen Dermatologischen Gesellschaft*. Mar;8(3):187–201.

Freinkel, R.K., and D.T. Woodley, eds. 2001. *The Biology of the Skin*. Parthenon Publishing Pearl River, New York.

Frith, C.H., Ward, J.M., Harleman, J.H. et al. 2001. Hematopoietic system. In: Mohr, U. (ed.). *Internationa Classification of Rodent Tumors. The Mouse*. Springer-Verlag, Heidelberg, pp. 417–51.

Frohm, M., Agerberth, B., Ahangari, G. et al. 1997. The expression of the gene coding for the antibacterial peptide LL-37 is induced in human keratinocytes during inflammatory disorders. *Journal of Biological Chemistry*. 272(24):15258–63.

Fuchs, E. 1995. Keratins and the skin. *Annual Review of Cell and Developmental Biology*. 11:123–53.

Fujita, H., Nograles, K.E., Kikuchi, T. et al. 2009. Human Langerhans cells induce distinct IL-22-producing CD4+ T cells lacking IL-17 production. *Proceedings of the National Academy of Sciences USA*. 106(51):21795–800.

Fullerton, A., Rode, B., and J. Serup. 2002. Skin irritation typing and grading based on laser Doppler perfusion imaging. *Skin Research and Technology*. 8(1):23–31.

Funk-Keenan, J., Sacco, J., Amos Wong, Y.Y., Rasmussen, S., Mosting-Reif A., and L.A. Trepanier. 2012.

Evaluation of Polymorphisms in the sulfonamide detoxification genes CYB5A and CYB5R3 in dogs with sulfopnamide hypersensitivity. *J Veterinary Internal Medicine* 26:1126–33.

Garma-Avina, A., Valli, V.E., and J.H. Lumsden. 1981. Cutaneous melanomas in domestic animals. *Journal of Cutaneous Pathology*. 8:3–24.

Gibran, N.S., Boyce, S., and D.G. Greenhalgh. 2007. Cutaneous wound healing. *Journal of Burn Care and Research*. 28(4):577–9.

Gleiser, C.A., Raulston, G.L., Jardine, J.H. et al. 1979. Malignant fibrous histiocytoma in dogs and cats. *Veterinary Pathology*. 16(2):199–208.

Glick, A.D., Holscher, M., and G.R. Campbell. 1976. 884
Canine cutaneous histiocytoma: ultrastructural and cytochemical observations. *Veterinary Pathology*. 13(5):374–80.

Godin, B., and E. Touitou. 2007. Transdermal skin delivery: predictions for humans from *in vivo*, ex vivo and animal models. *Advanced Drug Delivery Reviews*. 59:1152–61.

Gomez, E.C. 1975. Hamster flank organ: relevance of studies with topically applied antiandrogens. In: Maibach, H.I. (ed.). *Animal Models in Dermatology*. Churchill Livingstone, New York.

Goodman, D.G., Ward, J.M., Squire, R.A. et al. 1979. Neoplastic and nonneoplastic lesions in aging F344 rats. *Toxicology and Applied Pharmacology*. 48(2):237–48.

Goodman, D.G., Ward, J.M., Squire, R.A. et al. 1980. Neoplastic and nonneoplastic lesions in aging Osborne–Mendel rats. *Toxicology and Applied Pharmacology*. 55(3):433–47.

goRENI (global open RENI—the standard reference for nomenclature and diagnostic criteria in toxicologic pathology) website: http://www.goreni.org/. 2012.

Greaves, P. 2000. *Histopathology of Preclinical Toxicity Studies. Interpretation and Relevance in Drug Safety Evaluation*. 2nd ed. Elsevier, New York.

Greaves, P., and J.M. Faccini. 1981. Spontaneous fibrous histiocytic neoplasms in rats. *British Journal of Cancer*. 43(3):402–11.

Greaves, P., Martin, J.M., and Y. Rabemampianina. 1985. Malignant fibrous histiocytoma in rats at sites of implanted millipore filters. *American Journal of Pathology*. 120(2):207–14.

Greaves, P., Williams, A., and M. Eve. 2004. First dose of potential new medicines to humans: how animals help. *Nature Reviews, Drug Discovery*. 3:226–36.

Grey, J.E., Enoch, S., and K.G. Harding. 2006. ABC of wound healing. Wound assessment. *British Medical Journal*. 332:285–8.

Gschwendtner, A., Lorenz, A., and T. Mairinger. 1994. How thick is your section?—A simple method to evaluate the thickness of paraffin sections. *Analytical Cellular Pathology*. 6:201.

Gupta, R.K., Aberdeen, G., Babus, J.K. et al. 2007. Methoxychlor and its metabolites inhibit growth and induce atresia of baboon antral follicles. *Toxicologic Pathology*. 35(5):649–56.

Haines, D.C., and S.L. Eustis. 1990. Specialized sebaceous glands. In: Boorman, G.A. et al. (eds.). *Pathology of the Fischer Rat Reference and Altas. Vol. II*. Academic Press, San Diego, pp. 279–93.

Hajdu, S.D., Agmon-Levin, N., and Y. Shoenfel. 2011. Silicone and autoimmunity. *European Journal of Clinical Investigation*. 41(2):201–11.

Halata, Z., Grim, M., and K.I. Bauman. 2003. Friedrich Sigmund Merkel and his "Merkel cell" morphology, development, and physiology: review and new results. *Anatomical Record. Part A, Discoveries in Molecular, Cellular, and Evolutionary Biology*. 271(1):225–39.

Hardisty, J.F., Elwell, M.R., Ernst, H. et al. 2007. Histopathology of hemangiosarcomas in mice and hamsters and liposarcomas/fibrosarcomas in rats associated with PPAR agonists. *Toxicologic Pathology*. 35(7):928–41.

Hargis, A.M., Thomassen, R.W., and R.D. Phemister. 1977. Chronic dermatosis and cutaneous squamous cell carcinoma in the beagle dog. *Veterinary Pathology*. 14(3):218–28.

Harvima, I.T. and G. Nilsson. 2011. Mast cells as regulators of skin inflammation and immunity. *Acta Dermato-Venereologica*. 91(6):644–50.

Haschek, W.M., Rousseaux, C.G., and M.A. Wallig. 2010. Skin and oral mucosa. In: Haschek, W.M., Rousseaux, C.G., and M.A. Wallig (eds.). *Fundamentals of Toxicologic Pathology*. 2nd ed. Academic Press, New York, pp. 135–61.

Haseman, J.K., Hailey, J.R., and R.W. Morris. 1998. Spontaneous neoplasm incidences in Fischer 344 rats and B6C3F1 mice in two-year carcinogenicity studies: a National Toxicology Program update. *Toxicologic Pathology*. 26(3):428–41.

Health Canada. Health Products and Food Branch. 2009. Summary Basis of Decision (SBD) PrMetvix™. Submission Control Number: 110853.

Hecker, E. 1987. Three stage carcinogenesis in mouse skin—recent results and present status of an advanced model system of chemical carcinogenesis. *Toxicologic Pathology*. 15(2):245–58.

Heib, V., Becker, M., Taube, C. et al. 2008. Advances in the understanding of mast cell function. *British Journal of Haematology*. 142(5):683–94.

Helm, K.F., Helm, T., and F. Helm. 1993. Palisading cutaneous fibrous histiocytoma. An immunohistochemical study demonstrating differentiation from dermal dendrocytes. *American Journal of Dermatopathology*. 15(6):559–61.

Helman, R.G., Hall, J.W., and J.Y. Kao. 1986. Acute dermal toxicity: in vivo and in vitro comparisons in mice. *Fundamental and Applied Toxicology*. 7(1):94–100.

Hendrix, J.D., Jr., and K.E. Greer. 1992. Cutaneous 885
hyperpigmentation caused by systemic drugs. *International Journal of Dermatology*. 31(7):458–66.

Hickman, J.G., Huber, F., and M. Palmisano. 2001. Human dermal safety studies with eflornithine HCl 13.9% cream (Vaniqa), a novel treatment for excessive facial hair. *Current Medical Research and Opinion*. 16(4):235–44.

Hirobe, T. 2011. How are proliferation and differentiation of melanocytes regulated? *Pigment Cell and Melanoma Research*. 24(3):462–78.

Hottendorf, G.H. and S.W. Nielsen. 1966. Collagen necrosis in canine mastocytomas. *American Journal of Pathology*. 49(3):501–13.

Hubbs, A.F., Mercer, R.R., Benkovic, S.A. et al. 2011.

Nanotoxicology—a pathologist's perspective. *Toxicologic Pathology*. 39:301–24.

ICH (International Conference on Harmonisation of Technical Requirements for Registration of Pharmaceuticals for Human Use): http://www.ich.org/products/guidelines/safety/article/safety-guidelines.html.

Igyarto, B.Z., Haley, K., Ortner, D. et al. 2011. Skin-resident murine dendritic cell subsets promote distinct and opposing antigen-specific T helper cell responses. *Immunity*. 35(2):260–72.

Ilkovitch, D. 2011. Role of immune-regulatory cells in skin pathology. *Journal of Leukocyte Biology*. 89(1):41–9.

INHAND. 2012. [Mecklenburg, L., Kusewitt, D., Bradley, A. et al. 2012. Proliferative and non-proliferative lesions of the rat and mouse integument. Unpublished draft].

ISO (International Organization for Standardization). 2008. http://www.iso.org/iso/home.html.

Itagaki, S., Ishii, Y., Lee. M.J. et al. 1995. Dermal histology of hairless rat derived from Wistar strain. *Experimental Animals*. 44(4):279–84.

Ito, Y., and K. Jimbow. 1987. Selective cytotoxicity of 4-*S*-cysteaminylphenol on follicular melanocytes of the black mouse: rational basis for its application to melanoma chemotherapy. *Cancer Research*. 47(12):3278–84.

Ito, Y., Jimbow, K., and S. Ito. 1987. Depigmentation of black guinea pig skin by topical application of cysteaminylphenol, cysteinylphenol, and related compounds. *Journal of Investigative Dermatology*. 88: 77–82.

Jacobs, A.C., Brown, P.C., Chen, C. et al. 2004. CDER photosafety guidance for industry. *Toxicologic Pathology*. 32(Suppl. 2):17–8.

Jacobs, J.J., Lehe, C., Cammans, K.D. et al. 2002. An in vitro model for detecting skin irritants: methyl greenpyronine staining of human skin explant cultures. *Toxicology in Vitro*. 16(5):581–8.

Jacobs, J.J., and R.M. Urban. 1996. More on reaction to a foreign body after hip replacement. *New England Journal of Medicine*. 335(22):1690–1.

Jacobson-Kram, D., Sistare, F.D., and A.C. Jacobs. 2004. Use of transgenic mice in carcinogenicity hazard assessment. *Toxicologic Pathology*. 32(Suppl. 1):49–52.

Jirova, D., Basketter, D., Liebsch, M. et al. 2010. Comparison of human skin irritation patch test data with in vitro skin irritation assays and animal data. *Contact Dermatitis*. 62(2):109–16.

Johnson, M.L., and R.E. Grimwood. 1994. Leukocyte colony-stimulating factors. A review of associated neutrophilic dermatoses and vasculitides. *Archives of Dermatology*. 130(1):77–81.

Kadekaro, A.L., Kavanagh R.J., Wakamatsu, K. et al. 2003. Cutaneous photobiology. The melanocyte vs. the sun: who will win the final round? *Pigment Cell Research*. 16(5):434–47.

Kao, J., Hall, J., and J.M. Holland. 1983. Quantitation of cutaneous toxicity: an in vitro approach using skin organ culture. *Toxicology and Applied Pharmacology*. 68(2):206–17.

Kao, J., Patterson, F.K., and J. Hall. 1985. Skin penetration and metabolism of topically applied chemicals in six mammalian species, including man: an in vitro study with benzo[*a*]pyrene and testosterone. *Toxicology and Applied Pharmacology*. 81(3 Pt 1):502–16.

Karaoui, L.R., and C. Chahine-Chakhtoura. 2009. Fatal toxic epidermal necrolysis associated with minoxidil. *Pharmacotherapy*. 29(4):460–7.

Kasraee, B. 2002. Depigmentation of brown Guinea pig skin by topical application of methimazole. *Journal of Investigative Dermatology*. 118(1):205–7.

Katagiri, T., Okubo, T., Oyobikawa, M. et al. 2001. Inhibitory action of 4-*n*-butylresorcinol (Recinol®) on melanogenesis and its effects on human pigmentation. *Journal of the Society of Cosmetic Chemists, Japan*. 35(1):42–9.

Kato, M., Takahashi, M., Akhand, A.A. et al. 1998. Transgenic mouse model for skin malignant melanoma. *Oncogene*. 17(14):1885–8.

Kelly, D.F. 1970. Canine cutaneous histiocytoma. A light and electron microscopic study. *Pathologia Veterinaria*. 7(1):12–27.

Khan, F.D., Roychowdhury, S., Gaspari, A.A. et al. 2006. Immune response to xenobiotics in the skin: from contact sensitivity to drug allergy. *Expert Opinion on Drug Metabolism and Toxicology*. 2(2):261–72.

Khan, K.N., Kats, A.A., Fouant, M.M. et al. 1996. Recombinant human interleukin-3 induces extramedullary hematopoiesis at subcutaneous injection sites in cynomolgus monkeys. *Toxicologic Pathology*. 24(4):391–7.

Khattri, R., Cox, T., Yasayko, S.A. et al. 2003. An essential role 886
for Scurfin in CD4+ CD25+ T regulatory cells. *Nature Immunology*. 4(4):337–42.

Kimber, I., Basketter, D.A., Berthold, K. et al. 2001. Skin sensitization testing in potency and risk assessment. *Toxicological Sciences*. 59(2):198–208.

Kimura, T. 1996. Studies on development of hairless descendants of Mexican hairless dogs and their usefulness in dermatological science. *Experimental Animals*. 45(1):1–13.

Kimura, T., Kuroki, K., and K. Doi. 1998. Dermatotoxicity of agricultural chemicals in the dorsal skin of hairless dogs. *Toxicologic Pathology*. 26(3):442–7.

Kingston, M.E., and D. Mackey. 1986. Skin clues in the diagnosis of life-threatening infections. *Reviews of Infectious Diseases*. 8(1):1–11.

Kligman, A.M., and L.H. Kligman. 1998. A hairless mouse

model for assessing the chronic toxicity of topically applied chemicals. *Food and Chemical Toxicology*. 36(9–10):867–78.

Knowles, D.P., and A.M. Hargis. 1986. Solar elastosis associated with neoplasia in two dalmations. *Veterinary Pathology*. 23(4):512–4.

Koschwanez, H.E., and E. Broadbent. 2011. The use of wound healing assessment methods in psychological studies: a review and recommendations. *British Journal of Health Psychology*. 16(Pt 1):1–32.

Kreilgaard, M., Pedersen, E.J., and J.W. Jaroszewski. 2000. NMR characterization and transdermal drug delivery potential of microemulsion systems. *Journal of Controlled Release*. 69(Dec 3):421–33.

Kronevi, T., Wahlberg, J., and B. Holmberg. 1979. Histopathology of skin, liver, and kidney after epicutaneous administration of five industrial solvents to guinea pigs. *Environmental Research*. 19(1):56–69.

Lademann, J., Richter, H., Meinke, M. et al. 2010. Which skin model is the most appropriate for the investigation of topically applied substances into the hair follicles? *Skin Pharmacology and Physiology*. 23(1):47–52.

Lafontan, M. 2012. Historical perspectives in fat cell biology: the fat cell as a model for the investigation of hormonal and metabolic pathways. *American Journal of Physiology—Cell Physiology*. Jan;302(2):C327–59.

Lambertini, L., Surin, K., Ton, T.V. et al. 2005. Analysis of p53 tumor suppressor gene, H-ras protooncogene and proliferating cell nuclear antigen (PCNA) in squamous cell carcinomas of HRA/Skh mice following exposure to 8-methoxypsoralen (8-MOP) and UVA radiation (PUVA therapy). *Toxicologic Pathology*. 33(2):292–9.

Langner, A., Wolska, H., Marzulli, F.N. et al. 1977. Dermal toxicity of 8-methoxypsoralen administered (by gavage) to hairless mice irradiated with long-wave ultraviolet light. *Journal of Investigative Dermatology*. 69(5):451–7.

Lau, D.C.W., Dhillon, B., Yan, H. et al. 2005. Adipokines: molecular links between obesity and atherosclerosis. *American Journal of Physiology—Heart and Circulatory Physiology*. 288:H2031–H2041.

Lavergne, S.N., Danhof, R.S., Volkman, E.M. et al. 2006. Association of drug-serum protein adducts and antidrug antibodies in dogs with sulphonamide hypersensitivity: a naturally occurring model of idiosyncratic drug toxicity. *Clinical and Experimental Allergy*. 36:907–15.

Lavergne, S.N., Drescher, N.J., and L.A. Trepanier, 2008. Anti-myeloperoxidase and anti-cathepsin G antibodies in sulphonamide hypersensitivity. *Clinical and Experimental Allergy*. 38:199–207.

Le Calvez, S., Perron-Lepage, M.F., and R. Burnett. 2006. Subcutaneous microchip-associated tumours in B6C3F1 mice: a retrospective study to attempt to determine their histogenesis. *Experimental and Toxicologic Pathology*. Mar;57(4):255–65.

Liebsch, M., and H. Spielmann. 2002. Currently available in vitro methods used in the regulatory toxicology. *Toxicology Letters*. 127(1–3):127–34.

Lin, J.Y., and D.E. Fisher. 2007. Melanocyte biology and skin pigmentation. *Nature*. 445(7130):843–50.

Liu, Y., Chen, J.Y., Shang, H.T. et al. 2010. Light microscopic, electron microscopic, and immunohistochemical comparison of Bama minipig (*Sus scrofa domestica*) and human skin. *Comparative Medicine*. 60(2):142–8.

Lorenz, W., Schmal, A., Schult, H. et al. 1982. Histamine release and hypotensive reactions in dogs by solubilizing agents and fatty acids: analysis of various components in cremophor El and development of a compound with reduced toxicity. *Agents and Actions*. 12(1–2):64–80.

Louden, C., Brott, D., Katein, A. et al. 2006. Biomarkers and mechanisms of drug-induced vascular injury in non-rodents. *Toxicologic Pathology*. 34(1):19–26.

Lovell, W.W., and D.J. Sanders. 1992. Phototoxicity testing in guinea-pigs. *Food and Chemical Toxicology*. 30(2):155–60.

Lowenstine, L.J. 2003. A primer of primate pathology: lesions and nonlesions. *Toxicologic Pathology*. 31(Suppl.):92–102.

Luderschmidt, C., Bidlingmaier, F., and G. Plewig. 1982. Inhibition of sebaceous gland activity by spironolactone in Syrian hamster. *Journal of Investigative Dermatology*. 78(3):253–5.

Luger, T.A. 2002. Neuromediators—a crucial component of the skin immune system. *Journal of Dermatological Science*. 30(2):87–93.

Lumb, G., Mitchell, L., and F.A. de la Iglesia. 1985. 887
Regression of pathologic changes induced by the longterm administration of contraceptive steroids to rodents. *Toxicologic Pathology*. 13(4):283–95.

Lynch, D., Svoboda, J., Putta, S. et al. 2007. Mouse skin models for carcinogenic hazard identification: utilities and challenges. *Toxicologic Pathology*. 35(7):853–64.

Madewell, B.R. 1981. Neoplasms in domestic animals: a review of experimental and spontaneous carcinogenesis. *Yale Journal of Biology and Medicine*. 54(2):111–25.

Madison, K.C. 2003. Barrier function of the skin: “la raison d’être” of the epidermis. *Journal of Investigative Dermatology*. Aug;121(2):231–41.

Maekawa, A., Onodera, H., Tanigawa, H. et al. 1983. Neoplastic and non-neoplastic lesions in aging Slc: Wistar rats. *Journal of Toxicological Sciences*. 8(4):279–90.

Makinen, M., Forbes, P.D., and F. Stenback. 1997. Quinolone antibacterials: a new class of photochemical carcinogens. *Journal of Photochemistry and Photobiology. B—Biology*.

37(3):182–7.

Mantzoros, C.S., Magkos, F., Brinkoetter, M. et al. 2011. Leptin in human physiology and pathophysiology. *American Journal of Physiology, Endocrinology and Metabolism*. 301(4):E567–84.

Maraschin, R., Bussi, R., Conz, A. et al. 1995. Toxicological evaluation of u-hEGF. *Toxicologic Pathology*. 23(3):356–66.

Maratea, K.A., Snyder, P.W., and G.W. Stevenson. 2006. Vascular lesions in nine Gottingen minipigs with thrombocytopenic purpura syndrome. *Veterinary Pathology*. 43(4):447–54.

Marchini, G., Lindow, S., Brismar, H. et al. 2002. The newborn infant is protected by an innate antimicrobial barrier: peptide antibiotics are present in the skin and vernix caseosa. *British Journal of Dermatology*. 147(6):1127–34.

Marrakchi, S., and H.I. Maibach. 2006. Sodium lauryl sulfate-induced irritation in the human face: regional and age-related differences. *Skin Pharmacology and Physiology*. 19(3):177–80.

Maurer, T. 1987. Phototoxicity testing—in vivo and in vitro. *Food and Chemical Toxicology*. 25(5):407–14.

McAnulty, P.A., Dayan A.D., and N.-C. Ganderup, eds. 2011. *The Minipig in Biomedical Research*. CRC Press, Boca Raton, FL.

McDonagh, A.J., and A.G. Messenger. 1994. The aetiology and pathogenesis of alopecia areata. *Journal of Dermatological Science*. 7(Suppl.):S125–35.

McDonagh, A.J., and A.G. Messenger. 1996. The pathogenesis of alopecia areata. *Dermatologic Clinics*. 14(4):661–70.

McElwee, K.J., Freyschmidt-Paul, P., Sundberg, J.P. et al. 2003a. The pathogenesis of alopecia areata in rodent models. *Journal of Investigative Dermatology. Symposium Proceedings*. 8(1):6–11.

McElwee, K.J., Silva, K., Boggess, D. et al. 2003b. Alopecia areata in C3H/HeJ mice involves leukocytemediated root sheath disruption in advance of overt hair loss. *Veterinary Pathology*. 40(6):643–50.

McGovern, V.J., Cochran, A.J., van der Esch, E.P. et al. 1986. The classification of malignant melanoma, its histological reporting and registration: a revision of the 1972 Sydney classification. *Pathology*. 18(1):12–21.

McKillop, C.M., Brock, J.A., Oliver, G.J. et al. 1987. A quantitative assessment of pyrethroid-induced paraesthesia in the guinea-pig flank model. *Toxicology Letters*. 36(1):1–7.

McMillan, E.M., Stoneking, L., Burdick, S. et al. 1985. Immunophenotype of lymphoid cells in positive patch tests of allergic contact dermatitis. *Journal of Investigative Dermatology*. 84(3):229–33.

Merk, H.F. 2009. Drug skin metabolites and allergic drug reactions. *Current Opinion in Allergy and Clinical Immunology*. 9:311–25.

Merk, H.F., Sachs, B., and J. Baron. 2001. The skin: target organ in immunotoxicology of small-molecularweight compounds. *Skin Pharmacology and Applied Skin Physiology*. 14(6): 419–30.

Militzer, K., and E. Wecker. 1986. Behaviour-associated alopecia areata in mice. *Laboratory Animals*. 20(1):9–13.

Miner, J.L. 2004. The adipocyte as an endocrine cell. *Journal of Animal Science*. 82(3):935–41.

Mintz, B., Silvers, W.K., and A.J. Klein-Szanto. 1993. Histopathogenesis of malignant skin melanoma induced in genetically susceptible transgenic mice. *Proceedings of the National Academy of Sciences of the United States of America*. 90(19):8822–6.

Miyamura, Y., Coelho, S.G., Wolber, R. et al. 2007. Regulation of human skin pigmentation and responses to ultraviolet radiation. *Pigment Cell Research*. 20(1):2–13.

Moll, R., Divo, M., and L. Langbein. 2008. The human keratins: biology and pathology. *Histochemistry and Cell Biology*. 129(6):705–33.

Monteiro-Riviere, N.A., Bristol, D.G., Manning, T.O. et al. 1990. Interspecies and interregional analysis of the comparative histologic thickness and laser Doppler blood flow measurements at five cutaneous sites in nine species. *Journal of Investigative Dermatology*. 95(5):582–6.

Monteiro-Riviere, N.A., Inman, A.O., Mak., V. et al. 2001. Effect of selective lipid extraction from different body regions on epidermal barrier function. *Pharmaceutical Research*. 18(7):992–8.

Monti, D., Brini, I., Tampucci, S. et al. 2008. Skin 888
permeation and distribution of two sunscreens: a comparison between reconstituted human skin and hairless rat skin. *Skin Pharmacology and Physiology*. 21(6):318–25.

Moore, H.L. Jr., Szczech, G.M., Rodwell., D.E. et al. 1983. Preclinical toxicology studies with acyclovir: teratologic, reproductive and neonatal tests. *Fundamental and Applied Toxicology*. 3(6):560–8.

Moore, P.F. 1986. Characterization of cytoplasmic lysozyme immunoreactivity as a histiocytic marker in normal canine tissues. *Veterinary Pathology*. 23(6):763–9.

Moskalewski, S., Terelak, B., and S. Majewski. 1988. Occurrence of large groups of mast cells in subcutaneous connective tissue in the mouse. *Archivum Immunologiae et Therapiae Experimentalis*. 36(2):141–50.

Muhammad, F., Monteiro-Riviere, N.A., and J.E. Riviere. 2005. Comparative in vivo toxicity of topical JP-8 jet fuel and its individual hydrocarbon components: identification of tridecane and tetradecane as key constituents responsible for dermal irritation. *Toxicologic Pathology*. 33(2):258–66.

Nakamura, K., and W.C. Johnson. 1968. Ultraviolet light induced connective tissue changes in rat skin: a histopathologic and histochemical study. *Journal of Investigative Dermatology*. 51:253–8.

Nakashima, N., Takahashi, K., Harada, T. et al. 1996. An epithelioid cell type of amelanotic melanoma of the pinna in a Fischer-344 rat: a case report. *Toxicologic Pathology*. 24(2):258–61.

Nasir, A. 2010a. Nanotechnology and dermatology: part I—potential of nanotechnology. *Clinics in Dermatology*. 28(4):458–66.

Nasir, A. 2010b. Nanotechnology and dermatology: part II—risks of nanotechnology. *Clinics in Dermatology*. 28(5):581–8.

National Academy of Sciences Committee for the Revision of NAS Publication 1138. 1977. *Principles and Procedures for Evaluating the Toxicity of Household Substances*. Washington, DC, National Academy of Science, pp. 23–59.

Neis, M.M., Wendel, A., Wiederholt, T. et al. 2010. Expression and induction of cytochrome p450 isoenzymes in human skin equivalents. *Skin Pharmacology and Physiology*. 23(1):29–39.

Nemecek, G.M., and A.D. Dayan. 1999. Safety evaluation of human living skin equivalents. *Toxicologic Pathology*. 27(1):101–3.

Nestle, F.O., Conrad, C., Tun-Kyi, A. et al. 2005. Plasmacytoid predendritic cells initiate psoriasis through interferon alpha production. *Journal of Experimental Medicine*. 202(1):135–43.

Ng, W., Lobach, A.R., ZHu, X., Chen, X., Liu, F., Meushi, I.G., Sharma, A., Li, J., Cai, P., Ip, J., Novalen, M., Popovic, M., Zhang, X., Tanino, T., Nakagawa, T., Li, Y., and J. Uetrecht. 2012. Animal models of idiosyncratic drug reactions. *Advances in Pharmacology*. 63:81–135.

Nickoloff, B.J. 2006. Keratinocytes regain momentum as instigators of cutaneous inflammation. *Trends in Molecular Medicine*. 12(3):102–6.

Nickoloff, B.J., and L.A. Turka. 1993. Keratinocytes: key immunocytes of the integument. *American Journal of Pathology*. 143(2):325–31.

NICNAS. 2007. Existing Chemicals Information Sheet. Sodium Lauryl Sulfate. Chemical Abstract Service (CAS) Number: 152-21-3.

NIOSH (The National Institute for Occupational Safety and Health). 2009. http://www.cdc.gov/niosh/.

Nishikawa, S., Yamashita, T., Imai, T. et al. 2010. Erratum: thesaurus for histopathological findings in publically available reports of repeated-dose oral toxicity studies in rats for 156 chemicals. *Journal of Toxicological Sciences*. 35(4):E1–8.

Nixon, G.A., Tyson, C.A., and W.C. Wertz. 1975. Interspecies comparisons of skin irritancy. *Toxicology and Applied Pharmacology*. 31(3):481–90.

Oesch, F., Fabian, E., Oesch-Bartlomowicz, B. et al. 2007. Drug-metabolizing enzymes in the skin of man, rat and pig. *Drug Metabolism Reviews*. 39:659–98.

Olson, H., Betton, G., Robinson, D. et al. 2000. Concordance of the toxicity of pharmaceuticals in humans and in animals. *Regulatory Toxicology and Pharmacology*. 32(1):56–67.

Ono, C., Yamada M., and M. Tanaka. 2003. Absorption, distribution and excretion of ^{14}C-chloroquine after single oral administration in albino and pigmented rats: binding characteristics of chloroquine-related radioactivity to melanin in-vivo. *Journal of Pharmacy and Pharmacology*. 55(12):1647–54.

Ootsuyama, A., and H. Tanooka. 1988. One hundred percent tumor induction in mouse skin after repeated beta irradiation in a limited dose range. *Radiation Research*. 115(3):488–94.

OSHA (Occupational Health and Safety Administration). 2006. http://www.osha.gov/.

Oxenhandler, R.W., Berkelhammer, J., Smith, G.D. et al. 1982. Growth and regression of cutaneous melanomas in Sinclair miniature swine. *American Journal of Pathology*. 109(3):259–69.

Paczesny, S., Braun, T.M., Levine, J.E. et al. 2010. Elafin is a biomarker of graft-versus-host disease of the skin. *Science Translational Medicine*. 2(13):13ra2.

Panteleyev, A.A., and A.M. Christiano. 2001. The Charles River "hairless" rat mutation is distinct from the hairless mouse alleles. *Comparative Medicine*. 51(1):49–55.

Panteleyev, A.A., and D.R. Bickers. 2006. Dioxin-induced 889
chloracne—reconstructing the cellular and molecular mechanisms of a classic environmental disease. *Expimental Dermatology*. 15(9):705–30.

Parker, W.M. 1981. Autoimmune skin diseases in the dog. *Canadian Veterinary Journal*. 22(10):302–4.

Patrick, E., Maibach, H.I., and A. Burkhalter. 1985. Mechanisms of chemically induced skin irritation. I. Studies of time course, dose response, and components of inflammation in the laboratory mouse. *Toxicology and Applied Pharmacology*. 81(3 Pt 1):476–90.

Paul, C.N., Voigt, D.W., Clyne, K.E. et al. 1998. Case report: oxaprozin and fatal toxic epidermal necrolysis. *Pharmacotherapy*. 18(2):392–8.

Paus, R., and G. Cotsarelis. 1999. The biology of hair follicles. *New England Journal of Medicine*. 341(7):491–7.

Phillips, L., Steinberg, M., Maibach, H.I. et al. 1972. A comparison of rabbit and human skin response to certain irritants. *Toxicology and Applied Pharmacology*. 21(3):369–82.

Pierard, G.E. 1979. Toxic effects of metals from the environment on hair growth and structure. *Journal of*

Cutaneous Pathology. 6(4):237–42.

Pilling, A.M., Harman, R.M., Jones, S.A. et al. 2002. The assessment of local tolerance, acute toxicity, and DNA biodistribution following particle-mediated delivery of a DNA vaccine to minipigs. *Toxicologic Pathology*. 30(3):298–305.

Plewig, G., and C. Luderschmidt. 1977. Hamster ear model for sebaceous glands. *The Journal of Investigative Dermatology*. 68(4):171–6.

Pollard, R.B., Robinson P., and K. Dransfield. 1998. Safety profile of nevirapine, a nonnucleoside reverse transcriptase inhibitor for the treatment of human immunodeficiency virus infection. *Clinical Therapeutics*. 20(6):1071–92.

Popovic, M., Caswell, J.L., Mannargudi, B. et al. 2006. Study of the sequence of events involved in nevirapineinduced skin rash in in brown norway rats. *Chemical Research in Toxicology*. 19:1205–14.

Popovic, M., Shenton, J.M., Chen, J., et al. 2010. Nevirapine hypersensitivity. *Handbook of Experimental Pharmacology.* 196:437–51.

Porter, R.M. 2006. The new keratin nomenclature. *Journal of Investigative Dermatology*. Nov;126(11):2366–8.

Prahalada, S., Stabinski, L.G., Chen, H.Y. et al. 1998. Pharmacological and toxicological effects of chronic porcine growth hormone administration in dogs. *Toxicologic Pathology*. 26(2):185–200.

Pritchard, J.B., French, J.E., Davis, B.J. et al. 2003. The role of transgenic mouse models in carcinogen identification. *Environmental Health Perspectives*. 111(4):444–54.

Puhvel, S.M., Sakamoto, M., Ertl, D.C. et al. 1982. Hairless mice as models for chloracne: a study of cutaneous changes induced by topical application of established chloracnegens. *Toxicology and Applied Pharmacology*. 64(3):492–503.

Quinn, A.G., Sikkink, S., and J.L. Rees. 1994. Basal cell carcinomas and squamous cell carcinomas of human skin show distinct patterns of chromosome loss. *Cancer Research*. 54(17):4756–9.

Ramot, Y., Ben-Eliahu, S., Kagan, L. et al. 2009. Subcutaneous and intraperitoneal lipogranulomas following subcutaneous injection of olive oil in Sprague–Dawley rats. *Toxicologic Pathology*. 37(7):882–6.

Ramselaar, C.G., Ruitenberg, E.J., and W. Kruizinga. 1980. Regression of induced keratoacanthomas in anagen (hair growth phase) skin grafts in mice. *Cancer Research*. 40(5):1668–73.

Randall, K.J., and J.R. Foster. 2007. The demonstration of immunohistochemical biomarkers in methyl methacrylate-embedded plucked human hair follicles. *Toxicologic Pathology*. 35(7):952–7.

Rees, J.L. 2003. Genetics of hair and skin color. *Annual Review of Genetics*. 37:67–90.

Rees, J.L. 2004. The genetics of sun sensitivity in humans. *American Journal of Human Genetics*. 75: 739–51.

Renlund, R.C., and K.P. Pritzker. 1984. Malignant fibrous histiocytoma involving the digit in a cat. *Veterinary Pathology*. 21(4):442–4.

Ricklin, M.E., Roosje, P., and A. Summerfield. 2010. Characterization of canine dendritic cells in healthy, atopic, and non-allergic inflamed skin. *Journal of Clinical Immunology*. 30(6):845–54.

Rogers, J.V., and J.N. McDougal. 2002. Improved method for in vitro assessment of dermal toxicity for volatile organic chemicals. *Toxicology Letters*. 135(1–2):125–35.

Rogers, J.V., Price, J.A., and J.N. McDougal. 2009. A review of transcriptomics in cutaneous chemical exposure. *Cutaneous and Ocular Toxicology*. 28(4):157–70.

Romani, N., Brunner, P.M., and G. Stingl. 2012. Changing views of the roles of Langerhans cells. *Journal of Investigative Dermatology*. 132:872–81.

Romani, N., Holzmann, S., Tripp, C.H. et al. 2003. Langerhans cells—dendritic cells of the epidermis. *Acta Pathologica, Microbiologica, et Immunologica Scandinavica*. 111(7–8):725–40.

Rose, E.H., Vistnes, L.M., and G.A. Ksander. 1977. The 890
panniculus carnosus in the domestic pig. *Plastic and Reconstructive Surgery*. 59(1):94–7.

Roussel, F., and J. Dalion. 1988. Lectins as markers of endothelial cells: comparative study between human and animal cells. *Laboratory Animals*. 22(2):135–40.

Rovee, D.T., Kurowsky, C.A., and J. Labun. 1972. Local wound environment and epidermal healing. Mitotic response. *Archives of Dermatology*. 106(3):330–4.

Ruiz-Maldonado, R., and M.L. Orozco-Covarrubias. 1997. Postinflammatory hypopigmentation and hyperpigmentation. *Seminars in Cutaneous Medicine and Surgery*. 16(1):36–43.

Ryan, C.A., Hulette, B.C., and G.F. Gerberick. 2001. Approaches for the development of cell-based in vitro methods for contact sensitization. *Toxicology in Vitro*. 15(1):43–55.

Salmon, J.K., Armstrong, C.A., and J.C. Ansel. 1994. The skin as an immune organ. *Western Journal of Medicine*. 160:146–52.

Samberg, M.E., Oldenburg, S.J., and N.A. Monteiro-Riviere. 2010. Evaluation of silver nanoparticle toxicity in skin in vivo and keratinocytes in vitro. *Environmental Health Perspectives*. 118(3):407–13.

Sarmiento, U., Benson, B., Kaufman, S. et al. 1997. Morphologic and molecular changes induced by recombinant human leptin in the white and brown adipose tissues of C57BL/6 mice. *Laboratory Investigation*. 77(3):243–56.

Sasaki, M., Miyazaki, Y., and T. Takahashi. 2003. Hylan G-F

20 induces delayed foreign body inflammation in Guinea pigs and rabbits. *Toxicologic Pathology*. 31(3):321–5.

Scallan, P.J., Kettler, A.H., Levy, M.L. et al. 1988. Neutrophilic eccrine hidradenitis. Evidence implicating bleomycin as a causative agent. *Cancer*. 62(12):2532–6.

SCENIHR (Scientific Committee on Emerging and Newly Identified Health Risks). 2007. http://ec.europa.eu/health/scientific_committees/emerging/index_en.htm.

Schakel, K., and A. Hänsel. 2011. News from dendritic cells in atopic dermatitis. *Current Opinion in Allergy and Clinical Immunology*. 11(5):445–50. Review.

Schauber, J., and R.L. Gallo. 2008. Antimicrobial peptides and the skin immune defense system. *Journal of Allergy and Clinical Immunology*. 122(2):261–6.

Schweizer, J., Loehrke, H., Hesse, B. et al. 1982. 7,12-Dimethylbenz[*a*]anthracene/12-*O*-tetradecanoyl-phorbol-13-acetate-mediated skin tumor initiation and promotion in male Sprague–Dawley rats. *Carcinogenesis*. 3(7):785–9.

Scott, D.W. 1982. Histopathologic findings in endocrine skin disorders of the dog. *Journal of the American Animal Hospital Association*. 18:173–83.

Sells, D.M., and J.P. Gibson. 1987. Carcinogenicity studies with medroxalol hydrochloride in rats and mice. *Toxicologic Pathology*. 15(4):457–67.

Semlin, L., Schafer-Korting, M., Borelli, C. et al. 2011. In vitro models for human skin disease. *Drug Discovery Today*. 16:132–9.

Shenton, J.M., Teranishi, M., Abu-Asab M. et al. 2003. Characterization of a potential animal model of an idiosyncratic drug reaction: nevirapine-induced skin rash in the rat. *Chemical Research in Toxicology*. 16:1078–89.

Shenton, J.M., Popovic, M., Chen, J. et al. 2005. Evidence of an immune-mediated mechanism for an idiosyncratic nevirapine-induced reaction in the female Brown Norway rat. *Chemical Research in Toxicology*. 18:1799–813.

Shih, B., Garsie, E., McGrouther, D., and A. Bayat. 2010. Molecular dissection of abnormal wound healing processes resulting in keloid disease. *Wound Repair and Regeneration*. 18:139–53.

Shimoda, K., Yoshida, M., Wagai, N. et al. 1993. Phototoxic lesions induced by quinolone antibacterial agents in auricular skin and retina of albino mice. *Toxicologic Pathology*. 21(6):554–61.

Shoenfeld, Y., and N. Agmon-Levin. 2011. ASIA—autoimmune/inflammatory syndrome induced by adjuvants. *Journal of Autoimmunity*. 36:4–8.

Simon, G.A., and H.I. Maibach. 2000. The pig as an experimental animal model of percutaneous permeation in man: qualitative and quantitative observations—an overview. *Skin Pharmacology and Applied Skin Physiology*. 13(5):229–34.

Singer, A.J., and R.A. Clark. 1999. Cutaneous wound healing. *New England Journal of Medicine*. 341(10):738–46.

Sistare, F.D., Thompson, K.L., Honchel, R. et al. 2002. Evaluation of the Tg.AC transgenic mouse assay for testing the human carcinogenic potential of pharmaceuticals—practical pointers, mechanistic clues, and new questions. *International Journal of Toxicology*. 21:65–79.

Smith, A.G. 1994. Important cutaneous adverse drug reactions. *Adverse Drug Reaction Bulletin*. 167:631–4.

Smith, R.S., Smith, T.J., Blieden, T.M. et al. 1997. Fibroblasts as sentinel cells. Synthesis of chemokines and regulation of inflammation. *American Journal of Pathology*. 151(2):317–22.

Solano, F., Briganti, S., Picardo, M. et al. 2006. 891
Hypopigmenting agents: an updated review on biological, chemical and clinical aspects. *Pigment Cell Research*. 19(6):550–71.

Sommer, M.M. 1997. Spontaneous skin neoplasms in Long–Evans rats. *Toxicologic Pathology*. 25(5):506–10.

Son, W.C., Bell, D., Taylor, I., and V. Mowat. 2010. Profile of early occurring spontaneous tumors in Han Wistar rats. *Toxicologic Pathology*. 38(2):292–6.

Son, W.C., and C. Gopinath. 2004. Early occurrence of spontaneous tumors in CD-1 mice and Sprague–Dawley rats. *Toxicologic Pathology*. 32(4):371–4.

Spielmann, H., and M. Liebsch. 2001. Lessons learned from validation of in vitro toxicity test: from failure to acceptance into regulatory practice. *Toxicology in Vitro*. 15(4–5):585–90.

Steinman, R.M., Hawiger, D., and M.C. Nussenzweig. 2003. Tolerogenic dendritic cells. *Annual Review of Immunology*. 21:685–711.

Stern, R.S. 1998. Photocarcinogenicity of drugs. *Toxicology Letters*. 102–3:389–92.

Stern, R.S., Nichols, K.T., and L.H. Vakeva. 1997. Malignant melanoma in patients treated for psoriasis with methoxsalen (psoralen) and ultraviolet A radiation (PUVA). The PUVA Follow-Up Study. *New England Journal of Medicine*. 336(15):1041–5.

Stoitzner, P. 2010. The Langerhans cell controversy: are they immunostimulatory or immunoregulatory cells of the skin immune system? *Immunology and Cell Biology*. 88(4):348–50.

Storer, R.E., Sistare, F.D., Reddy, M.V. et al. 2010. An industry perspective on the utility of short-term carcinogenicity testing in transgenic mice in pharmaceutical development. *Toxicologic Pathology*. 38:51–61.

Streilein, J.W. 1989. Skin-associated lymphoid tissue. *Immunology Series*. 46:73–96.

Strid J., Tigelaar, R.E., and A.C. Hayday. 2009. Skin immune surveillance by T cells, a new order. *Seminars in Immunology*. 21(3):110–20.

Sueki, H., Gammal, C., Kudoh, K. et al. 2000. Hairless guinea pig skin: anatomical basis for studies of cutaneous biology. *European Journal of Dermatology*. 10(5):357–64.

Sundberg, J.P., Beamer, W.G., Uno, H. et al. 1999. Androgenetic alopecia: in vivo models. *Experimental and Molecular Pathology*. 67(2):118–30.

Sunderman, F.W. Jr. 1989. Carcinogenicity of metal alloys in orthopedic prostheses: clinical and experimental studies. *Fundamental and Applied Toxicology*. 13(2):205–16.

Svendsen, O. 2006. The minipig in toxicology. *Experimental and Toxicologic Pathology*. 57(5–6):335–9.

Swindle, M.M., Makin, A., Herron, A.J. et al. 2012. Swine as models in biomedical research and toxicology testing. *Veterinary Pathology*. 49(2):344–56.

Szczech, G.M., and W.E. Tucker Jr. 1985. Nail loss and footpad erosions in beagle dogs given BW 134U, a nucleoside analog. *Toxicologic Pathology*. 13(3):181–4.

Tadokoro, T., Rouzaud, F., Itami, S. et al. 2003. The inhibitory effect of androgen and sex-hormone-binding globulin on the intracellular cAMP level and tyrosinase activity of normal human melanocytes. *Pigment Cell Research*. 16:190–7.

Taguchi, S., Kuriwaki, K., Souda, M. et al. 2006. Induction of sarcomas by a single subcutaneous injection of 7,12-dimethylbenz[*a*]anthracene into neonatal male Sprague–Dawley rats: histopathological and immunohistochemical analyses. *Toxicologic Pathology*. 34(4):336–47.

Takahashi, M., Horiuchi, Y., and T. Tezuka. 2004. Presence of bactericidal/permeability-increasing protein in human and rat skin. *Experimental Dermatology*. 13(1):55–60.

Taylor, D.O., Dorn, C.R., and O.H. Luis. 1969. Morphologic and biologic characteristics of the canine cutaneous histiocytoma. *Cancer Research*. 29(1):83–92.

Tennant, R.W., Tice, R.R., and J.W. Spalding. 1998. The transgenic Tg.AC mouse model for identification of chemical carcinogens. *Toxicology Letters*. 102–3:465–71.

Therrien, J.P., Pfutzner, W., and J.C. Vogel. 2008. An approach to achieve long-term expression in skin gene therapy. *Toxicologic Pathology*. 36(1):104–11.

Tillmann, T., Kamino, K., Dasenbrock, C. et al. 1997. Subcutaneous soft tissue tumours at the site of implanted microchips in mice. *Experimental and Toxicologic Pathology*. Aug;49(3–4):197–200.

Tindall, J.P. 1985. Chloracne and chloracnegens. *Journal of the American Academy of Dermatology*. 13(4):539–58.

Tkalcevic, V.I., Cuzic, S., Parnham, M.J. et al. 2009. Differential evaluation of excisional non-occluded wound healing in db/db mice. *Toxicologic Pathology*. 37(2):183–92.

Toews, G.B., Bergstresser, P.R., and J.W. Streilein. 1980. Langerhans cells: sentinels of skin associated lymphoid tissue. *Journal of Investigative Dermatology*. 75(1):78–82.

Tokura, Y., Kobayashi, M., and K. Kabashima. 2008. Epidermal chemokines and modulation by antihistamines, antibiotics and antifungals. *Experimental Dermatology*. 17(2):81–90. Review.

Trepanier, L.A.. Danhof, R., Toll, J. et al. 2003. Clinical findings in 40 dogs with hypersensitivity associated with administration of potentiated sulfonamides. *Journal of Veterinary Internal Medicine*. 17(5):647–52.

Tsuchiya, T., Takahashi, K., Takeya, M. et al. 1993. 892
Immunohistochemical, quantitative immunoelectron microscopic, and DNA cytofluorometric characterization of chemically induced rat malignant fibrous histiocytoma. *American Journal of Pathology*. 143(2):431–45.

Tsukahara, K., Tamatsu, Y., Sugawara, Y., and K. Shimada. 2012. Morphological study of the relationship between solar elastosis and the development of wrinkels on the forehead and lateral canthus. *Archives of Dermatology* 148:913–7.

Tucker, W.E. Jr., Krasny, H.C., de Miranda, P. et al. 1983. Preclinical toxicology studies with acyclovir: carcinogenicity bioassays and chronic toxicity tests. *Fundamental and Applied Toxicology*. 3(6):579–86.

Uetrecht, J. 2006. Role of animal models in the study of drug-induced hypersensitivity reactions. *The AAPS Journal*. 7(4):E914–21.

Valladeau, J., Clair-Moninot, V., Dezutter-Dambuyant, C. et al. 2002. Identification of mouse langerin/ CD207 in Langerhans cells and some dendritic cells of lymphoid tissues. *Journal of Immunology*. 15;168(2):782–92.

van der Fits, L., Mourits, S., Voerman, J.S. et al. 2009. Imiquimod-induced psoriasis-like skin inflammation in mice is mediated via the IL-23/IL-17 axis. *Journal of Immunology*. 182(9):5836–45.

van der Laan, J.W., Brightwell, J., McAnulty, P. et al. 2010. Regulatory acceptability of the minipig in the development of pharmaceuticals, chemicals and other products. *Journal of Pharmacological and Toxicological Methods*. 62(3):184–95.

Varani, J., Perone, P., Spahlinger, D.M. et al. 2007. Human skin in organ culture and human skin cells (keratinocytes and fibroblasts) in monolayer culture for assessment of chemically induced skin damage. *Toxicologic Pathology*. 35(5):693–701.

Virtanen, I., Lehto, V.P., Lehtonen, E. et al. 1981. Expression of intermediate filaments in cultured cells. *Journal of Cell Science*. 50:45–63.

Walsh, K.M., and A.W. Gough. 1989. Hypopigmentation in dogs treated with an inhibitor of platelet aggregation.

Toxicologic Pathology. 17(3):549–53.

Wells, M.Y., Voute, H., Bellingard, V. et al. 2010. Histomorphology and vascular lesions in dorsal rat skin used as injection sites for a subcutaneous toxicity study. *Toxicologic Pathology*. 38(2):258–66.

Wester, R.C., Mailbach, H.I., and D.A. Bucks. 1989. Paraquat poisoning by skin absorption. *Human Toxicology*. 8(3):251–2.

Westwood, F.R., Duffy, P.A., Malpass, D.A. et al. 1995. Disturbance of macrophage and monocyte function in the dog by a thromboxane receptor antagonist: ICI 185,282. *Toxicologic Pathology*. 23(3):373–84.

Wilcock, B.P., Yager, J.A., and M.C. Zink. 1986. The morphology and behavior of feline cutaneous mastocytomas. *Veterinary Pathology*. 23(3):320–4.

Williams, D.F. 2009. On the nature of biomaterials. *Biomaterials*. 30(30):5897–909.

Wilson, D.K., and P.P. Agin. 1982. Detection of skin damage in the hairless mouse: histological hints. *Journal of Histotechnology*. 5(2):87–90.

Wintroub, B.U., and R. Stern. 1985. Cutaneous drug reactions: pathogenesis and clinical classification. *Journal of the American Academy of Dermatology*. 13(2 Pt 1):167–79.

Wood, G.S., Volterra, A.S., Abel, E.A. et al. 1986. Allergic contact dermatitis: novel immunohistologic features. *Journal of Investigative Dermatology*. 87(6):688–93.

Wright, J.A., Goonetilleke, U.R., Waghe, M. et al. 1991. An immunohistochemical study of spontaneous histiocytic tumours in the rat. *Journal of Comparative Pathology*. 104(2):223–32.

Xie, J., Murone, M., Luoh, S.M. et al. 1998. Activating smoothened mutations in sporadic basal-cell carcinoma. *Nature*. 391(6662):90–2.

Xie, Y., Zhu, K.Q., Deubner, H. et al. 2007. The microvasculature in cutaneous wound healing in the female red Duroc pig is similar to that in human hypertrophic scars and different from that in the female Yorkshire pig. *Journal of Burn Care and Research*. 28(3):500–6.

Yamaguchi, Y., and V.J. Hearing. 2009. Physiological factors that regulate skin pigmentation. *Biofactors*. 35(2): 193–9.

Yang, H.Y., Joris, I., Majno, G. et al. 1985. Necrosis of adipose tissue induced by sequential infections with unrelated viruses. *American Journal of Pathology*. 120(2):173–7.

Yao, F., Visovatti, S., Johnson, C.S. et al. 2001. Age and growth factors in porcine full-thickness wound healing. *Wound Repair and Regeneration*. 9(5):371–7.

Yoshitomi, K., Elwell, M.R., and G.A. Boorman. 1995. Pathology and incidence of amelanotic melanomas of the skin in F-344/N rats. *Toxicologic Pathology*. 23(1):16–25.

Yuspa, S.H. 1998. The pathogenesis of squamous cell cancer: lessons learned from studies of skin carcinogenesis. *Journal of Dermatological Science*. 17(1):1–7.

Zackheim, H.S. 1973. Tumors of the skin. In: Turusov, V.S. 893
(ed.). *Pathology of Tumors in Laboratory Animals. Volume I—Tumors of the Rat Part 1*. International Agency for Research on Cancer, Lyon, pp. 1–21.

Zanni, M.P., Schnyder, B., von Greyerz, S. et al. 1998. Involvement of T cells in drug-induced allergies. *Trends in Pharmacological Sciences*. 19(8):308–10.

Zbinden, G. 1987. Irritancy testing under review. *Human and Experimental Toxicology*. 6:263–4.

Zhang, J., Defelice, A.F., Hanig, J.P. et al. 2010. Biomarkers of endothelial cell activation serve as potential surrogate markers for drug-induced vascular injury. *Toxicologic Pathology*. 38(6):856–71.

Zhu, K.Q., Carrougher, G.J., Gibran, N.S. et al. 2007. Review of the female Duroc/Yorkshire pig model of human fibroproliferative scarring. *Wound Repair and Regeneration*. 15:S32–S39.

第 20 章　神经系统

Mark T. Butt、Robert Sills 和 Alys Bradley

896 20.1　引言

神经系统由中枢神经系统和周围神经系统组成。神经系统包括从脑到表皮内神经纤维之间的所有组分。神经系统所有部位都是潜在的治疗靶点，对药物、化学物质和正在开发的每种新型治疗方法引起的损伤都具有潜在的易感性。

神经系统的某些组分在一定程度上受到所谓屏障的保护，而其他组分则更加暴露在环境和给予的毒素的影响下。

毒理病理学家在公众急切寻求自发性、获得性和自身诱导的疾病的日益完善的治疗方法与神经系统各种不良反应之间起桥梁作用。

本章为病理学家提供鉴别和解释各种神经系统病变一些必要的基本信息。本章的大部分内容不提供方法学，但可在其他文章中获得方法学信息（Butt 2011）。但本章提供了理解神经系统是如何以特殊方式受影响的相关信息。

本章分为五部分内容：引言、特殊注意事项、评价策略、非增生性病变和增生性病变。第一部分从部分哲学 / 部分教学的角度出发，这些观点来自过去 20 年专门从事神经系统评价的专家。第二部分总结各种受试物与神经系统相互作用的显著特征。第三部分提供了一些评价策略信息。第四和第五部分，尽可能符合近期修订的大、小鼠病变术语和诊断标准的国际协调（International Harmonization of Nomenclature and Diagnostic Criteria for Lesions in Rats and Mice, INHAND）神经系统文章（INHAND Project 2011），INHAND 是由欧洲毒性病理学会（European Society of Toxicologic Pathology, ESTP）、英国毒性病理学会（British Society of Toxicologic Pathologists, BSTP）、日本 897
毒性病理学会（Japanese Society of Toxicologic Pathology, JSTP）、美国毒性病理学会（Society of Toxicologic Pathology, STP），以及 STP 的术语与诊断标准指南标准化系统（Standardized System of Nomenclature and Diagnostic Criteria Guide, SSNDC）联合发起的（McMartin et al. 1997）。这些文章可作为本章的补充，两者都给出了关于神经系统各种显微镜下改变的简洁指南（附带照片）。

毒理病理学家的作用是合理解释每项研究中发现的神经系统改变，得出神经系统形态学改变相关性的结论。只要没有得出神经系统完全没有病变的结论，我们就应当检查脑和脊髓的几个切面。“基于本研究检查的组织未见脑和脊髓的形态学改变”，此类结论判断并无不妥，当周围神经系统尚未进行评价就不要盲目认为不存在周围神经系统病变。换言之，评价神经系统的第一步应该进行深入的试验方案审核，确定神经系统评价所需的组织器官是否包含在试验方案中。

审核方案包括对评价受试物或疗法进行文献复习。值得注意的是，通过简单的文献检索方法能够获得多少信息；更值得注意的是，很少有病理学家会在评价前进行文献检索。如果你为受试物的生产厂家或机构工作，则很容易获得一些受试物信息。但即使你在合同研究机构任职，也可以通过快速浏览受试物生产方网站和参阅文献以获得一些重要的信息，这些信息对病理学家大有裨益，并常常可节省大家的时间。

如果对于特定受试物没有可供参考的信息，那么毒理病理学家应尽可能了解其基本的药理学知识。这些信息可能揭示受试物进入脑组织的可能性（虽然任何化合物都可能进入任何动物的脑组织）或者可能提供神经系统某些特定组分可能会受影响的线索。例如，具有 N- 甲基 -D- 天冬氨酸（*N*-methyl-d-aspartate, NMDA）拮抗剂活性的受试物可能会引起大鼠扣带回皮质神经元发生空泡形成或坏死（Fix et al. 1996）。这一类化合物（以及许多其他化合物）都需要进行一项特殊研究来检测相关的神经毒性。如果受试物与另一种化合物结构同源，那么可能会对这种特定受试物能产生的影响有很好的指示。相反，如果受试物与一种已知神经毒性物质结构同源，那么可能与受试物将如何影响组织完全无关，这是因为受体、转运机制和代谢可能非常特异，甚至与非常相似分子的相互作用都完全不同。

许多研究的委托方喜欢将受试物起个没有任何意义的代号。如果是这样，病理学家应当尝试了解受试物的真实信息。如果委托方或专题负责人执意要求病理学家在没有任何关于受试物信息的条件下进行评价（俗称“盲检”）也无可厚非。通过这种方式（至少在评价的初始阶段）可简单地避免病理学家受到任何工具和信息的干扰。

查阅文献后，病理学家必须研究已经在试验过程中表现出的临床症状。虽然评价神经系统既复杂又困难，但评价神经系统有个最大的优势，即临床症状通常可以提示神经系统的特定部位（Bolon and O’Brien 2011）。后肢的麻痹或瘫痪而前肢未见类似症状，表明脊髓在尾段至 T3 段有病变。头部倾斜到一边说明病变位于头部倾斜同侧的大脑。平衡障碍说明病变影响脑神经Ⅷ的核区。由于临床症状的可能性太过广泛，并且每个案例都可以单独研究，所以本章不太可能列举出每种情况，但这些临床症状相当有用，可以确保神经系统的重要部位得到评价。

各种不同综合征可提示脑组织特定部位的变化（Bolon and O’Brien 2011）。例如，精神状态改变同时出现姿势反应缺陷可能提示大脑存在形态学改变。震颤和共济失调步态表明小脑功能障 898
碍。病理学家的主要工作是将临床症状与大体及镜下病变的部位和严重程度联系起来。

功能观察组合试验（Functional observational battery, FOB）（Moser 2011）评估是许多神经毒性研究的特定组成部分。如果可能，在组织修块之前，基于对照组动物的改变或各种 FOB 参数基线值对 FOB 数据进行深入分析，以确定常规不需要但应该进行形态学检查的神经系统的任何部位。

临床病理学数据也要分析。一些代谢疾病如肝功能衰竭可引起肝性脑病，该疾病除了有其他表现以外，还可能会导致脑中的星形胶质细胞外观改变。贫血或感染的血液学指标可能影响脑的形态学。

底线：病理学是一门医学研究学科。收集所有可能有助于形态学评价的信息。由于大多数研究很少对整个神经系统进行形态学检查，因此应当利用每个机会尽可能准确地对神经系统进行评价。

20.2 特殊注意事项

20.2.1 特殊注意事项 #1：实用神经解剖学

任何与神经系统打交道的人员都必须参考详细描绘脑结构的图谱（Paxinos and Watson 1998; Saleem and Logothetis 2007）。当受试物影响脑组织的特定部位时，图谱能够帮助我们识别正确的部位。

病理学家至少应当熟悉所有种属动物下述部位的边界和定位，从而为观察脑组织时提供亚部位：

- 大脑 / 大脑皮质（脑组织的“皮质”仅指灰质）包括嗅球（该部位在解剖时应该剔除，以确保脑重量的准确性）、额叶皮质、顶叶皮质、颞叶皮质、枕叶皮质、扣带皮质 / 扣带回、压后皮质和梨状皮质。
- 基底核（“神经节”这一术语应仅限于周围神经系统）包括尾壳核区和苍白球。
- 丘脑 / 下丘脑
- 中脑包括黑质
- 脑桥
- 小脑
- 延髓

幸运的是现今有两个很好的资源可以帮助病理学家研究脑组织，并培训技术人员对脑组织进行一致性修块：

- 2010 年 6 月，由美国国立环境卫生研究所（National Institute of Environmental Health Sciences, NIEHS）与美国国家毒理学项目中心、Charles River 实验室、实验病理学实验室有限公司（Experimental Pathology Laboratories, Inc., EPL, Inc.）联合出版了《啮齿类动物中枢神经系统方案》（*Rodent CNS Protocol*）。可从 Herbert@niehs.nih.gov 获取。
- 2010 年 6 月，由美国辉瑞公司、EPL、哈兰（Harlan）和兽医病理学顾问有限公司出版了《食蟹猴神经系统修块方案》（*Cynomolgus Monkey Nervous System Trimming Protocol*），可从 info@epl-inc.com 获取，也可参阅 Pardo 等人发表的文章（2012）。

899 在下文特殊注意事项 #3 中提供了关于这些指南的更多信息。

随着神经外胚层的增殖、折叠和融合，神经管发育形成中央管（deLahunta and Glass 2009）。一列神经嵴细胞形成发育中神经管的背外侧。这些神经嵴细胞产生许多周围神经系统组分，包括背根神经节、交感神经节和副交感神经（节后）神经节、肾上腺髓质、成黑色素细胞、施万细胞（deLahunta and Glass 2009）和卫星神经胶质细胞。其中的某些细胞，特别是交感神经系统节后神经元和黑质致密部多巴胺能神经元，能对酪氨酸羟化酶（tyrosine hydroxylase, TH）的免疫组织化学染色着色，TH 是产生多巴胺（黑质致密部中许多神经元的神经递质）和去甲肾上腺素（交感神经系统节后神经元的神经递质）的关键酶。通常，背根神经节一类神经元也呈 TH 染色阳性（Brumovsky et al. 2006）。

脑室系统和脊髓中央管是神经管内的残留。发育过程中，神经管从脑干水平开始向喙侧和尾侧方向逐渐闭合。

在神经管的前端，前脑形成端脑（大脑和尾状核 / 壳核区）和间脑（丘脑 / 下丘脑 / 神经垂体区）。视泡发育自间脑区域。视神经（脑神经Ⅱ）为中央有髓神经（由少突胶质细胞形成）而其他颅神经为外周有髓神经（由施万细胞形成）。视神经盘水平上的视神经中央髓鞘化程度在不同种属间有所不同。

侧脑室在端脑内，第三脑室是间脑的脑室系统。中脑（midbrain）对应于中脑（mesencephalon），导水管是脑室。后脑分为脑桥和小脑。末脑形成延髓。第四脑室与后脑和末脑有关。

细胞增殖和分化之前，神经外胚层细胞跨越神经管的全层。这些细胞变成不成熟的神经元或成胶质细胞。之后成胶质细胞分化为星形胶质细胞或少突胶质细胞。小胶质细胞来源于血液中的单核细胞。随着不断成熟，细胞排列为三层（delahunta and Glass 2009）：内层是增殖的神经上皮，之后变成单层细胞（室管膜细胞）衬覆整个脑室系统和椎管；中层是分化中的细胞，将形成灰质和胶质；外边缘层主要由神经元突起组成。这种分层排列在（成熟动物的）脊髓中最明显。

对于病理学家来说，这些发育的一个重要方面是紧邻脑室的脑组织中经常可见残留细胞聚集。推测这些细胞是脑发育过程中残余的未分化或未迁移的细胞。这些细胞聚集时常被误诊为胶质细胞增生。室周神经干细胞也占据了脑室周围区域（Chojnacki et al. 2009），可能是一个重要的治疗靶点。

背根神经节、交感神经节、副交感神经节的神经元和肾上腺髓质细胞（以及体内其他结构，如黑色素细胞）（delahunta and Glass 2009）均来源于神经嵴细胞。神经嵴细胞在早期发育阶段从神经管迁移而来，形成了以上所列举的结构。

20.2.1.1 自主神经系统

虽然在出版的监管指南中不作要求，但自主神经系统组分也可能需要进行评估。在实验动物种属中，自主神经系统的下述结构较易收集和进
900 行检查：位于上颈部颈动脉分支下方靠近下颌角处的颈上神经节；迷走交感神经干（颈部）；交感神经干（双侧神经节链穿过胸腔位于脊柱的腹侧）；腹腔交感神经节（肠系膜前动脉周围靠近左肾上腺的肠系膜上神经节）和主要位于胃肠道外壁，也散布于其他器官的节后副交感神经元。

交感神经系统的节前神经元大多数位于脊髓胸段的中间带灰质柱。这些神经元与交感神经链和其他交感神经节的神经元形成突触。在这些神经节中，节后神经元利用其神经递质去甲肾上腺素（因此 TH 染色为阳性）支配其效应器官。

副交感神经系统的节前神经元位于大脑（中脑和脑干，主要是脑干）和脊髓骶段。节后神经元位于其效应器官的壁内，在检查这些器官时可进行评价。

20.2.1.2 室周器

大多数病理学家对室周器（circumventricular organs, CVOs）较为困惑。识别和了解室周器非常重要，因为CVOs经常被误认为是异常结构，并且因为这些结构由于内皮细胞有窗孔而具有不完整的血脑屏障（blood–brain barrier, BBB）（连合下器除外）（Weindl and Joynt 1973）。覆盖室周器的室管膜细胞还提供了血－脑脊液（cerebrospinal fluid, CSF）屏障。一些室周器（如穹窿下器和最后区）还包含神经细胞胞体（Oldfield and McKinley 1995）。

在大鼠中，病理学家最常关注的室周器是血管器（第三脑室的左右两侧壁 / 腹侧壁 / 前侧壁）、穹窿下器（第三脑室的前侧壁 / 背侧壁）、连合下器（第三脑室后侧）、正中隆起（第三脑室底部视交叉的正尾侧）、神经垂体、松果体和最后区（延髓背内侧、双侧，位于第四脑室变成中央管的水平）（Oldfield and McKinley 1995）。脉络丛也是一种室周器。室周器有许多功能，包括分泌和存储激素和细胞因子。病理学家应当知道不易进入脑组织的受试物可能会进入这些室周器的区域，因此影响内皮细胞的化学物质 / 药物也可能会对这些部位产生放大的效应。Garman（2011a）的文章描述和说明了主要的室周器。

20.2.1.3 脑膜

脑膜由三层组成。硬脑膜为较厚、最外侧、纤维性 / 大多数胶原成分层。某些文章中称该层为硬脑脊膜（pachymeninges）。硬脑膜是结构最坚实的表层，但中间层（蛛网膜）实际上才是多余物质运出的更大屏障，因为蛛网膜的细胞包含大量的紧密连接，可有效地形成一个封闭。蛛网膜与最内层的血管性软脑膜共同组成柔脑脊膜

（leptomeninges）。

硬脑膜病变不常见，除非碰巧遇到了硬脑膜密封剂或植入物。即使在对照组动物中，软脑膜 – 蛛网膜中细胞浸润也相当常见。虽然直接将受试物注入神经系统不是本章的重点，但将各种蛋白质或其他大分子注入蛛网膜下腔经常会引起软脑膜 – 蛛网膜中某些细胞浸润（巨噬细胞、淋巴细胞、中性粒细胞、嗜酸性粒细胞）。这些浸
901 润经常单独出现，也就是说没有出现其他提示组织损伤的改变。术语是所有病理学评价的重要部分。没有组织损伤或没有其他炎症指标的细胞浸润通常诊断为浸润，而不能因为浸润到脑膜就诊断为脑膜炎，除非考虑可能存在真正的脑膜炎。

下列细胞类型应该是神经系统诊断的重点，在其他文章（Garman 2011a）可以找到对这些细胞类型的完整描述和优美的插图。

20.2.1.3.1　*神经元*

神经元的大小差异很大，从较大的脊髓腹侧灰柱运动神经元、较大的背根神经节感觉神经元，到较小的（但数量较多）小脑颗粒细胞层神经元。神经元种类较多，主要依据与其他神经元连接的性质来区分。为了便于进行形态学分析，可按大小将神经元分类。为了发现脑中与其他部位的神经元群之间的相似性，也可根据其神经递质将神经元分类。由于免疫组织化学染色有助于病理学家鉴别特定的细胞群，神经递质类型是非常有用的神经元分类。例如，胆碱乙酰转移酶染色用于鉴别胆碱能神经元，它是基底前脑区（隔核、斜角带、Meynert 基底核）最多的细胞。这些细胞群产生乙酰胆碱，可作为特定的神经退行性疾病的治疗靶点。多巴胺染色特异性标识黑质致密部和邻近腹侧被盖区的神经元。了解这些染色特点和神经元大小的意义（如中间神经元比运动神经元或感觉神经元小）能够帮助识别受试物效应。NeuN 或突触小泡蛋白免疫组织化学染色可以标记所有或大多数神经元。该方法可以用于神经系统各个区域的神经元计数。

神经元之间的差异很大，不仅仅是大小和神经组织化学活性，还包括细胞胞体（神经元胞体）的位置、轴突长度、离树突带的距离和终树突或突触区的位置。要理解这点，有必要将神经系统视为由功能区域组成，这些功能区域可大致分为传入（感觉）或传出（运动）。

脊髓灰质腹侧柱大的运动神经元是典型的双极神经元，带有许多树突和一个靠近胞体的树突带，一个长的终端轴突穿过腹侧脊神经根到达肌肉（效应器部位）。然而神经元的组成结构差异很大。例如，背根神经节感觉神经元在外周（如皮肤）有树突带，通过轴突传递至神经节胞体。这些神经元是单极的，意味着只有一个单独的神经突（神经突是神经元胞体发出的突起），轴突穿过背根神经节然后进入脊髓。

20.2.1.3.2　*星形胶质细胞*

星形胶质细胞的作用除了支持内皮细胞形成 BBB，还对中枢神经系统（central nervous system, CNS）中的各种刺激产生应答。星形胶质细胞可以在小的组织缺损区域形成所谓的胶质瘢痕，但在大的空洞区域周围更趋向于形成一个细胞墙（Norenberg 2005）。星形胶质细胞在脑和脊髓发生神经元损伤、退行性疾病、慢性水肿，轴突变性和多种其他改变的情况下变成反应性（变大或数量增多）。因此，在检测脑和脊髓时，通常应用染色星形胶质细胞的胶质细胞原纤维酸性蛋白（glial fibrillary acidic protein, GFAP）（星形胶质细胞表达最显著的一种中间丝）免疫组织化学染色是传统的苏木素和伊红（HE）染色方法的一个很好的辅助手段。HE 染色也能够检测增大的 / 反应性星形胶质细胞，但不具有 GFAP 染色方法敏感性和特异性。星形胶质细胞是脑组织中最常见的细胞，含有许多神经递质的受体（Agulhon et al. 2008）。星形胶质细
胞突起与多数神经元结构（胞体、轴突和树突） 902

相连，形成胶质界膜（glial limitans），胶质界膜是覆盖脑和脊髓的星形胶质细胞足突的一个连续层，一直延续至进入脑或脊髓的脑膜表面的血管周围间隙的表面。

20.2.1.3.3 少突胶质细胞

少突胶质细胞是中枢神经系统的成髓鞘细胞。在HE染色切片中，少突胶质细胞在较大的白质神经束中常排列成行，靠近灰质神经元或明显与灰质神经元相连。在此处有时称其为卫星细胞，不要误认为是背根神经节和交感神经节的卫星胶质细胞。

少突胶质细胞核通常占据神经毡中的空白处，常为浸泡固定组织的人工假象，代表神经毡的收缩。少突胶质细胞有许多标志物，包括一些少突胶质细胞特异性蛋白和髓磷脂抗体，但（根据作者的经验）这些染色都不如星形胶质细胞GFAP染色强。

少突胶质细胞损伤可出现脱髓鞘区域或髓鞘裂解，通常表现为空泡形成（之后会详细讨论）。人工假象空泡形成很常见，尤其是在浸泡固定的组织中，因此空泡形成的诊断要格外慎重。在许多案例中，可能需要采用透射电子显微镜评价空泡的来源。

20.2.1.3.4 小胶质细胞

与星形胶质细胞和少突胶质细胞来源于神经外胚层不同，小胶质细胞来源于血液单核细胞，迁移至中枢神经系统并发挥各种功能。

小胶质细胞对神经元损伤的应答迅速。这些应答包括增殖、单个细胞变大，以及在神经细胞损伤部位有显著聚集。小胶质细胞快速清除死亡神经元的细胞碎片。因为清除的速度快、效率高，这意味着必须在短时间内检测神经元的坏死，通常为坏死后的2~7天。

图20.1展示了一种1-甲基-4-苯基-1,2,3,6-四氢吡啶（1-methyl-4-phenyl-1,2,3,6-tetrahydropyridine, MPTP）小鼠帕金森病模型中小胶质细胞对神经元坏死应答的典型时间段。此图中还显示了星形胶质细胞的应答。MPTP能引起某些品系的小鼠和灵长类动物（包括人类）的黑质致密部的神经元坏死，常用于帕金森病的造模。神经元损伤引起的小胶质细胞应答发生迅速，然后迅速减少。

小胶质细胞除了对神经元损伤产生应答，可能还参与许多中枢神经系统疾病的发病机制。小胶质细胞培养的上清液可能会杀死培养的神经元（Streit 2005），在体外研究中添加内毒素和干扰素可加重这种毒性（推测在体内也是如此）。

小胶质细胞免疫组织化学染色，包括离子钙结合蛋白分子1（ionized calcium binding adaptor molecule 1, IBA-1），在检测细微的小胶质细胞活化区方面十分有用，特别是结合使用星形胶质细胞染色时。

20.2.1.3.5 室管膜

室管膜细胞是形成原始神经管的神经上皮细胞的残留。室管膜细胞衬覆脑的脑室系统和脊髓的中央管，有密集的纤毛，呈立方形。覆盖CVOs（包括脉络丛）的室管膜细胞较扁平，纤毛较少。室管膜细胞本质上允许脑脊液向脑组织液自由通行，但这些细胞之间的紧密连接形成了主要的血–脑脊液屏障（blood-CSF barrier, BCSFB）。

20.2.1.3.6 施万细胞 903

施万细胞是周围神经系统的成髓鞘细胞，但也包绕许多出现于中枢神经系统外部的大量无髓鞘轴突。施万细胞可以包绕有髓轴突的单独一段或者包绕许多无髓轴突。有髓节段之间的间隙称为郎飞结（Nodes of Ranvier）。与中枢神经系统相比，周围神经系统的髓鞘形成体系能够进行快速神经传导，髓鞘修复效率和速率更高。施万细胞来源于神经嵴细胞。

20.2.1.3.7 卫星胶质细胞 904

卫星胶质细胞围绕周围神经系统神经节中的神经元，也来源于神经嵴。它们的功能活跃，具

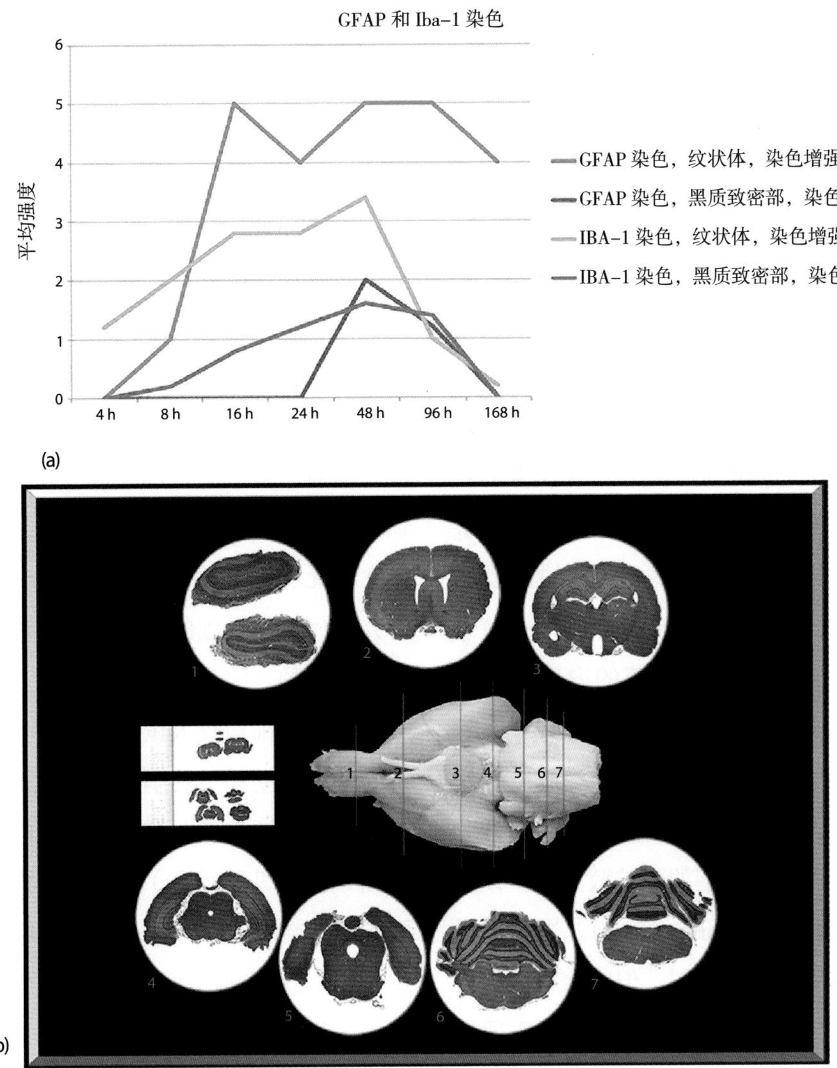

图 20.1 （a）该图显示小鼠给予 MPTP 后黑质致密部的神经胶质细胞对神经元损伤的反应和纹状体（尾状壳核区）突触末端崩解。小胶质细胞反应（IBA-1 染色显示）开始较早，很快达到峰值，然后快速下降。星形胶质细胞反应（GFAP 染色显示）开始较慢，在黑质中达到峰值并快速下降，但纹状体中达到平衡并持续存在。（b）图展示了按照美国国立环境卫生研究所制定的《啮齿类动物中枢神经系统方案》中描述的组织修块方案制作的切片

有脑和脊髓中星形胶质细胞的许多功能。卫星胶质细胞发生于副交感神经节，但在交感神经节和感觉（背根）神经节中最明显。在一些神经元由于暴露于受试物而丢失的神经节中，这些细胞的数量可能增加。

20.2.2　特殊注意事项 #2：屏障

通常有三个屏障可选择性地隔离外源性和内源性神经系统毒素进入神经系统。这 3 个屏障是血脑屏障（blood–brain barrier, BBB）（也称为血组织液屏障）、BCSFB 和血神经屏障（blood–nerve barrier, BNB）。

选择“屏障”这个词有些不妥，因为这倾向于给委托方、专题负责人，甚至病理学家一个关于大多数受试物在中枢神经系统具有安全性的错觉。事实上，这些屏障是选择性通道，允许许多营养素主要发生定向流动，允许肽类通过，并允许葡萄糖和神经递质前体进入（Banks 1999）。BBB、BCSFB、BNB 的主要屏障是内

皮细胞（或室管膜细胞）的细胞修饰（Vernau et al. 2011）。这 3 个主要的内皮细胞修饰具有神经系统微血管的独有特征，包括内皮细胞（BBB 和 BNB）之间和室管膜细胞（BCSFB）之间的紧密连接增多，没有或很少，细胞内孔 / 窗孔，以及胞饮作用减少。

星形胶质细胞足突可以起到较小程度的额外保护作用或阻止某些物质的通过。但主要的屏障仍是内皮细胞 / 室管膜细胞。任何能够改变内皮细胞或室管膜细胞的因素（如创伤、传染源、炎症、渗透剂、导管或其他植入装置等）也能够改变这些屏障。如前所述，某些 CVOs 的内皮细胞因为紧密连接较少、窗孔较多，所以是“有漏洞”的。松果体和背根神经节的内皮细胞比脑和脊髓中相应部分的通透性更高（Azzi et al. 1990）。

脂溶性分子、低分子量分子和一些水溶性分子（如吗啡）可以通过典型的膜扩散方式，以不饱和的方式通过 BBB（Banks 1999）。当涉及受体介导的内吞作用，虽然有限，但胞饮或内吞作用可以非选择性运输几乎任何物质或溶质通过 BBB（Banks 1999）。特定的氨基酸、维生素和调节蛋白可以通过屏障。葡萄糖、胰岛素、某些肽类和细胞因子、维生素和脂肪酸以主动转运的方式通过。

当 BBB 受到破坏，任何分子（甚至高分子量的生物分子）都可能利用某种转运机制（或者直接或者通过另一种分子的“搭载”），这使得大多数物质在理论上有可能进入脑组织。例如，作者在许多情况下曾发现，有迹象表明单抗可以进入脑组织，虽然依据我们对 BBB 的了解，这种行为是不会发生的。

屏障的破坏一直被认为是物质意外进入脑组织的一个可能机制。在人的脑组织中有非常长的血管。要求这些血管的 BBB 完全完整，所有的紧密连接都工作良好是不太可能的。不要想当然地认为一种治疗药物甚至是生物制剂，不会进入脑组织或神经系统的其他部分。

20.2.3 特殊注意事项 #3：取材

将肾横向或纵向取材可以获得合理的样本，
以确定肾的受试物效应，肝也是如此。其他组织 905
如肺、心脏、皮肤和消化系统变化较大，可以通过修取多个组织切面以保证充分描述可能的效应。但对于复杂的神经系统，特别是沿着任何脑轴的变异性都非常巨大，因此采用任何一种切片方案都无法充分评价脑可能的受试物效应。通过研究任何一个详细的脑图谱就会发现神经系统是非常复杂的。

为了详细检查大鼠（临床前安全性研究最常用的啮齿类动物）的脑组织，试图检查大部分脑核团，则需要检查每隔 0.35mm 的脑切面（就横切面 / 冠状切面而言），大型动物（犬和猴）需要检查大约每隔 1.0~1.25mm 的脑切面（Switzer 2011a）。这样的脑修切方案需要修取 60~65 个切片。尽管数量如此多的切片可能会使大多数病理学家（和管理层）震惊，但这是有意义的，并已证明是一个可靠和实用的方法，可保证检查大部分脑核团。例如，大鼠的黑质致密部中含有最易受帕金森病影响的神经元，需要检查从前侧到尾侧每 2mm 左右的脑组织。如果有最感兴趣的区域，如果需要多个切片检查不同动物间的同源部位，如果还要进行体视学研究，那么就可能需要每隔 0.35mm（或更小间距）进行切片。特殊神经毒物靶向的其他区域切片间距可能同样小（Switzer 2011a），这种水平的切片（通常）要求将整个脑组织包埋，制备连续的冰冻切片。这并不适用于所有研究，但是这种程度的切片对于排除最特殊脑核团的神经元坏死可能相当有用。

实际工作中，这种切片水平通常用于定向的

脑研究，尤其是用于那些为检查神经元坏死而特别设计的研究。对于已知有神经活性或已知能够通过 BBB 的受试物，当然还有那些已知具有脑效应（尤其是效应包括神经元坏死）的受试物，建议在开发周期的某些时间段对脑进行定向研究（Butt 2011）。用于帮助检测神经元坏死的染色方法已在 20.2.1.3.1 小节中讨论。

大多数临床前安全性研究中不会用到这种水平的脑组织切片，那么什么样的水平就足够了？幸运的是，目前大多数病理工作组提倡更多的脑切片，多于美国国家毒理学项目（National Toxicology Program, NTP）大多数试验（之前）通常采用的 3 个脑切片，这种方案被认为是科学合理的脑评价方法（Solleveld and Boorman 1990）。因此，尽管不可能做太多的脑切面，但是在不增加工作量或费用的前提下，大鼠通常可以检测超过 3 个切面，犬和非人灵长类动物可检测超过 3~4 个切面。监管指南中没有明确规定检测多少个脑切面是足够的。这个主题可以自成一章，也是毒理病理学家讨论较多的主题。为了使本章尽可能紧凑，NIEHS 已经以光盘（CD）或文稿的形式提供了常规临床前一般毒性研究中对啮齿类动物（大鼠）脑切片和检查的建议。猴脑切片和检查（类似的方法适用于犬）参见 Pardo 等人（2012）的文章。Pardo 等人的文章也提供了交互式格式的 CD。前文的特殊注意事项 #1 中提供了啮齿类动物和非人灵长类动物脑组织信息光盘的获取信息。《啮齿类动物中枢神经系统方案》CD 描述了 7 个整体横切面加嗅叶（啮齿类动物脑中一个重要的但常不检查的部位）的切片 / 检查。图 20.1b 是 CD 的 1 个图片，经作者许可后使用。这个复合图片显示了切片计划中要求检查的各个切面。该指南还提供了关于这些切片的关键解剖区域的位置信息。食蟹猴方案描述了对 6 个脑切面的检查，提供了适合
906 标准尺寸包埋盒的切片方案。Pardo 的文章可作为这些脑区域图像的参考。在临床前安全性研究中对大型动物的脑切片不应低于这种水平。

除了脑，在检查神经系统时还应摘取和检查以下组织：

- 至少 2 个水平的脊髓（颈膨大和腰膨大，增加脊髓 C1/C2 区域有助于发现该部位细微的神经纤维变性）。
- 至少 2 个水平的背根神经节或脊神经根（如果可能，在啮齿类动物中连同脊髓横切面一起修切）。
- 坐骨神经的横向和纵向切片（代表周围神经）。
- 其他周围神经（基于受试物的种类或先前的经验）如果可能发生或怀疑有周围神经病变（腓肠神经是在人类中通常进行活检的神经，也是附加周围神经检查的优先选择。）
- 1 个或多个交感神经节，如果显示受试物可能具有肾上腺素能激动或拮抗活性。
- 其他部位，由特定研究所需和受试物性质决定。

20.2.4　特殊注意事项 #4：时机

比其他器官系统更为重要的是，神经系统的评价时机对于观察受试物相关性损伤至关重要，尤其是在评价神经元和小胶质细胞的反应时。因为这些反应发生较早或短暂，之后可能会留下也可能不会留下随后能够观察到的病变。

传统观点（尤其不仅是毒理学家和监管人员，而且还有一些病理学家）认为，如果一种特定的受试物具有神经元毒性，那么每天给予受试物达 90 天比单次给予该受试物将会产生更明显的效应（病变）。这个传统观点（通常）是错误的，但也必须观察长期给药后的累积暴露情况。对于许多化学品物质或受试物，就神经元效应

（或可能为小胶质细胞效应）而言，首次暴露决定了主要的毒性作用。所有的易感神经元可能在首次暴露时就已经受影响，多种神经毒物引起神经元坏死的达峰时间非常早，达峰时间的范围在首次暴露之后 2~4 天内（Switzer 2011b）。一些 NMDA 拮抗剂（MK-801 是原型）早期（首次暴露之后 6~8 小时）引起神经元空泡形成，然后在暴露后的 2~5 天（某些神经元）可进展到神经元坏死（Fix et al. 1996）。虽然对神经元的效应比较广泛，但主要影响扣带回的大神经元。这种影响是微弱的，仅一小部分神经元受累及。所以如果在首次暴露后 7 天或更长时间时再检查脑组织，就可能错过病变。对于其他神经毒物也是如此。必须将神经元视为个体，将神经元暴露于神经毒物中类似于天然的、无保护的个体群暴露于传染病中。将要生病的个体在首次暴露时就会生病，而首次暴露时存活的个体在之后的暴露中也可能会存活下来。你必须尽早观察才最有可能检测到神经元坏死，应用选择性染色方法是重要的辅助诊断手段（见下文）。

与神经元类似，小胶质细胞反应（即获得一种反应性表型）可能也较早，而且反应消退得可能也很快。所以评价时机十分关键。在 90 天、28 天或者甚至 14 天的研究结束时再进行观察可能会错过改变或无法准确地反映出最初形态学改变的程度。

907 ## 20.3 评价策略

每个病理学家都有其独特的神经系统检查技术。这些技术以现有知识、培训和可用的技术为基础。只要在正确的时间采用适当的技术评价一组可接受的组织，就是评价神经系统的准确方法。

从病理学角度来看，多数形态学评价仅限于光学显微镜检查，通常对所有组织都用石蜡包埋、切片，都用 HE 染色。幸运的是这种方法通常足以进行完整和全面的评价。

神经系统评价的关键是检查足够的组织部位，尤其是对脑进行评价时，这已经强调很多次（但仍远远不够）。

许多基于形态学的技术可用于完善 HE 检查。

下面的指南为评价特定解剖结构和显微镜下病变提供了一些建议，虽然不够全面，但是一个很好的开端。

髓鞘 / 周围神经：真正的脱髓鞘病变可能（有时很容易）通过传统的 HE 染色检查发现。如果需要显示围绕周围神经纤维的髓鞘、评价 G 率（轴突直径 / 有髓神经纤维总直径），以及确定细微神经纤维变性的作用机制，可能（通常确实）需要用进行锇后固定、树脂包埋和对神经横断面切片的甲苯胺蓝染色（或其他髓磷脂染色）。进行锇后固定以后，即使是用石蜡包埋的神经横断面切片，仍可提高神经检查的质量（图 20.6）。

无髓神经纤维：检查这些非常小的结构需要透射电子显微镜。虽然锇后固定、树脂包埋、甲苯胺蓝染色的切片可以显示无髓神经纤维，但还不足以对无髓神经纤维进行形态学检查或形态计量学检查。

中枢神经系统的空泡形成通常需要透射电子显微镜检查确定空泡的位置。某些特殊染色方法也可帮助确定空泡的位置。例如，空泡周围环绕一圈 GFAP 阳性的胞质说明空泡在星形胶质细胞的突起中。

检查细微的神经元坏死可能需要应用特殊染色［Fluoro-Jade（FJ）B 染色、铜银染色］（在下文 20.4 节中有描述）。某些免疫组织化学技术的优势在本文的其他章节有介绍。

如果通过肉眼不能明显地观察到病变，那么可能只能通过形态计量学检查细胞（或细胞结构）的减少（或增加）。例如，如果在形态学检查时存在的残留损伤已经消失，则可能无法检测到背根神经节中的感觉神经元缺失。然而，应用体视学方法对神经元计数可以显示神经元的缺失。在皮肤活检组织冰冻切片中对表皮内神经纤维计数是检查肢体远端感觉神经纤维减少的一个非常敏感的方法。

20.4　诊断神经病理学——非增生性病变

下面的几个小节中包含的病变是毒理病理学家可能在神经系统检查时遇到的。

除了本小节，读者还可以参考最近修订的关于啮齿类动物神经系统增生性和非增生性病变的 INHAND 文章。INHAND 文章是由 ESTP、STP、BSTP 和 JSTP 合作完成的。STP 会员可以在 http://www.goreni.org/index.php 网站查询获得这篇参考文献。

908 本章节使用的术语尽可能与上述 INHAND 文章中的术语保持一致。

20.4.1　神经元

人工假象，暗神经元，是毒理病理学家最常遇到的“病变”，必须与神经元坏死和变性相区分（图 20.2a）。暗神经元不仅出现于浸泡固定的脑组织中，而且也可出现于灌流固定的样本中。暗神经元的特征是神经元皱缩、胞核和胞质染色深（嗜碱性），常带有明显的树突。剖检后对脑组织的处理和用福尔马林浸泡固定会加重这种人工假象。虽然大神经元似乎常受影响，而且在浸泡固定脑组织的切片中可能很难找到大脑皮质锥体细胞没有暗神经元的切片，但任何神经元集群都可能受影响。这种人工假象在小脑浦肯野细胞层中很容易被误诊为真正的病变，可能因为这些细胞呈线性排列，容易形成完整的视觉分析。暗神经元完整的描述可参阅 Garman 的文章（2011b）。

20.4.2　神经元坏死 909

如果坏死细胞一直存在或显微镜下观察坏死细胞频繁出现，那么通常在 HE 染色切片中很容易发现神经元坏死。在 HE 染色下，坏死的神经元萎缩，具有明亮的粉红色胞质和一个暗的、有时固缩的细胞核（图 20.2b）。坏死神经元的表现有时会不同，因为并不是所有的细胞都会在完全相同的时间段内发生变性 / 死亡，尽管这个时间段非常短。相比之下，暗神经元看起来都一样（因为多数人工假象发生在死亡 / 剖检时，确实是在同一个时间段内产生）。

当神经元坏死轻微时，针对这种改变的特异性染色能够很大程度地提高全面性评价。如果检查者对解释背景性染色有经验，那么这种特染能够增加检测坏死神经元的敏感性，甚至可检测单个神经元的坏死。发现神经元坏死最常用的染色方法是氨基铜银染色和 FJ B 或 FJ C 染色，虽然这种染色的实际原理还不完全清楚，但有人认为氨基铜银染色标记坏死神经元和坏死神经元的突起，包括突触终端，通过银颗粒附着于氨基酸中裸露的（由于蛋白水解作用而自我暴露）硫化物基团（Switzer 2000）。这个染色程序非常敏感且准确，具有极大的优势，坏死的神经元和坏死神经元的突起被标记为黑色，与淡黄色背景形成对比（图 20.2c）。氨基铜银染色是显示神经元坏死的最好方法，如果是一个有针对性的研究，这种染色方法可以作为一个必要的技术储备。应用氨基铜银染色的缺点包括：动物必须经灌流固定（这对于追求最佳的神经病理学终点研究效果是个好方法），要求使用二甲砷酸盐缓冲液，脑组织必须进行冰冻切片，染色技术不易操作。

FJ B 或 FJ C 染色可能是除了 HE 染色外最

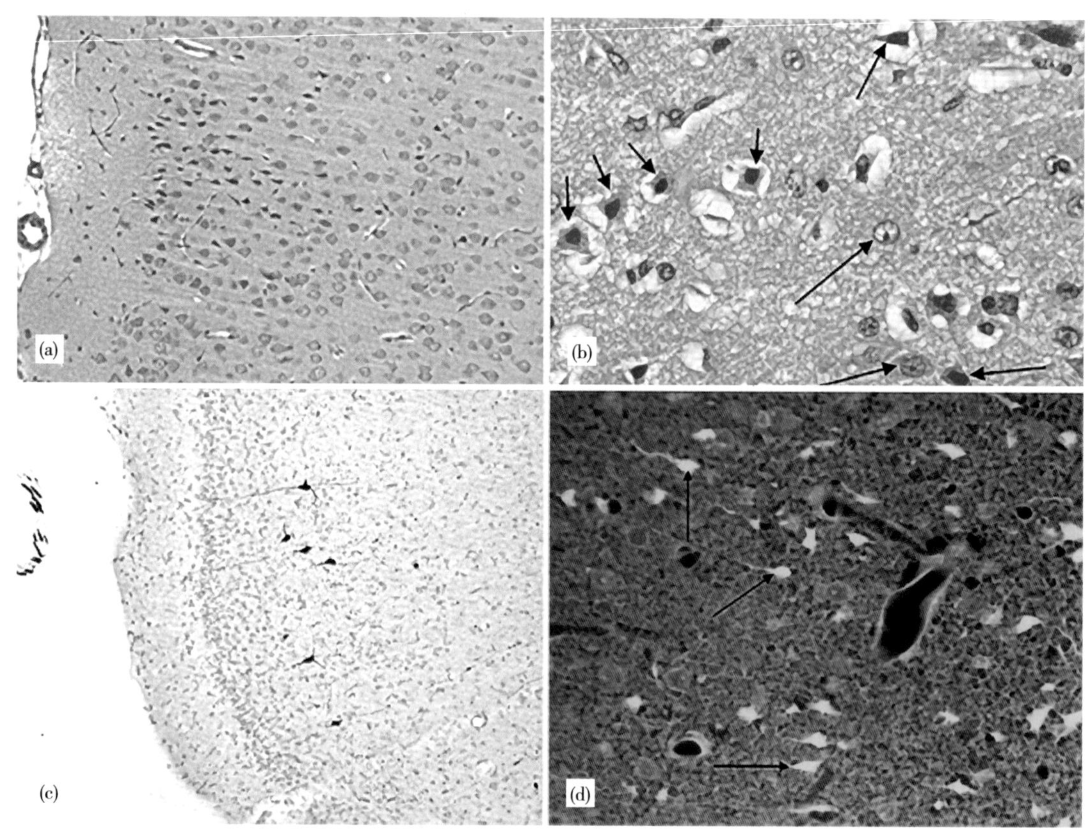

图 20.2 （a）脑，浸泡固定，大鼠，HE 染色。大脑皮质表面附近典型的暗神经元（人工假象）。（b）脑，浸泡固定，HE 染色。短箭头指示典型的"红色死亡"神经元，注意细胞萎缩、核固缩和明亮的粉红色细胞质。图中央和中央/底部的长箭头指示正常（外观的）神经元。顶部和右侧底部的箭头指示轻微暗神经元（人工假象）。（c）脑，大鼠，灌流固定，氨基铜银染色。即便是在中等放大倍数视野下，崩解的神经元也显而易见，表现为在淡黄色背景下的黑色结构。崩解的神经元的轴突和树突尚可见。这种染色为发现崩解的神经元和神经炎提供了非常敏感的方法。（d）脑，大鼠，灌流固定，FJ B 染色，FITC 滤光片。箭头指示荧光神经元（图中还有许多其他荧光神经元）。尽管这种染色不像氨基铜银染色那样容易检测，但可用于石蜡包埋的组织，从而提供了一种评价细微神经元坏死的方法，这个切片来自用于制作标准 HE 染色切片的同一蜡块

常用的检测神经元坏死的方法。这是因为 FJ 染色能用于石蜡包埋的切片，这也是病理学家不得不经常使用的方法或研究计划使用的方法。FJ 染色容易操作。染色标记坏死的神经元为亮绿色，切片必须通过具有异硫氰酸荧光素（fluorescein isothiocyanate, FITC）滤光片或类似滤光片的荧光显微镜观察。最近引入了一种基于发光二极管的荧光（无需安装聚焦汞或金属卤素灯泡），容易实现将荧光显微镜放置于每位病理学家的工作台上。图 20.2d 显示用于检测坏死神经元的 FJ 染色。因为 FJ 染色方法非常敏感，所以首先采用 FJ 染色观察脑组织，然后进行 HE 染色观察。这种方法可能比只进行 HE 染色更加有效，因为在观察 HE 染色切片之前就已经知道是否有神经元坏死。与氨基铜银染色一样，尚不明确坏死神经元对 FJ 染色呈阳性的确切分子基团。染料可以将细胞坏死后或膜结合分子变性后蓄积的多胺染色，也可能标记裂解的微管蛋白（Schmued et al. 2005）。类似于银技术，FJ 染色似乎对各种毒物引起的坏死神经元均一致性染色（Schmued and Hopkins, 2000）。不像其他荧光染色，FJ 染色切片上的荧光可持续存在，除非切片暴露于强光中，例如将部分切片置于较高放大倍数的物镜下（Sarkar and Schmued 2011）。

根据作者经验，与 FJ 染色相比，在氨基铜银染色切片上更容易鉴别崩解神经元的附属器

（轴突、树突、突触终端），而这些突起在 HE 染色切片上观察不到。然而，由于多数研究采用石蜡包埋组织，因此 FJ 染色方法更加常用，且在检测非常轻微的神经元坏死也很敏感。

由于脊髓的神经元在一个限定的空间内相对紧凑，所以很少对神经元坏死进行特殊染色。但即使在脊髓，上述这些染色仍可提高对死亡神经元的检测。

在背根神经节和交感神经节 / 副交感神经节中，典型的“红色死亡”坏死神经元很少见。相反，通常这些部位的神经元似乎容易发生肿胀和细胞溶解，最终导致死亡细胞被清除（图 20.3a）。“红色死亡”是一种比较普遍的改变，在对照组动物中也经常可见，因此观察这种改变需要对同期对照组动物进行全面评价，并回顾其他包含神经节切片的研究。依据作者的经验，即使经验丰富的病理学家也经常遗漏、忽略或者误解这种特殊的改变，所以历史对照数据可能也没有帮助。周围神经系统神经节的神经元中，尼氏体溶解可能是“红色死亡”的前兆。

20.4.3　神经细胞缺失 910

如前所述，神经元坏死的实际检测窗口期可能是短暂的（Switzer and Butt 2011）。如果神经元坏死是由于最初暴露于一种特殊受试物引起的

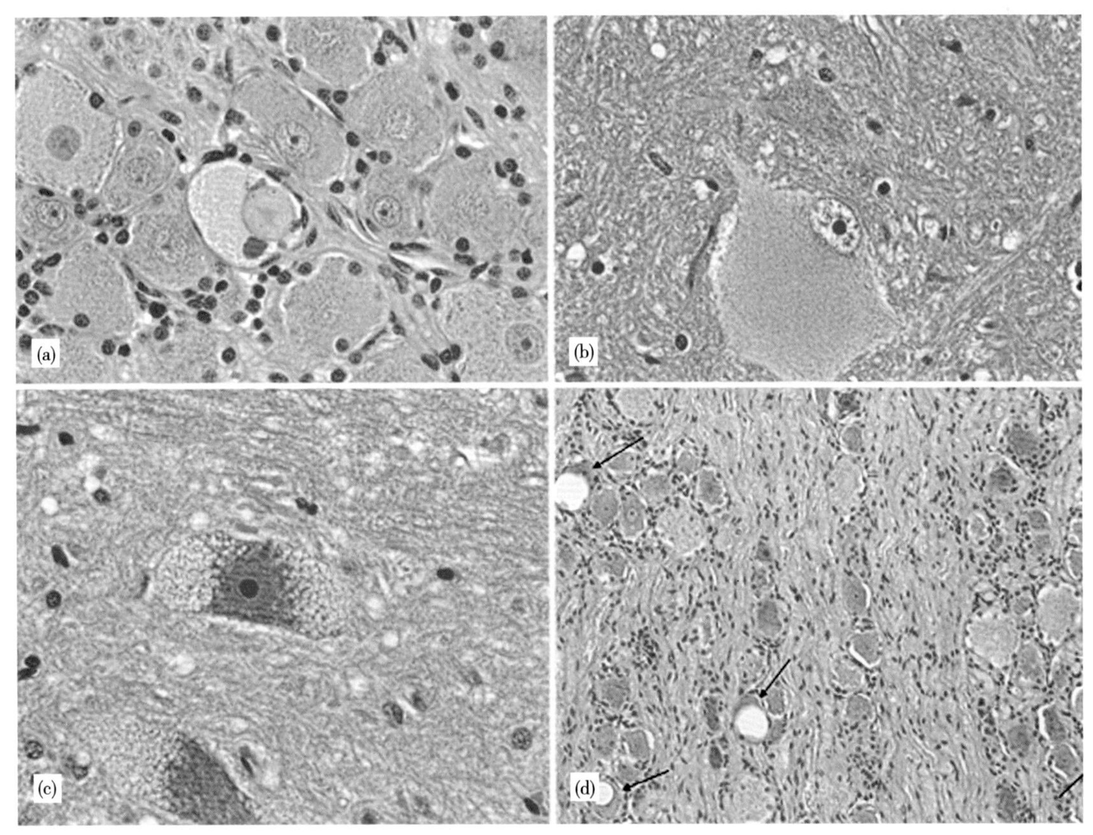

图 20.3 （a）猴，背根神经节，HE 染色。图片中央是一个死亡 / 崩解的神经元，周围围绕着正常的感觉神经元。这些崩解的神经元在对照组动物中也可见，因此需慎重解释这种病变的意义。根据作者 Butt 的经验，这种典型的“红色死亡”神经元在周围神经系统的神经节中很罕见。（b）山羊，脊髓，HE 染色。在这种大的运动神经元中，细胞核向周边移位。尼氏体溶解通常不是一种终末事件的前兆，但可能是图（a）中背根神经节神经元变化演变的一部分。（c）脑，大鼠，HE 染色。图中两个神经元的胞质中充满界限明确的空泡。如果要确定空泡的准确位置，通常需要 TEM 或特定的免疫组织化学方法（或者两者均用）。（d）猴，背根神经节，HE 染色。箭头指示内含一个或两个大的界限明确的空泡的感觉神经元。在对照组动物中也常见这些空泡，所以确定空泡的出现是否与受试物相关需谨慎。无论研究时间有多长，这些空泡总是相同的，而且与可检测的细胞坏死或变性无关

（实际经常也是如此），那么在任何周期超过 7 天的试验中（即动物处死时间为首次给药后 7 天以上），可能遗漏实际的神经元坏死。如果遗漏神经元坏死，那么可观察到剩余的病变为神经细胞缺失，以及可能出现的胶质细胞增生（如果大量的胶质细胞反应持续存在）。

911 轻微的神经细胞缺失很难发现，除非缺失的细胞位于一些容易辨认的神经元集群中。脑中两个容易辨认的区域为海马 / 齿状回和浦肯野细胞。在这些区域中，神经元表现为规则的线性排列，即便很少的细胞缺失都会很显著。当然你的制片方案中要包含这些区域。

浦肯野细胞层通常有一些间隙，或至少表面上看是间隙。很难确定什么样的间隙在生物变异的范围之内，什么样的间隙是由于细胞缺失产生的。通常特殊染色可用于探索这些间隙。当浦肯野细胞缺失时，通常存在贝格曼胶质细胞（星形胶质细胞）反应，表现为特化的星形胶质细胞占据浦肯野细胞层。很多情况下，这些细胞在浦肯野细胞坏死的部位增大 / 呈反应性。因为可辨认的星形胶质细胞反应的持续时间比坏死神经元残留的持续时间长，所以 GFAP 染色在判断由于细胞缺失引起的间隙相当有用。

对海马部位的切片进行突触小泡蛋白染色能帮助我们确认细胞缺失，尽管这个部位的毒性相关性细胞缺失并不难识别。

当没有神经元病变残留证据时，可采用体视学技术检测神经元缺失。

20.4.4　噬神经细胞现象

顾名思义，噬神经细胞现象是小胶质细胞吞噬神经元，在神经元坏死时可观察到这种改变。仅当活化的小胶质细胞明显接近改变的神经元时才可做出这样的诊断。通常情况下，这种改变是一簇细胞，而中央神经元残留物有时很难发现。噬神经细胞现象必须和围绕神经元的正常卫星细胞（少突胶质细胞）进行区分（McMartin et al. 1997）。

20.4.5　尼氏体溶解

依据作者经验，尼氏体溶解是一个罕见的改变，最常见于脊髓灰质腹侧柱的运动神经元，较少出现于背根神经节中。这个改变被认为是“亚致死性的”，代表了神经元胞体对修复轴突损伤的反应。在一个发生尼氏体溶解的神经元中，核糖体从粗面内质网脱落，从而导致尼氏体的正常外观消失（图 20.3b）。

20.4.6　神经元空泡形成

神经元空泡形成改变必须要与类似空泡的人工假象相区分，这种区分可能是相当困难的。真正的神经元空泡形成改变（与自溶、固定或组织处理无关）应该出现影响单个或一组神经元的明显空泡（图 20.3c），并与对照组动物中所见的显著不同。由于组织处理能造成人工假象空泡形成，因此应同时处理各组的样本，而不应该一批处理所有对照组，然后再将受试物组作为另一批处理。神经元空泡形成可由贮积病、多种细胞器增大或感染过程引起。兽医病理学家最熟悉的可能是与痒病（scrapie）有关的神经元空泡。多数 912
情况下，为了获得神经元空泡确切位置的信息，需要用到透射电子显微镜（transmission electron microscopy, TME）。如果使用 TEM，评议病理学家（或熟悉神经病理学的病理学家）亲自拍摄病变神经元图像或者指导拍摄图像是重要的。多数技术人员不能区分神经元空泡和多种不同形式弥漫分布于多数脑组织切片中的空泡形成，尤其对那些浸泡固定的样本。一旦确定了病变神经元的位置，应当采用数字成像或显微照片记录空泡形成的特征，并在首次观察到时即进行记录。换言之，使用 TEM 与使用光学显微镜类似，只是镜头的放大倍数更高。如果发现空泡，使用 TEM 至少可能推断空泡在细胞内的实际位置，以及空泡主要位于神经细胞胞体内还是树突干或者其他类型的细胞内。神经元空泡形成在某些脑核团中可能是正常的，尤其是在海马区域内或周围，包括犬的视神经核。

背根神经节的神经元中经常可见大的、光滑的空泡，甚至是对照组动物中（图 20.3d）。据报道，这些空泡在化学物质（如有机磷酸酯）的作用下能够增多（Rogers-Corone et al. 2010）。虽然始终需要考虑受试物的效应，但依据作者经验，这些空泡的表现始终都是一样的（与受试物无关），与坏死或变性的神经元无关，并且经常发生于对照组动物中。换言之，这些空泡是固定或制片最常见的人工假象。在任何一种动物中，这些空泡如存在则常位于多个背根神经节中。这些空泡也可经常出现于三叉神经节中。

20.4.7　神经元色素

神经元中最常出现的色素是脂褐素和神经黑色素，前者为金黄色，与衰老相关，后者最常见于下丘脑神经元（Summers et al. 1995）。

20.4.8　神经元包涵物

感染性疾病可引起多种神经元包涵物的出现。出现于狂犬病的内氏小体（Negri body）是一个最好的例子。在犬瘟热和各种疱疹病毒感染中包涵物相对常见。在感染疱疹病毒的猴（包括免疫抑制动物感染巨细胞病毒）中能够观察到 Cowdry A 型包涵物，但通常毒理病理学家很少遇到这些情况。毒理病理学家在评价人类疾病的动物模型（通常为转基因模型）中常能遇到包涵物。

人类帕金森病中典型的路易小体（Lewy body）可见于路易小鼠（Lewy mouse）的神经元中。与在人类中相同，小鼠中的路易小体对 α-突触核蛋白染色阳性（Sommer et al. 2000）。与人类不同，小鼠的神经变性不出现这些包涵体。在阿尔茨海默病和皮克病（两种都是 TAU 蛋白病）的转基因动物模型可见包涵物 / 细胞内结构，包括神经原纤维缠结（阿尔茨海默病模型）。

20.4.9　神经元异位（异位神经元）

神经元异位指一组正常的神经元出现或分布在异常部位。曾用发育不良来描述这种异常 / 畸形，被认为是发育过程中的迁移发生了改变，但异位这个术语似乎更容易被接受。神经元异位在人类是众所周知的（Harding and Copp 2008），但在实验动物中罕见（或可能只是很少被识别）。

在周围神经系统中，神经节广泛分布，也偶尔见于异常或意外的部位。总之，除非病理学家坚信这是一种异常，否则这些神经节被认为是正常的结构，不必诊断。

20.4.10　双核神经元

双核神经元（图 20.4）经常出现于交感神经节中，在中枢神经系统中也可见（Das 1977）。

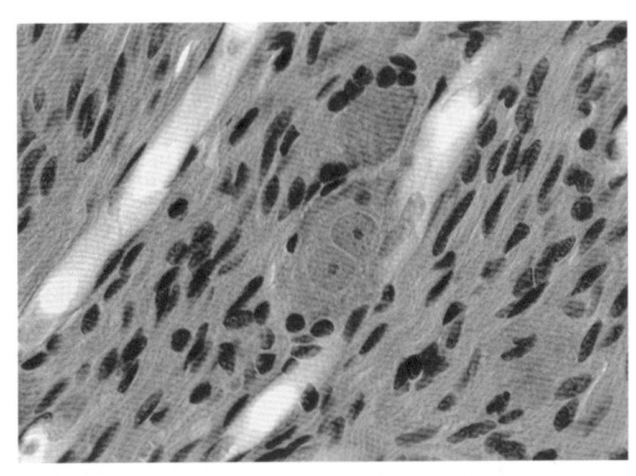

图 20.4　猴，交感神经节，HE 染色。如果彻底检查交感神经节，那么在多个种属动物中通常都会发现双核神经元

20.4.11 卫星现象

在 INHAND 文章中特别采用了“卫星现象（satellitosis）”这个术语来描述围绕变性神经元的少突胶质细胞增殖，但这个术语也被用于描述围绕神经元的任何胶质细胞（尤其是小胶质细胞）的增多。（在 HE 染色的切片中）并非总能明确判断哪种类型的细胞增多，卫星现象是毒理病理学家诊断用语中一个适合的描述性术语。如果该病变与受试物相关，而不是简单的对神经元变性的反应（该情况的可能原因是噬神经细胞现象并是首选的诊断），采用免疫组织化学染色准确鉴别增加的细胞类型有利于描述总体特征。由于这个术语与脑和脊髓所见的关系，卫星现象不应用于描述背根神经节和交感神经节中的卫星胶质细胞的增殖。

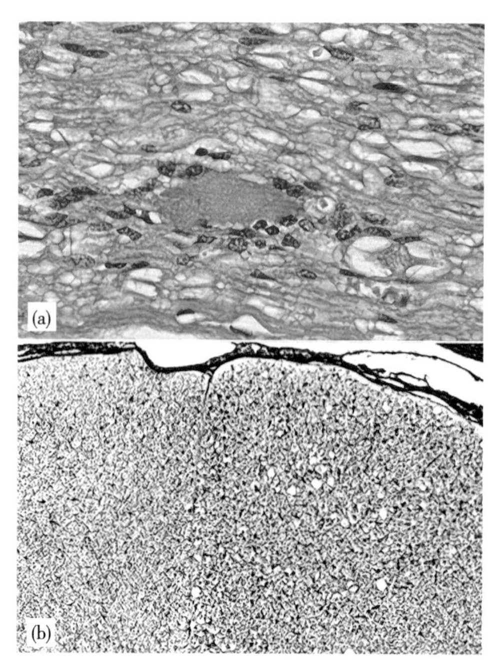

图 20.5 （a）山羊，脊髓，HE 染色。图中有一个肿胀的轴突（球状体）。细胞数量增加来自于施万细胞局部增生和巨噬细胞浸润。（b）山羊，脊髓，Bielschowsky 银染色。许多暗（银染阳性）、肿胀的轴突出现于单侧脊髓薄束（fasciculus gracilis）中

20.4.12 轴突营养不良 / 球状体

轴突营养不良这个术语用于描述肿胀的轴突，通常用于特定的条件下解释对轴突的某种广泛效应。由于“营养不良”是一个宽泛的术语，所以应该全面描述受影响轴突的显微镜下表现。当肿胀的轴突是非特异性轴突变性的一部分（即局部轴突肿胀不是主要病变，而是病变的一部分）时，通常选用“球状体”这个术语来代替营养不良。球状体（图 20.5a 和图 20.5b）是轴突的局部肿胀，在轴突变性时出现相对频繁。肿胀的发病机制不同，但通常由于神经丝和细胞器的蓄积而引起。球状体形成是轴突变性的一种非特异性表现，是显微镜下常见的一种病变。这些肿胀的轴突（在 HE 染色切片中）表现为圆形、嗜酸性结构，在神经和脊髓的横切面和纵切面切片中容易观察到。

如果一种特定的受试物可引起以轴突肿胀为特征的轴突变性，那么可采用轴突营养不良这个术语。特征性的肿胀可能是连续性改变的一部分，所以首次暴露后的观察时机（与神经元坏死相同）对于能否观察主要的形态学改变是至关重要的。肿胀可进展为轴突崩解，与轴突变性的其他机制很难区分。

在比格犬的耳蜗核中通常可见球状体，包括对照组动物（Slayter et al. 1998）。当突然出现于受试物处理组动物中时，球状体经常会被误解。虽然在没有调查的情况下不应该排除与受试物的相关性，但必须要认识到球状体是比格犬一种常见的自发性病变。

20.4.13 轴突变性 / 神经纤维变性 914

轴突变性或神经纤维变性（神经纤维是轴突 / 髓鞘 / 施万细胞）是显微镜下非常常见的一种改变，在对照组动物中也很常见（程度为极轻度）。发现一些变性的神经纤维不一定是受试物

效应。虽然原因通常为轴突变性，但很难在光镜下证实，尤其仅采用 HE 染色方法进行检查时。

在脊髓或周围神经的纵切面中最易观察到神经纤维变性，可能是因为这个切面与神经纤维走向平行，因此增加了看到变性的概率。不是所有的神经纤维变性都是典型的沃勒变性（Wallerian degeneration），因为经常可见局灶性髓鞘肿胀区域有一个完整的轴突穿行其中。这些区域可能为人工假象（见下文，髓鞘空泡），也可以代表髓鞘的局灶性肿胀可伴施万细胞（或少突胶质细胞）丢失或变性。术语轴突变性应专门用于描述在变性区段内实际观察到的轴突片段。实际中，常首选使用神经纤维变性这个术语，然后再描述变性的各种特征。

虽然 HE 染色、石蜡包埋的纵向切片对检测神经纤维变性非常敏感，但经四氧化锇后固定，硬塑料或树脂（如 Spurr 树脂或环氧树脂）包埋，甲苯胺蓝（或类似的异染性染剂）染色的神经横切面切片对于准确描述轴突和髓鞘的改变是必要的。

在标准的 HE 染色、石蜡包埋切片（尤其是横切面切片）中很难看到髓鞘，了解这一点非常重要。罗克沙尔坚牢蓝（Luxol Fast Blue）染色有助于病理学家观察髓鞘，但如果不进行锇后固定，那么髓鞘就不能被充分固定而适于观察。图
20.6 比较了标准的 HE 染色、石蜡包埋的神经横 915
切面切片与经锇后固定、然后用 Spurr 树脂或石蜡包埋的神经，两者差异显著。

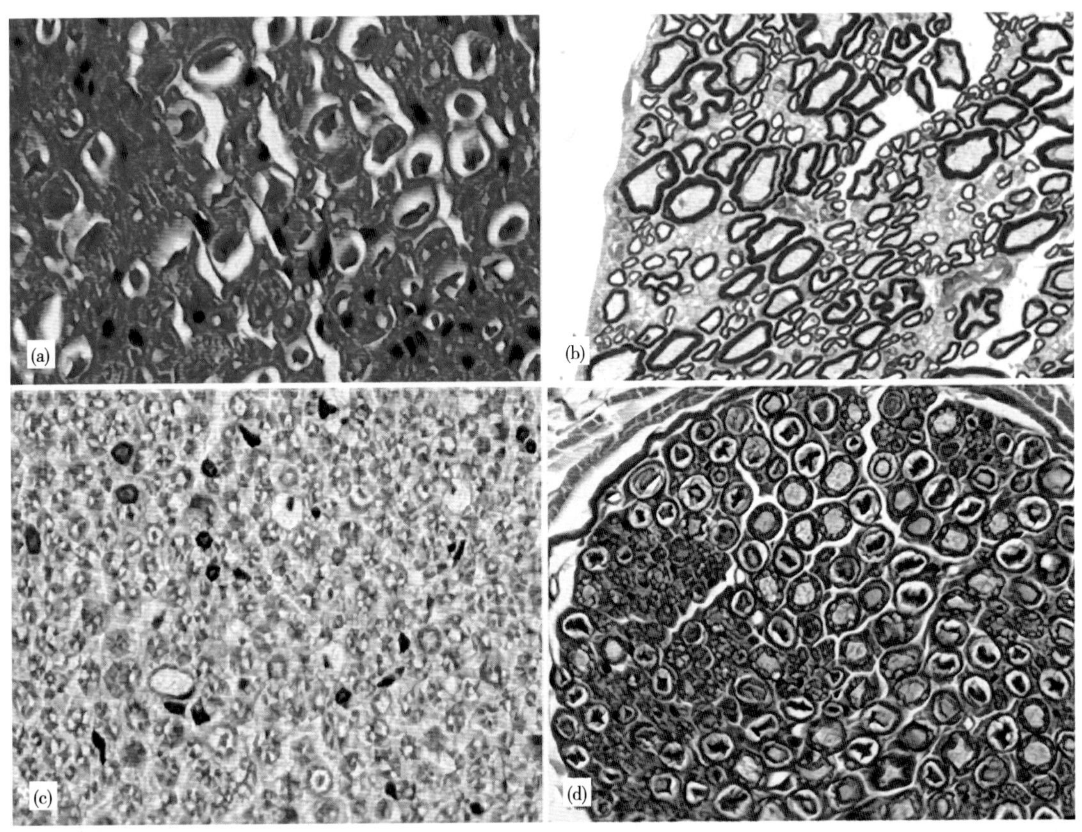

图 20.6　（a）大鼠，坐骨神经，福尔马林固定，石蜡包埋，HE 染色。该图是典型的临床前毒理学研究中所检查的坐骨神经横切面，这种浸泡 / 福尔马林固定和石蜡包埋的方法用于所有组织。（b）大鼠，坐骨神经，戊二醛固定后再用锇固定，树脂包埋，甲苯胺蓝染色。该切片的神经是在戊二醛固定后又用 2% 锇固定 1 小时。注意这种方法极好地显示了髓鞘的细微结构。这种质量的切片最适用于形态学检查，也适用于神经纤维数量和大小的形态计量学检查。（c）大鼠，坐骨神经，福尔马林固定，乙二醇甲基丙烯酸酯包埋，HE 染色。没有进行锇后固定，即使塑料包埋也很难显示髓磷脂的细微结构。（d）大鼠，坐骨神经，福尔马林固定后再用锇固定，石蜡包埋，HE 染色。注意与 a 图和 c 图中的神经相比，此处较好地显示了髓鞘的细微结构。即使在石蜡切片中，锇后固定也能极大地提高病理学家评估髓鞘的能力

20.4.14 髓鞘空泡

当轴突明显完好无损或没有轴突变性的迹象［如巨噬细胞（格子细胞）浸润到肿胀的髓鞘中］时，可使用该术语描述局灶性的髓鞘肿胀。最好不要作为诊断术语使用。这个术语之所以出现在神经元处是因为髓鞘空泡通常是指继发于轴突变性的髓鞘肿胀（也可能是人工假象），因此不是一个主要的形态学改变。

髓鞘中主要是脂质，在石蜡包埋的组织中容易出现各种人工假象，因为髓鞘会暴露于组织处理过程中使用的多种有机溶剂。甚至临床前试验中标准的固定剂（10% 中性缓冲福尔马林溶液）也会引起髓鞘的人工假象裂解。髓鞘的许多人工假象也被描述为“空泡”。因为识别人工假象，以及排除这些人工假象为特定受试物相关性效应是毒理病理学
916 家的职责，因此对神经纤维、轴突或髓鞘的真正异常情况首选使用变性这个术语来描述，然后再描述变性的具体特征。对由局灶性髓鞘肿胀伴或不伴有轴突变性引起的真正髓鞘空泡也可采用髓鞘质球（myelin ovoids）这个术语，但这通常是粗略诊断神经纤维变性的一个特点，并不是一个主要诊断。如果髓鞘存在原发性疾病，那么应该用脱髓鞘或髓鞘质病作为诊断。

20.4.15 胶质细胞

20.4.15.1 胶质细胞增生，NOS（未特定分类）

在 HE 染色切片中可能无法对局灶性的胶质细胞聚集进行明确分类，可以使用胶质细胞增生，NOS（未特定分类）这个术语，或仅使用胶质细胞增生。这个术语是可以接受的，它代表了星形胶质细胞和小胶质细胞聚集，缺少进行更具体诊断的明确特征。如果胶质细胞增生发生率较高或显示与受试物相关，那么需选用其他染色方法鉴别细胞类型，以探究病因。

20.4.16 星形胶质细胞

20.4.16.1 星形胶质细胞增生

这个诊断可用于描述星形胶质细胞数量增多和体积增大，尤其当邻近的中枢神经系统某些组分发生结构改变时。反应性星形胶质细胞增生（reactive astrocytosis）、饲肥星形细胞增生（gemistocytosis）（饲肥星形细胞这个术语是指增大的 / 反应性星形胶质细胞）和星形胶质细胞增生（astrogliosis）为同义词。

反应性星形胶质细胞在 HE 染色的切片中有时很明显，在星形胶质细胞中能够看到胞质是诊断这个细胞“反应性”的主要线索。然而，GFAP 染色能大大提高星形胶质细胞的可视化，并且可有效地确定星形胶质细胞的数量是否增多。图 20.7、图 20.8a 和图 20.8b 展现了 GFAP 染色在明确检测星形胶质细胞反应中的用途。

随着老龄化，胶质细胞的数量会略有增多（尤其是星形胶质细胞），但这种增多很少有意义，除非在脑或脊髓中能观察到引起这种细胞增多的形态学改变。

20.4.16.2 阿尔茨海默Ⅱ型星形胶质细胞 917

该术语用于描述增大的星形胶质细胞，这种细胞具有开放性核（肿胀，具有外周异染色

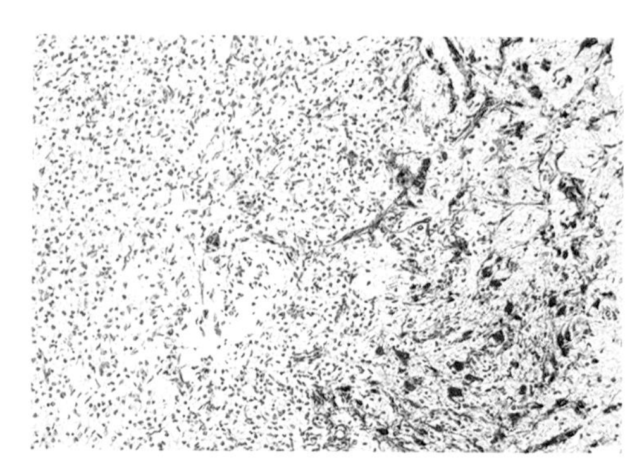

图 20.7 大鼠，脑，灌流固定，星形胶质细胞 GFAP 免疫组织化学染色。这种染色方法可以很好地显示星形胶质细胞反应。反应性星形胶质细胞（图片右侧的棕色细胞）围绕着一个炎症 / 坏死区

质），但没有显著的细胞质增加，因此不会有明显的 GFAP 染色增加。这些细胞通常与一种代谢障碍相关，如肝、肾衰竭导致的肝性或肾性脑病。阿尔茨海默Ⅱ型星形胶质细胞几乎只出现于灰质中。该术语不仅用于诊断这种特定的细胞表型，而且也涉及某些特定的病因学（高氨血症），所以该术语在诊断方面很有用。但是在临床前安全性研究中很少使用该诊断。

20.4.16.3　星形胶质细胞肿胀 / 空泡形成

该诊断在下面的一般分类“空泡形成”中进行讨论（见 20.4.19.1 小节）。

20.4.17　小胶质细胞

20.4.17.1　小胶质细胞增生

小胶质细胞增生这一术语指的是存在反应性［体积变大和（或）数量增加］的小胶质细胞。各种疾病可导致中枢神经系统经常发生局灶性或多灶性小胶质细胞增生。如前所述，小胶质细胞聚集可围绕在坏死 / 变性的神经元周围，可能是为了吞噬细胞的残留物。小胶质细胞聚集也可出现在急性至亚急性炎症区域，也可由多种不同的原因引起。大分子（尤其是蛋白质甚至是抗体）（请记住 BBB 是有缺陷的）的渗透可以引起小胶质细胞反应。通常小胶质细胞对损伤反应迅速，尤其是对神经元变性（图 20.8c 和图 20.8d），也是局灶性炎症反应的一部分。

无论是外源性（如脑实质内灌流）还是内源性（水肿）的慢性组织液积聚区域都可引起小胶质细胞反应。如果反应出现在一个大的区域，如整个半球的放射冠水肿，则很难用 HE 染色检测小胶质细胞反应，但小胶质细胞特异性免疫组织化学染色可能很明显。

20.4.17.2　小胶质细胞结节

因为大多数监管性研究的设计方法，导致毒理病理学家更易观察到小胶质细胞结节而不是反应性小胶质细胞增生。小胶质细胞结节为小的、局灶性或多灶性的小胶质细胞聚集，不表现出反应性，也与明显的损伤无关。多数情况下，小胶质细胞结节是先前（反应性）小胶质细胞增生的残留。与神经元坏死的解释和检查一样，时机很重要，这点很关键。病理学家的任务不仅是观察和记录病变，还应指出这些病变代表什么。许多情况下，小胶质细胞结节还有可能是早期局灶性 / 多灶性炎症反应的残留。如果小胶质细胞结节与潜在的病毒感染或其他一些病因有关，那么它们经常会被“掩盖”（written off）。虽然这些病因不能被忽视，但也不能忽视较早的反应性小胶质细胞反应。未观察到并不意味着小胶质细胞结节在更早的未检测的时间点没有发生过。

20.4.18　少突胶质细胞和施万细胞

20.4.18.1　髓鞘质病（脱髓鞘、髓鞘改变 / 髓鞘再生），包括髓鞘水肿

髓鞘质病是一个模糊的术语。如果可能，应该使用更加明确的术语（脱髓鞘 / 髓鞘形成障碍）来描述那些原发性损伤表现为髓鞘丢失或髓鞘改变的病变。多数的髓鞘疾病在某些时候会表现出髓鞘改变但轴突未受损或表现正常的特点，这需要对广泛区域进行评价。

值得注意的是，石蜡包埋切片中髓鞘人工假象常见。最常见的髓鞘人工假象是所谓的“Buscaino 小体”或“黏液变细胞”，因为这些区域中有时好像含有黏液性物质。这些髓鞘人工假象表现为空隙或空泡，小脑白质、脑干（Garman

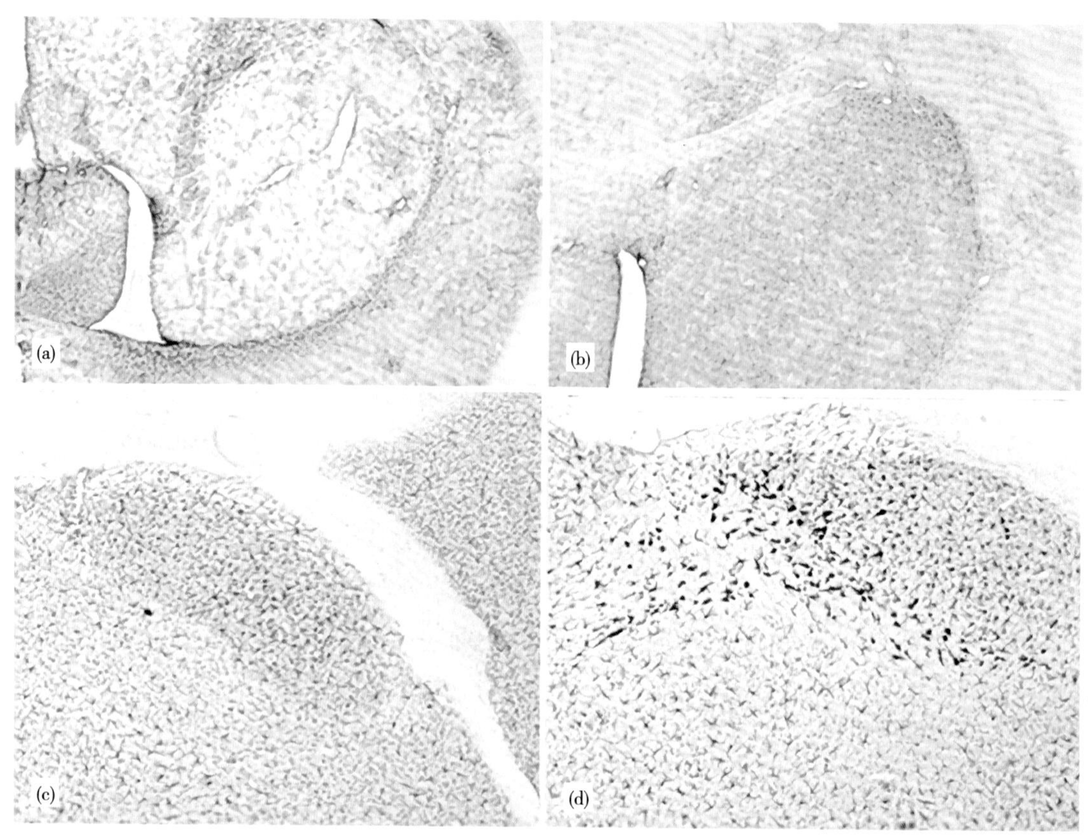

图 20.8 小鼠，脑，灌流固定，星形胶质细胞 GFAP（a 图和 b 图）和小胶质细胞 IBA-1（c 图和 d 图）免疫组织化学染色。上面两幅图片中（a）图显示一只对照组动物，（b）图显示一只给予 MPTP 处理小鼠的纹状体区域中 GFAP 染色增加。下面两幅图中（c）图显示一只对照组动物，（d）图显示一只给予 MPTP 处理小鼠的黑质致密部区域中 IBA-1 染色增加。HE 染色无法显示这些胶质细胞的改变

2011a）和视神经中非常普遍。仔细观察这些人为现象都有完整的轴突（银染可以帮助鉴别轴突）穿过，有时会被误诊为局灶性脱髓鞘，因此在这里进行讨论。

可发生于中枢神经系统或周围神经系统的真正的脱髓鞘表现为完整轴突周围的髓鞘缺失或表现为髓鞘变薄。神经纤维变性的一个常见特征是脱髓鞘（图 20.9a）。为了避免混淆，如果脱髓鞘是较广泛的轴突变性的一个特征，建议在病理报告中叙述或说明部分描述和神经纤维变性相关。如果脱髓鞘是主要病变，应使用脱髓鞘或髓鞘变性作为诊断。

通常认为与给予受试物相关的真正脱髓鞘应该是对施万细胞或少突胶质细胞的一种直接毒性作用，表现为局灶性至多灶性乃至广泛性髓鞘减少、髓磷脂形成改变或髓鞘改变。真正的脱髓鞘很罕见，除非特定的受试物引起少突胶质细胞或施万细胞坏死 / 变性 / 改变。白喉毒素由于影响施万细胞髓磷脂合成，可能会引起真正的脱髓鞘（Pleasure et al. 1973）。

三乙基锡和六氯酚是两个能引起原发性髓鞘 919
质病的化学物质，该疾病的特征为髓鞘裂解。这种改变也称为髓鞘内水肿。给予六氯酚后的一个形态学变化是髓鞘分离。图 20.9b 显示在罗克沙尔监牢蓝染色的脊髓纵切面切片出现该病变。病变中可见大的空隙，超微结构显示为髓鞘内分离 / 液体蓄积。很多这样的髓鞘内有完整的轴突穿过空隙。尽管这是一种很明显的改变，但仍须与脊髓固定不良的切片中出现的人工假象空隙相鉴别。

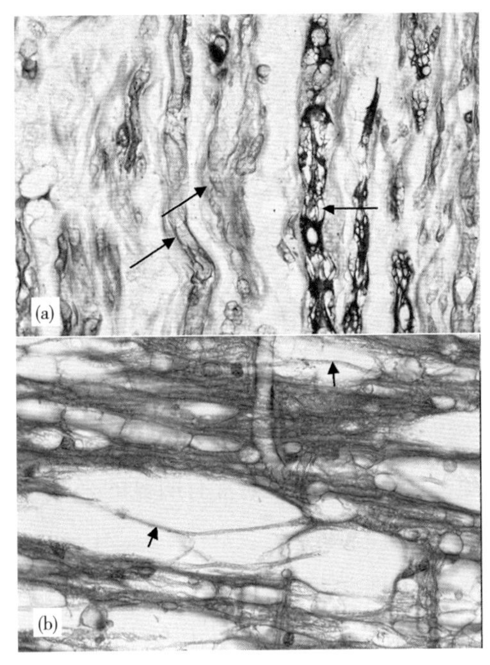

图 20.9 （a）山羊，脊神经根，罗克沙尔监牢蓝染色 / 石蜡切片。右边箭头指示一根正常的有髓神经纤维。左边箭头指示处于变性阶段的神经纤维，伴髓磷脂减少。髓磷脂减少是一般轴突变性的普遍特征，并且应当进行这样描述。原发性脱髓鞘和髓鞘形成障碍不常见，必须与更常见的髓磷脂缺失相鉴别，后者是以神经纤维 / 轴突变性为特征的一系列改变的一部分。（b）大鼠，脊髓，六氯酚毒性，甲苯胺兰染色。可见大空泡，超微结构显示是髓鞘内分离 / 水肿。箭头所指的是穿过大空泡的完整的轴突

20.4.18.2 施万细胞增生

施万细胞增生是神经纤维变性的一个共同特征。如果施万细胞增生是变性的主要特征，可单独采用该术语诊断。更多情况下，施万细胞增生是神经纤维变性的一个特征。与给予某些神经生长因子有关的一系列形态学改变中，一个非常显著特征是施万细胞增生。

20.4.19 其他

20.4.19.1 空泡形成 / 空泡形成白质

该部分内容有些重复，但在中枢神经系统中病理学家经常可见到空泡，因此有必要重提。

除了空泡明显占据神经元胞体的胞质或存在于小胶质细胞 / 巨噬细胞 / 周细胞中，否则在 HE 染色切片中除了其大概发生部位（即灰质或白质）以外，几乎不可能确定空泡 / 空泡形成发生在细胞内还是细胞外。

空泡可出现在神经细胞突起（树突或轴突）、胶质细胞（星形胶质细胞突起、小胶质细胞突起）、髓鞘或位于细胞外间隙中。空泡形成可代表一种直接毒性效应，如给予六氯酚或溶酶体贮积病中可见的空泡形成 / 髓鞘分离，也可表现为神经毡中无明显特征的“空洞”。后者最常见。

毒理病理学家见到的空泡形成通常为三种类型之一。

多数空泡形成是固定不良造成的人工假象，在脊髓白质中尤其如此。需要和真正的空泡形成（如由髓鞘内水肿）相鉴别，对照组有助于做出判断。除了充分固定，同时处理各组组织也很重要，而不是处理完所有对照组再处理给药组。处理过程可能会因有机溶剂去除多数髓磷脂而对神经系统组织产生影响，病理学家肯定不希望组织处理时间安排这样简单的事情来干扰其做出正确的诊断。

根据对 HE 染色切片的评价可诊断与明确某种特殊细胞类型相关的空泡形成（如神经元空泡形成），或许还能诊断髓鞘内水肿 / 空泡形成。然而，特殊细胞器或特殊结构（如髓鞘的一部分）中空泡的鉴定则需要用透射电子显微镜观察。对于只发生于白质的空泡形成也是如此。推荐病理学家亲自通过电镜观察来明确空泡的实际位置，不推荐只由技术人员拍摄照片，除非技术人员经过专业培训。

如果空泡形成与其他主要事件有关，如与邻近的或相关的炎症有关或与引起神经系统成分破坏的过程有关，那么空泡形成可能会伴有组织液、星形胶质细胞突起肿胀、神经元突起肿胀，还可能伴有空泡形成巨噬细胞（如果有神经毡坏

死）和其他未知成分的出现。这种空泡形成通常不需要额外研究，某些病理学家有时称其为“稀疏”。稀疏的字面意思是密度下降，是对受损神经毡这种非特异性空泡形成外观的一个合理的描述性诊断术语。这种非特异性的空泡形成通常影响灰质和白质，但主要是灰质。然而，应当注意如果发生组织液蓄积，通常会对白质有不成比例的影响，因为液体更趋于聚集在白质而不是灰质。

20.4.19.2　浸润与炎症

这是一个涉及毒理病理学艺术性和科学性的关键问题。在药物临床前研究的评价中，毒理病理学家往往是教育经历最丰富的人员。毒理病理学家的评价意见通常依据以往的培训和经验。但病理学报告的其他读者，包括毒理学家和监管人员，经常缺少这种特殊的医学培训，也要基于他们的培训、经验和观念来理解病理学报告。

我们可能知道，脑膜中出现少量淋巴细胞（例如在患有病毒性脑炎的动物中）是非常重要的事件。我们甚至可以将这些细胞的出现视为非化脓性脑膜炎的特征。但如果将脑膜中出现少量淋巴细胞的情况诊断为脑膜炎，而这些淋巴细胞只是对一些不重要的未知事件产生的一种低水平的反应，此时可能会造成其他人过度解读该改变的意义。脑膜炎是一种严重的疾病，如果出现会成为全国性新闻。所以受试动物脑膜中极轻度局
921 灶性细胞浸润虽然可能值得关注，但更可能是一种与受试物无关的不重要的病变。这样的浸润偶见于对照组动物，尤其是犬和猴。所以毒理病理学的惯例是当白细胞浸润伴有其他组织损伤指标时才诊断为炎症；当只有白细胞浸润而没有其他组织损伤指标时诊断为浸润，浸润也可能具有生物学意义。奇怪的是，病理学家习惯在其他组织病变诊断中也使用这种思路，如唾液腺和许多其他组织，如将没有组织损伤的淋巴细胞浸润诊断为淋巴细胞浸润，而将通常伴有组织损伤的淋巴细胞浸润诊断为亚急性或慢性炎症。在神经系统也应同样处理。

如果还需要其他信息来区分炎症细胞浸润与炎症，可以参阅 INHAND 文章。

20.4.19.3　出血

和所有组织一样，在神经系统中也可偶见血管系统以外的红细胞，最常见于脑膜。应当检查出血源，血管外的血液通常有明显的来源（血管的炎症 / 损伤）。

毒理病理学家可能想考虑使用“微出血（microhemorrhage）”这个术语来描述脑膜和脑实质中可能出现的小的、局灶性出血区域。在显微照片中使用特殊测量值或标尺也有助于描述微出血。目镜测微尺或成像程序对此也是有用的。对于审评者来说，知道直径达到 0.5mm 即可诊断为“出血”是非常有用的，因为有些审评者看到这个术语就会联想到脑内大量出血。一些病理学家很少测量显微镜下改变或使用显微照片说明改变，但是如果这些信息对病理报告的读者有用，那么还是应当提供这些信息。

脑组织的处理，甚至修块和切片都可在组织切片中引起出血人工假象，尤其是对于那些固定不佳的组织。但出血也可能与给予受试物相关。具体而言，损伤内皮细胞的特定受试物可不成比例地影响富含血管的区域，如脉络丛和其他 CVOs（未发表的观察结果）。死亡动物脑组织由于自溶通常有许多血管外出血区域，可能会被误诊为出血，但这种改变通常是人工假象。

20.4.19.4　扩张的脑室 / 中央管

脑积水相当于部分脑室系统扩张。因为这种扩张的程度往往不一致，所以需指定扩张的区域。脑室扩张在所有种属中是一种比较普遍的所见，可发生于对照组动物中。多数情况下，对照

组和受试物处理组动物的扩张原因都不明显。

几乎任何脑和脊髓实质的变化均能引起不同程度的脑室系统和中央管扩张。扩张可以是主动的，由 CSF 流出受阻引起，也可以是被动的，由实质丢失而引起。引起实质（特别是在间脑和端脑）明显损伤的病变通常伴有被动扩张。医源性缺血性脑卒中的大鼠通常是颈内动脉实验性闭塞的结果，受影响一侧经常有脑室扩张，有时未受影响的一侧也会出现脑室扩张。

意外出现的脑室扩张 / 脑积水是一种适合于快速参照历史对照数据的形态学改变，因为该病变会偶尔出现于对照组动物。

922 #### 20.4.19.5　梗死

很显然，脑部的梗死是一种严重的病变，但许多怀疑有梗死的动物临床表现正常。

在实施限制或阻塞脑血流操作的大鼠（和其他动物模型）中最常观察到梗死（Isayama et al. 1991; Overgaard and Meden 2000）。从事这些类型研究的病理学家应该熟悉在大体组织进行 2,3,5- 氯化三苯基四氮唑染色，用于帮助量化梗死。脑卒中模型的研究经常检测一种特殊处理方法限制缺血性坏死邻近区域（所谓的半影区）脑实质的损伤能力。在这些动物中，根据时间范围（即缺血性损伤后进行剖检的时间），梗死区域清晰可辨，表现为非选择性坏死的中间区域，其周边围绕着巨噬细胞和神经胶质细胞，以星形胶质细胞为主。

在大型种属动物（尤其是犬和猴）通常在大脑皮层边缘偶见较小区域的慢性梗死类似改变。这些病变的原因有时不明显，但可能由创伤引起。

20.4.19.6　血栓形成和血管炎

偶尔可见血栓，通常见于脑膜血管中。

最常见的血管炎病变是多动脉炎（Snyder et al. 1995），在比格犬中又称比格犬疼痛综合征，在老龄雄性大鼠中又称结节性多动脉炎。犬的病变似乎好发于脑膜血管。大鼠的多数病变发生在肠系膜动脉，但有时也见于脑膜血管。

这些病变中都具有纤维素样坏死的全部典型改变，血管壁中有多型核细胞浸润，血管壁增厚，血管腔直径减小。认识到这些病变可以自发并将这个诊断加入到你的历史对照数据库中是很重要的，因为在每一个病理学家的职业生涯中都会遇到脑膜血管炎是否与受试物相关的问题。

20.4.19.7　矿化

与所有的组织相似，矿化可发生于组织损伤 / 坏死区域，原因是钙盐沉着。尤其在灵长类和啮齿类动物中，镜下常见自发性的脑部小血管矿化。

20.4.19.8　表皮样囊肿

在大鼠脊髓和小鼠脑附近可出现自发性的表皮样（或鳞状上皮）囊肿。据报道大鼠中罕见（Solleveld and Boorman 1990），但依据作者（Butt）的经验也是比较常见的。据报道这些囊肿在小鼠中更常见（Maronpot et al. 1999）。

20.5　诊断神经病理学——增生性病变

临床前毒性研究中常用的啮齿类动物品系很少诊断脑、脊髓和周围神经的自发性增生性、癌前性和肿瘤性病变。多数增生性病变仅在慢性的 26/52 周和 104 周致癌试验中见到（发生率不等）。终末处死或早期处死动物仅代表一个时间点，一些肿瘤的恶性尚不能明确判定。“良性”应当仅为形态学诊断，而非脑肿瘤的特性。

毒性研究中通常使用年轻的家兔、犬和猴，所以很少见到其神经系统的增生性病变。

923 20.5.1　神经元肿瘤性病变

20.5.1.1　恶性髓母细胞瘤（小脑神经母细胞瘤、小脑原始神经外胚层肿瘤）

髓母细胞瘤是致密的细胞团块，通常发生于小脑，由可分化为神经元的神经上皮干细胞组成，镜下表现类似小脑皮质的颗粒细胞层（图20.10）。肿瘤细胞小、圆形或细长形（胡萝卜状）、胞质稀少且细胞边界不清。细胞核圆形至细长形、深染、核仁明显。通常形成由肿瘤细胞同心环绕小血管或嗜酸性纤维样物质的假菊形团。常见病理性核分裂象。这些肿瘤表现出浸润性生长方式，常替代小脑小叶，通过充满脑脊髓液的腔隙在中枢神经系统中转移。在啮齿类动物中还不能通过特定的免疫组织化学标志物进行鉴别。突触小泡蛋白和神经元特异性烯醇酶可用于非人灵长类动物和犬中该肿瘤的鉴别。人类的肿瘤在同一个肿瘤中显示出共表达不止一种类型的中间丝，说明该肿瘤属于未分化、原始的神经外胚层状态。小鼠中该肿瘤很少作为一种原发性肿瘤出现，但可通过直接将含致癌化合物的药丸植入小脑蚓部或大脑皮质侧叶而引起，或使用烷化剂乙基亚硝脲（ethylnitrosourea, ENU）通过胎盘和新生幼仔诱导引起该肿瘤。给小鼠、大鼠、仓鼠颅内接种多种灵长类或人病毒可试验性诱导髓母细胞瘤（Cardesa et al. 1996; Ogawa 1989; Padgett et al. 1977; Rapp et al. 1969），或通过遗传工程在小鼠诱导该肿瘤（Huse and Holland 2009）。

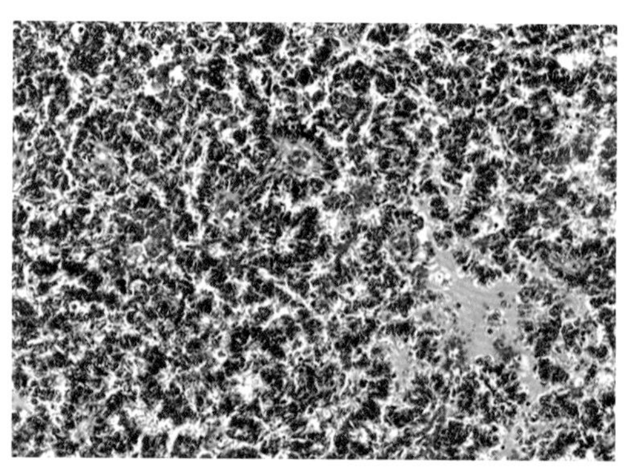

图 20.10　该图为起源于小脑的髓母细胞瘤。图中显示肿瘤细胞偶尔围绕着小血管形成特征性的假菊形团。单个肿瘤细胞小，细胞质稀少，细胞核深染

20.5.2　胶质细胞肿瘤性病变

胶质细胞肿瘤被认为起源于肿瘤性放射状胶质细胞（radial glia cell, RGC）。放射状胶质细胞是有丝分裂活跃的多能祖细胞，能分化成神经元、星形胶质细胞、少突胶质细胞和室管膜细胞。这些肿瘤细胞可沿充满脑脊髓液的腔隙进入脊髓，但在实验动物中还未见肿瘤神经系统外转移的报道。受所有肿瘤类型影响的动物均表现出与颅内肿块一致的一系列临床症状，包括斜颈、步态异常、后肢麻痹、平衡丧失、抓握反射丧失和头部倾斜。

20.5.3　恶性星形细胞瘤（星形胶质细胞 924
胶质瘤）

该肿瘤界限不清，通常中等大小，主要局限于CNS的一个区域（低度恶性肿瘤）或为界限不清的广泛、多中心或弥漫性病变，扩散到两个以上的CNS区域（高度恶性肿瘤）（图20.11a）。在104周大鼠致癌试验结束前，即使较大的肿瘤也很少表现出临床症状。肿瘤的细胞数量多少不一，可浸润脑膜和室管膜。肿瘤细胞表现出一致性或间变性特征，有圆形或梭形核，可变的嗜酸性胞质，细胞边界不清。较大的肿瘤也可能出现出血灶和坏死灶，坏死灶周围的肿瘤性星形胶质细胞呈栅栏状排列。肿瘤细胞表现为神经元周围卫星现象，肿瘤的边缘可能出现血管套袖现象（perivascular cuffing）。肿瘤中可能出现反应性星形胶质细胞（GFAP染色阳性的大圆形细胞）。

肿瘤性星形胶质细胞通常沿放射状血管扩散

到血管周围间隙（Virchow–Robin space）中。

TEM 和腊蒙・伊卡哈耳金升汞染色（Ramon y Cajal's gold sublimate staining）显示在肿瘤性星形胶质细胞核周质和突起中出现胶质丝。

人和家畜的星形胶质细胞瘤通常表达 GFAP，磷钨酸苏木素（phosphotungstic acid hematoxylin, PTAH）染色阳性。大鼠和小鼠脑组织中的自发性肿瘤性星形胶质细胞通常没有 GFAP 反应性，但可能对溶酶菌、PTAH 和波形蛋白染色呈阳性（Pruimboom-Brees et al. 2004）。在大鼠 ENU 引起的胶质瘤中，多数星形胶质细胞瘤 GFAP 和 Leu-7 染色呈阴性，但 S-100 和波形蛋白（通常）染色呈阳性（Raju et al. 1990; Zook et al. 2000）。大鼠中具有典型星形胶质细胞瘤外观的很多肿瘤的确切细胞起源还有争议（部分 GFAP 染色呈阴性）。

925 20.5.4　恶性混合型胶质瘤（少突星形胶质细胞胶质瘤）

低度恶性肿瘤边界清晰，局限在 CNS 的一个主要区域。高度恶性肿瘤边界不清，通常在脑和脊髓的多个区域发生。肿块由不同比例的、片状的肿瘤性少突胶质细胞和星形胶质细胞组成，每种细胞类型至少占肿瘤的 20%，有两种分布形式：混合细胞型或两个彼此相邻的单一大细胞区域（每个区域主要含有一种细胞类型）。在高度恶性肿瘤中，细胞异型性和多形性很普遍，某些区域星形胶质细胞或少突胶质细胞分化不明显。偶尔出现肿瘤巨细胞，通常来源于星形胶质细胞。肿瘤中可出现坏死灶、明显的血管增殖、水肿和出血。可出现血管内皮细胞增生和肥大。

实验研究表明成年大鼠的胶质瘤最初由分化的星形胶质细胞或少突胶质细胞之一组成。随着肿瘤的增大，细胞组成变成混合型并出现间变性。啮齿类动物恶性混合型（间变性）胶质瘤与人类多形性胶质母细胞瘤（glioblastoma multiforme, GBM）有一些相同的组织学特征。有些毒理病理学家认为 GBM 的诊断仅特指人类的神经肿瘤，该术语不适用于大鼠肿瘤的诊断。

20.5.5　恶性少突神经胶质瘤

这种肿瘤罕见，通常发生于大脑腹外侧，包括丘脑、基底核、下丘脑和胼胝体（图 20.11b）。低度恶性肿瘤局限于 CNS 的一个主要区域，而高度恶性肿瘤可扩散到脑或脊髓的多个区域。肿瘤由排列成片状、排状或巢状小的肿瘤细胞组成，细胞核圆形、深染、位于中央，胞质透明或浅染（核周晕），细胞边界清晰。肿瘤性少突胶质细胞的胞质中蓄积酸性黏多糖，因此对阿尔新兰染色着色，同时对常用的组织学染料（如伊红）几乎不着色。明显清晰的核周晕是延迟固定导致的常见人工假象，形成典型的"蜂巢"或"煎蛋"模式。片状的肿瘤细胞由纤维血管间质和富含黏多糖的水肿液分隔（Janisch and Schreiber 1994）。早期的肿瘤在皮质神经元和小血管周围可见卫星现象。可出现数量不等的其他胶质细胞，如星形胶质细胞和少突胶质细胞与星形胶质细胞间的过渡型细胞。显著的微血管增殖伴非典型毛细血管内皮细胞增生（"花环"）可以很广泛，尤其是在肿瘤周围。

低度恶性肿瘤的肿瘤细胞较一致。高度恶性肿瘤表现为局灶性或弥散性间变，特征为细胞数目增多，明显的细胞异型性、多形性，细胞核多形性，肿瘤边缘明显的肾小球样血管增生，有丝分裂指数增加、坏死和脑膜浸润。可能会出现坏死伴囊性变和出血伴含铁血黄素沉着。

一些少突神经胶质瘤可能包含相当多的反应性（非肿瘤性）星形胶质细胞群。GFAP 免疫组织化学染色可用于区分啮齿类动物反应性星形胶质细胞（GFAP 阳性）和肿瘤性星形胶质细胞

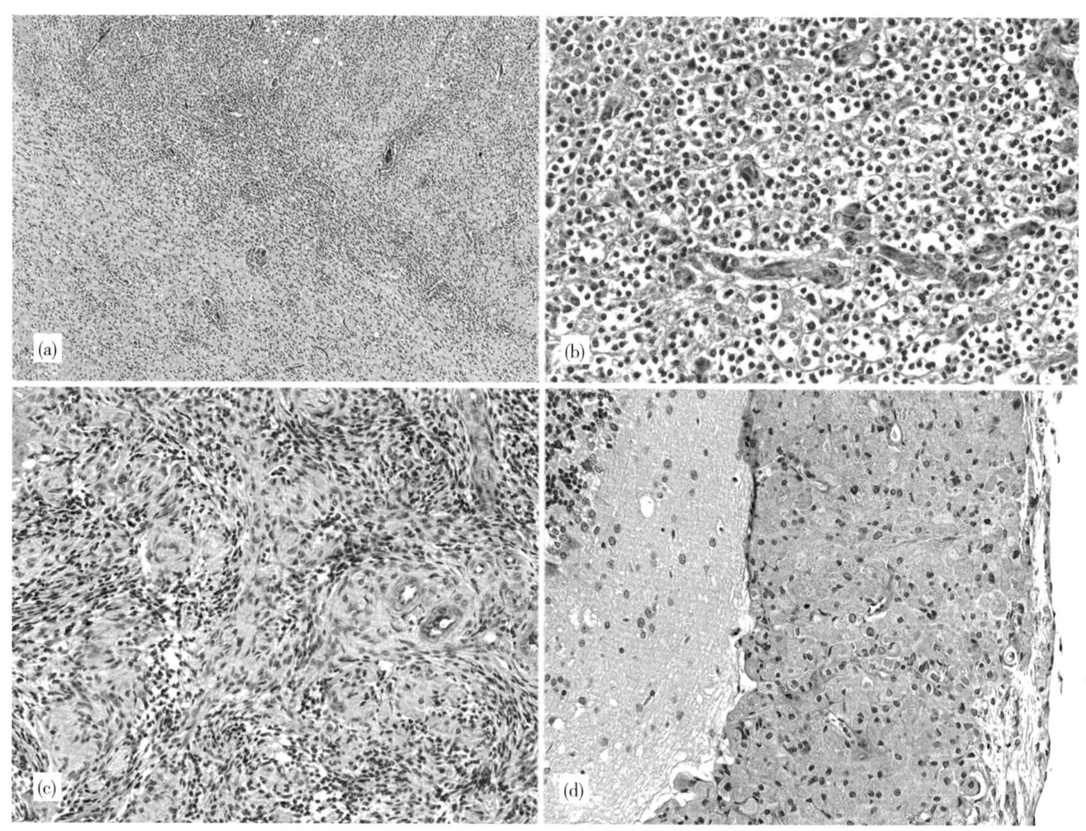

图 20.11 （a）恶性星形细胞瘤，边界不清，并且显示出对邻近神经毡广泛的浸润。（b）少突神经胶质瘤，肿瘤细胞呈片状分布，特征是核圆形、深染、位于中央；胞质透明（核周晕）；细胞边界清晰。注意特征性的“蜂巢”模式。（c）施万细胞瘤，其特征是栅栏状梭形细胞，核细长、深染，嗜酸性胞质。（d）小脑脑膜的颗粒细胞瘤，特征是胞质丰富和细胞边界清晰但可变

（GFAP 阴性）。肿瘤性少突胶质细胞对半乳糖脑苷脂和碳酸酐酶 C 染色呈阳性。据报道，人和大鼠的肿瘤对髓鞘碱性蛋白免疫染色呈阳性，可用于确认小鼠的诊断。有一些人类的少突神经胶质瘤表达 S-100 和 Leu-7，但不是少突神经胶质瘤特异性表达。在 ENU 引起大鼠的胶质瘤中，多数少突神经胶质瘤 Leu-7 染色呈阳性，但 GFAP 染色呈阴性，并且通常 S-100 染色也呈阴性。肿瘤细胞通常对波形蛋白染色呈阴性，但可能呈局灶性阳性（Zook et al. 2000）。间变性肿瘤对 Leu-7 和 alcianophilia 不再呈阳性（Janisch and Schreiber 1994）。少突胶质细胞转录因子 -1 是潜在的人类少突胶质细胞标志物。少突神经胶质瘤是大鼠中最常见的化学诱导性肿瘤（Janisch and Schreiber 1994）。

20.5.6 施万细胞肿瘤 926

施万细胞瘤始于一个神经内的细胞数量增多灶。施万细胞肿瘤可以出现在颅顶、邻近大的外周神经和神经丛或软组织内。

20.5.6.1 施万细胞瘤（神经鞘瘤）

这是一种发生在周围神经和神经丛附近的膨胀性、压迫性病变，通常生长过程中没有临床症状（图 20.11c）。良性肿瘤通常有包膜。恶性施万细胞瘤是无包膜病变，除非压迫和侵袭周围组织，否则通常也没有症状。正如许多其他肿瘤一样，指示该肿瘤潜在恶性的特征包括高有丝分裂率、细胞异型性或核分裂异型性、局部侵袭性生长或转移。两个基本类型的特征如下：

Antoni A 型：施万细胞细长，边界不清，细胞核栅栏状排列（即细胞核平行排列）。相邻的栅栏和相邻细胞之间的胞质形成“Verocay 小体”，其中细胞核呈栅栏状平行排列，由均质的、无核、嗜酸性的细胞间物质分隔。

Antoni B 型：细胞区域疏松，基质透亮，有时含有囊腔。

其中一种类型可能占优势。在一个肿瘤中有时 Antoni A 和 Antoni B 型不明显。通过形态学特征可以将施万细胞瘤分成几个亚型：细胞型施万细胞瘤主要由 *Antoni* A 型细胞构成，没有 Verocay 小体；颗粒细胞型施万细胞瘤含有与脑膜颗粒细胞瘤中相似的胞质颗粒；黑色素型施万细胞瘤含有黑色素体；丛状型施万细胞瘤以多结节型为主，可能包含神经丛的多个分支。

施万细胞分化可以通过 S-100、蛋白脂质蛋白或外周髓鞘蛋白 22kDa 免疫组织化学染色阳性确认，或根据 TEM 观察到卷曲的胞质突起衬覆连续的基板来证实。大鼠典型施万细胞瘤可发生在心脏（心内膜施万细胞瘤、施万细胞瘤病、心脏施万细胞瘤）、耳廓旁、眼内和眼眶内，以及颌下腺。在所有检测的大鼠品系中施万细胞瘤的发生率都很低（Novilla et al. 1991）。

大鼠施万细胞瘤可由直接作用的烷化剂（如经胎盘致癌物 N- 乙基亚硝基脲或甲基磺酸甲酯）引起。也可在产后暴露于 7,12- 二甲基苯并 [α] 蒽或 N- 甲基亚硝基脲后引起。据报道，恶性施万细胞瘤可发生于表达猿猴病毒 SV40 大肿瘤抗原和 MBP 启动子控制下的原核 β- 半乳糖苷酶（LacZ）的双转基因小鼠（Jensen et al. 1993）。通过操纵基因 NF1 或 NF2 构建的神经纤维瘤病遗传工程小鼠模型可诱发周围神经鞘肿瘤，包括施万细胞瘤（Stemmer-Rachamimov et al. 2004）。注射非对称二甲基肼或 1,1- 二甲基 – 肼可诱发仓鼠的恶性黑色素型施万细胞瘤（Ernst and Mohr 1988）。

20.5.7　脂肪瘤性错构瘤（脂肪瘤）

啮齿类动物的脑偶见脂肪瘤性错构瘤，由单个或多个界限清楚的成熟、分化好的白色脂肪细胞（含有单一、大的脂滴）灶组成（Budka 1974）。发生在异常部位的小片脂肪细胞浸润被归类为脂肪瘤性错构瘤。它们主要位于与脑膜或脉络丛相连的脑中线处或脑室。这种病变不是肿瘤，但其生物学行为是占位性良性肿瘤。C57BL 和 C3H/HeJ 小鼠有报道发生过脂肪瘤性错构瘤（Adkison and Sundberg 1991）。该类肿瘤在大鼠
中仅报道过一次（Brander and Perentes 1995）。 927
在人类中，脂肪瘤性错构瘤被认为是在胚胎发生过程中神经管闭合缺陷引起的（Fitz 1982）。

20.5.8　颗粒细胞瘤

大鼠中最常见的脑膜肿瘤是颗粒细胞瘤，小鼠的发生率较低（图 20.11d）。颗粒细胞瘤被认为起源于神经嵴，为发生在大脑和小脑的孤立性病变，粉色至黄色，与周围脑组织分界清楚。某些情况下，颗粒细胞瘤也可呈弥散性，沿血管扩散进入脑实质（Solleveld and Boorman 1990）。显微镜下，良性颗粒细胞瘤由单一形态的多边形细胞群组成，圆形至椭圆形的细胞核位于中央或偏心位置。细胞质中含有大量的嗜酸性颗粒，过碘酸 – 希夫染色呈阳性（Krinke et al. 2000）。较少情况下可见到具有卵圆形深染细胞核和稀疏颗粒状胞质的较小细胞。恶性颗粒细胞瘤通常更具压迫性和侵袭性，由许多肿瘤细胞聚集的小结节组成，核分裂象罕见。

20.5.9　脑膜瘤

在大鼠和小鼠中，脑膜瘤可出现于大脑、视神经或脊髓背侧或背外侧表面，表现为脑膜增厚

形成的斑块。显微镜下，良性脑膜瘤分为成纤维型脑膜瘤和脑膜内皮型脑膜瘤（Gopinath 1986; Mitsumori et al. 1987）。成纤维型脑膜瘤的特征是紧密堆积的梭形细胞，胞质苍白、嗜酸性、纤维状，细胞形成不规则的交织束状，含有数量不等的胶原将单个细胞分隔开。脑膜内皮型脑膜瘤的特征是出现片状或小叶状的大上皮样细胞，具有丰富的嗜酸性胞质，核分裂象罕见。恶性脑膜瘤（脑膜肉瘤）具有浸润性，大量非典型、多形性的肿瘤细胞浸润到脑实质并沿血管浸润。恶性脑膜瘤可分为纤维型脑膜瘤、spondyloid 型脑膜瘤或未分化型脑膜瘤。核分裂象常见，有时可见病理性核分裂象。通常良性脑膜瘤比恶性脑膜瘤更为常见。必须将脑膜血管瘤病与恶性脑膜瘤进行鉴别。脑膜血管瘤病是脑膜内细胞的良性增生，具有血管周围浸润的特征，但没有其他的恶性肿瘤指征，如异型性、多形性或高有丝分裂率（Balme et al. 2008）。

20.5.10 脉络丛肿瘤

大鼠和小鼠罕见脉络丛肿瘤。这些肿瘤发生于内衬脉络丛上皮细胞的脑室。脉络丛乳头状瘤的特征是出现具有丰富嗜酸性胞质的单层立方形至柱状上皮细胞形成的乳头状突起。脉络丛癌浸润周围的脑实质，特征为非典型和多形性的上皮细胞假复层化。通常可见核分裂象（Solleveld et al. 1991）。

20.5.11 室管膜瘤

大鼠和小鼠室管膜瘤罕见，位于脑室、脑导水管，以及脊髓中央管附近（Gopinath 1986; Radovsky and Mahler 1999）。良性室管膜瘤的特征是具有多边形的肿瘤细胞，细胞核圆形至卵圆形，染色深，细胞边界不清，排列成行和围绕着
空腔的菊形团。可出现围绕着血管的假菊形团。
肿瘤细胞常见纤毛和相关基体（毛基体）等亚细
胞器，与分化良好的室管膜细胞一致。恶性室管
膜瘤浸润邻近脑室系统的神经毡。常见细胞异型 928
性、多形性和核分裂象。

20.5.12 恶性网状细胞增生症

大鼠恶性网状细胞增生症比小鼠更常见，特征是淋巴细胞与具有多形性核的组织细胞型细胞混合细胞的弥漫性浸润。经常可见血管周围和脑室周围浸润沿软脑膜扩散。间质包含大量的网状纤维和胶原纤维（Solleveld and Boorman 1990; Solleveld et al. 1991）。恶性网状细胞增生症的同义词包括淋巴网状内皮细胞增生症、小胶质细胞瘤病、脑原发性恶性组织细胞瘤。混合细胞形态学、生长方式和明显的血管周围浸润是区分恶性网状细胞增生症与胶质瘤和淋巴瘤的重要标准。

（屈　哲　译；董延生　吴晓静
吕建军　张泽安　校）

参考文献

Adkison, D. L., and J. P. Sundberg. 1991. “Lipomatous” hamartomas and choristomas in inbred laboratory mice. *Vet Pathol* 28:305–312.

Agulhon, C., J. Petravicz, A. McMullen et al. 2008. What is the role of astrocyte calcium in neurophysiology? *Neuron* 59:932–946.

Azzi, G., J. Bernaudin, C. Bouchaud et al. 1990. Permeability of the normal rat brain, spinal cord and dorsal root ganglia microcirculations to immunoglobulins G. *Biol Cell* 68:31–36.

Balme, E., D. R. Roth, and E. Perentes. 2008. Cerebral meningioangiomatosis in a CD-1 mouse: a case report and comparison with humans and dogs. *Exp Toxicol Pathol* 60:247–251.

Banks, W. A. 1999. Physiology and pathology of the blood–brain barrier: implications for microbial pathogenesis, drug delivery and neurodegenerative disorders. *J Neurovirol* 5:538–555.

Bolon, B. and D. O'Brien. 2011. Localizing neuropathological lesions using neurological findings. In *Fundamental Neuropathology for Pathologists and Toxicologists: Principles and Techniques*, ed. B. Bolon and M. Butt, 89–104. Hoboken, NJ: J. Wiley and Sons, Inc.

Brander, P., and E. Perentes. 1995. Intracranial lipoma in a laboratory rat. *Vet Pathol* 32:65–67.

Brumovsky, P., M. J. Villar, and T. Hokfelt. 2006. Tyrosine hydroxylase is expressed in a subpopulation of small dorsal root ganglion neurons in the adult mouse. *Exp Neurol* 200:153–165.

Budka, H. 1974. Intracranial lipomatous hamartomas (intracranial "lipoma"). A study of 13 cases including combination with medulloblastoma, colloid and epidermoid cysts, angiomatosis and other malformations. *Acta Neuropathol (Berl)* 28:205–222.

Butt, M. 2011. Evaluation of the adult nervous system in preclinical studies. In *Fundamental Neuropathology for Pathologists and Toxicologists: Principles and Techniques*, ed. B. Bolon and M. Butt, 321–338. Hoboken, NJ: J. Wiley and Sons, Inc.

Cardesa, A., G. M. ZuRhein, F. F. Cruz-Sanchez et al. 1996. Tumours of the nervous system. In *Pathology of Tumours in Laboratory Animals, Volume III: Tumours of the Hamster*, ed. V. S. Turusov and U. Mohr, 427–465. IARC Scientific Publication No. 126 Lyon.

Chojnacki, A. K., G. K. Mak, and S. Weiss. 2009. Identity crisis for adult periventricular neural stem cells: subventricular zone astrocytes, ependymal cells or both? *Nat Rev Neurosci* 10:153–156.

Das, G. 1977. Binucleated neurons in the central nervous system of laboratory animals. *Cell Mol Life Sci* 33:1179–1180.

deLahunta, A., and E. Glass. 2009. *Veterinary Neuroanatomy and Clinical Neurology*. 29–53. St. Louis, MO: Saunders Elsevier.

Ernst, H., and U. Mohr. 1988. Malignant melanotic schwannomas induced by 1,1-dimethylhydrazine, European Hamster. In *Monographs on Pathology of Laboratory Animals. Nervous System*, ed. T. C. Jones, G. C. Hard, and U. Mohr, 160–164. Berlin: Springer-Verlag.

Fitz, C. R. 1982. Midline anomalies of the brain and spine. *Radiol Clin North Am* 20:95–104.

Fix, A. S., J. F. Ross, S. R. Stitzel et al. 1996. Integrated evaluation of central nervous system lesions: stains for neurons, astrocytes, and microglia reveal the spatial and temporal features of MK-801-induced neuronal necrosis in the rat cerebral cortex. *Toxicol Pathol* 24:291–304.

Garman, R. 2011a. Histology of the central nervous system. *Toxicol Pathol* 39:22–35.

929 Garman, R. 2011b. Common histologic artifacts in nervous system tissues. In *Fundamental Neuropathology for Pathologists and Toxicologists: Principles and Techniques*, ed. B. Bolon and M. Butt, 191–202. Hoboken, NJ: J. Wiley and Sons, Inc.

Gopinath, C. 1986. Spontaneous brain tumours in Sprague–Dawley rats. *Food Chem Toxicol* 24:113–120.

Harding, B., and A. Copp. 2008. Malformations. In *Greenfield's Neuropathology, 8th edition*, ed. S. Love, D. Louis, and D. Ellison, 424–425. London: Edward Arnold Ltd.

Huse, J. T., and E. C. Holland. 2009. Genetically engineered mouse models of brain cancer and the promise of preclinical testing. *Brain Pathol* 19:132–143.

INHAND Project. 2011. Nervous System. http://www.goreni.org/index.php.

Isayama, K., L. H. Pitts, and M. C. Nishimura. 1991. Evaluation of 2,3,5-triphenyltetrazolium chloride staining to delineate rat brain infracts. *Stroke* 22:1394–1398.

Janisch, W., and D. Schreiber. 1994. Neoplasms of the central and peripheral nervous system in laboratory animals. In *Pathology of Neoplasia and Preneoplasia in Rodents. EULEP Colour Atlas*, ed. P. Bannasch and W. Gossner, 125–141. Stuttgart, Germany: Schattauer.

Jensen, N.A., M. L. Rodriguez, J. S. Garvey et al. 1993. Transgenic mouse model for neurocristopathy: schwannomas and facial bone tumors. *Proc Natl Acad Sci USA* 90:3192–3196.

Krinke, G. J., W. Kaufmann, A. T. Mahrous et al. 2000. Morphologic characterization of spontaneous nervous system tumors in mice and rats. *Toxicol Pathol* 28:178–192.

Maronpot, R., G. Boorman, and B. Baul. 1999. *Pathology of the Mouse*. 453–456. St. Louis, MO: Cache River Press.

McMartin, D. N., J. L. O'Donoghue, R. Morrissey et al. 1997. Non-proliferative lesions of the nervous system in rats, NS-1. In *Guides for Toxicologic Pathology*. Washington, DC: STP/ARP/AFIP. https://www .toxpath.org/ssdnc/NervousNonprolifRat.pdf.

Mitsumori, K., R. R. Maronpot, and G. A. Boorman. 1987. Spontaneous tumors of the meninges in rats. *Vet Pathol* 24:50–58.

Moser, V. 2011. Behavioral model systems for evaluating neuropathology. In *Fundamental Neuropathology for Pathologists and Toxicologists: Principles and Techniques*, ed. B. Bolon and M. Butt, 105–114. Hoboken, NJ: J. Wiley and Sons, Inc.

Norenberg, M. 2005. The reactive astrocytes. In *The Role of Glia in Neurotoxicity, 2nd edition*, ed. M. Aschner and L. Costa. Washington, DC: CRC Press.

Novilla, M. N., G. E. Sandusky, D. M. Hoover et al. 1991. A retrospective survey of endocardial proliferative lesions in rats. *Vet Pathol* 28:156–165.

Ogawa, K. 1989. Embryonal neuroepithelial tumors induced by human adenovirus type 12 in rodents. 2. Tumor induction in the central nervous system. *Acta Neuropathol* 78:232–244.

Oldfield, B. J., and M. J. McKinley. 1995. Circumventricular organs. In *The Rat Nervous System*, ed. G. Paxinos, 391–404. San Diego: Academic Press.

Overgaard, K., and P. Meden. 2000. Influence of different fixation procedures on the quantification of infarction and oedema in a rat model of stroke. *Neuropathol Appl Neurobiol* 26:243–250.

Padgett, B. L., D. L. Walker, G. M. ZuRhein et al. 1977. Differential neurooncogenicity of strains of JC virus, a human polyoma virus, in newborn Syrian hamsters. *Cancer Res* 37:718–720.

Pardo, I. D., R. H. Garman, K. Weber et al. 2012. Technical guide for nervous system sampling of the cynomolgus monkey for general toxicity studies. *Toxicol Pathol.* 40:624–636.

Paxinos, G., and C. Watson. 1998. *The Rat Brain in Stereotaxic Coordinates, 4th edition*. San Diego: Academic Press.

Pleasure, D., B. Feldmann, and D. Prockop. 1973. Diphtheria toxin inhibits the synthesis of myelin proteolipid and basic proteins by peripheral nerve in vitro. *J Neurochem* 20:81–90.

Pruimboom-Brees, I. M., D. J. Brees, A. C. Shen et al. 2004. Malignant astrocytoma with binucleated granular cells in a Sprague–Dawley rat. *Vet Pathol* 41:287–290.

Radovsky, A., and J. F. Mahler. 1999. Nervous system. In *Pathology of the Mouse. Reference and Atlas*, ed. R. Maronpot, G. Boorman, and B. Gaul, 460–461. St. Louis, MO: Cache River Press.

Raju, N. R., M. J. Yaeger, D. L. Okazaki et al. 1990. Immunohistochemical characterization of rat central and peripheral nerve tumors induced by ethylnitrosourea. *Toxicol Pathol* 18:18–23.

Rapp, F., S. Pauluzzi, T. A. Waltz et al. 1969. Induction of brain tumors in newborn hamsters by simian adenovirus SA7. *Cancer Res* 29:1173–1178.

Rogers-Corone, T., M. Burgess, J. Hinckley et al. 2010. Vacuolation of sensory ganglion neuron cytoplasm in rats with long-term organophosphates. *Toxicol Pathol* 38:554–559.

Saleem, K. S., and N. K. Logothetis. 2007. *A Combined MRI and Histology Atlas of the Rhesus Monkey Brain in Stereotaxic Coordinates*. San Diego: Academic Press.

930 Sarkar, S., and L. Schmued. 2011. Fluoro-Jade dyes: fluorochromes for the histochemical localization of degenerating neurons. In *Fundamental Neuropathology for Pathologists and Toxicologists: Principles and Techniques*, ed. B. Bolon and M. Butt, 171–180. Hoboken, NJ: J. Wiley and Sons, Inc.

Schmued, L., and K. Hopkins. 2000. Fluoro-Jade: novel fluorochromes for detecting toxicant induced neuronal degeneration. *Toxicol Pathol* 18:91–99.

Schmued, L., C. Stowers, A. Scalle et al. 2005. Fluoro-Jade results in ultra high resolution and contrast labeling of degenerating neurons. *J Brain Res* 1035:24–32.

Slayter, M., B. Summers, and R. Meade. 1998. Axonal spheroids in the cochlear nucleus of normal beagle dogs. *Vet Pathol* 35:150–153.

Snyder, P., E. Kazacos, J. Scot-Moncrieff et al. 1995. Pathologic features of naturally occurring juvenile polyarteritis in beagle dogs. *Vet Pathol* 32:337–345.

Solleveld, H., and G. Boorman. 1990. Brain. In *Pathology of the Fischer Rat Reference and Atlas*, ed. G. Boorman, S. Eustis, M. Elwell, and W. MacKenzie. San Diego: Academic Press.

Solleveld, H. A., E. J. Gorgacz, and A. Koestner. 1991. Central nervous system neoplasms in the rat. In *Guides for Toxicologic Pathology*. Washington, DC: STP/ARP/AFIP.

Sommer, B., S. Barbieri, K. Hofele et al. 2000. Mouse models of alpha-synucleinopathy and Lewy pathology. *Exp Gerontol* 35:1289–1403.

Stemmer-Rachamimov, A. O., D. N. Louis, G. P. Nielsen et al. 2004. Comparative pathology of nerve sheath tumors in mouse models and humans. *Cancer Res* 64:3718–3724.

Streit, W. 2005. The role of microglia in neurotoxicity. In *The Role of Glia in Neurotoxicity, 2nd edition*, ed. M. Aschner and L. Cota, 29–40. Washington, DC: CRC Press.

Summers, B., J. Cummings, and A. deLahunta. 1995. *Veterinary Neuropathology*. 7. St. Louis, MO: Mosby.

Switzer, R. 2000. Application of silver degeneration stains. *Toxicol Pathol* 28:70–83.

Switzer, R. 2011a. Recommended neuroanatomical sampling practices for comprehensive brain evaluation in nonclinical safety studies. *Toxicol Pathol* 39:73–84.

Switzer, R. 2011b. Fundamentals of neurotoxicity detection. In *Fundamental Neuropathology for Pathologists and Toxicologists: Principles and Techniques*, ed. B. Bolon and M. Butt, 139–158. Hoboken, NJ: J. Wiley and Sons, Inc.

Switzer, R., and M. Butt. 2011. Histological markers of neurotoxicity (nonfluorescent). In *Fundamental Neuropathology for Pathologists and Toxicologists: Principles and Techniques*, ed. B. Bolon and M. Butt, 181–190. Hoboken, NJ: J. Wiley and Sons, Inc.

Vernau, W., K. M. Vernau, and B. Bolon. 2011. Cerebrospinal fluid analysis in toxicological neuropathology. In

Fundamental Neuropathology for Pathologists and Toxicologists: Principles and Techniques, ed. B. Bolon and M. Butt, 271–284. Hoboken, NJ: J. Wiley and Sons, Inc.

Weindl, A., and R. Joynt. 1973. Barrier properties of the subcommissural organ. *Arch Neurol* 29:16–22.

Zook, B. C., S. J. Simmens, and R. V. Jones. 2000. Evaluation of ENU-induced gliomas in rats: nomenclature, immunochemistry, and malignancy. *Toxicol Pathol* 28:193–201.

第 21 章　特殊感官：眼和耳

James A. Render、*Kenneth A. Schafer* 和 *Richard A. Altschuler*

931 ## 21.1　眼

21.1.1　引言

眼毒理学是一个广泛的主题，包括用计算机模拟和体外及体内的临床前测试方法预测可能的临床毒性（Hockwin et al. 1991; Somps et al. 2009）。常规的眼科检查包括直接检眼镜检查、间接检眼镜检查和裂隙灯生物显微镜检查，用这些检查方法可以确定眼部病变的准确位置（Bistner and Riis 1984; Kuiper et al. 1997; Munger 2002）。为了确保镜检结果的关联度，病理学家需要关注眼部暴露的途径、剖检时眼部检查所见，以及修块和显微镜检查，且需要将处理相关的变化与人工假象、自发性改变及医源性所见相区分。因此，修块方位正确、人工假象少的高质量组织切片是必不可少的（Dubielzig et al. 2010; Short 2008, Whiteley and Peiffer 2002）。

21.1.2　眼外组织

眼外组织包括上眼睑、下眼睑（由睑裂隔开）、含有瞬膜泪腺的瞬膜（第三眼睑），以及其他眼眶内容物，如眼外肌、结缔组织、腺体和血管结构（Samuelson 2007）。眼睑外表
932 面被覆皮肤，内表面为睑结膜，睑缘含有睑板腺开口。睑结膜和瞬膜含有结膜相关淋巴组织（conjunctiva-associated lymphoid tissue, CALT）（Knop and Knop 2000）。眼睑的自发性改变包括先天性异常、炎症性改变和肿瘤性病变。先天性异常包括睑内翻和睑裂形成不全（Hubert et al. 1999）。自发性眼睑炎症可包括睑板腺发生的肉芽肿性反应。由于睑板腺分泌的脂质构成了角膜前泪膜的外层，所以睑板腺分泌的减少会导致角膜外层的水合作用不充分。眼睑的任一结构都可发生肿瘤，这方面已有文献综述发表（Ackerman et al. 1998）。

眼睑的毒性通常累及迈博姆腺（又称睑板腺），包括导管扩张、导管上皮增生、过度分泌或分泌减少和肉芽肿性炎症（Bryce et al. 2001; Grant 1986; Jester et al. 1989; Kremer et al. 1994; Lambert and Smith 1988; Ohnishi and Kohno 1979）。其他处理相关的所见包括局部给予前列腺素类似物所致的睫毛增长（Johnstone and Albert 2002）。

眼外肌由四条直肌和两条斜肌组成，有些种属还含有眼球收缩肌（Samuelson 2007）。涉及眼外肌的毒性不常见，但白化大鼠长时间接受光照可发生肌纤维变性和炎症（O'Steen et al. 1978）。

其他眶内结构也可发生病变。任何眶内容物的体积增大都可引起眼球向前移位（突眼或眼球突出）。这种眼科病变通常继发于眼眶炎症、水肿或肿瘤，但也与某些化合物全身给药有关，如乙腈（Grant 1986）。由眶骨膜、Tenon 囊（眼球筋膜囊）、眼外肌的筋膜鞘组成的眶筋膜可能是化合物或化学品的一个暴露部位。小鼠和大鼠分

别有一个眶后窦和眶后丛，可用于静脉穿刺。犬的眶后具有颧骨唾液腺（Samuelson 2007）。啮齿类动物具有眶内哈氏腺（harderian gland），家兔有哈氏腺（Harder’s gland）（Krinke et al. 1994; Prince 1964; Sakai 1981）。哈氏腺的分泌物含有紫外线光敏剂卟啉类化合物，并且随着年龄的增长腺腔内有棕色物质蓄积。

哈氏腺的自发性变化包括炎症细胞浸润和血泪症。血泪症是由应激、坏死、炎症或给予胆碱能药物引起的腺体非特异性分泌（红色的泪液）（Harkness and Ridgeway 1980）。年轻的啮齿类动物感染涎泪腺炎病毒时、静脉穿刺导致球后创伤时或在长期接受强光照射的情况下都可出现哈氏腺坏死、水肿、炎症和鳞状上皮化生（图 21.1a）（Heywood 1973; Kurisu et al. 1996; McGee and Maronpot 1979; O’Steen et al. 1978; Strum and Shear 1982）。给予药物（如硫酸阿托品）后可出现哈氏腺分泌减少（Iwai et al. 2000）。

老龄啮齿类动物常发生哈氏腺增生（Ackerman et al. 1998; Haseman et al. 1998; Krinke et al. 2001）。该病变可与变性、炎症、导管鳞状上皮化生联合发生，也可以是毒性所致的结果（Mohr 1994）。例如，长期给予仓鼠黄曲霉毒素可引起哈氏腺发生增生性改变（Herrold 1969）。

家兔的哈氏腺较大，双叶，位于眶内，由白色和粉红色的叶组成。白色的叶管腔较小，着色较深，而粉红色的叶管腔大，含有较大的脂滴。哈氏腺常见的镜下所见包括管腔大小不一、淋巴浆细胞浸润和局灶性萎缩。

多数大型实验动物有一个相对较小的主泪腺，位于眼眶的前部、上部和颞侧，但也可存在其他的泪腺。啮齿类动物有眶内泪腺和眶外泪腺，在正常情况下即有一定程度的细胞巨大、巨大核和核内假包涵物（Sullivan et al. 2009）。泪腺的自发性改变包括淋巴浆细胞浸润、腺体局灶性增生、变性、坏死、肥大、萎缩、炎症、色素蓄积、导管鳞状上皮增生（Elwell and Boorman 933
1990; Greaves 2007; Mohr 1994）。泪腺增生可自发或试验诱发产生。泪腺哈氏腺化（哈氏腺化生）可以在大鼠的眶外泪腺中见到，尤其是雄性大鼠（Haseman et al. 1998; Krinke et al. 2001; Yoshitomi and Boorman 1990）。多种化合物可导致泪腺色素沉着，包括犬给予心得宁引起的黑褐色变色（Tanaka et al. 1983）。泪腺腺泡对辐射敏感，处理相关的泪腺病变包括变性、分泌减少或流泪（Gazda et al. 1992）。泪腺的慢性炎症可导致萎缩、纤维结缔组织取代、淋巴浆细胞浸润，随之继发会导致泪液生成减少、角膜和结膜改变[即干燥性角膜结膜炎（keratoconjunctivitis sicca, KCS）]。例如，给予 5- 氨基水杨酸可能导致犬的 KCS（Barnett and Joseph 1988）。大型动物的 KCS 可用泪液分泌试验（schirmer tear test）进行检查和监测（Kuiper et al. 1997）。

瞬膜为一层含有软骨板的折叠结膜，周围环绕着瞬膜泪腺。家兔、犬和小型猪的瞬膜位于睑裂的内眦，啮齿类动物和非人灵长类动物没有瞬膜（Samuelson 2007）。瞬膜腺能帮助泪液生成，瞬膜腺分泌减少可导致 KCS。

泪液由眼睑内侧边缘的泪点流入开口于泪囊
的泪小管，最终流入鼻泪管。处理相关的鼻泪管 934
改变包括上皮增生、炎症或支架植入后的阻塞（Breider et al. 1996; Greenman et al. 1995; Wilhelm et al. 2006）。

老龄啮齿类动物可自发哈氏腺和泪腺肿瘤（Ackerman et al. 1998; Carlton and Render 1991b; Haseman et al. 1998; Jones et al. 1991; Krinke et al. 2001; Sheldon et al. 1983）。多种致癌物和电离辐射可诱导啮齿类动物哈氏腺发生肿瘤（Grant 1986）。例如，长期给予小鼠 1, 2, 3- 三氯丙烷可增加小鼠哈氏腺良性肿瘤的发生率（Irwin et al. 1995）。

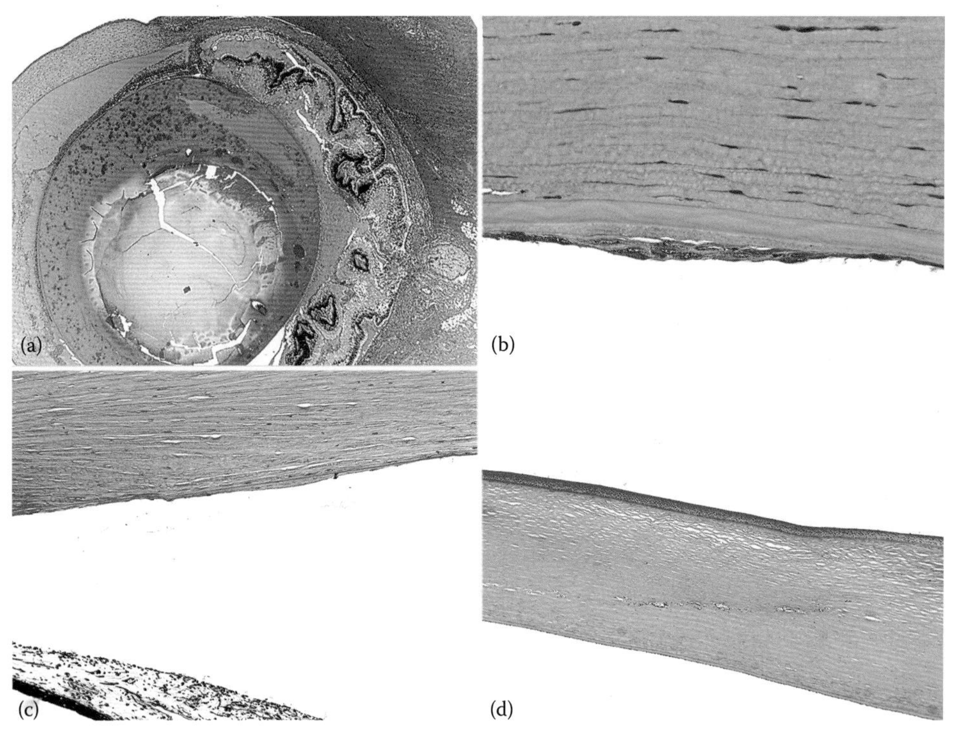

图 21.1 （a）HE 染色，2.5× 物镜。小鼠球后静脉穿刺引起的广泛的眼所见（浆液样房水和玻璃体、白内障、浆液性视网膜脱离和视网膜变性、眼眶出血和坏死）。（b）HE 染色，40× 物镜。犬对于前房内一种器械的反应——角膜内皮细胞局灶性肥大和增生。（c）HE 染色，10× 物镜。一只猴因前房内的一种器械引起的角膜内皮变薄。（d）HE 染色，5× 物镜。犬经角膜注射的线性痕迹，伴有源于使用粉状润滑剂的双折光性晶体物质沉积

21.1.3　角膜

角膜由角膜前泪膜、最外面的无角化复层鳞状上皮细胞层、前界膜（鲍曼层）、间质、角膜后弹力膜（德塞梅膜）和角膜内皮层组成（Hockwin et al. 1991; Samuelson 2007）。角膜的作用是透过和折射光线，因此，角膜的透明性依赖于间质的相对脱水状态（deturgescence）和无血管特性。角膜的营养由角膜前泪膜、角膜缘的巩膜血管和房水供应。完整的角膜上皮是疏水性的，厚薄不一，由几种不同的细胞层组成，在角膜和巩膜交界处（角膜缘）骤然变为球结膜。角膜上皮含有敏感的疼痛感受器，接受神经支配，可在几天内更新。

人类和非人灵长类动物鲍曼层位于浅层，为一层致密、无细胞的前界膜（Merindano et al. 2002）。结构上不是一层膜，而是由胶原纤维组成。

常用实验动物的角膜间质由排列成格子状的纤细胶原纤维组成，其间可见少量的成纤维细胞（角膜细胞）。间质层内侧是角膜后弹力膜（德塞梅膜）。德塞梅膜是一层很薄的均质膜，由角膜内皮细胞分泌产生，止于外围的梳齿状韧带。

角膜内皮为单层扁平的六边形间叶细胞，相邻细胞间顶部由紧密连接相连，细胞膜上具有 Na^{+}-K^{+}-ATP 泵，用以维持间质的脱水状态（Baroody et al. 1987; Doughty 1994; Joyce 2003）。不同种属间的角膜内皮细胞密度不同，角膜内不同部位的内皮细胞密度也有差异（上部角膜的内皮细胞密度小于下部角膜）。随着年龄的增长内皮细胞数量逐渐减少。人类、非人灵长类动物和猫的角膜内皮细胞几乎无再生能力，通过细胞移

动（迁移）和单个细胞体积的扩张增大来实现修复。犬的角膜内皮细胞具有一定的再生能力，但仍然主要通过细胞移动进行修复（图 21.1b）。家兔角膜内皮细胞可以分裂并形成多核细胞。角膜内皮细胞受损可导致角膜细胞（keratocytes）增殖的同时在角膜内面形成一层纤维膜（角膜后膜）（Sherrard and Rycroft 1967）。

角膜常规检查包括使用直接检眼镜和裂隙灯生物显微镜，但也可用一些其他的技术，如测量神经支配（触觉测量法）、间质厚度（厚度测量法）、角膜内皮细胞密度（角膜内皮显微镜）、泪液量（基础泪液分泌试验）和活体共聚焦显微镜等（Böhnke and Masters 1999; Kuiper et al. 1997; Messmer 2008; Ollivier et al. 2007）。裂隙灯生物显微镜检查能提供角膜前部结构的放大图和角膜横断面图。因此，这种灵敏的技术经常用于评估眼的局部刺激。

按照国际标准化组织在瑞士日内瓦制定的指南，药物或眼科医疗器材对角膜外层的刺激性可利用改良的 Draize 眼刺激评分方法进行评价（Hackett and McDonald 1991; Maurer et al. 1998, 2001; Wilhelmus 2001）。这种体内的试验方法使用白兔评估局部暴露化合物或医疗器械对眼的潜在刺激性。近年来，由于体外和半体内替代方法的应用，体内方法已经较少被使用了（Curren et al. 2000; Sina et al. 1995; Whiteley and Peiffer
935 2002）。体内刺激性试验可伴随使用荧光素染色检测上皮细胞层的断裂（Schmidt 1971）。

KCS 的特征是角膜表层角化、表皮化、色素沉着、纤维化、新生血管形成、单形核细胞或混合细胞性炎症。病因可能与以下因素有关：泪液分泌不足、缺少眨眼（睑裂闭合不全），以及角膜感觉缺失（Kast 1991; Roerig et al. 1980）。泪液分泌不足可能是由于泪腺炎症或给予具有某些药物（如局部麻醉剂）所致。泪液生成减少或改变也可同时伴发睑板腺分泌减少（Funk and Landes 2005; Pyrah et al. 2001）。睑板腺分泌减少也可导致 KCS。

角膜上皮的非特异性变化包括增生、杯状细胞化生和角化。角膜增生可呈局灶性、弥漫性或结节性，通常不认为它是癌前病变，但有可能是化合物诱导的变化（Reindel et al. 2001）。角膜自发的增生性改变已有文献综述发表（Ackerman et al. 1998; Geiss and Yoshitomi 1999）。

所有种属实验动物均可自然发生角膜混浊，大鼠尤为常见（Carlton and Render 1991a; Peiffer et al. 1994; Taradach and Greaves 1984; Tucker 1997; Van Winkle and Balk 1986）。角膜混浊的临床病因包括间质水肿和出现沉积物。该水肿是一种非特异性改变，其特征是间质增厚，这与组织间液增多使间质胶原纤维排列紊乱相关。角膜混浊可伴发炎症和新生血管形成。引发角膜混浊的原因可能有所不同，化合物的毒性也可以引起（Lock et al. 2006）。

角膜沉积物通常由矿化物组成。有些角膜沉积物已成为角膜营养不良的特征性病变，另外一些角膜沉积物可能是由其他原因引起的（Peiffer et al. 1994; Taradach et al. 1981）。几种实验动物的角膜营养不良是一种自发性的非炎症病变，累及双侧角膜（Moore et al. 1987; Port and Dodd 1983; Shibuya et al. 2001）。显微镜下，矿化物沿角膜上皮基底膜沉积（Bruner et al. 1992; Carlton and Render 1991a; Hoffman et al. 1983; Losco and Troup 1988）。临床上将邻近睑裂处的角膜矿化物沉积称为带状角膜病（band keratopathy）。

角膜出血可使角膜呈微红色，黑色素细胞和黑色素的进入可使角膜发生棕色至黑色的变色。角膜也可因为给予化合物（如二甲胺四环素）而产生色素沉着（Morrow and Abbott 1998）。

角膜炎症首先发生在角膜缘，进一步扩展至角膜上皮和间质，炎症常常沿血管扩散。损伤、感染、灰尘、光敏作用或毒性均可成为角膜炎症的原因（Fraunfelder et al. 2008; Kuno et al. 1991; Taradach and Greaves 1984; Taradach et al. 1981; Whiteley and Peiffer 2002; Zarfoss et al. 2007）。

新生血管形成（Neovascularization）指的是正常情况下无血管的角膜间质中有血管形成，它可能会伴有间质水肿和炎症（Klintworth and Burger 1983）。新生血管往往具有较高的通透性，容易漏出液体，并可能使迁入间质的炎细胞增多。在家兔中，偶尔可见角膜缘的单个血管自发性短距离伸入角膜周边。局部给予化合物（如 EP4- 前列腺素 E_2 受体激动剂）可诱导新生血管形成（Aguirre et al. 2009）。角膜一旦出现血管，往往会表现为无血液灌流的影子血管并且将会持续存在。

角膜脂肪沉积是一种自发性或化合物诱导性病变，特征是角膜间质内出现胆固醇结晶，可伴或不伴大而淡染的泡沫状巨噬细胞浸润。据报道，该病可发生于犬、豚鼠、渡边遗传性高脂血症家兔和喂食高脂饲料的家兔（Garibaldi and Goad 1988; Sebesteny et al. 1985; Spangler et al. 1982; Williams and Sullivan 2010）。

人类和动物给予阳离子两亲性药物后可以产生角膜磷脂质沉积，其特征是角膜上皮细胞和角膜细胞的溶酶体内出现脂质沉积（Drenkhahn
936 et al. 1983; Fraunfelder et al. 2008）。对于人类，角膜磷脂质沉积可能是可逆的，几乎不会造成视觉障碍（Davidson and Rennie 1986）。

角膜德塞梅膜改变包括撕裂（条纹）、由深层角膜溃疡所致的前突（后弹力层膨出）、随着年龄增长变厚及由毗邻的角膜内皮细胞改变所致的后弹力层重叠或不规则（Kafarnik et al. 2009）。此外，德赛梅膜可以延伸进入虹膜角结构之上（后弹力膜化）或残留经角膜注射物质。

角膜内皮细胞有助于维持角膜的透明性，角膜内皮缺失会引起角膜水肿。通过前房内医疗器材或给予化合物（如 5 - 氟尿嘧啶）（图 21.1c）可将角膜内皮细胞物理性清除（Grant 1986）。给予光毒性化学品，或者局部环境的离子浓度、碳酸氢盐含量、pH 和张力发生改变也可引起内皮细胞损伤（Hull et al. 1984）。

医源性角膜所见包括切口、缝合材料、针迹（图 21.1d）。角膜切口的并发症包括炎症细胞浸润、胶原纤维层排列紊乱、细胞坏死、胶原溶解、异物沉积、上皮包涵囊肿形成、角膜上皮向下生长长入切口、角膜内皮缺失、角膜后膜、虹膜角膜粘连（虹膜前粘连）、虹膜嵌入角膜切口（图 21.2a），以及虹膜嵌入角膜切口处（葡萄肿）（Dubielzig et al. 2010）。

21.1.4　结膜 937

球结膜从角膜缘延伸覆盖巩膜外层，进而成为眼睑内表面的睑结膜（Hockwin et al. 1991; Samuelson 2007）。结膜还覆盖第三眼睑，邻近睑缘的结膜由一排外观呈鳞状的上皮细胞组成，但结膜较少外露的部位含有杯状细胞。正常情况下，大鼠和小鼠的结膜中一般没有淋巴滤泡，但非啮齿类动物则常见 CALT（Chodosh et al. 1998; Knop and Knop 2000）。家兔的睑结膜经常出现嗜异性粒细胞。

实验动物可以自发结膜炎症。急性结膜炎症的大体特征为充血和水肿（结膜水肿）（Taradach and Greaves 1984）。慢性结膜炎症的特点包括杯状细胞数量增多、上皮增生、黏膜相关淋巴组织明显增多、血管周围炎症细胞浸润。结膜炎症的结局包括杯状细胞密度增加、结膜上皮表皮化和角化，它的病因除了感染性因素还包括局部给予化合物和化学品（如蓖麻毒蛋白）（Strocchi et al. 2005）。

结膜的其他改变包括淀粉样变、鳞状上皮化生、上皮肿瘤、微小肉芽肿和假性翼状胬肉（Ackerman et al. 1998）。结膜微小肉芽肿常常在

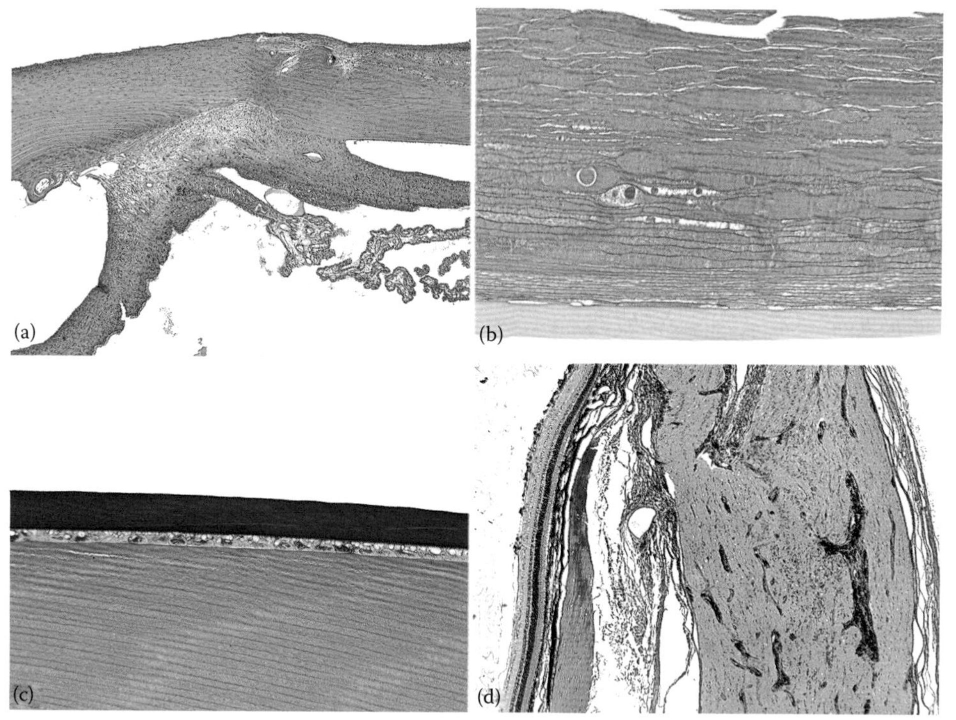

图 21.2 （a）HE 染色，10× 物镜。猴角膜外科手术后虹膜嵌入角膜手术切口中。（b）HE 染色，60× 物镜。用含冰醋酸的固定剂固定引起的猴晶状体人工假象（晶状体纤维肿胀和断裂、球状体形成和液体蓄积）。（c）HE 染色，40× 物镜。家兔眼球玻璃体内注射一种合成寡核苷酸（易蓄积于晶状体囊内）后，晶状体前囊弥漫性嗜碱性变。（d）HE 染色，5× 物镜。玻璃体内注射后，含嗜碱性物质的巨噬细胞沿视网膜内界膜（LIM）和视神经内的血管排列

含脂质的物质沉积于球结膜下时出现，假性翼状胬肉是延伸至角膜上的球结膜瓣（Dubielzig et al. 2010）。家兔可自发性产生假性翼状胬肉，它一般与刺激或炎症无关，但切除后可能会重新长出。

21.1.5 巩膜和巩膜外层

巩膜是眼球外层的支持膜，由胶原结缔组织构成，前方被覆巩膜外层（Hockwin et al. 1991; Samuelson 2007）。巩膜外层是位于球结膜间的一个血管化层。角膜表层受刺激时巩膜外层可发生淋巴浆细胞浸润反应。巩膜的改变通常继发于眼部其他结构的原发性所见，但也可自然发生，如老龄化大鼠的骨化生或软骨化生。巩膜中也可见到医源性注射痕迹、切口或缝合线（Short 2008; Yoshitomi and Boorman 1990）。

21.1.6 葡萄膜

葡萄膜是眼球的血管膜，可分成虹膜、睫状体和脉络膜三部分（Hockwin et al. 1991; Samuelson 2007）。虹膜间质中的血管是血眼屏障的组成部分。由于虹膜前表面没有上皮和基底膜，所以该屏障的破坏会导致纤维蛋白和蛋白质（房水闪光）、血液（前房积血）、炎症细胞，特别是多形核细胞（前房积脓）进入前房（Szalay et al. 1975）。巨噬细胞可附着在角膜内皮（角膜后沉着物）。

睫状体由睫状突及睫状肌组成的前部（睫状冠）和睫状体扁平后部（睫状环）组成，扁平后部常常作为玻璃体内注射的进针部位。家兔的睫状突与虹膜后部（虹膜突）相连。非人灵长类动物的睫状肌发达，大鼠和小鼠没有睫状肌。在视

网膜睫状体缘或锯齿缘（人和非人灵长类动物）睫状体骤然变为视网膜和脉络膜。

睫状突持续不断地形成房水。房水在后房汇聚，流过瞳孔进入前房，最终经虹膜角排出。虹膜角含有一条从虹膜根部延伸至角膜德塞梅膜末
938 端的多孔梳状韧带。房水流经葡萄膜和角膜巩膜网的腔隙，进入房水静脉丛或巩膜静脉窦（人类和非人灵长类动物）。房水连绕流动的任何阻塞都会导致眼内压（intraocular pressure，IOP）升高。

脉络膜主要由含有血管和黑色素细胞的固有层组成。非人灵长类动物的脉络膜中可见自发性无色素区（Kobayashi and Kohshima 2001）。脉络膜的最外层（脉络膜上层）和巩膜之间有一个潜在间隙，该间隙可用于眼后段治疗（Short 2008）。脉络膜的最内层是脉络膜毛细血管层，其血管内皮细胞的基板与视网膜色素上皮（the retinal pigment epithelium, RPE）的基板形成了一层玻璃膜（布鲁赫膜）。

某些实验动物的脉络膜内层有一层特化的照膜，但猪、啮齿类动物、家兔和非人灵长类动物不具有照膜（Samuelson 2007）。照膜通常位于眼底上半部分，犬的照膜由特化的上皮细胞（照膜纤维素）组成，作用是在弱光环境下可反射光线帮助改善视力。照膜上皮细胞的胞质内含有富锌的、能反光的晶体棒（反光棒）。上皮细胞呈复层排列，由中央部向周边部逐渐变薄，边缘仅余一层细胞。照膜上覆盖的 RPE 不含色素。眼底镜观察，覆盖在照膜上的视网膜感觉层（多指视网膜外层）较薄时，反光性高，在照膜成为毒性靶点的情况下（如 β- 肾上腺素阻断剂），其反光性降低（Schiavo et al. 1984）。

眼内炎症通常累及葡萄膜，应迅速抗炎或减轻炎症以避免眼部特化结构的永久性损伤。眼的免疫在眼部炎症过程中发挥重要作用，对此，在 2007 年时 Biros 已进行过综述报道。眼具有血－眼屏障、缺乏淋巴管等特征，是一个独特的具有免疫豁免的部位。免疫豁免是由前房相关免疫偏离产生的，包括不能对眼内抗原产生迟发性免疫反应的能力。血－眼屏障由血管部（虹膜的和视网膜感觉层的血管）和上皮部（睫状体上皮和 RPE）两部分组成，可防止潜在毒性化合物进入眼球内部。血管衬覆具有完整的基底膜和紧密相连内皮细胞。视网膜中的苗勒细胞也参与血－眼屏障的形成（Rapoport 1997）。

利用直接检眼镜和裂隙灯生物显微镜可检查虹膜的形态变化。测试瞳孔对光的反应和测量瞳孔直径可评估虹膜的功能（Murray and Loughnane 1981）。虹膜角可用前房角镜检查，IOP 可用眼压测量法检测（Ollivier et al. 2007）。眼压测量法及敏感性存在种属差异（Hockwin et al. 1991; Kuiper et al. 1997; Loget 1995; Munger 2002）。脉络膜，特别是照膜部分，可以利用直接和间接检眼镜透过透明的视网膜进行检查（Ollivier et al. 2007）。

化合物诱导的实验动物葡萄膜的形态学变化包括水肿、炎症、变性、色素异常沉着、胞质空泡形成、细胞坏死或 IOP 的变化。需要注意鉴别这些变化与先天性、创伤性、炎症性、退行性、化生性或增生性等自发性病变过程的鉴别（Hubert et al. 1999; Taradach and Greaves 1984）。例如，秋水仙碱、萘酚和尿烷可引起睫状体水肿、炎症或变性。萘可引起睫状体和脉络膜变性（Grant 1986）。豚鼠睫状体的异位骨（骨性迷离瘤、骨化生）则是一种自发性病变（Williams and Sullivan 2010）。

给予化合物可导致虹膜色素沉着增加或减少（Hockwin et al. 1991）。食蟹猴局部给予前列腺素 F2a 类似物可发生虹膜变黑（Lindquist et al. 1999）。给予尿烷可因 hooded 大鼠虹膜的黑色素合成增加或者含黑色素的细胞增生而引起色素沉着增多（Roe et al. 1963）。

939 很多原因可导致虹膜上皮和睫状体上皮细胞单独或同时出现胞质空泡形成。犬给予地索布胺（disobutamide）可引起磷脂质沉积（phospholipidosis），其特点是虹膜上皮细胞空泡形成（Koizumi et al. 1986）。家兔给予 6- 氨基烟酰胺可导致虹膜上皮和睫状体上皮都发生弥漫性胞质空泡形成（Render and Carlton 1991a）。

葡萄膜炎症可能是毒性的表现。例如，大鼠给予环磷酰胺后睫状体发生炎症，犬静脉输注多巴胺能化合物引起葡萄膜炎症（Kerry et al. 1993; Levine 1991）。与毒性相关的炎症应与自发性炎症相鉴别。大鼠和小鼠都可自然发生前葡萄膜炎症（Taradach and Greaves 1984）。非人灵长类动物的睫状体和脉络膜经常自发性出现单形核细胞浸润（Sinha et al. 2006）。炎症可能包括睫状体水肿、房水闪光、前房积脓、前房积血、葡萄膜色素脱失和临床照膜变色，可伴发脉络膜炎症和纤维化或粘连（虹膜前粘连或虹膜后粘连）等后遗症（Dubielzig et al. 2010）。前房内或玻璃体内注射或植入医疗器材可以引起炎症，玻璃体内注射还可以导致玻璃体脱出（Short 2008）。

犬中偶尔可见累及照膜的毒性，由于人类没有照膜，所以化合物相关的照膜病变或许与人无关（Heywood 1974; Hockwin et al. 1991）。为了确定是否与人有相关性，有时使用照膜发育异常的比格犬，这种犬有照膜细胞，但胞质内没有反光棒（Bellhorn et al. 1975; Heywood 1972）。例如，给予正常比格犬咪唑并喹啉（imidazoquinaline）会导致照膜和视网膜改变，但给予照膜发育异常的比格犬则不会产生视网膜改变（Schiavo 1972）。累及照膜的毒性相关性病变主要是变性（Haggerty et al. 2007; Heywood et al. 1976）。眼底镜检查可见照膜细胞暗淡、变色、斑点状等。显微镜下可见炎症、水肿、出血、视网膜脱离等（Hockwin et al. 1991; Rubin 1974）。

引起比格犬照膜毒性的物质可进一步细分为锌螯合剂和非螯合剂。因为照膜细胞含有高浓度的锌，所以犬给予锌螯合剂，如羟基吡啶硫酮，会导致照膜和脉络膜发生坏死、水肿，伴有继发性视网膜改变（Delahunt et al. 1962; Gopinath et al. 1987; Moe et al. 1960; Rubin 1974）。非螯合剂，如吡啶硫酮，也会导致犬照膜水肿和变性、视网膜水肿、视网膜脱离（Cloyd et al. 1978）。这些变化是照膜特异性的，判断依据是因为在非人灵长类动物、大鼠、家兔、照膜发育异常的比格犬中未观察到相应改变（Grant 1986）。其他的非螯合剂可引起磷脂质沉积，这也能导致照膜外观改变。

许多自发性葡萄膜病变是先天性的变化，在检疫期眼科检查时被发现，包括瞳孔膜存留和后缺损（Bellhorn 1974; Heywood 1973; Hubert et al. 1994; Kuno et al. 1991; Rubin 1974; Taradach and Greaves 1984; Taradach et al. 1981）。其他可能与毒性有关的葡萄膜病变包括犬给予抗胆碱酯酶的杀虫剂后，睫状体上皮基底膜增厚；大鼠全身暴露乳酸银后，葡萄膜色素上皮细胞内和基底膜中银沉积。

实验动物罕见自发性葡萄膜肿瘤。小鼠的葡萄膜肿瘤通常是恶性的（Ackerman et al. 1998; Albert et al. 1982; Ernst et al. 1991; Everitt and Shadduck 1991; Geiss and Yoshitomi 1999; Krinke et al. 2001; Mohr 1994; Owen and Duprat 1991）。

21.1.7 眼内压

房水由睫状体不断产生，一般来说，绝大部分的房水通过虹膜角流出。可以通过反弹或压平眼压计测量 IOP（Pereira et al. 2011）。药物相关性因素引起的 IOP 降低机制包括葡萄膜巩膜房水流出增加、睫状体房水形成受扰、睫状体损伤 940
（Grant 1986; Lutjen-Drecoll and Tamm 1988）。给予

散瞳化合物所致的 IOP 升高是因为瞳孔扩张致使前房变浅和虹膜角变窄（Hadjikoutis et al. 2005）。Grant 于 1986 年总结了 IOP 升高的几个原因，包括结膜下注射某些化学品，前房内注射颗粒或黏稠溶液引起阻塞而减缓房水流出，眼内炎症和被覆于小梁网的内皮细胞受损（Grant 1986）。

青光眼是 IOP 长期持续增加导致的永久性结构变化，以眼球扩大（水眼或牛眼）、角膜弥漫性青白色混浊（水肿）、角膜后弹力膜撕裂（条纹）、葡萄膜和巩膜变薄、晶状体脱位、睫状体萎缩、视网膜内层变薄为特征。起初视网膜神经节细胞缺失（视网膜内层变性），然后内核层（inner nuclear layer, INL）神经元缺失。眼球扩大使视网膜感觉层脱离，从而引起感光细胞变性（视网膜外层变性）。视盘（视乳头）变得凹陷，尤其是家兔容易发生，因为家兔的筛板发育不充分。眼球的扩大可能会妨碍角膜的充分水化作用，导致继发性 KCS（Rubin 1974; Suckow and Douglas 1997）。

前房角发育不全或获得性房水排出障碍可引起青光眼。前房角发育不全（虹膜根部毗邻角膜后弹力膜的边缘）可能会出现角膜后弹力膜破裂并延伸至梳状韧带周围的结构（即后弹力膜化）。原发性青光眼的例子包括新西兰白兔的遗传性青光眼和比格犬的开角型青光眼（Gad 2007; Gelatt et al. 1998）。

继发性青光眼可继发于炎症、肿瘤、新生血管形成或晶状体脱位（Dubielzig et al. 2010）。啮齿类动物眼球前段炎症可发展形成青光眼，特别是有虹膜前粘连时。老龄 DBA/2J（D2）小鼠的黑色素扩散也可导致继发性青光眼（John et al. 1998）。

21.1.8　晶状体

晶状体的解剖学已有文献进行过较好地归纳总结（Hockwin et al. 1991; Samuelson 2007）。晶状体基本上由一个囊包裹，囊可分为前、后两个面。位于前囊下的晶状体上皮细胞呈单层排列。增殖区的晶状体上皮细胞持续不断地分裂，向赤道板移行，至晶状体核弓区细胞变长，不断产生晶状体纤维（译者注：晶状体赤道板的上皮细胞不断增生形成新的晶状体细胞，上皮细胞转变为带状晶状体细胞的过程发生在整个晶状体赤道板的周围，晶状体细胞的细胞核，在赤道板以前排列成为新月形弯曲带，称为晶状体核弓）。晶状体纤维拉长并在晶状体前、后缝处（the anterior and posterior suture lines）相交。在老龄动物中，晶状体纤维不断地向内部晶状体核的方向推移，形成对晶状体核的持续压迫，最终发生硬化（核硬化）。晶状体前面的上皮细胞持续不断地形成基底膜，因此老龄动物的前囊变厚。

通常晶状体呈透明状，主要从房水中获取足够的营养，也可从玻璃体获得较少量的营养（Gum et al. 2007）。为了保持晶状体的透明性，晶状体上皮细胞通过 Na^+- K^+- ATP 酶泵来维持临界水平脱水状态，无氧糖酵解途径是能量的主要来源。蛋白质约占晶状体的 35%，其中含有被称为晶体蛋白（crystallin）的可溶性蛋白。随着年龄增加，这些可溶性蛋白质减少而不溶性蛋白质硬蛋白（albuminoid）增加。

晶状体最主要的改变为失去透明度（混浊化）。有人把临床上出现的任何晶状体混浊均称为白内障，但也有人坚持认为这个术语只能用于晶状体永久性混浊。包括白内障在内的晶状体所见均需明确部位，并可用直接显微镜、裂隙灯生物显微镜、Scheimpflug 成像（图像分析系统）进行检查确诊（Hockwin et al. 1991; Somps et al. 2009）。

在实验动物身上已发现了多种类型的自发性 941
晶状体混浊，需要把它们与处理相关的所见相区分（Balazs et al. 1970）。先天性晶状体混浊一般在检疫期检查时被发现，其他的晶状体混浊是遗传性的（Heywood 1971; Peiffer 1991b）。可逆性的晶状体混浊可由化合物引起，也可与低温、缺氧、窒息、脱水和应激等因素有关（Fraunfelder and Burns 1970）。对于啮齿类及其他动物，可逆性晶状体混浊的例子包括因晶状体纤维肿胀所致的晶状体缝清晰可见（prominent suture lines）、无退行性改变的个别晶状体纤维轻微肿胀以及冷性白内障（cold cataracts）。冷性白内障的特征为临床上出现可逆的晶状体混浊但无显微镜下所见。有几种化合物（如三苯乙醇）可导致啮齿类动物发生可逆性晶状体混浊（Rathbun et al. 1973）。

可能与临床上一种晶状体混浊相对应的不可逆显微镜下改变的特征包括囊状细胞、裂隙、空泡、液化、晶状体纤维断裂、Morgagnian 球状体形成、矿化、晶状体囊塌陷。其中一些改变（液体蓄积、晶状体纤维肿胀、球状体形成）也可由固定引起，特别是用含醋酸的固定液固定非人灵长类动物的晶状体时可出现类似变化。这些人工假象在非人灵长类动物的晶状体中可以见到（图 21.2b）。其他与白内障有关的晶状体形态学改变包括晶状体细胞沿后囊迁移、晶状体上皮细胞过度增殖、纤维化生（Dubielzig et al. 2010）。

晶状体囊的病变包括破裂和染色异常。眼内手术或玻璃体内注射可无意中引起晶状体囊破裂。在很少的情况下，玻璃体内注射的治疗药物（如寡核苷酸）可扩散到晶状体囊，引起显微镜下染色异常，但缺乏临床表现（图 21.2c）。晶状体后囊薄，容易创伤后发生破裂，家兔感染兔脑炎原虫时也可发生晶状体后囊破裂（Giordano et al. 2005）。

晶状体上皮细胞可发生毒性相关的改变，应将其与自发性病变相鉴别（Balazs and Rubin 1971）。例如，晶状体上皮细胞增生可由毒性引起，也可自发于老龄大鼠。大鼠给予 4- 二乙氨基乙氧基 -α- 乙基 - 二苯甲醇（4-diethylamineethoxy-α-ethyl-benzhydrol）可引起继发性晶状体上皮增殖，伴有晶状体纤维变性。暴露于电离辐射、给予抗有丝分裂类抗肿瘤药或某些化合物（如白消安）后可妨碍细胞分裂（Grant 1986; Turton and Hooson 1998）。中波紫外线（UVB）照射的晶状体上皮细胞可发生凋亡和增生。

晶状体混浊可见于任何种属的实验动物，但啮齿类动物最常发生（Balazs et al. 1970; Bellhorn 1973, 1974; Geiss and Yoshitomi 1999; Heywood 1973; Heywood et al. 1976; Loget 1995; Taradach and Greaves 1984）。许多化合物可引起动物发生白内障（Grant 1986; Render and Carlton 1991c; Whiteley and Peiffer 2002）。导致白内障发生的部分因素包括老龄化，代谢紊乱，营养不良，暴露于氧自由基、X 射线、微波、γ 射线、长波紫外线（UVA）或中波紫外线（UVB）等（Gehring 1971; Grant 1986; Peiffer 1991a; Render and Carlton 1991b; Wegener 1995）。与老龄化相关的白内障发生被认为是氧化应激作用的最终结果（Geiss and Yoshitomi 1999; Taylor et al. 1995; Wegener 1995）。晶状体内半乳糖、木糖、葡萄糖浓度过高也可引起白内障（Grant 1986; Turton and Hooson 1998）。这些糖类转化为糖醇积聚于晶状体内，导致渗透性肿胀。给予化合物（如四氧嘧啶或链脲霉素）可发生白内障，外源性物质可通过多种机制导致白内障（Gajdosík et al. 1999; Geiss and Yoshitomi 1999; Grant 1986; Rubin 1974; Turton and Hooson 1998）。药物（如对乙酰氨基酚）通过氧化应激机制导致白内障。丁硫氨酸亚砜胺（Buthionine sulfoximine）可引起晶状体纤维发生渗透性肿胀。萘可抑制酶活性或干扰蛋白质代谢。三苯乙醇等化合物干扰脂质代谢，而白消安等化合物引起类放射性白内障。动物发生的所见并非总是与人类具有相关性。给 942

予一些化合物（如糖皮质激素）可导致人类发生白内障，但用动物难以进行复制。

21.1.9　玻璃体

原始玻璃体指的是胚胎期玻璃体血管系统，正常情况下，它在眼睛发育完全后退化，但也可残留在晶状体后囊（后极性混浊），或表现为一条从视盘延伸出的血管残留物。尽管其他种属也可发生胚胎血管残留物，但最常见于大鼠，它可引起玻璃体出血（Heywood 1973; Hubert et al. 1999; Kuno et al. 1991; Rubin 1974; Taradach et al. 1981）。

次级玻璃体起源于神经外胚层，指的是眼睛发育完全后的玻璃体。透明的玻璃体充满在玻璃体腔内，有助于维持眼球的形状、将光传输到视网膜和保持视网膜的正常位置（Hockwin et al. 1991; Samuelson 2007）。玻璃体主要由水组成、还含有透明质酸、组织细胞（玻璃体细胞）、复合碳水化合物和胶原原纤维等，它通过胶原原纤维与视网膜的内界膜（inner limiting membrance, ILM）相连。玻璃体的胶体 – 液体比随种属和年龄不同而存有差异（Samuelson 2007）。玻璃体是视网膜代谢产物的存贮部位，并可保护晶状体和视网膜免受有毒化合物的损伤。透明质酸不仅具有黏弹性，而且还充当一个大分子扩散的屏障。引起透明质酸减少和玻璃体液化的处理因素均会影响晶状体和视网膜的营养供应、废物清除和药物的传递。

玻璃体改变可通过直接或间接检眼镜检查确定，它可自发出现，也可由医源性或毒性引起（Hockwin et al. 1991）。在大多数种属，玻璃体液化（玻璃体脱水收缩）常随老龄化发生，玻璃体与视网膜 ILM 的分离可引起视网膜撕裂和脱离（Samuelson 2007）。玻璃体的其他自发性病变包括犬的玻璃体中出现多灶性白色小浊斑（星状玻璃体变性，asteroid hyalosis）和啮齿类动物的玻璃体纤维化和钙化（Haggerty et al. 2007; Heywood et al. 1976; Taradach and Greaves 1984）。玻璃体血管形成可能是 ILM 缺陷的结果，或是实验性新生血管形成的一部分。

绝大部分医源性玻璃体所见是为了治疗视网膜疾病而进行玻璃体内注射或医疗器械的植入所致。所见包括炎症细胞浸润、玻璃体浆液增多引起的伊红染色增强（浆液性玻璃体）、出血、液化和移位，这可能会导致视网膜脱离（Short 2008; Taradach and Greaves 1984）。玻璃体内注射可引起玻璃体经注射间隙脱垂或由注射的化合物引起视网膜毒性（如家兔注射酮咯酸氨丁三醇）（Komarowska et al. 2009）。玻璃体内的巨噬细胞能吞噬注射物质，因为视神经是清除玻璃体内注射药物的路径之一，所以在玻璃体内注射药物后，已经进入玻璃体的巨噬细胞可能会进入视神经（图 21.2d）。

21.1.10　视网膜和视神经

不同实验动物间的视网膜结构通常相似，且已有文献进行过较好地归纳总结（Hockwin et al. 1991; Samuelson 2007）。视网膜基本上由内层的透明感觉层视网膜（神经感觉层）和外层的含色素 RPE 层构成，两者之间由一个潜在的间隙（视网膜下腔）隔开。感觉层视网膜仅在视网膜睫层缘和视盘这两个部位附着，易发生感觉视网膜分离（视网膜脱离）。视网膜神经节细胞的轴突汇集成视神经，视网膜的周边部在视网膜睫状缘（人类和非人灵长类动物则是锯齿缘）骤然变成睫状体。

RPE 的形态、功能和病理学变化已有综述报道（Mecklenburg and Schraermeyer 2007; Whiteley and Peiffer 2002）。RPE 顶端的绒毛包裹感光细胞外节，但绒毛和外节之间由感光细胞间基质分隔。在视神经盘脱落（disk-shedding）的过程

943 中，RPE 吞噬、降解感光细胞外节。视盘脱落可以用作衡量 RPE 功能的指标（LaVail 1976）。一些降解产物被回收利用，但多不饱和脂肪酸氧化产生的脂褐质可能会蓄积，这是老龄化过程的一部分。与其他实验动物不同，家兔的 RPE 在正常情况下即可见到脂质体（Prince 1964）。

RPE 细胞的侧面参与形成血眼屏障，RPE 的基底面构成基板，它通过布鲁赫膜与脉络膜毛细血管层内皮细胞的基板相连。RPE 基底面可呈卷曲状，这与灌流固定过程中导致的空隙扩大人工假象有关。

感光细胞的外节由多层交叠的膜构成，内节含很多的细胞器。感光细胞的细胞核位于外核层（outer nuclear layer, ONL），与来自 INL 的神经元以突触相连。ONL 通常比 INL 厚，如果其厚度小于或等于 INL 的厚度应考虑感光细胞变性。胞体在 INL 中的神经元与神经节细胞层（ganglion cell layer, GCL）中的神经元形成突触连接，GCL 含有各种类型的神经节细胞和无长突细胞的胞体。神经节细胞的轴突形成神经纤维层，毗邻视盘的神经纤维层最厚。此外，视网膜感觉层还有苗勒细胞、星形胶质细胞和神经胶质细胞。家兔的 INL 可见大胶质细胞（Prince 1964）。苗勒细胞被认为是一种特化的视网膜星形胶质细胞，它的突起伸展到玻璃体界面形成内界膜（ILM），伸向感光细胞的内节形成外界膜。

视网膜是体内代谢最活跃的组织之一。内层视网膜（胞核位于 GCL 和 INL 内）从视网膜血管获取营养，但感光细胞从脉络膜毛细血管层获得营养。视网膜血管也参与形成血 – 眼屏障（血 – 视网膜屏障）。

临床评价视网膜毒性的主要方法是间接检眼镜检查（眼底镜检查）和闪光视网膜电图。然而，临床评价还可能使用荧光素血管造影、共聚焦扫描激光断层扫描、超声和光学相干断层扫描等技术（Dietrich 2007; Hockwin et al. 1991; Munger 2002; Rubin 1974）。对于实验动物和人类患者，闪光视网膜电图是评价视网膜功能的一种敏感和客观的方法，常被用作视网膜变性的一种生物标志物（Narfström et al. 2002; Rosolen et al. 2005）。

有关实验动物眼底外观检查已有很详细的文献报道（Rubin 1974）。检查包括视网膜血管、中央凹区域（家兔、犬）、黄斑（人类和非人灵长类动物）、脉络膜（白化动物的脉络膜血管和犬的照膜）和视盘等。不同动物的视网膜血管类型不同，但绝大部分常用实验动物（家兔和豚鼠除外）和人类都是血管丰富（holangiotic）的类型（Prince 1964）。犬的中央凹区域是一个视锥细胞聚集的局部区域，位于视盘颞侧，位置比视盘略高，但家兔的该区域（视带，visual streak）低于视盘［译者注：家兔的视网膜没有真正的黄斑区，只有一片条状的区域，称为视带（visual streak）］（Hebel 1976; McIlwain 1996; Oyster et al. 1981）。这个视网膜区域与非人灵长类动物的黄斑相似，非人灵长类动物的黄斑也位于视盘颞侧，位置比视盘略高。

视网膜的毒性改变需要与自发性背景病变相鉴别，自发性病变包括衰老相关的改变、遗传性或光诱导的视网膜病变。对于一些化合物，自发性病变的发生率增加可能是唯一的毒性表现（Taradach and Greaves 1984）。因此，掌握自发性病变的相关知识非常重要。

视网膜所见通常累及视网膜血管、感光细胞或神经节细胞。毒性相关的视网膜血管病变包括坏死、血管增生、微动脉瘤、增厚或钙化，这些可导致视网膜出血和水肿。毒性相关的视网膜出血需要与其他原因所致的出血相鉴别，如凝血病、视网膜高血压、血管疾病、眼外伤或抓取大鼠时胸部受压（Hubert et al. 1994）等。临床上可使用血管造影和胰蛋白酶消化视网膜后显微镜观察等方法评价视网膜血管改变（Fischer and Slatter 2007）。血管毒性的例子有尿烷麻醉引起 944

的视网膜下腔内血管增生和家兔给予萘发生的视网膜水肿（Rubin 1974）。

感光细胞改变包括发育不良、营养不良和变性。“视网膜发育不良”这个术语用于描述视网膜发育异常时视网膜感觉层的局灶性或多灶性组织排列紊乱，其特征通常表现为视网膜菊形团、感光细胞异常排列，并可能存在变性。许多实验动物可见自发性视网膜发育不良，特别是大鼠和家兔（Rubin 1974）。大鼠的视网膜发育不良通常包括单侧视网膜感觉层的外层线状变薄或缺失，偶尔可发生 INL 与脉络膜或巩膜直接相连（Hubert et al. 1994; Kuno et al. 1991; Lin and Essner 1987; Schardein et al. 1975; Taradach and Greaves 1984; Taradach et al. 1981）。这种改变多发于雄性动物，并且随着年龄增加发生率增加。视网膜发育不良中的一种改变又称为线性视网膜病变（linear retinopathy）（图 21.3a）。视网膜发育不良也可是一种毒性相关改变（如大鼠幼仔给予胞嘧啶）（Percy and Danylchuk 1977）。

视网膜营养不良为一种通常累及感光细胞、RPE，或两者同时受累的疾病，发病时间和病变进展的严重程度不尽相同。该病在非人灵长类动物、大鼠和某些品系的小鼠（包括几种突变和转基因小鼠品系）中是遗传性的（Aguirre et al. 1998; Drager and Hubel 1978; Heywood 1974; Hubert et al. 1999; Lai et al. 1975; Matuk 1991; Pittler and Baehr 1991; Rubin 1974; Taradach and Greaves 1984; Von Sallman and Grimes 1972）。

945 实验动物的感光细胞变性可为自发性（如老龄化或光暴露），亦可由毒性引起。老龄化相关的视网膜变性的特点是感光细胞（特别是视杆细胞）数量逐渐减少和 ONL 变薄，该变化在 2 岁龄大鼠中很明显（Geiss and Yoshitomi 1999; Heywood 1974; Hockwin et al. 1991; Lai et al. 1978, 1979; Lin and Essner 1987; Taradach and Greaves 1984; Tucker 1997; Weisse et al. 1974）。对于所有实验动物和人类而言，老龄化相关的感光细胞数量渐进性缺失，包含感光细胞的胞核移位进入内、外节层（图 21.3b）（Lai 1980; Lai et al. 1982）。移位的感光细胞胞核的数量通常较少，尤其是视网膜中央，但染色质密度正常。它们在视网膜周边或后极更常见到。移位胞核在非常年轻的大鼠、老龄大鼠、暴露于高强度光照的大鼠，以及患有眼部疾病的视网膜中更容易观察到。邻近感光细胞的胞核可发生变性，亦可无变性发生。

由于视网膜周边部厚度比中央部薄，所以老龄化相关的视网膜变性在周边部更明显，并可首先出现 RPE 的改变。老龄化相关的周边部视网膜变性的典型变化包括 ONL 和 INL 核缺失引起的视网膜变薄，核层融合，感光细胞的胞核移位进入内、外节层，RPE 肥大，也可能出现 RPE 细胞或巨噬细胞迁移进入视网膜感觉层（Lai et al. 1978, 1982; O’Steen et al. 1974; Rubin 1974; Taradach and Greaves 1984; Weisse et al. 1974）。

光诱导的大鼠、小鼠、非人灵长类动物、家兔和小型猪的感光细胞变性已有报道（Bellhorn 1980; Dureau et al. 1996; Greenman et al. 1982; Hockwin et al. 1991; Hubert et al. 1999; Kuwabara and Gorn 1968; Lai et al. 1978; La Vail 1980; La Vail et al. 1987; Lawill 1973; Noell et al. 1966; Organisaciak and Winkler 1994; O’Steen et al. 1972; Peiffer and Porter 1991; Perez and Perentes 1994; Tso 1973; Tso and Woodford 1983; Weisse et al. 1974）。非白化动物的葡萄膜（尤其虹膜）中的色素沉着通过吸收光线而保护视网膜免受光的损伤。雌性大鼠比雄性大鼠更易受影响，其敏感度随品系不同而变化。小鼠似乎对光强度的增加相当敏感，其敏感度随葡萄膜中的色素沉着而变化。光照可促进视网膜自然老化过程，特别是对于白化动物，但短期高光强度暴露或长期的正常明 – 暗循环的光暴露也可引起感光细胞变性。与

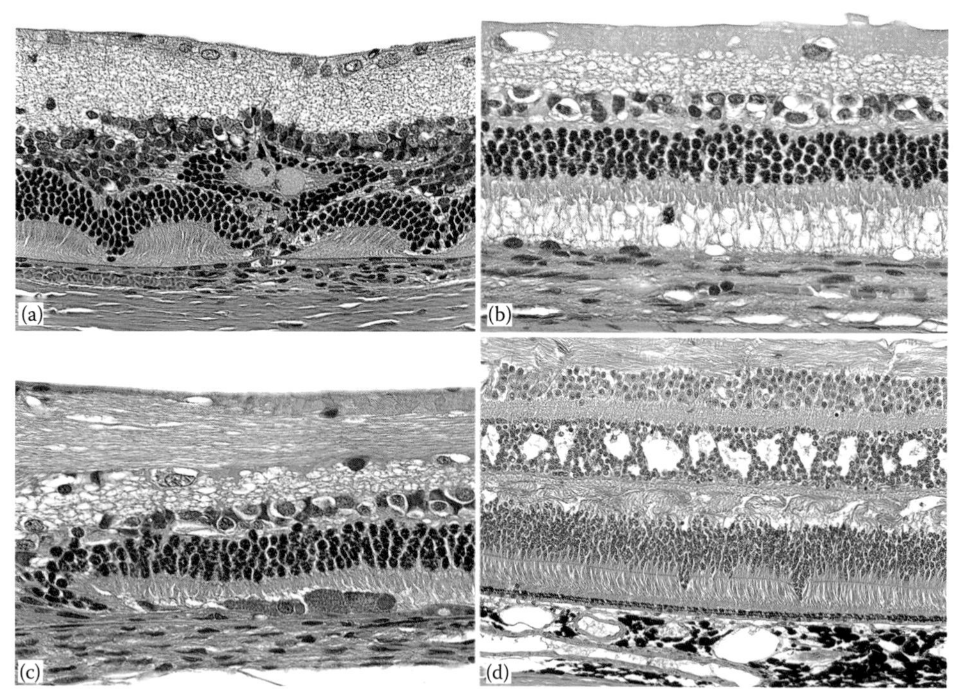

图 21.3 （a）HE 染色，60× 物镜。Sprague Dawley 大鼠感光细胞内节和外节的多灶性缺失，符合自发性线性视网膜病变的特征。图片中央的视网膜呈扭曲样是因为视网膜斜切的缘故。（b）HE 染色，60× 物镜。家兔感光细胞的胞核自发性进入视网膜的内节层和外节层。（c）HE 染色，60× 物镜。家兔毗邻视神经处的 RPE 自发性肥大伴有溶菌酶和脂褐质蓄积。（d）HE 染色，20× 物镜。猴玻璃体内注射受试物后的视网膜变化（INL 内出现空隙和感光细胞的胞核多灶性移位到视网膜的内、外节层）

笼架底部饲养的啮齿类动物相比，笼架顶部饲养的动物这种现象更明显。影响光诱导视网膜病变发生的其他因素包括光的波长、光暴露的持续时间、暗适应的时间长度、开始光暴露时的年龄、视网膜的成熟程度、体温、白化、前期日常光照量低、明 – 暗周期时间的改变、饮食（包括维生素 A 缺乏或过量、维生素 E 或牛磺酸缺乏）等。一般情况下，光诱导的视网膜变性在视网膜中央部更明显，视杆细胞比视锥细胞更敏感。改变包括 ONL 变薄，内节层和外节层排列紊乱、厚度变薄，并可发生感光细胞核移位增多。

实验用哺乳动物（特别是犬和非人灵长类动物）常见的一种视网膜背景病变是周边部视网膜囊样变性（Dubielzig et al. 2010; Rubin 1974）。这种病变的患病率随着年龄的增长而增加，早在 8 周龄犬的鼻上象限就可见到，在非人灵长类动物颞侧视网膜的外周部也可发现。该病变应与视网膜层劈裂（retinoschisis）相鉴别。

RPE 下透明物沉积（玻璃疣样小体）是一种非人灵长类动物老龄化相关的视网膜改变（Hope et al. 1992; Ishibashi et al. 1986）。这些结构由布鲁赫膜上的视网膜下凝结物组成。

视网膜皱襞指的是视网膜感觉层局部脱离，自发性视网膜皱襞在很多种属的实验动物中已有报道，尤其是年轻动物（Hockwin et al. 1991; Hubert et al. 1999; Kuno et al. 1991; Rubin 1974）。显微镜下，视网膜皱襞累及视网膜的外层，需要与视网膜前牵拉膜（preretinal traction
membranes）或视网膜下沉积相关的人工假 946
象、出血或 RPE 细胞聚集相鉴别（Gartner and Henkind 1981; Rubin 1974）。

实验动物的自发性视网膜脱离罕见，视网膜

脱离可能与视网膜前牵引膜、视网膜裂孔或撕裂、视网膜下腔内出现液体或出血，以及青光眼时的牛眼（buphthalmos）出现有关（Dubielzig et al. 2010; Rubin 1974）。牵引膜（Traction membranes）形成可继发于新生血管性疾病或眼内手术引起的玻璃体改变。浆液性视网膜脱离可继发于高血压或脉络膜水肿，这二者都可与给予化合物有关（如羟基吡啶硫酮或二乙基硫卡巴腙）（Grant 1986）。在真性视网膜脱离中，RPE 细胞往往肥大并相互间呈分离状态，随着时间的推移，视网膜脱离将导致感光细胞变性。

RPE 一种常见的形态变化是肥大。肥大的 RPE 细胞可表现为以下形式：单排弥漫性均匀增大的细胞但不伴有视网膜脱离；单排相互分离细胞伴有视网膜脱离；或通常含有颗粒状胞质、也可能含有脂褐素的灶状细胞群（图 21.3c）。最后一种形式的肥大在家兔中是一种常见的自发性改变，特别是在视盘周围，当然其他部位也可发生（Render and Schafer，未公开发表数据）。由于 RPE 吞噬并降解感光细胞外节，所以随着年龄的增加或因为毒性（如铅毒性）在 RPE 中可出现脂褐素蓄积（Mecklenburg and Schraermyer 2007）。RPE 也可发生其他类型的形态变化，如细胞极性丧失、顶部绒毛脱落和色素脱失。这些改变是对损伤的应答反应。作为对损伤、慢性炎症、长期牵拉性视网膜脱离等刺激因素的应答反应，RPE 细胞也可出现伴或不伴化生的增生。

能与黑色素结合的化合物通常需要明确是否具有视网膜毒性，然而能与黑色素结合的化合物并不意味着一定会产生毒性（Dayhaw-Barker 2002; Leblanc et al. 1998）。有些能与黑色素结合的化合物可能没有作用，或者可能还具有保护作用（Hockwin et al. 1991）。例如，给予白化 Sprague-Dawley 大鼠氨己烯酸（vigabatrin）可引起视网膜病变，但给予含色素的 Lister-Hooded 大鼠则不会发生病变（Butler et al. 1987）。与此相反，含色素的大鼠暴露于倍硫磷时视网膜变性更严重（Imai et al. 1983）。

多种药物和化学品毒性引起的视网膜感觉层和 RPE 变化已发表了综述（Frame and Carlton 1991; Grant 1986; Kuiper et al. 1997; Marmor and Wolfensberger 1998; Mecklenburg and Schraermeyer 2007; Whiteley and Peiffer 2002）。因为视网膜不同层内的神经元高度特化，所以视网膜内毒性的部位及严重程度各不相同，基于形态学表现确定毒素影响的主要细胞类型可能比较困难（Bouldin et al. 1984）。例如，处理后 INL 中可出现空隙，其确切的发病机制有时也不明晰（图 21.3d）。

最常见的毒性相关的视网膜所见为视网膜变性。

视网膜变性是一个非特异性术语，用于描述视网膜组织的细胞凋亡、坏死、萎缩或空泡形成。如果要用的话，需要进一步作出明确界定。一般情况下，毒性诱导的视网膜变性可以累及视网膜内层，主要是神经节细胞，也可以累及视网膜的外层，主要是感光细胞或 RPE。感光细胞的退行性改变包括外节缩短。假如感光细胞仍然存活，那么这种外节缩短是可逆的。随着时间的推移，感光细胞变性可能会出现感光细胞内、外节层排列紊乱或变薄，以及 ONL 变薄等特征。犬和猫感光细胞变性时，眼底镜检查可见照膜表现为高反光性。显微镜下，毒性引起的感光细胞变性与自发性感光细胞变性的表现可以是相似的。

空泡形成是视网膜内多种细胞可出现的改变之一。譬如六氯酚（hexachlorophene）引起的感光细胞空泡形成（Frame and Carlton 1991）。阳离子两亲性药物引起磷脂质沉积，伴有 RPE 内出现膜性螺环（membranous whorls）蓄积，
这是磷脂的酶促降解受到干扰所致（Drenkhahn 947
and LüllmannRauch 1978; Lüllmann and Lüllmann-Rauch 1981）。阳离子两亲性药物可以特异性累

及某一类型的细胞。例如，氯喹主要影响神经元和苗勒细胞，而三苯乙醇影响 RPE 和苗勒细胞。RPE 特别容易受累，这是因为它具有吞噬作用，以及它需要处理大量源于视杆细胞外节的膜性物质。动物玻璃体内注射庆大霉素，RPE 内出现含有同心圆样层状溶酶体包涵物，如果降解受损，溶酶体包涵物蓄积。

引起 RPE 变性的原因包括老龄化、视网膜感觉层脱离和毒性（如氨基苯氧烷烃）（Mecklenburg and Schraermyer 2007）。毒性与 RPE 和感光细胞的变性不一定是由于药物与 RPE 中的黑色素结合，因此，药物与黑色素的结合不能预测其毒性（Leblanc et al. 1998）。

视网膜感觉层的病变包括血管性改变，神经节细胞、感光细胞及其他神经元变性，神经胶质细胞反应。某些化合物，如三甲基锡，可引起视网膜细胞产生多种类型的病变（Grant 1986; Whiteley and Peiffer 2002）。D,L-α 氨基己二酸（D,L-α aminoadipic acid）毒性可引起苗勒细胞发生胞质空泡形成和坏死（Pedersen and Karlsen 1979）。

许多化合物会影响 RPE，有些化合物可导致血－视网膜屏障的改变。RPE 的毒理学改变可以与感光细胞的改变同时发生，也可引起继发性感光细胞退行性改变（Mecklenburg and Schraermyer 2007）。

实验动物眼毒性引起的视网膜病变的预测价值在啮齿类和非啮齿类动物种属之间以及动物和人类之间可能存在差异（Heywood 1985）。例如，对抗菌剂恩诺沙星视网膜毒性的敏感性存在种属差异（Gelatt et al. 2001）。动物的视网膜病变难以与人类的视网膜病变相关联。一些药物（如乙胺丁醇和氨己烯酸）可导致实验动物视网膜病变，但似乎不会引起人类视网膜变化（Butler et al. 1987; Heng et al. 1999）。

感光细胞变性与多种药物和化学品的毒性相关（Frame and Carlton 1991; Grant 1986）。化合物诱导的视网膜变性的机制因化合物的种类和所用的实验动物种属而异。一些毒性直接影响视网膜细胞，而其他化合物可能具有间接影响，例如，影响脉络膜毛细血管层的内皮细胞。

感光细胞退行性改变最初可以表现为外节缩短，只要感光细胞仍然存活，这种改变就是可逆的。一般情况下，这种感光细胞变性的急性期在光学显微镜下不会见到，但外节更严重的改变包括变短、断裂和排列紊乱等变化可以被观察到，这时可伴有感光细胞的胞核向外迁移、RPE 吞噬感光细胞碎片、ONL 层因感光细胞的胞核缺失而变薄等。

神经节细胞变性可直接源于毒性作用，也可继发于青光眼，或作为一种自发性疾病。检测神经节细胞缺失的一种有用方法是检查球后视神经横截面的神经节细胞轴突变性。神经节细胞毒性的易感性具有种属特异性。例如，甲醇对人类和非人灵长类动物具有毒性，但对家兔和犬则无此类毒性（Rubin 1974）。几种化合物已被证实具有神经节细胞毒性（Heng et al. 1999; Parhad et al. 1986）。阿霉素抑制慢速转运，导致轴索神经丝肿胀、坏死（Parhad et al. 1986）。在啮齿类动物，谷氨酸引起神经元去极化，产生离子流入，从而导致神经节细胞肿胀和坏死，可伴有内网层空泡形成（Lucas and Newhouse 1957）。一种谷氨酸受体受到过度刺激也可导致神经节细胞丢失，这种毒性可能与视网膜缺血相关。乙胺丁醇毒性受兴奋性毒性通路调节，在大鼠中表现为视神经的轴突肿胀，在人类中表现为视觉障碍（Heng et al. 1999）。累及神经节细胞的毒性也可累及其他类型的视网膜细胞。例如，氯喹毒性通过细胞内的膜性磷脂包涵物聚集而累及人
类和动物的神经节细胞、感光细胞和 RPE。停 948
止给药，这种变化也不能恢复。对这种毒性的易感性在实验动物之间各不相同（Davidson and

Rennie 1986; Grant 1986）。毒性引起的神经节细胞缺失须与潜在的自发性疾病相鉴别，如恒河猴和食蟹猴特发性双侧视神经病（Fortune et al. 2005; Leedle et al. 2008）。这种疾病会出现黄斑区神经节细胞缺失，导致双侧视神经颞侧的轴突缺失。

神经节细胞的轴突汇集形成视盘和视神经，视神经由视网膜神经节细胞轴突、神经胶质细胞和软脑膜隔膜（pia mater septae）构成（Samuelson 2007）。视盘周边略隆起，中央凹（视盘生理性凹陷），这在家兔尤其明显。在临床上，可用眼底镜检查视盘的大小、清晰度、颜色，也可利用激光多普勒血流仪检测视盘的血流（Rubin 1974）。

实验动物的视神经改变包括自发性改变和毒理学改变。先天性自发性改变可在实验前检疫期发现，其他改变可通过进一步的眼底镜检查发现。视神经及视束变性可累及单侧或双侧，表现为轴突缺失和胶质细胞增生。已有报道证实，恒河猴和食蟹猴可发生特发性双侧视神经病（Fortune et al. 2005; Leedle et al. 2008）。视神经变性的特征通常为视网膜神经节细胞缺失，见于诸如青光眼之类的能引起神经节细胞缺失和视盘凹陷的疾病（Dubielzig et al. 2010）。随着年龄的增加，动物视神经轴突的数量减少，而星形胶质细胞和神经胶质膜的数量增加（Cavallotti et al. 2001）。

许多化合物引起的中毒性视神经病已在人类和实验动物中被报道（Grant 1986; McCaa 1985）。病变包括轴突肿胀伴有或不伴有脱髓鞘、轴突缺失、反应性神经胶质增生和血管内皮细胞增殖等。

视神经炎是一个眼科术语，一般与镜下发现没有关联，但也可表现为轻度水肿。视盘水肿是指视盘出现水肿，以视盘膨胀突入玻璃体腔为特征。该病变可能伴发轴突或髓鞘的破坏。视盘肿胀可能是因水肿或神经丝蓄积所致。视盘水肿可能是眼毒性（如水杨酰苯胺）的一种表现形式（Brown et al. 1972）。实验动物视神经和视网膜的自发性肿瘤非常罕见，但大鼠的视神经肿瘤已有报道。给予含镍的化合物可诱导出现给药相关的肿瘤（Ackerman et al. 1998; Albert et al. 1982; Shadduck and Everitt 1991; Yoshitomi and Boorman 1990）。

21.2　耳

21.2.1　外耳

耳由外耳、中耳和内耳三部分组成（Banks 1993）。外耳包括耳郭和外耳道，其内侧终端止于鼓膜的外表面。外耳的结构由耳软骨支撑，耳皮脂腺和耵聍腺的分泌物一起参与形成耵聍。啮齿类动物的 Zymbal 腺是位于外耳道前侧和腹侧的一种皮脂腺。外耳的病理变化可累及外耳皮肤或外耳的特定结构（Kelemen 1978）。外耳道炎症一般不会在毒理学研究中引起注意，除非动物出现晃头或挠耳等临床体征。当外耳道发生炎症时，其特征为外耳道壁水肿增厚，外耳道中出现黄褐色或棕色的皮壳状渗出物（Gad 2007）。外耳道炎症的病因可能是感染了耳螨寄生虫（如家兔的耳痒螨或犬的耳痒螨）。据报道，在几种品系的大鼠中可出现自发性耳软骨炎，由于纤维软骨组织或软骨骨组织发生肉芽肿性炎症，导致耳郭结节状或弥漫性增厚（Chiu 1991; Kitagaki et al. 2003）。鉴别诊断包括软骨溶解和肿瘤。

老龄大鼠 Zymbal 腺的导管囊肿和肿瘤可以 949
是一种自发性病变（Greaves 2007）。大鼠外耳皮脂腺的恶性肿瘤可由多种化学致癌物诱发出现，小鼠摄入苯也可引起外耳皮脂腺的恶性肿瘤（Huff et al. 1988; Maltoni et al. 1988）。

21.2.2 中耳

中耳含有一个颞骨内充满空气的腔室（鼓室），鼓室外侧是由鼓膜分隔的外耳道末端，内侧则是内耳。咽鼓管（耳咽管）由鼓室向前延伸，与鼻咽部相连，这些结构衬覆相似的黏膜。咽鼓管可维持充满空气的鼓室内的声压平衡，并提供液体引流通道，但也成为了中耳感染的途径。鼓膜的内侧面被覆中耳黏膜，外侧面被覆外耳道黏膜。

中耳含有一条由 3 块小骨（听小骨）组成的链（听骨链），这 3 块小骨分别叫作锤骨、砧骨和镫骨。锤骨一端与鼓膜相连，另一端与砧骨形成关节（图 21.4 a）。砧骨与镫骨形成关节，镫骨的底板附着在耳蜗的膜性卵圆窗上。中耳的肌肉包括鼓膜张肌（附着于锤骨）、镫骨肌（附着于镫骨），这两种肌肉收缩可限制听小骨运动以减弱声音传导。

对于中耳的检查，首先开始于解剖显微镜下的大体观察，包括检测听小骨运动能力的物理检测。鼓室中液体或渗出物积聚，以及听小骨关节骨性固定，都可导致听小骨运动能力降低（图 21.4 b 和 c）。耳硬化是由于镫骨与卵圆窗之间发生骨性固定，是导致成年患者的中耳功能障碍最常见的原因。由于一些临床疾病，听小骨也可以变脆和易碎，如成骨不全或中耳炎性渗出物。

胆脂瘤（cholesteatoma）可伴发咽鼓管堵塞，其由被覆坚硬角化复层鳞状上皮的坚硬结节组成，在结缔组织上覆盖着钉突。据报道，许多种属可发生胆脂瘤。给予刺激物或手术结扎外耳道可试验性诱发产生胆脂瘤（Hottendorf 1991; McGinn et al. 1982; Steinbach and Grüninger 1980）。这种病变需要与慢性肉芽组织和鳞状细胞癌相鉴别，这两种病变在老龄沙鼠中已有报道（Rowe et al. 1974）。

实验动物（尤其是豚鼠）可发生中耳感染。因此在毒性研究前，检查所用动物是否患有或曾经患有中耳感染很重要。中耳感染病变包括耳囊（the otic capsule）增厚、中耳内衬黏膜增厚、黏膜腺体形成、纤维化和骨硬化。中耳感染可蔓延至内耳，导致感觉细胞减少，听力减退。对中耳感染的治疗应该谨慎小心，因为许多用于治疗感染的药物也可能具有耳毒性。全身给药或经鼓膜进针刺入直接给药都可以作为化合物进入鼓室的方式。

中耳功能降低表现为听力减退。听力减退可因中耳病变引起（传导性听力减退），也可由于内耳感觉细胞受损所致（感觉神经性听力减退）。对于听力减退可通过行为测试和生理测试进行检测。行为测试包括耳郭反射（响声过后的耳郭运动）和听觉惊吓反射（对意外响声产生的运动反应，通常表现为跳动）。用于测量动物和人类的听力的生理测试是听性脑干反应（the auditory brain stem response, ABR）。一般来说，中耳病变可能使低频和中频声音的听阈增高，而大多数影响内耳的耳毒性的药物更倾向于增加高频声音的听阈。

21.2.3 内耳：听觉系统 950

内耳位于颞骨岩部中耳的内层，包括听觉部分（耳蜗）和前庭部分（前庭和半规管）两部分。耳蜗组织学的综述可以提供比本章更详细的描述（Forge et al. 2011; Hawkins 1973; Raphael and Altschuler 2003; Santi 2001）。耳蜗呈螺旋状。不同种属蜗螺旋管的圈数不同，其范围由 2.5 周
（大鼠、小鼠和大部分非人灵长类动物）至 4.25 951
周（豚鼠和栗鼠）（图 21.4 d）。耳蜗中有两种不同的液体成分：内部的膜蜗管（中阶）中充满了内淋巴，其外的腔隙中含有外淋巴，外部的腔隙又被分隔成两部分（前庭阶和鼓室阶），两者的末端在蜗顶处经蜗孔相连通。内淋巴与细胞内液

类似，而外淋巴与脑脊液（cerebrospinal fluid，CSF）类似，外淋巴通过耳蜗导水管与 CSF 相连通。内、外淋巴的离子组成不同，两者间形成耳蜗内电位，该电位对于听觉传导过程很关键。镫骨底板的振动引起椭圆窗和前庭阶外淋巴的波动，继而导致鼓室阶外淋巴的波动，最终振动圆窗。螺旋耳蜗的这些充满液体的隔室以蜗轴为中心围绕在周围，蜗轴中含有听觉神经元的细胞体（螺旋神经节），听觉神经元的中枢突进入脑干（听觉神经）。

中阶的横截面呈三角形，具有一个膜螺旋板（基膜）、侧面有一个带有血管纹的骨膜螺旋韧带、上方有一层前庭膜（Reissner 膜）（图 21.4e）。毛细胞和几种不同类型的支持细胞构成螺旋器（科尔蒂器，organ of Corti），螺旋器位于基膜上。听觉疾病、药物或噪声等应激引起的创伤通常累及毛细胞。鼓阶中的外淋巴可通过基膜扩散并填满螺旋器隧道，形成科尔蒂淋巴。内毛细胞呈梨形，沿耳蜗螺旋单层排列。之所以称之为毛细胞是因为这些细胞有很多改性的微绒毛（静纤毛），静纤毛由细胞顶端伸入中阶的内淋巴中。通常有三行静纤毛，每行的高度各不相同。外毛细胞呈圆柱状，排列成 3 或 4 行。外毛细胞的分化程度比内毛细胞高，其 3 行静纤毛按高度依次逐级排列。外毛细胞的侧壁周围是 Nuel 间隙，其内充满了科尔蒂淋巴。对于哺乳动物，毛细胞缺失后不能再生，但哺乳动物前庭的毛细胞具有一定程度的的再生能力（Forge et al. 2011）。

有些类型的支持细胞与毛细胞之间形成物理接触。这些支持细胞的顶部与毛细胞形成细胞连接复合体，其中包括紧密连接，而紧密连接构成了介于中阶内淋巴和鼓阶外淋巴之间的一道屏障。维持这道屏障至关重要，因为内、外淋巴的混合可引起耳蜗细胞结构和功能的改变。毛细胞受损或毒性的反应之一是支持细胞激活形成“瘢痕”，用以维持液体屏障。出现瘢痕是毛细胞受损缺失的重要标志。

利用几种在毛细胞中不表达的标志物，如抗细胞角蛋白抗体和间隙连接蛋白抗体等，可将支持细胞与感觉毛细胞区分开。

耳蜗的其他结构还有前庭膜、盖膜和血管纹。血管纹分泌内淋巴并调节离子运动以形成耳蜗内电位。耳蜗内的传导过程已有详细的综述发表（Hudspeth 2005）。液体以特定频率的波动通过中阶，使毛细胞的静纤毛摆动。每个特定的频率都被映射到耳蜗螺旋上的某个特定部位，这些部位在许多种属中已被确定，可以用来构建动物模型（Eldredge et al. 1981; Greenwood 1961; Müller et al. 2005, Santi 博士的网址：http://mousecochlea.ccgb.umn.edu/digcyto_java.php）。

噪声或受试物损伤传导途径中的关键成分可引起听力减退。由血管纹维持的耳蜗内电位是必须存在的。毛细胞的静纤毛需保持坚硬且连接完好无损。毛细胞必须存在且具有功能，在内毛细胞的底部需要存在完整的听觉神经末端。

在噪声、耳毒素、老龄化和创伤等因素引起内耳疾病时，外毛细胞最敏感。10～50dB 声音的听力减退通常是由外毛细胞缺失或功能障
碍所致。利用外耳道记录装置可以很方便地检 952
测外毛细胞运动产生的“耳声发射”（otoacustic emissions），这为评估外毛细胞的功能和潜在的毒性提供了一种快捷方法。

有一些技术方法可用于内耳的结构检查，以便发现毒性证据（Forge et al. 2011; Schuknecht 1974）。对耳蜗组织的尸检评估大多涉及耳蜗组织的固定，通常使用醛类固定剂。如果仅检查与液体腔隙相关的组织（螺旋器、血管纹），那么通过圆窗将固定液局部注入鼓室阶内进行耳蜗阶内灌流固定是可行的。这时需要在卵圆窗或骨上建立一个液体流出口。如果也需要对听觉神经和螺旋神经节细胞进行评估，那么应首选血管内灌

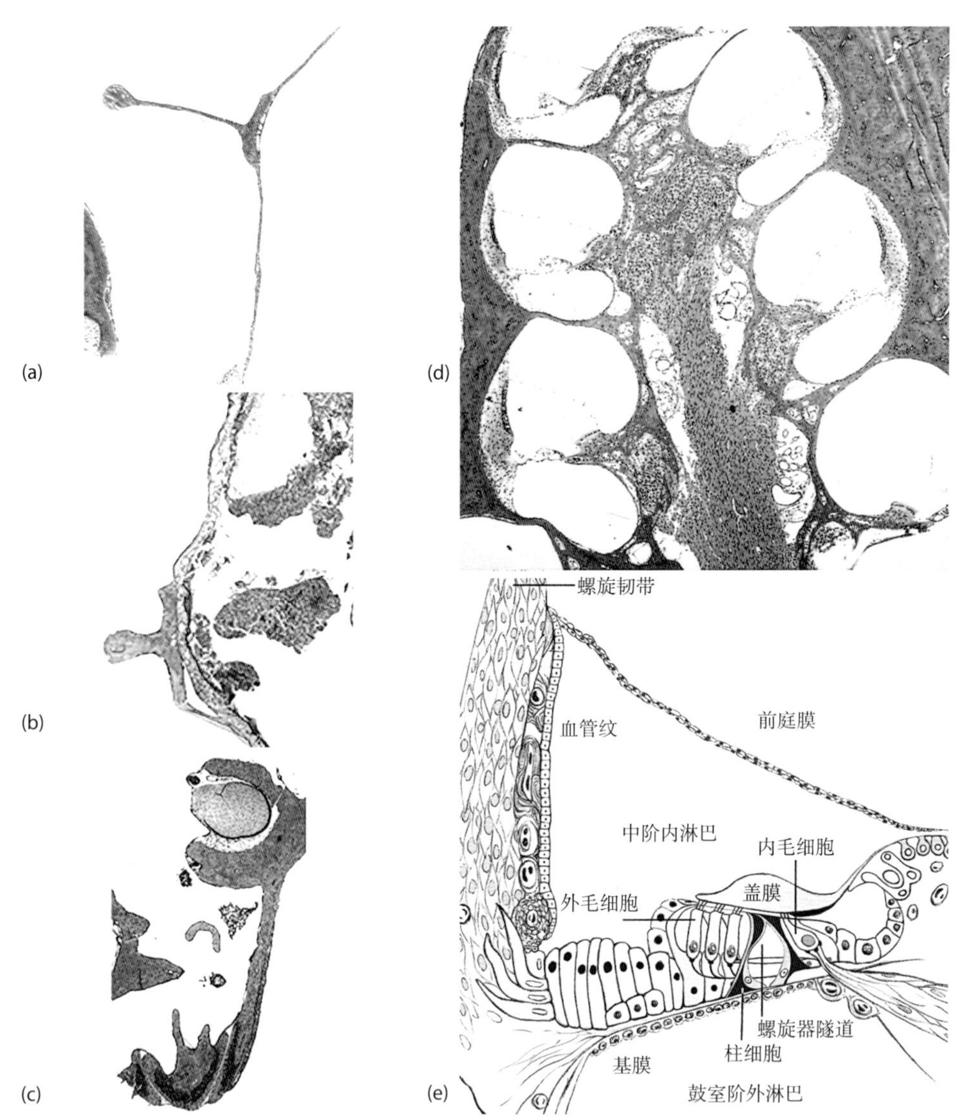

图 21.4 （a～c）切面通过中耳的塑料包埋切片：（a）正常鼓膜；（b）鼓膜中耳侧有反应性细胞和物质；（c）由镫骨底板产生的反应性细胞；（d）切面经过豚鼠内耳蜗轴旁的塑料包埋切片，低倍镜下显示耳蜗螺旋中的几个蜗螺旋管。（e）耳蜗螺旋横断面示意图，显示中阶周围的细胞组成。血管纹细胞构成左侧缘。骨螺旋板和基膜构成下缘，螺旋器覆盖在其上，在螺旋器上方覆有盖膜。内柱细胞和外柱细胞构成螺旋器隧道，隧道侧壁排列着三行外毛细胞（示意图的左侧部分）和一行位于隧道中部侧面的内毛细胞。外指细胞（代特斯细胞）使外毛细胞的底部凹陷，而内指细胞围绕在外毛细胞周围

注固定，然后再进行阶内灌注固定的方法。在这两种情况下，内毛细胞和听觉神经之间的连接对于固定过程非常敏感，内毛细胞底部的传入神经末梢肿胀和破裂通常是固定所致的人工假象。耳蜗螺旋的整体包埋（表面铺片））对于评估螺旋器细胞非常有用。这需要去除耳囊、含血管纹的侧壁、盖膜和前庭膜，并将螺旋器切分成几段（Fex and Altschuler 1986）。分段的数量取决于蜗螺旋管的圈数（豚鼠分段多，大鼠和小鼠分段少）。耳蜗表面铺片可用扫描电镜检查或染色后用微分干涉相差显微镜或荧光显微镜进行明场检查。扫描电镜检查是以前使用的检查方法，现在最常用的方法是对毛细胞、支持细胞（两者或其一）中的某一成分或某些成分用荧光发色团标记的鬼笔环肽进行染色，然后在荧光显微镜、激光扫描显微镜或双光子共聚焦显微镜下观察

（图 21.5a 和 21.5b）。使用这种方法或许可以扫描整个耳蜗螺旋中毛细胞的存在或缺失，从底部到顶端描绘毛细胞存在和缺失的位置，生成一张耳蜗毛细胞图（图 21.5c）。可以将不同的频率放在耳蜗毛细胞图表上，文献中已经有基于频率制成的图表（Greenwood 1961; Müller et al. 2005, Santi 博士的网址：http:// mousecochlea.ccgb.umn.edu/digcyto_java.php）。

利用光学显微镜和电子显微镜检查塑料包埋的颞骨也可以用来评估耳蜗组织。在光学显微镜下，蜗轴旁切片（paramodiolar sections）可以对所有蜗螺旋管内的多种耳蜗成分进行评估（图 21.4 d）。透射电子显微镜可对其中的特殊成分进行检查，如突触和静纤毛等成分。根据检查方法（如免疫染色或原位杂交）选择不同的固定液（O'Malley et al. 2009）。光学显微镜检查时，常以多聚甲醛或福尔马林为固定液，透射电子显微镜检查时，常用混合醛类（多聚甲醛和戊二醛）为固定液。可仅用局部耳蜗阶内灌注固定，也可血管内灌流固定后再进行局部耳蜗阶内灌注固定。如果希望高质量保存螺旋神经节神经元（spiral ganglion neuron, SGN）和蜗轴内的组织，需要用后一种固定方法。内毛细胞和 I 型 SGN 之间的突触对于固定很敏感，容易出现人工假象，致使位于内毛细胞基底部的 I 型 SGN 周围突末端常见肿胀和破裂。切片之前需要进行脱钙或切除耳囊。对切片常用的定量评估包括 SGN 计数和 SGN 密度，测量血管纹厚度和对内、外毛细胞评估。常用冰冻切片和石蜡切片的免疫染色来区分不同类型的耳蜗细胞和评估特异性变化。鸡内耳组织外植体培养和鱼的侧线评价等方法对上述方法是有益的补充（Chiu et al. 2008; Mangiardi et al. 2004: Ton and Parng 2005）。

哺乳动物毛细胞缺失，尤其是外毛细胞缺失，通常是耳蜗对各种应激反应的结果，这些应激刺激包括耳毒性药物、噪声过度的刺激、疾病、遗传病、老龄化等。在哺乳动物这种缺失是永久性的。在对照组动物和听力正常人类的螺旋器中可见到外毛细胞局灶性缺失。这种缺失常发生于耳蜗下半部的第一排外毛细胞。耳蜗的最顶端也经常可见有数个外毛细胞缺失的狭窄区域，
但这是由于最顶端区域的外毛细胞排列紊乱造成 954
的，而不是毛细胞开始存在然后再缺失的。

耳蜗瘢痕形成是支持细胞对受损的感觉毛细胞缺失后的反应（Bohne 1976; Raphael and Altschuler 1991, 1992）。支持细胞肿胀并填充 Nuel 间隙，致使支持细胞与外毛细胞侧面相接触。Nuel 间隙消失是瘢痕形成（Ⅰ型瘢痕）的最早表现。继而，相邻支持细胞的上部伸入小皮板下方外毛细胞所在的上部区域并包裹外毛细胞。支持细胞的顶部形成连接复合体，维持着中阶内淋巴和鼓阶外淋巴之间的屏障，从而维持耳蜗内电位和耳蜗功能。当用一种荧光丝状肌动蛋白（鬼笔环肽）标记从上方观察Ⅰ型瘢痕时，支持细胞聚集在原来外毛细胞所在的位置，形成特征性的肌动蛋白标记的丝桥。这在利用耳蜗毛细胞图进行定量评价时，有助于识别毛细胞缺失。Ⅰ型瘢痕仅出现在外毛细胞中度损失的时期，当同一区域有许多外毛细胞缺失时，特别是在内毛细胞也有缺失时，Ⅰ型瘢痕进展到其他时期。

在Ⅱ型瘢痕形成时，指细胞发生转化或被其他更外侧的支持细胞所取代，出现几行鳞状上皮样细胞。柱细胞也发生转化或由几层上皮取代，尤其是当内毛细胞也出现损伤并被邻近的支持细胞包裹时。Ⅱ型瘢痕可完全占据螺旋器的位置，它可长期存在，也可进展形成Ⅲ型瘢痕，Ⅲ型瘢痕为一单层上皮，覆盖在基膜和骨性螺旋板上。强烈的刺激可导致毛细胞大量缺失，这可能引起瘢痕形成并随即进展成Ⅱ型或Ⅲ型瘢痕。有时在蜗螺旋管的顶端出现早期瘢痕形成，同时在蜗螺旋管的底部出现晚期瘢痕形成。

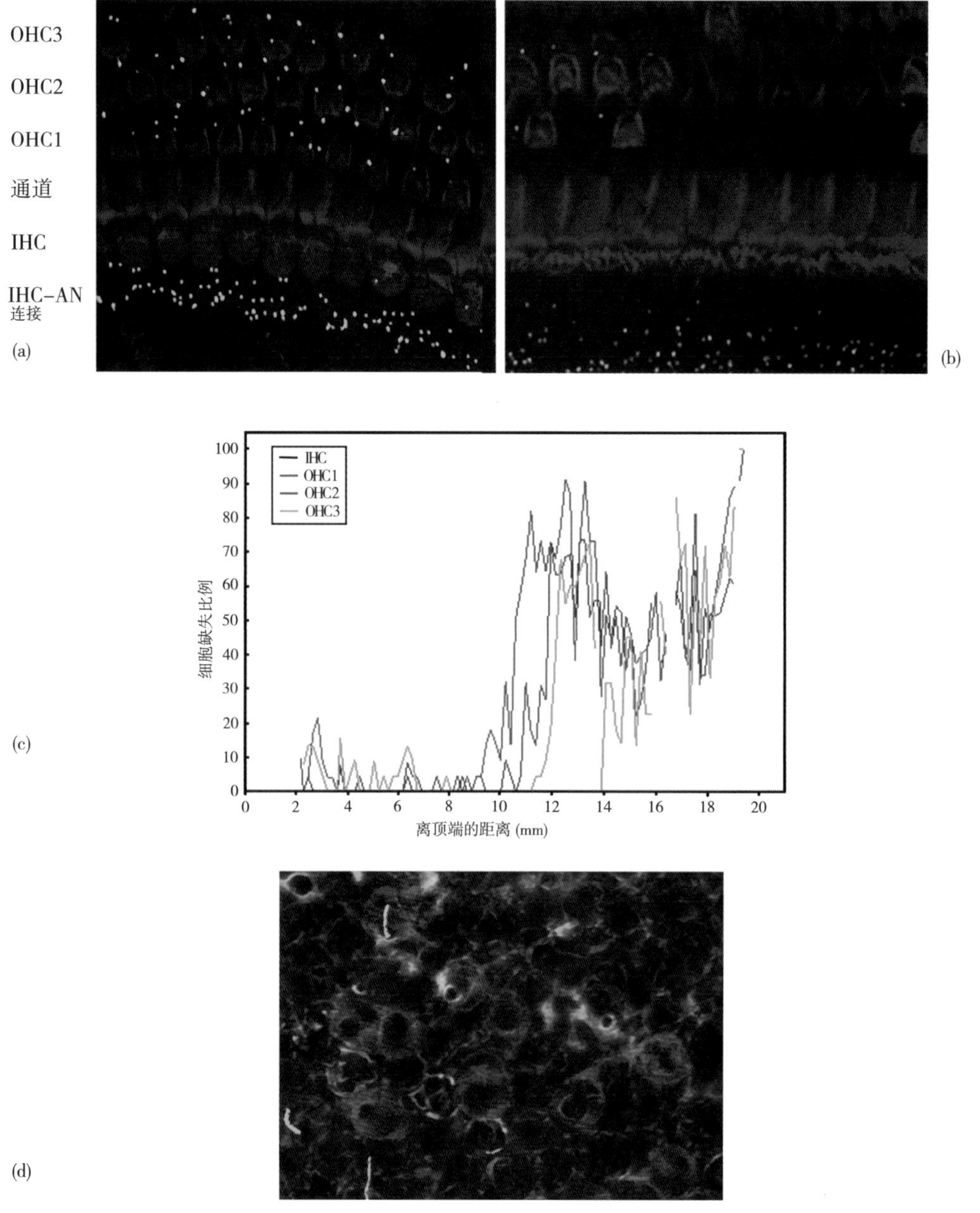

图 21.5 （a）小鼠科尔蒂器表面铺片，鬼笔环肽（红色波长）和 CTBP2（绿色波长）免疫染色，激光扫描共聚焦显微镜观察。（b）小鼠科尔蒂器表面铺片，鬼笔环肽（红色波长）和 CTBP2（绿色波长）免疫染色，激光扫描共聚焦显微镜观察。可见有些外毛细胞缺失。（c）豚鼠全身暴露于具有耳毒性的氨基糖苷类抗生素庆大霉素后的耳蜗毛细胞图，显示耳蜗底部外毛细胞缺失。（d）小鼠球囊的表面铺片，用鬼笔环肽标记毛细胞和支持细胞的纤丝状肌动蛋白，用钙视网膜蛋白免疫染色显示耳前庭内的 I 型毛细胞基部的杯状部分

有多种药物对耳蜗和前庭上皮具有耳毒性作用，包括氨基糖苷类抗生素、利尿剂依他尼酸、奎宁、水杨酸盐、抗癌药顺铂等（Forge et al. 2011; McCormik and Nuttal 1976; Rybak et al. 2008; Sergi et al. 2003）。药物的耳毒性常常是耳毒素诱导活性氧类（reactive oxygen specics ROS）或自由基形成的结果，尤其对于螺旋器细胞。多种类型的耳蜗细胞中都可发生 ROS 生成增加，但 ROS 的增加幅度并不总是与产生的毒性相对应。毛细胞和支持细胞的 ROS 均可增加，但毛

细胞的 ROS 增加更有可能产生毒性作用。在氨基糖苷类药物治疗后，多种类型的耳蜗细胞可发生细胞化学变化（Imamura and Adams 2003）。

描述毛细胞损伤的特征是重要的，因为不同的损伤因素既可产生不同的损伤类型，也可产生相似的损伤类型（Forge et al. 2011）。外毛细胞通常对耳毒素最敏感，而内毛细胞只有在给予高剂量的耳毒素时才受影响。外毛细胞之间也存在一个耳毒性梯度，耳蜗底部的外毛细胞和第一行外毛细胞是最敏感的，最常缺失。耳蜗底部外毛细胞的初始缺失也可见于老龄化、基因突变或过度噪声时（Steel and Kros 2001; Wang et al. 2002; Wright et al. 1987）。有证据表明，外毛细胞（尤其是耳蜗底部的外毛细胞）中几种常见的内源性抗氧化途径是减少的，这或许可以解释为何它们更敏感（Sha et al. 2001）。少数药物对内毛细胞的影响大于对外毛细胞的影响（如给予粟鼠卡铂时）（Wang et al. 2003）。

血管纹中的细胞和侧壁的成纤维细胞亦可受氨基糖苷类药物或其他耳毒性药物的影响（Rybak 2007; Rybak et al. 2008; Schacht and Hawkins 2006; Van Ruijven et al. 2005）。顺铂可引起血管纹变化，最先影响边缘的细胞（膨胀），随时间的推移，出现血管间隙水肿，伴有中间和边缘区的细胞发生体积皱缩。顺铂也可直接影响 SGN，但对前庭结构没有毒性。一些影响血液流动的药物，如速尿，可能会损伤血管
955 纹。与毒性相关的病变包括血管纹中的血管肿胀、一些细胞成分的损伤、耳蜗内电位消失，提示血管纹丧失功能。有机金属、溶剂（例如甲苯和苯乙烯）和奎宁可诱发或增强耳毒性。

多种因素可影响对耳毒性药物的敏感性，包括遗传影响、抗氧化途径的功效和其他内源性保护机制（Rybak et al. 2008）。在耳蜗发育和成熟的不同时期，对耳毒素的敏感性不同，其易感性也随动物种属而不同。例如，对于氨基糖苷类耳毒性药物，存在敏感性增加的时期，也存在敏感性降低的时期。有色实验动物和白化实验动物品系对顺铂和氨基糖苷类药物的耳毒性具有不同的易感性，但不同文献的报道不一致。

噪声过度刺激是后天性听力减退最常见的原因，可增强耳毒性（Engström et al. 1970; Forge et al. 2011; Henderson et al. 2008）。在中等水平的噪声下，外毛细胞的功能因静纤毛受损而受影响，也可因侧壁和细胞内途径受损而受影响。然而，外毛细胞是可恢复的，功能可恢复至正常。这导致暂时的听力减退，在这段时期听阈升高，称为暂时性阈移（Nordmann et al. 2000）。噪声还可以通过不同的机制引起毛细胞缺失，这取决于噪声的类型和强度。毛细胞缺失导致的永久性听阈升高称为永久性阈移。噪声过度刺激可引起 ROS 水平升高，它与耳毒素一样，可以通过凋亡途径引起细胞缺失。噪声也能对听觉细胞产生物理损害，导致坏死。引起听觉细胞缺失所需要的噪声量随种属的不同而不同，噪声量是指声音强度与施加时间长短的结合。短时间内引起细胞缺失时需要较高的声音强度。噪声引起损伤的部位与噪声的频率有关，这个损伤位置是耳蜗螺旋处理该频率声音最有效的区域，毛细胞最敏感，尤其是外毛细胞。宽带多频噪声更多地是损伤耳蜗基底部和第一行的外毛细胞。

年龄、遗传等干扰内源性保护途径的一些因素可以增加对噪声的敏感性（Kujawa and Liberman 2006; Makary et al. 2011）。动物患有感染或食用不佳的饲料时，对氨基糖苷类药物耳毒性的敏感性增加（Rybak et al. 2008）。

在内毛细胞基部与Ⅰ型 SGN 形成突触的部位过度释放谷氨酸这种兴奋性氨基酸类神经递质可引起听觉神经周围突发生肿胀和破裂，其机制为兴奋性毒性作用。这种递质过量释放可源自噪声过度刺激，也可以是耳毒素刺激或损伤、血管障碍或耳蜗稳态破坏的结果。能引起血管病变的

药物可以破坏内毛细胞和听觉神经之间的连接。兴奋性毒性作用可以因向耳蜗液体中注入化合物导致耳蜗内液体的 pH、渗透压或液体成分改变而引起。兴奋性毒性肿胀和破裂可以出现在耳蜗固定期间，这是因为耳蜗的血管供应在固定前发生了中断，因此，固定必须迅速。固定剂需要调整到适当的 pH 和渗透压。

内毛细胞和听觉神经之间的连接破坏可能是永久性丧失（Kujawa and Liberman 2009; Lin et al. 2011; Makary et al. 2011）。不导致听觉细胞缺失的适度噪声仍然可以导致内毛细胞和听觉神经之间的连接出现 30%的损失。尽管内毛细胞和听觉神经之间的突触在耳毒性研究中通常不进行评估，但需要认识到，即使毛细胞不会缺失，连接也可能会缺失。由于每个突触只有一个突触带，且连接缺失后，突触带将会很快离开突触并消失不见，因此对前突触带的辨别可作为反映连接的标志物。

除了耳毒性作用外，遗传性或感染性疾病也可引起听力减退。当研究耳毒性时，实验动物品
956 系的选择很重要，应选择使用不携带耳聋突变基因的动物品系。例如，具有 AHL 基因位点的 C57BL/ 6 小鼠在 3 月龄时可发生明显的遗传性听力减退（Yoshida and Liberman 1999）。

血管纹的中间细胞来源于游走的黑色素细胞，正常情况下细胞内含有黑色素颗粒。大部分白化动物都有不含黑色素的中间细胞。对于血管纹中黑色素的含量是否会影响对噪声和耳毒素的敏感性，文献报道并不一致。因此，使用皮肤、毛皮颜色及色素和斑纹形状有差异的动物品系时，重要的是要确保组间动物的毛皮相似。

耳病理学评价通常与耳蜗功能评价一并进行。在许多动物模型中，最简单的检测方法是打响指，观察动物耳朵的运动（普赖尔反射，“Preyer reflect”。译者注：preyer reflect 又称为听觉耳动反射，指的是噪声刺激引起的耳不随意运动）。该测试仅对严重的听力障碍敏感，并非是对所有动物种属都可靠的方法。最常用的评价方法是 ABR。听力减退的频率可以被检测确定，此外，还可分辨是外毛细胞缺失还是外、内毛细胞都缺失。ABR 检查时，基于阈移确定内、外毛细胞缺失和改变的程度。毛细胞的缺失（感音性）和听觉神经功能障碍（神经性）也可被区分（Liberman and Beil 1979）。外毛细胞的功能也可利用耳声发射检测方法检查。听觉惊吓反射可用于检查听阈、间隔辨别力、前脉冲抑制和耳鸣。可利用测量圆窗噪声和听觉神经的全部自发活动，或通过将电极插入神经并记录复合动作电位来对听觉神经进行进一步检测。

21.2.4 内耳：前庭系统

内耳的前庭部分位于颞骨岩部，具有源自于耳蜗底部的相互延续的膜迷路和骨迷路。内耳前庭部分可细分为两部分：前庭（最接近耳蜗）和三个半规管。水平半规管（外半规管）通常在中耳内可观察到。上半规管（前半规管）的位置更靠上或靠前。下半规管（后半规管）的位置靠下或靠后。这三个半规管在邻近基底部处膨大，形成壶腹，壶腹中包含感音神经上皮（嵴）。三个半规管通过导管与前庭相通，前庭含有两个前庭神经上皮隆起（斑）。邻近耳蜗的为球囊斑，而邻近半规管的是椭圆囊斑。

前庭周围的神经上皮区域含有毛细胞和支持细胞。毛细胞可分为两种类型，呈梨形的 I 型毛细胞和呈圆柱状的Ⅱ型毛细胞。两者都是前庭神经通路的主要感受器。相邻的支持细胞间具有细胞连接复合体，这些支持细胞与其周围细胞在内淋巴和外淋巴之间形成一道屏障。更靠外的位置上有一种包含“暗细胞”的特化上皮，负责分泌内淋巴，并维持内淋巴电位。

半规管中的毛细胞具有方向性，它们的顶部

朝向相同的方向。静纤毛嵌入其上覆盖的胶样物质（壶腹帽）中。头部的角运动导致半规管中的内淋巴向相反的方向移动。内淋巴的移动使壶腹帽运动，继而使所有毛细胞的静纤毛均向头部运动的方向移动。因为静纤毛是有方向性的，所以壶腹帽的移动将会刺激头部的一侧产生兴奋，同时对另一侧产生抑制。

半规管对角加速和减速极其敏感，主要参与前庭反射，特别是前庭眼反射。前庭眼反射是让动物盯住一个靶标，观察其眼球运动。

球囊斑和椭圆囊斑的感觉神经上皮呈扁平状。二者的Ⅰ型和Ⅱ型毛细胞上的静纤毛都嵌入
957 胶样物质（耳石）中。耳石中含有碳酸钙和方解石晶体（耳砂）。这些物质使耳石的重量增加并对重力敏感。球囊斑和椭圆囊斑内的毛细胞含有几排静纤毛，它们都按特定的方向排列。直线加速或减速可引起球囊内的内淋巴液移动。即使头部处于静止状态时，球囊内淋巴液的移动也会受重力影响。

椭圆囊、球囊和半规管的形态学评价与耳蜗的评价方法相似。固定剂的选择取决于使用的评价方法（光学显微镜、免疫染色或透射电子显微镜）。固定方法可先使用血管内灌流固定随后再使用局部灌注固定（通过圆窗），也可只使用局部固定。如果重点观察前庭感音神经上皮，常用的评价方法是球囊斑、椭圆囊斑和半规管壶腹嵴整体包埋或表面铺片。利用抗体对表面铺片进行免疫染色可以区分细胞类型，整体制片可以鉴别细胞间连接（图 21.5d）。鬼笔环肽常用于标记毛细胞和支持细胞内的纤丝状肌动蛋白，用于评价毛细胞的潜在缺失。钙视网膜蛋白或生腱蛋白用于标记Ⅰ型毛细胞底部的杯状部分。整体制片还可以用于激光扫描共聚焦显微镜检查。

累及前庭结构的形态学所见可导致出现一些临床症状，如头部倾斜或转圈，这些统称为前庭综合征（Frith et al. 2007; Gad 2007）。这种疾病可自发性发生，尤其是小鼠和豚鼠。对于小鼠，这种疾病也可由细菌感染、中枢神经系统病变或坏死性动脉炎引起。动脉炎的病因尚不清楚，但在某些品系的小鼠，动脉炎或许是由免疫介导的（Andrews et al. 1994）。累及豚鼠和家兔中耳的化脓性炎症可通过头颈歪斜、共济失调和转圈行为等进行临床检测（Gad 2007）。细菌感染是最常见的病因，病变可累及前庭结构、听觉结构，或两者同时受累（Boot and Walvoort 1986）。Waltzer 品系的豚鼠可发生一种遗传性退行性疾病，特征为出现跳“华尔兹”或旋转，但不引发眼球震颤反应（Gad 2007）。

前庭的毛细胞非常敏感，常在前庭系统功能障碍时会缺失，但哺乳动物前庭的毛细胞有一定的再生能力，受到中等程度的损伤后可以恢复（Forge et al. 1993）。

许多导致耳蜗毛细胞缺失的同类化合物也会引起前庭感觉神经上皮的毛细胞缺失，例如氨基糖苷类抗生素。一些氨基糖苷类药物（如卡那霉素）对耳蜗的毒性比对前庭的毒性大，而另一些对前庭的毒性比对耳蜗的毒性大，如庆大霉素。Ⅰ型毛细胞对氨基糖苷类药物的耳毒性比Ⅱ型毛细胞更敏感。有时还可见到对耳石和耳砂结构的影响，这表明对负责分泌和维持耳石结构的上皮细胞产生了影响。随着毛细胞的缺失，最终传入神经末梢和 Scarpa 神经节细胞也出现缺失（Rybak et al. 2008）。

前庭系统功能障碍常因动物转圈而被发现，但半规管异常需要通过前庭眼反射试验进行检测，即观察因头部角旋转产生的眼球运动。大多数动物模型需要更复杂的检测方法，通常包括游泳试验。

（谭玉军　刘兆华　译；
邱　爽　吕建军　张连珊　校）

参考文献

Ackerman, L.J., Yoshitomi, K., Fix, A.S., and Render, J.A. 1998. Proliferative lesions of the eye in rats. OSS. In: *Guides for Toxicologic Pathology*. STP/ARP/AFIP, Washington, DC.

Aguirre, G.D., Ray, J., and Stramm, L.E. 1998. Diseases of the retinal pigment epithelium–photoreceptor complex in non-rodent animal models. In: *The Retinal Pigment Epithelium* (M.F. Marmor, T.J. Wolfensberger, eds.), Oxford University Press, Oxford.

958 Aguirre, S.A., Huang, W., Prasanna, G., and Jessen, B. 2009. Corneal neovascularization and occular irritancy responses in dogs following topical administration of an EP-4 prostaglandin E2 agonist. *Toxicol Pathol* 37:911–920.

Albert, D.M., Gonder, J.R., Papale, J., Craft, J.L., Dohlman, H.R., Reid, M.C., and Sunderman, F.W. 1982. Induction of ocular neoplasms in Fischer rats by intraocular injection of nickel subsulfide. *Invest Ophthalmol Vis Sci* 22:768–782.

Andrews, A.G., Dysko, R.C., Spilman, S.C., Kunkel, R.G., Brammer, D.W., and Johnson, K.J. 1994. Immune complex vasculitis with secondary ulcerative dermatitis in aged C57BL/6NNia mice. *Vet Pathol* 31:293–300.

Balazs, T., Ohtake, S., and Noble, J.F. 1970. Spontaneous lenticular changes in the rat. *Lab Anim Care* 20:215–219.

Balazs, T., and Rubin, L. 1971. A note on the lens in aging Sprague–Dawley rats. *Lab Anim Sci* 21:267–268.

Banks, W.J. 1993. Eye and ear. In: *Applied Veterinary Histology*. 3rd ed. Mosby Year Book, St. Louis, pp. 469–495.

Barnett, K.C., and Joseph, E.C. 1988. Keratoconjunctivitis sicca in the dog following 5-aminosalicylic acid administration. *Hum Toxicol* 6:377–383.

Baroody, R.A., Bito, L.Z., DeRousseau, C.J., and Kaufman, P.L. 1987. Ocular development and aging. 1. Corneal endothelial changes in cats and in free-ranging and caged rhesus monkeys. *Exp Eye Res* 45:607–622.

Bellhorn, R.W. 1973. A survey of ocular findings in 16 to 24 month old Beagles. *J Am Vet Med Assoc* 162:139–141.

Bellhorn, R.W. 1974. A survey of ocular finding in eight to ten-month-old Beagles. *J Am Vet Med Assoc* 164:1114–1116.

Bellhorn, R.W. 1980. Lighting in the animal environment. *Lab Anim Sci* 30:440–450.

Bellhorn, R.W., Bellhorn, M.B., Swarm, R.L., and Impellizzeri, C.W. 1975. Hereditary tapetal abnormality in the beagle. *Ophthalmic Res* 7:250–260.

Biros, D.J. 2007. Ocular immunity. In: *Veterinary Ophthalmology*. 4th ed. (K. Gelatt, ed.), Blackwell Publishing, Ames, pp. 223–235.

Bistner, S.I., and Riis, R.C. 1984. Ophthalmological study. 4940 beagles examined 1974–1981. Beagle Dog Breeding Colony, Marshall Research Animals, North Rose, NY. Unpublished observations. In: Spontaneous lesions in laboratory animals: incidence in relation to age (C. Taradach and P. Greaves, eds.), *CRC Crit Rev Toxicol* 12:121–147.

Bohne, B.A. 1976. Healing of the noise-damaged inner ear. In: *Haring and Davis: Essays Honoring Hallowell Davis* (S.K. Hirsh, D.H. Eldredge, I.J. Hirsh, and S.R. Siverman, eds.), Washington University Press, St. Louis, pp. 85–96.

Bohnke, M., and Masters, B.R. 1999. Confocal microscopy of the cornea. *Progress Retinal Eye Res* 18:553–628.

Boot, R., and Walvoort, H.C. 1986. Otitis media in guinea pigs: pathology and bacteriology. *Lab Anim* 20:242–248.

Bouldin, T.W., Goines, N.D., Krigman, M.R. 1984. Trimethyltin retinopathy. Relationship of subcellular response to neuronal subspecialization. *J Neuropathol Exp Neurol* 43:162–174.

Breider, M.A., Bleavins, M.R., Reindel, J.F., Gough, A.W., and de la Iglesia, F. 1996. Cellular hyperplasia in rats following continuous intravenous infusion of recombinant human epidermal growth factor. *Vet Pathol* 33:184–194.

Brown, W.R., Rubin, L., Hite, M., and Zwickery, R.E. 1972. Experimental papilledema in the dog induced by salicylanilide. *Toxicol Appl Pharmacol* 21:532–541.

Bruner, R.H., Keller, W.F., Stitzel, K.A., Sauers, L.J., Reer, P.J., Long, P.H., Bruce, R.D., and Alden, C.L. 1992. Spontaneous corneal dystrophy and generalized basement membrane changes in Fischer-344 rats. *Toxicol Pathol* 20:357–366.

Bryce, F., Iverson, F., Andrews, P., Barker, M., Cherry, W., Mueller, R., Pulido, O., Hayward, S., Fernie, S., and Arnold, D.L. 2001. Effects elicited by toxaphene in the cynomolgus monkey (*Macaca fascicularis*): a pilot study. *Food Chem Toxicol* 39:1243–1251.

Butler, W.H., Ford, G.P., and Newberne, J.W. 1987. A study of the effects of vigabatrin on the central nervous system and of Sprague–Dawley and Lister–Hooded rats. *Toxicol Pathol* 15:143–148.

Carlton, W.W., and Render, J.A. 1991a. Calcification of the cornea. In: *Monographs on Pathology of Laboratory Animals: Eye and Ear* (T.C. Jones, U. Mohr, and R.D. Hunt, eds.), Springer-Verlag, Berlin, pp. 16–20.

Carlton, W.W., Render, J.A. 1991b. Adenoma and adenocarcinoma, Harderian gland, mouse, rat, and hamster. In: *Monographs on Pathology of Laboratory Animals: Eye and Ear* (T.C. Jones, U. Mohr, and R.D. Hunt, eds.), Springer-Verlag, Berlin, pp. 133–137.

Cavallotti, D., Cavallotti, C., Pescosolido, N., Iannetti, G.D., and Pacella, E. 2001. A morphometric study of age changes in the rat optic nerve. *Ophthalmologica* 215:366–371.

Chiu, L.L., Cunningham, L.L., Raible, D.W., Rubel, E.W., and Ou, H.C. 2008. Using the zebrafish lateral line to screen for ototoxicity. *J Assoc Res Otolaryngol* 9:178–190.

959 Chiu, T. 1991. Auricular chondritis, rat. In: *Monographs on Pathology of Laboratory Animals: Eye and Ear* (T.C. Jones, U. Mohr, R.D. Hunt, eds.), Springer-Verlag, Berlin, pp. 149–155.

Chodosh, J., Nordquist, R.E., and Kennedy, R.C. 1998. Comparative anatomy of mammalian conjunctival lymphoid tissue: a putative mucosal immune site. *Dev Comp Immunol* 22:621–630.

Cloyd, C.G., Wyman, M., Shadduck, J.A., Winrow, M.J., and Johnson, G.R. 1978. Ocular toxicity studies with zinc pyridinethione. *Toxicol Appl Pharmacol* 45:771–782.

Curren, D.R., Evans, M.G., Raabe, H., Ruppalt, R.R., and Harbell, J. 2000. Correlation of histopathology, opacity, and permeability of bovine corneas exposed in vitro to known ocular irritants. *Vet Pathol* 37:557.

Davidson, S.I., and Rennie, I.G. 1986. Ocular toxicity from systemic drug therapy. An overview of clinically important adverse reactions. *Med Toxicol* 1:217–224.

Dayhaw-Barker, P. 2002. Retinal pigment epithelium melanin and ocular toxicity. *Int J Toxicol* 21:451–454.

Delahunt, C.S., Stebbins, R.B., Anderson, J., and Bailey, J. 1962. The cause of blindness in dogs given hydroxylpyridinethione. *Toxicol Appl Pharmacol* 4:286–291.

Dietrich, U.M. 2007. Ophthalmic examination and diagnostics. Part 3: diagnostic ultrasonography. In: *Veterinary Ophthalmology*. 4th ed. (K.N. Gelatt, ed.), Blackwell Publishing Professional, Philadelphia, pp. 507–535.

Doughty, M.J. 1994. The cornea and corneal endothelium in the aged rabbit. *Optom Vis Sci* 71:809–818.

Drager, U.C., and Hubel, D.H. 1978. Studies of visual function and its decay in mice with hereditary retinal degeneration. *J Comp Neurol* 180:85–114.

Drenkhahn, D., Jacobi, B., and Lullmann-Rauch, R. 1983. Corneal lipidosis in rats treated with amphiphilic cationic drugs. *Arzneimittelforschung* 33:827–831.

Drenkhahn, D., and Lullmann-Rauch, R. 1978. Drug-induced retinal lipidosis: differential susceptibilities of pigment epithelium and neuroretina toward several amphiphilic cationic drugs. *Exp Mol Pathol* 28:360–371.

Dubielzig, R.R., Ketring, K.L., McLellan, G.J., and Albert, D.M. 2010. *Veterinary Ocular Pathology: A Comparative Review*. Saunders Elsevier, Edinburgh.

Dureau, P., Jeanny, J.-C., Clerc, B., Dufier, J.-L., and Courtois, Y. 1996. Long term light-induced retinal degeneration in the miniature pig. *Mol Vis* 2:1–14.

Eldredge, D.H., Miller, J.D., and Bohne, B.A. 1981. A frequency-position map for the chinchilla cochlea. *J Acoust Soc Am* 69:1091–1095.

Elwell, M.R., and Boorman, G.A. 1990. Tumours of the Harderian gland. In: *Pathology of Tumours in Laboratory Animals. Vol. I. Tumours of the Rat*. 2nd ed. (V.S. Turusov and U. Mohr, eds.), IARC Scientific Publications No. 99, Lyon, pp. 79–88.

Engstrom, H., Ades, H.W., and Bredberg, G. 1970. Normal structure of the organ of Corti and the effect of noise-induced cochlear damage. In: *Sensorineural Hearing Loss*. Ciba Found Symposium, pp. 127–156.

Ernst, H., Rittinghausen, S., and Mohr, U. 1991. Melanoma of the eye, mouse. In: *Monographs on Pathology of Laboratory Animals: Eye and Ear* (T.C. Jones, U. Mohr, and R.D. Hunt, eds.), Springer-Verlag, Berlin, pp. 44–47.

Everitt, J.I., and Shadduck, J.A. 1991. Melanoma of the uvea, rat. In: *Monographs on Pathology of Laboratory Animals: Eye and Ear* (T.C. Jones, U. Mohr, and R.D. Hunt, eds.), Springer-Verlag, Berlin, pp. 40–43.

Fex, J., and Altschuler, R.A. 1986. Neurotransmitter-related immunocytochemistry of the organ of Corti. *Hear Res* 22:249–263.

Fischer, M.W., and Slatter, D.H. 2007. Preparation and orientation of canine retinal vasculature. A modified trypsin digestion technique. *Austr J Ophthalmol* 6:46–50.

Forge, A., Li, L., Corwin, J.T., and Nevill, G. 1993. Ultrastructural evidence for hair cell regeneration in the mammalian inner ear. *Science* 259:1616–1619.

Forge, A., Taylor, R., and Bolon, B. 2011. Toxicological neuropathology of the ear. In: *Fundamental Neuropathology for Pathologists and Toxicologists: Principles and Techniques* (B. Bolon and M.T. Butt, eds.), John Wiley & Sons, Inc., Hoboken, NJ, pp. 413–428.

Fortune, B., Wang, L., Bui, B.V., Burgoyne, C.F., and Cioffi, G.A. 2005. Idiopathic bilateral optic atrophy in the rhesus macaque. *Invest Ophthalmol Visual Sci* 46:3943–3956.

Frame, S.R., and Carlton, W.W. 1991. Toxic retinopathy: rat, mouse and hamster. In: *Monographs on Pathology of Laboratory Animals: Eye and Ear* (T.C. Jones, U. Mohr, and R.D. Hunt, eds.), Springer-Verlag, Berlin, pp. 116–124.

Fraunfelder, F.T., and Burns, R.P. 1970. Acute reversible lens opacity: caused by drugs, cold anoxia, asphyxia, stress, death and dehydration. *Exp Eye Res* 10:19–30.

Fraunfelder, F.T., Fraunfelder, F.W., and Chambers, W.A. 2008. *Clinical Ocular Toxicology*. Saunders Elsevier, Philadelphia.

960 Frith, C.H., Goodman, D.G., and Boysen, B.G. 2007. The mouse: pathology. In: *Animal Models in Toxicology* (S.C. Gad, ed.), CRC Press, Taylor and Francis Group, Boca Raton, pp. 72–121.

Funk, J., and Landes, C. 2005. Histopathologic findings after treatment with different oxidosqualene cyclases (OSC) inhibitors in hamsters and dogs. *Exp Toxicol Pathol* 57:29–38.

Gad, S.C. 2007. *Animal Models in Toxicology*. 2nd ed. CRC Press, Taylor and Francis Group, Boca Raton, pp. 113–114, 211, 389–390, 471–473, and 640–644.

Gajdosík, A., Gajdosík, A., Gajdosíková, A., Stefek, M., Nararová, J., and Hozová, R. 1999. Streptozotocininduced experimental diabetes in male Wistar rats. *Gen Physiol Biophys* 18:54–62.

Garibaldi, B.A., and Goad, M.E.P. 1988. Lipid keratopathy in the Watanabe (WHHL) rabbit. *Vet Pathol* 25:173–174.

Gartner, S., and Henkind, P. 1981. Lange's folds: a meaningful ocular artifact. *J Ophthalmol* 88:1307–1310.

Gazda, M.J., Schultheiss, T.E., Stephens, L.C., Ang, K.K., and Peters, L.J. 1992. The relationship between apoptosis and atrophy in irradiated lacrimal gland. *Int J Radiat Oncol Biol Phys* 24:693–697.

Gehring, P.J. 1971. The cataractogenic activity of chemical agents. *CRC Crit Rev Toxicol* 1:93–118.

Geiss, V., and Yoshitomi, K. 1999. Eyes. In: *Pathology of the Mouse* (R.R. Maronpot, G.A. Boorman, B.W. Gaul, eds.), Cache River Press, Saint Louis, pp. 471–490.

Gelatt, K.N., Brooks, D.E., and Samuelson, D.A. 1998. Comparative glaucomatology I: the spontaneous glaucomas. *J Glaucoma* 7:187–201.

Gelatt, K.N., van der Woerdt, A., Ketring, K.L., Anrew, E.E., Brooks, D.E., Biros, D.J., Denis, H.M., and Cutler, T.J. 2001. Enrofloxacin-associated retinal degeneration in cats. *Vet Ophthalmol* 4: 99–106.

Giordano, C., Weigt, A., Vercelli, A., Rondena, M., Gril, G., and Giudice, C. 2005. Immunohistochemical identification of *Encephalitozoon cuniculi* in phacoclastic uveitis in four rabbits. *Vet Ophthalmol* 8:271–275.

Gopinath, C., Prentice, D.E., and Lewis, D.J. 1987. *Atlas of Experimental Toxicological Pathology, Vol. 13, The Eye and Ear*, MTP Press, Lancaster, pp. 145–155.

Grant, W.M. 1986. *Toxicology of the Eye*. 3rd ed. Charles C. Thomas, Springfield.

Greaves, P. 2007. *Histopathology of Preclinical Toxicity Studies*. 3rd ed. Academic Press, New York, pp. 883–933.

Greenman, D.L., Bryant, P., Kodell, R.L., and Shelldon, W. 1982. Influence of cage shelf on retinal atrophy in mice. *Lab Anim Sci* 32:353–356.

Greenman, D.L., Cronin, G.M., Dahlgren, R., Allen, R., and Allaben, W. 1995. Chronic feeding study of pyrilamine in Fischer 344 rats. *Fundam Appl Toxicol* 25:1–8.

Greenwood, D.D. 1961. Critical bandwidth and frequency coordinates of the basilar membrane. *J Acoust Soc Am* 33:1344–1356.

Gum, G.G., Gelatt, K.N., and Esson, D.W. 2007. Physiology of the eye. In: *Veterinary Ophthalmology*. 4th ed. (K. Gelatt, ed.), Blackwell Publishing, Ames, pp. 149–182.

Hackett, R.B., and McDonald, T.O. 1991. Eye irritation. In: *Advances in Modern Toxicology: Dermatotoxicology*. 4th ed. (F. Marzulli and H. Maibach, eds.), Hemisphere Publishing Corp., Washington, DC, pp. 749–815.

Hadjikoutis, S., Morgan, J.E., Wild, J.M., and Smith, P.E.M. 2005. Ocular complications of neurological therapy. *Eur J Neurol* 12:499–507.

Haggerty, G.C., Peckman, J.C., Thomassen, R.W., and Gad, S.C. 2007. The dog. In: *Animal Models in Toxicology*. 2nd ed. (S.C. Gad, ed.), CRC Taylor and Francis Group, Boca Raton, pp. 563–662.

Harkness, J.E., and Ridgeway, M.D. 1980. Chromodacryorrhea in laboratory rats (*Rattus norvegicus*): etiologic considerations. *Lab Anim Sci* 30:841–844.

Haseman, J.K., Hailey, J.R., and Morris, R.W. 1998. Spontaneous neoplasm incidence in Fischer 344 rats and B6C3F1 mice in two-year carcinogenicity studies: a National Toxicology Program update. *Toxicol Pathol* 26:428–441.

Hawkins, J.E. 1973. Comparative otopathology: aging, noise, and ototoxic drugs. *Adv Oto-Rhino-Laryngol* 20:124–141.

Hebel, R. 1976. Distribution of retinal ganglion cells in five mammalian species (pig, sheep, ox, horse, dog). *Arch Embryol* 150:45–51.

Henderson, D., Hu, B., and Bielefeld, E. 2008. Patterns and mechanisms in noise-induced cochlear pathology. In: *Auditory Trauma, Protection and Repair* (J. Schacht, A.N. Pepper, and R.R. Fray, eds.), Springer-Verlag, Berlin, pp. 195–218.

Heng, J.E., Vorwerk, C.K., Lessell, E., Zurakowski, D., Levin, L.A., and Dreyer, E.B. 1999. Ethambutol is toxic to retinal ganglion cells via an excitotoxic pathway. *Invest Ophthalmol Vis Sci* 40:190–196.

Herrold, K.M. 1969. Aflatoxin induced lesions in Syrian hamsters. *Br J Cancer* 23:655–660.

Heywood, R. 1971. Developmental changes in the lens of the young beagle dog. *Vet Rec* 88:411–414.

Heywood, R. 1972. An anomaly of the ocular fundus of the beagle dog. *J Small Anim Pract* 13:213–215.

Heywood, R. 1973. Some clinical observations on the eyes of Sprague–Dawley rats. *Lab Anim* 7:19–27.

961 Heywood, R. 1974. Drug-induced retinopathies in the beagle dog. *Br Vet J* 130:564–569.

Heywood, R. 1985. Clinical and laboratory assessment of visual dysfunction. In: *Toxicology of the Eye, Ear and Other Special Sense Organs* (A.C. Hayes, ed.), Raven, New York, pp. 61–77.

Heywood, R., Hepworth, P.L., and Van Abbe, N.J. 1976. Age changes in the eyes of the beagle dog. *J Small Anim Pract* 17:171–177.

Hockwin, O., Green, K., and Rubin, L. 1991. *Manual of Ototoxicity Testing of Drugs*. Gustav Fischer Verlag, Stuttgart, pp. 255–317.

Hoffman, E.W., Yang, J.E., Waggie, K.S., Durham, J.B., Burge, J.R., and Walker, S.E. 1983. Band keratopathy in MRL/I and MRL/n mice. *Arthritis Rheum* 26:645–652.

Hope, G.M., Dawson, W.W., Engel, H.M., Ulshafer, R.J., Kessler, M.J., and Sherwood, M.B. 1992. A primate model for age related macular drusen. *Br J Ophthalmol* 76:11–16.

Hottendorf, G.H. 1991. Cholesteatoma, aural, gerbil. In: *Monographs on Pathology of Laboratory Animals: Eye and Ear* (T.C. Jones, U. Mohr, and R.D. Hunt, eds.), Springer-Verlag, Berlin, pp. 156–158.

Hubert, M.F., Gerin, G., and Durand-Cavagna, G. 1999. Spontaneous lesions in young Swiss mice. *Lab Anim Sci* 49:232–240.

Hubert, M-F., Gillet, J.P., and Durand-Cavagna, G. 1994. Spontaneous retinal changes in Sprague–Dawley rats. *Lab Anim Sci* 44:561–567.

Hudspeth, A.J. 2005. How the ear's works work: mechanical transduction and amplification by hair cells. *C R Biol* 328:155–162.

Huff, J.E., Eastin, W., Roycroft, J., Eustis, S.L., and Haseman, J.K. 1988. Carcinogenesis studies of benzene, methyl benzene, and dimethyl benzenes. *Ann NY Acad Sci* 534:427–441.

Hull, D.S., Green, K., and Laughter, L. 1984. Cornea endothelial rose bengal photosensitization: effect on permeability, sodium flux, and ultrastructure. *Invest Ophthalmol Vis Sci* 25:455–460.

Imai, H., Miyata, M., Uga, S., and Ishikawa, S. 1983. Retinal degeneration in rats exposed to an organophosphate pesticide (fenthion). *Environ Res* 30:453–465.

Imamura, S., and Adams, J.C. 2003. Changes in cytochemistry of sensory and nonsensory cells in gentamicintreated cochleas. *J Assoc Otolaryngol* 4:196–218.

Irwin, R.D., Haseman, J.K., and Eustis, S.L. 1995. 1,2,3-Trichloropropane: a multisite carcinogen in rats and mice. *Toxicol Sci* 25:241–252.

Ishibashi, T., Sorgente, N., Patterson, R., and Ryan, S.J. 1986. Pathogenesis of drusen in the primate. *Invest Ophthalmol Vis Sci* 27:184–193.

Iwai, H., Tagawa, Y., Hayasaka, I., Yanai, T., and Masegi, T. 2000. Effects of atropine sulfate on rat Harderian glands: correlation between morphologic changes and porphyrin levels. *J Toxicol Sci* 25:151–159.

Jester, J.V., Nicolaides, N., Kiss-Pavvolgyi, I., and Smith, R.E. 1989. Meibomian gland dysfunction: II. The role of keratinization in a rabbit model of MGD. *Invest Ophthalmol Vis Sci* 30:936–945.

John, S.W.M.J., Smith, R.S., Savinova, O., Hawes, N.L., Chang, B., Turnbull, D., Davidsson, M., Roderick, T.H., and Heckenlively, J.R. 1998. Essential iris atrophy, pigment dispersion and glaucoma in DBA/2J mice. *Invest Ophthalmol Vis Sci* 39:951–962.

Johnstone, M.A., and Albert, D.M. 2002. Prostaglandin-induced hair growth. *Surv Ophthalmol* 47(Suppl 1): S185–202.

Jones, T.C., Mohr, U., and Hunt, R.D. 1991. *Monographs on Pathology of Laboratory Animals: Eye and Ear*. Springer-Verlag, Berlin, pp. 143–149.

Joyce, N.C. 2003. Proliferative capacity of the corneal endothelium. *Prog Retin Eye Res* 22:359–389.

Kafarnik, C., Murphy, C.J., and Dubielzig, R.R. 2009. Canine duplication of Descemet's membrane. *Vet Pathol* 46:464–473.

Kast, A. 1991. Keratoconjunctivitis sicca and sequelae, mouse and rat. In: *Monographs on Pathology of Laboratory Animals: Eye and Ear* (T.C. Jones, U. Mohr, and R.D. Hunt, eds.), Springer-Verlag, Berlin, pp. 29–37.

Kelemen, G. 1978. Diseases of the ear. In: *Pathology of Laboratory Animals. Vol. I.* (K. Benirshke, F.M. Garner, and T.C. Jones, eds.), Springer, Berlin, pp. 628–629.

Kerry, P.J., Wakefield, I.D., and Evans, J.G. 1993. Ocular changes induced in the Beagle dog by intravenous infusion of a novel dopaminergic compound, FPL 65447. *Toxicol Pathol* 21:274–282.

Kitagaki, M., Suwa, T., Yanagi, M., and Shiratori, K. 2003. Auricular chondritis in young ear-tagged Crj:CD(SD) IGS rats. *Lab Anim* 37:249–253.

Klintworth, G.K., and Burger, P.C. 1983. Neovascularization of the cornea: current concepts of its pathogenesis. *Int Ophthalmol Clin* 23:27–39.

Knop, E., and Knop, N. 2000. Conjunctiva-associated lymphoid tissue in the human eye. *Invest Ophthalmol Vis Sci* 41:1270–1279.

Kobayashi, H., and Kohshima, S. 2001. Unique morphology 962
of the human eye and its adaptive meaning: comparative studies on external morphology of the primate eye. *J Hum Evol* 40:419–435.

Koizumi, H., Watanabe, M., Numata, H., Sakai, T., and Morishita, H. 1986. Species differences in vacuolation of the choroid plexus induced by the piperidine-ring drug disobutamide in the rat, dog, and monkey. *Toxicol Appl Pharmacol* 84:125–148.

Komarowska, I., Heilweil, G., Rosenfeld, P.J., Perlman, I., and Loewenstein, A. 2009. Retinal toxicity of commercially available intravitreal ketorolac in albino rabbits. *Retina* 29:98–105.

Kremer, I., Gaton, D.D., David, M., Gaton, E., and Shapiro, A. 1994. Toxic effects of systemic retinoids on meibomian glands. *Ophthalmol Res* 26:124–128.

Krinke, A.L., Schaetti, Ph., and Krinke, G.J. 1994. Changes in the major ocular glands. In: *Pathobiology of the Aging Rat. Vol. 2* (U. Mohr, D.L. Dungworth, and C.C. Capen, eds.), ILSI Press, Washington, DC.

Krinke, G., Fix, A., Jacobs, M., Render, J., and Weisse, I. 2001. Eye and Harderian gland. In: *International Classification of Rodent Tumors. The Mouse.* (U. Mohr, ed.), Springer-Verlag, Heidelberg, pp. 347–359.

Kuiper, B., Boeve, M.H., Jansen, T., Roelofs-van Emden, M.E., Thuring, J.W.G.M., and Wijnands, M.V.W. 1997. Ophthalmologic examination in systemic toxicity studies: an overview. *Lab Anim* 31: 177–183.

Kujawa, S.G., and Liberman, M.C. 2006. Acceleration of age-related hearing loss by early noise exposure: evidence of a misspent youth. *J Neurosci* 26:2115–2123.

Kujawa, S.G., and Liberman, M.C. 2009. Adding insult to injury: cochlear nerve degeneration after "temporary" noise-induced hearing loss. *J Neurosci* 29:1477–1485.

Kuno, H., Usui, T., Eydelloth, R.S., and Wolf, E.D. 1991. Spontaneous ophthalmic lesions in young Sprague–Dawley rats. *J Vet Med Sci* 53:607–614.

Kurisu, K., Sawamoto, O., Watanabe, H., and Ito, A. 1996. Sequential changes in the Harderian gland of rats exposed to high intensity light. *Lab Anim Sci* 46:71–76.

Kuwabara, T., and Gorn, G.A. 1968. Retinal damage by visible light: an electron microscopic study. *Arch Ophthalmol* 79:69–78.

Lai, Y.-L. 1980. Outward movement of photoreceptor cells in normal rat retina. *Invest Ophthalmol Vis Sci* 19:849–856.

Lai, Y.-L., Jacoby, R.O., and Jonas, A.M. 1978. Age-related and light associated retinal changes in Fischer rats. *Invest Ophthalmol Vis Sci* 17:634–638.

Lai, Y.-L., Jacoby, R.O., Jonas, A.M., and Papermaster, D.S. 1975. A new form of hereditary retinal degeneration in Wag/Rij rats. *Invest Ophthalmol* 14:62–67.

Lai, Y.-L., Jacoby, R.O., and Yao, P.C. 1979. Animal model: peripheral degeneration in rats. *Am J Pathol* 97:449–452.

Lai, Y.-L., Masuda, K., Mangum, M.D., Lug, R., Macrae, D.W., Fletcher, G., and Liu, Y.-P. 1982. Subretinal displacement of photoreceptor nuclei in human retina. *Exp Eye Res* 34:219–228.

Lambert, R.W., and Smith, R.E. 1988. Pathogenesis of blepharoconjunctivitis complicating 13-*cis*-retinoic acid (Isoretinoin) therapy in a laboratory model. *Invest Opthalmol Vis Sci* 29:1559–1564.

LaVail, M.M. 1976. Rod outer segment disk shedding in rat retina: relationship to cyclic lighting. *Science* 194:1071–1074.

LaVail, M.M. 1980. Eye pigmentation and constant light damage in the rat retina. In: *The Effects of Constant Light on the Visual Processes* (T.P. Williams and B. Baker, eds.), Plenum Press, New York, pp. 357–387.

LaVail, M.M., Gorrin, G.M., and Repaci, M.A. 1987. Strain differences in sensitivity to light-induced photoreceptor degeneration in albino mice. *Curr Eye Res* 6:825–834.

Lawill, T. 1973. Effects of prolonged exposure of rabbit retina to low-intensity light. *Invest Ophthalmol Vis Sci* 12:45–51.

Leblanc, B., Jezequel, S., Davies, T., Hanton, G., and Taradach, C. 1998. Binding of drugs to eye melanin is not predictive of ocular toxicity. *Reg Toxicol Pharmacol* 28:124–132.

Leedle, R., Dubielzig, R., and Christian, B. 2008. Bilateral optic atrophy in cynomolgus monkeys. *Vet Pathol* 45:781.

Levine, S. 1991. Cyclitis produced by cyclophosphamide, rat. In: *Monographs on Pathology of Laboratory Animals: Eye and Ear* (T.C. Jones, U. Mohr, and R.D. Hunt, eds.), Springer-Verlag, Berlin, pp. 38–39.

Liberman, M.C., and Beil, D.G. 1979. Hair cell condition and auditory nerve response in normal and noisedamaged cochleas. *Acta Otolaryngol* 88:161–176.

Lin, H.W., Furman, A.C., Kujawa, S.G., and Liberman, M.C. 2011. Primary degeneration in the guinea pig cochlea after reversible noise-induced threshold shift. *J Assoc Res Otolaryngol* 12:605–616.

Lin, W.L., and Essner, E. 1987. An electron microscopic study of retinal degeneration in Sprague–Dawley rats. *Lab Anim Sci* 37:180–186.

Lindquist, N.G., Larsson, B.S., and Stjernschantz, J. 1999. 963
Increased pigmentation of iridal melanocytes in primates induced by a prostaglandin analogue. *Exp Eye Res* 69:431–436.

Lock, E.A., Gaskin, P., Ellis, M., Provan, W.M., and Smith, L.L. 2006. Tyrosinemia produced by 2-(2-nitro-4-fluoromethylbenzoyl)-cyclohexane-1,3-dione (NTBC) in experimental animals and its relationship to corneal injury. *Toxicol Appl Pharmacol* 215:9–16.

Loget, O. 1995. Spontaneous ocular findings and

esthesiometry/tonometry measurement in the Gottingen minipig (conventional and microbiologically defined). *Ocular Toxicol* 351–362.

Losco, P.E., and Troup, C.M. 1988. Corneal dystrophy in Fischer 344. *Lab Anim Sci* 38:702–710.

Lucas, D.R., and Newhouse, J.P. 1957. Toxic effects of sodium l-glutamate on the inner layers of the retina *Arch Ophthalmol* 58:193–201.

Lüllmann, H., and Lüllmann-Rauch, R. 1981. Tamoxifen-induced generalized lipidosis in rats subchronically treated with high doses. *Toxicol Appl Pharmacol* 61:138–146.

Lutjen-Drecoll, E., and Tamm, E. 1988. Morphological study of the anterior segment of cynomolgus monkey eyes following treatment with prostaglandin F2c. *Exp Eye Res* 47:761–769.

Makary, C.A., Shin, J., Kujawa, S.G., Liberman, M.C., and Merchant, S.N. 2011. Age-related primary cochlear neuronal degeneration in human temporal bones. *J Assoc Res Otolaryngol* 12:711–717.

Maltoni, C., Conti, B., Perino, G., and DiMaio, V. 1988. Further evidence of benzene carcinogenicity. Results on Wistar rats and Swiss mice treated by ingestion. *Ann NY Acad Sci* 534:412–426.

Mangiardi, D.A., McLaughlin-Williamson, K., May, K.E., Messana, E.P., Mountain, D.C., and Cotanche, D.A. 2004. Progression of hair cell ejection and molecular markers of apoptosis in the avian cochlea following gentamicin treatment. *J Comp Neurol* 475:1–18.

Marmor, M.F., and Wolfensberger, T.J. 1998. *The Retinal Pigment Epithelium: Function and Disease*. Oxford University Press, Oxford.

Matuk, Y. 1991. Inherited retinal degeneration, RCS rat. In: *Monographs on Pathology of Laboratory Animals: Eye and Ear* (T.C. Jones, U. Mohr, and R.D. Hunt, eds.), Springer-Verlag, Berlin, pp. 92–100.

Maurer, J.K., Molai, A., Parker, R.D., Li. L., Carr, G.J., Petroll, W.M., Cavanagh, H.D., and Jester, J.V. 2001. Pathology of ocular irritation with bleaching agents in the rabbit low-volume eye test. *Toxicol Pathol* 29:308–319.

Maurer, J.K., Parker, R.D., and Carr, G.J. 1998. Ocular irritation: microscopic changes occurring over time in a rat with surfactants of known irritancy. *Toxicol Pathol* 26:217–225.

McCaa, C.S. 1985. Anatomy, physiology and toxicology of the eye. In: *Toxicology of the Eye, Ear and Other Special Sense Organs* (A.C. Hayes, ed.), Raven, New York, pp. 1–15.

McCormik, J.G., and Nuttal, A.L. 1976. Auditory research. In: *The Biology of the Guinea Pig* (J. Wagner and P.J. Manning, eds.), Academic Press, New York, pp. 281–303.

McGee, M.A., and Maronpot, R.R. 1979. Harderian gland dacryoadenitis in rats resulting from orbital bleeding. *Lab Anim Sci* 29:639–641.

McGinn, M.D., Chole, R.A., and Henry, K.D. 1982. Cholesteatoma, experimental induction in the Mongolian gerbil, *Meriones unguiculatus*. *Acta Otolaryngol* 93:61–67.

McIlwain, J.T. 1996. *An Introduction to the Biology of Vision*, Cambridge University Press, Cambridge, pp. 87–88.

Mecklenburg, L., and Schraermeyer, U. 2007. An overview on the toxic morphological changes in the retinal pigment epithelium after systemic compound administration. *Toxicol Pathol* 35:252–267.

Merindano, M.D., Costa, J., Canals, M., Potau, J.M., and Ruano, D. 2002. A comparative study of Bowman's layer in some mammals: relationships with other constituent corneal structures. *Eur J Anat* 6:133–139.

Messmer, E.M. 2008. Confocal microscopy: when is it helpful to diagnose corneal and conjunctival disease? *Exp Rev Ophthalmol* 3:177–192.

Moe, R.A., Kirpan, J., and Linegar, C.R. 1960. Toxicology of hydroxypyridinethione. *Toxicol Appl Pharmacol* 2:156–170.

Mohr, U. 1994. *International Classification of Rodent Tumours. Part I—The Rat. 7. Central Nervous System; Heart; Eye; Mesothelium*. World Health Organization, International Agency for Research on Cancer, Lyon, pp. 34–51.

Moore, C.P., Dubielzig, R., and Glaza, S.M. 1987. Anterior corneal dystrophy of American Dutch belted rabbits: biomicroscopic and histopathologic findings. *Vet Pathol* 24:28–33.

Morrow, G.L., and Abbott, R.L. 1998. Minocycline-induced scleral, dental, and dermal pigmentation. *Am J Ophthalmol* 125:396–397.

Muller, M., von Hunerbein, K., Hoidis, S., and Smolders, J.W. 2005. A physiological place-frequency map of the cochlea in the CBA/J mouse. *Hear Res* 202:63–73.

Munger, R.J. 2002. Veterinary ophthalmology in laboratory animal studies. *Vet Ophthalmol* 5:167–175.

Murray, R.B., and Loughnane, M.H. 1981. Infrared video 964
pupillometry: a method used to measure the pupillary effects of drugs in small laboratory animals in real time. *J Neurosci Methods* 3:365–375.

Narfström, K., Ekesten, B., Rosolen, S.E., Spiess, B.M., Percicot, C.L., and Ofri, R. 2002. Guidelines for clinical electroretinography in the dog. *Doc Ophthalmol* 105:83–92.

Noell, W.K., Walker, V.S., Kang, B.S., and Berman, S. 1966. Retinal damage by light in rats. *Invest Ophthalmol* 5:450–473.

Nordmann, A.S., Bohne, B.A., and Harding, G.W. 2000. Histopathological differences between temporary and permanent threshold shift. *Hear Res* 139:13–30.

Ohnishi, Y., and Kohno, T. 1979. Polychlorinated biphenyls poisoning in monkey eye. *Invest Ophthalmol Vis Sci* 18:981–984.

Ollivier, F.J., Plummer, C.E., and Barrie, K.P. 2007. Ophthalmic examination and diagnostics. Part 1: the eye examination and diagnostic procedures. In: *Veterinary Ophthalmology*. 4th ed. (K. Gelatt, ed.), Blackwell, Ames, pp. 438–483.

O'Malley, J.T., Merchant, S.N., Burgess, B.J., Jones, D.D., and Adams, J.C. 2009. Effects of fixative and embedding medium on morphology and immunostaining of the cochlea. *Audiol Neurootol* 14:78–87.

Organisaciak, D.T., and Winkler, B.S. 1994. Retinal light damage: practical and theoretical considerations. In: *Progress in Retinal Research, Volume 13* (G. Chader and N. Osborne, eds.), Pergamon Press, New York, pp. 1–29.

O'Steen, W.K., Anderson, K.V., and Shear, C.R. 1974. Photoreceptor degeneration in albino rats: dependency on age. *Invest Ophthalmol* 13:334–339.

O'Steen, W.K., Kraeer, S.L., and Shear, C.R. 1978. Extraocular muscle and Harderian gland degeneration and regeneration after exposure of rats to continuous fluorescent illumination. *Invest Ophthalmol Vis Sci* 17:847–856.

O'Steen, W.K., Shear, C.R., and Anderson, K.V. 1972. Retinal damage after prolonged exposure to visible light. A light and electron microscopic study. *Am J Anat* 134:5–21.

Owen, R.A., and Duprat, P. 1991. Leiomyoma of the iris, Sprague–Dawley rat. In: *Monographs on Pathology of Laboratory Animals: Eye and Ear* (T.C. Jones, U. Mohr, and R.D. Hunt, eds.), Springer-Verlag, Berlin, pp. 47–49.

Oyster, C.W., Takahashi, E.S., and Hurst, D.C. 1981. Density, soma size, and regional distribution of rabbit retinal ganglion cells. *J Neurosci* 1:1331–1346.

Parhad, I.M., Griffin, J.W., and Miller, N.R. 1986. Optic disc swelling in IDPN treated experimental animals. *Comp Pathol Bull AFIP* 18:2–3.

Pedersen, O.O., and Karlsen, R.L. 1979. Destruction of Muller cells in the adult rat by intravitreal injection of d,l-alpha-aminoadipic acid. An electron microscopic study. *Exp Eye Res* 28:569–575.

Peiffer, R.L., Pohm-Thorsen, L., and Corcoran, K. 1994. Models in ophthalmology and vision research. In: *The Biology of the Laboratory Rabbit*. 2nd ed. (P.J. Manning, D.H. Ringler, and C.E. Newcomer, eds.), Academic Press, New York, pp. 410–433.

Peiffer, R.L., and Porter, D.P. 1991. Light-induced retinal degeneration, rat. In: *Monographs on Pathology of Laboratory Animals: Eye and Ear* (T.C. Jones, U. Mohr, and R.D. Hunt, eds.), Springer-Verlag, Berlin, pp. 82–87.

Peiffer, R.P. 1991a. Radiation-induced cataracts, mouse and rat. In: *Monographs on Pathology of Laboratory Animals: Eye and Ear* (T.C. Jones, U. Mohr, and R.D. Hunt, eds.), Springer-Verlag, Berlin, pp. 73–81.

Peiffer, R.P. 1991b. Inherited cataracts, mouse. In: *Monographs on Pathology of Laboratory Animals: Eye and Ear* (T.C. Jones, U. Mohr, and R.D. Hunt, eds.), Springer-Verlag, Berlin, pp. 55–60.

Percy, D.H., and Danylchuk, K.D. 1977. Experimental retinal dysplasia due to cytosine arabinoside. *Invest Ophthalmol Vis Sci* 16:353–364.

Pereira, F.Q., Bercht, B.S., Soares, M.G., da Mota, G.B., and Pigatto, J.A.T. 2011. Comparison of a rebound and an application tonometer for measuring intraocular pressure in normal rabbits. *Vet Ophthalmol* 14:321–326.

Perez, J., and Perentes, E. 1994. Light-induced retinopathy in the albino-rat in long-term studies—an immunohistochemical and quantitative approach. *Exp Toxicol Pathol* 46:229–235.

Pittler, S.J., and Baehr, W. 1991. Identification of a nonsense mutation in the rod photoreceptor cGMP phosphodiesterase beta-subunit gene of the rd mouse. *Proc Natl Acad Sci USA* 88:8322–8326.

Port, C.D., and Dodd, D.C. 1983. Two cases of corneal epithelial dystrophy in rabbits. *Lab Anim Sci* 33:587–588.

Prince, J.H. 1964. *The Rabbit in Eye Research*. Charles C. Thomas, Publisher, Springfield.

Pyrah, I.T., Kalinowski, A., Jackson, D., Davies, W., Davis, S., Aldridge, A., and Greaves, P. 2001. Toxicologic lesions associated with two related inhibitors of oxidosqualene cyclase in the dog and mouse. *Toxicol Pathol* 29:174–179.

Raphael, Y., and Altschuler, R.A. 1991. Scar formation after 965
drug-induced cochlear insult. *Hear Res* 51:173–183.

Raphael, Y., and Altschuler, R.A. 1992. Early microfilament reorganization in injured auditory epithelia. *Exp Neurol* 115:32–36.

Raphael, Y., and Altschuler, R.A. 2003. Structure and innervation of the cochlea. *Brain Res Bull* 60:397–422.

Rapoport, S.I. 1997. Osmotic opening of blood–brain and blood–ocular barriers. *Exp Eye Res* 25(Suppl):499–509.

Rathbun, W.B., Harris, J.E., Vagstad, G., and Gruber, L. 1973. The reversal of triparanol-induced cataract in the rat. IV. Reduced sulfhydryl groups in soluble protein and glutathione. *Invest Ophthalmol* 12: 388–390.

Reindel, J.F., Gough, A.W., Pilcher, G.D., Bobrowski, W.F.,

Sobocinski, G.P., and de la Iglesia, F.A. 2001. Systemic proliferative changes and clinical signs in cynomolgus monkeys administered a recombinant derivative of human epidermal growth factor. *Toxicol Pathol* 29:159–173.

Render, J.A., and Carlton, W.W. 1991a. Toxic effects of 6-aminonicatinomide, uvea, rabbit. In: *Monographs on Pathology of Laboratory Animals: Eye and Ear* (T.C. Jones, U. Mohr, and R.D. Hunt, eds.), Springer-Verlag, Berlin, pp. 50–54.

Render, J.A., and Carlton, W.W. 1991b. Cataract due to tryptophan deficiency, rat. In: *Monographs on Pathology of Laboratory Animals: Eye and Ear* (T.C. Jones, U. Mohr, and R.D. Hunt, eds.) Springer-Verlag, Berlin, pp. 61–63.

Render, J.A., and Carlton, W.W. 1991c. Induced cataracts, lens, rat. In: *Monographs on Pathology of Laboratory Animals: Eye and Ear* (T.C. Jones, U. Mohr, and R.D. Hunt, eds.), Springer-Verlag, Berlin, pp. 63–73.

Roe, F.J., Millican, D., and Mallett, J.M. 1963. Induction of melanotic lesions of the iris in rats by urethane given during the neonatal period. *Nature* 199:1201–1202.

Roerig, D.L., Hasegawa, A.T., Harris, G.J., Lynch, K.L., and Wang, R.I.H. 1980. Occurrence of corneal opacities in rats after acute administration of 1-α-acetylmethadol. *Toxicol Appl Pharmacol* 56:155–163.

Rosolen, S.G., Rigaudiére, F., Le Gargasson, J.-F., and Brigell, M.G. 2005. Recommendations for a toxicological screening ERG procedure in laboratory animals. *Doc Ophthalmol* 110:57–66.

Rowe, S.E., Simmons, J.R., Ringler, D.H., and Lay, D.M. 1974. Spontaneous neoplasms in aging Gerbillinae. A summary of forty-four neoplasms. *Vet Pathol* 11:28–51.

Rubin, L.F. 1974. *Atlas of Veterinary Ophthalmoscopy.* Lea & Febiger, Philadelphia.

Rybak, L.P. 2007. Mechanisms of cisplatin ototoxicity and progress in otoprotection. *Curr Opin Otolaryngol Head Neck Surg* 15:364–369.

Rybak, L.P., Talaska, A.E., and Schacht, J. 2008. Drug-induced hearing loss. In: *Auditory Trauma, Protection and Repair* (J. Schacht, A.N. Pepper, R.R. Fay, eds.), Springer-Verlag, pp. 219–256.

Sakai, Y. 1981. The mammalian Harderian gland: morphology, biochemistry and physiology. *Arch Histol Jpn* 44:299–333.

Samuelson, D.A. 2007. Ophthalmic anatomy. In: *Veterinary Ophthalmology*. 4th ed. (K. Gelatt, ed.), Blackwell, Ames, pp. 37–148.

Santi, P.A. 2001. Cochlear microanatomy and ultrastructure. In: *Physiology of the Ear* (A.F. Jahn and J. Santos Sacchi, eds.), Singular Publishing, New York, pp. 173–200.

Schacht, J., and Hawkins, J.E. 2006. Sketches of otohistory. Part 11: ototoxicity: drug-induced hearing loss. *Audiol Neurootol* 11:1–6.

Schardein, J.L., Lucas, J.A., and Fitsgerald, J.E. 1975. Retinal dystrophy in Sprague–Dawley rats. *Lab Anim Sci* 25:323–326.

Schiavo, D.M. 1972. Retinopathy from administration of an imidazo quinazoline to beagles. *Toxicol Appl Pharmacol* 23:782–783.

Schiavo, D.M., Sinha, D.P., Black, H.E., Arthaud, L., Massa, T., Murphy, B.F., Szot, R.J., and Schwartz, E. 1984. Tapetal changes in beagle dogs. I. Ocular changes after oral administration of a beta-adrenergic blocking agent—SCH 19927. *Toxicol Appl Pharmacol* 72:187–194.

Schmidt, R.E. 1971. Ophthalmic lesions in non-human primates. *Vet Pathol* 8:28–36.

Schuknecht, H.F. 1974. *Pathology of the Ear*. Harvard University Press, Cambridge.

Sebesteny, A., Sheraidah, G.A., Trevan, D.J., Alexander, R.A., and Ahmed, A.I. 1985. Lipid keratopathy and atheromatosis in an SPF laboratory rabbit colony attributable to diet. *Lab Anim* 19:180–188.

Sergi, B., Ferrararesi, A., Troiani, D., Paludetti, G., and Fetoni, A. 2003. Cisplatin ototoxicity in the guinea pig: vestibular and cochlear damage. *Hear Res* 182:56–64.

Sha, S.H., Taylor, R., Forge, A., and Schacht, J. 2001. Differently vulnerability of basal and apical hair cells is based on intrinsic susceptibility to free radicals. *Hear Res* 155:1–8.

Shadduck, J.A., and Everitt, J.I. 1991. Retinoblastoma, experimental, rat and hamster. In: *Monographs on Pathology of Laboratory Animals: Eye and Ear* (T.C. Jones, U. Mohr, and R.D. Hunt, eds.), Springer-Verlag, Berlin, pp. 114–116.

Sheldon, W.G., Curtis, M., Kodell, R.L., and Weed, L. 1983. 966
Primary Harderian gland neoplasms in mice. *J Natl Cancer Inst* 71:61–68.

Sherrard, E.S., and Rycroft, P.V. 1967. Retrocorneal membranes: I. Their origin and structure. *Brit J Ophthalmol* 51:379–381.

Shibuya, K., Sugimoto, K., and Satou, K. 2001. Spontaneous ocular lesions in aged Crj: CD(SD)IGS rats. *Anim Eye Res* 20:15–19.

Shively, J.N., and Epling, G.P. 1970. Fine structure of the canine eye: cornea. *Am J Vet Res* 31:713–722.

Short, B. 2008. Safety evaluation of ocular drug delivery formulations and practical considerations. *Toxicol Pathol* 36:49–62.

Sina, J.F., Galer, D.M., Sussman, R.G., Gautheron, P.D., Sargent, E.V., Leong, B., Shah, P.V., Curren, R.D., and Miller, K. 1995. A collaborative evaluation of seven alternatives to the Draize eye irritation test using pharmaceutical intermediates. *Fund Appl Toxicol* 26:20–31.

Sinha, D.P., Cartwright, M.E., and Johnson, R.C. 2006. Incidental mononuclear cell infiltrate in the uvea of cynomolgus monkeys. *Toxicol Pathol* 34:148–151.

Somps, C.J., Greene, N., Render, J.A., Aleo, M.D., Forner, J.H., Dykens, J.A., and Phillips, G. 2009. A current practice for predicting ocular toxicity of systemically delivered drugs. *Cut Ocular Toxicol* 28:1–18.

Spangler, W.L., Waring, G.O., and Morrin, L.A. 1982. Oval lipid corneal opacities in Beagles. *Vet Pathol* 19:150–159.

Steinbach, E., and Gruninger, G. 1980. Experimental production of cholesteatoma in rabbits by using nonirritants (skin tolerants). *J Laryngol Otol* 94:269–279.

Steel, K.P., and Kros, C.J. 2001. A genetic approach to understanding auditory function. *Nat Genet* 27:143–149.

Strocchi, P., Dozza, B., Pecorella, I., Fresina, M., Campos, E., and Stirpe, F. 2005. Lesions caused by ricin applied to rabbit eyes. *Invest Ophthalmol Vis Sci* 46:1113–1116.

Strum, J.M., and Shear, C.R. 1982. Constant light exposure induces damage and squamous metaplasia in Harderian glands of albino mice. *Tissue Cell* 14:149–161.

Suckow, M.A., and Douglas, F.A. 1997. *The Laboratory Rabbit*, CRC Press LLC, Boca Raton, FL, p. 51.

Sullivan, D.A., Jensen, R.V. Suzuki, T., and Richards, S.M. 2009. Do sex steroids exert sex-specific and/or opposite effects on gene expression in lacrimal and meibomian glands? *Mol Vis* 15:1553–1572.

Szalay, J., Nunziata, B., and Henkind, P. 1975. Permeability of iridal blood vessels. *Exp Eye Res* 21:531–543.

Tanaka, N., Ohkawa, T., Hiyama, T., and Nakajima, A. 1983. Evaluation of the ocular toxicity of two beta blocking drugs, cartolol and practolol, in beagle dogs. *J Pharmacol Exp Ther* 224:424–430.

Taradach, C., and Greaves, P. 1984. Spontaneous lesions in laboratory animals: incidence in relation to age. *CRC Crit Rev Toxicol* 12:121–147.

Taradach, C., Regnier, B., and Perraud, J. 1981. Eye lesions in Sprague–Dawley rats: type and incidence in relation to age. *Lab Anim* 15:285–287.

Taylor, A., Lipman, R.D., Jahngen-Hodge, J., Palmer, V., Smith, D., Padhye, N., Dallal, G.E., Cyr, D.E., Laxman, E., Shepard, P., Morrow, F., Salomon, R., Perrone, G., Asmundsson, G., Meydani, M., Blumberg, J., Mune, M., Harrison, D.E., Archer, J.R., and Shigenaga, M. 1995. Dietary calorie restriction in the Emory mouse: effects of lifespan, eye lens cataract prevalence and progression, levels of ascorbate, glutathione, glucose, and glycohemoglobin, tail collagen breaktime, DNA and RNA oxidation, skin integrity, fecundity, and cancer. *Mech Ageing Dev* 791:33–35.

Ton, C., and Parng, C. 2005. The use of zebrafish for assessing ototoxic and otoprotective agents. *Hear Res* 208:79–88.

Tso, M.O.M. 1973. Photic maculopathy in rhesus monkeys: a light and electron microscopy study. *Invest Ophthalmol Vis Sci* 12:17–34.

Tso, M.O.M., and Woodford, B.J. 1983. Effect of photic injury on the retinal tissues. *Ophthalmology* 90:952–963.

Tucker, M.J. 1997. Special sense organs and associated tissues. In: *Diseases of the Wistar Rat*. Taylor and Francis, London, pp. 237–247.

Turton, J., and Hooson, J. 1998. The eye. In: *Target Organ Pathology, Organs of Special Sense*. Taylor and Francis, London, pp. 451–466.

Van Ruijven, M.W., de Groot, J.C., Klis, S.F., and Smoorenburg, G.F. 2005. The cochlear targets of cisplatin: an electrophysiological and morphological time-sequence study. *Hear Res* 205:241–248.

Van Winkle, T.J., and Balk, M.W. 1986. Spontaneous corneal opacities in laboratory mice. *Lab Anim Sci* 36:248–255.

Von Sallman, L., and Grimes, P. 1972. Spontaneous retinal degeneration in mature Osborne–Mendel rats. *Archiv Ophthalmol* 88:404–411.

Wang, Y., Ding, D., and Salvi, R.J. 2003. Carboplatin- 967
induced early cochlear lesion in chinchillas. *Hear Res* 181:65–72.

Wang, Y., Hirose, K., and Liberman, M. 2002. Dynamics of noise-induced cellular injury and repair in the mouse cochlea. *J Assoc Res Otolaryngol* 3:248–268.

Wegener, A.R. 1995. In vivo studies on the effect of UV-radiation on the eye lens in animals. *Doc Ophthalmol* 88:221–232.

Weisse, I., Stötzer, H., and Seitz, R. 1974. Age and light-dependent changes in the rat eye. *Virchows Archiv A Pathol Anat Histopathol* 362:145–156.

Whiteley, H.E., and Peiffer, R.L. 2002. The eye. In: *Handbook of Toxicologic Pathology*. 2nd ed., Vol. 2, Academic Press, Salt Lake City, pp. 539–584.

Wilhelm, K.E., Grabolle, B., Urbach, H., Tolba, R., Schild, H., and Paulsen, F. 2006. Evaluation of polyurethane nasolacrimal duct stents: in vivo studies in New Zealand rabbits. *Cardiovasc Intervent Radiol* 29:846–853.

Wilhelmus, K.R. 2001. The Draize eye test. *Survey Ophthalmol* 45:493–515.

Williams, D., and Sullivan, A. 2010. Ocular diseases in the guinea pig (*Cavia porcellus*): a survey of 1000 animals. *Vet Ophthalmol* 13:54–62.

Wright, A., Davis, A., Bredberg, G., Ulehlova, L., and Spencer, H. 1987. Hair cell distributions in the normal human cochlea. *Acta Otolaryngol Suppl* 444:1–48.

Yoshida, N., and Liberman, M.C. 1999. Stereociliary anomaly in guinea pig: effects of hair bundle rotation on cochlear sensitivity. *Hear Res* 131:29–38.

Yoshitomi, K., and Boorman, G.A. 1990. Eye and associated glands. In: *Pathology of the Fischer Rat* (G.A. Boorman, S.L. Eustis, M.R. Elwell, C.A. Montgomery Jr., and W.F. Mackenzie, eds.), Academic Press, San Diego, pp. 239–259.

Zarfoss, M., Bentley, E., Milovancev, M., Schmiedt, C., Dubielzig, R., and McAnulty, J. 2007. Histopathologic evidence of capecitabine corneal toxicity in dogs. *Vet Pathol* 44:700–702.

索引

页码后的 f 和 t 分别代表图和表，页码见边码

C

G

I

J

K

L

M

N

O

P

R

S

T

U

V

W

X

Y